# Pediatric Neuroimaging

# 儿科神经影像学

6th Edition
原书第 6 版

原著　[美] A. James Barkovich
　　　[加] Charles Raybaud
主译　战跃福　赵　鑫　干芸根
主审　朱　铭　乔中伟　韦　勇

中国科学技术出版社
·北京·

图书在版编目（CIP）数据

儿科神经影像学：原书第 6 版 /（美）A. 詹姆斯·巴科维奇 (A. James Barkovich) ,（加）查尔斯·雷波特 (Charles Raybaud) 原著；战跃福，赵鑫，干芸根主译 . — 北京：中国科学技术出版社，2021.2

书名原文：Pediatric Neuroimaging, 6e

ISBN 978-7-5046-8919-1

Ⅰ . ①儿… Ⅱ . ① A… ②查… ③战… ④赵… ⑤干… Ⅲ . ①小儿疾病—神经系统疾病—影像诊断 Ⅳ . ① R748.04

中国版本图书馆 CIP 数据核字 (2020) 第 239095 号

著作权合同登记号：01-2020-6280

策划编辑　焦健姿　王久红
责任编辑　黄维佳
装帧设计　佳木水轩
责任印制　李晓霖

| | |
|---|---|
| 出　　版 | 中国科学技术出版社 |
| 发　　行 | 中国科学技术出版社有限公司发行部 |
| 地　　址 | 北京市海淀区中关村南大街 16 号 |
| 邮　　编 | 100081 |
| 发行电话 | 010-62173865 |
| 传　　真 | 010-62179148 |
| 网　　址 | http://www.cspbooks.com.cn |

| | |
|---|---|
| 开　　本 | 889mm×1194mm　1/16 |
| 字　　数 | 1978 千字 |
| 印　　张 | 77.75 |
| 版　　次 | 2021 年 2 月第 1 版 |
| 印　　次 | 2021 年 2 月第 1 次印刷 |
| 印　　刷 | 天津翔远印刷有限公司 |
| 书　　号 | ISBN 978-7-5046-8919-1 / R・2647 |
| 定　　价 | 598.00 元 |

# 版权声明

## 内容提要

本书引进自世界知名的 Wolters Kluwer 出版社，由国际著名儿科神经影像学专家 A. James Barkovich 博士和 Charles Raybaud 院士倾力打造。本书自 1989 年初版以来，不断更新再版，目前已更新至全新第 6 版。本书共 12 章，先对儿科神经影像学技术进行了概括性介绍，然后从儿童颅脑和脊柱正常发育、各种脑病、颅脑和脊柱损伤、先天性颅脑畸形、神经皮肤病、颅内和颈部肿瘤、脑积水、脊柱先天畸形、脊柱肿瘤、神经系统感染及脑血管畸形等方面进行了具体细致的介绍，同时辅以大量图表帮助读者理解。本书内容丰富、实用，对儿科中枢神经系统疾病的流行病学、生物学、病理学、临床特征、影像检查技术、影像特征及鉴别诊断等做了详细全面的介绍，非常适合各级放射科医师、放射科技师、神经内外科医师、儿科各级临床医师阅读参考。

# 译者名单

主　　译　战跃福　海南省妇女儿童医学中心
　　　　　赵　鑫　郑州大学第三附属医院
　　　　　干芸根　深圳市儿童医院

主　　审　朱　铭　上海交通大学医学院附属上海儿童医学中心
　　　　　乔中伟　复旦大学附属儿科医院
　　　　　韦　勇　海南省妇女儿童医学中心

副主译　　任欢欢　重庆市人民医院
　　　　　吴烨华　海南省人民医院
　　　　　何　玲　重庆医科大学附属儿童医院
　　　　　王若凝　纽约大学西奈山医学院

译　　者　（以姓氏笔画为序）
　　　　　丁　立　成都医学院附属妇女儿童医院
　　　　　马　隽　清华大学附属垂杨柳医院
　　　　　王京华　昭通市第一人民医院
　　　　　王静石　大连市妇女儿童医疗中心
　　　　　吕青青　郑州大学第三附属医院
　　　　　庄义江　深圳市儿童医院
　　　　　刘丽丽　重庆市人民医院
　　　　　闫丽红　郑州大学第三附属医院
　　　　　孙　囡　郑州大学第三附属医院
　　　　　阳朝霞　复旦大学附属儿科医院
　　　　　劳　群　杭州市儿童医院
　　　　　李利锋　南华大学附属长沙中心医院
　　　　　李彦娇　深圳市儿童医院
　　　　　杨朝湘　广东省妇幼保健院
　　　　　杨皓玮　伦琴（上海）医疗科技有限公司
　　　　　张力莹　郑州大学第三附属医院
　　　　　张博皓　郑州大学第三附属医院

陈　欣　重庆医科大学附属儿童医院
陈凤英　佛山市妇幼保健院
范　晓　重庆医科大学附属儿童医院
尚红磊　郑州大学第三附属医院
赵俊锋　郑州大学第三附属医院
郝跃文　西安市儿童医院
胡俊华　景德镇市妇幼保健院
胡培安　复旦大学附属儿科医院
姚　琼　复旦大学附属儿科医院
耿鹏飞　郑州大学第三附属医院
殷　星　郑州大学第三附属医院
郭亚飞　郑州大学第三附属医院
唐雨曼　深圳市儿童医院
黄钰纯　深圳市儿童医院
梁译文　深圳市儿童医院
逯　军　中南大学湘雅医学院附属海口医院
董素贞　上海交通大学医学院附属上海儿童医学中心
韩义娜　郑州大学第三附属医院
程美英　郑州大学第三附属医院
鲍婷婷　郑州大学第三附属医院
谭世芳　郑州大学第三附属医院

# 中文版序一

初版 *Pediatric Neuroimaging*（《儿科神经影像学》）由 A. James Barkovich 教授编写，于 1989 年出版。该书语言简练，图文并茂，填补了当时儿科神经影像学界的空白。北京大学第一医院肖江喜教授和首都儿科研究所附属儿童医院袁新宇教授从事儿科神经影像工作多年，理论基础扎实、临床经验丰富，他们曾于 2008 年翻译出版了此书第 4 版（当时最新版）的中文版，为我国儿科神经系统的影像诊断做出了重要贡献。

数十年来，用于评估儿科脑部与脊柱疾病的 MRI 和 CT 技术及影像学仪器性能等得到飞速发展，人们对神经系统的正常发育过程（包括遗传学、分子生物学、生物化学等）有了进一步了解，新的疾病不断被描述，新的疾病分类法不断涌现。如今，本书的全新第 6 版已呈现在我们面前。A. James Barkovich 博士和 Charles Raybaud 院士撰写了新版本的大部分内容，并对另外几位著者编写的章节进行了修订。全新版本依旧保持了 12 章的编排形式，仍从神经系统的胚胎发育开始介绍，但各章内容均做了重大更新，还特别增加了对胎儿 MRI 成像技术，对胎儿大脑发育与疾病等的 MRI 进行了描述，同时结合不同疾病对 MR 新技术（如弥散成像、波谱成像和功能磁共振成像，以及评估血流量、灌注和脑脊液流动等）进行了细致阐释、大量增补，更新了许多遗传性疾病和小儿脑肿瘤的影像学描述、图像及分类法，并对正常脑部及脊柱发育和发育异常的概念做了大量更新。尽管全新版本有很多更新和变化，但本书的重点和疾病成像原理依旧保持不变，仍将理解疾病的遗传、病变发展的胚胎学和破坏性原因作为理解疾病影像形成的重点。

非常荣幸见证这部汇集国内儿科神经与脊柱疾病领域著名专家战跃福教授、赵鑫教授、干芸根教授等联袂主译的全新第 6 版中文翻译版的出版发行，感谢他们为我国放射学界再一次做出的突出贡献。

乐为序。

主任医师，教授，博士研究生导师

# 中文版序二

*Pediatric Neuroimaging*（《儿科神经影像学》）自 1989 年初版问世以来，历经 30 多年的不断修订，至今已更新至第 6 版，由国际著名儿科神经影像学专家 A. James Barkovich 博士和 Charles Raybaud 院士领衔，联合多位各学科专家共同编写。2008 年，北京大学第一医院肖江喜教授和首都儿科研究所附属儿童医院袁新宇教授首次引进翻译了该书的第 4 版。众所周知，21 世纪是脑科学的时代，设备及技术极速发展的医学影像学为脑科学发展提供了强大保护。如今，本书的全新第 6 版中文翻译版即将面世，由海南省妇女儿童医学中心战跃福教授、郑州大学第三附属医院赵鑫教授、深圳市儿童医院干芸根教授等国内儿科神经与脊柱疾病领域的著名专家倾力打造，为我国儿科放射学界再一次做出了突出贡献。

本书共分 12 章，第 1 章和第 2 章关于影像技术和影像上的正常发育特征已经更新，增加了镇静、监测，以及许多最近开发的影像技术及其在儿科神经影像学中的作用，同时还增加了胎儿 MRI 成像技术及其细微结构、生理和代谢成像的表现，更新了胎儿大脑正常发育的数据和图像新技术。第 5 章和第 7 章对有关脑肿瘤的快速发现、儿科肿瘤的新分类进行了大量更新，对儿科脑肿瘤的讨论更为细致，影像图像也更符合新的儿科肿瘤病理分类。第 11 章的中枢神经系统感染中增补了大量地方流行性疾病，有助于更好地阻止地方流行性疾病的传播。全新第 6 版虽然做了很多改变，增加了大量影像病例，通过图像展示帮助读者加深对疾病的理解，但同时也保留了疾病的成因、主要的临床特征和基础病理生理学的介绍，以帮助读者理解疾病的遗传、胚胎或破坏性原因。本书的另一大特色是采用表格形式梳理大量混杂信息，汇总展示并配有大量图像加以说明，以便最大限度地减少混淆，确保内容体系的可靠性。

战跃福教授不仅是一名扎根临床的儿科影像学专家，也是一名研究能力与理论水平兼备的高素质儿科医学影像研究者，作为一名儿科学同行及前辈，乐以为序。希望本书能为国内儿科放射界提供有价值的指导，成为临床医生日常工作中一部不可或缺的参考书。

海南医学院副校长

主任医师，教授，博士研究生导师

# 中文版序三

  医学影像学的发展日新月异，各种影像学新技术、新方法、新应用几乎时刻都在影响现代医学的发展，也在一定程度上推动了医学的进步。现代医学影像已从单一的形态学诊断方法发展为综合形态学、功能、代谢等多种信息为一体的诊断体系，为临床治疗提供了日益丰富的诊断信息。但在儿科影像学临床工作中，受限于较为烦琐的婴幼儿患者准备工作，以及更为严苛的影像技术条件，再加上儿科疾病谱系（尤其是神经系统病变）与成人存在较大差异，儿科影像学的发展既面临巨大的临床诊断需求，又掣肘于新技术的推广应用较为缓慢。广大儿科医学影像工作者热切盼望着一部系统、全面且能够结合最新影像学技术的工具书，而 *Pediatric Neuroimaging, 6e* 的出版恰逢其时。

  本书原著者 A. James Barkovich 是一位国际著名的儿科神经影像专家，在书中全面系统地阐述了儿科神经影像学的诊断要点，并结合最新影像学技术，持续更新自己的最新理念和学术总结。原著者在前几版内容的基础上，以简洁精练的文字、典型的病例图片全面阐述了疾病从胚胎发育到影像学诊断再到临床治疗的具体信息，在更好理解病因和病理生理学的基础上结合儿科影像学的特点，仔细讲解了不同影像学技术在儿科神经影像学中的应用要点。通过此书的学习，我们将从最新的影像学技术视角，全面掌握儿科神经系统疾病的影像学诊断方法，并以此延伸到临床治疗过程中的关键结合点。

  相信本书中文翻译版的面世将对我国儿科影像学的发展起到积极的推进作用，同时对参与本书翻译工作的干芸根教授、战跃福教授、赵鑫教授及各位专家的辛勤努力和付出表示崇高的敬意和衷心的感谢！

郑州大学第三附属医院院长

郑州大学儿科学系系主任

教育部高等学校儿科教指委委员

主任医师，二级教授，博士研究生导师

# 译者前言

能够主持《儿科神经影像学（原书第 6 版）》的翻译工作，我们至今仍感到莫大荣幸。本书的原著者 A. James Barkovich 教授是国际著名儿科神经影像专家，为本书的持续修订再版倾注了大量心血。正如著者所言，儿科神经系统诊断的新技术在不断发展，超声、CT 和 MR 成像等检查技术逐渐拓展了儿科影像学视角，加深了我们对儿科神经系统发育和疾病的理解，原有的知识得到进一步更新，新的疾病不断被发现和描述。而这些，也在这部新版的著作中得以体现。本书除了完整、系统地讲解了儿科神经影像学种类繁多的病理生理过程，强调了新技术特别是 MR 成像的重要性，并对儿科神经影像在形态学描述的基础上进行功能学探索的技术和前景进行了探讨。

在本书的翻译过程中，我们不禁感叹于著者的专业与专注，并在不断尝试中得到快乐的反馈。面对原著中巨大的信息量，我们竭力遵循原著者对胚胎学、正常发育及病理生理学的解释和要求，力求准确表达原著中对儿科神经影像学的理解。我们热切地希望这部经典儿科影像学巨著能够为国内同道带来新的启示和参考，引导大家更进一步的探索，成为广大临床医师手中一部真正有价值、有意义的参考书！

海南省妇女儿童医学中心　战跃福

郑州大学第三附属医院　赵鑫

深圳市儿童医院　平书振

## 致谢

本书的出版得到了海南省科技厅的大力支持，由海南省重点科技计划项目资助（ZDFY2019164），特此感谢！

# 原书前言

## 原书第 6 版前言

有点难以置信这是 *Pediatric Neuroimaging, 6e*。虽然影像学一直在不停发展，用于评估儿童发育异常或神经功能异常的大脑、头部、颈部和脊柱成像的复杂的影像机器和技术也在不断发展。新的疾病正在不断地被发现并被描述，我们对于神经发育的正常过程（遗传学、分子生物学和生物化学）也有了更进一步的了解，这也包括我们根据这些因素所掌握的知识，对它们进行新的分类的方法也在不断地出现，但是在发展过程中可能不可避免地会出现（或确实出现了）错误。影像继续在变化，它变得更快、更加准确，而且在许多情况下能够允许对功能和解剖结构进行评估。我再次呼吁我的知识渊博且令人尊敬的同事通过分享他们的经验和知识来帮助撰写本书。Charles Raybaud 和 Jim Barkovich 再次撰写了大部分内容并审订了其他九位受人尊敬的专家（包括 Christopher Hess、Duan Xu、Matthew Barkovich、Zoltan Patay、Erin Schwartz、Gilbert Vézina、Gary Hedlund、James Bale 和 Steven Hetts）撰写内容，他们慷慨地为这一版本提供了信息和独到的专业领域见解。正如读者所见到的，这是一部体系完整的书，它分享了许多专业儿科医生的经验和意见，其中一些人在许多不同领域里有着数十年的经验，还有一些来自年轻同事的更新见解。在第 5 版中，许多作者的贡献融合在一起，以提供更丰富的信息，同时最大限度地减少差异、维护本书的可靠性，以便本书可作为学习参考的工具书。读者会发现本书所有章节中都包含大量表格来汇总混杂的信息，并用许多图像来说明它们。

第 1 章关于影像技术和第 2 章关于影像上的正常发育特征已经更新。在第 1 章中，对利用超声、CT 和 MRI 对儿童进行成像的概念进行了讨论，讨论的要点是镇静、监测和许多最近开发的影像技术及它们在儿科神经影像学中的作用。主要的关注点是大脑、血管和脊柱的 MRI 表现，以及对于常规成像和更复杂研究的建议方案。与此同时，这里还讨论了胎儿 MRI 成像技术及其细微结构、生理和代谢成像的表现，评估了血流量、灌注和脑脊液流量，介绍了 MRS 和功能磁共振成像。第 2 章更新了正常发育的数据，包括胎儿大脑发育的新 MR 图像。

与之前的版本一样，第 3 章至第 12 章讲述了特定种类疾病的影像表现。其中的一些章节已进行了大量修订以反映这些疾病概念的变化，而其他发展较少的疾病，已在一些章节中更新了一些新描述的或新定义的疾病，这些疾病在大部分章节中基本保持不变，而将对新技术的讨论与该疾病的图像及疾病本身的讨论相结合。如早期诊断影响治疗进程，则胎儿头部图像也将包括在内，如畸形、脑积水、脑损伤及脑肿瘤患者。

关于代谢疾病的第 3 章包括关于弥散、波谱成像和临床 / 遗传表现的新信息。线粒体相关疾病部分已经进行了大量更新，目前正在讨论的是一个新的分类，通过这个分类，呼吸链复合体会受到影响（已知）。然而随着新的遗传发现，这个领域正在快速变化，所以我们并没有试图对所有这些根据呼吸链复合体受影响的疾病进行分类，而主要集中在影像表型上。我们先做了一个简短的、以诊断为导向的讨论，然后对这些疾病及其影像表现做了更详细的解释。

第 4 章讨论了大脑和脊柱的围产期和产后损伤，并有了更多关于小儿脑和脊柱影像，以及脑卒中成因、围产期损伤的原因（早产和足月）和创伤性脑损伤（意外和蓄意）的最新资料和图像，还包括虐待性创伤和脑震荡的新的图像和内容。

第 5 章再次大量更新了关于正常发育和新描述的发育异常的新概念，还有新的疾病类别和发育途径被破坏所导致的特定疾病的新概念。本章依旧根据主要涉及疾病过程的大脑部分［背侧前脑（大脑皮质和连合）、腹侧前脑（脑底）、中脑 / 后脑、颅颈交界、脑覆盖物］来开展，以帮助读者通过文章定位疾病。我们希望能够对读者有帮助。

第 6 章神经皮肤疾病则更新了该疾病新的遗传信息、新的分类，以及许多新的图像和几种被描述的新的疾病。

第 7 章也进行了大量更新，随着过去几年脑肿瘤的爆炸性发现，更新了许多新的图像。然而，许多新的脑肿瘤分类涉及成人肿瘤，必然也会涉及特定的儿科肿瘤新分类，如成神经管细胞瘤、幕上白质肿瘤、幕上皮质肿瘤、中央灰质肿瘤等，同时对儿科肿瘤的讨论比以前任何一个版本数据更新，讨论也更广泛。

第 8 章对脑积水进行了重大修改和升级，纳入了关于脑室及其他脑脊液腔的发育和生理、脑脊液动力学及评估脑积水的新方法和新理论，以更好地解释对脑室系统和大脑的潜在影响。

第 9 章脊柱先天畸形、第 10 章脊柱肿瘤、第 12 章脑血管畸形更新了有助于诊断及理解这些疾病的新数据、新理论和新图像。第 11 章发育中和成熟神经系统的感染仍由 Hedlund 和 Bale 博士修订，再次增加了许多新的疾病和图像，包括 10～15 年前在除北美和欧洲之外非常局限但由于现代旅行已在其他地方流行的疾病。这项工作将有助于诊断该疾病，并阻止疾病的传播。

尽管最新版有很多变化，但我们希望读者会注意到本书的精髓仍保持不变。我们讨论和说明了大量疾病，因为看图比单纯阅读图像特征更容易识别疾病本身。只要任何时候有需要，疾病的成因、主要的临床特征和基础的病理生理学都是值得讨论的。因为理解疾病的遗传、胚胎或破坏性原因与只是仅仅试图将影像特征与疾病名称联系相比，前者能更容易记住这个疾病。

为方便读者，有些疾病在书中不止一次地被介绍。这样做的目的是为了避免读者因试图查找前面提到的疾病而往回翻阅图书。例如，Chiari II 型畸形作为一种发生在颅颈交界的疾病在第 5 章已经讨论了，但同时在第 9 章的脊髓脑膜膨出中作为脑畸形也进行了介绍，因为它们几乎总是相关的。在第 5 章中，继发于异常软脑膜形成的疾病在背侧前脑部分和中脑 / 后脑部分都进行了讨论，因为这两个区域都不同程度地参与了病理过程，因此它们可能表现为前脑或后脑畸形。

我们希望这部新版的 *Pediatric Neuroimaging* 能作为教科书继续服务于对儿科头部和脊柱疾病感兴趣的住院医师、住院总医师及实习医师，同时成为临床医生日常工作中非常有用的参考书。

## 原书第 1 版前言

在过去的 10 年中，儿科头部和脊柱诊断的新技术迅速发展。CT、超声和 MRI 开辟了儿科中枢神经系统新领域。通过使用这些成像方式，增加了对已经出现在小儿头部的病理过程的理解。但是尽管从这些新资源中发展出大量新概念，但仍缺乏一部关于这一主题的教科书，特别是在处理 CT 和 MRI 方面。因此在本书中，我尝试在部分方面填补儿科神经影像学中的知识空白。

本书强调 CT 和 MR 在儿科神经诊断中的作用。原因有两点，首先，已经有许多优秀的教科书专注于 X 线片和超声对小儿中枢神经系统的评估；其次，也是更重要的一点，我觉得 CT 和 MR（尤其是 MR）是迄今为止对儿童大脑进行成像的最佳方式。在那些超声和普通放射学作为重要辅助或占最重要地位的领域中，它们已包括在内。具体而言，这包括早产儿颅内病变的诊断。

读者会注意到，这不是一部关于儿科中枢神经疾病的百科全书。那些在其他著作中非常罕见的疾病，在本书没有过多赘述。相反，我试图将日常实践中遇到的疾病加入其中。此外，我认为正确的成像技术和图像解读至关重要。本书解释了胚胎学、正常发育和病理生理学。一旦理解了这些基本概念，将极大促进对影像图像的解读。最后，本书尝试以简明扼要的方式呈现相关信息，希望阅读本书能成为一种愉快的学习经历。

# 目 录

第1章 儿科神经影像学技术 ……………………………………………………………… 001

一、儿童成像的特殊考虑 ………………………………………………………………… 001

二、超声 …………………………………………………………………………………… 004

三、CT ……………………………………………………………………………………… 005

四、MRI 的解剖成像 ……………………………………………………………………… 006

五、MRI 的微结构、生理学和代谢成像 ……………………………………………… 013

六、总结 …………………………………………………………………………………… 017

第2章 胎儿、新生儿和婴儿脑、颅骨和脊柱的正常发育 …………………………… 018

一、概述 …………………………………………………………………………………… 018

二、正常胎儿的脑发育 …………………………………………………………………… 018

三、出生后正常的大脑发育 ……………………………………………………………… 031

四、出生后胼胝体正常发育的 MRI 表现 ……………………………………………… 048

五、垂体正常发育的 MRI 表现 ………………………………………………………… 051

六、囟门、颅缝、鼻旁窦的正常发育 ………………………………………………… 053

七、脑部矿化的正常发育 ………………………………………………………………… 053

八、脊柱的正常发育 ……………………………………………………………………… 054

九、应用磁共振生理学成像评价脑发育 ……………………………………………… 056

第3章 代谢性、中毒性、自身免疫性或炎症性脑病 ………………………………… 080

一、概述 …………………………………………………………………………………… 080

二、代谢性疾病的成像技术 ……………………………………………………………… 083

三、认识代谢性疾病的简单方法 ………………………………………………………… 086

四、中毒性、代谢性、炎症性疾病的深入分析 ……………………………………… 088

五、灰质和白质病变的深入分析 ………………………………………………………… 092

六、主要累及小脑的代谢性疾病 ………………………………………………………… 232

**第 4 章　婴儿期与儿童期的颅脑及脊柱损伤** ·········································· 254

一、概述 ················································································· 254

二、颅脑损伤的基本表现 ································································· 254

三、缺氧 – 缺血 – 炎性脑损伤 ··························································· 261

四、多胎妊娠的中枢神经系统损伤 ······················································· 329

五、新生儿低血糖 ······································································· 333

六、胆红素脑病（核黄疸） ······························································· 337

七、与先天性心脏病相关的脑损伤 ······················································· 340

八、高钠性脱水 ·········································································· 343

九、婴儿和儿童的中枢神经系统创伤 ····················································· 344

**第 5 章　脑和脊柱的先天畸形** ······················································· 390

一、脑部发育的基本概念 ································································· 390

二、背侧前脑发育畸形 ··································································· 392

三、腹侧前脑发育畸形 ··································································· 489

四、中脑和后脑发育异常 ································································· 519

五、颅颈交界处的异常（Chiari 畸形） ···················································· 549

六、间充质（脑膜和颅骨）与神经嵴的异常 ··············································· 562

七、染色体畸形 ·········································································· 600

**第 6 章　神经皮肤疾病** ····························································· 613

一、神经纤维瘤病 1 型 ··································································· 613

二、神经纤维瘤病 2 型 ··································································· 633

三、结节性硬化症 ········································································ 638

四、Sturge–Weber 综合征 ································································ 651

五、von Hippel–Lindau 病 ································································ 656

六、共济失调 – 毛细血管扩张症 ·························································· 659

七、神经皮肤黑变病 ····································································· 662

八、色素失禁症 ·········································································· 663

九、伊藤色素减少症 ····································································· 667

十、基底细胞痣综合征 ··································································· 667

十一、PHACE 综合征（颅后窝畸形、面部血管瘤、动脉异常、心脏畸形和主动脉缩窄、眼部异常） ················································································· 670

十二、弥漫性新生儿血管瘤病 ···························································· 673

十三、Chédiak–Higashi 综合征 ··························································· 673

十四、进行性半侧颜面萎缩（Parry–Romberg 综合征） ····································· 673

十五、过度生长综合征 ··································································· 674

**第 7 章　颅内、眼眶和颈部肿块** 679

一、引言 679

二、儿童脑肿瘤的影像检查技术 681

三、脑肿瘤的影像特征 682

四、颅后窝肿瘤 694

五、鞍区和鞍上肿瘤 748

六、大脑半球肿瘤 779

七、松果体区肿瘤 822

八、脑室肿瘤 833

九、脑外肿瘤 840

十、特殊情况下的儿童中枢神经系统肿瘤 845

十一、儿童头颈部肿瘤 850

**第 8 章　脑积水** 885

一、概述 885

二、CSF 和 CSF 间隙 886

三、脑积水的诊断 894

四、脑积水及相关并发症的治疗 936

五、结论 951

**第 9 章　脊柱先天畸形** 952

一、脊柱的正常和异常胚胎发育概述 952

二、脊柱畸形的临床表现 957

三、名词术语 957

四、影像技术 958

五、神经胚形成畸形（脊髓后部不完全融合的疾病） 959

六、尾端细胞团畸形 983

七、脊索发育畸形 993

八、不明原因的畸形 1005

九、先天性脊柱肿瘤 1009

十、脊髓积水空洞症 1010

**第 10 章　脊柱肿瘤** 1021

一、脊柱肿瘤的一般影像特征 1021

二、脊髓内肿瘤 1022

三、髓外肿瘤 1026

四、先天性脊柱肿瘤 1048

第 11 章　发育中和成熟神经系统的感染 ............................................................................... 1049

一、概述 ................................................................................................................................... 1049

二、先天性和围产期感染 ....................................................................................................... 1049

三、细菌、螺旋体和立克次体感染 ....................................................................................... 1076

四、病毒感染 ........................................................................................................................... 1110

五、小脑炎 ............................................................................................................................... 1129

六、Rasmussen 脑炎 ............................................................................................................... 1129

七、免疫介导的脑炎和类感染性白质脑病 ........................................................................... 1132

八、真菌感染 ........................................................................................................................... 1132

九、寄生虫感染 ....................................................................................................................... 1135

十、结节病 ............................................................................................................................... 1142

十一、脊柱和脊髓感染及炎症 ............................................................................................... 1145

第 12 章　脑血管畸形的诊断与介入治疗 ........................................................................... 1152

一、概述 ................................................................................................................................... 1152

二、儿童神经血管造影和介入的技术问题 ........................................................................... 1152

三、儿童脑内出血 ................................................................................................................... 1156

四、脑内血管畸形 ................................................................................................................... 1156

五、需介入治疗的硬膜外血管畸形和肿瘤 ........................................................................... 1175

六、动静脉瘘 ........................................................................................................................... 1178

七、颅内动脉瘤 ....................................................................................................................... 1186

八、儿童脑血管病 ................................................................................................................... 1197

九、儿童动脉夹层 ................................................................................................................... 1212

# 第1章 儿科神经影像学技术

## Techniques for Pediatric Neuroimaging

Christopher P. Hess　Duan Xu　A. James Barkovich **著**

杨朝湘　赵俊锋　张博皓 **译**

赵　鑫　何　玲　战跃福 **校**

过去 20 年，儿科神经影像学技术取得了巨大进步，使人们对镇静和放射风险产生了更广泛的认识，以及使整个医学界获取了更多高质量的影像图像，显著改变了用于评估大脑、头部、颈部、脊柱和周围神经系统疾病的转诊模式和成像策略。此外，在美国，国家医疗保健支付格局的整体转变重新聚焦于实现神经放射学的最佳实践，"价值"一词已成为医学诊断学术和社区实践的常规词汇。尽管多年来指导影像学使用的相同原则仍然适用，但现在必须从质量、安全和成本效益的角度更仔细地看待儿科神经放射学的未来。

放射科医生很早就认识到儿童成像和成人成像之间的显著差异。儿童大脑和脊柱发育变化的速度和程度，因神经系统疾病的不同类型而不同，需要调整成像方案，以最佳地检测和显示儿科疾病的解剖、生理和代谢变化。线圈、扫描参数，以及镇静和监测方法在胎儿、新生儿、婴儿和青少年的成像方面存在显著差异。与"一刀切"不同的是，应根据患者的年龄和医疗状况、成像适应证、诊断的紧迫性和成像的成本来选择成像方式和特定的成像技术。

本章主要包括儿科患者安全、高质量和有效的神经成像技术。首先概述儿科影像的特殊考虑，包括镇静、选择合适的成像方式及静脉注射对比剂的使用。然后回顾头颅超声和 CT 的应用，鉴于目前这些方法适用的情况较少，此部分简短述之。本章的其余部分着重于磁共振成像，这是目前评估大脑和脊柱的临床标准。首先是解剖影像学，然后讲述生理和代谢磁共振成像技术。我们概述了在加州大学旧金山分校（UCSF）的儿科疾病实践中使用的具体方法，本章中讨论的技术将在本书的其余部分中引用。

## 一、儿童成像的特殊考虑

### （一）新生儿

早产儿存在体型小、体温无法保持恒定等特殊问题。一般来说，早产儿应在新生儿重症监护室内进行超声初步检查，头颅超声由于价格低廉且便于携带（不用将婴儿从新生儿重症监护室搬离），是早产儿的首选检查。此外，带高频探头的经囟门超声对检测早产儿脑深部结构的水肿、血流或梗死和大多数中枢神经系统疾病的定位以及脑积水的发展进程均非常有效。然而，MRI 可发现超声检测不到的异常[1, 2]，这些异常对于评估预后意义重大[3-6]，因此 MRI 在早产儿评估中的作用越来越大。

当需要进行磁共振检查时，必须采取特殊预防措施以确保新生儿的安全。影像检查期间，最好在患儿的搬运和监测过程中寻求新生儿医师和（或）护士的帮助，因为他们在维持新生儿体内平衡方面最有经验。尤其对于早产儿，传统上采用机械通气，但最近主张尽早拔管，采用经鼻道持续性正压通气[7]。在 UCSF，通常对早产儿进行磁共振成像，我们使用一个与磁共振兼容匹配的带热风供暖的恒温箱和红外视频系统[8]。恒温箱壁上的小窗方便对箱内的患儿使用监护设备。除非极少数出现问题的情况下，否则在整个进出扫描仪的过程中（包括扫描时）不要打扰患儿。类似的系统目前已经在市场上销售，据报道效果很好，既保障婴儿安全，进行密切监护，同时又提供极好的图像[9,10]。

我们发现，当婴儿在恒温箱中受到的干扰最小时，多达 70% 的早产儿可在不镇静的情况下完成 MRI 检查，所以应该在镇静前进行尝试将婴儿放置在恒温箱[11]。如果早产儿的 MRI 检查做的比较少，并且单独购买与之兼容的恒温箱不划算，可以用预先加热的毛巾和一个达体温温度的气囊包裹婴儿，也可以用含有化学品混合物的"化学毯子"，混合后可以保持 37℃，置于气囊下方来保持体温；可以使用针织纤维帽可以用来防止头部热量流失；耳塞和耳罩（我们都使用）可减少噪音，并进一步减少热量流失。在搬运过程中和磁体中要监测婴儿的生命体征，但注意尽可能少打扰患儿[11]。

## （二）镇静

在现代临床实践中，超声或 CT 很少需要镇静。超声本身就是"动手"的，通过有针对性的成像和对运动的轻度限制，通常可以获得好的图像。而多排探测器 CT（MDCT）技术大大加快了采集时间，因此目前只有不到 1.5% 的患者在进行此项检查时需要镇静[12,13]。尽管 MDCT 通常不需要软约束，但其可进一步限制幼儿的运动，以达到满意的图像质量。

在考虑幼儿 MRI 成像时，镇静问题越来越重要。当幼儿不能保持静止时，运动伪影可能会掩盖重要信息，检查就没有临床诊断价值。镇静对获得满足诊断的图像质量是必不可少的。与此同时，人们越来越关注在儿科人群使用镇静药的风险，因此，过去 10 年中镇静药的使用普遍下降。目前，我们仅在婴儿需要相当全面的磁共振成像（多序列）时使用镇静药，例如术前疑似肿瘤或代谢性疾病，婴儿无法在安静卧位进行充分检查时[11]。尽管几项动物实验和体外研究已证实常用镇静药的即时性，而在某些情况下其会产生长期甚至永久性的神经解剖和功能效应，但临床研究更令人放心，而且已经进行的更大规模的研究还没有发现麻醉暴露对神经发育的不良影响。然而，麻醉的潜在神经毒性效应导致美国食品药品管理局于 2016 年 12 月发布了一份"药物安全声明"：麻醉时间超过 3h，孕妇或小于 3 岁的儿童反复使用麻醉剂，可能影响儿童的大脑发育。

要认识到，在世界大部分地区（如欧洲、亚洲和南美），认为镇静的风险比需要进行 MRI 检查的潜在损伤和疾病的风险要小得多，而且镇静通常用于新生儿、婴儿和幼儿。然而，鉴于镇静药的使用逐渐减少，本章并未对其进行详细介绍，其内容与本文之前版本中的内容相同。当需要镇静时，医生应熟知美国儿科学会[14,15]、美国麻醉师协会[16]和美国放射学会[17]发布的指南。在我们医院，新生儿的镇静作用在很大程度上已经被喂养 - 包裹技术取代，这种技术可以诱导自然睡眠，通常不需要任何镇静药就可以完成检查，偶尔补充少量吗啡和（或）戊巴比妥钠[11]；然而，该技术将成像限制在 4 个或 5 个相对较短的序列[11]。当磁共振成像对于改变治疗方法的诊断至关重要时，我们借助于专业的儿科麻醉医师以进行更长时间的检查。我们还发现，在幼儿检查期间使用与磁共振兼容的视频投影护目镜和音响系统来播放电影或视频可以有效地分散患儿的注意力，从而达到诊断性检查。与年龄匹配的扫描仪设置和儿童生活专家前期教育以及使用 MRI 实物模型为儿童做好准备也可以显著减少这一年龄段的镇静需求。

## （三）监测

美国儿科学会和美国麻醉师协会建议对所有镇静婴儿和儿童的心率、呼吸频率、血压和动脉血氧饱和度进行监测[14-16]。

在 CT 设备中对患者进行监控相对简单。但由于安全问题，以及由于生物监测装置可能无法在磁环境中正常工作，且可能导致磁场变形，尤其是在狭窄的磁体孔范围内，对进行 MRI 检查的患者监控更加困难。必须使用由抗磁性金属（如铝）和（或）塑料或复合材料组成的设备进行监测。目前市面上有几种与 MRI 兼容的监测设备，是患者安全和理想成像的最佳选择。但是，如果没有与 MRI 兼容的监测设备，则可使用其他技术，如把一个带有长管子的塑料听诊器贴在患者的胸部，可以从磁体孔的外面监测心率。

如有必要，心电图导联可置于患者下方，尽可能远离成像的身体部位。对二氧化碳敏感的呼吸暂停监测仪可通过小口径的长管连接到扫描仪内的患者身上，在呼吸暂停发作期间显示呼吸和声光警报，而不影响图像质量。也可使用一次性的小儿鼻腔插管套管。值得庆幸的是，现在许多制造商都能提供儿科尺寸的磁共振兼容监测设备。如果医生对大量的镇静儿童进行磁共振检查，这种设备非常值得置备。

尽管一些低场强的磁体和屏蔽配置允许生命支持设备靠近患者，但大多数高场强磁共振设备仍需要进行重大改进，以实现密集的、近距离的电子监控。与MRI兼容的儿科呼吸机现已在市场上销售并广泛使用；如没有的话，依赖呼吸机的患者必须实施人工通气。在极端情况下，严重的呼吸或血流动力学不稳定可能需要医生或护士爬进扫描仪的孔道中，从极其不舒服的位置观察儿童，以确保患儿整个检查期间的安全。

简要说明下监测和镇静对图像质量的影响。举个例子，磁共振成像期间，接受高浓度辅助供氧治疗的患者的脑脊液（CSF）中的出现 $T_2$FLAIR 高信号。这种情况下，血液中的氧通过浓度梯度扩散到脑脊液中，有效地增加了脑脊液中的氧浓度。因含有两个不成对的电子，氧是弱顺磁性的，有效地缩短了 CSF 的 $T_1$ 弛豫时间，常足以导致脑脊液脉冲消失，并在 $T_2$ FLAIR 图像上引起脑脊液内异常高信号，可能被误认为出血、脓肿或癌症。与这些脑脊液疾病不同，$T_2$FLAIR 图像上与氧相关的脑脊液高信号特征是弥漫性的，累及整个脑脊液，而不是局限于某个脑沟或脑池。某些麻醉剂，特别是异丙酚，进一步增强了这种效果。因此，如果在 $T_2$FLAIR 序列上，在脑池中发现 CSF 高信号，必须了解镇静药的使用情况和辅助供氧的浓度，避免将此种表现误认为异常。使用较低浓度的辅助供氧（50%～60% 效果良好）可消除这种伪影[18, 19]。

### （四）对比剂

神经系统 CT 检查中静脉注射对比剂的适应证逐渐减少，目前主要局限于血管造影和大脑以外的研究，例如头部和（或）颈部。当头部 CT 平扫显示急性异常，如硬膜下积脓，而不能及时进行磁共振检查获取准确的诊断或更全面地显示异常时，可进行对比增强。然而，除非怀疑血管性病变[20]，通过 CT 对比增强获得的信息一般很有限。

当需要 CT 检查时，非离子性、等渗性或低渗性对比剂已被证明对患者更安全，患者很少出现不适感。碘对比剂的确切类型并不重要，重要的是要保证碘的浓度约为300mg/ml。其建议剂量为3ml/kg，总剂量低于120ml。儿童心率很快，应在注射对比剂后尽快进行扫描。值得庆幸的是，碘对比剂的不良反应在儿科人群较少见，在幼小的患儿中更是极其罕见[21]。急性反应最常见于体重在24～40kg 的儿童。哮喘及之前出现过对比剂不良反应是急性反应的危险因素[21]。

对几乎所有的适应证，MRI 都可以在不影响检查质量、不用注射静脉内对比剂的情况下进行。然而，有几种情况，静脉内注射钆基对比剂（GBCA）可提高诊断准确性和病变检出率，包括磁共振血管造影和灌注技术，以及针对某些疾病，如原发性和转移性脑和脊柱肿瘤、感染（脓肿、脓胸、脑炎、脑膜炎）和某些神经皮肤疾病（神经皮肤黑色素病、神经纤维瘤病 Ⅱ 型、Sturge-Weber 综合征）[22, 23]。除非确定占位性病变或皮肤病变提示存在上述神经皮肤疾病，否则对正在接受发育迟缓或癫痫评估的婴儿或儿童行对比增强扫描是不太有益的。同样，除非存在皮肤窦道外，否则给患有脑或脊柱发育畸形的儿童使用 GBCA 也没有任何益处。

从诊断效能角度，市面上销售的顺磁性对比剂似乎没有太大差异，都是静脉内注射的；对于大多数神经系统疾病，其标准剂量为 0.1mmol/kg。需要注意的是，存在不同浓度的对比剂，因此相同剂量的对比剂用量取决于所用的 GBCA。注入对比剂后，对 $T_1$WI 序列敏感的任何脉冲序列都会对其作用敏感。GBCA 还具有 $T_2^*$ 缩短效应，可用于一些基于磁共振的脑灌注技术。如果怀疑脑膜病变[24]，或者怀疑眼眶或颈部病变，脂肪可能掩盖强化的病变，那么脂肪抑制就有帮助。同样，注射钆对比剂后 FLAIR 成像在评价脑脊液异常方面特别有用。

曾经 GBCA 广泛应用于肾功能受损的情况，现已明确 GBCA 与肾功能不全[25, 26]患者的肾源性系统性纤维化（NSF）有关。这种罕见但严重的系统性疾病会导致皮肤和其他组织纤维化的发病率增高，甚至导致死亡。报道的所有儿童病例[27, 28]均发生在估算肾小球滤过率小于 30ml/min 的患者中。炎症前状态（全身感染，肢体或主要组织损伤，近期移植手术或血栓形成）可能进一步增加这种并发症的风险。

最近有人指出，暴露于多剂量的某些 GBCA 可导致特定大脑结构 $T_1WI$ 信号强度增加，如苍白球和小脑深部核团[29-31]。虽然这一现象背后的机制仍在研究，关于内皮细胞壁和间质内残留钆的脑部尸检研究表明，在血流中被清除之前，内皮细胞壁和间质中残留的钆可从螯合物状态中分离出来。在接受线性 GBCA 的患者中，钆沉积是确切的。当然，也有报道大环类 GBCA 钆沉积，我们认为所有 GBCA 都可能发生不同程度的钆沉积。虽然病理学研究没有显示神经损伤的证据，也没有找到与这些发现相关的已知临床情况，但钆的这种"脑污渍"表明在对儿童进行磁共振成像时，需要仔细考虑钆对比剂是否对诊断是必要的。如果使用，大环类钆剂更适合，因为钆离子可以被更紧密地螯合[32]。

随着对钆剂与 NSF 之间关系的认识和钆沉积研究的进展，没理由再对每一个镇静患者进行对比增强，以避免对需要对比增强进行重复扫描的患儿再次镇静。当需要钆剂增强时，有必要对肾小球滤过率减低的患者进行筛选，应咨询转诊医生综合考虑肾衰患者的相对风险和益处。但读者应知悉，自 2009 年以来至本次修订，没有新的 NSF 报道案例。在低 GFR 患者中限制使用 GBCA，采用更稳定的大环类钆剂，并将最大剂量限制在 0.1mmol/kg，可降低 NSF 发病率。

已报道的钆剂的其他不良反应非常罕见。与碘对比剂相比，GBCA 的过敏反应更少见。在一项对 13 344 例儿童进行钆剂检查的研究中，急性过敏反应的发生率为 0.04%。就其在妊娠中的应用而言，静脉注射的 GBCA 可穿过胎盘并被排泄到羊水中。动物研究表明，高剂量和重复剂量的静脉注射钆剂是致畸的[33]。虽然在人类致畸性研究中没有观察到类似的影响，但我们的做法是除非有绝对必要，否则避免在怀孕期间使用钆剂。没有证据表明母体顺磁性对比剂对胎儿 MRI 检查是必要的。

另一类可在某些情况下使用的顺磁性对比剂为超小型超顺磁性氧化铁（USPIO）化合物。报道显示，越来越多的纳米氧化铁作为 GBCA 的替代品应用于血管成像，尤其在肾功能不全的患者中。这种 10 多年前首次研究的药物，比 GBCA 具有更强的 $T_1$ 弛豫效应。此外，因其大小合适和糖类涂层，该制剂可在血管内停留时间超过 12h，达到比 GBCA 更高质量的血管成像。然而，由于其主要适应证是慢性肾病引起的缺铁性贫血，所以纳米氧化铁常被用作一种"超说明书"的对比剂。此外，FDA 在 2015 年发布了一项针对该药物的黑框警告，指出已有少数患者发生严重过敏反应，建议其仅用于需要静脉注射铁剂治疗的患者。尽管如此，在亚组患者中，纳米氧化铁作为对比剂仍然有用，偶尔在医学科研中心使用[34]，特别是在血管疾病研究中[35, 36]。

## 二、超声

由于无创、便宜和便于携带（可在床旁进行），不需要镇静药，且不产生电离辐射，超声检查一直是胎儿检测的首选方法，也基本是新生儿检查的首选方法。近年来，随着高频探头的广泛应用，高带宽组织谐波成像技术的引入，以及多声窗的使用，其技术方法已经得到改善，重点是可通过超声检查采集大部分脑区的大量信息。事实上，超声和磁共振对大脑结构的测量基本相同[37]，能观察到的差异很小（主要是皮质厚度和半球间裂隙大小），这很可能由于超声无法准确区分大脑皮质和覆盖的软脑膜。尤其在小的囟门限制声窗的大小时，大脑的外围部分也很难清晰显示；然而，这种局限在目前的设备中已经明显减少。但是，在出生后最初几个月之后，随着大脑发育和颅缝/囟门的闭合，超声在大脑和脊柱方面就没那么大帮助，而磁共振则成为首选的成像方式。

日常工作中，须使用训练有素的超声技师的精湛技术来优化超声检查，应一直使用多探头在不同频率下成像，同时使用矢量、曲线和线性阵列传感器。通过调整超声波束的频率（在 8～17MHz）和聚焦区，优化分辨率和穿透深度。因此，当通过前、后囟和颞部、乳突及枕部的透明软骨带分析大脑时，所有大脑区域（中央和外围）都可以很好地显示。矢状面、旁矢状面、冠状面和轴面成像可更好显示异常征象。在 UCSF，实时图像可以很好地识别回声的细微变化，并且基本上取代了静态图像。通过多普勒技术评估大动脉和静脉，寻找收缩期峰值速度、舒张末期速度和阻力指数。

## 三、CT

在儿科放射学中，医源辐射是一个特别重要的考虑因素，因为年轻患者更容易导致辐射相关疾病[38-40]，且可能患上发育障碍 / 缺陷[41]。在过去 10 年（2000—2010 年）中，包括儿科患者在内的整个美国人群中 CT 的过度使用，以及 CT[42] 扫描参数的多样性使得人们越来越关注首先考虑其他替代检查设备的必要性[43]。需要 CT 检查时还须考虑是否应用低剂量技术[44, 45]，减少剂量[46, 47] 会降低图像与噪声的对比度（信噪比），从而影响图像的诊断质量。基于系统考虑临床适应证和电离辐射暴露史的制度策略有助于提高儿科 CT 扫描中应用特定参数的一致性，减少整体辐射暴露[48]。

因此，CT 检查应结合检查指征和扫描参数综合考虑。例如，当儿童遭受急性头部创伤时，主要考虑骨折、头颅积气或可能改变急诊处理的占位性血肿，这种情况下的目标是快速诊断，而不必获取高分辨以评估脑实质，因此对大多数病例采用低剂量 CT 扫描即可。如果临床指征显示患者病情稳定，可行磁共振扫描，以更好地评估脑损伤的程度。反之，如果急性脑病儿童出现新的神经系统症状或体征，应及时行磁共振检查。如果磁共振检查为禁忌证或不可用，我们采取高质量的标准剂量 CT 扫描，以免重复扫描或进行另一种扫描。怀疑动脉或静脉血栓形成时，我们常用磁共振血管造影（MRA）或磁共振静脉造影（MRV）。因复杂流动引起的饱和效应而产生的问题，采用对比增强 MRA 或 MRV 基本可解决。由于受伪影影响小，扫描快，且不用镇静，极个别情况下还是有必要行 CT 血管造影（CTA）。但扫描应限于特定区域，尽量减少眼睛、甲状腺和胸部的辐射暴露。

当患者的病情需要长年多次的影像检查时，所选择的成像技术需要深思熟虑。例如，在儿童期，脑积水患者通常会进行多次（可能几十次）扫描，累积的辐射剂量会显著增加[49]。如果扫描的目的仅仅是在脑积水的儿童放置或改变脑室引流管后检查脑室的大小，则无须使用高剂量 CT 技术；相反，应考虑使用较低管电压或管电流的 CT 技术。研究显示，将 CT 剂量从 220mA 降低到 80mA，保持诊断允许的图像[50] 质量的同时，辐射剂量降低了63%；然而，如上所述，降低剂量的同时信噪比降低，严重限制了对脑实质的评价。在 UCSF，如果患儿年龄太大无法用超声检查，我们选择快速磁共振序列作为初步检查。最初，我们使用单次激发快速自旋回波（SSFSE）或半傅里叶采集单次快速自旋回波（HASTE），或周期性旋转的重叠平行线与增强重建（螺旋桨）序列，从而完全避免了电离辐射。但在应用磁调节压力阀的时期，脑积水分流的儿童需要在磁共振扫描后找神经外科医生重新调整阀门。

如果在仔细考虑患者的指征和情况后，医生认为有必要进行 CT 检查，则应尽可能在满足诊断质量的前提下进行最低剂量扫描。最近一些关于计算和减少各年龄段患者辐射剂量的方法的报道详细地描述如何实现这一点[44, 45]。所有参与成像的医生都应该熟悉这些方法。大龄儿童 CT 扫描技术与成人基本相同。轴位图像采用 ≤ 3mm 的层厚，使用护眼板，并选择合适的扫描层面尽量减少对眼睛的辐射。

随着 CT 扫描速度变得更快，相对的薄层成像所需的时间更少，并且可获得重要的额外信息，尤其是婴幼儿的小头颅。然而，随着层厚的减小，信噪比降低，必须通过增加管电压或管电流来补偿，这会增加辐射剂量。为了改善这一问题，可以将薄层的部分重建为较厚的层厚（4~5mm），改善信噪比，并在需要时对较薄的部分（如骨折时）进行重建[44]。我们通常对头部检查用连续轴扫而非螺旋采集，信噪比得到改善，避免伪影，而且几乎没有时间损失[51]。如果需要冠位图像，着重考虑对轴位图像进行重建，这样可以减少额外扫描产生的辐射。在这种情况下，可能需要螺旋扫描。如果需要更高的分辨率，应使用低螺距（＜1）；减小管电流设置可以改善辐射剂量的增加。如果无法行螺旋 CT 扫描，可通过直接冠状位成像获得更高的分辨率。未镇静的患者可俯卧位或仰卧位进行检查，但镇静患者最好仰卧位进行冠状位扫描，以避免损伤气道。扫描平面最好垂直于蝶骨平台。

儿科 CT 影像学的另一个特殊情况是对颅面畸形或颅缝早闭患者的扫描技术进行了改进。这些患者应使用 ≤ 2.5mm 的层厚进行扫描。厚层产生部分容积效应，使细节模糊。应用高细节骨分辨重建算法来评价颅骨，以较低的辐射剂量提供更好的图像。如果没有磁共振，请与转诊外科医生商讨应用软组织算法评估潜在的大脑异常，然后在 3D 重建过程中，可以丢弃不必要的数据。大多数厂商都提供了能够对面部和颅骨进行 3D 表面重建和容积重建的软件，在评估缝合线不闭合和重建性手术计划方面具有重要价值。

由于新生儿的大脑含水量非常高，适当的 CT 扫描窗宽 / 窗位对最佳分析大脑异常至关重要。一般来说，新生儿的大脑 CT 图像应在窗宽 60Hu 和窗位 20Hu 水平进行评价。使用正常的成人脑窗会漏诊病变。

## 四、MRI 的解剖成像

UCSF 的磁共振成像方案按解剖位置和指征分类，以便一致地识别与疾病相关的异常。尽管，某种程度上不同扫描仪的供应商和技术存在不同，但这种协议改进策略有助于采集技术的标准化，以确保在我们的工作中，用于儿科患者的多个磁共振系统的图像质量一致，方便在监测疾病随时间变化时的纵向随访。每个协议都为所需的空间分辨率和解剖范围指定扫描视野（FOV）、矩阵大小和层厚。协议还规定了适当的扫描参数，包括翻转角度（flip）、重复时间（TR）、回波时间（TE）、激励次数（NEX）、读出带宽（BW），以及回波链长度（ETL）和反转时间（IT）。这些技术参数可能因不同的扫描仪供应商和场强而略有不同。最后，关于脂肪和流动抑制的细节以及哪些模式应该常规进行，也应包括在协议中。这些协议的基本要素会在下面各个部位的

章书中进行概述，类似于我们工作中如何系统运用这些要素。

### （一）脑

下表总结了用于评估大脑结构的主要脉冲序列（表 1-1）。利用梯度回波（GRE）和快速自旋回波（FSE）技术获得 $T_1WI$ 和 $T_2WI$ 图像。尽管单回波自旋回波采集有时能提供最好的对比度，但它需要更长的扫描时间，现已不常用。由于成像时间短，对多种疾病的敏感性大，弥散加权成像（DWI）几乎包含在所有的大脑扫描协议中。尽管最先进的 DWI 也能够很清晰地显示大脑解剖细节，但我们将对这一技术的讨论推迟到下一章节，该章节主要讨论生理和代谢的磁共振技术。在我们 UCSF 的工作中，大多数适应证的扫描协议也包括磁敏感（$T_2^*WI$）成像。

高质量的 $T_1WI$ 对准确识别脑结构异常至关重要。容积 $3D-T_1GRE$ 技术，如扰相梯度回波（SPGR）和预磁化快速梯度回波（MP-RAGE）[52] 是最受欢迎的，因为与传统的 2D-FSE 不同，生成的图像可以任意平面重建，高对比度显示灰白质，在临床可行的扫描时间内使用短 TR 和 TE 达到较高的空间分辨率（一般为 TR35ms 和最小 TE 时间）。使用矢状方向的扫描方案，使最长轴（头盖骨）为读出方向，3T 扫描仪的总采集时间约为 5min。应设置儿童 $3D-T_1WI$ 的 FOV 和矩阵大小，使体素不大于 1mm × 1mm × 1mm。

当需要对比增强 $T_1WI$ 时，为了提高对钆缩短 $T_1$ 效应的敏感性，我们对 $3D-T_1GRE$ 序列使用了稍微不同的参数。如果无法获取容积图像，可以使用 $T_1$ 流体衰减反转恢复（FLAIR）或 FSE 序列代替。尽管 $T_1FLAIR$ 比 FSE 序列提供更好的 $T_1WI$ 信息，但 $T_1-FSE$（TR/TE=600/ 最小值）序列可常规用于 1.5T 扫描仪的 $T_1WI$ 图像。

尽管 $3D-T_1GRE$ 序列较高的空间分辨率对识别小病变很有用，但使用顺磁性对比剂时，首选 $T_1FSE$ 序列。该序列可产生更好的对比增强图像，且成像时间比大多数反转恢复序列都短，从而减少运动伪影。然而，由于 $T_1$ 弛豫时间的延长，自旋回波 $T_1$（$T_1SE$）序列在 3T MRI 成像效果不太好。因

表 1-1 评价儿童脑部解剖结构的脉冲序列

| 脉冲序列 | 分辨率 | 建 议 |
|---|---|---|
| 矢状位 3D-T$_1$WI SPGR | 1mm×1mm×1mm | 轴位和冠状位重建 |
| 轴位 DWI | 层厚 2mm，层间隔 0mm | b=600s/mm$^2$（早产儿）<br>b=700s/mm$^2$（＜ 3 月龄）<br>b=1000s/mm$^2$（≥ 3 月龄） |
| 冠状位 DWI | 层厚 2mm，层间隔 0mm | b=600s/mm$^2$（早产儿）<br>b=700s/mm$^2$（＜ 3 月龄）<br>b=1000s/mm$^2$（≥ 3 月龄） |
| 轴位 T$_2$ FSE（双回波） | 层厚 4mm，层间隔 2mm | TR/TE=3000/60，120ms（＜ 12 月龄）<br>TR/TE=2500/30，80ms（≥ 12 月龄） |
| 冠状位 3D-T$_2$ FLAIR | 1mm×1mm×1mm | 取代 T$_2$ FSE（＞ 24 月龄）<br>轴位和矢状位重建 |
| 轴位 3D-SWAN | 0.625mm×0.85mm×2.8mm | |

此我们常使用具有较好 T$_1$WI 效果的 T$_1$ FLAIR（通常 20ms 范围内的短 TE 和 TI=750ms）序列，但其对比增强效果没有 FSE 或 3D-T$_1$GRE 序列那样好。

通过将采集到的图像于最佳观察平面重建显示不同的结构，可很好地利用 3D-T$_1$WI 显示解剖细节。例如，我们发现矢状位图像对评价胼胝体、垂体、下丘脑及小脑蚓部和儿童常见部位脑肿瘤显示效果最好，对评估大脑半球的侧弯面也很有用，特别是在外侧裂周围。脑室形态、透明隔和脑干在轴位图像显示良好，小脑半球、颞叶、颅底和连合白质束在冠状位图像上显示良好。3D 技术在肿瘤成像中具有重要的应用价值，肿块与周围脑组织和硬脑膜的关系对神经外科具有重要意义。随着 3D-T$_1$ 采集技术在供应商中日益标准化，该序列在计算结构分析、自动诊断以及与基于 Atlas 的参考数据的统计比较[53, 54]中的作用也越来越重要。

对于 T$_2$WI 成像来说，为了在不降低空间分辨率的情况下获得满意的图像对比度，FSE 采集时应保持低 ETL（≤ 4）。通过平行成像，现在可以使用可变翻转角度 FSE 技术（CUBE、SPACE、VISTA）获得容积 T$_2$WI 图像。尽管这些方法具有较高的空间分辨率，但我们发现其组织对比度还不足以应用在儿童的常规成像协议。相反，我们通常采用传统的多层面（2D）FSE 采集，采用 4~5mm 层厚（2~2.5mm 层间隔）、使用短、长双回波 FSE，12 个月以下的婴儿 TR/TE=3000/60,120ms，而 12 个月以上的幼儿 TR/TE=2500/30,80ms。由于幼儿大脑中的含水量明显高于大龄儿童和成人[55, 56]，因此建议在 1 岁以内使用重 T$_2$WI 序列，我们采用 TR/TE=3000/120ms。而其他患者使用 TR/TE/TI=5400/128/130ms[23] 的双回波短时间反转恢复（STIR）序列，尽管从我们的经验来看，STIR 图像中的噪声有时难以理解。虽然可变翻转角度 3D-FSE 序列的组织对比度不尽相同，但可作为癫痫患者 2D-FSE 的补充，以鉴别脑沟脑回形态异常。

有作者建议用 T$_2$FLAIR 寻找异常的长 T$_2$ 信号区域。据我们和他人的经验[57]，FLAIR 图像对新生儿或婴儿的大脑异常并不敏感，但对髓鞘完全或几乎完全形成的年长儿童有用。我们不使用 FLAIR 作为婴儿的主要序列，但有时我们用 FLAIR 作为损伤特征的辅助序列。对于 2 岁以上的儿童，髓鞘化已基本完成，因其对细微的幕上病变，特别是大脑皮质和脑室周围白质病变具有高度敏感性，所以我们把 FLAIR 作为常规检查协议的一部分。Sargent 和 Poskitt 发现，在儿童中，FLAIR 序列是 T$_2$WI 序列很好的补充[58]。他们也发现 FSE T$_2$FLAIR 比平面回波 FLAIR 有更好的 CSF 抑制效果和更好的灰白质对比。

使用 CUBE、SPACE、VISTA（取决于厂商）的 3D-T$_2$FLAIR 是我们获取 T$_2$FLAIR 的首选方法，这些成像方法具有非常高的空间分辨率（1～2mm）和相对较短的成像时间（5～6min）等优点，像容积梯度回波一样，T$_1$WI 图像可以在任意平面重建。与所有 3D 技术相似，3D-T$_2$FLAIR 序列因成像时间较长更易受患者运动伪影影响，据我们的经验，这种序列的组织对比度并不总是比 2D 序列好。

应该强调的是，T$_1$WI 和 T$_2$WI 图像对 18 月龄以下的患者的精确诊断是必要的。从出生到 6 月龄，T$_1$WI 图像评价大脑成熟度最好。然而，从 6 月龄到 8 月龄直到约 24 月龄（根据磁共振标准，大脑基本上已经成熟），T$_2$WI 图像对于评估髓鞘形成和大脑成熟度更有用（有关大脑成熟时间的更多详细信息，请参见第 2 章）。在白质成熟的过程中，大脑皮质和皮质下白质在某个时间段内的磁共振图像上呈等信号，这种固有对比的丢失掩盖了结构细节。因此，在 8 月龄以下（当白质在 T$_1$WI 图像上逐渐成熟）时，需要 T$_2$WI 图像来查看脑沟回的结构细节。同样，在 T$_2$WI 图像上，白质在 8—24 月龄逐渐发育成熟，T$_1$WI 图像对于评价此时的结构异常至关重要。

与 T$_1$WI 成像相比，T$_2$WI 和 FLAIR 序列的一个显著缺点是成像时间更长。一些非常快速的磁共振技术可用于某些病例，且不需要镇静。这包括前面讨论过的 SSFSE[59, 60] 和 PROPELLER[61, 62]，这两种方法对脑积水患者的脑室大小或脑实质外积液的随访等总体评估都最有用。PROPELLER 序列具有更好的信噪比、更灵活的对比度以及通过回顾性校正采集来补偿运动的能力（称为 "blades"），但缺点是采集时间稍长 [61]。当用 PROPELLER FSE 时，我们应用的参数为 TR/TE=4000/83ms，NEX=2，FOV=24cm，矩阵 =224×224，层厚 4～5mm。然而，根据我们的经验，PROPELLER 序列的组织对比度不如传统的自旋回波或 STIR 序列好。我们的常规快速采集 MRI 协议采用轴位 DWI 图像，然后在互相垂直的轴位、矢状位和冠状位上采集 2D-HASTE 图像，不用 PROPELLER 序列。我们对 HASTE 序列使用 TR/TE=20 000/90ms，NEX=0.5，FOV=24cm，矩阵 =256×256，以及 4mm 的层厚。

如上所述，我们发现这个简便的方案可有效地用于评估可疑分流功能障碍儿童的脑室大小。

许多已有的应用磁敏感相关对比的序列，包括 T$_2^*$WI GRE、磁敏感加权成像（SWI）和磁敏感加权血管成像（SWAN），它们都使用短 TR、长 TE（25～50ms）GRE 采集，使图像对 T$_2^*$ 对比敏感。这些技术在使用二维或三维编码、应用流动补偿梯度来减少流动伪影以及处理复值磁共振测量的方法上各有不同，复值磁共振测量由两个值组成图像中的每个相素，一个值代表幅度，另一个值代表相位。

在磁场中，由顺磁性或抗磁性组织成分引起的微小失真会在幅度图像上引起信号丢失或 "增强"。这些通常有助于识别陈旧性出血，如疑似外伤或血管畸形 [63-65]。除婴儿期外，这些图像可能是提示 MRI 上存在钙化的唯一线索，如脑肿瘤内钙化或先天性感染后遗改变的钙化。

在大多数序列中，相位部分被忽略，只有幅度部分被用来构建图像。然而，T$_2^*$WI 图像中的图像相位与组织磁敏感性呈线性关系，可使这些信息可视化。出血中的含铁血黄素或铁蛋白或静脉中的脱氧血红蛋白等顺磁性化合物引起正相移，而钙化等抗磁性化合物则引起负相移。利用 SWI，在重建图像中加入相位信息，可提高磁敏感效应的灵敏度。相位图像可以直接查看，以帮助确定组织是顺磁性还是反磁性，从而区分含铁和含钙化合物。SWI 和 SWAN 作为 3D 技术比传统的 T$_2^*$WI GRE 需要的时间更长，但通常在 5min 内即可获得令人满意的分辨率。应用回波平面采集的新版本正在开发，这将缩短采集时间 [63]。

应强调的是，场强越高，对磁敏感对比的敏感性越高，因此 3T 比 1.5T 更容易揭示这些组织成分的存在，7T MRI 扫描仪在编写本章时已获得 FDA 的有条件批准，可产生更大的敏感性对比，因此，不久的将来，其在某些适应证中可能会得到临床评估的认可。

（二）血管成像

CTA 和 MRA 都能准确诊断且简单易行，都能很好地显示颈部血管、硬脑膜静脉窦和 Willis 环。

然而，由于CTA的电离辐射剂量相当大，即使需要镇静，MRA对于儿童仍然是更好的首选方法。在UCSF，我们只有在其他方法无法获得必要的诊断信息时才选择CTA。

尽管使用多排探测器的CTA[51]可以获得血管管腔的精细图像，但由于辐射剂量高，CTA应只用于多普勒超声和MRA不能诊断的病例。高质量的CTA需通过大静脉通路（通常使用高压注射器）团注碘对比剂，并通过感兴趣区适时采集图像。为了在对比剂到达动脉尚未到达静脉时获取图像，需进行一次团注测试，通过单个层面成像直到团注到达。团注到达所需的时间决定团注开始后图像采集的开始时间。或者作为检查的一部分，灌注CT可用于估计团注的最佳时间。我们扫描仪上的螺旋采集CTA包括64mm×1.25mm准直宽度，0.4s旋转时间，螺距1，小FOV（通常为10~15cm，取决于患者大小）[51]，然后进行二维和三维重建，以最佳显示目标血管。

磁共振颅内血管成像检查成像时间快和不需要外源性对比剂，三维傅里叶变换时间飞逝（3D-TOF）法采用多重重叠时间飞逝采集（MOTSA）对筛查最有帮助[66, 67]。对于3D-TOF，GRE（TR/TE=45ms/最小值）序列，翻转角=20°，分层厚度0.9mm，128层块。上饱和带可消除MRA上来自静脉血流的图像污染。同样，3D-TOF MRV可采用低位饱和带来抑制动脉血流。在这两种情况下，都会在读取方向和相位编码方向应用流动补偿梯度。在完成数据采集并重建每个层块，通过在每个主要颅内动脉循环（右颈内动脉、左颈内动脉、基底动脉）绘制感兴趣区域并通过最大密度投影来创建分离的磁共振血管造影[68]。为每个循环创建单独的MIP对避免血管重叠和减少伪影至关重要。读者应牢记，创建MIP的过程会生成许多伪影[69, 70]，因此，在每个MRA或MRV中，应该始终仔细检查单个分区图像。有时，分区图像的多平面重建比MIP图对评价血管异常更有用。

对颈动脉和椎动脉的研究，二维傅里叶变换时间飞跃（2D-TOF）图像是快速有效的[66, 71, 72]，通常在儿童中非常适用，因为儿童血管通常较平直，血管狭窄（使得血流情况更复杂，产生更多伪影）

少见。对比增强MRA或3D-TOF MOTSA序列常用于特定区域的高分辨扫描。尽管2D-TOF序列主要用于颈部血管成像，如遇到患儿不自主运动导致3D-TOF成像模糊时，也可以使用2D-TOF显示颅内血管，尽管它主要用于颈部血管成像和静脉成像。我们采用GRE TR/TE=4.5ms/最小值的序列进行2D-TOF成像研究。轴位磁共振图像是通过层厚1.5mm、翻转角=60°，应用双相梯度进行流动补偿来获得这个大脑图像的。我们在轴位图像的头侧设定上饱和脉冲带以消除静脉血流流向颈静脉回流引发的信号，在多个方向上重建右颈动脉/椎循环和左颈动脉/椎循环的MIP图像。

在成人中，使用视图共享或团注定时技术的对比增强MRA可产生高分辨率的MRA图像，使饱和伪影和去相位伪影最小化[73]。尽管目前已经有许多研究描述用这种技术对儿童胸部和腹部大血管可进行高质量显像，但我们还不知道它对儿童颈部血管成像的实用性如何。我们期望其结果与成人相似，然而，钆对比增强MRA可能对患有潜在血管病变或颈部正常循环被肿瘤或感染扭曲的儿童具有额外价值。外周静脉通路困难和血流动力学参数的差异需要修改大剂量注射方案以便安全应用于儿科检查。平衡空间和时间分辨率的技术可能对动脉-静脉分离[74]有用，已经发现其用于儿科血管畸形的评价[75]。

相位对比（PC）技术可用于慢速血流显影、分析血流方向、确定流量以及减少因流速缓慢引起的饱和效应[66, 76]。在儿科神经影像学，多层面二维PC（2D-PC）最常用于确定血流方向，因为它比三维PC成像更快。2D-PC采用GRE TR/TE=27/4.5ms，矩阵=192×256，层厚=5mm，翻转角=20°，15次激励，使用预饱和带技术获取图像，采用编码速度（Venc）（即相位在180°之间变化的速度）为80cm/s来观察动脉，30cm/s来观察静脉。

硬脑膜静脉窦的研究可通过上述的2D-TOF或对比增强MRA技术获得。2D-TOF静脉造影[77]经常使用，但可靠性较低，因为复杂或平面内流动可能产生模棱两可的结果。在冠状面上进行2D-TOF研究可避免平面内流动引起横窦的饱和效应。层厚为1.5mm的GRE TR/TE=45ms/4.9ms成像序列使用的翻转角为 60°，成像矩阵 =256×160，1 次激励。注意，TE 值越短，质子的平面内饱和度就越低，因此静脉窦内的"流动间隙"就不那么明显[78]。应在冠状面观察区后方设定饱和带，低位饱和带用于饱和动脉流入。与动脉造影一样，有时可以通过对比增强研究更好地评估复杂血流和失相位区域，但重要的是要认识到，对比剂给药后，许多较小的静脉会显现出来，这些较小的静脉可能会掩盖一些细节。

鉴于其对血栓和空间分辨率的高灵敏度，我们现在采用动态、团注触发的 3D 梯度回波 $T_1$ 采集技术（TR/TE=1.74/0.64ms，反转角 =15°，矩阵 128×128，FOV=25cm，64 层 2mm 矢状面，切面方向 k 空间零填充）[79,80]进行对比增强 3D 静脉造影。丢弃第一个数据集，然后对第二个数据集的后续体积进行幅度减法，以消除背景信号强度。这项技术需要快速注入顺磁性对比剂和对比剂进入上矢状窦的图像采集时间。动态对比增强 3D 数据的优点在于没有血流间隙伪影，通过重建 1~2cm 的数据带，可以仔细分析静脉窦的特定部分。例如，可以通过重建中心 2cm 的矢状带和重建轴向带来仔细评估中线血管。

目前临床上使用的大多数血管技术都集中在对动脉和静脉管腔内解剖和血流的评估。这足以诊断闭塞性血管疾病和大多数动脉瘤，但仅限于血管壁内出现异常的其他疾病，如血管炎或血管病变。人们对高分辨率磁共振成像显示病变的血管壁越来越感兴趣，而这是通过 3T 脉冲序列实现的，这些脉冲序列具有亚毫米的空间分辨率和对比特性，能够将血管与管腔内血液以及周围的脑脊液、骨骼或脑实质区分开。基于 3D–CUBE/SPACE 或 VISTA 可变翻转角 FSE $T_1$WI 采集和脂肪抑制序列是最有前景的血管壁成像（VWI）方法。高空间分辨率是必不可少的，各向同性体素的大小为 0.5~0.7mm[81]。对比增强前后的图像通常均需采集，与后者相比，前者可更好地区分壁内血肿所致的壁内增强和固有的 $T_1$ 缩短。VWI 对于评价儿童短暂性脑动脉病变特别有用，尤其是对最近发生梗死的儿童，在我们的工作中，长节段、动脉同心圆样增强的存在提示我们的神经学家可应用类固醇激素治疗以防止进一

步的脑动脉损害和相关并发症[82]。

### （三）脊柱

超声检查足以排除新生儿和幼儿的大多数发育性脊柱畸形，但随着脊柱骨性部分的不断骨化，其对较大婴儿和儿童的作用会减弱。此外，目前尚不确定，如果脊髓圆锥位置正常[83]，超声是否能始终检测到脂肪终丝。而即使超声检查发现发育性脊柱异常，20% 的病例[83]通过 MRI 检查还会发现其他的病变。

CT 评价脊柱的适应证有限。CT 常用于无神经功能损伤的急性创伤，以评估脊柱骨结构的损伤。此外，当诊断为脊柱侧弯时，CT 鞘内造影（CT 椎管 / 脊髓造影）也可能是评估脊髓的必要手段，因为金属硬件有时会使 MRI 图像失效。然而，对于这些病例，建议回查手术记录，因为钛或某些合金制成的融合硬件不会产生与传统不锈钢相同的敏感性伪影，MRI 仍可获得诊断信息。当需要进行 CT 时，应进行多层探测器螺旋 CT 以提高速度，同时有足够的覆盖范围以进行多平面重建[51]。采用相对较低（<1）螺距、较窄（0.75mm）准直和重建 3mm 层厚[51]，可获得最好的检查结果。然而，当出现神经功能缺损时，CT 仅在鞘内注射对比剂后才有用，因而更具侵入性和难度。

磁共振是小儿硬脊膜、脊髓和神经成像的明确选择。根据临床情况，可采用不同的扫描技术。当扫描疑似或确诊脊柱闭合不全的儿童时，应首选 3mm 层厚的矢状位 $T_1$WI 图像（TR/TE=600ms/ 最小值），然后针对矢状位显示的异常或疑似异常区域进行轴位图像采集。我们同时采集 $T_1$ 和 $T_2$ FSE 轴位图像（需注意，在婴儿中使用 3T FSE 序列可能导致高表面吸收率，从而减慢采集速度），$T_1$WI 图像可以显示脊髓但没有 $T_2$WI 图像中常见的脑脊液循环伪影，可以很好地显示脂肪瘤；$T_2$FSE 可清楚地显示马尾、终丝、粘连（如脑脊膜膨出）和任何骨性或纤维性分隔。我们还发现，如果需要高空间分辨率来提供精细的解剖细节，针对感兴趣结构的 3D 稳态构成干扰序列（CISS）对此非常有用。

需要成像的脊柱部位不仅取决于检查的临床适应证，还取决于线圈几何结构和总的成像时间。在

许多医疗机构，专用的脊柱线圈对于需要全脊柱成像的病例非常有用（如种植转移或脊柱侧弯），且不用在检查过程中切换线圈。对于早产儿或幼儿，成人头部线圈可足够覆盖整个脊柱。为了减少检查所需的总时间以及成像时间长伴随的运动伪影，已经提出小儿全脊柱的屏气和高分辨率梯度回波测量的自动化技术[84]。

脊柱侧弯患者对于任何成像方式都是一个技术挑战。首先，应采集冠状位 $T_1WI$ 或 $T_2WI$ 图像，以评价椎体异常和寻找脊髓纵裂畸形。根据冠状图像来定位斜矢状面（平行于脊柱长轴）和斜轴面（垂直于脊柱长轴），以提供最佳诊断信息。如果发现脊髓纵裂，应采集整个纵裂的薄层（≤ 3mm）轴位 $T_2-$ 或 $T_2^*GRE$ 图像，以寻找纤维或软骨分隔。或应用 3D-CISS 序列，脊柱的每个节段经过后处理都可以很好地显示出来。

对于无神经管闭合不全的脊髓病患儿，在获得矢状位 $T_1WI$ 图像和轴位图像后，还应对整个脊柱进行 3mm 的矢状位 $T_2WI$ FSE（TR/TE=3500/102ms）扫描。靶向轴位 $T_2WI$ FSE 或 $T_2^*WI$ GRE 图像可定位脊髓内的任何异常长 $T_2$ 区域。由于颈段和中上胸段椎管内脑脊液快速流动会在轴位 FSE 图像上造成相当大的伪影，因此我们更倾向于在这些部位采用 GRE（TR/TE=600/25ms）序列扫描。轴位图像则在下胸段和腰段效果比较好。无论哪种情况，都应该使用流动补偿梯度来减少这些伪影。特别在平扫图像怀疑肿瘤时，注射钆对比剂后的 $T_1WI$ 图像通常有助于评价脊髓内病变。标准的 2D-$T_1$ FSE 图像最常用于增强扫描，但是当患者未发生躁动时，3D 梯度回波增强图像结合多平面重建对脑脊液肿瘤扩散的小病灶更敏感[60]。

矢状位 3mm STIR 序列对评价骨和韧带损伤（关节间部应力反应或骨折引起的水肿）或累及椎骨的肿瘤非常有用。据我们的经验，STIR 比脂肪抑制的 FSE 或对比增强 $T_1WI$ 图像更敏感，成像时间稍长也值得。我们使用 TR/TE/TI=5000/58/150ms，ETL=8，2 次激励。

### （四）胎儿 MRI

作为胎儿超声显示（明确或潜在）异常后评估的下一步检查，MRI 已成为临床标准。其价值在于既验证是否存在可疑异常，又可判断其严重性[85-88]。通过适当的患者准备，可获得很好的胎儿大脑和脊柱图像。这项工作是在孕妇到达磁共振扫描仪前开始的，因为在磁共振检查前孕妇必须禁食 4h，以减少胃肠道蠕动，从而减少胎儿表面的肠道蠕动伪影。这似乎也能减少胎儿的运动。检查时孕妇仰卧在扫描仪中，采用多通道相控阵躯干线圈进行最佳成像。如果孕妇不能忍受仰卧位（通常到 30 周后出现背部疼痛或下腔静脉压迫），可以左侧卧位进行检查。工作中，通常无须镇静母亲或胎儿（通过脐带）即可获得好的扫描效果[89]。

如果孕妇扫描体位舒适，可采集一系列超快 $T_2WI$ SSFSE/HASTE 图像，辅以回波平面 $T_2^*WI$ 梯度回波、弥散成像，以及尽可能采集 $T_1WI$ 成像。超快的 $T_2WI$ SSFSE 图像是最重要的诊断序列，因为每幅图像的采集时间不足 1s，减少了图像采集过程中胎儿运动的可能性。应用 $T_2-$HASTE 序列在母体 3 个正交平面采集初始定位相，6～8mm 层厚、1～2mm 层距和 40cm 的扫描视野。定位相用于观察胎儿的位置，确定胎盘在子宫内的位置，并确定大脑的哪一侧位于心脏（左）侧，和哪一侧位于肝脏（右）侧。通常很容易知道大脑的哪一侧位于后位（靠近母体脊柱），哪一侧位于前位。重要的是，定位相可确保采集的感兴趣区的信号最佳。某些情况下，如对双胞胎和脊髓脊膜膨出的胎儿成像时，可能需要在检查过程中将线圈重新定位（例如，当从双胞胎中的一个切换到另一个或从胎儿大脑切换到脊柱时）。胎儿大脑最初的 $T_2$ HASTE 诊断图像是依照定位相采集的，通过确定与该图像集正交的平面，可依据前面的图像集指定每个后续的图像集。通过这种方式，可以获得胎儿大脑的轴位、矢状位和冠状位图像集。我们通常在每个平面上至少获得两组质量良好的图像。

一些厂商已经开发出应用于胎儿 MRI 的交互式扫描程序。这些程序允许"实时"调整扫描参数，如扫描层面的角度和方向[87, 90]，而且可以让扫描技师在不需要退出和重新编辑新序列的情况下调整指定图像层叠的角度，并且在胎儿扫描过程中移动时也是非常有用的。当试图获取中线结构的高质量图像时，这种能力尤其重要。在混叠伪影的情况下，可以增加 FOV，以及（或）在图像采集过程中直接改变相位编码和频率编码方向。总体而言，该扫描程序提高了图像质量，减少了扫描时间。

评估胎儿大脑时，最佳层厚为 3mm，无层间隔。这个层厚有足够的信噪比，而在胎儿大脑的容积效应也较小。对于胎儿脊柱，我们发现 2mm 层厚对识别脊髓、新生骨突和脊髓脊膜膨出等细小结构更好。尽管我们发现呼吸触发对减少运动很有用，但一般仍在孕妇自由呼吸时采集图像。FOV 通常保持很小，但必须根据胎儿和（或）母体的增大，混叠伪影模糊重要结构时进行调整。常规成像参数如下：TR/TE=4000/90ms，BW=25kHz，矩阵 =192×160，FOV=24cm，0.5 次激励。连续层面图像以交错方式采集，可避免因层间干扰而丢失信号。

DWI 提供水分子运动和组织微结构的定量信息。随着现代临床医学的发展，孕妇单次屏气期间，单次激发回波平面 DWI 可在 18s 内完成 [91, 92]。扫描参数包括：TR/TE=4500ms / 最小值，FOV=32cm，矩阵 =128×128，层厚 =5mm，层间隔 =2mm，带宽 BW=167kHz。在三个正交方向施加梯度，b 值为 0 和 600s/mm²。由于扫描时间相对较长，图像容易受到胎儿和母体运动的影响。随着胎龄增加和胎头入盆，胎动会减少，扫描质量相应提高。

尽可能采集 $T_1WI$ 图像作为 SSFSE/HASTE $T_2WI$ 图像的补充。然而，由于其信噪比有限，尤其对小于 27 孕周的胎儿，$T_1WI$ 序列通常价值不大。快速、多平面 SPGR 技术主要用于检测出血或钙化（与胎儿大脑相比，两者都是高信号）。$T_1WI$ 图像不能编程为单次激发快速成像方式，需要更长的采集时间（18s）。典型扫描参数为 TR/TE=120ms / 最小值，Flip=70°，FOV=24cm，矩阵 =256×160，NEX=1，层厚 =5mm，层距 =1mm，BW=31.25kHz，8 层轴位图像。我们需要尽可能在母亲屏气时采集图像，然而在母亲屏气过程中通常会有运动，因此这一序列对母体（屏气）和胎儿（序列期间）运动更为敏感。我们也探索过其他获取 $T_1WI$ 图像的技术，但这些技术都受到胎儿大脑 $T_1$ 弛豫时间长（组织对比度差，采集时间长或信噪比低）的限制。梯度回波平面 $T_2$

加权图像是常规采集的，可用于出血的检测。

弥散张量成像（DTI）和波谱分析等先进的磁共振技术，虽然仍处于早期发展阶段 [91, 92]，但已成功应用于胎儿 MRI。DTI 目前仅适用于胎头已降入骨盆 [93] 的情况，否则会在采集期间会受到过多胎动的影响。除了体素体积较胎儿脑大，胎儿磁共振波谱（MRS）也存在类似问题。因此，质子 MRS 仅限于第三个孕期的后半程，胎儿头部较大且降入骨盆时应用。我们希望出现更快的序列和改进的线圈设计使这些技术在不久的将来得到更广泛应用。

## （五）简化协议

与 $T_1WI$ 相比，$T_2WI$ 和 FLAIR 序列的一个显著缺点是成像时间更长。一些非常快速的磁共振技术可以用于某些病例，而不需要镇静。这些技术包括前面提到的 SSFSE/HASTE [59, 60] 和 PROPELLER [61, 62]，它们目前仅在大体解剖评估中有用，如脑积水患者的脑室大小或对实质外积液的随访。PROPELLER 序列具有更好的信噪比、更灵活的对比度以及通过回顾性校正采集来补偿运动的能力（称为 "blades"），但缺点是采集时间稍长 [61]。根据我们的经验，PROPELLER 序列的组织对比度不如传统的 FSE 或 STIR 序列好。对于 SSFSE 图像，我们使用 TR/TE=20 000/90ms，NEX=0.5，FOV=24cm，矩阵 =256×256 和 4mm 层厚。对于 PROPELLERFSE，我们使用 TR/TE=4000/83ms，NEX=2，FOV=24cm，矩阵 =224×224，以及 4～5mm 的层厚。

## （六）MR 神经成像

由于神经束穿过臂丛、手臂、腿或颈部，所以高分辨、对水敏感的 $T_2WI$ 和 STIR 序列对于磁共振神经成像（MRN）是必要的，它们可以突出显示神经束，特别适用于评估损伤、炎症或辐射损伤情况下的神经束结构。MRN 也有助于鉴别出生相关的臂丛神经损伤。这些序列的效用依赖于其高空间分辨率对水肿的高敏感性。高分辨 $T_1WI$ 对血管的慢流血不太敏感，在解剖学上对识别脂肪中的相关神经并评估肌肉体积有用。检测水肿和其他神经异常需要着重 $T_2WI$ 成像和脂肪抑制。我们使用 $T_2-$

FSE 序列采集，长 TR/TE=4000～5000/100～110ms，在成像区域的所有侧面进行流动抑制，以抑制流入的高信号，而实现成像区域均匀脂肪抑制的脂肪饱和技术至关重要。

一般来说，STIR 序列对显示颈丛和臂丛更有效。在颈丛和臂丛中脂肪抑制脉冲通常受容积磁化率影响，导致脂肪饱和和水抑制不均匀，STIR 序列可解决这些问题。我们在工作中使用改进的 Dixon 技术（理想情况下，利用回波不对称和最小方差估计对水和脂肪进行迭代分解），以实现更均匀的脂肪抑制[94]。结果显示，神经束在受到抑制的黑色脂肪和低信号肌肉中呈高信号的纵向高信号带。T₁WI 序列是寻找周围神经内病变的最佳方法[95, 96]。

磁共振神经成像需要非常密切关注扫描技术和很长的成像时间。对于 T₁WI 和 T₂WI 序列，采集部位 3～4mm 层厚，零间隔，采集矩阵应不小于 256×256，尽可能使用 512×512 大小的矩阵。随着头部以外其他部位 DWI 成像的改善，目前我们在 MRN 方案中常规应用 DWI 序列，发现其进一步提高了对水肿的敏感性，并很好地显示浸润性神经疾病。还应该提到的是，对神经根撕脱伤的情况可添加 CISS 序列，以更精确地显示神经中断和相关的假性脊膜膨出。这些额外的信息对外科医生进行神经修复的手术计划有用。对疑似恶性肿瘤病例应增加具有脂肪抑制的增强 T₁WI 采集。

## 五、MRI 的微结构、生理学和代谢成像

### （一）弥散成像

在 UCSF 神经放射检查中，几乎每个患者的扫描都采集 DWI。DWI 是一种单次激发、回波平面自旋回波技术，TR/TE=5000ms／最小值，BW=250kHz，FOV=25.6 cm×25.6cm，矩阵 =128×128，层厚 3mm。早产儿（足月前扫描）$b$ 值为 600s/mm²，足月儿 $b$ 值为 700s/mm²，3 个月以上的婴儿和儿童 $b$ 值为 1000s/mm²。对于满足临床诊断的 DWI，只有在 3 个方向上应用弥散梯度才能使采集时间最小化。沿 3 个方向的几何平均值被计算并表示为一个弥散轨迹，"组合"或"各向同性"图像，该图像将信号强度显示为 T₂WI 和弥散效应的加权组合。去除 T₂WI 对比会得到平均弥散度（Dav）或表观弥散系数（ADC）图。这些图像本质上是定量的，每个像素用数字表示质子弥散的平均速率（单位：mm²/s）。其有助于同时查看轨迹图像和 ADC 图，前者以更大的视觉对比显示异常信号，后者则确认平均弥散率确实降低。

在选择弥散梯度时，尤其在量化 ADC 时，保持一致是很重要的。研究表明，当采集方向数较少时，ADC 值随使用的 $b$ 值而变化[97]。此外，绝对 ADC 测量值应理解为数值可能在 4%～9% 变化，这取决于厂商、场强和序列参数[98]。尽管存在这种可变性，但 ADC 定量值在检测大脑弥散异常方面特别有用，如严重创伤性、代谢性、毒性或缺氧缺血性损伤。在损伤后早期，大脑表面上看可能正常，而只有通过查看 ADC 图上感兴趣区域的数值，才有可能识别损伤。

由于弥散加权图像的采集速度非常快，因此在 6 个或更多方向上测量平均弥散速率几乎不会产生时间损失。却可提高 ADC 测量的数值精度，并可计算弥散张量，与简单的 DWI 不同，弥散张量经处理后可用于研究组织的定向异质性（变异性），变异性的图像可直接观察或用于构建白质通路[99]。对于 DTI[100, 101] 来说，对变异性和白质束成像的定量评估最初是通过观察应用张量技术简单地把弥散数据用数学算法表示。

除了获得一幅无弥散加权（即 $b$=0s/mm²）的图像外，还需要得到至少 6 个不同方向中的弥散加权像，才能测定弥散张量。与简单的 DWI 不同，每个体素中水分子扩散的优先方向可以从张量数据中推导出来。沿单一方向优先发生弥散的程度称为各向异性。由于张量数据难以用图像显示，因此常用"弥散椭圆体"的概念。该椭圆体是指在特定时间（Td）内对单一体素中水分子平均运行距离和方向的三维描述。椭圆体的轴是由 3 个互相垂直的特征向量（$v_1$、$v_2$ 和 $v_3$，弥散定位的主要因素）所确定，其矢状长度也有相应的特征向量：$\lambda_1$，主要特征向量，有时也称为平行特征向量，一种纵向弥散率的向量；$\lambda_2$，中间特征向量；以及 $\lambda_3$，次要特征向量。注意（$\lambda_2$+$\lambda_3$）/2 有时称为垂直特征向量，是一种横

向弥散的向量。

利用椭圆体的概念及其特征向量的应用，简化了弥散变异性的讨论。弥散变异性通常表示为各向异性分数（FA），当各向异性较低时（如新生儿和婴儿）[102]，它对白质束之间的微小差异很敏感。DTI 的 3 个特征在儿科神经影像学中具有重要意义。首先，弥散特征可用于评估大脑成熟度[102]，因为在未成熟白质和未成熟大脑皮质[57, 103]，ADC 和 FA 值均随成熟度而变化。早产儿大脑皮质中的水分子径向运动（在垂直于皮质表面方向）比水平方向（平行于皮质表面）更明显[104]，而这种各向异性随着脑发育成熟而消失。在白质中，平行于轴突束的弥散速率比垂直于轴突束的弥散速率快[105, 106]。这种各向异性随着轴突髓鞘化而增加，但有趣的是，各向异性在髓鞘化之前就已经存在[105, 106]。

弥散特征可用于区分胎儿和早产儿[107]发育中大脑被盖的不同层次。例如，发育中的大脑皮质与皮质下层（皮质下的一个过渡层，对发育中的大脑建立永久的轴突连接很重要）具有不同的弥散特征，并且两者都与中间层（发育中的轴突和胶质层，位于皮质下层和生发区之间，也称为脑室和脑室下区）[107]具有不同的特征。影像学检查区分这些层次的能力对于揭示早产儿发育障碍的原因至关重要。

重要的是，DTI 还可以与连接性算法一起使用，以便在大脑中绘制轴突束[108]。尽管目前只是一种研究手段，但这种弥散束成像在识别儿童神经缺陷的病因[99, 109]和帮助我们更好地理解发育性脑病相关的白质异常[110-113]方面具有巨大潜力。最近，弥散成像已经超越了张量，方法是使用更高阶的数学模型来更精确地描述它。张量模型虽然简单易懂，但缺乏正确描述大脑中纤维交叉的能力。这些方法的技术细节超出了本文的范畴，感兴趣的读者可以参考一篇评论主题的完整文本[114]。

在过去的几年中，随着世界范围内人脑绘图倡议的实施，人们开始将人脑视为一个网络，类似于互联网或任何其他连接的网络，这被称为"连接组学"。利用弥散成像，用白质纤维束成像方法来建立整个大脑轴突的数学模型，通过对大脑区域（节点）的分割和计算这些节点之间的连接，可导出并量化连接矩阵，然后利用简单的图论计算和评价衡量指标。我们小组进行了一些初步工作，将受损伤的新生儿与正常新生儿[115-119]对比研究。虽然很有希望，但脑网络数学表达的生理学关联仍不清楚，需要进一步的研究来阐明其网络指标的临床意义和预测值。

### （二）灌注成像

磁共振灌注技术的目的是检测和（或）量化毛细血管水平输送到脑内微循环的血液。目前有几种技术能够通过 CT 和 MRI 测量代表性的灌注参数，包括平均通过时间（MTT）、脑血流（CBF）和脑血容量（CBV）。由于儿童幼小的大脑内血液流动快速和结构微小，所有这些参数在儿童中得到测量都是非常困难的。除了这些生理性阻碍，灌注成像的实施还面临着以下技术上的挑战：幼儿获得外周静脉通路困难、小型静脉导管使用时限制注射速率和延长注射时间、某些灌注方法使用低剂量对比剂的必要性以及运动伪影的高发生率。如果可以克服这些局限性，特别是在年龄较大的儿童，就有可能利用这种方法获得有用的信息。

通过多排探测器螺旋 CT 快速增强扫描，CT 灌注成像（CTP）现在普遍应用于成人[120, 121]。然而，上述局限性和对辐射暴露的关注限制了这项技术在幼儿中的应用。儿童中使用此技术的少数研究集中于灌注参数随年龄[122]的变化，或者紧急情况下使用 CTP[123]。出于 CTP 辐射风险 - 效益（利弊）的考虑，其在儿童中的应用有限。在我们自己的工作中，CTP 仅限于在一些疑似血管闭塞导致急性神经功能缺陷的儿童中采用 CT/CTP/CTA 联合方案。即便如此，在这种情况下应尽可能首选 MRI 检查。

大多数测量儿童灌注的方法是在使用造影剂[124-127]后进行磁共振成像。一种方法是使用快速梯度回波序列，如快速扰相 GRE（FSPGR）。该序列可在 1s 内获取 $T_1WI$ 序列。在动态对比增强（DCE）灌注方法中，顺磁对比剂的流入导致图像的脑信号强度增加。或使用 $T_2^*WI$ 脉冲序列，利用参数对比的 $T_2^*$ 缩短效应进行动态磁敏感性对比（DSC）灌注。如果可以，回波平面成像可用于 DSC，因为它可通过单次团注对比剂在多个层面上采集图像。

用梯度回波图像代替自旋回波，因为它们对大中型血管更敏感，因此在对比剂首次通过时可看到更大的信号下降。

尽管 DSC 比 DCE 更易产生磁敏感伪影，但它对 CBV 的微小变化更敏感。因此，大多数肿瘤影像学文献都倾向于使用回波平面 GRE 序列来评估 CBV。如果回波平面技术不可用，采用足够长 TEs 的标准梯度回波技术也可以。在顺磁对比剂首次通过大脑时，缩短的 $T_2^*$ 导致信号强度损失[128]。从图像中依次获取感兴趣区的信号强度值，生成由时间对应弛豫率（$\Delta R_2^*$）而绘制的曲线。$\Delta R_2^*$ 曲线可以推导体素方向的 MTT、CBV 和 CBF。$\Delta R_2^*$ 曲线可用于区分低级别和高级别胶质瘤、肿瘤复发与治疗相关损伤、脑实质内肿瘤与实质外肿瘤、脓肿和脱髓鞘肿块与实质性肿瘤[129-131]。

采用 DSC 灌注，患者在静脉团注顺磁性对比剂时成像。大多数情况下使用钆螯合物，但也可注入其他如超顺磁性氧化铁剂对比剂。对于回波平面成像，我们使用单次激发 GRE 技术，其中 TR/TE=1250/54ms，BW=178MHz，FOV=26cm×26cm，层厚 4mm，矩阵 =256×128，1 次激励。此序列可在 2min 内从 7 个层块中采集 70 组图像。标准梯度回波序列成像使用 TR/TE=35/25ms，翻转角为 10°，1 次激励，层厚 10mm，矩阵 =256×64。此序列可每 2s 采集一次图像，连续采集 30s 以上。由于大脑循环时间（包括动脉期、毛细血管期和静脉期）7～9s 不等，30s 已提供了足够的时间。数据分析可提供局部血容量、局部血流量近似值和灌注延迟测量[125, 127]。尽管我们在儿科灌注成像方面的经验大多数是在年龄较大的儿童身上进行的，但当专门为婴儿量身定做时，这种方法也可以安全应用[132, 133]。

灌注成像也可以使用血液作为内源性示踪剂。这项技术称为动脉自旋标记（ASL）[124, 134, 135]，完全无创，理论上是定量的。出于这些原因（并且分析需要较少的人工干预），我们小组已经将大部分灌注成像转变为 ASL。利用这项技术，位于颅底下方的激发板可以逆转动脉血液中移动的质子，随后通过大脑下游的一个区域获得一系列图像。由于具有反向自旋的质子稀薄地流入，成像平面上组织的

净磁化强度将发生变化，磁化强度的变化是该平面内组织灌注的功能表现。尽管该技术采用了自旋回波技术[136]，但组织灌注引起的信号强度变化很小，头部晃动或仪器不稳定均可干扰测量结果。最好应用平面回波完成自旋标记技术，通过减少仪器移动和头部晃动[137]，得到更可靠的结果。假连续性动脉自旋标记，即动脉自旋被连续地或脉冲地标记以达到稳定状态，是现在最广泛使用的 ASL 序列，但从质子磁化标记的颈部位置到读取位置的距离极短，故 ASL 应用于新生儿非常困难。

随着计算资源的增加，出现了许多不同性质的采集方案，使该技术的临床应用更加复杂。因此，2015 年，国际医学磁共振协会的灌注学会组织了一次会议，提出共识文件，以提高 ASL 的临床应用[138]。文件详细介绍了通用的硬件要求、标记方法、标记后延迟、背景抑制、读出策略和定量方法。在 UCSF，我们应用假连续性 ASL 的一个版本，对新生儿使用标记后延迟 2000ms，对幼儿使用标记后延迟 1500ms，螺旋回波平面读取，总成像时间约 5min。

## （三）脑脊液流动

利用相位对比技术[139]，可以对 CSF 的运动进行可视化和定量分析。磁共振检查是观察正常脑脊液流动中断的最佳方式，特别是对考虑存在枕骨大孔压迫的 Chiari Ⅰ 型和 Chiari Ⅱ 型患者，我们常应用这种检查方法。它偶尔也用于评估大脑导水管或内镜下第三脑室造口术的通畅性。使用相位对比矢状位扫描，既可对脑脊液流动进行视觉评估，也可进行数字量化[139, 140]。对 Chiari 畸形患者，图像中心应位于枕骨大孔水平。我们的通用参数包括的 Venc=5cm/s，TR/TE=27/11.7ms，翻转角为 30°，FOV=22 cm，矩阵 =128×256 和 2 次激励。由于脑脊液的收缩期和舒张期与心脏周期同步，因此会使用外周门控技术。

如果只需要 CSF 流动的定性信息，也可应用其他流动敏感序列。采用三维傅里叶变换的稳态自由进动序列（CISS）非常有助于显示干扰稳态的快速 CSF 流动，CSF 显示为低信号。对于此种技术，我们使用 TR/TE=30/14ms，翻转角 =40°，相位编码

为 200，应用 18cm 观察视野并将其按其每层 1.4mm 分为 128 层块。由于是三维数据，图像可以在任意平面进行重建。FSE 和 FLAIR 序列对运动边界比较敏感，可用于定性评价 CSF 流动。

### （四）磁化转移

对需要评估髓鞘形成和脱髓鞘[141-142]的指征，有时在 $T_1WI$ 序列中添加磁化转移对比度（MTC）。MTC 依赖于检测自由水和结合水[142-144]的弛豫特性的差异，该技术基于这样一个原理：与大分子结合的水质子（如组成髓鞘的水质子）的 $T_1$ 和 $T_2$ 弛豫时间非常短，因此结合质子通常不参与磁共振成像的信号采集。然而，自由水分子和结合水分子之间经常发生转换，施加初始射频脉冲时与大分子结合，而在应用频率梯度前与大分子分离的水分子中的质子 $T_1$ 和 $T_2$ 弛豫时间比其他自由水分子中的质子弛豫时间短。水质子的总弛豫时间变短，这个过程称为磁化转移（MT）。MT 的量取决于可与自由水分子结合的大分子数量以及两种水分子之间的转换率。

如果射频脉冲稍微偏离自由水的共振峰值（5～10kHz），将使具有很宽吸收峰的结合水质子饱和，而对自由水质子的影响轻微。因此，应用偏振射频脉冲可完全消除结合水质子对整个 $T_1$ 和 $T_2$ 弛豫时间及对 MRI 的贡献。如减去偏振射频饱和脉冲图像可显示结合水质子的作用，也就是 MT 量，MT 可以被定性或定量地评估[145]。

采用两套扰相梯度回波扫描即可获得磁化转移图像。最好使用 TR/TE=300/7ms，翻转角 =20°，层厚 3mm 和 FOV=12cm 采集数据。在与自由水共振频率相差 5kHz 的第二个扫描中应用射频饱和带，可使结合水质子饱和。两次射频之间的数据相减构成磁化转移图像。大脑不同区域的磁化转移量（反映髓鞘形成的状态）可根据大脑这些区域的感兴趣区域测量值 [MTR=（Mo-Ms）/ Mo] 计算，其中 MTR 是磁化转移比，Mo 是偏频射频脉冲饱和前的信号大小，Ms 是实施饱和后组织信号。

### （五）磁共振波谱

磁共振质子波谱（$^1H$-MRS）可用于评估患有脑病的新生儿[146, 147]，检测和诊断某些先天性代谢异常[148, 149]、发育迟缓[150]，进行颅内肿瘤治疗前后的评估[151, 152]。单体素波谱来源于大约 $6cm^3$ 的容积，但是二维和三维化学位移成像可从更大的容积中采集波谱，这些容积可以分割成 $1cm^3$ 或更小的体素。体素来源于检查同时所获得的 MRI 图像。

为了定位和抑制水分子，化学位移选择性脉冲与被激励的回波序列相结合，并在三个截面选择性脉冲的交汇处得到感兴趣区的信号。目前，大多数磁共振扫描仪通过"推进开关"波谱序列执行磁场调整和水抑制，获取多个平均值以实现足够的信噪比。长 TE 波谱（TR/TE=2000/272～288ms）通常使用点分辨波谱（PRESS）获得，在需要对乳酸和 NAA 进行最佳评估和定量[146, 153]的损伤状态和需要对胆碱、肌酸和需要 DNA 分析[154]的肿瘤更有用。短 TE 波谱（通常 TE < 45ms）可通过激励回波采集模式（STEAM）或 PRESS 获取，可评估多种代谢物的峰值，并且最有助于评估先天性代谢异常[148]。STEAM 采集技术可以实现较短的 TEs，从而可靠地检测到具有较短 $T_2$ 弛豫时间的质子，而所需的信噪比仅为 PRESS 的一半。

通过二维和三维波谱成像，可以在一次采集中从不同位置获取多个波谱。较小的体素在较大的采集区域内的位置可以进行回顾性调整，这使得采样区域具有很大的灵活性。二维 MRS 与单体素采集几乎一样快，但 3D-MRS 仍很大程度增加采集时间[155, 156]。应用高场强的磁共振扫描仪，结合回波平面和螺旋采集技术，可实现更快的采集，通常在 5～6min 以内，这取决于覆盖范围和体素的大小。

过去 10 年中扫描仪器的性能显著提高，先前使用的编辑技术如 Mega[157-159] 或其他[160, 161] 来解决 J- 偶联代谢物（如乳酸、GABA 和谷氨酸盐）的长时间 MRS 扫描已用于临床。编辑涉及一个采集周期而非另一个采集周期中耦合自旋的激发，利用差异提取感兴趣的代谢物。在诊断为缺氧缺血性脑病的新生儿中，乳酸已被证明是长期预后的关键性生物标志物。长 TE-MRS 通常用于定量乳酸，因为它的波谱与脂类在 1.3～1.4ppm 范围内重叠，并且是一个耦合物。通过较短的 TE 和编辑技术，可以准确定量代谢产物，如谷氨酸、肌醇及乳酸。这无疑会对测量病理条件下的稳定代谢浓度或作为直接影响代谢的干预措施的监测机制产生重大影响。

### （六）功能磁共振

许多不同的技术可以用来绘制特定认知状态下神经元活动的时空分布图。这些包括磁脑电图［如在MR扫描仪上完成者被称为磁源成像（MSI）］、脑电成像、正电子发射断层扫描（PET）和血氧水平依赖性功能性磁共振成像（fMRI）。其中，功能磁共振成像有几个优点：它结合了相对高的时间和空间分辨率，没有电离辐射或外源性对比剂；需要有快速、灵活的实验程序；最后，还能在一个检查中同时完成功能和结构成像，而这些图像易于融合，形成可清晰显示功能与解剖关系的图谱。功能性磁共振数据依赖于局部CBV、局部CBF（灌注，见上文）或血氧饱和度。由于依赖血氧饱和度的技术应用非常广泛，因此这里将对它们进行简要讨论。

正常静息状态大脑皮质周围血管网中的毛细血管和静脉血中脱氧血红蛋白浓度相对较高。当皮质活动时，代谢需求的增加导致局部血流量一过性增加，从而提高局部氧合血红蛋白浓度，降低局部脱氧血红蛋白浓度。局部脱氧血红蛋白的降低导致局部信号强度的增加。从活动状态下获得的图像中减去静息状态下获得的图像，得到（间接）显示局部大脑活动的图像。这项技术被称为血氧水平依赖（BOLD）成像[162]，是功能性磁共振的主要技术。在较高的磁场强度下，对氧合血红蛋白/脱氧血红蛋白比值变化的敏感性增加，随着更多的3T磁共振扫描仪的出现，BOLD成像会变得更广泛。

大龄儿童的功能磁共振成像方式与成人相同[162-164]。我们在1.5T使用一个单次激发梯度回波平面序列，其中TR/TE=2000/60ms，矩阵=256×128，10mm层厚，20次激励。在3T使用相似的序列，TE为28ms，体素分辨率为各向同性3mm。对于任务态功能磁共振成像，至少需要重复15次数据块，静息状态下重复200次，以获得足够质量的数据。我们选择自旋回波平面回波是因为它对毛细血管和小静脉产生的信号更敏感，而梯度回波平面回波图像对较大的静脉更敏感，并有可能造成更大的空间错位。此外，自旋回波序列具有较少的磁敏感相关伪影（然而，敏感性有利于BOLD成像技术）。在儿童检查中，回波平面序列是必不可少的，因为儿童的运动伪影比成人更常见[165]。在幼儿，尤其是8岁以下的儿童和发育迟缓或智力迟钝的儿童中，患儿是否配合成为一个问题[166]。在这一组中，通过在模拟磁共振扫描仪中完成必要的任务来调节患者对实验情况的适应，为实际实验节省相当长的时间[167]。儿童功能性核磁共振在语言习得障碍的评估中显示出特殊的前景[168]。在婴幼儿中，静息态功能磁共振作为评估正常和异常脑功能的一种手段有着特殊前景。

## 六、总结

儿童和成人神经系统之间的诸多差异要求在诊断性神经成像时采用不同的策略。镇静通常对获得儿童诊断图像至关重要。如果对不稳定的患者在医院进行成像，MRI兼容的生命支持设备必须适合儿童患者。神经声像图检查、MRI和CT的选择取决于患者的年龄和临床状况、检查的适应证，以及考虑短期和长期的辐射剂量。一般来说，超声是婴儿的首选检查，而MRI是大于4个月儿童的首选检查。应确定对含碘或顺磁性对比剂的需求，并调整对比剂的数量。须依照含水量的不同、髓鞘数量的变化、代谢物水平的变化及儿童大脑的不同大小调整成像方案。如果考虑到这些因素并对成像方案进行适当的修改，那么功能性和解剖性神经成像技术可增加有价值的诊断信息，并大大改善神经性疾病患儿的医疗服务。

# 第 2 章　胎儿、新生儿和婴儿脑、颅骨和脊柱的正常发育

Normal Development of the Fetal, Neonatal, and
Infant Brain, Skull, and Spine

Matthew J. Barkovich　　A. James Barkovich　著

赵俊锋　丁　立　郭亚飞　译

赵　鑫　战跃福　校

## 一、概述

　　脑组织的成熟与新生儿或婴儿在不同发育阶段的功能相关，并以一种有序的、预定的模式进行。在现代神经成像技术发展之前，人们还不能分析活体的正常脑发育情况。神经影像学可以分析脑发育的许多方面，包括脑沟发育、髓鞘形成、大脑化学成分、自由水弥散的变化、血流速度的变化以及特定部位大脑活动的变化。虽然经颅超声、CT和MRI都能显示成熟脑的大体形态变化，但磁共振提供的信息最丰富。磁共振可高度敏感地显示灰质和白质的成熟度以及微小结构的变化，包括继发于髓鞘形成的改变。髓鞘化是脑成熟的一个重要组成部分，因为它促进神经冲动在中枢神经系统的传递，可通过脑组织 $T_1$ 和 $T_2$ 弛豫时间的变化，磁化转移的变化，或评价脑内水分子的微观运动（弥散）的程度和方向变化来间接研究髓鞘化过程。磁共振波谱可以评价大脑发育过程中一些化学成分的变化。最后，通过使用血液氧化水平依赖成像（有时称为功能性MRI）观察活动引起的局部脑血氧变化，以确定脑活动区域的变化。本章将描述正常脑发育过程中发生上述变化的相关影像。

## 二、正常胎儿的脑发育

### （一）胚胎学

　　双侧脑泡形成最初约出现于妊娠35天，为来源于孟氏孔区的端脑囊袋，此结构最终形成大脑半球。脑泡壁薄且均匀，并在中线由终板连接。终板是一个源自细胞凋亡而萎缩的顶板的中线区域，它不随着发育而生长，而脑泡表现出明显的横向、头侧、腹侧和尾侧扩张。随着脑泡的扩张，其壁内的细胞层发育形成生发基质，最终从生发层中形成脑细胞。生发层基质最初仅由单个增殖细胞区（侧脑室区）组成，但随着更外侧的侧脑室下生发层基质发育，侧脑室旁富含纤维的基质带与脑室区分开。这些生发区根据它们的位置、产生的神经元类型和神经元的最终目的地进行划分，可分为：①内侧神经节隆起（位于发育中的第三脑室附近），产生的GABA能神经元，包括皮质中间神经元、海马中间神经元；②外侧神经节突起（位于发育中的第三脑室附近，产生GABA能神经元，主要是纹状体投射神经元和嗅觉神经元，也有一些丘脑神经元）；③视前区（位于发育中的第三脑室底部附近，产生GABA能神经元，包括视前区、杏仁核、苍白球后区和皮质的细胞）；④背侧新皮质生发区（位于发育中的侧脑室壁，新皮质的谷氨酸能神经元）[1-7]。神经元自这些生发区迁移，穿过发育中的

大脑半球，形成大脑皮质，最初是一种不完整的形式，通常被称为前皮质板。随着神经元的迁移，与其他皮质和皮质亚板神经元形成轴突连接。轴突形成一个白质的潜在区域，称为中间区域，位于脑室区和发育皮质之间的区域。除了传入和传出轴突外，中间区域还包含迁移神经元和少突胶质细胞祖细胞[8]。在皮质亚板和中间区域之间是一个组织排列松散的神经元组成的临时区域，这些神经元形成临时神经元通路，特别是与丘脑[9]，该区域被称为亚板。亚板在妊娠第 30 周[10] 时最大，大约比皮质厚 4 倍，占到端脑的 45%，在胎儿 MRI 上很容易看到，表现为中间区和皮质之间的 $T_1WI$ 低信号和 $T_2WI$ 高信号区域[10-12]。在妊娠第 30 周，随着完整可靠的皮质连接的建立[10, 11] 逐渐消失，但部分功能仍可能持续到出生后前半年[10]。大脑半球发育的细节在后文中有更详细的描述（见第 5 章）。为了便于后边的讨论，应了解枕极在妊娠第 43 天开始发育，约妊娠第 50 天颞极开始发育。妊娠早期，大脑半球表面光滑，之后胎儿脑沟有序地出现，种系发生古老的脑沟首先出现，较新的脑沟出现较晚。主要脑沟和脑回构成了人类皮质特征性样态，可在足月婴儿中识别到（表 2-1）。原始外侧裂是最早的胎儿脑沟，通常可在妊娠 4 个月的胎儿成像时显示。第 5 个月（20～22 周）出现距状沟、枕顶沟和扣带回沟；第 6 个月（25 周）末出现 Rolandic 沟（中央沟）、顶叶沟和颞上沟；妊娠第 7 个月（24～28 周）出现中央前沟、中央后沟和额上沟和颞中沟[13]（图 2-1 和表 2-1）。内侧颞叶的海马沟多变且通常不对称，侧副沟的形成也常不对称[14]。由于脑沟于妊娠晚期形成，早产儿的影像显示脑沟浅且数量少。因此，评价脑沟形态时，了解小儿的孕龄很重要，否则可能会误诊为无 / 巨脑回畸形。此外，与同一孕龄的胎儿相比，早产儿的脑沟、髓鞘形成和胼胝体发育往往延迟，将在本章后面详细讨论。

van der Knaap 等[20] 发明了一种方法，将脑回发育分为 5 个阶段：① 32 周前；② 33～34 周；③ 35～37 周；④ 38～41 周；⑤ 41 周以上。此方法通过测量脑回宽度和脑沟深度来确定脑回成熟度，然后根据大脑 7 个不同区域的脑回成熟度来确定脑回的发育阶段。Battin 等[21] 和 Ruoss 等[22] 还开发

**表 2-1　脑沟形成时间表 [15-19]**

| 位　置 | 脑沟形成时间 |
| --- | --- |
| **内面** | |
| 胼胝体沟 | 14～23 周 |
| 顶枕沟 | 16～23 周 |
| 距状沟 | 16～25 周 |
| 扣带沟 | 18～24 周 |
| 边缘沟 | 22～27 周 |
| 副扣带回沟 | 32～33 周 |
| 副枕沟 | 34 周 |
| **腹面** | |
| 海马沟 | 16～23 周 |
| 侧支沟 | 23～26 周 |
| 枕颞沟 | 30～33 周 |
| **侧面** | |
| 额上沟 | 25～29 周 |
| 额下沟 | 28～29 周 |
| 颞上沟（后部） | 23～27 周 |
| 颞上沟（前部） | 28～32 周 |
| 颞下沟 | 30～33 周 |
| 顶间沟 | 26～28 周 |
| 岛状沟 | 34 周 |
| 中央沟 | 20～26 周 |
| 中央前沟 | 24～27 周 |
| 中央后沟 | 25～28 周 |
| **小脑** | |
| 小脑原裂 | 25～28 周 |

一般来说，早期的数据来自病理学研究，后期的数据来自放射学研究。影像学数字（后面的数字）表明何时可以在超过 75% 的研究中显示脑沟

了基于脑沟和脑回的宽度和深度比的脑沟发育评估系统。在感觉运动和视觉通路区域，脑回的发育最为迅速。该区域也是髓鞘形成最早的区域（文献[23]和随后章节），其中葡萄糖摄取增加最早[24]，相对脑灌注增加最早[25]，皮质微结构成熟最快[26]，大脑

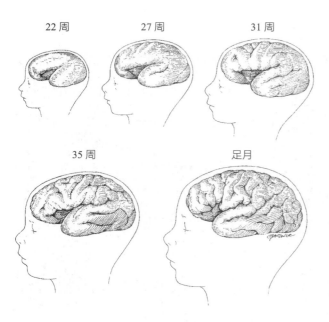

22 周　　27 周　　31 周

35 周　　足月

▲ 图 2-1　正常胎儿大脑发育示意图

妊娠早期，大脑半球表面光滑。外侧裂是最早的胎儿脑沟，最早出现在妊娠第 5 个月。约 27 周时，中央沟、顶枕沟和颞上沟已经出现。二级和三级沟在妊娠最后 2 个月内发育。由于早产儿的大脑外观与足月儿不同，在评估大脑结构之前，了解分娩时的胎龄很重要

化学成分成熟最快 [27]。脑回发育在额底、额极和前颞区最慢，也是髓鞘和代谢成熟最慢的区域 [24, 25, 27]。由于异常的脑沟预示其功能发育异常，评估新生儿和婴儿的脑沟形态很重要 [28]。

### （二）早产儿（早产儿和胎儿）脑部影像学

如前所述，评估哪些脑发育特征取决于使用的成像方式。如果前囟足够大，超声可像 CT 和 MRI 一样显示脑回和脑沟的发育，但无法提供有关脑髓鞘形成的信息。CT 可以提供相当好的有关脑发育的信息，但对髓鞘发育的评估很差，且使婴儿暴露于电离辐射，所以不建议对胎儿、新生儿或婴儿进行脑 CT 成像，除非无其他检查方法可用。磁共振可以很好地评价髓鞘化、脑沟形成和化学成分的成熟度，是评价新生儿和婴儿正常发育的首选成像技术。

在过去 20 年 [12, 29-35]，许多医疗中心已成功应用胎儿磁共振成像。研究表明，在 20 周前大脑皮质和深部灰质结构相对较大（图 2-2），但在前 20 周内小脑和大脑白质增长不均衡 [36]。线圈技术的改进（尤其是多通道相控阵线圈的使用）、脉冲序列

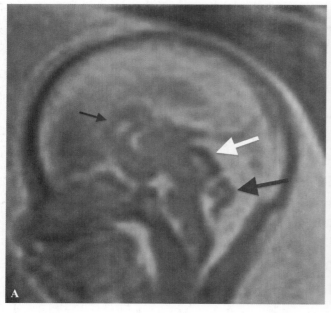
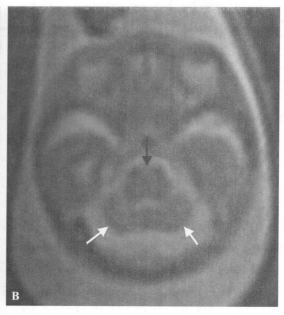

▲ 图 2-2　孕 16 周胎儿 MRI 图像

A. 矢状位 SSFSE 图像显示这个时期小脑蚓部（大黑箭）和胼胝体（小黑箭）较四叠体板（大白箭）小；B. 轴位 SSFSE 图像显示小脑（白箭）与脑桥（黑箭）相比相对较小

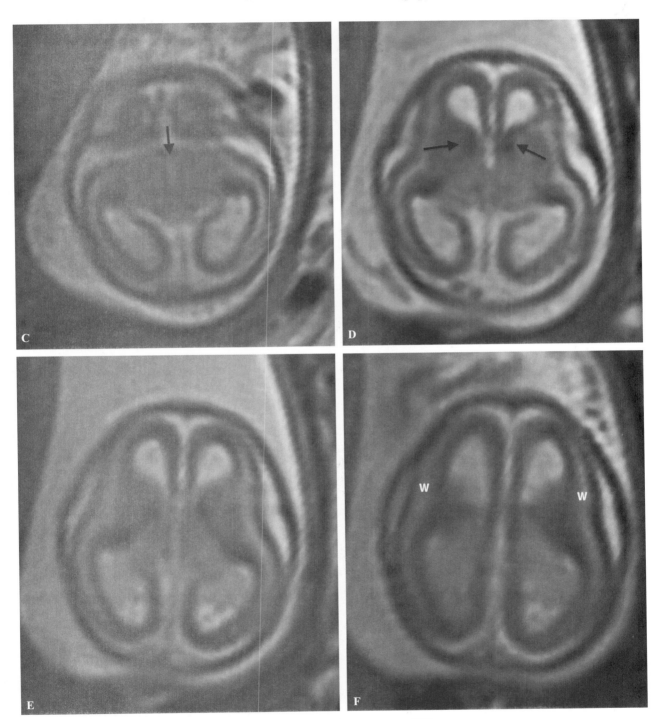

▲ 图 2-2（续）　孕 16 周胎儿 MRI 图像

C. 间脑水平的轴位图像显示丘脑和颞角间第四脑室（黑箭）很小；D 至 F. 基底节水平（D）及以上层面轴位图像显示神经节隆起及各层面侧脑室额角和三角区室壁内的大的低信号生发区（D 图黑箭）。注意这个时期，低信号生发区和皮质之间有一很薄的高信号白质层（图 F 中的白色 W）

的改进以及更高场强的磁共振成像技术的发展使得图像质量逐步提高。研究表明[19, 33, 37-39]，胎儿的脑发育过程与早产儿相似，脑沟随着矫正胎龄的增加而越来越明显。然而，脑沟的发育宫内早于宫外。换言之，与相同矫正胎龄的早产新生儿相比，宫内胎儿的脑沟出现稍早[40]。这可能由于胎儿的蛛网膜下腔比同一胎龄的新生儿大得多[40]，脑沟更容易显示。其原因尚不清楚，也不清楚确切的时间差。研究还表明，大脑及其组成部分很大程度是按比例增长。例如，皮质灰质体积、基底节体积和脑室体积与幕上体积相对应，而幕上白质体积比幕上总体积增长更快[41]。

孕 20 周前，大脑皮质较薄，脑室较大（图 2-2）。孕 16 周时，幕上沿侧脑室壁的生发基质 $T_2WI$ 低信号比皮质层厚（图 2-2D），与大脑白质层厚度大致相当。生发基质在尾状核头部区域最厚，不要误认为生发基质出血。活体影像无法区分脑室区和相邻的室下区。在生发基质和皮质之间，MRI 显示中等信号，有别于周围大脑皮质和中央生发基质（图 2-2C 至 E），尽管以前被认为是代表着迁移的胶质细胞，但最近确定这一层为中间层或发育中的白质[11]。投射和连合轴突存在，一些晚期移行神经元和许多移行星形胶质细胞和少突胶质细胞前体也存在[42]。紧邻中间区域且位于大脑皮质深部的是称为亚板的 $T_1WI$ 低信号 /$T_2WI$ 高信号区域（图 2-2F），是一个由神经元松散排列组成的区域，其中丘脑 - 皮质传入轴突，基底 - 前脑胆碱能传入轴突，以及胼胝体和同侧皮质轴突在进入皮质板之前积累一段时间，以建立完整可靠的丘脑 - 皮质和皮质 - 皮质突触[10, 43-45]。这些区域在胎儿早期最为明显（< 20 孕周），20 周前，外侧裂非常浅，不能显示岛盖形成。基底节可识别，是在较暗的皮质和生发区与较亮的白质之间的中等信号（图 2-2D）。在这个时期小脑仍然很小，在轴位图像上几乎不比脑桥大，在正中矢状位上比中脑顶盖小（图 2-2A 和 B）。

在妊娠 20 周（图 2-3）到 24 周（图 2-4）时，大脑明显发育，尤其是白质（图 2-3B 至 D），但除宽的、垂直方向的外侧裂外，大脑基本上仍是无脑回（光滑）的。大脑非常小且大脑皮质非常薄，因此须用薄层成像（≤ 3mm）以最佳评估。相对于

下方白质，MRI 显示大脑皮质的 $T_1WI$ 图像信号较高，而 $T_2WI$ 图像信号较低（图 2-3 和图 2-4）。生发基质尚未退化，于侧脑室壁上仍可看到，呈条纹状，在 $T_1WI$ 和 $T_2WI$ 上与皮质的信号一致（图 2-2），在平面回波 $T_2WI$ 成像上信号非常低，但比胎儿早期（18～20 周）薄，随着进一步成熟变得更薄且更不连续（图 2-4）。在这个时期（23～24 周），作为大脑皮质和白质之间 $T_2WI$ 成像[12, 46]相对高信号区，生发基质仍然很大且明显，但在 25 周后开始迅速消失。侧脑室及脑干和小脑周围的脑池在这个时期比足月婴儿更明显，在 23～24 周时（图 2-4）比 18～20 周时（图 2-3）相对较小。第三和第四脑室在这个时期 3T 成像很容易显示，除非存在大量运动伪影；如果遇到困难，等待几分钟让胎儿平静下来，通常会得到良好的图像。大约 20 周开始，苍白球在 $T_1WI$ 图像通常表现为高信号。这可能代表髓鞘化前的变化，如少突胶质细胞进程中蛋白脂蛋白的出现[47]。

在 24～30 周，大脑皮质显示出浅中央沟、距状沟、胼胝体周围 / 扣带回沟、顶叶间和颞上沟的发育（图 2-5 和图 2-6）。在一些胎儿中，中央前沟、中央后沟、额上沟和颞中沟也可显示。皮质下白质内仍可见到表现为 $T_1WI$ 低信号 /$T_2WI$ 高信号的亚板，约妊娠 28 周影像上已很难在后额叶和顶叶内看到亚板，但此后一段时间仍见于较不成熟的区域，如前额叶和颞叶[12, 46]。在此期间，某些脑干结构可见髓鞘形成，包括中央纵向神经束（MLF）（25 周时 $T_1WI$ 高信号，29 周时 $T_2WI$ 低信号）、外侧丘系（26 周时 $T_1WI$ 高信号，28 周时 $T_2WI$ 低信号）、内侧丘系（27 周时 $T_1WI$ 高信号，30 周时 $T_2WI$ 低信号）、小脑上下脚（28 周时 $T_1WI$ 高信号，29 周时 $T_2WI$ 低信号）[48]。此时，基底节和丘脑在 MRI 上显示更好，尽管 $T_1WI$ 信号不高，$T_2WI$ 信号也不低（图 2-5I 至 L），仍在 $T_1WI$ 和 $T_2WI$ 图像上信号与大脑皮质相似。丘脑腹外侧核与丘脑其他部位相比，约妊娠 25 周变为 $T_2WI$ 低信号，妊娠 27～28 周在 $T_1WI$ 呈高信号，主要是由于其细胞密集，也可能由于其早期髓鞘化。在这个时期，侧脑室尤其是三角区和枕角不及妊娠 22～23 周时明显，可能由大脑半球白质生长和距状沟发育所致。

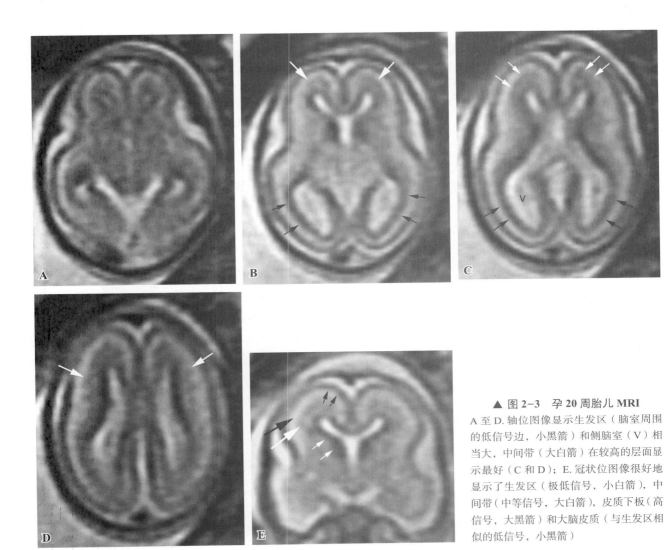

▲ 图 2-3 孕 20 周胎儿 MRI

A 至 D. 轴位图像显示生发区（脑室周围的低信号边，小黑箭）和侧脑室（V）相当大，中间带（大白箭）在较高的层面显示最好（C 和 D）；E. 冠状位图像很好地显示了生发区（极低信号，小白箭）、中间带（中等信号，大白箭）、皮质下板（高信号，大黑箭）和大脑皮质（与生发区相似的低信号，小黑箭）

妊娠 31～32 周，早产儿大脑皮质中更多的脑回和表浅脑沟变得清晰可见（图 2-6）。尽管可以观察到岛盖的发育，但外侧裂仍不成熟。此时，脑干和小脑周围的脑池仍很大，尽管半球间裂的大小变化较大，枕部和半球间裂的脑脊液空间仍然很明显。透明隔腔和韦氏腔非常明显，在矫正胎龄的前 40 周 [29, 32] 内都是如此。脑干背侧（T₁WI 像呈相对高信号，T₂WI 像呈较低信号）与未髓鞘化的脑桥腹侧形成对比（图 2-6E 和 I），丘脑和苍白球与未髓鞘化（T₁WI 像相对低信号，T₂WI 像高信号）的内囊（图 2-6F 和 J）形成鲜明对比。在这个时期，整个大脑皮质在 T₁WI 像和 T₂WI 像的信号均匀一致。亚板在 T₁WI 图像很难显示，于 T₂WI 图像在前颞叶最容易识别。生发基质明显退化。然而，在这个时

期，可以看到曲线状 T₂WI 低信号沿着侧脑室前角的侧壁延伸到额叶的内侧端，进入嗅沟（图 2-6G 和 K），以前被认为是残余生发基质 [49] 的区域其实是移行的 GABA 能神经元，一直持续到出生后 6 个月 [50]。在 T₁WI 图像上，脑干背侧和小脑上下脚仍是高信号，但小脑中脚仍未髓鞘化，大脑白质呈等信号。T₂WI 显示脑干背侧低信号（主要由于 MLF、内侧以及外侧丘系），是小脑上下脚、下丘核、壳核外侧和丘脑腹外侧核 [51]（图 2-6）。半卵圆中心的白质仍没有髓鞘化。

在妊娠 34～36 周，大脑皮质进一步增厚形成更多的脑沟。在矫正胎龄 32～36 周间 [51]，白质的信号几乎没有变化。T₁WI 上，内囊后肢与豆状核相比仍呈低信号（图 2-7C 和 D），在孕 39 周时某些

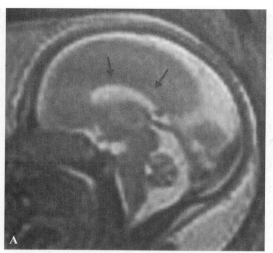

▼ 图 2-4　孕 23 周胎儿 MRI
A. 矢状位 SSFSE 图像显示胼胝体较薄（黑箭）和增大的小脑蚓部（与图 2-2A 相比）。
B 至 E. 大脑轴位 $T_2WI$ FSE 图像。注意，与图 2-3 所示的 20 周胎儿相比，这个时期白质完全没有髓鞘形成，生发区范围缩小。还应注意的是，尽管基底板区和中间带仍可见，但与 20 周时相比不太明显

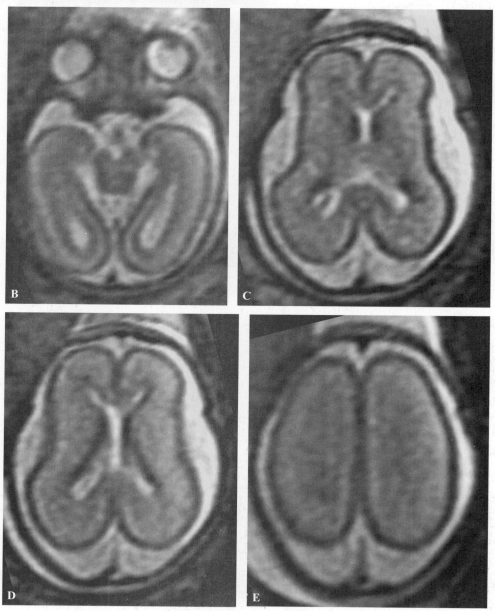

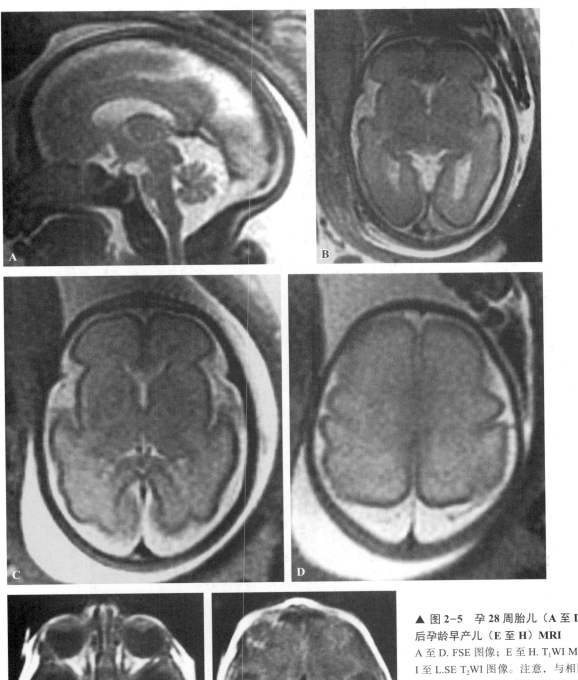

▲ 图 2-5 孕 28 周胎儿（A 至 D）和 28 周后孕龄早产儿（E 至 H）MRI

A 至 D. FSE 图像；E 至 H. T₁WI MRI SE 图像；I 至 L.SE T₂WI 图像。注意，与相同胎龄的早产新生儿相比，胎儿脑沟发育更早。到了这个年龄，除外侧裂外，脑回和脑沟也可显示。可见浅中央沟、距状沟、胼胝体周围沟、顶间沟和颞上沟的发育。此外，生发基质不太明显。基底节和丘脑在这个时期显示更好，T₁WI 和 T₂WI 的信号与大脑皮质相似，即使在 T₁WI 像不呈高信号，在 T₂WI 像上也不呈低信号。这可能是由于大脑白质的生长和距状沟发育，与22～23 周相比，这个时期的侧脑室，尤其是三角区和枕角不太明显

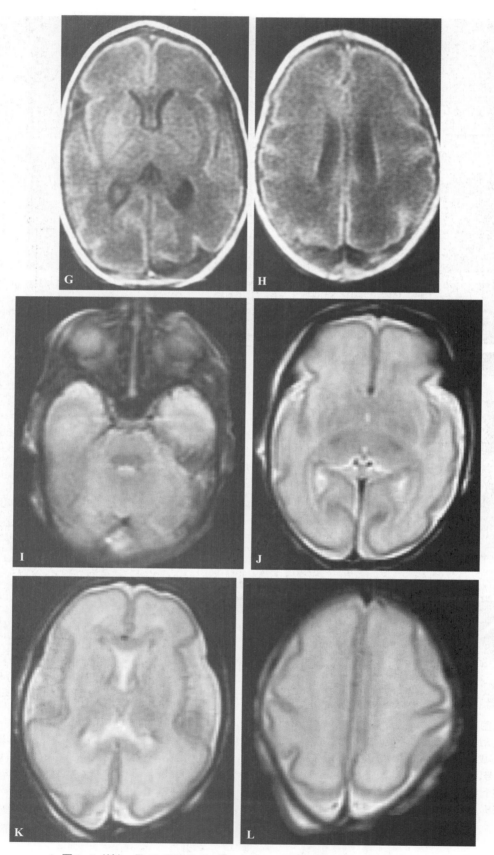

▲ 图 2-5（续） 孕 28 周胎儿（A 至 D）和 28 周后孕龄早产儿（E 至 H）MRI

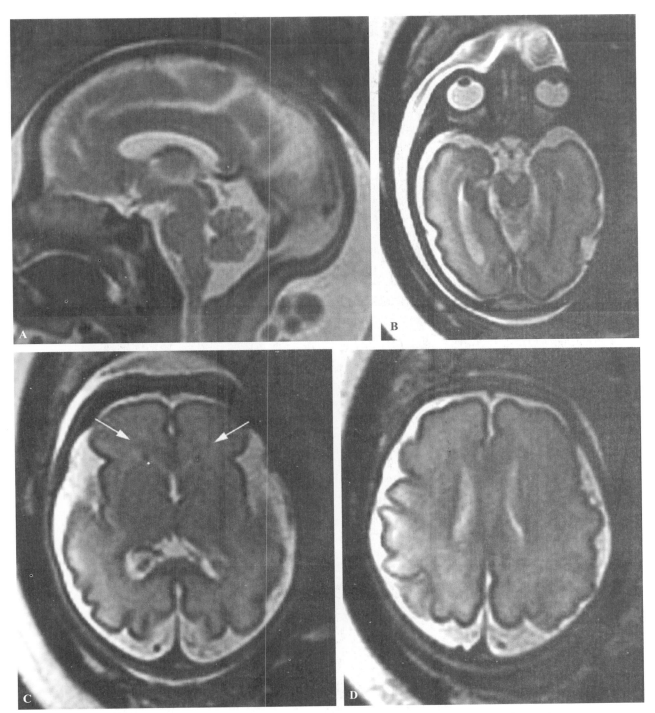

▲ 图 2-6 正常 31 周胎儿（A 至 D）和 31 周后孕龄早产儿（E 至 H 为 T₁WI，I 至 L 为 T₂WI）MRI

注意，出生前后大脑发育的图像没有太大差异。在这个时期，更多的脑沟发育，尽管还相当浅。髓鞘化的背侧脑干与未髓鞘化的腹侧脑桥（E 和 I）形成对比，丘脑和苍白球与完全未髓鞘化的内囊（F、G、J 和 K）形成对比。生发基质已明显退化，但沿侧脑室侧壁仍存在一些灰质信号，额角尖端（C、G 和 K，箭）显示最明显，这种情况可持续到妊娠第 44 周末。枕部的脑池仍然很明显（C、G、H）。在这个时期，整个大脑皮质的信号在 T₁WI 和 T₂WI 图像上均匀一致。在侧脑室额角的正前方（C，箭）可以看到灶状的灰质信号，代表残存的生发基质。T₁WI 高信号和 T₂WI 低信号分别出现在脑干背侧、小脑上下脚、壳核远外侧和丘脑腹外侧核。大脑白质仍未完全髓鞘化

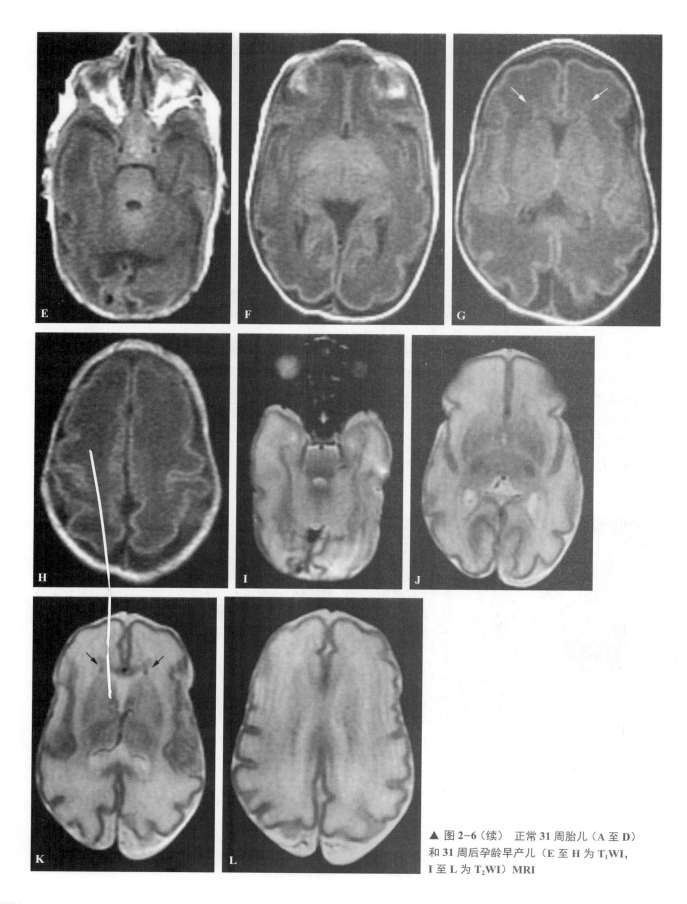

▲ 图 2-6（续） 正常 31 周胎儿（A 至 D）和 31 周后孕龄早产儿（E 至 H 为 T₁WI，I 至 L 为 T₂WI）MRI

胎儿[48]内囊后肢后部会出现小点状高信号。T₂WI 图像上，内囊后肢与周围结构相比仍全是高信号（图 2-7J）。外侧裂虽稍变窄，但和顶后部的脑脊液间隙一样仍较明显（图 2-7C 至 E、J 和 K）。在这个时期，大脑成熟度呈现相当大的可变性，有些婴儿的脑回形态类似于足月儿，而另一些则看起来仍很不成熟[29, 32]。

在 38～40 周时，胎儿大脑脑沟形态几乎接近正常成人（图 2-8），即脑沟基本形成，并在接下来几周内进一步加深。与大脑其他部分相比，T₁WI 图像脑干背侧、内囊后肢后部和放射冠（皮质脊髓束）的中央部呈高信号。在 T₂WI 图像上，脑干背侧呈低信号，39～40 周时，位于低信号的外侧丘脑核外侧的内囊后肢出现特征性的点状低信号。足月新生儿和较大婴儿的 CT 图像几乎没有差别。与灰质相比，额叶白质和枕顶叶白质的密度较低（图 2-8A 至 E）。这可能是由于新生儿大脑中的高含水量，与髓鞘形成不足有关。另一方面，新生儿与大龄儿童的大脑 MRI 表现有很大的不同，将在以后的章节讨论。在新生儿期，外侧裂可能仍很明显，枕部脑脊液间隙在数月内仍较大。透明隔腔和韦氏腔通常在

出生时就存在，随着隔膜从后向前融合，它们在出生后的前几个月迅速消失。

颅后窝池和基底池在婴儿期相对较大，这是由于小脑在出生后的第 1 年继续大幅度增长（与大脑相比）。这种扩大在 MRI 上很明显，但在只有轴位图像的 CT 上则不太明显，而且射线硬化伪影经常掩盖基底池区域的细节。

### （三）早产儿脑成熟度分级

Childs 等提出了一种评估早产儿大脑成熟度的评分系统[52]。评分系统包括髓鞘形成的程度、脑沟形成程度、侧脑室生发基质的退化程度以及脑白质中移行细胞带（如果存在）的特征。这种方法在评价新生儿大脑发育是否正常具有很大潜力。然而，这需要为每个孕周的矫正胎龄建立标准和标准差，并且必须确定这些评分是否能敏感且特异地预测发育异常。

另一种评估大脑成熟度的方法是脑体积大小。几位学者已经完成对发育中胎儿大脑许多结构的测量（表 2-2）。对于更广泛的测量列表，推荐 Garel[29] 的著作和 Parrazzini[31] 的论文。

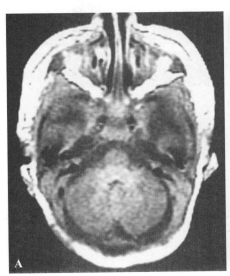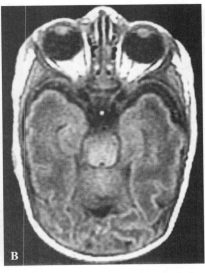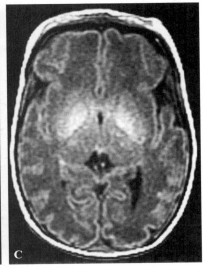

▲ 图 2-7 正常 34/35 周早产儿 MRI 图像

A 至 F 为 T₁WI 图像，G 至 L 为 T₂WI 图像，可以看到沿半球间裂和凸面更多脑沟正在形成。在这个时期，脑沟的发育有很大的变化。由于脑岛盖的发育，外侧裂明显减小。注意，脑干背侧和苍白球在轴位 T₁WI（A 至 F）上信号增加。这个时期内囊后肢仍完全未髓鞘化。在 T₂WI 上，脑干核团、小脑齿状核周围和小脑蚓部是颅后窝相对低信号的结构（G 和 H）。底丘脑核（I，箭）变成低信号

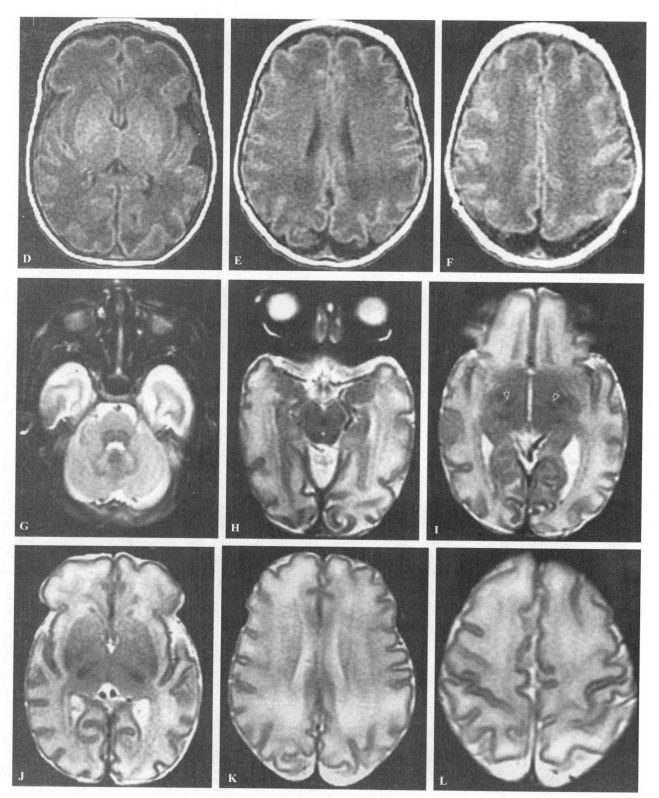

▲ 图 2-7（续）　正常 34/35 周早产儿 MRI 图像

A 至 F 为 T₁WI 图像，G 至 L 为 T₂WI 图像，可以看到沿半球间裂和凸面更多脑沟正在形成。在这个时期，脑沟的发育有很大的变化。由于脑岛盖的发育，外侧裂明显减小。注意，脑干背侧和苍白球在轴位 T₁WI（A 至 F）上信号增加。这个时期内囊后肢仍完全未髓鞘化。在 T₂WI 上，脑干核团、小脑齿状核周围和小脑蚓部是颅后窝相对低信号的结构（G 和 H）。底丘脑核（I，箭）变成低信号

## 三、出生后正常的大脑发育

### （一）成熟

从 $T_1$ 和 $T_2$ 弛豫时间来看，出生后大脑发育主要由髓鞘发育相关的信号变化组成。评估大脑成熟度的多参数成像表明，髓鞘化进程与尸检结果[53]有很好的相关性。尸检研究表明，脑的髓鞘形成始于胎儿第 5 个月，脑神经首先出现髓鞘化并持续终身。对大脑成熟的最好理解是，生命早期用到的功能系统比大龄儿童才用到的功能系统的髓鞘化进程速度要快。在脑干中，传递前庭、听觉、触觉和本体感觉的内侧纵束、内外侧丘系以及小脑上下脚在出生时即髓鞘化，而传递运动冲动进入小脑的小脑中脚髓鞘化较晚且速度较慢。同样，在大脑中，膝状神经节和距状回（视神经）、中央后回（某些感觉神经）和中央前回（本体运动神经）区域早期髓鞘化，而整合感官的后顶叶、颞叶和额叶区域则髓鞘较晚[23, 54-56]。在磁共振成像，感觉和运动通路在联合束之前已发育成熟。脊髓丘脑束成熟度最高，其次是视辐射、皮质脊髓束中部和穹隆。大多数投射束（除了内囊的前肢）比边缘束、连合束和结合束成熟早。在边缘和连合束内，穹隆往往比扣带回成熟早，而胼胝体压部和膝部似乎比胼胝体体部成熟早。弓状束和上纵束、内囊前肢和外囊均成熟较晚[53]。Yakovlev 和 Lecours[56] 用 Weigert 染色法对大脑进行髓鞘染色，结果显示，在大约 2 岁时，脑

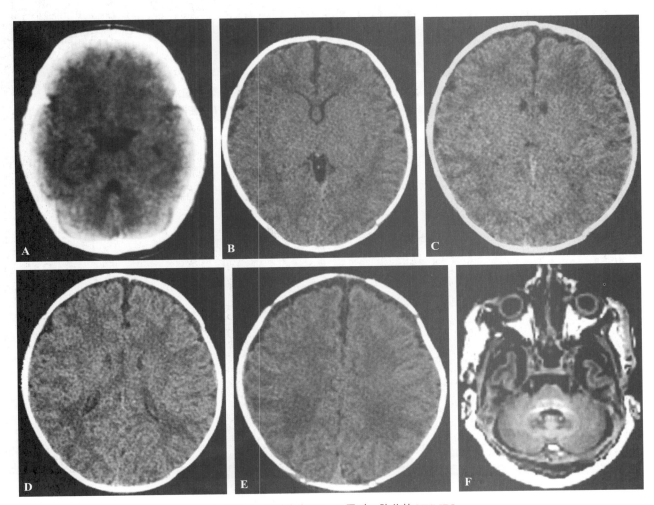

▲ 图2-8　正常妊娠38～40周时，胎儿的CT/MRI

A 至 E. 除了额叶和颞顶枕部白质的透亮度增加外，其 CT 表现与 1 岁内的正常婴儿相似。脑沟的发育已接近成熟。透明隔腔在这个时期常常比较明显

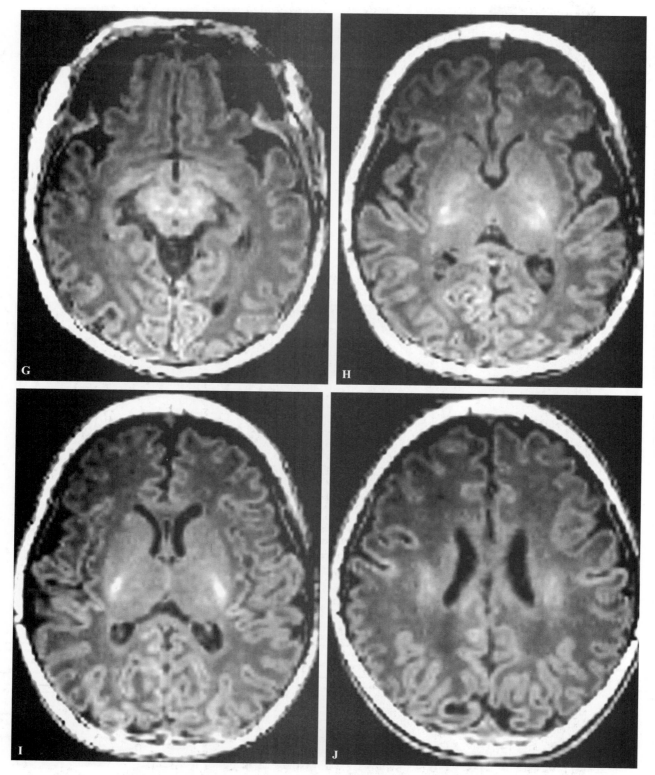

▲ 图2-8（续） 正常妊娠38～40周时，胎儿的CT/MRI

F 至 J. T₁WI 图像显示脑干背侧、小脑上脚交叉、视束、内囊后肢、丘脑外侧、视辐射和中央放射冠呈高信号。中央沟和其周围的脑回信号也增高，这与出生后不久脑回内白质髓鞘形成有关。注意，脑桥的前后径大约是中脑和延髓的 1.5 倍，这个比值随着皮质－脑桥－小脑束的持续发育而变大

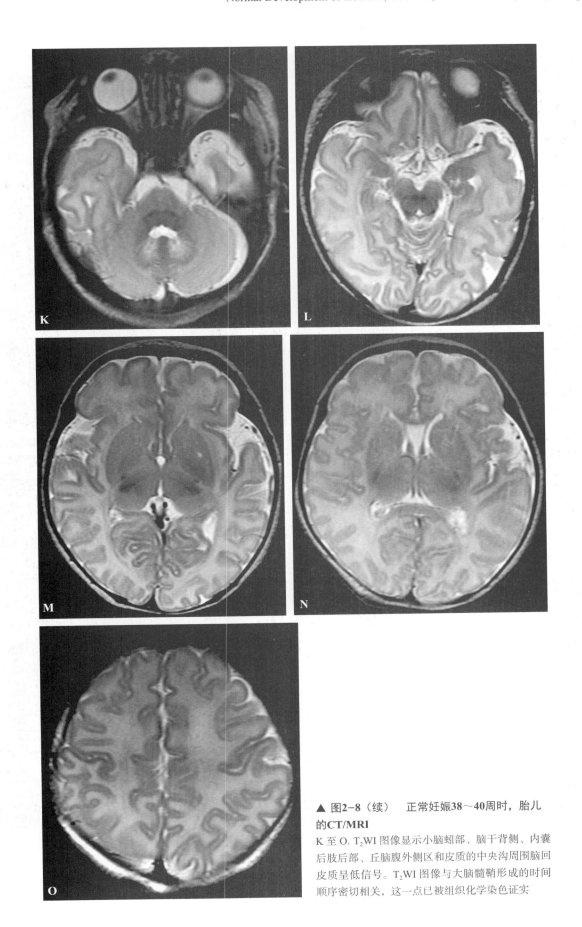

▲ 图2-8（续） 正常妊娠38～40周时，胎儿的CT/MRI

K 至 O. T₂WI 图像显示小脑蚓部、脑干背侧、内囊后肢后部、丘脑腹外侧区和皮质的中央沟周围脑回皮质呈低信号。T₂WI 图像与大脑髓鞘形成的时间顺序密切相关，这一点已被组织化学染色证实

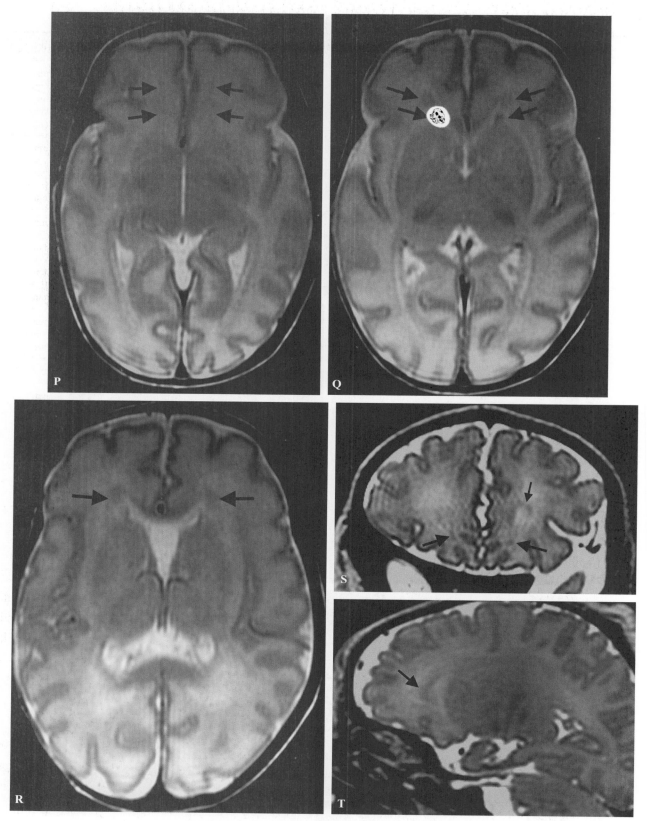

▲ 图2-8（续）　正常妊娠38～40周时，胎儿的CT/MRI

P 至 T. 轴位 T_2WI 图像（P 至 R）显示从侧脑室的外侧到向额角下方延伸到前下内侧额叶的移行神经元的弧形走行（黑箭）。冠状位图像（S）显示神经元（箭）向嗅沟顶部迁移。矢状位（T）显示移行神经元的弧线平行于侧脑室的前角

表 2-2　正常胎儿脑部测量 [31]

| 测量 | | 20 周 | 21 周 | 22 周 | 23 周 | 24 周 |
|---|---|---|---|---|---|---|
| 蚓部前后径 | 最小值 | 5mm | 5mm | 6mm | 7mm | 7mm |
| | 中值 | 6mm | 7mm | 7mm | 8mm | 8mm |
| | 最大值 | 7mm | 9mm | 9mm | 10mm | 11mm |
| 蚓部上下径 | 最小值 | 8mm | 8mm | 8mm | 9mm | 10mm |
| | 中值 | 9mm | 10mm | 11mm | 11mm | 12mm |
| | 最大值 | 10mm | 12mm | 12mm | 13mm | 14mm |
| 小脑横径 | 最小值 | 18mm | 19mm | 20mm | 21mm | 23mm |
| | 中值 | 19mm | 21mm | 22mm | 24mm | 25mm |
| | 最大值 | 21mm | 23mm | 24mm | 27mm | 28mm |
| 胼胝体长度 | 最小值 | 16mm | 16mm | 17mm | 17mm | 23mm |
| | 中值 | 18mm | 18mm | 21mm | 22mm | 24mm |
| | 最大值 | 18mm | 23mm | 24mm | 27mm | 28mm |
| 额枕径 | 最小值 | 49mm | 50mm | 54mm | 57mm | 65mm |
| | 中值 | 52mm | 56mm | 58mm | 63mm | 67mm |
| | 最大值 | 55mm | 60mm | 62mm | 67mm | 74mm |
| 大脑双顶径 | 最小值 | 37mm | 36mm | 40mm | 41mm | 47mm |
| | 中值 | 39mm | 40mm | 43mm | 46mm | 49mm |
| | 最大值 | 40mm | 45mm | 45mm | 49mm | 52mm |

内髓鞘化进程迅速。这一过程在 2 年后明显减慢，尽管大脑前额叶和前颞叶相关区域的出入纤维在 30—40 岁继续髓鞘化。

### （二）出生后脑发育的解剖 MRI 表现

一般来说，出生后 6～8 个月 $T_1WI$ 像和 6～18 个月的 $T_2WI$ 像中，白质成熟度的变化最为明显。随着成像序列的发展，其不再单纯基于弛豫时间，这种概括基本上是正确的。在 $T_2WI$ 像，脑干和小脑的成熟度的显示似乎更敏感 [57-59]。我们使用第 1 章中描述的参数（$T_1WI$ 3D 扰相梯度回波序列和具有较长重复和回波时间的重 $T_2WI$ 图像），获得这些年龄组成像患者的 $T_1WI$ 和 $T_2WI$ 轴向序列。其他的成像序列，重 $T_1WI$ 和 $T_2WI$ 图像即可。例如，尽管快速自旋回波图像髓鞘化比常规自旋回波图像 [60]

稍早些，快速自旋回波 $T_2WI$ 序列将显示髓鞘化的变化。虽然视觉上明显的白质信号变化在大约 2 岁时基本完成，但弛豫度测量表明白质和灰质的 $T_1$ 缩短效应一直持续到青春期，可能继发于持续的髓鞘形成和随后的脑内水的减少 [61]。传统的磁共振成像无法定性地检测到这种持续变化，这可能反映了一个事实，即灰质和白质的弛豫率成比例地变化，因此不存在相对变化。

#### 1. $T_1WI$

尽管已经开发出许多不同的序列来利用核磁共振成像获得大脑图像，但在不同的时间、不同的速率下，$T_1WI$ 图像比 $T_2WI$ 图像更容易定性地评估白质成熟的变化。由于白质的信号低于灰质，新生儿大脑的 $T_1WI$ 图像与成人脑的 $T_2WI$ 图像非常相似。随着白质的成熟，其信号较灰质增高。

出生时表现出高信号的颅后窝结构包括内侧丘系、外侧丘系、内侧纵束（MLF）、下丘臂和小脑上下脚（图 2-8）[59]。小脑深部白质信号在出生后第 1 个月末开始增高且并稳步增加，到第 3 个月小脑叶皮质下白质出现高信号。3 月龄时，轴位和矢状位图像上小脑的外观与成人相似。基底部（脑桥腹侧）自出生后 3 个月出现高信号，至第 6 个月，其信号增加较慢。

幕上区域、小脑上脚、丘脑腹侧、苍白球、内囊后肢后部和放射冠（皮质脊髓束）中央部分的交叉处出生时呈现高信号（图 2-8）[59]。此外，在足月新生儿和早产儿中，在侧脑室额角尖的前方可看到小灶状灰质信号。以前认为代表永存生发基质[49, 62]，

最近被证明这些区域是移行抑制神经元的一部分（图 2-8P 至 T）[50]。从脑桥沿着皮质脊髓束进入大脑脚、内囊后肢和半卵圆中心的中央部分逐渐出现高信号，约 1 月龄时与周围皮质相比中央前回和中央后回白质呈高信号（图 2-9）。皮质下运动束变成高信号基本在 3 个月前完成（图 2-10）。不足 1 月龄的婴儿，视交叉和视束出现高信号。到 3 月龄时，距状裂周围的枕部白质出现高信号。内囊后肢后部出生时呈高信号，到 2～3 个月内囊前肢才出现高信号。4 月龄时，所有婴儿的胼胝体压部出现高信号（图 2-10）。6 月龄时，胼胝体膝部总是高信号（图 2-11）。一般来说，4—5 月龄时，压部信号高，而膝部信号低。除了视觉和运动区域，皮质下白质

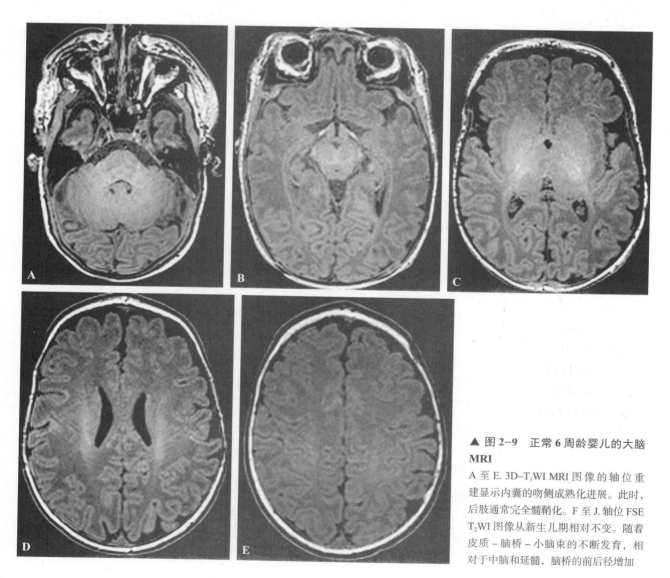

▲ 图 2-9 正常 6 周龄婴儿的大脑 MRI

A 至 E. 3D-T₁WI MRI 图像的轴位重建显示内囊的吻侧成熟化进展。此时，后肢通常完全髓鞘化。F 至 J. 轴位 FSE T₂WI 图像从新生儿期相对不变。随着皮质 - 脑桥 - 小脑束的不断发育，相对于中脑和延髓，脑桥的前后径增加

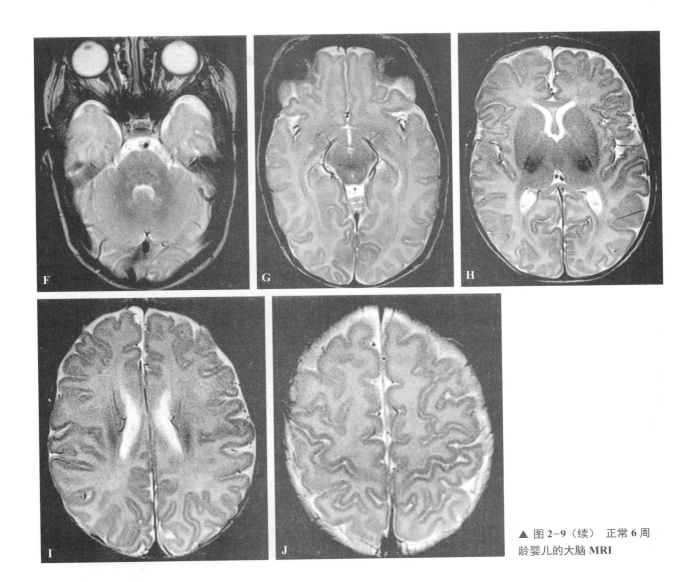

▲ 图 2-9（续） 正常 6 周龄婴儿的大脑 MRI

从 3 月龄开始成熟。深部白质由后向前成熟，枕部深部白质先成熟，前额叶和颞部白质后成熟。枕部皮质下白质高信号向外周延伸持续到 7 月龄左右，前额叶和颞叶白质到 8—11 月龄（图 2-12）。11 月龄后，$T_1WI$ 图像上只有极小的变化，包括前额叶、前颞叶和顶叶白质[23] 最外围（皮质下）区域的信号增高。

2. $T_2WI$

由于白质信号高于灰质，$T_2WI$ 图像新生儿大脑的总体表现与成人 $T_1WI$ 图像非常相似。在 $T_2WI$ 序列，白质成熟被视为信号降低。如前所述，在评估小脑[63] 和脑干[57] 成熟度方面，$T_2WI$ 图像可能优于 $T_1WI$ 图像。

出生时，小脑上下脚和脑神经核团（特别是 VI、VII 和 VIII 脑神经）的信号较低[59]。如上所述，在早产儿和足月儿中，小灶状灰质信号仅出现在额角尖端的前部和侧面，向下延伸至额叶前部的基底部（图 2-8P 至 T），代表起源于神经节隆起的移行抑制神经元[50]，在足月出生后第 2～3 个月内正常表现。小脑蚓部（图 2-8K）和小脑绒叶的信号也很低。5 月龄左右，脑干腹侧的信号与背侧相似。小脑中脚在 2 月龄时信号开始降低，到 3 月龄时为均匀低信号[64]。大脑脚在 4 月龄时，红核在 5 月龄时呈低信号[64]。小脑叶皮质下白质在 5—8 月龄表现为低信号，约 18 月龄时小脑达到成年表现。

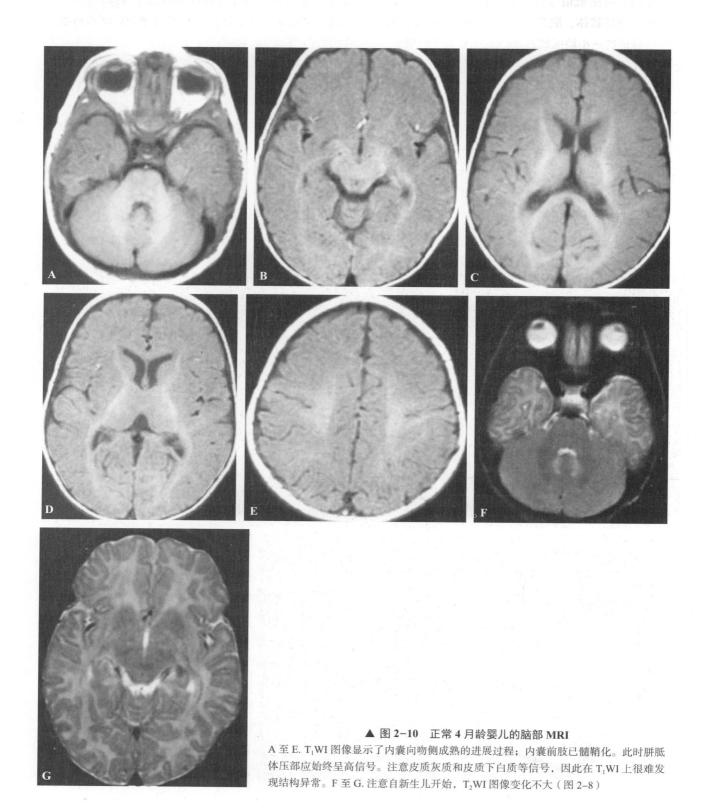

▲ 图 2-10　正常 4 月龄婴儿的脑部 MRI
A 至 E. T₁WI 图像显示了内囊向吻侧成熟的进展过程；内囊前肢已髓鞘化。此时胼胝体压部应始终呈高信号。注意皮质灰质和皮质下白质等信号，因此在 T₁WI 上很难发现结构异常。F 至 G. 注意自新生儿开始，T₂WI 图像变化不大（图 2-8）

在出生时呈低信号的幕上结构包括小脑上脚、内侧和外侧膝状体、底丘脑核、丘脑腹侧区域、内囊后肢后部的一小块区域和外侧壳核（豆状核侧部）小的线性区域[59]。不足1月龄时，中央前回和中央后回的皮质低于周围皮质（图2-8）。到2月龄时，在半卵圆中心中央可见斑片低信号区，这很难将白质与周围皮质区分开，因为两者的信号都很低。到4月龄时，中央前回和中央后回与信号降低的相邻脑回不可区分（图2-10）。部分刚出生和大部分1月龄患儿的视束内可见较低信号，随后2个月沿视辐射向后信号减低，4月龄时距状裂出现部分低

信号，苍白球的信号略高于豆状核；其高信号持续到出生后8～10个月，此时苍白球和豆状核再次变成等信号。

大多数大脑深部白质束在出生后6～12个月信号降低（图2-11和图2-13），内囊从后到前逐渐成熟。约7月龄时，后肢前部包含一条薄的低信号区，低信号区逐渐增厚直至10月龄。患者的内囊前肢在11月龄时完全呈低信号，在某些患者中，最早于7月龄时发现低信号，但在内囊后肢出现低信号之后。胼胝体由后向前大体成熟，压部下部（实际上大部分是海马连合）可能更早改变，但大多数压

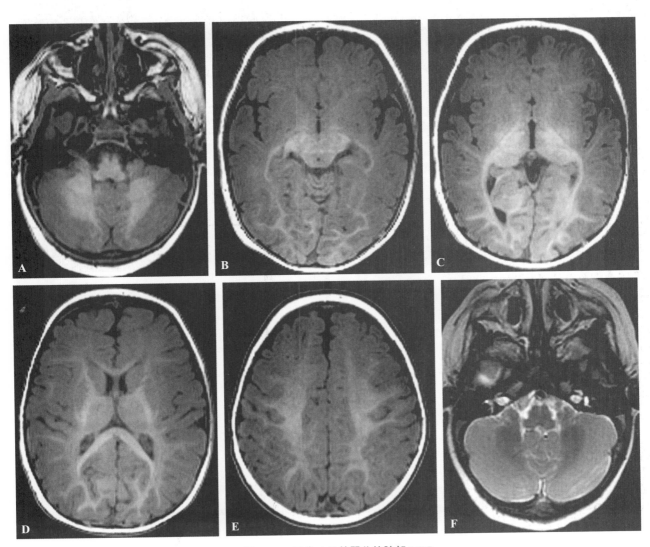

▲ 图 2-11　正常 6 月龄婴儿的脑部 MRI

A 至 E. T₁WI 图像显示大脑进一步成熟。此时胼胝体压部和膝部均为高信号。随着皮质下白质的信号增高，半卵圆中心髓鞘化进一步成熟，尤其是在枕部和中央旁区

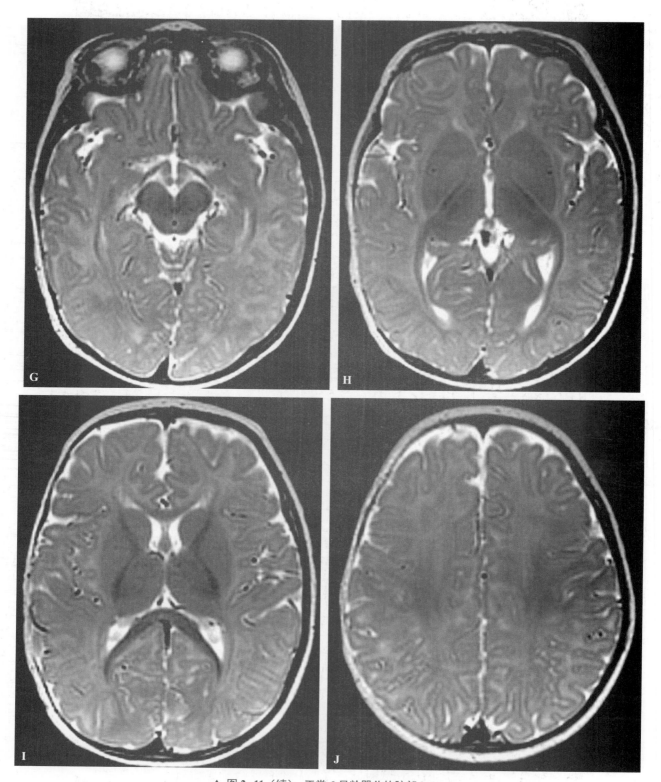

▲ 图 2–11（续）　正常 6 月龄婴儿的脑部 MRI

F 至 J. T$_2$WI 图像显示半卵圆中心信号减低。此外，相对于周围大脑组织，基底节的信号降低。此时胼胝体压部呈低信号，胼胝体膝部出现斑片状低信号

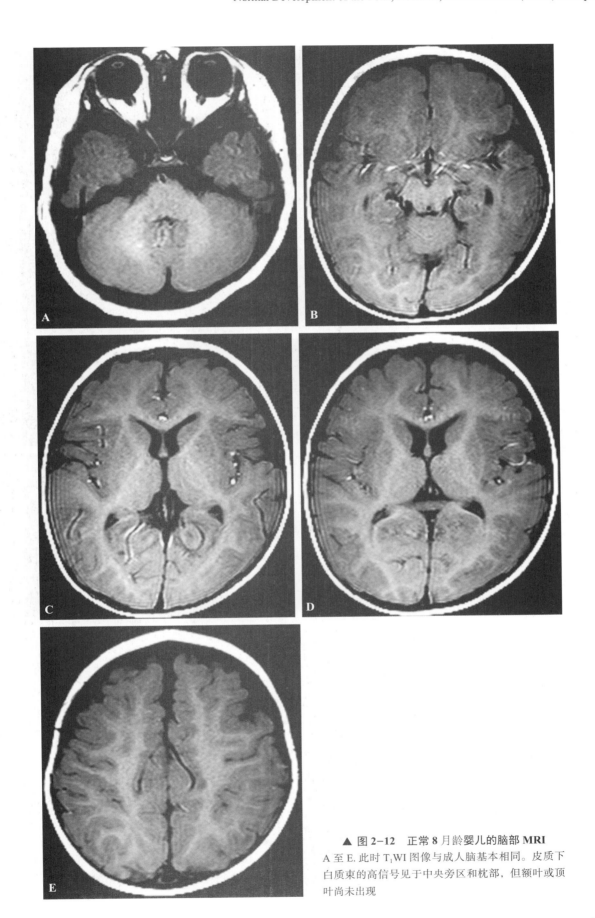

▲ 图 2-12　正常 8 月龄婴儿的脑部 MRI
A 至 E. 此时 T$_1$WI 图像与成人脑基本相同。皮质下
白质束的高信号见于中央旁区和枕部，但额叶或顶
叶尚未出现

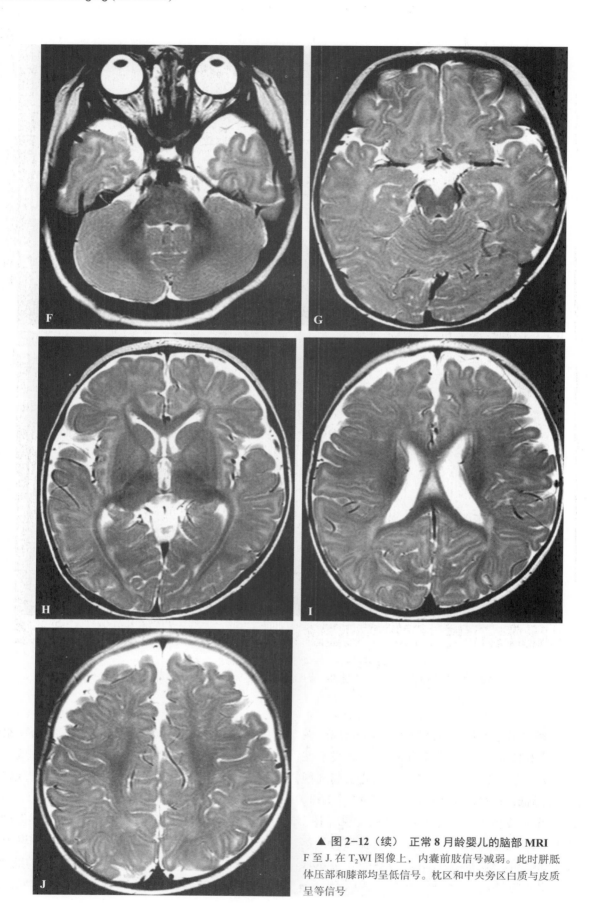

▲ 图 2-12（续） 正常 8 月龄婴儿的脑部 MRI
F 至 J. 在 $T_2WI$ 图像上，内囊前肢信号减弱。此时胼胝
体压部和膝部均呈低信号。枕区和中央旁区白质与皮质
呈等信号

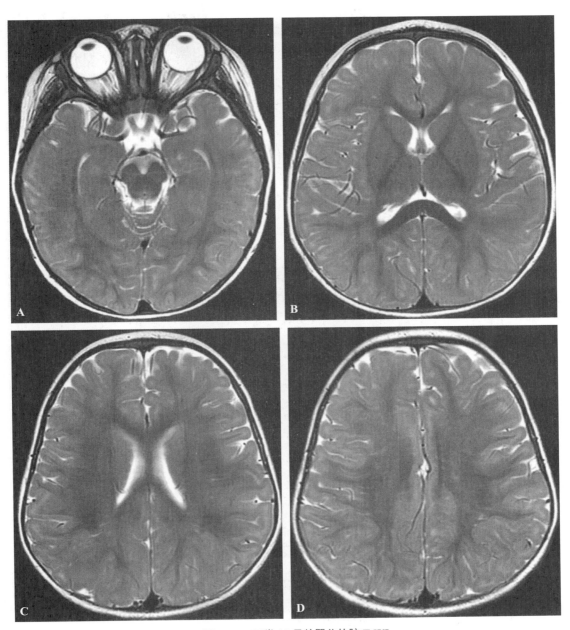

▲ 图 2-13　正常 12 月龄婴儿的脑 $T_2WI$

A 至 D. 在中央旁区和枕区，白质的低信号继续减低。其余与 10 月龄婴儿的图像非常相似

部在 6 月龄时信号较低，8 月龄时膝部信号较低（图 2-11 和图 2-12）。相对于皮质下白质，基底节在 5—7 月龄时信号开始减弱。随着髓鞘化引起周围大脑信号降低，这种现象逐渐消失。约 10 月龄时，基底神经节与皮质下白质信号基本相同。在出生后第 10 年末，苍白球将再次变成相对于白质的低信号，这种信号的降低是由铁沉积引起的，将在本章后面部分进行描述。

皮质下白质（除距状沟和中央沟区外）最后成熟，从枕部向前到前额叶和颞叶。过去认为，皮质下白质成熟完全要到约 24 月龄 [23]。随着现代磁共振扫描仪信噪比的提高和更薄的成像层面，一些未髓鞘化的皮质下白质仍可在稍晚时候被检测到，但基本上要到 30 月龄完成。深部白质的髓鞘形成始于 9—12 月龄时的枕叶和 11—14 月龄时的额叶（图 2-13 和图 2-14），前颞叶深白质最后成熟。低信

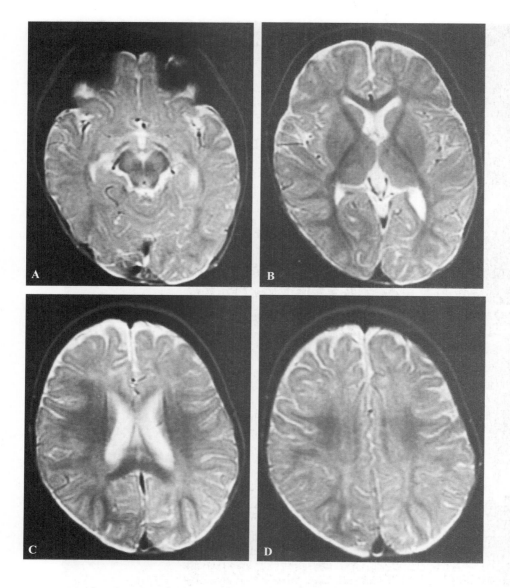

▲ 图 2-14　正常 15 月龄婴儿脑部 T₂WI

A 至 D. 12 月龄后，深部白质逐渐发育成熟。虽然有些不均匀的高信号，但现在大脑的大部分皮质下白质都是低信号。额叶和颞叶的白质成熟最慢

号向皮质下白质的延伸，始于约 1 岁时的中央沟周围区域，并逐渐延伸到下额区和前颞区的皮质下白质。这一过程在 24～28 个月基本完成（图 2-15 和图 2-16），即使在现代化图像中也是如此。因此，除了所谓的终末区（见第 3 章），由磁共振成像的可视化检查（量化参数，如弛豫时间和弥散指标继续演变）评估的白质成熟在出生后第 3 年中期完成。在白质内低信号的外围延伸过程中，灰质表层呈现逐渐变薄的形态，皮质下白质往往呈现异质的形态。

### （三）终末区

随着半卵圆中心的成熟，在 T₂WI 图像上，几乎所有受试者在侧脑室体旁白质内都有永存的高信号区，侧脑室三角区的背侧和上部区域更显著（图 2-17A 至 C）。这些区域可能是均质的，也可能是分布不均匀的（该区域常见的血管周围间隙扩张使其更不均匀）（图 2-17D 至 F）。它们在长 TR 序列的第一个回波比在第二个回波上更难识别，并且通常在质子密度图像上与周围的白质呈等信号，且可能在 FLAIR 图像上可见，但这取决于精确的成像参数和仪器。这种高信号的主要原因可能是众所周知的纤维束髓鞘化延迟，包括后顶叶、下顶叶和后颞叶皮质的关联区域。如上所述，大的血管周围腔隙可能参与高信号形成，特别是三角区周围区域（见下文）。Yakovlev 和 Lecours 称这些区域为"终

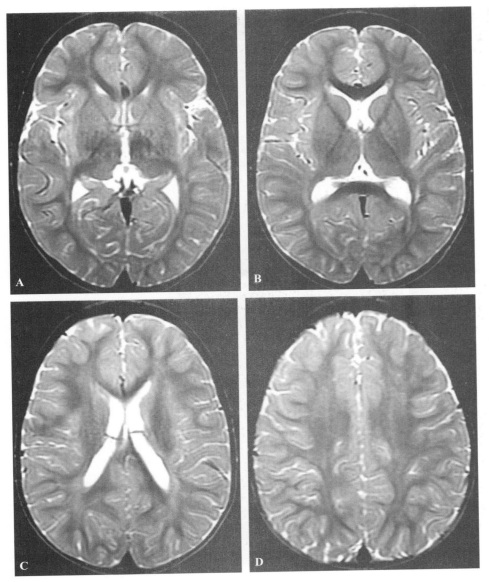

◀ 图 2-15　正常 22 月龄婴儿脑部的 $T_2WI$
A 至 D. 大脑的外观与成人基本相同。然而请注意，在额叶前部和平行于侧脑室的白质中仍有一些片状高信号，侧脑室体部和三角区背侧最明显

末区"，因为这些区域中的一些轴突直到第 40 年才被髓鞘染色[56]。这些持续的高信号区域在整个前 10 年内都可看到，而在一些患者中，可以持续到第 20 年。

将终末区与早产（见第 4 章）、脑积水（见第 8 章）和代谢紊乱（见第 3 章）引起的白质损伤区分开来是很重要的，所有这些都可能与皮质周围区域的 $T_2WI$ 高信号区有关。一般来说，早产儿的白质损伤定义更清晰，位置更低，位于三角区的外侧，靠近视辐射。损伤的白质信号很高，在 FLAIR 图像和"质子密度"［长 TR（＞2s）短 TE（＜60ms）］序列上通常是高信号。更重要的是，白质损伤通常与脑组织丢失有关，通常导致脑室壁不规则；脑沟加深，有时皮质向下延伸至脑室表面；胼胝体后部或压部变薄（见第 4 章）。正常患者脑室三角区和终末区之间的一层有髓鞘白质有助于区分正常的三角区周围高信号区和早产儿的白质损伤（图 2-17C）[65]。当脑室周围白质软化导致三叉神经节周围高信号时，这一层正常的有髓鞘白质就消失了。当 MRI 检查可以检测到分流或第三脑室造口术（见第 8 章）时（或未分流的脑积水后脑室仍扩大时），与脑积水的鉴别更容易。由代谢紊乱引起的白质疾病通常比三叉神经周围病变广泛得多（见第 3 章）。

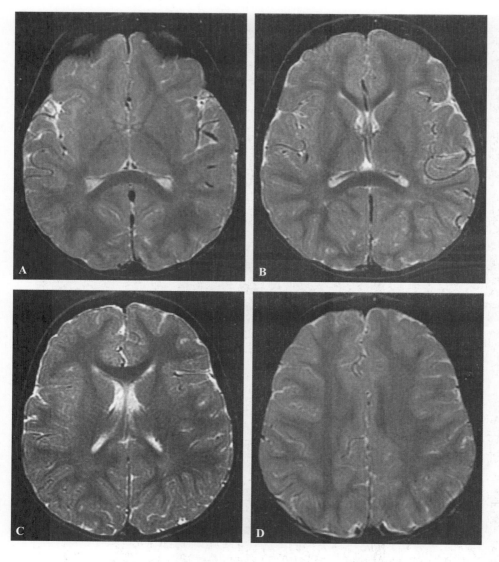

◀ 图 2-16　正常 24 月龄婴儿脑部 T₂WI

A 至 D. 大脑影像接近成人，额叶前部白质有少量的斑片状高信号，从 20 月龄后开始逐渐减弱

### 血管周围间隙扩大

另一种在 MRI 上与终末区和脑室周围白质软化相似的是血管周围间隙的扩大，这些情况可以在脑室周围白质（有时在终末区内）、深部白质（图 2-17D 至 F）或皮质下白质（图 2-17G 和 H）中看到。血管周围间隙的高信号可能导致终末区的 T₂WI 高信号，这在现代高质量 MRI 检查中很常见。Groeschel 等使用薄层容积 T₁WI 图像在 125 名年龄在 30 岁以下的正常志愿者中能够完全识别出。通过常规的 5~6mm 层面，在一组儿科临床扫描中，80% 能够被识别[66]。根据 Groeschel 等的定义，局部扩张或 "扩张" 的血管周围间隙[66] 在 1.5%~3% 的正常受试者中可见。虽然大多数血管周围间隙

扩张的患者，甚至是那些血管周围间隙 "巨大" 的患者在神经学上都是正常的[66]，但有证据表明，这些患者比普通儿童群体神经精神障碍发生率更高[67]。

### （四）脑发育时间

正如脑沟以有序的方式成熟一样，随着轴突的成熟和髓鞘化而发生 T₁、T₂ 弛豫时间的缩短导致的脑白质信号的变化也是有序的、可预测的[23]。这种变化可以在所有婴幼儿的脑 MRI 图像上看到（表 2-3）。随着脑白质的成熟，T₁ 弛豫时间的缩短使得脑白质信号在 T₁WI 上增强，继而 T₂ 弛豫时间的缩短使得 T₂WI 信号的降低[23, 68]。这种变化仅

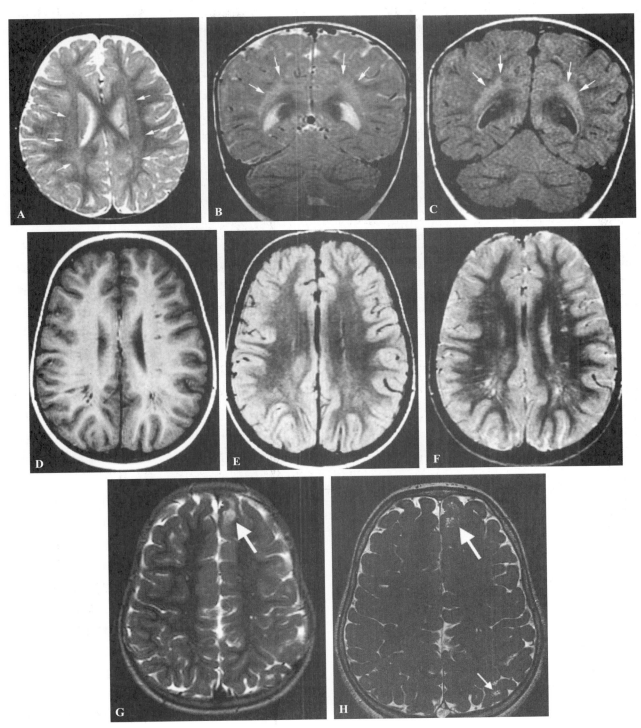

▲ 图 2-17　终末区和血管周围间隙扩大

A 至 C. 轴位（A）、冠状位（B）和 FLAIR（C）图像显示侧脑室外侧、上方和后方持续高信号区（箭），尤其是在三角区。这些区域可能代表已知的脑内髓鞘形成延迟（有时称为"终末区"），不能误认为是缺血或脑损伤。这种改变从 16 月龄到 10 岁都可以看到。D 至 F. T₁WI（D）及轻度和较强 T₂WI 回波（E 和 F）图像显示，脑室周围可见多发曲线状区域，在所有成像序列上均与 CSF 等信号，这是血管周围间隙的典型表现。G 和 H. 轴位 T₂WI 4mm 图像（G）显示额上回白质内高信号（白箭）。在这张图像上，很难与肿块或损伤区分开来。使用 1mm 成像的稳态序列的高分辨率成像清楚地显示多个小的血管周围间隙（大白箭）。注意在顶叶有一个相似的较小的区域（小白箭）

表 2-3  脑髓鞘表现改变的年龄段

| 解剖部位 | T₁WI | T₂WI |
| --- | --- | --- |
| 小脑上脚 | 胚胎 28 周 | 胚胎 27 周 |
| 中纵束 | 胚胎 25 周 | 胚胎 29 周 |
| 内侧丘隙 | 胚胎 27 周 | 胚胎 30 周 |
| 外侧丘隙 | 胚胎 26 周 | 胚胎 27 周 |
| 小脑中脚 | 出生时 | 出生时至 2 月龄 |
| 大脑白质 | 出生时至 4 月龄 | 3—5 月龄 |
| 内囊后肢 | | |
| 前部 | 1 月龄 | 4—7 月龄 |
| 后部 | 胚胎 36 周 | 胚胎 40 周 |
| 内囊前肢 | 2—3 月龄 | 7—11 月龄 |
| 胼胝体膝部 | 4—6 月龄 | 5—8 月龄 |
| 胼胝体压部 | 3—4 月龄 | 4—6 月龄 |
| 枕叶白质 | | |
| 深部 | 3—5 月龄 | 9—14 月龄 |
| 皮质下 | 4—7 月龄 | 11—15 月龄 |
| 额叶中部白质 | | |
| 深部 | 3—6 月龄 | 11—16 月龄 |
| 皮质下 | 7—11 月龄 | 14—18 月龄 |
| 额叶前部白质 | | |
| 深部 | 5—8 月龄 | 12—18 月龄 |
| 皮质下 | 10—15 月龄 | 24—30 月龄 |
| 半卵圆中心 | 2—4 月龄 | 7—11 月龄 |

仅与 $T_1$、$T_2$ 弛豫时间有关，与场强或序列的某种情况（比如常规自旋回波、快速自旋回波、反转恢复、衰减梯度回波等）无关。在出生后的前 6 个月里，$T_1$WI 对评估脑发育价值最大。到 3 月龄时，内囊前肢在 $T_1$WI 上呈高信号，并且由小脑深部白质向远端延伸至小脑叶。胼胝体压部到 4 月龄时表现为中等高信号，胼胝体膝部到 6 月龄时表现为高信号。大约 8 月龄时基本与成人的脑白质表现一致，除了一些最主要的皮质下脑白质纤维（主要是额叶前部和颞叶前部）没有表现为高信号。6 月龄以后，

$T_2$WI 对评估正常的脑发育是最有用的。在 $T_2$WI 上，胼胝体压部到 6 月龄时表现为低信号，胼胝体膝部到 8 月龄时表现为低信号，内囊前肢到 11 月龄时表现为低信号。14 月龄时，额叶深部白质表现为低信号。除皮质下脑白质外，到 18 月龄时全脑脑白质表现与成人脑白质一致。到 30 月龄时，皮质下脑白质成熟。

### （五）研究脑发育的其他 MRI 技术

根据 $T_1$、$T_2$ 弛豫时间的改变，人们采用多种方法对脑发育进行分级。一些作者[68-71]主要对方法进行描述。另一些[23, 72]作者尝试使用弥散技术[73-76]或磁化转移技术[77]对脑白质髓鞘化程度进行定量，并制定正常髓鞘化的标志区从而明确髓鞘化的延迟。但是这些技术仅有研究价值，在实践中是不切实际的。Dietrich 等[78]根据 $T_2$WI 的脑表现将正常脑发育分为 3 个阶段：①婴儿期（出生至 6 月龄）；②等信号期（8—12 月龄）；③早期成人期（10 月龄之后）。在婴儿期，大脑白质信号高于灰质信号，而成人大脑白质呈低信号。发育迟缓患儿等信号期和成人早期出现延迟。Staudt 等[79, 80]提出了一个类似但更复杂的分级系统，他们将脑发育分为 5 个阶段。Bird 等[81]发现 4 月龄时 $T_1$WI 上、9—10 月龄时 $T_2$WI 上，脑灰白质表现为等信号。他们认为灰白质等信号时间是评价患儿脑发育迟缓的一项重要标准。一些作者根据分级系统对图像进行分析，并试图在分级系统的模式基础上评估脑发育成熟的程度以及延迟的程度[57, 58, 82-84]。因为上述描述的是一种快速、可靠不需要任何后处理的方法，所以我们选择这种方法以评价脑发育。事实上，以上描述的方法都是便于使用并且可靠的。

许多研究[85, 86]假设存在一个时间窗，在此期间白质髓鞘化的延迟可以被 MRI 检测到。这个时间窗似乎在 4 月龄至 2 岁之间。在超过 24 月龄的儿童中，MRI 仅能监测到髓鞘化严重迟缓。

## 四、出生后胼胝体正常发育的 MRI 表现

胼胝体的胚胎发育过程将在后文讨论（见第 5 章）。简单地说，胼胝体是由来自两半球间大脑神

经胶质（源于大脑两半球间的裂缝）降解和重塑后交叉于大脑中线的轴突组成的[87]。这些轴突最初交叉在中线的两个区域：其中一个位于孟氏孔附近，此处最终成为胼胝体膝部和体部的交界点；另外一个位于海马趾，此处的轴突引导之后的轴突形成胼胝体压部[87, 88]。特殊的中线神经胶质细胞群形成了胼胝体纤维向内生长和中线交叉的床[87]。如果在两半球裂缝中没有合适的底物，轴突就不会交叉汇合[88-91]。轴突穿过中线最早发生于孕12周左右，于孕18~20周结束。尽管孕20周时胼胝体各部均已出现，但是其结构的生长还远未完成。从孕20周到足月，胼胝体的长度增加了25%，体部的厚度增加了30%，膝部的厚度增加了270%[92]。胼胝体的长度可以通过经颅超声波来测量，发现其平均生长速度为0.11mm/d（范围为0.05~0.29），所有胎龄出生的婴儿的生长速度都基本一样[93]。因为所有的胼胝体的轴突都假定在出生时存在，所以出生后胼胝体的生长即直接反映了轴突的髓鞘化。因为胼胝体很容易用MRI和经囟门超声波评估，因此了解胼胝体发育过程中的正常发育对于解释新生儿、婴儿的影像学研究至关重要。

胎儿、早产儿的胼胝体形态与足月新生儿有较大差异，足月新生儿、婴儿与成人也有所不同。成熟形态演变在出生后第10~12个月会慢慢变化。在胎儿、早产儿中，胼胝体在$T_1WI$上与皮质灰质相比为低信号，在$T_2WI$上与周围组织相比为等信号，且非常菲薄，大小一致，在常规矢状位图像上可能观察不到，尤其是孕周小于20周时（图2-18A至C）。在近足月儿、足月儿中，图像质量好时通常可见胼胝体，其信号在$T_1WI$上接近皮质灰质信号。在这个年龄，胼胝体的形状是薄、平的，成人胼胝体膝部和压部的球状膨大还没有形成[94]（图2-18D和E）。虽然发生的时间不同，出生后的第一个改变是后膝的增厚，通常发生于出生后的第2~3个月。研究表明，在正常大脑中穿过后膝的轴突来源于后-下额叶和前-下顶叶区域[95, 96]。因此，膝部的增大可能与中央前回、中央后回下部的半球间联合纤维的髓鞘化有关，这些与基本的运动、感觉有关的区域在生命早期就开始发育。

矢状位上看到的胼胝体的压部，包括胼胝体的组成部分（真正的压部，位于背侧、后部）和海马连合（即海马连合，位于腹侧、嘴部）。出生时，胼胝体压部的大小介于体部与膝部之间。出生后第4个月或第5个月以前，压部增长缓慢；此后，压部体积迅速增大（图2-18F和G）。注意，此时压部尾尖呈稍高信号（图2-18F和G，白箭），这实际上是连接穹隆的海马连合（与连接两半球轴突的压部相比，其位于尾部及部分嘴部）。第7个月末，压部的体积与膝部相同。第1年的后几个月里，膝部和其他脑组织的比例增大[94]（图2-18H和I）。到第9~10个月，胼胝体的外观与成人相似（图2-18J）。压部的增大（主要源于轴突的髓鞘化）在$T_1WI$上呈高信号，其中的轴突起源于视觉及视觉联系区域皮质（图2-18H和I）[95, 97]。毫不奇怪，胼胝体压部在第4~6个月时的快速发育与视觉形成在时间上是一致的。正是在这个时期，婴儿形成了双眼视力、视调节并开始辨认物体[98]。双眼视力和物体辨认都依赖于半球间的连接。因此，在儿童视觉发育过程中，胼胝体压部体积的增大、$T_2$弛豫时间的缩短与视觉皮质和大脑相关脑区之间的轴突髓鞘化相关。

儿童时期，胼胝体体部持续增大，速度均一，没有监测到生长激增。体部的大小相对均匀，只有体部与压部交界处常可见局限性变薄处（图2-18I和J），这个部位被称为胼胝体"峡部"[99]。这个局限性变薄在成人中也存在。McLeod等[100]观察了450例随机挑选的患者，发现22%的患者存在峡部。这种正常变异不应该被认为是局部发育不良，尽管它可能是新生儿脑损伤的结果，因为感觉运动皮质的轴突在此区域穿过中线[88]。

与膝部、压部相比，胼胝体体部并没有明显的增大，这可能与这些纤维的原始解剖结构和大脑的种系发生有关。在所有动物中，感觉和视觉功能在生命早期都是非常重要的。因此，管理这些功能的脑区最早髓鞘化，胼胝体内连接相应区域的纤维也发育最早。胼胝体体部的渐进性发育可能反映了在生命早期颞叶和顶叶联系区域（神经纤维起源的区域）相对不重要[95, 97]。来源于联系区域的神经纤维髓鞘化较晚的事实（颞叶髓鞘化很晚，侧脑室三角区上方和背侧可见持续性长$T_2$区域）也进一步证明

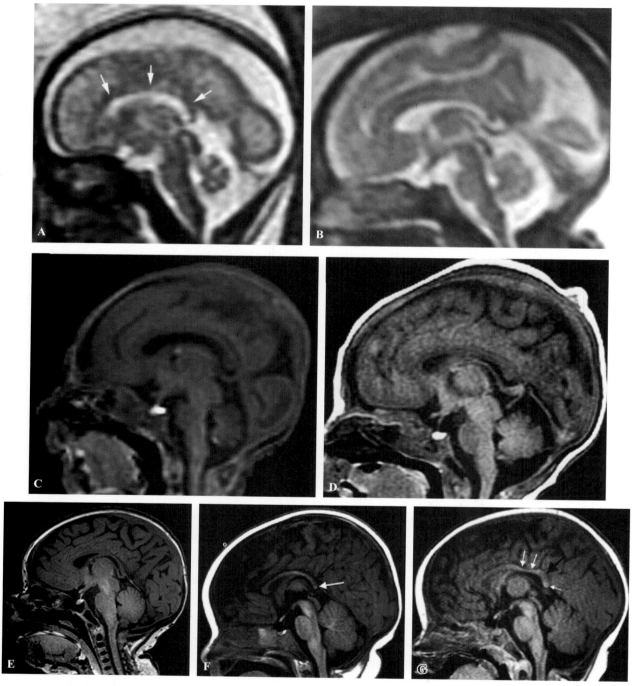

▲ 图 2-18　正常胼胝体发育

A. 23 孕周胎儿的 SSFSE 图像，正中矢状位显示胼胝体（箭）较薄，较均匀，与周围的脑组织呈等信号。因此，它难以与周围的脑组织区分开；B. 孕 28 周的胎儿的胼胝体仍然较薄，较均匀，与周围的脑组织呈等信号，但其更容易被看到。C. 孕 28 周早产儿的胼胝体。在这张 $T_1WI$ 图像上，与灰质相比胼胝体菲薄呈低信号。需根据上方正常的扣带回和脑沟推断其存在。D. 孕 34 周早产儿的胼胝体。胼胝体与灰质相比呈低信号，仍然很薄但看得见。注意在这个年龄小脑仍然很小。E. 正常 1 个月大婴儿的胼胝体。在 $T_1WI$ 图像上，胼胝体与大脑其他结构呈等信号。此时胼胝体均匀、菲薄，膝部和压部无正常的球形扩大，胼胝体的膝部、压部、体部的厚度一致。F. 正常 4 月龄婴儿的胼胝体。在 3—4 月龄时，在 $T_1WI$ 图像上胼胝体的压部体积增大，与大脑其他结构相比信号开始增加（白箭）。这些变化可能是由于视觉相关纤维束的髓鞘化所致。G. 正常 7 月龄大婴儿的胼胝体。在 6—7 月龄时，与周围大脑相比胼胝体后部呈均匀的高信号（白箭），除了一个小局灶状暗区（黑箭）。膝部和体部体积一样大，仍然比较薄

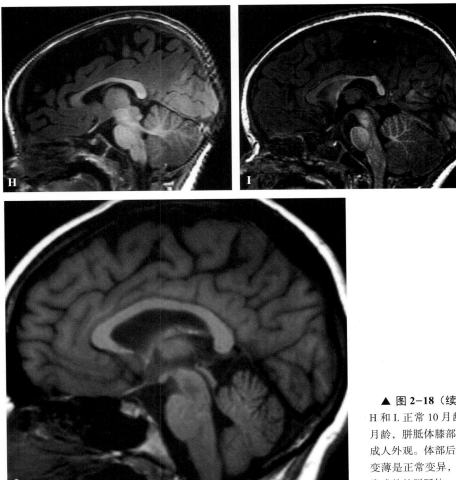

▲ 图 2-18（续）　正常胼胝体发育
H 和 I. 正常 10 月龄婴儿的胼胝体。8—9 月龄，胼胝体膝部、压部开始增厚，接近成人外观。体部后方和压部之间的局限性变薄是正常变异，无病理意义。J.19 岁正常成熟的胼胝体

了这个假设。

出生后的第 1 年内，胼胝体的长度变化缓慢并且没有规律。胼胝体的长度似乎与头颅大小和形态更相关，而不是年龄 [94]。也许是因为在出生后的 1 年内，正常婴儿头颅大小和形状的改变比头颅增大更显著。事实上，胼胝体的长度与头颅前后径的比例在出生后 1 年内保持恒定 [94]，这也支持了上述假设。有些作者研究了胼胝体面积与发育的关系 [101]。尽管在正中矢状位分析胼胝体面积是定量观察脑白质发育成熟的一种准确方法，但该方法耗时，且尚未得到临床的广泛认同。在胎儿及早产儿的胼胝体长度研究中发现：与同孕周的胎儿相比，早产儿的胼胝体生长缓慢 [93]。如前所述，在早产儿的脑沟形成、白质髓鞘化也发现了类似的发育迟缓。总体而言，由于胼胝体长度的不敏感和

面积测量的困难使得其不能作为胼胝体正常生长的标志，所以胼胝体形状和信号（正常髓鞘化形成的部分）的变化是评价胼胝体发育、脑发育首选的方法。

## 五、垂体正常发育的 MRI 表现

在胎儿和新生儿中，垂体腺的前叶呈凸面向上，与大脑其他部位相比 $T_1$ 弛豫时间较短（$T_1WI$ 呈稍高信号）（图 2-19A）[102-104]，这可能由于脑垂体内蛋白质浓度较高所致。到出生后 2 个月左右，垂体的 $T_1WI$ 信号强度、大小逐渐线性减小（图 2-19B）。此时，垂体前叶逐渐变为年长儿垂体的外观，即外缘平直或凹面向上，在自旋回波 $T_1WI$ 像上呈正常脑灰质信号 [105, 106]。值得注意的是，足

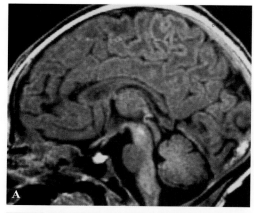

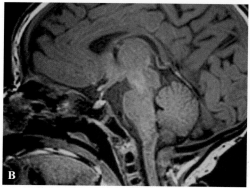

▲ 图 2-19　正常的垂体发育

A. 正常新生儿垂体（35 周）。腺体向上凸出，T$_1$WI 呈均匀高信号；B. 正常婴儿（3 个月）垂体，3 月龄至 2 岁时，T$_1$WI 上腺垂体（垂体前叶）逐渐失去高信号，容易认为高信号的神经垂体（垂体后叶）是一个独立的结构

月儿和早产儿的信号变化是相似的，这表明这些变化是由于宫外生活的调整引起的，而与婴儿的发育阶段无关[107]。在年龄较大的婴儿、儿童中，T$_1$WI 上垂体前叶的低信号与后叶固有的高信号形成对比。这个高信号假定是蛋白质的影响，即垂体后叶激素运载蛋白（从下丘脑运送垂体后叶激素到神经垂体）的影响[108]。儿童期，垂体在各个方面向上缓慢生长，上缘平直或轻度突出，在矢状层面保持 2~6mm。注意，在儿童期直到青春期之前，垂体前叶是较小的。在 T$_2$WI 上，矢状位显示垂体为脑灰质信号并且没有明显的时间信号变化。

尽管尚未确定发育中垂体柄（漏斗）的正常大小，但已明确的成人垂体柄的大小对儿童也非常有用。在 MRI 冠状位、矢状位上最粗不能超过 2.6mm，超过者则提示病理性浸润（见第 5 章）[109, 110]。垂体柄的大小相对于大脑的大小是不变的，而且

一般来说，它不应该像轴位图像上基底动脉那么大[111]。

随着青春期的到来，脑垂体显著增大（仅限于女孩，男孩仅轻度增大），上缘呈明显的弧形突出（图 2-20）。请注意，垂体信号在所有的序列上都是均匀的，无论是增强扫描前或增强扫描后，这有助于鉴别腺瘤或 Rathke 裂囊肿。女孩垂体高度可达 10~12mm，男孩可达 7~8mm[112, 113]。在随后的 5~8 年中，垂体外观逐渐接近成人。

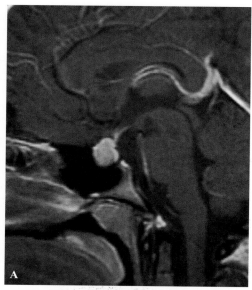

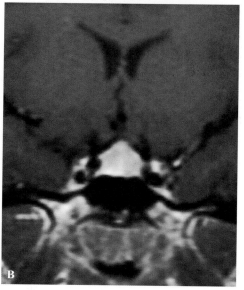

▲ 图 2-20　月经初潮时的垂体

在 T$_1$WI 矢状位（A）、冠状位（B）增强图像上，青春期后垂体增大，并且女孩大于男孩

## 六、囟门、颅缝、鼻旁窦的正常发育

### （一）颅骨囟门和颅缝

在新生儿中，颅骨由许多分离的骨块组成，他们之间有线样的结缔组织（即颅缝）和软骨（即软骨联合）相连。在某些区域，骨缝更宽，且由不规则片状结缔组织分隔，称之为囟门。这些有弹性、柔韧的结缔组织使得颅骨在出生时得以塑形，也使得颅骨在出生2年内快速生长。这些颅缝和囟门在大多数的儿科文献中均有详细描述，故这里不对其进行详细讨论。简单地说，颅穹隆（包括病理状态）共有6条颅缝，它们分别是2块额骨间的1条额缝（来源于希腊语 metopon，意为前额），分别位于双侧额、顶骨之间的2条冠状缝（来源于拉丁语 corona，意为王冠或花环），位于顶骨、枕骨之间的2条人字缝（因希腊语 lambda 而得名），分隔双侧顶骨的1条正中矢状缝（来源于拉丁语 sagitta，意为箭）[114]。另外，新生儿有1个主囟门和5个小囟门，它们是超声检查非常重要的透声窗。前囟门位于矢状缝、额缝、两条冠状缝的交汇处；1对前外侧囟门位于鳞状骨和冠状缝的交汇处；1个后囟门位于人字缝和矢状缝的交汇处；1对后外侧囟门位于乳突和人字缝交汇处。

颅缝和囟门的正常闭合时间很重要，早闭通常需要外科矫正，或者为潜在综合征或代谢病的一个征象（见第5章）。前囟门首先闭合，后囟门闭合时间约为第8周，前外侧囟门约在第3个月，前囟门在第15～18个月，后外侧囟门约在第24个月。首先闭合的颅缝是额缝，在3D-CT重建图像上，3月龄闭合了40%，6月龄闭合了70%，9月龄时则全部闭合[115]。其他颅缝的准确闭合时间还未确定，有些颅缝甚至到青少年期还未完全闭合[114]。然而，有一条基本规律，即出生后1年内矢状缝、冠状缝、人字缝不会闭合。

### （二）鼻旁窦的发育

上颌窦是第一个发育的鼻旁窦。鼻旁窦位于眼眶内侧，出生时尚未发育，通常是部分致密或完全致密的。儿童期鼻窦生长迅速，纵径生长速率达到2毫米/年，前后径为3毫米/年[116]。其生长持续至青春期，此时面部生长也停止了。以下为有价值的标志：①1岁末，鼻窦外侧缘投影于眶内壁下方；②4岁，鼻窦向外扩展，超过眶下管；③9岁，鼻窦达到上颌骨和硬腭平面[117]。

出生时，前组筛窦发育较好于后组筛窦。6岁左右，仍可见部分后组筛窦未气化[116]。气化过程是由后向前进行，后组气房细胞增大。气化末期，后组筛窦气房细胞较前组气房细胞大且数量少。筛窦气化末期包括筛前区的筛外气房、鼻堤、Haller气房和泡状鼻甲发育[117]。

胎儿蝶窦由发育中蝶骨内的一些狭小腔隙（蝶骨甲窦）组成。出生后不久，蝶骨甲窦与蝶骨融合并开始气化[116]。高分辨率图像可以显示早在2岁时的蝶骨气化，且气化过程先于本章节先前讲述的颅骨红骨髓转换为黄骨髓过程[118]。气化过程向下、向后、向外进行，前组蝶窦最早发育（通常在5—10岁）[119]，随后为蝶骨基底部（通常为10岁之后）[119]、蝶骨翼、翼状突。需要注意的是，不要将气化之前的正常脂肪改变误认为出血、蛋白性液体或肿瘤[118]。

额窦是鼻窦中最后发育的。它源于筛窦前部气房细胞的延伸[116]。出生时，额窦的部位是含有红骨髓的正常骨结构。其气化过程与筛窦相同：气化之前转化为黄骨髓[117]。气化最早始于2岁左右的额骨眶突，4岁时气化达到鼻根，8岁时达到眶顶，10岁时到达额骨垂直部。生长持续至青春期。额窦的发育程度个体差异较大[117]。

## 七、脑部矿化的正常发育

成人大脑的某些特定部位在自旋回波、梯度回波 $T_2WI$ 上信号明显减低，尤其是高场强和磁敏感加权序列（SWS）扫描时，这些信号减低在快速自旋回波图像上则不明显。虽然因果关系存在争议[121]，但一般认为这种 $T_2$ 弛豫时间缩短是因为这些部位[120]含有较多的矿物质，尤其是铁。其中最显著的部位是基底节（特别是苍白球）、黑质（大部分在网状结构内侧）、红核和小脑齿状核。需要注意的是，有必要对脑矿物质的现代成像进行重新评价：现代成像中使用的脉冲序列的变化显著降低了这些易感效应，即使是 3T 的机器。因此，本节仅进行简单的描述，其重在 T₂WI 上可见非常低的信号。如果有需要，可以参看相关文献。

出生时，大脑任何部位都不出现 $T_2$ 弛豫时间的明显缩短[122]。约 6 月龄时，$T_2WI$ 上基底节信号较大脑皮质低。然而，此时苍白球和壳核的信号相等，均低于内囊。一般认为，$T_2WI$ 上这种最初的信号减低是豆状核内轴突髓鞘化引起的。实际上，随着脑白质的髓鞘化，在 $T_2WI$ 上基底节较周围脑白质即开始显示为高信号。9—10 岁时，苍白球、黑质、红核 $T_2$ 弛豫时间开始缩短[122]。此时，这些区域的信号与周围白质相等，甚至稍低。15 岁时，约 90% 的儿童苍白球与周围脑组织相比呈稍低信号[122]。10—20 岁时，$T_2WI$ 信号持续降低，并持续终身。

请注意，磁敏感加权成像对脑内的铁极其敏感，早在 10—20 岁时，早期铁沉积的部位（尤其是苍白球和黑质）在 SWI 上即表现为低信号[123]。不要将此误认为是病理现象或将其诊断为铁沉积综合征。

小脑齿状核开始显示低信号时间稍晚，15 岁左右开始出现显著变化。这种信号减低缓慢而持续终身。但是与大脑其他含铁区域相比，小脑齿状核铁含量较少。25 岁时，仅 30% 的青年可见齿状核的信号较周围组织低[122]。

## 八、脊柱的正常发育

### （一）胚胎学

妊娠第 2 周结束时，正常人胚胎呈双层结构：第一层是由邻近羊膜的平坦细胞组成，为外胚层；第二层由邻近的卵黄囊组成，为下胚层。下胚层最终会被内胚层取代，后者一般认为是上胚层的衍生物。不久之后，胚胎尾端近中线的细胞增生形成了原结（即 Hensen 结，它是头侧的起点）及其尾侧的原始条纹。在胚胎第 16 天左右，原始条纹开始退化，原结喙唇细胞在上母细胞层和下母细胞层之间移行，形成脊索突。来源于原结的细胞添加于轴

索突的尾端使其延长，管腔化后，尾端部分即为脊索。脊索诱导周围的中胚层（轴旁中胚叶，源于原始条纹）形成成对的体节。体节最终发育为肌节，后者将形成棘突旁肌肉，覆盖其上的皮肤和生骨节。生骨节将形成软骨、骨和脊椎韧带[124, 125]。腹侧脊索突最终形成脊索前板，后者诱导腹侧前脑的形成（见第 5 章）。脊索突可能会导致神经管的形成和闭合（见第 9 章）。这一过程相当复杂，尤其是在初始神经管（由神经板的神经元形成，缺少能够导致神经管开放缺陷）和次级神经管（缺少能够导致神经管闭合缺陷）的交界处[126]。

在妊娠第 4 周或第 5 周，生骨节开始重新分段，最终形成椎体。重新分段过程中，每个生骨节尾侧半细胞与头侧半细胞（同一生骨节）在生骨节板裂处分离，并与下节生骨节的头侧融合（图 2-21）形成一个新的原始椎体[124, 125]。因此，节间动脉被包含在新椎体中心。与此同时，新形成的椎体内脊索节段分解，而椎间内脊索节段大量增生并转化为髓核。妊娠第 40～60 天，由间叶细胞形成的椎体开始软骨化，从椎体内的特定软骨中心开始。最后，骨化开始于四个骨化中心（两个在椎体内，另外两个在椎弓的两侧），此过程持续到出生后[124, 125]。胸腰椎椎体内的骨化中心与椎弓两侧的骨化中心是通过脊柱神经弓中心软骨分离的，这是一些线样的软骨位于椎体与椎弓跟的连接处[127]。

新生儿的椎体有一个膜性中心（在头尾方向）成分，以及骨化中心和透明软骨终板（位于其上下方）。每个终板的体积约为椎体中心成分的一半[128]。与成人相比，新生儿的椎体和软骨终板有更丰富的血液供应。椎体含有造血骨髓、大血管池及缺乏血脑屏障的窦状隙和巨大细胞外间隙。软骨终板由椎体边缘血管和椎体动脉分支供应[129, 130]。

### （二）脊柱发育的 CT 表现

CT 观察到的主要脊柱发育过程是骨化中心间软骨联合的骨化过程。在婴儿期和儿童期，软骨联合的存在为解读 CT 图像带来难题。因此，了解软骨联合的正常闭合时间十分重要（表 2-4）。如上所述，所有的椎体（$C_2$ 除外）均源于 3 个原始骨化中心：体（前内侧）和两个神经弓（后外侧），后者

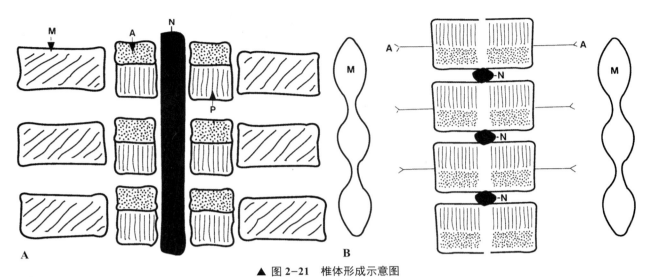

▲ 图 2-21 椎体形成示意图

A. 每个骨节包括两个部分：细胞排列疏松的头侧部分（前骨节，A，点状区域），细胞排列紧密的尾侧部分（后骨节，P，竖线部分）。体节与脊索（N）和肌节（M，交叉阴影区域）密切相关。B. 一个体节的尾侧的致密细胞团与其尾侧邻近体节的头侧疏松细胞团融合，形成一个含有相邻部分体节的结构（椎体的中心）。脊索退化，其残余部分（N）将变成髓核。肌节发育为脊椎旁肌肉（M）。注意，节段间动脉（A）与椎体和体节的关系

由脊柱神经弓中心软骨联合与体分离[127]。$C_1$ 的前内侧骨化中心是前弓。$C_2$ 与其他椎体的不同之处在于其有 4 个骨化中心：体、两个神经弓、齿状突。齿状突来源于胚胎时期 2 个独立的靠近中心的骨化中心，约胚胎 7 个月时在中线融合。这两个骨化中心在婴儿期可见，需与骨折线鉴别[131]。

表 2-4 颈椎软骨联合的闭合时间（CT 评估）

| 软骨联合 | 骨化年龄 |
| --- | --- |
| $C_1$ 前弓 | 8—12 月龄 |
| $C_1$ 后弓 | 1—7 岁（通常 4 岁以前） |
| $C_1$ 侧块 | 7—9 岁 |
| $C_2$ 椎体齿状突 | 3—7 岁 |
| 齿状突上部骨化中心<br>出现<br>融合 | 2—6 岁<br>11—12 岁 |
| $C_2$ 椎体后部软骨联合 | 4—7 岁 |
| $C_2$ 椎体水平以下<br>后部软骨联合<br>椎体 - 后部骨化中心 | 4—7 岁<br>3—7 岁 |

出生时，$C_1$ 前弓、后弓和前后弓之间可见未骨化的软骨联合。前弓软骨联合在 8—12 月龄骨化，后弓软骨联合在 1—7 岁骨化，两弓之间在 7—9 岁骨化[132]。$C_2$ 后部的两个骨化中心之间的骨化中心在 4—7 岁骨化，体部与齿状突基底部则在 3—7 岁骨化。齿状突上部骨化中心出现在 2—6 岁，11—12 岁时与齿状突融合。$C_2$ 以下，椎体包括一个前部骨化中心和两个后侧部骨化中心（图 2-22）。$C_3$ 及以下椎体的软骨联合骨化基本恒定，后部软骨联合在 4—7 岁时骨化，椎体和后部骨化中心间软骨联合在 3—7 岁时骨化[132]。

（三）脊柱发育的 MRI 表现

与 CT 一样，MRI 能够清晰显示椎体和神经弓之间的软骨联合，其在 $T_1WI$、$T_2WI$ 上均呈线样低信号。矢状位和轴位图像可对其进行评估（图 2-23）：矢状位表现为从上终板区到下终板区的低信号线，轴位表现为斜行的低信号线。这些线在婴儿期可见，推测其代表致密的皮质骨和软骨。软骨联合在 MRI 上消失的时间与 CT 上不一致，表明 MRI 和 CT 观察到的软骨联合演变的方面是不一致的。在 MRI 上，这条位于上下终板中部的线从外侧开始消失[133, 134]。4 岁时，腰椎的软骨联合闭合约

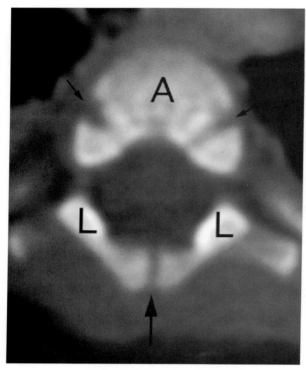

▲ 图 2-22　未成熟椎体在 CT 上表现为前骨化中心（A）和两个后外侧骨化中心（L）

小箭代表前部软骨联合，大箭代表后部软骨联合

75%。在中下段颈椎软骨联合线完全消失大约始于 6 岁，腰椎在 11—14 岁，胸椎上段为 10 岁，胸椎中段 15—16 岁[127, 133, 134]。

婴儿的椎体，椎间盘的 MRI 表现分为 3 个发育阶段[135]。第一阶段，从出生后到出生后 1 个月，以椎体双凸外形为特征，在 $T_1WI$ 上呈低信号，这可能是椎体的骨化中心（图 2-24A）。此时，椎体终板体积约为骨化椎体的一半，与肌肉相比呈稍高信号，与中央骨化部分对比呈明显高信号。$T_2WI$ 示椎体骨化中心呈低信号，稍高于周围部分（图 2-24B）。此时注射顺磁性对比剂，椎体和终板均呈中度强化。儿童期，椎间盘的信号不发生变化，表现为 $T_1WI$ 低信号、$T_2WI$ 高信号，轻度强化或不强化[135, 136]。

第二阶段（图 2-25A 至 E），出生后第 1~6 个月，其特征是全椎体的 $T_1$ 弛豫时间缩短，开始于椎体上下缘，向中央扩展，最终遍及整个椎体。因此，椎体的上下缘的信号高于中央部分（图 2-25A）。软骨终板与椎体之间存在一段低信号带，两

者之间的关系尚不清楚。椎间盘表现为低信号。在此期间，$C_2$ 椎体与齿状突之间的软骨联合、齿状突顶的软骨联合、蝶枕软骨联合（即斜坡）在 $T_1WI$ 上均表现为高信号（图 2-25E）。$T_2WI$ 也显示椎体上下部的信号增加，在 3 月龄左右，椎体逐渐与终板等信号。与椎体相比，终板呈稍低信号，椎间盘呈高信号。在 $T_2WI$ 和 $T_2^*WI$ 上，未成熟的脊柱表现稍有不同（图 2-25B 至 D）。在此期间，椎体、终板的强化较第一阶段不显著，椎体不均匀强化（图 2-25C）[135, 136]。

第三阶段（图 2-25F 至 H）开始于出生后第 7 个月。在此期间，$T_1WI$ 上椎体相对于软骨终板和周围肌肉呈高信号。软骨终板逐渐骨化并与椎体融合，使得椎体在 2 岁左右变为矩形。$T_2WI$（图 2-25G）显示椎体、终板呈均匀等信号，与周围肌肉相比呈稍高信号。直到 9—10 岁，大部分儿童的终板、椎体仍可见不同程度的均匀强化（图 2-25H）。在此阶段，造血骨髓逐渐被转换[135, 136]。

## 九、应用磁共振生理学成像评价脑发育

在本节中，多种技术用以评价脑白质（主要是轴突和髓鞘化）：质子 MRS、磁化转移成像、弥散成像 [包括弥散加权成像、弥散峰度成像（DKI）、神经轴突密度成像（NODDI）] 和髓鞘水分数（MWF）。这些技术均对白质髓鞘化的不同方面敏感。最近研究表明 NODDI 对轴突方向最为敏感，而 MWF、平均弥散率和 MRS 能够很好描述髓鞘化含量[137]。由于这些成像是互补的，因此联合使用这些技术将会得到最佳的结果[53]。下面将讨论这些技术。

### （一）MR 波谱

#### 1. 正常 MR 波谱

在详细描述脑发育在 MRS 上的特殊改变之前，我们首先需要讨论一些重要概念。首先，MRS 观察到的谱线随获得数据的回波时间 TE 不同而改变。正如第 1 章所述，短 TE（20~30ms）较中等 TE（135~144ms）、中等 TE 较长 TE（270~288ms）可获得更多波峰。造成这种差别的原因是被激励的质子受周围化学环境（$T_2$ 弛豫时间）的影响，从

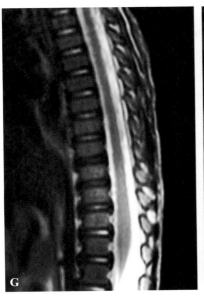 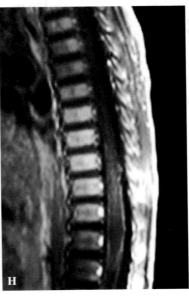

◀ 图 2-25（续） 3 月龄（第二阶段）和 9 月龄（第三阶段）的脊柱

G. T₂WI 显示椎体信号均匀，软骨上下终板为低信号，而椎间盘仍然为高信号；H. 矢状位 T₁WI 增强图像显示椎体呈均匀强化

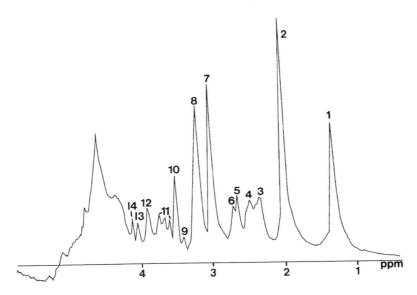

◀ 图 2-26 ¹H 波谱的波峰表现（短 TE）

1. 乳酸的 CH₃ 基团；2. NAA 和 N- 乙酰天冬氨酸的 CH₃，谷氨酸和谷氨酰胺 2 位 C 的 CH₂，γ- 氨基丁酸 3 位 C 的 CH₂；3. 谷氨酸 4 位 C 的 CH₂ 和 GABA 2 位 C 的 CH₂；4. 谷氨酰胺的 4 位 C 的 CH₂ 和 NAA 的 3 位 C 的 CH₂；5、6. NAA 的 3 位 C 的 CH₂S；7. 肌酸的 CH₃ 和 GABA 3 位 C 的 CH₂；8. 胆碱的 CH₃；9. 牛磺酸 1 位 C 的 CH₂；10. 肌醇 1 位 C 的和 3 位 C 的 CH 以及甘氨酸 2 位 C 的 CH₂；11. 谷氨酸和谷氨酰胺 2 位 C 的 CH，肌醇 4 位 C 的和 6 位 C 的 CH；12. 肌酸 2 位 C 的 CH₂；13. 胆碱的 CH₂；14. 乳酸 2 位 C 的 CH

### 2. 脑 MRS 所见的代谢物

（1）长 TE 波谱所见的波峰：N- 乙酰天冬氨酸（NAA）是质子谱中最明显的波峰，被视为化学位移定位的参考物（2.01mm）[146, 147]。其在出生时相对较小（早产儿中很小，足月儿中不太明显），婴儿期和儿童期该峰在所有的脑区增加（除了右侧尾状核头）[148]。该峰实际上包括了 NAA、N- 乙酰谷氨酸（NAAG）、糖蛋白、氨基酸残肽等多种物质[146, 147]，因此将此峰命名为"N- 乙酰族群"也许更为恰当。NAA 在神经元线粒体中合成，因此它是神经元线粒体代谢功能（甚至神经元功能）良好的一个标志。一些 NAA 被运送到少突胶质细胞中，通过天冬酰转移酶变为醋酸盐（为髓鞘脂质合成的前体）和天冬氨酸盐。NAAG 调节谷氨酸能的传递，可能在神经保护 [ 通过突触前 3 型代谢谷氨酸受体（mGLuRr3），它触发转化生长因子 β- 生长因子的释放 ] 与突触可塑性中起作用[149]。我们假定 NAA 在成人大脑中至少有两个作用：① 它是脑脂质的前体；② 它参与辅酶 A 相互作用[149, 150]。其他人认为 NAA 是渗透物（一

种惰性代谢化合物，仅在细胞外代谢紊乱时对神经组织有保护作用）[151]，或是一种神经递质 / 神经调节剂的前体，或作为天冬氨酸的自由储存形式[152, 153]。在成人大脑中，大脑皮质中 NAA 的浓度更高于白质中[154]，因为大多数 NAA 位于神经元及其树突内。乙酰 – 辅酶 A–L– 天冬氨酸 –N– 乙酰转移酶是位于线粒体中合成 NAA 的合成酶，NAA 由天冬氨酸和乙酰辅酶 A 合成[155]。乙酰天冬氨酸酶是一种降解 NAA 的酶，主要位于少突胶质细胞和星形胶质细胞中[156]。因此，NAA 分解主要发生在胶质细胞，这也解释了成熟胶质细胞中 NAA 的含量低。因为 NAA 几乎只存在于神经元、轴突中，又因为胶质在许多神经退行性变中不受影响，因此在大多数神经退行性变过程中 NAA 含量减少[157]。动物实验证实 NAA 降低与神经元坏死有关[158]。因此，NAA 绝对或相对（相对于 Cr）减少通常被认为是神经元和（或）轴突损伤[159-161]。但是，由于 NAA 是在线粒体中合成，没有永久性神经元损伤的能量消耗也会导致 NAA 的短暂减少。事实上，在线粒体疾病[162]、癫痫[163]和抗病毒药物治疗艾滋病[164]中均可见到 NAA 峰恢复。NAA 被分解为少突胶质细胞中的乙酸和天冬氨酸，乙酸用于合成髓磷脂[149]。它在突触前末梢被转换为 NAAG，然后释放到突触中，其可能阻断突触前钙通道，从而抑制谷氨酸的释放[149]。婴儿的脑灰质和脑白质 NAA 浓度基本相似。因为 NAA 的分解物可能用于髓鞘生成，因此未成熟的白质中相对较高的 NAA 浓度被认为是突触膜合成十分活跃[150]。研究表明，在未成熟大脑中少突神经胶质前体的 NAA 含量是未成熟神经元的 2 倍[165]。因此，NAA 水平有可能作为少突胶质细胞发育的标记物。

胆碱（有时称为三甲铵）的峰值在 3.21ppm 处，其由胆碱、甜菜碱、肉毒碱中的三甲铵质子，加上肌醇和氨基乙磺酸的 $H_5$ 组成[146, 147]。"胆碱"峰是一组来自几种含胆碱化合物（如磷酰胆碱、磷酸乙醇胺、甘油磷酸胆碱、甘油磷酸乙醇胺，以及游离胆碱）的总和，可能与膜脂中以极性头部群存在的胆碱结合。在新生儿中，磷酸乙醇胺占主导地位；随着年龄的增长，它与磷酰胆碱[166]一起减少，两者都是膜合成的前体[167]。甘油磷酸乙醇胺和甘油

磷酸胆碱是膜破裂的产物，它们的浓度随出生后年龄增加[166]。MRI 可能检测不到膜结合胆碱化合物[168]，但是当细胞膜在疾病过程中分解时，结合的胆碱被释放从而变得可见[168]。胆碱反映了细胞膜的结构成分，特别是髓鞘[146, 147]。因此，胆碱峰在高度细胞化的过程中增大，如高级别肿瘤和神经退行性疾病。与此同时，局灶性炎症（导致明显的局部细胞增生）通常在细胞膜破裂时也会导致胆碱峰的增大。在成熟的大脑中，脑白质中胆碱浓度高于大脑皮质，丘脑和小脑高于大脑皮质或大脑白质。

位于 3.03ppm 的肌酸峰由肌酸和磷酸肌酸的甲基质子、少量 γ– 丁酸、赖氨酸和谷胱甘肽组成[146, 147]。第二个较小的肌酸峰出现在 3.94ppm[169, 170]。磷酸肌酸在所有脑细胞中为维持能量依赖系统的关键分子[171]。肌酸主要在肾脏、肝脏中合成，没有功能性肌酸转运体不能进入大脑。在大脑中，它的浓度在小脑中最高，其次是丘脑、基底节、皮质灰质和脑白质[172]。除在额叶白质、胼胝体和尾状核极小的减少，它的浓度在大脑的整个生命过程中基本保持不变[148]。因此，Cr 被用作其他代谢物比较标准。在大鼠中，星形胶质细胞的 Cr 浓度高于神经元，因此损伤组织中 Cr 可能升高[173]。很小的 Cr 峰可能表示了肌酸合成的障碍或肌酸的转运紊乱（见第 3 章）。

乳酸峰在 ¹H–MRS 上表现为由以 1.3ppm 为中心的特征双峰（峰值分别为 1.27ppm 和 1.36ppm），可在部分足月新生儿（适合胎龄）中看到（见第 3 章）。通常认为，在一定程度上出现大于微量的乳酸是某种程度上脑损伤的表现，特别是在出生后数小时之内[27]。然而，乳酸是早产儿和足月新生儿脑脊液中的正常发现，其浓度高达 2.7mm/L[27, 174-176]。这种乳酸盐在婴儿几个月时就消失。知晓脑脊液中乳酸的正常存在是重要的，因为如果波谱体素包括一个大的第三脑室或侧脑室的很大一部分，可能会误以为无氧糖酵解的存在，进而误诊为缺血。因此，应用 MRS 分析新生儿脑病时，排除脑脊液的影响非常重要。

认识到丙醛 –1,2– 二醇（乙烯乙二醇）非常重要，这是一种新生儿抗惊厥的注射溶剂，其波谱外观与

乳酸几乎相同[177]。丙醛 -1, 2- 二醇呈双峰，中心约为 1.1ppm（图 2-27）[177]。因此，如果在脑病患儿脂肪族区域（1～1.4ppm）中看到双峰，应首先确定双峰化学位移的准确位置，再判断是否有乳酸的存在。

(2) 短 TE 波谱所见的波峰：当用短 TE 采集质子波谱时，可以见到数个波峰，这些波峰因其 $T_2$ 弛豫时间相对较短在长 TE 采集时消失。数个小峰由谷氨酰胺（Gln）和谷氨酸（Glu）的质子峰组成，见于 2.1～2.4ppm 区域[146, 171]。第二个高峰在 3.75 ppm 处可见，来自 α–CH 部分的共振信号。谷氨酸是一种神经兴奋性递质，由兴奋性轴突释放

到突触与突触后谷氨酸盐受体结合。部分释放的谷氨酸被运送到邻近的神经胶质轴突，剩余部分被突触前后神经元轴突吸收。胶质细胞吸收的谷氨酸被谷氨酰胺合成酶转化为谷氨酰胺，或通过谷氨酸脱氢酶代谢为氧戊二酸和天冬氨酸（通过天冬氨酸转氨酶）[178]。谷氨酸是脑损伤（由于缺氧 – 缺血、癫痫发作或创伤引起）中一种重要的分子[179]。不幸的是，在临床使用的磁场强度中与 2.1～2.4ppm 的波峰相互重叠，不能从 NAA 峰、γ- 氨基丁酸峰中较好地分离出来，而 3.75ppm 处的波峰很难从 3.9ppm 处的肌酸峰分离。在较高的静磁场强度（比如 7T）下有可能更好地分离、评

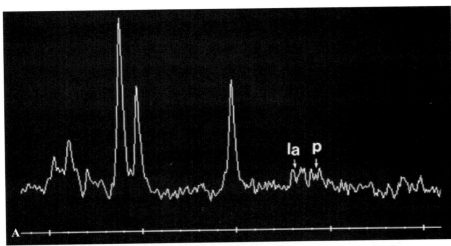

◀ 图 2-27　新生儿脑丙醛 -1, 2- 二醇波谱

A. 基底节质子波谱（TE=270ms）；B. 额叶分水岭白质质子波谱。注意存在双峰：一个中心在 1.1ppm（P）代表丙醛 -1, 2- 二醇，另一个中心在 1.3ppm（la）代表乳酸

价这些波峰。随着高场强扫描仪在临床实践中的使用越来越频繁，对这些波峰进行分析有可能成为评估通常由 Glu 介导兴奋性毒性脑损伤的重要指标[180]。更高的场强也可更好地评估脑损伤后星形胶质细胞反应，因为 Gln 主要在星形胶质细胞中可见，而 Glu 在神经元中合成。

肌醇有 3.56ppm 和 4.06ppm 两个峰值，其被认为是膜磷脂酰肌醇的储存池，与许多激素系统有关，是中枢神经系统的酶调节中的第二信使[152, 181]。在发育过程中，其浓度在大脑所有区域基本保持不变[148]。肌醇是一种必需的生长因子[182]，是磷脂酰肌醇（磷脂膜的组成成分）的前体[146]。它主要位于胶质细胞，在星形胶质细胞中的浓度更高[167]，因此其可能是星形胶质细胞增生的标志物。其他可能的作用包括渗透调节、细胞营养和解[152, 181]。3.56ppm 处的波峰来自甘氨酸、肌醇 –1– 磷酸[168]。鲨肌醇是肌醇的同分异构体，可能抑制肌醇在磷脂中的转运和结合[183, 184]。基于精确的化学位移，共振的单态性质在哺乳动物体内和体外的 $^1$H–MRS 中已排除了其他代谢物，多数专家认为 3.35ppm 处的单峰是由六个等量的甲醇质子组成的鲨肌醇（不是之前认为的牛磺酸），这与肌醇水平相关的生化浓度一致[172, 184]。短 TE 质子谱可在 3.43ppm 处探测到脑葡萄糖。谱线下面的区域为大脑中葡萄糖浓度的总值[185]。

牛磺酸是一种氨基酸，据报道它具有渗透调节作用，可作为神经递质作用的调节剂[186]。它在婴儿的脑内浓度很高，但随着发育成熟浓度会下降，成人的含量约为 1.5mmol。波谱包含两个三组小峰，其中心分别为 3.25ppm 和 3.42ppm[186]。不幸的是，在大多数临床扫描仪中这些峰值与肌醇、鲨肌醇和胆碱峰重叠，所以很难看到，除非其明显升高，比如有时在脑肿瘤中可见[138]。

典型的婴儿短 TE 波谱中通常会看到两个宽峰，一个介于 0.5～1.0ppm，另一个在 1.0～1.6ppm。这些通常称为"大分子峰"，主要由各种脂肪族碳氢化合物（脂类）、氨基酸中的亚甲基（中心约为 1.3ppm）和甲基（中心约为 0.9ppm）的质子组成。这些峰在出生后 12～18 个月减小，通常没有临床意义（除非其达到 NAA 的一半）；当峰增大时表明

细胞崩解而不是生成，即是一个退化的过程。根据作者的经验，这些高峰常见于先天性代谢异常和受虐待儿童。

大多数市售的 MRS 序列不能进行磷磁共振波谱分析。但是，对一些关于 $^{31}$P–MRS 的了解还是有用的。目前，磷酸单酯的逐步减少和磷酸二酯的互补增加是由脂质代谢引起，是 $^{31}$P 波谱中大脑发育最好的指标[187]。波谱显示早产儿与足月儿相比磷酸单酯共振增强，磷酸二酯的信号较低。虽然磷酸二酯产生于磷脂的降解产物，且在婴儿和成人中进行性增加，但是信号相对磷脂单酯（主要是磷脂前体）几乎没有下降。然而，在婴儿和成人中磷酸单酯的化学位移和波谱宽度发生变化，表明磷酸单酯的成分发生了变化。这可能是磷酰乙醇胺、磷酰胆碱[188]、甘油磷酸乙醇胺和甘油磷酸胆碱[166]比例变化的结果。另外，新生犬的 $^{31}$P–MRS 与神经系统检查（神经反射、运动和感觉功能检查）表明磷酸肌酸、无机磷酸盐和磷酸二酯呈指数增长，此时磷酸肌酸 / 无机磷酸盐比率恒定，早于神经系统检查中发现的发育变化[189]。这种波谱的演变被认为是成熟线粒体中 ATP 转换增加的结果。

**3. 脑区的波谱差异**

质子谱的获取随采集波谱的指定体素的位置不同而变化。事实上，正如大脑每个区域的精确的细胞结构和连接都是不同的一样，其波谱也不一样。这一点也不奇怪，因为大脑皮质的细胞结构在皮质的不同区域之间有很大的不同（基本上是连续的）[190]，这个概念的重要性怎么强调也不为过。成熟脑的额叶皮质与顶叶皮质的波谱不同，两者与海马区的波谱也不同[191]。丘脑与纹状体[192]的波谱是不同，且丘脑不同核团的波谱也有差异。然而，我们不可能显示每个年龄段不同脑区的波谱。不过，也可以描述一些基本模式，如不同脑区的 NAA 峰的高度变化多样。脑干和小脑的 NAA/Cr 比值较大脑半球低，基底节核团（丘脑、尾状核、壳核）的 NAA/Cr 比值较脑白质低（图 2–28）。在脑白质内，额叶的 NAA/Cr 比值比顶叶高。此外，胆碱和肌酸的比例变化多样，白质和丘脑中胆碱含量大于肌酸，而在成熟的纹状体和大脑皮质中肌酸含量通常大于胆碱[191-196]。

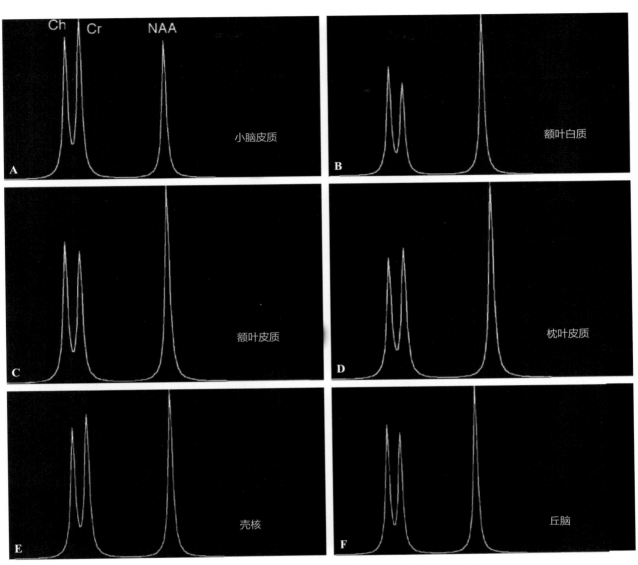

▲ 图 2-28　成熟脑（3 岁）的局部质子波谱变化（TE=288ms）

A. 小脑皮质波谱显示与 NAA 峰相比，胆碱（Cho）和肌酸（Cr）峰更大；B 至 F. 额叶白质（B）、额叶皮质（C）、枕叶皮质（D）、壳核（E）和丘脑（F）的 Cho、Cr 和 NAA 的比例略有不同

### 4. 脑发育过程中波谱的变化

活体脑发育过程中 MRS 表现随扫描技术的不同而不同。如前所述，短 TE 波谱成像（图 2-29）与使用长 TE（图 2-30）波谱成像不同，因为 $T_2$ 弛豫时间和 J 耦合导致波峰的增宽和振幅减小[181]。通过使用短 TE 能够得到最多信息，越来越多的波峰被确定。然而，使用长 TE 更容易获得稳定的基线，更容易量化峰值。

反映脑成熟过程的 MRS 表现包括：[31]P 谱上磷酸单酯峰相对降低，磷酸肌酸峰和磷酸二酯峰相对增高，[1]H 谱上大 NAA 峰（化学位移为 2.01ppm）相对于胆碱峰（化学位移为 3.21ppm）和肌酸 - 磷酸肌酸峰（化学位移为 3.03ppm）增高（图 2-29 和图 2-30）[181, 195]。这种演变模式在胎儿[197]、早产儿[192, 198]、足月儿[192, 198] 和幼儿[171, 195] 中也能见到。另外，新生儿波谱可见一个大的肌醇峰（化学位移为 3.56ppm），此峰在出生后 1 年内逐渐降低（图 2-29）[152, 198]。新生儿波谱中鲨肌醇峰最高[152, 199]。

活体 MRS 很难确定代谢物的绝对浓度[198, 200, 201]。

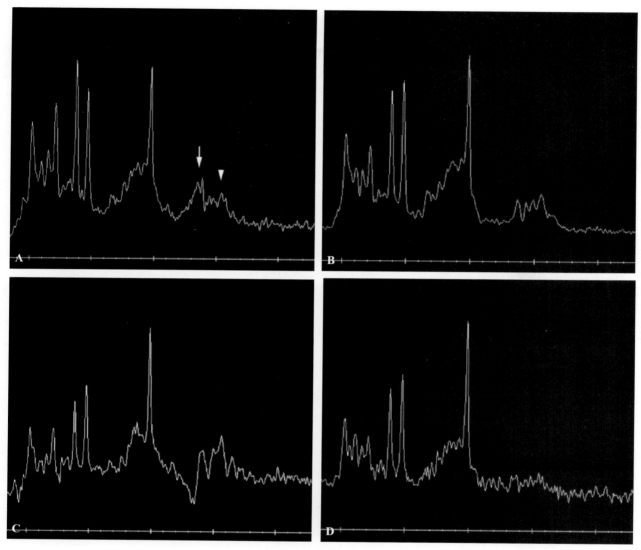

▲ 图 2-29　脑发育过程中短回波时间（26ms）质子波谱的变化

5 日龄新生儿（A）、3 月龄婴儿（B）、14 月龄婴儿（C）和 22 月龄婴儿（D）的基底节波谱。新生儿的主峰为肌醇和胆碱；较大婴儿的主峰为胆碱和肌酸；较大的婴儿、儿童和成人的主峰为 NAA。在年龄较大的儿童和成人中，在白质中胆碱峰通常较大，而在皮质中肌酸峰较大。A 中的箭和箭头指向所谓的"大分子峰"，来自于新生儿中存在的化学基因，在出生后的第 1 年内峰值减小（如 B），然后消失

因此，一般通过波峰之间的相互比较和计算峰高比值来表达大部分代谢物随时间的变化过程[152, 153, 161]。例如，与 Cr 相比，胆碱的减少（Cho/Cr 比值）和肌醇（myo-ins/Cr 比值）的减少随着成熟进程而发展[161]，胆碱 / 肌醇比率稳定[152, 153]。此外，灰质的时间演化峰值和白质不同。在出生后 2 年内，白质中 Cr/Cho 比值几乎保持不变，而灰质中该比值升高[161]。

在质子 MRS 中量化某种特定化合物非常困难，因为每个峰值的信号取决于其浓度、自旋饱和效应和 T$_2$ 弛豫时间[202]。在获得任何准确的数据之前，必须考虑到上述所有因素。尽管如此，人们已经研究了一些峰值的绝对量化方法，因为它们更具可复制性，比化合物的比率更可靠，因此它已成为分析波谱的标准方法[138, 171, 181, 198, 203]。然而，即使使用这些"绝对"测量方法，不同研究组的结果不同[171, 204-206]。造成这些差异的一个原因是：他们所测量的脑组织部位不同，脑发育阶段不同，个体间

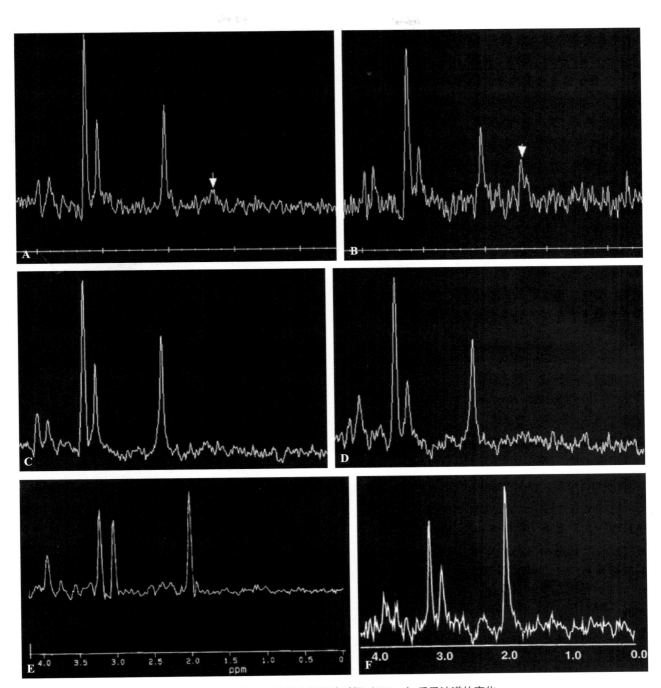

▲ 图 2-30 脑发育过程中长回波时间（288ms）质子波谱的变化

A. 正常孕 35 周新生儿。基底节波谱可见显著胆碱峰，NAA 峰和肌酸 / 磷酸肌酸峰相对较小。B. 正常的孕 35 周新生儿。前额叶白质波谱，成熟程度稍差于基底节。与（A）相比，肌酸 / 磷酸肌酸和 NAA 峰相对低于胆碱和肌醇峰。现阶段白质中存在乳酸峰（A 和 B 中的箭）是正常的。C. 正常足月新生儿。在此阶段，与胆碱峰相比，NAA 更丰富。乳酸峰基本消失。D. 正常足月新生儿。前额叶白质波谱的成熟程度依然稍差于基底节，但比 35 周（B）更成熟。与基底节（C）相比，肌酸 / 磷酸肌酸和 NAA 峰相对低于胆碱和肌醇峰，但与 35 周相比 NAA 峰相对较大。E. 正常 12 月龄婴儿。与胆碱峰相比，肌酸 / 磷酸肌酸峰和 NAA 峰相对增加。此时，肌醇峰仍清晰可见。F. 正常 24 月龄儿童。波谱开始类似于成年，NAA 峰显著，肌酸 / 磷酸肌酸峰和肌醇峰相对较小

脑发育的速度也不同（图 2-30A 至 F）[192, 198]。因此，正如大脑的某些区域比其他区域更早髓鞘化（见本章的前面部分内容），相同的脑区经历了较早的生化成熟反应。例如，丘脑、基底节、感觉运动系统和视觉系统成熟早于前额叶和颞叶皮质，成熟脑区与不成熟脑区的波谱相比，肌醇峰较低，NAA 峰较高[192, 205, 206]。在 $^{31}$P 谱上，较成熟的脑区将提供较低的磷酸单酯和较高的磷酸二酯、磷酸、肌酸、ATP[188]。通过绝对测量，发现在新生儿的主峰为肌醇，浓度为 10～12mmol/kg[171, 204]；胆碱是大婴儿的主峰，浓度为 2.5～3.5mmol/kg[171, 204]；新生儿的肌酸和 N- 乙酰基的浓度分别为 5～6mmol/kg、4～5mmol/kg；成人的浓度分别为 7～10mmol/kg、9～10mmol/kg。因此，成人的主峰是肌酸和 N- 乙酰基。相反，成人的肌醇浓度降到 6mmol/kg，导致其在大龄儿童和成人的波谱中的显著性降低[171, 204]。

### （二）弥散成像和纤维束成像

如第 1 章所述，在 20 世纪 60 年代初开发的新技术[207, 208]使用 MRI 可以判断脑内水分子的弥散程度和方向[209, 210]；反过来，这些变化可用于评估儿童的大脑发育[211]。脑内自由水的弥散速度主要与脑发育有关：随着大脑的发育水分子的运动（通过测量弥散系数，称为平均弥散系数或表观弥散系数，见第 1 章）减少，这可能是由于白质通路复杂性和髓鞘化的增加。通过各向异性分数的测量，水分子沿白质通路运动的各向异性发展与未成熟少突胶质细胞有关[212]。高各向异性也可以见于无髓鞘区[213-215]，提示除了髓鞘 - 神经丝发育之外，轴突排列、单层膜屏障、纤维束的黏性和致密性以及细胞内外基质的变化等都是白质内水分子各向异性运动的影响因素[212, 213]。

#### 1. 脑发育的弥散图像

根据 MRI 扫描仪的制造商的不同，弥散信息可能以多种不同的形式显示。最常见的弥散加权图像包含 T$_2$ 和弥散信息，以及弥散速率图（Dav-ADC），其中图像对比度仅由每个体素中的水分子运动决定。因为弥散测量可能在评估炎症[216]、脑损伤[140, 217, 218]或大脑代谢紊乱[219]有用，尤其是在新生儿和婴儿中（在 T$_2$WI 图像上很难观察到水肿），

因此了解不同年龄正常儿童的弥散图像至关重要。然而，当大脑出现弥散性损伤时，除脑内弥散速度弥漫性降低外，DWI 和弥散速率图可能看起来正常。在这种情况下，计算弥散率值并与已获取的同年龄组相同部位正常值进行对照[26, 220, 221]是绝对必要的。

弥散加权图像包含来自 T$_2$ 弛豫时间和弥散的信息，T$_2$ 透射效应可以通过创建平均弥散率来消除（Dav 图，也称为 ADC 图）。早产儿中弥散效应占主导地位，导致 DWI 图像几乎所有的白质与皮质灰质相比呈低信号（图 2-31A 至 D）。只有内囊后肢例外，在 DWI 上相对于皮质，灰质呈等到稍高信号（图 2-31A 和 B）。对于足月儿（图 2-31E 至 H），中央旁白质的信号比早产儿稍高，与覆盖其上的皮质几乎等信号，内囊后肢与周围结构呈等信号（图 2-31D）。3 月龄时（图 2-31I 至 L），中央白质可能与覆盖其上的皮质相比呈等信号或相对低信号，这可能是因为 T$_2$ 效应在弥散中的比重越来越大。额叶白质是最后一个成熟的脑区，与覆盖其上的皮质相比呈高信号（图 2-31K 至 L）。3—9 月龄（图 2-31M 至 P），大脑前部白质和后部白质与外层皮质相比，信号也进一步降低。出生后的最初几个月里，内囊信号逐渐降低，后肢在 3—4 月龄（图 2-31K）、前肢在 20 月龄时显示成熟（显示为低信号）。9 月龄之后（图 2-31Q 至 X），与外覆皮质相比，大脑白质呈均匀低信号，并一直保持这种状态，直到成年晚期退化性改变发生。

在 Dav 或 ADC 图上，信号强度仅与水分子扩散有关，与 T$_2$WI 信息无关。如第 1 章所述，弥散图像中弥散减低区较正常组织明亮，而 ADC 图上弥散减低区则较正常组织暗。早产儿和足月儿未髓鞘化的脑组织内含水较多，导致白质的 T$_1$ 和 T$_2$ 弛豫时间很长，运用 ADC 图观察轻微损伤较 DWI 更敏感。我们观察一组正常发育的脑组织 ADC 图（图 2-32）：在早产儿和足月儿的弥散图像上，低信号灰质和高信号白质间可形成显著对比（图 2-32A 至 H）。相比之下，早产儿（图 2-32A 至 D）的对比度较足月新生儿（图 2-32E 至 H）更为显著。如果残余生发基质存在，具有与皮质相似的弥散特性（图 2-32B 和 C）。与大脑半球的脑白质相比，内囊后肢髓鞘化早，轴突紧密，因而脑白质弥散度下降

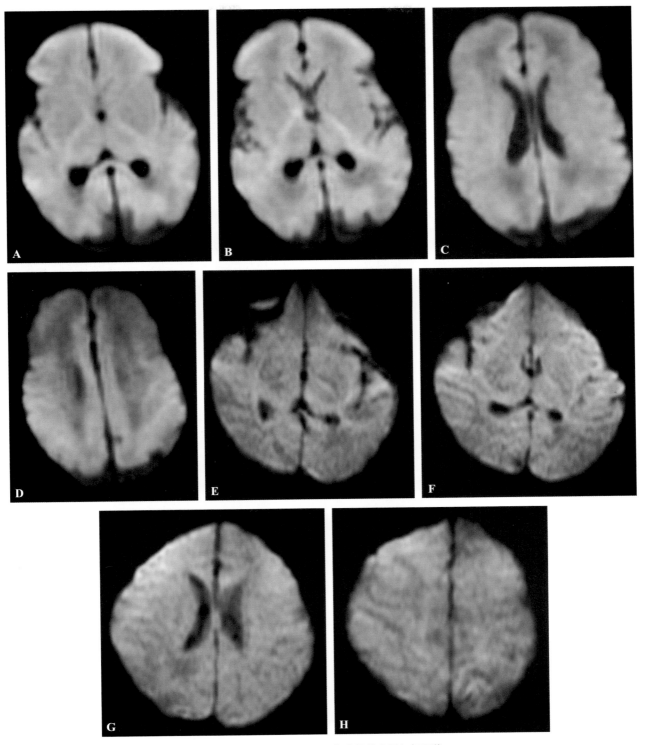

▲ 图 2-31 大脑发育两个阶段的弥散加权图像

图像的信号反映了 $T_2WI$ 和弥散加权的效应。A 至 D. 纠正胎龄 32 周的早产儿。在早产儿中，弥散效应占主导地位，使得几乎所有的白质与灰质相比呈低信号，但是内囊后肢与皮质相比呈同等或稍高信号（A 和 B）。E 至 H. 两周大的足月新生儿。足月婴儿的中央旁区的白质信号较早产儿稍高，与皮质信号几乎相等，内囊后肢与周围组织等信号（D）

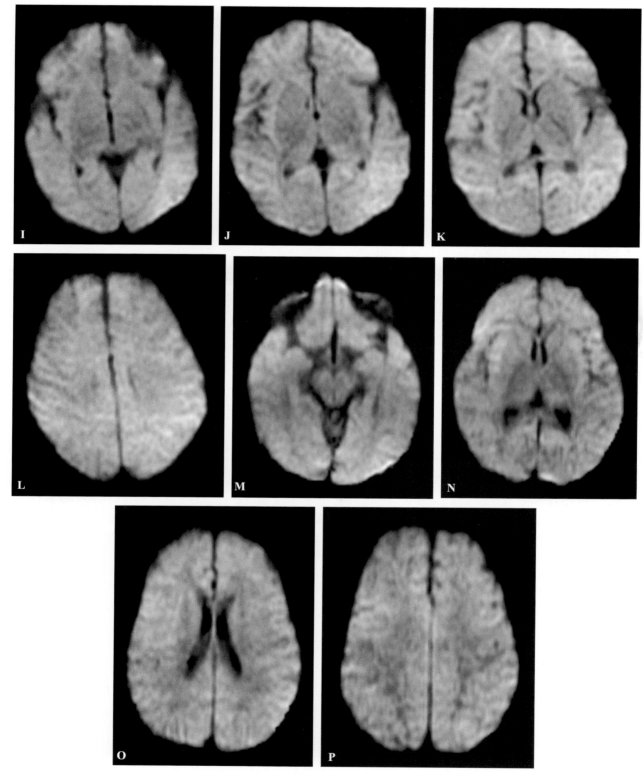

▲ 图 2-31（续）　大脑发育两个阶段的弥散加权图像

I 至 L. 3 月龄婴儿。3—4 月龄之前，中央白质信号与皮质相比呈等信号或稍低信号，这可能是由于 T₂ 效应为主所致。额叶白质最后成熟，较皮质呈高信号（K 和 L）。出生后几个月，内囊逐渐变为低信号，后肢在 3—4 月龄时达到成熟对比度（低信号），前肢在 20 月龄时达到成熟对比度。M 至 P. 9 月龄婴儿。3—9 月龄时，与外覆皮质相比，大脑前、后白质信号更低。但是，不太成熟的前额叶和前颞叶仍保留等信号

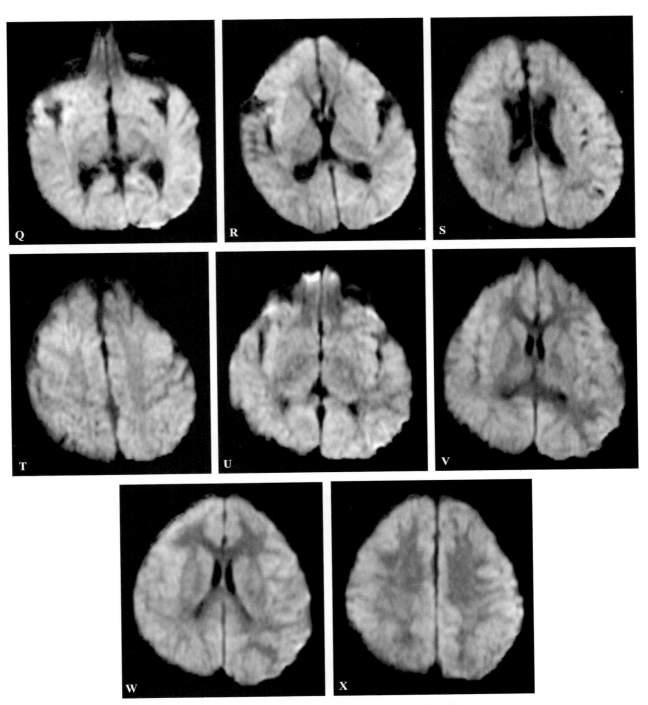

▲ 图 2-31（续）　大脑发育两个阶段的弥散加权图像

Q 至 T. 15 月龄婴儿。9 月龄后，与皮质相比，脑白质逐渐变为均匀的低信号。U 至 X. 4 岁儿童。从 2 岁末直到成年后期出现退行性变之前，脑白质一直保持低信号

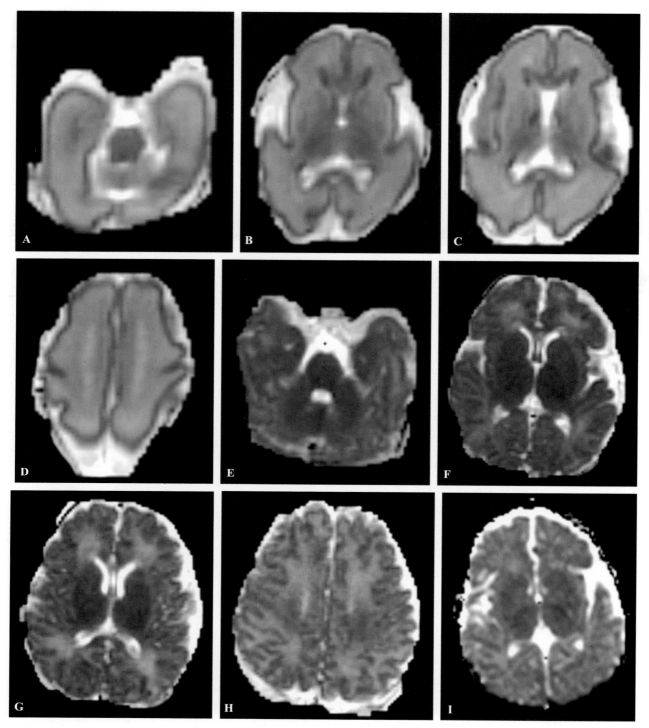

▲ 图 2-32　大脑发育的 ADC 图像

在这些图像上，低信号反映了自由水运动较少，高信号是大量自由水运动的结果。A 至 D. 早产儿（孕 28 周）的弥散图像。与皮质和深部灰质相比，白质信号很高。注意侧脑室壁内残余生发基质的正常低信号。内囊较半卵圆中心信号低。E 至 H. 足月新生儿。除放射冠（H）内的皮质脊髓束内一些代表水运动减低的低信号外，其表现与早产儿相似

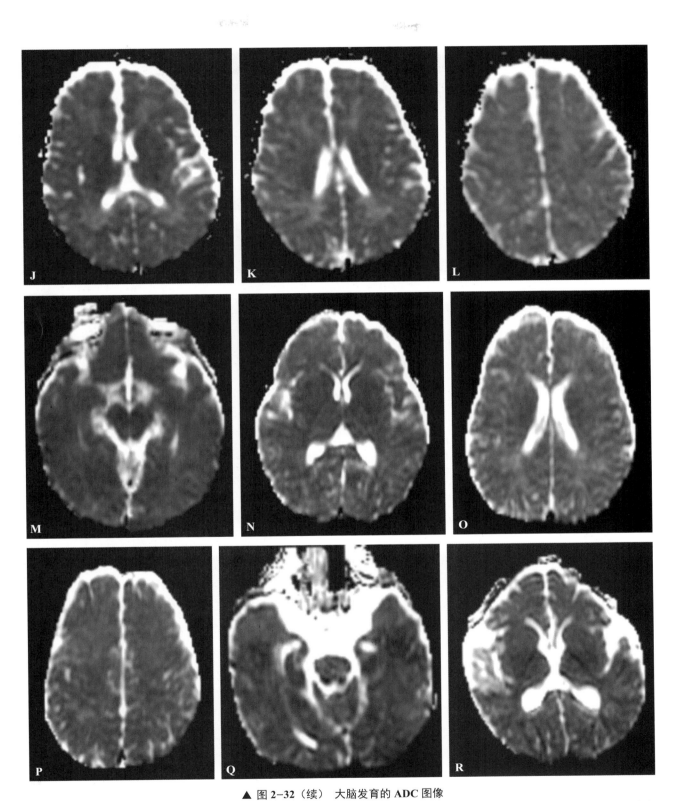

▲ 图 2-32（续）　大脑发育的 ADC 图像

I 至 L. 3 月龄的婴儿。出生后 3 个月时，感觉运动通路中的白质和灰质等信号。深部灰质信号稍高。M 至 P. 9 月龄婴儿。此时，绝大多数脑白质和灰质等信号。成熟较晚的脑区（前额叶和顶叶 P）白质仍为稍高信号

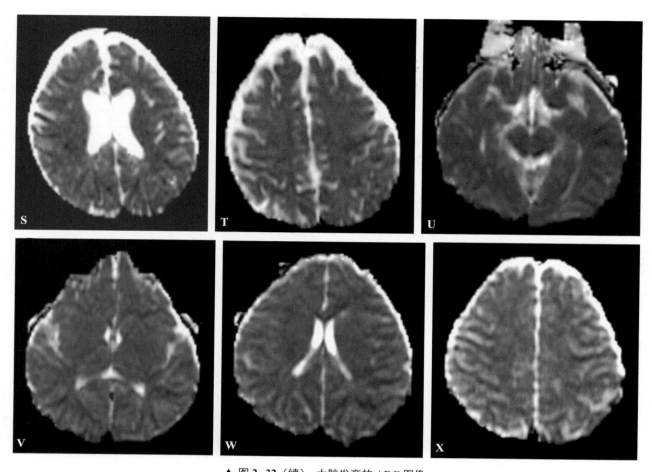

▲ 图 2-32（续） 大脑发育的 ADC 图像

Q 至 T. 15 月龄婴儿。此时，绝大多数脑白质和灰质等信号。感觉运动白质较皮质呈稍低信号。U 至 X. 4 岁儿童。成熟大脑中白质比皮质信号稍低，但侧脑室三角区后上方仍为斑片状高信号（W）

明显，呈低信号（图 2-32B 和 D）。脑发育的第 1 年，脑灰质和白质对比逐渐下降（图 2-32I 至 L 和 M 至 P），直到 9 个月时大脑大部分区域灰白质呈等信号。早期发育的白质通路（如感觉运动通路）在 9 个月之前较脑皮质呈低信号，而晚期发育的白质通路（如额叶前部、顶叶）较脑皮质呈高信号（图 2-32M 至 P）。12 个月之后，除了三角区旁和额叶皮质下区白质呈高信号，大脑皮质和大脑白质基本上等信号（图 2-32Q 至 X），且一直持续到 2 岁末。

**2. 脑发育的弥散张量成像和连接**

如第 1 章所述，弥散测量也可用于计算弥散的各向异性[222]。有几种计算各向异性的方法。其中，各向异性分数是表述弥散方向异性的最敏感方法，可以达到最高的信噪比；体积比（VR）提供高低各向异性区域的强烈对比，但是信噪比的升高将降低

轻度各向异性区域的分辨率；相对各向异性（RA）介于前两者之间[223]。弥散信息可以用数字或图像显示。关于脑发育的弥散系数和弥散各向异性的计算已有一些报道[220, 221, 224-226]。有时，从放射科医生的角度来看，将数据显示为图像更有用，特别是需要对患病新生儿和儿童做出快速处理决策时。

如果弥散张量成像的信噪比足够大，则可观察到脑白质内各向异性运动的水分子，甚至在没有髓鞘的早产儿脑中也能看到[225, 227, 228]。任何区域的弥散各向异性变化均与体素大小和信噪比相关，胼胝体、内囊、脑干、小脑脚[219, 226]的各向异性最高，所有主要的白质纤维束表现出不同程度的各向异性。在脑发育的整个过程中，白质的最大特征值与最大弥散方向上的弥散程度相对应，且大于灰质。相反，新生儿期脑白质的中间值和最小特征值大于

灰质，但是随着髓鞘化的发展，它们逐渐小于灰质。随着大脑的发育，所有的脑白质区均可见各向异性的水分子运动，包括皮质下联合轴突。出生后的前 10 年中，各向异性的数量增加：致密的白质通路（如皮质脊髓束和胼胝体）较早显示，非致密的半卵圆中心的各向异性成熟较晚[229]。在成熟最慢的脑区，皮质下白质和额叶白质的各向异性在 10 岁之后继续增长[229, 230]。

尽管在脑发育中，由于轴突周围髓鞘的存在有弥散各向异性[209, 231, 232]，但是各向异性的初始发展先于髓鞘的形成[213-215]，似乎与未成熟的少突胶质细胞在髓鞘化前期发育有关[212]。另外，这种各向异性可以通过注射河豚毒素来消除，这表明它是生理过程（可能是髓鞘形成之前离子快速流入到发育中的轴突）的结果[214, 215]。因此，DTI 可以评估大脑中水分子的运动特征，这有可能帮助我们评估大脑发育程度或更好地理解大脑的生理和发育。然而，重要的是要记住各向异性不是完全由髓鞘形成而引起的，其许多形成原因还有待确定。此外，我们需要知道 DTI 技术是基于水分子运动的高斯模型，但事实上在生物组织中并非如此。因此，在时间和软件允许时，我们可以使用其他基于非高斯模型的技术，如 DKI[233]、神经轴突方向离差和密度成像[234]。

虽然接近足月的新生儿和足月新生儿、婴儿和儿童的脑灰质没有各向异性，但是早产儿、婴儿的大脑皮质的 DTI 表现出一种有趣的水分子弥散的各向异性现象（图 2-33）。这种各向异性是由未成熟大脑皮质的放射状组织引起[235]。未成熟的皮质的主要特征是放射状胶质细胞和大锥体神经元的顶端树突方向呈放射状，这些结构导致水分子水平运动相对受损，产生径向各向异性。随着大脑皮质的成熟，神经元水平延伸至基底部树突和丘脑皮质轴突[235]。另外，皮质发育过程中内部的关联轴水平导航。水平发育或层流导致水分子运动的径向各向异性受损，从而使得皮质中水分子运动的各向同性增加。皮质各向异性首先在周围的皮质消失，在孕 30 周后是看不到的[236]。孕 37 周时仍可看到前颞叶皮质和前额叶皮质中各向异性的存在（图 2-33B）[236]。皮质各向异性的损失是由于最大特征值的衰减（方向垂直于皮质表面），只有两个微小特征值保持不变。通过 DTI 技术对皮质发育的分析在新生儿长期发育预测中是有用的。

DTI 也可用于识别脑发育中过渡脑区的不同各

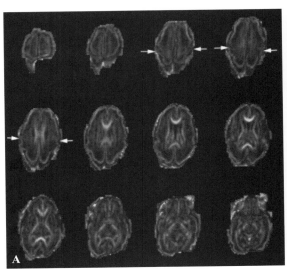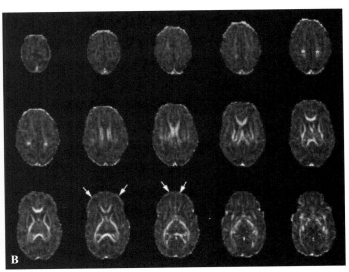

▲ 图 2-33 早产儿大脑皮质的弥散各向异性

A. 孕 28 周早产儿的部分各向异性图像。大部分大脑皮质（中央区域除外）高信号表明大部分皮质高度各向异性。最成熟的皮质区（感觉运动区）（白箭）表现为低信号，表明其由于更多的皮质成熟的低各向异性。B. 孕 37 周早产儿的部分各向异性图像。此时，大部分的皮质呈低信号，表明低各向异性。前额叶皮质（白箭）仍为稍高信号，表明在这个成熟较晚的脑区存在持续的各向异性。中央高信号（白色星号）显示发育中白质通路的各向异性

向异性。例如，亚板（也称为皮质 7）是一个位于大脑皮质深处的过渡区域，但在中间区（发育中的白质）的表面。许多最终与皮质神经元突触的丘脑皮质和皮质下皮质的轴突暂时与亚板中的神经元突触，直到皮质成熟到可以接受它。亚板的中等弥散率和低各向异性与低弥散率和高各向异性的被覆皮质，与低弥散和到中 – 高各向异性中间带不同[237]。亚板发育中的改变可能是判断孩子发育异常和早产及某些使新生儿处于危险之中的针对早产治疗线索。

### 3. $T_1/T_2$ 弛豫和髓鞘水分数

$T_1$ 和 $T_2$ 弛豫是磁共振成像的基础。弛豫过程是分子运动以及与周围水分子、结构（细胞壁、血管等）和力（来自未配对电子）的相互作用结果。这些相互作用在大脑的不同区域（如灰质和白质）是不同的，使得可以利用 $T_1$ 和 $T_2$ 对比度来区别脑区，鉴别未发育脑区和已发育脑区[238]。不幸的是，尽管弛豫过程对局部微观结构敏感，但其不能具体反映是何种因素（如水肿、炎症、纤维密度 / 直径和顺磁性物质）所导致。其他方法包括多成分分析：假设体素内的弛豫曲线为可将混合物中的单独成分分析出来，因为每种成分具有基于其弛豫特性的独特"信号"[239]。$T_2$ 衰变的数据多次采集，回波时间范围广，且符合采样分布数据，通常显示三种类型：短 $T_2$ 峰（< 30ms，位于髓鞘双层之间的水）、一个中等峰值（60~150ms，细胞内和细胞外水）、长峰（> 2s，脑脊液）[240, 241]。"短峰"体积与整个水分子分布的比值称为"髓鞘水分数"。在超高场强下也可以利用 $T_1$ 弛豫时间进行类似的过程，其被用来对髓鞘进行量化[242]，尽管这种定量与发育结果的关系尚未得到证实。有一种新的方法减少采集和后处理时间，其基于一种 3 室模型（髓鞘相关水、细胞内外水和自由水）：使用每个隔室成分的固有弛豫时间（$T_{1c}$ 和 $T_{2c}$）的校准值[243]。结果显示水分子体积分数的快速绘图与髓鞘有关（不到 6min 的时间内获取的弛豫测量数据），这与先前的研究一致[243]。

### 4. 弥散张量纤维束成像和脑发育连接

(1) 纤维束成像：由于大脑中的白质通路都是三维的，所以二维 DTI（如 ADC 和 FA 图）表示的内容有限。这一缺点促使三维 DTI 纤维束成像技术的发展。有许多不同的纤维束追踪技术，但大多数当前使用的方法的原理是在同一基础上的：即沿主特征向量方向（弥散张量体素到体素）跟踪的变体[244-246]。请注意，因为水的弥散过程呈现出极称性，所以 DTI 纤维束成像不能区分向前还是向后沿着纤维轨迹走行（即顺行与逆行）。利用多感兴趣区（ROI）方法，使用白质纤维束成像来分离功能上不同的白质通路，通过了解白质纤维束走行的解剖特点就可描绘其整个 3D 轨迹[246]。因为轴突发育不均匀[233]，弥散峰度成像显示白质束比 DTI 更敏感，此时平均峰度是检测微观结构变化的参数选择[247]。纤维跟踪始于白质纤维束走行区的一个感兴趣区，只有通过此 ROI 的白质束得以保留。实验证明，这个强大的方法[248]可用于仔细分析相邻但功能不同的发育中的脑白质连接，如锥体束和躯体感觉辐射。通过整合白质纤维轨迹所有体素中的参数，3D 纤维束成像也可用于测量白质束的弥散率、FA 或其他 DTI 参数，而 DKI 对脑发育相关的微观结构变化的检测最敏感。除了提高灵敏度之外，使用传统的 ROI 方法的 DKI 技术对纤维的量化较 DTI 测量结果的优势在于它对不同的轴突通路功能更为特异，它反映了整个通路的三维过程而不仅仅是通路中的某一个位置，与人工放置的 ROI 相比更易于重复进行，比如成人大脑的横向研究[249]和纵向研究[250]。

三维 DTI 纤维追踪技术已应用于早产儿的脑发育，Partridge 等[251]发现基于白质束的 ADC、FA 和锥体束中 3 个弥散张量特征值的测量比手工的 2D-ROI 测量更具具有重复性，人为变异性较小。Berman 等[252, 253]也使用 DTI 纤维追踪技术测量早产儿锥体束、躯体感觉辐射和视觉通路的发育变化。在任何年龄，基于白质束运动通路的弥散系数是小于躯体感觉辐射的，而 FA 值相反，然而视觉发育与视辐射的 FA 值相关。最近，大规模的调查显示：整个生命周期中，DTI 上与年龄相关的白质微观结构的时间进程变化呈 U 形或倒 U 形，分别代表了早年的发育和晚年的衰老。一项 315 例 5—59 岁正常人胼胝体的纤维追踪研究表明，FA 值在 30 岁达到峰值，而弥散系数的最小值则稍晚一些（多在 40 岁）[254]。另有一项年龄对 8—85 岁的 430 名健康受试者的 16 个不同白质束的 DTI 研究显示出相似的结果，FA 峰值在 30 岁和最小弥散率在 40—50 岁 [255]。值得注意的是，皮质脊髓束发育早、快，但与其他纤维束相比，背侧、腹侧扣带束发育更为持久。显然，未来纤维追踪技术将广泛用于白质束的研究，包括发育与衰老。

(2) 发育连接体：连接体是对大部分或全部大脑连接图的命名。高分辨率弥散数据（弥散光谱成像，简写为 DSI）可能是最好的选择，但因其采集时间较长在日常中使用有限，特别是在婴儿和幼儿中。高角度分辨率弥散成像（HARDI）可能是目前最好的技术，因为它也可以用来显示整体大脑连接，即所谓的连接体。连接体是一个相当新的术语，它是以类似于基因组的方式引入的，用来描述大脑内部的连接网络。它可以从微观或宏观的多个层面进行构建，具体取决于定义连接的比例上。许多不同的工具可以对其进行分析。迄今为止，儿童的网络构建主要以图形或连接矩阵（邻接矩阵）的形式出现，以评估大脑发育不同阶段的结构网络。然而，Glasser 等在青年人的每个半球划定 180 个具有特定的连接性模式的区域（大脑中重复出现的区域与特定的其他大脑区域相连接），其可以在新的受试者中发现 [256]。尽管连接体的结构远远超出了这本书的范围，但它很可能成为未来几十年的临床手段。

连接矩阵的构建需要以下步骤 [257]：①获得高分辨率弥散磁共振数据，理想情况下在高分辨率下具有多个（30 个或更多）弥散方向和多个 b 值（如果可能，b > 1000，例如 b=1500,3000）；②去除剧烈运动影响的数据，这可能使矩阵失真，磁化率校正畸变，信号不均匀以及涡流畸变；③对从整个大脑获得数据进行示踪成像；④获得高分辨率解剖学磁共振成像并将其记录到标准化的大脑或图谱上；⑤分离大脑外表面绘制区域的组织；⑥使用步骤③和⑤中的数据创建一个显示所有分隔区域的所有连接的连接矩阵（N×N），其中 N 是节点数。

一旦建立了连接矩阵，这个网络必须进行分析，通常使用标准工具箱，如 Matlab 开发的大脑连接工具箱（BCT）（http://www.brainconnectivitytoolbox.net）[258]。这种分析需要选择"节点"（高连接性区域）、"边缘"（流线型节点连接，它不代表"真正的"连接，而是仅具有数学性质）和连接强度的测定 [257]。目前定义连接性有两种主要方法：①阈值：其中特定定义连接（阈值）数量的流线必须存在于二进制网络中；②加权网络连接：假设连接性模式（如轴突数目）。有人强调，必须在一开始就明确假设正在研究的疾病是影响连接性模式，还是仅影响其连接性的权重，以便正确解释连接性数据 [259]。完成这些步骤后，连接组显示为图或二进制矩阵 [257]。在图中，具有多个连接的区域显示为节点，节点的大小与连接数成比例。但如上所述，这些"连接"是流线的堆积而不是真正的轴突连接，此技术无法解决该问题。然后，应用图论技术指定基本的图指标，例如聚类系数、特征路径长度、中间性中心度、模块化 [260]。

## （三）磁化传递成像

另一种可能有助于分析大脑发育的技术是磁化传递。研究表明，在髓鞘形成过程中大脑的磁化转移量增加 [261]。此外，磁化转移的增加与组织学确定的髓鞘形成相平行 [261]。如第 1 章所述，脑内几乎全部磁化转移均由下列因素造成，即自由水与髓磷脂成分的相互作用，特别是胆固醇中羟基和胺的部分，髓磷脂表面的甘油脑酐酯 [262, 263]。髓鞘破坏降低磁化转移 [264]。进一步讲，$T_1WI$ 像上髓鞘化早期出现的 $T_1$ 缩短与磁化转移在时间上和分布上相关（图 2–34）[265]。因此，自旋回波图像上 $T_1$ 缩短是髓磷脂分子表面的甘油脑酐酯和胆固醇与脑内自由水之间磁化转移作用的结果。因为磁化转移率可以通过磁化转移成像序列计算，因此最终可能使用磁化转移来量化大脑发育。我们可以通过显示脑组织局部磁化转移的变化或全脑磁化转移变化来完成这项研究 [266]，但哪种方法对髓鞘形成的细微变化更敏感尚需进一步研究。

## （四）灌注成像

灌注成像在儿童中的应用并不常见，偶尔有必要在患血管病的儿童中使用，如烟雾病，此病可以考虑血管重建。如第 1 章所述，临床通常使用动态磁敏感加权灌注成像，因为它可以评估相对的脑血流量和血容量，以及到达感兴趣区域所需的时

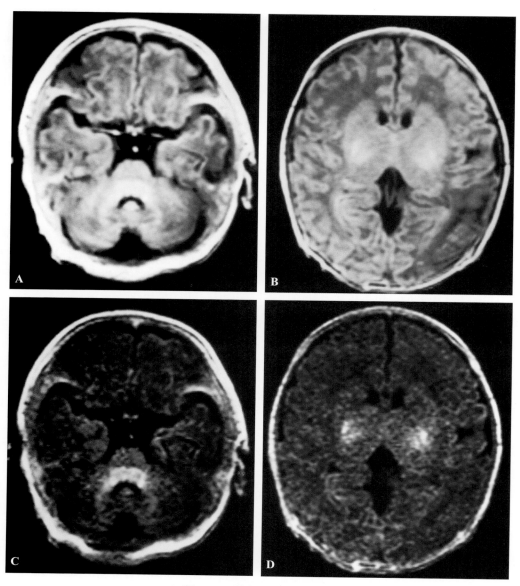

▲ 图 2-34 新生儿的磁化传递图像

A 和 B. SE 550/15 图像显示背侧脑干、内囊后肢、外侧丘脑的 $T_1$ 缩短；C 和 D. 磁化传递图像显示 $T_1$WI 上 $T_1$ 缩短的区域有相当大的磁化传递，但其他地方没有

间[267, 268]。然而，与年龄相关的变化需要使用动脉自旋标记等方法（我们使用假连续动脉自旋标记，pCASL）[269-272]。编写本章时，ASL 仍未广泛的应用，并且在婴儿中其结果并不一致。然而，初步研究表明，pCASL 在婴幼儿中的应用是可靠的，脑白质和灰质的脑血流均随年龄增长而增加[269, 273, 274]。脑血流在青春期突然减少[275]。在加州大学旧金山分校，我们将其常规应用于怀疑缺血或血管病的儿童。未来 ASL 的应用可能更频繁，我们将在本书的下一版

增加这一部分内容。

### （五）功能性磁共振成像

过去 20 年，血氧水平依赖性功能磁共振成像在绘制人类大脑活动图谱中发挥了重要作用[276, 277]。BOLD-fMRI 需要 $T_2^*$ 加权平面回波采集，对血液氧合含量的差异很敏感。当皮质区域由于伴随的血流量增加而变得更活跃时，氧合血红蛋白与脱氧血红蛋白的比值升高，这导致 BOLD 信号增加，从而能

够识别激活特定的感觉、运动、认知或行为任务的激活脑区。然而，与成人大脑相比，BOLD-fMRI 在新生儿、婴儿和儿童的脑发育或疾病中的应用较少。这主要是因为儿童通常无法配合完成 fMRI 定位激活区需要的指定任务（演讲、语言和运动功能测试）。随着静息态 fMRI 的出现，这种情况最近发生了变化。静息态 fMRI 不需要任务范式，而是依靠 BOLD 的"功能连接"来映射特定功能的皮质区域。功能连接是指功能相关脑区的时间同步的现象。BOLD-fMRI 首先在运动皮质被证实，BOLD 信号的自发波动与左右侧运动皮质高度相关，即使是缺乏运动任务或在任何其他目标导向行为中[278]。

目前，两种不同的方法被广泛应用于绘制功能连接的大脑区域：一个为假设驱动，另一个是数据驱动。假设驱动的方法称为种子点 – 体素相关法，要求在研究区域设置一个感兴趣的区，计算其与大脑中其他感兴趣区的 BOLD 信号的时间相关性[278]。数据驱动的方法称为独立成分分析法（ICA），是完全自动化的，可以应用于整个大脑从而获得多个功能连接的脑网络[279]。

静息态网络（也称为内在连接网络）的示例如下（图 2-35），该图根据 3T BOLD-fMRI 的独立成分分析计算得出。迄今为止已经发现了十多个这样的皮质网络[280, 281]。运动网络代表左右运动皮质区

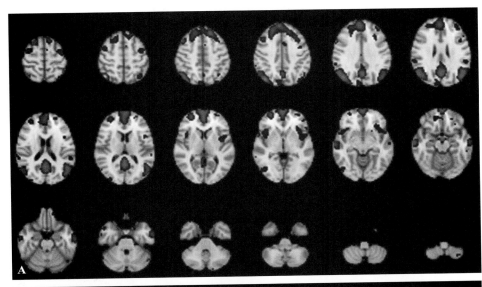

◀ **图 2-35　婴儿静息态功能磁共振成像**（此图彩色版本见书中彩图部分）

在这些图像中，大脑皮质的有色区域表示当受试者处于休息状态时新陈代谢活动最强的皮质区域，在目标导向的行为中不再激活（活动较少）。A. 静息状态功能磁共振成像的独立成分分析显示双侧扣带回后部和邻近的楔前叶、下顶叶、前额叶腹内侧皮质和外侧颞叶皮质的 BOLD 活动相关。它们组成了默认模式网络，即在静止状态下最大激活程度的区域。B. 静息状态功能磁共振成像的独立成分分析显示两侧枕叶皮质与视皮质 BOLD 活动相关

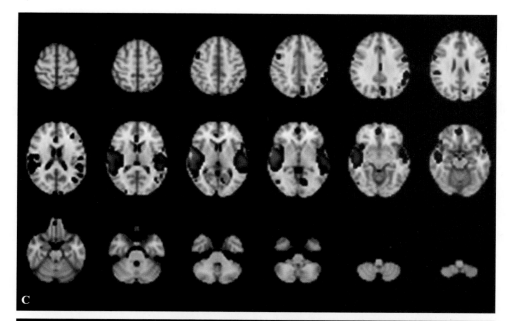

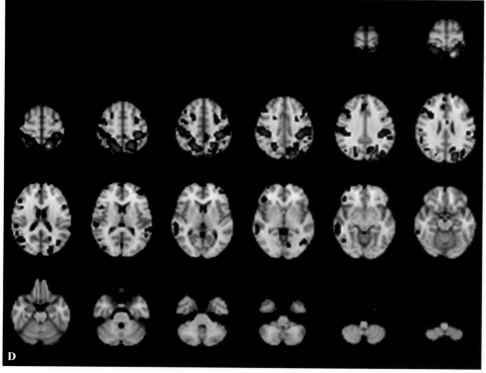

◀ 图 2-35（续） 婴儿静息态功能磁共振成像（此图彩色版本见书中彩图部分）
C. 静息状态功能磁共振成像的独立成分分析显示双侧颞上区与相关听觉皮质的 BOLD 活动相关。D. 静息状态功能磁共振成像的独立成分分析显示双侧大脑皮质与相应的运动体感皮质的 BOLD 活动相关

域之间的时间同步，视觉网络同样包括左右视觉皮质。默认模式网络（DMN）为当受试者处于休息状态时具有最大的代谢活动的皮质区域，其在目标导向行为中无效（活动较少）。DMN 比运动、视觉网络更复杂，由两侧后扣带回、楔前叶、下顶叶、前额叶腹内侧皮质和包括颞叶皮质在内的其他可变区域组成 [282, 283]。

静息态功能磁共振成像已开始用于研究人类大脑发育的过程，尽管文献检索表明它更多地用于精神疾病，而用于神经疾病较少 [284]。儿童神经病学研究主要用于评估癫痫患者的局部脑功能、新生儿脑损伤的影响 [285, 286]。假设当脑白质束成熟且有髓鞘时，内在连接的皮质区之间的功能连接会加强。更重要的是，我们希望功能连接异常有助于确定脑损伤对脑功能的影响，为指导新生儿和儿童脑损伤的治疗提供依据。静息态网络（包括运动、听觉、视觉和 DMN）可在矫正胎龄至足月的早产儿中检测到[287]，这表明在连接这些神经网络的许多通路中，在白质髓鞘形成之前，皮质区域在功能上很好地连接。在一个 26 周龄早产儿的研究中发现，大多数成熟的功能连接在两个大脑半球的皮质区[288]。DMN 在早产新生儿中检测不到，但在足月婴儿中可见[288]。对 71 名 2 周到 2 岁的健康婴儿和儿童的研究中发现，只有少量 DMN 成分出现在新生儿中，但 DMN 连接的皮质区域数量一直增加到 1 岁[289]。2 岁时的 DMN 与成人大脑相似。23 名 7—9 岁儿童与 22 名 19—22 岁的年轻人静息态网络显示，儿童的皮质下至皮质的连接性相对更强，而成人则表现出更主要的皮质 – 皮质连接[290]。这可能是由于与皮质下 – 皮质投射束相比，皮质 – 皮质联合束和联合白质束的成熟相对延迟和延长。一项 210 例 7—31 岁受试者的静息态 fMRI 研究表明：与成人相比，儿童表现出更多的短期功能连接，较少的长期功能连接[291]。这可能与长白质纤维的长期发育有关，并反映发育过程中皮质信息处理从更局部到更分散的总体变化。然而，fMRI 的功能连接信息和 DTI 的结构连接性信息对大脑网络发育的研究本身还处于初级阶段，还有更多有待发现的信息可能比这些初步研究能够描绘出更复杂的图景。

# 第3章 代谢性、中毒性、自身免疫性或炎症性脑病
## Metabolic, Toxic, and Autoimmune/Inflammatory Brain Disorders

A. James Barkovich　Zoltan Patay　著
劳　群　韩义娜　殷　星　闫丽红　孙　囡　译
赵　鑫　何　玲　战跃福　校

## 一、概述

本章包含了一组非常多样化的大脑疾病，有很多相似之处，特别是它们的成像特点。先天性代谢异常通常由基因突变导致异常蛋白质的形成，从而破坏一个或多个代谢通路的功能。一些代谢性疾病没有神经症状，其他的可以仅有中枢神经系统受累的症状和体征，这些是真正的神经代谢性疾病。另一些人可能同时有外周和中枢神经系统的表现，广义上说，如果这种疾病神经系统症状比较显著，它们也可以被称为神经代谢性疾病。

在神经代谢性疾病里，脑损伤和临床症状是由于正常代谢通路里必需蛋白质的缺失，或由于一个破坏正常功能的异常蛋白的形成，或者其他直接或间接地对大脑的毒性作用。有时候，代谢紊乱（通常是胎儿，偶尔是母亲）影响了宫内大脑的发育，从而导致畸形（表 3-1）。然而，更典型的是通过胎盘将有毒物质移除并提供了必要物质，因此可见大脑正常地发育，一直到出生之后的某个时候才开始损伤。有明显酶变化的儿童倾向于有较早的临床发病（新生儿、婴儿），而生化表型越温和，症状出现越晚（青少年、成人）。内源性（由先天性代谢紊乱引起）和外源性（摄入、注射或吸入）毒素可能以相似的方式干扰正常大脑的新陈代谢，因此可导致相似的脑损伤模式，故在本章中一起讨论。还有其他方面，如影响神经系统的自身免疫性疾病，通常表现为非特异性行为、认知、精神或神经功能障碍和细微的影像学表现，如果没有高度怀疑则很难诊断。而放疗或化疗对脑损伤的诊断一般是因为有相应的治疗史。在这些所有的分组中，既往史、临床资料、实验室检查、影像学资料结合起来对诊断是必要的。

本章所讨论的疾病诊断对于所有关心患病儿童护理的人来说都是具有挑战性的。所展现的症状和体征通常是非特异性的，可能是急性的、亚急性的或慢性的，这些可能包括认知和行为障碍、张力减退、癫痫、痉挛、共济失调、运动障碍、发育迟缓或局灶性神经功能缺损。影像学研究最常提示某些类型的疾病，如发育障碍、局灶性或弥漫性损伤、退化或炎症性损伤，但是很少具有诊断意义。生化检查可能是正常的或非特异性的，而基因分析通常是没有意义的，除非怀疑并追查一种特定的基因缺陷。因此，尽管进行了广泛的调查，40%～50% 患有先天性代谢障碍的患儿没有得到一个明确的诊断[1, 2]。即使做出了诊断，对结果的预期也可能是不确定的，因为对各种线粒体疾病或各种自身免疫性炎性疾病的精确区分远远不够清楚，特别是在儿童中[3-7]。

为了建立一个诊断，从影像学角度组织疾病的一些方法是有用的，通过影像缩小鉴别诊断范围有助于临床检查、节省时间和费用。将来，所有这些疾病可能被诊断、分类，并根据特定基因突变如何在蛋白质参与的各种代谢途径中影响其蛋白质产物的活性进行治疗。然而，我们对基因学、胚胎学、代谢途径的理解不够充分而不能达到这些目标。因此，我们还需经过长时间努力，才能对这些疾病进行有效的分类。

表 3-1 先天性代谢异常背景下的中枢神经系统畸形

| 异 常[a] | 代谢紊乱 |
| --- | --- |
| 小脑发育异常和其他颅后窝异常 | 3- 羟基酸尿症（发育不全）<br>双功能酶缺乏症（发育不良）<br>先天性糖基化障碍 1A 型（小脑发育不全）<br>叶酸和 5，10- 亚甲基四氢叶酸还原酶缺乏症（母系疾病、Chiari Ⅱ型畸形）<br>延胡索酸酶缺乏症（小脑发育不良）<br>戊二酸尿症 2 型（小脑蚓部发育不良）<br>婴儿 REFSUM 病（发育不良）<br>Menkes 病（小脑发育不良、蚓部发育不良 / 不发育）<br>非酮症性高血糖症（小脑发育不全）<br>假性新生儿肾上腺脑白质营养不良（小脑发育不良）<br>丙酮酸脱氢酶缺乏（锥体束缺乏、下橄榄核异位）<br>复杂呼吸链缺陷Ⅳ（小脑半球发育不全并蚓部相对保留、桥小脑发育不全）<br>Smith–Lemli–Opitz 综合征[b]（小脑发育不全、叶异常、小脑下蚓部小）<br>Zellweger 综合征 |
| 大脑发育不全 | 戊二酸血症 2 型（大脑皮质表面疣状突起）<br>新生儿肉毒碱棕榈酰转移酶 2 缺乏症 |
| 脑叶发育不全 | 戊二酸尿症 1 型（额颞叶）<br>Smith–Lemli–Opitz 综合征[b]（额叶发育不良） |
| 胼胝体异常[c] | 3- 羟基酸尿症（发育不全）<br>先天性糖基化障碍（发育不良、发育不全）<br>二氢嘧啶脱氢酶缺乏（部分发育不全）<br>延胡索酸酶缺乏症（发育不全）<br>戊二酸尿症 2 型（发育不全）<br>婴儿 Refsum 病（发育不良）<br>Menkes 病（发育不良）<br>新生儿乳酸性酸中毒，复杂Ⅰ/ Ⅳ缺乏；胎儿脑破裂<br>苯丙酮尿症（母体，发育不全）<br>丙酮酸脱氢酶缺乏症（发育不全）<br>Smith–Lemli–Opitz 综合征[b]（缺失、发育不全）<br>Zellweger 综合征（发育不全、部分发育不良） |
| 大脑皮质发育不良 | 过氧化物酶体病<br>Smith–Lemli–Opitz 综合征[b] |
| 齿状核异常 | 丙酮酸脱氢酶缺乏（发育不良）<br>Zellweger 综合征（发育不良） |
| 灰质异位 / 皮质异位 | 过氧化物酶体病<br>肉毒碱棕榈酰转移酶 2 缺乏症<br>延胡索酸酶缺乏症（大脑和小脑）<br>戊二酸血症 2 型<br>Menkes 病<br>新生儿乳酸性酸中毒，复杂Ⅰ/ Ⅳ缺乏；胎儿脑破裂<br>丙酮酸脱氢酶缺乏症（皮质下异位）<br>Smith–Lemli–Opitz 综合征[b] |
| 前脑无裂畸形 | Smith–Lemli–Opitz 综合征[b] |

（续表）

| 异 常[a] | 代谢紊乱 |
|---|---|
| 下橄榄核异常 | 双功能酶缺乏症（发育不良）<br>桥小脑发育不全 2 型（组织学）<br>桥小脑发育不全 4 型和 5 型（C 型下橄榄发育不全）<br>假性新生儿肾上腺脑白质发育不良（发育不良）<br>丙酮酸脱氢酶缺乏症（异位下橄榄）<br>Zellweger 综合征（发育不良） |
| 无脑回畸形 | 3- 羟基酸尿症 |
| 颅骨开放 | 延胡索酸酶缺乏症<br>戊二酸尿症 1 型 |
| 巨脑回 | 3- 羟基酸尿症（巨脑回 / 无脑回畸形）<br>双功能酶缺乏症（巨脑回 / 无脑回畸形）<br>戊二酸尿症 2 型<br>丙酮酸脱氢酶缺乏症<br>肢根型点状软骨发育不良<br>Smith-Lemli-Opitz 综合征 |
| 多小脑回畸形 | 过氧化物酶体病<br>延胡索酸酶缺乏症<br>Smith-Lemli-Opitz 综合征[b] |

a. 与新陈代谢相关的中枢神经系统畸形的病例报道很少，一般是个案报道。因此，其中一些可能是巧合。作为一般规律，如果出生前就有代谢紊乱（比如过氧化物酶体生物生成障碍、非酮症性高血糖症等），就更有可能干扰大脑的正常发育，或者因为母体代谢异常（如维生素缺乏症等）而存在。b. Smith-Lemli-Opitz 综合征（OMIM 270400）是最近报道的先天性胆固醇代谢缺陷（生物合成），实际上是第一种真正的多形态代谢紊乱。这种疾病很大程度上依赖对复合中枢神经系统畸形的一系列不同的认识（见上文）。c. 胼胝体发育不全经常伴随产前、围产期或婴儿脑白质损伤，此类病例不包含在其中

在本章，疾病是按照大脑受累的最典型的 MRI 分型，并与最初的临床表现同时发生。讨论主要集中在大脑受累模式（"模式识别"），可以由 MR 形态、弥散加权像、磁敏感成像和磁共振氢质子波谱检测（表 3-2）。在选定的患者上灌注成像（使用 PCASL，见第 1 章）可能有用。通过对早期脑损伤模式的合适的神经影像学分析，很多疾病可以被确诊并与有相似临床症状的疾病鉴别[1, 8]。重要的是认识到损伤是动态的（随时间变化）。最初的影像学表现可能非常隐匿，一直到疾病进展才被发现。此外很多中毒性 / 代谢性 / 炎性脑病可能有非特异性的影像学表现，尤其是在疾病的早期（非特异性白质改变）或晚期（弥漫性白质损伤或弥漫性脑萎缩）成像。所以，如果磁共振在诊断先天性代谢性疾病中有用的话，研究应在疾病早期进行，并应包括 $T_1WI$、$T_2WI$、$T_2FLAIR$、敏感加权成像（检测钙和铁）、DWI 和 MRS。如果疾病进展，要进行随访。

另一个重要的概念涉及疾病的定义。过去，疾病是按照临床表型来定义的：即患者病情如何表现和进展。在 21 世纪初，定义改变了，疾病是按照基因型来定义。近来，人们已经清楚认识到相同基因的不同突变可以引起不同表型。一个很好的例子就是 *GFAP* 的突变。部分 *GFAP* 突变的患者在婴儿期出现了巨头畸形，并因为额叶和基底节受损而出现早期神经发育受损，这被称为婴儿型亚历山大病。其他一些 *GFAP* 突变患者在成年前都是正常的，成年后他们会出现缓慢进行性髓质和脊髓变性，这被称为成人型亚历山大病。很明显，这是由相同基因的不同变性引起的两种不同的疾病。随着我们对基因和代谢通路认识的提高，这种现象越来越普遍。在线粒体疾病中尤其如此，线粒体疾病的母系遗传可以引起不同的突变相似的表型、相似的突变

表 3-2 MRI 上白质组织学类型的分型

| | 髓鞘发育不良 | 脱髓鞘 | 髓鞘空泡化 | 囊性变性 | 控制 |
|---|---|---|---|---|---|
| MTR | – | – | – | – – | NL |
| $T_2$ | + | + | ++ | +++ | NL |
| Dav | NL | + | ++ | +++ | NL |
| FA | – | – – | – – – | – – | NL |
| MRS | +Cr | NL Cr | – –Cr | – –Cr | NL Cr |
| | 正常或 +NAA | – –NAA | – –NAA | – –NAA | NL NAA |
| | NL Ch | +Ch | –Ch | – –Ch | NLCh |
| | ++ml | +++ml | –ml | – –ml | NL ml |
| | +Lac | ++Lac | +Lac | ++Lac | No Lac |
| | NL Glu | –Glu | – –Glu | – – –Glu | NL Glu |
| | NL Gln | ++Gln | –Gln | NL Gln | NL Gln |

MTR. 磁化转移率；$T_2$.$T_2$ 弛豫度；Dav. 平均扩散率；FA. 各向异性分数；MRS. 磁共振波谱；+. 轻度增加，++. 中度增加，+++. 显著增加；–. 轻度降低，– –. 中度降低，– – –. 显著降低；Cr. 肌酸；NAA.N– 乙酰天冬氨酸；Ch. 胆碱；ml. 肌醇；Lac. 乳酸；Glu. 谷氨酸；Gln. 谷氨酰胺（引自 van der Voorn JP, Pouwels PJW, Hart AAM, et al. Childhood white matter disorders: quantitative MR imaging and spectroscopy. *Radiology* 2006；241：510–517.）

非常不同的表型 [4, 9–11]。

本章第一部分仅根据许多中毒性 / 代谢性 / 炎性疾病的影像学特点进行了排列，对那些仅需要根据脑受累的特殊表现进行该部分鉴别诊断的人有所帮助。在阅读本章初始时，请参考表 3-3 至表 3-5。本章的第二部分将对上述病变进行更详细、更深入的讨论，包括一些基因、生化和临床知识，为那些有兴趣了解这些疾病的人提供参考。第二部分遵循本书目录中所列病变列表的顺序（诊断列表），而未按照表 3-3 到表 3-5 中病变顺序叙述。记住这一点以避免混淆。还应记住的是，本书所述只是病变的相关要点，先天性代谢异常的详尽论述显然超出了本书范围。有兴趣的读者请查看相关书籍，作者包括 van der Knaap 和 Valk [39]、Epstein 等 [44]，Valle 等 [45] 或者 Saudubray 等 [46]。

## 二、代谢性疾病的成像技术

本章讨论的大多数成像集中在 MRI 上，因为 MRI 在检出脑组织细微病变方面远优于 CT 和超声。

在新生儿期或胎儿期，超声检查常常可以显示产前出现的代谢紊乱。然而，结果总是非特异性的，如脑室扩张、生发基质溶解性囊肿、基底节的分支血管回声（"豆纹动脉血管病"）或者白质回声 [47]，在感染或损伤时也可见同样改变。MRI 上 SWI 可以显示钙和铁，因此 CT 将不再有优势。

对代谢性疾病患儿进行形态学 MRI 扫描时，重 $T_1$WI（反转恢复、受损梯度回波图像）在 1 岁前评价髓鞘损伤和延迟或髓鞘发育不良非常有用。1 岁后评估髓鞘形成和白质损伤 $T_2$WI 比 $T_1$WI 有价值，尽管如此，在区分髓鞘发育不良的疾病中，通过比较 $T_1$WI 和 $T_2$WI 之间的差异，$T_1$WI 仍然有助于寻找差异。在本书之前的版本中，传统的自旋回波 $T_2$WI 比 RARE（FSE、TSE）$T_2$ 序列的对比度分辨率高。然而，核磁技术进步可以实现更少时间内获得高质量、高分辨率的 $T_2$WI 图像，并且层厚较薄、信噪比更高（见第 1 章），FSE $T_2$WI 目前是首选序列。在 1—2 岁之后的儿童中（髓鞘基本形成），FLAIR 在检出幕上白质病变的作用明显。自旋回波 $T_2$WI 在早期发现轻度皮质畸形非常有用，有助于

**表 3-3　仅累及白质的病变（本章未另行讨论的一些疾病的参考文献）**

**皮质下白质（U 纤维）早期受累**

- 巨颅畸形
  - ◆ 巨颅型脑白质病合并囊变（van der Knaap 病），皮质下囊肿，尤其是前颞叶
  - ◆ 婴儿型亚历山大病 – 额叶受累，延伸至尾状核和壳核，MRS 上肌醇宽大，NAA 峰窄小
- 头颅大小正常
  - ◆ 半乳糖血症
  - ◆ 无巨脑的囊性脑白质病 – 颞叶前部囊肿
- 4– 羟基丁酸尿症，也有小脑萎缩 [12]
- Aicardi–Goutières 综合征，进行性小头畸形和广泛点状钙化灶，主要在基底节区

**深部白质早期受累（皮质下备用 U 型纤维）**

- 受累脑白质对称性融合
  - – 丘脑钙化或短 $T_1$ 信号
    - ◆ Krabbe 病（累及皮质脊髓束和小脑核团）
    - ◆ GM1 或 GM2 神经节苷脂沉积症
  - – 正常丘脑
    - ◆ 脑桥 / 延脑皮质脊髓束受累
      - ○ X 连锁肾上腺脑白质营养不良
      - ○ 巨轴突神经病
      - ○ 酰基辅酶 A 氧化酶缺乏症
    - ◆ 不涉及特定的脑干束
      - ○ 异染性脑白质营养不良
      - ○ 苯丙酮尿症
      - ○ LOWE 病（深部白质囊变）
      - ○ Sjögren–Larsson 综合征
      - ○ 高同型半胱氨酸血症（与钴胺代谢有关的 5,10– 亚甲基四氢叶酸还原酶缺乏或错误）
      - ○ 放疗 / 化疗
      - ○ 伴随脑白质消失的脑白质病（皮质下囊肿和大头畸形）
      - ○ 分层蛋白缺乏性先天性肌营养不良伴有脑桥变小，有时可见蚓部变小

- ◆ 脑干受累
  - ○ 枫糖尿病，有髓白质，包括脑干背侧和皮质脊髓束
  - ○ 丘脑底核萎缩，脑干背侧和小脑萎缩
  - ○ 青少年亚历山大病，延脑背侧受累
- 多发白质受累
  - – 多发性硬化
  - – 急性播散性脑脊髓炎
  - – 葡聚糖体病 [13, 14]
  - – 中枢神经系统自身免疫性脉管炎 [15, 16]
  - – 系统性红斑狼疮
  - – α– 珠蛋白生成障碍性贫血 X 连锁智力障碍综合征 [17]
  - – 遗传性弥漫性脑白质病伴球状神经轴突 [18]
  - – 视神经脊髓炎和相关疾病（病变通常为室周、基底节、脑干、下丘脑）[19]

**髓鞘发育不良**

- Pelizaeus–Merzbacher 病 [20]
- Pelizaeus–Merzbacher 类病 [21-23]
- Pol Ⅲ 相关脑白质营养不良 [24]
- 毛发硫营养不良障碍症（第 4 版原文）
- 18q 缺失综合征 [25, 26]
- 涎尿 [27, 28]
- Cockayne 综合征Ⅱ型
- 髓鞘发育不良伴基底节和小脑萎缩 [29]
- 岩藻糖苷贮积症 [30]
- 游离唾液酸储积症（包括 Salla 病），伴有小脑萎缩和薄型胼胝体 [31]
- 伴有先天性白内障的髓鞘发育不良 [32, 33]
- 3– 磷酸甘油酸脱氢酶缺乏

**非特异性白质受累**

- 3– 羟基 –3– 甲基戊二酰辅酶 A 裂解酶缺乏 [34]
- 先天性和获得性感染（见第 11 章），尤其是病毒性脑炎，可以对称性或非对称性累及灰质和白质，在合适的临床条件下应被包括在鉴别诊断内

诊断先天性感染（如巨细胞病毒，见第 11 章）、鹅卵石样畸形（见第 5 章）或者全身过氧化物酶体病。FLAIR 很难发现皮质畸形，因为灰质和白质的对比度降低。$T_2$ FLAIR 在发现颅后窝病变（灰质或白质）中也非常不敏感 [48]。快速采集 – 弛豫 – 增强 $T_2$WI（也被称为 RARE，快速自旋回波，涡轮自旋回波）显示皮质和白质较好，但在铁沉积和钙沉积时敏感性较低。如果快速回波序列或 FLAIR 被作为主要的 $T_2$WI，应该加上长回波时间梯度回波序列或敏感加权序列。根据以往经验，3D-$T_2$WI 在未成熟大脑组织中对比度不够，不应被用于诊断发育延迟和代谢性疾病。同样的，有时候用于减低运动伪影的

PROPELLER $T_2$WI（见第 1 章）白质对比度差，应避免用于发育延缓和疑似代谢性疾病的研究中，速度更快往往不是最好的。本章所讨论的 MRI 改变大多数是在 $T_2$WI 上，这些表现可以在良好的 FSE 图像（见第 1 章）、RARE 以及常规 SE 序列上显示。

一些作者提倡计算大脑的 $T_2$ 图和如大脑的相对含水量和髓鞘含水量等一些量值来作为研究脑白质病的方法 [49, 50]。尽管这些方法有助于确定髓鞘异常的程度 [50]，但是也没有被证明有助于鉴别髓鞘发育不良代谢性疾病，本章不讨论这点。总的来说，对于 $T_2$WI，最好的结果是通过高分辨率（512 矩阵）、2D 薄层（3mm）序列，尤其是利用高场强（3T）

**表 3–4　专门或主要累及灰质的病变**

| | |
|---|---|
| **皮质灰质** | – 丙酮酸脱氢酶（$E_2$）缺乏 |
| • 神经元蜡样脂褐质沉积症 | – β– 酮硫酶缺乏 |
| • 黏脂贮积病 I 型 | – 核黄疸（慢性，累及丘脑底核） |
| • Rett 综合征 | • 屏状核长 $T_2$ 信号（高信号） |
| • Alpers 综合征 | – Wilson 病 |
| • 自身免疫性脑炎（抗 NMDA 受体[35] 或抗 GDA65[36]） | – 青少年亚历山大病（罕见表现） |
| **深部灰质** | • 丘脑底核长 $T_2$ 信号（高信号） |
| • 纹状体长 $T_2$ 信号（高信号） | – Leigh 综合征 |
| – Leigh 综合征（经常白质受累） | – 核黄疸（慢性，与苍白球相关） |
| – α– 酮戊二酸尿症 | **小脑和脑干** |
| – 3– 甲基戊二酸尿症 | • 在导水管周围的灰质长 $T_2$ 信号（高信号） |
| – 青少年型 Huntington 病 | – Leigh 综合征 |
| – MELAS | – Wernicke 脑病 |
| – Wilson 病（通常累及白质、导水管周围） | – Wilson 病 |
| – 丙酸血症（通常累及白质） | • 在小脑核长 $T_2$ 信号（高信号） |
| – 乙基丙二酸血症（通常累及白质） | – 丙酸血症 |
| – 硫胺素缺乏症（婴儿脚气病，Wernicke 病）[37] | – 乙基丙二酸尿症 |
| – SLC25A19 突变引起的神经病变或纹状体坏死[38] | – Leigh 病 |
| – 缺氧缺血性损伤（较大婴儿，青少年，成人） | – Krabbe 病 |
| – 低血糖损伤（较大婴儿，青少年，成人） | – 3– 甲基戊二酸尿症 |
| • 苍白球短 $T_2$ 信号（低信号） | – β– 酮硫酶缺乏 |
| – 脑铁积聚的神经病变（NBIA），经常 $T_2$ 低信号中央出现 $T_2$ 高信号（虎眼的标志） | – 生物素反应性基底神经节病 |
| – 眼 – 趾 – 齿发育不良 | – 乙基丙二酸尿症 |
| • 苍白球长 $T_2$ 信号（高信号） | – 戊二酸尿症 I 型 |
| – 甲基丙二酸血症 | • 在小脑核短 $T_2$ 信号（低信号） |
| – 中毒（一氧化碳、锰、氰化物也可累及小脑） | – 脑干型黄瘤病 |
| – 琥珀酸半醛脱氢酶缺乏 | • 下橄榄核长 $T_2$ 信号（高信号）（小脑核无损伤时） |
| – 胍基乙酸甲基转移酶缺乏 | – 二氢嘧啶脱氢酶缺乏 |
| – 异戊酸血症 | – Leigh 综合征 |

进行成像时。为了提高病变模式分析的准确性，需要高空间分辨率成像。

DWI 和磁化转移可以帮助把急性炎症、细胞损伤（弥散率降低）与那些伴有髓鞘发育不良、髓鞘空泡化、囊性变（弥散率增加）的疾病以及那些慢性疾病（弥散速率正常增加）（表 3–2）分开[8, 51, 52]。MRS 为诊断这些病变提供重要的诊断信息，可以检测到异常的代谢物质或者正常代谢物质的数量异常。我们对疑似代谢性疾病的患者常规进行 MRS 检查，因为结合常规解剖 MRI、DWI 和 MRS 最有可能对疾病做出诊断[8, 53]。可以参考第 1 章的 MRS 技术和第 2 章的随着发展正常代谢物水平的变化。单光子发射断层扫描（SPECT）和正电子发射断层扫描（PET）偶尔也有用，尤其是在灰质病变；如果有用，这些形态改变有待讨论。

确定白质异常是否代表了髓鞘形成减少、脱髓鞘、髓鞘空泡化或者白质的囊性变非常有用。随着中毒性／代谢性／炎症性疾病的代谢和微观结构特征变得更广为人知，其鉴别更重要，因为不同的代谢性疾病将引起不同的轴突、胶质细胞以及髓鞘本身的微结构和生化紊乱。除了解剖图像，还可以利用磁化转移比率、扩散张量成像、髓鞘含水量、$^1$H–MRS，这样可以更好地识别白质异常类型（表 3–2）[50-52]。对这些病变的所用 MRI 分析中，在病程早期或者有可能的话在疾病恶化期间获得图像是最有价值的：在疾病的活动期（通常表现为扩散率降低、异常代谢物增多）的改变与慢性期（通常扩散率增加、代谢物水平恢复正常或略低）肯定不同[1]。

表 3-5　同时累及灰质和白质的病变

**仅累及皮质灰质和白质（深部灰质没有累及）**

- 正常骨骼
  - 皮质发育不良
    - ◆ 先天性感染（最常见的是巨细胞病毒）
    - ◆ 大脑皮质的鹅卵石样畸形（见第 5 章）
  - 无皮质发育不良
    - ○ Alpers 病
    - ○ Menkes 病
- 异常骨骼
  - 黏多糖贮积症
  - 脂质贮积病
  - 过氧化物酶体病

**深部灰质和白质受累**

- 主要累及丘脑
  - Krabbe 病，早期皮质脊髓束，小脑核受累
  - GM1 神经节苷脂沉积病
  - GM2 神经节苷脂沉积病
  - Wilson 病，也见于导水管周围灰质
  - 琥珀酸脱氢酶缺乏症
  - 重度新生儿低血压性脑病
  - 很多病毒性脑炎
- 主要累及苍白球
  - Canavan 病（MRS 上出现宽大 NAA 峰，丘脑受累）
  - Kearns-Sayre 综合征，皮质下白质受累，经常累及尾状核
  - 甲基丙二酸血症，空洞的，偶见深部白质受累
  - 中毒（一氧化碳和氰化物）
  - 枫糖浆尿病，脑干背侧、皮质脊髓束受累

---

- L-2- 羟基戊二酸尿症，皮质下白质（向心性进展）、轻度纹状体和小脑核受累
- 岩藻糖苷贮积症（T$_2$/FLAIR 低信号）
- 丘脑底核萎缩，广泛的小脑 / 中脑萎缩
- 尿素循环疾病，岛叶受累

- 主要累及纹状体
  - Leigh 综合征（常见于下橄榄核和丘脑底核）
  - MELAS，通常是大脑皮质受累
  - Wilson 病，丘脑迟发
  - Alexander 病（额叶白质受累）
  - 乙基丙二酸血症 [39]
  - 丙酸血症 [39]
  - 戊二酸尿症 I 型（戊二酰辅酶 A 脱氢酶缺乏），前颞叶发育不良
  - 3- 羟基 -3- 甲基 - 戊二酰辅酶 A 裂解酶缺乏症 [39]
  - 钼辅助因子缺乏症（常为大脑皮质）[40]
  - 线粒体三磷腺苷合成酶缺乏症 [39]
  - 3- 甲基戊烯二酸尿症（纹状体不完全损伤）[41]
  - β- 酮硫解酶缺乏症 [39]
  - 丙二酸血症 [39]
  - 生物素酰胺酶缺乏症 [39]
  - 生物素反应性基底神经节病 [42]
  - 中毒 [39]
  - 年长儿或成人缺氧缺血性脑病
  - 年长儿或成人低血糖性脑损伤
  - Cockayne 病 [43]
  - 髓鞘发育不良伴基底节和小脑萎缩，通常有萎缩的尾状核、壳核和小脑

本章未另行讨论的某些疾病的参考文献

## 三、认识代谢性疾病的简单方法

中毒性 / 代谢性 / 炎症性脑病的影像学特征总是令人困惑。脑白质异常可为原发或者继发。脑室和脑沟常增大。脑白质、脑核团（丘脑和基底节）、脑干束、脑干核团、小脑核团或者小脑白质可能受累。基于 van der Knaap、Valk 和 Schiffmann 的工作，我们使用一种系统的方法来分析这些大脑参与模式的疾病（表 3-3 至表 3-5）[1, 39, 54]（请注意，主要累及小脑的疾病在本章末尾单独讨论）。这种方法不总是有效，因为许多代谢性疾病在疾病不同阶段有不同的影像学表现。另外，不同的疾病可能有几乎相同的神经影像学表现，特别是在疾病的晚期。其中一个原因就是对神经元的早期损伤最终累及了轴突，反之亦然，结果就是在很多病变的晚期都有萎缩，并

伴有灰质和白质疾病。因此，当与其他临床特征结合起来，在疾病的早期（但发病后不久）获得和评估这些图像最有用的。另一个导致误诊的潜在原因是不同的表型（实际上是不同的疾病）可能是同一个基因的不同突变引起。其原因是很多蛋白质（蛋白质的不同成分）参与了不同的蛋白质代谢途径，结果，影响蛋白质不同部分的突变可能导致明显不同的疾病。然而，由于它们因相同的基因突变引起，一些作者将他们归类为一个独立的整体。这就是为什么 GFAP 基因突变在婴儿引起额叶和基底节肿胀伴头大畸形，和在成人引起髓质 / 脊髓变性，两者都被归类为 Alexander 病。最终，科学家们必将这样定义疾病：通过每个特定的胚系或者插入突变，或者表观遗传修饰影响相关的代谢途径功能，而不是通过突变基因定义。希望随着代谢途径、特定突变和（或）表

观遗传修饰被阐明，医生们也将认识到其必要性并且向这个方向发展。除了相同基因的不同突变，临床表现也受后天因素和环境因素的影响，进一步混淆了这个问题。尽管有局限性，但是这种系统的方法在多数情况下还可有助于读者快速做出诊断。

### （一）白质与灰质

在分析代谢性疾病的时候，最重要的是判断病变主要累及灰质（脊髓灰质炎）还是白质（白质营养不良），或者两者同时累及（广泛性）。一般来说，主要累及皮质灰质的病变会导致皮质变薄，因此皮质脑沟明显。在急性期（代谢失代偿期），多数病变首先累及深部灰质的病变表现为脑组织肿胀、弥散速率降低，MRI 上表现为受累部位 $T_1WI$ 低信号、$T_2$/FLAIR 高信号；慢性期则表现为受累部位萎缩及弥散速率增高。灰质病变常出现白质异常，如轴索沃勒变性可导致脑白质容积减小，出现脑白质 CT 值减低，$T_1$ 和 $T_2$ 弛豫时间（MRI）轻度延长伴随 Dav 和 RD 值轻度增加，在 DTI 上 FA 值轻度降低。病变早期进行影像检查，则这些白质异常可与原发性脑白质病变区别开来。首先累及白质的病变（除外髓鞘发育不良），在脑白质容积显著减少之前出现 CT 值明显减低、$T_1WI$ 低信号、$T_2$/FLAIR 高信号、FA 值明显减低。事实上，某些脑白质病变（如 Canavan 病和 Alexander 病）的早期，脑白质可因髓鞘膨胀（海绵状脑白质病）而增大，以后才出现退变。另外一些脑白质病变，如 X 连锁肾上腺脑白质营养不良，病变早期为炎症反应，炎症导致水肿并对邻近脑沟产生占位效应，还可见血脑屏障破坏后的强化。此外，许多脑白质病变始于局部（如 Alexander 病首先始于额叶）而后逐渐向邻近区域进展（白质和灰质都可累及）。多数脑白质病变受累区域破坏、脑实质坏死、空泡形成以及脑室显著扩张，而灰质病变继发的白质病变伴沃勒变性，较少会有严重的损伤。当少突胶质细胞停止髓鞘化，轴突退化，体积会逐渐减少（几周到几月），信号也逐渐改变。大脑皮质灰质病变的患儿临床表现（包括早期出现癫痫发作、视觉缺失及痴呆等）与深部灰质病变患儿的舞蹈症、手足徐动症及肌张力异常等不同。而脑白质病变者的临床表现与前两者均不

相同（锥体束征包括痉挛、反射亢进以及小脑症状如共济失调等）。临床资料对于正确诊断非常关键，因此，临床医师与相关医师（多数为遗传学者或神经学家，他们可能在神经、皮肤、眼底等检查中有了重要发现）对正确治疗至关重要。最后，相同的临床疾病（Leigh 综合征是一个最好的例子）可能因为相同途径的许多不同基因引起，这取决于基因突变的不同时间和位置，而在初期，同样的病变可能仅累及灰质或仅有白质，或者在最初就同时影响灰质和白质。大多数情况下，这些病变可能有特定的临床表现（逐步的精神运动迟缓或退化伴随血液或脑脊液乳酸水平高）（具体细节见 http://www.ncbi.nlm.nih.gov/books/NBK320989/）。

### （二）白质病变

如果异常信号主要累及脑白质，确定病因是损伤轴突或髓鞘（脱髓鞘、囊性变性或髓鞘空泡化）（表 3-2），髓鞘沉积仅仅是不足或延迟（髓鞘形成不良），或者在间质内有很多水，水的信号掩盖了髓鞘和有髓轴突（如伴有脑白质病和囊肿的巨脑病）。如果脑白质正在被破坏，应该确定异常的位置（室周、深部和皮质下白质）和其进展模式（表 3-3）。最初，应该评估白质的受累范围看病变的分布是局灶性、多灶性还是弥漫性。局部白质受累可能提示炎性脱髓鞘，通常表现为边缘强化（血脑屏障破坏）、扩散速率降低（炎性细胞浸润）、自身免疫性血管炎或放射性损伤（应询问放疗史）。非对称性多灶性脑白质受累通常提示自身免疫性/炎性损伤或者异常疾病，如多糖体病、伴神经轴突球体的遗传性弥漫性脑白质病。

如果主要累及白质的病变是对称性的，应该确定最早是累及皮质下、深部还是脑室周围白质，最早开始于额叶、顶叶、枕叶、小脑还是脑干。应确定患者是否伴巨颅畸形（如果有，考虑 Alexander 病、Canavan 病，伴有脑白质病和囊肿的巨脑病）。脑白质有时候会伴有灰质改变，如果早期病变主要局限于深部和室周白质，应特别注意丘脑改变。双侧丘脑出现 CT 高密度或 MRI 上 $T_2WI$ 低信号应提示 Krabbe 病（早期累及内囊及小脑核的脱髓鞘）或 GM1 或 GM2 神经节苷脂沉积症（伴有大脑深部

核团高信号的脱髓鞘）。如果新生儿出现内囊、大脑脚、脑桥背侧和小脑白质肿胀，$T_2WI$ 异常高信号，扩散系数降低，则应强烈考虑为枫树浆尿病（MSUD）（伴随髓鞘内囊肿）。

如果有连续的磁共振研究，受累脑白质的进展模式可能有用。一些疾病，如 L-2- 羟基戊二酸尿症和 Canavan 病，有向心性进展模式，早期累及皮质下白质，逐渐向中央进展。相反，其他疾病如 Krabbe、X 连锁肾上腺脑白质营养不良表现为离心性进展模式，早期累及脑室周围白质，逐渐向深部和皮质下脑白质进展。疾病也可能从前向后进展，如婴幼儿 Alexander 病，或从后向前进展，如 X 连锁肾上腺脑白质营养不良和 Krabbe 病。

与受损或破坏的髓鞘相反，在一些所谓髓鞘发育不良的疾病中可见髓鞘过少的模式。这可以通过持续的新生儿脑白质改变识别，即在 $T_2WI$ 上与灰质相比呈轻度高信号（大多数，但不是全部髓鞘发育不良疾病），在 $T_1WI$ 上与灰质相比呈轻度低信号（见第 2 章）。髓鞘发育不良可以通过第一次磁共振后 6 个月随访与髓鞘延迟鉴别，髓鞘增生可以出现在有髓鞘延迟的疾病中，但髓鞘发育不良的患者不会出现这种改变。

先天性和获得性感染（见第 11 章），尤其是病毒性脑炎，累及灰质和白质可以对称或不对称，相比脑白质营养不良，脑炎有更多的斑片状病灶。但应在合适的临床条件下应进行鉴别诊断。

### （三）灰质病变

一旦被诊断为原发灰质病变，下一步就是确定是皮质灰质受累还是深部灰质受累，可通过检查灰质核团在 CT 上的异常密度和在 MRI 上的 $T_2$/FLAIR 异常信号显示。尽管 FLAIR 正常而弥散异常并不常见，但 MRS（寻找异常代谢峰）及弥散成像有时也可为明确以上问题提供帮助。应仔细寻找脑沟消失、皮质水肿、弥散速率降低（急性期）或因皮质变薄而引起的脑沟扩大（慢性期）以及皮质信号异常等征象，它们对确定皮质是否受累有重要意义。

如果影像提示病变主要累及皮质，则应考虑到神经元蜡样脂褐质沉积症、Rett 病（女孩）、Alpers 病以及糖原贮积症等一类疾病（表 3-4）。

如果仅见深部灰质受累，则受累结构信号强度及部位就很关键（表 3-4）。纹状体（尾状核和壳核）受累见于线粒体疾病［Leigh 综合征的几种类型、MELAS 综合征（线粒体脑病、乳酸性酸中毒和卒中样症状）及戊二酸尿症］、许多有机酸血症（丙酸和乙基丙二酸血症）、青少年 Huntington 病、缺氧缺血性损伤（较大婴儿、儿童和成人，见第 4 章）和低血糖（较大儿童和成人，见第 4 章）。其中多种疾病可能引起白质损伤（主要或次要）。如果病变仅限于苍白球，出现 $T_2WI$ 低信号或者周边低信号中心高信号并伴有 SWI 上敏感性增加，则可以诊断脑铁贮积性神经病、泛激酶相关性神经病、磷脂酶 A2 相关性神经病（PLAN，称为儿童神经轴突性营养不良），尤其在出现肌张力障碍、构音障碍、步态不稳的时候。如果为孤立性苍白球受累且表现为 $T_2WI$ 高信号，则应考虑为甲基丙二酸血症、琥珀酸半醛脱氢酶（GMAT）缺乏症、中毒（CO 或氰化物）或核黄疸（见第 4 章）。如果新生儿或婴儿苍白球显示 $T_1WI$ 高信号，且岛叶皮质出现同样改变，则提示尿循环异常。在婴儿和儿童，苍白球 $T_1WI$ 高信号提示肝功能衰竭。下丘脑核伴苍白球损伤提示核黄疸，而下丘脑核 / 壳核损伤提示 Leigh 综合征。

### （四）灰质和白质均受累的病变

在神经代谢紊乱疾病中只有白质或灰质损伤比较少见。常见的是，两者同时受累，但比例不同。灰白质均受累的病变（表 3-5）可分为仅有皮质受累和深部灰质受累（合并或不合并皮质受累）两种情况。仅有皮质受累者又可根据患者长管状骨和脊柱是否正常再详细分类（表 3-5）。

若深部灰质受累，鉴别诊断则依赖于最初受累核团。如表 3-5 所见，当不同部分的白质受累时，不同的深部灰质核团也会受累（然而有时候具体的灰质核团受累取决于扫描时疾病的分期）。密切分析灰白质同时受累的病变以及钙化，有助于确定诊断 [43]。

## 四、中毒性、代谢性、炎症性疾病的深入分析

以下的章节描述了大量的代谢性、自身免疫炎

性、中毒性疾病，它们主要的临床表现，潜在的基因和（或）生化原因（若已知），人类孟德尔遗传数据库的数字列表[55]，成像特征。每种疾病的分类主要基于标准解剖成像特征。DWI、¹H-MRS、正电子发射扫描的疾病的特征已经被描述，我们将讨论这些特征。

某些疾病具有非特异性的成像特征（如肌酸合成障碍），但是在 MRS 上的代谢特点具有诊断性，将在更广泛的范围内被讨论。这些"功能性"研究是非特异性的，但可以缩小鉴别诊断的范围。

### （一）关于分类的几点意见

对脑部代谢性、中毒性、炎性疾病的分类的最优方案尚未提出。因为这是与成像相关的书籍，主要区别是基于成像模式，如前几章讨论的。生物学家和生物学方向的医师发现通过对错误的酶定位的胞内细胞器对这些疾病分类很有用[56-58]。例如，异染性脑白质营养不良（MLD），缺陷酶位于溶酶体内，被分类为溶酶体疾病；X 连锁肾上腺脑白质营养不良，缺陷酶位于过氧化物酶体内，是一个过氧化物酶体病。然而，头颅的 MRI 表现（例如白质受累与灰质受累）通常更取决于涉及的特定的代谢途径，而不是酶所在的细胞器（实际上，一些酶在一个细胞器内合成，在另一个细胞器内起作用），并且发现影像改变与细胞器之间的相关性很小（线粒体疾病可能是特例）。所以本章的分类主要依据影像表现。

如果了解了代谢/炎性/毒性改变的细胞水平特征，像弥散、磁化转移、¹H-MRS 特征（表 3-2）等技术在这些疾病的分类中帮助很大。例如，髓鞘发育不良与 RD、FA 和磁化转移率减低有关。炎症浸润显示扩散率降低（弥散加权成像是一种生理成像技术）且血脑屏障破坏（增强后可显示）。另一种生理技术 H-MRS，通过显示特定代谢物波峰的存在或缺失来帮助诊断，如大多数线粒体疾病的乳酸升高，琥珀酸脱氢酶缺乏时琥珀酸升高，在甘氨酸脑病中甘氨酸升高，肌酸合成障碍疾病中肌酸缺失。实际上，MRS 可以提供特定诊断，根据我们的经验，为了获得这些序列，多花 3～5min 的时间是非常值得的。对于所有疾病这些讨论是有用的。所

以，在这个时候，最好的成像就是形态和生理成像技术的结合。在以下的章节中，脑白质病是按照在 MRI 解剖图像上最初累及的脑白质类型分类的。当进一步诊断时，将讨论弥散成像、磁化转移、质子波谱、PET 的特征。

### （二）代谢性疾病的临床方面

仅仅模式识别不足以描述一个特定疾病的特征。整合临床数据（性别、发病年龄、临床表现类型、病程、身体或眼科损伤）和影像学异常（病变类型和模式，就像 MRI 增强数据）可以识别更多明确的临床 - 影像类型。所以，对于神经放射学医生来说，了解一些临床数据是非常重要的，包括对于一些怀疑或确定神经代谢紊乱疾病的患者进行诊断性检查和随访。这里讨论了一些最重要的临床相关数据的分类。

#### 1. 发病年龄

代谢性疾病的发病年龄是一个非常有用的临床线索。根据发病年龄，可分为以下类别：新生儿（从出生到 1 个月）、婴儿早期和晚期（1—6 月龄，6 月龄至 3 岁）、童年至少年的早期和晚期（3—6 岁和 6—16 岁）、成人（16 岁及以上）。重要的是要认识到，可识别的症状和体征的出现不一定与代谢紊乱疾病发病一致。

作为神经代谢性疾病显著表型变异的明显表现，几乎都根据年龄的不同有几种不同的临床表现。在同一疾病中，较早发作往往提示紊乱的代谢通路异常更明显，而迟发性病变提示临床较轻微（但不一定是良性）的类型。大多数新生儿代谢紊乱归类于新生儿毁灭性代谢性疾病。这些疾病中潜在代谢紊乱通常导致全脑毒性（脑病），导致弥漫性脑水肿，神经系统表现反映了累及的白质与灰质的比例不同。"新生儿毁灭性代谢性疾病"一词实际上相当于一个非常明确的临床综合征。新生儿在出生时通常是正常的，几天后开始出现前驱症状，以厌奶和呕吐（偶尔误诊为幽门狭窄）为特征。接着是昏睡和昏迷，临床上可能与中枢神经系统感染相似。在这一点上，癫痫发作和肌张力的改变（低张或高张）通常比较常见。如果疾病没有及时诊治，进行性毒性会导致不可逆性神经功能缺失或死亡。

新生儿最具破坏性的代谢性疾病是有机酸或氨基酸代谢缺陷症（表 3-6）。

**表 3-6　新生儿最常见的毁灭性代谢性疾病**

- 亚硫酸盐氧化酶缺乏症
- 钼辅因子缺乏症
- 丙酸血症
- 甲基丙二酸血症
- 异戊酸血症
- HMG 辅酶 A 缺乏症
- 3- 甲基戊二酸尿症（某些形式）
- 原发性乳酸性酸中毒
- 戊二酸尿症 2 型
- 焦谷氨酸尿症
- 尿循环缺陷（瓜氨酸血症、鸟氨酸转氨酶缺乏症）
- 枫糖尿病
- 非酮症性高甘氨酸血症（甘氨酸脑病）
- Menkes 病
- 成神经细胞增多症
- 过氧化物酶体生物发生障碍

如果怀疑新生儿或幼儿有"毁灭性代谢性疾病"，除了解剖学的 MRI 以外，MRI 增强技术也有帮助。在 MUSD 中，DWI 有一定的特征；MRS 可诊断某些疾病（HMG 辅酶 A 裂解酶缺乏[59] 和甘氨酸脑病[60]），或者提示能量代谢紊乱（乳酸升高）和尿循环缺陷（谷氨酸增加）。

**2. 代谢紊乱的系统表现**

神经系统代谢紊乱的表现可能包括畸形（如粗糙的面部特征）、器官肿大、骨骼异常，或者更笼统地说，发育异常。代谢紊乱疾病中的系统性并发症很常见，但经常误导临床。代谢性疾病患者易于并发感染，伴或不伴中枢神经侵犯，但在神经系统代谢紊乱患者中，并发感染可引起代谢危机。急性胰腺炎越来越被认为是有机酸和氨基酸代谢缺陷症的并发症，通常发生在急性酮症酸中毒危机期间。血液学异常，尤其是贫血、中性粒细胞减少和血小板减少，经常在有机酸酸中毒中见到。

**3. 代谢性疾病中的神经异常**

神经代谢性疾病可表现为急性或慢性脑病。混合型可表现为两种进行性脑病，偶尔代谢恶化。急性脑病在急性失代偿期发生，例如乳酸性酸中毒、酮症或酮酸中毒、高氨血症、低糖血症或高糖血症。神经系统表现可表现为低血压、癫痫、代谢性

卒中伴锥体外系运动障碍的快速发作以及昏迷。其他的神经代谢性疾病可能与更隐匿的过程相关，导致了慢性进行性脑病，包括癫痫、锥体或锥体外系运动障碍及神经认知和行为问题。

(1) 癫痫和代谢性癫痫：癫痫是代谢性疾病的常见但非特异性的并发症。在低于 6 月龄的婴儿中先天性代谢紊乱是癫痫首次发作的常见原因。在病理上癫痫是因为大脑皮质受累。在一些代谢性疾病中（如脂肪酸氧化障碍或成细胞增多症），特别是一些在婴儿早期发作的患者，癫痫可能继发于低血糖。然而在某些情况下（尤其是婴儿和儿童），癫痫可能在临床上占主导地位。在这些情况下，癫痫可能具有"灾难性脑病"（或"癫痫性脑病"）的特点，因为癫痫发作很早，并且对常规抗癫痫药不敏感，癫痫与严重的认知、感觉或运动恶化有关[61-63]。这些脑病常有符合经典描述模式的癫痫综合征（Ohtahara 综合征、Dravet 综合征、West 综合征），但其表现有年龄依赖性，癫痫表现也随着时间推移而演化，符合不同癫痫综合征的特点[64]。许多编码钠通道、钾通道、钙通道的新的基因，编码参与突触小泡释放的蛋白质的基因，编码参与细胞内和细胞间信号转导的蛋白质的基因，编码神经质膜的基因，编码细胞内转运体的基因，都被发现可以引起这些疾病。相关的基因包括 SCN1A、KCNQ2、STXBPI、CDKL5、ARX、PCDH19、CAD 和 SLC25A22[62, 63, 65]。这些疾病的影像表现是非特异性的，但可能包括弥漫性脑萎缩、海马萎缩或者胼胝体异常，目前尚不清楚这些是癫痫的起因还是癫痫本身的结果[62]。脑电图的表现各不相同，多数情况下，也不是特定的，但是 MRS 可以确定特定代谢物的峰值，为诊断提供线索[61, 64]。下表根据发病年龄列出了引起代谢性癫痫的几种疾病（表 3-7）。

(2) 卒中或卒中样临床表现：在神经代谢性疾病中神经功能缺陷的发展（锥体征、锥体外系症状）通常进展缓慢或者隐匿的，遗传性代谢性疾病也可能出现急性发作的局灶性神经症状。这些临床表现可能与真正的卒中（出血性或缺血性）或卒中样癫痫相关。一些有机酸多巴胺（例如丙酸、异戊酸和甲基丙二酸血症）易因与血小板减少相关的凝血异常而导致颅内出血。急性缺血性并发症（即真正的

表 3–7　按照典型发病年龄列出的代谢性疾病

| 新生儿发病 | 婴儿发病 | 儿童发病 |
| --- | --- | --- |
| 吡哆醇依赖型癫痫 | GLUT1 缺乏症 | 迟发性婴儿 NCL |
| 5'磷酸吡哆醇氧化酶（PNPO）缺乏症 | 甘氨酸脑病 | 双倍线粒体 |
| 叶酸反应性癫痫 | 肌酸缺乏症 | 沉积病 |
| 生物素酶缺乏症 | 生物素合成酶缺乏症 | 嘌呤代谢疾病 |
| 苯丙酮尿症 | 氨基酸代谢缺陷症 | Lafora 病 |
| 非酮性高甘氨酸血症 | 婴儿 NCL | GLUT1 缺乏症 |
| 丝氨酸生物合成缺陷 | 迟发性吡哆醇缺乏症 | Niemann–Pick 病 C 型 |
| 尿循环疾病 | 乙基丙二酸血症 | 过氧化物酶体病 |
| 枫糖尿病 | 先天性糖基化病 | 肌酸转运缺乏 |
| 丙酸血症 | 线粒体病 | |
| 戊二酸尿症 1 型 | 嘌呤代谢疾病 | |
| 腺苷酸琥珀酸裂解酶缺乏症 | | |
| 全羧化酶合成酶缺乏症 | | |
| Menkes 病 | | |
| 钼辅因子缺乏症 | | |
| 亚硫酸盐氧化酶缺乏症 | | |
| 过氧化物酶体病 | | |
| GABA 转氨酶缺乏症 | | |

梗死）发生在一些氨基酸疾病中，可能因为直接的血管壁损伤、溶酶体储存障碍疾病如 Fabry 病和胱氨酸病。在 Fabry 病中，缺血性和出血性并发症都可能发生，因为内皮损伤（内皮的糖类储积）最初可能导致闭塞性动脉疾病，随后因超载的侧支出血和儿童的烟雾病相似。其他的由缺血性卒中引起的神经代谢性疾病如 Menkes 病，孤立的亚硝酸氧化酶缺乏症（钼辅因子缺乏），由 PMM2 突变引起的先天性糖基化病 1a（OMIM 601785），以前称之为先天性糖类缺乏糖蛋白综合征。

与代谢紊乱相关的卒中样事件可能代表局部代谢失代偿以及随后出现的脑实质内功能障碍，这可能引起或不引起永久性的结构损伤。伴随偏瘫或偏盲的卒中样癫痫一些疾病的特征，这些疾病是由几个线粒体基因中的一个突变引起的，这些通常被称

为线粒体肌病、脑病、乳酸性酸中毒和卒中样发作（MELAS，OMIM 540000）。锥体外系运动疾病（肌张力障碍、舞蹈病、震颤）偶尔可能突然出现并类似脑卒中，通常在有机酸尿症中（如戊二酸尿症 1 型、甲基丙二酸血症），通常与严重的基底神经节疾病相关，通常不累及丘脑。这通常与围产期缺氧 – 缺血性脑损伤形成对比，在围产期，丘脑和豆状核后部通常都会受到影响（见第 4 章）。临床上，这两种都可能在童年晚期出现锥体外系"脑瘫"。

（3）肌肉骨骼改变：在神经代谢性疾病中肌肉骨骼改变很常见。在许多代谢性疾病中肌张力低很常见，尤其是与一些（直接的或间接的）能量代谢受损（线粒体疾病）和过氧化物酶体病相关。非酮性高甘氨酸血症（通常称为甘氨酸脑病，OMIM 605899）和丙酸血症（OMIM 606054）可以引起血

液中的甘氨酸水平过高继而导致肌张力过低，这是因为甘氨酸对脊髓腹侧运动神经元有抑制作用。在脂肪酸氧化疾病中，在许多线粒体细胞病变中，患儿因为相关肌病而出现肌张力低。高肌张力症是典型的 Krabbe 病、甲基丙二酸和异戊酸血症。肌肉挛缩见于枝根性斑点状根状软骨发育不良。交替性肌张力（低张力和高张力，表现为角弓反张）是 MSUD 的典型表现。

#### 4. 其他有用的临床特征

诊断代谢性疾病的其他有用的临床特征包括由异常的代谢产物引起的特有的气味、面部畸形 [ 存在于过氧化物酶体病，黏多糖症（MPS）]、眼科和皮肤科异常。对这些疾病的讨论读者可参考例如由 van der Knaap、Valk [39]、Scriver 等等 [45, 66]，或者 Nyhan [67] 等编纂的关于代谢疾病的标准文书。

## 五、灰质和白质病变的深入分析

### （一）主要累及白质的病变

#### 1. 主要累及脑室周围白质的脑白质疾病

（1）异染性脑白质营养不良：异染性脑白质营养不良导致大脑半球弥漫性髓鞘异常，其影像表现多种多样。所有改变均是由于芳香硫酯酶 A（OMIM 250100）活性降低引起的，或其协同因子（saposin B，或者鞘脂激活蛋白 B，OMIM 249900）导致的，但是后者很罕见，这种协同因子能将磺基半乳糖基神经酰胺降解成半乳糖脑苷脂和硫酸盐。致病基因是位于 22 号染色体长臂（22q13.31）[68] 上的 ARSA 和位于第 10 号染色体 10q22.1 上的 PSAP[69]。芳香硫酯酶 A 活性降低导致中枢神经系统和外周神经系统髓鞘崩解和再利用障碍。而且神经酰胺硫苷脂在巨噬细胞和施万细胞聚集削弱了这些细胞的功能 [70]。MLD 是最常见的遗传性脑白质营养不良，占 Bonkowsky 等在一个回顾性研究中已经鉴定的遗传性脑白质病的 8.2%[2]（须知大约 50% 的脑白质病从未被鉴定）。

异染性脑白质营养不良最常见的临床类型为晚发婴儿变异型，典型表现为早期出现步态变异和斜视（2 岁以前），以后逐渐出现言语障碍、痉挛

状态和智力减退。病变进展稳定，通常在出现症状后 4 年内死亡 [71]。青少年型略少见，5—7 岁出现神经系统症状并缓慢进展，患儿常表现为学习退步 [71, 72]。成年型少见，患者表现为器质性精神症状和进行性皮质脊髓束、皮质延髓束、小脑或锥体外系症状 [73]。

异染性脑白质营养不良缺乏特异性影像表现。CT 扫描表现为进行性脑萎缩和中央白质区弥漫性低密度改变，增强扫描无强化 [73, 74]。MRI 扫描表现为对称分布的深部和脑室周边脑白质内进行性 $T_1/T_2$ 弛豫时间延长（图 3-1），直到病程晚期才可见外周白质受累（图 3-1A）[57, 74]。高分辨率图像则显示，从侧脑室表面到外周呈条纹状交错排列的正常和异常髓鞘（称为"虎纹状"，至少 70%[75]）（图 3-1A），这代表相对较少的髓鞘和含脂质的胶质细胞 [76]。在 Krabbe 病和 GM1 神经节苷脂增生症（两种疾病均在后面的章节中阐述）也有相似的表现（但不太明显）。Eichler 等 [77] 发现累及白质的特征性演变在婴儿晚期、青少年和成人组相似。最初在额叶、顶叶室周和深部脑白质发现了均匀 $T_2WI$ 高信号区，在轻度的疾病中表现为轻微的高信号，在更严重的疾病中信号也更高。几乎所有患者胼胝体受累轻微，但最终都可以见到。随着病变进展，异常信号向皮质下白质进展，虎纹状改变更加明显 [77]。皮质脊髓束、小脑白质和基底节受累仅见于病程晚期 [77, 78]，伴随着大脑半球组织的渐进性丢失。丘脑在 $T_2WI$ 上呈低信号（类似于 Krabbe 病和 GM2 神经节苷脂增生症），随着病情的进展，一些患者会出现丘脑、尾状核和小脑萎缩 [75]。磁共振评分系统用来评估大脑受累的严重程度 [77]。如果使用顺磁性对比剂，颅神经和马尾神经可能强化（图 3-1C 和 D）[79]，原因尚不清楚，但可能是因为髓鞘破裂引起的炎症反应。

DWI 显示病变区内在疾病早期（图 3-1B）水分子弥散速率下降 [80, 81]，疾病后期弥散速率增加 [82]。高分辨率 DWI 图像上也可以观察到异常和正常髓鞘交错呈水平条纹状，正常髓鞘区内水分子弥散正常，而异常髓鞘区内显示水分子运动增加。$^1$H-MRS 显示 NAA 下降 [83]，肌醇升高，并可见乳酸峰 [75]。

（2）球状细胞脑白质营养不良（Krabbe 病）：

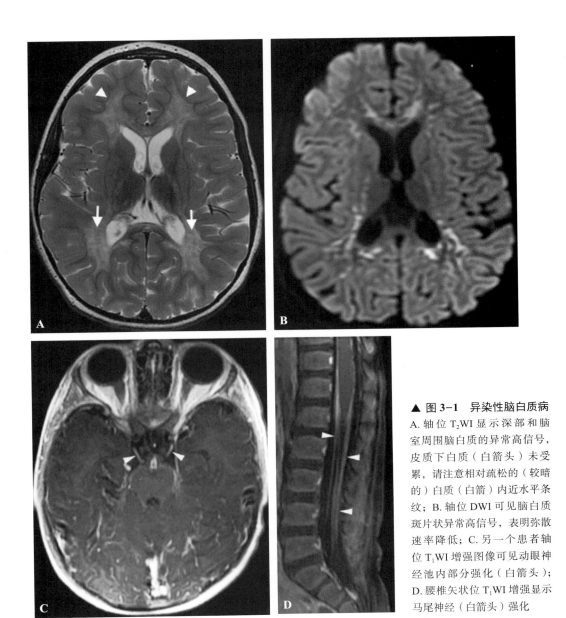

▲ 图 3-1 异染性脑白质病
A. 轴位 $T_2WI$ 显示深部和脑室周围脑白质的异常高信号，皮质下白质（白箭头）未受累，请注意相对疏松的（较暗的）白质（白箭）内近水平条纹；B. 轴位 DWI 可见脑白质斑片状异常高信号，表明弥散速率降低；C. 另一个患者轴位 $T_1WI$ 增强图像可见动眼神经池内部分强化（白箭头）；D. 腰椎矢状位 $T_1WI$ 增强显示马尾神经（白箭头）强化

Krabbe 病的根本原因在于溶酶体中半乳糖脑苷脂酶缺乏，该酶是髓鞘合成和分解代谢通路的关键酶。该酶缺乏可导致半乳糖基鞘氨醇（鞘氨醇半乳糖苷）的累积，这对神经元、少突胶质细胞和施万细胞产生毒性作用。半乳糖脑苷脂酶（GALC）的基因位于第 14 号染色体长臂 14q31 上，该区可发现大量导致 Krabbe 病临床症状的突变[84]。最常见的婴儿型（90%～95% 的病例）典型表现为 3—6 月龄时急性起病，患儿出现哭闹不安、易怒、间歇热、喂养困难、头部控制差、高度紧张性伴反射亢进和发育延迟等[85]。常可见视神经萎缩和听觉过敏，其次是

呼吸暂停以及需要鼻管和胃管喂养。婴儿最终出现软瘫和延髓症状，患儿在出生后几年内死亡[84]。晚发型更加多变，又可分为晚期婴儿型（6 月龄至 3 岁发病）和青少年型（3—8 岁），其中易怒、精神运动减退、僵硬、共济失调和视力丧失是常见的初始症状。对于那些既给成人也给儿童看病的医生而言，重要的是要认识到该病可发生于不同年龄，且具有不同的临床和影像表现，而这些表现与基因突变的特定部位和类型有关。成人型通常具有较温和的表型，进展缓慢，且长时间稳定[84, 86, 87]。

病理检查显示脑白质被质韧、有弹性的透明

物质取代，侧脑室额角旁和胼胝体可见假性囊肿形成 [88]。显微镜下，小脑皮质、丘脑、小脑齿状核和下橄榄核可见严重的神经元丢失 [88]。整个中枢神经系统白质内均出现严重的髓鞘和轴突破坏以及少突胶质细胞减少，其中放射冠、胼胝体和小脑脚最严重 [88]。

尽管本病的诊断有赖于血液中白细胞或皮肤纤维原细胞中 β- 半乳糖苷酶的测定，但有时影像特征也非常有用。病变早期 CT 图像上可在双侧丘脑（图 3-2A）、尾状核、放射冠和小脑齿状核发现对称性高密度，这种高密度可先于脑白质内低密度改变出现同时出现 [89]。在婴幼儿 $T_1WI$ 上，丘脑呈高信号，内囊正常高信号延迟出现（图 3-2B）；在 $T_2WI$ 上，小脑核团依然是高信号，在内囊、脑桥、髓内锥体和大脑白质的皮质脊髓束呈高信号（图 3-2C 至 E）[86, 90, 91]。一些患者的视神经增粗 [92]。根据以往经验，这些发现强烈提示诊断 [92]。婴儿出生后第 1 年后期和第 2 年可见大脑深部白质 $T_2WI$ 高信号，常见于额后叶和顶叶（图 3-3），并可扩展至胼胝体压部或内囊后肢 [91, 93, 94]。小脑白质受累更为严重，常出现明显的体积减小（图 3-3D 至 G）[95, 96]。到第 2 年，Krabbe 病的 MRI 表现是在小脑核、皮质脊髓束、大脑深部白质及小脑白质的非特异性 $T_1WI$ 低信号 $T_2WI$ 高信号 [86, 91]，罕见的青少年病例显示仅累及皮质脊髓束 [91]。van der Voorn 等 [76] 描述了相对较少的白质条纹的存在，代表了静脉周围球状细胞簇（图 3-3F），但这些条纹在 Krabbe 病中并不像在 MLD 中一直存在。在疾病早期皮质下白质可以不被累及 [97]。随着病情的进展，白质被吸收，脑桥的皮质脊髓束高信号消失，皮质沟均匀地向脑室的室管膜壁蔓延（图 3-3H 和 I）。丘脑可能正常或在 $T_1WI$ 呈高信号或 $T_2WI$ 呈低信号（图 3-3）[74]。生物顺磁性对比剂增强扫描后可见颅神经 [98, 99] 和马尾神经根的强化和扩大 [100]，可能继发于髓鞘破坏和相关炎症反应，这种强化可能是一个常见征象，但增强扫描对于诊断并不是必不可少的。Zuccoli 等 [101] 最近报道了间脑的渐进性萎缩，类似于成人的进展性核上性麻痹，中脑矢状位 MRI 图像像蜂鸟的样子，萎缩的乳突体形成向上的喙。

DTI 可能在早期 Krabbe 病诊断中非常有用，因为患儿的 FA 值明显低于同龄对照组 [102]。疾病早期 DWI 在活动性炎症 / 脱髓鞘区域弥散率下降，特别是在皮质下白质、尾状核头和内囊前肢。随着疾病进展，脑白质弥散率均匀增加 [81, 82]。其他研究表明，受累白质区域 FA 值下降 RD 值升高 [92]。

关于 Krabbe 病的 H-MRS 的报道很少。报道显示，在小儿 Krabbe 病中脑白质胆碱和肌醇明显升高，肌酸中度升高，NAA 中度至明显的降低，乳酸水平不均匀升高（图 3-2F）；在灰质中这些变化不明显 [103-105]。这些发现是由于胶质膜组成的变化和小胶质细胞活化合成磷脂膜。我们还注意到"大分子峰"的大小有所增加，宽峰集中在 0.9ppm 和 1.3 ppm（图 3-2F）。幼年 Krabbe 病的变化不那么明显，主要表现为白质肌醇升高和灰质光谱正常 [104]。成人脑白质 MRS 显示 NAA 浓度轻度下降，肌酸、胆碱和肌醇轻度升高 [87, 104]。

(3) 经典型 X 连锁肾上腺脑白质营养不良 / 肾上腺髓质神经根病 / 酰基辅酶 A 氧化酶缺陷：经典的 X 连锁肾上腺脑白质营养不良（OMIM 300100）是因 ABCD1 基因突变造成的，该基因位于 Xq28 染色体，编码 ATP 酶结合型过氧化物酶的膜蛋白质 [106, 107]。大约有 40% 携带这种突变的男童将会转化为快速进展的炎性脱髓鞘状态，称为儿童型肾上腺脑白质营养不良 [108]。最近的研究表明，ABCD1 在人脑微血管内皮细胞中高度表达，这些细胞中 ABCD1 基因的沉默导致黏附分子的上调和紧密连接蛋白的减少 [109]。其结果是单核细胞在内皮细胞和血脑屏障上有更大的黏附和转运 [109]，可能继发少突胶质细胞的衰竭 [110]。无论其机制如何（这是一个热门的研究课题），血浆中极长链脂肪酸的分析是该疾病的最佳初始生物标志物，可以在男性中明确诊断（尽管在约 20% 的专性杂合子携带者中发现假阴性结果 [111, 112]）。截至目前，已有超过 500 种不同的 ABCD1 基因突变被报道 [112]，尽管进行了几十年的研究，突变位点与表型无明显相关性 [110, 113]。

组织学上，这种疾病的特点由病理改变有两种，一个主要发生在脑白质的严重的炎性脱髓鞘，另一个是主要发生在颅后窝和脊髓的轴突变性 [114]。轴突病变和炎症与神经组织中极长链脂肪酸的储积有关，正常细胞受到缩醛磷脂（神经组织中的结构

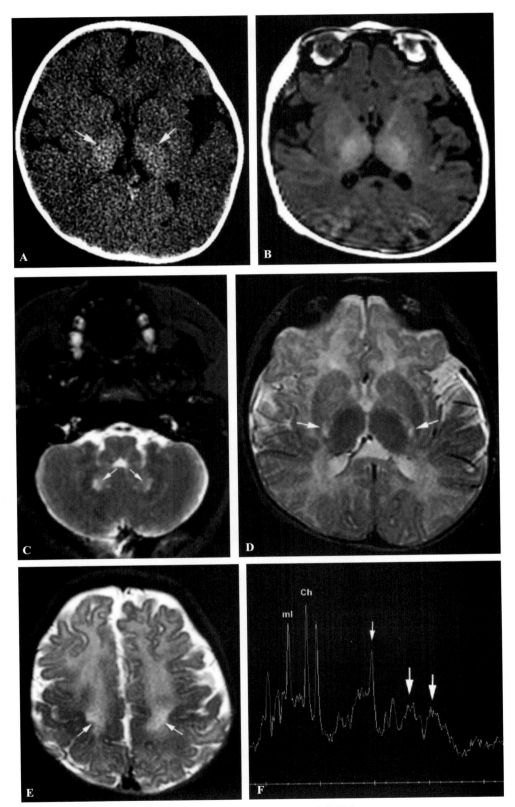

▲ 图 3-2　4 个月患 Krabbe 病的婴儿

A. 轴位 CT 平扫显示丘脑高密度（白箭）；B. 轴位 $T_1WI$ 示丘脑高信号，内囊正常高信号未出现；C 至 E. 轴位 $T_2WI$ 显示小脑齿状核团（C）、内囊后肢（D）、半卵圆中心周围区（E）异常高信号（白箭）；F. 额叶白质单体素短回波 $^1H$-MRS 显示相对于年龄异常升高的"大分子"峰（大白箭）、一个小 NAA 峰（低白箭）、高胆碱（Ch）和肌醇（mI）峰

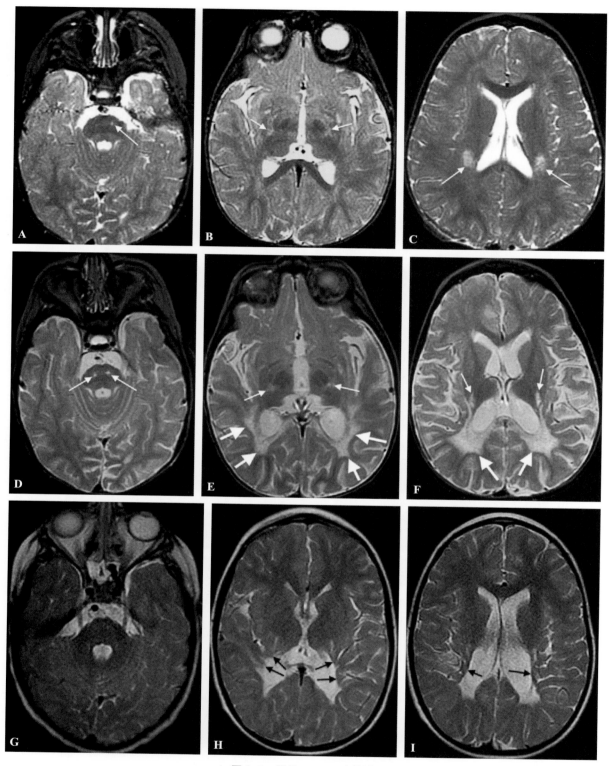

▲ 图 3-3　婴儿 Krabbe 病的进展

A. 14 月龄大时轴位 T₂WI 可见脑桥左侧的皮质脊髓束异常高信号（白箭）；B 和 C. 轴位 T₂WI 显示异常高信号（白箭）仅局限于皮质脊髓束，体积并未缩小；C. 显示受累白质中可见低信号的水平条纹；D. 21 月龄时 T₂WI 可见脑桥的皮质脊髓束异常高信号（白箭）；E 和 F. T₂WI 显示皮质脊髓束损伤更明显（与 A 至 C 相比，小白箭），脑室周围和深部脑白质的受累范围扩大（在 E 和 F 大白箭头），体积减小（脑沟和脑室增大，相比 B 和 C 白质体积减小）；G 至 I. 轴位 T₂WI 示受损组织的进一步吸收，脑桥内皮质脊髓束的高信号不可见，顶叶（H 和 I）的脑白质体积大大减小。注意顶叶后部皮质（H 和 I 黑箭）与脑室壁相邻

磷脂）的保护，但很多 *ABCD1* 基因突变的患者的缩醛磷脂受到影响[115]。病理分析显示受累的大脑白质分为三类；如下成像部分所述，它们可以通过 MRI 被识别。中央破坏区（A 区）只包含星形胶质细胞增生。中央区的外围是炎症区（B 区），有血管周围炎性细胞和脱髓鞘，轴突完好。炎症的外围是一个持续性脱髓鞘区域（C 区），如果没有炎症，髓鞘一直被分解。一些学者还提出了即将或早期脱髓鞘区的存在（D 区），H-MRS 显示该区域 NAA 减少（伴或不伴胆碱减少）[116]。

尽管报道多种脑白质营养不良的临床类型（表 3-8）[117, 118]，但最常见的是儿童脑型，它也是最受关注的儿童疾病之一，主要特征为大脑白质炎性脱髓鞘。受累患儿几乎全是男性，通常在 5—12 岁发病（平均 7.2 岁）[117]。民族之间没有明显差异[112]。许多儿童最初表现为学习困难而被诊断为注意力不集中反应过度性疾病。皮肤色素异常沉着或其他肾上腺功能不全的症状和体征有时候先于神经系统症状出现，有些病例则始终缺乏肾上腺相关的症状。约 10% 的患者急性起病，表现为癫痫、急性肾上腺危象、急性脑白质病或昏迷[119]。疾病进展非常迅速，可能与中至重度头颅外伤有关[120]，相继出现肌张力减退、癫痫发作、视力受损和吞咽困难等症状。可见脊髓和外周神经受累而无中枢神经系统症状，极少数情况下还可见仅表现出肾上腺功能不全而没有神经症状[121-123]。

该病的另一种主要类型为肾上腺髓质神经病，特征性为脑干和脊髓轴突变性，称为肾上腺脊髓病[124]。该型疾病多见于青年人（平均年龄 28 岁），表现为尿失禁、进行性轻度截瘫或小脑功能障碍[118]，可检测到周围神经病变[112]。患者可在任何年龄出现大脑炎性脱髓鞘，高峰年龄为 40—50 岁（在最近的一项研究中，63% 的患有 AMN 的男性[125]发生了这种情况），脊髓 / 小脑功能障碍发作后约在 10 年，称为 "大脑性 AMN"[112]。另外，尽管本病是 X 连锁性疾病，并好发于男性，仍有约 20% 的女性杂合子出现类似肾上腺髓质神经病的神经障碍，但发病较晚（平均年龄 43 岁，范围为 8—75 岁）且较男性患者症状轻[118, 126]。同样的基因突变却出现不同临床表现的原因尚未明确，女性患者

可能是 X 染色体的灭活不同所致。

影像学检查可显示一些特征性改变，80% 患者出现后部白质受累[127]，受累的第一个区域是胼胝体压部的中部和（或）海马连合（图 3-4 和图 3-5）。CT 显示在病程的极早期，枕叶深部白质低密度开始于胼胝体压部延伸至深部（随后）中央顶叶和枕叶脑白质（如前所述对应于后来成为 A 区）（图 3-4A）。低密度病变前缘常出现免疫介导的炎性所致的强化（相当于 B 区）。MRI 扫描可清晰显示 A 区显著的 $T_1WI$ 低信号和 $T_2$/FLAIR 高信号（图 3-3B），弥散增高和弥散各向异性下降[128]，注入顺磁性对比剂后，病灶边缘炎性脱髓鞘区域出现强化（相当于 B 区）（图 3-4C）。强化区域通常表现为扩散率下降（图 3-4D），因为炎症浸润引起的细胞增多。出现强化提示病变临床状态恶化[129]和在造血干细胞移植术（HSCT）后更多的保护性预后[130]。病变早期，常规序列显示皮质白质正常（图 3-4 和图 3-5）[57, 58]，但在 DTI 上可见水分子弥散轻度增加以及各向异性下降[128]。脑桥和延髓的皮质脑桥束和皮质脊髓束常出现 $T_2WI$ 高信号和强化（图 3-6）[131]。正中矢状位 $T_1WI$ 上，胼胝体压部信号减低[132]，慢性期则表现为变小和萎缩。更少见的征象[58, 133, 134]包括顶枕叶脑白质钙化。

第二个最常见的类型为额叶受累为主（图 3-7）[135]，约见于 15% 的病例[127]。病变主要累及胼胝体膝部、额叶白质、内囊前肢和膝部，偶尔也可以小脑白质受累为主。增强扫描与枕叶型改变相似，表现为病灶边缘强化（相当于 B 区）。其他类型包括一侧半球受累型、额叶和枕叶同时受累型（包括胼胝体的压部和膝部）（图 3-6）[136]，以及伴随幕上受累病变局限于内囊膝部型[131]。

患病的杂合子女性通常 MRI 扫描正常，但可能有与男性患儿相似的发现，累及顶枕白质和皮质脊髓束[126]。

$^1$H-MRS 显示 NAA 峰降低，Cho、谷氨酰胺、谷氨酸增高，肌醇峰降低，疾病活跃区乳酸峰增高[137, 138]。在更慢性的疾病中，或回声时间较长时，可能仅发现 NAA 降低和 Cho 升高（图 3-4 和图 3-7）。有些患儿 MRS 在 MRI 出现病变之前即显示异常表现，$T_2WI$ 高信号和强化区周围表现正常的白质（这

表 3-8　X-ALD 携带者的临床表型

| 表　型 | 表　现 | 发病概率 |
|---|---|---|
| **男性 X-ALD 携带者** | | |
| 无症状型（MRI 正常） | 患者在 10 岁以下 | 随着诊断技术的进步而增加 |
| 无症状型（MRI 异常） | 患者年龄在 2—10 岁，最初通常误诊为其他脑白质病 | 随着诊断技术的进步而增加 |
| 不伴肾上腺脊髓病（AMN）的大脑型（轻度） | 患者通常在 3—10 岁，但不超过 21 岁。表现为行为改变、学习困难和痴呆。通常最初诊断为 ADHD、孤独症和 Asperger 综合征 | 45% |
| 不伴 AMN 的大脑型（重度） | 5 岁到成年之间发病。渐进性行为、认知和神经（癫痫、视力丧失、语言丧失、延髓麻痹）缺陷。通常在 3 岁内完全残疾，通常被误诊为其他神经退行性疾病、肿瘤或精神病 | 2%～3% |
| 单纯的 AMN | 28±9 岁发病。表现为瘫痪、括约肌紊乱、感觉变化、不协调、疼痛、阳痿。病程超过 10 年。主要累及脊髓，髓鞘丢失，炎症反应轻微或无炎症反应。经常被误诊为多发性硬化、进行性痉挛性截瘫、颈椎病、肌萎缩侧索硬化。约 20% 会累及大脑 | 35% |
| 肾上腺脊髓病并大脑受累 | 28±9 岁发病。就像单纯的 AMN 加上痴呆症，行为障碍，精神病、癫痫、失语症、失明、延髓麻痹 | 15% |
| 小脑型 | 在青少年和成人期累及小脑 / 脑干。表现为共济失调、脑神经病变或长束征 | 2%～3% |
| 单纯 Addison 病 | 通常在 10 岁之前发病。不伴神经症状或体征的肾上腺功能不全，罕见脑部 MRI 异常 | 20% |
| 无症状型 | 没有明显的肾上腺或神经缺陷的生化和基因异常。约 50% 的人会在 10 年内出现症状 | 通常＜ 4 岁 罕见＞ 40 岁 |
| **女性 X-ALD 携带者** | | |
| 无症状型 | 无肾上腺或神经病变 | 约 50%，随年龄发病下降，绝大多数女性患者＜ 30 岁 |
| 轻度脊髓病 | 下肢深肌腱反射增高，远端感觉改变 | 随年龄发病增高，约 30% 的女性＞ 40 岁 |
| 中重度脊髓病 | 类似 AMN，但发病更晚，症状更轻 | 随年龄发病增高，约 15% 的女性＞ 40 岁 |
| 大脑受累 | 儿童期罕见，中年以后常见 | 约 2% |
| 临床上肾上腺功能不全 | 任何年龄都很罕见 | 约 1% |

改编自 Moser HW, Raymond G, Dubey P. Adrenoleukodystrophy: new approaches to a neurodegenerative disease. *JAMA* 2005；294：3131-3134

个区域对应 C 区）的 MRS 也可显示出异常。当 NAA/Cr 比值低于 5 时，提示病变在未来 2～3 年内将进展[139]。因此，每个 ALD 患者都应该进行 MRI 检查，特别是那些 MRI 检查正常的患儿及他们的同胞兄弟，这些人有 ALD 基因突变但无临床症状。与正常对照组相比，女性杂合子患者双侧大脑半球和内囊的 NAA/Cr 和 NAA/Cho 比值下降，顶枕叶白质 NAA/Cho 比值下降[126]。

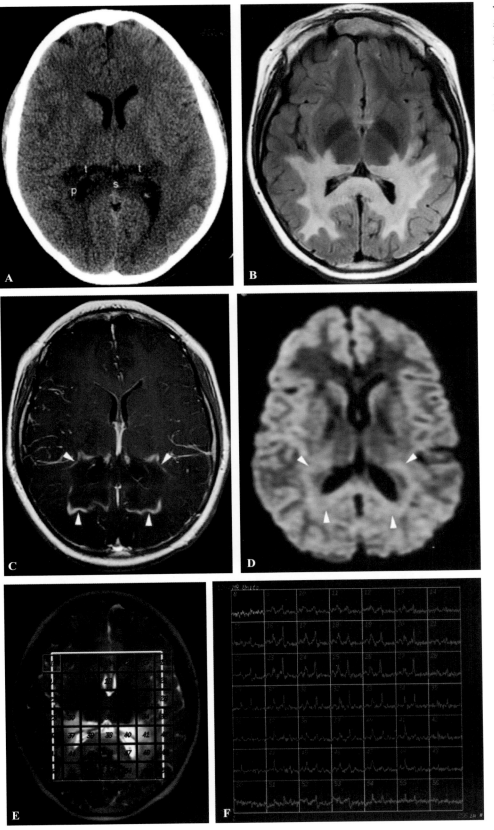

◀ 图 3-4 肾上腺脑白质营养不良典型影像表现（此图彩色版本见书中彩图部分）

A. 轴位 CT 平扫显示胼胝体压部（s）、室周脑白质（p）、丘脑后部（t）低密度改变；B. 轴位 FLAIR 显示异常高信号累及胼胝体压部、侧脑室后角周围、深部脑白质（不含皮质下白质）、丘脑后部和内囊后肢后部；C. 轴位 T₁WI 增强显示围绕受损白质区域边缘炎症区强化边缘（白箭头）；D. DWI 像显示炎症区域稍高信号（白箭头），提示弥散率下降，请注意确诊炎症不一定都要注射对比剂行增强扫描；E 和 F. 从二维波谱成像采集（E）和回波时间为 144ms 的波谱图像（F）。波谱显示在三角区（体素 37、41、44、48）为高胆碱、低肌酸和低 NAA，而在压部（体素 38～40 和 45～47）的代谢物水平一般较低

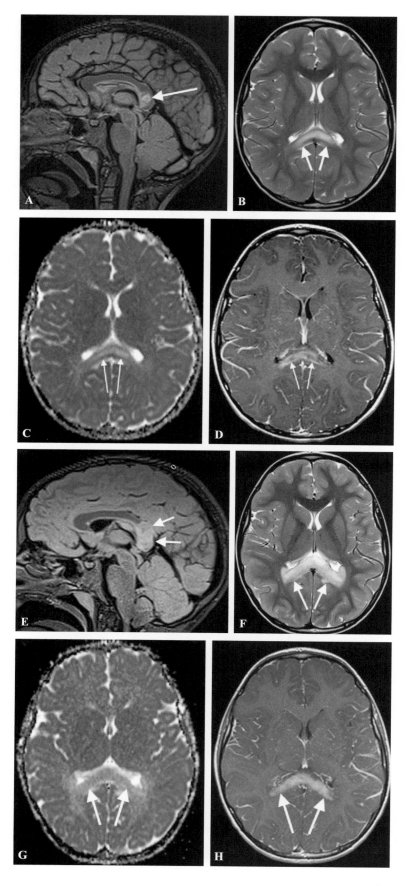

A. 矢状位 FLAIR 像显示胼胝体压部中份高信号( 白箭 )；B. 轴位 T₂WI 显示胼胝体中份异常高信号（白箭）；C. 轴位 ADC 图示压部中份高信号（水分子运动增加）伴一些低信号，提示周围组织中有炎症细胞；D. 轴位 T₁WI 增强显示压部强化，提示炎症；E 和 F. 8 月龄后矢状位 FLAIR 像显示压部受累区域（箭）大小增加了一倍并延伸到了胼胝体之外；G 和 H. 在轴位 ADC 图（G）和 T₁WI 增强（H）的箭显示了扩散率下降（G）和更广泛、更弥漫的强化（H），都与疾病的进展一致

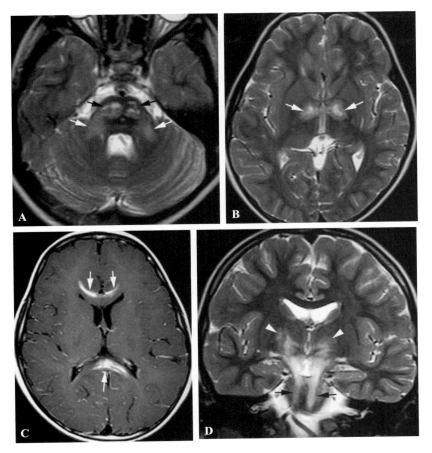

◀ 图 3-6　不典型严重 ALD
A. 轴位 $T_2WI$ 显示腹侧脑桥皮质脊髓束和皮质脑桥束（黑箭）以及小脑中脚受累（白箭）；B. 轴位 $T_2WI$ 显示内囊（白箭）受累，内囊后肢不受累；C. 轴位 $T_1WI$ 增强后图像显示胼胝体的压部和膝部均强化（白箭头）；D. 冠状位 $T_2WI$ 显示异常高信号从内囊（白箭头）向下延伸至脑桥皮质脊髓束（黑箭）

　　肾上腺脊髓神经病的影像表现不同于典型儿童型 ALD，因为大脑受累少见，小脑白质和皮质脊髓束（内囊和脑干）受累较多（图 3-8）[108, 124]。病变进展似乎比 ALD 慢[108]。病变内无炎症反应（当炎症发生时，诊断变为 ALD），因而无强化。

　　典型 ALD 在影像学上的鉴别诊断不多。其他过氧化物酶疾病（如酰基 CoA 氧化酶缺陷）有相似的影像学，早期累及脑桥延髓 - 皮质脊髓束和小脑白质，而后可见胼胝体压部和顶 - 枕叶深部白质受累[140]。但它们的临床表现截然不同，后者在男孩女孩中均可发病，常常伴有智力、运动发育落后，3 岁时出现发育倒退[140]。

　　(4) 伴白质缺失的脑白质病（白质消融性脑白质病）：伴白质缺失的脑白质病（VWM，OMIM 603896，也称为合并弥漫性中枢神经系统髓鞘形成不良的儿童共济失调，CACH），表现为患儿早期发育正常，以后出现进行性共济失调和痉挛，复发和缓解交替出现。随后可出现延髓症状、可变

性视神经萎缩和癫痫[141, 142]。周围神经系统受累不常见[141]。

　　VWM 的发病通常发生在儿童早期到成人早期[143, 144]，甚至中年[145]，极少数病例在新生儿[146] 和婴儿期 / 胎儿期发病，病变进展迅速且致命[146, 147]。这种疾病以前被称为 Cree 白质脑病[148]，是 VWM 的早期形式，发病时间在 3—9 月龄[147]。患儿通常出现张力异常（张力过低或痉挛），然后在几个月内进展为癫痫、强迫体位和死亡[148]。在儿童期和成人期出现 VWM，早期发育正常或轻度迟缓，通常在创伤或感染[142, 149, 150] 或有些惊吓[151] 之后可出现恶化。极少数情况下，可能会发展为巨颅畸形[152, 153]。CSF、血清或尿液检查可见甘氨酸水平升高[154]。成人变异通常在十几岁或二十岁时出现偶发性癫痫或精神症状或痴呆[155]。一些患病成年女性有相关的卵巢功能衰竭[156]。

　　这种常染色体隐性遗传疾病可由真核细胞翻译起始因子 eIF2B 鸟嘌呤交换因子的 5 个编码亚单

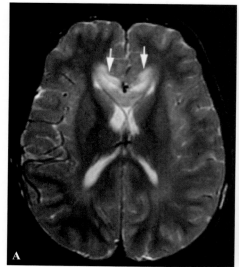
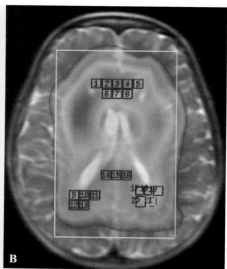

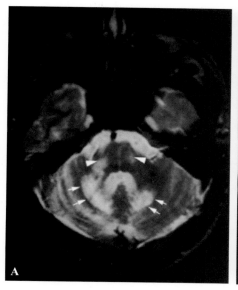

◀ 图 3-7 主要累及额叶的不典型脑白质营养不良

A. 轴位 T$_2$WI 显示胼胝体膝部和额叶脑白质周围（白箭）异常高信号；B 和 C. 二维波谱成像采集图（B）及相应的波谱图像（C），回波时间为 144ms，波谱在胼胝体膝部和额叶脑白质周围异常，表现为 NAA 降低、Cho 升高，在胼胝体压部和三角区的脑白质（体素 9-21）波谱正常

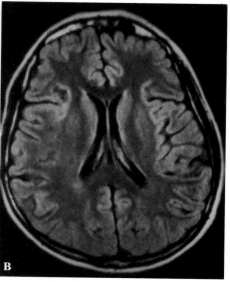

◀ 图 3-8 肾上腺脊髓神经病

A. 通过脑桥中央的 T$_2$WI 显示脑桥一侧（箭头）和小脑白质（小箭）的异常高信号；B. 侧脑室体部水平的轴位 FLAIR 像是正常的

位的基因中的任何一个突变引起：12 号染色体上 p23.3 上的 *eIF2B1*、14q24 上的 *eIF2B2*、12 号染色体上的 *eIF2B3*、1p34.1 上的 *eIF2B4* 或者 3q27 上的 *eIF2B5* [29, 157]。细胞损伤的机制尚不完全清楚，但与导致异常细胞内蛋白质合成减少的应激条件（热应激、头部损伤）有关[141, 155]。胶质细胞似乎更易受攻击。突变对蛋白质功能的影响可能决定了疾病的严重程度[155, 158]，大多数患者残留鸟嘌呤交换因子活性为 30%～80%，而载体活性正常[159]。

van der Knaap[142, 143] 等提出该病的诊断标准包括：①患儿早期精神运动发育正常或轻度延迟；②神经系统恶化呈慢性进展过程，轻微感染和头部损伤或惊吓后病变进一步恶化，可导致昏睡和昏迷；③神经系统症状主要为小脑共济失调和僵直状态，也可出现视神经萎缩和癫痫，但均不是主要的特异性症状，智力可受影响但与运动功能异常不平行；④核磁诊断标准如下表（表 3-9）。

表 3-9　VWM 的 MRI 诊断标准

**强制性标准**

- 脑白质呈弥漫性或广泛异常信号，紧邻的皮质下白质可以正常
- 部分或全部异常白质的信号在 pdWI 或 FLAIR 上接近或与脑脊液信号相同，提示白质稀疏或囊性变
- 如果 pdWI 或 FLAIR 上显示脑白质全部消失，室管膜内衬和皮质之间有一个充满液体的区域，但不完全是白质破坏
- 大脑白质以弥漫的"融化"模式消失
- 颞叶相对较少，异常信号、囊性变或两者兼而有之
- 小脑白质可能不正常，但没有囊肿
- 增强扫描不强化

**建议**

- 在异常的白质中，在矢状位和冠状位 T1WI 或 FLAIR 图像可见放射状条纹；在轴位图像上，异常白质内的点状和条纹状为条纹的横截面
- 脑桥被盖中央被盖束内的病变
- 胼胝体内缘受累；外缘未受累

引自 van der Knaap MS, Pronk JC, Scheper GC Vanishing white matter disease. *Lancet Neurol* 2006；5：413-423

组织病理学分析，受累的大脑显示主要表现为位于深部脑白质[149, 160, 161]的轴突减少、髓鞘形成不良、脱髓鞘、神经胶质增生和"泡沫状"少突胶质细胞形成。皮质灰质、皮质下 U 形纤维、胼胝体、

内囊不受累[160, 161]。脑桥腹侧可见边界清晰的、对称性分布的脱髓鞘，主要见于横行纤维，脑桥核完整。脑桥背侧的中央被盖束和双侧中央上核可见对称性脱髓鞘。近来有些研究提示，该病最初为轴突病变，髓鞘病变为继发性[143]。另外一些作者认为，原发性少突胶质细胞病变导致少突胶质细胞加速凋亡而引发轴突变性[141, 160, 161] 或星形细胞功能受损[162]。

MRI 扫描显示广泛脑白质信号异常（T1WI 低信号，T2WI 高信号），并在 T1WI 和 T2WI 上最终变成脑脊液信号（图 3-9 和图 3-10）。与 CSF 相比在 DWI 上弥散速率有不同程度的降低，空化过程中的组织扩散率降低[163]，空化的白质扩散率增加，信号与脑脊液完全相同（图 3-10）。在 FLAIR 和 pdWI 上空洞状（囊性）白质是低信号的，因此可以与高信号的疏松（但非空洞）白质相鉴别（图 3-9）。皮质下轴突可在出现时保留（图 3-9B）。变性所致脑脊液信号始于中央白质（图 3-10），逐渐累积全部大脑白质，此时仅存的脑室旁白质呈线状（图 3-11），而髓鞘信号改变仅见于纹状体和小脑。对比增强之前未报道。小脑白质信号可正常或异常（图 3-11），但小脑或脑干[155] 未见空洞形成。小脑萎缩从轻度到重度，主要累及小脑蚓部[142]。脑干异常高信号最早出现于脑桥中央被盖束，但最终也将累及脑桥腹侧[143, 164]。晚期白质几乎完全丧失，伴非代偿性脑室扩大。

当新生儿出现症状时，最初的 MRI 可能是正常的[163]，或者脑回可能比正常稍宽，表明脑沟发育延迟或白质轻度肿胀（图 3-12）[146, 155]。这种表现最初可能被认为是未成熟的表现。更常见的是，最初的 MRI 的特点是白质在 T1WI 上异常低信号，在 T2WI 上异常高信号（图 3-9）[165]。在 pdWI 和 FLAIR 像上，脑白质的某些区域白质信号强度低于正常值，提示白质稀疏，可能即将发生囊性变。足月未见白质髓鞘形成的证据。

1H-MRS 早期可能正常，但是之后会出现稀疏和空化改变，白质光谱逐渐减少，最终所有"正常"信号完全消失。随着其他信号的波幅降低[142, 149, 150]，一些乳酸和葡萄糖残留可能更明显。NAA 逐渐降低，而 Cr 降低但稳定[83]。除了 NAA 的降低和乳酸、葡萄糖的可变升高外[143, 150, 166]，皮质的波谱保持正常。

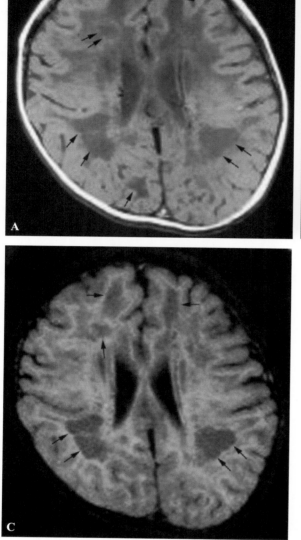

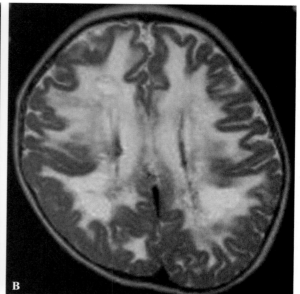

▲ 图 3-9　12 月龄的婴儿白质消融性脑白质病合并病毒感染后发育减退

A. 轴位 $T_1WI$ 显示白质弥漫性低信号伴随几个区域的低信号（黑箭）；B. 轴位 $T_2WI$ 显示白质广泛的高信号，空泡化区域比 $T_1WI$ 更难识别（A）；C. 轴位 DWI 显示空化区域（黑箭）为非常低的信号。注意皮质下白质相对保留

　　(5) 巨轴索神经病：巨轴索神经病（OMIM 256850）是一种罕见的常染色体隐性慢性多发性神经病，是一组细胞质中间丝异常所致的疾病，患者体内各种细胞均可见卵圆形聚集物[167]。该病的基因（GAN1）位点为染色体 16q23.2，编码一种称为巨轴索蛋白的广泛表达的蛋白质[168, 169]。患儿早期特征表现为外周感觉和运动神经病和明显卷发[170]。然而，中枢神经系统病变是本病的重要组成部分[171, 172]。典型临床表现为早期出现肌张力低下，而后逐渐出现运动发育落后。患儿也许可以行走，但表现为共

济失调且步幅大，但逐渐倒退直至完全丧失行走能力。最后，体检可见肌张力低下、肌无力和失用、腱反射消失和肌挛缩。视盘苍白和视敏度下降。甚至在有相同基因突变的患者中也可以看到变异性[173]。

　　影像表现无特异性，显示为大脑和小脑白质的长 $T_1/T_2$ 信号，但皮质下 U 形纤维正常。像小脑白质（图 3-13B）一样，内囊的后肢通常早期受累（图 3-13A）。在平扫 $T_1WI$ 上，与周围白质相比，侧脑室室管膜常呈高信号[39]。在疾病后期，脑干皮质脊

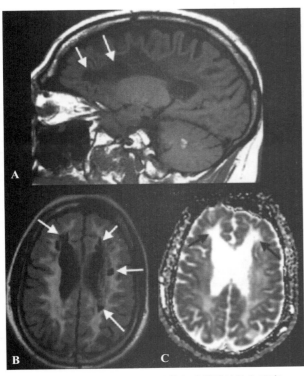

▲ 图 3-10　14 岁患有严重的白质消融性脑白质病

A. 矢状位 T₁WI 显示白质较少，脑室扩大。注意额叶白质空泡化（白箭）；B. 轴位 FLAIR 像显示白质异常高信号中多个空洞化呈脑脊液信号（白箭）的病灶；C. 轴位 ADC 图显示异常白质中不同程度的高信号。额叶白质（黑箭）具有与脑脊液相同的扩散率。随着空洞的发展，高信号的程度反映了组织结构的丢失

髓束 T₂WI 高信号，顺磁性对比剂增强后会强化[39]。因此，这种疾病的 MRI 表现有点类似于 X 连锁肾上腺脑白质营养不良。丘脑可能表现为 T₂WI 高信号[174]。MRS 上显示 NAA 和肌醇波峰下降[175]。Cr 波峰大致正常。

　　(6) 苯丙酮尿症：苯丙酮尿症（OMIM 261600）是一种常染色体隐性遗传疾病，尽管其他生化物质缺乏也可引起高苯丙氨酸血症，并表现出类似的体征和症状[177, 178]，但因位于 12q23.2 的基因突变造成苯丙氨酸羟化酶缺乏（PAH）基因突变所致者最常见[176]。2007 年的一份报道计算了共鉴定出的 548 个 PAH 基因突变[179, 180]，部分解释了显著的临床、生化和神经影像学变异。另外，大约 2% 的病例是由编码四氢生物蝶呤合成和循环的酶的基因突变引起的（BH4）[181]。大多数 PAH 错义突变导致 PAH 蛋白质折叠错误，蛋白质转换增加，酶功能丧失[180]，随后产生对正在发育的大脑[74, 182]有毒的化合物（苯丙酮酸、苯乙酸和苯乙酰谷氨酰胺）。未经治疗的患儿的特征性临床表现以生长缓慢、全身发育迟缓、湿疹性皮炎、皮肤色素脱失以及尿液、皮肤和毛发发出特殊的霉味[176, 182]。治疗包括饮食控制，偶尔进行饮食补充[182-184]。控制饮食的益处

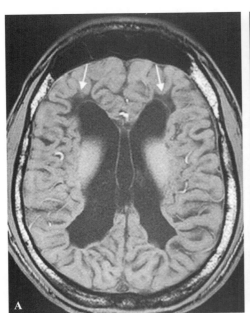
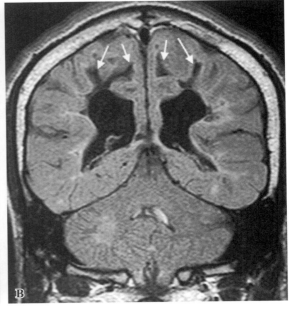

▲ 图 3-11　白质消融性脑白质病终末期

轴位（A）和冠状位（B）FLAIR 像显示脑室扩大、残留的极少低信号脑白质（白箭）

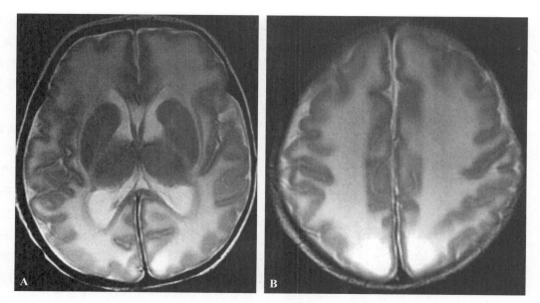

▲ 图 3-12　婴儿白质消融性脑白质病
轴位 T₂WI（A 和 B）显示白质异常高信号以及由于间质水增加、后脑部回增宽引起的白质体积异常（图片由 Prof. Nancy Fischbein，Stanford，CA 提供）

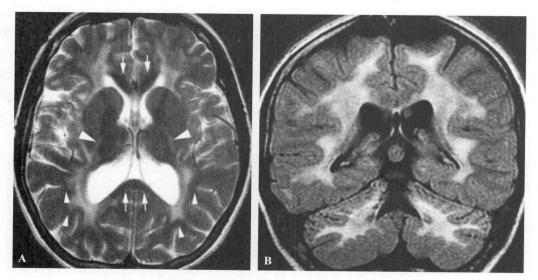

▲ 图 3-13　14 岁青少年患巨轴索神经病
轴位 T₂WI（A）和冠状位 FLAIR（B）显示大脑和小脑广泛的白质高信号和相对正常的皮质下白质（小白箭头）和胼胝体（白箭）。注意受累的内囊（大白箭头）（这些图片由多伦多的 Susan Blaser 博士提供）

是可变的，可能与本病的异质性有关。

影像表现主要为脑室周围脑白质内水分异常增加，反映出脑白质髓鞘化延迟和缺乏。年龄较大患儿脑白质退变脑室扩张进展[185]。早期在 MRI 上 T₂/FLAIR 高信号改变最早见于大脑半球脑室旁白质（图 3-14）[74, 186]。皮质下白质表现正常。有报道提出，白质病变范围似乎与该病的生化控制水平相关[187]。急性期，病变区脑白质弥散速率下降，可能与髓鞘肿胀有关[188]。一些研究表明，血清苯丙氨酸水平和弥散降低程度之间存在联系[189]。目前未见强化的报道。大脑半球体积减小[190]。

在少数因双氢蝶呤还原酶不足或 BH4 合成障碍

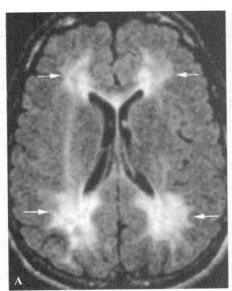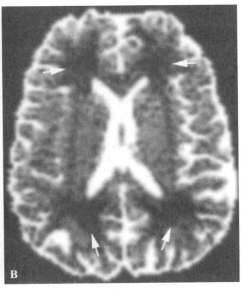

▲ 图 3-14 苯丙酮尿症

A. 轴位 FLAIR 像显示额叶和顶叶脑白质异常高信号，皮质下白质正常（白箭）；B. 轴位弥散图显示低信号（白箭），表明受累白质扩散率降低

的病例中，可见额叶皮质、枕叶皮质、皮质下白质和豆状核受累。CT 常可见豆状核、额部或枕部皮质下钙化[176]。MRI 显示皮质和皮质下萎缩，尤其是在血管间边界区（"分水岭区"）[39]。短 $T_1$（$T_1$WI 高信号）可能存在于皮质受损区。

$^1$H-MRS 于 7.37ppm[187, 191] 处显示苯丙氨酸峰升高，该峰的高度可用来监测疗效，尽管目前评估这一峰值并不重要，这在大多数临床磁共振扫描仪上都是"低磁场"。MRS 上其他化合物峰似乎正常[187]。在幼童脑内病变区域在 DWI 表现为水分子弥散运动下降[188]，而在 3 岁以上儿童，表现为枕、顶叶深部白质弥散速率增强，FA（组织损伤的标志）增高[192]。

（7）枫糖尿症：枫糖尿症（OMIM 248600）是一种遗传异质性疾病，3 种已知的发病基因（定位于 19q13.2 的 *BCKDHA*，定位于 6q14.1 的 *BCKDHB*，和定位于 1p21.2 的 *DBT*）编码催化支链氨基酸亮氨酸、异亮氨酸和缬氨酸氧化脱羧的支链 α- 酮酸脱氢酶复合物（BCKD）的催化蛋白[193]。治疗需要终生限制饮食和监测支链氨基酸，以避免脑损伤。尽管精心照顾，儿童通常在与非特异性疾病相关的分解代谢应激的情况下遭受代谢失代偿[194]。这种失代偿和脑损伤的机制尚不清楚。已经有 5 种

临床表型被描述，这些似乎与残余酶活性的程度有关[195]。经典型枫糖尿症，在出生后第 1 周内出现临床症状和体征，表现为哺乳困难、呕吐、肌张力障碍、角弓反张和癫痫发作[182]。若不能及时诊断和处理，婴儿即出现颅内压增高症状，甚至昏迷，并可在数周内死亡[196]。神经后遗症的严重程度与新生儿期急性中毒时间长短密切相关[197]。少数剩余酶活性较高的轻型患儿可在儿童后期出现代谢危象，引起嗜睡、惊厥、恶心和呕吐，进一步发展为木僵和昏迷[196]。

出生后最初数天内影像检查表现正常。因为经典型枫树浆尿病在新生儿期发病，故它是少数几个可由经颅超声做出诊断的代谢性疾病之一。在出现症状时的急性期，经颅超声表现为双侧对称性脑室旁白质、基底神经核和丘脑回声增强[198]。CT 和 MRI 表现具有特征性，小脑深部白质、背侧脑干、大脑脚、内囊后肢、半卵圆中心的感觉运动束及苍白球（偶尔）（图 3-15A 至 D）[74, 199] 出现明显的局灶性水肿，在 CT 上表现为低密度影，在 MRI 上 $T_1$WI 低信号，$T_2$/FLAIR 高信号。病变区与出生时已髓鞘化和正在形成髓鞘的区域相符合。大脑半球广泛水肿可与局灶性病变[200] 相叠加，特别是在出生后头几周内。DWI 在该病急性期具有较高诊断价

值，MUSD 水肿区（髓内[201]）（小脑白质、脑干背侧、大脑脚、皮质脊髓束和苍白球）显示弥散下降（图 3-15E 至 G），ADC 较正常下降 20%～30%[202]。当大脑完全或几乎完全髓鞘化后疾病复发时，大脑和小脑半球的大部分白质[200]可见弥散速率下降，支持以下概念，有髓或有髓白质优先受到影响已经弥散减少是髓内水肿的结果。急性期过后 DWI 恢复正常，根据是否治疗及时，患者将残留不同程度脑损伤[182, 199]。

婴儿晚期或幼儿早期出现失代偿的轻型患儿（间歇，中间）主要表现为髓鞘化严重缺失，与脑干背侧、小脑白质、内囊和苍白球的损伤区一致。出生早期出现危象者，病变区域与经典患儿相同（图 3-16）。从影像学角度来看，MUSD 的间歇性形式可能类似于早期的 Canavan 病（包括弥散表现，因为两者都有受累白质结构中的水弥散减少），但临床环境和实验室检查结果很容易区分。

MUSD 的患者急性期质子 MRS 显示 NAA 轻度下降，Lac 轻度升高，这些异常经治疗后可消失。更重要的是（更具体的）在长和短回波谱上于 0.9ppm 处也存在一个稍宽的峰值（图 3-16H 和 I）。它被认为是因为亮氨酸、异亮氨酸和缬氨酸的氧化脱羧作用异常所造成的支链氨基酸和支链 α- 酮酸上甲基质子的聚集共振所致[203, 204]。这可以与在短回波 MRS（见第 1 章）上出现 0.9ppm 处"大分子"峰相鉴别，因为它是一个比大分子峰更尖锐的峰，而且存在于长回波 MRS（TE=270～288ms）（图 3-15I）和短回波（图 3-15H）中。这个高峰可能不会完全消失，即使是对治疗有疗效的患者，因为支链氨基酸是必需的营养素，因此不可能完全停止摄入。

(8) 高同型半胱氨酸血症（以前称为高胱氨酸尿症）：同型半胱氨酸是所谓的甲基化转化途径的最终产物，在这个多步代谢过程中甲硫氨酸中的甲基转移到必需的受体分子上（DNA、神经递质、蛋白质、磷脂、多糖）。同型半胱氨酸可以循环成蛋氨酸（再甲基化途径）或分解成胱硫醚、半胱氨酸和硫酸盐（转硫途径）。参与高同型半胱氨酸血症的发病机制的三种关键酶是胱硫醚 β 合成酶（转硫途径）、蛋氨酸合成酶（也称为 5- 甲基二氢叶酸：同

型半胱氨酸甲基转移酶）和 5,10- 亚甲基四氢叶酸还原酶（在再甲基化途径上），叶酸、维生素 B₁₂（钴胺）和维生素 B₆（吡哆醇）起辅助作用。因此，同型半胱氨酸血症可能在几种不同的条件下发生，包括胱硫醚 β 合成酶缺乏症（"典型"同型高胱氨酸尿症）、蛋氨酸合成酶缺乏症、叶酸缺乏、叶酸代谢缺陷（5,10- 亚甲基四氢叶酸还原酶缺乏症）、钴胺（维生素 B₁₂）缺乏症，以及钴胺代谢缺陷（分离甲钴胺和联合甲钴胺和腺苷的甲硫氨酸合成酶缺乏症缺陷）[205]。

高同型半胱氨酸血症的主要临床表现是眼科（晶状体脱位）、血管性（动脉和静脉狭窄闭塞性疾病）和神经系统（脑和脊髓脱髓鞘）症状。

(9) 胱硫醚 β 合酶缺乏症：胱硫醚 β 合成酶缺乏症（OMIM 236200）是由位于 21q22.3 的胱硫醚 β 合成酶基因突变造成的。由此产生的生化紊乱导致内膜不规则，随后出现动脉硬化、动脉夹层、动脉血栓栓塞，以及儿童和年轻人的静脉血栓形成。主要原因是同型半胱氨酸过量，产生超氧化物和过氧化氢，导致凝血因子水平改变（促进血栓形成），阻止小动脉扩张（增加阻塞的可能性），从而引起动脉壁平滑肌细胞增殖[206]。患者特征性临床表现包括晶状体脱位、骨质疏松和长管状骨细长。半数未治疗患者将在 30 岁之前罹患卒中。另外还可见智力减退、癫痫发作和肌张力障碍。维生素 B₆ 反应性患者和非反应性患者的治疗后明显改善[207]。大多数患者神经影像学检查显示为全脑内多发不同阶段的小梗死灶。较少见到脱髓鞘、脑白质内空泡形成和海绵样退变[176, 208]，这种表型可能导致颅内压升高，MRI 表现为大脑白质和苍白球的弥漫性白质水肿，T₂WI 高信号，弥散速率降低，脑沟消失及视盘水肿[209]。

(10) 5，10- 亚甲基四氢叶酸还原酶缺乏症：5，10- 亚甲基四氢叶酸还原酶缺乏症（MTHFRD）（OMIM 236250）引起同型膀胱尿和低蛋氨酸血症，是由于位于 5，10α- 亚甲基四氢叶酸还原酶的基因（位于 1p36.3 的 *MTHFR*）突变。至少有 24 种导致疾病的基因突变被报道[210]。成纤维细胞内的亚甲基四氢叶酸还原酶活性与临床严重程度一致[211]。与胱硫醚 β 合成酶缺乏症相比，本症较少出现显著

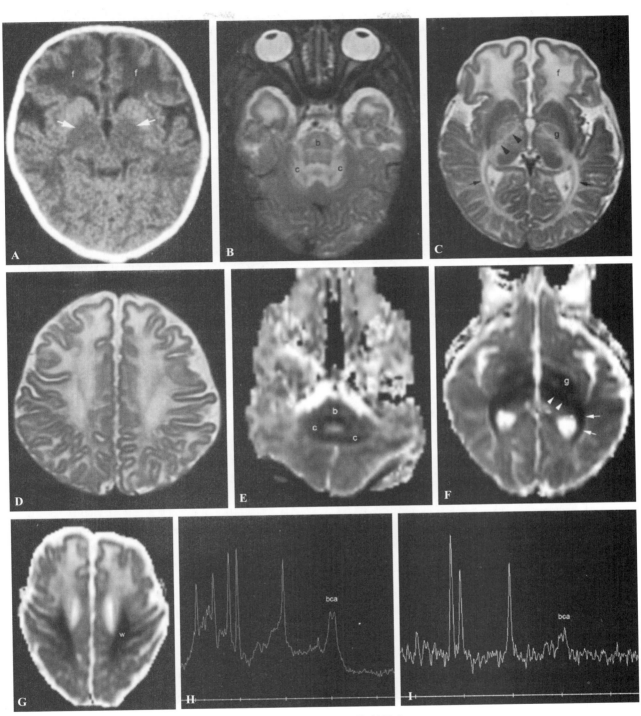

▲ 图 3-15 新生儿型枫糖尿症

A. 轴位平扫 CT 显示额叶脑白质（f）和苍白球（白箭）低密度；B 至 D. 轴位 T₂WI 显示在脑干（b）、小脑白质（c）、额叶白质（f）、苍白球（g）、内囊后肢（黑箭头）、视辐射（黑箭）和整个皮质下和深部脑白质中的异常高信号；E 至 G. 轴位弥散图显示脑干（b）、小脑白质（c）、苍白球（g）、内囊后肢，以及背侧丘脑（白箭头）、视辐射（白箭）和周围白质（W）的弥散率降低；H 和 I. 基底节区的短回波（26ms）和长回波（288ms）¹H-MRS 显示在 0.9ppm 处有特征性宽峰，代表支链氨基酸和支链酮酸（bca）；通过在长回波的波谱上发现该峰，可将其与正常的大分子峰（0.9 ppm）区分开。NAA 和乳酸减少也是常见的发现

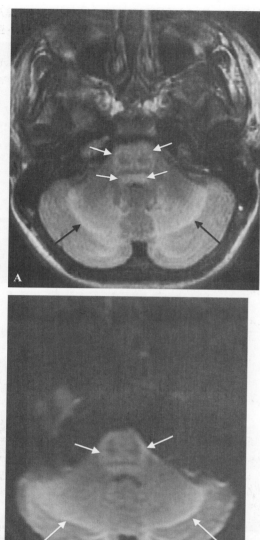

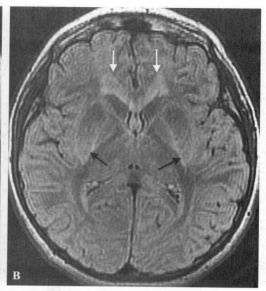

▲ 图 3-16　婴儿型枫糖尿症恶化期
A. 轴位 FLAIR 像显示在脑桥腹侧的周围和脑桥被盖（白箭）以及小脑周围白质（黑箭）的高信号；B. 在基底神经节水平，在胼胝体膝部（白箭）和壳核和苍白球之间的白质（黑箭）可见高信号；C.DWI 显示随着 FLAIR 信号的降低，相同区域（白箭）的弥散率轻度下降

的血管性病变和脑梗死。然而，有异常 *MTHFR* 活动的儿童可能易患脑梗死 [212]，尤其是由于静脉血栓 [213]。患者最常见的表现为儿童期出现步态异常、癫痫发作和不同严重程度的精神运动发育迟缓。婴儿也可能受累，表现为肌张力低下、进行性昏睡、反复呼吸暂停和癫痫，逐渐出现呼吸衰竭、昏迷和死亡 [214]。某些突变（尤其是 5,10- 亚甲基四氢叶酸还原酶基因中的 677c-t 突变）可能是神经管缺陷的危险因素，因为它影响叶酸代谢（见第 9 章，叶酸有防止神经管缺陷的重要作用）。*MTHFR* 突变也是儿童卒中（见第 4 章）和颈动脉夹层的危险因素 [215]。

建议使用苷氨酸三甲内盐、叶酸和钴胺来预防或减轻症状 [216]。

在 5,10- 亚甲基四氢叶酸还原酶缺乏症中脑和脊髓白质脱髓鞘最常见的病理改变。脱髓鞘开始表现为血管旁灶性海绵状改变，即髓鞘层的分离。少数可见脊髓背柱和侧柱脱髓鞘改变。

当发生梗死时，MRI 显示白质异常表现为从小病灶性的高信号（主要累及内侧及双侧额叶）到更弥漫的白质 $T_1WI$ 低信号和 $T_2WI$ 高信号（图 3-17）[176, 208, 214]。$^1$H-MRS 表现为脑白质内 NAA 峰减低 [217]。

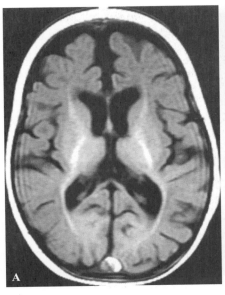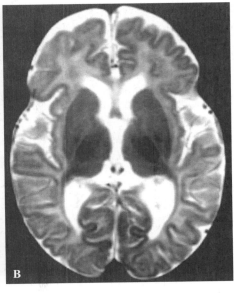

◀ 图3-17　10月龄婴儿高同型半胱氨酸血症（5,10-亚甲基四氢叶酸还原酶缺乏症）
轴位 $T_1WI$（A）和 $T_2WI$（B）显示整个大脑髓鞘明显减少

　　(11) 钴胺素（维生素 $B_{12}$）代谢异常：钴胺（维生素 $B_{12}$）代谢过程障碍已被证明会导致高胱氨酸尿症和甲基丙二酸尿（MMA/HC），是一种因为饮食中维生素 $B_{12}$（钴胺）转化为两种代谢活性形式的障碍引起的遗传异质性疾病，即甲钴胺和腺苷钴胺。这些化合物减少的结果是甲基丙二酸和同型半胱氨酸的积累，以及它们在尿液中的排泄增加 [218]。根据体外细胞的互补群将不同类型的疾病进行分类：cblC（OMIM 277400，最常见，由位于1p34.1处的 *MMACHC* 基因突变引起）、cblD（OMIM 277410）和 cblF（OMIM 277380）[219]。这些疾病不同于单独的甲基丙二酸血症和同型半胱氨酸血症，它们有不同的生物化学、不同的遗传学和不同的临床-神经放射学特征。尽管常常存在血管内膜增厚和纤维化，但尚没有脑梗死和血管栓塞的报道。毫不奇怪的是患者临床表现多变 [219-222]，一些患者表现为婴儿期喂养困难、肌张力低下、发育迟滞、癫痫、小头畸形、巨幼细胞性贫血或智力发育迟缓，部分出现溶血性尿毒症（HUS）；另一些患者表现为青少年或成人期出现痴呆，进行性步态失调、急性神经功能异常或脊髓病 [176, 218, 223]。诊断依据为尿液内代谢物增加，包括甲基丙二酸、甲基枸橼酸和高胱氨酸，血浆中的甲基丙二酸和游离二硫同胱氨酸增加，以及出现低蛋氨酸血症 [219]。细胞内钴胺代谢缺陷可通过培养的成纤维细胞分析 [219] 或通过

鉴定致病基因突变 [224] 来证实。治疗包括使用维生素 $B_{12}$、氰钴胺、甜菜碱和肉毒碱，但治疗效果和预后差异很大 [219, 220]。典型病理改变为脑白质海绵状脱髓鞘。

　　神经影像学检查是可变的，反映了疾病的异质性。在病程早期显示正常，特别是成年期发病者 [225]。在 MRI 上表现髓鞘破坏，脑白质体积变小，深部脑白质 $T_2WI$ 异常高信号，而内囊、外周白质和皮质下 U 形纤维表现正常 [176, 208, 218, 219]。其他报道描述脑积水伴弥漫性白质肿胀，基底节斑片状空化，脑白质 $T_2WI$ 低信号丢失 [226]。对我们学院仅有的1例青年钴胺素 C 缺乏患者行 MRI 扫描，可见皮质脑沟扩大，侧脑室轻度扩大和侧脑室三角区周围模糊的长 $T_2$ 信号改变。$^1$H-MRS 显示基底节内 NAA 的减少和乳酸的存在 [226]。

　　(12) 表现为白质病的 4A1 和 4A2 胶原突变：在第4章描述了继发于 *COL4A1* 和 *COL4A2* 的错义突变，是胎儿和儿童肾实质内出血的原因，导致转录提前终止和非感觉介导的突变信使 RNA 的衰变可引起小血管疾病，MRI 显示受累区 $T_2$/FLAIR 对称性高信号 [227]。有时，这些区域可能与脑孔区 [228] 相关，或者患者的亲属在儿童期或成年早期曾发生脑出血，可以提供遗传原因的线索。

　　(13) 线粒体病：线粒体病是儿童期最常见的先天性遗传代谢病之一，表现为 MRI 可显示单独的脑

白质受累（深部或皮质下）、单独的基底节或丘脑受累、单独的脑干受累或以上几种情况均可见。有关线粒体疾病的更多细节，将在本章后面有关影响灰质和白质的疾病的章节中讨论。

(14) 甲硫氨酸腺苷转移酶Ⅰ/Ⅲ缺乏症：甲硫氨酸腺苷三磷酸钴胺素转移酶Ⅰ/Ⅲ（OMIM 250850）仅在肝内表达，催化甲硫氨酸合成 S- 腺苷甲硫氨酸。甲硫氨腺苷三磷酸钴胺素转移酶Ⅰ/Ⅲ缺乏症是由常染色体隐性遗传位于 10q22 的 MAT1A 基因突变引起的缺陷，其特征是孤立的高蛋氨酸血症[229-231]，超过 37 个突变被报道[230]。临床症状变化多样且很难理解。MATⅠ/Ⅲ的活性无临床症状，而严重受损时才出现临床症状和体征。MRI 上表现为脑白质异常信号[230, 231]。血浆中甲硫氨酸水平极明显升高，同时伴有血浆中高总水平轻度至中度升高者，易误诊为由于胱硫醚 β- 合成酶缺乏症引起的高半胱氨酸尿症[229]。

影像学上，MAT Ⅰ/Ⅲ 缺乏症患者表现各异，从正常到异常脑白质长 T₁、长 T₂ 信号，但皮质下 U 形纤维不受累（图 3-18A）。DWI 显示弥散速率降低（图 3-18B）。MRS 改变尚未见报道。

(15) 眼脑肾综合征（Lowe 综合征）：Lowe 综合征（眼脑肾综合征，OMIM 309000）是一种 X 连锁隐性遗传性疾病，主要累及男性。除神经系统外，还累及晶状体和肾脏。该病的致病基因 OCRL1 位于 Xq26.1m 位点，它编码高尔基复合体内的磷脂酰醇 -4,5- 双磷酸 -5 磷酸酶[232-234]，被假定在介导蛋白质从核内体向跨高尔基体网络的运输中起作用[235]。主要临床表现包括先天性白内障、青光眼、智力延迟、肾小管功能障碍（Fanconi 综合征 - 蛋白尿、全身性氨基酸尿、肉碱消耗和磷酸盐尿）以及代谢性骨疾病引起的关节病等[236, 237]。轻度病例报告有白内障和肾小球疾病，但没有肾小管缺损和智力低下[238]。

影像学表现颇具特征，CT 显示脑白质非特异性低密度，如果在手术前扫描，晶状体钙化（白内障）可能很明显（图 3-19A）。MRI 显示三种截然不同的病变：①脑室周围和深白质中扩张的血管周围间隙（图 3-19B）；② T₂/FLAIR 高信号融合病灶在病变早期不累及皮质下白质（图 3-19D）；③在病程后期深部白质和皮质下白质区内多发球形囊肿（图 3-19C 和 D）[239-241]。囊肿可能是血管周围间隙逐渐扩大的结果。在质子 MRS 上，有些患者在 3.56 ppm 区出现轻到中度的波峰增高（该峰为肌醇所在区）[242, 243]。推测本病在该区的波峰升高代表磷脂酰肌醇 -4, 5- 双磷酸的聚集，这并不代表退变，也许

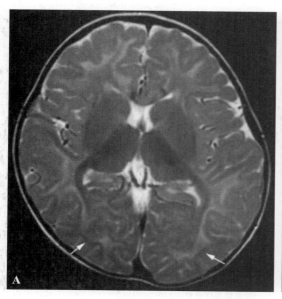
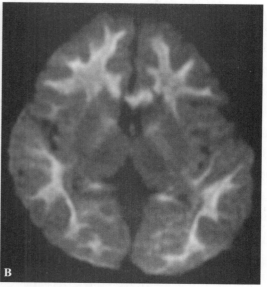

▲ 图 3-18 3 岁男孩甲硫氨腺苷三磷酸钴胺素转移酶Ⅰ/Ⅲ缺乏症
A. 轴位 T₂WI 显示大脑白质异常高信号，皮质下白质（白箭）正常；B. 轴位 DWI 显示病变白质呈高信号，代表局部扩散系数降低（Dr. Jun-ichi Takanashi，Chiba，Japan 提供图片）

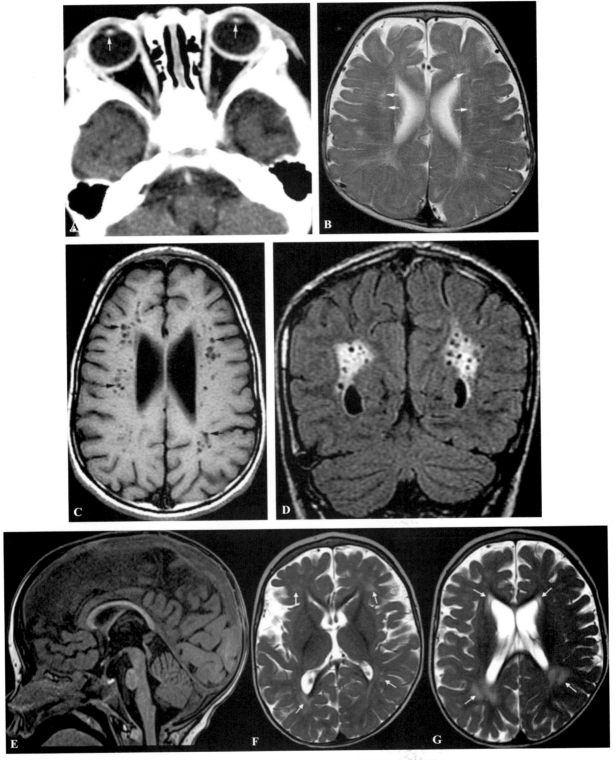

▲ 图 3-19 Lowe 综合征（A 至 D）早期和晚期图像

A. 婴儿早期的轴位 CT 扫描显示双侧晶状体钙化（白箭），诊断为先天性白内障；B. 15 月龄时的轴位 T₂WI 显示髓鞘形成延迟和多处血管周围间隙扩张。一些更圆的高信号病灶（白箭）可能代表早期囊肿形成；C. 儿童轴位 T₁WI 显示脑室扩大，脑室周围和大脑半球深部白质内有多个小囊肿（黑箭）；D. 冠状位 FLAIR 显示脑室周围和深部白质的高信号，以及异常白质内的多个小的低信号囊肿；E 至 G. 一个 18 个月大患有 α- 珠蛋白生成障碍性贫血 X 连锁智力缺陷综合征（ATRX）的婴儿（这些图像由 Bard Nedregaard，Oslo. 博士提供）。E. 矢状位 T₁WI 显示胼胝体厚、脑桥小；F 和 G. 轴位 T₂WI 显示脑沟明显，白质体积减小，脑室周围白质高信号（白箭）

是疾病损伤后反应性星形胶质细胞增生的反应。然而，不是所有的 lowe 综合征患者都有肌醇峰升高。推测 3.56ppm 区的波峰增高程度与酶缺乏严重程度相关[242]。

(16) X 连锁 α- 珠蛋白生成障碍性贫血 / 智力低下综合征：X 连锁 α- 珠蛋白生成障碍性贫血 / 智力低下综合征（OMIM 301040）是一种在 XQ13.3 上的 *ATRX* 基因突变的 X 连锁智力缺陷综合征。ATRX 蛋白是一种染色质重塑蛋白，有两个重要的结构域，锌指序列和（高度保守的）染色质重塑域，突变倾向于聚集在后一个结构域[244]。疾病的确切机制尚不完全清楚。虽然临床症状的严重程度各不相同，但典型的患者有畸形面容（小头畸形、眼距过宽、三角嘴和小三角鼻、内眦赘皮和面部扁平）。智力低下和生殖器异常，实验室检查发现血红蛋白 H 体[245]。影像学表现包括白质体积减小，聚集在三角区周围但可能是弥漫性的多个小的 $T_2WI$ 高信号[17]。大脑半球白质体积经常减少，可能与脑干变薄有关（图 3-19E 至 G）（Bard Nedregaard，Oslo 博士，个人交流）。

(17) 黏脂贮积病Ⅳ型：黏脂贮积病Ⅳ型（OMIM 252650）是一种常染色隐性遗传性溶酶体贮积性疾病，最常见于德系犹太人群，是由 *MCOLN1* 位于染色体 19p13.2-13.3 突变的结果。该基因编码黏脂蛋白 -1（MLN1）。MLN1 蛋白在钙离子转运、规律性胞外分泌及其他与晚期内涵体和溶酶体转运有关的现象中起重要作用[246, 247]。突变导致来自溶酶体的细胞质液泡中的不均一脂质和蛋白质的积累[248]。

通常，该疾病始于婴儿期或幼儿期，伴有严重的精神运动障碍，包括运动和语言发育的静态或进行性延迟，以及与角膜混浊和视网膜变性有关的视觉障碍[248, 249]。患者可能很少出现痉挛性截瘫或缺乏角膜或视网膜异常[250]。极少出现癫痫发作。未见巨大器官症的报道。

影像学检查可见胼胝体明显发育不良（图 3-20A）。整个胼胝体明显变细，嘴部和压部可能缺如。大脑半球脑白质容量明显减少，少量中央脑白质在 $T_2WI$ 表现为高信号（图 3-20B），皮质下 U 形纤维信号正常。年龄较大的患者可出现小脑或大脑萎缩性改变（图 3-20B）[251]。$^1H-MRS$ 显示大部分大脑的 NAA 峰降低，年轻和老年患者之间没有差异，提示一种与弥漫性神经元或轴突异常相关的静态发育性脑病[252]。

(18) 常染色体隐性痉挛性截瘫伴薄胼胝体：遗传性痉挛性截瘫是神经退行性疾病，主要临床特征是进行性痉挛、下肢无力伴脊柱后柱或膀胱受

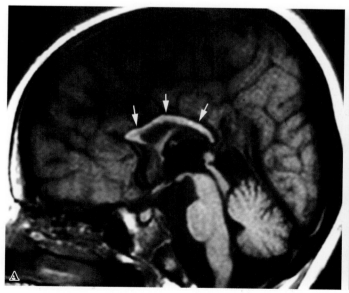
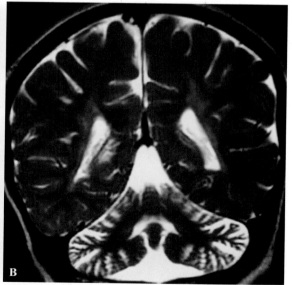

▲ 图 3-20 黏脂贮积病Ⅳ型

A. 正中矢状位 $T_1WI$ 显示胼胝体小而薄（白箭），压部特别薄，脑桥腹侧很小；B. 冠状位 $T_2WI$ 显示脑室周围和深白质异常高信号，皮质下纤维正常。小脑半球萎缩，脑沟增宽加深

累[253, 254]。HSP 是一组异质性疾病，包括常染色体显性、常染色体隐性和 X 连锁遗传。它与多个家族中的多个基因（至少 70 个[255]）相关，在 2016 年 1 月 OMIM 上发现至少 13 个不同的常染色体隐性基因组和 2 个常染色体显性基因组。常染色体显性遗传型存在于年轻人中。X 连锁型常与 PLP1 基因突变相关，这一形式将在本章后面关于 Pelizaeus-Merzbacher 病的章节中讨论。常染色体隐性遗传型经常出现在儿童时期，也具有异质性[256]。值得注意的是，大约 30% 的患者在 MRI 胼胝体明显变薄，伴有可变的（但通常是严重的）认知缺陷[257]。这些患者最常见的致病基因似乎是位于第 15q21.1 号染色体的 spatacsin 基因（SPG11，OMIM 610844）（在英国的一项研究中，31% 的患者中发现[255, 258]），导致长投射神经元轴突转运受损[259]。其他相当常见的遗传原因包括 SPG7、FA2H（也称为 SPG35）以及 ZFYVE26（也称为 spastizin 或 SPG15）的突变[260]，然而，超过 50% 的患者没有发现致病基因[255]。具有 spatacsin 突变的儿童表现为缓慢进行性截瘫（笨拙、行走困难或经常跌倒），下肢反射亢进，严重程度不一的精神发育迟滞，有时还有上肢症状[261, 262]。尽管存在特定突变，但患儿的 MRI 表现是相当一致的，表现为缓慢进行性脑白质和皮质萎缩，脑室周围白质进行性 T₂WI 高信号，胼胝体进行性变薄（压部和嘴部与体部成比例）（图 3-21）[255, 260, 263, 264]。

（19）Sjögren-Larsson 综合征：Sjögren-Larsson 综合征（OMIM 270200）是一种常染色体隐性遗传病，特征性临床表现为先天性鱼鳞病、智力倒退和进行性痉挛性四肢瘫[265]。这种疾病的严重程度甚至在家庭中也有显著差异[266]。该病因为脂肪醛脱氢酶（FALDH 催化脂肪醛氧化为相应的脂肪酸）活性受损，导致体内长链脂肪醇的积累[267]。基因（ALDH3A2）谱位于 17p11.2[267]，但是有许多不同的乙醛脱氢酶基因突变可导致本病[55]。本病确诊需发现基因突变或白细胞和培养的成纤维细胞内脂肪醇 -NAD⁺ 氧化还原酶活性不足。可经培养的羊水细胞和胎儿皮肤的酶测定而做出产前诊断[176]。

患者的脑病理学检查显示，髓鞘气球样变，髓鞘降解区有富含脂质的巨噬细胞和组织细胞。髓鞘丢失主要见于大脑深部白质以及脑干和脊髓的皮质脊髓束[268]。

影像学上表现为出生后第 1 年脑白质髓鞘化延迟，在深部脑白质内形成 T₂/FLAIR 高信号（图 3-22A）[269]。后期的 MRI 检查显示侧脑室周边白质长 T₂ 信号，特别是在侧脑室三角区和额角，但白质

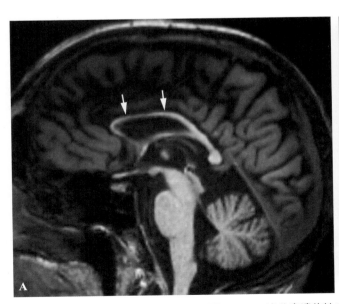
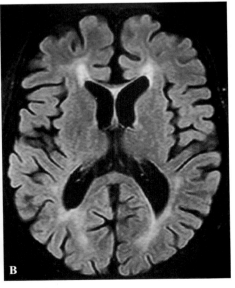

▲ 图 3-21 8 岁儿童遗传性痉挛性截瘫

A. 正中矢状位 T₁WI 显示胼胝体薄，尤其是体前部（白箭），而压部和嘴部相对较少，与图 3-18A 形成对比；B. 轴位 FLAIR 图像显示白质体积明显缩小，脑室周围和深部白质异常高信号

容积减少不明显 [270, 271]。值得注意的是，皮质下白质内的一些区域不完全髓鞘化可以保持多年，甚至到成年期 [269]。大多数大于 10 岁的患儿可见轻度脑萎缩 [269]。DTI 显示在受累的白质中扩散率正常，但 FA 值降低 [272]，可能代表髓鞘形成受损或处于受损状态。

$^1$H-MRS 上出现特征性改变，在 0.9ppm 和 1.3ppm 处可见窄峰（1.3ppm 峰更有特点），也可见于长回波时间序列（288ms）（图 3-22B）[270]，有别于较宽的巨大分子峰（可能分别来源于甲基和亚甲基的共振），这种化学位移常见于婴儿期 [269, 270, 273]。这些波峰在脑内其他区域较小，但不在灰质内出现 [269]。推测这些波峰与体内长链脂肪乙醇堆积有关 [270]，这些波峰下的面积，特别是在 1.3ppm 波峰处，随着患者成熟到成年而减小，提示存在未知的致病机制来补偿这种疾病的生化缺陷 [266]。白质内胆碱、肌酸和肌醇峰轻度升高 [269]。

（20）放疗和化疗后脑损伤：放化疗长期以来一直是治疗中枢神经系统肿瘤的主要手段。影响患者反应的因素有很多，包括治疗后的生存期、治疗期间的患者年龄、特定的化疗药物以及治疗是单一（放疗或化疗）还是联合（放疗和化疗）[274]。与治疗相关的神经系统损伤可能是由脑、头、颈或脊柱肿瘤的放疗或化疗所致，这是这些区域长期发病和影像学研究所见异常的常见原因 [275, 276]。近年来，辐射引起的炎症反应已变得明显，这种炎症反应是由治疗引起的，并在辐射治疗停止后继续存在，反复产生活性氧、细胞因子、趋化因子和与炎症浸润相关的生长因子 [276]。另外，辐射对正常组织的损伤随着时间的推移，由于与伤口愈合相关的各种调节性免疫机制的出现而继续 [274, 277]。一些研究甚至表明，具有高度氧化应激的促炎反应可能导致肿瘤异质性，使治疗更加困难 [276, 278]。损伤程度与放疗总剂量、放射野大小、分隔剂量大小、放疗频率及其他有关 [279, 280]。最近的研究也表明化疗是导致认知缺陷的原因，包括记忆力、注意力、学习成绩，心理社会功能最常受到影响 [275, 281]。尽管这些因素对肿瘤患者的预期寿命短没有多大意义，延长生存期可能与严重功能缺陷和学习能力的显著下降有关 [280]。

一些患者可能对放疗或化疗异常敏感。众所周知，DNA 损伤修复受损（如 Fanconi 贫血、共济失调 – 毛细血管扩张等）引起的综合征易诱发儿童脑瘤，但患者治疗相关毒性的风险也提高 [282]。例如，

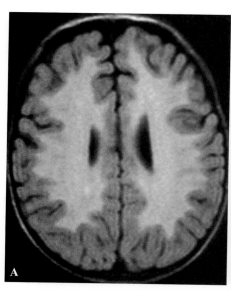
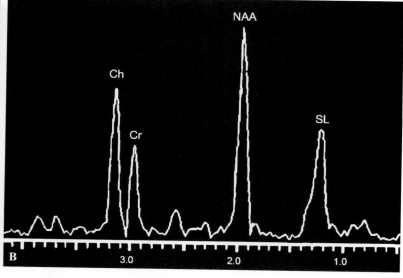

▲ 图 3-22 患 Sjögren-Larsson 综合征的婴儿

A. 轴位 FLAIR 图像显示弥漫性白质高信号。现阶段未见体积减小；B. 额叶白质的质子 MRS，TE=288ms，显示胆碱（Ch）、肌酸（Cr）和 NAA 的正常比率。在 1.3 ppm 处出现异常峰值，这是本病的特征性表现，因此被诊断为 Sjögren Larsson 综合征。TE=288ms 的峰的存在和峰的窄度使其与通常在 1.3ppm 下看到的大分子峰相鉴别。用这种方法乳酸会加倍。峰的化学来源尚不清楚

乳腺癌易感基因（*BRCA2*）双突变的患者可能会出现症状性神经毒性（脑白质病）、骨髓抑制，常规（通常无毒）化疗药物治疗后免疫反应差[283]。其他遗传性癌症综合征患者（如 Gorlin 综合征）显示对电离辐射过度敏感[282]。如果这类患者发展成脑肿瘤并需要放射治疗，常规放射剂量可能无法耐受，实际上这可能是致命的。在规划此类"高危"患者的治疗策略之前，需要考虑这些因素。

（21）脑白质损伤：除一些特殊情况外，儿童放疗后造成的脑白质损伤的临床和影像学与成人并无明显不同。脑的放射性损伤通常分为以下三组：①急性脑损伤（照射后 1～6 周）；②早期晚发脑损伤（照射后 3 周至数月）；③晚期迟发脑损伤（照射后数月至数年）[284, 285]。

急性脑损伤和早期晚发损伤反应轻微，常常无症状且为自限性疾病，包括轻度局灶性水肿（一过性血管扩张伴有毛细血管通透性不同程度增加），也可能有由于辐射对少突胶质细胞的影响而造成的暂时性的髓鞘损伤[286, 287]。在 CT 上显示轻度密度减低，MRI 上为 $T_1$ 和 $T_2$ 时间延长而无明显占位效应和对比增强。DTI 显示在 $T_2WI$ 高信号白质中 Dav 值增加，FA 值降低，相邻正常白质的 FA 较高[288]。白质损害比单纯化疗患者更为普遍，但目前尚不清楚 FA 的降低是否是由于轴突的丢失、轴突的断裂、白质成熟的延迟，或者个体对治疗有神经毒性[289]。在 H-MRS 上，在放射治疗至少 6 个月后，即使是在正常出现的白质中，NAA 和 Cho 峰的大小有所减小[290]。

晚期迟发脑损伤是由于血管永久性损伤引起的改变，可能与炎症有关[276, 287]。这种改变可以出现在治疗结束后的早期（3～4 个月）或晚期（数年）。毛细血管内皮损伤导致血脑屏障破坏和纤维蛋白从血管腔内渗出。最后，内皮透明样变性和增生共同压迫血管腔使之变窄，局部脑血流减少，继而继发脑白质梗死[276, 285]。当患者接受化疗时，所有这些影响似乎都在加剧，尤其是甲氨蝶呤（MTX）[287]。病理表现为脑白质内区域性坏死、髓鞘脱失和碎裂以及细胞崩裂。患者可能出现局灶性神经系统损伤或弛缓症状[281, 289]。

在照射后早期（6～12 个月），大脑可能显示

Dav 减少和大量水肿，但血脑屏障可能保持完整，灌注趋于减少（图 3-23）。随着时间的推移，影像上可见大量白质损伤（图 3-24）。除了由于成像时间与治疗时间的差异外，成像研究还显示了不同的损伤模式，包括从局部损伤（图 3-23）到弥漫性白质异常（图 3-25）。信号异常反映髓鞘水肿和髓鞘丢失，表现为 CT 上的低密度和 MRI 上 $T_1WI$ 低信号和 $T_2$/FLAIR 高信号（图 3-23 和图 3-24）[291, 292]。如果组织受到损伤，弥散率可能降低（图 3-25）。由于血脑屏障损伤，增强是可变的也可能是暂时的。可见显著的占位效应，病变中央区坏死在儿童不常见[292]。斑点状出血表现为水肿信号内多灶性 $T_1WI$ 高信号 /$T_2WI$ 低信号。出血在放射治疗后更为常见，如果仅限于化疗，则不常见[293]。因为损伤局限于照射野内，所以了解放疗区域和植入物部位（如果使用）对正确诊断非常重要。

初步研究结果显示，DTI 可见发现和定量诊断放射诱导的脑损伤[275, 294]。与正常年龄匹配的对照组相比，接受放化疗的儿童的脑白质 FA 值下降 15%～20%（见第 1 章）（甚至影像表现正常的白质区亦是如此），这种表现在小于 5 岁儿童、治疗后间隔时间长（> 5 年）和学习成绩下降的患儿中更加明显[294]。磁化率加权灌注成像显示：与未受累的白质相比，其血容量减少[295]，这对于鉴别在中枢神经系统恶性肿瘤治疗的儿童的放射性损伤和复发性肿瘤特别有用。

（22）放疗后的出血性血管病：照射后儿童的脑白质内可见出血性病灶[293, 296, 297]。这种损伤的准确原因尚未探明，可能是毛细血管受损。影像学和手术证实为隐性血管畸形或海绵状血管瘤[298]：病变边缘明显，血管源性水肿很轻甚至没有，信号根据病变内血红蛋白分解产物的性质而变化（见第 12 章）[296, 298]。患儿最晚可于放疗后 19 年（平均 8.1 年，最早 2～3 年）出现症状，可能表现为头痛、癫痫或局部神经症状和体征，其他患者无症状且是偶然发现[293, 296, 297]。根据 Young-Poussant 等[297] 的研究，致病性放射剂量的范围较宽，可从 1800～6000cG 不等。尽管放射剂量与出现 Koike 等的系列中的放射脑损伤的对应关系不清楚[299]，Chan 等[293] 发现出血量与辐射剂量之间存在相关性，而 Zeng 等[300]

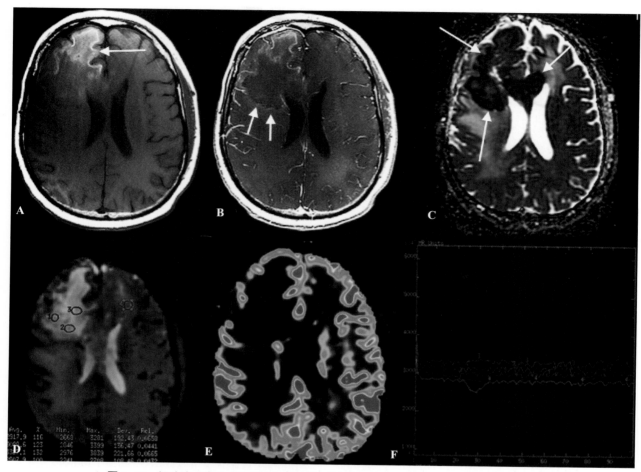

▲ 图 3-23　额叶胶质瘤接受治疗的儿童局部急性放射性坏死（此图彩色版本见书中彩图部分）

A. 轴位 $T_1WI$ 平扫显示吻侧皮质和皮质下高信号（箭），低信号组织，胼胝体膝部增厚引起的右额叶额角后部的占位效应；B. 同一水平轴位 $T_1WI$ 增强后显示肿块的前缘和后缘少量强化（箭）；C. 平均扩散率图显示额叶后部和外侧以及胼胝体膝部扩散率明显降低的大分叶状区域（箭），提示急性过程；D 至 F. 右额叶白质（D 中的 1、2 和 3）内的感兴趣区域（ROI）显示血容量没有增加（F 中的敏感性缺乏变化），而左额叶 ROI 显示白质灌注正常（在 F 中磁化率降低很小）。在右额叶的白质灌注中（黑色表示没有信号）灌注图（E）显示明显下降。所有这些发现提示坏死而不是肿瘤

发现 SWI 大大增加了出血性病变的识别数量。病理学检查可见局部血管异常，目前，若病变出现症状或已引起症状性出血，通常仅予以手术切除 [301, 302]。

（23）放疗后的闭塞性血管病：儿童 Willis 环大血管对放射性损伤较成人更加敏感。虽然因蝶鞍、鞍上、鞍旁这些幕上中线肿瘤而接受大剂量放疗的 4 岁以下儿童患病概率最大 [303-306]（NF1 患者似乎特别易感 [307, 308]），但对于颅后窝肿瘤，如髓母细胞瘤或室管膜瘤 [309] 或中枢神经系统白血病 [306]，全脑放疗后已显示出血管病变。尽管放疗后血管病最常见于放疗后数年 [305]，但极少数患者可早在放疗后 15 个月就出现病变 [309]。幸运的是，化疗方案的改进和对儿童血管损伤易感性认识的提高，导致了辐射使用的减少（使用时剂量减少），同时由于认识到血管内皮生长因子上调作为放疗血管病病因的重要性，所以使用贝伐单抗等抗血管内皮生长因子抗体来降低发病率 [310]。因此，闭塞性血管病的发病率降低了。

患者早期出现动脉外膜增生和纤维增厚，导致颈内动脉鞍上段、大脑前和中动脉近端进行性狭窄（图 3-26），进一步发展成 Moyamoya 血管壁（见第 12 章）。临床上，患者表现为生长倒退、认知缺陷、一过性缺血性发作、脑梗死或由于慢性脑缺血导致的发育迟缓 [311]。影像学表现为多发性小梗死

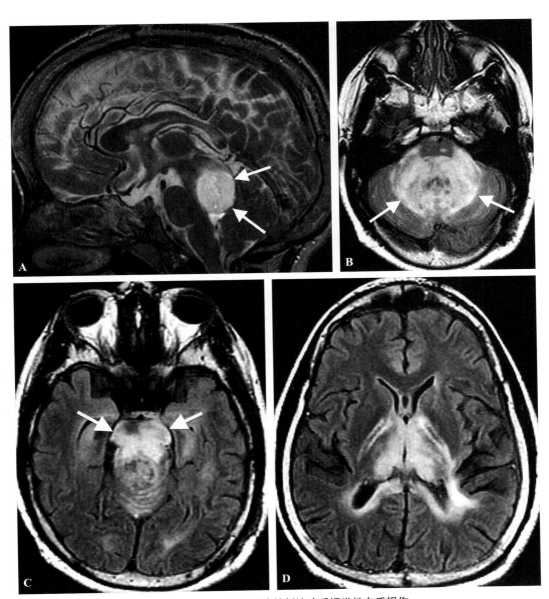

▲ 图 3-24 顶盖胶质瘤放射治疗后迟发性白质损伤

A. 矢状位 T₂WI 显示巨大的顶盖肿块（箭）阻塞了导水管远端的脑脊液流动。注意由于先前脑脊液分流术引起的脑积水性萎缩导致的颅骨增厚；B 至 D. 顶盖肿块放疗 5 年后的轴位 FLAIR 图像显示，小脑白质、脑桥和中脑（B 和 C 中）以及丘脑、内囊、胼胝体压部和侧脑室周围白质（D）新的广泛高信号

（图 3-26），呈长 T₂ 信号或坏死囊变灶。

（24）放疗后继发肿瘤：偶尔，可在放疗后很长一段时间发生肿瘤，这种情况很罕见，且很难证实其致病原因[291]。文献报道的成人放疗所致脑肿瘤中，70% 是脑膜瘤（图 3-26D），20% 是胶质瘤，10% 是各种肉瘤[312]。脑膜瘤的风险不受性别、暴露年龄、暴露后时间或成年的影响。然而，年轻人患胶质瘤的风险更大，儿童恶性胶质瘤似乎比脑膜瘤更常见[313]。与辐射诱发肿瘤相关的特征包括年轻人胶质瘤的高组织学分级、胶质瘤的多样性、出现时的年龄较早以及较高剂量的辐射[313, 314]。放射诱导的肿瘤与其他非放射相关性肿瘤影像表现无区别，脑肿瘤的神经影像表现将在第 7 章讨论。

（25）小（"腔隙性"）囊肿：大约 15% 的儿童在 6 岁以前接受过剂量为 36～54Gy 的辐射，其白质中会出现无症状的小囊肿，所有患者也均接受了化

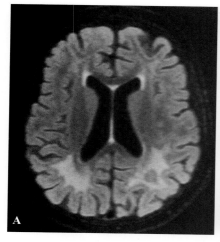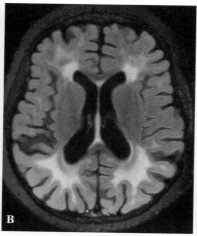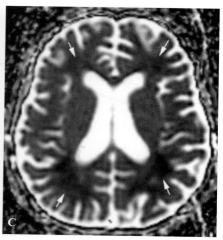

▲ 图 3-25　放射和化疗引起的弥漫性白质损伤

A. 轴位 FLAIR 图像显示顶叶白质高信号，额叶白质信号稍高；B. 随访几个月后，轴位 FLAIR 图像显示白质损伤加重，脑室和蛛网膜下腔扩大，提示白质脑病的进展和体积丢失；C. 第二次扫描时的顶叶和额叶白质轴向扩散率图像显示 Dav 降低（白箭），证实组织损伤。由于放射 / 化疗损伤，各向异性分数也可以降低

疗 [315, 316]。通常囊肿在 2～3 年潜伏期后出现，在随访中可能增大。这些囊肿（图 3-26B 和 D）类似于扩大的血管周围间隙，因为它们在所有成像序列上与脑脊液信号相同，静脉注射对比剂后无强化。它们可能是局部脑萎缩或脑脊液流向血管周围间隙的脑脊液动力学紊乱所致。目前还不确定这些囊肿是否会发展成肿瘤样囊肿（见下述）。

(26) 肿瘤样囊肿：有时，辐射区域内会出现生长缓慢的囊肿。这些囊肿形成的时间尚不清楚，但患者通常在治疗 2～8 年后出现症状。头痛可能是最常见的症状，其他症状取决于囊肿的位置和受累组织。肿瘤样囊肿最常见于动静脉畸形放射外科手术后 [317]，但也有类似囊肿继发于高剂量常规放射治疗（而现在儿童的放射剂量远低于过去，这些在现在很少见）。发病率可能随着治疗时间的延长而增加，可能高达 25%～30%。其发病机制尚不清楚。

影像学表现为典型的复杂多房性囊肿。通常，一个囊肿占优势，周围有多个较小的囊肿。囊肿可能有脑脊液信号，但在 $T_1WI$ 上常略高于脑脊液信号，提示有蛋白液存在，这可能有助于区分囊肿与肿瘤性囊肿。囊肿壁薄，信号与白质相似，静脉注射对比剂后囊壁呈中度强化 [317]，邻近组织通常信号不均匀，$T_2$ FLAIR 呈高信号，这可能是手术和放疗的结果，增强扫描后这些区域常可见不均质结节

样强化 [317]。主要鉴别诊断为放射性胶质瘤。

(27) 放疗对垂体的影响：已知下丘脑 - 垂体功能可能受到鞍区和鞍旁区肿瘤照射的影响 [318]。在 MRI 图像上表现为垂体变小 [319]。虽然垂体体积缩小程度和功能障碍程度之间没有确切的相关性，但垂体照射可导致长期垂体功能减退、视神经病变、脑血管疾病和继发脑瘤 [320]。

(28) 放疗后的骨髓改变：儿童骨髓还具有造血活性，神经影像学检查在颅底和脊柱很容易观察到这种表现（见第 2 章）。有丝分裂细胞对辐射损伤较非分裂细胞更为敏感，因此，儿童骨髓将出现短暂性放射损伤，造血细胞被脂肪细胞所替代。这种现象在 MRI 表现为放疗后 6 周内 [321]，在颅底和椎体出现均匀短 $T_1$ 信号改变（由于脂肪替代了骨髓）。半数以上接受放射剂量在 16～36Gy 的患者的骨髓信号将会恢复正常 [321]，最多可能达到 90% [322]。接受 50Gy 及以上治疗的患者无明显恢复 [323]。骨髓再生呈板状，首先出现在富含血管的终板区。MRI 显示椎体边缘呈 $T_1WI$ 低信号，逐渐向椎体中央发展。这一信号的变化已被组织学证实为造血细胞的再增殖 [324]。

(29) 化疗后的白质损伤：脑白质的异常改变也可由应用化疗药物引起 [275, 325, 326]。引起脑白质病变的最常见药物包括替莫唑胺、氨甲蝶呤、顺铂、氟尿嘧啶、卡莫可汀、美法仑、氟达拉滨、阿糖孢

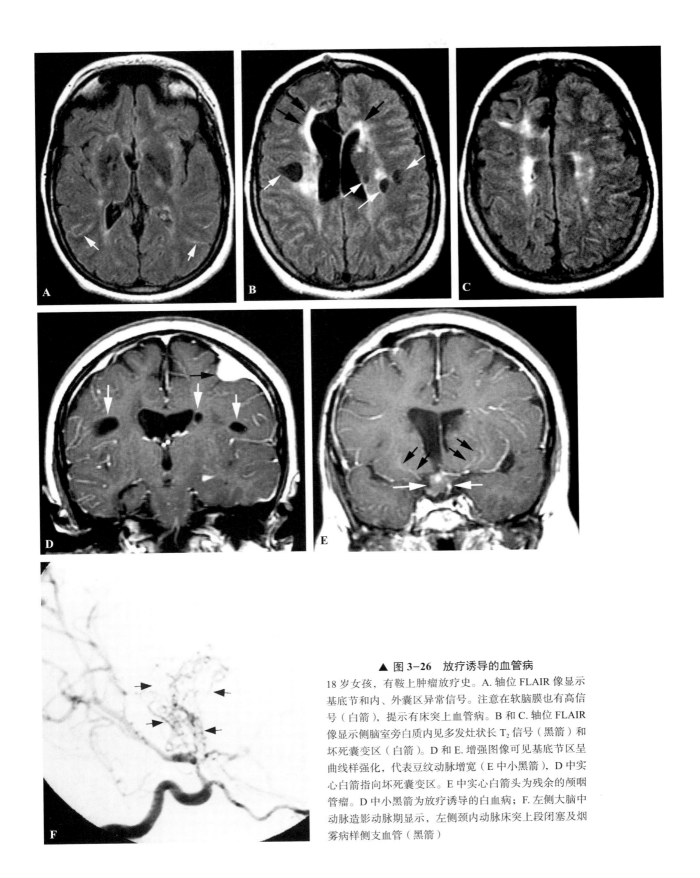

▲ 图 3-26 放疗诱导的血管病

18 岁女孩，有鞍上肿瘤放疗史。A. 轴位 FLAIR 像显示基底节和内、外囊区异常信号。注意在软脑膜也有高信号（白箭），提示有床突上血管病。B 和 C. 轴位 FLAIR 像显示侧脑室旁白质内见多发灶状长 $T_2$ 信号（黑箭）和坏死囊变区（白箭）。D 和 E. 增强图像可见基底节区呈曲线样强化，代表豆纹动脉增宽（E 中小黑箭），D 中实心白箭指向坏死囊变区。E 中实心白箭头为残余的颅咽管瘤。D 中小黑箭为放疗诱导的白血病；F. 左侧大脑中动脉造影动脉期显示，左侧颈内动脉床突上段闭塞及烟雾病样侧支血管（黑箭）

苷、左旋阿米索、阿拉伯肌苷胞嘧啶、卡莫司汀、天冬酰胺酶和噻替派[287, 325, 327]，甲氨蝶呤在儿童最常见，通常见于患有急性淋巴细胞白血病者[328-330]。导致脑白质病变的机制尚不清楚，可能包括直接毒性作用（对轴突、少突胶质细胞和祖细胞）以及继发的免疫反应、氧化应激和微血管损伤[287]。影像学表现可能是暂时性的或永久性的，合并或不合并相应的临床症状[327, 331]。

替莫唑胺对脑白质的损伤通常在治疗恶性胶质瘤后出现[332, 333]。在治疗后出现肿瘤显著增大、水肿及占位效应似肿瘤进展（也因此被称为"假性进展"），应引起注意，推测是由于辐射敏化作用或内皮细胞损伤致血管渗透性增加和一些实质坏死[332, 333]。贝伐单抗是一种抗血管生成的药物，可导致血脑屏障的渗漏正常化。这两种药物联合使用，使患者的疾病变化评估更复杂[334]。目前采用影像学与临床检查相结合的方法对患者进行评估，如果 MRI 提示疾病进展迅速，但临床检查提示反应良好，可早期随访 MRI。

使用鞘内注射甲氨蝶呤治疗的患者中有 3%～10% 出现急性损伤[328, 335]，高剂量的甲氨蝶呤使患者患白质脑病的风险更高[336]。受累患者通常表现出神经症状，如失语症、乏力、感觉障碍或癫痫发作[328, 329, 337]。在这些情况下，常规扫描序列的表现可能很轻微，如自旋回波 $T_2$ 和 FLAIR（图 3-27）。DWI 显示受累区域的弥散减弱，这有助于识别甲氨蝶呤的毒性（图 3-27C）。典型表现是半卵圆中心（中央沟深处）圆形、卵圆形的扩散减弱，不累及皮质下 U 形纤维（也称为弓形纤维）[329, 330]。鞘内注射甲氨蝶呤治疗后 8～20 周，H-MRS 显示 NAA 值暂时降低，胆碱值升高，乳酸峰暂时升高（图 3-27D）[338]。Chu 等[338]报道，这些代谢异常在治疗后 1 年左右消失。

与放射性和急性化疗脑白质损伤不同，慢性化疗所致的脑白质内长 $T_1$、长 $T_2$ 信号更趋向于对称、广泛受累，并常为弥漫性病变（图 3-25 和图 3-28）。长 $T_2$ 信号主要位于中央白质和脑室旁白质，相应的皮质下 U 形纤维不受累[176, 292, 327, 331, 339]。额叶前部和顶叶通常更为严重，额叶后部不受累（图 3-25B 和图 3-28）。偶尔可见灶性短 $T_2$ 信号（$T_2$WI 呈低信号）[340]。胼胝体、前连合和海马连合最不易受累[291, 292]。注入对比剂后，可见半卵圆中心的深部白质出现多灶性强化区[292]。强化灶和短 $T_2$ 信号灶提示弥漫性坏死性脑白质病[340]（见后面章节），弥散速率增加。在化疗引起的白质病变早期，MRS 表现正常，提示长 $T_2$ 信号是髓鞘变化所引起的，而非神经元损伤[341]。未接受放疗的化疗患者未见出血性血管病变[293]。

(30) 放疗和化疗联合性白质病：一个重要的概念是，化疗和放疗联合性白质损伤较单独化疗或放疗性损伤严重得多[287, 310, 332]。两者联合会导致放疗区严重水肿、强化及占位效应，通常在治疗后 5～13 个月（平均 10 个月）出现[325, 342]。与肿瘤复发难于鉴别，此问题将在第 7 章详细讨论。一般来说，损伤较肿瘤复发出现的时间晚，且常为多发并多位于肿瘤切除部位数厘米以外，甚至发生于对侧，病变多位于胼胝体和皮髓质交界处[342]。复发肿瘤常单发并紧邻手术区域，病变部位和放疗野相对应是正确诊断的关键。长期来看，放疗和化疗联合应用的改变表现为广泛的多灶性或弥漫性皮质损伤以及弥漫性大脑深部和小脑齿状核损伤伴钙化。脑白质检查显示髓鞘形成受损，弥漫性损伤伴点状钙化且体积减小（图 3-29）。不过，这种并发症已很少见。

(31) 弥漫性坏死性脑白质病：当接受放疗和化疗的患者临床症状出现迅速恶化并伴有弥漫性脑白质损伤时，即称为弥漫性坏死性脑白质病[291]。这种脑白质病与其他形式的脑白质病不同，表现为更大范围的白质坏死。影像学上坏死表现为 $T_1$ 和 $T_2$ 时间缩短（图 3-30），病变范围可从小的圆形病灶到大的坏死融合区，可能包括非炎性脱髓鞘或坏死[287]。血脑屏障的破坏会导致病灶显著强化。若患者存活，坏死区域会回缩变小、钙化（图 3-30）及出现白质容量减少[292]。脑白质的影像学表现并不总是与临床的严重程度相一致。

### 2. 最初累及皮质下白质的脑白质病变

(1) 巨脑性白质脑病伴皮质下囊肿：伴皮质下囊肿的巨脑性白质脑病（MLC，OMIM 604004），又称为合并巨颅畸形和临床轻症型脑白质病，是一种常染色体隐性遗传病，起病于婴儿期。典型表现为神

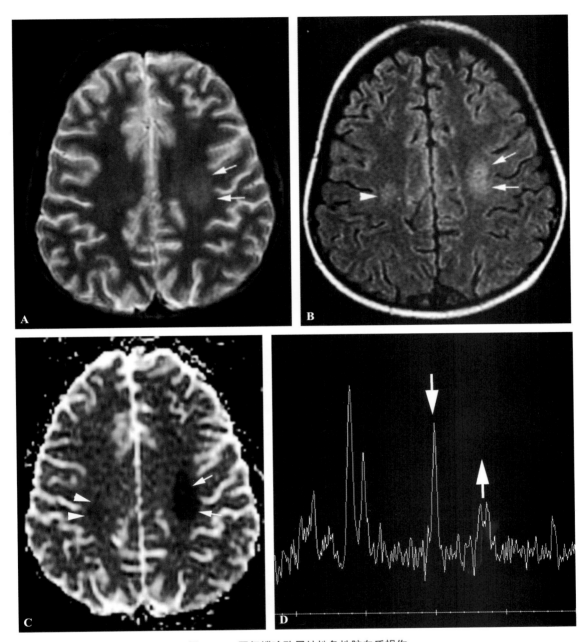

▲ 图 3-27 甲氨蝶呤致局灶性急性脑白质损伤

A. 轴位 T₂WI 显示左侧大脑半球白质稍高信号（白箭）；B. 轴位 FLAIR 显示同样的左侧大脑半球白质异常信号（白箭）及右侧大脑半球白质小片状高信号区（白箭头）；C. 轴位 ADC 图显示 ADC 值降低，左侧大脑半球（白箭）病变较右侧（白箭头）病变更为严重；D. 左侧大脑半球病变的单体素 MRS 显示 NAA 值减少（向下箭），出现乳酸峰（向上箭）

经系统症状和体征很轻，但是影像学改变却非常明显。患者在 1 岁以内显示巨颅畸形（1 岁以内生长正常，头围位于第 98 或 99 百分位），或者在第 2 年出现发育明显延迟。数年后，随着神经系统发育的恶化、共济失调的加重及痉挛程度的减轻，他们在十几岁时需坐轮椅[343]。头围在第 1 年后趋于稳定，此后与正常生长曲线平行。多数患者在未来 8~10 年内须依靠轮椅代步[344]，少数患者在 12—13 岁时可借助支持物进行短距离行走。癫痫发作通常对药物治疗敏感，少数患儿会持续进展[345]。大龄患儿的认知能力缓慢退化，但沟通和社交能力基本不受影响[343]。诊断需结合患者临床症状和 MRI 表现。

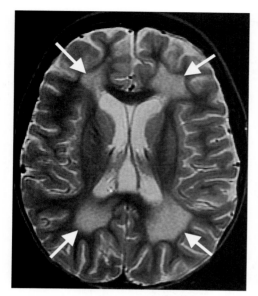

▲ 图 3-28 慢性广泛性甲氨蝶呤损伤

轴位 T₂WI 显示双侧大脑半球广泛的白质高信号（箭）。皮质下白质不受累

(2) MLC 表型：75%～80% 的 MLC 表型是由 *MLC1*（也称为 *KIAA0027*）基因 22q13.33 突变引起的，该基因编码一个跨膜蛋白，该蛋白与多蛋白复合物中的 Na，K-ATP 酶 β-1 亚基（ATP1B1）相关联。MLC1 调节 Na，K-ATP 酶复合物对渗透压应激的编码和应答[346]。其他 20%～25% 的 MLC 患者 *HEPACAM* 基因在 11q24.2 发生突变，*HEPACAM* 编码是一种 GlialCAM 分子作为 MLC1 的分子伴侣[347, 348]。

大多数患者具有纯合或混合杂合突变和典型的 MLC 表型，这些患者被归类为 MLC2A[343]。MLC 的第三个亚型称为 MLC2B，见于一组 *HEPACAM* 杂合突变的患者[347, 349]。MLC2B 患者在出生后第 1 年也会出现巨颅畸形，发育正常或轻度延迟，头围很少正常，患者的运动能力将来可能会恢复正常，也可能依旧笨拙，但不会出现痉挛或共济失调，认知能力可正常，也可能略有下降[349]。

(3) 生理 / 病理 / 影像：GlialCAM 和 MLC1 结合起来，通过激活星形细胞体积调节的负离子电流（VRACs），尤其是钾离子和氯离子来调节细胞体积[343, 350]。这两种基因的突变都会导致 VRAC 失活，破坏氯离子通道活性，从而导致髓鞘间隙和星形细胞端足积聚过量的钾和水[343]。因此，患者大脑和巨脑畸形中发现的 T₂WI 高信号与髓鞘形成受损无关，而是与间质水肿有关[343]。

MLC 患者的病理显示髓鞘外层分离，呈空泡状，但内层不累及。神经元未受累，但其与邻近的神经元和血管被空泡分离[351, 352]。

MLC1 和 MLC2A 的典型神经影像学表现为皮质下和大脑深部白质髓鞘几乎完全没有 T₂WI 低信号（通常 T₁WI 呈高信号），中央白质不受累，特别是在胼胝体、内囊、脑干和枕叶（图 3-31），但这种表现因人而异。皮质下白质肿胀，受累区脑回增大（图 3-31C）。特征性改变为皮质下出现囊

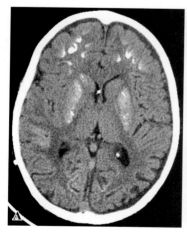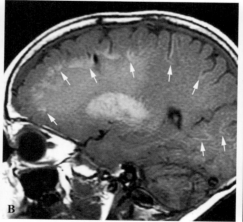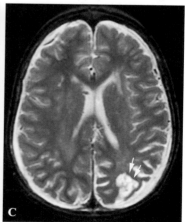

▲ 图 3-29 化疗 / 放疗所致的白质弥漫性损伤

A. 轴位 CT 平扫显示基底节区、额叶深部及枕叶皮质钙化，左侧顶叶部分体积缩小，蛛网膜下腔增宽；B. MRI 矢状位 T₁WI 图像较好地显示大脑皮质的全部钙化（白箭）；C. 轴位 T₂WI 显示白质异常高信号，提示髓鞘化形成受损，蛛网膜下腔增宽，左侧顶叶局灶性皮质损伤（白箭）

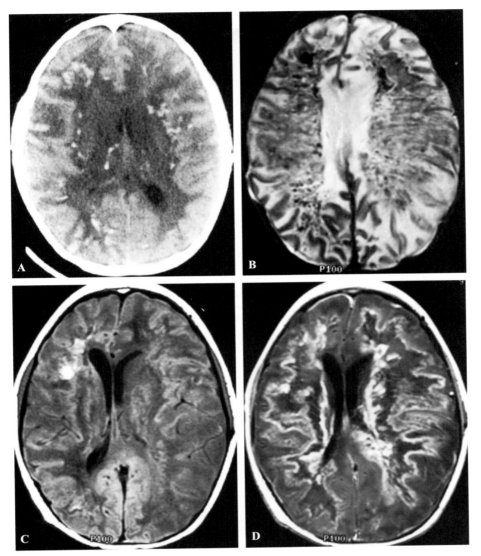

◀ 图 3-30 弥漫性坏死性脑白质病

A. 症状出现后不久 CT 平扫显示脑白质水肿及多发灶性钙化。B. 病程数月后，$T_2WI$ 轴位显示受损白质合并水肿、钙化和坏死造成的长 $T_2$ 和短 $T_2$ 混杂信号改变。左侧大脑半球的占位效应导致中线移位。C 和 D. 增强扫描前后 $T_1WI$ 显示血脑屏障破坏导致病灶弥漫性明显强化

肿，这些囊肿最初发生在前颞叶（图 3-31A 和 B），最后可能出现在额叶和顶叶（图 3-31D 和 E）。注意前颞叶囊肿是一种少见的影像学发现，除了 MLC[353] 外，首先应考虑先天性巨细胞病毒感染、AicardiGoutières 综合征（AGS）及鹅卵石样畸形（即多小脑回畸形）（见第 5 章）。小脑白质较少受累，但大多数患儿小脑白质内可见 $T_2WI$ 高信号（图 3-31A 和 C）[345]。小脑轻度萎缩多见[344]。从该疾病的生理学（间质液体增加）可以预测，DWI 显示脑白质的弥散率增加（DWI 上呈低信号，ADC 图上呈高信号）[354]。MRS 上 NAA 峰显著降低，NAA/Cr 比值也降低，尽管在疾病早期 MRS 接近正常[83]。

与 MLC1 或 MLC2A 患者相比，MLC2B 患者在最初的 MRI 扫描中皮质下白质肿胀较轻，小脑白质多正常，皮质下囊肿通常存在，但仅限于前颞叶。即使在更早的研究中，小脑白质也是正常的。在随后几年的随访中，MRI 显示随着髓鞘化的进展有了极大改善，多数皮质下区域及颞叶皮质下囊肿可减小或消失[343, 349]，只有少数微小的异常信号。

该病与 Canavan 病以临床诊断标准来鉴别（Canavan 病在出生后 1 年内发病，而 MLC 在第 2 年发病），苍白球和丘脑不受累（Canavan 病几乎均会出现两者受累），存在皮质下囊肿（Canavan 病则没有），白质内 $T_2WI$ 高信号比 Canavan 病稍低。MRS 改变（Canavan 病有高大 NAA 峰，而本

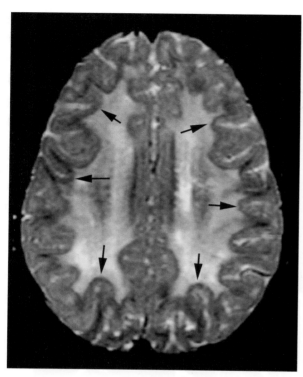

▲ 图 3-47　3- 羟基 -3- 甲基戊二酰辅酶 A 裂合酶缺乏
轴位 $T_2WI$ 显示大部分半卵圆中心呈异常高信号，皮质下白质不受累（黑箭）

性加重等）进行分类。孤立性视神经炎和横贯性脊髓炎被认为是单灶性和单相疾病，最近用临床孤立综合征（CIS）一词来描述这些病例。大约 10% 的病例会发展成多发性硬化症。急性播散性脑脊髓炎（ADEM）是一个多相、多灶的过程，但通常是单相、自限性的。随着特异性抗原的发现和对其自身免疫反应的确认，ADEM 可能会成为一种较不常见的诊断。多发性硬化（MS）和神经脊髓炎谱系（NMOSD）是慢性（复发）多灶性炎症性疾病，更常见于成人，但也可能在儿童中发病，在儿童中最初被诊断为 ADEM。研究多集中在针对神经元抗原的特异性抗体相关的自身免疫性脑炎的形式。在儿童中最重要的是抗 N- 甲基 -D- 天冬氨酸受体（NMDAR）和多巴胺 -2 受体（D2R）脑炎，这两种脑炎具有典型的神经病学特征（行为或精神症状），运动障碍或癫痫发作[6, 507-509]。多数研究报道了 T 细胞驱动的病理生理学，临床表现通常包括神经精神损害和癫痫发作，通常伴有相关的神经功能缺失。这些报道导致了研究方法从单纯临床到以抗

体为中心的转变，在这种研究方法中，免疫调节治疗被应用合理。

尽管影像表现可能提示某些疾病（尤其是在 NMO 中，目前影像标准是诊断算法的一部分[19]），但通常不能仅通过 MRI 检查就盲目诊断中枢神经系统炎症性疾病，尤其是将其与许多其他中枢神经系统疾病（血管性、肿瘤性、代谢性等）区分开来。

（1）多发性硬化：尽管本症通常被认为是一种成人疾病，但可在儿童时期开始出现症状。据估计，高达 10% 的 MS 患者在儿童时期出现症状，定义为两次中枢神经系统脱髓鞘发作间隔超过 30 天，18 岁以下[510]患者中枢神经系统的一个以上区域发生脱髓鞘，也有不到 1% 的患者在 10 岁前就开始出现症状[511]。多数多发性硬化症患儿出现复发 - 缓解过程，与成人相比复发率更高[510]，年复发率为 1.13，而成人为 0.40（$P < 0.001$）[512]。可能由于在受教育和大脑成熟关键期发病，儿童期 MS 的发病与智力和知识测量指标的得分低有关，特别是在数学方面[513, 514]。

重点要记住，10%～20% 最初被诊断为患有 ADEM 的儿童最终被诊断为 MS[515, 516]或视神经脊髓炎（见下述）[19]。其他相关临床表现包括视神经炎（25%）、横贯性脊髓炎（11%），除了视神经炎、横贯性脊髓炎或 ADEM 外[516]，还有仅有单一症状的临床孤立综合征（CIS）。因此，只有神经系统疾病出现第二次发作，才建议诊断 MS。最近有研究发现，儿童期 MS 患者比成人期 MS 患者更有可能有复发 - 缓解过程，并且在继发进展前有较长的病程，但是，他们也比成人 MS 患者更早出现不可逆残疾[511]。

MRI 被认为是评估成人和儿童 MS 最重要的检查[510]。特别是，MRI 可用来记录病变在空间和时间上的进展信息，也可用于区分多发性硬化症与其他疾病，如 NMOSD（见下文和文献[19]）。然而，这些标准在儿童身上并不像在成人身上那样有用[517]。目前，区分多发性硬化症与其他非脱髓鞘性神经系统疾病的最准确标准是基于 MRI，至少由以下两个组成：≥ 5 个 $T_2WI$ 的病变；CSF 检查阳性；$T_1WI$ 图像上出现白质损伤病灶（"黑洞"，儿童罕见）；≥ 2 处脑室旁病变（与脑室长轴垂直，例如

Dawson 手指征）；或 ≥ 1 处脑干病变[516]。

MS 患者标准的磁共振影像：MS 患儿的影像学表现与成人无明显差异（图 3-48）。病变通常见于脑白质，呈边界清晰的 $T_1WI$ 低信号和 $T_2$ FLAIR 高信号（图 3-48 和图 3-49）。通常，在活动期 $T_2WI$，病灶中央呈明显高信号，而周边呈中等高信号（图 3-48C 和图 3-49A）。此时期病灶在大脑皮质常见，但体积较小，因此在 1.5T 或 3T MRI 不能很好地显示（若 7T MRI 成像变的常见，就会发现更多的皮质损伤），即使标准的 $T_2WI$ 正常[518-520]，FLAIR 序列也能显示 MS 患者的异常病灶。但是，FLAIR 在检测颅后窝和脊髓损伤[48, 521, 522]方面有一定的局限性，因此，我们经常在已知或疑似 MS 患者中获取 FLAIR 和 $T_2WI$。超急性病变平均扩散率在 DWI 或 ADC 图上 Dav 较低（图 3-49B）（扩散率降低出现在强化之前），并在最初的 7～10 天恢复正常。如果发生严重的脑损伤（儿童不常见），则会导致高扩散率。病灶可能出现强化（图 3-48D）或不强化，与病灶的活动性有关，新病灶的强化时间平均约 3 周（中位时间 2 周）[523]。总的来说，患有 MS 的儿童通常比成人的病灶少，强化的病变更少。儿童患者病变发生在皮质下和深部白质较脑室旁白质或胼胝体更常见[516]。此外，肿瘤样斑块（图 3-49）[524]和颅后窝斑块（图 3-48E）[525, 526]的发病率较成人稍高，疾病活动度（新病变的发病频率）也更高[526]。儿童脑干和脊髓病灶可能伴广泛肿胀，MRI 信号改变提示肿瘤[527]。肿瘤样斑块有时可通过其他征象与肿瘤鉴别，包括更具有斑块特点、无占位效应、病变靠近脑室、磁敏感加权图像上有穿过肿块的静脉、较高的最小 Dav 和边缘不完整强化（图 3-49C），而典型的肿瘤病灶通常呈完整强化[528, 529]。脊髓病变在儿童中不常见，多见于颈部，病灶较小[530]且数量通常很少（中位数是一个病灶），出现大的或多个脊髓病灶应首先怀疑横贯性脊髓炎或 NMOSD。当然，MS 也可能会出现大的病灶[530]。

单体素 MRS（图 3-49D）也可能有用。短回波光谱显示病灶处谷氨酸和谷氨酰胺升高，而长和短回波光谱显示胆碱升高、乳酸升高、脂质升高和 NAA 降低[531]。这些弥散和 MRS 结果与肿瘤相似，因此，找到其他斑块、多种临床和影像学检查结合

起来才能确诊儿童 MS[527]。有关 MS 影像表现更深入内容，请查阅任何标准的成人神经病学或神经放射学教科书。

脑白质多发 $T_2$ FLAIR 高信号病灶的鉴别诊断包括多发小腔梗（如磷脂抗体综合征、系统性红斑狼疮、Takayasu 病或动脉夹层）、单相炎性或脱髓鞘疾病（如急性播散性脑脊髓炎或 NMOSD）、偏头痛和感染疾病（如 Lyme 病或神经鞘瘤病）[532]。如果为单个病灶，最重要鉴别的是肿瘤。动态灌注成像是鉴别这两者最有用的技术[533]，因为肿瘤内的血流增加，斑块内的血流减少（见第 7 章）。还应找出大脑皮质内的病灶，或皮质与皮质下白质交界区的近皮质病灶，这些病变被认为是本病的重要组成部分[516, 534, 535]。

MS 中更先进的 MR 技术：尽管前后对比 $T_1WI$、$T_2WI$、FLAIR 和 DWI 是评价 MS 的标准序列，但许多其他的 MRI 技术对 MS 患者的确诊均有帮助。磁化转移技术通过抑制髓鞘 $T_1$ 缩短效应而提高 MS 病变的增强效果。然而，由于某些 MS 病灶在 $T_1WI$ 上表现为高信号，因此若使用磁化转移技术，则必须同时采集增强前后的图像[518]。白质损伤的量化可通过计算磁化转移率和 DTI 来完成（见第 1 章和第 2 章）[536, 537]。尽管 FLAIR 在检测颅后窝和脊髓病变[48, 521, 522]的作用有限，但双反转恢复脉冲在这方面似乎有用[539]，即通过使用两个独立的反转脉冲[538]抑制脑脊液和白质的信号。

DTI 技术能评估大脑微结构的损伤，使其成为评估这种疾病脑损伤的最有用的技术（磁化转移对髓鞘病变更为特异），因为轴突损伤导致平均扩散率降低和髓鞘损伤的减少[537]。尽管这些发现在儿童 MS 中似乎比成人 MS 的轻微[540]，但早期的研究表明，白质损伤的疾病是广泛的，扩散率增加，FA 值降低，甚至在表观正常的白质中也是如此[541]。在斑块内部，$T_1WI$ 低信号病变的扩散率最高，代表长期的破坏性损伤。增强斑块和非增强斑块的扩散率值是可变的，尽管增强斑块的各向异性扩散率总是低于非增强斑块，这表明急性期炎症效应对扩散率的影响比各向异性大，而且血脑屏障的破坏概率也大[542]。

磁化转移技术也有助于鉴别 MS 相关炎症改

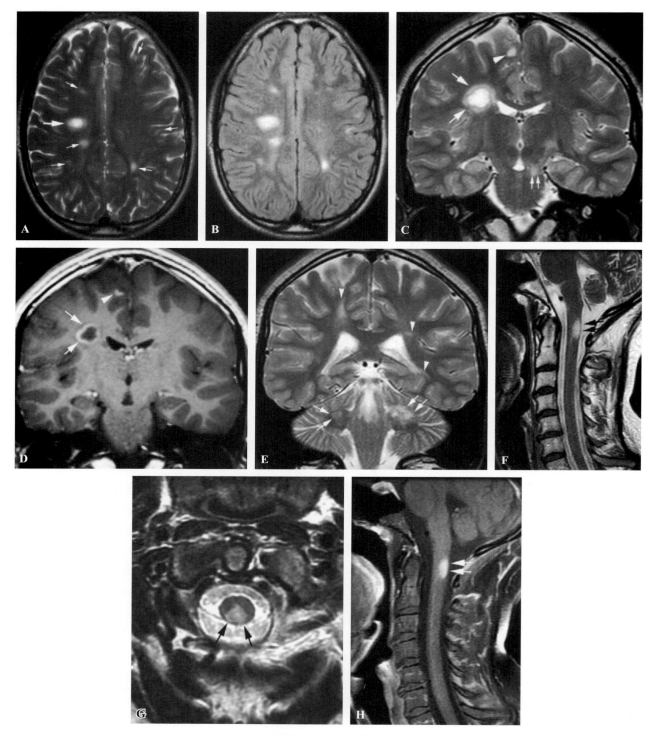

▲ 图 3-48　15 岁儿童 MS

通常，儿童期的病变与成人相似。A. 轴位 $T_2WI$ 显示双侧大脑半球多发病灶（小白箭），累及脑室旁、深部和皮质下白质。右侧大脑半球中部的大病灶（大白箭）呈明显高信号，周围有水肿（中度高信号）。B. 在与（A）相同层面上 FLAIR 序列，与 $T_2WI$ 相比，可以检测到更多的细小病灶。C. 冠状位 $T_2WI$ 显示，除了皮质下病灶（大白箭）和左中脑 - 脑桥交界处病灶（白箭头）外，还显示另一个高信号水肿病灶（小白箭）。D. 增强扫描后冠状位 $T_1WI$ 显示右侧大脑半球大病变（白箭头）和皮质下病灶（白箭）的边缘强化。E. 冠状位 $T_2WI$ 显示双侧小脑病灶（白箭）以及幕上病灶（白箭头）。F. 颈椎矢状位 $T_2WI$ 显示，$C_1$ 水平脊髓背侧有凸镜样高信号病灶（黑箭）。注意脊髓背侧表面轻微向外突出，提示急性损伤的占位效应。G. 通过 $C_1$ 层面的轴位 $T_2WI$ 显示了累及脊髓背侧的病灶（黑箭）。H. 颈椎 $T_1WI$ 增强后斑块状强化（白箭）

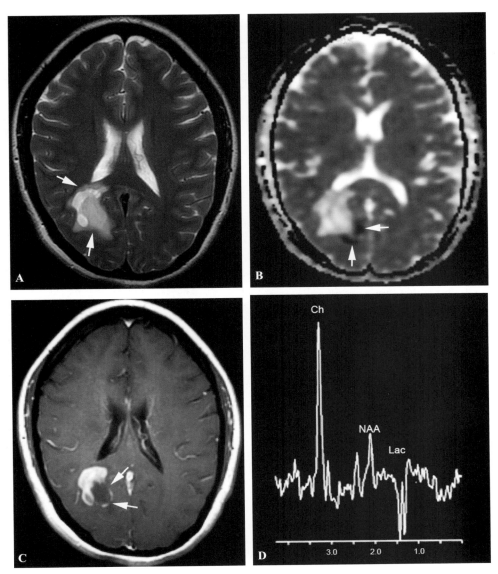

▲ 图 3-49 肿瘤样多发性硬化

A. 轴位 T₂WI 显示右顶叶 T₂WI 高信号病灶（白箭）。注意病变的占位效应很小，位于侧脑室旁，中心有明显的高信号区。B. 轴位扩散率图像显示病灶内侧 Dav 降低（箭），这可能与炎症浸润的位置一致。C. 轴位 T₁WI 增强后显示病灶内内侧边缘呈不完全强化（箭），不像病灶前部出现的典型均匀强化。活检结果为脱髓鞘。D. 单体素 MRS（TE=144 ms）显示胆碱升高、NAA 降低和乳酸升高，这是肿瘤样脱髓鞘病灶的典型表现

变（磁化转移下降较少）和急性脱髓鞘（磁化转移明显下降）[543]。急性期病变的磁化转移率下降更迅速，继发进展型 MS 的磁化转移率低于复发 - 缓解型 MS。这些发现表明这些类型的 MS 具有不同特征[544]。通过提高图像的信噪比或更高的场强或使用同时抑制白质和脑脊液信号的序列，可以提高对大脑皮质小病变的检测[545]。儿童 MS 患者中正在研究基于易感性变化的技术（fMRI 和 SWI）作为评估疾病对大脑连接性影响的方法，早期成果表明，大脑连接性保持完整[537, 546]。

与年龄相当的正常儿童相比，MS 患儿脑白质内斑块病变的 MRS 显示 NAA 峰和肌酸峰降低，胆碱和肌醇峰升高[138]，病灶周围脑白质表观正常，但邻近的皮质灰质 NAA 峰降低。这些改变与成人 MS 报道相同，急性 MS 斑块胆碱峰升高和 NAA 峰正常提示存在炎症反应而无细胞消亡，而慢性病变

胆碱峰和 NAA 峰降低提示炎症消退但神经元或轴突却消亡[547]。急性斑块中也可见 NAA 峰下降[548]和乳酸峰升高[548, 549]（图 3-49）。NAA 峰的下降与轴突损伤有关，胆碱峰的升高与局部炎症和反应性胶质增生有关，而乳酸增高可能与继发炎症有关[549]。值得注意的是，肿瘤样 MS 斑块的 MRS 改变与肿瘤相似。因此需要结合解剖特征（见第 7 章）和其他方法明确诊断，如动态灌注成像（高级别脑实质肿瘤的 CBV 增高，而脱髓鞘斑块的 CBV 下降）[533]。NAA 的下降与轴突损伤相关，这一事实反映了通过全脑 MRS 定量 NAA 可作为轴突或神经元功能障碍的标志。这种整体分析包括在表观正常的白质中容易漏掉的病变[542]。

（2）视神经脊髓炎谱系：视神经脊髓炎最初的特征是视神经炎和横贯性脊髓炎相继或同时出现，女性更常见，几乎任何年龄均可发病。随着对该病更多经验的积累，显然中枢神经系统的其他区域常受累：由累及延髓极后区引起（靠近闩）[550]的不明原因呃逆或恶心呕吐，间脑综合征 / 急性内分泌综合征[551]引起下丘脑 / 垂体功能异常，位于邻近脑室壁（室管膜）和大脑壁（软脑膜）周围的脑损伤[19]造成症状性嗜睡症或急性脑综合征。最近的共识拓宽了视神经脊髓炎的诊断，将其命名为视神经脊髓炎性谱系疾病（NMOSD），并将其分为两大类：① NMOSD 具有靶向为水通道蛋白 -4 的血清蛋白（AQP4-IgG）；② NMOSD 不具有 AQP4-IgG 或未知 AQP4- IgG 状态[19]。诊断标准见下表（表 3-10）。儿童 NMOSD 诊断标准包括以下两种情况：①存在纵向广泛的横贯性脊髓炎在儿童 NMOSD 中的特异性较低；②患有 ADEM 的儿童存在 AQP4- IgG 有助于 NMOSD 的诊断[19]。

与成人一样，儿童 NMOSD 在女性和非白人人群[552-554]中更为常见，高达 84% 的患者在初次就诊前出现病毒性前驱症状。最初，大多数儿童患者表现为视神经炎（75%），横贯性脊髓炎不常见（30%），部分患者（约 10%）最初被诊断为患有 ADEM[552]。急性期可见视神经及脊髓受累部位肿胀，最终发展成为视神经萎缩和脊髓坏死。脑脊液研究显示 20% 的患者鞘内寡克隆带。血液检查视神经脊髓炎免疫球蛋白（NMO IgG）可为阳性，其存在被认为是诊

**表 3-10　视神经脊髓炎性谱系疾病**

**具有 AQP4-IgG 的 NMOSD 诊断标准**
- 至少 1 个主要临床特征（如下所列）
- 用最有效的检测方法（推荐细胞检测法）对 AQP4- IgG 进行阳性检测
- 排除其他诊断

**无 AQP4-IgG 或未知 AQP4-IgG 状态的 NMOSD 诊断标准**
- 在 1 次或数次临床发作中至少有 2 个主要临床症状，并符合以下要求
  - 至少 1 个主要临床特征必须是视神经炎、急性纵向广泛横贯性脊髓炎或极后区综合征
  - 空间多发（≥ 2 个不同的主要临床特征）
  - 以上症状需满足附加的 MRI 要求
- 使用最佳检测方法检测 AQP4- IgG 阴性或测不出
- 排除其他诊断

**主要临床特征**
- 视神经炎
- 急性脊髓炎
- 极后区综合征：不明原因的呃逆或恶心呕吐
- 急性脑干综合征
- 症状性嗜睡或伴 NMOSD 典型间脑 MRI 病变的急性间脑临床综合征
- 伴 NMOSD 典型脑部病灶的症状性大脑综合征

转载自 Wingerchuk DM, Banwell B, Bennett JL, et al. International consensus diagnostic criteria for neuromyelitis optica spectrum disorders. *Neurology* 2015; 85: 177–189

断 NMOSD 的特异性条件[19, 555, 556]。英国一项大型研究发现，60% 的儿童患者出现这种典型临床发作时 AQP4-IgG 呈阳性[552]。儿童预后良好（77%）完全恢复，成人预后差（18%）。该病可能是多相的，复发发生在最初出现后的 6 个月内到 5 年[553-555]。

视神经炎是一种常见的临床症状，在影像学检查中应注意与视神经或鞍上视路病变的鉴别。这较难鉴别，需要高分辨率成像，包括薄层（3mm 或更小）脂肪抑制 $T_2WI$ 或 FLAIR 图像（脂肪抑制和 1mm 分割大小的 3D-FLAIR，重新格式化为 3 个平面，最适合检测亚急性或慢性视神经炎）和脂肪抑制 $T_1WI$ 增强扫描序列（检测急性视神经炎最敏感的技术）（图 3-50）。如果与肿胀相关的病变位于近端视神经通路水平，要考虑与视神经胶质瘤鉴别诊断，但临床表现和演变的差异通常有助于鉴别诊断。应经常检查脊柱，因为同时出现视神经炎和横贯性脊髓炎的病例占 15%[552]。MRI 通常很容易检

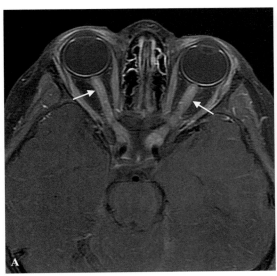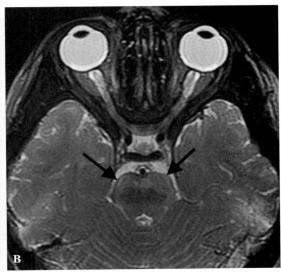

▲ 图 3-50　视神经脊髓炎谱系

2 岁女孩突发视力丧失。$T_1WI$ 增强（A）显示视神经明显肿胀（白箭），引起乳头水肿。随访 $T_2WI$（B）显示肿胀有所减轻，显示脑桥前部高信号（黑箭）。NMOSD 实质性病变往往发生在脑脊液充盈区附近

查脊髓病灶（图 3-51）。$T_2WI$ 高信号病灶通常占据几乎整个脊髓（通常肿胀）横断面积，通常比 MS 相关的脊髓病变更广泛（3～17 个节段），20% 的患者静脉注射对比剂后病灶强化[557]。

在发病过程中，高达 25% 的患者和 75% 的儿童出现颅内病灶[552, 557, 558]。较为常见的是在背侧脑干/极后区（图 3-51），可能与呃逆、恶心、呕吐有关[550]，下丘脑（图 3-52）病灶使下丘脑-垂体功能障碍并导致急性间脑综合征[551]。NMOSD 患者约 1/3 出现脑实质病灶[552]。

脑和脊柱病变的形态和特征可能有助于 MRI 鉴别 NMOSD 和 MS。与大脑多发性硬化病变（长轴沿静脉垂直于脑室）不同，NMOSD 脑病灶倾向于平行于脑室壁并与之相邻，尤其是在脑干[19]。NMOSD 的脊髓损伤往往累及整个脊髓长节段（3 个或更多椎体）[19]，这有助于将其与 MS 病灶区分开来，而不是与 ADEM 病灶区分。因此，儿童的脊髓病变比成人的脊髓病变更没有特点。

（3）急性播散性脑脊髓炎：儿童可在病毒或细菌感染（通常是支原体）晚期出现急性脑炎，少数也可能发生在接种疫苗或服用药物后或没有既往病史[559, 560]，这种疾病称为急性播散性脑脊髓炎（ADEM）或类感染性脑脊髓炎。目前认为 T 细胞

介导的对髓鞘蛋白，特别是髓鞘碱性蛋白、PLP 和髓鞘少突胶质细胞蛋白的交叉激活和反应是本病的主要致病机制，这是由感染因子的分子模拟引起的[560]。

最常见的临床表现是在病毒感染后几天到几周内出现局灶性神经症状，通常比较严重，表明中枢神经系统多灶性受累。快速发作的头痛最常见，其次是呕吐（32%～35%）、意识障碍（45%～69%）、癫痫发作（13%～35%）和颈项强直。常存在行为改变（混乱、过度易怒）或意识改变的脑病，有时表现为孤立的急性精神病。局灶性神经症状包括长束征（85%，23%～77% 为急性偏瘫）、小脑共济失调（50%～65%）、颅神经麻痹（44%～45%）和视力丧失（13%～23%）。大约 24% 的患者脊髓受累[561]。脑脊液检查细菌、真菌或病毒反复呈阴性，且通常（尽管并不总是）未发现寡克隆带，常见蛋白质和白细胞计数增加[561]。麻疹病毒、腮腺炎病毒、水痘病毒、风疹病毒、百日咳病毒、支原体、疱疹病毒、巨细胞病毒、空肠弯曲菌和 A 组链球菌是本病最常见的致病微生物。然而，许多病例似乎是"自发地"发生或在非特异性感染之后发病[562]。静脉注射大剂量甲泼尼龙抑制免疫反应效果良好，静脉注射免疫球蛋白（IVIG）作为激素抵抗或难治性患

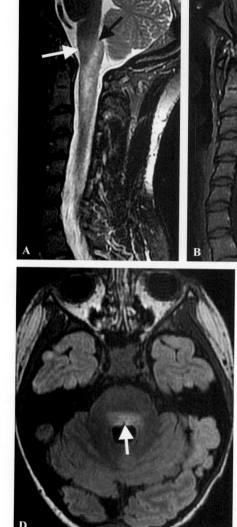

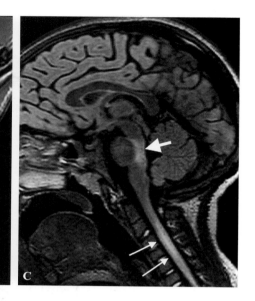

▲ 图 3-51 视神经脊髓炎谱系

14 岁患儿急性脊髓炎伴恶心呕吐。A 和 B. 矢状位 T₂WI（A）和 T₁WI 增强（B）显示病变呈长 T₂ 信号并斑片状强化，累及整个颈髓并延伸至脑闩（黑箭）。延髓腹侧最尾侧也受累（A 中的白箭）。注意正常的背侧脑桥。C 和 D. 两年后，颅神经病变进展，矢状位和轴位 FLAIR 图像显示脊髓病灶很小（C 小箭），但脑桥背侧出现新的病灶（C 和 D 大箭）。NMOSD 实质性病变通常发生在脑脊液充盈区附近

者的二线治疗，也可用血浆置换治疗。神经系统症状会在几周到 2~3 个月 [560, 563] 内演变和缓解，大多数患者完全康复，没有神经后遗症，10%~30% 患者会有永久性神经后遗症 [559]。

有时，病变在数月内反复出现，国际儿科 MS 研究小组提出了解决这一现象的定义 [564]。单相 ADEM 被定义为患者无脱髓鞘的多灶临床综合征，症状可能在临床发作后 3 个月内演变。复发性 ADEM 的特征是超过 3 个月后出现第二次疾病发作，累及相同的解剖区域。多相性 ADEM 的特征是超过 3 个月后在不同的解剖区域出现第二次疾病发作（新的局灶性神经病变或 MRI 上出现新的病灶）。尽

管在复发性或多相性 ADEM 患者之间没有发现差异 [565]，但也有最初诊断为 ADEM 的患者最终被诊断为 MS，可能高达 25% [516, 566]。在初次发作时年龄在 10 岁或 10 岁以上的患儿随后出现脱髓鞘的概率更高，这些患儿在首次 MRI 上有多发性硬化征象（见下文影像学表现部分）或有视神经病变。有脊髓炎（脊髓受累症状）或精神状态改变的患儿第二次发作的概率较低 [567]。

与本节讨论的其他疾病一样，ADEM 很可能是由自身免疫反应引起的，有人推测疾病的沉淀物诱导产生了针对中枢神经系统抗原自身抗体的免疫反应。虽然在这种疾病中，一种特定的病原体被不

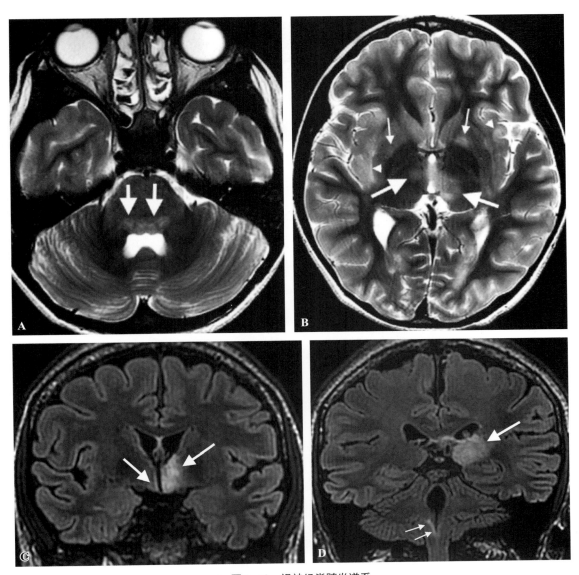

▲ 图 3-52 视神经脊髓炎谱系

11 岁女孩出现呕吐和间脑综合征。A. 轴位 T₂WI 显示沿第四脑室前壁的脑桥后部出现高信号（白箭）；B. 第三脑室水平的 T₂WI 轴位图像显示多个高信号病灶：沿外囊 / 岛叶（白箭头）、苍白球（小白箭）和第三脑室室管膜旁的丘脑（大白箭）；C. 冠状位 FLAIR 图像显示双侧下丘脑受累（左＞右，白箭），这解释了间脑综合征；D. 冠状位 FLAIR 图像显示丘脑受累较多（大白箭），延髓闩部受累（小白箭），这可能是呕吐产生的原因

一致地识别出来，但是常发现有近期的病毒或支原体感染，或者不太常见的疫苗接种[559, 560]。此外，ADEM 的大体病理和组织学表现与实验性变态反应性脑炎非常相似，实验性变态反应性脑炎是一种实验产生针对髓鞘的自身免疫性抗体反应。在病理学上，弥漫性静脉周围炎症过程会导致斑片状脱髓鞘区域相互融合。在大脑中，皮质和深部灰质受累，但较白质轻。在脊髓中，灰质和白质都可能受累。

在影像学研究中，皮质、白质和深部灰质核团都可能参与炎症过程[568]，在一侧或双侧大脑半球中可出现大面积脱髓鞘（CT 表现为低密度，MRI 表现为 T₁WI 低信号，T₂ FLAIR 高信号），病灶通常不对称（图 3-53A 和 B）[568]。CT 是用于患有严重急性神经系统疾病儿童急诊首选影像学检查方法，随后被诊断为 ADEM 的患者检查结果往往是阴性的。脑部 MRI 检查通常是阳性的，但病变模式经常

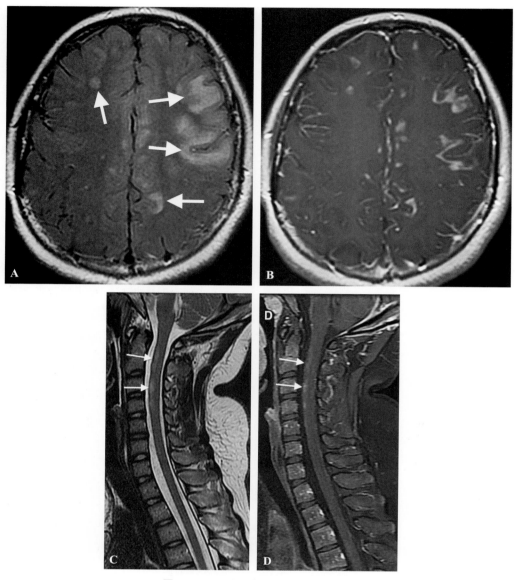

▲ 图 3-53　13 岁儿童急性播散性脑脊髓炎

A. 轴位 FLAIR 图像显示额叶和顶叶皮质下（白箭）白质多发高信号病灶；B. 同一平面 $T_1WI$ 增强扫描显示在 FLAIR 高信号区域的皮质下出现斑片状强化；C 和 D. 颈胸段脊柱的 $T_2WI$ 和 $T_1WI$ 增强矢状位图像显示脊髓腹侧 $T_2WI$ 高信号和斑片状强化（白箭）

多变。大约一半的 ADEM 患者脑室周围白质受累，而 MS 的受累率超过 90%，MS 患者胼胝体受累比 ADEM 更常见，这些有助于 ADEM 与初始 MS 的鉴别[516, 563, 569]（有助于诊断 MS 的是没有弥漫性双侧受累和存在黑洞，$T_1WI$ 低信号边界清晰[516]）。在亚急性期，病灶在注射对比剂后可能表现多种增强形态（结节状、弥漫性、完整环状强化或部分环状强化）（图 3-53B 和 D）[570, 571]。MRI 显示 ADEM 受累患儿 50% 以上（高达 80%）[563, 568, 572] 出现基

底节／丘脑异常，累及脑干、脊髓和小脑白质各占 30% 到 50%（图 3-53C 和 D）[563, 573]。脊髓病变常位于中央灰质，ADEM 常累及长段脊髓（＞ 3 个椎体），这是与 MS 的另一个区分点（而非 NMOSD）。病灶内可能出现灶状出血，最好用 $T_2WI$ 梯度回波或 SWI 图像来显示出血灶。在急性炎症期的数天内扩散成像通常显示扩散率降低[574]，在急性期和亚急性期脱髓鞘病灶扩散率增加，这个特点有助于与血管炎鉴别。因为血管炎仅在急性期表现为弥散下

降，但是，高达 12% 的病例中报告了相当长时间的弥散率降低（说明 ADEM 病变的异质性）[568]。灌注成像显示血容量正常或减少。有人认为，随着时间的推移，大脑中的 $T_2WI$ 信号改变会发生变化，临床综合征也是如此。因此，尽管临床症状有所改善[575]，但后续的 MRI 研究可能显示病情明显恶化。ADEM 可能复发，如前所述，临床检查和 CSF 分析比 MRI 结果更能反映疾病的病程。

其他疾病可能出现与 ADEM 相似的神经症状和影像学表现，包括病毒性脑炎、胶原血管疾病、Whipple 病、Behçet 病、神经鞘瘤病和多发性硬化症[527, 532, 576-578]。当患者表现为急性神经损伤及影像学表现与 ADEM 相一致时，必须要时刻考虑到这些病变的可能性。

（4）急性出血性脑脊髓炎：急性出血性脑脊髓炎是一种罕见的（2%）超急性 ADEM 的变型，病变区域出现出血性坏死。它与单纯疱疹、甲型流感、水痘 – 带状疱疹、人类疱疹病毒 6 型和 Epstein-Barr 病毒感染有关，尽管尚不确定是否有诱发感染[579-581]。此外，也有人提出了遗传易感性[559]。它很少是医源性的（由含有砷的有机药物美拉索普引起，用于治疗锥虫病）。尸检时，患者大脑明显肿胀，大脑和小脑白质及脑干（脑桥）见大量出血灶。显微镜下，星形胶质细胞的广泛损伤与其末端脚肿胀和在无脱髓鞘的情况下其进程和细胞体的退化有关[582]。在疾病的后期，可出现血管壁（动脉和静脉）的纤维蛋白样坏死及血管周围组织坏死和出血。混合血管周围浸润（中性粒细胞和单核细胞）也可见，伴有脱髓鞘和轴突断裂的征象。患者通常迅速进入谵妄和昏迷状态，多数在发病后数天到 1 周内死亡[583, 584]。少数幸存者有严重的神经系统后遗症[585]。

急性出血性脑脊髓炎的影像学表现为脑白质出现多发或大的单侧或双侧出血性病变，最常见于额叶和顶叶。基底节、丘脑、脑干、小脑和脊髓也可受累。总的来说，这些病变与 ADEM 相似，只是病变较大，出血并伴水肿和肿块占位效应[39, 183, 586]。

（5）系统性红斑狼疮：虽然 SLE 通常被归类为胶原血管疾病，但它符合我们对自身免疫性疾病的讨论，因为神经精神性狼疮（NPSLE）是自身抗体刺激和产生的结果，可能与微血管病、鞘内促炎细胞因子的产生及早期动脉粥样硬化[587]有关。儿童的神经系统严重受累，可能比成人[588, 589]更易发生永久性器官损伤。

儿童患者诊断为系统性红斑狼疮的平均年龄为 13 岁，但最早可在 8 岁出现症状[590]。儿童期男性更易受累[591]，在成人期女性更易受累，女男比例约为 3∶1。在 SLE 患者中，13%～45% 的患者出现神经系统症状的平均年龄为 14 岁[592, 593]。在最近的一项纵向研究中，NPSLE 最常见的症状是头痛（72% 的儿童）、情绪障碍（57%）、认知功能障碍（55%）、癫痫发作（51%）、急性精神错乱（35%）、外周神经系统损害（15%）、精神病（12%）和卒中[590]。最近一项对 256 名 SLE 儿童的前瞻性研究证实，随着时间推移，肾小球肾炎和中枢神经系统表现与 SLE 发病率密切相关[593]。

32%～47% 的 NPSLE 患儿出现神经系统症状可先于或同步于 SLE 的诊断，30% 的患儿在诊断 SLE 后 1 年内出现[594]。已发现多种神经系统病理改变存在于 SLE 患者，包括脑萎缩、栓塞引起的脑梗死、血管炎（通常与抗磷脂抗体综合征[595, 596]有关）、点状出血和脱髓鞘，这些是归因于血管病、大脑的直接自身免疫损伤、脱髓鞘和血栓栓塞引起的缺血[597]，所有这些改变被认为是细胞毒性抗体作用的结果，这些抗体的组成和抗原性各不相同，因此攻击中枢神经系统的各个易损部位[596]。

对 SLE 儿童进行前瞻性的神经影像学研究较少，根据我们的经验，影像学检查可能会出现多种不同表现。除非出现急性神经症状，CT 和 MRI 常表现正常或 CSF 间隙扩大[598]，形态学分析显示皮质和白质均受累[599]。在癫痫患者中，MRI/CT 可显示局灶性病变（25%）或正常。局灶性病变的典型表现为大脑、小脑、脑干或脊髓白质中的低密度（CT）或 $T_1WI$ 低信号、$T_2$ FLAIR 高信号（MRI）区域（图 3-54 和图 3-55）[600]。病变可累及基底节，若累及基底节，应行血管造影检查血管炎。脊髓损伤通常长段受累（见于 1%～5% 的成人[601]），可累及 8～10 个椎体（图 3-56）[601]，在急性期通常伴有中度水肿和脊髓受累区域扩大，但在慢性期常表现为脊髓萎缩伴中央管扩张。这些病变可能为自身免疫性脑炎 / 脊髓炎或软组织水肿和继发于小血管

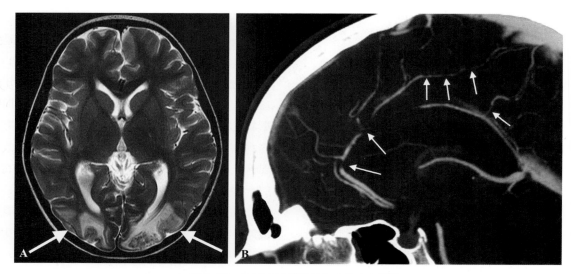

▲ 图 3-54　10 岁女孩系统性红斑狼疮血管炎

A. 轴位 T₂WI 显示双侧枕叶皮质和皮质下白质异常高信号（箭）；B. 颅内血管 CTA 图像显示广泛的血管炎，表现为沿着胼胝体周围（B 中的前箭）和胼胝体边缘分支（上箭）的多处血管狭窄和闭塞

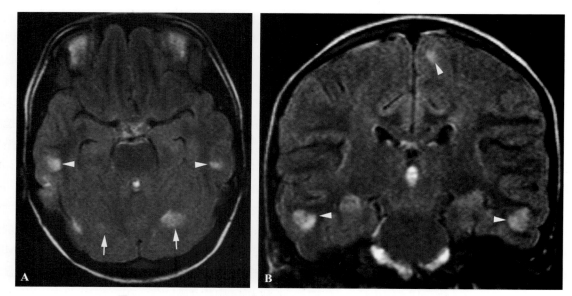

▲ 图 3-55　14 岁，系统性红斑狼疮患者抗磷脂抗体综合征引起多发性病变

A. 轴位 FLAIR 图像显示青少年癫痫发作时双侧小脑（白箭）和颞叶（白箭头）病变；B. 冠状位 FLAIR 图像显示脑损伤（白箭头）位于皮质下

血管炎的损伤。依据病程不同，弥散加权成像可能表现正常或扩散率下降，在慢性期演变为扩散率增加。在亚急性期，静脉注射顺磁对比剂后病变周围强化。大脑半球病变往往累及皮质下白质，其表面皮质有或无受累（图 3-54 和图 3-55），病变也可在随访中转为正常。当病变位于旁中线时，不清楚这些病灶是由 SLE 的血管炎或脑炎所引起，还是继发

于近期的高血压或癫痫，SLE 患者常有这两种病变。其结果导致血脑屏障紊乱和皮质下白质（有时皮质）出现 T₂ FLAIR 高信号[602, 603]。这些改变常被命名为后部可逆性脑病综合征[604, 605]，其实是间质水肿的区域，由短暂性高血压伴内皮功能障碍引起的血脑屏障轻度破坏引起[605, 606]，通常这些病变表现为双侧对称性和位于旁中线，同时累及皮质和皮质下白

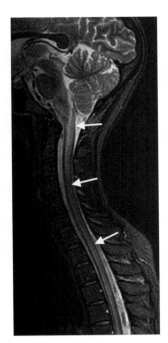

▲ 图 3-56　狼疮累及脊髓和延髓

矢状位 $T_2WI$ 显示一长段异常高信号（箭），从延髓一直延伸到胸髓中部。系统性红斑狼疮的脊髓损伤通常相当长（跨越 8～10 个椎体），常伴有中度水肿

质，多发生在于大脑的后部（枕叶和顶叶较额叶常见）[602, 607]。由于不确定病因，病变可能分布更广泛，可涉及颞叶、丘脑或小脑，部分病变是不对称的[605]。尽管这些病变大多数可恢复，但有时可遗留永久性脑损害[605, 608]。这些病例进行扩散成像非常有价值，扩散率正常或升高时预示该区域可完全恢复，而扩散减少的区域提示会遗留永久性损害并将发生萎缩[607]。SLE 患者的其他影像表现包括继发于血管炎的脑梗死，可同时累及浅表灰质和深部灰质，常不对称，这一点有利于与癫痫或高血压继发的病变鉴别。急性期病变在扩散成像上显示扩散率下降。血管成像有助于显示血管病变（动脉管腔不规则）（图 3-54）、动脉闭塞或静脉闭塞以及局灶性梗死。显然，梗死组织将不会恢复正常。MRS 发现，相对于症状轻的患者[609]，那些有明显精神或癫痫症状的患者基底节区的 NAA/Cr 比值降低。有研究发现 NAA/Cr 比值似乎与疾病的病程相关[610]。

（6）抗 N- 甲基 -D- 天冬氨酸受体脑炎：近年来已有大量自身免疫性脑炎的报道[6, 611]。在儿童中最常见的是抗 -NMDA 受体脑炎[612]，一种最初

被描述为脑炎的特殊临床表型，伴有显著的神经精神症状和运动障碍。受累患者绝大多数是女性（＞ 80%），多数（约 40%）小于 18 岁[507]。发病原因是多种多样的，最常见的是卵巢畸胎瘤，多见于 12—45 岁的女性（这是女性占绝对优势的原因）[507]，但单纯疱疹病毒感染似乎也是一个诱因[613]。受累患者被发现具有靶向 NMDA 受体（NMDA R）NR1 亚基的细胞外表位的血清抗体[614]。多数患儿出现舞蹈病和癫痫发作，超过 10% 出现神经精神症状。儿童中也可出现自主神经功能障碍（高血压、心动过速、高热、睡眠障碍、瞳孔扩大）[35, 615]。成年患者有头痛、发热、恶心、呕吐、腹泻或上呼吸道症状的前驱症状。患者在数天内（＜ 2 周）会出现精神症状：焦虑、失眠、恐惧、妄想或与社交退缩相关的躁狂。患者语言迅速退化，语言输出和回应减少（有时只是沉默）[509]。在幼儿中，精神病表现为脾气暴躁、多动症或易怒。然而，最初的症状可能是非精神病的，如癫痫发作（运动或复杂）、癫痫持续状态、肌张力障碍或缄默，或暴力行为，如踢和咬[509]。在最初阶段之后，接着出现反应性降低的异常运动（舞蹈病、眼睑危象、肌张力障碍、强直、角弓反张姿势）和紧张症。自主神经症状（高热、心动过速、高脂血症、低血压等）很常见。MRI 是首选的影像学检查，但在 50% 的患者中表现不明显。另外 50% 的患者有 $T_2$ FLAIR 高信号的非特异性区域，可出现在白质、海马、小脑、大脑皮质、基底节、脑干和岛叶的任何区域（图 3-57A～C）[508, 616]。影像学对于寻找潜在的肿瘤（最常见的是卵巢畸胎瘤）也很重要，这可能与抗体有关，应迅速清除。如果未发现肿瘤，或者诊断延迟，通常需要使用二线疗法（利妥昔单抗或环磷酰胺或两者）进行额外治疗[509]。当出现相应的临床表现时应高度怀疑抗 NMDAR 脑炎。

（7）其他自身免疫性脑病：儿童还可患大量其他自身免疫性脑炎[6, 36, 611, 617-619]。其中包括抗电压门控钾通道（VGKC）脑炎、抗甘氨酸受体（GlyR）脑炎、抗 GABA 脑炎、抗 AMPA（α- 氨基 -3- 羟基 -5- 甲基 -4- 异恶唑啉丙酸）脑炎、抗多巴胺（$D_2$）受体脑炎[620]、抗代谢性谷氨酸受体 5（mGluR5）脑炎、抗 Hu 脑炎、抗 Ma 脑炎[618]、抗谷氨酸脱羧酶

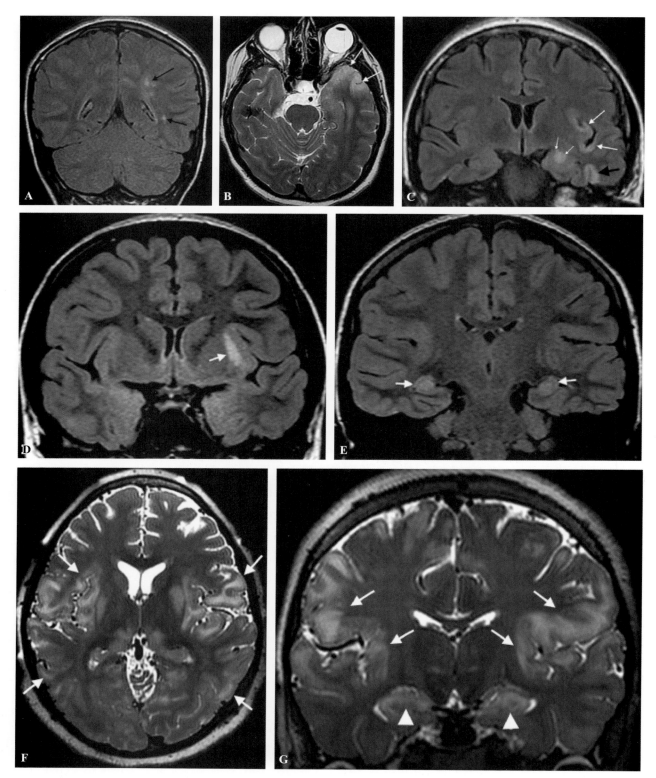

▲ 图 3-57  抗 NMDA 受体（A 至 C）和抗 GAD65（D 和 E）脑炎

A. 轻度损伤：冠状位 FLAIR 图像显示左侧颞叶和顶叶后部有几个小的深部白质损伤灶（黑箭）；B. 中度损伤：轴位 T₂WI 显示左前颞叶皮质水肿（白箭）；C. 严重损伤：岛叶皮质水肿（大白箭）、枕颞沟水肿（黑箭）和杏仁核水肿（小白箭）；D 和 E. 冠状位 FLAIR 显示，屏状核 / 外囊（D 箭）和双侧海马（E 箭）异常高信号；F 和 G. 在轻度病毒性疾病后患有难治性癫痫的儿童中，轴位和冠状位 T₂WI 显示额叶、颞叶和岛叶皮质和皮质下白质异常高信号和一些萎缩（箭）。基底节和丘脑（F）和海马（G 箭头）也出现高信号

65（GAD65）脑炎[617, 621]。多数受累儿童表现为癫痫发作、行为障碍、运动失调（运动障碍、肌张力障碍、舞蹈病）、认知/记忆异常、幻觉/精神病或进行性脑炎，具体内容可在最近的综述中找到[617]。

与多巴胺受体抗体相关的基底节脑炎在12例儿童中有不同的表现。尽管多数自身免疫性脑炎患儿的症状包括脑病、行为/精神改变、认知功能障碍和癫痫发作，但有 $D_2$ 受体抗体的患儿也可出现肌张力障碍、震颤、眼震危象、帕金森病和舞蹈病，也可有多种症状。有时在同一患者身上可出现多种复合症状，常伴有躁动、精神病、焦虑或睡眠障碍[36, 611, 618, 619]。虽然免疫治疗有一些成效，但常有一些遗留的缺陷（运动、认知和精神）。大约一半的患者基底节有 $T_2$ FLAIR 高信号，其他患者 MRI 正常[620]。另外有研究者发现，在患有自身免疫性运动障碍（脑炎和运动异常或基底节异常）的儿童中，$D_2$ 受体抗体的出现频率极低[611]。因此，有必要进行更多的研究来确认 $D_2$ 受体抗体的重要性。

抗 Ma2 相关脑炎主要见于成人肿瘤[622]。少数病例报告在没有已知肿瘤的儿童中，他们有脑炎表现（发热、癫痫发作）和进行性认知障碍，对抗生素或抗癫痫治疗没有反应[618]。MRI 表现为局限性颞叶间质水肿，扩散系数可从正常到增加。血清和 CSF 检查发现副肿瘤抗体（抗 NMDA、抗 VGKC、抗 AMPA、抗 GAD、抗抑郁、抗 Hu、抗 Yo、抗 RI、抗 CV2、抗 Ma1、抗 Ma2）阳性应静脉注射 IVIG 治疗甲泼尼龙 5 天。

患有抗 GAD65 脑炎的儿童表现为全身性强直阵挛性发作，通常是在每周出现几次非惊厥性头痛、健忘事件和逐渐发展为记忆障碍的抽搐发作以及每天出现意识障碍和在校学习成绩下降之后。在确诊为边缘脑炎并进一步检查病因后，可发现抗 GAD65 抗体。MRI 显示海马 $T_2$/FLAIR 高信号，双侧杏仁核或屏状核/外囊/最外囊肿胀（图 3-57D 和 E）[36, 621]。

最后，在加州大学旧金山分校，我们收治了一些不同年龄（一般为 5—15 岁）的儿童，他们在轻微疾病（可能是病毒性）后出现医学上难以治愈的癫痫，并且没有发现特异性抗体。这些患者中的许多人最终进入巴比妥昏迷状态，以减少自身抗体引起的兴奋性毒性脑损伤。这些患者的 MRI 通常显示海马、大脑（有时是小脑）皮质和基底节/丘脑的 $T_2$ FLAIR 高信号（有时是短暂的）（图 3-57F 和 G）。如果不能控制癫痫，受累区域就会出现脑容量损失。

(8) 自身免疫性疾病的鉴别诊断：儿童自身免疫性脑病/脑炎的鉴别诊断包括病毒/细菌/螺旋体脑炎、接触有毒物（药物摄入，如酒精、氯胺酮、苯环素和有机磷酸盐）、癫痫性疾病、炎性血管炎（SLE）、Beçhet 病以及一些先天性代谢错误疾病（Wilson 病、PKAN、戊二酸尿 I 型、肌酸转运障碍、尿素循环障碍和线粒体疾病）。

#### 6. 中毒性/营养性脑病

一些外毒素可导致脱髓鞘，许多此类中毒将导致海绵状白质脑病，首先累及外周白质，包括皮质下 U 形纤维。引起脱髓鞘的有毒物质包括三乙基锡、六氯酚、草酸双、放线菌素 D 和异烟肼[183, 623-625]。所有这些疾病均出现双侧白质对称性损伤，在临床病程早期即出现皮质下 U 形纤维受累。摄入有毒海洛因后出现类似的模式（图 3-58）[626]。其他可引起脑损伤的药物包括安非他明（包括亚甲基二氧基甲基苯丙胺/摇头丸[627]）、羟考酮（苍白球、小脑、胼胝体[628]）、甲氨蝶呤（中央深部白质）、他克莫司（大脑皮质）、甲硝唑（小脑齿状核）和氨己烯酸（大脑/小脑深部核团）[629]。

(1) 儿童渗透性脱髓鞘综合征：渗透性脱髓鞘综合征是指大脑任何区域的渗透性髓鞘溶解，此类疾病不仅好发于成人，而且在儿童中也很常见[630]。营养不良和快速纠正严重的低钠性脱水似乎都容易导致脑桥中央区发生渗透性髓鞘溶解。其他严重营养失调和水电解质失衡的患者也有患病风险。这种疾病的病因和发病机制尚未明确，但目前的理论表明，高渗诱导的脱髓鞘过程是由细胞内/细胞外到血管内的快速水转移引起的，产生相对的胶质脱水、髓鞘降解和（或）少突胶质细胞凋亡[631]。据报道，儿童脑桥中央髓鞘溶解症常伴有各种疾病，包括急性重型肝炎、低磷血症、肝移植、糖尿病酮症酸中毒、长期虚弱、高氨血症和颅咽管瘤的治疗，以及伴有严重的水和电解质紊乱的营养不良[632-635]。

脑桥外髓鞘溶解症（EPM）可伴（约 15%）或

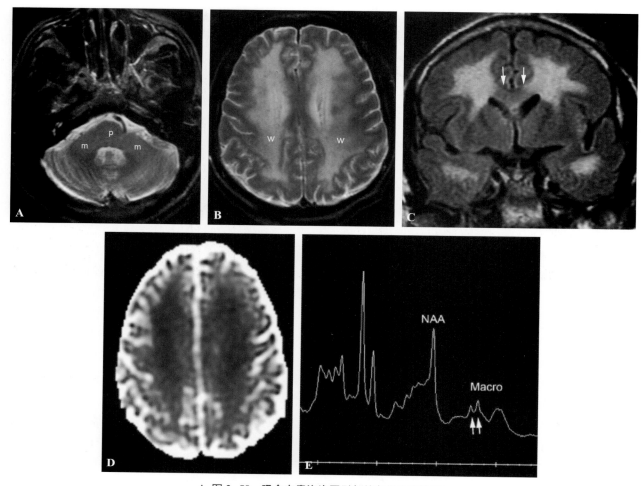

▲ 图 3-58　吸食有毒海洛因引起的急性白质脑病

A 和 B. 轴位 T$_2$WI 显示脑桥（P）、小脑中脚（M）和大脑白质（W）异常高信号。注意一些皮质下白质受累。C. 冠状位 FLAIR 图像显示胼胝体受累（白箭），但基底节不受累。D. ADC 图显示大脑深部白质的扩散率轻度降低。E. 大脑白质的 $^1$H-MRS（TE=26ms）显示，由于神经元损伤，NAA 较低；由于细胞膜损伤和脂质释放，大分子峰宽分别为 0.9ppm 和 1.3ppm。由于线粒体受损不能产生 ATP，有少量乳酸（箭所指的双峰为 1.3ppm）

不伴（约 20%）脑桥疾病[630]。患者在液体快速转移后出现症状，通常是由于在许多临床情况下对低钠血症的过度快速治疗造成的[630, 636]。病因与脑桥中央髓鞘溶解相似[637]。受累儿童可能表现出各种神经症状和体征，包括失动症、共济失调、紧张症、舞蹈病、强直、构音障碍、肌张力障碍、情绪不稳定、缄默症、肌阵挛、肌无力、帕金森症和震颤[637]。

儿童期髓鞘溶解症的影像学表现与成人相同，其病灶位于脑桥中央，呈低密度（CT）或 T$_1$WI 低信号，T$_2$/FLAIR 高信号（图 3-59A）。特征性地表现为皮质脊髓束不受累。病变区的弥散下降（图

3-59B）[638]。在缓慢治疗营养和电解质异常后，患者情况和 MRI 表现均可恢复正常[634, 639]。重要的是需要注意渗透性髓鞘溶解可以发生在其他任何区域，包括基底神经节[640]、丘脑[641]、外囊和极外囊、大脑皮质（通常在皮质 – 白质交界处）[631, 642]和小脑中脚[643]（图 3-59C）。引起小脑中脚异常的疾病相对较少。除了脑桥损伤引起的沃勒变性外，还见于脊髓小脑共济失调 2 型和 3 型、Wilson 病和脆性 X 染色体前突变[644, 645]。

(2) 铅中毒性脑病：这里必须特别提出铅中毒性脑病。发育中的胎儿和儿童由于血脑屏障的不成熟，对铅暴露比成人更为敏感，同时胃肠道吸

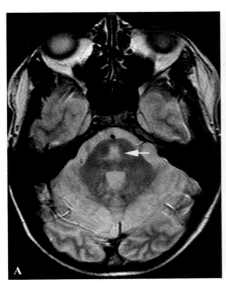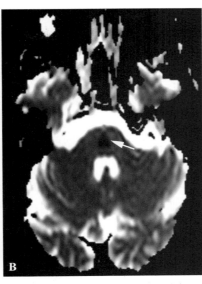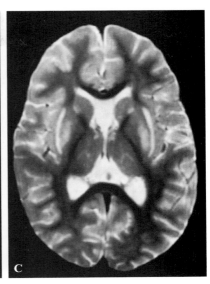

▲ 图 3-59 2 例渗透性脱髓鞘综合征

A 和 B. 轴位 $T_2WI$（A）和 ADC 图（B）显示脑桥中央髓鞘溶解 $T_2WI$ 高信号（图 A 箭）和 Dav 减低（图 B 箭）；C. 3 岁儿童轴位 $T_2WI$ 显示髓外脱髓鞘，屏状核、豆状核外侧、内囊前肢和中央丘脑 $T_2WI$ 高信号

收、儿童期的手对嘴行为的增加也会增加暴露的可能[646]。虽然铅中毒性脑病已经被认识多年，但最近的研究表明，接触较低水平的铅可导致特定的损伤，如精细运动功能、注意力和视觉构建[647, 648]。男孩比女孩更为敏感[647]。儿童铅中毒的典型临床表现有腹部绞痛、恶心和呕吐。神经系统症状和体征从轻度的行为改变到明显迟钝，有时可伴有共济失调、失语或精神障碍[647-649]。最常见的影像学表现是外囊和极外囊的水肿（肿胀和 $T_2WI$ 或 FLAIR 高信号）（图 3-60）[650]。铅中毒极少表现为局灶性小脑水肿导致的脑积水和颅后窝的占位效应[649, 651]。CT 及 MRI 扫描可见局灶性小脑肿胀及占位效应，增强后轻度强化[649, 651]。此病表现与急性病毒性小脑炎相同（见第 11 章）。

（3）溶剂滥用：溶剂滥用在某些国家中是一个严重的问题，特别是在青少年和青年成年人中[652]。甲苯和其他一些有机物（三氯乙烷、甲基氯仿）吸入体内后迅速进入血液，通过血脑屏障对中枢神经系统产生影响[652]。患者表现为急性脑病或慢性精神和神经系统的退化。最常见的症状有失眠、健忘、嗅觉缺失和耳鸣[653]。神经系统检查 50% 可见小脑共济失调，35% 可见肢体震颤，25% 可见深腱反射亢进，25% 可见痉挛[653]。患者脑部病理学

研究表明有神经元和轴突的丧失与脱髓鞘：包括大脑和小脑白质弥漫性的脱髓鞘，长纤维束升支和降支、外周神经和胼胝体轴突变性和胶质增生，以及大脑和小脑广泛脑萎缩[652, 654]。MRI 显示灰白质分界不清、大脑和小脑白质弥漫性稍长 $T_2$ 信号（皮质

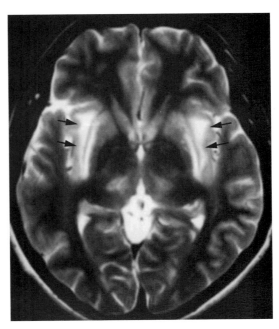

▲ 图 3-60 9 岁儿童铅中毒
轴位 $T_2WI$ 可见外囊与极外囊水肿高信号（黑箭）

深部），常有壳核短 $T_2$ 信号，和大脑、小脑弥漫性脑萎缩[626, 654, 655]。某些严重病例（存在持续滥用病史）中[653]，丘脑、黑质和大脑皮质可见短 $T_2$ 信号[656]。

(4) 进行性多灶性白质脑炎：进行性多灶性白质脑病是一种罕见的由乳多空病毒导致的脱髓鞘疾病，几乎只发生于免疫缺陷患者中。最常见脑白质内单发或多发的长 $T_2$ 信号，占位效应或强化不明显。此病详见第 11 章。

(5) 亚急性硬化性全脑炎：亚急性硬化性全脑炎是继发于麻疹感染的一种慢性中枢神经系统病毒感染。影像学研究显示，在某些情况下可见非特异性的脑白质含水增加及局限性皮质损伤。本病详见第 11 章。

### （二）主要累及灰质的代谢性疾病

除了先天性代谢疾病以外，很多儿童中枢神经系统疾病会累及灰质，如缺血、感染、畸形和损伤等，这些灰质病变在影像学上表现无特异性。某些疾病（如黏脂贮积病、Gaucher 病和 Niemann–Pick 病的一些亚型）的脑影像表现正常，但有些疾病表现为大脑皮质变薄、脑白质体积减小、密度（CT）减低和长 $T_1/T_2$ 的信号改变（MRI）。灰质病变中脑白质长 $T_2$ 信号不像脑白质营养不良中的那么明显（图 3-1 至图 3-3），可能是因为白质异常更多是轴突沃勒变性的结果，而不是少突胶质细胞或髓鞘的炎症或破坏伴反应性星形胶质细胞增生所致。在某些情况下，白质也可见异常的斑片状、局灶性区域（在灰质疾病中），发病机制尚不明确。本节中，将详细讲述具有典型特征的神经系统灰质病变。

#### 1. 主要累及深部灰质核团的灰质疾病

(1) 脑内铁沉积神经退行性变：脑内铁沉积神经退行性变是指一组以基底神经节铁逐渐蓄积为特征的异质性神经疾病，主要累及苍白球和黑质，导致身体和神经精神的恶化。目前为止，共发现 10 个基因与此病有关。PANK2（MIM 606157）引起泛酸酯激酶相关的神经退行性变（PKAN），也被称为 INAD，占所有病例中的 35%～50%[657]。PLA2G6（MIM 256600）引起磷脂酶 A2 相关神经变性（PLAN），占所有病例的 20%[658]。C19orf12（MIM 614297）引起线粒体膜蛋白相关神经退行性变（MPAN），占所有病例的 6%～10%[658, 659]。最近研究发现，WDR45（MIM 300894）编码了一种被认为在自噬和引起 β- 螺旋蛋白相关神经退行性变（BPAN）中起作用的蛋白，占所有病例的 1%～2%[660, 661]。其他的一些由其他基因造成的罕见的 NBIA 有：FA2H（MIM 611026）导致脂肪酸羟化酶相关的神经退化（FAHN）[662, 663]、ATP13A2（MIM 610513）引起 Kufor-Rakeb 综合征[664, 665]、FTL（MIM 134790）导致神经铁蛋白病[666]、CP（MIM 604290）导致铜蓝蛋白缺乏症[667]、DCAF17（MIM 612515）引起 Woodhouse–Sakati 综合征[668, 669] 以及 COASY（MIM 609855）编码辅酶 A 合成酶[670]。这 10 种已知的基因约占 NBIA 患者的不到 70%，其余的具体基因尚未明确。

NBIA 典型的临床表现是进行性的肌张力障碍、构音障碍、痉挛和帕金森症。视网膜变性和视神经萎缩是最常见的临床症状。发病年龄从婴儿期到成年均可。病情可发展迅速或伴有中间稳定期的缓慢发展，认知异常在不同的亚型之间存在差异。除 WDR45 亚型和 FTL 亚型外，其余均为常染色体隐性遗传，WDR45 亚型与怀疑具有男性致命性的 X 连锁显性新生突变有关，FTL 亚型以常染色体显性遗传。虽然 NBIA 疾病是建立在大脑铁沉积的基础上的，但并不是所有的 NBIA 基因突变都会导致铁沉积[671]。

(2) 泛酸激酶相关神经变性病（伴脑内铁沉积的神经变性 1，以前叫作 Hallervorden–Spatz 疾病）：泛酸激酶相关神经病（PKAN，也叫脑内铁沉积神经变性病 1 或 NBIA 1，OMIM 234200）是一种罕见的代谢性疾病，临床表现为进行性步态障碍、四肢逐渐强直、随意运动缓慢、舞蹈样或震颤性运动障碍、构音障碍和智力退化[672, 673]，还可能发展为视神经萎缩或者视网膜色素变性[673]。虽然发病年龄有很大差异，但大多数患者在 6—15 岁前开始出现一些神经功能退化的症状[674]。此外，由于本病是由多个基因异常导致，不是所有 PKAN 患者都会出现本病的所有临床表现。在一个多种家族背景的家庭成员身上发现染色体 20pl2.3-3 突变[675]，此基因被证实为新的泛酸酯激酶基因（PANK2）[676]，其蛋白产物在动物模型中位于线粒体[677]。

PKAN 分为两型[678]，经典型发病时间多在 10 岁以前（平均年龄 3.4±3 岁），95% 以上出现锥体外系症状（张力障碍、构音障碍及舞蹈手足徐动症），25% 出现锥体束征（痉挛、反射亢进及伸趾征），29% 出现认知障碍，68% 出现视网膜病变，大多数患者伴有 *PANK2* 基因突变[657]。非经典型发病年龄稍晚，平均年龄 13.7±5.9 岁，与经典型相比，临床症状少（73%）、程度轻、锥体外系症状进展慢、视网膜病少见（20%），但锥体束征相仿（18%）[657]；*PANK2* 基因突变的比例少于经典型，伴有神经退行性症状及脑铁积聚[678]。

患者最显著的病理改变是苍白球和黑质网状带的锈褐色色素沉积，铁大量集中在星形细胞、小胶质细胞及神经元细胞中。推测由于铁沉积导致苍白球（尤其是内侧）和黑质对称性破坏[679]。

影像学表现可反映病理改变。CT 扫描可见苍白球局灶性低或高密度影。虽然这种变异的原因尚未被病理证实，但低密度病灶可能反映了组织的破坏，而高密度病灶则是随后营养不良钙化的结果。由于铁质的沉积，MRI $T_2$WI 可见苍白球低信号（图 3-61）（较正常十几岁儿童的低信号更低，见第 2 章）[680-682]。

这种改变早于临床症状的出现[683]。即使采用梯度回波技术，在低场强度扫描仪上苍白球的低信号也不明显，在高场强扫描仪（3T）上，$T_2$WI 自旋回波、FLAIR 及 DWI 上可见低信号（图 3-61）。通常 $T_2$WI 低信号区域中可见大小不等的灶状高信号（图 3-61B），这些高信号代表苍白球破坏和神

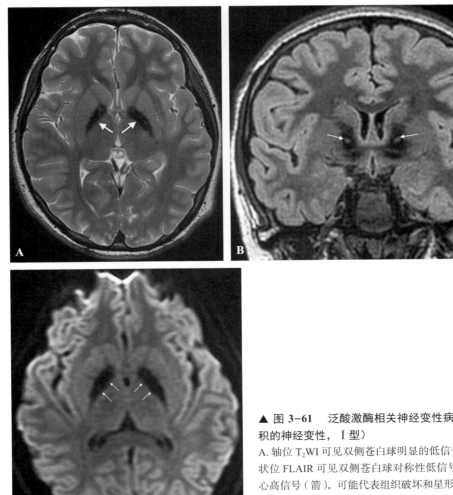

▲ 图 3-61 泛酸激酶相关神经变性病（伴有脑铁沉积的神经变性，Ⅰ型）

A. 轴位 $T_2$WI 可见双侧苍白球明显的低信号（箭）；B. 冠状位 FLAIR 可见双侧苍白球对称性低信号，但也显示中心高信号（箭），可能代表组织破坏和星形胶质细胞反应；C. 轴位 DWI 也显示了苍白球的低信号（箭），可能是磁敏感伪影导致的

经胶质增生[681]。这种在 *PANK2* 基因突变中更为常见的影像学特征被称为"虎眼征"[657]（但此种征象并不总是在 *PANK2* 基因突变中存在[684, 685]，有报道发现此征象在疾病发展过程中消失[686]）。只有知道 MRI 系统是"右手"还是"左手"时，使用高通相位图像的 SWI 才能区分钙和铁沉积[687, 688]。此序列对判定是否有铁很有必要，研究表明，在铁沉积区域信号明显减低（图 3–62）。然而，正如第 2 章所讨论，早期铁就开始在苍白球和黑质积聚（红核也有轻度聚集）[691]，20 岁以后 3.0T SWI 上的低信号是正常的，而不是 NBIA 引起的。DWI 显示，与年龄匹配的对照组相比，患者的苍白球和黑质中 FA 值和平均扩散系数增加[692]。

非 *PANK2* 基因突变的 NBIA 患者[678]也表现为苍白球 $T_2WI$ 低信号，但中间无 $T_2WI$ 高信号[685]。尽管眼 – 趾 – 齿不良存在[693]与 PKAN 相似的苍白球改变，但根据前者伴随的脑白质改变和其他明显的征象可很容易地将两者区分开来。因此，10—20 岁时发现苍白球短 $T_2WI$ 信号改变应高度怀疑 PANK，而非其他累及基底神经节的儿童疾病（表 3–11 至表 3–13）。

（3）青少年型 Huntington 病：Huntington 病是

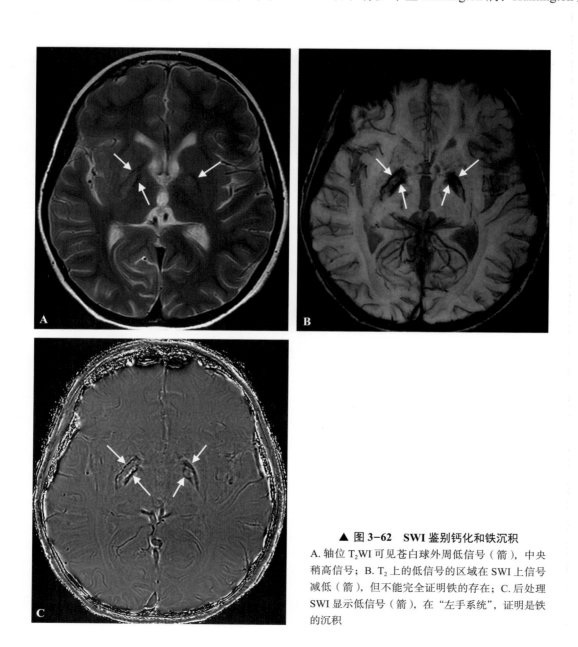

▲ 图 3–62  SWI 鉴别钙化和铁沉积
A. 轴位 $T_2WI$ 可见苍白球外周低信号（箭），中央稍高信号；B. $T_2$ 上的低信号的区域在 SWI 上信号减低（箭），但不能完全证明铁的存在；C. 后处理 SWI 显示低信号（箭），在"左手系统"，证明是铁的沉积

**表 3-11　儿童期累及基底节的疾病**

**急性**

- 缺氧
- 低氧血症
- 毒素（一氧化碳、氰化物）
- 溶血性尿毒综合征
- 渗透性髓鞘溶解
- 脑炎（链球菌，EB 病毒，如果是丘脑西尼罗病毒或急性坏死性脑病，通常是由 HHV-6 引起）
- 血管炎（特别是水痘 - 带状疱疹病毒）
- 类感染脑脊髓炎
- 卡马西平中毒

**慢性**

- 先天性代谢紊乱
- 线粒体疾病
- Canava 病
- 戊二酸尿 I 型和 II 型
- 甲基丙二酸血症
- 乙基丙二酸血症
- 丙酸血症
- 琥珀酸半醛脱氢酶缺乏
- 胍基乙酸转甲基酶缺乏
- 生物素依赖性脑病
- 异戊酸血症
- 钼辅助因子缺乏
- 线粒体三磷腺苷合成酶缺乏
- 3- 甲基戊烯二酸尿
- 丙二酸血症
- α- 酮戊二酸尿
- β- 酮脂酰 CoA 硫解酶缺乏
- 生物素酰胺酶缺乏症
- L-2- 羟基谷氨酸尿
- 枫糖尿症
- Wlison 病
- 3- 羟基异丁酸尿
- 泛酸激酶相关性神经病变
- 齿状红核苍白球丘脑下部核萎缩

**变性类疾病**

- 青少年型 Huntington 病
- 急性损伤后遗症
- 基底节钙化综合征（Cockayne 综合征，Fried 综合征）

**其他疾病**

- 神经纤维瘤病 I 型
- 任何原因导致的慢性肝病
- Aicardi-Goutières 综合征

**表 3-12　导致基底节钙化的疾病**

**内分泌性**

- 甲状旁腺功能减退症
- 假性甲状旁腺功能减退症
- 假性假甲状旁腺功能减退症
- 甲状旁腺功能亢进
- 甲状腺功能减退症

**代谢性**

- 线粒体疾病
- Aicardi-Goutières 综合征
- Fahr 病（家族性脑血管铁钙质沉着症）
- 泛酸激酶相关性神经病变
- 碳酸酐酶缺乏 II 型
- Wernicke 脑病
- Griscelli 病 [694]
- Fried 综合征 [695]
- 有机酸尿症

**先天性或发育性**

- 家族性特发性对称性基底节钙化
- Hastings-James 综合征
- Cockayne 综合征
- 类脂蛋白沉积症（皮肤透明变性）[696]
- 神经纤维瘤病
- 结节性硬化症
- 眼颅躯体疾病
- 正铁血红蛋白病
- 唐氏综合征

**炎性**

- 弓形虫病
- 先天性风疹
- 巨细胞病毒
- 麻疹
- 水痘
- 百日咳
- 柯萨奇病毒 B
- 囊虫病
- 系统性红斑狼疮
- AIDS

**中毒**

- 缺氧
- 心血管意外
- 一氧化碳中毒
- 铅中毒
- 放疗
- 甲氨蝶呤治疗
- 肾病综合征

表 3–13  一些累及基底神经节的解剖分布

| 诊　断 | 苍白球 | 尾状核 | 壳　核 | 白　质 |
|---|---|---|---|---|
| **急性疾病** | | | | |
| 缺氧 / 缺血，新生儿 | + | − | + | +/ − |
| 缺氧 / 缺血，年长儿 | + | ++ | ++ | + |
| 低血糖，新生儿 | +/− | − | − | ++ |
| 低血糖，年长儿 | + | + | + | + |
| 氰化物中毒 | ++ | + | + | |
| 一氧化碳中毒 | ++ | + | + | + |
| 溶血性尿毒症综合征 | + | + | + | |
| 穿透性髓鞘溶解 | + | + | + | ++ 脑桥 |
| 脑桥病毒性脑炎 | + | + | + | + |
| **慢性疾病（在代谢失代偿过程中可能出现急性症状）** | | | | |
| Leigh 综合征 | + | + | ++ | + |
| Canavan 病 | ++ | − | − | ++ |
| GM2 神经节苷质病 | − | ++ | | + |
| 青少年型 Huntington 病 | + | ++ | ++ | + |
| Wilson 病 | ++ | + | ++ | + |
| Fried 综合征 | + | ++ | + | |
| 戊二酸尿 I 型 | − | ++ | ++ | ++ |
| 戊二酸尿 II 型 | | + | + | + |
| 乙基丙二酸脑病 | + | ++ | ++ | − |
| 钼辅助因子缺乏 | − | ++ | ++ | + |
| 甲基丙二酸血症 | + | − | − | + |
| 泛酸激酶相关神经病（Hallervorden–Spatz 病） | ++ | | | |
| 丙酸血症 | − | ++ | ++ | + |
| 琥珀酸半羟脱氢酶缺乏 | ++ | − | − | − |
| 胍基乙酸转甲基酶缺乏 | ++ | − | − | − |
| 异戊酸血症 | ++ | − | − | − |
| L–2 羟基谷氨酸尿 | ++ | + | + | ++ |
| 慢性肝病 | ++ | | | |
| Kearns–Sayre 综合征 | ++ | − | − | ++ |
| 丙酮酸脱氢酶（$E_2$）缺乏 | ++ | − | − | − |
| β– 酮硫解酶缺乏 | ++ | − | − | − |

（续表）

| 诊 断 | 苍白球 | 尾状核 | 壳 核 | 白 质 |
|---|---|---|---|---|
| Alpha-ketoglutaric 酸尿 | + | + | ++ | - |
| 3- 甲基戊二酸尿（1 型和 4 型） | ++ | ++ | ++ | + |
| HMG 辅酶 A 裂解酶缺乏 | - | + | + | ++ |
| Aicardi-Goutieres 综合征 | + | + | ++ | ++ |
| 3- 羟基异丁酸尿酸 | + | ++ | ++ |  |
| DRPLA | +/- | - | - | + |

++. 特征性表现；+. 偶发表现；-. 未参与

一种慢性、进行性的退行性疾病，特征性改变为舞蹈样运动和智力减退，是一种常染色体显性遗传病。该疾病的基因缺陷是在 4 号染色体短臂上的 HTT 基因的第一个外显子上，是一个含有重复 CAG 的膨大的、不稳定的 DNA 片段[697]。CAG 在基因中的扩展传给子代时不稳定，并有进一步膨大的倾向，特别是在精子生成期间[698]。重复 CAG 碱基对的片段越大，发病年龄越早。据报道，青少年型 Huntington 病重复 CAG 碱基对的片段有 80～100 个 CAG 碱基对[699]。尽管最近的一篇文章表明母体传播和小于 60 个 CAG 重复的扩展片段更普遍[700]。不到 6% 的患者在 14 岁之前发病[701]。儿童的临床症状会随着年龄的增长而变化。10 岁前发病的儿童最常表现为认知能力下降和癫痫发作，常伴有精神障碍[700]，但是 10 岁或更大一些的患者最常见的临床症状是口咽功能障碍[702]。舞蹈病不是一种最初表现症状，而是在疾病后期发展而来，伴有肌张力障碍，在发病组的早期更为普遍，而僵硬和运动迟缓在老年组更普遍[702]。两组患者在发病过程中都出现了步态、认知和行为障碍。此外，在两组中进行连续的神经测试，发现两组的 IQ 均表现为缓慢、稳定下降[702]。进行性肌阵挛性癫痫的表现已阐述[703]。

疾病早期的影像学表现正常。随着病情的发展，出现纹状体萎缩及 $T_2WI$ 高信号。尾状核头萎缩导致特征性侧脑室额角扩大，向两侧弯出呈现凸透镜样改变（图 3-63）[701]。壳核萎缩程度较尾状核一致或更严重，MRI 比 CT 更易观察[702, 704]。额叶皮质萎缩最为显著。在很多代谢性疾病中，18-

FDG PET 扫描在 CT 或 MRI 出现阳性征象前就显示纹状体葡萄糖的摄取减少[705]。尚未有与 PET-MRI 敏感性的报道。短回波（35ms）$^1$H-MRS（包括尾状核头和前壳核）发现 NAA 减少和肌醇增加，患者在此之前已有显著的纹状体萎缩[706]。

（4）异戊酸血症：异戊酸血症（也被称为异戊酸辅酶 A 脱氢酶缺乏，OMIM 243500）是一种常染色体隐性遗传疾病，由异戊基辅酶 A 脱氢酶基因（IVD）突变引起，位于染色体 15q14-15[707, 708]。分为两种临床型：一种是急性新生儿型，可见以严重的呕吐、脱水和烦躁不安为特征的代谢酸中毒，然后快速死亡；另一种是慢性发展的，表现为严重酮症酸中毒（通常由感染引起）和缓解的周期性发作[709]。患者的预后与诊断时的年龄成反比，但与分解代谢的次数无关[710]。这种异常是由异戊酸的集聚和对中枢神经系统的毒性作用所致。

有限的报道表明，慢性型的神经影像学表现为双侧苍白球的低 $T_1WI$ 和高 $T_2$/FLAIR（MRI）及低密度（CT）（图 3-64）[711]。

（5）琥珀酸半醛脱氢酶缺乏：琥珀酸半醛脱氢酶缺乏（OMIM 271980）也称为 4- 羟基丁酸尿症，是 γ- 氨基丁酸降解途径中一种罕见的常染色体隐性遗传病[712]，可导致脑脊液中 γ- 氨基丁酸和 γ- 羟基丁酸含量及尿液中的 4- 羟基丁酸含量增加。致病基因 aldh5a1 已定位于 6p22.3 号染色体[713, 714]。其表现为一种缓慢进行性脑病，特征是运动功能延迟、语言发育延迟至缺失和智力低下，可伴有共济失调、癫痫发作、张力减退、行为问题、自闭症、幻觉和舞蹈症[715]。婴儿期比较少见，多表现为张

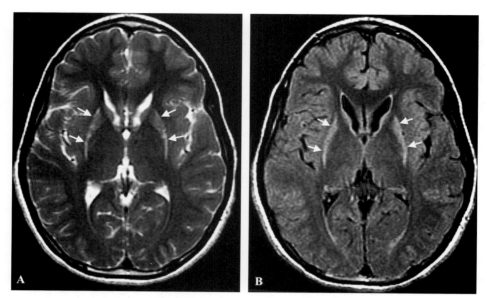

▲ 图 3-63　7 岁，青少年型 Huntington 病

轴位 T₂WI（A）和 FLAIR（B）可见尾状核头及壳核高信号（箭）。尾状核的高信号在 FLAIR 上更容易看到。在疾病早期，这种高信号可能是唯一的异常

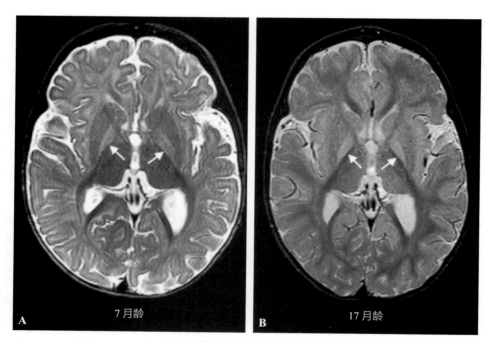

▲ 图 3-64　异戊酸血症

T₂WI 显示年龄 7 月龄（A）和 17 月龄（B）患者双侧苍白球高信号（白箭）

力减退、精神运动迟缓和斜视[716]。脑电图显示全身和局灶性癫痫样放电、光过敏和背景慢波[717]。MRI 显示特征性的苍白球 T₂WI 高信号（图 3-65A），以及小脑齿状核的 T₂WI 高信号[718, 719]。随着疾病进展，弥漫性大脑皮质、基底节和丘脑萎缩随之

发生[720]。MRS 显示正常的 Cho、Cr 和 NAA 峰（图 3-65B）。更值得关注的是 MRS 中的 GABA、谷氨酸和谷氨酰胺是否有异常。

（6）肌酸缺乏综合征：MRS 已经发现了某些综合征会有大脑肌酸浓度降低。胍乙酸甲基转移酶

（GAMT）缺乏症（OMIM 612736）是第一种被报道的肌酸缺乏症，一种由染色体 19p13.3 的 *Gamt* 基因突变引起的肌酸合成缺陷，是常染色体隐性遗传性疾病 [721]。第二种肌酸缺乏综合征是一种常染色体隐性遗传疾病，由 L- 精氨酸 – 甘氨酸脒基转移酶（AGAT，OMIM 612718）缺乏引起，是一种在肌酸生物合成中起重要作用的酶 [722]，由染色体 15q15.3 处的 *GATM* 基因突变引起。第三种肌酸缺乏综合征，称为脑肌酸缺乏综合征（CCDS1，OMIM 300352），是由于 Xq28 染色体上 *SLC6A8* 基因突变导致的肌酸转运蛋白形成障碍引起的 [723]。患儿表现为轻至中度全脑发育迟缓和严重语言发育障碍 [724]，也可见肌张力减退和癫痫 [725]。在约 1% 的智力障碍患者 [726] 和自闭症谱系障碍患者 [727] 中发现了 *SLC6A8* 基因突变 [727]。

肌酸的合成是两步反应：①精氨酸和甘氨酸结合（由 AGAT 催化）形成胍乙酸（GAA）；② GAA 经 GAMT 甲基化生成肌酸。肌酸和磷酸肌酸对于肌肉和大脑中磷酸结合能的储存和传递是必不可少的。它们被分解成肌酐。为了维持身体肌酸的储备，每天流失的尿肌酸必须通过内源性合成和饮食中肌酸的摄入来平衡 [728]。GAMT 和 AGAT 不足会减少肌酸合成。在这两种疾病中，肌酸 / 磷酸肌酸的严重消耗会导致发育延迟，随后是退化、肌张力降低、锥体外系运动异常和难治性癫痫 [721, 722, 728-731]。

GAMT 缺陷还表现为严重的表达性语言延迟 [732] 和多动症 [729]。由于这些症状可以通过在饮食中补充肌酸而部分或完全恢复 [733, 734]，所以对患儿的诊断至关重要。事实上，我们已经看到一个 AGAT 缺乏症患者显著改善：最初表现为中至重度发育延迟，但在开始补充肌酸 18 个月后改善到远高于平均水平。补充剂对 AGAT 的疗效可能优于 GAMT 缺乏症 [733]。

MRS 的使用可以有效提示这一诊断。MRS 显示肌酸峰明显减少或完全不存在，这在长 TE 波谱上最容易看到，其中只看到两个峰（NAA 和 Cho）（图 3-66C）。此外，短 TE 序列显示 GAA 峰值在 GAMT 缺陷儿童中为 3.78/1000 000（图 3-66B）。补充肌酸后，肌酸峰将缓慢重现，其他峰消失。在 AGAT 缺乏的患者中，MRI 通常是正常的（图 3-66A），但在许多 GATT 缺乏的患者中，显示双侧苍白球 T$_2$WI 高信号以及扩散率降低 [735]，脑白质轻度髓鞘形成延迟或 T$_2$/FLAIR 高信号（图 3-52A），以及 MRS 上述异常 GAA 峰 [721, 728-730, 734]。

在肌酸转运体缺乏症中，在发育异常的儿童中，MRS 通常显示波峰下面积明显减少，或有时没有波峰，但血清肌酸水平显示正常 [723, 736]。由于肌酸从血液转运大脑的通路缺陷，这种疾病的患者对补充肌酸没有效果。临床上，可通过升高血浆和尿液肌酸水平以及正常的胍乙酸水平来鉴别 GAMT

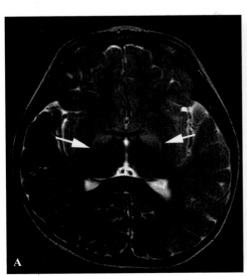
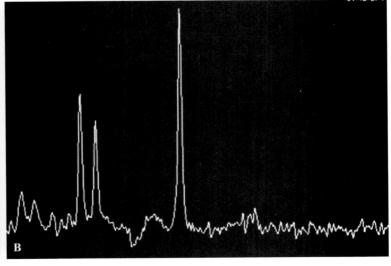

▲ 图 3-65　2 岁儿童语言延迟性琥珀酸半醛脱氢酶缺乏症
轴位 T$_2$WI（A）显示苍白球的双侧 T$_2$WI 高信号（白箭）。基底节（B）的 MRS（TE=288ms）正常

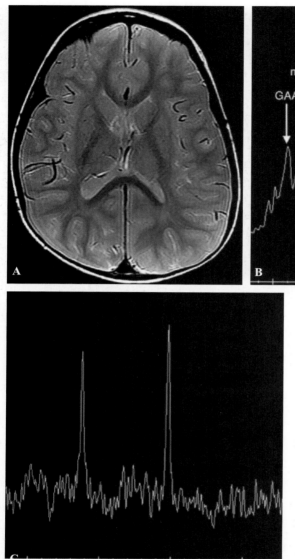

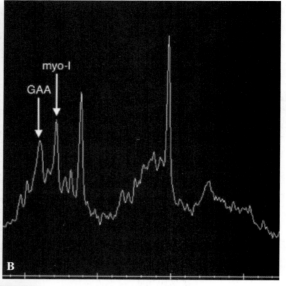

▲ 图 3-66　10 月龄婴儿因胍乙酸甲基转移酶缺乏引起的肌酸缺乏

A. 轴位 T₂WI 正常，部分病例可见双侧苍白球 T₂ 延长；B.MRS（TE=26ms）的基底节也显示没有肌酸峰。在短回波时间扫描中，可见基线不稳定和多个波峰。在 3.78ppm 时出现一个不正常的宽胍基乙酸峰；C. 基底节的 MRS（TE=288ms）显示正常的胆碱（Cho）和 N- 乙酰天冬氨酸（NAA）峰，但没有肌酸峰

缺乏症和 AGAT 缺乏症 [723, 737]。

（7）β- 酮硫酶缺乏症：β- 酮硫酶缺乏症也称为线粒体乙酰辅酶 A 硫酶缺乏症（OMIM 203750），这种罕见的常染色体隐性遗传疾病影响异亮氨酸和酮体分解代谢 [738]。它是由编码线粒体乙酰辅酶 A 乙酰转移酶的 *ACAT1* 基因突变引起的。这种疾病有时不能通过新生儿筛查来确定。患者有间歇性的代谢性酮症酸中毒，伴有呕吐和昏迷，通常由感染引起，发作间歇期没有临床症状 [739]。急性期 MRI 可见肿胀的壳核扩散率降低，（如果发生损伤）随后在失代偿期之间可见扩散率降低、壳核萎缩 [740]

（图 3-67A）。MRS 可以支持并提高诊断特异性，显示位于 1.2ppm 的 3- 羟基丁酸、2.25ppm 的丙酮、乙酸乙酯，以及在 3.4ppm 的第二个乙酸乙酯增大的波峰（图 3-67B）[741]。

（8）婴儿脚气病 / 韦尼克脑病：韦尼克脑病（OMIM 277730，也称为 Wernicke-Korsakoff 综合征、Gayet-Wernicke 脑病和酒精性脑病）和婴儿脚气病是由于长期缺乏硫胺素（维生素 B₁）引起的退行性疾病 [37, 742]。摄入硫胺素不足的婴儿出现精神状态改变（精神错乱、嗜睡、木僵或昏迷）、全身症状 / 呕吐 / 反流、发热和腹泻、心动过速，以

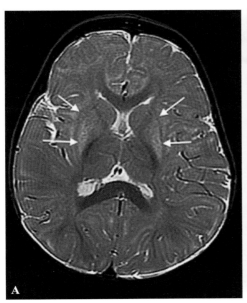
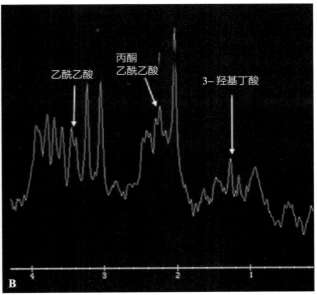

▲ 图 3-67　一名 12 月龄的儿童 β- 酮硫酶缺乏症

A. 轴位 T₂WI 显示双侧壳核高信号（箭），髓鞘形成正常；B. 短回波（26ms）MRS 显示多个额外波峰（箭所示）：1.2ppm 的 3- 羟基丁酸、2.25ppm 的丙酮和乙酰乙酸，以及 3.4ppm 处的第二个乙酰乙酸峰增大

及感觉改变、易怒、上睑下垂、癫痫发作和对维生素 E 缺乏反应的神经学表现，缺乏对外部刺激的反应[37, 742, 743]。在从酒精饮料中摄入大量热量的成年人中，典型的临床表现为：动眼神经异常、精神状态改变和共济失调的三联征。很少有患者出现完全三联征的症状，超过 2/3 的患者（74%）出现眼部症状（眼肌麻痹或眼球震颤），但共济失调不太常见（39%）[742]。患者最常见由恶性肿瘤、胃肠道疾病或食物过敏导致营养不良的症状[743]。

病理检查显示第三脑室、外侧导水管和第四脑室周围灰质内毛细血管增生扩张并继发对称性出血。最常见的 MRI 表现是丘脑内侧和乳头体的 T₂/FLAIR 高信号和萎缩，中脑导水管周围区域约占 2/3（有时包括顶盖），增强扫描大约 1/2 可见强化[626, 742]。受累区域的扩散率增加[744]。研究表明受累婴儿和儿童病例显示累及内侧丘脑（最常见的发现）（图 3-68）、壳核、尾状核和额颞叶皮质[37, 743, 745, 746]。据报道，MRS 显示受累区域内有乳酸峰，同时 NAA 和胆碱减少[747]。

(9) 溶血性尿毒综合征：溶血性尿毒综合征（HUS）是一种血栓性微血管病，可导致多系统疾病，临床表现为溶血、肾功能不全、血小板减少和

微血管病性溶血性贫血，常伴有血便[748, 749]。血栓性微血管病的定义是微动脉和毛细血管壁增厚，显著的内皮肿胀和脱落，内皮下蛋白质和细胞碎片的积聚，导致纤维蛋白和富含血小板的血栓阻塞血管

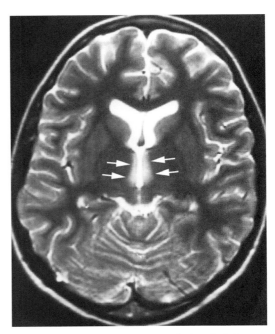

▲ 图 3-68　12 岁厌食症儿童韦尼克脑病
轴位 T₂WI 显示丘脑内侧异常 T₂WI 高信号（白箭）

管腔，导致组织缺血[748]。在 HUS 中，肾血管系统是微血管病的主要部位，脑（20%～50%）、心脏、肺和胃肠道也常受到影响。中枢神经系统受累最常见的原因是感染产生 Stx 的大肠埃希菌，会导致精神状态改变、个性改变、癫痫发作、长束症状和视力丧失。组织学研究表明，细菌产生的细胞毒素与小血管内皮结合，导致受累器官血管血栓形成[750, 751]。调节补体替代途径的几个基因突变导致一种称为非典型溶血性尿毒症综合征（OMIM 235400）的疾病变体[752]，不伴有小肠结肠炎和腹泻的前驱症状。儿童和青少年主要受累，大多数患者不到 5 岁。病理研究发现基底节、丘脑、海马和大脑皮质有水肿、出血和缺血性损伤。

在影像学研究中，深部核团受累最为常见，但严重者也累及大脑皮质。CT 显示基底节异常密度（低或高），也可表现为皮质低密度。急性期的 MRI 表现为基底节和深部皮质下白质的 Dav 减少，在慢性期可完全溶解或表现为 Dav 增加（图 3-69）[753, 754]。在亚急性期，FLAIR 和 $T_2WI$ 显示深灰色脑核受累区域高信号，特别是丘脑、壳核、脑干、小脑蚓部和大脑皮质（图 3-69）[753]。邻近的白质可能受累，尤其是壳核受累时的内外囊以及皮质受累时的皮质下白质（图 3-69B）[751, 753, 754]。$T_1WI$ 可能显示基底节的高信号，由微血栓形成后的凝固性坏死引起，无出血或钙化（图 3-69）[751]。这些 $T_1WI$ 高信号区域可能持续存在（图 3-69E）[753]，并可能表现为持续多周的高信号（图 3-69F）。当大脑皮质受累时，可看到类似的信号特征[751]。

(10) Sydenham 舞蹈病：Sydenham 舞蹈病又称小舞蹈病、Vitus 舞蹈症或风湿性脑炎，是一种由链球菌感染引起的自身免疫反应。最常见于 7—12 岁的儿童，可独立发病（20%～30%）或与风湿热的其他表现（心肌炎、移行性多关节炎、皮下结节）相关[755, 756]。患者发展为低张、多动综合征，临床特征为无意识和不协调的运动、肌肉无力、频繁跌倒、构音障碍、注意力和书写困难、言语含糊和情绪不稳定。大多数患者症状在 2 年内消失，但可能复发。精神问题如注意力不集中（ADHD）、攻击性行为、强迫症、焦虑和抑郁也可能发生[756]。神经病理学研究显示大脑皮质、基底节和小脑的神经元

变性和血管改变[757]以及纹状体神经元多巴胺 D2L（D2R）受体的抗体[756, 758, 759]。

影像学表现可能与预后有关。迄今为止基底节是最常见的受累区域，特别是尾状核、壳核和脑白质。CT 表现为局限性低密度，MRI 表现为 $T_2WI$ 高信号（图 3-70A 至 D）[760-762]。这些变化可能是永久性的[762]，但通常会在数周到数月内消失[761]。当 MRI 改变是永久性时（图 3-70A 至 D），可能与长期的临床病程和反复发作的神经损伤有关[760]。研究显示基底神经节体积缩小，即使在 MRI 明显正常的患者中也是如此[763]。MRS 显示胆碱 / 肌酸升高，NAA/ 肌酸降低[764]。

(11) 基底节发育不全：由于神经节内 GABA 能神经元的缺乏导致基底节遗传性发育不良很少见，特别是腹侧生发区 ARX 表达的减少导致皮质下 GABA 能前体细胞的减少[765]。患者可能是小头畸形，严重时伴有进行性肌张力障碍。影像学表现为非常小的狭缝状 $T_2$/FLAIR 高信号基底节（图 3-70E）。

有报道显示 1 例因编码线粒体谷氨酰胺 tRNA 合成酶的 *EARS2* 基因突变而导致丘脑缺失伴胼胝体、脾脏发育不全的高乳酸患者[766]。

(12) 慢性肝病：与成人一样，慢性肝病患儿表现为苍白球、大脑脚、小脑上脚和垂体 $T_1WI$ 高信号，此改变可由肝衰竭的任何原因引起，包括 Wilson 病、Crigler-Najjar 2 型、先天性肝纤维化、病毒性肝炎、硬化性胆管炎、Byler 病、胆道闭锁、Alagille 综合征或铜中毒[767]。

### 2. 主要累及皮质的灰质疾病

(1) 神经元蜡样脂褐质沉积症：NCL 是儿童最常见的进行性脑病之一，它们发生在世界各地，发病率约为 1/25000。已经确定了 14 种主要类型（表 3-14）。显然，不同类型的 NCL 代表不同的疾病，它们被分组在一起是因为具有相似的病理及临床表现。所有形式的 NCL 都以神经元的丢失为特征，特别是在大脑和小脑皮质，以及脂类色素的形成[781]。此外，对动物模型的研究表明，这些疾病是由膜蛋白突变引起的，至少一些受影响的蛋白与突触囊泡功能有关[782]。然而，尽管人们对这些疾病的遗传基础和 NCL 蛋白（溶酶体可溶性蛋白和

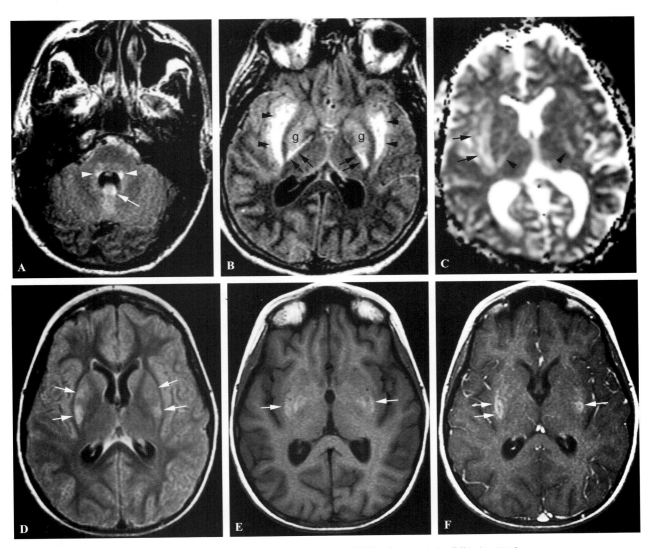

▲ 图 3-69 溶血性尿毒综合征，亚急性期的早期（A 至 C）和晚期（D 至 F）

A 和 B. 轴位 FALIR 图像显示脑干背侧（白箭头）、小脑蚓部（白箭）、外囊 / 最外囊（黑箭头）、内囊（黑箭）和苍白球（G）异常高信号；C. 轴位扩散率图显示外囊 / 最外囊（黑箭）和内囊（黑箭头）的 Dav 值增加；D. 轴位 FLAIR 图像 2 周后在壳核内显示残余的高信号（白箭）；E 和 F. 轴位增强前（E）和增强后（F）图像显示后壳核和苍白球持续 T₁WI 高信号（白箭）。增强显示血脑屏障损伤尚未完全愈合

溶酶体跨膜蛋白[783]）的功能有了越来越多的了解，但在了解这些突变是如何引起如此严重的影响方面却进展甚微[784]。这些讨论超出了本书的范围，所以这里的重点是这些疾病的分类和影像学特征。

临床表现取决于 NCL 的类型和年龄[785, 786]。先天型（几乎完全是 CNL10）的特征是原发性小头畸形、呼吸功能不全、新生儿（或产前）癫痫和婴儿早期死亡[787]。婴儿型（通常为 CNL1）患儿通常在 6—24 月龄表现为头部生长减速和肌张力降低。患儿通常在 2 岁左右出现共济失调和运动笨拙，并伴

精神运动退行性易怒、睡眠障碍和视觉障碍，从而导致发育迅速恶化[787, 788]。晚婴型最初的症状一般于婴儿 3 岁左右（很少到 6 岁），通常是精神运动发育延迟或突然发作的癫痫（肌阵挛、强直、失神和强直 - 阵挛），他们可能很快对药物治疗产生抗药性[787, 788]。少年型患者的首发症状通常在 4—7 岁，表现为视力丧失，几年后出现进行性痴呆、癫痫发作和进行性言语和运动功能损害[788, 789]。通过基因检测或电子显微镜显示出典型的超微结构特征，分析皮肤中的脂类色素可以做出明确的诊断[789]。对

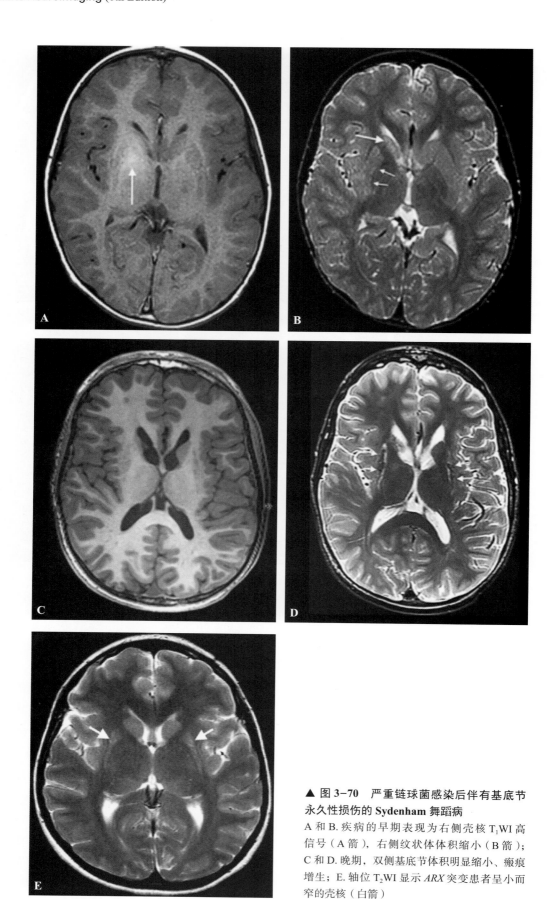

▲ 图 3-70　严重链球菌感染后伴有基底节
永久性损伤的 Sydenham 舞蹈病
A 和 B. 疾病的早期表现为右侧壳核 T₁WI 高
信号（A 箭），右侧纹状体体积缩小（B 箭）；
C 和 D. 晚期，双侧基底节体积明显缩小、瘢痕
增生；E. 轴位 T₂WI 显示 *ARX* 突变患者呈小而
窄的壳核（白箭）

表 3-14　神经元蜡样脂褐质沉积症分类

| 发病年龄 | 名　称 | 染色体位置 | 基　因 |
|---|---|---|---|
| 先天 | CLN10 | 11p15[768] | CTSD/cathepsin D |
| 婴儿 | CLN1（经典型） | 1p32[769] | PPT1 |
| 婴儿 | CLN14 | 7q11.21[770] | KCTD7 |
| 晚婴 | CLN2（经典型） | 11p15.5[771] | TPP1 |
| 晚婴 | CLN5（Finnish 型） | 13q22[772] | CLN5 |
| 晚婴 | CLN6（变异型） | 15q21–23[773] | CLN6 |
| 晚婴 | CLN7（Turkish 型） | 4q28[774] | MFSD8 |
| 晚婴 | CLN8 | 8p23[775] | CLN8 |
| 晚婴 | CLN12 | 1p36[776] | ATP13A2 |
| 青少年 | CLN3（经典型） | 16p12.1[777] | CLN3 |
| 青少年 | CLN9 | 未知 | 未知 |
| 青年 | CLN11 | 17q21.31[778] | GRN |
| 成人 | CLN4A（Kufs 病） | 15q21–23 | CLN6 |
| 成人 | CLN4B（Kufs 病） | 20q13[779] | DNAJC5 |
| 成人 | CLN13（Kufs 病） | 11q13[780] | CTSF |

PPT1. 棕榈酰基蛋白硫酯酶 1；TPP1. 三肽基肽酶 1

于小头畸形和癫痫的新生儿，检测组织蛋白酶 D 缺乏可能是一种经济的诊断方法。同样，对于不明原因的癫痫和急性停止发育的幼儿，建议对 PPT1 和 TPP1 活性进行分析（表 3-14）[786]。

影像表现是非特异性的（图 3-71 和图 3-72），因此，影像学最好用于诊断畸形、感染或其他脑病原因。婴儿型主要表现为不同程度的大脑和小脑萎缩，伴有脑室周围 $T_2WI$ 高信号（图 3-71）以及丘脑和苍白球 $T_2$ 低信号[95, 790-793]。$T_2WI$ 信号改变与来源不明的髓鞘丢失和胶质增生有关[794]。丘脑萎缩提示丘脑 $T_2WI$ 改变可能是原发性的，而非继发性的。SPECT 显示皮质低灌注[793]。婴儿型（图 3-71）比晚婴型（图 3-72）皮质和深部结构的萎缩发展得更快[790, 795]。晚婴型和伴有精神发育迟滞的进行性癫痫患者早期即出现小脑萎缩，所

以，这些患者常表现为继发于小脑萎缩的运动迟缓[787, 788]，但其进展可能不如幕上萎缩快（图 3-72）。在其他形式中，小脑和大脑萎缩的进展速度似乎相似（图 3-71）。少年型患者 10 岁之前 MRI 通常是正常的，因此对诊断没有帮助。14 岁后可出现丘脑萎缩和 $T_2WI$ 低信号[790, 794]。

婴儿型此病的质子磁共振波谱显示完全没有 NAA 峰（表明线粒体功能明显降低），肌酸和胆碱明显减少，灰质和白质肌醇和乳酸升高[793]。在晚婴型，灰质和白质中的 NAA 减少，白质中的肌醇、肌酸和胆碱升高（图 3-57D）[796, 797]。据报道，在短 TE 波谱上肌醇升高的水平与疾病的严重程度有关[797]，有些患者乳酸水平升高[796]。在少年型 NCL 中波谱表现正常[796]。然而，到目前为止报告的患者在进行波谱分析时处于疾病的不同阶段。因此，

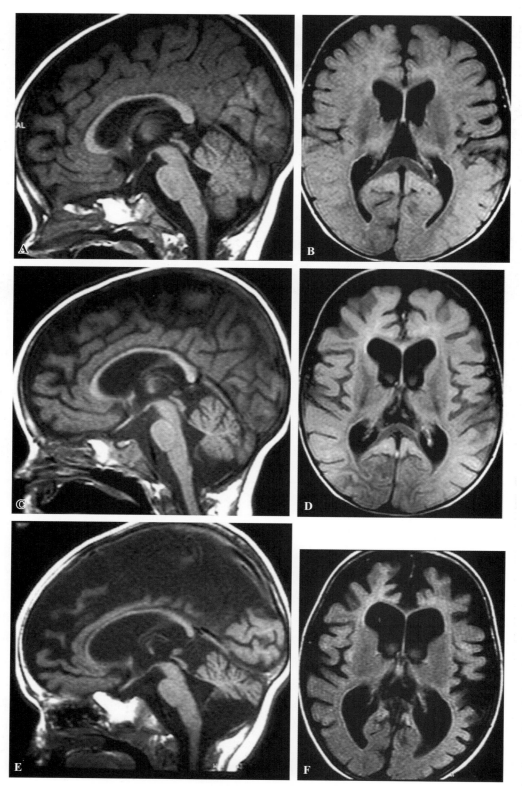

▲ 图 3-71　婴儿神经元蜡样脂褐质沉积症

A. 影像学显示进行性萎缩。8 月龄大时矢状位 T₁WI 显示胼胝体稍薄，其余无异常；B. 轴位 FLAIR 图像显示额角轻度增大；C 和 D.1 个月后随访矢状位 T₁WI 及轴位 FLAIR 显示小脑蚓裂变大、胼胝体变薄、脑室和皮质沟变大，侧脑室周围出现高信号。6 个月后，矢状位 T₁WI（E）显示胼胝体明显变薄、脑干和小脑蚓部体积减小，而轴位 FLAIR 像（F）显示脑室和脑沟明显增大（本例由 Dr. Lara Brandao，Rio de Janeiro，Brazil. 提供）

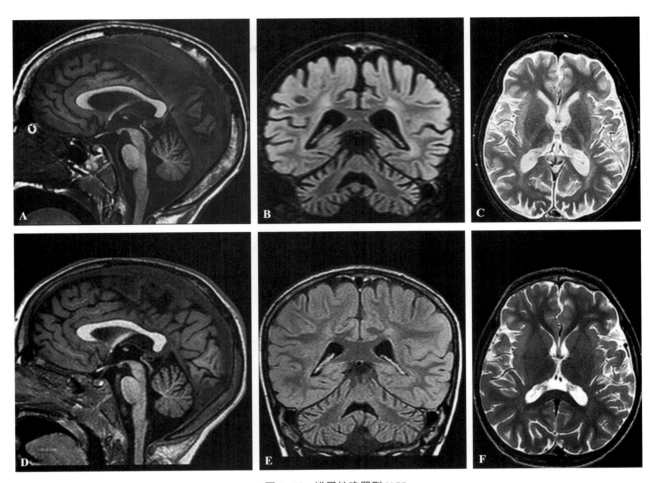

▲ 图 3-72　进展性晚婴型 NCL

A 至 C.5 岁时矢状位 $T_1WI$、冠状位和轴位 $T_2WI$ 显示弥漫性脑和小脑萎缩、脑室和脑沟扩大、髓鞘丢失；D 至 F.同一患者 3 年前（2 岁），当时萎缩非常轻微，髓鞘形成与年龄相符

MRS 的差异可能反映了疾病阶段的差异（脑损伤的数量），而不是疾病本身的差异。

　　PET 和 SPECT 有助于 NCL 的诊断。18 FDG PET 研究显示，所有皮质和皮质下结构的代谢都严重降低。区域分析显示双侧明显低代谢，特别是在距状皮质、枕外侧和颞叶皮质以及丘脑[798]。在婴儿 NCL 中，$^{99m}TC$ HMPAO SPECT 显示双侧前额叶、颞顶叶后部和枕部低灌注。病变早期，低灌注区是局限性和对称性的，而 MRI 上多为弥漫性萎缩。小脑灌注减少和小脑萎缩的发生较晚。尽管 MRI 上可见明显的萎缩，但深灰质神经核的灌注在病变终末期仍显示良好[799]。青少年型 NCL 的 SPECT 表现为弥漫性低灌注，最严重的是颞叶，顶叶、枕叶和小脑区较轻。有趣的是，癫痫与 SPECT 受累脑区无明显相关[800]。

　　(2) 天冬氨酰葡萄糖胺尿症：天冬氨酰葡萄糖胺尿症（AGU，OMIM 208400）是一种遗传性溶酶体储存障碍，由多种组织和体液中天冬氨酸葡萄糖氨基酶活性缺陷引起[801]。人们克隆了 4q32-33 号染色体上的 AGA 基因，并鉴定出几种引起 AGU 的突变[802]。神经系统特征性的表现为轻微的面部畸形、缓慢进行性精神发育迟滞、言语发育落后、运动功能亢进、运动笨拙和轻度躯干共济失调[802-804]。智力倒退通常在 10—20 岁出现，一般在 40 岁左右死亡。

　　脑 MRI 显示双侧丘脑后部（枕区）$T_2WI$ 呈低信号，$T_1WI$ 呈高信号[805]，在 $T_2WI$ 上皮质下白质信号强度增加导致皮质和皮质下白质分界不清[803]。

这种白质异常可以通过骨髓移植治疗[806]。随着患者的发育，皮质 – 白质分化改善，但皮质萎缩进一步发展，表现为脑萎缩和脑沟扩大[803]。

（3）婴儿神经轴索营养不良 /NBIA2A/PLAN：本病有三个名称，因为有些人认为它是一种脑铁积聚的神经变性（即 NBIA 2A 型）[671]，另一些人则以异常基因命名（*PLA2G6* 相关神经变性）[807]，还有一些人仍然称它为婴儿型的神经轴索营养不良（INAD，OMIM 256600）[808]。患者通常在出生后第 1 年末或第 2 年出现症状，疾病在整个儿童时期进展，多在 10—20 岁死亡[807]。大多数病例似乎是由 22q13.1 号染色体上的 *PLA2G6* 基因突变引起的，该基因编码是一种催化甘油磷脂水解的非钙依赖的磷脂酶 A2 酶[809]（注意，其他 *PLA2G6* 突变也与早发性肌张力障碍帕金森症和线粒体功能障碍有关[810]，更多的证据表明，蛋白质参与多种途径，同一基因的不同突变可导致不同的疾病）。患者出现认知和运动功能的退化，接着是眼球震颤和姿势、步态、言语（若已能说话）和视力的逐渐恶化。眼球震颤和斜视是常见的[671, 807]。与大多数代谢紊乱一样，疾病的严重程度似乎与突变对蛋白质功能的影响有关：功能丧失导致严重的 INAD，而蛋白

质功能的增加则表现为逐渐减轻的类型[671, 811]。在患有"典型"婴儿型疾病的患者中，约 30% 出现在并发症之后[807]。最初的体格检查通常显示轴性肌张力减退、四肢痉挛和延髓征。患者最终发展为共济失调、肌张力障碍、视神经萎缩和失明、肌肉萎缩、严重痴呆，最终完全丧失运动功能。一些患者可并发癫痫[671, 807, 812]。一种迟发性疾病（有时称为非典型 NAD）的特征是进行性痉挛、共济失调和肌张力障碍，进展为视神经萎缩、周围神经病变和认知障碍[813]。

病理显示小脑和大脑皮质萎缩、浦肯野细胞变性、小脑颗粒细胞丢失，伴明显的星形胶质细胞增生、广泛的轴突肿胀及脑桥背盖、导水管周围灰质、滑车神经核轴索浆气球样变。基底节区，尤其是苍白球可见铁沉积、轴突肿胀、脱髓鞘、线粒体肿胀。延髓也被累及，随着皮质脊髓束缩小及背侧核增大，导致延髓闩区以下扩张[808, 813]。

MRI 显示大脑和小脑皮质脑沟显著，脑白质减少，小脑皮质有明显的 $T_2WI$ 高信号（图 3–73）。图像显示大多数患者进行性小脑萎缩[807, 814]，通常在出生后第 2 年的下半年开始发展，在出现症状之前，可见苍白球 $T_2WI$ 低信号（与铁沉积相对

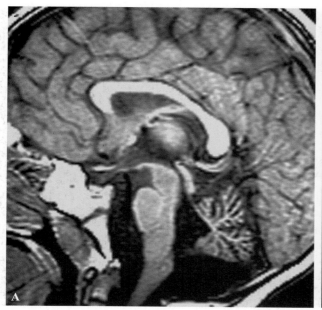
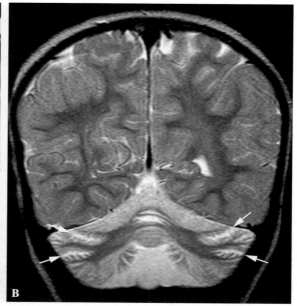

▲ 图 3–73 婴儿神经轴突营养不良

A. 矢状位 $T_1WI$ 显示中度小脑皮质萎缩、脑沟扩大；B. 冠状位 $T_2WI$ 显示小脑皮质萎缩和小脑裂扩大的高信号（白箭）（图片由 Dr. Susan Blaser，Toronto. 提供）

应）[807, 813, 815]，这在患有更严重疾病的儿童中更为显著。一些患者显示视神经和视交叉变薄[814]。1H-MRS 显示，基底节内 NAA 逐渐丧失，部分患者乳酸轻度升高[813, 816]。

（4）Niemann-Pick 病：Niemann-Pick 病是一种常染色体隐性遗传疾病，其特征是进行性肝脾肿大、淋巴结肿大、水肿，在某些患者中还伴有神经退行性变。根本原因是鞘磷脂酶缺乏导致脂质（鞘磷脂、胆固醇和溶血磷脂酸）积聚在整个网状内皮系统中，并以某种形式存在于大脑中。本病分为六种临床类型（A-F）。其中 A（OMIM 257200）、C1（OMIM 257220）和 C2（OMIM 607625）三种类型具有神经系统表现，主要包括运动功能和智力丧失。A 型变异的特征是在婴儿早期发病和迅速恶化，这是由染色体 11p15.1-4[817] 处的 SMPD1 基因突变引起的。C1 型起病于婴儿晚期或儿童早期（青春期较少见），进展较慢[265]，由 18Q11-12[818] 染色体上的 NPC1 基因突变引起；C2 型（较少见），由 14q24.3 处的 NPC2 突变引起，具有相似的表现型[819]。这些患儿通常在 5—10 岁期间表现为笨拙和进行性共济失调，随着疾病的进展，发展为构音障碍、吞咽困难、肌张力障碍、痴呆和癫痫[819, 820]。

影像学表现反映了病理上的非特异性进行性灰质萎缩，这种萎缩最常见于小脑和额叶（图 3-74A）。皮质脑沟和脑室扩大。胼胝体通常很薄。下面的白质呈弥漫性、模糊的 T₂WI 高信号，在较小程度上呈 T₁WI 低信号，导致皮质 - 白质交界处模糊（图 3-74B）。1H-MRS 显示 NAA 峰减低[821, 822]。

（5）Rett 综合征：Rett 综合征（OMIM 312750[823]）是 1983 年国际上公认确认的国际症候群[824]。这是一种罕见的进行性神经发育障碍，在女孩中的患病率约为 1/10 000。最近的研究表明，这种疾病是由 X 染色体上的甲基 -CPG- 结合蛋白 2 基因（MECP2）突变所致[825, 826]。尽管这种突变在男孩中是致命的，但也有一些男孩由于体细胞嵌合体而患有 Rett 综合征，这些患儿仅有部分细胞发生基因突变[827] 或额外的 X 染色体[828]。需要注意的是，先天性 Rett 变异似乎是另一种疾病，由 FOXC1[829] 或 MECP2[830] 突变引起（见后述）。

通常患者产前和围产期无异常，但在出生后第 1 年的后半年开始出现进行性发育倒退。这通常表现为用手能力、认知功能、语言和沟通技能的退化。头部生长率从 2—4 月龄开始下降，到 4 岁时下降到不足 3%。到 3 岁时，具有明显的严重智力低下，出

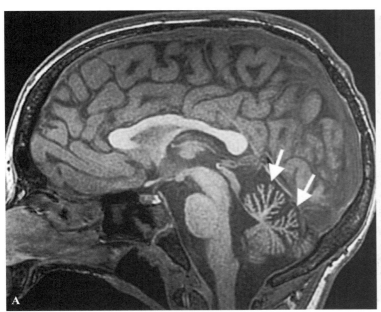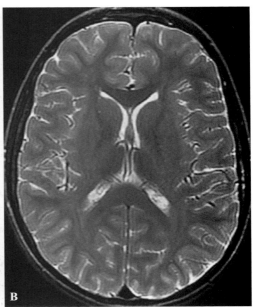

▲ 图 3-74　Niemann-Pick 病，C 型，11 岁

A. 矢状位 T₁WI 显示上蚓部明显萎缩（箭），间隙扩大；B. 基底节水平的轴位 T₂WI 显示白质模糊，缺乏正常的 T₂WI 低信号，导致皮质 - 白质交界处的广泛模糊，以额叶和外侧裂皮质较明显

现手固定位置的刻板运动。随后，智力持续低下，而运动功能进一步恶化[826]。80% 的患者出现癫痫症状[831, 832]。病理学显示神经元体积缩小，细胞密度增加，黑质致密部大神经元内黑色素减少[833]。

Rett 综合征在男孩中极为罕见。当男孩受累时，他们可能具有典型的 Rett 综合征表型（见于体细胞嵌合体[834]或 X- 失活的 XXY 染色体组型[828, 835, 836]）。或者，他们可能有严重的新生儿脑病[835, 837]或精神发育迟滞伴进行性痉挛[838]。1 例新生儿脑病的 MECP2 小片段缺失的患者的尸检显示双侧外侧裂池周围多小脑回畸形[839]。

虽然对患有 Rett 综合征的女孩神经影像学通常是正常的或只有轻度弥漫性萎缩，但定量神经影像学研究显示灰质和白质体积的整体减少，前额叶、后额叶和前颞叶皮质和尾状核的体积减小最严重。全脑脑白质体积均匀减少[840]。¹H-MRS 显示老年患者 NAA 降低，并且在灰质比白质下降更明显，同时伴有谷氨酸 / 谷氨酰胺比值降低[841]。额叶、顶叶和岛叶皮质似乎主要受累[842]。

(6) 先天性 Rett 综合征：Rett 综合征患者可能有早期发育异常难以诊断[843]。然而，术语"先天性 Rett 综合征"似乎常用于指出生时身体测量

正常但此后生长缓慢的患者，导致 2 岁时低体重（-1.5～2.5SD）和显著的小头畸形（-4～6SD）[844]。早期可发现全脑发育迟缓，最终会演变成严重的精神发育迟滞。很少有人学会独立行走或是坐着。没有人能发展语言或充分的社会交往能力。检查显示肌张力减退，经常出现痉挛，经常伴有运动障碍和舞蹈病、无动症和肌张力障碍[844]。

脑 MRI 显示额叶白质高信号，体积变小，前额叶皮质变薄，胼胝体弥漫性变薄，尤其是胼胝体膝部（图 3-75）。可以看到脑室扩大，通常与脑白质减少有关（也可能由脑白质减少引起）。

(7) 毒素：某些毒素主要影响灰质。因此，对于有急性神经症状和双侧对称性灰质受累的儿童，尤其是青少年，应始终考虑中毒。一氧化碳中毒（图 3-76）、氰化物中毒（图 3-77）、迷魂药中毒[845]和接触有机溶剂[626, 845]都会导致深部灰质（一氧化碳影响苍白球和黑质[846]、氰化物影响苍白球和纹状体）受损，有时导致大脑或小脑皮质迟发性脑白质损伤（特别是氰化物）（图 3-77）[626, 847, 848]。脑白质（"缺氧后脑病"）可能发生迟发性损伤，其机制尚不清楚[849, 850]。如果在急性期进行 MRI，这些损伤大多会显示扩散受限[846]。

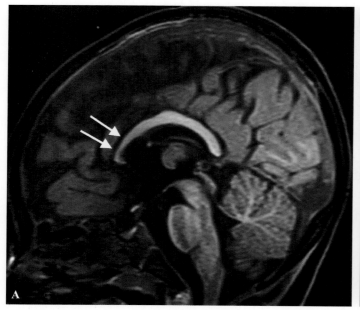
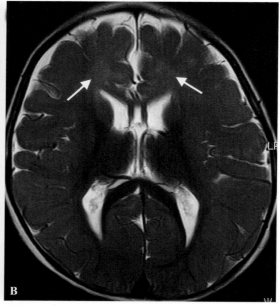

▲ 图 3-75　一名患有先天性 Rett 综合征的 1.5 岁儿童

由 *FOXG1* 突变引起。A. 矢状位 T₁WI 显示非常薄的胼胝体前部和膝部（箭）；B. 轴位 T₂WI 显示额叶白质体积缩小，异常高信号（箭尖端），提示退变

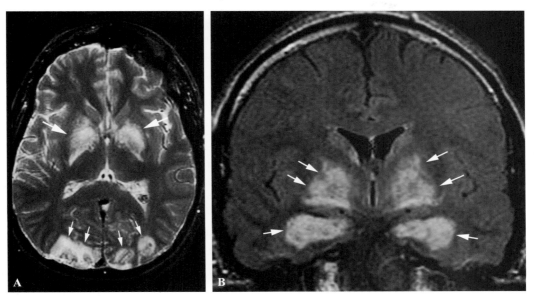

▲ 图 3-76 一氧化碳中毒

A. 轴位 $T_2WI$ 显示双侧苍白球（大白箭）和枕叶皮质（小白箭）高信号，B. 冠状位 FLAIR 图像显示苍白球和海马肿胀及高信号（箭）

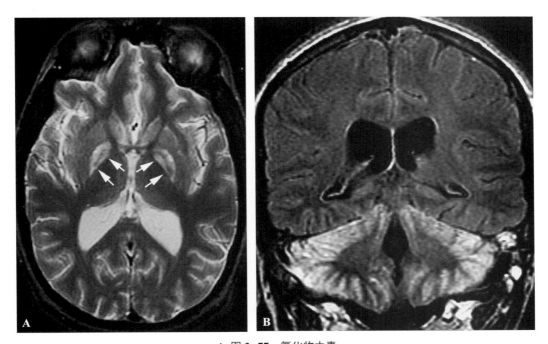

▲ 图 3-77 氰化物中毒

A. 轴位 $T_2WI$ 显示苍白球异常高信号（白箭），B. 冠状位 FLAIR 图像显示小脑皮质弥漫性肿胀和高信号

(8) 进行性脑脊髓灰质炎（Alpers 病）：Alpers 病在线粒体疾病部分讨论。

(9) 毛发灰质营养不良（Menkes 病）：在线粒体疾病部分讨论。

## （三）累及灰白质的代谢疾病

1.Canavan 病（天冬氨酸酶缺乏，海绵状脑白质营养不良）

Canavan 病（OMIM 271900）是一种常染色体隐

性遗传疾病，由天冬氨酸酶（ASPA）缺乏引起。当 N- 乙酰天冬氨酸从神经元释放并运输到少突胶质细胞后，它通常被 ASPA 代谢为乙酸和天冬氨酸[415]。ASPA 的缺乏导致 N- 乙酰天冬氨酸在大脑中积聚[851]，其中一些通过血脑屏障转运并在尿液中排出（N- 乙酰天冬氨酸尿）[852]。ASPA 基因已被克隆并定位在 17 号染色体的短臂上（17pter-p13）[853]。有人认为，Canavan 病的髓鞘损伤与脑内水代谢平衡的严重损害有关，这种损害导致有髓鞘白质内细胞（轴突 - 胶质）和细胞外（层间）间隙之间的液体失衡[854]。在脑内，NAA 在神经元中合成，是最丰富的低分子量薄壁细胞代谢物之一，被认为在分子外排水泵系统中起作用。不管是什么原因，NAA 的积累使轴突周围渗透压异常高，导致灰质和髓鞘的空泡状海绵状破坏[415, 855, 856]。

在出生后的前几周，患儿可能会表现出明显的张力低下，并伴有严重的头颅发育迟缓。很快，他们可能会出现头颅畸形和癫痫，以及精神运动发育迟缓。随着疾病的进一步发展，出现痉挛、智力丧失和视神经萎缩。患儿通常在出生后第 2 年死亡[857]。一些患者的临床病程更长，精神运动发育受损程度较轻[858, 859]。事实上，有些患者可能有发育迟缓和社交问题，但神经系统检查正常[860]。据推测，这些儿童中 ASPA 的突变对天冬氨酸酶的功能影响不太明显[860, 861]。事实上，疾病的临床严重程度与 ASPA 活性或 NAA 积累之间几乎没有或根本没有相关性[862]。Canavan 病的实验室诊断是基于尿 NAA 排泄增加，但 MRI 和 MRS 的表现是特异性的。

在新生儿中，大脑影像表现可能是正常的，但 H-MRS 可有异常表现（见下文对 H-MRS 的讨论）。在典型的婴儿起病患者中，影像学检查显示大脑白质弥漫性对称性异常。用高频探头对新生儿进行经腹超声检查时，显示白质高回声，导致皮质和白质回声正常模式逆转[863]。CT 显示大脑和小脑白质及苍白球弥漫性低密度。MRI 显示脑白质弥漫性 $T_1WI$ 低信号和 $T_2$/FLAIR 高信号（图 3-78）[864]。皮质下白质在发病早期被累及（与 Krabbe 病和 MLD 相区别），并可能出现肿胀[56, 57]。临床病程较轻的病例白质可表现正常，$T_2$/FLAIR 高信号仅

见于皮质下 U 形纤维、纹状体、小脑齿状核、背侧桥和部分小脑脚[859, 861, 862]。苍白球几乎均受累（图 3-78 和图 3-79）[865]，邻近壳核不受累。丘脑也经常受累，尤其是在晚期（图 3-79）[176, 866, 867]。小脑齿状核可能受累[866]，已报道一个累及中脑和背侧脑桥的病例，增强未见报道。随着疾病的进展，白质（以及随后的大脑皮质）逐渐萎缩（图 3-79）[867]。DWI 显示由于髓鞘空泡化[8, 868]，整个受累白质特征性扩散受限（与正常年龄匹配的白质相比）（图 3-78B），扩散明显减低，并可在多个随访研究中检测到。DTI 显示 FA 明显降低[8]。

变异程度较轻的患者在 MRI 上的表现较少（图 3-80），局限于基底神经节和皮质下白质的 $T_2WI$ 高信号[860, 862, 869]，甚至在早期完全正常（通常随着时间的推移而进展）[862]。在这种情况下，MRI 的诊断依赖于质子 MRS。

MRS（图 3-79C）显示轻度和重度病例[859, 870] NAA 峰水平升高，这一发现高度提示此病。在症状较轻的患者中 NAA 升高较少[871]。短回波 $^1$H-MRS 显示谷氨酸 / 谷氨酰胺减少[872]。

**2. Alexander 病（纤维蛋白样脑白质营养不良）**

Alexander 病（OMIM 203450）也被称为纤维蛋白样白质营养不良，是一种婴儿疾病，在出生的第 1 年（有时早于出生的前几周发病）出现巨颅畸形、发育落后，进行性精神运动迟缓，通常在婴儿期或幼儿期死亡[857, 873, 874]。在 20 世纪 90 年代末，人们发现该病是由神经胶质细胞内的纤丝酸性蛋白（GFAP）基因突变引起的，GFAP 是一种中间丝蛋白，是星形胶质细胞系内特有的基因，位于染色体 17q21[875, 876]。超过一半的患者有影响 GFAP 肽序列（r79、r88、r239 和 r416）中四种氨基酸之一的突变[877]。

尽管有人根据临床发病年龄[878]将 Alexander 病分为四种类型（新生儿、婴幼儿、青少年和成人），但有些患者具有两种类型的特征[877]。典型的婴幼儿 / 青少年 Alexander 病（Prust I 型）发病年龄在 4 岁之前（通常在 2 岁之前），通常在婴儿期或幼儿期出现巨颅畸形、发育不良、癫痫发作、脑病 / 认知障碍、频繁呕吐和运动迟缓。Alexander 病的青少年 / 成人型（Prust II 型）以 4 岁以后（通常在

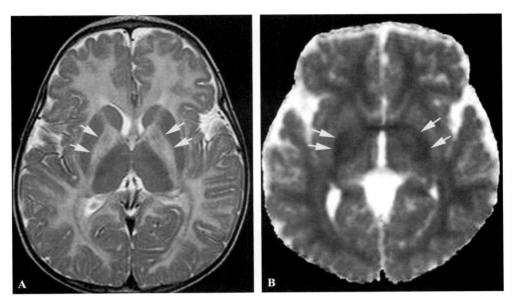

▲ 图 3-78　新生儿 Canavan 病，早期 MRI 表现

A. 轴位 T₂WI 显示弥漫性白质高信号，内囊无髓鞘形成，苍白球异常高信号（白箭）。白质体积正常，未见萎缩；B. 轴位 ADC 图显示脑白质和苍白球（白箭）中 Dav 弥散降低（白箭）

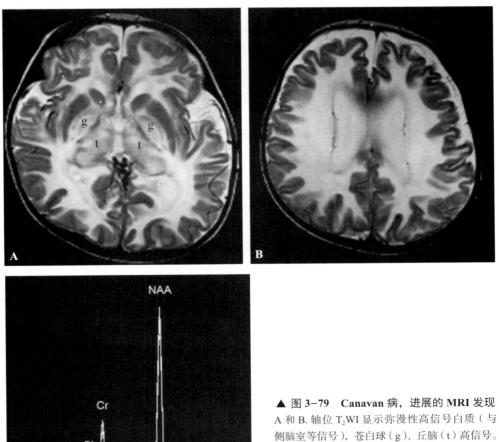

▲ 图 3-79　Canavan 病，进展的 MRI 发现

A 和 B. 轴位 T₂WI 显示弥漫性高信号白质（与侧脑室等信号），苍白球（g）、丘脑（t）高信号。蛛网膜下腔及皮质沟扩大，提示晚期白质病变伴体积丢失；C. 额叶白质单个体素质子 MRS（TE=288ms）显示胆碱（Cho）明显减少，NAA 升高。肌酐（Cr）正常

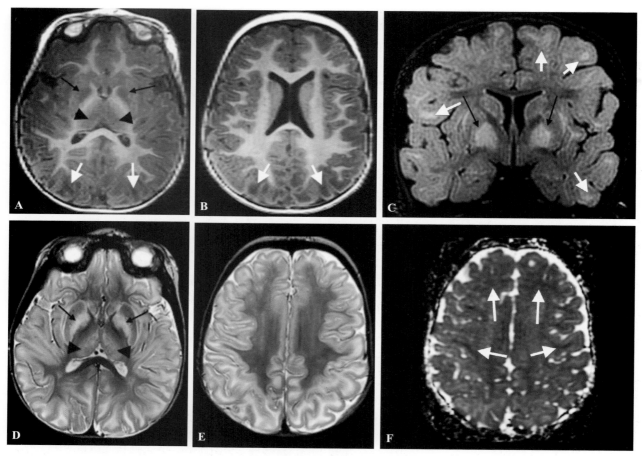

▲ 图 3-80　Canavan 病，病情较轻

2 岁，发育迟缓儿童。图 A 至 E 均显示苍白球（小黑箭）、内侧丘脑（黑箭头）、皮质下白质（A 至 C 白箭，D 和 E 所有皮质下白质）异常信号（A 和 B 低信号，C 至 E 高信号）。注意 Dav 图 F 皮质下白质弥散速率减低（白箭）

15 岁以后）发病为特征，头部大小通常正常。患者通常表现为共济失调、步态障碍、延髓症状（有时反复呕吐）、构音困难、构音障碍、眼球运动异常、腭肌阵挛、自主神经功能障碍、睡眠障碍和更缓慢的进行性病程。很少出现脊髓功能障碍（膀胱和步态障碍[879]）或体重减轻和呕吐[880]。许多 Ⅱ 型患者可存活到成年[877, 880-882]。

这种疾病是由 GFAP 蛋白[883] 的功能亢进引起的。据推测，Alexander 病的白质营养不良是由于星形胶质细胞功能受损导致的星形胶质细胞源性髓鞘形成障碍[876]。突变型 GFAP 与热休克蛋白和 α-B- 晶体蛋白一起聚集在星形胶质细胞中，形成 Rosenthal 纤维（星形胶质细胞胞质中的嗜酸性包涵体），造成星形胶质细胞功能紊乱[884]。此外，星形细胞密度增加、髓鞘减少[885]。目前对基因型 - 表

型相关性还未有明确研究，事实上一些突变与两种形式的 Alexander 病存在相关[882]。对 GFAP 分子三维结构和功能的特异性突变的影响，以及其他遗传或环境因素的影响，还有待于进一步的了解。影像学表现[882, 886] 和脑脊液中 GFAP 水平[887] 的升高或 GFAP 基因的存在可提示诊断。

CT 显示额叶白质低密度，并向后延伸至顶叶和内囊，尾状头部可见低密度。在疾病早期，在侧脑室额角旁常可见强化[888, 889]。常见透明隔腔扩张，其临床意义尚不明确。

van der Knaap 等描述了诊断小儿 Alexander 病的 5 种 MRI 标准：①广泛的脑白质改变，以额叶为主；②侧脑室周围环状病变，T$_1$WI 高信号，T$_2$WI 低信号；③基底节和丘脑异常；④脑干异常；⑤脑室周围区和脑干的强化[886]。该病的婴儿 / 青少年型（Prust

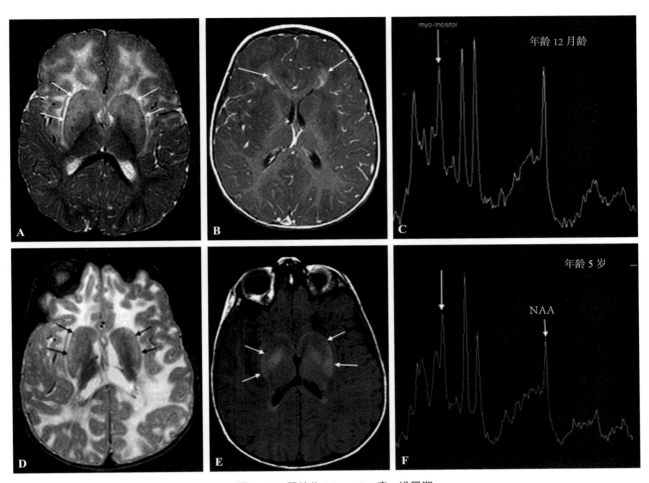

▲ 图 3-81  婴幼儿 Alexander 病，进展期

A 至 C. 12 个月大时最初的 MRI。A. 轴位 $T_2WI$ 显示额叶白质高信号，延伸至纹状体（尾状体和壳核）和外囊和极外囊（白箭）。额角周围常出现低信号。B. 轴位 $T_1WI$ 增强可见额角强化信号（白箭）。C. 短 TE $^1H$-MRS 显示在 3.5ppm 处有一个小的 NAA 峰和一个大的肌醇峰（箭）。D 至 F. 5 岁时的随访扫描。轴位 $T_2WI$（D）和 $T_1WI$（E）显示脑白质 $T_2WI$ 明显高信号，$T_1WI$ 信号明显降低；基底节较小，信号异常（D 中黑箭，E 白箭）。注意（E）中三角区周围异常的 $T_1WI$ 高信号。前额白质质子单体素波谱（TE=26ms）显示，2.0ppm 处的 NAA 峰（箭）降低，但肌醇峰仍较高

Ⅰ型）的 MRI 表现为 $T_1WI$ 低信号和 $T_2WI$ 高信号，累及大部分额叶（常累及前颞叶）白质，并向后延伸至基底节、顶叶白质和内外囊（图 3-81A 和 B）。侧脑室周围可见短 $T_1$ 和短 $T_2$ 信号（图 3-81A 和 B），尤其是额角，这被称为脑室周围"花环征"[879]。室管膜三角区在 $T_1WI$ 可能是高信号，这种高信号与"花环"的关系尚不清楚。如前所述，基底神经节常受累，尤其是尾状核头和前壳核，通常在发病早期水肿，并可能强化（图 3-81A），随着时间的推移，这种异常信号向后延伸至苍白球和丘脑。此外，随着疾病的进展，脑受累区域可能会出现空洞 / 囊肿，通常是从额叶到顶叶和枕叶（图 3-81DE）[176, 886, 890]。

弥散成像显示受累区域的扩散率增加（DWI 呈低信号，ADC 图呈高信号）。MRS 显示受累区域的 NAA 减少，有时肌醇增加（图 3-81C 和 F）。

晚发（Prust Ⅱ型）的患者发现延髓水肿和强化，尾状延伸至脊髓 $C_1 \sim C_2$ 水平（图 3-82）[877, 882, 891]。在一些患者中，更多的脑干吻侧，特别是导水管周围和髓质，显示 $T_2WI$ 高信号，在使用对比剂后可能强化。髓质的信号改变通常是 $T_1$ 和 $T_2$ 延长，可能是弥漫性的或可能特别累及薄束核、内侧丘系和皮质脊髓束，其他可能受累的区域包括小脑脚（下、中、上）、中脑被盖、小脑深部核团和中央脊髓[891]。在这些区域可见不均匀斑片状强化和弥散率减低

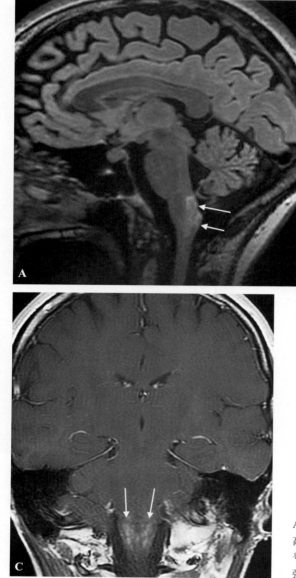

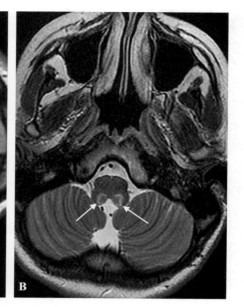

▲ 图 3−82　青少年型 Alexander 病
A. 正中矢状位 FLAIR 图像显示在延髓背侧异常高信号（箭）；B. 轴位 T₂WI 显示薄束核异常信号（箭），这是该病常见部位；C.T₁WI 增强显示强化（箭），也是常见的表现

（图 3−82C）。许多患者也会有一些脑室周围白质 $T_2WI$ 高信号[891]。幕上白质的弥散率似乎普遍增加。幕上白质的 MRS 显示肌醇峰增加，其他代谢物峰正常[882, 891]。

除了延髓背核和小脑核外，少数情况下婴儿 Alexander 病还可以典型地累及幕上白质，表现为 $T_2$/FLAIR 高信号，有时可见强化（图 3−83），这可能反映了 GFAP 蛋白不同部分的功能受到导致婴儿 / 青少年和成人形式的突变的影响，并且这些突变影响了这两部分的功能。

### 3. 黏多糖贮积症

黏多糖贮积症（MPS）是由编码溶酶体水解酶的基因突变引起的溶酶体储存障碍，这种基因突变与黏多糖（糖胺聚糖或 GAGS）的降解有关。这一过程中所涉及的任何酶的缺乏都会导致 GAG 储存物质在溶酶体中贮积，从而导致进行性多系统疾病[892]。未完全降解的黏多糖贮积在组织中，并以硫酸皮肤素、硫酸乙酰肝素和硫酸角质素的形式从尿液中排出。典型症状包括生长迟缓、器官肿大、心肺疾病、骨骼发育不良、气道阻塞，在某些疾病中还包括严重的神经认知功能减退。临床表现因突变而

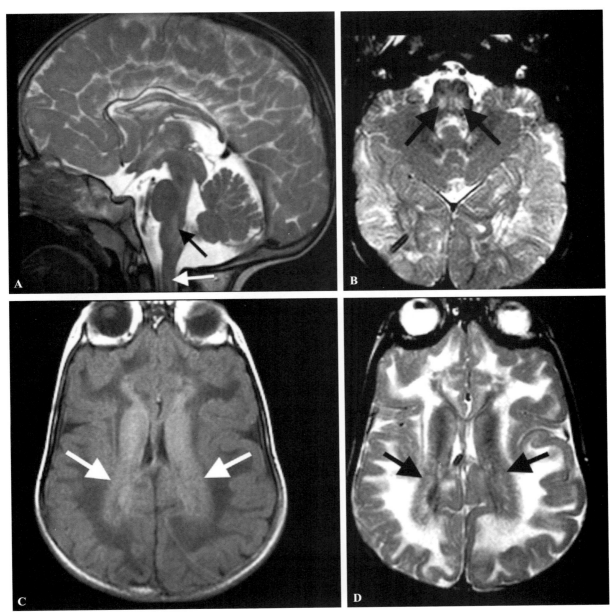

▲ 图 3-83　Alexander 病，混合型

A. 矢状位 $T_2WI$ 显示脊髓背侧（黑箭）和颈髓（白箭）以及胼胝体前部异常高信号；B. 经延髓的轴位 $T_2WI$ 显示两个背侧高信号病灶（黑箭），常见于幼年型；C 和 D. 轴位 $T_1WI$（C）和 $T_2WI$（D）显示侧脑室周围异常信号（箭）的"花环"，$T_1WI$ 为高信号，$T_2WI$ 为低信号。花环征和广泛的异常白质信号是典型的婴幼儿型表现

异 [892, 893]，需结合临床表现和尿黏多糖特征进行诊断。近年来异基因 HSCT 和重组酶替代疗法（ERT）的应用在患者的治疗中显示出良好的前景 [893]。下表总结了各种黏多糖贮积症的主要遗传和生化异常类型（表 3-15）。

黏多糖贮积症是多系统疾病，表现为特征性的骨骼系统受累（侏儒症、颅底异常、骨和关节

发育不良）、肝、脾（肝脾肿大）、心脏（瓣膜增厚）、眼（角膜混浊）和中枢神经系统受累 [819]。对于神经放射科医生来说，中枢神经系统的受累是诊断影像学检查的重点。中枢神经系统的参与可能是直接或间接的。值得注意的是，HSCT 和 ERT 均用于 MPS 的治疗。HSCT 对 MPS 的中枢神经系统外症状疗效显著 [893]，减少了对颅颈交界和脊髓的损伤。

**表 3-15 黏多糖贮积症**

| 基 因 | 类 型 | OMIM/ 基因 | 遗传特性 | 酶缺陷 | 尿内氨基葡聚糖类型 | 神经病学特征 |
|---|---|---|---|---|---|---|
| IDUA 4p16.3 | I H | 607014/Hurler | AR | α–L– 左旋艾杜糖酶 | 硫酸皮肤素 | 显著 |
| IDUA 4p16.3 | I S | 607016/Scheie | AR | α–L– 左旋艾杜糖酶 | 硫酸乙酰肝素 | 无 |
| IDUA 4p16.3 | I H/S | 607015/Hurler–Scheie | AR | α–L– 左旋艾杜糖酶 | 硫酸皮肤素或硫酸乙酰肝素 | 介于 IH 和 IS 之间 |
| 遗传异质性，轨迹为 Xq28 | II | 309900/Hunter | X 染色体隐性 | 艾杜糖醛酸硫酸酯酶 | 硫酸皮肤素或硫酸乙酰肝素 | 轻到中度 |
| SGSH 17q25.3 | III A | 252900/Sanfilippo A | AR | 乙酰肝素 N– 硫酸酯酶 0） | 硫酸乙酰肝素 | 智力减退 |
| NAGLU 17q21 | III B | 252920/Sanfilippo B/NAGLU | AR | α–N– 乙酰氨基葡萄糖苷酶 | 硫酸乙酰肝素 | 智力减退 |
| HGSNAT 8p11.1 | III C | 252930/Sanfilippo C/HGSNAT | AR | 乙酰辅酶 A：α– 氨基葡萄糖乙酰基转移酶 | 硫酸乙酰肝素 | 智力减退 |
| GNS 12q14 | III D | 252940/Sanfilippo D | AR | N– 乙酰葡萄糖胺 | 硫酸乙酰肝素 | 智力减退 |
| GALNS 16q24.3 | IV A | 253000/Morquio A | AR | N– 乙酰葡萄糖胺 | 硫酸角蛋白和软骨素 –6– 硫酸软骨素 | 继发于骨骼变化 |
| GLB1 3p21.33 | IV B | 253010/Morquio B | AR | B– 半乳糖苷酶 | 硫酸角质素 | 继发于骨骼变化 |
| ARSB 15q11–13 | VI | 253200/MaroteauxLamy | AR | 芳香基硫酸酯酶 B | 硫酸软骨素 | 继发于骨骼变化 |
| GUSB 7q21.11 | VII | 253220/Sly | AR | β– 葡萄糖醛酸酶 | 硫酸皮肤素硫酸乙酰肝素 | 多变 |

OMIM. 在线孟德尔遗传人类疾病号；AR. 常染色体隐性遗传

然而，神经系统的疗效取决于移植时的年龄和疾病的严重程度：早期移植有更好的机会防止 GAG 及存储物质脑内溶酶体的聚集[894]，但结果通常不一致、不完整，并且是多变的[893, 895]。静脉注射 ERT 对 MPS-Ⅰ、MPS-Ⅱ 和 MPS-ⅢA 部分症状有效，但中枢神经系统疾病的治疗仍然是一个困难的挑战[896]，目前大多数关于人类治疗的报道都是轶事。

累及中枢神经系统最常见的影像学表现是血管周围间隙扩大和白质异常。血管周围间隙的扩大可能与软脑膜中黏多糖的沉积有关，阻碍实质间质液体的流出。病理显示，扩张的血管周围空间充满了间质液体（和黏多糖）[897]。自从 HSCT 和 ERT 成为 MPS 患者成功的临床治疗方法以来，扩大的血管间隙在数量和大小上似乎都有所减少[898, 899]。大脑白质仍然异常，可能是由于神经元和少突胶质细胞内的大分子（黏多糖和其他物质）积聚而导致脱髓鞘。如果患者因脑积水而出现巨颅畸形，那么白质的异常信号也可能是由间质水肿引起的（见第 8 章）。

黏多糖贮积症的间接中枢神经系统损害通常是由脑积水或颅颈交界区的上颈脊髓受压所致。由于 ERT，年轻患者发生这种损害的概率减少，但在儿童和成人中的疗效似乎更有限[900]。黏多糖贮积症的脑积水可能是由于脑膜黏多糖沉积导致脑脊液吸收受损，也可能是颅底骨质增生和静脉流出道变窄导致静脉压升高的结果。HSCT 和 ERT 治疗后，这些症状有所改善[898, 900, 901]。由于脑积水，大多数黏多糖患者表现为巨颅畸形。枕骨大孔 - 上段颈椎管区域狭窄是寰枢椎不稳（齿状突发育不良合并韧带松弛）和滑膜和硬脑膜结构内黏多糖沉积的共同作用。$C_1 \sim C_2$ 水平慢性半脱位可导致韧带肥大，因而对上段颈椎造成额外压迫。

尽管在病理生理过程中有许多相似之处，黏多糖贮积症的临床表现随亚型的不同而表现多样。在 Hurler（MPS-Ⅰ-H）和 Hunter（MPS-Ⅱ）疾病中，临床表现通常以中枢神经系统受累为主，包括智力低下。Scheie（MPS-Ⅰ-S）和 Hurler-Scheie（MPS-Ⅰ-HS）疾病可能存在一定程度的智力缺陷[902]。MPS-Ⅱ 存在注意力缺陷[903]。Sanfilippo（MPS-Ⅲ）病仅表现为神经系统异常（无肝大或发育不良）。

在 Morquio（MPS-Ⅳ）和 Maroteaux-Lamy（MPS-Ⅵ）疾病的临床表现中，骨骼受累伴继发性中枢神经系统表现多样，主要是由于椎体半脱位，这种情况最常见于寰枢关节[819]，导致狭窄、脊髓压迫和脊髓病变。

当怀疑因脑积水、颅颈不稳或脊髓压迫而继发中枢神经系统受累时，通常需要对黏多糖贮积症进行脑影像学检查[904-907]。CT 和 MRI 通常显示髓鞘化延迟、萎缩、不同程度的脑积水、血管周围间隙扩大和白质改变[908-910]。在所有类型的黏多糖贮积症中，白质异常在 CT 上表现为大脑半球白质内弥漫性低密度，在 MRI 研究中表现为弥漫性 $T_1WI$ 低信号和 $T_2WI$ 高信号（图 3-84、图 3-85 和图 3-86）。在 Hurler 综合征和 Hunter（Ⅱ型）、Sanfilippo（ⅢA 型）和 Maroteaux Lamy（Ⅳ型）综合征中，胼胝体和基底神经节以及大脑白质中通常存在血管间隙明显扩大（图 3-84 至图 3-86）[74]。随着疾病的进展，病灶扩大，更加弥漫，类似于脑白质营养不良（图 3-84）[911]，反映了梗死和脱髓鞘的发展。如果早期治疗，许多病变在骨髓移植后会消退。在 Ⅰ、Ⅱ 和 Ⅲ 型黏多糖贮积症的 $T_2WI$ 上可见弥漫性白质模糊，导致皮质和皮质下白质之间的对比度降低（图 3-86）[909, 912]。萎缩和白质改变最早发生在 Ⅰ 型、Ⅱ 型、Ⅲ 型和 Ⅶ 型，通常出生后前几年可见。在黏多糖贮积症 Ⅳ 型和 Ⅵ 型中，白质的变化和萎缩可能直到 20 岁才变得明显[908-910, 913]，而这些患者通常智力正常[914]，并因运动耐量降低和脊髓病而就诊[915]。患者通常表现为头颅增大，可能是脑积水和脑、脑膜和颅骨内黏多糖沉积的共同作用。这种交通性脑积水可能导致蛛网膜下腔和视神经鞘扩大，如果长期存在，后者可能导致视神经萎缩（图 3-86B）。颅内蛛网膜囊肿的高发病率也可能与头颅畸形有关[908, 916]。

黏多糖贮积症的脊柱异常包括特征性椎体异常。影像学检查可确定脊髓压迫的位置和原因（压迫性脊髓病）（图 3-86），在黏多糖贮积症 Ⅳ 型和 Ⅵ 型中多见，是由硬脑膜和支持韧带中的 GAG 沉积导致[901]。脊髓压迫最常见的部位是寰枢椎（$C_1 \sim C_2$）关节（图 3-86A）。寰枢椎不稳可能是由横韧带松弛、发育不全或齿状突缺失引起的（图 3-85 A），必须通过过伸 / 过屈位成像来证明横向齿

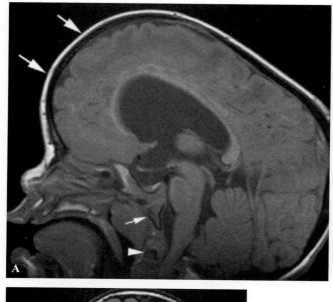

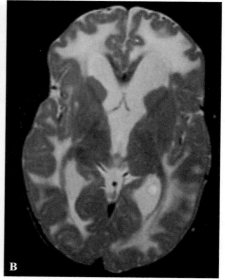

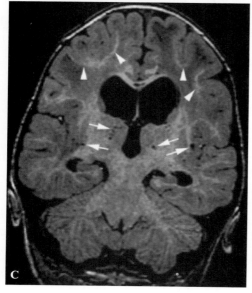

▲ 图 3-84 黏多糖贮积症 IH，Hurler 综合征

A. 矢状位 $T_1WI$ 显示脑积水引起明显的脑室扩大和额叶隆起（大白箭）。蝶骨小，导致蝶鞍大而深。斜坡小（小白箭），$C_2$ 的齿状突小（白箭头）。B. 轴位 $T_2WI$ 显示脑室扩大，由于髓鞘形成延迟和间质水肿，白质弥漫性高信号。丘脑和外囊可见轻度扩大的血管周围间隙。C. $T_1WI$ 冠状位重建显示皮质下髓鞘形成（白箭头）和多个轻微扩大的血管周围间隙（白箭）

状韧带松弛。韧带肥大（图 3-85A 和图 3-86A）可能由 $C_1 \sim C_2$ 水平的慢性半脱位导致，对上段颈椎造成额外压迫。患者的头颈部 MRI 显示齿状突缩短及大小不一的软组织肿块。软组织肿块在 $T_1WI$ 上呈中等信号，在 $T_2WI$ 上呈低信号，可能是由于非骨化的纤维软骨和反应性改变[914]。可能会有小齿状突存在。前方的软组织块与 $C_1$ 后弓向前突会导致椎管狭窄，并压迫脊髓。软组织肿块未见异常强化。在 $C_1 \sim C_2$ 水平上脊髓压迫的另一个原因是硬膜内胶原和黏多糖沉积导致的硬脑膜增厚，表现为致密软组织增厚，同水平的蛛网膜下腔变窄，上述很

难与韧带肥大鉴别（图 3-85A）。这些患者脊髓压迫的最后一个原因是胸椎水平形成驼背，这是由椎体畸形和椎间盘异常增大（图 3-86F）所致，最常见于 Morquio 病（黏多糖贮积症Ⅳ型）[74, 913, 917, 918]。脑膜增厚可导致 ¹H 和Ⅱ型黏多糖囊肿形成[74]。

¹H-MRS 已被报道应用于黏多糖贮积症中[919]。患者往往由于大脑中沉积的黏多糖而在 $3.3 \sim 4.4$ppm 中产生多峰，高于正常的肌酸和胆碱峰[920]。应注意不要将这些峰误认为是水峰抑制缺失。其他报告显示 NAA/Cho 比值降低，谷氨酸、谷氨酰胺和肌醇升高。

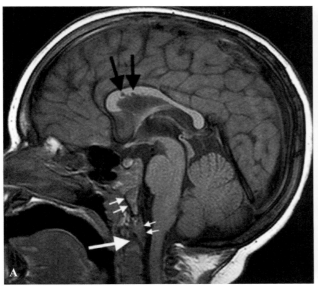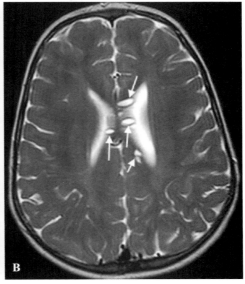

▲ 图 3-85　黏多糖贮积症，Ⅲ A（Sanfilippo）

A.Sanfilippo 综合征患者的矢状位 $T_1WI$ 显示胼胝体两个囊肿（黑箭）、斜坡小（小白箭）、$C_2$ 的齿状突不存在（大白箭）。连接齿状突和斜坡的韧带（最小的白色箭）因肥大或黏多糖沉积而增大。B. 同一患者的轴位 $T_2WI$ 显示胼胝体中有额外囊肿（白箭），脑白质轻度高信号，导致皮质 – 白质分界不清

多重硫酸酯酶缺乏症：此病是一种罕见的常染色体隐性遗传疾病，具有黏多糖贮积症和 MLD 的临床和影像学特征 [819]，因此，这里将其列为黏多糖贮积症的一个子类。顾名思义，多种硫酸酯酶（包括 MLD 和各种黏多糖贮积症）缺乏，由于残留酶活性的差异很大，导致表型变异显著。最常见的形式发生在儿童早期，但也可见于罕见的新生儿和青少年形式 [819]。

临床上，面部畸形（与黏多糖贮积症类似）、肝脾肿大、小头畸形（新生儿型巨颅畸形 [921]）、发育迟缓、进行性痉挛、失明和耳聋等症状常见。多发性硫酸酯酶缺乏症的影像学有 MLD 和黏多糖贮积症的表现，特别是白质疾病和弥漫性脑萎缩，有时这些异常与血管周围间隙增大和颅颈交界性异常有关 [922, 923]。

### 4. 过氧化物酶体病

过氧化物酶体是一种小的细胞器，含有多种对正常生长和发育至关重要的复合物。在过氧化物酶体中已有超过 40 种酶功能 [924]，其中最重要的是一组生化功能为特定脂肪酸及其衍生物的 β- 氧化、醚磷脂和缩醛磷脂的合成、植烷酸的 α- 氧化以及胆固醇和胆汁酸的生物合成 [924-927]。一些作者根据

酶功能障碍的严重程度将过氧化物酶体疾病分为三大类，而另一些作者将其分为两组（表 3-16）：过氧化物酶体生物源缺乏和单过氧化物酶体蛋白缺乏 [926, 927]。下面将更详细地描述这些。

表 3-16　过氧化物酶体疾病的分类

| |
| --- |
| **A 组：过氧化物酶体生物源性疾病** |
| • Zellweger 谱系疾病 |
| • Zellweger 综合征 |
| • 新生儿肾上腺脑白质营养不良症（NALD） |
| • 婴儿 Refsum 病 |
| **B 组：过氧化物酶体 β- 氧化障碍** |
| • 过氧化物酶体乙酰辅酶 A 氧化酶 1 缺乏 |
| • D- 双功能蛋白（DBP）缺乏 |
| • 过氧化物酶病硫解酶缺乏症（仅 1 例） |
| • X 连锁肾上腺脑白质营养不良 |
| **C 组：肢根性斑点软骨发育不良（RCDP）谱系，分为 1、2、3 组** |
| **D 组：其他疾病（无特殊 MRI 表现）** |
| • Refsum 病 |
| • α- 甲基酰基辅酶 A 消旋酶（AMACR）缺失 |
| • 过氧化物酶体甾醇载体蛋白 X 缺乏 |

引 自 After Poll-The BT, Gärtner J. Clinical diagnosis, biochemical findings and MRI spectrum of peroxisomal disorders. *Biochim Biophys Acta* 2012；1822：1421-1429

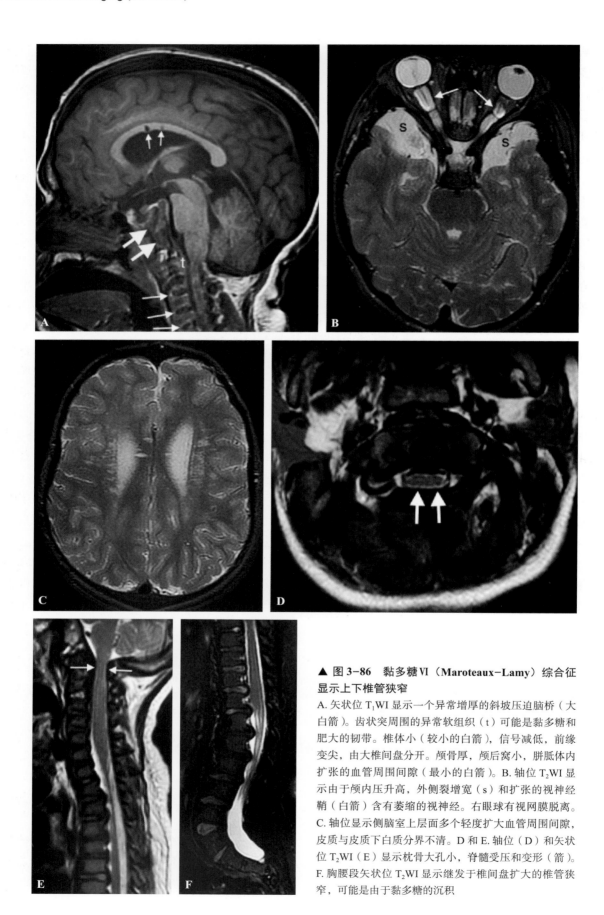

▲ 图 3-86　黏多糖Ⅵ（Maroteaux–Lamy）综合征显示上下椎管狭窄

A. 矢状位 $T_1WI$ 显示一个异常增厚的斜坡压迫脑桥（大白箭）。齿状突周围的异常软组织（t）可能是黏多糖和肥大的韧带。椎体小（较小的白箭），信号减低，前缘变尖，由大椎间盘分开。颅骨厚，颅后窝小，胼胝体内扩张的血管周围间隙（最小的白箭）。B. 轴位 $T_2WI$ 显示由于颅内压升高，外侧裂增宽（s）和扩张的视神经鞘（白箭）含有萎缩的视神经。右眼球有视网膜脱离。C. 轴位显示侧脑室上层面多个轻度扩大血管周围间隙，皮质与皮质下白质分界不清。D 和 E. 轴位（D）和矢状位 $T_2WI$（E）显示枕骨大孔小，脊髓受压和变形（箭）。F. 胸腰段矢状位 $T_2WI$ 显示继发于椎间盘扩大的椎管狭窄，可能是由于黏多糖的沉积

过氧化物酶体疾病表现出显著的临床表型异质性，多表现为畸形、肝肠功能紊乱和中枢神经系统受累。因此，在新生儿出现与严重神经障碍相关的多畸形综合征时，应始终怀疑有过氧化物酶体疾病。过氧化物酶体疾病的影像学异常多变，但最具特征的是皮质畸形（类似多发性小脑回）和异常髓鞘形成（如 Zellweger 综合征、新生儿肾上腺脑白质营养不良、D- 双功能蛋白缺乏症）或对称性脱髓鞘，最典型的是皮质脊髓束、胼胝体和后部白质结构（例如，伪新生儿肾上腺脑白质营养不良、酰基辅酶 A 氧化酶缺乏、X 连锁肾上腺脑白质营养不良综合征）。经典的 X 连锁肾上腺脑白质营养不良已经在本章内关于深部白质受累的白质疾病中讨论过了。本节将简要讨论过氧化物酶体生物源缺乏（PBD），重点在其影像学特征。感兴趣的读者可参考儿童神经病学或代谢性疾病章节进一步了解[926-928]。

（1）过氧化物酶体生物源性疾病：哺乳动物过氧化物酶体的合成需要 16 种 PEX 蛋白（peroxin）的协同活性，这些蛋白具有相应的 *PEX* 基因编码。由于过氧化物酶体缺乏 DNA，大多数过氧化物酶膜和基质蛋白在细胞质中合成，然后通过特异性的基因转运到过氧化物酶体中[926]。此过程复杂，并且是最近几次研究的焦点[926, 929, 930]。四种重要的由过氧化物酶体生物源缺乏引起的 PBD 分别是：Zellweger 综合征（最常见和最重要的形式）、新生儿肾上腺脑白质营养不良、婴儿 Refsum 病（IRD）和 I 型枝根性斑点状软骨发育不良。前三种被认为是 Zellweger 综合征谱系的一部分[926, 929]。在此组中，可以区分出 3 个大致的特征：①严重肌张力减退 / 喂养不良、癫痫发作、肝功能障碍和畸形特征的是新生儿特征；②视网膜病 / 早期失明、感音神经性聋、肝功能异常障碍、发育迟缓和肾上腺功能不全；③晚发、轻度的小脑共济失调、神经病变、视网膜病、感音神经性聋和婴儿期胆汁淤积性肝病[931]。

绝大多数 Zellweger 综合征（也称为脑肝综合征，OMIM 214100）患者从出生起就严重低张和虚弱。他们有独特的（变形的）面部特征，从出生后最初几个月即出现视网膜病变和耳聋，并且严重的脑功能障碍会引起大脑皮质发育异常[931]。其他特征包括严重的精神运动迟缓、癫痫发作、关节周围钙化和肝功能受损导致的肝大。生存期通常小于 1 年[931, 932]。这种常染色体隐性综合征可由多个 *PEX* 基因的任何一个突变引起（Trompier 等列出了 16 个）[926]。

Zellweger 综合征的影像学表现[933]反映了其病理特征[927, 934]。最常见的表现是深部髓鞘形成不良、大脑皮质畸形、室间孔周围室管膜下生发层溶解性囊肿（图 3-87 和图 3-88）[933]。其他导致生发层溶解性囊肿的疾病包括先天性病毒感染、胎儿循环障碍、D-2- 羟戊二酸尿、丙酮酸脱氢酶 E1-α 缺乏症和伴有桥小脑发育不全的复杂线粒体功能障碍[935]。皮质畸形主要由过多过小的脑回组成（图 3-87），病理学研究表明，这些脑回并不代表真正的多小脑回，而只是过多脑回伴有脑沟变浅[936]。在影像学上，最常见的表现是外侧裂区的多小脑回（图 3-87 和图 3-88A），但在额叶和颞叶前部发现的多发性小脑回显然不是多小脑回（图 3-87A）。有时，有些患者在大脑外侧皮质和周围皮质出现类似巨脑回的畸形改变（见第 5 章），在变薄皮质下出现一层厚的神经元细胞层。$T_2WI$ 上可见高信号，相应的弥散率增高[937]。$^1$H-MRS 在 Zellweger 综合征也有报道，但结果非特异，表现为新生儿期 NAA 显著降低（图 3-87D），在 270～280ms 的长回波时间内出现乳酸和脂质峰[938]。

新生儿肾上腺白质营养不良（NALD, OMIM 202370）无论在放射学还是临床上与 X 连锁肾上腺白质营养不良完全不同，但这种疾病的命名是不恰当的并且容易引起混淆（这是由在第一个病例中发现肾上腺萎缩和胞质包涵体所致[939]）。NALD 与 Zellweger 综合征的区别还不太清楚，事实上，许多作者认为这两种疾病是一个连续群的不同部分，其中包括 Zellweger（最严重的表型）、NALD（中间表型）和 IRD（OMIM 266510，最不严重的表型），所有这些疾病都可能来自于相同基因的突变，并且临床症状具有显著的重叠[926, 929, 931]。假设，较不严重的表型有一些突变，保留一些过氧化物酶体功能，从而导致较不严重的表型，但试图从遗传学（或生物化学）上鉴别它们并不能可靠地预测临床病程[932]。NALD 患者有早发、进行性白质营养不良、视网膜病变和耳聋，但没有特殊的面部特征，

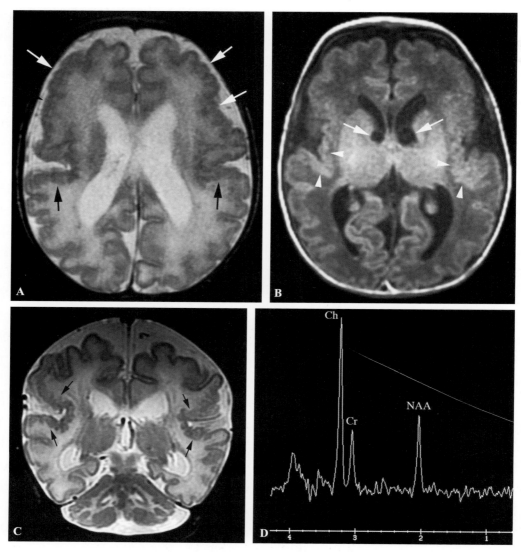

▲ 图 3-87　3 周大患有 Zellweger 综合征的新生儿
A. 轴位 T₂WI 显示额叶异常小脑回（白箭）增多，而大脑外侧裂的脑回（黑箭）更小，髓鞘形成延迟；B. 轴位 T₁WI 显示两个侧脑室室间孔生发层溶解性囊肿（白箭），后外侧裂（白箭头）可见异常小脑回和浅脑沟；C. 冠状位 T₂WI 显示大脑后外侧裂壁上的多小脑回（黑箭），小脑偏小，有异常的叶状结构；D. 基底神经节单个体素 ¹H-MRS（TE = 288 ms）显示 NAA 峰减低

其 MRI 显示髓鞘缺失，后来大脑和小脑白质（后者围绕齿状核）脱髓鞘[931]。大脑皮质可能显示出多小脑回，与 Zellweger 相似（但没有那么严重）。

　　婴儿 Refsum 病（IRD）患者通常没有面部畸形，但可能有与 Zellweger 综合征相似的外部特征（如唐氏综合征）[931]。他们的认知和运动发育从严重残疾到中度学习障碍，伴有耳聋和视力障碍（与视网膜病变有关），生存率比 Zellweger 和 NALD 患者高，一些患者可存活至儿童期（但很少成年）[931]。MRI 可能正常，但大多数患者的正常白质信号（从

脑干到大脑皮质的感觉运动通路）和体积逐渐丧失（图 3-89）[931, 940]。

　　(2) 过氧化物酶体生物源缺乏的影像学鉴别诊断：有几种疾病的神经影像学表现与 PBD 相似，其中包括过氧化物酶体 D- 双功能酶缺乏症（见下文讨论）[941] 和过氧化物酶体硫酶缺乏症（假 Zellweger）[942]，表现为髓鞘减少和生发层溶解囊肿和外侧裂皮质多小脑回畸形[943]；酰基辅酶 A 氧化酶缺乏症（见下文）[944] 同 IRD 有相似的 MRI 表现。此外，这些疾病的患者有类似于 PBD 的新生儿病程

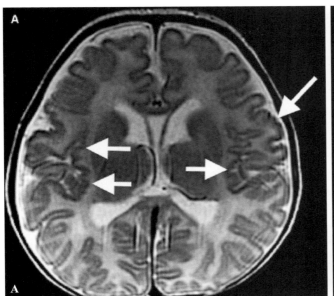
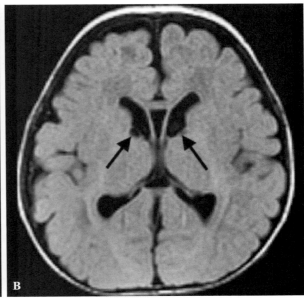

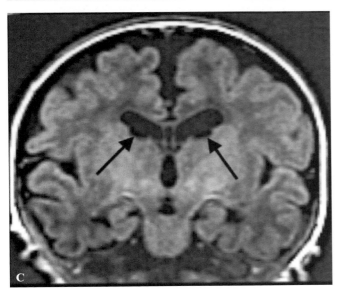

▲ 图 3-88　伴有轻度皮质畸形的 Zellweger 综合征
A. 轴位 T$_2$WI 显示双侧外侧裂周围多小脑回（白箭）；B 和
C. 轴位（B）和冠状位（C）FLAIR 图像显示双侧脑室室间孔
处巨大的生发层溶解囊肿（黑箭），此序列未见皮质异常

和表型表现[945]。从神经影像学角度考虑的其他差异包括先天性肌营养不良伴脑畸形（见第 5 章）和先天性巨细胞病毒感染（见第 11 章）。所有这些疾病都伴有与皮质畸形相关的髓鞘缺失，可以通过先天性肌营养不良（见第 5 章）中的脑干和小脑异常，以及先天性巨细胞病毒感染中弥漫性或多灶性多微脑回的白质胶质增生（见第 11 章）的相关发现来进行鉴别。

(3) 酰基辅酶 A 氧化酶缺乏：酰基辅酶 A 氧化酶缺乏症（ACOX1，OMIM 264470），以前称为假新生儿肾上腺脑白质营养不良，是一种常染色体隐性遗传疾病，由于染色体 17q25[944, 946] 的 ACOX1 基因突变而积累长链脂肪酸。患者通常在出生后第 2 年或第 3 年出现有张力减退、全身性癫痫发作和强直性抽搐、发育不良、对视觉和听觉刺激反应差、运动能力丧失和肝大[947, 948]。患者通常于 5 岁左右死亡[948]。脑 MRI 表现为皮质脊髓束、脑室周围白质和胼胝体的异常，T$_1$WI 低信号和 T$_2$/FLAIR 高信号（图 3-90）[947]。其表现与 X 连锁肾上腺脑白质营养不良和 IRD 相似。DWI 和 $^1$H-MRS 特征尚未报道。

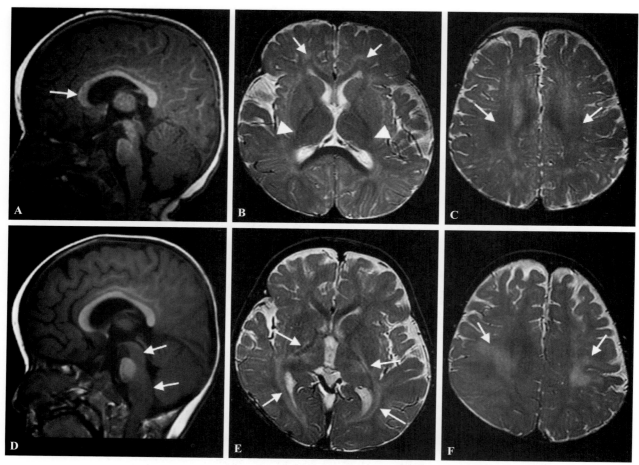

▲ 图 3-89　婴儿 Refsum 病，白质疾病进展
A 至 C. 16 个月时的 A 至 C 图像，发育明显迟缓恶化。胼胝体膝部（A 箭）、额叶深白质（B 小箭）、内囊后肢（B 箭头）和半卵圆中心皮质脊髓束上部（C 箭）髓鞘形成延迟；D 至 F.5 岁时，背侧脑干水肿，但无髓鞘化（D 箭），内囊后肢和视辐射髓鞘丢失并见异常高信号（E 箭），半卵圆中心的感觉运动通路中异常高信号 [ 可能代表水肿和（或）星形胶质增生 ]（F 白箭）

（4）D- 双功能蛋白缺乏：D- 双功能蛋白缺乏症（OMIM 261515）是由染色体 5q23.1 上的 *HSD 17b4* 基因突变引起的过氧化物酶体脂肪酸 β- 氧化紊乱。尽管被分为三种不同的亚型，但所有患者都有相似的表现，在出生后的第 1 个月有低血压和癫痫发作[943]。据报道，大约有一半的人发育异常，视力衰减包括眼球震颤、斜视或 2 个月还不能追视，以及视力和听力的逐渐丧失[943]。患者通常活不到 2 岁，尽管也有报道称少数患儿存活时间长[931]。脑 MRI 表现与 Zellweger 综合征相似，可见皮质发育不全与多小脑回、白质成熟延迟、生发层溶解性囊肿，小脑萎缩和脑室扩张分别各见于 20%～30% 的患儿[943]。

（5）肢根性斑点状软骨发育异常：肢根性斑点状软骨发育异常是一种因过氧化物酶体生物发生源缺乏引起的常染色体隐性遗传性疾病，其主要的生化异常是缩醛磷脂的合成的缺乏。此疾病有多种变异（1 型 OMIM 215100，2 型 OMIM 222765，3 型 OMIM 600121），其特征是缺乏几种过氧化物酶体蛋白，包括植烷基 - 辅酶 A 羟化酶、烷基 - DHAP 合成酶、3- 酮酰辅酶 A 硫解酶和二羟基丙酮磷酸酰基转移酶（DHAP-AT）[949]。肢根性斑点状软骨发育异常的 DHAP-AT 型患者存在 *PEX7* 基因突变，该基因位于 6q22-24 号染色体[950-952]。患者身材矮小，四肢近心端不成比例地缩短，可见小头畸形和特征性的额凸、鼻梁扁平、鼻孔小，并伴有白内障和鱼鳞病[932, 953]。发育的特点是严重的运动和认知延迟。X 线片显示长骨严重缩短，干骺端呈杯

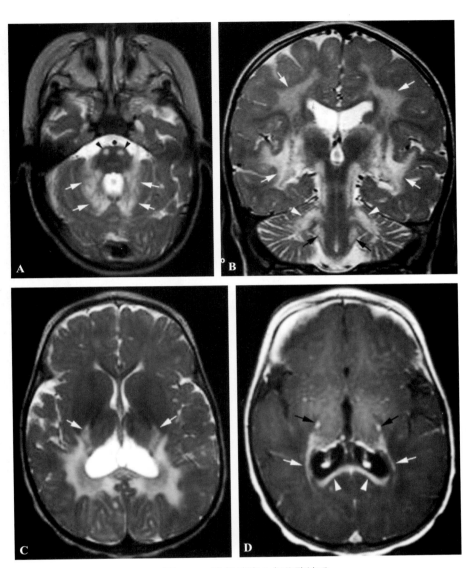

▲ 图 3-90　酰基辅酶 A 氧化酶缺乏

这种疾病的 MRI 表现与 X 连锁肾上腺脑白质营养不良和婴儿 Refsum 病相似。A. 轴位 $T_2WI$ 显示脑桥皮质脊髓束（黑箭头）和小脑白质（白箭）异常高信号；B. 冠状位 $T_2WI$ 显示大脑白质（白箭）、小脑白质（白箭头）和小脑中脚（黑箭）异常高信号；C. 轴位 $T_2WI$ 显示胼胝体压部和顶叶白质异常高信号，并延伸至内囊后肢（白箭）；D. 轴位 $T_1WI$ 增强显示胼胝体压部（白箭头）、周围白质（白箭）和内囊后肢（黑箭）强化（图片是由 Erik Gaensler，San Francisco 提供）

状并向两侧展开，肱骨和股骨的骨化障碍，长骨骺端有点状突起（图 3-91）。轻度患者脑 MRI 正常，重度患儿脑白质 $T_2$ 延长呈斑片状，髓鞘形成延迟，与髓鞘形成无关的白质信号异常（损伤），小脑萎缩[928, 953]。此外，还可见脑沟异常和室管膜下灰质异位（图 3-91 和图 3-92），以及颈髓连接处受压和脊髓拴系（图 3-91）。据报道，MRS 显示活动的脂质峰升高以及醋酸盐和其他酮体的存在，特征性地出现在 1.9ppm，位于 NAA 的前方[954]。

(6) 非肢根性斑点状软骨发育不良：非肢根性斑点状软骨发育不良是由单一性 DHAP-AT 缺乏引起的一种疾病[955]。患者出现发育不良和小头畸形；随后的检查显示轴性肌张力减退伴肢体痉挛，长人中和薄嘴唇，几乎所有病例中均可见癫痫，通常在出生后前几年以发热性癫痫发作开始。放射检查显示非肢根性的斑点状软骨发育。脑磁共振显示 $T_2WI$ 呈片状高信号，主要发生在脑深部白质[956]。

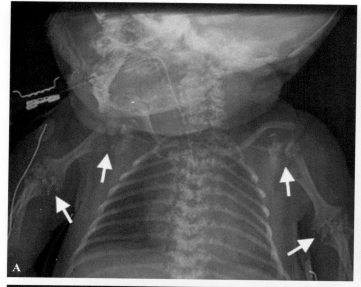

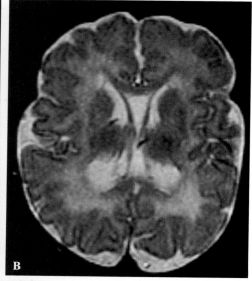

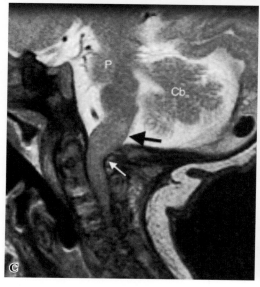

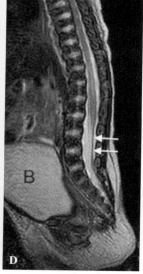

▲ 图 3-91　肢根斑点状软骨发育异常
A. 胸部前后位片显示多个关节不规则和异常点状改变（白箭），包括肩关节、肘关节、髋关节和肋椎关节。也要注意脊柱的斑点状改变；B. 侧脑室水平轴位 $T_2WI$ 显示脑室扩大，白质异常高信号，脑沟异常；C. 颅颈交界处的矢状位 $T_2WI$ 显示 $C_1$ 后弓压迫（白箭）导致上颈髓水肿（黑箭），小脑蚓部的叶状结构（Cb）异常，脑桥腹侧（P）小；D. 胸腰段脊柱矢状位 $T_2WI$ 显示软骨发育不良引起的椎体异常，圆锥低位、终丝（白箭）增粗。圆锥低位、终丝增粗和膀胱扩张（B）提示脊髓拴系

### 5. Wilson 病

Wilson 病又称肝豆状核变性（OMIM 277900），是一种常染色体隐性遗传病，由于缺乏转运蛋白，导致铜无法从细胞（主要是肝细胞）中清除，从而与血液中的铜浆蛋白结合。因此，大量的铜在线粒体中积累，导致自由基的形成和多个器官（肝脏、大脑、肾脏、眼睛）的氧化损伤[957]。该基因被称为 *ATP7B*，位于 13q14.3 号染色体[958]。该蛋白产品编码一种铜转运 P 型 ATP 酶[959]。儿童期通常以肝功能衰竭（黄疸或门脉高压）为首发症状。以神经系统症状为主多于 20 岁或 30 岁早期发病，进展较肝脏慢[960]。已经确定了几种临床表型，经典型表现为锥体外系征（抽搐、强直性震颤和帕金森样特征）。在其他患者中，神经系统症状主要表现为小脑症状（共济失调和震颤）或延髓症状（吞咽困难、构音障碍）和癫痫发作[960, 961]。精神症状可能存在，表现为行为的恶化或智力障碍[960]。在有神经表现的患者中，发现角膜中的绿色色素沉着环（K-F 环）可确诊。然而，当 Wilson 病出现肝症状时，K-F 环可能尚未出现。

Wilson 病的 CT 表现为基底节区密度低，脑白质变性萎缩[962]。在有临床症状患者中的脑 MRI 表现可正常或异常。在一些神经症状较轻的年轻患者的平扫 MRI 可能正常，约 1/3 的临床无症状患者

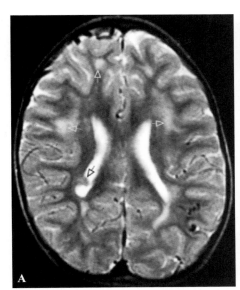
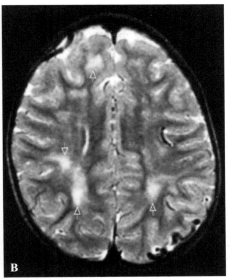

▲ 图 3-92　肢根斑点状软骨发育异常

轴位 $T_2WI$ 显示皮质下高信号（空心白箭）和室周结节状灰质异位（空心黑箭）。较高水平的轴位 $T_2WI$ 显示不对称的斑片状白质高信号（空心白箭）。顶叶可见静脉畸形（图片由 Dr. Curtis Sutton 提供）

MRI 可表现为轻微异常[963, 964]。儿童期肝衰竭患者通常在大脑苍白球和中脑背侧出现双侧对称性 $T_1$ 缩短（ $T_1WI$ 显示为高信号）（图 3-93A）[965, 966]。锰的异常积累导致 $T_1WI$ 信号的改变，在临床控制良好的患者中，即使没有其他可检测到的中枢神经系统异常（在 $T_2WI$ 中），这些 $T_1WI$ 高信号是非常显著的。出现中枢神经系统症状和体征的患者的磁共振表现通常是异常的，但并不总是表现出典型的大熊猫脸[960]。典型表现包括壳核、尾状核、苍白球、中脑背侧、丘脑、大脑脚、小脑上脚和屏状核的 $T_1WI$ 低信号和 $T_2$/FLAIR 高信号（图 3-93）[967]，脑桥可见 $T_2WI$ 高信号[960]。一些 $T_2WI$ 信号改变可能在治疗后消失[961]。屏状核异常信号高度提示 Wilson 病。活动期受累区域扩散率降低（图 3-93E）。深部灰质核受累与神经功能障碍、伪帕金森病的纹状体病变和肌张力障碍的壳核病变密切相关[968]。随着疾病的进展，多达 70% 的患者出现皮质和白质萎缩（图 3-93D）[967]，有时在大脑半球的白质出现异常信号，主要发生在额叶和颞叶[960]。皮质下白质通常比深部白质受累更明显[967]。尽管大脑受累通常是双侧和对称的，但也可能发生不对称或单侧受累[969]。在接受治疗的患者中 H-MRS 是正常的[970]。未经治疗的患者显示所有代谢物略有减少。肝豆状核变性

患者的 NAA/Cho 和 NAA/Cr 的平均值低于对照组（图 3-93F）[971]。短回波波谱显示基底节肌醇 / 肌酸比值升高[972]。

**6. 线粒体疾病**

线粒体是一种重要的细胞器，参与许多细胞内功能，包括产生神经元正常电活动和突触传递所必需的大量三磷腺苷（ATP），神经递质合成、钙稳态、氧化还原信号、活性氧的产生和调节以及神经元的死亡[973, 974]。尽管本节中讨论的一些紊乱已经得到了合理的定义和理解，但读者应该认识到，它只是一部分，尽管在过去 10~15 年中，对这些疾病的理解已经发生了巨大的变化，但目前对线粒体功能和相关疾病都没有完全掌握。事实上，人们对此的研究已经达到了一个比以往任何时候都更难分类的程度。

DiMauro 等提示孟德尔线粒体缺陷可影响线粒体生物学的六个组成部分：呼吸链复合物亚单位、线粒体合成蛋白、线粒体 DNA 翻译、线粒体内膜磷脂、线粒体动力学、线粒体 DNA 维持缺陷[975]。由于线粒体呼吸链紊乱（MRCDs）（表 3-15 和表 3-16）是儿童期神经系统发病的最常见原因[4]，因此 MRCDs 将是本节的主要关注点，线粒体功能障碍引起的其他疾病将简要讨论。MRCDs 的特征

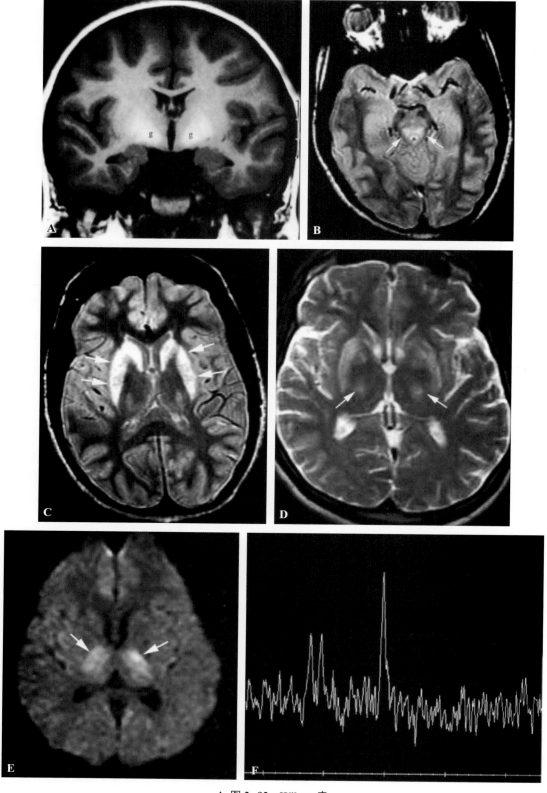

▲ 图 3-93　Wilson 病

A. 冠状位 T₁WI 显示双侧苍白球异常高信号（g）；B. 轴位 T₂WI 显示中脑背侧异常高信号（白箭）；C. 基底节水平轴位 T₂WI 显示尾状核和壳核异常高信号（白箭）；D 和 E.5 年后轴位 T₂WI（D）和 DWI（E）图像显示脑脊液间隙扩大，丘脑出现新的高信号（D 白箭），与疾病的进展一致。外侧丘脑扩散率降低（E 白箭）表明细胞损伤活跃。¹H-MRS（TE = 288ms）显示胆碱和肌酸峰减少

是线粒体功能紊乱，可能导致：①细胞内 NADH/NAD+ 比率升高；②细胞内 ATP 生成受损；③超氧化物自由基形成增加；④许多代谢途径的功能损害[4,976]。它们是相对常见的儿童代谢紊乱，最近的研究表明遗传性 MRCDs 在出生时的患病率大于 1/5000，是儿童代谢异常的最常见原因[977,978]。单个或多个器官（脑、心脏、肌肉、肾脏、肝脏、内分泌腺、骨髓）可受累，其中横纹肌和脑受累最为常见[4,973,979,980]。如果患者出现无法解释的神经肌肉和（或）非神经肌肉症状，病程呈进展性，并累及看似不相关的组织[4,980]，特别是某些危险信号相关，如神经感觉性耳聋、进行性眼外肌麻痹、轴突神经病变、糖尿病、肥厚性心肌病或肾小管酸中毒[981]，应怀疑为 MRCDs。对于重症新生儿出现如下症状时，也应怀疑此病：①没有证据表明产时或围产期损伤；② MRI 表现为不常见缺氧缺血性损伤改变[982]。

(1) MRCDs 的分类：这些 MRCDs 的分类是困难的。按表型和形态学分类都不满意，特别是在儿童中，往往无法发现经典的"综合征"表现[981]。按代谢途径分类也同样不令人满意。在 113 名患有线粒体疾病（基于临床、病理、分子、酶解和代谢参数）的儿童患者中，71% 的人存在呼吸链成分的显著功能缺陷[983]。根据受累的 MRC 复合体作为分类工具似乎是合理的。最常见的功能性 MRC 缺陷是复合物Ⅰ（32%），其次是复合物Ⅰ、Ⅲ和Ⅳ聚合体（26%），复合物Ⅲ（16%）和复合物Ⅱ（7%）。以心脏病作为初次诊断的一部分的患者的 16 年生存率为 18%，而以神经肌肉特征无心肌病的患者生存率为 95%[983]。已尝试根据突变位点（线粒体 DNA 突变与核 DNA 突变[4]）和受致病突变影响的 MRC 酶复合物[4,979]对 MRCDs 进行分类。本章将综合使用这些方法，尽管目前还没有完全令人满意的分类。

(2) 线粒体呼吸链的组成：实际上，生物体的所有基本细胞功能都依赖于能量，其中大部分是由线粒体以 ATP 的形式提供的。这种能量被用于多种细胞功能，如分子合成，在浓度梯度下转运分子，以及在组织发育中的细胞转运[974]。ATP 几乎完全由 MRC 通过氧化磷酸化过程产生[4]。MRC 包含 5 种

酶复合物，称为复合物Ⅰ～Ⅴ，加上另外两种复合物，称为辅酶 Q10 或泛醌（从复合物Ⅰ和Ⅱ携带电子至复合物Ⅲ）和细胞色素 C（在复合物Ⅲ和Ⅳ之间），均嵌入线粒体内膜（表 3-17）。线粒体疾病可由任何亚基的功能障碍引起。通过 MRC 的电子释放的能量被用来运输质子穿过线粒体内膜。在复合物Ⅴ中，由电子转位产生的质子梯度和随后穿过内线粒体膜的内向（负）膜电位，提供了合成 ATP 所需的能量[4,984]。尽管对 MRC 各个组成部分的细节仍未充分了解，但更多关于 MRC 功能的细节有助于理解为什么特定复合物的突变会导致不同的疾病。

**表 3-17 呼吸链疾病**

**复合体Ⅰ缺乏**
- 肌病
- 多系统疾病
  - 新生儿致命性疾病
  - Leigh 综合征

**复合体Ⅱ缺乏**
- 琥珀酸脱氢酶缺乏症
- 辅酶 Q10 缺乏症
  - 肌病形式
  - 混乱形式
  - 婴儿脑肌病形式

**复合体Ⅲ缺乏**
- 多系统疾病
  - GRACILE 综合征（生长迟缓、氨基酸尿、胆汁淤积、铁超载、乳酸性酸中毒、早死）
  - Leigh 综合征
- 肌病
- 婴儿组织细胞样心肌病

**复合体Ⅳ缺乏**
- 肌病形式的
- 多系统形式
  - Leigh 综合征
  - Alpers 综合征

**复合体Ⅴ缺乏**
- 多系统形式
  - Leigh 综合征
  - NARP（神经病、共济失调、色素性视网膜炎）
  - 家族性双侧纹状体坏死
  - 致命的婴儿多系统疾病

复合体Ⅰ是呼吸链中最大的复合体，由 47 个

多肽组成，其中7个由线粒体DNA（mtDNA）编码[979]。复合体I缺乏的患者表现为肌病或多系统疾病[985]。肌病表现为运动不耐受和肢体无力，通常在儿童或成年早期发病。多系统疾病可表现为先天性乳酸性酸中毒、虚弱、低张力、发育迟缓和导致早期死亡的心肺衰竭。另一个主要的多系统表现是Leigh综合征，事实上，复合体I缺乏似乎是Leigh综合征的主要原因（见本节后面的讨论）[985]。复合体I型缺陷患者的影像学表现随致病突变的确切严重程度和位置而变化很大。脑白质（包括胼胝体）、基底节、腹侧或背侧中脑、腹侧或背侧延髓、背侧脑桥或小脑等部位的扩散率降低，$T_2WI$高信号，常出现空洞。在*NUBPL*突变中可以看到一种相当一致的损伤模式[986]，本节稍后将对此进行描述。

复合物II（琥珀酸辅酶Q还原酶）由4个亚单位组成，均由核DNA编码[979]。这种复合体的缺陷不太常见，患者通常表现为脑脊髓病。琥珀酸脱氢酶缺乏症（见本节后面的讨论）属于这一组，辅酶Q10缺乏症也属于这一组。后者可导致以反复肌红蛋白尿和中枢神经系统功能障碍为特征的肌病，包括癫痫发作、共济失调或智力低下。当共济失调占优势时，可能会出现明显的脑干受累或小脑萎缩（详见本章关于小脑萎缩的章节）。

复合体III（辅酶Q-细胞色素C氧化还原酶）由11个亚单位组成，其中1个亚单位由mtDNA编码[979]。复合体III缺乏引起的疾病分为三种形式。第一种是全身性多系统疾病，表现为四肢无力、运动不耐和各种神经症状[985]。第二种是一种组织特异性综合征，表现为儿童期单纯肌病[985]。第三种表现为婴儿早期的单纯的心肌病[985]。此外，芬兰还描述了一种快速致命的婴儿疾病，称为GRACILE（生长迟缓、氨基酸尿、胆汁淤积、铁超载、乳酸性酸中毒、早期死亡）[987]。

复合体IV（细胞色素C氧化酶）由13个蛋白亚基组成，3个由mtDNA编码[979]。这个复合体的缺乏也可以分为肌病和系统性形式[988]。肌病包括致死性婴儿综合征和良性婴儿综合征。主要的多系统表现是Leigh综合征，特别是与细胞色素氧化酶（COX）缺乏相关。25%～75%的COX缺乏Leigh患者有*surf1 i*突变[979]。Alpers病也与复合体IV缺

乏症有关，但这些病例并没有很好的特征。

复合体V（线粒体ATP合酶）由膜结合的亚复合物（$F_0$）、位于基质空间的膜外大复合物（$F_1$）和连接两者的柄组成。来自膜间空间的质子被允许通过$F_0$进入复合物V，导致亚单位旋转，旋转产生的能量被用来产生ATP。复合体V缺乏与Leigh综合征和NARP（神经病变、共济失调和视网膜色素变性）的临床表现有关，也与家族性双侧纹状体坏死[985]较轻的情况有关。几乎所有这些疾病都与乳酸性酸中毒和乳酸/丙酮酸比值升高有关[985]。

（3）导致Leigh综合征的疾病：Leigh综合征（OMIM 256 000）是指一种具有特征性，但又具有可变的临床和病理表现的综合征[379, 989]。这是线粒体疾病最常见的表现，最常见的原因是核DNA突变，影响复合体I[990]、复合体IV[991]或丙酮酸脱氢酶复合物（PDHC）的亚单位。这可能是线粒体DNA点突变的结果（T8993线粒体DNA突变导致母系遗传性Leigh综合征，也称为MILS[992, 993]），事实上，由于氧化代谢缺陷对发育中的神经系统的影响[10, 974]，每个线粒体复合体和60多个基因的突变都可能导致Leigh综合征。受累的婴儿和儿童通常在3～12个月出现症状，但也有些患者可能在产前或成年时出现症状[994]。起病时的典型症状和体征包括张力减退和精神运动障碍，通常由急性感染等代谢疾病触发[977, 994]。随之而来的是共济失调、眼肌麻痹、上睑下垂、肌张力障碍、癫痫发作、异常眼动（如眼球震颤或缓慢的眼跳）、呼吸异常（导致呼吸衰竭）和吞咽困难，这几乎不可避免。典型的病理改变包括中脑、基底节、小脑齿状核的微囊空化、血管增生、神经元丢失和脱髓鞘，偶尔脑白质也受累[379, 977, 995]。

虽然人们已经了解生化和遗传异常导致Leigh综合征，但不同的遗传原因仍有待阐明。这种疾病似乎是由多种可能损害能量生产的原因中的任何一种原因导致的末端氧化代谢缺陷所致[996]。许多疾病都可能导致Leigh综合征，事实上，线粒体和细胞核DNA的突变，包括呼吸链复合体I、II、III、IV和V中蛋白质编码基因、线粒体转录/翻译、PDHC、硫胺素转运和辅酶Q10，都与Leigh综合征有关（表3-17）[355, 994]。少数组（复合物I、

复合物Ⅳ、复合物Ⅴ和PDHC）似乎占大多数病例 [10, 974, 994]，但是这些不同的疾病损害线粒体功能的方式超出了本书的范围，感兴趣的读者可参阅Gerards等最近的论文中的精彩讨论 [994]。

多年来对Leigh综合征患者脑成像的研究，无论是在实践中还是在文献中都证实，除了在丘脑核、髓质（常在橄榄核和孤束核的腹侧）、中央被盖束和脑桥背侧网状结构、小脑下脚、小脑齿状核和（常）在 SURF1（复杂Ⅳ）突变中的黑质（图3-94）[997-1001]，Leigh综合征基因型与表型无关。

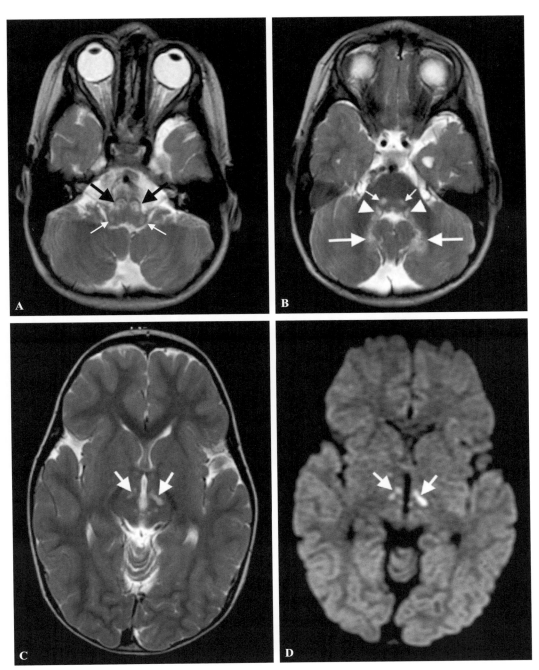

▲ 图3-94 一名2岁儿童继发于 SURF1 突变的 Leigh 综合征

A至C. 脑干轴位 T₂WI 显示下橄榄（A大黑箭）、小脑下脚（A小白箭）、中央被盖束（B小白箭）、三叉神经核（B白箭头）、小脑核（B大白箭）和丘脑底核（C白色箭）；D.轴位 DWI（b=1000）显示丘脑底核的扩散减低（高信号，白箭），通常与 SURF1 突变有关

值得注意的是，在 *SURF1* 突变中乳酸升高罕见。

Leigh 综合征的另一个有点特殊的原因是 *SLC19A3* 突变，其编码第二个硫胺素转运体。Kevelam 等[1002] 报告 7 例患者在出生后几周内出现严重的脑病，神经功能迅速恶化，随后出现呼吸衰竭和死亡。所有患者都表现为 *SLC19A3* 基因的致病突变和缺失，该基因编码第二个硫胺素转运体。Ortigoza Escobar 等[1003] 发现患者的脑脊液和成纤维细胞中严重缺乏游离硫胺素。Haack 等[1004] 和 Tabarki 等[1005] 两者都发现，接受硫胺素治疗的患者的症状得到了明显的改善；Tabarki 等[1005] 在治疗中添加生物素没有发现明显的改善。在检查脑组织病理学时，发现有严重的脑萎缩，组织学表现为空洞性坏死和空泡变性，以及皮质、白质、基底核、脑干和小脑明显的扩张的毛细血管和反应性星形胶质细胞增生。值得注意的是，这些发现与 Leigh 综合征[1002] 中的发现非常相似，*SLC19A3* 突变现在被认为是导致该综合征的原因。影像学表现是特征性的，尽管严重程度因个体而异[1006]。最初，水肿（肿胀和 $T_2WI$ 高信号）见于基底节、丘脑、大脑和小脑白质、大脑皮质、中央脑桥、中脑，有时也见于大脑皮质（图 3-95）。白质稀疏并伴有空泡化，有时发生在基底节区，进展迅速，随后出现萎缩。在受累区域扩散率降低。MRS 显示乳酸水平升高和 NAA 减少（图 3-95）[1002]。

Leigh 综合征还有许多其他原因（关于详尽

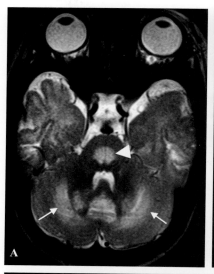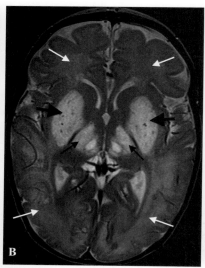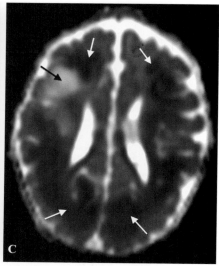

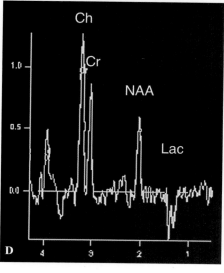

▲ 图 3-95 由于编码第二硫胺转运体的 *SLC19A3* 突变导致婴儿 **Leigh** 综合征

A 和 B. 轴位 $T_2WI$ 显示小脑大部分白质（A 白箭）、中央脑桥（A 白箭头）、大脑大部分白质（B 小白箭）、前丘脑（B 小黑箭）轻度高信号和壳核高信号（B 大黑箭），表明整个大脑广泛损伤；C. 侧脑室体水平的轴位 ADC 图显示扩散率降低的区域，表明急性损伤（低信号，白箭），扩散率增加，表明多为慢性损伤（高信号，黑箭）；D. 基底节区 $^1H$-MRS（TE=144ms）显示低 NAA 和中等乳酸峰（Lac），高度提示线粒体疾病

的列表，请参见 Gerards 等 [994]）。尽管突变类型（mtDNA 与 nDNA 突变、复合体 I 与复合体 II 突变等）与损伤模式之间可能存在一些一般性的相关性，但影像学表现似乎并不随基因或特定突变而变化。一般来说，mtDNA 点突变倾向于导致更具体的影像学和临床特征（MELAS、Kearns-Sayre 综合征、MERRF）[4]，而复合体 I 突变似乎更常见于伴有胼胝体受累和 MRS 上高 Lac/ 低 NAA 水平的白质损伤（图 3-96、图 3-97 和图 3-98）[986, 990, 1007-1009]。更急性的损伤、白质肿胀与更高的乳酸有关（图 3-97），而更慢性的损伤具有更多的空泡、体积减小和更低的乳酸水平（图 3-98）。偶尔可能会出现脑发育不全，特别是丙酮酸脱氢酶 E1-α- 亚基缺乏（xp22.12 号染色体处的 pDNA1）会导致胼胝体发育不全、灰质异位、髓质锥体缺失、橄榄核异位，小脑齿状核发育不良，多小脑回 [1010]。琥珀酸脱氢酶缺乏症（OMIM 612848）是由一个复杂的 II 型突变引起的，通常在生命的第 1 年或第 2 年 [1011-1013] 的上半年出现 Leigh 综合征。患者通常在出生后第 1 年或第 2 年初出现急性神经运动恶化，有时由疾病、损伤或疫苗引起，临床进程随后是静态或缓慢进行 [1013]。磁共振显示脑室周围和大脑深部白质，包括小脑白质、桥横纤维和小脑中脚（50%）、皮质脊髓束、脊髓中央灰质（图 3-99A–C）的 T₂/FLAIR 高信号（皮质下 U 形纤维不受累）。胼胝体通常肿胀，在 T₂FLAIR 上呈高信号。丘脑 / 枕后区常受累。在活动区域的扩散率降低（图 3-99D）。质子磁共振波谱（MRS）可证实诊断，其显示白质（图 3-99E）中 2.4ppm 的高耸单峰（琥珀酸盐），但灰质中没有。

总之，Leigh 综合征患者的损伤模式差异很大，这取决于引起该综合征的精确突变。前几段描述了一些合理确定的模式，并进行了总结（表 3-18）。扩散特征和质子波谱特征随病变的严重程度而变化。在损伤的急性期，当线粒体功能严重受损，ATP 生成急剧减少时，受损伤最严重的部位水分扩散率降低，乳酸水平升高 /NAA 降低。如果没有永久性损伤，这些成像参数可能会恢复正常。然而，如果损伤区出现明显的星形胶质细胞增生或坏死，扩散率将增加。MRS 显示 NAA 降低和乳酸升高，乳酸升高在急性线粒体功能障碍（和随后的无氧糖酵解）和影像学研究中损伤最严重的区域最为明显 [1019, 1020]。由于累及基底节的其他疾病未见乳酸 [1021]，因此患者中乳酸的存在这一特征性改变支持 Leigh 综合征的诊断 [986, 1001]。然而，高达 50% 的 Leigh 综合征患者在 MRI[3] 中乳酸不存在，乳酸的存在对线粒体疾病（缺血、感染、炎症和肿瘤也可导致乳酸升高）

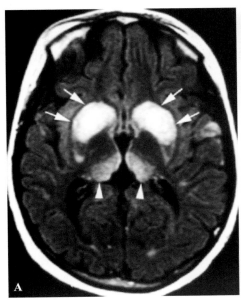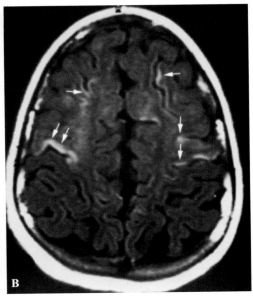

▲ 图 3-96　丙酮酸脱氢酶缺乏引起的 Leigh 综合征
轴位 FLAIR 图像显示，在纹状体（A 大白箭）、丘脑后内侧（A 白箭头）和大脑皮质的几个区域（B 小白箭）出现异常高信号

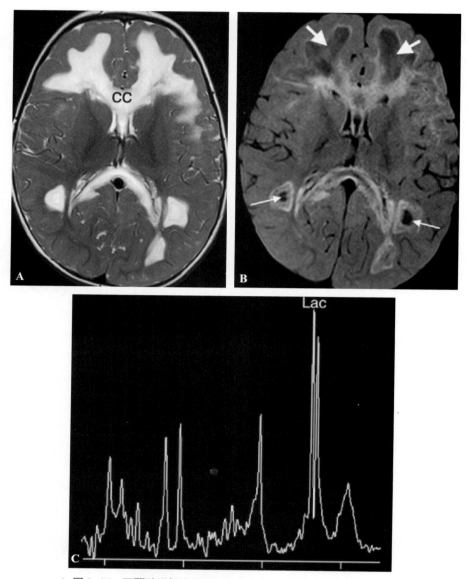

▲ 图 3-97　丙酮酸脱氢酶缺乏引起的 Leigh 综合征，急性 / 亚急性期

A. 轴位 T₂WI 显示白质均质性高信号，脑沟受压，广泛的白质水肿导致胼胝体膝增厚（CC）；B. 同一水平轴位 FLAIR 图像显示受累的白质（小白箭）中有一些空腔形成（白箭）。额叶白质的中间信号（大白箭）可能反映广泛水肿而无明显空洞。¹H–MRS 显示巨大的乳酸峰（Lac）在 1.33ppm

不是特异性的。

　　线粒体疾病的诊断可以通过对许多线粒体疾病的某些临床特征的认识来提出，这些特征包括癫痫发作、肌张力减退、周围神经病变、共济失调、眼肌麻痹、延髓征、身材矮小、精神恶化，肌肉无力、心肌病、心律失常、运动不耐受和神经感觉性听力损失 [4, 973, 974, 981]。这些临床发现可能得到磁共振研究的支持，MRI 显示了特征性的影像学和质子波谱表现 [5, 990, 1001, 1008, 1009, 1022]。当一种特殊的线粒

体疾病的典型症状复合物被发现时，诊断是相当简单的。然而，这样的发现在儿童中很少见。这种症状复合物的模糊造成了线粒体疾病分类的争议。一些作者认为 [974]，充分采集患者的临床症状，有助于对疾病的诊断。其他研究者认为，这些"综合征"的特征重叠太多，无法有效对临床分类，并指出存在许多有机和脂肪酸代谢紊乱而导致的线粒体功能异常。他们正在等待一个分子 / 遗传分类标准 [3, 980, 981]。最近的研究表明，与 Leigh 综合征诊断

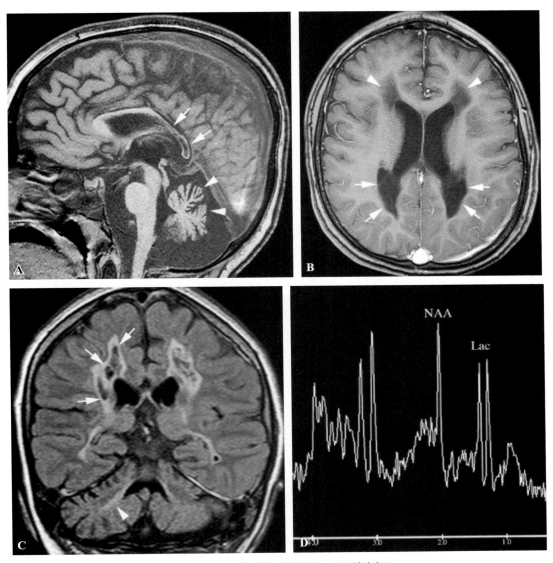

▲ 图 3-98　复合体 I 缺乏的 Leigh 综合征

多为慢性损伤。A. 矢状位 $T_1WI$ 显示胼胝体后部及压部空泡化萎缩（白箭）、小脑蚓部萎缩（白箭头）；B. 轴位 $T_1WI$ 显示脑室周围白质（箭和箭头）低信号，体积缩小，低信号更明显，提示空腔形成（白箭）；C. 冠状位 FLAIR 图像显示小脑（箭头）、脑室周及深部白质异常高信号，部分中心低信号区（白箭）提示完全空化；D. 额叶白质单体素质子 MRS，NAA 峰低，乳酸明显升高（Lac）

一致的体征 / 症状可以是由影响呼吸链五种分子复合物中任何一种的突变以及线粒体和核 DNA 的突变引起的[1023]。然而，还不能确定所有这些疾病都会对相同的治疗产生反应（如果和当治疗发展时）。因此，本节将从某些临床、影像学和质子波谱表型可以提示诊断的方法探讨线粒体疾病需要分子确认的线粒体紊乱。

考虑到线粒体疾病在临床和遗传上有相当大的重叠，影像学表现不明显也就不足为奇了。根据

我们的经验，一些临床诊断为 Leigh 综合征的患者只有延髓或白质非特异性 $T_2$ 延长，而另一些患者有白质空腔形成，还有一些患者仅限于脑干或基底节损伤，还有一些是孤立的小脑萎缩。然而，某些影像学特征应使线粒体疾病纳入鉴别诊断。任何有深部脑灰质（包括丘脑底核）或背侧脑干异常的婴儿或儿童，尤其是有白质疾病或小脑萎缩的婴儿或儿童，都应考虑线粒体功能紊乱。质子磁共振波谱在脑实质或脑脊液中发现乳酸显著增加，这也支持

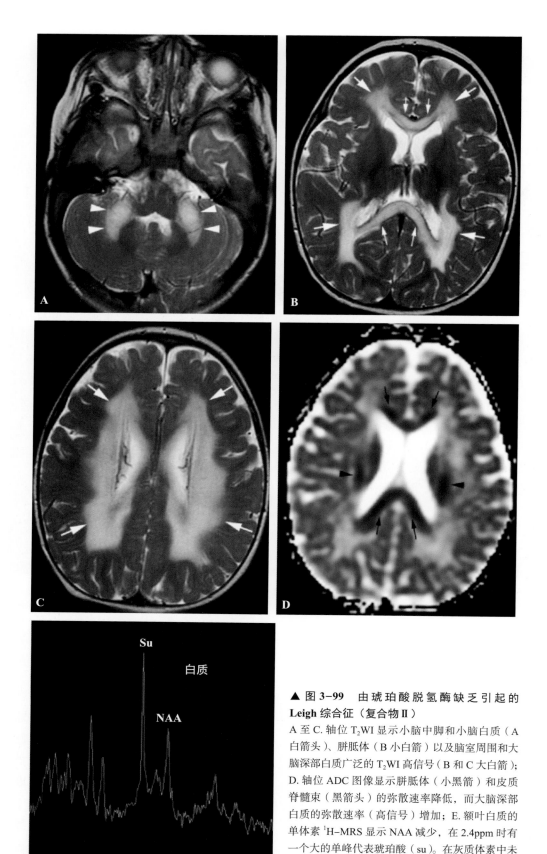

▲ 图 3-99　由琥珀酸脱氢酶缺乏引起的 Leigh 综合征（复合物 Ⅱ）

A 至 C. 轴位 T$_2$WI 显示小脑中脚和小脑白质（A 白箭头）、胼胝体（B 小白箭）以及脑室周围和大脑深部白质广泛的 T$_2$WI 高信号（B 和 C 大白箭）；D. 轴位 ADC 图像显示胼胝体（小黑箭）和皮质脊髓束（黑箭头）的弥散速率降低，而大脑深部白质的弥散速率（高信号）增加；E. 额叶白质的单体素 $^1$H-MRS 显示 NAA 减少，在 2.4ppm 时有一个大的单峰代表琥珀酸（su）。在灰质体素中未见琥珀酸酯（图片由 Dr. Vernon Byrd，Charlotte. 提供）

表 3–18 Leigh 综合征的病因及影像学特征

| 病 因 | 影像特征 |
| --- | --- |
| 丙酮酸脱氢酶复合物缺乏 | 累及纹状体和丘脑（婴儿），白质空腔形成 |
| 细胞色素氧化酶缺乏伴 SURF1 突变 | 下丘脑核、导水管周围灰质、中央顶盖束、小脑核、小脑脚、小橄榄核 |
| 伴有三磷酸酶 6 亚单位突变的复合体Ⅴ缺乏［包括神经病变、共济失调和色素性视网膜炎（NARP）］[1014] | 前壳核、苍白球、中脑和脑桥背侧 |
| 小儿硫胺素缺乏 | 额叶皮质，乳头体，壳核，导水管周围灰质，背侧脑干 |
| 琥珀酸脱氢酶缺乏 | 所有脑叶和小脑的脑室周和深部白质。丘脑后受到影响。胼胝体中央受累，可发生空化。MRS 显示 2.4ppm（琥珀酸盐）的大单峰 |
| 生物素酶缺乏 | 可能只涉及白质：大脑、脑干或脊髓[1015-1017] |
| 伴有 MTND1 突变的复合体Ⅰ缺乏 | 丘脑下核、纹状体、脑干背侧（尤指髓质）[1018] |
| SLC19A3 突变编码第二硫胺转运蛋白 | 基底神经节、丘脑、大脑和小脑白质、中央脑桥、中脑，有时是大脑皮质[1002] |
| 其他复合体Ⅰ缺乏 | 胼胝体和白质参与空化，可能有小脑萎缩 |

了线粒体疾病的可能性[1024]（但请注意，乳酸轻度升高是常见且非特异性的）。脑脊液的磁共振波谱可能比脑组织的磁共振波谱更敏感，因为乳酸在被重新吸收到全身循环之前从脑组织慢慢清除到脑脊液中[1025]。

正如已经讨论过的，很难精确定义线粒体疾病，但我们将主要根据其临床表现（表 3–19）讨论某些症状，并且这些症状相当明显。注意某些线粒体疾病，如 MERRF（肌阵挛、癫痫、破碎样红色纤维）和 Leber 遗传性视神经病变，它们主要见于成人，因此本书不作讨论。

(4) 伴有乳酸性酸中毒和卒中样发作的线粒体脑病（MELAS）：MELAS（OMIM 540000）是指由线粒体 DNA 点突变引起的一组异质性疾病。任何年龄均可发病，多见于 10—20 岁。主要症状包括发作的波动性头疼、恶心、癫痫、发作性呕吐以及永久性或可恢复的卒中发作（偏瘫或偏盲），同时也出现一些全身性线粒体疾病的症状及表现[1026, 1027]。血清及脑脊液中乳酸在发作期通常会升高。患者线粒体 DNA 可能有许多突变[1028]，最常见突变是 m.3243 → G tRNA^len (UUR)[1029]。出现卒中发作的原因仍未清楚，但有证据认为这是一种线粒

表 3–19 线粒体疾病的临床分类

**只有或主要为肌肉受累**
- 致命性婴儿肌病
- 良性婴儿肌病

**大脑主要受累**
- 亚急性坏死性脑脊髓病（Leigh 综合征），由核或线粒体基因突变引起（关于 Leigh 综合征和 Leigh 样综合征及其多种表现和原因的详细信息，参见 http://www.ncbi.nlm.nih.gov/books/NBK320989/）
- Alpers 综合征
- 肌阵挛性癫痫和破碎样红纤维（MERRF）
- 毛发灰白营养不良（Menkes 病）
- 伴有乳酸性酸中毒和卒中样发作的线粒体脑病（MELAS）
- 戊二酸尿Ⅰ型和Ⅱ型
- 家族性线粒体脑病伴大尖头畸形、心肌病、复合体Ⅰ缺乏
- 新生儿乳酸性酸中毒，复合物Ⅰ/Ⅳ缺乏症，以及胎儿脑破裂
- 伴有脑干及脊髓受累和乳酸升高的脑白质病（LBSL）

**线粒体疾病主要发生在神经系统之外**
- 进行性眼外麻痹
  - 孤立性
  - 伴视网膜色素变性和其他器官受累（Kearns–Sayre 综合征）
- 脑肌病（主要为成人）
- 线粒体神经性胃肠脑病（MNGIE）

体血管病[1030, 1031]。最近，本病认为是由细胞色素氧化酶功能紊乱影响神经系统 ATP 水平所致[1027]。

急性期影像表现为病变区肿胀，呈长 $T_1$ 长 $T_2$/FLAIR 信号（图 3-100），病变主要累及顶叶及枕叶皮质及皮质下白质[1032]（任何皮质区域均可累及）以及基底节区[1019]。部分患者背侧脑干及脊柱也可累及[1033]。小脑萎缩一般出现于疾病晚期[1034]。复查显示病变区消退及再现，更常见的新发病变区域（图 3-100）。最终，受累区域皮质出现 $T_1$WI 高信号，意味着永久性皮质损害，随后出现萎缩[1035]。病变区域并不按动脉供血分布（图 3-100），单独的受累区域常跨血管分布，并且新发受累区域常常出现在不同的血管分布区域。几周后复查可出现病变

范围的增加或出现新发病变[1035]。病变不按血管分布及病变范围变化能够区别 MELAS 与栓塞性或血栓性梗死。MRS 在病变区域可见高的乳酸峰[1019]。任何原因的梗死可导致局部乳酸增高[1036]，所以急性期皮质病变乳酸增高并非 MELAS 的特异性表现，但局部乳酸增高而在 $T_2$WI 及 DWI 表现正常常见于线粒体病。短回波 MRS 可见乳酸峰升高以及明显降低的 NAA、谷氨酸盐及肌酐[1037]。关于 MELAS 中弥散图像报道不一，部分学者报告在有些病变区域弥散速率降低[1038, 1039]，然而有些学者报告升高[1040]。这可能是与损害的严重程度有关。不管怎样，这时 DWI 图像不能鉴别 MELAS 与其他原因引起的皮质损伤。MRI ASL 灌注显示急性期病变局

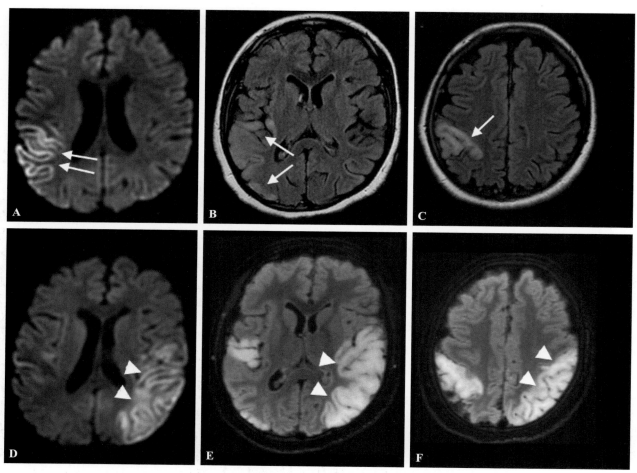

▲ 图 3-100 线粒体脑肌病伴乳酸中毒和卒中样发作（MELAS）

青少年女性，矮小，发育迟缓，运动中出现左侧肢体无力及头疼。A 至 C. 轴位 DWI（A 图）示右后部弥散速率降低（白箭）及 FLAIR（B、C 图）示右后部皮质不同程度的高信号（白箭）；D 至 F. 1 个月后复查，此时患者新出现右侧肢体无力，弥散图（D 图）显示左额顶叶皮质新发弥散受限区域（白箭头），局部 FLAIR（E、F 图）呈高信号（白箭头）。之前右侧半球的病变在 FLAIR 仍可见，但在 DWI 消失。$^1$H-MRS 在新的水肿区显示乳酸增高，这与 MELAS 一致

部血流的增加，但其葡萄糖摄入及氧摄取降低[1041]，并且局部脑血管反应性降低[1042]。

(5) 肌阵挛性癫痫和破碎样红纤维（MERRF）：肌阵挛性癫痫和破碎样红纤维（MERRF，OMIM 545000）是儿童期起病的一种严重的神经肌病，主要特征包括癫痫（最常见是全身性癫痫，也可由肌阵挛性或局灶性发作）、小脑共济失调、上睑下垂、意向性震颤、肌病、近端肾小球功能紊乱、心肌病、周围神经病变、视神经萎缩、听力障碍、多发脂肪瘤，最终发展为痴呆[4, 976, 1027, 1043]。本病是由于线粒体 DNA 点突变引起，最常见是 m.8344A → G tRNA 或者 m.8356T → C tRNA[4]。线粒体点突变造成的疾病中，如出现 MELAS、MERRF 及其他疾病，临床症状常有显著的重叠。

影像显示患者广泛的脑萎缩，可出现于青春晚期及青年期，$T_2$/FLAIR 高信号及萎缩在中脑背侧（中脑导水管周围）、小脑及小脑上脚最严重[1044]。大脑萎缩更为广泛，累及皮质、白质及基底节，伴有苍白球过早的钙化[1019]。

(6) Kearns-Sayre 综合征 / 进行性眼外肌麻痹（PEO）：Kearns-Sayre 综合征（OMIM 530000）及进行性眼外肌麻痹（OMIM 258450，也被称为眼肌麻痹附加病）特征均为线粒体功能紊乱造成的进行性眼外肌麻痹，同时伴有心脏或视网膜的临床表现，故一起进行讨论。进行性眼外肌麻痹通常成人发病，较 Kearns-Sayre 综合征晚。诊断 Kearns-Sayre 综合征，患者至少出现眼外肌麻痹、上睑下垂、色素性视网膜炎，以及在 20 岁前出现以下症状：完全性心脏传导阻滞、脑脊液蛋白大于 100mg/dl 或小脑性共济失调[1028, 1029]。患者可出现痴呆、身材矮小、感音神经性听力损伤、内分泌紊乱、血清及脑脊液乳酸增高以及心肌病[1045-1048]。在患者所有的被检组织均可见 mtDNA 部分缺失，这说明 mtDNA 部分缺失发生于受精细胞系或刚受精不久[4, 55, 1028]。PEO 患者出现由运动诱发或永久的眼外肌偏瘫及进行性眼外肌麻痹，本病部分缺失的 mtDNA 通常只在肌肉组织[1028]。本病与定位于 15q25 染色体 POLG 基因及定位于 22q13.33 染色体的编码 TYMP 的基因突变有关，但大多报道患者有线粒体 DNA 的缺失[1028]。本病在进行性眼外肌麻

痹与 MNGIE 类同（见下节）。

Kearns-Sayre 综合征及进行性眼外肌麻痹在神经系统影像表现类似。CT 显示皮质及白质萎缩，大脑及小脑白质内低密度及深部脑核团的多样的低信号或钙化[74, 1049]。现在并未清楚钙化是由原发病所致，还是由常见伴发的甲状旁腺功能减退所致[1050]。早期 MRI（图 3-101A-D）显示深部灰质核团的片状高信号，特别是背侧中脑、内侧或后部丘脑、苍白球及大脑白质，其主要皮质下，伴有皮质下 U 形纤维早期受累，而侧脑室旁区域未累及[1019, 1051]。所有的 MRI 特征性发现不一定在疾病早期出现[1052]，但是幕上白质受累逐渐增加（图 3-101）。受累的白质弥散受限（图 3-101D 和 H）可能几年内持续存在（图 3-101H）[1053]，DTI 在一个 Kearns-Sayre 综合征患者中出现 FA 值降低，弥散速率增高[1054]。H-MRS 显示受累区域乳酸增高，NAA 降低。

(7) 线粒体神经性胃肠脑病（MNGIE）：线粒体神经性胃肠脑病（MNGIE，OMIM 603041）是一种多系统受累的疾病，临床以严重的胃肠动力障碍，通常出现假性梗阻、恶病质、进行性眼外肌麻痹、周围神经病以及脑白质病[1055]。最常见的神经系统症状是周围神经病、上睑下垂、眼肌麻痹及听力损害[1056, 1057]。平均发病年龄 19 岁，但从婴儿到 50 余岁均可起病[1056]。本病可由位于 22q13.32-qter 染色体 TYMP 基因突变引起[1058]，而不伴有脑白质病的类型可由位于 15q25 染色体的 POLG 突变引起。这造成进行性眼外肌麻痹（见前一节）及 MNGIE 有一部分重叠的推测[1059]。同样，线粒体 DNA 的删除及损耗可能与 MNGIE 有关[1060, 1061]。不同的 POLG 突变可造成 PEO（OMIM 157640）[1062, 1063]、Alpers 综合征（OMIM 203700）[1064]、肌脑干谱系疾病、肌阵挛癫痫肌病、感觉共济失调（MEMSA）及共济失调 - 神经病综合征[1065]。如此多的核及线粒体基因突变引起的如此多疾病说明，将线粒体疾病分类组织成不同临床 / 基因综合征具有困难性。尽管看起来还差得远，我们依然希望提高理解这些基因蛋白产物的功能及分子路径，能够使我们干预生化途径从而治疗这些患者。

TYMP 突变引起的本病出现弥漫的脑白质病[1056, 1057]，而 POLG 突变中未出现[1059]。伴有脑

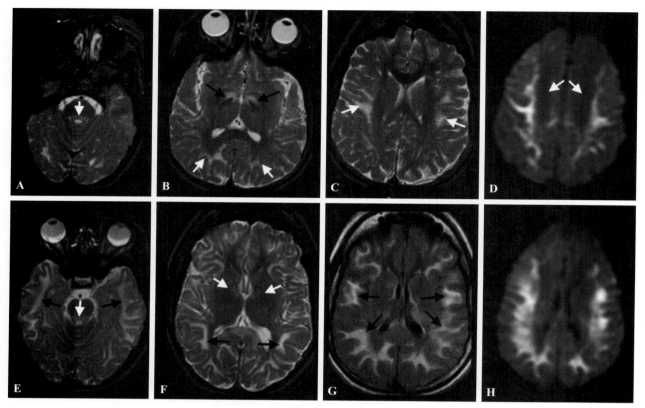

▲ 图 3-101　Kearns-Sayre 综合征

儿童期起病并进展，表现为感音神经性聋、眼肌麻痹、糖尿病及身材矮小。A 至 D. 第一次 MRI。在脑干背侧（A 白箭）、苍白球（B 白箭）及皮质下白质（B 和 C 白箭）可见异常高信号。注意 DWI 上仍可见相当厚的正常白质（D 图白箭）。E 至 H.4 年后 MRI 复查。脑干背侧、苍白球可见类似的表现（E、F 白箭）。白质的进展非常明显，不断向脑室周围扩展（E、F、G 黑箭）。注意 DWI 中正常白质明显减少（H 图，对比 D 图）

白质病的 CT 显示大脑及小脑白质弥漫低密度影。MRI $T_2WI$ 及 FLAIR 可见脑室旁及大脑深部白质弥漫高信号（图 3-102）。皮质下 U 形纤维及胼胝体未受累，这是其典型特点[1057]。丘脑及基底节可出现散在的 $T_2WI$ 及 FLAIR 高信号或未受累，在一些患者中，内囊及外囊以及脑干这种高信号可以向尾侧蔓延[39, 1066]。$^1$H-MRS 显示 NAA、Cho、Cr 降低，但是成比例的峰值高度，未见乳酸峰[1057]。关于 Alpers 病影像报道较少。CT 可见局灶的灰质及白质低密度，随后出现弥漫萎缩[74, 1067]。MRI 上，作者注意到皮质、皮质下白质、基底节区 $T_2WI$ 高信号，白质减少，髓鞘化延迟，皮质变薄。这在额叶、颞后叶及枕叶最为明显[1019, 1068]，病变通常进展迅速[1069]。

(8) 伴脑干及脊髓受累和乳酸升高的脑白质病：伴脑干及脊髓受累和乳酸升高的脑白质病（LBSL，OMIM 611105）是一种罕见的遗传病（常染色体隐性），通常进展缓慢，表现为小脑性共济失调，痉挛状态以及脊柱功能障碍，有时（20%）出现认知功能损害[1070]。大多数患者在 10—20 岁首先出现神经系统症状，但最近的研究显示病程可非常宽泛，包括从婴儿发病、进展迅速并早期死亡到成人期轻微发病[1071, 1072]，而如此宽泛的临床变异原因并不清楚。本病（OMIM 610956）是由定位于 1q25.1 染色体的线粒体门冬酰胺 -tRNA 合成酶编码基因（DARS）突变引起，是核 DNA 基因突变影响线粒体 DNA 蛋白产物所致[1022, 1073]。大部分患者是杂合子[1022, 1073]。突变所致蛋白活性降低，其中的机制并不清楚。

MRI 可明确诊断。在 $T_2WI$ 上，本病开始表现为脑室旁及深部白质的高信号，早期胼胝体后部受累、较前部更重。随着疾病进展，所有大脑白质受

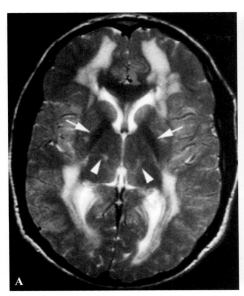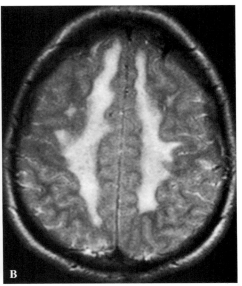

▲ 图 3-102　由 *TYMP* 突变引起的线粒体神经性胃肠脑病（MNGIE）
轴位 T₂WI（A、B）脑白质内弥漫的高信号，胼胝体、内囊（白箭）、基底节区未受累。丘脑可见小范围受累（白箭头）

累（图 3-103C 和 F）。脑干、小脑上下脚、锥体束、内侧丘系、脊髓小脑前束、三叉神经实质走行区域内早期受累及，出现 T₂WI 高信号（图 3-103）并保持异常，随后小脑中脚、脑桥横纤维受累及。脊柱中后索及皮质脊髓外侧束（图 3-103 G）在所有患者中受累。弥散速率降低在疾病早期即可出现，但有明显多样性。¹H-MRS 在大多数患者病变白质区显示 NAA 明显降低，肌醇及乳酸升高。有一些突变并不会造成乳酸峰升高[1074]。少数胆碱峰显著升高[1075, 1076]。

(9) 由于 *NUBPL* 突变造成的复合体 Ⅰ 缺乏：2013 年，Kevelam 等报道了本病[986]。本病在 1 岁左右时出现早期运动发育迟缓以及小脑功能紊乱的征象，在病情进展过程中可出现短暂的部分恢复。本病可表现为痉挛及运动障碍，继发性共济失调，随后出现各种认知障碍。血浆及脑脊液乳酸升高。分析呼吸链酶显示复合体 Ⅰ 缺乏，基因分析显示定位于 14q12 染色体的 *NUBPL* 突变（OMIM 613621），造成组成复合体 Ⅰ 中一个 Fe/S 蛋白受累[986]。

MRI 早期可见胼胝体受累，矢状位病变边界清楚囊变，随后范围扩展，多病灶（有时可融合），大脑半球及小脑皮质广泛呈囊变状受累，而皮质下 U 形纤维及小脑深部白质、齿状核门不受累（图

3-104）。之后可见胼胝体、大脑半球体积变小，而 T₂WI 高信号消失，类似于第 4 章中早产儿白质损伤囊变后囊腔闭合。小脑病变持续进展则整个小脑受累，小脑严重萎缩，之后继发脑桥萎缩[986]。

(10) 毛发灰白营养不良（Menkes 病）：毛发灰白营养不良[1077]（OMIM 309400）是一种 X 连锁隐性线粒体疾病，是由于肠道对铜吸收障碍而导致线粒体内细胞色素氧化酶活性降低而造成的（细胞色素 c 包含 2 个铜原子[995]）。它由于定位于 Xq21.1 的 *ATP7A* 基因编码的铜转运 ATP 酶 Menkes（MNK）蛋白异常引起[1078]。总体来讲，本病与机体跨膜铜转运机制障碍有关。正常小肠吸收铜障碍，造成血中铜缺乏（铜蓝蛋白水平也很低），铜积聚在无细胞器的小肠上皮细胞质中，铜的转运在细胞水平受损（MNK 存在于反面高尔基网，必需细胞中正常的铜转运），因此，铜不能被转运到需要铜作为必要的辅助因子的酶处。所以，即使铜存在于胞质中，细胞器内（特别是线粒体内）铜的浓度仍严重降低。特别要注意的是，从神经病学方面猜测，铜在脑中局限在血管内皮细胞和星形胶质细胞，而神经元细胞缺乏铜。因此，本病中口服或者静脉输注铜无效。

本病早期诊断困难。由于多巴胺 -β- 羟化酶活

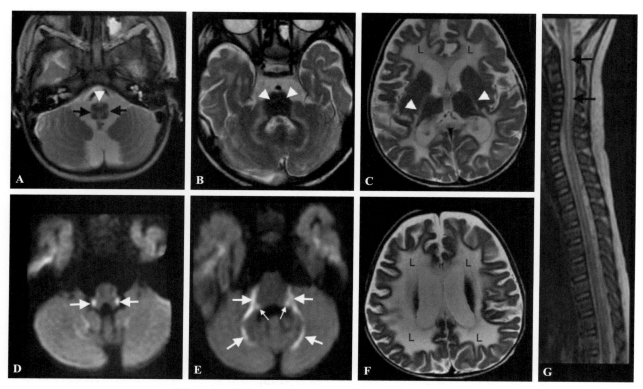

▲ 图 3-103　伴脑干及脊髓受累和乳酸升高的脑白质病（LBSL）

A 至 C 和 F. 轴位 T₂WI 显示皮质脊髓束（白箭头）、脊髓丘脑束（黑箭）、弥漫的大脑白质（L）高信号；D 和 E. 轴位 DWI 显示小脑上脚（D 白箭）、三叉神经核（小箭）、三叉神经脑实质走行区（大箭）弥散受限；G. 矢状位 T₂WI 显示脊髓中央灰质受累（黑箭）

性降低造成血浆中二羟基苯乙酸与二羟基苯乙醇的比值升高，这可能提高早期诊断[1079]。患者通常早产，婴儿期出现躯干肌张力减低、体温低、发育不全以及癫痫[995, 1077]。轻型患者可出现明显的小脑共济失调、构音障碍、中度认知功能障碍，但无癫痫发作[1080]。患儿出生时头围正常或变小，相对于正常发育曲线，发育缓慢逐渐明显。患儿头发粗糙、僵硬、稀疏，末端有破损、扭结、磨损[995, 1077]。因此本病也称为"毛发扭结病"。皮肤色素不足，过度松弛，关节活动度增大。部分患者会出现"枕角综合征"，在斜方肌及胸锁乳突肌附着枕骨跟腱处形成楔形的钙化[1080, 1081]。多数患者在出生后 3 年内死亡[1082]。病理学显示小脑及大脑半球广泛的萎缩，伴有薄壁、迂曲的脑动脉[995]。显微镜检显示灰质广泛的海绵状变性，有时可见空泡。白质体积减小、髓鞘化不良[995]。

影像表现不特异，但一系列的发现有其特征性[1083, 1084]。骨骼检查可见骨质疏松，长骨干骺端扁平，肋骨骨折，颅骨缝间骨（图 3-105A）。疾病早期头颅 MRI 显示基底节区 T₂/FLAIR 高信号[1085]。可出现快速进展的萎缩，并随后出现硬膜下血肿形成以及大脑皮质 T₁WI 高信号、T₂WI 低信号（图 3-105C）。大脑动脉迂曲扩张（图 3-105B）。注意快速进展的脑萎缩伴巨大的硬膜下血肿及皮质表面出血并非仅见于窒息或创伤，本病也应考虑在内。

（11）戊二酸尿症 I 型（戊二酰辅酶 A 脱氢酶缺乏）：戊二酸尿症 I 型（GA1，OMIM 231670）是一种常染色体隐性遗传病，是由于戊二酰辅酶 A 脱氢酶（GCDH）缺乏引起的。该酶位于线粒体基质内，与 L- 赖氨酸、L- 羟赖氨酸和 L- 色氨酸代谢中戊二酰辅酶 A 脱氢及去碳基形成丁烯酰辅酶 A 有关。编码 GCDH 的基因定位于 19q13.2。正如所有的基因病，不同外显子的突变可引起不同的表型。目前推测本病戊二酸（GA）及羟基戊二酸（3OH-GA）积聚在脑内，影响细胞功能并导致本病常见的急性纹状体损害[1086]，这可能是由于过度刺激

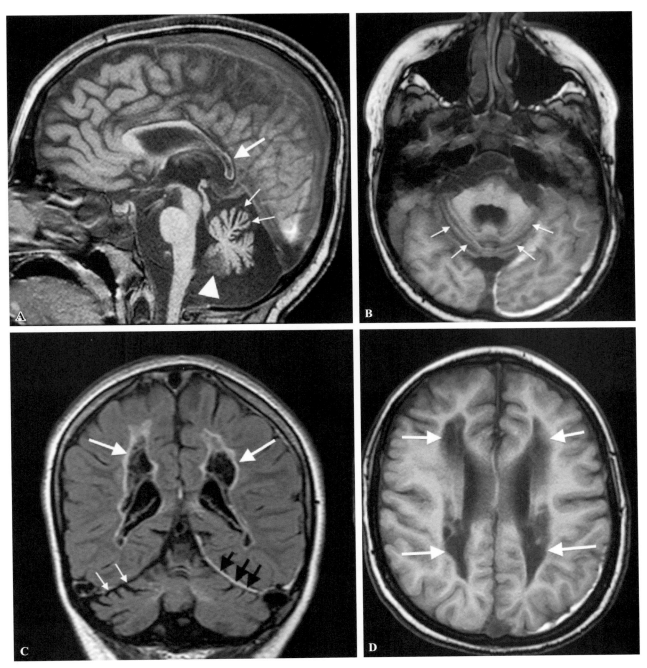

▲ 图 3-104　*NUBPL* 突变

1 岁男孩，运动功能受损及新小脑功能障碍。A 和 B. 矢状位及轴位 $T_1WI$ 显示小脑上蚓萎缩（小箭），胼胝体压部变薄、囊变（大箭），小脑下蚓水肿（大箭头）。由于最近摔倒造成左侧小的亚急性硬膜下血肿。C. 冠状位 FLAIR 显示三角区周围白质广泛囊变（大白箭），小脑半球萎缩（小白箭），沿小脑幕的硬膜下血肿（黑箭）。D. 轴位 $T_1WI$ 显示幕上侧脑室旁白质减少、囊变，脑室增大（白箭）

NMDARs 而造成的兴奋性中毒[1087]。治疗上应给予低赖氨酸饮食，补充肉碱，分解代谢的急性期目的是降低 GA 及 3OH-GA 的积聚，这能明显改善大多数患者的预后[1088]。

本病严重程度及病程不一，大多数患者在出生后第 1 年内出现头颅增大，是以肌张力减低、舞蹈状手足徐动症、癫痫或伴有神经发育倒退为特征的急性脑病[1088, 1089]。无论发病年龄，多数患者此时均可出现不同程度的纹状体损害[1090]。随后患者出现几个月的潜伏期[1089]，之后大约在 18 月龄（年

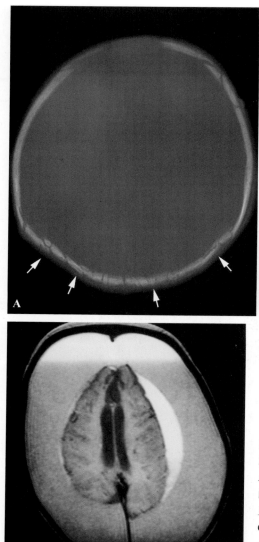

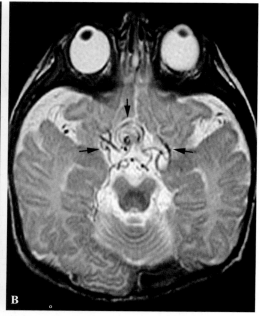

▲ 图 3-105　毛发灰白营养不良（Menkes 病、毛发扭结病）

A. 11 周龄患儿轴位 CT（骨算法）显示后部颅骨多发的缝间骨（白箭）；B. 轴位 $T_2WI$ 显示脑外脑脊液间隙显著增宽，Willis 环及周围可见多发扭曲血管影（黑箭）；C. 随后 5 个月是轴位 $T_1WI$ 显示严重的大脑萎缩及双侧大量的硬膜下血肿（图像由 Dr. Susan Blaser, Toronto. 提供）

龄范围新生儿至 37 月龄），通常由发热、伴一定程度的脱水性疾病引起急性脑病危象[1088]。急性期随访，大多数患儿运动功能丧失及出现严重肌张力障碍[1091, 1092]。智力可相对不受影响[1092]。极少有患者到成人期一直无症状[1093]。

　　患者根据尿中 GA 的水平可分为两种生化类型：低排泄型及高排泄型[1094]。基因表型及生化表型的相关性已有报道[1095]。高排泄型患者存在 GA 的积聚及神经突触损害，最近报道 $^1H$-MRS 可以测定 GA1 患者白质中 GA 及 3OH-GA，以区分低排泄型及高排泄型[1096]。

　　神经影像对疾病诊断及指导生化分析很重要。

影像表现为双侧额颞部巨大脑脊液间隙（开放的外侧裂），双侧外侧裂前部或颞部似蛛网膜囊肿，这是由额叶及颞叶岛盖发育不良所致（图 3-106 和图 3-107）[1087]，可通过产前超声[1097] 或 MRI[1090] 发现。基底节区及白质可见 $T_2$/FLAIR 高信号，早期多见于外侧壳，随后壳核及尾状核更明显，而苍白球不明显（图 3-106 和图 3-107）。病程早期白质可无异常，但在临床出现至少一次急性代谢失常白质即可出现异常信号（图 3-107）[1087]。与深部灰质核团改变相比，白质的改变包括髓鞘化延迟，对预后影响较小[1090]。随着病程进展出现基底节、皮质、白质萎缩。中脑上部的异常类似于肝豆状核变性中

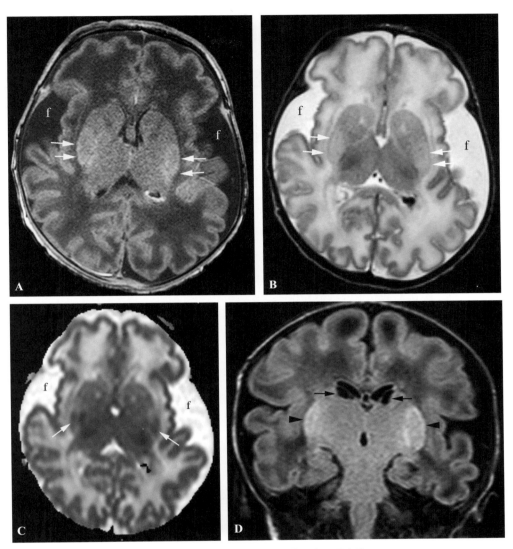

▲ 图 3-106 5 日龄的戊二酸尿症 I 型患儿

A 至 C. 轴位 $T_1WI$（A 图）、$T_2WI$（B 图）、平均弥散速率（C 图）显示壳核后部异常信号（白箭），符合急性 / 亚急性损伤。注意额颞部岛盖发育不全所致的扩大的外侧裂（f）；D. 冠状位 FLAIR 显示生发层囊肿（黑箭）及高信号的壳核（黑箭头）

的所谓的 "大熊猫脸"。在代谢危象中，小脑核团也可出现 $T_2$/FLAIR 高信号[1098]，通常沿第四脑室底的中央被盖束可见双侧对称的 $T_2WI$ 高信号[1098]。慢性硬膜下血肿可见于 20%～30% 的患者中，常在轻微外伤后，并合并视网膜出血[1092]。排除儿童虐待伤（特别是同时伴有视网膜出血）后，应注意巨大蛛网膜下腔或巨大的蛛网膜囊肿在轻微外伤后，更可能出现硬膜下血肿（见第 8 章）。最终，出现以额颞叶为著的弥漫性脑萎缩。

先进的成像技术可进行 GA1 分型。DWI 可显示白质弥散受限，深部灰质弥散速率可降低或升高[1099]，这取决于疾病所处的时期。在急性代谢失常后深部灰质核团弥散速率降低，但在疾病慢性期更多出现弥散速率增高。$^1$H-MRS 在疾病不同时期表现不同。在失代偿期或之后的早期亚急性期白质中乳酸轻度升高[1099]。而在亚急性晚期，可见 Cho 升高，NAA 降低[1099]。在慢性期，NAA 降低，未见乳酸峰[1089]。更重要的是，短 TE $^1$H-MRS（≤ 30ms）能够区别 GA 的高排泄型及低排泄型。高排泄型白质中 GA 可明显增高，而在低排泄型未见[1096]。此外，高排泄型白质中总的 Cr 及总的 NAA 明显降低，而伴白质改变时谷氨酰胺升高[1096]。

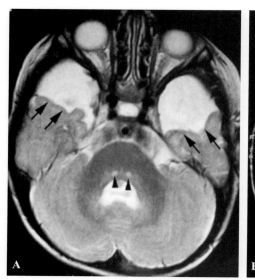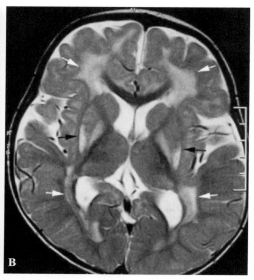

▲ 图 3-107 婴儿期发病的伴有发育迟缓及头颅增大的戊二酸尿症 I 型

A. 轴位 $T_2WI$ 显示由于颞叶岛盖发育不全导致的扩大的外侧裂（黑箭）及中央被盖束的高信号（黑箭头）；B. 轴位 $T_2WI$ 显示基底节区（黑箭）及脑室旁、深部白质（白箭）高信号，当伴有外侧裂扩张时这些是其典型表现

　　尽管以上影像表现并无特异性，但在以肌张力障碍为首发症状的头颅巨大儿童中，"开放性外侧裂"与双侧基底神经节疾病的组合高度提示是该病。在疾病婴儿期中出现头颅增大及白质病变的其他神经系统代谢性疾病，包括海绵状脑白质营养不良、婴儿型脑白质营养不良、羟基戊二酸尿症、伴有皮质下囊肿的巨脑性脑白质病，但其他疾病并无外侧裂扩张，并有其他影像表现（如羟基戊二酸尿症深部白质不受累）、波谱学发现（如海绵状脑白质营养不良 NAA 标志性升高，婴儿型脑白质营养不良 GFAP 升高）、图像特征（伴皮质下囊肿的巨脑性脑白质病中皮质下囊肿）能够进行鉴别。但应注意在良性及恶性的临床亚型中均可出现头颅增大及外侧裂异常，并不受临床治疗的影响。因此，短回波波谱学是非常有用的检查。此外，婴儿期外侧裂的异常伴有头颅增大，特别是在已知高患病率的族群中，即使没有出现基底节病变，应考虑立即进行专门实验室检查 GA1，以防出现可能的代谢危象而造成的基底节损害，从而引起的严重不良后果。本病需限制摄入赖氨酸和色氨酸的特殊饮食治疗。

　　(12) 多酰基辅酶 A 脱氢酶缺乏（戊二酸尿症 II 型）：多酰基辅酶 A 脱氢酶缺乏（MADD，OMIM 231680）也称为戊二酸尿症 II 型，是一种常染色体隐性遗传病，是线粒体内辅酶 Q 电子传递链缺陷引起。本病可由编码电子传递黄素蛋白 α、β 亚单位或电子传递黄素蛋白脱氢酶的至少 3 个基因突变引起：位于 15q24.2-q24.3 的 *ETFA*，位于 19q13.41 的 *ETFB*，位于 4q32.1 的 *ETFDH*。这些基因型与临床型并无明显关系，所以被统称为 MADD。MADD 分为三种临床型，伴有先天性畸形的新生儿起病型、不伴畸形的新生儿起病型、轻型或晚发型[1100]。本病可于新生儿、婴儿、儿童或成人起病，婴儿通常有多种表现：呼吸困难、低血糖、肌张力减低及酸中毒；面部畸形：高额头、鼻梁扁平、耳部畸形、前囟扩大；内脏畸形：肝大、多囊肾、生殖器畸形[1101]。早期婴儿发病者通常存活不超过数周时间，晚期婴儿发病可行饮食治疗控制疾病进展[1102, 1103]。有报道儿童、青少年及成人发病的病例。大多数晚发型的患者表现为运动不耐受，阵发性肌痛，伴或不伴肌肉无力，部分进展为呼吸衰竭及肝衰竭[1104, 1105]。

　　最近有少数报道不一的大脑白质受累及（在 1 例病例中[1106]）岛盖发育不全[1103, 1107]。我们所见的 MADD 中白质（大脑半球、胼胝体、小脑中脚）出现 $T_2$/FLAIR 高信号，只有一列出现尾状核头、壳核后部长 $T_2$ 信号。其他有报道苍白球高信号[1108]，颞叶发育不全及在 1 例中出现小脑蚓部缺如[1109]。

报道 [1]H-MRS 显示乳酸升高，Cho/Cr 升高，这意味着髓鞘化障碍 [1102, 1109]。

(13) 弗雷德里系共济失调：本病于小脑疾病中讨论。

(14) 乙基丙二酸脑病：乙基丙二酸脑病（OMIM 602473）是一种罕见的常染色体隐性遗传病，是由基因所致的硫化物的代谢异常引起 [1110]，常见于地中海和阿拉伯人。突变基因为 *ETHE1*，位于 19q13.32 [1111]。ETHE1 蛋白能够对硫化物解毒 [1110]，因此，其功能障碍造成脑、肌肉、肝脏及结肠黏膜内硫化氢（$H_2S$）的积聚，并限制短链酰基辅酶 A 脱氢酶（SCAD）及 COX 的活性 [1112]。儿童早期出现脑病、血管病变造成的瘀斑性紫癜及慢性出血性腹泻 [1112]。已知的临床分型包括伴有急性代谢危象的新生儿起病型，伴有缓慢进展的脑病伴或不伴代谢失常的婴儿早期或晚期起病型。伴有缓慢进展的患者表现为精神运动倒退，痉挛性四肢瘫，中心性肌张力减退，肌张力障碍及癫痫 [1110]。本病突出的系统性损害为血管病变（如视网膜静脉的扭曲，通常出生时并未出现）、皮肤瘀点或瘀斑、直立性手足发绀、持续性显微血尿及慢性腹泻。儿童期通常死亡，多数情况下，死因为血管病变并发症。

本病影像报道较少，表现为线粒体疾病典型特点：基底节、大脑白质及脑干有时出现点片状 $T_2$/FLAIR 高信号 [1111, 1113]。随访出现进行性萎缩 [1114]，并有报道出现可疑脑血管病变 [1115]，部分报道发现中枢系统畸形：脊髓拴系及 Chiari Ⅰ型畸形 [1116]。

(15) 非特异性线粒体疾病：尽管越来越少，许多线粒体疾病仍不符合任何综合征的描述而且目前暂时不能确定其遗传病因。这些非特异性线粒体病可于任何年龄起病，从新生儿至老人 [3, 980, 981, 1117]。与所有的线粒体病一样 [3, 980, 981, 1019]，表现多样，癫痫、身材矮小、神经退变、肌无力、运动不耐受、感音神经性听力损害最为常见 [1067, 1118, 1119]。

影像表现无特异性而伴组织损害，包括脑干、深部灰质核团、脑 / 小脑白质及脑或小脑皮质损害（CT 低密度，MRI 上 $T_1$WI 低信号及 $T_2$/FLAIR 高信号）[1052]，实际上从影像上不能将本病与本章其他疾病区别。注意线粒体疾病可有广泛的表现范围，包括从孤立的脑干受累（图 3-108）[1120] 到孤立的小脑萎缩（图 3-109）[1121, 1122] 到孤立的小 - 中等大小白质内囊变 [1007, 1008, 1123]。弥散成像及波谱学在区分疾病的急性与亚急性或慢性代谢损伤中非常有用。

(16) 丙酮酸脱氢酶缺乏症：丙酮酸脱氢酶缺乏症是一种罕见疾病，由丙酮酸脱氢酶复合体（PDHC）中的任一酶缺乏引起。PDHC 是线粒体基质中的一种多种酶复合体，催化丙酮酸氧化脱羧形

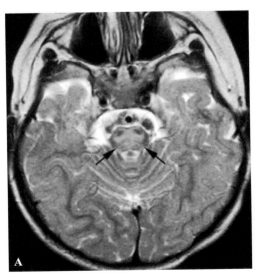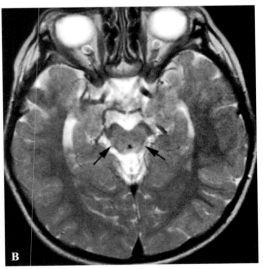

▲ 图 3-108 非特异性线粒体疾病伴有孤立性脑干受累
轴位 $T_2$WI 显示脑桥（A）及中脑（B）异常高信号（黑箭），小脑形态正常

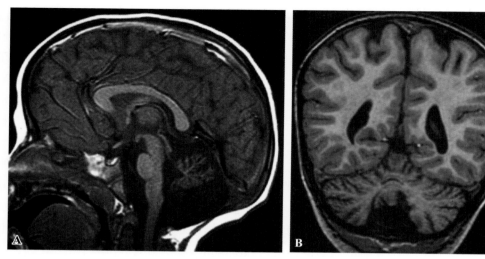

▲ 图 3-109　引起孤立性小脑萎缩的线粒体病
矢状位（A）及冠状位（B）T₁WI 显示萎缩的小脑皮质伴扩张的小脑沟

成乙酰辅酶 A。这种复合体是由五种酶组成，包括三个主要亚单元（E1、E2、E3），这三种均有更小的亚单元。许多 E1 中 α 亚单元（定位于 Xp22.1）突变是目前为止人类本病中最常见的病因（大约 70%）[1124, 1125]。本病临床表现差异较大，与突变的类型及其对酶的功能影响、当累及女性时受累 X 染色体失活程度有关。总体而言，临床表现与酶的残余活性具有明显相关性[1124]。由 E2[1126] 或 E3[1127, 1128]突变引起的本病并不常见（大约 10%）[1125]。正如前面所述，丙酮酸脱氢酶缺乏是一种 Leigh 综合征的病因，大约 35% 的 PDH 患者（大多数男性）有 Leigh 表型[1125]。临床可分为三种主要类型，即新生儿型、婴儿型及良性型[1129]，正如前述这取决于酶的活性残存活性[1124]。本病预后基本较差，> 70%出现中度到重度智力障碍，> 90% 出现声调障碍，> 60% 出现癫痫（通常难治性），> 80% 出现共济失调[1125]。新生儿型通常出现严重的乳酸性酸中毒，同时伴有僵硬、肌无力、呼吸暂停（通常需要插管）、抽搐、吸吮无力、畸形特征（宽鼻梁、鼻子上旋、小下颌、耳朵后旋、短手指及手臂、尿道下裂）、嗜睡、低体重、生长迟缓及昏迷[985, 1130]。患者可有危及生命的先天性乳酸性酸中毒或急性弛缓性瘫痪[1131, 1132]。婴儿型通常出现 Leigh 脑病，在 3—6 月龄起病，以精神运动发育迟缓、肌张力减低、抽搐、呼吸暂停、共济失调、锥体束征、头围增长减

慢、眼肌麻痹、视神经萎缩、周围神经病变、吞咽困难及颅神经麻痹为特征[985]。较大年龄的婴幼儿通常有更加良性的临床亚型，出现间歇性的肌张力障碍或肌无力及共济失调（通常与间歇性的乳酸血症有关）或阵发性肌张力障碍[1126, 1131]，也有表现为非特异症状或征象，如发育停滞或迟缓、肌张力减低[1133]。最常见的，患者出现发育减慢或停滞。通常在临床发作时出现典型的乳酸性酸中毒，伴有正常乳酸 / 丙酮酸比值。

35%～50% 的患者 MRI 可见 Leigh 综合征的表现（见前一节的病例，特别是图 3-96）[1134, 1135]。其他患者 MRI 可见小头（大约 50%）、不同程度脑萎缩，大脑及小脑的损伤或非常罕见脑畸形，其中最常见的是胼胝体发育不全（大约 20%），发育不良（大约 30%）或弥漫的胼胝体变薄（大约 50%），大于 60% 出现脑室扩张[1125, 1130]。丙酮酸脱氢酶缺乏是少数中的一种先天代谢异常造成脑畸形的疾病。基因的缺陷与影像表现之间相互关系并未确定，但部分突变影响 PDHC 中 E₁ 或 E₂ 蛋白通常仅苍白球出现异常[1126, 1132]。患儿可出现髓鞘化延迟及脑白质营养不良[1134]。对一些患者的研究显示白质病变首先累及小脑、内囊后肢及枕叶白质[1135]。其他患者在出生前后可出现脑白质内多发囊肿，可能是由于坏死造成的[1136]，而脑室扩张随后出现[1137]。由于损伤常于产前出现，此时病变白质弥散速率通常升

高[1137]。[1]H–MRS 几乎总是显示乳酸升高[1134, 1137]（有时丙酮酸峰值较小，为 2.36ppm[1138]），因此，在严重乳酸性酸中毒患者中发现胼胝体发育不全强烈提示 LDH 缺乏症的诊断。

**7. 尿素循环及氨代谢的疾病**

尿素循环疾病是由机体处理氨的主要通路障碍引起，包括鸟氨酸氨甲酰基转移酶缺乏（鸟氨酸转氨酶缺乏）、氨甲酰基磷酸合成酶缺乏、精氨基琥珀酸尿症（精氨基琥珀酸裂解酶缺乏）、瓜氨酸血症（精氨基琥珀酸合成酶缺乏）、高精氨酸血症（精氨酸酶缺乏）[1139, 1140]。高蛋白摄入或疾病导致病情加重，所有高氨血症都是由于不能清除饮食蛋白及谷氨酰胺升高而分解产生的氨。高氨血症造成中枢神经系统功能紊乱[1141]。鉴别诊断需依靠生化及基因的检测（表 3–20）。起病时间依分子缺陷及患者残留的清除氨代谢产物的能力而异。当分子功能严重破坏时，患者可在新生儿期发病，表现为出生后几天内出现的进行性的烦躁、嗜睡、喂养困难、低体温及癫痫。神经发育的结果与新生儿高血氨昏迷持续时间有关[1142]。血氨能够自由地通过血脑屏障，并能迅速转变为谷氨酰胺，其被认为产生氧化应激造成星形细胞肿胀[1143]，这可在 MRI 上观察到水肿。酶功能更好的患者则起病更晚（儿童期，青少年期或成年期），典型表现为间歇性神经功能障碍，如运动障碍、癫痫、共济失调、昏睡或昏迷。在最轻型患者中症状主要为精神障碍，如过度活跃行为、情绪障碍或精神病[1140]。本病常在小手术中麻醉或触发疾病发作[1142]。鸟氨酸氨甲酰基转移酶缺乏是 X 连锁显性遗传病（表 3–20），女性程度不一，而男性严重影响[1144]。改善的疗法可以带来更好的长期结果，但大多数幸存者都有发育障碍[1140]。

根据我们经验，鸟氨酸氨甲酰基转移酶缺乏、氨甲酰基磷酸合成酶缺乏及瓜氨酸血症的脑损伤模式类同[1145]，而精氨基琥珀酸尿症及高精氨酸血症可能类同。CT 表现无特殊，早期主要表现为由高血氨所致的弥漫的水肿（图 3–110A），特别在婴儿期。随后 CT 可见局灶性及弥漫性低密度影。MRI 可表现出一定特异性，出现特定区域的皮质及深部灰质核团 $T_1WI$ 低信号及 $T_2$/FLAIR 高信号，主要是岛叶皮质（后部较前部更常受累）、中央区、基底节（特别是苍白球）早期呈 $T_2WI$ 高信号及肿胀（图 3–110 和图 3–111）。患病新生儿，在出生后几天内出现深部灰质核团及皮质 $T_1WI$ 高信号（图 3–112），注意不要误诊为缺氧缺血性脑损伤，主要鉴别点为尿素循环障碍主要受累部位为苍白球及壳核，而新生儿缺氧缺血性脑病主要受累部位为丘脑。年长儿中，急性期主要表现为受累大脑皮质 $T_2WI$ 高信号及肿胀，岛叶及扣带回最常受累，额叶受累较顶叶、枕叶或颞叶更常见。中央区及枕叶皮质不被累及，这点具有特异性[1145]。Bireley 等[1146] 最近有

**表 3–20　尿素循环障碍疾病的鉴别**

| 疾病 /OMIM 编号 | 基因 / 定位 | 缺乏的酶 | 生化特征 |
| --- | --- | --- | --- |
| 氨甲酰基磷酸合成酶缺乏（CPTD）/237300 | *CSP1* 2q34 | 肉碱棕榈基转移酶 | 血浆中没有瓜氨酸，没有乳清酸尿症 |
| 鸟氨酸氨甲酰基转移酶缺乏（OTCD）/311250 | *OTC* Xp11.4 | 鸟氨酸氨甲酰基转移酶 | 乳清尿症，血浆中没有瓜氨酸 |
| 瓜氨酸血症 I 型（新生儿型）及 III 型（婴儿型）/215700 | *ASS* 9q34.11 | 精氨基琥珀酸合成酶 | 高血浆瓜氨酸、血氨、丙氨酸，高乳清尿症 |
| 瓜氨酸血症 II 型 /605814 | *SLC25A13* 7q21.3 | 肝脏中精氨基琥珀酸合成酶 | 高血浆瓜氨酸、血氨 |
| 精氨基琥珀酸尿症 /207900 | *ASL* 7q11.21 | 精氨基琥珀酸裂解酶 | 血浆中精氨基琥珀酸增高，血浆中瓜氨酸中度增高 |
| 高精氨酸血症 /207800 | *ARG1* 6q23.2 | 精氨酸酶 | 血浆精氨酸升高 |

OMIM. 在线人类孟德尔遗传定律

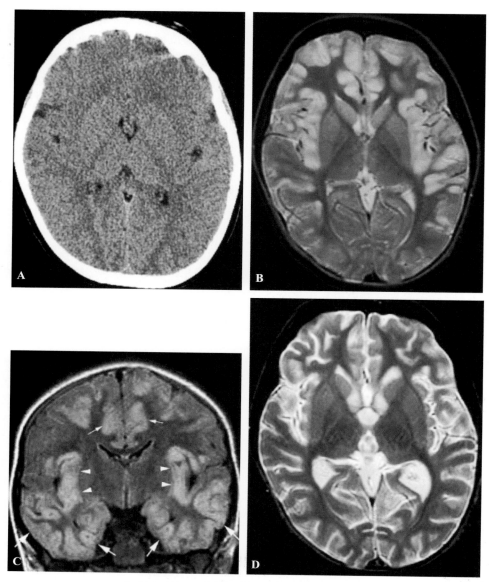

▲ 图 3-110　7 岁鸟氨酸氨甲酰基转移酶缺乏患儿
A. 轴位 CT 平扫显示弥漫肿胀，表现为脑沟消失，皮质密度减低造成灰白质对比消失；B. 轴位 SE 2500/70 显示岛叶及额叶皮质水肿，表现为高信号伴增厚；C. 冠状位 FLAIR 显示岛叶皮质（白箭头）、颞叶皮质（大白箭）及扣带回（小白箭）的高信号；D. 随访显示弥漫性大脑萎缩

相同的发现：随着血氨水平明显升高，岛叶周围皮质首先受累，逐渐扩展到额叶、顶叶、颞叶，最后是枕叶。有一个瓜氨酸血症新生儿出现急性高氨血症，发现中脑被盖出现弥散速率降低[1147]。如果高氨血症不进行有效的治疗，随着疾病进展，丘脑出现弥散速率降低[1146]，最后，出现非常严重的灰质及白质萎缩并可伴多囊改变。白质损伤可由 DTI 中 FA 值及弥散速率进行量化[1143]。有两点值得注意：①皮质下 U 形纤维受累，皮质下白质通常受累

严重、早期即可受累[1148]；②大脑受累可有轻度不对称。

本组疾病急性期及亚急性期 $^1$H-MRS 显示乳酸升高（1.33ppm 中双峰），谷氨酰胺 / 谷氨酸盐升高（2.1～2.4ppm 的宽峰，紧跟 NAA 峰及谷氨酰胺引起的 3.75ppm 峰[1149, 1150]）。由于 $T_2$ 弛豫时间短，因此，谷氨酰胺 / 谷氨酸盐在短回波时间（20～30ms）序列（STEAM）更好观察（图 3-111）[1149]。

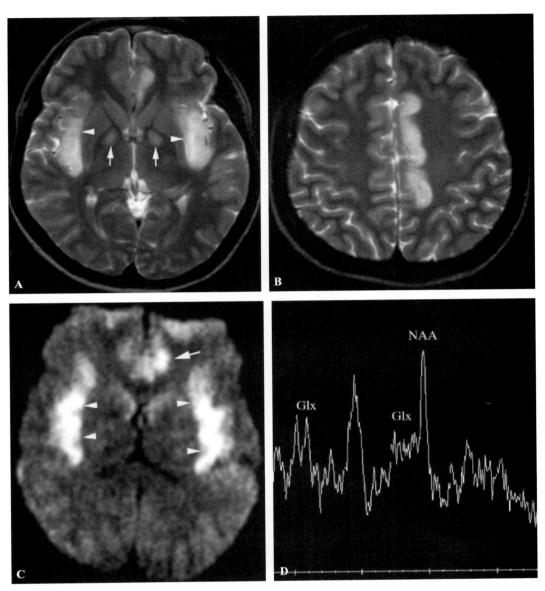

▲ 图 3-111　5 岁瓜氨酸血症患儿

A 和 B. 轴位 $T_2WI$ 显示苍白球（白箭）、岛叶皮质及下面的外囊及最外囊（白箭头）、左侧扣带回皮质、左侧额叶内侧皮质水肿；C. 轴位 DWI 显示岛叶（白箭头）及左侧扣带回皮质（白箭）弥散速率降低；D. 单体素 $^1H$-MRS（TE=30ms）显示基底节区 NAA 降低，谷氨酸盐及谷氨酰胺（Glx，在 2.1～2.5ppm 及 3.8ppm）升高

### 8. 甲基丙二酸和丙酸血症

甲基丙二酸及丙酸血症均为常染色体隐性遗传病，造成酮症酸中毒及尿中相应的酸升高。丙酸血症（PA，OMIM 606054）由编码丙酸 -CoA 羟化酶基因（*PCCA*，定位于 13q32；或 *PCCB*，定位于 13q21-23）突变引起[1151]。甲基丙二酸血症（MMA，OMIM251000）是由编码甲基丙二酸 -CoA 变位酶基因（*MUT*，定位于 6q21）突变引起[1152]，甲基丙

二酸 -CoA 变位酶有辅酶钴胺素（维生素 $B_{12}$），功能为将甲基丙二酰辅酶 A 转化为琥珀酰辅酶 A。这两种疾病通常出生后早期出现发作性代谢性酸中毒、呕吐、呼吸急促、昏睡及癫痫发作，通常导致昏迷及死亡。存活者典型表现为矮小、小头、四肢麻痹、运动障碍及精神运动发育迟缓，同时出现发作性呕吐、酮症及昏迷[1153]。其他晚发型患者出现更加多样的临床表现，通常导致进行性脑病伴有不

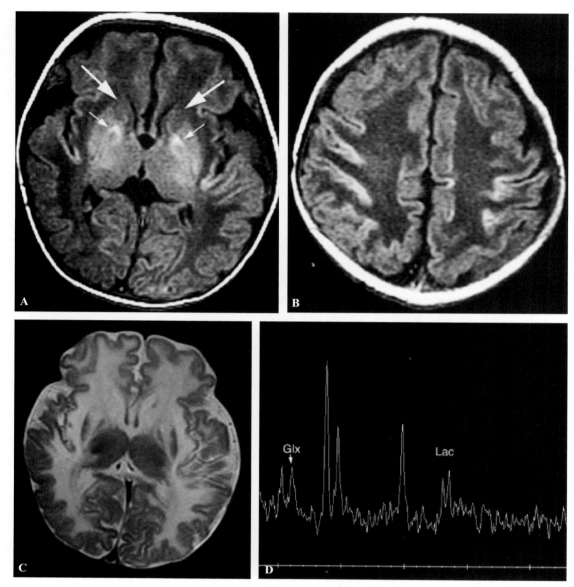

▲ 图 3–112　鸟氨酸氨甲酰基转移酶缺乏的新生儿

A 和 B. 轴位 T$_1$WI 显示豆状核高信号，特别是苍白球（A 小白箭）、岛叶皮质及中央区皮质高信号。此外尾状核头出现低信号（A 大白箭）；C. 轴位 T$_2$WI 显示白质、基底节异常的弥漫性高信号（同脑脊液信号类似），提示弥漫水肿；D. $^1$H–MRS（TE=288ms）显示异常的乳酸峰（Lac）及异常的谷氨酸盐峰（Glx）

同程度的中枢性肌张力减低，有时伴有运动障碍、学习障碍、癫痫、肌张力障碍或反复发作的呕吐伴有酮症酸中毒。PA 患者通常精神预后较差，并出现心肌病，而 MMA 患者通常出现慢性肾脏疾病[1153]。神经系统检查显示中枢性肌张力减低，在代谢危象时出现锥体束征及症状。基底节受累常出现肌张力障碍及舞蹈样手足徐动症。患者出现卒中样症状非常罕见[1153-1155]。

CT 及 MRI 显示局部水分增加（CT 低密度、T$_1$WI 低信号、T$_2$/FLAIR 高信号），MMA 最常出现于苍白球（图 3–113）[1156]，而 PA 最常见于白质、壳、尾状核（图 3–114）[1157]。MMA 患者 CT 可见基底节区钙化[1157]，MRI 典型表现为苍白球对称的大小不一的囊变（图 3–113B）[1156]，囊肿也可出现在黑质，但这些在正常人的大血管旁间隙也可出现，所以其意义是有争议的。异常的 CT 低信号及

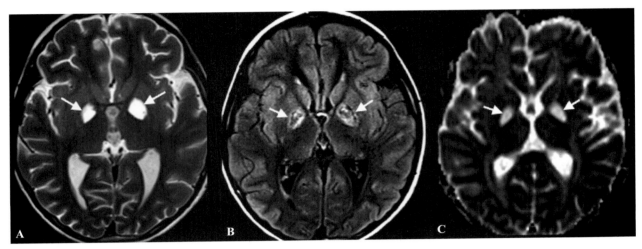

▲ 图 3-113 甲基丙二酸血症

8 岁患儿，以新发严重肌张力障碍伴反复呕吐起病。A. 轴位 $T_2WI$ 显示苍白球高信号（白箭）；B. 轴位 FLAIR 显示苍白球不同程度的高信号（白箭）；C. 显示轴位弥散速率增高（白箭）

MRI $T_2WI$ 高信号通常见于脑室旁白质[1157, 1158]，早期可出现髓鞘化延迟，晚期皮质及白质体积减小。在临床急性失代偿期，受累区域出现弥散速率降低，类似于线粒体功能障碍[1159]。

$^1$H-MRS 在丙酸血症中基底节区出现 NAA 及肌醇降低、谷氨酸盐 / 谷氨酰胺升高[1160]，MMA 中 NAA 也降低[1159]。一些病例报道两种疾病乳酸升高[1159, 1161]。PET 显示 18- 氟 -2- 脱氧葡萄糖在病程

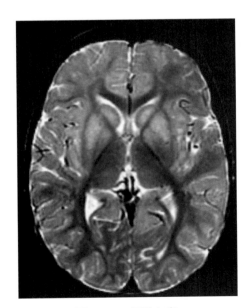

▲ 图 3-114 丙酸血症

22 月龄患儿。轴位 $T_2WI$ 显示尾状核头及壳核高信号，同时出现白质髓鞘化延迟

早期（1 岁以内）摄取增加，而 2—3 岁，基底节区摄取降低[1162]。

### 9.GM1 及 GM2 神经节苷脂贮积症（Tay-Sachs 及 Sandhoff 病）

神经节苷脂贮积症是由遗传缺陷造成神经节苷脂代谢异常。患者临床表现多样，可在任何年龄出现严重的症状。婴儿期或儿童早期起病最常见，发病时间主要受中枢神经系统受累的影响[1163]。

GM1 神经节苷脂贮积症（OMIM 230500）是一种罕见的溶酶体贮积病，其特征为由溶酶体 -β- 半乳糖苷酶活性缺乏所致。造成 GM1 神经节苷脂及去唾液酸基 -GA1 在脑内、低聚糖在腹腔脏器内积聚[1164]。临床严重程度与残存酶活性相关[1165]。本病分三型[1164, 1166]，均为定位于 3p21.33 染色体的 GLB1 基因突变[1167]。同样的基因突变可造成黏多糖 B 型（见本章前部的黏多糖病一节），而这两者临床表现有一定重叠[1165]。最常见婴儿型，出现面容异常，骨骼发育不良，肝脾肿大，肌张力减低，神经发育迟缓及癫痫，随后发展为痉挛状态及失明。晚发婴儿 / 青少年型于儿童早期（通常于 1—5 岁）出现进行性精神运动发育迟滞，随后出现构音障碍及锥体束外运动障碍，通常发病后几年内死亡。慢性型儿童或成人出现缓慢进展的肌张力障碍、构音障碍、共济失调、肌阵挛及锥体外系症状[1163, 1166]。晚发婴儿型及慢性型通常不出现面容异常、肝脾大、

骨骼发育障碍。脑部影像通常不明显。

GM2 神经节苷脂贮积症是常染色体隐性遗传病，是由己糖胺酶缺乏引起鞘脂类异常存储。GM2 神经节苷脂降解为 GM3 神经节苷脂需要溶酶体的乙酰氨基己糖苷酶，该酶包括两个主要的同工酶 A 和 B。同工酶 A（也被称为 α 亚单位）是由定位于 15q23-24 的 *HEXA* 基因编码，其缺乏造成 Tay-Sachs 病（OMIM 272800）。同工酶 A 和 B 的 β 亚单位（由定位于 5q13.3 的 *HEXB* 编码）缺乏造成 Sandhoff 病（OMIM 268800）[1168]。本病第三种类型，称为 Tay-Sachs 病 AB 变异型或 GM2 神经节苷脂贮积症 AB 变异型（OMIM 272750），是由 GM2 激活蛋白缺乏引起，该蛋白调节水溶性的 β 氨基己糖苷酶 A 及其膜嵌入基底，GM2 神经节苷脂的相互水平[1169]。本病所有三种类型均造成 GM2 神经节苷脂在神经元细胞基质内的积聚，造成广泛的神经元的丧失及白质的变性，而造成脑萎缩。本病三种类型临床及影像表现类似。在最常见婴儿型中，患者于 6 月龄至 1 岁出现精神运动发育迟滞、肌张力减低，随后出现精神发育倒退，头部及躯干失去控制。进行性运动肌无力、痉挛状态、肌张力障碍、舞蹈运动、共济失调、失明、巨颅畸形及癫痫。3～10 年后，患儿卧床不起并出现精神错乱[1170]。青少年型一般在第一个 10 年的中后期起病，出现步态紊乱、构音障碍、共济失调及发育延迟[1163]。成人型一般于中年起病，出现进行性认知损害，下运动神经元病及小脑共济失调[1171]。在青少年及成人型，神经影像表现通常小脑萎缩较大脑萎缩严重，因此将这两型在本章最后小脑疾病中讨论。

在婴儿型 GM1 神经节苷脂贮积症、Tay-Sachs 病、Sandhoff 病神经影像表现基本相同[1166, 1172-1174]，但也有细微差异。CT 在疾病早期显示丘脑高密度及白质内低密度，晚期大脑及小脑萎缩[1175]。Sandhoff 病中 MRI 显示丘脑出现一些 $T_1WI$ 高信号、$T_2WI$ 低信号[1173, 1174]，纹状体出现 $T_1WI$ 低信号、$T_2WI$ 高信号（图 3-115）[1176]。Tay-Sachs 病中基底节、丘脑后内侧出现 $T_1$ 低信号、$T_2WI$ 高信号，前部丘脑也可见 $T_1$ 及 $T_2$ 缩短伴弥散速率降低（图 3-116）[1174]。有 1 例报道晚发婴儿型 GM1 神经节苷脂贮积症患者在急性期 MRI 出现 $T_1WI$ 高信号和 $T_2WI$、$T_2^*WI$

低信号，同时伴有广泛萎缩，壳萎缩伴 $T_2WI$ 高信号，苍白球萎缩伴 $T_2WI$/FLAIR 明显低信号[1177]。GM2 神经节苷脂贮积症基底节区 $T_2WI$ 高信号可使基底节同周围白质 $T_2WI$ 信号一致（图 3-115 和图 3-116），而有机酸血症及线粒体疾病中基底节均可出现明显高信号。Tay-Sachs 病和 Sandhoff 病中白质中均出现进行性弥散性 $T_2WI$ 高信号（图 3-115B 和图 3-116D），偶有表现为类似于脑白质营养不良，或一些人认为[54]是髓鞘化不良的表现，然而胼胝体通常保持正常髓鞘化。Sandhoff 病中丘脑萎缩及 $T_2$ 缩短通常见于较年长儿[74, 1173]。最终出现大脑及小脑萎缩。

有报道 Tay-Sachs 病与同龄儿相比，基底节区短回波（30ms）$^1$H-MRS 出现肌醇及胆碱升高，伴有 NAA 降低[1178, 1179]。有 1 例 Sandhoff 病短回波 MRS 显示 NAA 降低，胆碱及肌醇升高，并于 2.07ppm 处出现乙酰己糖胺峰；聚集乙酰己糖胺最多处位于白质及丘脑[1180]。

## 10. L-2- 羟基戊二酸尿症

L-2- 羟基戊二酸尿症（OMIM 236792）是一种常染色体隐性遗传病，由定位于 14q22 的 *L2HGDH* 基因突变引起[1181]。该基因编码一种假定的线粒体蛋白，这种蛋白被其作者命名为 "duranin"，是 FAD 依赖的氧化还原酶同工酶[1181]。受累患者表现为出生后 1 年内出现缓慢进展的中等程度的运动发育迟缓（主要表现为共济失调）、巨颅，有时出现热性惊厥[1182]。精神障碍通常表现程度多样并于出生后第 2 年显著[1183-1186]，通常伴有肌张力障碍及锥体束征。本病出现暴发式的病程并致婴儿死亡较罕见[1187]。病理学显示患儿大脑及小脑白质出现海绵状变性、胶质细胞增生、神经纤维网空泡形成。皮质下白质出现星形胶质细胞大量增生、明显脱髓鞘及囊腔形成。基底节及小脑较少受累，通常可出现海绵状结构，但仅有轻微神经元缺失，无囊腔形成[1183-1185, 1187-1189]。

MRI 表现基本能够确诊本病。长 $T_1$ 及长 $T_2$ 可见于苍白球及小脑核（图 3-117 A、B 和 E）。大脑白质呈现一种特征性表现：即向心的、轻度前后方向变化，皮质下白质明显受累并信号明显异常，而脑室旁白质、特别是皮质脊髓束及胼胝体不受累

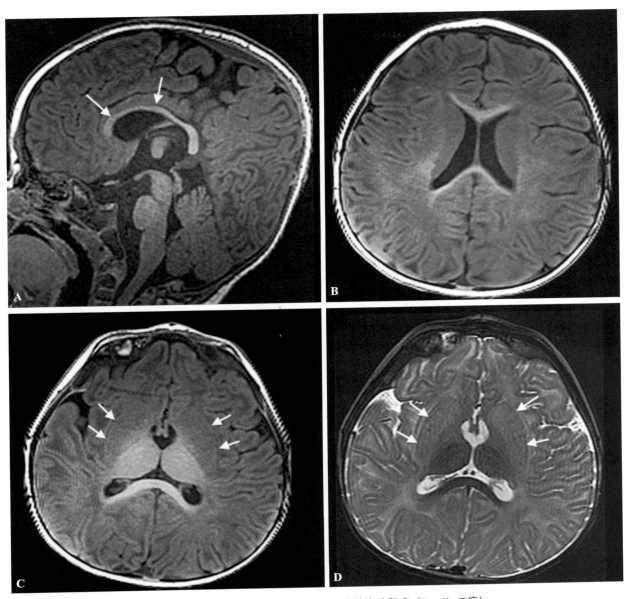

▲ 图 3-115　11 月龄男孩，GM2 神经节苷脂贮积症（Sandhoff 病）

A. 矢状位 $T_1WI$ 显示胼胝体膝部及体部前部变薄伴小片状低信号（白箭）；B. 放射冠层面轴位 $T_1WI$ 显示髓鞘化不良，除胼胝体外，白质未出现高信号；C 和 D. 轴位 $T_1WI$（C）及 $T_2WI$（D）显示丘脑高信号（C）及低信号（D），但基底节明显 $T_1WI$ 低信号、$T_2WI$ 高信号（白箭），同时皮质下及深部白质缺乏髓鞘化

（图 3-117 B 和 C）。外囊、最外囊以及内囊前肢及膝部异常。小脑白质通常不受累。尽管初步观察可能有类似脑白质病表现，但基底节总有些细微的不同 [886, 1183, 1186, 1190]。丘脑正常，但小脑核通常异常伴一定程度的肿胀（图 3-117 B 和 E）[866, 1182, 1183, 1186, 1190]。之后，更广泛的白质受累，并且受累部位逐渐萎缩 [866, 1182, 1186, 1190]。患病新生儿小脑可在出生后几天内见 $T_2WI$ 高信号。最终，这发展成轻度到重度小

脑萎缩，特别是蚓部。白质弥散速率通常正常，急性期弥散速率降低 [39] 而慢性期皮质下白质弥散速率升高 [1191]。短回波 $^1H$-MRS 一般正常或 NAA 轻度降低而肌醇轻度升高（图 3-117 D）[1191]。

正如以上描述，当疾病病程相对较长、较温和时，患者通常可存活至成年。近来，越来越多的数据显示 L-2- 羟基戊二酸尿症患者脑部肿瘤发生概率（5%～10%）升高 [1192, 1193]。原因并不清楚，但值

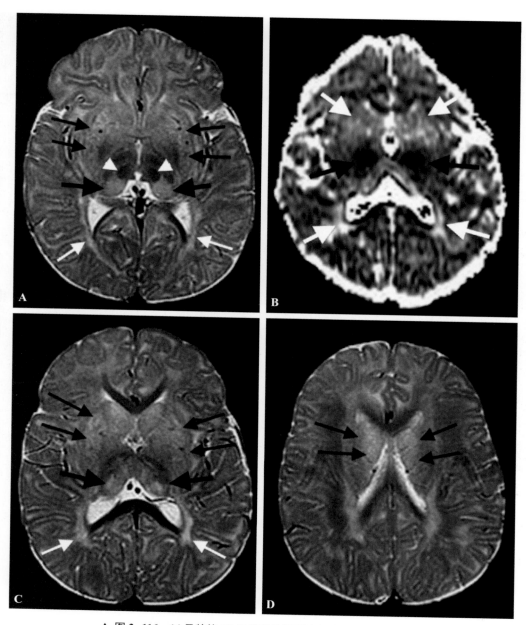

▲ 图 3-116 14 月龄的 GM2 神经节苷脂贮积症（Tay-Sachs 病）

A、C 和 D. 轴位 $T_2$WI 显示基底节（小黑箭）及丘脑大部分（大黑箭）呈高信号，除了丘脑腹外侧圆形区域（白箭头）是为低信号外。A、C 图中的白箭显示侧脑室周围的水肿。B.A 图层面 ADC 图显示大多数深部灰质核团及侧脑室旁白质弥散速率异常升高（白箭），但前部丘脑弥散速率降低（黑箭），该部分在 A 图可见 $T_2$WI 低信号

得注意的是，最近研究显示 2-羟基戊二酸（一种肿瘤相关的 IDH 突变体产物）具有潜在致癌作用[1194]。

**11. 急性坏死性脑炎**

急性坏死性脑炎（ANE）是指一种发生于婴儿及儿童的双侧丘脑-被盖受累的急性脑病，婴儿于 6—18 个月最常受累[1195-1198]。本病在一些国家甲型 $H_1N_1$ 变体流感 A 暴发后出现大量报道[1199-1201]，大约有 10% $H_1N_1$ 流感患者发展成 ANE[1200]。90% 以上的患者由轻度前驱疾病（发热及上呼吸道、胃肠道感染）引发。在 0.5～3 天后，患者出现急性发病的神经系统症状。在更严重的病例中，患者出现抽搐（40%）、认知受损（28%）或呕吐（20%），常于起病 24h 内出现昏迷。最近有报道本病症状有时较轻微，出现认知改变或运动症状改变为唯一征

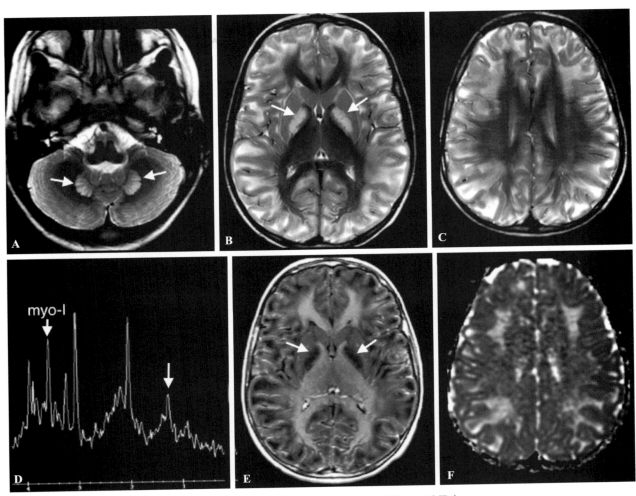

▲ 图 3-117 一名 4 岁儿童患有 L-2- 羟基戊二酸尿症

2 岁时起病。A 至 C. 轴位 $T_2WI$ 显示小脑核（A 白箭）、苍白球（B 白箭）、皮质下白质（B 和 C 高信号）高信号。注意侧脑室旁白质、内囊后肢、胼胝体是正常的。D. $^1H$-MRS 显示大的肌醇峰（标有 myo-I）及 1.2～1.3ppm 大分子峰（无标号的白箭）。E. 轴位 $T_1WI$ 显示苍白球（白箭）低信号，低于壳核及尾状核。皮质下白质出现低信号。F. ADC 图显示皮质下白质弥散速率升高（高信号）

象[1202]。Yamamoto 等[1203] 制作一个严重程度的评分系统，出现休克为 3 分，MRI 脑干损伤为 2 分，年龄大于 48 月龄为 2 分，血小板计数低于 100 000/μl 或脑脊液蛋大白于 60mg/dl 为 1 分。总分 0～1 分认为低风险；2～4 分认为中等风险；5～9 分认为高风险。这套评分系统显示与预后的显著相关性[1203]。生化研究显示，82% 患者出现天冬氨酸盐转氨酶升高，70% 出现丙氨酸转氨酶升高，77% 出现乳酸脱氢酶升高。脑脊液压力升高，蛋白升高而细胞计数不高[1195-1198]。流感 A 病毒及 B 病毒、人类疱疹病毒 6、单纯疱疹病毒、支原体、麻疹、肠道病毒感染与该病有关[1199, 1201, 1204-1207]。许多作者认为最可能是感染后的免疫介导导致本病[1195, 1204, 1208, 1209]。此

外，部分病例反复发作及出现家族式发作，提示本病常染色体显性遗传形式，可能的基因是 RANBP2，编码核膜孔蛋白 Ran Binding 蛋白 2[1210]，定位于 2q12.1-2q13[1211, 1212]。当本病出现在家族多个成员或个体反复发作，应怀疑有该基因突变可能[1210]。在尸体或病理样本中脑脊液中缺乏病毒体及缺乏病毒的分子或免疫组化的证据进一步支持自身免疫假说[1201]。

病理可见脑肿胀、丘脑、脑干被盖及小脑齿状核神经元及胶质坏死。脑实质内小血管旁出现瘀点出血，也可出现非出血性大脑及小脑白质的损害。除了少数渗出的白细胞，缺乏炎症细胞区别本病与 ADEM 及急性出血性脑脊髓炎[1195]。

ANE 神经影像表现为双侧丘脑损伤（本病的特点），与壳后部及外囊 / 最外囊损伤相连续（图 3-118）。数天之后在出血区域周围出现环形强化。但在第 1 天出现弥漫的丘脑强化，可能是由细胞因子升高造成血管内皮损伤导致血脑屏障破坏所致 [1213]。壳核通常不受累。多数报道显示脑干（被盖或者整个受累区）（图 3-119 B）CT 低密度及 $T_2$/FLAIR 高信号，并且在某些情况下，小脑核及深部白质也受累（图 3-119 D）。这些区域均可出现囊变或出血，特别是中央部分（图 3-119 F 和 G）[1214]。大约一半的受累患者中大脑半球受累，通常出现点片状低密度及 $T_2WI$ 高信号（图 3-118 和图 3-119 I）。可出现部分囊变，但大脑出血较少见 [1195, 1209]。在起病后几天之内受累脑干、小脑及丘脑弥散速率降低（图 3-119F 和 G）[1207, 1215]，但损害区域迅速囊变则弥散速率升高（图 3-118），可能是由实质快速坏死所致。最终体积减小（图 3-119 H 和 I）。

### 12. 3- 甲基戊二酸尿症

3- 甲基戊二酸尿症（3-MGA- 尿症）是一种许多代谢异常中均可出现的常见生化异常。然而，有一组伴有明显且持久升高尿 3-MGA 的疾病已被识别。以前，尿中 3-MGA 明显升高的疾病根据被发现的顺序被分为 5 种类型。最近，Wortmann 等 [41] 基于病理机制推测一种新的定义方法，这种定义方法被应用于此。这种定义将亮氨酸代谢障碍（AUH 缺乏，OMIM 250950）所致的"原发 3-MGA 尿症"与三种"继发 3-MGA 尿症"进行区分，而后者由其缺乏蛋白进行定义及命名：磷脂重塑障碍（TAZ 缺陷，OMIM 302060）、线粒体膜相关疾病（OP3，DNAJC19；或 TMEM70 缺陷，OMIM 258501）以及"无其他特殊"的 3-MGA 尿症 [41]。

原发 3-MGA 尿症（OMIM 250950）患者典型表现为早发的痴呆伴进行性强直状态。该疾病是由于编码 3- 甲基戊烯二酰辅酶 A 水合酶的 AUH 基因突变，亮氨酸代谢出现障碍 [1216]。这种临床表现多样，部分患者表现为语言发育延迟，与胃食管反流有关的高氯性酸中毒，而有些患者表现更加严重，包括癫痫及小脑症状 [712]。早期，MRI 表现为额叶深部白质轻度 $T_2$/FLAIR 高信号，随后出现更广泛白质受累及基底节萎缩 [1217]。

继发 3-MGA 尿症中由于 TAZ 缺陷所致的磷脂重塑障碍（以前 II 型 3-MGA 尿症或巴 - 斯综合征）是本病中最常见的原因 [1218]。可于出生后或 50 岁内发病，常见于 10—20 岁 [1217]，主要表现为 X 连锁的心肌病、身材矮小、中性粒细胞减少症、氧化磷酸化障碍（OXPHOS）、高胆固醇血症、认知障碍及轻度的面容形体异常，脑部 MRI 正常。而 SERAC1 突变所致磷脂重塑障碍（以前的 IV 型 3-MGA 尿症）出现进行性强直状态、肌张力障碍、听力障碍、严重的精神运动迟滞及 OXPHOS 缺乏。部分病例中出现新生儿低血糖及乳酸性酸中毒 [1162, 1219]，可表现为 Leigh 综合征 [1220]，而 MRI 类似于 Leigh 综合征，基底节、大脑白质和中脑可见弥散受限，以及 $T_2$/FLAIR 高信号（图 3-120）。

继发 3-MGA 尿症中继发于线粒体膜的相关疾病包括影响外部线粒体膜的 OPA3 突变（之前为 III 型 3-MGA 尿症或 Costeff 综合征 [1121]），影响线粒体蛋白输入的 DNAJC19 突变（之前 V 型），被认为影响内部线粒体膜及线粒体复合体 V 合成的 TMEM70 突变（之前的 IV 型）。OPA3 突变患者表现为共济失调、锥体束外功能障碍、视神经萎缩，MRI 表现无特异。DNAJC19 突变患者出现扩张性心肌病、非进展的小脑共济失调、睾丸发育不良、生长障碍、贫血及肝脏脂肪变性。TMEM70 突变患者临床表现多样，包括 ATP 酶缺乏、肌病、肥大性心肌病、白内障、精神运动发育迟滞、乳酸性酸中毒及高氨血症 [41, 1221]。尽管这些 3-MGA 变异型偶有萎缩，但是影像学通常无特异性。

### 13. 钼辅助因子缺乏症

钼辅助因子缺乏症（MoCD，OMIM252150）是一种常染色体隐性遗传病，是由于缺乏钼辅助因子生物合成途径所需要的酶所致。这些酶由几种基因编码（定位于 6p21.2 的 MOCS1，其缺乏造成 MoCD A 型；定位于 5p11.2 的 MOCS2，其缺乏造成 MoCD B 型）。这些基因合成钼辅助因子两个独立步骤中至关重要的酶 [1222]。这两种类型其临床表现相同。第三种 MoCD 类型，C 型，与互补群 C 有关，是由 Gephyrin（桥尾蛋白）基因（定位于 14q23.3 的 GEPH）的纯合子突变引起 [1223]。注意 MoCD 与原发性亚硫酸盐氧化酶缺陷（见下一节）

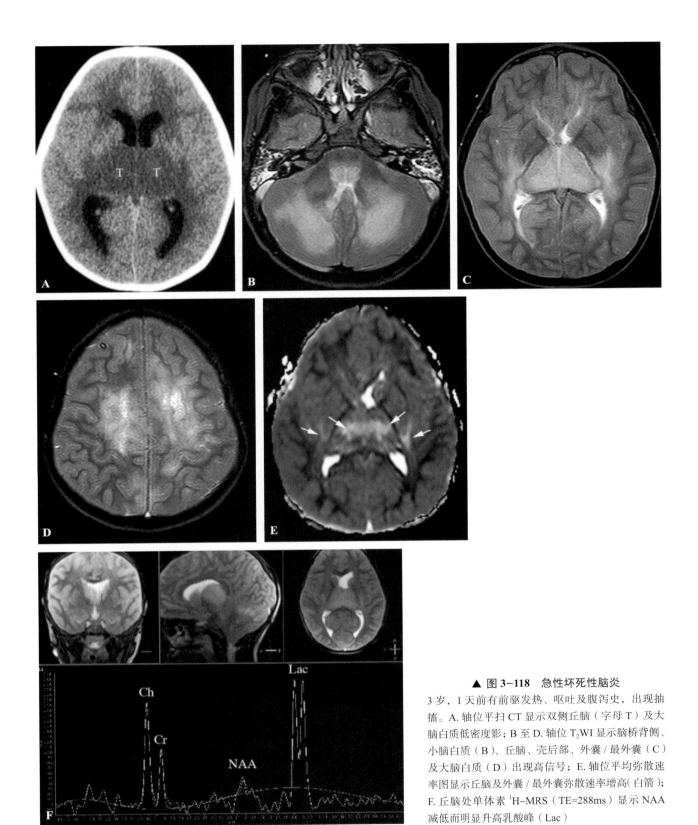

▲ 图 3-118 急性坏死性脑炎

3 岁，1 天前有前驱发热、呕吐及腹泻史，出现抽搐。A. 轴位平扫 CT 显示双侧丘脑（字母 T）及大脑白质低密度影；B 至 D. 轴位 $T_2WI$ 显示脑桥背侧、小脑白质（B）、丘脑、壳后部、外囊 / 最外囊（C）及大脑白质（D）出现高信号；E. 轴位平均弥散速率图显示丘脑及外囊 / 最外囊弥散速率增高（白箭）；F. 丘脑处单体素 $^1H$-MRS（TE=288ms）显示 NAA 减低而明显升高乳酸峰（Lac）

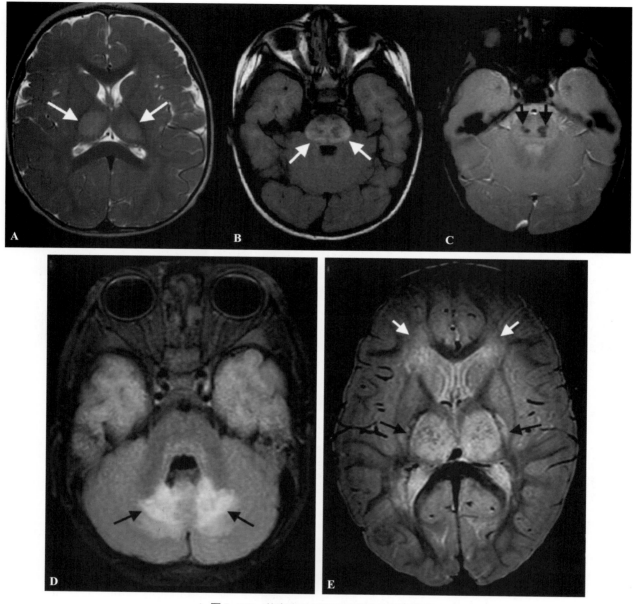

▲ 图 3-119　伴有出血及坏死的急性坏死性脑炎

两个患者中第一个患者轴位 T₂WI（A 图）显示双侧丘脑（白箭）肿胀，而轴位 FLAIR 图（B）显示脑桥弥漫水肿（高信号，白箭），中央伴低信号。脑桥层面轴位梯度回波图（C）显示中央出血性坏死所致的低信号（黑箭）。第二个患者早期影像显示小脑核（D 黑箭）、脑桥及内囊（E 大黑箭）、侧脑室旁白质（E 白箭）广泛水肿。同时此时 ADC 显示这些区域弥散速率降低（F 和 G 白箭）。随访显示体积明显变小伴小囊腔（H 和 I 白箭）（D 至 I 图是由 Dr. Ali Radmenesh，NYU. 提供）

临床上有广泛的重叠，只能通过尿中黄嘌呤及次黄嘌呤升高及血清尿酸降低进行鉴别 [40]。

钼辅助因子缺乏症患者出生后几天即出现严重的神经系统症状及综合征，而脑部损害可能出生前即出现 [1224]。这种新生儿脑病可类似于缺氧缺血性脑病，主要的症状为耐药的癫痫及脑电图出现暴发 - 抑制 [1225, 1226]。其他特征包括喂养困难、精神发育迟滞、眼晶状体脱位及肌阵挛 [1227]。生化异常包括尿中亚硫酸盐升高、血浆尿酸降低、尿中尿酸极低。令人振奋的是 MoCD A 型（*MOCS1* 基因突变）患者似乎对环吡喃磷酸盐（cPMP）治疗有效 [1228]，而 B 型和 C 型其治疗效果仍在研究中。

患儿脑病理显示严重的、弥漫的脑部萎缩伴弥漫的髓鞘缺失，皮质及中央神经元缺失、胶质增

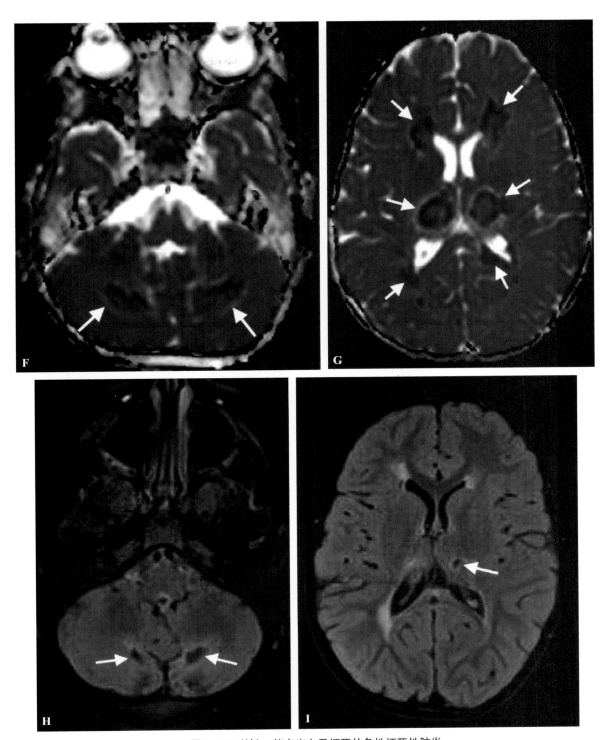

▲ 图 3-119（续）　伴有出血及坏死的急性坏死性脑炎

生，囊变通常于基底节最严重[1229-1231]。神经影像学显示病理学的预期改变：整个颅脑明显损害。在新生儿期，皮质、皮质下白质及基底节区，CT 显示密度减低，$T_1WI$ 呈低信号、$T_2$/FLAIR 呈高信号（图

3-121A 和 B），弥散受限（图 3-121 C），意味着损伤及水肿[1232, 1233]。在一些病例中，出生后几天在这些区域即已经出现囊变，提示产前的损伤[1234]。注意最初 MoCD 与新生儿缺氧缺血性脑病在 MRI 鉴

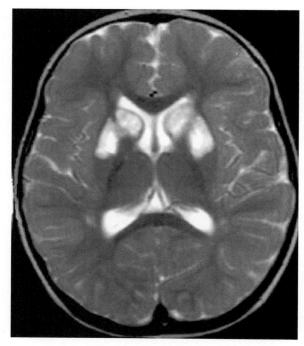

▲ 图 3-120　3- 甲基戊烯二酸尿症，Ⅰ型
轴位 T₂WI 显示尾状核头及壳核前部出现高信号

别困难：①皮质大片损害通常见于 MoCD，而 HIE 较少见；② MRS 显示 MoCD 中胆碱升高而 NAA 正常，而 HIE 中两者均降低。出生后 1 周内，超声及 MRI 显示白质中快速囊性退变伴有扩大的脑室及蛛网膜下腔（图 3-121E-G）[1235]，受累区域弥散受限[1235]。在亚急性期，基底节显示 T₁WI 低信号、T₂WI 高信号，类似于严重的新生儿低血压（见第 4 章）及尿素循环障碍。当进入慢性期后，尾状核及豆状核体积明显变小，白质通常明显囊变，这在 HIE 较少见[1232, 1233]。Graf 等[1236] 报道有 1 例患者主要累及苍白球，Teksam 等[1237] 报道颅内出血。HIE 中主要丘脑受累（见第 4 章）并且 MoCD 相对较少见、白质囊变出现较早（2 周内），这些区别于严重的 HIE[1238]。

#### 14. 孤立性亚硫酸盐氧化酶缺乏症

孤立性亚硫酸盐氧化酶缺乏症（OMIM 272300）是一种罕见的常染色体隐性病，造成早期神经系统变性，以及在多数情况下早期死亡。致病基因为 *SUOX*，定位于 12q13.2[1239]。亚硫酸盐氧化酶是线粒体可溶性酶，位于膜中间腔内，催化内源性或外源性亚硫酸盐氧化为硫酸盐。亚硫酸盐氧化是含硫

氨基酸代谢分解最后一步[1240]。临床表现类似钼辅助因子缺乏症。患病新生儿典型表现为喂养困难、反复呕吐、昏睡及出生后几天内癫痫发作。EEG 显示脑内弥漫减速，有时可见双侧弥漫性癫痫波。晶状体常见先天性异位[1241]。诊断主要通过测定尿中亚硫酸盐及 S- 硫基半胱氨酸排泄升高，伴低血浆胱氨酸水平，培养成纤维细胞中亚硫酸盐氧化酶活性降低，基因检测可以确诊。如果儿童存活，则表现为进行性小头畸形，伴有长束征、控头差、躯干肌张力减低及四肢痉挛[1240]。

神经病理学检查显示白质囊性脑软化伴有星形胶质增生、皮质萎缩、基底节萎缩及胶质增生[1240, 1242]。

影像学显示病程早期大脑皮质、白质及基底节肿胀（图 3-122 A 至 D）[1243, 1244]。海马一般不受累。灰白质交界区及基底节短 T₁（图 3-122 A 和 B），随后在出生后 1 个月内出现基底节萎缩，白质囊变（图 3-122 H 和 I）[1244]。数周后，脑部变性为囊性脑软化[1243]。DWI 显示在亚急性期基底节、大脑皮质、皮质下白质明显弥散受限（图 3-122 E 和 F）[1242]。长回波（TE=288ms）¹H-MRS 显示亚急性期 NAA 峰明显减低及明显升高的乳酸峰（图 3-122G）[1242]。

#### 15. 毒素摄入

应注意，先天性代谢障碍本质就是毒素暴露，其毒素是内源性的。因此，其损伤与外源性毒素（如药物）损伤的模式是相似的。下图是 1 例摄取毒素造成脑损伤的病例（图 3-123），灰质及白质均有累及，这种影像的特征也见于先天性代谢障碍。任何时候疾病表现或发病时间不典型时，特别是之前健康的儿童及青少年急性起病，出现神经系统症状或体征时，毒素暴露均应考虑。

### 六、主要累及小脑的代谢性疾病

#### （一）鉴别小脑萎缩与发育不全

很多代谢性疾病均会累及小脑，但较少疾病主要累及小脑（表 3-21）。这一节讨论一些儿童期影响小脑发育的疾病。在讨论特定疾病前，明确小脑萎缩与小脑发育不全很重要。小脑萎缩定义为小脑体积小伴增大的小脑裂（图 3-124）或出现进行性

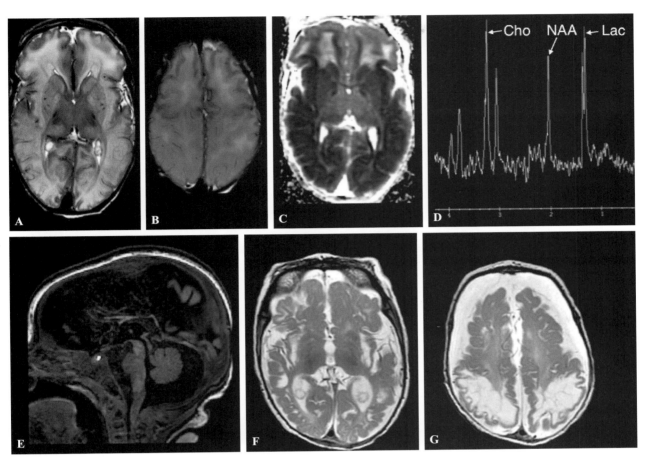

▲ 图 3-121 钼辅助因子缺乏症

急性期（出生后 5 天）及慢性期（出生后 7 周）。A 和 B. 急性期 $T_2WI$ 显示皮质（除额叶外皮质与白质信号相同）、基底节、丘脑（特别是丘脑枕）水肿（表现为 $T_2WI$ 高信号）。C. ADC 图显示大部分皮质、皮质下白质、基底节弥散速率减低（低信号）。额叶皮质及丘脑信号减低较轻，可能由于损害较轻。D. 基底节水平 $^1$H-MRS 显示非常高的乳酸峰（Lac），NAA 及 Cho 峰基本正常。而 HIE 中 NAA 及 Cho 峰降低。E 至 G. 随访矢状位 $T_1WI$ 及轴位 $T_2WI$ 显示严重的脑损伤：明显脑萎缩及广泛脑软化（$T_2WI$ 高信号），深部灰质核团变小，皮质变薄

体积变小。在持续小脑萎缩中，出生后第 1 年，脑桥通常是正常的，因为脑桥与小脑的连接在萎缩开始前已经建立。如果萎缩开始于宫内，脑桥通常成比例变小。小脑发育不全定位为小脑较小而与小脑叶对比脑裂相对正常（图 3-125）。小脑发育不全通常与脑桥发育不全相关。作为参考，在正中矢状位上，新生儿正常小脑蚓部从下丘到第四脑室闩，而婴儿或儿童从丘间沟到闩 [1245]。不管发育不全或萎缩是什么原因，这些影像表现差别不大。罗列许多无法鉴别的疾病无意义，本节仅讨论有特征的疾病。

### （二）小脑共济失调

许多基因疾病早期神经系统表现为小脑共济失调。这种大致可以分为两种主要的类型，20 岁之前发病的可定义为"常染色体隐性"共济失调，而更大年龄发病的可分为"常染色体显性"共济失调。尽管在这些疾病中发病年龄多变，但这种传统的分组非常有用，本书也是用的这种方法。下表列出常染色体隐性遗传共济失调疾病的基因特征、主要临床特征及影像表现（表 3-22）。随后会讨论这些疾病更多内容。

### （三）小脑萎缩

#### 1. Friedreich 共济失调

Friedreich 共济失调（OMIM 229300）是最常见的遗传性共济失调，发病率大约 $2.1 \times 10^{-5}$。本病

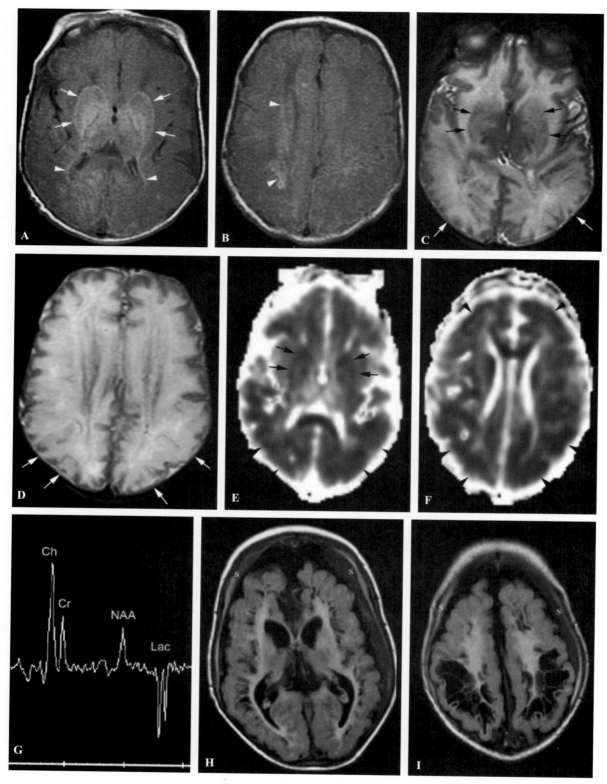

▲ 图 3-122　孤立性亚硫酸氧化酶缺乏

新生儿伴癫痫及呕吐。A 和 B. 轴位 T₁WI 显示灰白质分界模糊，豆状核（白箭）出现高信号，白质不同程度高信号（白箭头）；C 和
D. 轴位 T₂WI 显示白质不同程度的高信号（同脑脊液信号），基底节高信号（黑箭）及多发皮质区域水肿（白箭）；E 和 F. 轴位 ADC 图
显示基底节（黑箭）及多发皮质区域（黑箭头）弥散速率降低；G. 单体素 MRS（TE=135ms）显示额叶白质中 NAA 降低，乳酸升高；
H 和 I.6 月龄时随访轴位 FLAIR 显示严重萎缩伴多发囊状脑软化，注意由于萎缩所致多发硬膜下血肿（s）

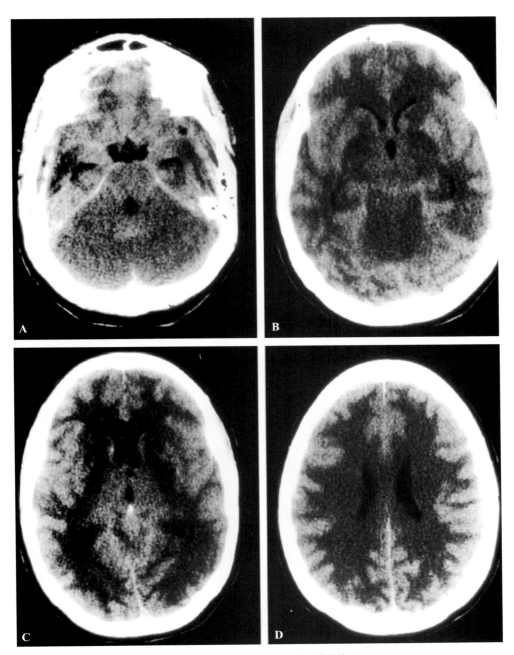

▲ 图 3-123　10 岁女孩服用多种药物后

轴位 CT 平扫（A 至 D 图）显示小脑、苍白球、大脑白质包括皮质下 U 形纤维明显低密度及肿胀。早期出现脑水肿

是常染色体隐性疾病，定位于 9q13 的 *FXN* 基因，没有遗传异质性证据[1246]。该基因编码蛋白（称为 frataxin）功能并不清楚，但 frataxin 定位于线粒体内膜，其突变触发铁 – 硫聚簇包涵酶缺乏（如线粒体呼吸链复合体 Ⅰ 到 Ⅲ）[1029]。缺乏 frataxin 通常由 *FXN* 基因内含子起始部 GAA 三倍体扩增所致，正常情况下通常有 33 个或更少的 GAA 三倍体，在异

常的扩增中，有 67～1000 以上的三倍体[1247]。本病在发病年龄、进展率、严重性及疾病累及范围存在显著差异。本病可于任何年龄起病，典型发病年龄在 10 岁左右（10 岁前为 35%～40%）[1248]。步态及站立共济失调、下肢反射消失持续存在。辨距不良、构音障碍、下肢反射消失、巴宾斯基征、脊柱侧弯和振动觉减退见于多数患者，而肥厚性心肌病

**表 3-21　儿童期伴有小脑明显受累疾病**

**小脑萎缩**

- 早期临床表现伴有共济失调
  - Friedrich 共济失调
  - 晚发型 Tay-sachs 病
  - 桥小脑发育不良
  - 线粒体病（特别是累及呼吸链复合体 I 及辅酶 Q）
  - 脑腱黄瘤病
  - DNA 聚合酶 γ 疾病（线粒体隐性共济失调综合征）
  - 神经元蜡样脂褐质沉积症（所有类型，小脑改变在晚婴儿型及进行性癫痫 / 神经发育阻滞型最显著）
  - 共济失调 – 毛细血管扩张症（见第 6 章）
  - 共济失调 – 毛细血管扩张症类似疾病
  - 共济失调伴动眼神经失用症，1 型及 2 型
  - Charlevoix–Saguenay 常染色体隐性共济失调
  - 婴儿发病的脊髓小脑共济失调
  - 甲基戊酸激酶缺乏
  - Marinesco–Sjögren 综合征
  - 脊髓小脑共济失调
  - 伴有选择性维生素 E 缺乏的共济失调
  - 无 β 脂蛋白血症
  - Cayman 共济失调
  - 齿状核红核苍白球丘脑下部核萎缩
- 早期无共济失调症状
  - 糖基化 1a 先天性疾病
  - 婴儿神经轴索营养不良
  - 婴儿橄榄脑桥小脑萎缩
  - 伴有水肿、高度节律紊乱及视神经萎缩的进行性脑病（PEHO）综合征
  - 朗格汉斯组织细胞增生症
  - Wolfram 综合征
  - 伴有基底节和小脑萎缩的髓鞘发育不良
  - 3- 甲基戊二酸尿症 I 型及 IV 型

**小脑发育不全**

- Marinesco–Sjögren 综合征
- X 连锁非进行性先天性小脑发育不全
- Höyeraal–Hreidarsson 综合征
- Revesz 综合征

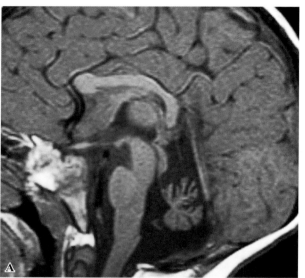

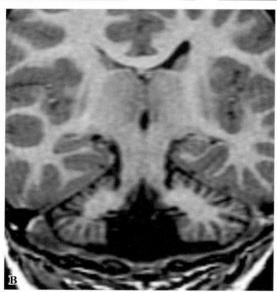

▲ **图 3-124　小脑萎缩**
轴位（A）及冠状位（B）$T_1WI$ 显示小脑体积小、皮质萎缩、白质减少及明显扩大的脑裂。脑干体积正常，提示萎缩发生于婴儿早期之后

出现于近一半患者，并且为本病主要死因，患者死亡平均年龄为 37 岁 [1249]。在儿童起病型中，糖尿病发病率较高（25%）[1246]。主要的病理特征为早期背根神经节大感觉神经元损失，随后脊髓后根、脊髓小脑束、锥体束变性 [1250]。MRI 通常正常，但可见小脑上蚓（图 3-126）、小脑半球、脊髓萎缩，偶见脑干萎缩（图 3-126）[1251, 152]。DTI 应用空间纤维束追踪技术显示小脑半球弥散率升高及小脑上脚 FA

降低 [1252, 1253]。

**2. 共济失调 – 毛细血管扩张症**

共济失调 – 毛细血管扩张症是儿童常见的共济失调及小脑萎缩的原因，美国患病率约 1/40 000。有些人将其定义为斑痣性错构瘤病。本病将在第 6 章讨论。

**3. 迟发性 GM2 神经节苷脂贮积病**

典型婴儿型 GM2 神经节苷脂贮积病( Tay-Sachs

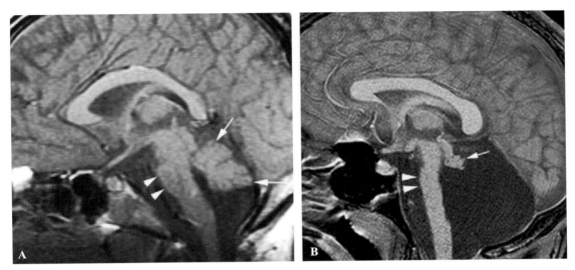

▲ 图 3-125　小脑发育不全

A. 中度发育不全。小脑蚓部（白箭）小，上未达丘间沟、下未到闩。脑裂无扩大，提示并未萎缩。脑干（白箭头）小。B. 重度发育不全。蚓部（白箭）极小，但是小叶正常、脑裂未扩大。注意脑干（白箭头）也极小

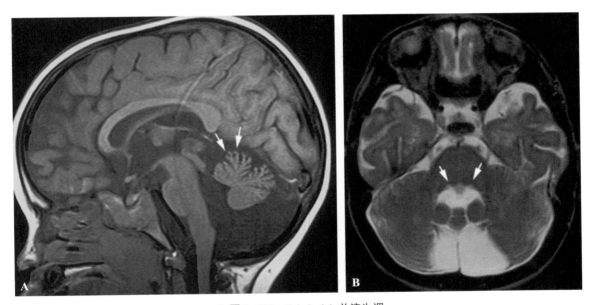

▲ 图 3-126　Friedreich 共济失调

A. 矢状位 $T_1WI$ 显示小的小脑上蚓部伴小叶增厚、脑裂增宽（白箭），枕大池增大，脑桥正常；B. 脑桥水平轴位 $T_2WI$ 显示增大的第四脑室及脑桥背侧高信号（白箭）

病、Sandhoff 病）已于累及灰白质的疾病中讨论。有些患者症状轻，可能是由于是杂合子原因，基因突变一个重一个轻[39]，结果为神经元及神经胶质中神经节苷脂积累缓慢，起病较晚，疾病的进展较长[1254]。青少年型在 5—10 岁伴有步态障碍、不协调、言语障碍及发育延迟，随后 10 年内出现肌肉萎缩、躯干无力、大小便失禁[1254]。成人型约于中年发病，出现进行性认知障碍[1171]，大多数患者出现精神发作及躁郁症[1255, 1256]。

不同于婴儿型，晚发型 GM2 神经节苷脂贮积症在影像上较少或不出现白质及基底节异常。患者小脑较大脑更容易出现进行性萎缩（图 3-127）[39, 1254]。对比相龄人，$^1H-MRS$（TE=144ms）显示相比同龄儿丘脑及小脑白质中 NAA 减低[1257]。

表 3-22　儿童及青少年发病的小脑共济失调

| 疾　病 | 基　因 | 定　位 | 蛋白功能 | 临床症状 / 综合征 | 影像表现 |
|---|---|---|---|---|---|
| Friedreich 共济失调 | FXN | 9q13 | 线粒体铁代谢 | 共济失调、眼球震颤、无力、肌萎缩、注视不稳、巴宾斯基征、听力障碍、心肌病、糖尿病、脊柱侧弯 | 正常小脑、脊髓萎缩 |
| 晚发型 Tay-Sachs | HEXA | 15q23-24 | 神经鞘脂代谢 | 共济失调、眼球震颤、无力、肌萎缩、眼球扫视、强直状态、肌张力减低、震颤、肌张力障碍、认知损害、癫痫 | 小脑萎缩 |
| 脑腱黄瘤病 | CYP27 | 2q33-ter | 胆汁酸合成 | 共济失调、无力、肌萎缩、肌阵挛、肌张力障碍、帕金森症、认知受损、白内障、癫痫、腱黄色瘤 | 小脑萎缩、大脑萎缩、白质稀疏、FLAIR 及 $T_2WI$ 高信号 |
| 线粒体辅酶 Q10 缺乏 | COQ2<br>APTX<br>PDSS1<br>PDSS2<br>CABC1 | 9p13.3<br>6q21<br>10p12.1<br>4q21-q22<br>1q42.2 | 许多 | 肌张力减低、运动发育迟缓、共济失调或癫痫 | 小脑萎缩（蚓部及半球） |
| 线粒体 DNA 聚合酶 γ 疾病 | POLG | 15q22-26 | 线粒体 DNA 修复及复制 | 共济失调、眼球震颤、眼肌麻痹、眼球扫视、巴宾斯基征、认知障碍、震颤、肌阵挛、舞蹈手足徐动症、听力损失、癫痫、肝衰竭 | 蚓部轻度萎缩、小脑白质及丘脑中 FLAIR 及 $T_2WI$ 信号升高。在一些变异型中，枕叶白质及脑干出现 $T_2WI$ 高信号 |
| 脊髓小脑共济失调 1~36 | 许多 | 许多 | 许多 | 共济失调、无力、肌萎缩 | 小脑萎缩、有时出现脊髓及脑桥萎缩 |
| 齿状核红核苍白球丘脑下部核萎缩 | ATN1 | 12p13.31 | 不稳定的扩增重复 CAG（预测） | 肌阵挛、小脑共济失调、精神发育障碍 | 小脑及中脑萎缩、大脑萎缩、白质体积减小 |
| 共济失调 – 毛细血管扩张症 | ATM | 11q22-23 | DNA 损伤应答 | 共济失调、眼球震颤、无力、肌萎缩、巴宾斯基征、震颤、肌张力障碍、动眼神经麻痹、舞蹈手足徐动症、眼皮肤的毛细血管扩张症、放射敏感性、免疫缺陷 | 小脑萎缩 |
| 类共济失调 – 毛细血管扩张症病 | MRE11 | 11q21 | DNA 损伤应答 | 共济失调、眼球震颤、无力、肌萎缩、动眼神经麻痹、肌张力障碍、舞蹈手足徐动症、放射敏感性、免疫缺陷 | 小脑萎缩 |

（续　表）

| 疾　病 | 基　因 | 定　位 | 蛋白功能 | 临床症状/综合征 | 影像表现 |
|---|---|---|---|---|---|
| 共济失调伴动眼神经失用症，1型 | *APTX* | 9p13 | DNA修复，可能RNA加工 | 共济失调、眼球震颤、无力、肌萎缩、震颤、肌张力减低、认知障碍、注视不稳、眼肌麻痹、眼肌张力障碍、舞蹈手足徐动症、脊柱侧弯、视神经萎缩 | 小脑萎缩，主要在蚓部 |
| 共济失调伴动眼神经失用症，2型 | *SETX* | 9q34 | 不清 | 共济失调、眼球震颤、无力、肌萎缩、动眼神经麻痹、眼球扫视、斜视、巴宾斯基征、震颤、肌阵挛、肌张力徐动障碍、舞蹈手足徐动障碍、认知障碍、脊柱侧弯 | 小脑萎缩，主要在蚓部 |
| Charlevoix–Saguenay常染色体隐性共济失调 | *SACS* | 13q11 | 蛋白折叠 | 共济失调、眼球震颤、无力、肌萎缩、眼球扫视、强直状态、巴宾斯基征、震颤、肌阵挛、肌张力障碍、舞蹈手足徐动症、认知障碍 | 小脑蚓部萎缩、脊髓萎缩 |
| 婴儿发病的脊髓小脑共济失调 | *C10orf2* | 10q24 | DNA复制 | 共济失调、无力、肌萎缩、眼肌麻痹、肌张力减低、舞蹈手足徐动症、认知障碍、癫痫、视神经萎缩、性腺功能减低、听力损害 | 小脑萎缩、脊髓萎缩、脑干萎缩 |
| Cayman共济失调 | *ATCAY* | 19p13.3 | 神经递质代谢 | 共济失调、眼球震颤、肌张力减低、震颤、精神运动发育迟滞 | 小脑萎缩 |
| Marinesco–Sjögren综合征 | *SIL1* | 5q31 | 蛋白折叠 | 共济失调、眼球震颤、无力、肌萎缩、斜视、肌张力减低、震颤、精神运动发育迟缓、认知障碍、脊柱侧弯、骨骼变形、白内障、性腺功能减退 | 轻度小脑萎缩 |
| 伴有选择性维生素E缺乏的共济失调 | *TTPA* | 8q13.1–13.3 | 维生素E稳态 | 共济失调、眼球震颤、肌萎缩、巴宾斯基征、震颤、色素性视网膜炎、心肌病 | 正常或轻度小脑萎缩 |
| 无β脂蛋白血症 | *MTP* | 4q22–24 | 脂蛋白代谢 | 共济失调、无力、眼球震颤、肌萎缩、色素性视网膜炎、心肌病、棘皮症 | 正常 |
| Refsum病 | PHYH PEX7 | 10pter–p11.2 6q22–24 | 脂肪酸氧化 过氧化物酶蛋白输入 | 共济失调、肌萎缩、色素性视网膜炎、心肌病、骨骼畸形、肾衰竭、脑脊液蛋白升高 | 正常小脑 |
| 常染色体隐性小脑共济失调1型 | *SYNE1* | 6q | 不清 | 构音障碍、共济失调、辨距不良、眼球震颤、反射亢进 | 小脑蚓部及小脑半球萎缩 |

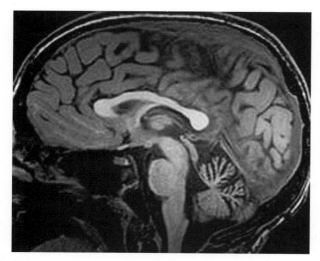

▲ 图 3-127　6 岁男孩出现步态失常

言语障碍及发育延迟，矢状位 $T_1WI$，家族史引导实验室检查并诊断为 Tay-Sachs 病

**4. 共济失调伴动眼神经麻痹——1 型、2 型、3 型**

共济失调伴动眼神经麻痹（AOA）分为 3 个亚型，均出现共济失调、舞蹈手足徐动症、眼失用症、感觉运动共济失调及小脑萎缩[1258]。不同于共济失调伴毛细血管扩张症，本病没有神经外症状。AOA 1 型（AOA1，OMIM 208920）早期发病（平均起病年龄大约 7 岁），常染色体隐性，小脑共济失调伴有外周轴突感觉运动神经病变、动眼神经麻痹、眼球震颤、注视不稳以及轻度认知损害。这是由定位于 9p21.1 的 APTX 基因突变引起[1259]，其蛋白产物可能在 DNA 或 RNA 修复中起作用[1260, 1261]。其精确的机制并不明确[1258]。MRI 显示小脑萎缩伴有明显小脑蚓部受累[1262]。

AOA 2 型（OMIM 606002）之前称为常染色体隐性遗传脊髓小脑性共济失调，是一种常染色体隐性遗传病，由定位于 9q34.13 的 SETX 突变（错义、帧删除或剪切或截断突变）引起[1263]。患者通常于 10—22 岁发病，晚于 AOA 1 型。出现步态共济失调，伴有动眼神经麻痹（约 50%）、外周神经病变（> 95%）、平稳跟随运动受损（100%）及凝视诱发的眼球震颤（90%）。锥体束征在大约 20% 患者中出现，震颤及锥体束征出现占 10%～15%，一些患者有认知改变[1264, 1265]。血清甲胎蛋白升高[1265]。MRI 类似于 1 型，小脑萎缩主要在小脑蚓部[1264-1266]。

AOA 3 型（OMIM 615217）是由定位于 17p 的 PIK3R5 基因突变引起，只有一个家族（来自沙特阿拉伯）被报道过[1267]。所有患者 10 岁内发病，出现不同程度腿部不稳和频繁跌倒，其次是臂畸形、言语迟钝、躯干共济失调以及眼失用症[1267]。

**5. Marinesco-Sjögren 综合征**

Marinesco-Sjögren 综合征（OMIM 248800）是一种常染色体隐性遗传病，表现为先天性白内障、小脑共济失调、导致进行性肌无力的肌病、精神发育迟滞。其他不明显的特征包括身材矮小、促性腺激素分泌过多的性腺功能减退及骨骼畸形（由肌无力所致）[1268-1270]。这是由定位于 5q31[1279] 的 SIL1 纯合子或杂合子突变引起，是 5 种最常见常染色体隐性遗传性进行性小脑共济失调的一种（虽然罕见），发生在 Friedreich 共济失调、共济失调伴动眼神经麻痹（AOA 1 型及 2 型）、共济失调伴毛细血管扩张症（见第 6 章）之后[1271]。影像主要是局限于小脑皮质的弥漫萎缩（图 3-128），这是由广泛的浦肯野细胞及颗粒细胞损失造成的[1270]。临床出现先天性白内障、身材矮小及肌病时，Marinesco-Sjögren 综合征应考虑在疾病诊断首位。

**6. 常染色体隐性痉挛性共济失调（Charlevoix-Saguenay）**

常染色体隐性痉挛性共济失调（OMIM 270550）是一种最初发现于魁北克[1272]、最近发现分布相当广泛的疾病[1261, 1273]。分子基因分析定位于 13q12 的 SACS 基因[1274]。其蛋白产物称为 sacsin，认为涉及蛋白折叠，其广泛表达于中枢神经系统，包括大脑皮质、小脑皮质中颗粒层及海马[1273]。患者于出生后第 3～4 年在行走延迟后出现步态不稳。随后，检查出现痉挛性共济失调、言语不清、深部腱反射增强、异常足底反射、眼球震颤、视网膜条纹（由于髓鞘增生的视网膜轴索）、眼球追视障碍及常出现二尖瓣脱垂[1272]。患者平均约 41 岁，通常需坐轮椅[1275]，智力常正常。肌电图显示轴突性神经病，伴有感觉动作电位缺如及轻度减少的运动传导。影像典型显示小脑蚓部萎缩，此外，部分病例出现小脑白质减少及胼胝体变薄[1273]。

**7. 引起小脑萎缩的线粒体病**

（1）辅酶 Q10 缺乏：定位于 1q42.13 的 ADCK3

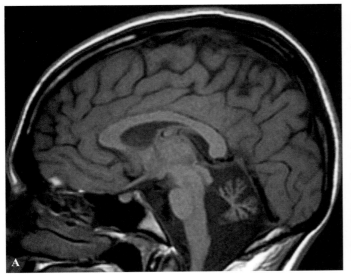

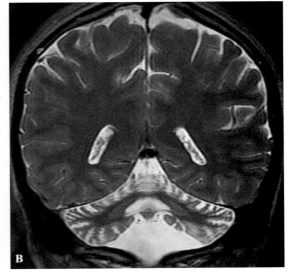

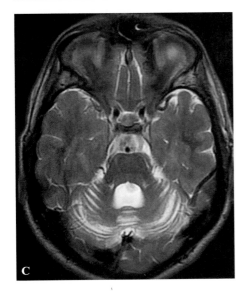

▲ 图 3-128　Marinesco-Sjögren 综合征

患者 17 岁，伴有先天性白内障，长时间不协调及轻度智力障碍。A. 正中矢状位 $T_1WI$ 显示严重的弥漫的蚓部萎缩，其他正常；B. 冠状位 $T_2WI$ 显示弥漫小脑皮质变薄，皮质下白质高信号，同样可见小脑深部白质弥漫减少、小脑核异常高信号；C. 轴位 $T_2WI$ 第四脑室层面显示小脑实质减少，小脑裂显著及第四脑室明显增大

基因突变可引起小脑共济失调、脑病、癫痫、肌张力障碍及痉挛状态，其累及辅酶 $Q_{10}$ 的合成[1276]。辅酶 $Q_{10}$ 参与很多细胞活动，包括通过线粒体呼吸链的能量代谢、脂肪酸的 β- 氧化、嘧啶的生物合成以及作为细胞的主要抗氧化剂[1276]。其生物合成（依然不能完全描述）需要至少 15 组基因，至少 8 组基因突变可造成原发辅酶 $Q_{10}$ 缺乏，所以本病是一组异质性疾病，其发病时间可从出生到 70 余岁，临床表现多样，可为胎儿多系统疾病到孤立的肾功能不全到孤立的中枢神经系统疾病[1105, 1121, 1276, 1277]。中枢神经系统受累可造成脑肌病、多系统衰竭、孤立性肌病，伴有生长受限的 Leigh 综合征，进行性

共济失调伴小脑萎缩（OMIM 607426）。几种编码辅酶 $Q_{10}$ 的合成基因突变可造成不同的类型[1278]，在这一节中，只对共济失调 / 小脑萎缩型进行讨论[1121, 1122]。在一篇报道中，本病占未确诊的小脑共济失调及萎缩的 13%[1121]。推测小脑易受损的原因是辅酶 $Q_{10}$ 在小脑的浓度更低[1279]。的确，最近的研究显示小脑体积减小可见于许多线粒体病，包括复合体 I 缺乏、复合体 II 缺乏、复合体 IV 缺乏、POLG1 突变、MELAS 综合征、线粒体衰竭综合征、MGNIE 综合征及伴有多发呼吸链障碍的疾病[1034]。然而，需注意，辅酶 $Q_{10}$ 相当复杂，组成多、功能多，所以，许多不同的临床综合征可由其功能障碍

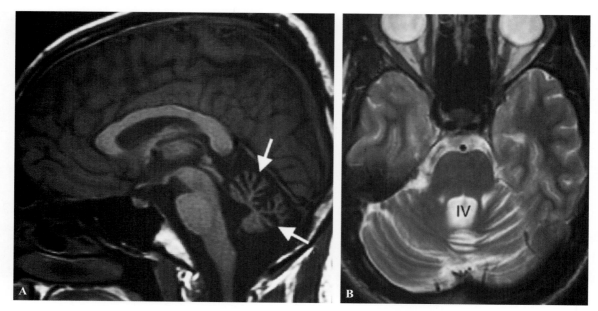

▲ 图 3-129　辅酶 $Q_{10}$ 缺乏所致小脑萎缩

矢状位 $T_1WI$（A）及轴位 $T_2WI$（B）显示全小脑萎缩，伴小脑裂及第四脑室（Ⅳ）扩大（白箭）

引起[1276]。首发的辅酶 $Q_{10}$ 缺乏脑肌病综合征包括婴儿型脑病、Leigh 综合征及婴儿型多器官疾病，包括共济失调性脑病伴小脑萎缩[1121, 1277, 1280, 1281]。

儿童由 *ADCK3* 突变引起的共济失调性脑病型典型表现为肌张力降低、运动发育延迟、共济失调或癫痫，于 10 岁内起病。共济失调出现于 10 岁左右，影响躯干、肢体及言语。长束征（反射亢进、巴宾斯基征、强直状态）出现于大约一半的患者。其他包括肌阵挛、眼肌瘫痪[1121]。影像出现进行性小脑蚓部及半球萎缩，主要累及整个小脑（图 3-129）[1121, 1282]。

(2) *POLG1* 突变：所谓 SANDO（感觉共济失调神经病，构音障碍及眼肌瘫痪）综合征（OMIM 61007459）是常染色体隐性疾病，由位于 15q26.1 的线粒体 DNA 聚合酶 γ 催化亚基突变引起，其酶功能是线粒体基因组的复制及修复[1062]。患者于儿童或青少年起病，通常伴有感觉运动共济失调、头痛或癫痫，紧接着出现构音障碍、眼外肌麻痹或肌阵挛[1062, 1283]。MRI 显示小脑白质 $T_2WI$ 及 FLAIR 高信号伴有进行性小脑萎缩。部分病例丘脑、枕叶白质、脑干出现高信号[1283]。一种类似的疾病且伴有小脑萎缩，称为线粒体隐性共济失调综合征（MIRAS），也是 *POLG1* 突变引起，主要表现为眼

球震颤、构音障碍及儿童期青年期癫痫，但是非常罕见，仅于挪威及芬兰有报道[1284]。

(3) 线粒体 DNA 衰竭综合征 7：另一种线粒体病造成小脑共济失调为线粒体 DNA 衰竭综合征 7（OMIM 271245），主要于芬兰报道[1285]。本病是由定位于 10q24 染色体的 *C10orf2* 基因突变引起，其蛋白产物与 DNA 复制有关[1285, 1286]。患者于出生后 2 年内出现进行性改变，包括小脑性共济失调、肌张力减低、感觉神经病伴有反射消失、眼肌麻痹、视神经萎缩、癫痫性脑病，女性可出现性腺功能减退症[1286-1288]。MRI 在临床症状刚出现时正常，但于大约 6 岁时开始出现小脑，脑干及脊髓进行性萎缩[1286, 1289]。

### 8. 婴儿神经轴索营养不良

本病现在被定义为神经退行性疾病伴有脑内铁积聚（NBIA），于主要累及灰质的疾病部分讨论。小脑萎缩是常见的影像表现。

### 9. 桥小脑发育不全

小脑发育不全常伴有脑桥发育不全，可能由于以下两个原因：①许多小脑核与脑桥腹侧核建立相互的轴突连接（这些轴突形成大量腹侧脑桥体积）；②中脑小脑脚的交叉形成脑桥的腹侧大部分。所以，脑桥核、小脑核或小脑皮质异常发育或

在发育期损伤这些结构（伴有随后的通过中脑脚的轴突变性）会造成小脑半球及脑桥的发育不全。因此，桥小脑发育不全是一组疾病，有多种基因异常可以造成本病[1290]。15 种不同的临床综合征被定义为婴儿的脑桥及小脑发育不全。分为脑桥小脑发育不全 1~10 型，3 个独立基因突变造成 PCH1，5 个基因突变造成 PCH2（详见 Rudnik-Schöneborn 等[1290] 及 OMIM）。这些疾病在第 5 章内也有提及，但是由于其临床病程是进展性的，所以主要在本章讨论。本书中一个重要的观点是受累基因没有特定的突变那么重要。注意 TSEN54 突变造成 PCH2A、PCH4 及 PCH5，这是由于不同突变造成不同蛋白产物的改变，最终影响不同的分子路径中的功能。

PCH1 型是基因异质性的，有 3 种已知的基因病因（表 3-23）。患者典型表现为出现进行性小头畸形、中心性肌张力减低、视力损害、异常的眼球运动以及精神运动发育延迟[1290, 1294]。脊髓前角细胞受累，患者常出现肌病，出生时可伴有四肢挛缩[1295]。出生时小脑及脑干均较小随后会进一步萎缩，因此，PCH1 是产前的小脑萎缩类型。典型特征是小脑蚓部不易受累（图 3-130），这与大多数小脑萎缩不同（大多数情况下，蚓部较小脑半球同样或更常受累）。相关的大脑皮质及胼胝体病变常见。

2 型桥小脑发育不全，Barth 等首先报道[1296, 1297]，这是一种常染色体隐性遗传病。其有基因异质性，在本章完成时已发现有 5 种基因突变导致本病，它们均出现相似的临床特征，但严重性不同。临床亚型在基因及特定的突变均不同[1298]。患者表现为进行性的小头畸形、癫痫及严重的神经系统损害，包括进行性的早发的舞蹈病及锥体束外的运动困难[1290]。在最严重的基因型中，小脑实际没有发育[1296, 1298]。病理上，脑部出现典型的小脑小叶数目减少，脑桥腹侧变小。组织学检查显示小脑传入及传出轴索减少，标志性浦肯野细胞及胶质细胞密度减少，以及在小脑核中神经元数目减少。脑桥出现腹侧神经元密度减低以及脑桥基底部髓鞘化的轴索减少[1299]。此外，部分小脑皮质、齿状核及下橄榄核可见点状损伤[1300]。影像上，脑桥可非常小或仅有轻微的腹侧隆起，小脑大小不一，从轻度到严重的发育不全（图 3-131）[1298]。类似 PCH 1 型，小

脑蚓部相对小脑半球不受累，在 MRI 上形成所谓的"蜻蜓征"。幕上结构基本正常，但蛛网膜下间隙可增大，白质可出现异常的 $T_1WI$ 低信号 /$T_2WI$ 高信号（图 3-131）。

第三种 PCH（PCH3，OMIM 608027）[1301]，除了缺少运动困难的表现及出现视神经萎缩的表现，其临床、影像、基因研究类似于 PCH2（小脑萎缩伴有进行性小头畸形），定位于染色体 7q11-q22。明显的特征包括颅面先天性畸形及视神经萎缩[1290]。本病目前无病理学研究。Patel 等建议 PCH 额外型[1302]，他们认为 PCH 患者伴有严重的橄榄核发育不全（"C 形"下橄榄核），也被称为先天性橄榄脑桥小脑发育不全，如蚓部未受累应为 PCH 4型，而蚓部受累则为 PCH 5 型。而 Barth 等[1300] 对两个 PCH4 患者进行病理学检查，发现其特征基本类似于 PCH2，只是更加严重。回顾这些数据时，Hevner 认为 PCH2 及 PCH4 可能是相关的损伤，它们的差异可能反映了同一基因的不同突变或涉及相同发育途径的基因的突变[1303]。人们对这些疾病的理解正在加深。

PCH 4 型（OMIM 225753，原先称为橄榄脑桥小脑发育不全）主要是由于 TSEN54 突变（大部分A307S），主要表现为产前或新生儿期巨大肌阵挛。患者自出生就需要呼吸机支持，并且早期就会死亡（通常为出生后 1 周），这是该病的特征[1290]。从影像学观察，这是最严重的 PCH 类型，伴非常严重及快速进展的大脑及小脑萎缩[1298]。

PCH 5 型（OMIM 610204）也是 TSEN54 严重的突变，表现为肌阵挛或癫痫性行为。影像及病理表现类似 PCH2，但小脑蚓部比半球严重更受累。这些患者可能最终重新定义为 PCH2[1290]。

PCH 6 型（OMIM 611523）不同于其他形式的 PCH 的是，其由核基因（RARS2）编码的线粒体转运蛋白功能障碍引起[1304]。这种表型在 MRI 有其特点，在疾病早期，蚓部较半球更易受累，蚓部前部（原裂前）较蚓部后部更容易受累[1305]。最终，整个小脑半球及蚓部受累，同时大脑及胼胝体弥漫变薄[1306]。临床上，患病新生儿出现严重的脑病伴有广泛的肌张力减低、吸吮无力、难治性癫痫、乳酸性酸中毒及进行性小头畸形[1306]。

表 3-23　桥小脑发育不全[1290-1293]

| 类　型 | 致病基因 / 遗传 | OMIM 编号 | 临床特征 | 影像特征 |
|---|---|---|---|---|
| PCH1A | VRK1<br>14q32.2/AR | 607596 | 产前发病、先天性呼吸及喂养困难、关节弯曲伴有脊髓前角细胞变性 | 小脑半球及蚓部萎缩表现伴有宽大脑裂。幕上白质减少不伴萎缩 |
| PCH1B | EXOSC3<br>9p13.2/AR | 614678 | 严重肌张力减低、缺乏运动及言语发育、眼球运动障碍 | 类似 PCH1A |
| PCH1C | EXOSC8<br>13q13.3/AR | 616081 | 仅在一个家庭发现。2—4 月龄时发育障碍、肌无力、麻痹性四肢轻瘫、精神运动发育迟滞 | 不同程度蚓部发育不全、胼胝体变薄、皮质萎缩 |
| PCH2A | TSEN54<br>17q25.1/AR | 277470 | 进行性小头畸形、阵挛、神经过敏、锥体外系运动困难、肌张力障碍、视觉中枢损伤、癫痫 | 脑桥及小脑萎缩伴有冠状位"蜻蜓征"，为小脑半球扁平而小脑蚓部相对正常 |
| PCH2B | TSEN2<br>3p25.2/AR | 612389 | 严重的产前起病的小头畸形、癫痫性脑病 | 小脑及脑干发育不全、胼胝体变薄、脑室扩大 |
| PCH2C | TSEN34<br>19q13.42/AR | 612390 | 非常罕见 | 轻度的小脑表现 |
| PCH2D | SEPSECS<br>4p15.2/AR | 225753 | 产前发病的小脑畸形、严重认知障碍、强直状态、多种癫痫 | 进行性大脑小脑萎缩不伴脑桥受累 |
| PCH2E | VPS53<br>17p13.3/AR | 615851 | 缓慢进行性肌张力减低、精神运动发育迟滞、小头畸形、运动功能受损 | 进行性弥漫的小脑＞大脑萎缩 |
| PCH3 | PCLO<br>7q21.11/AR | 608027 | 肌张力减低、反射亢进、小头畸形、视神经萎缩、早期癫痫 | 小脑萎缩伴有进行性小头畸形 |
| PCH4 | TSEN54<br>17q25.1/AR | 225753 | 产前或新生儿肌阵挛、肌张力增高、关节挛缩 | 严重的橄榄脑桥小脑发育不全伴有非常严重的大脑及小脑萎缩 |
| PCH5 | TSEN54<br>17q25.1/AR | 610204 | 孕中期小脑发育不全、胎儿癫痫及肌阵挛 | 严重的脑桥及小脑发育不全。可能会最终归类到 PCH2 |
| PCH6 | RARS2<br>6q15/AR | 611523 | 线粒体呼吸链障碍、肌张力减低、吸吮无力、难治性癫痫、进行性小头畸形 | 小脑发育不全伴进行性脑桥、小脑、大脑萎缩 |
| PCH7 | 未明确 | 614969 | 单个患者。窒息、全面性发作、出生时运动困难 | 严重脑桥小脑发育不良、脑室扩大、白质减少 |
| PCH8 | CHMP1A<br>16q24.3/AR | 614961 | 肌张力减低、精神运动发育迟滞、异常运动、共济失调、关节挛缩 | 脑桥小脑发育不良、白质减少、胼胝体变薄 |
| PCH9 | AMPD2/AR<br>1p13/AR | 615809 | 严重精神运动发育迟滞、进行性小头畸形、强直状态、癫痫 | 小脑小、扁平的脑桥、广泛的大脑萎缩伴胼胝体变薄 |
| PCH10 | CLP1/AR<br>11p12.1/AR | 615803 | 严重精神运动发育迟滞、进行性小头畸形、强直状态、癫痫 | 脑桥小脑发育不全、胼胝体变薄、简化脑回 |

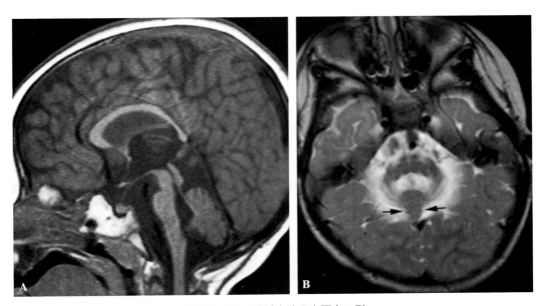

▲ 图 3-130 脑桥小脑发育不全 1 型

矢状位 $T_1WI$（A）显示脑桥小，小脑蚓部轻度发育不全。胼胝体压部非常小。轴位 $T_2WI$（B）显示蚓部（黑箭）相对于小脑半球受累不明显

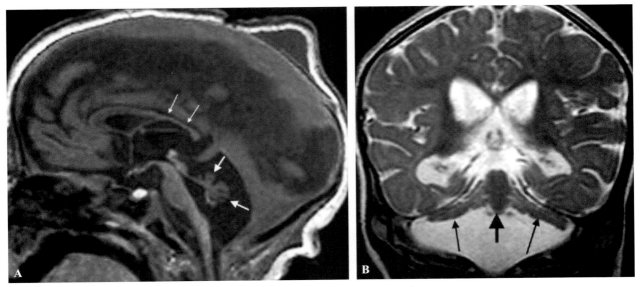

▲ 图 3-131 脑桥小脑发育不全 2 型

矢状位 $T_1WI$（A）显示小脑蚓部（粗白箭）及整个脑干异常变细。胼胝体后部（细白箭）非常细。冠状位 $T_2WI$（B）显示明显增宽的脑脊液间隙及蚓部"蜻蜓征"（粗黑箭）并小脑半球很小（细长黑箭）

PCH 7 型（OMIM 614969）在 1 例合并原发性性腺功能减退的 PCH 男性患儿中被提出[1307]，患儿在出生后第 1 周出现易怒、癫痫、呼吸暂停及自发运动减少。致病基因尚不明确。MRI 显示严重的脑干小脑发育不良伴扩大的脑室 / 大脑白质减少[1307]。

PCH 8 型（OMIM 614961）是人类 *CHMP1A* 基因突变缺失功能导致，这是一种染色体修饰蛋白，是 ESCRT- Ⅲ 复合体（运输Ⅲ的胞内分选复合体）的成员，被认为能够调节染色质的结构。患者出现不同程度的精神运动发育迟滞、异常的运动、

肌张力减低伴肢体的强直、反射亢进、共济失调步态及不同程度外观异常[1308]。生长发育障碍及关节挛缩可以区别本病与其他类型的 PCH。MRI 显示桥小脑发育不全、小脑白质减少伴胼胝体变薄[1308]。

PCH 9 型（OMIM 615809）是一种常染色体隐性遗传病，是由 *AMPD2* 基因突变引起。患者出现严重的小头畸形、严重的精神运动发育迟滞及强直，几乎所有患者均出现癫痫、吞咽困难，伴有阵挛的肌张力障碍，视神经萎缩 / 视力损害也很常见[1291]。影像显示大脑白质、脑干严重萎缩（部分患者出现胼胝体几乎看不到），小脑损伤程度稍轻。部分作者把轴位图中脑 – 脑桥连接称为"H 形"改变作为特征性改变[1291]。非常有意义的是，在实验室中通过绕过从头合成嘌呤的限制，阻止了细胞的死亡，使其成为一种潜在的治疗方案[1291]。

PCH10 型（OMIM 615803）是一种常染色体隐性遗传病，由 *CLP1* 基因突变引起，其突变造成 tRNA 核酸内切酶复合体不稳定，损害 tRNA 前体的分裂[1292]。产前症状不明显，婴儿出现运动或言语发育障碍，同时出现进行性强直状态及严重的精神运动发育迟滞及癫痫[1292, 1293]。患者可出现面容异常，如高弓眉毛、内斜视、长眼睑裂、鼻翼发育不良。MRI 显示大脑较小脑及脑干萎缩更严重[1292, 1293]。总体而言，本病较其他 PCH 出现多种及不同的影像表现形式，广泛的神经退行性疾病应为其特征。

### 10. 先天性糖基化障碍

先天性糖基化障碍是一组疾病，是由 N 连锁糖基化通道上 9 个基因缺陷引起[1309]，其酶在糖蛋白上催化合成及加工天冬酰胺（N）– 连锁的多糖或寡糖。这些糖复合物在新陈代谢、细胞识别及黏附、细胞移行、蛋白酶抗性、宿主防御、抗原性及其他代谢中起极其重要的作用[1310]。这些疾病分为两个主组及许多（数目持续增加）亚组，使本病更易理解。不累及小脑的多数类型将不在此讨论。

最常见的糖基化先天异常是 1a 型（OMIM 212065），之前称为糖蛋白缺乏综合征。这是常染色体隐性遗传病，由于位于 16p13.2 染色体的 *PMM2* 基因突变引起[1311, 1312]。其潜在的生化缺陷是磷酸甘露糖酶活性减低，妨碍甘露糖 –6– 磷酸盐转变为甘露糖 –1– 磷酸盐，而甘露糖 –1– 磷酸盐是合成焦磷酸长醇低聚酶的必要条件[1311, 1313]。由于理解增加及更有效的检验，本病被发现更多，发现其临床表现多样，严重程度不一。

最严重的 CDG1a 类型是新生儿起病，其特征表现为发育障碍、乳头内陷、异常分布的皮下脂肪、肝大、腹水、心包渗出。严重的脑病伴有肌张力减低、异常眼动、外周神经病变。检查显示脑桥小脑发育不全，色素性视网膜炎及明显的精神运动发育迟滞[1314]。年长儿表现为共济失调、外周神经病变及中等的智力障碍[1315]。大约 20% 于出生后 1 年内由于严重的感染、肝衰竭、心功能不全或癫痫持续状态而死亡[1314]。存活者出现明显的运动及认知延迟[1314, 1316]，通常于 4—5 月龄被发现。出现小脑、锥体外系及外周神经功能障碍时，运动功能损害更严重，因此出现轴向肌张力减低、肌无力（特别在下肢）、运动障碍、共济失调、辨距不良及震颤[1317]。大约 80% 病例出现进行性小头畸形及视网膜病变[1317]。第二组仅出现神经系统的异常，预后更好。这一组患者表现为精神运动发育迟滞、斜视、色素性视网膜炎。病情进展到青春期，之后神经系统情况就会不再进展[1318]。本病可以通过血清转铁蛋白的等电聚焦进行诊断，其显示无唾液酸和二唾液酸转铁蛋白明显增加，四和五唾液酸转铁蛋白显著减少[1319]。

神经影像学显示明显小脑发育不全伴萎缩（图 3–132），这可能于产前即开始出现[1320]，婴儿期进展[1321, 1322]，但后来似乎不再进展[1317]。据报道，蚓部前部受累最严重[1323, 1324]。相关的影像特征包括脑干发育不全、脑桥发育不全、幕上白质发育不全或萎缩[1317, 1325]。

### 11. 甲基羟戊酸激酶缺乏（甲羟戊酸尿症）

甲基羟戊酸激酶缺乏（OMIM 610377）是胆固醇生物合成障碍性疾病，由于缺乏甲羟戊酸激酶所致，该酶为胆固醇和非甾醇异戊二酸生物合成中 3– 羟 –3– 甲基戊二酰辅酶 A 还原酶后的第一个酶。编码甲羟戊酸激酶的 *MVK* 基因位于 12q24，目前为止认为，突变聚簇在激酶蛋白 C 臂终端[1326]。患者出现临床表现严重不一，似乎与酶的活性程度不相关。所有的患者出现反复发作的临床危象，包括发

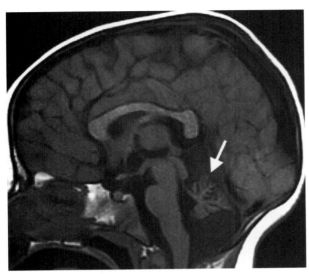

▲ **图 3-132 糖基化先天异常 1a 型**
矢状位 $T_1$WI 显示小的、萎缩的小脑蚓部（白箭），这可能为胚胎期开始的萎缩

热、淋巴结病、肝脾大、呕吐、腹泻、关节痛及麻疹样皮疹，可由感染诱发。严重患者出现特殊面容（宽大不规则的囟门、耳低位、后旋）、白内障、肝脾大、淋巴结病及贫血。他们出现严重发育迟滞，可胎死腹中或于婴儿期死亡。轻症患者出现精神运动迟滞、肌张力减低、肌病及共济失调。神经影像学显示选择性及进行性，同时累及蚓部及半球的小脑萎缩[1326-1328]。

**12. 进行性脑病伴水肿、心律失常及视神经萎缩（PEHO）**

PEHO 综合征（OMIM 260565）是一种隐性遗传病，最初在芬兰报道[1329]，但最近全世界均有报道[1330]。它是由 2q37.3 的 KIF1A 及 2p16.1 的 *CCDC88A* 突变造成的 PEHO 及类 PEHO 综合征（缺乏视神经萎缩或小脑发育不全的病例称为类 PEHO）[1331, 1332]。患者婴儿期起病，出现肌张力减低、反射亢进、喂养困难、小头畸形及运动言语发育延迟。婴儿痉挛症出现于出生后第 1 年，伴有进行性脑发育延迟。深部腱反射最初减弱，随后出现类似痉挛性四肢瘫的反射亢进。患儿无明显的视觉接触，眼科检查显示视神经萎缩。面容畸形包括耳垂大、牙龈畸形生长和面部、手脚背侧肿胀。脑电图显示节律高度紊乱，发作间期出现异常高幅波模式及不规则尖峰背景波。PEHO 综合征有时与早期

婴儿癫痫性脑病有关[1333]。

病理上，可见大脑及显著的小脑萎缩，其本质的组织病理学损害的是小脑皮质及视神经。小脑内部颗粒层神经元严重缺失。浦肯野细胞数目相对正常，但是体积减小、形态失常且稍有错位（树突呈水平方向）。分子层体积变小。视神经萎缩。髓鞘化正常[1330, 1334]。

神经影像显示除了胼胝体变薄，在出生后第 1 年通常正常[1335]。随后显示大脑白质体积减小伴有进行性小脑萎缩，累及整个小脑（图 3-133）[1335]。大脑白质体积减小造成进行性胼胝体变薄（图 3-133D）[1330, 1336]。一系列神经影像学研究表明，虽然不能排除产前发病，但在出生后疾病是进展的[1334]。短回波 $^1$H-MRS 显示，整个脑进行性 NAA 减低伴有小的乳酸峰[1335]。

**13. 齿状核红核苍白球丘脑下部萎缩**

齿状核红核苍白球丘脑下部萎缩（OMIM 125370）是一种常染色体显性遗传病，是由位于 12q13.31 的 *ATN1* 基因 CAG 三核苷酸不稳定扩增引起的病变。CAG 重复越多，发病越早并且病情越严重[1337, 1338]。发病率根据种族不同而不同，迄今为止发病率最高的是日本，发病率似乎与 CAG 扩增程度一致[1339]。发病年龄从几岁到 70 余岁，由于大多数是成人起病，本病仅简单讨论。临床综合征非常多变，即便在一个家庭内也是如此。大多数儿童期发病的患者出现进行性肌阵挛癫痫综合征，包括肌阵挛、小脑共济失调及精神发育迟滞[1340]。成人起病患者通常出现小脑共济失调、舞蹈样手足徐动及痴呆，因此，他们可被误诊为 Huntington 病[1340, 1341]。

神经影像学显示，青少年型患者在苍白球出现 $T_2$/FLAIR 高信号及大脑、小脑及中脑轻度萎缩[1342]。根据 Miyazaki 等[1343]，儿童起病型典型的 MRI 表现为小脑及脑干被盖萎缩（特别是中脑及脑桥上部），脑室周围和（或）深部白质 $T_2$WI 高信号（图 3-134）。$T_2$/FLAIR 白质高信号（组织学上髓鞘呈弥漫性灰白样改变有关[1344]）常见，伴有与年龄相关的损害[1344]。值得注意的是，在这篇报道中儿童型缺乏累及苍白球、下丘脑核（也被称为 Luys 核，是在被该病中命名的）及红核的显著异常。

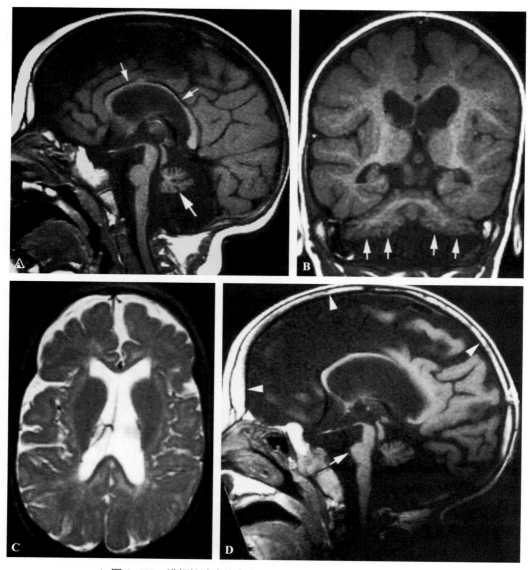

▲ 图 3-133　进行性脑病伴水肿、心律失常及视神经萎缩（PEHO）
A. 矢状位 $T_1WI$ 在 15 月龄显示胼胝体变薄（小白箭）、小脑（大白箭）及脑干小；B 和 C. 冠状位 $T_1WI$（B）及轴位 $T_2WI$（C）显示小脑半球小（B 白箭），大脑白质体积减小；D. 于 10 岁随访显示矢状位 $T_1WI$ 脑干（白箭）及胼胝体进一步变薄，颅盖增厚（白箭头，一种进一步脑萎缩的表现）（图像由 Dr. Junichi Takanashi，Chiba，Japan 提供）

**14. 运动蛋白突变所致的小脑退变**

驱动蛋白是一组依赖 ATP 的分子运动蛋白，它们驱动细胞内的微管运输，特别是在"正"方向。KIF1A 蛋白是一种这类的微管相关的蛋白（MAP），其对细胞内蛋白转运非常重要。最近发现一些 *KIF1A* 突变造成出生后几个月开始的中重度发育迟缓，其中运动迟缓是其中最突出和最严重的[1345]。患者有均匀的轴性低张力伴有不同程度的痉挛性下肢瘫及反射亢进。早期出现小头畸形，并缓慢进

展，伴有视神经萎缩及皮质视力缺损。MRI 显示缓慢进展性脑萎缩，大脑受累较小脑轻[1345]。小脑半球及蚓部均受累，前叶受累较后叶重，依次出现皮质、白质萎缩（图 3-135）。

**15. 神经元蜡样脂褐质沉积症**

本病在本章前部灰质疾病中已讨论。需注意的是，小脑萎缩是本病重要的组成部分。更重要的是，在一些类型中［特别是晚发婴儿型（CLN2）及进行性癫痫伴精神发育迟滞（CLN8）型］，临床

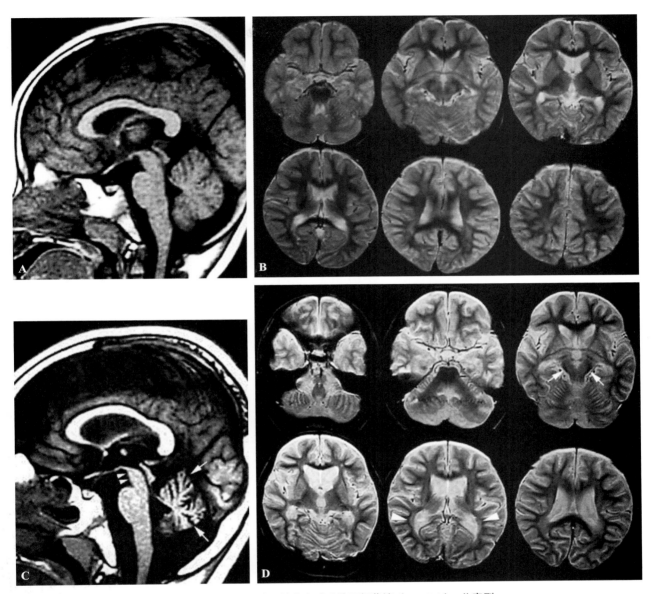

▲ 图 3-134　齿状核红核苍白球丘脑下部萎缩（DRPLA），儿童型

A 和 B. 矢状位 $T_1WI$（A）及轴位 $T_2WI$（B）在 2 岁时基本正常；C. 矢状位 $T_1WI$ 在 6 岁时显示中脑变细（白箭头）、小脑萎缩（小叶萎缩、脑裂扩大，白箭）；D. 轴位 $T_2WI$ 显示由于白质体积减小及尾状核的萎缩所致的脑室扩大，三角区旁白质的异常高信号（白箭头），红核（白箭，对比 B）低信号缺失，大脑脑沟增宽。注意苍白球及丘脑下核的萎缩在儿童型中并不常见（图像由 Dr. Hiroshi Oba，Tokyo，Japan 提供）

及影像均呈现小脑萎缩征象。

### 16. 朗格汉斯细胞组织细胞增生症

朗格汉斯细胞组织细胞增生症（LCH，OMIM 604856）是一种相对罕见的系统性肉芽肿型疾病，临床病程多样并可于任何年龄发病。10 岁以下儿童发病率 0.2/100 000～2/100 000[1346]。患儿一般出现典型系统性病变（累及皮肤、骨骼、肝脏、脾脏、肺及造血系统）或局限脑或颅骨的损害[1347-1349]，主要在第 7 章中讨论。患儿出现小脑神经退行性改变并不常见，其包括 CD8 反应性淋巴细胞主导的炎症反应，伴有神经元及轴突变性，随后髓鞘消失[1346, 1350]。患者在儿童期出现神经退行改变，或偶尔因其他原因在 MRI 上观察到。神经退行性改变在 30—50 岁更常见[1351]。颅后窝受累大约见于 90% 患

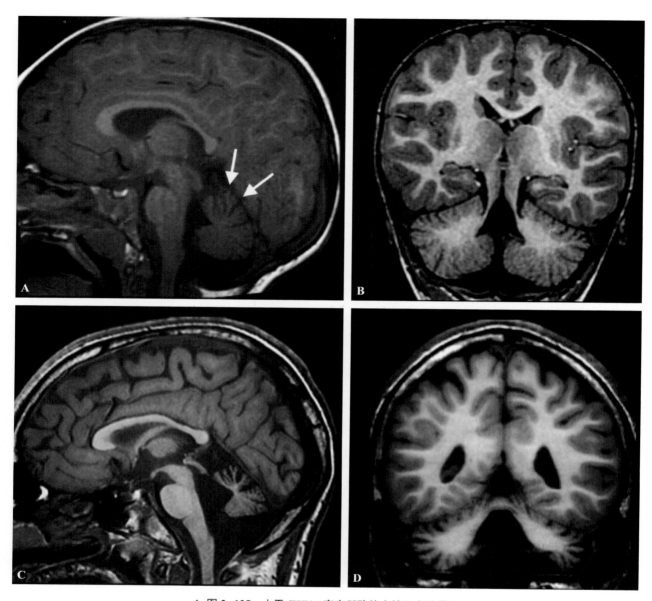

▲ 图 3-135　由于 *KIF1A* 突变所致的小脑及大脑退变

A 和 B. 2 岁时矢状位及冠状位 $T_1WI$ 显示轻度上蚓部萎缩（箭），但其他正常；C 和 D.14 岁时复查，伴有明显神经发育延迟，显示小脑半球及蚓部皮质进行性萎缩，脑裂及第四脑室扩大

者，显示小脑萎缩（由于明显的神经元及轴突缺失）伴有小脑白质对称的 $T_2WI$ 高信号，以及在小脑齿状核周边环状 $T_1WI$ 高信号（图 3-136）[1346, 1351]。$T_2WI$ 高信号常见于脑干被盖白质，常与脑干皮质脊髓束受累有关（图 3-136）。大脑也可受累，同样出现白质点状 $T_2WI$ 高信号，伴有苍白球散在的 $T_1WI$ 高信号，有时在大脑脚也可出现[1350]。也可见弥漫大脑皮质萎缩伴胼胝体变薄，但并不常见[1346, 1351]。

**17. 伴有基底节和小脑萎缩的髓鞘发育不良**

伴有基底节和小脑萎缩的髓鞘发育不良（OMIM 612438）是一种髓鞘化不良疾病，累及基底节及白质，同时有小脑萎缩。本病于本章中白质 / 髓鞘化不良疾病中讨论。

**（四）青少年 / 青壮年发病的小脑萎缩**

以下疾病可在儿童期发现，但更常见的是于近 20 岁或成年起病。由于一些患者最初可于儿童期发

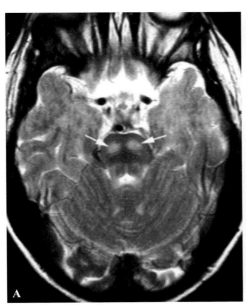
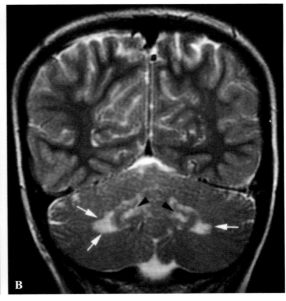

▲ 图 3-136 朗格汉斯细胞组织细胞增生症累及小脑

轴位 $T_2WI$（A）显示脑桥在皮质脊髓束及皮质脑桥束处可见高信号（白箭）。冠状位 $T_2WI$（B）显示小脑白质（白箭）及小脑核（黑箭头）高信号。注意小脑沟显著，提示轻度小脑皮质萎缩

病，在此只做简略的讨论。

### 1. 脊髓小脑共济失调

脊髓小脑共济失调是一组临床及基因异质性遗传病。在本书编写时，已有约 36 种被描述[1275]，包括齿状红核苍白球丘脑下核萎缩（DRPLA）[1275]。大多数疾病于成人起病，鉴别困难，需联合临床特征、影像表现及基因检测进行鉴别[1275]。一些（SCA1-3，7，13 和 DRPLA）有橄榄核脑桥小脑萎缩的影像特征，有些（SCA12，17 和 19）有大脑及小脑萎缩，其他（SCA14 和 15）仅有小脑蚓部萎缩[1352]。详细讨论超出本章范围。感兴趣读者可参阅以下文献[1275, 1353, 1354]。

### 2. 脑腱黄瘤病

脑腱黄瘤病是一种肝胆汁酸合成路径紊乱的疾病，由 2q33-qter 染色体的 CYP27 突变所致[1261, 1355]。线粒体固醇 27- 羟化酶产生突变，造成血清胆甾烷醇及胆汁醇升高，这些代谢产物在中枢神经系统沉积可能产生临床症状。神经系统综合征典型开始于 30 岁左右，包括共济失调、锥体束征、锥体外束征、感觉运动外周神经病及癫痫[39, 1355]。精神症状及早期痴呆可能随之而来。相关的表现包括青少年早期的白内障、动脉粥样硬化、腱黄色瘤及慢性

腹泻。MRI 显示广泛的大脑及小脑萎缩伴弥漫性白质（图 3-137）及小脑核[39, 1261, 1355] $T_2$/FLAIR 高信号。钙化常见于受累的小脑白质。

### 3. Wolfram 综合征

Wolfram 综合征最初指糖尿病伴有双侧视神经萎缩[1356]。后来称为 DIDMOAD，指显著尿崩、糖尿病、视神经萎缩及听力障碍[1357]。本病中超过 90% 的患者是由定位于 4p16.1 染色体的 WFS1 基因突变引起（OMIM 222300）[1358]；第二种形式（WFS2，OMIM 604928）与 4q 染色体的 CISD2 基因突变有关[1359]。患者出现嗅觉缺失、共济失调及中枢性呼吸暂停。病理检查显示视神经、视交叉及视束出现严重退行性改变，同时在外侧膝状体核、腹侧桥、下丘脑室旁核和视上核出现神经元严重减少。此外，在脑桥小脑束、视辐射、海马穹隆及深部大脑白质出现广泛的轴突性营养不良伴轴突性肿胀[1360]。2 例 Wolfram 综合征的 MRI 出现显著的脑干及小脑萎缩，以及视觉通路和下丘脑的萎缩[1361, 1362]，扫描时患者均为成人。然而，另一报告显示患者小脑及脑干正常，除了 $T_2WI$ 黑质信号增高[1363]。因此，本病表现不一，影像表现不一致，可能是疾病处于不同表型或是不同阶段（可能与年龄相关），这仍需明确。

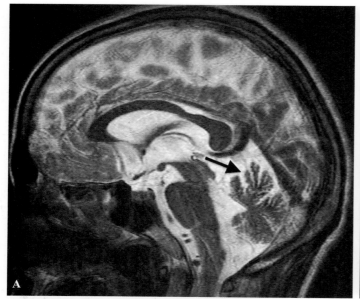
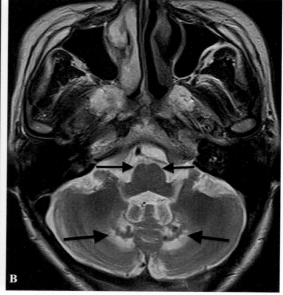
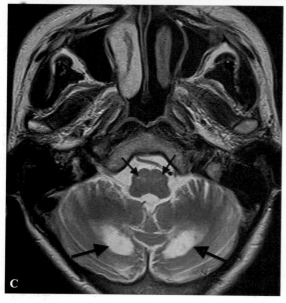

▲ 图 3-137　脑腱黄瘤病所致小脑萎缩

青年男性，跟腱明显肿胀。A. 矢状位 T₁WI 显示小脑裂明显、蚓部小叶变小，特别是上蚓部（黑箭）。B 和 C. 小脑核及延髓水平轴位显示小脑核周围白质高信号（大箭），在延髓中，箭头处局部表面变平，该区域通常下橄榄核较显著，而下橄榄核区出现异常高信号（小黑箭）（图像由 Dr. Junichi Takanashi，Tokyo 提供）

## （五）小脑发育不全

小脑发育不全及许多其他疾病的分类方法不一致。罗马的 Enrico Bertini 医生将 X 连锁疾病伴有小脑发育不全划为一类，在 MRI 中定为小脑缺陷，由 X 染色体的基因突变或基因组的不平衡所致。在该组中，包括有 OPHN1 及 CASK 基因突变所致的小脑发育不全、口面指综合征 1 型 /Joubert 综合征、脆性 X 染色体综合征、X 连锁 Opitz 综合征，由 ARX 突变所致的伴有小脑发育不全及异常外阴部的

X 连锁的无脑回畸形，还有 Rett 综合征[1364]。虽然这是一个有意义的观点，但本书并未使用。而这位作者也同意，小脑发育不全伴或不伴发育不良，似乎包含代谢性及畸形范围（例如微管蛋白病，非常宽泛的伴有幕上畸形的脑桥小脑萎缩）。

1. X 连锁的非进行性先天性小脑发育不全伴发育不良

X 连锁的非进行性先天性小脑发育不全伴发育不良（OMIM 302500，也被称为 X 连锁脊髓小脑共济失调 1 型）是一种 X 连锁病，定位于 Xp11.21-

21.3 染色体之间。患病男孩首先出现早期运动发育指标延迟。神经综合征于 5—7 岁时较显著，包括小脑共济失调、构音障碍及眼外肌麻痹。没有精神发育迟滞、痉挛性瘫或感觉缺失。神经影像学显示小脑半球及蚓部发育不全。本病在儿童期早期无进展 [1365, 1366]。

### 2. Höyeraal–Hreidarsson 综合征

Höyeraal–Hreidarsson 综合征（OMIM 300240）是一种影响男性的多系统疾病，特征表现为产前起病、生长受限、早期出现精神运动发育迟滞、小头畸形、共济失调、强直状态、免疫缺陷及血小板减少，并进展为全血细胞减少 [1367-1369]。本病由 Xq28 染色体的 DKC1 基因突变引起 [1370]，同一基因造成 X 连锁先天性角化不良。Höyeraal–Hreidarsson 综合征现在被认为是一种严重的变体，其在出现皮肤及指甲异常之前儿童期死亡 [1371]。神经病理学显示小脑颗粒细胞层髓鞘化延迟及发育不全不伴浦肯野细胞减少 [1367, 1368, 1372]。胎儿影像显示小脑发育不全。

出生后影像显示小脑小（伴脑裂轻度扩大，但随访观察无进行性改变）及脑桥变小，通常伴有大脑白质减少，胼胝体变薄及髓鞘化延迟 [1373, 1374]。基底节、脑桥及皮质下白质可出现钙化 [1375]。X 线显示长骨干骺端膨大 [1374]。

### 3. Revesz 综合征

Revesz 综合征（OMIM 268130）是一种先天性角化不良的变体，罕见，以骨髓衰竭及皮肤异常（如异常皮肤色素沉着、指甲发育不良及口腔黏膜白斑）为特征 [1376]。它由定位于 14q12 染色体的 TINF2 基因突变引起 [1377]。在 Revesz 综合征中，患者因 Coats 病视网膜病变而出现白斑 [1378]。此外，患者还可以出现再生障碍性贫血、共济失调伴小脑发育不全及多发大脑实质异常 [1378, 1379]。大约 25% 患者 [1376] 出现精神发育迟滞。本病特征改变有白瞳、小脑发育不全、多发性大脑钙化，MRI 中多发点状长 $T_2WI$ 信号，有时伴有强化，与胶质增生有关 [1379]。

# 第 4 章　婴儿期与儿童期的颅脑及脊柱损伤

## Brain and Spine Injuries in Infancy and Childhood

Erin Simon Schwartz　　A. James Barkovich　**著**

陈凤英　尚红磊　耿鹏飞　程美英　谭世芳　**译**

赵　鑫　何　玲　战跃福　**校**

## 一、概述

本章将讨论颅脑及脊柱的破坏性损伤。90% 以上的脑瘫由本章节所讨论的脑损伤所致（其余 9% 由畸形导致），因此这是一组很重要的疾病[1]。严格意义上说，本章节所讨论的颅脑损伤很难与第 3 章讨论的多种颅脑损害区别开来，因为许多代谢性及脱髓鞘性疾病实际上就是脑细胞受损造成的，而低氧、低血糖及高胆红素血症也可被视为代谢性疾病。然而，先天性代谢性脑病、中毒性脑病及特发性（自身免疫性）脑病常为进行性病程，而那些源于物理因素、缺氧缺血、低血糖及高胆红素血症导致的颅脑损伤通常具有一个或两个（多为两个）确定的病因，病程常处于静止状态。因此，从理论上讲，将这些疾病分开在两个章节里讨论是有道理的，并且可以保证章节的合理长度。

## 二、颅脑损伤的基本表现

在讨论由特定因素造成的颅脑损伤类型之前，认识新生儿及婴儿重度弥漫性颅脑损伤的影像学表现是非常有用的。弥漫性颅脑损伤造成广泛性脑损害，依据病因、受损时脑实质成熟程度及损伤的严重程度，可导致不同的影像学及病理学表现。颅脑损伤后急性及亚急性期的影像学表现将在后面的章节中讨论。特定的终末期广泛重度损伤后组织反应性改变分为脑穿通畸形、多囊性脑软化与积水性无脑畸形。对这些定义的理解对于本章及后面章节的

深入论述颅脑损伤是非常有帮助的。

在讨论特定的颅脑损伤类型之前，有必要首先理解发育中的脑组织对损伤的反应方式。未成熟的脑组织对损伤的反应与成熟脑组织截然不同。在胎儿脑阶段，星形细胞的反应能力有限，坏死组织常被完全再吸收（液化性坏死），最终形成内壁光滑、充满液体的空腔（脑穿通，或称脑穿通性囊肿）。与此相反，成熟的脑组织对损伤的反应以明显的星形细胞增生为主，最终形成的病灶包含有星形胶质细胞组成的松软脑组织（"脑软化"）及由反应性星形细胞组成的不规则囊壁。新生儿及婴儿脑对损伤的反应介于上述两者之间。星形细胞对损伤的反应大概开始于孕中期末或孕晚期较早阶段的某个时期，之后呈进行性发展。新生儿脑对损伤的星形细胞反应程度约为成熟脑的 15%[2, 3]。因此，颅脑损伤后残余病灶的表现随脑成熟程度的不同而有所改变：①孕中期胎儿表现为单纯性囊肿；②妊娠最后 1 个月左右或新生儿期表现为含有星形胶质细胞分隔的囊肿；③成熟脑实质表现为无明显囊性成分的单纯星形胶质细胞增生灶。

### （一）脑穿通畸形

脑穿通畸形有许多不同的定义。病理学家用它来描述内壁光滑的局灶性空腔病变，周围伴有少量胶质反应[2, 4, 5]。这些空腔病变是胎儿脑在大约 20 孕周之前局部脑组织损伤造成的，周围常衬以发育不良的脑灰质构成的边界，并伴有局部皮质发育异常，常见如多小脑回畸形[4, 5]。就这种意义而言，

脑穿通畸形本质上与脑裂畸形意义相同，后者是指在大脑半球完全形成之前，由于部分生发基质及周围脑实质的损伤所导致的畸形（见第 5 章）。另一些学者将孕中期较早阶段发生的损伤定义为破坏性脑穿通畸形，以此区别于发育不良性脑穿通畸形及囊性脑软化（见下文论述）。破坏性脑穿通畸形是指内壁光滑、不伴周围胶质增生的空腔病变。囊性脑软化则是指由于妊娠晚期、围产期或产后损伤导致的内壁毛糙不规则、周围伴有明显胶质细胞反应的空腔病变[2, 6, 7]。

在影像学上，（破坏性）脑穿通畸形表现为内壁光滑的囊腔，囊内信号在所有序列中均与脑脊液相同，包括扩散成像序列（图 4-1）。病灶囊腔内无内部结构，周围脑实质信号正常。许多病灶（图 4-2）与继发于脑组织完全液化、周围白质再吸收导致的侧脑室扩大难以鉴别。事实上，这些"囊肿"可能已完全与邻近的脑室融合。

### （二）积水性无脑畸形

积水性无脑畸形是指由于大部分脑被盖组织（大脑皮质板和大脑半球白质）被破坏、液化及再吸收而形成的病变[8]，可被视为几乎累及全脑的脑穿通畸形。大脑半球大部分被含有脑脊液的薄壁囊腔所替代[2, 5]。极个别情况下，小脑也可发生类似改变。囊腔的膜包括两层结构，外层为软脑膜结缔组织，内层为伴有胶质增生的残余脑皮质及脑白质。部分学者认为积水性无脑畸形是一种先天性畸形。我们将其纳入本章破坏性疾病进行论述，是因为残余的大脑半球脑实质及该病与双胎输血综合征[9]及先天性感染[10, 11]相关的报道，均清晰地显示了脑组织的破坏性过程。在动物试验中，通过子宫内结扎胚胎双侧颈内动脉可引发类似的破坏性改变。在脑组织对损伤的反应表现为液化坏死的时期，发育中的脑组织受到任何一种弥漫性脑损伤，均有可能导致积水性无脑畸形的发生[2, 4]。根据患儿是否伴发脑积水及积水程度，临床上可表现为小头畸形、头围正常或者巨脑畸形等[4]。由于大脑皮质几乎完全缺如，这些患儿常常表现为发育延迟[4]。应注意与一种极为罕见的疾病鉴别，该病由非常严重的进展性的脑积水引起，脑室经由脉络膜裂疝出，大脑

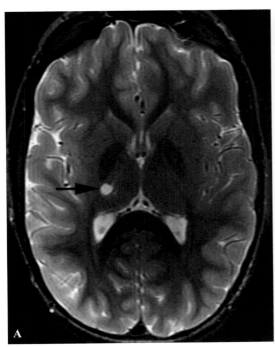
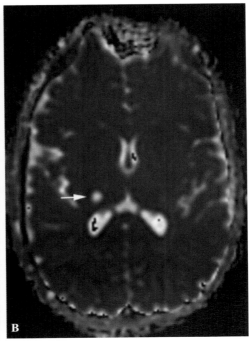

▲ 图 4-1 局灶性脑穿通畸形

A. 轴位 T₂WI 显示右侧内囊后肢一边界锐利、均匀高信号的囊腔（黑箭）；B. 同一层面轴位 Dav 图显示病灶扩散率很高（白箭），表明囊肿内水分子处于自由运动状态

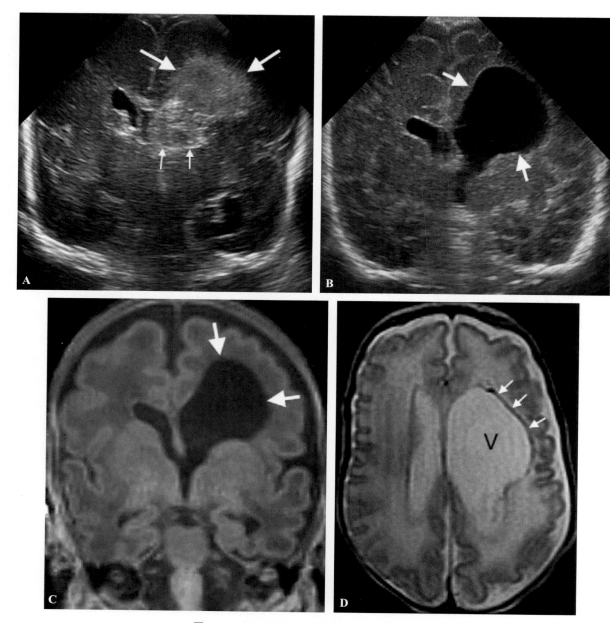

▲ 图 4-2　继发于脑室周围出血性梗死的脑穿通畸形

A. 冠状位经囟门超声显示一孕 26 周早产儿出生后 4 天左侧脑室生发基质区大片状出血回声（小箭）；B. 出生后 10 周随访，经囟门超声显示左侧脑室无回声区扩大（箭），这个脑穿通畸形由脑梗死所致的囊腔组成（缺乏星形胶质细胞反应），并与邻近侧脑室相通；C. 和 D. 冠状位 FLAIR（C）及轴位 $T_2WI$（D）图像脑穿通畸形由损伤脑组织液化坏死、再吸收形成，左侧脑室扩大（V）并突向受损脑区，低信号的出血产物（或钙化）附着在囊腔外侧壁（D 白箭）。这种情况下鉴别破坏性病灶与代偿性脑室扩张是比较困难的

后内侧及前内侧脑实质缺如，已被命名为积水性无脑畸形合并两性畸形（HYD/AG）。但其表现其实是大量脑积水，侧脑室经脉络膜裂疝出，且合并胼胝体缺如及基底节发育不全[12]。

积水性无脑畸形的影像学表现为双侧大脑半球几乎完全被 CSF 所替代[13, 14]。丘脑通常存在，额

叶、颞叶及枕叶的下内侧部也常可保留（图 4-3）。脑干常见萎缩，小脑则一般正常，个别病例也可小脑受累。MR 动脉成像表现为颈内动脉岩上段突然狭窄（若小脑受累，基底动脉远段亦受累）。但这并不意味着这种脑损伤是血管源性疾病，因为血管狭窄实际上是颅脑血供需求减少的反应性改变。

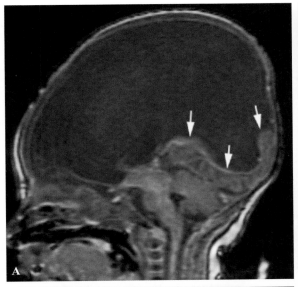

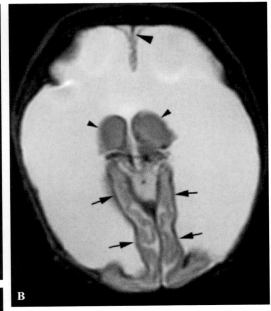

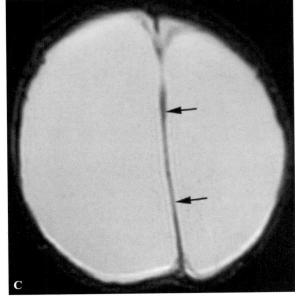

▲ 图 4-3　积水性无脑畸形
A. 矢状位 $T_1WI$ 显示大部分大脑结构消失，仅部分下内侧颞叶及枕叶残留（白箭）；B. 轴位 $T_2WI$ 显示除丘脑（小黑箭头）与部分内侧颞叶（黑箭）及枕叶外，其余大脑半球结构完全缺如，大脑镰前部（大黑箭头）存在，周围见少量残余额叶组织；C. 轴位 $T_2WI$ 显示颅盖骨较高层面，大脑镰（黑箭）存在

经宫内超声或 MRI 均可诊断积水性无脑畸形，两种检查都可显示扩张脑室边缘菲薄的脑组织。MRI 不受侧方声影或混响伪影的干扰，是诊断胎儿积水性无脑畸形的最佳检查方法（图 4-4）[13]。MRI 对积水性无脑畸形与胎儿脑积水的鉴别也更有优势。即使在重度积水性无脑畸形病例，扩大的侧脑室沿脉络膜裂形成囊样憩室，MRI 仍可通过识别菲薄的脑组织边缘，将其与脑室扩大鉴别出来。这两者的鉴别非常重要，因为脑积水的儿童行脑室分流术的效果较好，早期手术患儿的认知与运动功能均可发育正常。相比而言，积水性无脑畸形的患儿

行脑室分流术后，其认知并无明显提高。但实际上，鉴别这两种疾病可能仅存在纯理论意义，因为两种疾病所致的儿童头颅的异常增大均需行脑脊液分流。虽然脑脊液分流术并不会改善积水性无脑畸形患儿的生长发育，但能够防止颅内压增高导致的头围持续性增大。保持正常头围大小有助于患者的治疗。

（三）脑软化

不同于脑穿通畸形及积水性无脑畸形，脑软化的病理改变以星形胶质细胞增生及脑损伤区域内出

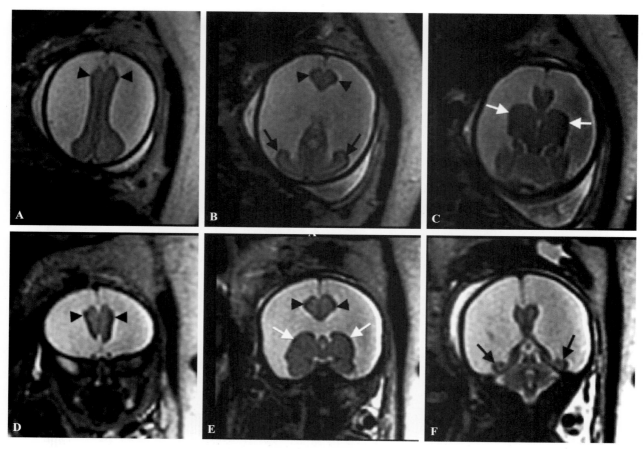

▲ 图 4-4　胎儿积水性无脑畸形轴位（A 至 C）及冠状位（D 至 F）

其影像表现是由于双侧大脑中动脉供血区脑实质液化 / 再吸收，而大脑前动脉及大脑后动脉供血区相对保留所致。胎儿 MRI 是诊断本病的最佳检查方法，因为在 MRI 上大脑前动脉（黑箭头）与大脑后动脉（黑箭）供血区及深部灰质核团（白箭）残余组织边界清晰锐利，极易与幕上残余脑组织间腔的液体积聚相鉴别（图像由 Dr. Sean Bryant，Denver，CO. 提供）

现分隔为特征。在脑穿通畸形与脑软化之间存在一种"边缘区"的情况，表现为大脑半球皮质及白质巨大的囊性灶，仅残留脑室周围小部分白质，称为巨囊型脑软化（图 4-5）。反应性胶质增生及受损组织在 MRI 上较正常髓鞘化的灰白质常表现为 $T_1WI$ 低信号、$T_2WI$ 及 FLAIR 高信号（图 4-6）。在婴儿期，亚急性期脑损伤行 MRI，常表现为受损区脑皮质及白质呈 $T_1$ 低信号、$T_2WI$ 高信号（图 4-7）。这很可能是受损脑组织水含量增多所致，因为新生儿对损伤的星形胶质细胞增生反应不足成人的 10%。CT 受固有对比分辨率的限制，对区分脑穿通畸形、囊性及非囊性脑软化的可靠程度是有限的（图 4-6 A）。超声是显示胶质分隔最敏感的方式，但是对颅脑的整体评估价值有限。

多囊性脑软化是妊娠晚期、分娩过程中或出

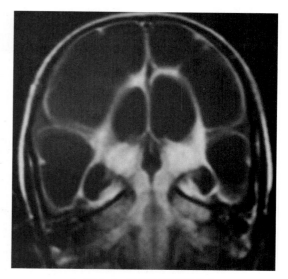

▲ 图 4-5　严重巨囊型脑软化

冠状位 $T_1WI$ 显示大脑皮质及白质巨大的囊腔，仅有少量脑室周围白质残留。大囊之间可见分隔

生后大脑受到弥漫性损伤的结果[5]。大小不一的多发囊状空腔，中间以胶质组织分隔，形成了坏死区域（图 4-6 至图 4-8）[5]。病灶位置因损伤的种类而有所不同。如果病变由血栓或栓子栓塞所致（图 4-6 至图 4-8），受累区域将与大脑主要动脉的分布区一致。相反，轻度或中度低血压导致的损伤则主要分布于血管供血交界区（见后述），或在某些情况下（其机制尚未阐明），病变

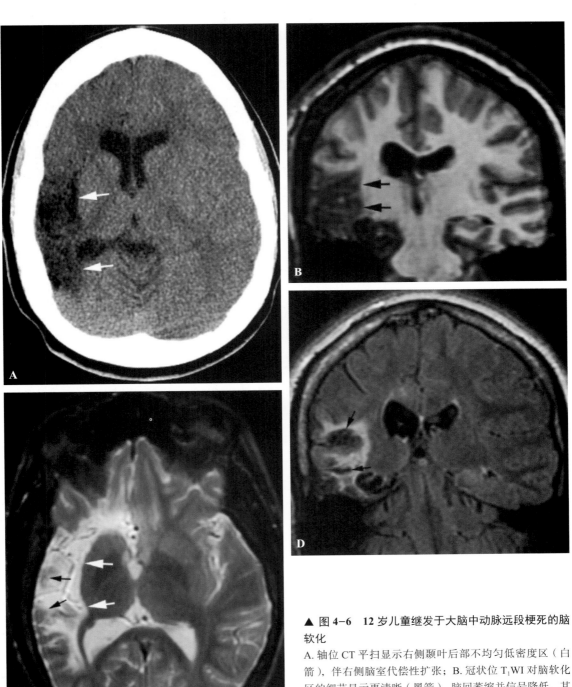

▲ 图 4-6　12 岁儿童继发于大脑中动脉远段梗死的脑软化
A. 轴位 CT 平扫显示右侧颞叶后部不均匀低密度区（白箭），伴右侧脑室代偿性扩张；B. 冠状位 $T_1WI$ 对脑软化区的细节显示更清晰（黑箭），脑回萎缩并信号降低，其内脑白质分隔体积减小并呈略高信号；C. 轴位 $T_2WI$ 显示脑软化区（白箭）较残余正常脑组织（黑箭）呈明显高信号；D. 冠状位 FLAIR 图像显示脑软化呈高信号，病灶中心低信号区（黑箭）代表着继发性囊腔形成

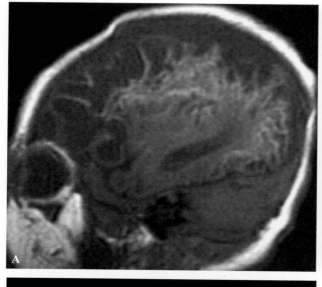

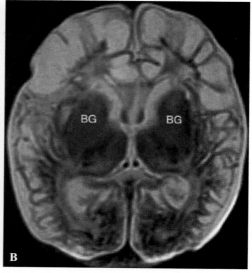

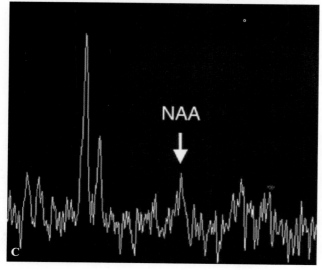

▲ 图 4-7 继发于中度低血压的重度弥漫性脑软化

A 和 B. 矢状位 $T_1WI$（A）及轴位 $T_2WI$（B）显示大脑皮质变薄伴异常 $T_1WI$ 低、$T_2WI$ 高信号，几乎累及整个大脑皮质。双侧基底节（BG）相对完整。慢性期，双侧丘脑萎缩一般较基底节明显；C. 经左侧大脑半球半卵圆中心层面单体素 MRS 成像显示 NAA 峰显著降低，提示脑组织重度弥漫性损伤

累及全部大脑皮质而基底节不受累（图 4-7）。严重低血压会导致大脑深部神经核团及皮质不同程度的损伤，病灶的分布因损伤发生时胎龄的不同而不同[15, 16]。新生儿低血糖可导致顶叶及枕叶的损伤[17, 18]。当发生感染性因素所致的损伤时，脑软化的部位无特异性，与大脑受感染的部位一致。除了病变部位，影像学表现并不能反映出致病原因。足月儿在损伤后 2～5 天，超声可出现损伤区回声增强，在损伤后 7～30 天出现囊变[19]。发生囊变的时间可能与损伤的严重程度及脑组织的成熟度相关。CT 最初表现为大脑病变区的弥漫性低密度，并最终发展为含有多发大小不等囊腔的低密度组织。受损区域间常可见分隔，部分可见钙化[2]。MRI 上，

受损脑区表现为边界不清的 $T_1WI$ 低信号及 $T_2$/FLAIR 高信号，其内含有多个液性分房（分房在 $T_1WI$、FLAIR 及 DWI 序列呈低信号，在 $T_2WI$ 及 Dav 图呈高信号）（图 4-6 至图 4-8）。有时病变区可出现信号不均，这种信号不均是由大小不等的胶质分隔及脑脊液共同组成的。其中胶质分隔相对于脑脊液间隙呈明显高信号，而脑脊液间隙的信号与脑室内的脑脊液相似。FLAIR 或 $T_2WI$ 的第一回波序列对这种信号不均显示最清晰。如果常规扫描无法明确诊断，可以用 DWI 序列来测定病灶的扩散率，表现为囊变区扩散率最高，微囊区扩散率降低，非囊性脑软化区扩散率更低，而所有受损组织的扩散率均高于正常脑组织。

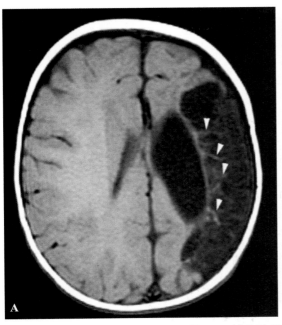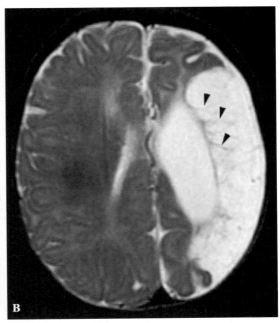

▲ 图 4-8　继发于动脉梗死的多囊性脑软化

轴位自旋回波 $T_1WI$（A）及 $T_2WI$（B）图像显示，左侧大脑中动脉供血区边界清晰的长 $T_1$ 长 $T_2$ 信号区。囊腔内可见菲薄分隔（箭头）

## 三、缺氧 - 缺血 - 炎性脑损伤

本章内容涵盖由缺氧或缺血介导的脑损伤。这些疾病中，许多疾病的原始损伤表现为炎性因子诱发的血管损伤。因此，炎症可能是导致脑损伤的重要阶段[20]。事实上，已有多例与创伤明显相关的儿童卒中的报道。在这些病例中，患儿容易发生创伤相关脑卒中的原因是病毒诱导的血管损伤。因此，对于儿童卒中，即使其发病与一定程度的创伤有关，但也必须除外血管损伤或血管痉挛的因素。

### （一）局灶性梗死

脑卒中已逐渐被认为是儿童致病及致死的重要原因[21, 22]。事实上，它是造成儿童死亡的十大原因之一[23, 24]。在所有的儿童卒中病例中，约 25% 发生于新生儿，接近 50% 发生于 1 岁以内幼儿[23, 24]。胎儿 MRI 发现脑梗死（出血性和非出血性）很多发生于出生前。胎儿期及婴儿期卒中高发的具体原因尚不明确，尽管越来越多的研究人员认为炎症对此年龄段及年龄稍大儿童的发病起着重要的作用[20, 25, 26]。虽然发病数量庞大，但仍有错误的观念认为，在儿童期脑卒中是一种少见且相对不重要的

疾病。幸运的是，近来医务工作者已经越来越多地意识到这种疾病及其对儿童健康的重要性[21, 27-30]。

### （二）儿童脑梗死的临床表现与病因

儿童期局灶性缺血性脑梗死有着不同的临床表现。患儿的体征和症状取决于大脑的损伤区域及发病年龄[22, 31, 32]。围产期/产前脑卒中比普遍认识的发病率要高，2300～5000 例活婴中就有 1 例发病[33]。现在认为围产期卒中非常重要，围产期缺血性卒中（ischemic perinatal stroke，IPS）被定义为"发生于胚胎 20 孕周至产后 28 天内，经神经影像学或神经病理学检查证实为继发于血管内血栓形成或栓子脱落，导致局灶性大脑血供中断的一组疾病"[33]。推定围产期缺血性卒中（presumed perinatal ischemic stroke，PPIS）的危险因素如表 4-1 所示。脑梗死急性期，新生儿或较年幼婴儿一般表现为癫痫、意识下降、肌张力减低、易激惹、嗜睡或喂养困难[33]。因此我们强调，在临床症状支持弥漫性脑损伤的新生儿中，高达 5% 的患儿可能是由急性局灶性脑梗死造成的[34]。然而，当新生儿脑梗死临床表现隐匿[35, 36]，或脑梗死发生在子宫内时[37-39]，可能主要表现为婴儿期提早出现优势手（1 岁之前的婴儿一

般不表现出优势手）或先天性偏瘫。这样的脑梗死现在均被纳入推定围产期缺血性卒中的范畴[32]。实际上，据估计，大约 30% 的先天性偏瘫的患者由 PPIS 造成[33]。较大的婴儿及儿童发生卒中的表现与成年人相似，常表现为突发的神经功能障碍[30]。由于婴儿期与儿童期卒中的临床症状可能极其轻微，影像检查常成为诊断过程中最重要的组成部分。

**表 4-1　推定围产期缺血性卒中的危险因素**

**母体因素 / 情况**
- 血栓性疾病
- 不孕症及不孕治疗
- 子痫前期
- 胎膜破裂时间过长（> 24h）
- 绒毛膜羊膜炎
- 母体自身免疫性疾病或自身抗体（血小板同种抗原 -1）
- 抗磷脂综合征

**胎儿 / 新生儿疾病**
- 产程并发症
- *COL4A1/COL4A2* 突变（前胶原 IVa1 基因）
- 遗传性易栓症
- 双胎输血综合征
- 胎儿 / 新生儿红细胞增多症
- 先天性心脏病
- 新生儿低血糖（早产儿）
- 持续胎儿循环及体外膜氧合治疗
- 宫内生长受限
- 胎儿 / 新生儿感染及脑膜炎

**非特异性因素**
- 中心静脉置管
- 种族与人种（黑人婴儿相对于非西班牙白人婴儿发病率更高）
- 婴儿性别（男孩更高发）

大部分发生于儿童的局灶性脑梗死仍被定义为"特发性"的，这意味着脑卒中的病因尚未明确。然而，随着继发于感染的短暂性脑动脉病（transient cerebral arteriopathy，TCA）的认识加深（见下面章节）[27-29]，特发性脑卒中的病例明显减少。但在新生儿期，特发性脑卒中的发病率仍很高[36]。儿童期脑卒中的发生可能与炎症[27, 28]、代谢性疾病、贫血[40]或凝血性疾病[41]有关。在没有潜在代谢性疾病的患儿中，创伤和病毒感染史是较为常见的原因[27, 28, 42, 43]。最近的研究表明，缺乏疫苗接种与儿童卒中相关，进一步说明感染是极为常见的病因[27]。

而基因缺陷及获得性疾病导致的血栓形成是相对少见的病因[44, 45]。

如前所述，近来大量研究表明短暂性脑动脉病为儿童卒中重要的病因[25-29, 46]。动脉病被定义为影像学检查可见原发于动脉自身的异常，包括动脉狭窄、不规则、闭塞、动脉束带、假性动脉瘤或动脉夹层。在一组包含 355 名儿童的研究中，纳入了年龄范围在 29 日龄至 18 岁的来自于四大洲及澳大利亚的儿童，研究发现 36% 的儿童存在动脉病[29]。诊断动脉血管病非常重要，因为治疗炎症可以改善该病的预后。一些研究通过 MRA、CTA 或经导管血管造影检查，发现受累血管可表现为不规则、狭窄或扩张，短期复查可发生变化（变窄、增宽或形态更不规则），但长期追踪可恢复正常（25%），或治疗后保持稳定（32%），或稳定后不发生远期梗死（45%）。动脉病得以稳定或改善的患者相对疾病进展的患者预后要好[46]。学者们推测，在动脉病患者中，那些最终得以稳定的疾病均为炎性起源（实际上，许多患儿都发生在水痘病毒感染 1 年内），更能准确地定义为 TCA[29, 46]。越来越多的证据表明，这些动脉病是炎性起源的[20, 28, 46]，疫苗接种可以降低其发病率[27]。

在东亚地区，儿童脑梗死的发病率与西方国家相似，但潜在的致病因素有所差异[30, 47]。尽管高达 20% 的儿童脑梗死为代谢性因素所致[30]，但先天性心脏病、中枢神经系统感染、血管性疾病（尤其是烟雾病）及造血系统疾病（白血病、珠蛋白生成障碍性贫血）是最常见的诱发因素[30, 47]。

发生局灶性梗死且无其他潜在疾病的患儿，其远期预后因梗死的部位及损伤时的年龄而有所不同[48]。基底节受累及脑室周围静脉性梗死的患儿，运动功能预后较差[32]。癫痫、认知能力差、发育延迟与皮质受累相关[32, 46]。与梗死面积较小、受累大脑皮质功能区较少的患儿相比，梗死面积较大或受累大脑皮质功能区较多的患儿遗留的功能障碍更明显[49, 50]。对于梗死面积及部位大致相同的患儿，年龄较小的患者遗留功能障碍更少。对于新生儿来说，除非大脑皮质、基底节及内囊全部受累，一般不会发生偏瘫。而在儿童期，只要上述部位中的一个或两个受累就有可能发生偏瘫[48]。与成人相比，儿童患者只要不发生癫痫，其预后一般较好。因为无症状的患儿新发卒中的可能性很低，并且儿童脑的可塑性更高。因此，在无癫痫发作的情况下，许多由受损脑区执行的功能被其他未受损脑区所替代 [51]。一旦癫痫发生，认知恢复就会受损 [51]。东亚人群与西方人群的预后是相似的，其死亡率均在 15%～20%，30%～40% 发生永久性神经功能缺陷，还有 35%～50% 恢复正常 [30, 47]。一项来自法国马赛省的新生儿及婴儿脑卒中大数据临床随访研究显示，28% 的患儿未遗留神经功能缺陷，48% 出现轻到中度功能缺陷，仅 24% 遗留重度功能缺陷而需要长期护理 [52]。然而，与成人相比，儿童（并非婴儿 [48]）发生基底节梗死后遗留永久性肌张力障碍的发生率更高 [50, 53]，并在缺血性梗死后继发癫痫的概率更高（25%～50%）[54]。

如前所述，发生新生儿脑卒中的患儿可能存在凝血功能异常 [40, 41, 55, 56]，包括蛋白 C 和 S 缺陷 [56, 57]、G20210A 凝血酶原突变 [56]、Leiden V 因子缺陷 [55]，或存在抗心磷脂抗体 [58, 59]。其他致病因素如表 4-2 和表 4-3 所示。

### （三）儿童卒中影像学检查方法的选择

影像学检查方法的选择取决于患者的年龄。因为新生儿一般表现为癫痫、脑病或非特异性症状，超声是绝大多数医疗机构首选的检查方法。如果采用合适的高频探头在婴儿出生 4 天后检查，能发现 87% 的基底节和幕上大血管供血区损伤的新生儿脑卒中 [36]，并能经囟门准确地评估血流流速。然而，超声对于较小的白质梗死、大脑凸面小面积皮质梗死或颅后窝梗死，敏感性较低。因此，我们通常以 MRI、磁共振动脉成像、磁共振静脉成像检查对超声检查进行补充。MRI 可发现全脑缺血性及出血性病灶，并可很好地评估大脑前部及后部的血液循环。事实上，虽然超声能发现梗死灶，但 MRI 常可观察到额外的脑实质病变，而 MRA/MRV 能发现血管内血栓和中大血管的血管病变 [33, 108]。另外，扩散加权成像可提高检出梗死的敏感性，并有助于发现早期的沃勒变性（又称为"急性神经网络损伤"[109]），表现为损伤后数天内，梗死区受累白质通路扩散率降低。这种白质变性常累及胼胝体、丘脑及皮质脊

**表 4-2 儿童脑卒中的部分致病因素**

**血管炎** [29, 60, 61]

**心脏因素**
- 先天性发绀性心脏病 [62, 63]
- 心肌病 [64]
- 血管夹层动脉瘤 [64]
- 二尖瓣脱垂 [64]
- 心脏肿瘤 [65]

**血栓栓塞性疾病**
- 红细胞增多症 [66]
- 创伤 [67]
- 血管性疾病（镰状细胞病 [68]、烟雾病 [69, 70]、川崎病 [67]、PHACE 综合征 [71]、COL4A1 突变 [39, 72, 73]、感染后 / 炎性因素 [26-28, 46, 74, 75]、纤维肌性病变 [67]、神经纤维瘤病 I 型 [67]、放射诱导 [67]、自发性动脉夹层 [76, 77]）
- 感染（病毒性 [75, 78-81]、细菌性脑膜炎 [82]、免疫抑制时可有曲霉菌感染）[83]
- 凝血障碍性疾病（蛋白 C 或蛋白 S 缺陷 [84-88]，Leiden V 因子缺陷 [85, 86]，亚甲基四氢呋喃还原酶 [89, 90]，脂蛋白 a [89, 90]，存在抗磷脂抗体 [59, 87, 91, 92]）
- 母体药物滥用 [93, 94]
- 偏头痛 [63, 95]

**代谢性疾病**（表 4-3）

**血管畸形** [62, 67, 103]

**中枢神经系统肿瘤压迫血管** [62, 67, 103]

**血管夹层** [104-107]

髓束 [109]。当病变沿皮质脊髓束分布时，高度提示日后有可能出现偏瘫 [110]。总而言之，超声对婴儿急性神经损伤的早期评估是有价值的，但 MRI 能够提供最多的信息，对于可疑脑梗死的新生儿及婴儿均应行 MRI 检查进行更全面的评估。

对于年龄较大的儿童，在条件允许的情况下，MRI 结合 MRA/MRV 及动脉自旋标记灌注图（ASL，用以评估风险脑区 [111, 112]）是首选检查方法。除非 MRI 检查用时较长可能对患儿产生不良的后果，婴儿及儿童均应避免 CT 扫描。对于某些少见病，如果脑梗死的原因不能通过实验室检查及影像学检查确诊，可进行经导管血管造影，因为这种检查对于中小血管较 CT 及 MRI 更敏感 [113]。然而，需要注意的是，即使是高分辨经导管血管造影，小血管的血管炎也有可能显示为正常，如系统性红斑狼疮。对于血管炎（MRA 并非总能显示）或血管疾病（如

表 4-3　儿童期脑卒中的代谢性因素

**有机酸尿症**
- 高同型半胱氨酸血症
- 丙酸尿症
- 甲基丙二酸尿症
- 同戊酸血症
- Ⅰ型戊二酸尿
- Ⅱ型戊二酸尿
- 3-甲基环丁烷-辅酶 A 羧化酶缺乏
- 3-羟基-3-甲基戊二酰-辅酶 A 裂解酶缺乏

**线粒体疾病**
- 线粒体肌病
- Leigh 综合征
- MELAS 综合征
- 细胞色素氧化酶缺乏症

**溶酶体疾病**
- Fabry 病
- 胱氨酸贮积症

**尿素循环缺陷**
- 鸟氨酸氨甲酰基转移酶缺乏症
- 氨基甲酰磷酸合成酶缺乏症

**其他**
- 早老症
- 亚硫酸盐氧化酶缺乏症
- 高脂蛋白血症
- 磷酸甘油酸酯激酶缺乏症
- 先天性糖基化异常
- L-肉毒碱缺乏
- 胆固醇及甘油三酯代谢异常

见第 3 章；参考文献 [63, 96-102]

烟雾病，见第 12 章）的患者考虑进行血管重建手术（如旁路手术）或血管连通术时，灌注成像尤为重要。

### （四）儿童动脉梗死的影像表现

尽管脑梗死的影像学表现与梗死的病因无关，但某些类型的梗死倾向于发生在脑部的特定区域。了解梗死发生的这种倾向性有助于缩小梗死病因的鉴别诊断范围。例如，儿童很少发生大脑后循环区域的梗死，如该区域出现梗死则提示椎-基底动脉出现外伤性损伤可能[114, 115]，或较少情况下也继发于偏头痛引起的血管痉挛[116] 或 MELAS 脑病（尤其是脑梗死不是严格按血管供血区分布时，见第 3 章[117, 118]）。新生儿穿支卒中（发生于基底节或丘脑）

通常与难产、败血症或中心静脉置管相关，尽管也可由其他因素所致[119]。年龄较大的儿童发生丘脑卒中特征性地继发于脑膜炎（感染性血管炎）、先天性心脏病、偏头痛或外伤[120]，而基底节梗死则常与感染性或类感染性血管病变相关[28]。

对于新生儿和婴儿脑梗死，尽管经颅超声检查的敏感性不及 CT 或 MRI[121]，但超声仍常为颅脑的首选影像检查方法，影像医生认识超声的影像表现非常重要。脑梗死在头颅超声中常表现为血管供血区边界不清的高回声灶（图 4-9 和图 4-10），发病数天后病变缓慢进展。超声鉴别出血与非出血性脑梗死较困难，如果在脑梗死回声区内出现局灶性更高回声则提示出血可能。脑梗死病灶在 2~4 周后可发生囊变，合并同侧侧脑室代偿性扩大[122]。相对于脑皮质和脑白质的细小梗死灶，大脑深部灰质核团梗死或大面积脑皮质梗死更容易检出，比如颈内动脉或大脑中动脉主干闭塞所致的脑梗死（图 4-10）[122]。除非梗死范围很大，超声很难发现颅后窝的脑梗死，经后囟探查的方法可提高检查敏感性。彩色多普勒及能量多普勒可反映梗死脑区的血流变化[123]，提高超声诊断的敏感性。

除非缺乏 MRI 检查设备或患儿病情不稳定，无法转运到 MRI 检查室，不推荐儿童选择 CT 检查。新生儿脑梗死的 CT 表现与年长儿或成人相似。大脑皮质的梗死常表现为楔形、边界清晰的低密度区。梗死灶初期似乎仅局限于脑灰质，但 24h 后动脉供血区的灰白质均可受累。然而，需要警惕的是，婴儿颞枕叶后部皮质的特定区域在正常情况下也可表现 CT 低密度，对这些区域的评估较为困难。出血灶较周围正常脑实质在 CT 平扫上表现为相对高密度，通常不需要行碘对比剂增强扫描即可做出诊断。在损伤发生 5 天后，增强扫描可出现梗死区脑皮质强化。在损伤后 4~6 周，随着血脑屏障的修复，这种病灶强化逐渐消失。

在发病最初几天内早期识别脑梗死的最佳 MRI 方法是扩散成像（图 4-9 至图 4-11），可在梗死后数小时内表现出病灶扩散率降低。急性梗死灶在扩散加权成像表现为高信号，在计算所得扩散图（又称为 Dav 或 ADC 图）上表现为低信号。这些异常表现易于识别，与成人急性脑梗死的表现是一致

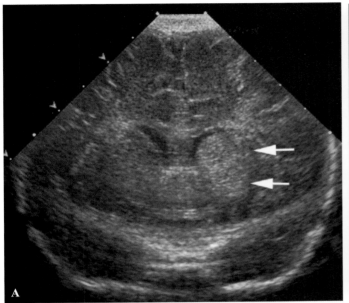

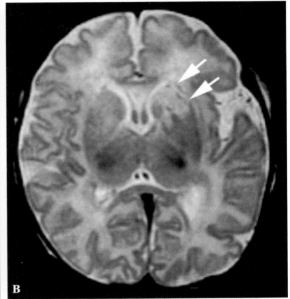

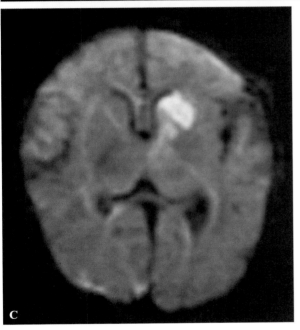

▲ 图 4-9　先天性心脏病新生儿的基底节梗死

A. 经前囟超声检查，显示左侧纹状体回声增高（箭）；B. 轴位 $T_2WI$ 显示左侧尾状核头及左侧壳核前部异常高信号（箭）；C. 轴位 DWI（$b$=700s/mm$^2$）显示梗死部位高信号，提示弥散受限

的。脑梗死发生后数小时内，扩散率降低[124]，之后持续降低 6 天左右，直到假性正常化出现[125]。然后在第 12 天左右，扩散率回升至正常值之上[126]。需要注意的是，这些扩散率变化的时间节点并非绝对的，会随着患者年龄、卒中范围及侧支循环建立的速度而发生一定程度的变化。在急性期对脑白质束进行评估，可发现沃勒变性的早期证据（表现为源自梗死区的白质束走行区扩散率降低）（图 4-10D）[110, 127]，提示将有可能遗留永久性的神经功能损伤[110, 128]。因此，对于不明原因突发神经功能障碍的儿童或不明原因癫痫发作的婴儿，均应进行扩散成像检查。

在梗死发生的第 1 周，其影像学表现是逐步演变的。常规影像检查可见受累的皮质肿胀，相对于皮质下白质表现为等信号，其信号表现在 $T_2WI$ 及 FLAIR 序列变化不大，这与年长儿的表现截然不同，后者改变可能非常小（图 4-9 至图 4-11）。在新生儿中，明显肿胀、梗死的皮质在常规 SE 序列

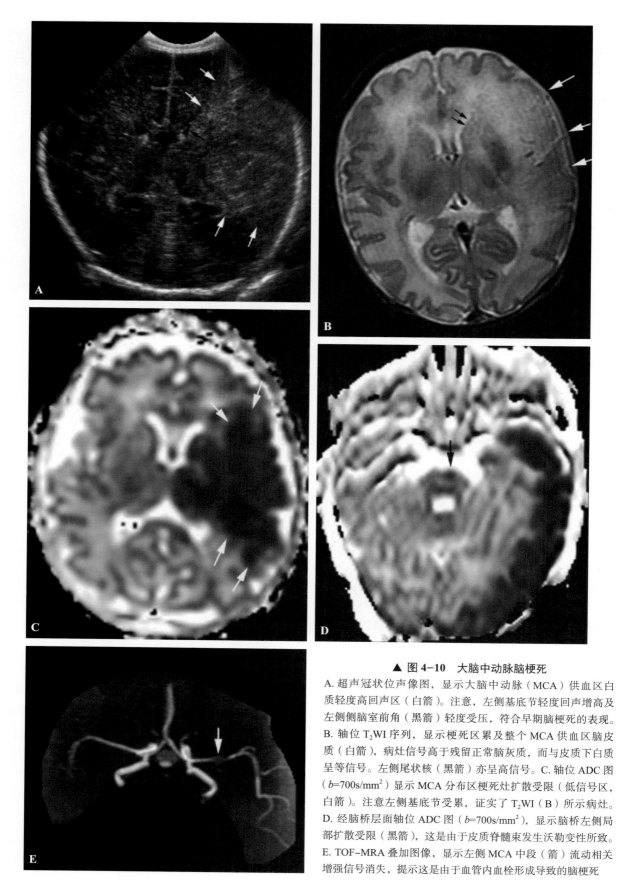

▲ 图 4-10　大脑中动脉脑梗死

A. 超声冠状位声像图，显示大脑中动脉（MCA）供血区白质轻度高回声区（白箭）。注意，左侧基底节轻度回声增高及左侧侧脑室前角（黑箭）轻度受压，符合早期脑梗死的表现。B. 轴位 T₂WI 序列，显示梗死区累及整个 MCA 供血区脑皮质（白箭），病灶信号高于残留正常脑灰质，而与皮质下白质呈等信号。左侧尾状核（黑箭）亦呈高信号。C. 轴位 ADC 图（b=700s/mm²）显示 MCA 分布区梗死灶扩散受限（低信号区，白箭）。注意左侧基底节受累，证实了 T₂WI（B）所示病灶。D. 经脑桥层面轴位 ADC 图（b=700s/mm²），显示脑桥左侧局部扩散受限（黑箭），这是由于皮质脊髓束发生沃勒变性所致。E. TOF-MRA 叠加图像，显示左侧 MCA 中段（箭）流动相关增强信号消失，提示这是由于血管内血栓形成导致的脑梗死

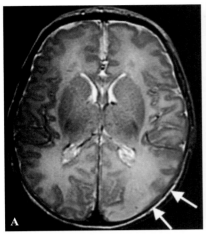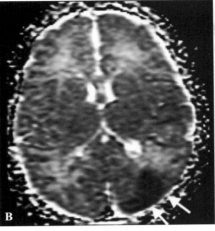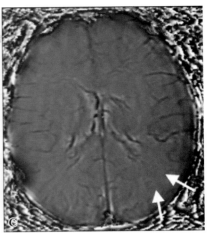

▲ 图 4-11　新生儿急性 PCA 梗死，显示皮质消失征、弥散受限及磁敏感度降低

A. 轴位 $T_2WI$ 显示左枕叶皮质带低信号消失（箭）；B. 轴位 Dav 图显示相同区域内低信号，弥散率降低（箭）；C. SWI，显示梗死区内低信号的供血动脉及深部引流髓静脉较周围正常脑区减少（箭）

与皮质下未髓鞘化的白质相比呈等信号（"皮质消失征"）（图 4-10 和图 4-11）。在 $T_2WI$ 上，可通过识别大脑皮质低信号的完整性来寻找脑梗死的依据。如果局部皮质信号"消失"，则提示可能有局灶性脑梗死。此外，内囊也需要仔细观察，因为内囊后肢 $T_2WI$ 高信号或 Dav 值降低常与对侧肢体偏瘫相关 [110]。需要指出的是，新生儿 / 年幼婴儿的脑梗死在 FLAIR 图像上很难识别（高信号背景上的高信号）。在亚急性期（出生后 4～6 天），梗死的脑灰质可表现为 $T_1WI$ 高信号、$T_2WI$ 低信号（图 4-12），这可能是由斑点状出血、髓磷脂释放、星形胶质细胞反应（引起自由水含量减少）或钙化造成的。年长儿或青少年脑梗死的 MRI 表现与成人相似，任何年龄段儿童发生出血性梗死的 MR 表现也与成人相仿。经静脉注射顺磁性对比剂（通常不需要），其强化方式及其发展演变均与前段所述 CT 成像相似。

新生儿及婴儿所发生的深部灰质核团梗死，在损伤后起初的几天内超声仅表现为轻微回声增高（图 4-9A 和图 4-10A）。同样，基底节梗死的 CT 表现也非常隐匿，尤其是梗死发生在双侧基底节且合并脑水肿的情况下。这种表现将在后面关于"重度低血压"的章节中讨论与阐述。需要强调的是，对于新生儿或年龄较大的儿童，除非放射科医师能仔细地评估深部灰质核团的回声或密度，否则基底

节缺血性损伤（尤其是双侧发生时）在超声或 CT 检查中很容易被漏诊（图 4-13A）。基底节梗死的 MRI 表现多样，取决于所采用的 MRI 扫描序列、梗死的时期及出血量。梗死灶特征性地表现为血管供血分布区 DWI 高信号（图 4-9C）或 Dav 图低信号（图 4-13B）。在自旋回波成像上，急性基底节梗死在起初的 8～12h 无异常表现（图 4-9B），除非出现梗死后出血（急性期并不常见）。亚急性期基底节梗死，病灶内可发生出血、钙化或髓鞘破坏，在 $T_1WI$ 及 $T_2WI$ 表现为信号混杂病灶（图 4-12）。梗死后第 1 周末，受损的基底节可出现少量 $T_2WI$ 低信号。与皮质梗死相似，仅用 FLAIR 序列很难发现基底节梗死的存在。

已有研究表明，对成人患者进行灌注成像（最好使用磁共振动脉自旋标记技术，见第 1 章），有助于判断通过介入治疗所能挽救的脑组织数量（通过观察灌注 - 扩散成像的不匹配范围）。大龄儿童及青少年采用取栓治疗的数量多于婴幼儿及小龄儿童，尽管后者的血管更细且更容易发生痉挛，但其血管内血栓分解及再吸收的速度更快。

在 UCSF，对于可疑脑梗死的儿童，在 Dav 序列确诊梗死之后，我们常规进行时间飞跃（TOF）MRA 及 ASL 灌注加权成像。MRA 及 ASL 均有助于识别梗死的病因，并有助于缺血性梗死与其他原因所致的局灶性脑损伤及急性神经功能缺陷的鉴别

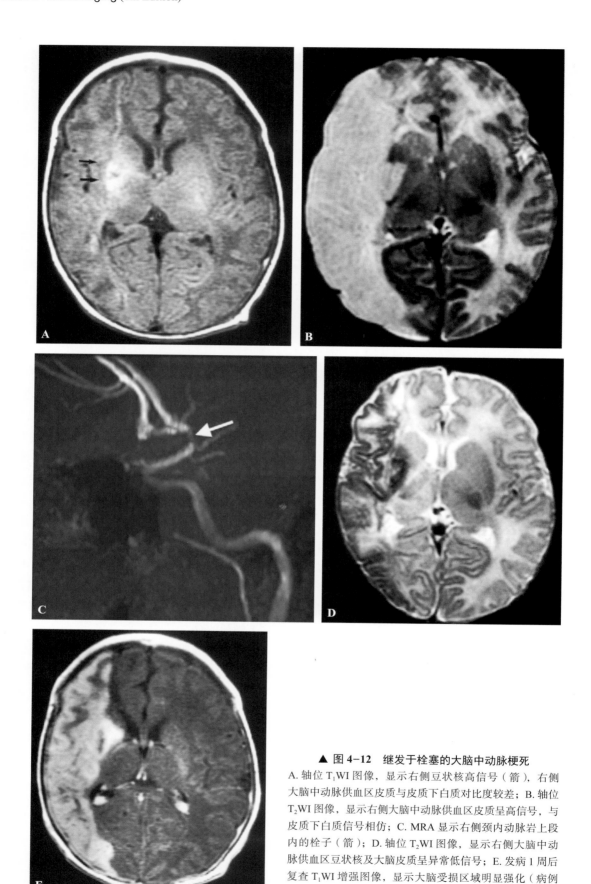

▲ 图 4-12　继发于栓塞的大脑中动脉梗死
A. 轴位 T$_1$WI 图像，显示右侧豆状核高信号（箭），右侧大脑中动脉供血区皮质与皮质下白质对比度较差；B. 轴位 T$_2$WI 图像，显示右侧大脑中动脉供血区皮质呈高信号，与皮质下白质信号相仿；C. MRA 显示右侧颈内动脉岩上段内的栓子（箭）；D. 轴位 T$_2$WI 图像，显示右侧大脑中动脉供血区豆状核及大脑皮质呈异常低信号；E. 发病 1 周后复查 T$_1$WI 增强图像，显示大脑受损区域明显强化（病例由 Dr. Chip Truwit, Minneapolis, MN. 提供）

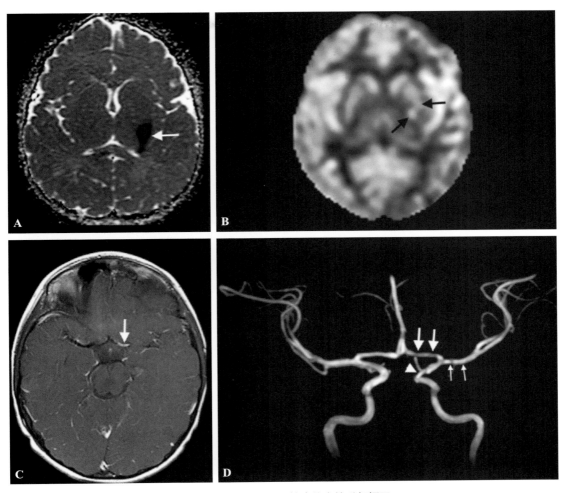

▲ 图 4-13　继发于血管病的壳核后部梗死

7 岁男孩头部轻度撞击后出现偏瘫。A. 轴位 Dav 图，显示左侧壳核后部低信号（箭），提示外侧豆纹动脉梗死；B. 轴位 ASL 图显示壳核后部斑片状灌注减低区（黑箭），提示病变区大部分（并非全部）血管灌注减少；C. 动脉壁成像，显示左侧大脑前动脉（ACA）A1 段强化（白箭）；D. 3D-TOF MRA AP 位重建图像，显示左侧颈内动脉岩上段（箭头）、大脑前动脉 A1 段（大白箭）、大脑中动脉 M₁ 段（小白箭）管腔不规则狭窄

诊断。特别是 MRA 及 ASL 对于发现患有动脉病的患者脑灌注减低非常有用（引起脑卒中或卒中样症状）（图 4-13 至图 4-15）。如前文所述，动脉病是儿童发生脑梗死的重要原因[28, 29, 111, 129]。当临床怀疑动脉病（由于近期病毒感染史）而 MRA 检查结果不确定时，可进行动脉壁成像（使用 3D-T₁ 采集技术，在 3 个层面进行亚毫米级厚度图像重建）（图 4-13 至图 4-15）。根据我们的经验，病变的血管（见下文）在 MRA 的表现可能相当多变，但一直存在血管壁的强化。因此，对于怀疑血管病的儿童应进行动脉壁成像，且应特别注意颈内动脉岩上段、ACA 近段和 MCA 近段。事实上，64%～74% 与儿

童缺血性脑梗死相关的血管损伤发生在颈内动脉岩上段或大脑中动脉近段（M₁ 段）[113]。仔细观察增强后的血管壁，发现血管壁强化，即可提示血管病的诊断。相关技术内容在第 1 章已经阐述。

一些先天性儿童动脉病可以导致产前或产后出血性脑损伤[39, 130-132]。如果有相关家族史，需要考虑 IVA 胶原基因（COL4A1 或 COL4A2）突变或 JAM3 突变导致出血的可能性，而其 MRI 表现则与出血性静脉梗死相同。COL4A1/COL4A2 突变导致的出血从轻度（见于青少年和青壮年，表现为血管病或髓鞘形成障碍）到重度均可发生，其中最严重的胎儿病例，其表现甚至与积水性无脑畸形类

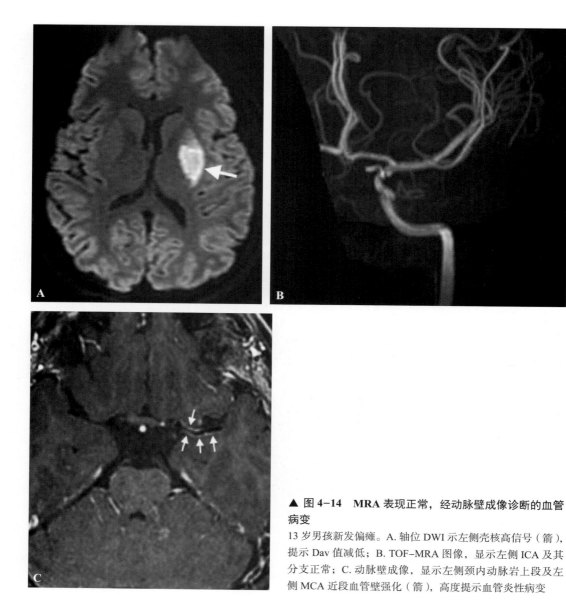

▲ 图 4-14　MRA 表现正常，经动脉壁成像诊断的血管病变

13 岁男孩新发偏瘫。A. 轴位 DWI 示左侧壳核高信号（箭），提示 Dav 值减低；B. TOF-MRA 图像，显示左侧 ICA 及其分支正常；C. 动脉壁成像，显示左侧颈内动脉岩上段及左侧 MCA 近段血管壁强化（箭），高度提示血管炎性病变

似[135]。无论是哪一种病因，婴儿常表现为癫痫及弥漫性神经症状，而大龄儿童则常表现为意识改变、头痛或局灶性神经功能症状[136]。发生 COL4A1/COL4A2 突变的大龄儿童，其影像表现通常为脑白质病[132]，推测可能是小血管缺血所致。同时发生 COL4A 及 JAM3 突变的患者可能合并其他相关畸形，如先天性白内障、小角膜及 Axenfeld-Rieger 畸形[134, 137]。

在撰写本书时，尚无证据支持 MRS 技术在儿童急性局灶性梗死的常规使用。而 MRS 对于评估弥漫性缺血性脑损伤更有价值，这将在本章后面的内容进行讨论。

一些儿童动脉性卒中可行血管内治疗，这些内容将在第 12 章讨论。

### （五）继发于静脉闭塞的梗死

继发于静脉血栓形成的静脉性梗死，在产前及儿童期均相当常见[136]。目前，估计静脉血栓形成的发病率是每年每 10 万儿童中约 0.67 例[136]，其中新生儿时期发病率更高[138]。在这些病例中，发生静脉性梗死的概率达 40%，其中 70% 为出血性梗死[136]。另外，很多先天性偏瘫的病例是由产前发

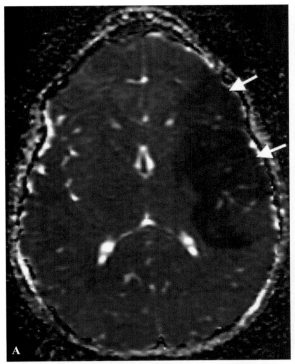

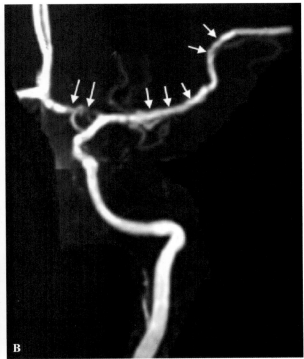

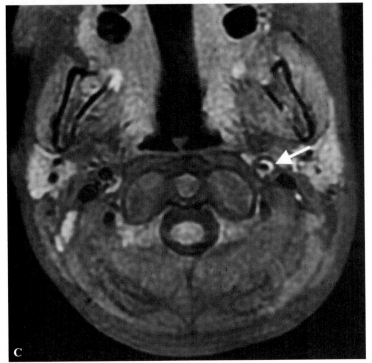

▲ 图 4-15　血管病所致 13 岁儿童新发右侧偏瘫及失语

A. 轴位 Dav 图，显示左侧 MCA 供血区扩散受限（箭）；B. TOF-MRA 图像，显示左侧颈内动脉、大脑前动脉及大脑中动脉近段弥漫性管腔狭窄且不规则（箭）；C. 经第 1 颈椎层面轴位 $T_1WI$ 压脂图像，显示颈内动脉管壁高信号（箭），导致血管狭窄。结合图 B，可诊断左侧颈内动脉弥漫性血管病

生脑室周围静脉性脑梗死造成的[37, 38]，其产后影像表现为脑室周围白质减少及继发性的局灶性（代偿性）脑室扩张。任何没有外伤或感染的儿童，发生无法解释的与动脉血管分布区不相符出血或脑损伤时（尤其是颞叶前部出血累及额顶叶但又不累及尾状核时支持静脉性梗死[139, 140]），均应考虑到静脉血栓的可能。静脉血栓形成的危险因素与年龄相关：新生儿期为围产期并发症；学龄前儿童为头颈部感染（中耳炎、乳突炎、鼻窦炎）；年龄较大儿童为创伤或慢性疾病，如结缔组织病等[136, 139, 140]。

静脉血栓形成是新生儿自发性脑实质或硬膜外（罕见情况下）脑出血的常见原因，这将在本章后面的部分进行讨论[142, 143]。旁矢状区的损伤常表现为脑出血，最常见于上矢状窦血栓形成（图 4-16 和图 4-17），颞叶血肿常与横窦（及 Labbé 静脉）血栓形成有关（图 4-18），丘脑出血则常与 Galen 静脉 / 直窦血栓形成有关（图 4-19）。虽然额极血肿并不常与静脉窦闭塞相关，但是所有的额叶血肿及矢状窦旁额叶梗死均应仔细评估上矢状窦的开放情况（图 4-20）。

新生儿及儿童发现静脉血栓形成，需谨记以下两点：第一，所有发生自发性静脉血栓形成的患者均应考虑是否存在凝血性疾病，如部分凝血因子缺乏（Leiden V 因子[85, 86] 或蛋白 C 及蛋白 S[84-88]、凝血因子Ⅷ升高[139]、G20210A 凝血酶原突变[56]、热不稳定性亚甲基四氢叶酸还原酶缺乏[89, 90]、磷脂蛋白 A 增高[89, 90] 或存在抗心磷脂抗体[87, 91, 92] 等。第二，新生儿静脉血栓形成多数不需要侵入性治疗即可自行溶解，且不遗留神经功能障碍[144-146]。目前相对准确估计，在罹患静脉血栓患儿中，77% 的

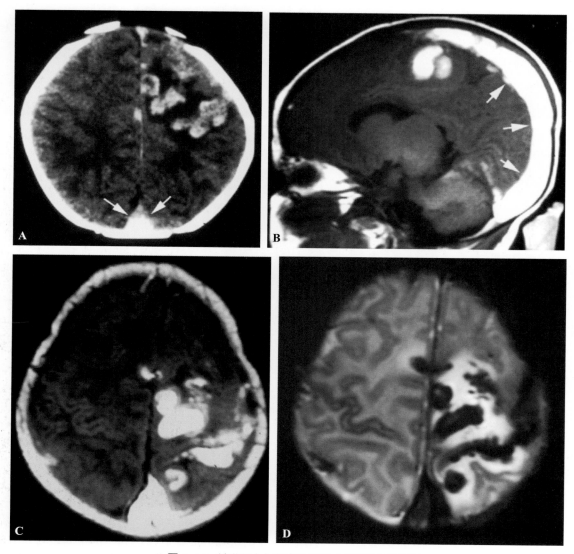

▲ 图 4-16　继发于上矢状窦血栓形成的静脉性脑梗死
A. 轴位 CT 平扫，显示左侧额叶高 - 低混杂密度影。注意上矢状窦内高密度（箭）。B. 矢状位 SE 550/16 图像，显示上矢状窦高信号（箭），提示含正铁血红蛋白及亚急性期血栓形成。C 和 D. 轴位 $T_1WI$ 及 $T_2WI$ 图像，显示出血（C 图高信号，D 图低信号）与水肿（C 图低信号，D 图高信号）的混合影像，这是静脉性脑梗死的特征性表现

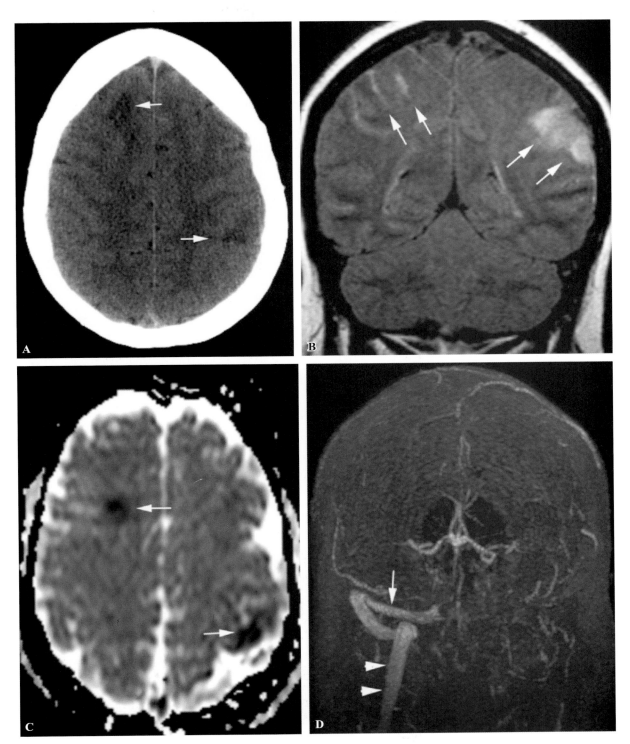

▲ **图 4-17　癫痫发作儿童广泛的静脉窦血栓形成**

A. 轴位 CT 平扫，显示右侧额叶及左侧矢状窦旁顶叶白质低密度区（箭）；B. 冠状位 FLAIR 图像，显示皮质异常高信号（箭），代表顶部大脑凸面缺血性损伤；C. 轴位 ADC 图，表现为大脑半球矢状窦旁病灶低信号（箭），代表病灶内扩散受限；D. 2D-TOF-MRV 前后位最大密度投影，显示主要的硬脑膜静脉窦流入性增强信号几乎全部消失，仅右侧横窦（箭）、乙状窦及右侧颈内静脉（箭头）显影。矢状窦、直窦、Galen 静脉及左侧横窦 / 乙状窦闭塞

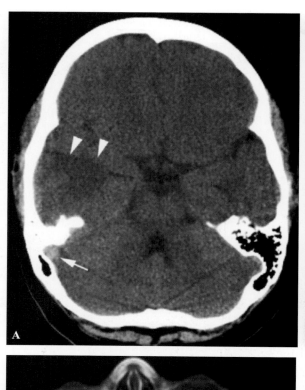

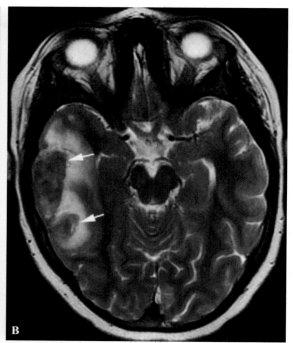

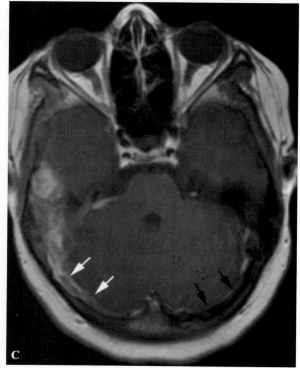

▲ 图 4-18　继发于横窦血栓形成的颞叶出血性静脉性脑梗死

A. 轴位 CT 平扫，显示右侧颞叶前部低密度影（白箭头）及右侧乙状窦内高密度影（白箭），提示乙状窦血栓形成继发静脉性脑梗死；B. 轴位 T₂WI，梗死区呈低信号（白箭），提示出血；C. 轴位 T₁WI 增强显示右侧横窦流速缓慢及充盈缺损，证实为血栓形成，对比左侧横窦正常流空信号（黑箭）

新生儿与 40%～50% 的婴儿和儿童在发病后（追踪时间平均 2.1 年）神经功能完全正常[136, 139]。目前尚无大型前瞻性实验用于评估抗凝治疗的功效，介入干预如血管内溶栓的疗效尚不明确。在这种情况下必须慎用溶栓治疗，因为几乎 70% 的儿童静脉性梗死为出血性脑梗死[136]。

脉冲多普勒对于诊断新生儿及小龄婴儿的静脉窦血栓非常有效，表现为受累静脉窦内可见血块回声，多普勒显示受累静脉流速改变或消失。对于较大婴儿及儿童，可选择 MRI 作为影像检查方法。除

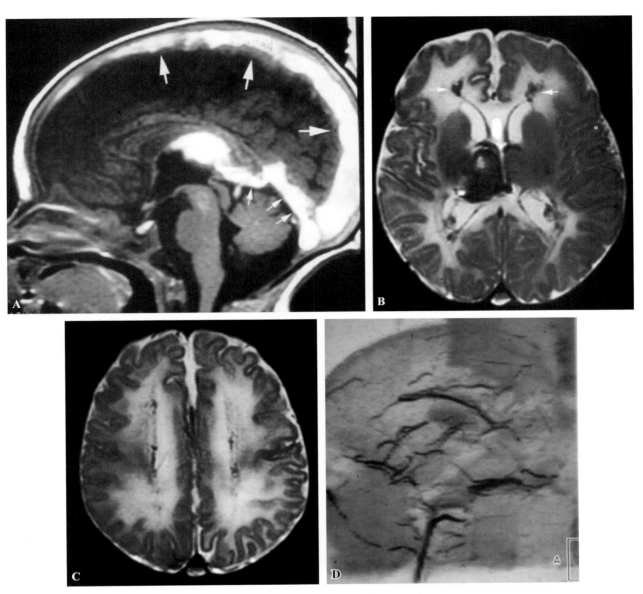

▲ 图 4-19　全部深、浅静脉窦血栓形成

A. 矢状位 T₁WI 图像，显示上矢状窦（大箭）及 Galen 静脉 / 直窦内（小箭）高信号，提示亚急性出血（正铁血红蛋白）；B 和 C. 轴位 T₂WI 图像，显示由侧脑室壁（小箭）向外辐射状延伸的低信号，提示深髓静脉内血栓形成；D. 相位对比 MRV，显示上矢状窦及直窦内移动质子消失（无流动）

了扩散加权成像、梯度回波成像及 MRV，还应采集常规 T₁WI 及 T₂WI 自旋回波成像（婴儿及儿童还应采集 FLAIR 成像）。在长回波（TE=25～30ms）梯度回波成像上，急性静脉血栓（＜7 天）表现为明显的低信号，伴受累静脉窦显著扩张（由于磁敏感效应）[147]。亚急性血栓在矢状位 T₁WI 图像上即可做出诊断，表现为矢状窦、直窦或横窦内亚急性血块形成（高信号）（图 4-16），其影像表现非常

具有诊断价值。在 CT 静脉成像上，静脉内血栓表现为受累静脉内的低密度区，但随着多种 MRI 技术在静脉血栓形成的应用和发展，目前这种技术已经极少应用。CT 上，静脉梗死通常表现为累及皮质下白质的低密度或混合密度区，边界模糊，并具有轻度的占位效应（图 4-17A）。病灶内低密度区可能是局灶性脑水肿所致，而高密度区通常代表着出血。注射对比剂后，低密度区常可见线状或弧形

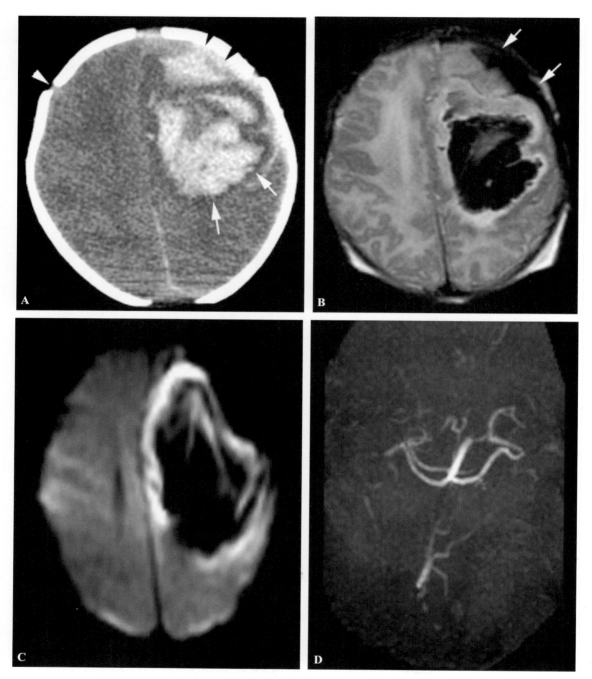

▲ 图 4-20 新生儿反应迟钝伴瞳孔散大

A. CT 平扫图像，显示左侧额叶大面积出血（白箭），伴左向右的大脑镰下疝。冠状缝增宽（白箭头），提示左侧大脑凸面下硬膜下血肿（黑箭头）；B. 轴位 T$_2$WI 图像，同样显示左侧额叶大面积血肿，并证实存在硬膜下血肿；C. 弥散加权成像，显示信号混杂的出血性静脉性脑梗死，急性及亚急性出血产生的磁敏感效应掩盖了水分子的扩散特征；D. 2D-TOF MRV，显示矢状窦和直窦流入性增强信号消失

脑回样强化。栓塞的静脉则可表现为梗死灶内弯曲线状高密度。在 MRI 上，早期静脉梗死表现为特定区域内长 T$_1$、长 T$_2$ 病灶，最常见于额顶叶旁矢状区（图 4-17）和颞叶（图 4-18）。另一早期影像特征是深髓静脉内血栓形成（图 4-19），这在磁敏感加权成像序列观察最佳，常提示浅静脉及深静脉系统内均有血栓形成。值得注意的是，扩散成像可表现为静脉梗死区内扩散率减低、正常、增加或

呈混杂信号[148-150]。主要原因可能是静脉窦闭塞早期，静脉流速减低，继发间质性（血管源性）水肿，导致扩散率增高。此时，如果充足的侧支静脉回流不能建立，将发生单纯性静脉梗死。梗死区域内的净扩散率实际上取决于以下两个方面叠加的结果：由间质性水肿导致的水分子运动增加和继发于梗死的水分子运动减少。由于经常存在出血（图 4-20），血液的顺磁性效应使扩散率的结果缺乏可信度，也有可能是造成扩散成像信号混杂的原因之一。很多（高达 70%）静脉性梗死是出血性的，影像学表现多样，可为大范围皮质下血肿（图 4-20），也可为脑实质水肿并点状出血（图 4-16 和图 4-18）[136, 151]。出血通常发生于皮质下区，常为多灶性，边界不清。偶尔可表现为线状，提示血肿发生于静脉内及静脉周围，这种表现极具特异性。

最后，尽管 CT 静脉成像是诊断静脉血栓形成的最佳方法[152]，但在婴儿期，我们仍然使用对比增强 3D-MRV 作为首选检查手段[153]，因为 MRI 没有电离辐射，并且能更好地评估那些由于快速流动或血流方向与 2D-TOF 成像平面平行而导致的流动相关增强减弱区。静脉窦血栓形成将在本章"继发于静脉血栓形成的缺血"及第 11 章"脑膜炎并发症"部分进行更深入的讨论。

### （六）弥漫性缺血性或炎性脑损伤

新生儿及儿童弥漫性脑损伤的病因很多，如代谢性疾病、早产的并发症、产程延长的并发症、感染。本部分将讨论广义上的缺血性或炎性的疾病，许多学者定义的早产儿脑白质损伤（WMI）及新生儿脑病两种疾病均包含在内[20]。很多术语被用来描述新生儿弥漫性缺血性脑损伤，包括围产期窒息、新生儿脑病、缺氧缺血性脑病、新生儿窒息。这种类型的损伤病因目前仍广受争议。一些学者推测产科因素是最重要的[154, 155]，但这个观点受到许多学者的质疑[156]。其他学者认为产前及围产期感染[157-161]、胎盘疾病[162]及潜在的代谢性疾病[163]才是重要的致病因素。除非已发现存在脐带或子宫破裂、大面积胎盘早剥、心脏循环骤停等明显的致病因素，否则均应积极地排查上述病因。

由于缺氧、缺血引起脑损伤的生理机制相当复杂，目前仍未完全阐明。窒息被定义为因氧气和二氧化碳交换受阻导致的血液内氧含量降低（缺氧）及二氧化碳含量升高（高碳酸血症）、酸中毒及体循环血压降低。高碳酸血症及低氧造成足月新生儿脑血管自身调节功能丧失[164, 165]，导致所谓的压力被动性脑循环（在无并发症的足月新生儿，当血压升高时脑血管收缩，而血压降低时脑血管则舒张，这一过程即为自动调节，可维持稳定的脑血流量。失去自动调节就会出现压力被动性脑循环。在早产儿中，即使没有窒息或其他疾病，也会存在压力被动性脑循环[165]）。血压下降和压力被动性脑循环共同导致了脑灌注量的降低[166, 167]，在足月新生儿可引起缺血性脑损伤（可能由兴奋性毒性物质介导[168]，将在后面的章节中介绍），在早产儿可引起生发层基质出血（GMH）或脑实质（通常为脑白质）损伤[167, 169-171]。在脑血流量正常的情况下，由于能量物质如葡萄糖及酮体的利用可减少或阻止脑组织受损，因此新生儿大脑对缺氧有很强的抵抗能力[172]。因此，几乎所有的新生儿缺氧 - 缺血性脑损伤都是由大脑灌注不足造成的。

脑灌注不足持续的时间是决定其是否会引起脑组织损伤的关键因素[16]。新生儿医师及产科医师发现，短时间低血压不会对新生儿造成长期损害。我们对一些个案的临床经验也支持上述观点，发生呼吸或心搏骤停的新生儿和儿童被迅速复苏后，随访的影像学检查无异常发现。动物模型也支持上述观点。在新生羊窒息试验中，只有在脑灌注停止 10min 后才会出现选择性神经系统坏死[173, 174]，对于猴子来说只有在脑灌注停止 7min 后才会出现脑组织损伤[175]，8~12min 之后出现基底节损伤，20min 之后出现全脑的严重损伤[176, 177]。虽然在大部分病例中很难确定心脏骤停的确切时间，我们对一些个案的经验提示，更长时间（15~25min）的脑灌注暂停，将会导致脑组织损伤。不太严重的低血压引起脑损伤所需的时间常取决于细胞能够利用的能量物质的数量[178]。

尽管低灌注是上述情况下造成新生儿脑损伤的首要因素，缺氧也是其中一个关键因素。缺氧除影响自动调节过程之外，也降低了心收缩力／心输出量，同时也改变了毛细血管通透性。脆弱的毛细血管再灌注（尤其是对于早产儿的生发基质，其毛细血管在结构上比未成熟脑组织其他区域的毛细血管脆弱得多 [179]），将导致大脑血管破裂而出现脑内或脑室内出血（IVH）[171, 180]。此外，炎性反应也是其中一个重要因素，缺氧 – 缺血可引发小胶质细胞及肥大细胞迅速活化，从而导致血管周围炎性细胞积聚［中性粒细胞、髓细胞、T 细胞及自然杀伤（NK）细胞］，并在损伤 24h 后达到峰值 [20, 181, 182]。

继发性能量衰竭：认识"继发性能量衰竭"的定义有助于理解缺氧 – 缺血性损伤后的影像表现（图 4-21）。在中度缺氧 – 缺血的过程中，磁共振研究发现大脑发生了明显的变化。P-31 波谱成像可显示磷酸肌酸或 NTP（三磷酸核苷酸，包括 ATP）损耗 [183]，质子波谱成像显示乳酸峰升高 [184]，DWI 则显示扩散率减低 [185, 186]。这些改变在早期恢复期（6～18h）即可恢复正常，但在损伤后 24h 左右再次反转为异常。这种反转至异常的情况被称为继发性能量衰竭 [184]。据推测，这是由于缺血后再灌注过程中活性氧 / 氮化物和细胞内钙质累积，引起线粒体结构损伤和高能量磷酸盐储量减少。这种结构损伤在"早期恢复期"开始积累，并导致细胞代谢的恶化，最终导致细胞死亡 [187, 188]。

**1. 弥漫性缺氧 – 缺血性脑损伤的表现形式**

发生于新生儿、婴儿及儿童由缺氧 – 缺血所导致的脑损伤有许多不同的表现形式 [15, 189-197]。若将这些表现形式归纳为三类主要影响因素来解释就很容易理解了，这三类因素分别是：①低血压的严重程度；②损伤发生时大脑的成熟度；③缺氧 – 缺血的持续时间。

（1）低血压的严重程度：当供应大脑的血流量轻度或中度减低时（轻度或中度低血压导致的自动调节受损），血流将由前循环向后循环分流以维持脑干、小脑和基底节的充足的血液供应 [198]，其结果就是损伤仅局限于大脑皮质和大脑半球的血液供应交界区（皮质和白质均可受累 [199]）（图 4-22）。然而，当脑血流量严重减低（严重的大脑低血压），导致脑血流完全或几乎完全终止时，血液分流无法继续保证深层组织免受损伤。

当发生重度低血压时，损伤部位起初均位于脑干后部、大脑深部神经核团（丘脑和基底节）、内囊和大脑皮质最为活跃的区域（感觉运动区域）。其余脑皮质和白质损伤仅发生在大脑低血压过程的后期 [15, 193, 197, 200, 201]。损伤部位可能与能量需求有关，而能量需求则与组成颅脑的各种脑结构的成熟状态相关 [16, 168, 202]。对成熟过程中大脑的糖原摄取进行正电子发射断层显像能够反映出脑组织的代谢活力 [203]，单光子发射计算机断层显像能够显示相关脑区的灌注情况 [204, 205]，质子波谱可反映生化的成熟过程 [206]。这些研究均表明，脑损伤与髓鞘化程

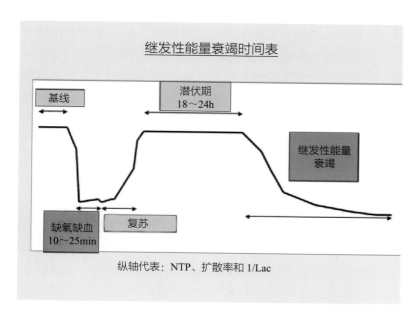

◀ 图 4-21 继发性能量衰竭（此图彩色版本见书中彩图部分）

在缺氧 – 缺血的过程中，颅脑磁共振成像可发生显著的变化。31P 波谱成像显示磷酸肌酸或 NTP（三磷酸核苷酸，包括 ATP）损耗，¹H-MRS 显示乳酸峰升高，扩散加权成像显示扩散率减低。这些扩散及波谱成像的异常改变在早期恢复期可能正常，在损伤大约 24h 之后再次变为异常状态。据推测，继发性能量衰竭源于细胞内分子结构破坏，而这些分子结构对于细胞代谢很重要，尤其是对于高能量磷酸盐的潴留代谢。这种结构破坏在"早期恢复期"开始累积，随着累积的进展，细胞代谢发生恶化。潜伏期内，不要误以为没有脑组织破坏

继发性能量衰竭时间表

基线

潜伏期 18～24h

继发性能量衰竭

缺氧缺血 10～25min

复苏

纵轴代表：NTP、扩散率和 1/Lac

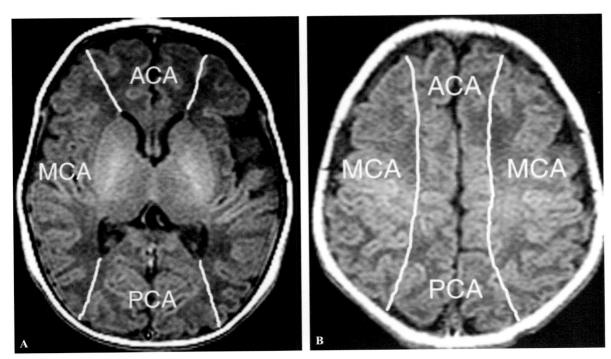

▲ 图 4-22　大脑血供分布交界区

轴位 SE 600/16 图像（A 和 B）显示，位于前部的大脑前动脉（ACA）与大脑中动脉（MCA）供血的交界区及位于后部的大脑后动脉（PCA）与 MCA 供血交界区

度有良好的时间与解剖对应关系[207]（图 4-23）。此外，重度低血压时受损脑区启动以谷氨酸作为神经递质的环路连接[208]。未成熟的 NMDA 受体具有较高的兴奋性，在缺氧 - 缺血时可被激发。连同能量依赖性转运蛋白 - 谷氨酸的清除功能受损，上述两个因素是重度缺氧 - 缺血导致细胞损伤的重要原因[168]。因为髓鞘化程度最高的区域脑血流灌注量最大，突触可塑性增高，葡萄糖摄取也最多，这些区域因缺少葡萄糖和氧气（为脑细胞提供能量的物质）引发损伤的危险性较高。事实上，对发生重度低血压的新生儿进行 MRI 显示，脑组织损伤表现形式与发生损伤时脑组织的髓鞘化程度、血流灌注量和葡萄糖摄取水平具有良好的相关性[15, 16, 193, 202, 203, 209]。这些相关性表明脑实质内代谢最旺盛的区域是最成熟的区域，是脑组织髓鞘化程度最高、生化成分最多、灌注量最大且葡萄糖摄取最多的区域，也是在脑血流量几乎完全中断时最先受损的区域。

（2）损伤发生时大脑的成熟度：继发于轻度至中度低血压的脑组织损伤形式与那些继发于重度低血压所导致脑损伤表现形式都随着患儿的妊娠后年龄

而变化。

早产儿发生轻至中度低血压时，一般表现为脑室旁及深部白质受损，而不累及皮质下白质和大脑皮质（这些部位的损伤可由其他病因所致，比如由于感染、炎症、兴奋性毒性物质及少突胶质细胞损伤所致的小胶质细胞激活[20]）。相反，足月婴儿在相同程度低血压情况下表现为脑皮质分水岭区、皮质下和脑室周围白质受损。近来，引起这种演变的原因已经明确。早产儿的脑血管扩张能力相对有限，导致脑组织无法耐受脑血流量的增加，而这种血管扩张能力的限制加剧了脑组织缺血。在脑血流量持续减低的同时，早产儿脑室旁白质是少突胶质细胞成熟与增生的部位（为髓鞘化做准备）。由于缺氧，这些区域内发育中的脑白质开始进行无氧糖酵解，这种无效的糖原代谢机制使高能磷酸盐丧失，并造成局部酸中毒。晚期的少突胶质细胞前体（OPCs）对于因缺氧缺血造成的酸中毒耐受性很差[210]，这可能是因为它们的 AMPA 谷氨酸受体缺乏 GluR2 亚基，因此允许通过更大的钙流量（对细胞有毒性作用[211, 212]）。另外，它们也没有合适的酶

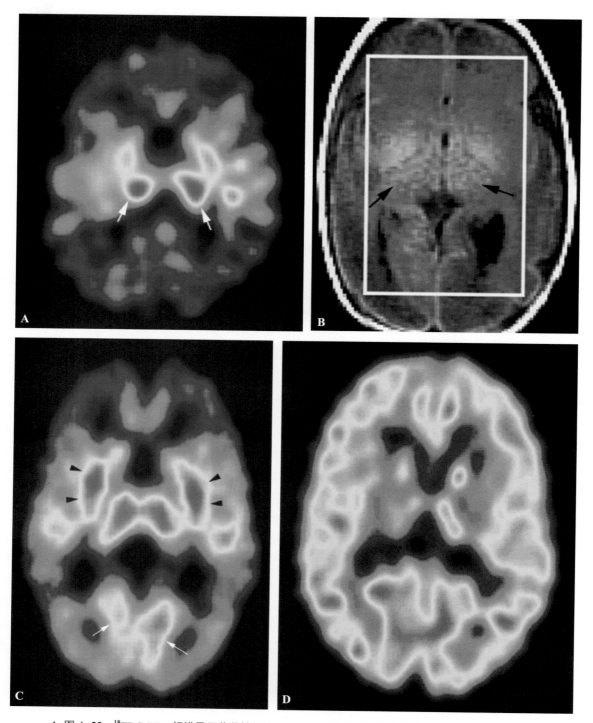

▲ 图 4-23　^18FDG PET 扫描显示葡萄糖的摄取随脑结构的成熟度而变化（此图彩色版本见书中彩图部分）

A. 出生时，葡萄糖代谢最高的区域在颅后窝、丘脑（箭）及大脑感觉运动区；B. 新生儿 H-MRS 显示丘脑 NAA 浓度最高，证实这是大脑最早成熟的部位，与图 A 所见吻合；C. 在 3 月龄，基底节（黑箭头）与丘脑代谢活动度相似，视觉皮质（白箭）代谢活动明显增高；D. 在 8 月龄，大脑皮质为脑内代谢最旺盛的区域，其代谢活动高于丘脑，而与基底节相似，之后也将维持这种代谢活动分布方式（图 A 与图 D 由 Prof. Harry Chugani，Detroit 提供）

来去除一氧化氮及其他氧自由基的毒性[213]。

或许炎性反应是影响脑发育最重要的因素[20]。炎性反应是引起早产的原因之一，它也可以引起少突胶质细胞前体损伤，从而导致髓鞘化受损，并与脑灰质成熟不良有关[20]。此外，小胶质细胞由促炎性因子激活后，释放出大量谷氨酸，从而对 OPCs 产生毒性[211]。在胎儿脑中，OPCs 出现的时间正好与脑室周围及深部白质的易损期一致[214]。因此，在早产的新生儿中，由于脑组织及血管供应不成熟，加上炎症引起的小胶质细胞异常活化，使发育中的神经元及白质处于高危状态，当自身调节功能受损时，这种情况有可能会加剧。在早产的儿童中，虽然脑组织结构损伤的程度有所降低（已很少见到大脑白质内大面积囊性坏死），但早产儿白质损伤（有时也称为脑室周围白质软化）仍相当常见。Volpe 总结了三种不同类型的白质损伤[167]，分别为：弥漫性损伤，临床表现较轻；局灶性 / 多灶性非囊性脑损伤，临床表现程度中等；局灶性 / 多灶性囊性脑损伤，临床表现较严重。这三种类型均可在 MRI 上识别和区分，它们将在后文中讨论。早产儿脑白质损伤很可能是缺血或炎症引起的多因素损伤，这些因素均可损害少突胶质细胞前体的成熟。其中一些炎症物质，如 Toll 样受体家族的炎性介质，可经脉络丛进入脑内，并引发肿瘤坏死因子基因转录，导致侵入脑内的白细胞增多[20]。与早产儿脑相比，足月新生儿（38～42 孕周）与足月后新生儿（43～46 孕周）的少突胶质细胞可正常表达 GluR2，而在新皮质中 GluR2 表达减低[212]，因此，对于轻度 - 中度缺血，越接近于足月产的新生儿，越容易发生选择性脑皮质损伤。因此，随着脑组织及其血管系统（有可能的情况）的成熟，妊娠 34～38 周内，脑损伤的表现形式开始发生变化，易受损的脑区向外围延伸至分水岭区的皮质下白质及脑皮质。此时，高质量的影像检查仍常可发现脑白质受累[199]。如果在 36 孕周后发生轻度 - 中度低血压的持续时间足够长，那些所谓的分水岭区几乎总是受到损伤累及[215]；如果在 34 周或更早的时候，基本不可能见到分水岭区的损伤。在一些患者中，损伤可从分水岭区向内侧和外侧延伸，最终累及大面积的大脑半球。

脑桥 - 海马脚坏死选择性地累及海马下托、海马齿状回及脑桥腹侧核团[5, 216]，几乎均见于早产儿，尤其是伴发低碳酸血症及高氧血症时[217, 218]。尽管确切的发病机制尚未阐明，但脑桥 - 海马脚坏死几乎总是合并脑室周围白质软化，证明海马齿状回出现了细胞凋亡。上述证据提示，低碳酸血症和高氧血症可加剧早产儿缺氧 - 缺血对脑桥和海马的细胞损伤[216]。

对于大部分早产儿，脑损伤的方式包括影响中间神经元、少突胶质细胞及星形细胞的成熟和功能[219]。但随着脑组织结构的成熟，重度低血压所致的脑损伤的方式也在演变，因为随着代谢需求的增加及谷氨酸受体的成熟，大脑对损伤的耐受能力随之发生变化[15]。这个过程涉及以下几个方面的改变：①神经递质；②受体的成熟度[168, 212]；③局部葡萄糖摄取[203]；④局部相对脑血流量[204, 205]；⑤代谢物水平[206]；⑥髓鞘形成[193, 202]及其他可能的因素。在孕晚期的早期阶段，丘脑及脑干背侧代谢活动最为旺盛。从孕中晚期到孕 40 周，脑干、丘脑、基底节及中央沟周围脑区代谢活动最旺盛[15, 16, 203, 220]。在产后第 1 个月末（相当于 44 孕周），视觉皮质的代谢更加活跃（图 4-23）[203]。在产后第 3 或第 4 个月，其余的大脑皮质及基底节代谢活动逐步增高，同时，易受损脑区由丘脑及中央沟旁皮质转移至基底节和整个大脑皮质[193]。当儿童及成年人出现脑血流中断时，这些代谢旺盛的脑区也是最常受累的。需要注意的是，成熟脑发生弥漫性缺氧 - 缺血性损伤时，中央沟周围皮质一般不受累。

（3）缺氧 - 缺血的持续时间：损伤的持续时间是影响儿童窒息的影像学表现另一重要因素。在大多数情况下，不大可能获取精确的脑缺血或低血压持续的时间，尤其是新生儿可能在出生前就已经存在低血压。此外，不同婴儿的脑组织对于能量供给减少的耐受能力也有所差异。然而，正如本章节之前所讨论的，短时间低血压并不会造成脑损伤，这在动物试验中也得到了验证[173-175]。并且，轻度低血压通常可由血管的自动调节进行代偿。但是，在压力被动性脑循环或非常严重的低血压超过了血管的自动调节能力时，低血压持续的时间越长，越有可能造成脑损伤，且损伤的范围也越广泛。

**2. 胎儿及早产儿的脑损伤**

（1）胎儿脑损伤：目前文献对于胎儿缺氧 - 缺血损伤鲜有报道。根据我们对一些个案的经验，孕中后期阶段及孕晚期的胎儿对于轻度缺氧 - 缺血性损伤的表现方式与相同孕周的早产儿相同，这将在后面的章节中进行讨论。我们可以观察到白质损伤、IVHs、脑室扩大、脑室周围出血性脑梗死（PVHIs）及其继发囊腔形成的脑穿通畸形及小脑出血。如果胎儿的脑血流完全或几乎完全中断，胎儿脑干背侧及丘脑将会受损，与后面讨论的新生儿缺氧 - 缺血性脑损伤的表现一样。然而，常规胎儿颅脑成像（采集 SSFSE/HASTE 序列）及产后影像均不能显示这种脑损伤，因为常规序列对正常和受损脑组织的对比度较差。在脑损伤急性期，若损伤范围足够大，可通过扩散成像识别出脑损伤。在孕中期的早期至中期阶段，局灶性的脑梗死在急性期表现为扩散率降低，在亚急性期则出现液化，若损伤累及大脑皮质则会出现多小脑回畸形。

（2）早产后遗症的影像学表现：早产妨碍了大脑皮质微结构的发育，这可能是子宫外环境的长时间暴露的结果。通过图论方法对水分子扩散参数进行评估，发现早产儿与相同孕周的足月儿相比，大脑皮质发育不够成熟，白质连接形态也有所变化[221, 222]。尽管大部分深部灰质核团的关键性连接未受影响，但仍可观察到累及丘脑、小脑、额上回、扣带回和短距离皮质脊髓束的局限性白质连接状态改变（表现为神经轴突密度指数减低）。这种局限性白质连接状态的改变与早产的程度相关，并对全脑的白质连接产生影响[221]。这种脑微结构成熟延迟预示着患儿在 2 岁时的神经发育得分较低。这表明早产可能干扰了神经元轴突的正常分支[223]，阻碍了大脑微结构的快速发育，并对大脑皮质的发育产生潜在的影响。

（3）早产儿脑损伤的神经系统后遗症：早产，定义为在 37 孕周之前出生，占 2010 年全球总出生率的 11.1%[224]，占 2000 年美国总出生率的 10%[225]。在早产儿中有 5% 是 28 孕周之前出生的极早产儿，死亡率达 28%，其中 24.5% 的患儿可能发生中至重度的长期神经发育损害。早产儿中大约有 10% 在 28～31 孕周出生的早早产儿，死亡率为 6%，其中

12% 的患儿可能出现中度 - 重度的长期神经发育损害[226]。32 孕周以后出生的婴儿死亡率不足 1%，其中不足 2% 的患儿可能出现中度 - 重度的长期功能障碍。总的来说，接近 10% 的存活者或早产儿存在神经发育障碍[226-228]。最近的研究表明，与早产相关的脑瘫发病率已经降低（降至 9%[228]），但 40% 仍存在神经功能缺陷，其中 50% 出生孕龄为 24～28 孕周[226-230]。在 25 孕周之前出生的早产儿中，实际上有 50%～90% 为死胎或在出院前即已死亡。在剩下的存活者当中，半数存在神经发育障碍，这其中 20%～60% 为重度残疾[231, 232]，仅遗留轻度神经损害的存活者不足 20%[232]。采用贝莉婴幼儿发育量表 - II（Bayley's Scales of Infant Development, Second Edition）对患儿的精神运动发育指数和运动发育指数进行评估，其中 1/2 至 2/3 的患儿得分低于 70（重度受损）[233]。在儿童期，与正常对照组比较，出生体重低于 1000g 的儿童明显具有更多的功能障碍及依赖需求，需要家长提供更多的照顾[228, 229]。在 5 岁时，33 孕周之前出生的儿童发生神经运动功能障碍的发生率明显更高，包括学习障碍[228, 234]。出生体重低于 1500g 或中度 - 重度早产儿，将来完成高中学业的可能性更低，平均 IQ 较低，学业成绩较差，神经感觉障碍发生率更高，身高也常低于正常[235, 236]。42% 生于 24～28 孕周的早产儿童及 31% 生于 29～32 孕周的早产儿童需要特殊医疗服务[228]。用另一种方式观察数据，发现出生体重不足 2500g 的婴儿占美国总出生率的 11%，却占新生儿死亡率的 90% 以上；而那些出生体重在 500～1500g 的婴儿占出生总数的 1%，却占新生儿死亡的 60% 以上[237]。

尽管许多因素都可造成早产儿脑损伤，但目前为止，只有两种被广泛接受的致病机制：一是有可能继发于母体 - 胎儿感染的炎症[20]，二是脑血管自动调节功能受损造成的缺血性改变[238]。对于这两种机制，目前都缺乏确切的证据，关于哪种机制占主导地位的争论不在本书讨论的范围。当前的研究似乎是支持缺血及炎症的假说[20, 168, 212, 232, 238, 239]。如上述章节所讨论的病因一样（自动调节机制不成熟，肺发育不成熟继发缺氧，动脉导管未闭，败血症所致轻度灌注不足），相对于足月儿而言，大脑不同

的区域内的缺血性脑损伤更倾向于在早产儿发生。晚期的 OPCs 对于缺氧－缺血导致的乳酸酸中毒（可能是由于它们的 AMPA 谷氨酸受体缺乏 GluR2 亚基，从而允许通过更多钙流量，对细胞产生毒性作用[211, 212]）及小胶质细胞释放谷氨酸导致的损伤[211, 240] 非常敏感[210]。因此，在这个年龄段内，脑白质是对缺血性损伤最敏感、最常见的发病部位[210, 239, 241]。与炎症可引起脑白质损伤的假说一致，研究证实使用吲哚美辛等非类固醇类抗炎药可减少脑白质损伤[242, 243]。

早产所致的脑白质损伤常累及在脑白质内走行的运动及视觉通路。因此，脑室旁白质受损时最常见的神经系统后遗症是运动和视觉功能受损，尽管这些后遗症的发生率有所下降[244]，但早早产儿和（尤其是）极早产儿除外[244, 246]。由于下肢运动神经元走行于上肢运动神经元内侧，在脑室周围白质损伤时下肢运动神经元更容易受累，因此下肢运动功能障碍较上肢更为严重。这种现象称之为"痉挛性双侧肢体瘫痪"，是早产儿神经功能损伤常见的综合征，总体发生率为 5%～15%[244]，而其中接近 50% 发生在极早产儿[226]，尽管他们已经得到了最佳的护理[245]。发生痉挛性双侧肢体瘫痪的早产儿常见视觉功能损伤，发生率高达 70%[246-248]。这种相关性可能与膝距束（视辐射）及视觉联络通路于侧脑室后部白质内穿行的结构特点有关。因此，某些引发运动功能障碍的脑白质损伤也同样可引起视觉功能损伤[246-248]。事实上，视觉功能的损害与超声检查所示的脑室周围白质损伤[249]、MRI 检查所示的枕叶及小脑损伤（小脑对于眼球运动起着至关重要的作用）[250]、DTI 检查所示的相应脑区各向异性分数改变[251, 252] 均有良好的相关性。最近的研究表明，早产儿视辐射损伤会导致视网膜神经纤维层神经元大量减少，提示着视神经与视网膜发生了跨突触变性[253]。这种视觉功能损伤常表现为视力低下、视野缺损、凝视障碍、异常眼球运动、动眼神经功能紊乱，同时，视觉－空间感知能力也受到损害[250, 254-256]。有趣的是，发生于早产儿的视觉功能紊乱与足月儿视觉通路受损的表现有着显著的差异[255]。

即使是神经功能正常的早产儿（妊娠孕周＜33

周），在 6—8 岁检查时发现存在认知功能障碍的概率也较高[245]。超声检查结果无明显异常（非囊变性白质损伤）的早产儿中，有接近 50% 存在认知功能障碍[244]。尽管在早产的儿童中，发生明显功能缺损的概率不足 5%，但是重度认知障碍的发生率可高达 15%。并且，在极早产的男孩中，中度－重度认知障碍的发生率高达 28%，而在极早产的女孩中，中度－重度认知障碍的发生率达 21%[245, 257, 258]。倘若检查提示发生脑积水或脑实质缺失，患儿发生重度认知障碍的概率将明显增高[259]。认知功能障碍被认为可能与连合纤维束及大脑半球内联络纤维尤其是胼胝体后部损伤有关，因为它们具有传递认知信息的功能[260, 261]，并可导致涉及丘脑－皮质及皮质－皮质连接网络的皮质下板损伤[262] 和小脑损伤[263-266]。

（4）早产儿脑的形态学改变：一般而言，至少在短期内，早产可以使大脑发育成熟延迟。与相同孕龄的孕晚期胎儿相比，32 孕周之前出生的早产儿的脑容量减少，脑发育减慢[267]。此外，与足月新生儿相比，早产儿在达到与足月相当纠正胎龄时，小脑齿状核及小脑中脚的 FA 值更高，而胼胝体的 FA 值更低[268]。与足月婴儿相比，早产儿的小脑半球体积较小[269]，尤其是在发生明显的 IVHs 的情况下[265]。与足月新生儿相比，32 孕周之后出生的早产儿在与足月相当纠正胎龄时，头围仍然较小，CSF 间隙较大，髓鞘发育延迟，脑沟发育迟缓，大脑体积减小[270]。这些改变，至少部分解释了已知的早产所造成的远期发育后果。那些 32 周之前出生的婴儿（"早早产儿"和"极早产儿"）还有许多其他影响脑部发育的因素，这将在本章节其他部分进行讨论。

早产儿血流动力学改变可能造成多种特定类型的脑损伤，包括大脑（白质损伤、生发基质出血、脑室内出血、脑室周围出血性梗死）及小脑（出血、梗死及萎缩）损伤（表 4-4）[167, 271]。值得注意的是，发生在早产儿的所有类型的脑损伤均可在相同孕龄的胎儿中出现。通过对胎儿行超声及 MRI 检查可以发现生发基质出血、脑室内出血、白质损伤、脑室周围出血性梗死及小脑损伤，并且与相同孕龄的新生儿表现一致[272-275]。事实上，de Vries 等通过一

表 4-4 早产新生儿的脑损伤

| 损伤类型 | 部　位 | 病　理 |
| --- | --- | --- |
| 大脑生发基质出血 | 侧脑室壁（可能破入侧脑室并造成脑积水） | 生发基质内菲薄的毛细血管壁破裂导致出血 |
| 白质损伤 | 大脑深部白质（可呈多灶性或弥漫性） | 局灶性 / 多灶性炎症，损伤少突胶质细胞的生成；少数可形成囊腔，与远期脑容量减少相关 |
| 静脉梗死 | 丘脑，大脑深部及脑室周围白质 | 梗死常伴出血。可液化，形成脑穿通畸形 |
| 小脑出血 | 最常见于二腹小叶及扁桃体，也可能发生于薄小叶或半月叶 | 可能位于外颗粒层 |
| 小脑萎缩 | 小脑蚓部及小脑半球 | 未知 |

系列研究发现，16% 的 PVHI 在出生时已经存在，另有 3% 在出生时已经发展为脑穿通性囊肿 [276]。Takenashi 等 [37, 38] 发现，先天性偏瘫的足月婴儿常见代偿性侧脑室扩张，推测可能与产前发生 PVHI 有关，并再次表明产前囊性脑损伤是其致病因素。

**脑室周围及脑室内出血**：当缺血组织出现再灌注，尤其是同时存在静脉压增高时，脆弱的毛细血管可能发生破裂，导致出血 [171, 277, 278]。这种类型的出血最常见于大脑脑室 / 室管膜下区及基底节原基（一般又称为生发基质或生发带），生发基质位于脑室旁，构成大脑的细胞产生于此 [279, 280]。一般认为，与出生相关的血流动力学波动与 GMHs 有关，因为 40% 的 GMHs 发生在产后 5h 以内 [281]，同时 90% 发生在产后 4 天之内 [171]。生发基质血管极其丰富，但管壁菲薄，对于血氧及血流的变化非常敏感。在第 8~28 孕周期间，大脑生发基质细胞增殖最为活跃。神经元及中间细胞前体是增殖早期产生的原始细胞，而胶质细胞在生发带增殖后期产生 [282]。直到孕中期的晚期阶段，侧脑室生发基质带增殖活动减少并开始退化，随着退化的进行，室管膜下出血的发病率也开始降低。最后退化的生发基质区位于侧脑室额角腹侧的顶部，这里产生的神经元可以沿着喙侧神经干细胞迁移流向嗅球迁移，细胞迁移活动直至足月出生后仍在进行 [283]（见第 2 章）。

小脑有两种主要的细胞增殖（生发）区，即脑室区及外颗粒层 [284, 285]，出血也发生在这些区域内 [286, 287]。因为外颗粒层持续存在的时间更长，小

脑表面出血在早产儿中较为常见，使用 3T SWI 检查发现其发生率接近 50% [265, 288]。大面积小脑出血在出生体重不足 750g 的婴儿中更为常见，其他可能引起出血的危险因素包括紧急剖宫产、动脉导管未闭及 5 天最低 pH 低下 [289]。与早产对照组相比，大面积小脑出血也与新生儿死亡率和发病率较高有关 [289]。少量小脑出血更为常见，但其预后并不确定，有证据表明其可能引起大脑皮质发育障碍 [269, 290]。GMH 在 34 孕周之后并不常见 [3, 291, 292]。早产儿经常发生脉络丛出血，且常与 GMH 有关。

早产儿脑室周围及脑室内出血根据其危险度被划分为了四个等级 [293]。Ⅰ 级（图 4-24），指 GMH 不伴或仅伴少量 IVH。Ⅱ 级，出血从室管膜下生发基质带延伸至脑室内（但脑室大小保持正常）（图 4-25）。Ⅲ 级（图 4-26），IVH 且伴有脑室扩张，其脑室扩张可能源于脑实质损伤（代偿性脑室扩张）或交通性脑积水。中度至重度 IVH 常伴有小脑发育不全 [265, 294-296]，其可能的机制是干扰了小脑两大生发基质区的细胞增殖 [285]。

**脑室周围静脉性梗死及出血**：Papile Ⅳ 级出血曾一度被认为是由于生发基质出血累及邻近的脑实质所致（图 4-27），而现已被认为是由于 GMHs 压迫脑室周围静脉，导致静脉受压，静脉回流受阻，继而发生静脉性梗死 [297]，故被称为脑室周围出血性梗死（PVHI）[298]。发生 IVH 的婴儿中大约 15% 会发展成为 PVHI[298]，其中 80%~90% 都发生在出生后 96h 内 [276]。当损伤导致双侧 PVHI 和广泛大脑半球受累时，则提示预后较差 [299]。当 PVHI 双

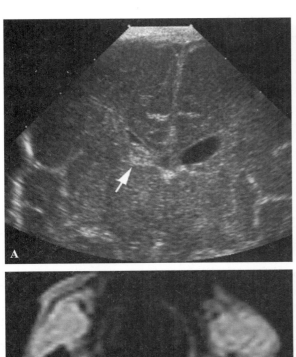

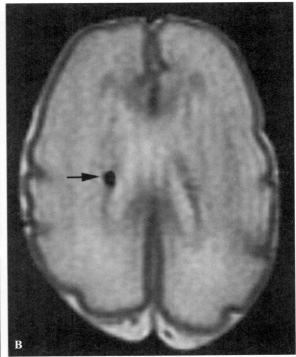

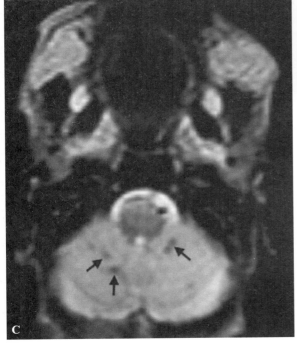

▲ 图 4-24 Papile Ⅰ 级出血伴小脑出血

A. 矫正胎龄为 29 周的早产儿，经前囟冠状位超声图像，显示出血回声（白箭）压迫右侧侧脑室体部，未见出血延伸至脑室内；B. 轴位 T₂WI 显示右侧侧脑室体部脑室壁出血，表现为局灶性 T₂WI 明显低信号（黑箭）；C. 经小脑低位层面轴位 T₂WI 显示数个灶状低信号影（黑箭），代表小脑生发基质出血

侧发生或曾有 PVHI 的家族史时，需考虑到遗传因素的可能。目前已有几例家庭内发生家族性脑穿通畸形的报道，是由于 IVA 胶原基因（COL4A1 或 COL4A2）[73, 137] 及 11q25 染色体上的连接黏附分子 -3（JAM3）发生基因突变 [133]，导致微血管病。JAM3 又被称为"假 TORCH"基因，可能与肾脏畸形与肝脏肿大有关。这些基因突变破坏了血管基底膜的结构完整性，使血管更容易受到破坏，尤其是在血管压力增高时 [73]。正如本章之前关于缺血性梗死的讨论一样，COL4A 突变与血管病相关，可引起

胎儿至成人中任何年龄段的人群发生脑出血 [39, 73]。此外，COL4A 突变还与慢性小血管病所致的脑白质病相关 [132, 137]。

Ⅲ 级出血所致的脑室扩张通常是脑白质损伤（常为囊变）的结果。因此，脑室扩张对神经系统后遗症的短期和长期预测是个很好的指标。在一项包括了 484 例婴儿的大样本研究中发现，Ⅲ 级 / Ⅳ 级脑出血患者的存活率只有 26%，而 Ⅰ 级 / Ⅱ 级脑出血患者的存活率达 67%[300]。影像学技术的改进，发现本病的预后并非十分可怕。少量脑出血且脑室大小正常

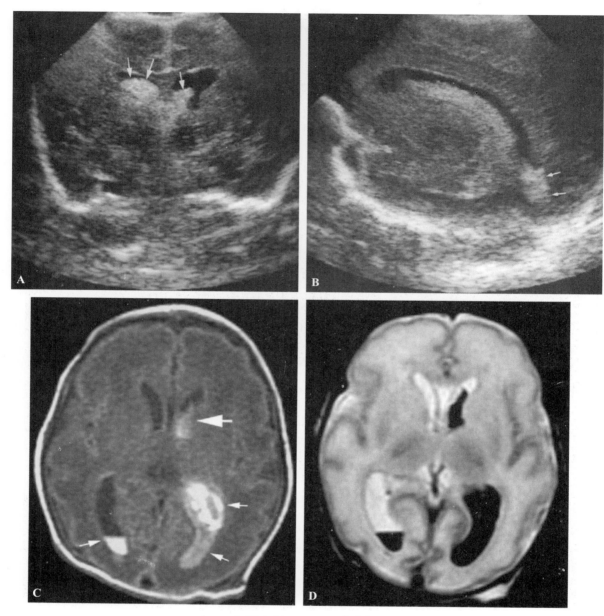

▲ 图 4-25 **Papile Ⅱ级出血**
A. 脑室内出血表现为扩大的侧脑室前角内高回声区（箭）；B. 矢状位超声显示侧脑室枕角内出血分层（箭）；C. 另一患者的轴位 $T_1WI$ 显示亚急性出血，表现为左侧基底节生发基质（出血部位，大白箭）及侧脑室三角区与枕角（小白箭）内均匀高信号；D. 轴位 $T_2WI$ 图像显示亚急性出血表现为均匀低信号

的患者其远期神经后遗症发生率不足 10%[301]。在无出血的情况下，极早产儿的白质微结构并未发现任何异常[302]。然而，在 IVH 伴脑室扩张的患者中，大约有 50% 发生神经后遗症，并且脑白质量越少，预后越差[303]。因此，可以肯定的是，双侧 PVHI 及单侧大面积 PVHI 预后最差[304]。总而言之，早产儿囊性 WMI 及 PVHI 导致的弥漫性脑白质损伤与严重的永久性脑损伤相关。50%～90% 受累的患者遗留严重的神经后遗症，神经系统损伤的严重程度与脑实质损伤的部位及范围有关[171, 241, 276, 300, 303, 305]。

**脑白质损伤**：早产儿白质损伤，通常又称为脑室周围白质软化（PVL），常伴有丘脑、基底节、大脑皮质、脑干及小脑的神经元及轴突损伤。因此，将其定义为早产儿脑病更为合适[241]。虽然侧脑室

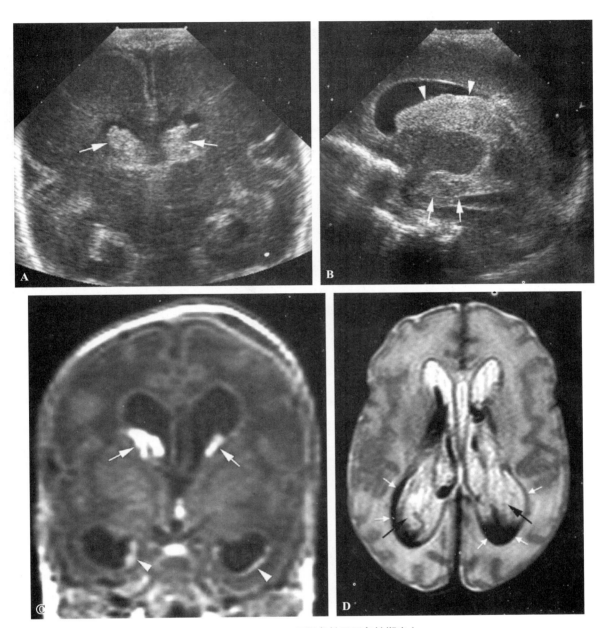

▲ 图 4-26　Papile Ⅲ 级急性及亚急性期出血

A. 冠状位超声成像显示双侧大片状基底节生发基质大片状出血（白箭）并破入侧脑室；B. 旁矢状位超声成像显示脑室内的出血从侧脑室三角区（白箭头）延伸至颞角内（白箭）；C. 冠状位 SPGR 图像显示侧脑室扩张，在侧脑室额角下部（白箭）及颞角下部（白箭头）可见亚急性期高信号血块；D. 轴位 T2WI 图像显示亚急性 / 慢性出血产物（白箭）附着于侧脑室壁及黏附于脉络丛的较高信号血块（黑箭）

额角及三角区旁的深部白质是最常受累区域，实际上几乎任何部位的白质（脑室周围、深部或皮质下白质）均可受累。遗憾的是，使用 PVL 这个术语来描述早产儿所有的白质损伤，使很多人都误以为所有的脑白质损伤都是由于早产儿缺氧 - 缺血造成的。事实并非如此。举例来说，感染、炎症、代谢性疾病、脑积水及复杂性先天性心脏病均可引起脑室周围 / 深部脑白质损伤（见第 3 章、第 8 章及参考文献 [20, 306, 307]）。为了避免这种误解与困惑，本章内容将使用早产儿脑白质损伤（WMIP）这个术语，以提醒大家注意，几乎所有部位的脑组织均在一定程度上受累。

30 年前，经病理证实，在出生体重在 900~2200g 且存活时间超过 6 天的婴儿中，85% 出现脑白质损

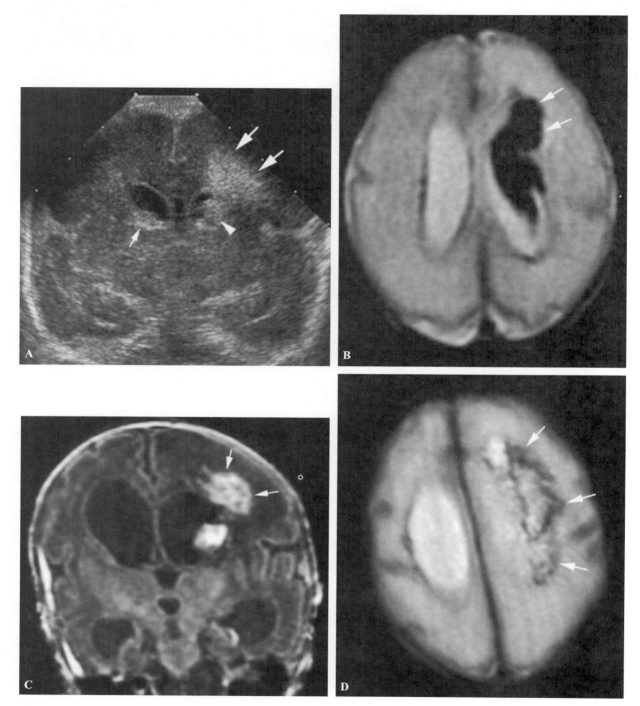

▲ 图 4-27　脑室周围出血性梗死（PVHI）的演变

A. 25 孕周早产儿在出生后 1 周经囟门冠状位超声成像显示左侧侧脑室生发基质（白箭头）及侧脑室周围白质（大白箭）出血回声，后者代表出血性梗死。侧脑室呈受压改变。意外发现右侧侧脑室生发基质 1 级出血（小白箭）。B. 图 A 检查数天后行轴位 T$_2$WI MRI 显示低信号出血区从侧脑室延伸至侧脑室周围白质（白箭）。C. 于图 B 检查 2 周后行冠状位 SPGR MRI，显示脑室系统明显扩张及高信号出血的演变。脑实质出血（白箭）中心区可见散在低信号，代表出血产物的分解与再吸收。D. 轴位 T$_2$WI 图像，显示出血性梗死灶呈边缘低信号（白箭）及中心高信号，中心区代表出血及梗死组织的分解及再吸收

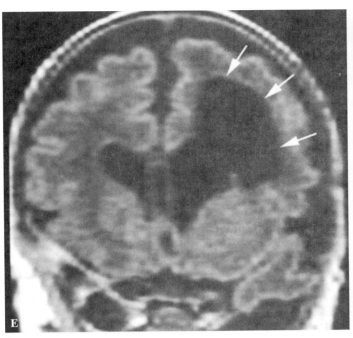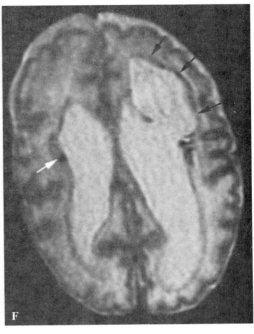

▲ 图 4-27（续）　脑室周围出血性梗死（PVHI）的演变

E. 于出生后 35 周行冠状位 SPGR 成像，显示脑室体积略缩小，但出血性梗死区已演变为脑穿通性囊腔（白箭），其囊壁光滑，与左侧侧脑室相交通；F. 与图 E 同时采集的轴位 T₂WI，虽然运动伪影降低了图像质量，但仍可显示侧脑室扩张及左侧额叶脑穿通畸形形成（黑箭）。右侧脑室壁（白箭）仍可见少量出血

伤 [308]。随着新生儿科学的发展，脑白质损伤的发生率明显下降 [243, 309]。虽然超声检查发现的 WMIP 发生率为 5%～10%[310]，但超声对于探测空腔性（囊性）脑损伤比非囊性脑损伤敏感，或者常表现为非特异性脑白质回声不均或根本无法显示异常。近期研究表明，囊性脑白质损伤的发病率已明显降低（早产儿脑瘫的发病率随之明显降低）[311]。同时，非囊性脑白质损伤发病率也明显降低，可能与长期吲哚美辛的使用相关，这表明多数的脑白质损伤是由炎症引起的 [243]。鉴于经 MRI 检查证实存在白质损伤的早产儿中有 25%～50% 存在认知及学习障碍 [312]，因此，脑白质损伤发病率的减低有可能提高早产儿的临床预后。白质损伤很可能具有多种不同的发病因素，通过吲哚美辛的使用可降低 WMIP 的发病率可以说明，炎症（可由宫内感染、产后感染或产妇绒毛膜羊膜炎导致）、胎膜早破、外科坏死性小肠结肠炎、自发性肠穿孔、低血压合并自身调节功能受损等均可能是其致病因素 [20, 199, 306, 313, 314]。如前所述，近期的研究表明，损伤可能与缺氧 - 缺血（通过激活 *HIF1α*）或炎症（经过激活前列腺素

E2）相关。两者都可抑制晚期 OPCs 成熟，使其因细胞代谢及受体发育不成熟而出现选择性缺氧 - 缺血耐受能力降低 [167, 212, 315]。另一可能导致发育障碍的病因是亚板神经元的损伤，亚板是大脑皮质深部的暂时性结构，它充当着轴突的中转站，最终将在皮质层形成永久性的突触 [316]。并且，晚期 OPCs 和在亚板神经元在脑内出现的时间正好与早产儿的胎儿脑对脑白质损伤的敏感期相吻合 [214]。损伤程度与缺血或炎症持续时间有关，损伤部位则与晚期少突胶质细胞前体位置有关 [239]。Volpe 所描述的三种不同表现形式的白质损伤 [167]（弥漫性脑白质损伤，临床表现最轻；局灶性 / 多灶性非囊性脑白质损伤，临床严重程度中等；局灶性 / 多灶性囊性脑白质损伤，临床表现最重）可通过 MRI 影像进行诊断和鉴别。弥漫性及非囊性病灶影像表现稳定。囊性脑白质病变则逐渐演变，损伤脑区坏死后液化，囊腔萎缩，导致邻近脑室局限性扩大 [292, 317]。幸运的是，囊性 / 坏死性 WMI 现已少见。过去的病理学研究表明，侧脑室后部邻近三角区外侧旁脑白质及邻近孟氏孔的额叶脑白质为两大最易损伤的部位 [5, 318]。然

而，MRI 研究表明，病变倾向于发生在侧脑室三角区周围白质及侧脑室体部水平的深部白质（而不是侧脑室周围或皮质下白质）[309, 319, 320]。脑白质损伤的发生率随着妊娠期的缩短而增加。由于新生儿护理水平的提高及吲哚美辛的使用，所有类型的早产儿脑白质损伤均有所减少 [242, 243]。

一些研究小组使用 DTI 研究早产儿的脑白质损伤 [251, 313, 321-327]。研究发现，皮质脊髓束和视辐射是最容易发生损伤的部位 [327]，一般表现为径向扩散增高、各向异性分数减低或平均扩散率增高（这些指标均提示结构损伤，并可能伴有囊腔形成），这些表现均提示神经功能发育的预后较差。但是脑白质损伤病灶较少且面积较小的患者，其神经功能可能发育正常 [327]。在解读早产儿的扩散张量成像结果时需要相当谨慎，因为图像获取及数据处理的方法存在很大的差异，并且往往"不能达到最高标准"[328]。出血性病灶更可能出现临床症状，可能存在不同的发病机制 [329]，因此很多学者都考虑将其单独分出来讨论 [327, 329]。

Inder 等对早产儿的脑白质病变建立了一个评分系统。他们根据以下 5 个白质指标方面进行评分：①白质内局灶性短 $T_1$ 病灶；②白质容量减少；③脑室扩大；④胼胝体变薄；⑤髓鞘化不良。通过对每个变量赋值 1 到 3 分进行脑白质评估，将每个指标的分值相加所得总分作为患儿最终得分 [330]。运用这种方法，他们发现患儿在 2 岁时的运动和认知功能发育结果与脑白质损伤的严重程度有很高的相关性 [331]。Sie 等 [332] 提出另一种不同的评分系统，该系统仅以脑白质损伤的程度进行分级，一共分为 6 级：1 级为正常；2 级为点状短 $T_1$ 信号灶；3 级为 6 个及以下短 $T_1$ 短 $T_2$ 病灶；4 级为 6 个以上短 $T_1$ 短 $T_2$ 病灶；5 级为弥漫的脑白质改变病变，伴出血及 / 或囊腔形成；6 级为脑室周围及皮质下白质弥漫性信号异常，并伴出血及囊腔形成。

就发育中的大脑网络受影响而言，由于暴露于子宫外环境的时间过早，早产可导致大脑皮质和脑白质通路的微结构发育减少。结果，与产后年龄相同的足月儿比较，早产儿的大脑皮质发育不够成熟，白质连接也有所变化，这可通过图论方法测量水分子扩散参数进行评估 [221, 222]。尽管大部分深部

灰质核团的关键性连接未受影响，但仍可观察到累及丘脑、小脑、额上回、扣带回和短距离皮质脊髓束的局限性白质连接状态改变（表现为神经轴突密度指数减低）。这种脑白质连接的改变与早产的程度相关，最终导致全脑的连接发生变化 [221]。这种脑微结构成熟延迟预示着患儿在 2 岁时的神经发育得分较低。这表明早产可能干扰了神经元轴突的正常分支 [223]，阻碍了大脑微结构的快速发育，并对大脑皮质的发育产生潜在的影响。

**小脑损伤**：近期研究发现，许多早产儿出现小脑发育延迟，尤其是同时合并脑损伤的患儿。正常情况下，小脑体积在妊娠晚期迅速增长，比大脑或平均全脑体积增加更快 [333]。在早产的新生儿中，在纠正胎龄为足月时的平均小脑体积明显小于足月出生的婴儿。关键是，纠正胎龄为足月时的小脑体积和小脑 NAA/Cho 比值与 24 月龄时的认知评分相关 [296]。尽管这种小脑生长障碍与相关大脑和小脑的损伤有密切关系，但与脑室内出血的相关性更高，即使没有直接的小脑损伤征象 [263-265, 290, 333, 334]。蛛网膜下腔出血损害小脑生长的机制尚不清楚，可能是小脑外部颗粒层的颗粒细胞增殖受到干扰，或来自 WNT 信号的干扰 [335]，或由于迁移的浦肯野细胞（Purkinje 细胞）释放 SHH 受损 [336]，也可能是小脑柔脑膜产生的 SDF1α 和小脑产生的 CXCR4（FOXC1 的靶点）之间的信号传递受损（SDF1α 激活于胚胎期小脑室周带的放射状胶质细胞和浦肯野细胞的增殖和随后的小脑发育都是至关重要的 [285]）。所有这些机制都可能导致小脑发育不全。大部分 IVH 患儿的小脑体积减小发生在小脑背侧半球 [265]，该区域以颗粒细胞形成时间较晚为特征。

小脑发育不全也可由小脑出血所致，这种表现在早产儿的发生率越来越多，尤其是体重低于 750g[287] 的早产儿，早期的 MRI 研究（1.5T）报告其发病率约为 10%[337, 338]。我们最近使用 3T MRI SWI 序列的研究发现，小脑出血的发生率接近 50%[265]，其最常见的部位是小脑的尾内侧、小脑扁桃体、小脑二腹叶、旁正中叶和下半月小叶。孕妇产前使用硫酸镁可以降低出血发生率 [339]。大多数的小脑出血范围较小，较大范围的出血（超过 5mm）通常与出血部位的小脑皮质（见下述）和皮

质下白质的局灶性体积减小有关，小脑体积减小的量与出血量成正比[265]。研究表明，最常发生小脑出血的脑区与大脑联合皮质[340]有功能连接。已有研究证实小脑发育障碍和局部大脑皮质体积减小具有显著的相关性，这表明早产儿的认知和行为障碍可能与这些小脑损伤有关[264, 289, 290]。

(5) 早产儿的影像学表现与临床相关性：除极少数情况之外，CT 不能用于新生儿脑损伤的评估，因为它的敏感性低，且新生儿的大脑对辐射敏感。超声是首选的影像学检查方法，如果超声不能解释临床情况，则使用 MRI 检查。通过上述讨论可见，早产儿的脑损伤多数发生在大脑的深部和小脑。例如，生发基质出血（GMH）主要发生在"尾状核 - 丘脑间隙"及脑室周围和大脑深部白质的脑实质内。此外，脑室扩大的程度对预后判断有重要的价值。这些关键的脑结构在超声检查中同样可见（图 4-24 至图 4-27）。而且，经前囟门和后囟门超声检查在新生儿重症监护病房（NICU）就可以进行。体温维持对早产儿至关重要，除非使用 MRI 兼容的保温箱，否则很难在 NICU 外给婴儿提供保温和监测[341]。因此，尽管 MRI 具有较高的敏感性且能提供更多的信息[121, 253, 309, 320, 331, 342-344]，但对于 NICU 的婴儿来说，首先使用超声检查进行评估是合理的。但是，我们需要记住，早产儿经常发生小脑损伤和非囊性脑损伤[265, 290, 338]，而超声对这些损伤的评估价值很低。因此，MRI 是早产儿影像学评估的重要组成部分。

**脑室周围和脑室内出血**：生发基质出血在超声检查中显示为回声增强。冠状位图像可显示邻近脑室壁的回声增强区，边界清晰。最常见的发病部位是神经节隆起的"尾状核 - 丘脑间隙"，位于侧脑室额角的后壁下方层面（图 4-24 和图 4-25），但出血几乎可以在侧脑室壁的任何位置发生。矢状位对于鉴别 GMH 与脉络丛常常具有非常大的价值，因为脉络丛不能延伸到孟氏孔的前方，而尾状核头出血和邻近的神经节隆起出血则位于孟氏孔的前方。在 32 周之前出生的早产儿，MRI 检查通常表现为少量出血，病灶较小，位于侧脑室壁或紧邻侧脑室壁。这些 GMH 通常表现为圆形或卵圆形，在 T₂WI 或 SWI 上呈低信号，较高场强的 MR 设备和 SWI 序列可以更容易地识别出病灶（见下文）。磁敏感性变化通常沿着同侧侧脑室壁延伸，特别是在侧脑室三角区或枕角。亚急性期，GMH 在 T₁WI 序列呈高信号（图 4-24C）。单发 GMH 且不伴有明显的脑室内出血时，通常没有明显的临床症状或体征[345, 346]。如上所述，MRI 还可以显示小脑皮质内大小不一的出血（超声能显示大的出血灶），最常见于小脑扁桃体和二腹叶，薄束和半月叶相对少见（图 4-28）。据推测，这些是由于短暂存在的外颗粒层出血造成的，该层是小脑皮质谷氨酸能神经元的生发区[286]。Limperopoulos 等[289]研究发现，在这些小脑出血病变中，发生于单侧小脑半球占 71%，单纯小脑蚓部出血占 20%，同时累及小脑蚓部和小脑半球占 9%，病灶局限于小脑占 23%，其余合并幕上病变[289]。加州大学旧金山分校医学中心的一项研究发现，在 3T MRI 中，有近 40% 的患者出现小脑出血，但在完成 SWI 检查的患者中，有近 50% 出现了小脑出血[265]。小脑出血的表现与幕上 GMH 相同，但由于不合并脑室内出血，所以不会导致脑积水。当小脑出血量较大且发生在孕中期的后期或孕晚期的前期时，有可能发生明显的小脑萎缩（图 4-28）。

脑室内出血可把部分或整个脑室系统填满。急性期时，IVH 显示为强回声（图 4-24 和图 4-25），可能与正常的脉络丛回声难以鉴别。能量多普勒超声可显示脉络丛内的血管，而血凝块内没有血管，这有助于两者的鉴别诊断[347]。在急性出血发病后的最初几周内，脑室内的血凝块机化，演变为边界清楚的低回声区。在这个阶段，它表现为侧脑室内相对低回声的肿块，通常在侧脑室体部或前庭部，与位于丘脑后内侧的脉络丛相比，血凝块回声较低。新生儿脑出血可选择 MRI 常规自旋回波、梯度回波或磁敏感加权成像进行诊断。新生儿急性期（前 3 天）脑实质内血肿在 T₁WI 上呈等或略低信号，在 T₂WI 和 T₂*WI 上呈明显低信号，但在 FLAIR 图像上病灶显示欠佳。在随后的 3～7 天内，在 T₁WI 上的信号逐渐增高（同时在 T₂WI 和 T₂*WI 上保持低信号）（图 4-25 和图 4-26）[348]。在 7～14 天，血肿在 T₂WI 上的信号逐渐增高，而以后数月内在 T₁WI 图像上缓慢地转变为与 CSF 信号相同

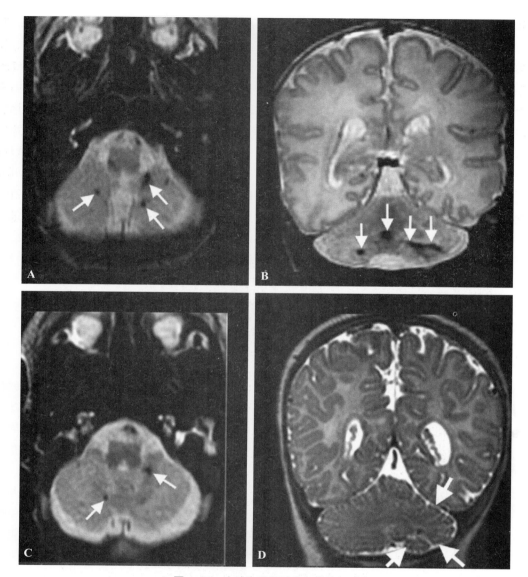

▲ 图 4-28　小脑生发基质出血伴体积减小
27 周早产儿在生后 3 周采集。A 至 C. 轴位（A, B）和冠状位（C）T$_2$WI 显示小脑下蚓部、扁桃体和二腹叶多发性低信号出血（白箭），左小脑半球受影响更广泛；D. 在矫正年龄 6 月龄采集的冠状位 T$_2$WI 显示左侧小脑半球中下部（箭）明显体积减小

（图 4-27）[348]。如果仍然存在铁沉积，该部位在 SWI 上将保持低信号。

　　在 IVH 后的急性期，出血产生的微小颗粒阻塞了脑脊液循环通路，导致脑室扩张。这种急性脑积水通常都可以缓解而不产生后遗症。然而，当出血严重时，可导致闭塞性蛛网膜炎，通常发生在基底池，但也可以发生在导水管或第四脑室流出孔（Luschka 和 Magendie）。蛛网膜粘连阻碍了脑脊液的正常流动，需要进行永久性的脑室 - 腹腔脑脊液分流术。除了会发生继发性脑积水，出血性脑室

扩大的患者发生脑室周围白质损伤、脑桥 - 海马损伤和橄榄小脑损伤的概率也增高[349]。继发于囊性脑白质损伤的组织缺失在发病后第 2 周后期可导致脑室扩大。由于代偿性脑室扩张的患者无须行脑脊液分流术，因此在对这些患儿做出交通性脑积水的诊断之前，必须了解婴儿头围并寻找脑积水的征象（如第三脑室前隐窝的扩张，见第 8 章）。无论任何原因造成早产儿继发性脑室扩张，都提示预后发育不良[244]。经囟门超声或 MRI 检查可清晰显示这种脑室扩张（图 4-26 和图 4-27）。患者应该在首次

发生出血后 1 周左右进行检查，以排除继发性脑室扩张。

**脑室周围出血性梗死**：脑室周围出血性梗死（PVHI）是指合并出血的缺血性脑实质损伤，特征性地发生于侧脑室周围的脑白质内。这是由于生发基质出血，导致引流入侧脑室的静脉受压所致（最常见的是流入孟氏孔附近脑室的丘纹静脉[350]），因此病灶常位于侧脑室周围。病变很少向外延伸到深髓静脉的范围之外，所以板下带和皮质很少受累[329]。脑梗死的面积很大程度上取决于闭塞的静

脉引流情况及侧支引流静脉建立的数量。发病部位则取决于闭塞静脉的解剖位置，与侧脑室额角相邻的出血提示尾状横静脉的闭塞，与侧脑室体部相邻的出血提示终静脉或纹状体静脉的闭塞（图 4-29），而与侧脑室三角区相邻的出血则提示房外侧静脉（上部损伤为主）或侧脑室下静脉（下部损伤为主）的闭塞[351]。PVHI 在超声上可表现为圆形、新月形或扇形高低回声混杂区（图 4-27A）。随着梗死组织的囊变和血液分解产物的吸收，PVHI 逐渐变为低回声。仅靠超声检查很难确定出血量的多少，

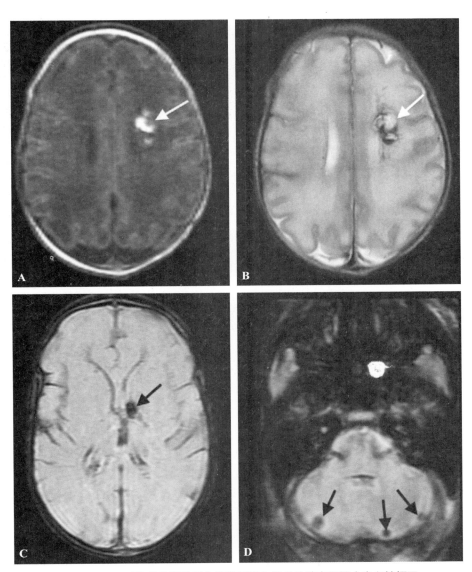

▲ 图 4-29　丘纹静脉引流区生发基质出血继发的脑室周围小出血性梗死

A 和 B. 轴位 $T_1WI$ 和 $T_2WI$，显示左额叶脑室周围 / 深部白质的亚急性出血（白箭）；C. 经孟氏孔水平的轴位磁敏感加权像（SWI），显示位于侧脑室侧壁的血肿（黑箭）；D. 经第四脑室水平的轴位 SWI 显示小脑半球外围有多发小出血灶（黑箭），可能起源于小脑皮质的外颗粒层

而 MRI 是评估损伤程度的最佳检查方法。急性期，MRI 可显示出血区（在 $T_2WI$ 上为低信号），周围常可见非出血性静脉梗死环绕（在 $T_2WI$ 上为高信号）[276]。随着病变的进展，血液氧化成正铁血红蛋白（图 4-27B），梗死组织逐渐被吸收，导致梗死区发生液化（图 4-27C 和 D），随后缩小，最终形成突向梗死区大脑半球的侧脑室扩张（代偿性）或遗留脑实质内囊肿，这种囊肿常与侧脑室相通（图 4-27E 和 F）。与 PVHI 相关的"囊肿"实际上是大小不一的囊腔，与早产儿脑白质损伤中多发的小囊腔不同。对这些出血灶行彩色多普勒超声检查发现，受累脑区引流入侧脑室的静脉（通常是丘纹静脉前段，窦旁区的房外侧静脉和颞角的侧脑室下静脉[352]几乎完全闭塞[350, 352]，进一步表明 PVHI 是一种静脉性梗死。DTI 研究显示，受累脑区扩散率升高，脑白质各向异性发育延迟，脑皮质各向异性消退延迟。只要有出血分解产物存留，SWI 序列表现出极高的敏感性，通常是长达数月[353]。

**早产儿脑白质损伤：** 在解读早产儿脑白质损伤的影像表现时有一个非常重要的概念，就是脑白质病灶随时间而发生演变。在损伤发生的前几天到几周内，表现为非囊性的损伤，随后出现囊变，继而囊腔缩小并在随后的几周内消失。认识到囊肿是脑组织液化坏死的结果（而不是治愈的结果）是非常重要的，它的消失实际上是脑白质分解的最终结局。对随访复查的检查图像进行仔细分析，可发现脑白质体积明显减少，受影响的脑室出现轻度至中度扩大，并且由于脑组织的丢失而出现脑室壁不规则[354]。因此，对早产儿在多个时间点进行检查（通常是超声）是很重要的。如果只完成了一次 MRI 检查，那么在 $T_1WI$ 图像上发现脑白质体积减小、脑室边缘不规则和脑白质内高信号灶（特别是脑室周围区）是很重要的，这些可视为曾有囊性损伤的征象[354]。

采用颅脑超声检查脑白质时，首选高频换能器（最高可达 10 MHz）进行评估，并应进行多次连续检查，因为异常的表现有可能只是暂时性的[355]。在超声检查中，当脑室周围区域回声增强时，可怀疑存在早产儿脑白质损伤[356]。然而，水肿也会导致回声增强，但水肿消退后不会遗留任何脑损伤后遗症。此外，在没有任何损伤或水肿的情况下，脑白质也可出现局部回声增强，可能是由于正常传导束镜面反射造成的。因此，仅依靠超声检查的高回声并不足以做出脑白质损伤的诊断。脑室周围白质损伤最佳的早期超声征象是脑室周围的"火焰征"，表现为局部缺乏正常的有规则的实质间隔回声（正常的脑组织结构）。相反，受损组织表现为模糊的"球形"病灶（图 4-30A）。除正常组织结构消失外，还应探查高回声的白质内是否出现回声不均，因为回声不均（可能代表组织出血或分解）与患儿 2 岁时的神经功能发育预后不良的相关性最高[355]。其中较严重的受损组织表现为与脉络丛等回声或更高回声。如果脑室周围火焰征持续时间较长（＞2 周），则痉挛性双侧瘫或四肢瘫的发生率为 50%[357]。然而，"火焰征"对于脑白质损伤的诊断[309]和预后判断[358, 359]具有较低的敏感性和阳性预测值。通过超声明确脑白质损伤的诊断需要出现由坏死或出血引起的回声不均（称为不均匀"火焰征"）[332]及继发于受损白质液化而形成的实质囊腔（称为无回声或低回声病变）（图 4-30）[121]。囊腔形成的时间取决于损伤的严重程度和范围，超声检查通常在损伤后 2～4 周（通常＜3 周）可发现囊变[310, 360]。囊腔的大小随时间而变化，受损组织经历坏死（空洞形成）和囊腔融合（囊腔扩大），随后发生囊腔萎缩伴随星形胶质细胞增生（囊腔收缩）[121, 354]。

脑白质损伤可以根据脑室周围白质的超声成像特点进行分级[361]。Ⅰ级定义为脑室周围和深层白质回声增强，持续时间达 7 天或更长（脑室周围"火焰征"持续存在）。Ⅱ级是指受损区回声增强演变为额顶叶局限性的小囊状病灶（图 4-30C）。Ⅲ级是指脑室周围回声增强演变为脑室周围广泛的囊性病灶，累及枕叶及额顶白质（图 4-30D）。Dammann 提出，Ⅰ级脑白质损伤可进一步分为在 6 天内消退的"短暂病变"、持续 6～13 天的"中间病变"、在 14 天后消退的"长期病变"[362]。Sie 等提出，"不均匀火焰征"（图 4-30A 和 B）的预后较差，应归类为 1b 级（1a 级为均匀性火焰征）[332]。总体来讲，患者的远期预后更多地取决于损伤的位置和范围大小，而不是超声分级。

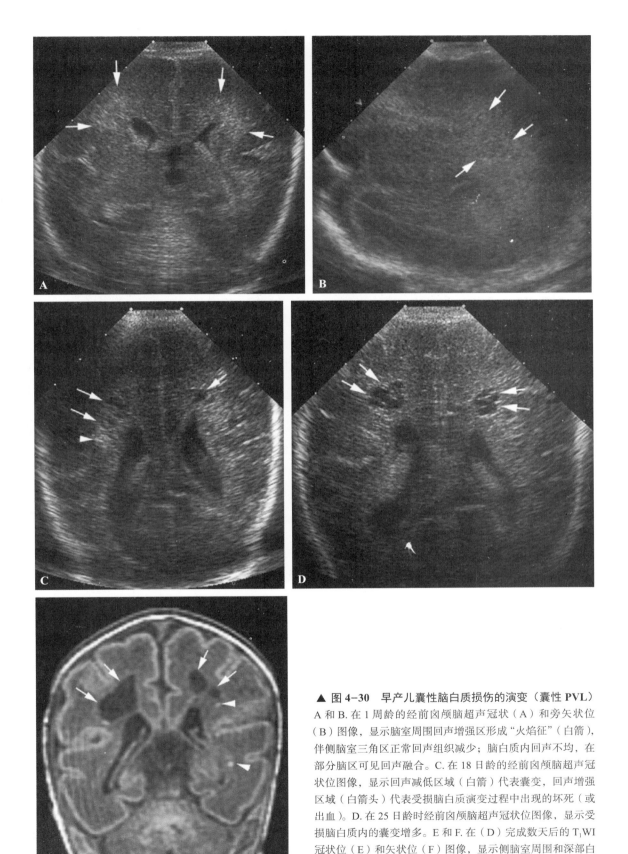

▲ 图 4-30  早产儿囊性脑白质损伤的演变（囊性 PVL）

A 和 B. 在 1 周龄的经前囟颅脑超声冠状（A）和旁矢状位（B）图像，显示脑室周围回声增强区形成"火焰征"（白箭），伴侧脑室三角区正常回声组织减少；脑白质内回声不均，在部分脑区可见回声融合。C. 在 18 日龄的经前囟颅脑超声冠状位图像，显示回声减低区域（白箭）代表囊变，回声增强区域（白箭头）代表受损脑白质演变过程中出现的坏死（或出血）。D. 在 25 日龄时经前囟颅脑超声冠状位图像，显示受损脑白质内的囊变增多。E 和 F. 在（D）完成数天后的 $T_1WI$ 冠状位（E）和矢状位（F）图像，显示侧脑室周围和深部白质内的囊性脑白质病变（白箭）。同时也可显示一些非囊性脑白质病（E 白箭头）

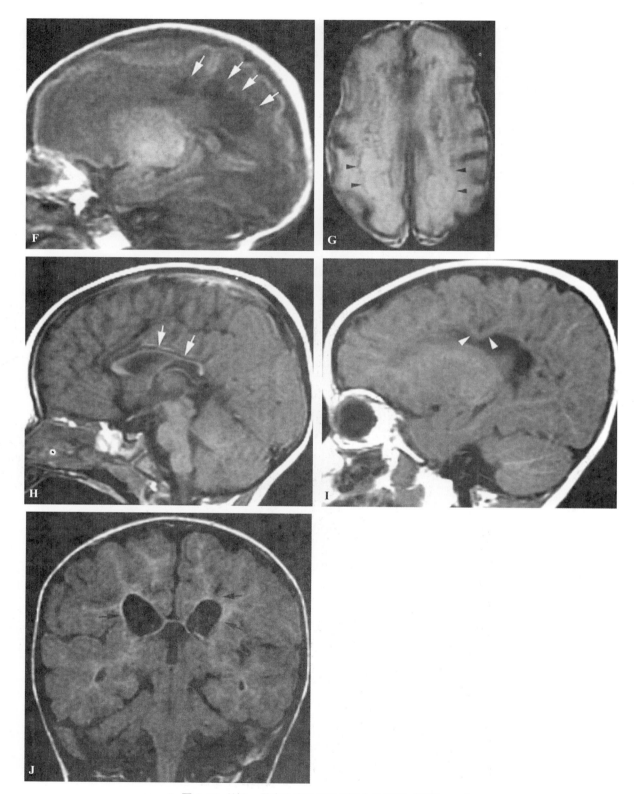

▲ 图 4-30（续） 早产儿囊性脑白质损伤的演变（囊性 PVL）

G. 轴位 T$_2$WI MRI 显示脑白质内异常高信号与囊变区（黑箭头）几乎信号相仿，致使囊腔难以识别。6 月龄的矢状位 T$_1$WI（H）、旁矢状位 T$_1$WI（I）和冠状位 FLAIR（J）图像显示慢性白质损伤的变化。此时，囊腔萎缩形成小的胶质瘢痕，脑白质的体积明显减小。胼胝体（H 白箭）明显变薄。由于脑白质减少，脑沟贴近（J 黑箭）或缩进（I 箭头）侧脑室壁。由于脑白质的减少，脑室系统扩大（代偿效应）

值得注意的是，囊性脑白质损伤较非囊性脑白质损伤少见，而且似乎越来越不常见[309, 320, 331]。MRI 检查可发现大约 50% 的早产儿存在非囊性脑白质损伤，在 $T_1WI$ 像上呈高信号，在 $T_2WI$ 上呈稍低信号[309, 319, 320]。由于患病早产儿的转运和护理等问题，在大多数医疗机构中，MRI 检查并不是早产儿脑白质损伤早期诊断的主要手段。然而，在有条件早期行 MRI 检查的医疗机构中，在损伤早期即可显示脑白质中的异常信号，其中大多数病例在超声检查时未发现与 MR 结果对应的异常[309, 320]。尽管 Leijser 等发表了在超声检查中受损脑组织表现为不均匀高回声的报道，但他们发现 MRI 在诊断轻度和中度（非囊性）脑白质损伤方面比超声更可靠[355]。根据我们的经验，MRI 对脑实质损伤的敏感性和特异性更高。在出生后 3～4 天，MRI 即可显示点状 $T_1WI$ 高信号区（图 4–31A 和 B），如果体素足够小且信噪比足够高的话，还可看到 $T_2WI$ 轻度低信号区。如果在出生后第 1 周进行 MRI 成像，有可能出现扩散率减低，但在我们的临床实践中，这样早期的 MRI 检查并不见见，因为通常是超声显示需要干预的大的脑损伤之后才行 MRI 检查。$T_1WI$ 和 $T_2WI$ 信号异常可能代表由小胶质细胞激活后[20, 364]导致的反应性星形胶质细胞增生[363]。这些病变通常在损伤后数周至数月内在 $T_1WI$ 和 $T_2WI$ 上

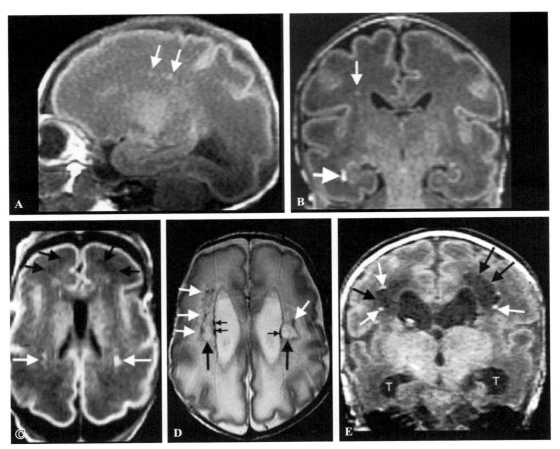

▲ 图 4–31　不同程度的早产儿脑白质损伤

A 和 B. 矢状位和冠状位 $T_1WI$ 图像，显示深部脑白质内点灶状 $T_1WI$ 高信号（小白箭）。病变通常在产后第 1 周到 10 天内出现，信号均匀，不伴有提示囊变的低信号区。此外，需要注意右侧颞角侧壁的亚急性生发基质出血（大白箭）。C. 26 周出生早产儿的轴位 $T_1WI$ 显示在侧脑室三角区上方深部白质内可见多发中等大小的高信号（白箭）。额叶白质内出现低信号区（黑箭），可能代表囊变。D. 轴位 $T_2WI$ 显示双侧大脑深部白质内出现低信号（白箭），代表 WMIP。在低信号和脑室壁之间可见囊变区（黑箭）。注意该低信号灶并非代表出血，出血的信号更低（如双侧脑室的室管膜下出血，用黑色小箭表示）。E. 双侧脑室周围和深部白质的囊性脑白质损伤（黑箭），是重度脑白质损伤的结果。侧脑室颞角扩张（T），提示脑积水或脑白质容积减少导致侧脑室体部扩张。囊壁上的点状高信号（白箭）可能代表损伤的组织，但未除外血液成分可能

仍然可见 [365]。虽然有报道称一些病变在几周后消失 [319, 320]，但这些都是小病变，并可能由于运动伪影而被遗漏。这种异常应与出血相鉴别，出血具有更短的 T$_2$ 弛豫时间，故在 T$_2$WI 上的信号更低，在 SWI 上的敏感性更高（图 4-31D）。当损伤病变弥漫时（累及一个以上的脑叶），这些白质病变与脑白质大部分区域的 FA 降低、径向扩散率升高和平均扩散率升高相关 [366]。在纠正年龄为足月时，即使没有脑白质 T$_1$WI 高信号，FA 值也可能降低 [367]（尽管尚不明确 T$_1$WI 高信号病灶是已消失还是从未出现）。纠正年龄为足月时 FA 值降低与 2 岁时神经功能发育受损存在相关性 [367]。

较大范围的脑白质高信号区可发生坏死，导致在 T$_1$WI 高信号病灶内或病灶周围出现 T$_1$WI 低信号，有时会在 T$_2$WI 低信号病灶内出现 T$_2$WI 高信号（图 4-32）。如果损伤范围较大，则小的囊变灶可能融合成较大囊，导致白质内出现明显的囊腔（图 4-30D 至 F 和图 4-31C 至 E）。囊变过程减小了 T$_1$WI 高信号的面积。这一过程，与反应性星形胶质细胞增生的演变及随后髓鞘形成引起的 T$_1$WI 高信号出现叠加，导致这些病变在损伤后 3~4 个月的 MRI 中消失。随着囊腔在随后的 3~4 周缩小，大脑半球脑白质体积减小（图 4-30H 至 J），表现为特征性的"终末期脑室周围白质软化" [318]。

Sie 等通过对早产儿的 MRI 随访研究，观察了脑白质病变的 MRI 演变过程 [368]。根据他们的研究，小范围的脑白质 T$_1$WI 高信号演变为小面积的星形胶质细胞增生（在 T$_2$WI 和 FLAIR 上呈高信号），在脑白质髓鞘形成后进行的随访研究中，病灶大小和位置相同。如前所述，囊变区也倾向于缩小形成小的星形胶质细胞增生灶。因此，当早产儿脑白质损伤囊变程度较轻时，会演变为轻度脑室扩张伴局灶性胶质细胞增生和胼胝体局灶性变薄，形成了早产儿的终末期脑白质损伤。弥漫的脑白质损伤常发生囊变，MRI 表现为弥漫性脑白质胶质增生，整个胼胝体变薄，侧脑室中至重度扩张（图 4-30H 至 J）。脑白质损伤的严重程度差异很大。累及整个白质的弥漫性病变（脑室周围，深层和皮质下）导致几乎全部脑白质消失，常伴有严重的脑室扩张，脑室边缘不规则，以及弥漫性胼胝体变薄和缩短。胼胝体缩短（图 4-30H）与神经功能发育预后不良相关 [369]。

脑白质损伤的严重程度与 18 个月 [368] 和 24 个月 [250, 331] 的预后存在相关性。值得注意的是，与损伤类型（囊性、非囊性、出血性）相比，临床预后情况与损伤范围和损伤位置的相关性更大 [250, 355, 368]。损伤早期行 MRI 检查可显示大多数损伤，并能为预

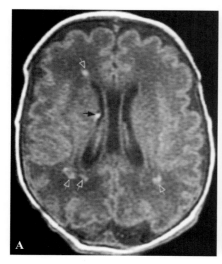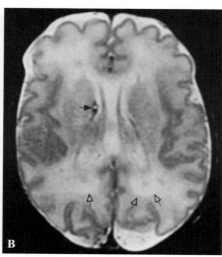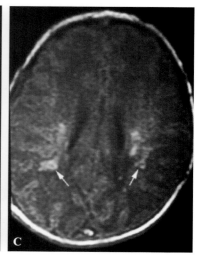

▲ 图 4-32　MRI 显示脑白质损伤的轻度囊变

A. 轴位 T$_1$WI 显示脑白质内数个灶状 T$_1$WI 高信号（空心白箭），提示脑白质损伤。其中两个位于后部的病灶内可见少许低信号，提示囊变 / 坏死。图 A 和图 B 中的实黑箭代表生发基质的小出血灶。B. 轴位 T$_2$WI 显示脑室周围和深部白质的异常高信号，在侧脑室三角区周围的高信号白质内可见隐匿的 T$_2$WI 低信号（空心黑箭）。C. 轴位 T$_1$WI 显示大脑深部白质内多个灶状 T$_1$ 高信号，其中两个病灶（白箭）可见中心低信号区，提示囊变 / 坏死

测患儿临床预后提供更准确的信息[370]。早期行超声检查的价值有限，然而序贯的超声成像可为临床预后判断提供信息，但准确性不如 MRI 检查[371]。MRI 在显示小面积或中等面积的小脑出血方面有更高的价值，因为这些出血与患儿短期和远期的神经系统发育结果存在相关性[269, 290, 338, 372]。仅有少许散在幕上脑白质病灶的新生儿在 18 月龄时可表现正常，但正如作者所指出的，有必要对这些患儿进行随访观察，以确定这些患儿是否会在儿童期后期出现轻度神经功能发育缺陷[368]。

对于早产儿的脑组织评价，扩散成像和质子波谱成像的价值尚未明确，但一些研究结果显示有一定价值。在损伤发病后数天内，在超声或常规 MR 检查未发现任何阳性结果时[373]，DWI 即可显示脑室周围白质的扩散受限（图 4-33），但这种改变很快便恢复正常（通常在 6 天内）[125, 127]。有一点非常重要，由于新生儿脑组织的 $T_2$ 时间很长，扩散加权图像可能会出现假阴性（要记住，扩散和 $T_2$ 效应对扩散加权图像均有所贡献），因此，在新生儿的所有扫描中，注意查看计算的平均扩散率是非常重要的。在无脑损伤的早产儿中，脑白质的 Dav 值每周降低 $0.021mm^3/s$[302]。因此，即使在损伤后没有立即完成检查，序贯研究成像也可发现脑白质发育异常。由扩散张量成像确定的各向异性分数对脑白质损伤的评估也是有价值的，但需要序贯成像。研究发现，无白质损伤的早产儿在序贯成像中，脑白质的 FA 值逐渐增加（每周增加 0.008），而有白质损伤的早产儿各向异性稳定或降低[342]（同样未发表的结果，Sonia Bonifacio 博士）。这些早期各向异性的变化与远期预后结果的关系尚未明确。然而，在婴儿期后期（纠正足月年龄）出现 FA 值降低似乎与神经发育受损有关[367, 374]，这表明早期的微观结构变化也可能是发育受损的征兆。在纠正足月龄之前，出现皮质脊髓束 FA 值降低与运动功能发育受损相关[375]。在纠正足月龄之前[251, 252]或相当于纠正足月龄时[376]，出现视辐射 FA 值降低与视觉功能受损相关。脑容量分析显示，早产的级别与丘脑、海马、前额叶眶面和后扣带回的大脑皮质体积的减少有关，而丘脑体积减小又与大脑皮质体积减小相关[377]。此外，丘脑与额叶皮质、辅助运动皮质、

枕叶皮质和颞叶皮质的连接也出现减少[378]。波谱分析也有助于脑白质损伤的早期评估，在纠正足月龄患儿的后部脑室周围白质中出现 NAA/Cho 的降低和 Cho/Cr 的增加，与 1 岁纠正年龄时的运动发育功能受损相关[379]。

对于囟门已闭的较大婴儿和儿童患者，MRI 和 CT 检查对终末期脑白质损伤（"终末期脑室周围白质软化"）的诊断均有一定价值（但 MR 更有优势）。而对于轻度脑白质损伤的患者，超声检查仅能发现非特异性脑室扩张，MRI 检查则有助于做出明确诊断。终末期脑白质损伤的影像学表现为：①侧脑室体部和三角区形态不规则；②脑白质体积减小，常见于侧脑室三角区，但在严重情况下可累及全部半卵圆中心；③脑沟加深且显著，脑沟深部与脑室紧邻，其间可见少量或无脑白质；④在 FLAIR 和 $T_2WI$ 序列显示脑室周围白质信号升高，最常见于双侧侧脑室三角区（图 4-30H 至 J）[215, 318, 380, 381]；⑤髓鞘化延迟[382, 383]。总之，妊娠期越短导致的髓鞘化缺失越严重[384]。由于经胼胝体的神经纤维束发生退变，MRI 正中矢状位图像可显示胼胝体变薄，最常见于体后部和压部（图 4-30H）[215, 385, 386]。MRI 容积测量显示，在终末期脑白质损伤中，脑白质体积减小[387]、脑室扩大[388]。DTI 研究显示 Dav 值升高[389]，豆状核后部、内囊和丘脑后辐射的体积变小[390, 391]，皮质脊髓束的 FA 值减低[389, 392]。尽管这些研究结果似乎有助于预测患儿神经发育缺陷的严重程度[251, 367, 376, 393]，但这些复杂的技术对于诊断终末期脑白质损伤并不是必要的。

终末期脑白质损伤的信号异常与侧脑室三角区背部和上方的正常髓鞘化延迟区表现相似（见第 2 章）（图 4-34）。然而，后者在胼胝体压部及被盖部水平，可见正常未髓鞘化的白质与脑室壁之间被一细带状髓鞘化白质所分隔，而脑白质损伤引起的异常信号则与脑室壁直接相贴。冠状位 $T_2WI$ 是鉴别诊断的最佳序列，而轴位图像有可能无法显示这些区别[381]。此外，正常人不会出现脑白质容积减少[394]，且脑室轮廓光滑、规则。

最后讨论一下婴儿和儿童的脑室周围异常信号。在 FLAIR 或 $T_2WI$ 上出现的脑室周围异常高信号和脑白质容积减少并非特异性地见于早产儿脑

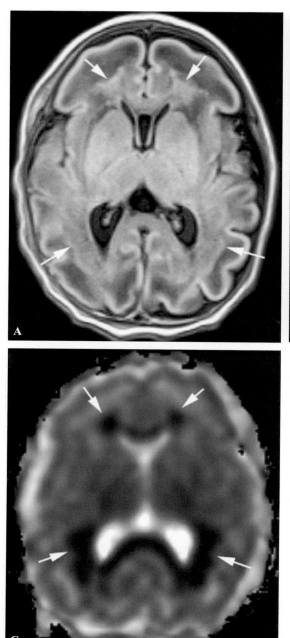

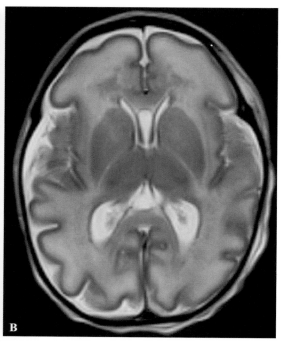

▲ 图 4-33　孕龄 28 周早产儿产后 4 天的急性脑白质损伤
A. 轴位 $T_1WI$ 显示深部脑白质内轻度高信号（箭）；B. 轴位 $T_2WI$ 未见明显异常；C. 轴位 Dav 图显示深部脑白质内扩散减低（箭），符合急性脑损伤的表现（图像由 Dr. Joel Cure 提供）

损伤或任何类型的围产期脑损伤。事实上，许多疾病均可导致脑室周围组织损伤，如脑室炎（婴儿脑膜炎的常见后遗症，见第 11 章）、先天性代谢异常（见第 3 章）、脑积水（见第 8 章）和子宫内病变[395, 396]。如果没有完整的病史（有时甚至不在损伤发生时），则无法确定病因。

**早产儿的小脑损伤：**研究表明，相当多的早产儿（8%～20%）可发生局灶性或弥漫性小脑损伤[271, 288, 334, 397-399]。局灶性小脑损伤通常是由小脑出血所致。采用经后囟或经乳突囟（可提高小脑的显示能力）的超声检查方法，早产儿小脑出血的检出率可提高至 9%[286, 288, 399]，其中经乳突囟超声检查的敏感性更高[288]。这些出血中只有半数合并幕上出血（图 4-28 和图 4-29），且几乎所有单发小面积的小脑出血在临床上均无症状[286]。MRI 检查显示小脑出血的发生率较高（采用 1.5T MRI 设备检查

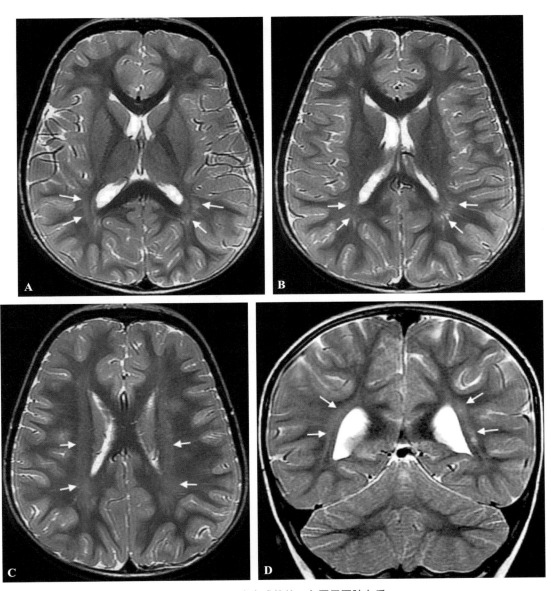

▲ 图 4-34　正常未成熟的三角区周围脑白质

轴位（A 至 C）和冠状位（D）T₂WI 显示三角区周围白质的正常高信号区（箭）。这是一个髓鞘化相对较慢的区域，伴有轻微扩大的血管周围间隙，形成轻微高信号的影像表现，可见于正常儿童的前十年（有时甚至更长），不应被误认为是脑损伤

大约为 20%，在 3T 成像设备采用 T₂WI 检查大约为 30%，在 3T 成像设备采用磁敏感加权成像检查则高达 50%[265]）。在重 T₂ 或 SWI 序列上，小脑出血表现为小脑内明显异常低信号灶，常为多发点状（图 4-29D）[288]。根据我们的经验，最常见的出血部位是小脑尾部，尤其是小脑扁桃体和小脑二腹叶，尽管小出血更多见于小脑头侧[265]。在那些有中至大量出血的患儿中，MRI 随访检查可发现局灶性或弥漫性（图 4-28 和图 4-35）的小脑萎缩[286]，

而在出血量较少的部位则常出现小范围的结构扭曲[265]。早产儿在纠正足月龄或更晚的时候可出现弥漫性小脑体积缩小，通常发生于极低出生体重儿。小脑体积缩小的机制尚不清楚，尽管 Volpe 认为它是一种选择性神经元坏死[167]。其他可能的原因包括由于脑白质损伤或颅后窝软脑膜周围的营养供应障碍而导致的神经机能联系失能[263, 264, 285, 400]。局限性小脑体积缩小的临床预后尚不清楚，但几项研究表明其可导致发育受损[264, 290, 295, 296, 338]。

（14）早产儿的深度低血压或循环骤停：早产儿在遭受相对较短时间的重度低血压或循环骤停后，会出现一种不同类型的脑损伤，并且其预后极差[401]。在这些患儿中，尽管脑白质损伤和 GMH 也可能出现[5, 15, 200, 402]，但损伤主要发生在深部灰质核团和脑干核团（在早产儿和足月儿中发育最成熟和代谢最旺盛的区域，图 4–23）。更具体地，脑干背侧、小脑蚓前部和丘脑是最常见的受损部位，豆状核（苍白球和壳核，特别是壳核后部）和中央前、后回也常可受累[15]。大脑皮质的其他部位常不受累及。这种损伤模式产生的基本原理（成熟度更高，及其伴随的能量需求更高）在前面的章节中已讨论过了。超声检查在最初的 1～2 天可能表现正常，然而，在第 2 天或第 3 天，则可能在基底节和丘脑中探及高回声区（图 4–36）。CT 并不能比超声提供更多的信息，且有辐射，因此不推荐 CT 检查。

在未接受任何治疗的情况下，MRI 影像表现在损伤后的第 1 周内开始发生演变[127]。在 35 周前遭受过缺氧 - 缺血损伤的婴儿，损伤部位主要位于脑干背侧和基底节（图 4–37 至图 4–40）。在损伤后最初 2 天，MRI 可在下丘和丘脑水平出现脑桥背侧、中脑背侧的扩散受限（图 4–37A 和 B），并且丘脑可出现特征性的 T$_1$WI 高信号。与足月儿相同（见下一节），遭受长时间（＞20min）重度低血压的早产儿有可能出现整个大脑损伤，在这种情况下，会出现全脑弥漫性的扩散减低，导致扩散图像可能被认为是正常表现。因此，在怀疑脑损伤的检查中，应计算 Dav 值并与年龄相匹配的正常儿童进行比较。在损伤后的第 2 天或第 3 天，受损区域在 T$_1$WI 图像显示为轻微的弥漫性高信号（图 4–37C）。而 T$_2$WI 信号减低直到损伤后第 1 周末才出现（5～6 天）（图 4–37D）。在第 2 周中期，可出现脑干背侧（如果受累）、丘脑腹外侧和壳核后部的 T$_1$WI 高信号，且逐渐局限，形态类似球形（图 4–37 和图 4–38）。在 28 孕周之前受损的患儿，基底节区的损伤会发生液化坏死，在随访检查的图像中出现豆状核囊变（图 4–39）[15]。在损伤后 1～3 周进行 MRI 成像，可发现脑白质异常，典型表现为轻度弥漫性 T$_2$WI 高信号，伴有半卵圆中心散在分布的小灶状 T$_1$WI 高信号。在慢性期进行影像检查，受损组织经历液化和星形胶质细胞增生后，可出现脑室大小变化，脑白质容积减少，基底节体积缩小或消

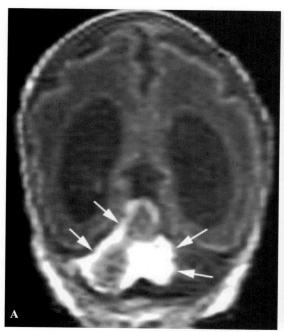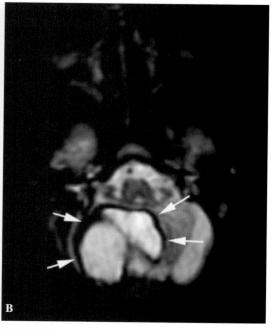

▲ 图 4–35　早产儿小脑大量出血
A. SPGR 序列冠状位重建图像，显示小脑大量出血（白箭），几乎累及整个右侧小脑半球和蚓部，并延伸累及左侧小脑半球的内侧；
B. 轴位 T$_2$WI 显示亚急性血肿边缘的低信号含铁血黄素环（白箭）和中心的高信号坏死区。右侧小脑半球将会继发重度体积缩小

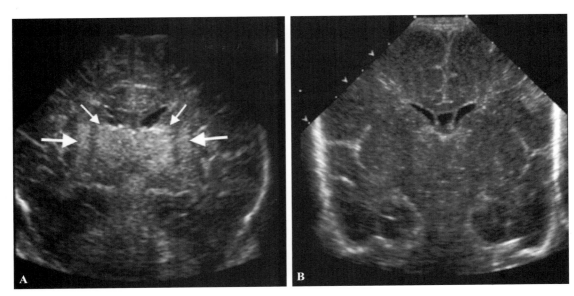

▲ 图 4-36　基底节和丘脑中探及高回声区

A. 产后 3 天婴儿发生基底节重度缺氧 - 缺血性损伤的超声声像图，显示明显强回声的丘脑（小白箭）和壳核（大白箭）；B. 对照的正常新生儿声像图

失，丘脑体积变小、萎缩并可伴钙化（图 4-37F 至 G 和图 4-39），脑干和小脑体积也变小[15]。脑白质减少可能是丘脑皮质束、皮质丘脑束和皮质豆状核束缺失所致。

一个重要的概念是低氧 - 缺血和缺氧 / 循环骤停都可以在子宫内发生（表 4-5 和图 4-40A）。从影像学角度看，婴儿在宫内受损导致的大脑损伤形式与相同胎龄的婴儿是一致的（图 4-40B 和 C）[15, 215]。

(6) 早产儿影像学检查方法的选择：早产儿血流动力学常处于一种不稳定的状态，因此转运他们可能存在一定的风险。经囟门超声检查在 NICU 无须移动患儿就可以进行。因此，对于所有确诊或疑诊神经系统损伤的早产儿来说，超声是首选的影像学检查方法。随着彩色多普勒、超声图像特征量化分析[403]、经乳突囟探查[286] 及高频换能器[404] 等技术的使用，将有可能极大地提高超声对脑实质损伤的检测能力，而无须使用其他影像技术。然而，目前超声检查对非出血性、非囊性脑实质损伤[309, 320, 405] 或脑干、小脑的损伤并不十分敏感。因此，如果患儿的神经系统发育状况无法用超声检查结果解释，通常需要另一种影像学检查方法进行补充。我们不推荐选择 CT 检查，即使是低剂量的 CT 也不推荐，因为 CT 检查提供的信息远远低于 MRI，并且

在儿童特别是在新生儿的影像学检查中（无损伤和精准原则），最好避免使用有电离辐射的检查。因此，在超声检查后，通常采用 MRI 进行神经影像学检查。MRI 具有更高的对比分辨率，几乎可以在损伤后 2～3 天内就能检测到出血和脑损伤（表现为受损脑实质的 $T_1$ 时间缩短）。质子波谱成像则能显示损伤后几小时内出现的代谢紊乱[406]。如果在损伤后的最初几小时内进行扩散成像，有可能漏诊病变；如果在损伤后 24h 内进行扩散成像，将会低估损伤的范围[125, 127, 406, 407]；但扩散成像在损伤后的 2～5 天[125, 127]，则有较高的敏感性。此外，DTI 可用于评估白质传导通路的大小和完整性[251, 321, 375, 376, 408]，ASL 则能够可靠地显示新生儿脑的灌注情况[112, 409]。此外，可以放置在 NICU 中的小型新生儿 MRI 扫描仪将很快投入商业使用。即使不具备这样的条件，如果使用毛毯或 MRI 兼容的暖箱（现已上市）来维持新生儿的体温，选择合适的耳罩和（或）静音序列降低噪声，并且使用非磁性或适当屏蔽的生命支持和监测设备（见第 1 章），则可以安全地进行 MRI 检查。如果在窒息发生后使用低温治疗，轻度至中度损伤脑区将显示扩散率正常或略高[410]，但严重损伤区的扩散成像将显示类似于成熟新生儿的严重缺氧缺血性损伤的改变[410, 411]。

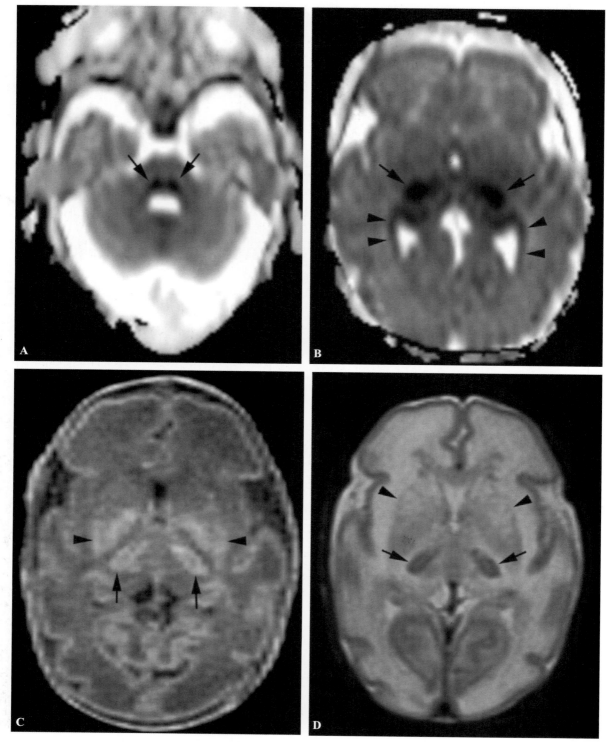

▲ 图 4-37　28⁺² 孕周早产儿的重度低血压脑损伤 MRI 图像

A 至 E 是产后第 5 天的检查图像，F 和 G 是产后 3.5 周的检查图像。A 和 B.Dav 图显示脑桥背侧（图 A 的黑箭）、丘脑腹外侧（图 B 的黑箭）和视辐射（图 B 的黑箭头）弥散减低（低信号）；C. 3D-SPGR 序列的轴位重建图像，显示丘脑腹外侧（黑箭）和壳核后外侧（黑箭头）异常高信号；D. 轴位 T₂WI 显示丘脑腹外侧核具有边界清晰的明显低信号（黑箭），壳核（黑箭头）和尾状核头部为异常高信号（与其他灰质对比）

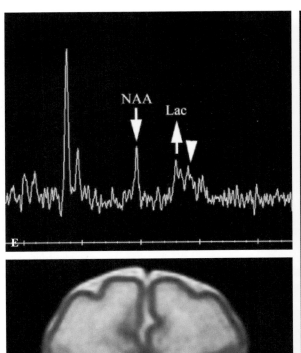

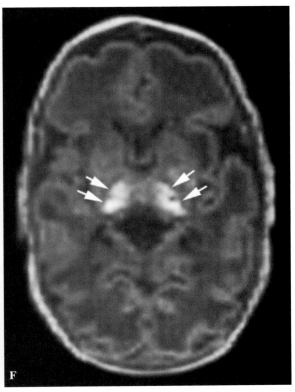

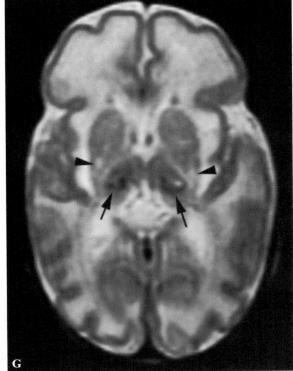

▲ 图 4-37（续）　28⁺² 孕周早产儿的重度低血压脑损伤 MRI 图像

E. 基底节的质子磁共振波谱（288ms），显示在 2.0ppm 的 NAA 峰下降，在 1.33ppm 的乳酸峰（Lac）略升高，以及在 1.1ppm 存在丙烷 -1，2- 丁醇（箭头）。丙烷 -1，2- 丁醇来源于苯巴妥（用于治疗癫痫，见第 2 章）。F. 在产后 3.5 周采集的 3D-SPGR 序列轴位重建图像，显示丘脑（白箭）萎缩并呈高信号，可能代表胶质增生和钙化。G. 和（F）同时采集的轴位 T₂WI 显示丘脑体积缩小伴钙化（黑箭），注意壳核后部异常高信号区域（黑箭头）

### 3. 足月新生儿的脑损伤

足月新生儿脑病是患儿护理所面临的一个重要问题，也带来了医疗和法律方面的问题。其定义是"一种根据临床表现定义的神经功能紊乱综合征，出现在足月儿出生后最初几天，表现为呼吸难以启动和维持、声带麻痹和反射迟钝、意识水平低下，常伴有癫痫发作"[412]。已有研究将其划分为 3 个严重级别[413]，并发现临床预后与严重级别相关。尽管在分娩过程中出现一定程度的缺氧或缺血相当常见，但中度和重度新生儿脑病的发病率似乎正在下降。近期统计表明，在存活足月儿中，脑损伤的发病率为 1/1000～3/1000[244, 414-416]，其中约半数与缺氧 - 缺血有关[417]。大约每 0.3/1000 的存活足月儿（占脑病患者中 15%～20%）出现明显的神经系统后遗症[244]。总之，患儿最终可能会出现痉挛或运动障碍。据估计，约 10% 的脑瘫与围产期缺氧 - 缺血性脑损伤[418, 419]、发育迟缓[244, 420]、认知障碍[244, 421, 422]或视觉障碍[423]有关。临床结果也就理所当然与损

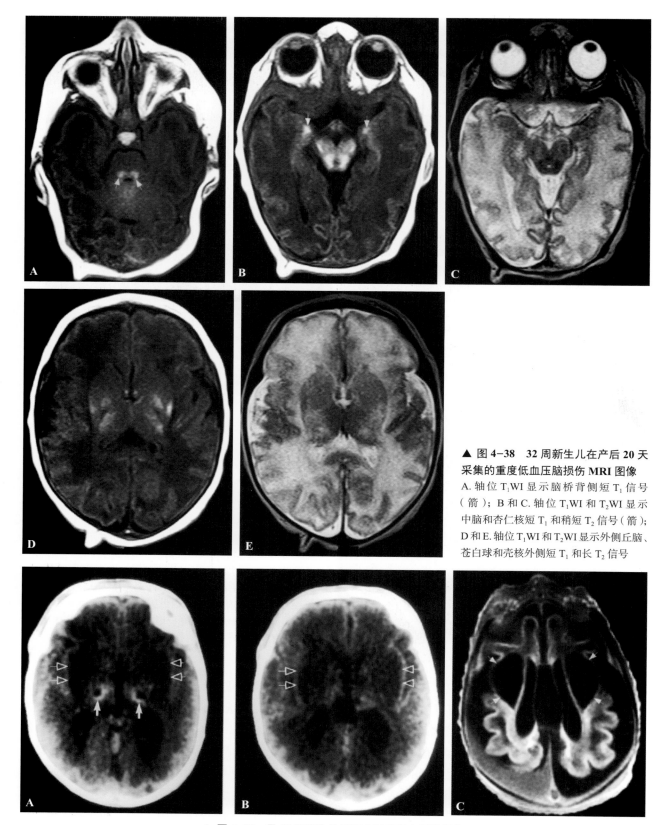

▲ 图 4-38　32 周新生儿在产后 20 天采集的重度低血压脑损伤 MRI 图像

A. 轴位 $T_1WI$ 显示脑桥背侧短 $T_1$ 信号（箭）；B 和 C. 轴位 $T_1WI$ 和 $T_2WI$ 显示中脑和杏仁核短 $T_1$ 和稍短 $T_2$ 信号（箭）；D 和 E. 轴位 $T_1WI$ 和 $T_2WI$ 显示外侧丘脑、苍白球和壳核外侧短 $T_1$ 和长 $T_2$ 信号

▲ 图 4-39　孕 28 周发生的子宫内重度低血压脑损伤

A 和 B. 损伤 3 周后的轴位 CT 图像，显示丘脑出现囊变，周围可见出血或钙化（实箭）。基底节（空心箭）呈明显低密度；C. 另一患者损伤后 3 周的图像。轴位 $T_1WI$ 图像显示基底节的囊变（箭）

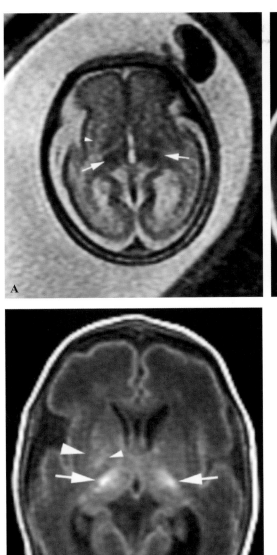
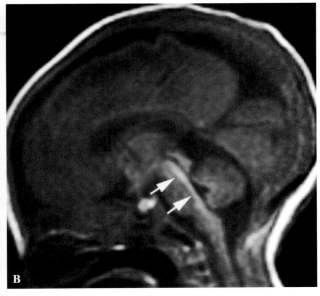

▲ 图 4-40 产前重度缺氧 - 缺血性脑损伤 MRI 检查

A. 孕 27 周胎儿的轴位 SSFSE 图像，其母亲在妊娠 25 周时循环骤停。图像显示丘脑体积缩小，外侧丘脑可见异常低信号（白箭），右侧壳核的后外侧信号明显升高（白箭头）；B. 择期剖宫产术后第 2 天的矢状位 T$_1$WI 像，显示脑干背侧异常高信号（白箭），提示由于胎儿于宫内损伤而致该部位发生脑损伤并伴有胶质增生，或可能合并钙化；C. 轴位 T$_1$WI 图像显示基底节和丘脑体积缩小，丘脑腹外侧（白箭）和壳核后部（小白箭头）呈异常高信号，外侧丘脑呈异常低信号（大箭头），表明这些脑结构均受到损伤

伤方式和严重级别相关 [199, 244, 420, 422, 424]。因此，了解这些情况下脑损伤的病理生理机制和病理结局是很重要的。重要的是，中度低温治疗（33.5℃维持 72h）已被证明对许多轻至中度新生儿脑损伤 [425-431] 的治疗有效。但其并不是对所有患儿都有效，尤其是由于宫内胎动减少多天导致大脑分水岭损伤的患儿及由于严重或长时间缺血导致重度脑损伤的患儿 [431-433]。因此，早期识别出那些对低温治疗有效

的患儿是很重要的，并且随着对低温治疗无反应者替代疗法的发展，这将变得越来越重要 [434]。

（1）旁矢状区 / 分水岭损伤：在足月儿中，轻至中度低血压会导致大脑白质和皮质受损，特别是在血管分布交界区（也称为"旁矢状区"或"分水岭区"）（图 4-22），即大脑前、中动脉供血交界区及大脑中、后动脉供血交界区，但也有可能发生分布范围更广的脑损伤。此外，足月新生儿低血压性脑

表 4-5　胎儿脑损伤的原因

**母体来源**
- 母体休克
- 母体缺氧
- 母体血栓性静脉炎
- 母体腹部创伤
- 母体低血压 / 高血压
- 胎儿 – 母体输血

**胎儿来源**
- 胎儿感染（动脉炎、低血压）
- 胎儿动脉病（*COL4A1* 突变）
- 胎儿水肿
- 胎儿栓塞（胎盘等）
- 双胎输血综合征

**胎盘来源**
- 胎盘早剥
- 重度胎盘梗死

损伤常伴有星形胶质细胞反应性增生，胶质反应在成熟脑中的发生率为 15% 左右 [2, 3, 435]。其影像学表现最常见的是囊性脑软化，表现为大小不一的小囊腔和中等囊腔被反应性星形胶质细胞组织所分隔。在病理上，在血管供血交界区可见散在分布多房囊性的梗死灶 [2, 3, 435]。值得注意的是，低温治疗通常改变了分水岭区的损伤模式，而仅对部分分水岭区产生影响（图 4-41）。尽管不同患者接受低温治疗的情况各不相同，但脑损伤的部位几乎总是在分水岭区（图 4-41）。

旁矢状区损伤的患者容易出现癫痫发作和（或）低血压。最终，神经系统检查表现为近端肢体无力和痉挛 [244]。患儿发生认知障碍的程度各不相同，当额叶分水岭区受损 [420, 436] 时则预后较差。研究表明，随着儿童的发育成熟，这种认知障碍越来越明显 [420, 422, 437]。同时患儿的语言能力或视觉空间能力也可出现不同程度的发育障碍 [244, 421]。

由于受损脑区位于靠近中线的颅骨内板下，很难通过倾斜探头来显示这些病变区，超声很难评估分水岭区的缺血性脑损伤 [122]。使用最先进的高频探头技术，可以显示受损脑区，表现为旁矢状区脑白质的回声增强，反映了分水岭区的皮质下脑白质发生水肿（图 4-42A）[404]。在严重的情况下，皮质也会发生水肿，皮质回声增强导致灰白质分界模糊，脑沟消失，导致软脑膜无法显示。新生儿不推荐使用颅脑 CT 检查，因为超声对大部分的脑结构显示良好，如果需要补充检查，MRI 检查可以提供更多的信息且没有电离辐射。

如果在生后最初的 24～48h 内进行 MRI 检查，则平均扩散分数图和质子波谱分析是用于识别脑损伤最为敏感的 MRI 技术，其中 Dav 图对识别脑损伤的模式更有帮助。在轻中度低血压性脑损伤中，扩散成像表现为血管分布交界区（分水岭区）（图 4-42D 和 E）的脑皮质和皮质下白质广泛受累，也可表现为局限于皮质下白质的扩散率减低而皮质正

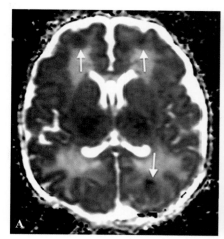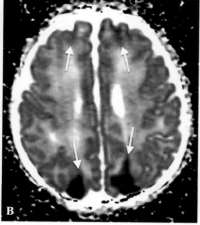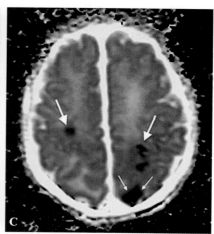

▲ 图 4-41　低温治疗后 5 日龄新生儿经分水岭区采集的轴位平均扩散率（Dav）图

注意病灶的数量可以发生变化，但通常是显著减少的。A. 经侧脑室额角水平的 Dav 图，显示左后部血管分布交界区（分水岭区）及双侧前部分水岭区脑灰质 Dav 降呈低信号（白箭）；B. 经侧脑室顶部水平，显示双侧后部分水岭区 Dav 降低（白箭），后部分水岭区损伤大于前部；C. 经半卵圆中心上部水平，显示深部分水岭区（白箭）和左后部分水岭区脑皮质（小箭）损伤，Dav 降低

常，还可表现为远远超出血管分布交界区的整个大脑皮质受累，基底节和颅后窝结构则相对不易受累（图 4-43）。有时（通常出现在 40 周前出生的患儿）可出现单发的脑白质损伤[197, 199]，但通常伴有脑皮质的损伤。导致损伤模式不同的原因尚未明确，但可能与低血压的严重程度和持续时间相关，也可能合并代谢因素和炎症[20]，比如低血糖（已知可加重缺氧缺血性脑损伤[438]）。如果在损伤后数小时内（在二次能量衰竭之前[125, 185, 186, 406, 407, 439]）进行扩散成像，则可能出现假阴性的结果，如果在损伤后 24h 内进行[127, 406]，则可能低估损伤的程度，但这取决于损伤发生距离出生的时间。由分析计算得出的 Dav 图或 Dav 值可以补偿新生儿大脑长 $T_2$ 值的影响（DWI 上的信号强度由 $T_2$ 和扩散率两者共同决定），可提高脑损伤评估的敏感性[127, 440]。在急性期，$^1$H-MRS 显示乳酸升高，在严重情况下，大脑皮质（最明显的分水岭区）和皮质下白质中

NAA 降低[127, 406, 441, 442]，NAA 降低比深部灰质核团更明显（图 4-42F 和 G、图 4-43F 和 G）。

在损伤后 24h 至 8 天内，扩散成像和质子波谱成像提高了脑损伤的评估能力，使患儿的临床预后得到明显改善[443]。在扩散成像上，在 Dav 图上的脑损伤模式可发生演变，一些脑区的扩散率逐渐转为正常，而另一些脑区的扩散率则变为异常[127]。产生这种变化的原因尚不清楚，但很可能是沿着脑白质纤维束发生沃勒变性或兴奋毒性损伤扩散的结果。$^1$H-MRS 持续显示异常，乳酸水平在损伤后 3～5 天达到峰值后缓慢下降，而 NAA 水平在损伤后约 3 天开始下降[127]。在 $T_2$WI 上，损伤后 24h 内，受损脑皮质与邻近正常的皮质相比呈高信号，与水肿的脑白质信号相等（图 4-42C、图 4-43A 和 B）。在 $T_1$WI 图像上，与正常脑白质[444, 445]相比，水肿的脑组织表现为皮质和皮质下白质的低信号区。皮质损伤最明显的特征是灰白质界面消失（图 4-43A

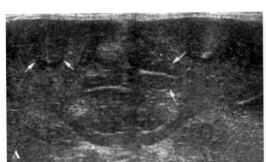

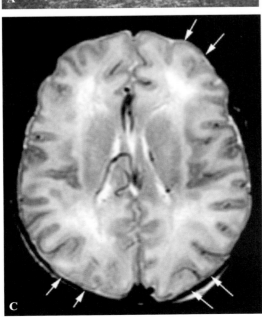

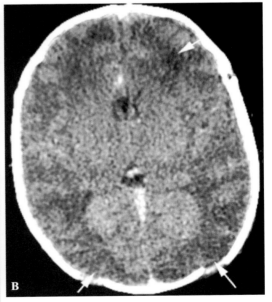

▲ 图 4-42　足月新生儿出生 2 天后的分水岭损伤
A. 使用高频换能器经囟门超声图像显示脑白质回声增强，灰白质分界模糊（箭）；B. 轴位 CT 平扫显示血管分布交界区（分水岭区）的皮质和皮质下白质呈稍低密度（白箭）；C. 轴位 $T_2$WI 显示血管分布交界区皮质呈高信号（白箭），与皮质下白质信号相仿

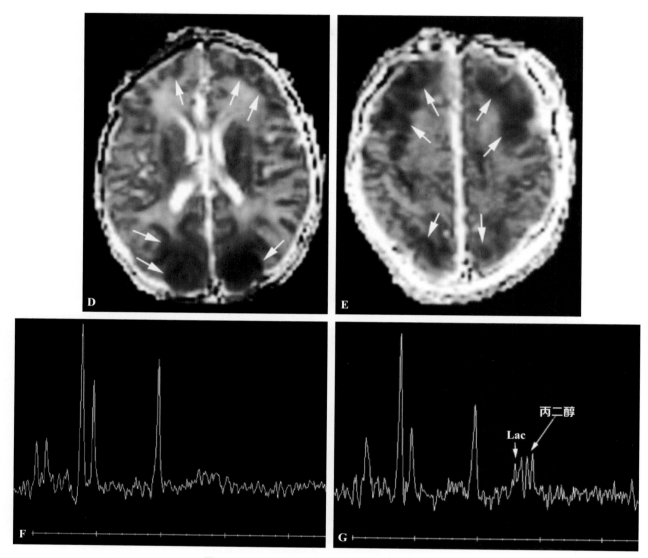

▲ 图 4-42（续） 足月新生儿出生 2 天后的分水岭损伤

D 和 E. 轴位 ADC 图像（b=700s/mm²），显示血管分布交界区出现扩散减低（低信号，白箭），同时累及皮质和皮质下白质；F. 基底节区的质子磁共振波谱（TE=288ms）基本上是正常的；G. 额部血管分布交界区的质子磁共振波谱（TE=288ms）显示 1.33ppm 上的乳酸峰（Lac），提示存在细胞损伤和无氧代谢。注意 1, 3- 丙二醇在 1.1ppm 处的双峰

和 B），但主要见于非常严重的损伤。MRI 可多平面成像，有助于缺血性脑损伤的检查，其中冠状位和矢状位对于显示大脑凸面的病灶价值最高，而轴位和矢状位对于显示大脑前部和后部的病灶更有优势。在新生儿的颅脑 MRI 中，FLAIR 序列的分析是比较困难的，因为与正常组织相比，受伤的组织既可表现为低信号也可表现为高信号，这取决于 MRI 扫描仪的场强和所使用的参数是否准确。如第 1 章所述，我们推荐使用自旋回波 T₂WI 用于评估新生儿的颅脑，而不推荐使用 FLAIR 序列。

随着脑损伤的演变，波谱成像和扩散成像出现假正常化（从第 6～10 天），然后开始显示出更多慢性脑损伤的征象，Dav 图上扩散率增加，而 ¹H-MRS 上 NAA 峰降低[125, 127, 440]。在解剖图像上，在旁矢状区出现皮质变薄和皮质下白质囊变。在损伤发生 3～4 周后，囊变区收缩形成胶质瘢痕（T₁WI 上呈高信号）（图 4-44）。相邻侧脑室出现代偿性扩张，尤其是侧脑室三角区和枕角。旁矢状区脑白质在 T₂WI 和 FLAIR 序列出现异常高信号，然而这些病灶直到患儿 1 岁时才变得明显，此时髓鞘化的白

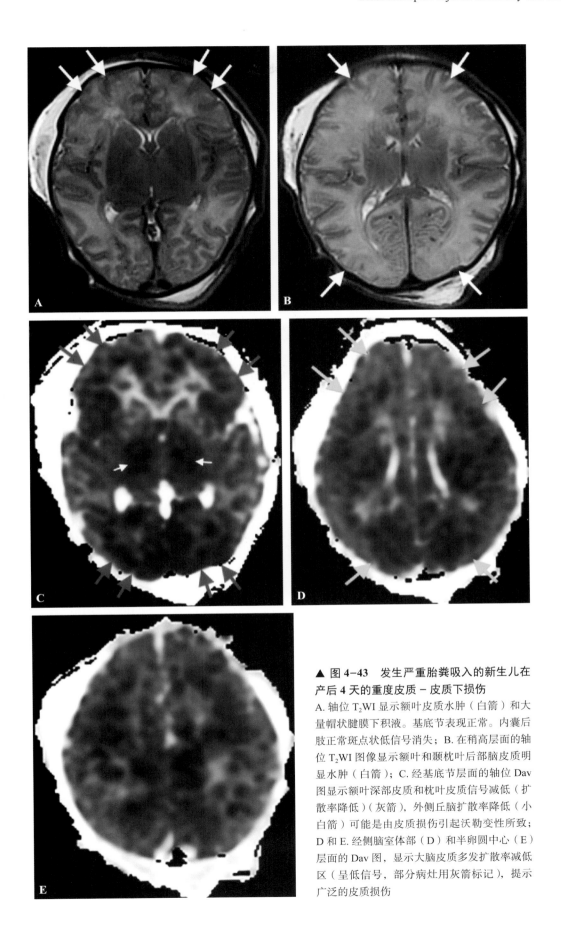

▲ 图 4-43　发生严重胎粪吸入的新生儿在产后 4 天的重度皮质 – 皮质下损伤

A. 轴位 $T_2WI$ 显示额叶皮质水肿（白箭）和大量帽状腱膜下积液。基底节表现正常。内囊后肢正常斑点状低信号消失；B. 在稍高层面的轴位 $T_2WI$ 图像显示额叶和颞枕叶后部脑皮质明显水肿（白箭）；C. 经基底节层面的轴位 Dav 图显示额叶深部皮质和枕叶皮质信号减低（扩散率降低）（灰箭），外侧丘脑扩散率降低（小白箭）可能是由皮质损伤引起沃勒变性所致；D 和 E. 经侧脑室体部（D）和半卵圆中心（E）层面的 Dav 图，显示大脑皮质多发扩散率减低区（呈低信号，部分病灶用灰箭标记），提示广泛的皮质损伤

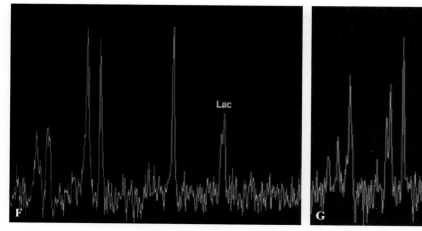
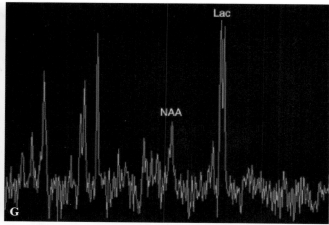

▲ 图 4-43（续） 发生严重胎粪吸入的新生儿在产后 4 天的重度皮质 – 皮质下损伤

F 和 G. 基底节（F）和额叶（G）的质子磁共振波谱（TE=288ms），显示全脑内乳酸升高明显。基底节的 NAA 峰正常，提示未发生严重损伤，而额叶白质的 NAA 峰减低，验证了 Dav 图像中所见的损伤

质表现为 $T_2WI$ 低信号[446]。

脑皮质损伤的严重程度与继发性痉挛性瘫痪[189, 447, 448] 和认知障碍[420-422, 436] 之间存在相关性。当患儿深层脑回损伤范围大于浅层时，萎缩的脑皮质表现为一种特殊形态，形成菌伞状脑回，称为瘢痕性脑回[5]。这些特殊的脑回形态是婴儿脑由特殊血管供血所致。在新生儿中，脑回顶端皮质的血液灌注量大于脑沟深部皮质[449]。因此，当缺氧 – 缺血发生时，脑沟深部的组织损失更多，形成特征性的 "菌伞" 形状。依据其特征性的脑回形态及其下层的组织损失和胶质增生，高质量的 MRI 可以对瘢痕性脑回做出明确诊断（图 4-45）。识别这种特征性的表现，最重要的作用是可以将瘢痕性脑回与多小脑回鉴别，后者是由早产（中孕期）损伤深层皮质引起的，并可见于多种遗传性综合征。在髓鞘化的大脑，多小脑回（见第 5 章）在 MRI 上表现为局部脑皮质增厚，脑皮质内层或外层表面不规则（或两者兼有）。这可能是妊娠早、中期脑损伤的结果，与围产期脑损伤或新生儿脑病无关。

(2) 重度低血压：如前所述，相对于轻度或中度缺氧 / 低血压，新生儿发生重度低血压或心血管循环骤停时会导致另一种模式的脑损伤（表 4-6）[5, 16, 127, 176, 193, 424, 450]。MRI 检查显示这组患儿的脑损伤主要发生于外侧丘脑、壳核后部、下丘脑、海马和皮质脊髓束[193, 202, 209, 440, 451]，发病部位

的大脑代谢最活跃[203]，血流量最高[205]，出生时突触形成程度也最高[208, 452]。此外，一些患者还会出现外侧膝状体和视辐射损伤。发生这种脑结构差异性受累的原因尚不完全清楚，可能与出生时大脑不同部位的代谢需求不同有关。除了中央沟旁的脑回（代谢最活跃），大脑皮质相对较少受累[193, 202, 209, 424]。在这组患儿中，最严重的损伤是脑干核团（特别是下丘的核团）损伤[127, 424, 453]，大多数患儿可能在影像学检查前已经死亡。因此，关于本病的论述在病理学文献比放射学文献多见[5, 200, 202, 209, 402, 454]。

与中度缺氧 / 低血压损伤的患儿相比，重度低血压的患儿表现为不同的病程和继发性神经功能缺陷。重度损伤患儿的出生 1min Apgar 评分较低，通常是 3 分或更低[450, 455]，或出生后出现心跳循环停止[424, 456]。临床表现取决于损伤的严重程度。严重脑损伤患儿表现为四肢瘫痪、严重癫痫、小头畸形和精神发育迟缓[420, 450, 451, 456, 457]，通常在婴儿期死亡[424, 450, 455] 或发展为舞蹈手足徐动症。中度损伤的患儿几乎总是导致痉挛和不随意运动型脑瘫[451, 455, 456]。轻度损伤的患儿可能在最初的轻度新生儿脑病后发育正常或仅有轻度延迟[196, 453, 455, 458, 459]。然而，需要注意的是，许多发展为舞蹈手足徐动症的患儿直到出生第 1 年后才出现锥体外系症状[244, 456]，其中大多数在 1—4 岁最终发展为舞蹈手足徐动症[460, 461]。然而，部分患儿直到 7—14 岁才

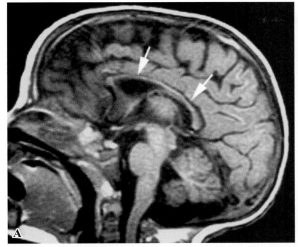

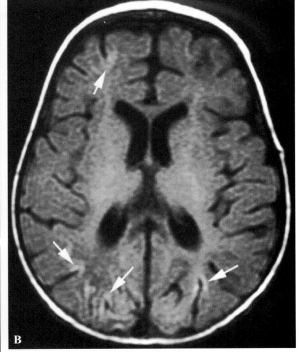

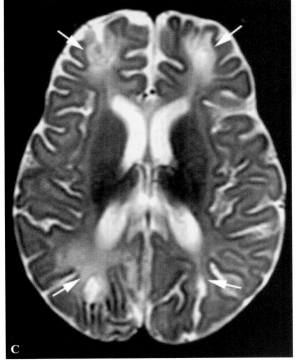

▲ 图 4-44　5 月龄患儿的慢性分水岭区损伤
A. 矢状位 $T_1WI$ 显示继发于大脑半球白质损伤的胼胝体异常变薄（白箭）。B. 轴位 $T_1WI$，显示受累的分水岭区皮质可见异常高信号（白箭）。皮质高信号的原因可能是尚不成熟的脑组织发生胶质增生导致结合水增加。C. 轴位 $T_2WI$ 显示损伤部位的低信号脑皮质减少，皮质下白质呈异常高信号（白箭）

表 4-6　弥漫性缺氧 – 缺血性损伤的类型

| 患儿年龄 | 轻度至中度低血压 | 重度低血压 |
| --- | --- | --- |
| 早产新生儿（孕 32 周以下） | 脑室周围 / 深部白质损伤 | 丘脑、基底节和脑干损伤 |
| 足月新生儿（孕 34～56 周） | 皮质和白质损伤（轻度仅损伤白质；中度损伤旁矢状区分水岭区皮质和白质；重度损伤全脑皮质和皮质下白质） | 脑干背侧、小脑蚓腹侧、丘脑、基底节、皮质脊髓束和中央沟旁皮质损伤。在重度损伤中，所有的幕上结构均受累 |
| 年龄较大儿童（出生后 4 月龄以上） | 旁矢状区分水岭区损伤（皮质和白质） | 基底节和弥漫性皮质损伤，中央旁沟皮质和丘脑不受累 |

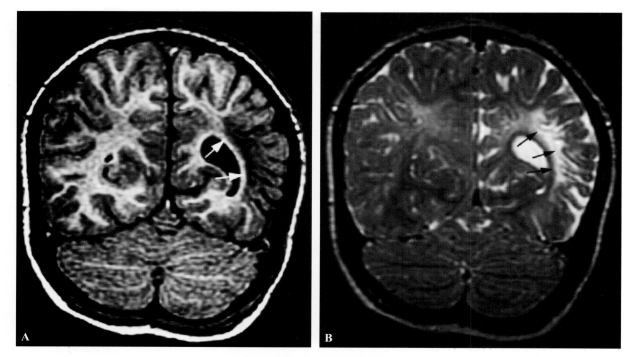

▲ 图 4-45　瘢痕性脑回

A. 冠状 $T_1WI$ 显示左侧顶叶皮质萎缩，皮质下白质呈低信号（白箭），同侧侧脑室扩大、脑回萎缩，位置较深的脑皮质比表浅的皮质受累更严重；B. 冠状位 $T_2WI$ 显示顶枕叶脑白质和脑沟深部白质呈异常高信号（黑箭），代表脑组织损伤，注意浅表的皮质很少受累，使脑回呈现菌伞状外观

出现异常运动[244, 460-462]。此外，在晚发性舞蹈手足徐动症患者中，近一半患儿在锥体外系症状和体征出现之前，神经系统发育是正常的[460-462]（有趣的是，这些儿童似有丘脑底核损伤[451]）。最终，许多在 1—2 岁时表现正常的患儿在学龄期出现认知障碍[420]和学习困难[459]。因此，即使患儿的影像学表现异常极为轻微，也有可能出现严重的远期后遗症。

病理学研究发现，在受损患者的海马、壳核、下丘、中脑中央灰质、其他脑干核团和丘脑腹外侧核中发现中度至重度组织破坏[176, 402, 454, 463]。手足徐动型脑瘫患者的 PET 扫描显示皮质活动正常，而丘脑和豆状核的代谢减少[464]，与 MRI 表现及病理结果一致。

(3) 影像学异常出现的时间：出现影像学异常的时间与采用的成像技术（表 4-7）和损伤的严重程度有关。最严重的脑损伤可在损伤发生后的 16～24h 内检测到，而较轻的损伤需要在数天后通过灌注或扩散加权成像才能显示。影像学表现在数周内持续演变。因此，在损伤后对患儿进行影像学追踪复查并且了解其影像学表现的演变过程是非常重要的。如果不打算进行介入治疗（需要更早的影像学检查），对患儿进行早期检查的最佳时间是在损伤后最初 3～4 天（图 4-46 和图 4-47）。超声显示受损伤结构为异常高回声，CT（不推荐）表现为受损伤结构的密度降低，MRI 解剖成像表现为 $T_1WI$ 低、$T_2WI$ 高信号，DWI 为扩散率降低，质子波谱成像可出现乳酸升高和 NAA 降低[127]，ASL 灌注成像则表现为受损脑区的灌注增加[466]。需要注意的是，低温治疗会改变发生影像学演变的时间[410, 432]（见下一节）。

在重度低血压发生后最初 2～3 天内，超声可在丘脑、苍白球、壳核、脑室周围白质和中央沟旁皮质内探测到高回声区（图 4-36、图 4-46 和图 4-47）。如果超声医师不是有意识地寻找病灶，这种高回声灶很容易被忽视[404, 467]。丘脑出现高回声区提示神经系统功能预后不良[196, 468]。在重度损伤时，整个大脑出现弥漫性回声增强（图 4-47）。

表 4-7　轻中度围产期缺氧 - 缺血性损伤影像学检查结果及有效时间（窗）

| 检查技术<br>（方法） | 影像学表现 | 时　间 | 评估价值 |
|---|---|---|---|
| 超声 | 回声增强 | 2～10 天 | 对深部结构和大脑凸面评估能力较差 |
| CT | 低密度 | 1～7 天 | 颞叶难以评估、有电离辐射 |
| 解剖 MRI | $T_2WI$ 高信号 | 24h | |
| | $T_1WI$ 高信号 | 2～3 天至 1 月龄 | |
| | $T_2WI$ 低信号 | 6～7 天至 1 月龄 | |
| | 组织丢失（萎缩） | 10～12 天 | |
| MRS | 乳酸升高 | 1～15 天 | 相对轻度增高直到二次能量衰竭（＞24h） |
| | NAA 下降 | 3 天或更晚 | |
| DWI | 扩散率减低 | 1～5 天 | 在最初的 24h 内最小，在第 3～4 天达到最大值。扩散情况在 8～10 天内发生演变 [127] |
| | 假性正常 | 5～7 天 | 未进行低温治疗 [125, 127] |
| | 假性正常 | 8～12 天 | 进行低温治疗 [465] |
| | 扩散率增加 | ＞10 天 | 参考文献 [465] |

在损伤初期，白质出现回声增高较显著，导致高回声脑白质和低回声脑皮质之间的区别较正常时更为明显。然而，在损伤发生数天后，皮质水肿和回声增高逐渐明显，导致灰 - 白质分界消失（图 4-47A 和 B）。损伤后最初几天的经颅多普勒超声显示患儿脑血管的阻力指数下降，可能是自身调节受损所致。颅内主要血管的正常阻力指数（RI，收缩期峰值流速减去舒张末期流速的差值除以收缩期峰值流速）在 0.71～0.75，标准差在 0.07～0.08 [469]。也有报道认为 RI 的波动反映了自身调节功能的损伤 [404]。

我们不推荐使用 CT 检查，但 CT 可以显示丘脑和基底节的低密度灶（图 4-46G）。由于这些密度减低的灰质结构与周围的白质呈等密度 [193]，如果出现双侧对称的病灶则很容易被漏诊（识别出"那不是什么"更难），大脑皮质（特别是中央沟周围皮质）和小脑上蚓部的低密度灶同样容易被漏诊。因此有必要对灰质结构（皮质、丘脑和基底节）进行重点观察，以明确这些部位的密度的确与其他灰质结构相似。在出生后 2～4 天丘脑出现低密度灶，高度提示神经系统功能预后不良 [450]。在重度脑损

伤中，CT 在出生后的第 1 天可出现大脑弥漫性低密度，累及基底节、白质和皮质（图 4-48A），而小脑通常不受累。

MRI 的表现因损伤的严重程度而异。扩散成像和质子波谱成像的影像表现因损伤的严重程度而变化。对于非常严重的损伤（比如缺血时间超过 15～20min），异常表现出现的时间很早且持续存在。$T_1WI$ 和 $T_2WI$ 显示弥漫性脑水肿，在 $T_1WI$ 呈均匀低信号，$T_2WI$ 呈均匀高信号，脑室和蛛网膜下腔受压变窄。由于损伤范围广且损伤程度严重，Dav 图几乎均为低信号（灰质和白质）。MRS 显示乳酸峰宽大而 NAA 峰窄小，甚至在出生后第 1 天即可出现异常（图 4-48）[406, 441, 442]。在损伤后 48h 内，皮质和基底节在 $T_1WI$ 图像上表现为异常低信号，在 $T_2$ 图像上表现为异常高信号。在损伤 4 天后，可见皮质 - 白质分界模糊。到第 10 天可出现组织分解，表现为小灶状 $T_2$ 高信号和扩散率升高。

对于轻到中度的脑损伤，损伤范围随缺氧 - 缺血性损伤的严重程度而变化。如果在出生后的第 1 天进行 MRI 解剖成像，则通常无异常表现。在

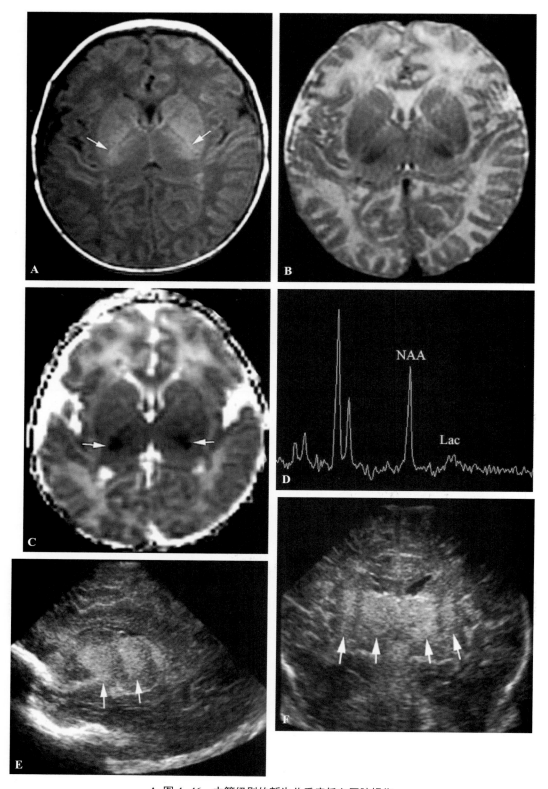

▲ 图 4-46　中等级别的新生儿重度低血压脑损伤

显示出生后 17h、4 天和 8 天的演变过程。A. 轴位 T₁WI 图像显示颅脑表现基本正常，注意内囊后肢（白箭）在这个年龄本身就是高信号，与损伤无关；B. 出生后 17h 的轴位 T₂WI 显示脑白质信号略有升高，余未见异常；C. 出生后 17h 的轴位 Dav 图显示丘脑腹外侧的扩散率轻度下降（白箭）;D. 出生后 17h 的基底节区 ¹H–MRS（TE=288ms）图像显示 NAA 峰高度正常，同时可以看到乳酸（Lac）轻度升高；E 和 F. 在出生后第 3 天采集的旁矢状位和冠状位超声图像，显示丘脑回声增强（箭）

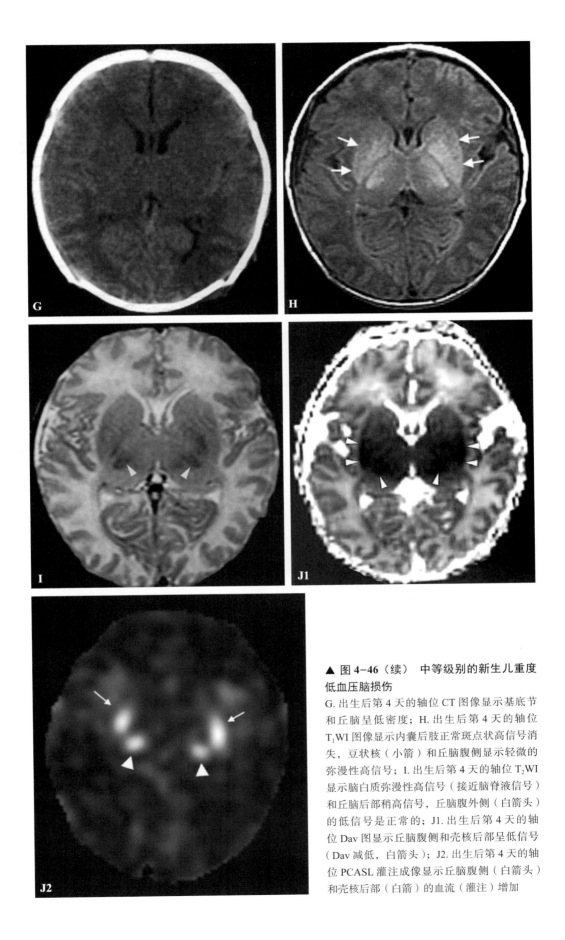

▲ 图 4-46（续）　中等级别的新生儿重度低血压脑损伤

G. 出生后第 4 天的轴位 CT 图像显示基底节和丘脑呈低密度；H. 出生后第 4 天的轴位 $T_1WI$ 图像显示内囊后肢正常斑点状高信号消失，豆状核（小箭）和丘脑腹侧显示轻微的弥漫性高信号；I. 出生后第 4 天的轴位 $T_2WI$ 显示脑白质弥漫性高信号（接近脑脊液信号）和丘脑后部稍高信号，丘脑腹外侧（白箭头）的低信号是正常的；J1. 出生后第 4 天的轴位 Dav 图显示丘脑腹侧和壳核后部呈低信号（Dav 减低，白箭头）；J2. 出生后第 4 天的轴位 PCASL 灌注成像显示丘脑腹侧（白箭头）和壳核后部（白箭）的血流（灌注）增加

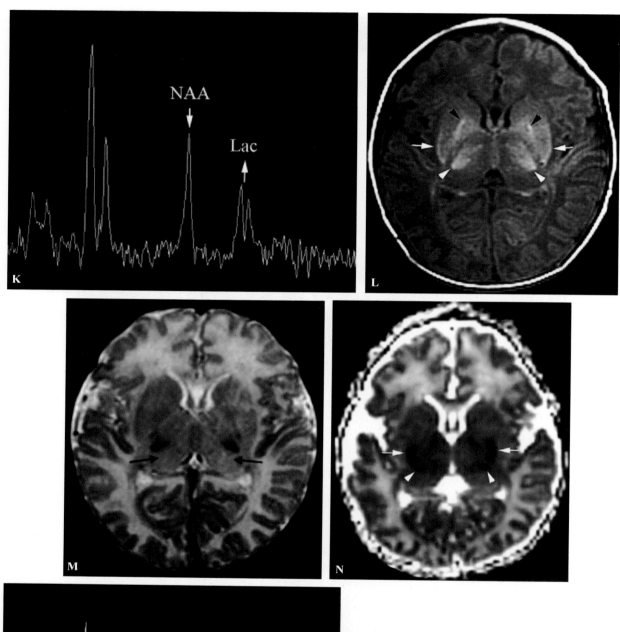

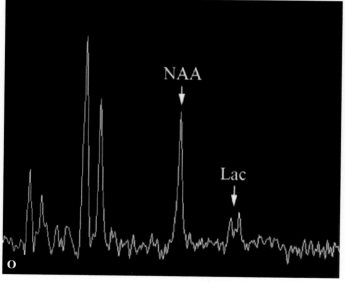

▲ 图 4-46（续） 中等级别的新生儿重度低血压脑损伤

K. 出生后第 4 天的基底节区 ¹H–MRS（TE=288ms）图像，与早期的波谱图像（D）相比，NAA 峰高度降低，乳酸峰高度（Lac）增加；L. 出生后第 8 天的轴位 T₁WI 图像显示基底节和丘脑的高信号主要位于丘脑腹外侧（白箭头）、壳核后外侧（白箭）和壳核内侧（黑箭头）；M. 出生后第 8 天的轴位 T₂WI 显示丘脑（黑箭）和基底节持续信号升高，但未见局灶性异常；N. 出生后第 8 天的轴位 Dav 图，显示弥散率降低（低信号）区已大部分转移到壳核后部（白箭），丘脑腹外侧（白箭头）的扩散率减低区几乎完全消失；O. 出生后第 4 天的基底节区 ¹H–MRS（TE=288ms）图像显示 NAA 高度继续下降，乳酸（Lac）正在减少并将在第 2 周末的时候消失

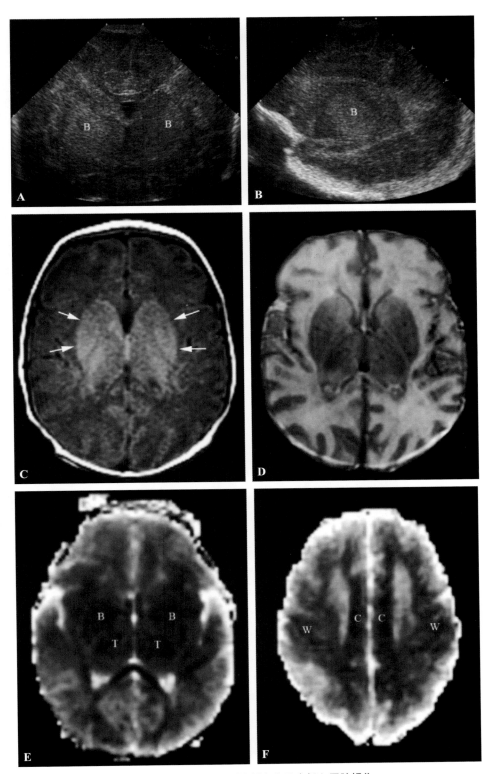

▲ 图 4-47 严重级别的新生儿重度低血压脑损伤

急性期（3 天）、亚急性期（15 天）和慢性期（8 个月）的影像学图像。A 和 B. 出生后第 3 天经囟门超声冠状位（A）和旁矢状位（B）图像显示基底节和白质的回声增强，以及皮质 - 白质分界模糊；C. 出生后第 3 天的 T₁WI 图像显示基底节（白箭）和丘脑呈弥漫性高信号，脑白质呈弥漫性低信号，内囊后肢正常高信号消失；D. 出生后第 3 天的 T₂WI 显示丘脑后部和脑白质信号轻度增高，内囊后肢正常低信号消失，提示存在严重的弥漫性脑水肿；E 和 F. 出生后第 3 天的 Dav 图，显示基底节（B）、丘脑（T）、大脑皮质（C）和皮质下白质（W）广泛低信号（扩散率降低），扩散率降低的范围广泛，提示脑损伤严重

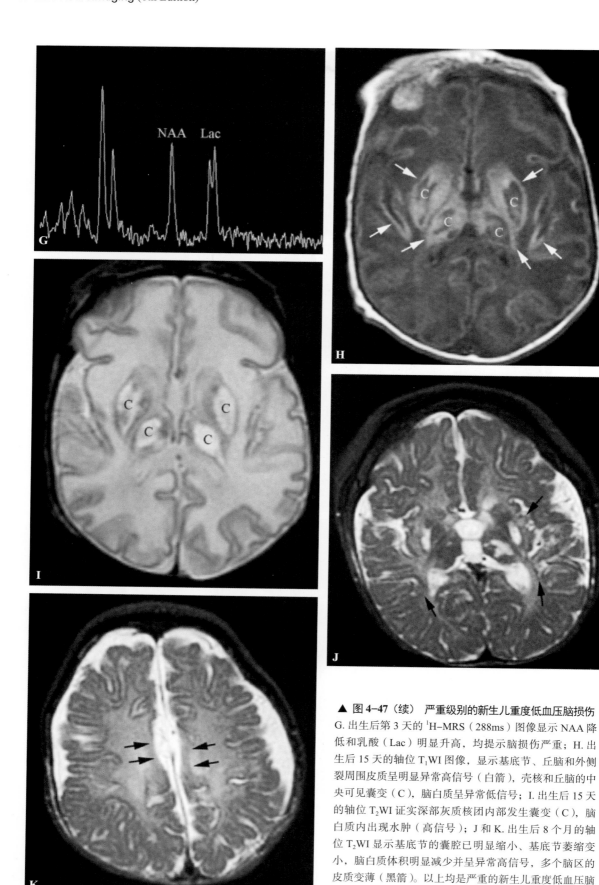

▲ 图 4-47（续） 严重级别的新生儿重度低血压脑损伤

G. 出生后第 3 天的 ¹H-MRS（288ms）图像显示 NAA 降低和乳酸（Lac）明显升高，均提示脑损伤严重；H. 出生后 15 天的轴位 T₁WI 图像，显示基底节、丘脑和外侧裂周围皮质呈明显异常高信号（白箭），壳核和丘脑的中央可见囊变（C），脑白质呈异常低信号；I. 出生后 15 天的轴位 T₂WI 证实深部灰质核团内部发生囊变（C），脑白质内出现水肿（高信号）；J 和 K. 出生后 8 个月的轴位 T₂WI 显示基底节的囊腔已明显缩小、基底节萎缩变小，脑白质体积明显减少并呈异常高信号，多个脑区的皮质变薄（黑箭）。以上均是严重的新生儿重度低血压脑损伤的最终结局

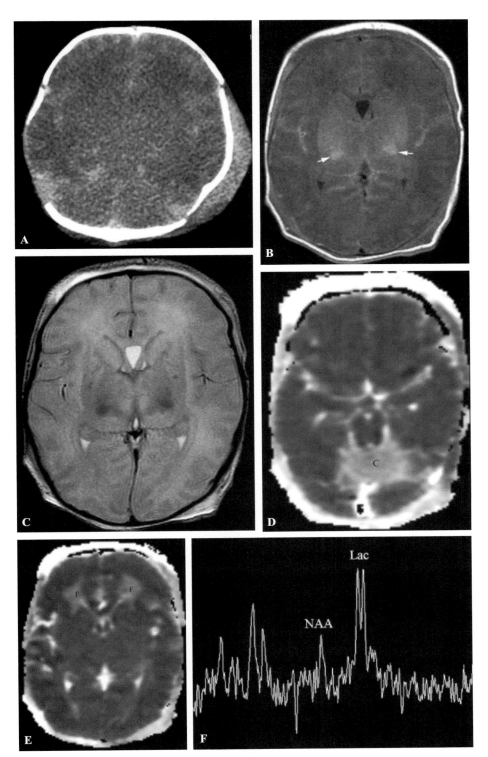

▲ 图 4-48 出生后 1 天极重级别的重度低血压脑损伤

A. 轴位 CT 平扫，显示广泛的脑水肿，基底节、丘脑、白质和皮质均呈低密度，脑室系统受压变窄，颅缝增宽（"裂开"）。B. 轴位 $T_1WI$ 图像显示侧脑室受压，皮质、白质和基底节呈弥漫性低信号。丘脑腹外侧（白箭）呈相对明显的高信号，可能是该脑区比大脑其余部位的细胞含量和髓鞘化程度更高所致。C. 轴位 $T_1WI$ 图像显示由于重度脑水肿，灰质和白质呈弥漫性高信号，且灰白质信号相等。丘脑腹外侧呈相对明显的低信号，原因可能与（B）中的 $T_1WI$ 高信号相同。D 和 E. 轴位 Dav 图，显示除额叶白质（F）和小脑（C）外，几乎所有脑组织均表现为明显的低信号（扩散率降低）。F. 基底节 / 丘脑的 $^1H-MRS$（TE=288ms）图像，显示宽大的乳酸峰（Lac）。注意 NAA 峰值已经降低

分娩过程中，婴儿脑扩散率降低，MRS 上的乳酸水平升高，但在出生后恢复正常，并在 20h 或更长时间内保持正常（尽管持续时间延迟存在差异），然后在二次能量衰竭时再次升高。在这种情况下，NAA 水平通常在最初的 2~3 天内保持正常。扩散成像可在出生后最初 24h 内出现外侧丘脑的轻度扩散率减低（图 4-46C）[127, 406, 407]。然而，扩散成像可能在出生后最初几个小时内出现假阴性结果[185, 406, 407]，并且如果在生后 24h 内（在二次能量衰竭开始之前）检查，几乎总是会低估损伤的程度[125, 127, 406]。如果在患儿 1~4 天时检测到丘脑或内囊后肢 Dav < $0.8 \times 10^{-3}$ mm²/s 和脑白质 Dav < $1.1 \times 10^{-3}$ mm²/s，则有可能出现永久性脑损伤[440, 470]。值得注意的是，代谢物比值（在 MRS 上）和 Dav 值（在 DTI 上）在出生后第 1 周持续变化（图 4-46），并在新生儿第 5 天或第 6 天出现假性正常[125, 127]。在损伤后的第 3 天，T₁WI 和 T₂WI 出现明确异常，尽管这时候的异常表现很轻微[127, 192]。T₂WI 序列显示基底核（特别是后丘脑）与白质呈等信号（而不是正常的低信号），这种相对的高信号在第一回波上（60ms）显示最明显，不过在较长的回波图像上也能看到（图 4-46I）。在第 3~5 天，扩散异常达到最大值，弥散加权图像显示 Dav 降低（图 4-46J1），T₁WI 图像显示外侧丘脑和壳核后部异常高信号（图 4-46H），并沿着皮质脊髓束向上累及中央沟旁皮质[127]。如果使用脉冲动脉自旋标记（pCASL）技术研究脑灌注量情况，在损伤后第 1 天可出现受损脑区灌注减少，但在第 2 天后灌注增高（图 4-46J2）[471]。如果脑干受到损伤，中脑背侧（通常在下丘水平）或脑桥（图 4-37 和图 4-38）可出现扩散率降低。在这期间发生重度损伤的患者中，丘脑、基底节和背侧脑干的扩散率可下降至正常的 50% 以下，Dav 值低至 $0.4 \times 10^{-3}$ mm²/s（127mm²/s）。Dav 降低超过 25%~35% 与远期预后不良相关[127, 374, 440, 470, 472]（正常新生儿 Dav 值见 Bartha 等[473] 报道）。如果出现广泛的皮质损伤（图 4-47E 和 F、图 4-48D 和 E），则提示神经系统发育较差[424, 448]。T₂WI 表现正常或表现为内囊后肢正常的双侧对称斑点状低信号消失（图 4-47D），或基底节在 T₂WI 上出现高信号，并最终表现为与脑白质信号相仿（图 4-46M 和图 4-48C）。在第 3~4 天的 ¹H-MRS 上，NAA 减少高达 40%，而乳酸水平在此期间达到峰值[127, 472]。在损伤亚急性期的灌注成像经验有限，在亚急性期早期（最早在出生 7 天后）可见受损脑区损灌注增加（图 4-49）。在损伤后 7~10 天，随着水肿的消退，超声显示高回声区边界清晰，脑室大小也有所增加。CT 扫描也显示水肿吸收，并可能在受损的灰质核团内开始出现高密度灶，可能代表出血或钙化[193, 201]。在这期间，MRI 检查显示丘脑、基底节和皮质脊髓束的 Dav 值接近正常（图 4-46N），而在最初表现正常的部位可出现扩散减低[127]，新发的扩散减低区可能代表沃勒变性或兴奋性毒性损伤的扩散。这时期的 ¹H-MRS 成像表现为乳酸双峰下降，同时伴有 NAA 峰和胆碱峰下降（图 4-46O）[127]。在解剖成像上，深部灰质的 T₁WI 高信号变得不均匀，苍白球、丘脑腹外侧部和壳核后部出现小面积的局限性明显高信号（图 4-46L）。基底节在 T₂ 上可呈不均匀的高、低信号，可能是星形胶质细胞增生和矿物质沉积的结果[363]。

损伤的范围是可变的，可能与组织能量底物供应减少的严重程度和持续时间有关，并且可能发生在遗传易感性的基础上。在损伤相对较轻的患儿中，损伤范围仅限于外侧丘脑和壳核后部。随着损伤严重程度增加，受损部位逐渐累及到中央沟旁皮质、海马、小脑上蚓部、其余的深部灰质核团、中脑中央区及其余的大脑皮质。在损伤最严重的患儿中，整个大脑皮质、所有深部灰质核团、小脑蚓部和大多数脑干核团均受累（图 4-47 和图 4-48）[189, 192, 193, 448]。随着受损组织萎缩和髓鞘化的进展，MRI 中 T₁WI 高信号和 T₂WI 低信号缓慢消失（图 4-47）。

在损伤后数周至数月的慢性期，受损的脑区可能会发生囊变（图 4-47H 至 K）或萎缩，与正常髓鞘化的脑组织相比呈 T₂WI 高信号（图 4-50）。在轻 – 中度损伤患者中，最常（> 90%）受累的脑区位于丘脑腹外侧核、壳核后部及从内囊上行至中央沟旁皮质的皮质脊髓束，表现为轻度脑容积减少，呈 T₁WI 低、T₂WI 高信号，Dav 升高（图 4-47J 和 K）。在 50%~60% 的患者中，可见小脑蚓前部受累[474, 475]。发生运动障碍的患儿可见底丘脑核受累[451]。胼胝体纤维束受累常发生于中央区，因此胼胝体可能变薄，尤其是在胼胝体后部和峡部[476]。在损伤最严重的患者中，大部分脑区可出现多囊性脑软化（图 4-51）。直到第 1 年末[446]或第 2 年早期髓鞘化完成之前，脑白质传导通路的损伤并不明显，这取决于损伤的位置和损伤相关髓鞘化延迟的程度（图 4-52）。对于大脑深部核团和皮质脊髓束的损伤[193, 477]，以及几乎总是伴随弥漫性缺血性脑损伤的髓鞘化延迟[215, 382]，MRI 的诊断敏感性高于 CT。

（4）低温治疗（脑冷却）的效果：在过去的

10 年中，低温治疗（TH，将体温降至 33.5℃维持72h）已越来越多地被用于新生儿缺氧 - 缺血性脑损伤的即时治疗。结果显示，在早期[425, 478-484]和 18个月随访检查[431]中，接受轻度和中度低温治疗的患儿神经系统发育障碍显著减少。值得注意的是，低温治疗需要对许多常用的"结局预测因素"进行重新校准，包括用于预测窒息新生儿结局的临床病史、生化检查和影像学检查[485]。此外，与振幅集成脑电图等其他技术一起，TH 对新生儿重症监护的决策产生了重大影响[433]，促成 TH 被确定为一项护理标准。我们的经验与其他研究者相似，TH似可减少由重度低血压引起的轻中度脑损伤的损伤

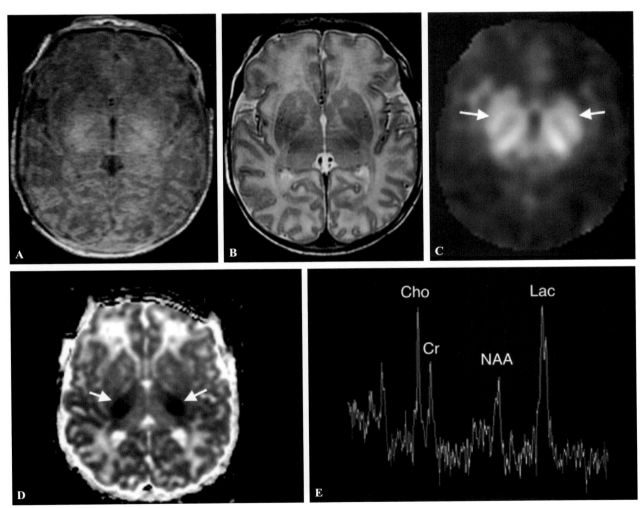

▲ 图 4-49　动脉自旋标记（ASL）对新生儿脑损伤的早期评估价值

A 至 E. 在出生后 24h 采集，F 至 J. 在出生后第 4 天采集。A 和 B. 轴位 T$_1$WI 和 T$_2$WI 图像未见明确异常。C. 轴位 ASL 图像，使用伪连续 ASL 技术，显示丘脑腹外侧和基底节的血流增加（白箭）。D. 轴位 Dav 图，显示外侧丘脑 Dav 下降（低信号，白箭）。E. 基底节的$^1$H-MRS 图像，显示与该年龄段匹配的乳酸峰（Lac）明显升高，NAA 峰降低

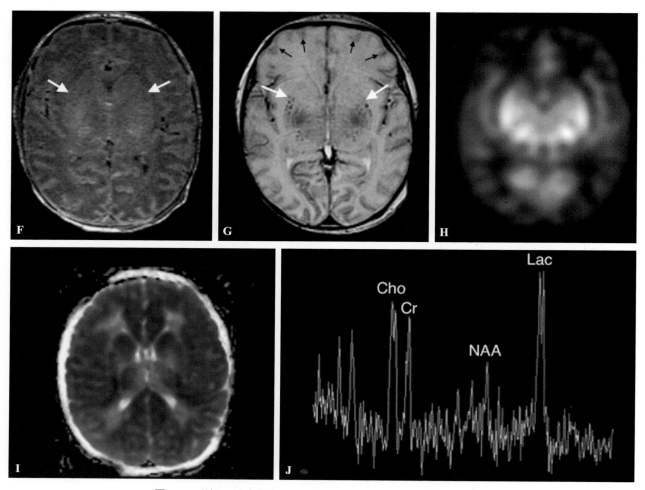

▲ 图 4–49（续） 动脉自旋标记（ASL）对新生儿脑损伤的早期评估价值

F 和 G. 出生后 4 天的轴位 T₁WI 和 T₂WI，显示大部分灰质结构（白和黑箭）出现广泛的 T₁WI 低、T₂WI 高信号，与脑水肿有关。H. 轴位 ASL 图像，显示基底节持续高灌注，相对更局限于壳核后外侧和丘脑腹外侧。I. 轴位 Dav 图，显示整个皮质和基底节核团的明显扩散受限，表明尽管进行了低温治疗，许多脑区仍受到了损伤。J. ¹H-MRS 图像，显示随着乳酸（Lac）的升高，胆碱（Cho）和 NAA 峰出现下降

程度。TH 可减少脑干、丘脑和皮质脊髓束的损伤，但对于分水岭区损伤（皮质或白质）或非常严重的（全脑）损伤 [410, 432] 无明显作用。然而，我们发现似乎存在全脑皮质受累的损伤通过治疗，减轻为类似于分水岭区轻度损伤的病例（图 4-53）。但其发生的机制尚不清楚，有可能是改善了二次能量衰竭的原因。

低温治疗的其他几个方面对于影像医师解释新生儿颅脑的 MRI 表现非常重要。首先，扩散率的演变的时间延长。在未接受低温治疗的情况下，Dav 在 6～7 天后恢复正常。接受低温治疗后，Dav 在大约 11 天后才恢复正常 [465]。其次，在接受低温治疗

后的 1～2 天，Dav 值比正常高出约 10%，其发生原因尚未明确 [410]。再次，在接受低温治疗的新生儿中，约 10% 的患儿会发生少量的 IVHS [486]，目前对其临床后果尚缺乏认识。最后，低温治疗不会降低 MRI 技术对新生儿脑病的评估价值。在低温治疗过程中，如果出现 Lac/NAA 升高或扩散率显著降低，表明已经发生了对治疗无效的严重损伤。在撰写本书时，动脉自旋标记技术在识别患儿对低温治疗是否有效方面的价值尚未见报道 [466]。在低温治疗有效的患儿中，用 DTI 和基于脑白质纤维束的空间统计（TBSS）等先进技术对大脑进行评估，似乎有助于对轻微脑损伤的评估，并可指导

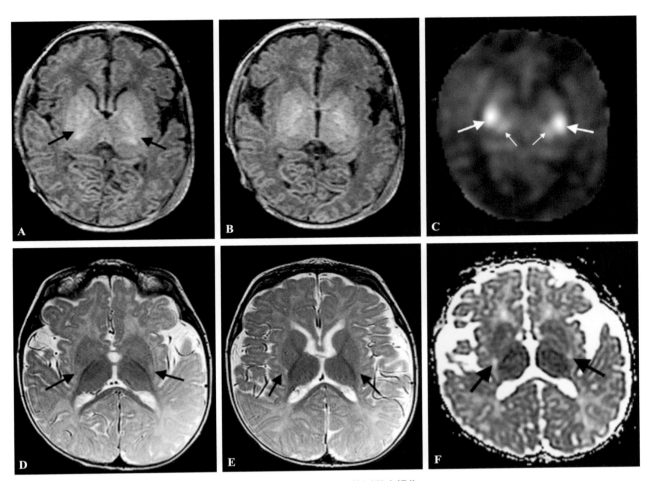

▲ 图 4-50　通过 ASL 检测微小损伤

A 和 B. 轴位 $T_1WI$ 显示 4 日龄内囊后肢正常高信号、皮质脊髓束低信号（A 中黑箭）；C. 轴位 ASL 图像显示后壳核（大白箭）比丘脑腹外侧（小白箭）灌注增加的程度大；D 和 E. 6 月龄的轴位 $T_2WI$ 显示后壳核异常高信号（黑箭），证实了 ASL 检测到的损伤；轴位 Dav 图像显示后壳核弥散率很高（黑箭），证实有明显损伤

治疗 [487-489]。

（5）检查时机的选择：由于低温治疗的应用已成为一项标准化的护理措施，关于新生儿缺氧 - 缺血性脑损伤进行影像学检查的最佳时机已不再重要 [490]。虽然尚未被证实，我们发现有三组人群对低温治疗的反应欠佳：①灾难性的损伤，指损伤出现迅速，几乎全脑受累；②分娩前数天遭受的损伤，通常与胎动减少相关；③其他原因造成的损伤，如感染、代谢疾病或其他遗传性疾病。第一组患儿可通过严重的临床表现提示，第二组可通过病史提示。影像学检查有助于两者的识别，第一组表现为早期出现的全脑严重损伤，第二组表现为分水岭损伤。最后一组则通过症状和体征及实验室检查

或 MRI（见第 3 章、第 5 章和第 11 章）来分析病因，确定这是由出生过程以外的因素造成的。

（6）新生儿脑病的其他原因：尽管缺氧 - 缺血是新生儿脑病最常见的病因，但并不是唯一病因。其他原因包括畸形、代谢性脑病、感染、钠钾泵功能障碍或复合畸形（表 4-8）。这些疾病很少与分娩困难和血氧不足有关，因此仅在这里列出，本书的其他章节将对这些疾病进行更深入的讨论。

（7）足月儿的脑实质和脑室内出血：早产儿生发层基质脑出血常常会破入侧脑室，而足月儿的脑室出血并不常见。文献报道足月儿脑室内出血的主要原因包括产伤（从脑实质进入脑室）、残余的生发层基质、家族遗传性疾病、血管畸形、肿

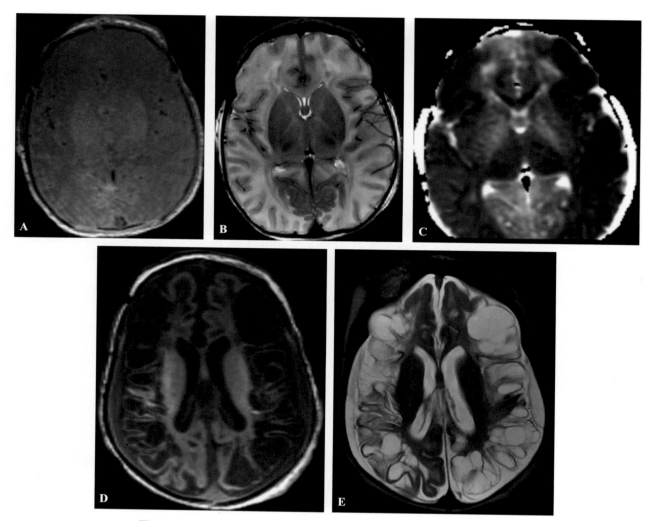

▲ 图 4–51  3 月龄的婴儿，出生时长期中度低血压，患有严重的多囊性脑软化症

A. 4 天龄时轴位 $T_1WI$ 显示严重水肿（无脑沟，灰白质对比度差）；B. 轴位 $T_2WI$ 显示皮质和白质异常高信号，皮质模糊；C. 弥散图像显示大部分大脑皮质和丘脑的 Dav 降低；D 和 E. 轴位 $T_1WI$ 和 $T_2WI$ 显示 3 月龄时皮质和皮质下白质广泛的大囊性脑软化，囊肿的大小与出生时对损伤的胶质反应有关

瘤、出血性脑梗死的蔓延（通常为丘脑）和凝血障碍[73, 142, 180, 491, 492]。鉴别新生儿出血不同来源的最重要的原因是：①脉络丛和丘脑出血常见于应激状态的婴儿；②丘脑出血的患儿出现神经系统后遗症的概率较大，如痉挛性下肢瘫痪、脑积水和癫痫发作[493]；③凝血障碍（如自身免疫性血小板减少性紫癜）的患儿经合理治疗，预后良好[492, 494]。无论什么原因引发的颅内出血导致了第四脑室扩张，则神经系统预后不良[495]。

静脉血栓形成是导致新生儿丘脑（直窦血栓形成）、脉络丛（直窦血栓形成）（图 4–54）、旁矢状区（上矢状窦血栓形成）（图 4–55）及颞叶或枕叶（Labbè 静脉、横窦或乙状窦血栓形成）（图 4–56）出血最常见的原因[142]，可能是生产过程中颅骨位置改变损伤了不成熟的新生儿静脉系统造成的[496]。没有外伤或其他明显诱因出现的新生儿出血，则需要考虑与先天性血管畸形相关（见第 12 章）。静脉性梗死已在本章局限性脑梗死一节讨论过。对于多发脑实质出血的婴幼儿，检查凝血功能的同时，尚需进行 COL4A（图 4–57）和 JAM3 基因检查，排除由于基因突变导致先天性血管壁薄弱而引起的出血[72, 73, 131, 133, 134, 137]。导致新生儿脑实质出

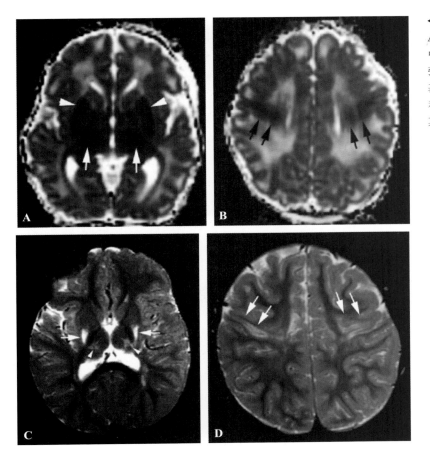

◀ 图 4−52　出生损伤的脑白质晚期改变

A 和 B. 轴位 Dav 图像显示 4 日龄基底核（A 中的白箭 / 白箭头）和皮质脊髓束（B 中黑箭）弥散降低；C 和 D.T₂WI 显示 12 月龄时随访基底节（C 中的白箭）、丘脑（C 中的白箭头）和皮质脊髓束（D 中的白箭）异常高信号，与其他方式对比，此时可以看到髓鞘损伤

血的原因很多[497]，并可见于新生儿脑的许多部位，但大部分病因未明[498]。总的来说，不明原因的新生儿脑出血预后较好，而合并 Apgar 评分低、围生期缺氧 – 缺血或呼吸窘迫时，患儿预后较差[498]。

当胎儿或新生儿出现脑实质大量出血时，需要考虑到的另一个病因是自身免疫性血小板减少性紫癜。自身免疫性血小板减少性紫癜发病率约为 1/1000，发病机理是，胎儿血小板携带着由父方产生的抗原通过胎盘进入母体血液循环，刺激母体产生抗体。当这些母体产生的抗体通过胎盘进入胎儿血液循环后，胎儿血小板被破坏，导致血小板功能受损[494, 499]。患儿常于出生后数小时内出现典型的广泛分布的瘀斑或紫癜，高达 30% 患儿可合并颅内出血，其中半数发生于出生前[500, 501]。检查出母体抗父方血小板抗原的抗体即可做出诊断。患儿母亲在以后的怀孕中，复发率很高[499]。影像上表现为大量实质内出血或脉络丛出血，也可发生硬膜下出血。出血区域随后发生液化，如果在亚急性

晚期或慢性期进行影像学检查，可发现大囊样脑穿通畸形或巨囊性脑软化，通常伴有邻近脑室代偿性扩大[502]。

脑室内出血的影像学表现，已经在早产儿的相关章节介绍了。

**4. 较大婴儿和儿童的弥漫性缺血性脑损伤**

当年长儿童缺氧、缺血或循环骤停后（如溺水后）出现脑损伤，其损伤表现通常与成人相似。重度低血压引起的损伤，CT 成像可表现为基底节低密度灶（图 4−58），MRI 可表现为基底节及皮质 T₂WI 高信号伴扩散率减低。轻中度低血压可导致分水岭（血管交界区域）损伤（图 4−60）。血压正常的缺氧（通常是由于氰化物或一氧化碳阻碍了氧气与血红蛋白的结合）可导致苍白球损伤，有时可出现继发性弥漫性脱髓鞘导致的脑白质损伤[503]。如果可以及时完成检查并可进行扩散加权成像，MRI是所有这些脑损伤的最佳检查方法。其影像学表现与成人相似。在损伤后 24h 内，扩散加权成像可以

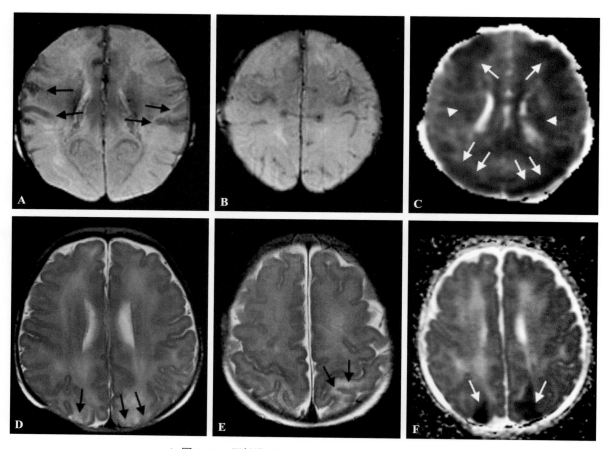

▲ 图 4-53　亚低温（TH）治疗后全脑损伤明显减轻

A 和 B. 轴位 $T_2WI$ 显示第 2 天大脑皮质和下层白质广泛水肿，仅有极小的正常皮质区域（A 中黑箭）；C. 轴位 Dav 图像（同日）显示皮质（白箭）和皮质下白质（白箭头）广泛的 Dav 减少区域；D 和 E. 轴位 $T_2WI$ 显示 TH 完成后血管分布交界区有少量水肿（黑箭）；F. 轴位 Dav 图像显示低温治疗后只有在后血管分布交界区，很小区域弥散率降低（白箭）

显示大脑皮质和纹状体的扩散率减低（图 4-59）；如果采用短回波时间的波谱成像，可显示谷氨酸和谷氨酰胺升高，而乳酸峰的出现并非常可见到[504]。脑损伤严重时，CT 和 MRI 的 Dav 成像均可出现"反转征"。在 CT 图像上，表现为脑白质密度高于大脑皮质和基底节区，反映了由静脉回流受阻所致的灰质水肿和白质血管内淤血（通常是深部髓静脉）。在 MRI 上，脑白质相对于皮质和基底节表现为扩散率减低，提示脑白质发生了沃勒变性，通常在损伤后 3～4 天出现（图 4-61）[505]。如果扩散加权成像出现异常，MRS 可用于预测患者的预后[506]。乳酸峰的出现或 NAA、Cr 或 NAA/Cr 降低（变化 ≥ 25%）与预后不良有很高的相关性[504]。然而，NAA 水平在损伤后数天内可保持正常，如果在损伤后 3 天内进行检查并以上述标准来评价，则

有可能出现假阴性诊断[504]。儿童发生窒息性损伤 24～72h 内，标准 MRI 的异常表现非常轻微，包括基底节和岛叶皮质轻微肿胀，表现为 $T_1$、$T_2$ 时间轻度延长，灰白质分界模糊（图 4-59 和图 4-61）[504]。在自旋回波 $T_2WI$ 上，一个非常有助于早期诊断的征象是在灰白质交界面，特别是在分水岭区的脑沟深部[215, 504, 507]，出现弧线形长 $T_2$ 信号灶（图 4-62）。这一征象与 $T_1WI$ 上的灰白质交界面模糊相对应，可能代表了皮质的层状坏死，提示存在严重的皮质损伤。值得注意的是，Christophe 等发现，如果在损伤后 3 天内进行影像学检查，这些征象的敏感性和特异性均很高，对于不良预后的阳性预期值为 82%[507]。

如果不能及时进行 MRI 检查，或者 MRI 扫描间不能提供充分的监测或生命支持，则可以进行 CT 灌注成像，因为 CT 扫描间更容易对不稳定的儿童进

表 4-8　新生儿脑病的病因（部分）

| 分　类 | 具体病因 |
| --- | --- |
| 缺氧 – 缺血 | 轻 – 中度低血压 |
| | 重度低血压 |
| | 长期缺氧 |
| 感染，部分列出（见第 11 章） | 肠道病毒 |
| | 副肠孤病毒 |
| | 宫内 / 新生儿单纯疱疹病毒 |
| 代谢紊乱，部分列出（见第 3 章） | 孤立性亚硫酸盐氧化酶缺乏症 |
| | 钼辅酶缺乏症 |
| | 枫糖尿症 |
| | 尿素循环障碍（高氨血症） |
| | 甘氨酸脑病 |
| | 生物素酶缺乏症 |
| | 苯丙酮尿症 |
| | 先天性低血糖 |
| | 线粒体病 |
| | 过氧化物酶体生成障碍 |
| 畸形综合征，部分列出（见第 5 章） | 半侧巨脑畸形 |
| | 微管蛋白基因突变 |
| | 艾卡迪综合征 |
| | 无脑回畸形 |

行监测。尽管 CT 的检查价值不如 MRI，但快速评估患儿情况非常重要。早期的 CT 图像（＜ 24h）可显示基底节区和岛叶皮质轻度密度减低，可伴有中脑周围的脑池消失。随后的检查（24～72h）可出现弥漫性脑水肿，伴灰白质对比度下降，脑沟和脑池消失，基底节和皮质密度减低（图 4-57A）[508, 509]。损伤后第 4～6 天，基底节或皮质出血逐渐明显。当出现大脑半球白质密度高于皮质时称为"反转征"，是一种预后不良的征象（图 4-61A）[510, 511]。这种信号反转被认为是由于静脉回流受阻，导致白质内静脉和毛细血管血液瘀滞的结果。出现该征象的患儿通常预后不佳[510, 511]。

应注意，较大婴儿和儿童缺氧 – 缺血性脑损伤

的损伤形式不同于新生儿。这种差异似乎与脑组织成熟过程中发生的生理和生化变化有关。处于成熟过程中的人脑，在不同年龄段有不同的局部脑区活跃模式（图 4-23）[203-206]。然而，在 1 岁以后的儿童中，所有年龄组的脑损伤表现方式相似。

## 四、多胎妊娠的中枢神经系统损伤

发生于双胎妊娠的缺血性脑损伤是一项值得讨论的重要课题[512]。双胎妊娠在自然怀孕中的发生率为 1.2%[513]。多胎妊娠形成的机理有两种。单卵（同卵）双胞胎是由单个受精卵分裂成两个或多个胚胎形成的。这些胚胎可能共用同一个羊膜囊和绒毛膜（单羊膜囊单绒毛膜），也可能共用一个胎盘，但拥有各自的羊膜囊（双羊膜囊单绒毛膜），或者每个胚胎都有各自的羊膜囊和胎盘（双羊膜囊双绒毛膜，这种胎儿与双卵双胞胎情况相同）。当两个或两个以上的卵细胞各自与不同的精子结合时，就形成了双卵（异卵）双胞胎，这时每个胚胎会发育出各自的绒毛膜和胎盘。双卵双胞胎并不比同一父母生育的其他两个兄弟姐妹更相似。

### 多胎妊娠的缺血性脑损伤

双胎妊娠的产前死亡率较高。在妊娠期的前 3 个月即可通过常规超声检查诊断双胎妊娠，80% 以上在分娩前仅剩一个胎儿存活[514, 515]，幸存的胎儿约 1/5 存在神经系统功能损伤[516]。在没有干预的情况下，双胎妊娠胎儿持续至分娩期的脑损伤的发病率也相对较高，据估计，在单绒毛膜双胎中的发病率约 30%（比相同年龄正常对照组高出 10 倍），相比之下，在双绒毛膜双胎中的发病率约为 3%[5, 167, 517, 518]。

部分神经系统疾病的发病率与双胎妊娠较高的早产率相关，但匹配胎龄后对比单胎与双胎妊娠，仍显示双胎的死亡率和发育缺陷的风险增高[519-521]。尽管其他危险因素已经被确定（弥漫性血管内凝血、绒毛膜性、低血压、由同卵双胞胎死亡导致的血栓栓塞）[167, 521]，但大多数缺血性脑损伤可能是由胎盘血管吻合（动脉至静脉是最重要的类型）导致的，这种状况几乎都见于单绒毛膜双胎妊娠[522]。在大多数情况下，这种吻合处于平衡状态，

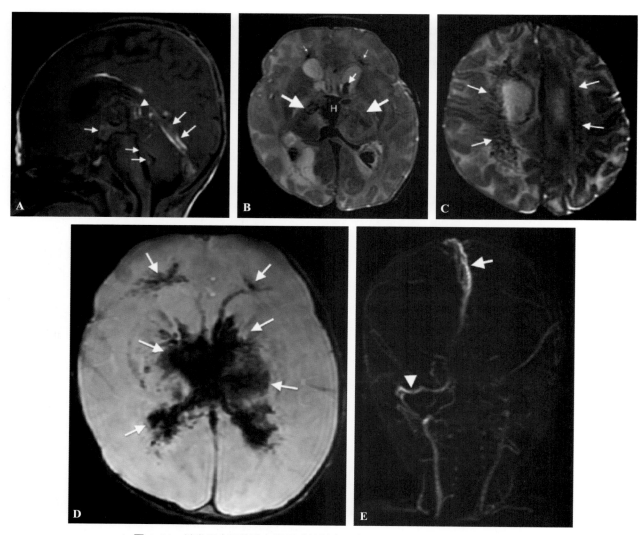

▲ 图 4-54　继发于广泛静脉血栓形成的新生儿脑室内、脑室周围和双侧丘脑出血

A. 矢状位 $T_1WI$ 图像，显示大脑内静脉（箭头）、直窦（大箭）、第三和第四脑室（小箭）内异常高信号，代表血液凝固；B 和 C. 轴位 $T_2WI$ 图像显示第三脑室（H）和侧脑室前角（小箭）内出血，双侧丘脑水肿并出血（大箭），双侧额角顶端见多发小出血灶（图 B 最小箭，和图 C 箭）；D. SWI 图像，显示脑室内、丘脑和侧脑室周围白质内广泛低信号（箭），考虑为静脉压升高导致的静脉扩张和脑实质出血；E. MRV 前后位图像，仅上矢状窦前部（箭）和右侧横窦（箭头）可见开放，大脑内静脉、Galen 静脉、直窦、上矢状窦后部和左侧横窦闭塞，导致大脑半球广泛的静脉扩张和出血

但有 10%～15% 的概率出现不平衡[523]。这种不平衡的过程被称为"双胎输血"，这一谱系疾病被称为"双胎输血综合征（TTTS）"。TTTS 如果不治疗，预后非常差，总体死亡率为 80%~100%[524]。由于异常的胎盘血管吻合，双胎中的一个（称为供体）将血液输送给另一个（称为受体），供体因低血容量出现少尿、羊水过少和生长受限，而受体因高血容量导致多尿、羊水过多和心脏功能障碍[513]。虽然激光治疗可用于闭合吻合口，但很难达到治愈，而

且治疗与胎儿患病率显著相关[525, 526]。然而，最近发表的一篇报道显示，与 2000—2005 年相比，在 2008—2010 年接受治疗的胎儿发生严重神经系统异常的比例显著降低，从 18% 降至 6%[512]。

缺血性脑损伤的类型取决于双胎输血发生时胎儿的孕龄。在妊娠后半期发生的脑损伤包括脑室内出血、局限性脑梗死（单发或多发）、脑穿通畸形、积水性无脑畸形、多囊性脑软化、脑室周围白质软化和多小脑回[5, 167, 513, 517]。生物形态学分析显示大脑

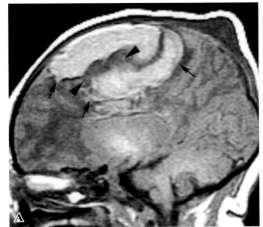

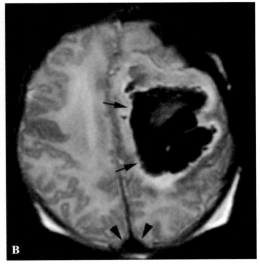

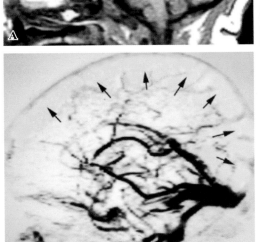

▲ 图 4-55　矢状窦血栓形成继发的左额叶出血性脑梗死

A. 矢状位 $T_1WI$ 图像，显示左额叶复杂血肿，可见血肿内高信号的正铁血红蛋白（黑箭）和等信号的脱氧血红蛋白（黑箭头）；B. 轴位 $T_2WI$ 图像，显示明显的低信号血肿（黑箭），可见上矢状窦扩大（黑箭头），提示血栓形成；C. 由 2D-TOF MRA 重建的矢状位 MIP 图，显示上矢状窦流动相关增强信号消失（黑箭）

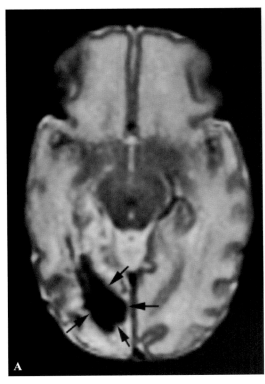

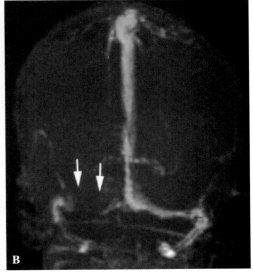

▲ 图 4-56　新生儿急性枕叶出血

A. 轴位 $T_2WI$ 图像（SE 3000/120），显示右枕叶大面积急性出血（黑箭）；B.2D-TOF MRV 的 MIP 图像，显示右侧横窦流动相关增强信号消失（白箭），符合急性血栓形成表现

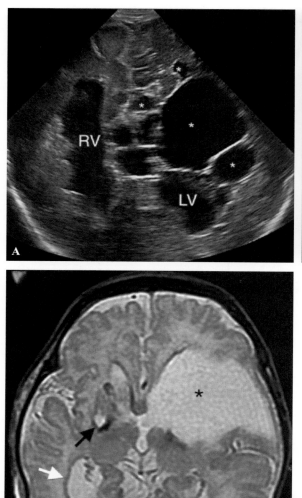

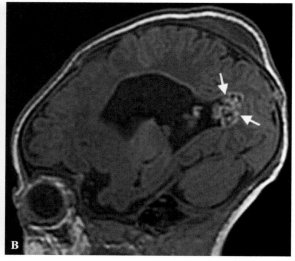

▲ 图 4-57 *COL4A* 基因突变所致血管病导致的多发颅内出血

A. 一名幼儿的经囟门超声冠状位声像图，显示左侧大脑半球多发囊变（星号），左侧侧脑室（LV）移位。右侧侧脑室边缘不规则，提示既往损伤；B. 右侧脑室旁矢状位，显示侧脑室后角内血肿溶解后分层（白箭）；C. 轴位 $T_2WI$ 图像，显示左侧侧脑室前角大面积脑穿通畸形（黑色星号），右侧基底节区见一小病灶（黑箭），考虑均为先前出血继发改变，注意双侧侧脑室后角室壁上内衬低信号的含铁血黄素沉积（白箭），也是由先前的脑室内出血所致

形态发生了细微的变化，这可能是由局部缺血导致的 [527]。而扩散成像对亚急性期的细微卒中病灶（表现为扩散率减低）的显示能力优于慢性期（表现为局部脑萎缩）[528]。已经阐明的损伤机制包括：①源于已死胎儿的促凝血酶原激活物导致的弥漫性血管内凝血；②源于已死胎儿或胎盘的血栓栓塞；③存活供体胎儿向已死受体胎儿输血所致的严重低血压或脑缺血；④胎盘血液循环停滞所致的脐带血流受阻或栓塞；⑤静脉性高压 [167, 513, 529]。第四种机制（胎盘循环停滞和脐带血流量受阻）目前被认为是最常

见的机制 [522]。Norman 等 [530] 认为，单羊膜双胎特别容易发生脐带缠绕。

TTTS 常通过超声检查进行诊断，超声可显示胎儿羊水过少或过多、膀胱过小或膨胀、心脏肥大等情况，但胎儿 MRI 是显示脑损伤最好的检查方法 [513, 528, 531]。尤其应注意出血、梗死（急性或慢性）、多小脑回、脑穿通畸形、积水性无脑畸形、多囊性脑软化和空洞性白质损伤（图 4-63）。如果是出生后明确诊断的，双胎胎儿的脑损伤表现与相同孕龄单胎的脑损伤表现形式是一样的，相关内容已在本

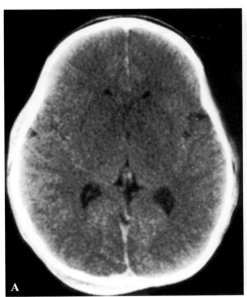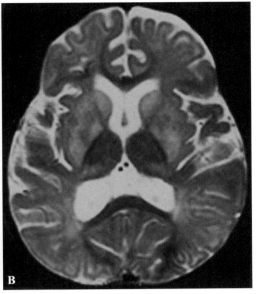

▲ 图 4-58　12 月龄婴儿的重度低血压脑损伤

A. 心脏骤停后 36h 的 CT 图像，显示脑水肿改变，表现为基底节和大脑皮质密度减低；B. 10 天后的轴位 T₂WI 图像，显示基底节、丘脑背侧和大脑白质内弥漫性异常高信号

章的前几节进行了阐述。

## 五、新生儿低血糖

由于许多低血糖患儿缺乏症状（如昏睡、神经过敏和癫痫）或症状不明显，新生儿低血糖可能会被忽视。因此，患儿可能直到出现癫痫发作才被发现低血糖[532]。婴儿低血糖的定义随婴儿的成熟程度有所不同，因为不成熟婴儿耐受的血糖水平低于较成熟婴儿，而成熟婴儿耐受的血糖水平低于儿童和成人[533]。目前，临床医生需考虑干预治疗的血糖浓度阈值如下：单次测量血糖低于 1mmol/L（18mg/dl）；连续 2 次测量血糖低于 2mmol/L（36mg/dl）；或者单次测量血糖低于 2.5 mmol/L（45mg/dl），并伴有临床症状的新生儿[534]。其他足月新生儿仍建议使用出生 24h 以内血糖浓度低于 30～35mg/dl，出生 24h 以后血糖浓度低于 40～45mg/dl 作为诊断标准[532]。Volpe 等指出，血糖水平的绝对值意义不大，因为其他因素，如脑血流率、脑葡萄糖利用率、低血糖持续时间及其他相关因素（缺氧、高胆红素血症）都会对是否发生脑损伤产生影响[532, 534, 535]。实际上，使用这个标准时，有超过 8% 的低危婴儿被

诊断为低血糖，特别是出生后 3～4h 的婴儿[536]。低血糖可加重分娩过程或分娩并发症造成的脑损伤[537]。然而，许多研究者指出，没有证据表明无症状的低血糖婴儿可从治疗中受益[533]。

婴儿能耐受低糖水平包括 4 种原因：①新生儿脑细胞具有利用乳酸作为能量物质的能力[538, 539]；②神经系统活动水平较低导致未成熟神经元的能量需求较低[532]；③低血糖对新生儿心血管功能的影响相对较小[540]；④中度低血糖即可使脑血流量显著增加[532]。值得注意的是，低血糖会加重缺氧 - 缺血性脑损伤，但其表现是缺氧 - 缺血性脑损伤的特征，而不是低血糖脑损伤的特征[438, 532]。

Volpe[532] 介绍了导致新生儿低血糖的 4 个主要病因。过渡性 - 适应性低血糖是指一种异质性的，相对常见的低血糖状态，这种低血糖在出生后很早就开始发作，持续时间短，程度轻，且对葡萄糖敏感。这类疾病包括糖尿病母亲的婴儿、成红细胞增多症婴儿、缺氧 - 缺血的早产儿。这类患儿很少有症状。继发性 - 相关性低血糖是指继发于相关疾病的婴儿低血糖，如缺氧 - 缺血、颅内出血、脓毒血症和先天性疾病。患儿的典型表现出现在生后第 1 天末，低血糖持续时间短，程度轻，且对葡萄

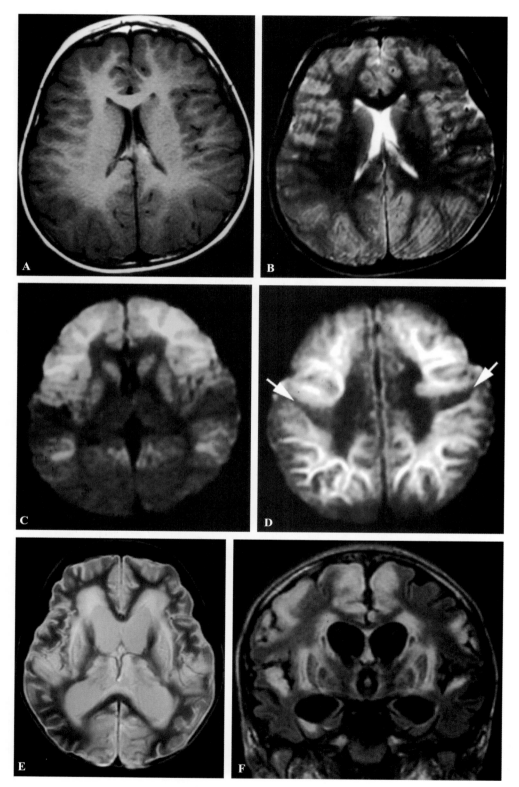

▲ 图 4-59 4 岁男孩溺水损伤

A. 轴位 $T_1WI$ 图像，显示枕叶灰白质交界面模糊；B. 轴位 $T_2WI$ 图像，虽然运动伪影导致图像质量下降，仍可显示额叶和顶枕叶皮质高信号；C 和 D. 轴位 DWI 图像（$b=1000s/mm^2$），显示纹状体（尾状核和壳核）和中央沟旁脑区（白箭）以外的大部分皮质和白质水分子运动受限；E 和 F. 2 个月后的轴位 $T_2WI$（E）和冠状位 FLAIR（F）图像，显示海马、基底节区和脑白质明显萎缩，伴有代偿性脑室扩张和持久的皮质 $T_2$/FLAIR 高信号

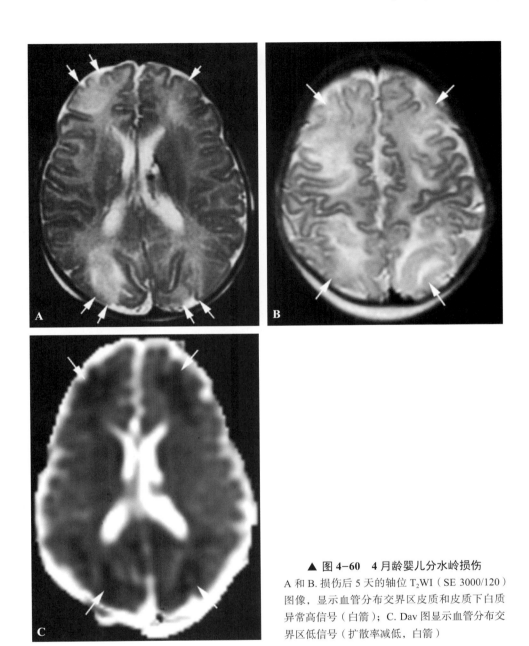

▲ 图 4-60　4 月龄婴儿分水岭损伤
A 和 B. 损伤后 5 天的轴位 T₂WI（SE 3000/120）图像，显示血管分布交界区皮质和皮质下白质异常高信号（白箭）；C. Dav 图显示血管分布交界区低信号（扩散率减低，白箭）

糖治疗敏感。这类患儿约有半数会出现神经系统症状。经典短暂性新生儿低血糖主要包括由于宫内营养不良导致的小于胎龄的足月儿，其发病率明显低于前两类。这类患儿多数有临床症状，典型症状直到出生 1 天以后才出现，低血糖的程度相对严重，持续时间较长，需要大剂量葡萄糖治疗。重度复发性低血糖是最后也是最少见的一类低血糖，这类患儿大多数存在原发的葡萄糖代谢紊乱。病因包括 Beckwith-Wiedemann 综合征，β 细胞胰母细胞增殖症，β 细胞增生，内分泌缺陷和先天性代谢紊乱。依据我们在 UCSF 的临床实践，由新生儿低血糖引起的神经影像学表现明显的脑损伤最常见于高胰岛素血症，该病主要继发于先天性胰岛 β 细胞肿瘤或胰岛 β 细胞增生。在新生儿低血糖性脑损伤中，有 3 个原则非常重要。首先，长期、严重的低血糖才造成损失，而短暂、轻微的低血糖不会造成损伤。其次，损伤主要累及顶、枕叶皮质及海马、尾状核、壳核、脑干和小脑的上层皮质层（第 2 层和第 3 层）神经元。最后，轻度低血糖合并轻度低氧会造成损伤，而这两种情况单独发生时均不会造成

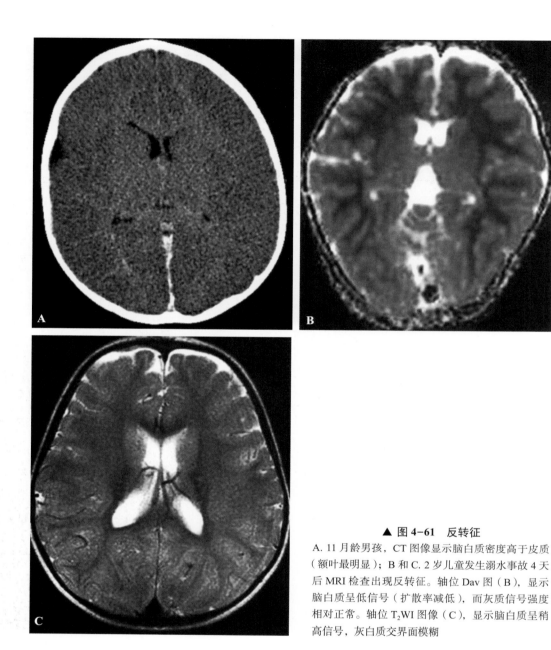

▲ 图 4-61　反转征

A. 11 月龄男孩，CT 图像显示脑白质密度高于皮质（额叶最明显）；B 和 C. 2 岁儿童发生溺水事故 4 天后 MRI 检查出现反转征。轴位 Dav 图（B），显示脑白质呈低信号（扩散率减低），而灰质信号强度相对正常。轴位 T₂WI 图像（C），显示脑白质呈稍高信号，灰白质交界面模糊

损伤[438, 537]。

　　围产期低血糖损伤患儿的影像学表现反映了弥漫性脑损伤的病理改变[541-543]，最严重的损伤主要位于大脑顶叶和枕叶皮质及其皮质下白质[17, 18, 544]，海马、纹状体和小脑也可出现小面积受累。在急性期，水肿的脑皮质及皮质下白质表现为扩散率减低（图 4-64），胼胝体压部也可出现扩散受限，受累皮质表现为 T₁ 低、T₂ 高信号，造成 T₁ 和 T₂WI 上灰白质对比度不佳（图 4-64）。在亚急性期的 MRI，脑皮质可能出现坏死而呈 T₁ 高、T₂ 高信号。与缺血性损伤一样，亚急性期的图像显示高信号和损伤主要位于皮质，而扩散率减低发生于皮质下的脑白质，而不是皮质（图 4-65）。在慢性期（图 4-64D 和 E），脑皮质和皮质下白质出现囊性脑软化，最终变小萎缩。当低血糖合并围产期脑损伤时，除了皮质脊髓束的损伤有所增加[537]，其表现形式与血糖正常的围产期脑损伤相似。至于此特殊部位受累的原因尚不清楚。

　　唯一报道的 ¹H-MRS 研究是采用 30ms 的短回波时间进行的。在 0.9~1.6 ppm 出现一个大的波

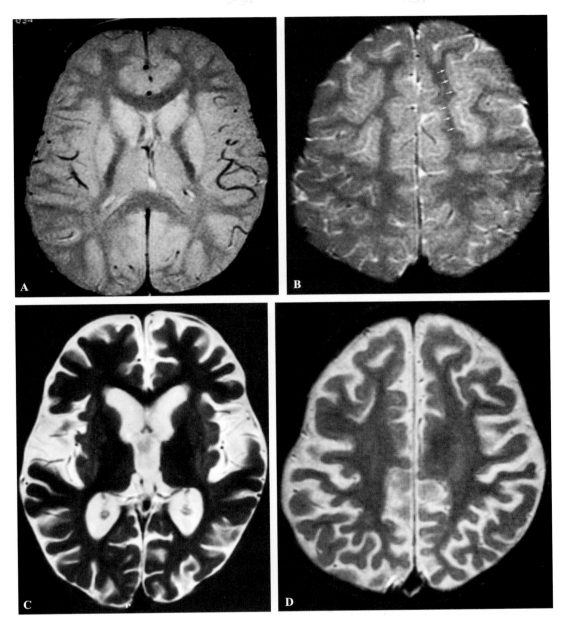

▲ 图 4-62　2 岁儿童重度低血压脑损伤

急性期和慢性期影像改变。A. 轴位质子密度成像（SE 2500/30），显示壳核和尾状核信号强度高于丘脑，灰白质交界面模糊不清。B. 轴位 $T_2WI$（SE 2500/70）图像，显示皮质与其下方白质之间的条带状高信号（箭）。这是对儿童窒息损伤进行早期评估的一个有价值的征象。C 和 D. 同一患儿 3 岁时的随访图像，显示大脑呈明显弥漫性脑萎缩改变

峰 [545]。尽管作者提示可能存在乳酸峰，但缺乏中等或长回波时间的波谱研究明确证实乳酸的存在。大分子波峰的出现可能是大量的细胞坏死后释放大分子脂质导致的。虽然提出存在乳酸峰的假设是合理的，但还需要进一步的 MRS 研究进行验证。

## 六、胆红素脑病（核黄疸）

尽管血清非结合胆红素水平与脑损伤之间的关系很复杂，但普遍认为持续的或严重的新生儿高胆红素血症可导致脑损伤 [546, 547]。有多种诱发因素可导致高胆红素血症。红细胞溶血（继发于血型不相容、红细胞膜或血红蛋白的自身缺陷及血肿形成后

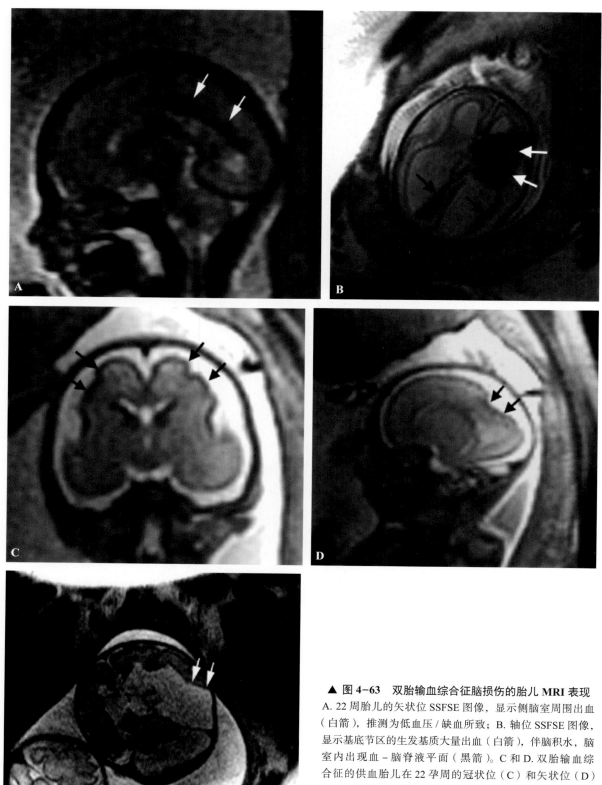

▲ 图 4-63　双胎输血综合征脑损伤的胎儿 MRI 表现

A. 22 周胎儿的矢状位 SSFSE 图像，显示侧脑室周围出血（白箭），推测为低血压 / 缺血所致；B. 轴位 SSFSE 图像，显示基底节区的生发基质大量出血（白箭），伴脑积水，脑室内出现血 – 脑脊液平面（黑箭）。C 和 D. 双胎输血综合征的供血胎儿在 22 孕周的冠状位（C）和矢状位（D）SSFSE 图像，显示脑实质减少，大脑皮质不规则（黑箭）。产后检查证实为多小脑回畸形。E. SSFSE 图像，显示正常双胎妊娠之正常胎儿颅脑（位于左侧的 N）及另一脑损伤胎儿的脑裂畸形（白箭）和脑室周围结节状灰质异位（黑箭头）

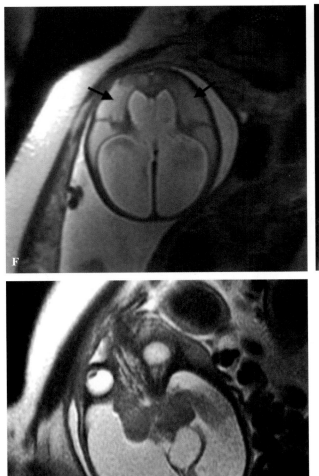

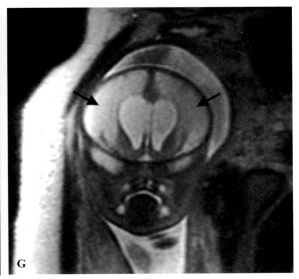

▲ 图 4-63（续）　双胎输血综合征脑损伤的胎儿 MRI 表现

F 和 G. SSFSE 图像，显示双胎输血综合征供者脑室明显增大，双侧大脑半球呈明显高信号（箭），病变进展为积水性无脑畸形；H. SSFSE 图像，显示幸存的同卵双胞胎呈积水性无脑畸形（图像由 Dr. Joel Cure 提供）

血液分解）是最常见的诱因。其他诱因包括红细胞增多症、遗传性或获得性胆红素结合障碍、胃肠物质运输障碍、早产和激素水平紊乱[547, 548]。

胆红素脑病新生儿在出生后前几天表现为昏迷和肌张力减低，少数患儿会出现抽搐。到生后第 1 周中期，肌张力减低进一步发展，出现颈部或背部向后呈弓状弯曲，运动障碍似乎与胆红素峰值相关[546]。在出生后 1 年内发育迟缓逐渐明显。患儿 1 岁后出现典型的锥体外系体征（特别是舞蹈手足徐动症）、垂直和水平凝视及听力障碍[463, 547]。

胆红素进入大脑的机制尚不清楚，但它似乎能够通过完整的血脑屏障。当然，高渗透压血症、高碳酸血症、缺氧缺血或酸中毒时造成血脑屏障被破坏，使得胆红素的运输更加容易[547]。神经元、胶质细胞和毛细血管内皮细胞中的一组转运分子通常将胆红素从脑细胞转出到细胞外间隙，然后穿过毛细血管壁进入血液。当受到遗传因素或能量物质损耗等因素影响时，转运分子的功能受损，可能会加重胆红素引起的神经元损伤[547]。神经元细胞内的胆红素水平一旦升高，就会导致神经系统损伤，大脑某些特定部位的神经元对胆红素损伤尤为敏感。病理学研究证实，慢性胆红素脑病患儿

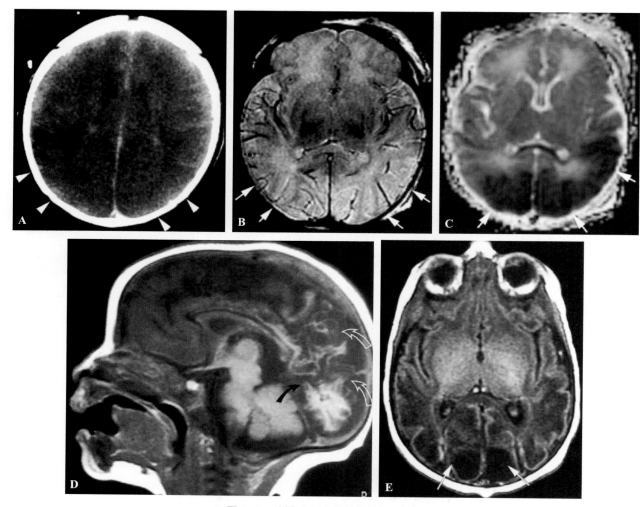

▲ 图 4-64　新生儿低血糖的急性期和慢性期

A. 轴位 CT 扫描，显示顶叶水肿（箭头）。注意，白质内的低密度似乎延续到颅骨内板下。B. 轴位 SE 3000/120 图像，显示大脑皮质呈异常高信号，主要位于顶叶和枕叶（箭）。C. 轴位 ADC 图（$b$=700s/mm$^2$），显示大脑后部皮质的扩散率减低（低信号，箭）。D 和 E. 损伤后 3 周随访的矢状位和轴位 MRI 显示顶叶和枕叶皮质明显坏死和萎缩（箭）

的苍白球、下丘脑核团和海马的 CA2 和 CA3 区受损[5, 463]。有趣的是，在一些由于患病、酸中毒、水肿等因素引起人血白蛋白水平低下的早产儿中，即使血清胆红素水平在临床正常范围内，也可能出现胆红素脑病而造成苍白球损伤和听力丧失，这可能是由于患儿血脑屏障尚未成熟，或者是人血白蛋白水平低下造成游离胆红素水平升高的结果[547, 549, 550]。

胆红素脑病在 CT 和超声检查中均没有特异性表现。根据我们的经验，经囟门超声检查有时可以显示苍白球回声增强（图 4-66A）[550, 551]。在 MRI 中，急性胆红素脑病的新生儿表现为苍白球 $T_1$ 时间缩短而信号高于对照组（并非持续存在[546, 552, 553]），偶尔可见

受累脑区的 $T_2$ 时间延长（图 4-66B 和 C）[550, 552-554]。采用 TE 144 ms 的 $^1$H-MRS 成像显示，在急性期可出现肌醇 /Cr 和 Glx/Cr[555] 升高，NAA/Cr[553] 显著升高，但无乳酸峰。在慢性期可出现苍白球、下丘脑核团、海马和大脑白质 $T_2$ 时间延长及萎缩（图 4-66D 和 E）。此时，可以准确地说，大脑苍白球 $T_1$ 时间缩短的确是病变引起的信号升高，NAA/Cr 的升高很大可能是高胆红素血症导致了基底节损伤。

## 七、与先天性心脏病相关的脑损伤

在患有复杂型先天性心脏病的新生儿中，很

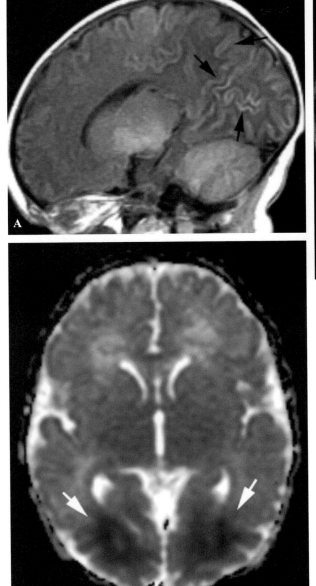

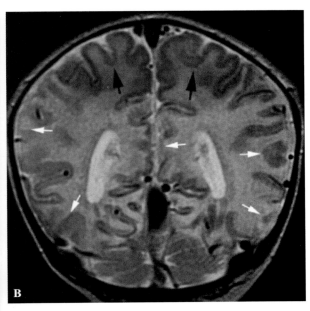

▲ 图 4-65　新生儿低血糖的亚急性期

A. 矢状位 $T_1WI$，显示顶叶和枕叶皮质呈异常高信号（黑箭）；B. 冠状位 $T_2WI$，显示顶枕叶皮质及其皮质下白质呈异常高信号（小白箭），而位于前部和顶部的皮质（大黑箭）信号强度正常；C. 轴位 Dav 图像，显示枕叶白质呈低信号（扩散率减低，白箭）

多都合并神经系统缺陷[556-559]。这些缺陷的原因是潜在疾病及矫正畸形的手术，而文献中争论的热点主要是上述原因所占的比重[560, 561]。超声检查发现，受累患儿接受外科手术之前即存在脑实质病变[562]，这种观点最近经 MRI 检查得到证实[560, 561, 563]。2000—2010 年，UCSF[560] 和其他机构[556] 的 MRI 和 MRS 研究显示，大约 25% 的先天性心脏病患儿在接受修复性手术前存在脑梗死（图 4-67A）、脑白质损伤（可能是缺血性的）（图 4-67B 至 D）和乳

酸水平异常升高。其他损伤（梗死约 20%，白质损伤约 40%，实质出血约 10%）似在术前 MRI 检查和术后 2 周内发现的[556, 560, 564]。以白质损伤为主的损伤形式非常奇怪，因为在无先天性心脏病的婴儿中，孤立的脑白质损伤通常见于早产儿，而非足月儿。脑白质损伤可能是由于先天性心脏病产前和产后出现的慢性缺氧[199, 565] 及严重的新生儿疾病、低血压、手术操作（尤其是间隔造口术）和其他与心脏病相关的因素延迟了大脑发育成熟所致[563]。新

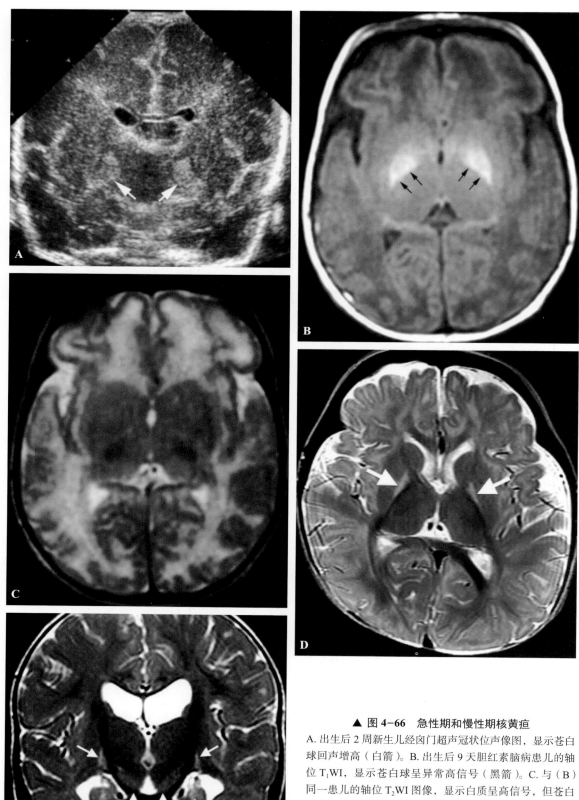

▲ 图 4-66　急性期和慢性期核黄疸

A. 出生后 2 周新生儿经囟门超声冠状位声像图，显示苍白球回声增高（白箭）。B. 出生后 9 天胆红素病患儿的轴位 T₁WI，显示苍白球呈异常高信号（黑箭）。C. 与（B）同一患儿的轴位 T₂WI 图像，显示白质呈高信号，但苍白球表现正常。目前苍白球损伤后在急性期表现正常的机制尚不清楚。D 和 E. 17 月龄核黄疸婴儿的轴位（D）和冠状位（E）T₂WI 图像，显示苍白球（大白箭）、双侧海马（E 小白箭）和双侧丘脑底核（E 箭头）呈异常高信号

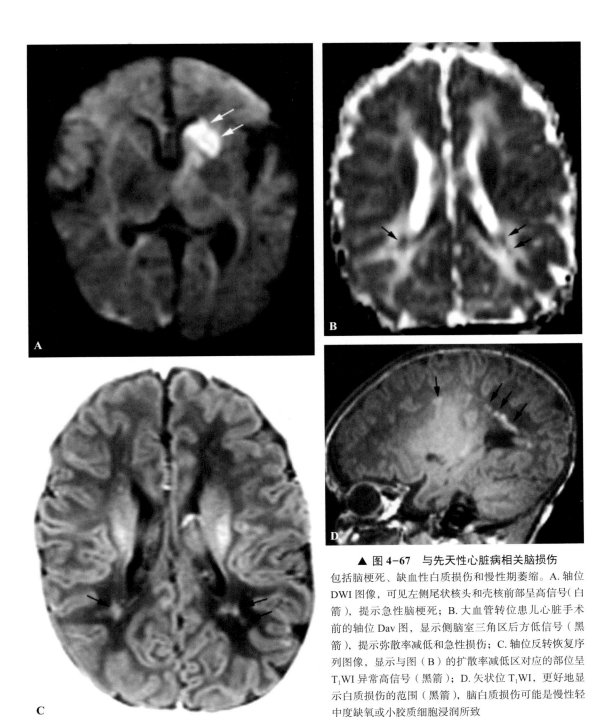

▲ 图 4-67　与先天性心脏病相关脑损伤
包括脑梗死、缺血性白质损伤和慢性期萎缩。A. 轴位
DWI 图像，可见左侧尾状核头和壳核前部呈高信号（白
箭），提示急性脑梗死；B. 大血管转位患儿心脏手术
前的轴位 Dav 图，显示侧脑室三角区后方低信号（黑
箭），提示弥散率减低和急性损伤；C. 轴位反转恢复序
列图像，显示与图（B）的扩散率减低区对应的部位呈
$T_1WI$ 异常高信号（黑箭）；D. 矢状位 $T_1WI$，更好地显
示白质损伤的范围（黑箭），脑白质损伤可能是慢性轻
中度缺氧或小胶质细胞浸润所致

的损伤（在术后扫描中发现）与术后收缩压和平均
血压较低有关[563]。目前已形成的共识认为，先天
性心脏病患儿术前存在的脑损伤与脑组织微结构和
脑代谢发育异常密切相关。新发的无论是术前还是
术后的脑损伤均被认为与潜在可变的临床危险因素
有关[563]。

## 八、高钠性脱水

　　婴幼儿（特别是早产儿）对高钠血症敏感，因
为婴儿的体表面积与体重相比较大（导致不易察觉
的经皮肤失水量增加），并且由于肾脏功能不成熟
也导致保水机制不全[566]。严重腹泻是导致高钠性

脱水最常见的原因[566, 567]。患儿最典型的表现是极度萎靡，但是对刺激却应激过度。其他症状和体征包括肌肉强直、反射亢进，偶尔有癫痫发作[566, 567]。脑损伤很常见，常伴有严重的神经系统后遗症[567]。其他原因很少见，包括由于染色体 15q22.2[568] 位点的碳酸酐酶XII（CA12）基因突变引起的失盐及囊性纤维化[569, 570]。

神经系统损伤是由于细胞外间隙血钠浓度升高导致高钠性脱水而造成的。细胞内液转运到细胞外间隙，导致细胞萎缩。大脑自颅骨向内牵拉导致桥静脉撕裂。此外，血液高渗透压可能导致毛细血管扩张，在与血管内皮细胞萎缩共同作用下，诱发患儿出现毛细血管破裂和脑实质内出血[571]。最终可导致硬脑膜静脉窦血栓形成，并伴发静脉性脑梗死[572]。

高钠性脱水的神经影像学表现反映了间质水肿和局灶性出血的病理改变。在超声上，间质水肿表现为正常回声背景下的高回声区。超急性期出血表现为局灶性边界清楚的低回声区，且较正常脑组织回声结构更为细腻。随着血液凝固，逐渐变为高回声。在 CT 和 MRI 中，间质水肿分别表现为大脑和小脑白质密度减低及 $T_1$、$T_2$ 弛豫时间延长。外侧丘脑和苍白球可见明显的扩散率减低[573]。在大脑和小脑的皮质及皮髓质交界区可见局灶性边界清晰的出血灶[574]。

## 九、婴儿和儿童的中枢神经系统创伤

儿科创伤可分为两种类型。分娩创伤是指分娩过程中发生且因分娩过程所致的损伤。由于分娩时患儿中枢神经系统及周围颅骨和椎管尚不成熟，这类创伤在病理和影像学表现上都很独特。因此，本节将详细讨论分娩创伤。出生后发生的创伤在病理及影像学表现上均与成人相似。鉴于大多数神经病理学和神经影像学教材已详细介绍了成人型创伤，本节仅详细讨论在儿童比较独特的情况，如虐待（非意外）创伤。值得注意的是，美国儿科学会儿童虐待与忽视委员会的一份政策声明建议使用"虐待性头部创伤"一词来代替"非意外"创伤[575]，本书将使用该术语。缺氧 – 缺血性损伤有时也被认

为是一种分娩创伤。但缺氧 – 缺血性损伤已在前面的章节讨论过，这里不再重复。

### （一）分娩创伤

超声是评估分娩创伤的首选影像学检查方法，因为超声无须移动患儿且检查迅速，患儿在检查过程中能受到密切监护。如果患儿存在超声无法解释的神经系统症状和体征，应进行进一步影像学检查。虽然 CT 检查对创伤的评估能力是足够的，但它存在辐射暴露的缺点。因此，如果可以的话，MRI 是进一步研究的首选检查方法。MRI 检查比 CT 或超声能更好地显示急性脑缺血，也能更准确地显示颅后窝病变，如小脑后硬膜下血肿、脑干损伤、小脑的小出血灶或小梗死灶。虽然有人认为，MRI 很难显示超急性出血中出现的血红蛋白 – 氧合血红蛋白形式，但超急性期血肿在 MRI 上表现为占位性病灶，其出血的性质可由 $T_2$ 梯度回波序列或磁敏感性加权序列上的极低信号影来确定。MRI 对急性蛛网膜下腔出血的诊断仍有一定困难，尽管有研究表明 FLAIR 和（或）SWI 序列的敏感性高于 CT[576]，且 3D 双反转恢复序列在亚急性期尤为敏感[577]。在新生儿中，蛛网膜下腔出血通常不是关键的诊断，也很少用 MRI 来诊断颅骨骨折[576]。分娩创伤很少合并颅内积气（气颅），因此，新生儿也就不必区分颅内气体和骨皮质的信号缺失。而对于急性起病的新生儿来说，尽管 MRI 兼容恒温箱的广泛使用已提高了重症新生儿的 MRI 检查速度和安全性[578, 579]，但快速和安全是最重要的因素，故这常常使 CT 成为超声后的第二种影像学检查方法。当新生儿患者进行 CT 扫描时，应该用 3mm 层厚进行扫描，不使用静脉对比剂。此时的主要目的是排除有占位效应的大血肿，而硬膜下的小血肿（特别是沿着小脑幕和大脑镰连接处）常见于经阴道分娩的新生儿，无显著临床意义[580, 581]。急性大脑半球间及颅后窝硬膜下血肿在经囟门超声图像中显示为轻度液体回声聚集，在 CT 成像中表现为脑外高密度的液体积聚。由于很难找到合适的探头角度，有时超声也很难发现大脑凸面的硬膜下血肿。脑水肿和脑梗死在超声中表现为大脑半球白质内回声增强区，而在 CT 成像中表现为低密度影。

当患儿病情稳定后，或 CT 及超声检查无法充分解释临床高度怀疑的脑损伤时，MRI 成为评估大脑损伤程度的最佳影像学检查手段。已经证实 MRI 对检测少量脑外积液、白质损伤和皮质损伤比 CT 更为敏感[576, 582-585]。MRI 还能更好地显示对预后判断具有重要意义的脑干损伤[586, 587]。与分娩相关的颈动脉损伤可表现为大动脉供血区的脑梗死[588, 589]。为了最大限度地提高对出血检测的敏感性，所有颅脑创伤或可疑创伤的患儿均应进行 T2 梯度回波序列或磁敏感加权成像扫描。扩散成像也有助于发现含水较多的婴儿脑的急性损伤，同时还应计算得出 ADC 图，以发现轻微的脑实质损伤。

### 1. 脊髓损伤

各种解剖变异使婴儿更易发生脊髓损伤。棘间韧带、后关节囊和软骨终板都具有弹性和冗余，使儿童脊柱较成人脊柱更具可变形性。此外，儿童的小关节面呈水平方向（相对面言，成人的小关节面方向更为垂直），因此更易活动且稳定性差，所以婴儿更易发生过伸性损伤，且最常发生于颈部[590-594]。婴儿韧带松弛，尤其是枕骨到 C2 水平韧带松弛明显[595]，也使得儿童脊髓更容易受到牵拉性损伤[595, 596]。新生儿脊柱可以拉伸约 5cm 而不出现结构破坏，而脊髓在拉伸约 0.64cm 后就会发生断裂，因此，在新生儿出现脊髓断裂时，脊柱却有可能保持完整[597]。分离性损伤最常见于臀位分娩者，且多发生于下颈部和胸部（图 4-68 和图 4-69）[596, 598-600]。在头位分娩时，上段和中段脊髓受损最常见[5, 597, 601, 602]，尽管脊髓任何平面都可能受损，多个平面受损也并不少见。分娩所致的脊髓损伤包括挫伤、梗死、撕裂伤、横贯性损伤（图 4-68）、硬膜破裂（图 4-69）和硬膜下及硬膜外血肿（图 4-70 和图 4-71）[596, 598, 603]。

临床表现主要取决于损伤的平面和范围。发生于颅颈交界部位的严重损伤可导致患儿立即死亡，不完全损伤患儿则可能存活。轻度至中度损伤患儿可出现 Apgar 评分降低、呼吸窘迫或肌张力减低。预后与损伤严重程度和损伤平面有关，高位颈髓损伤可影响膈肌运动以至影响通气，预后最差[604]。其鉴别诊断包括先天性肌迟缓（Oppenheim 病）或婴儿型脊肌萎缩症（Werdnig–Hoffman 病）。

当怀疑椎管或脊髓损伤时，MRI 在急性期、亚急性期或慢性期都是首选的影像学检查方法[605-607]。不过如果 MRI 不可行，由经验丰富的操作人员进行超声检查也对诊断有所帮助[608, 609]。矢状位 T1WI 序列采用 3mm 以下层厚进行扫描，可显示亚急性出血及任何脊髓或椎管的结构异常（图 4-69 至图 4-71）。此外，尚需采集矢状位 T2WI，其中快速自旋回波序列是最佳的技术选择，因为其扫描迅速且通常能够显示出血（图 4-71）。T2 梯度回波序列可用以发现微小出血，若出现小出血则提示患儿需要密切观察[610]。T2WI 有助于鉴别 T2 弛豫时间延长的水肿或缺血灶及 T2 弛豫时间缩短的出血灶（图 4-71）。脊髓功能预后最差的是有髓内出血的患儿，其次是水肿范围超过一个节段的患儿。预后最好的是没有出血或水肿及水肿仅累及一个脊髓节段或更小范围的患儿[610-613]。在损伤发生几个月后的慢性期进行 MRI 检查，有助于明确脊髓损伤的整体程度（图 4-70 和图 4-71）。在急性期和亚急性期，损伤在超声图像上显示为高回声和脊髓肿胀，出血区的回声比水肿区更强[608, 609]。在慢性期，萎缩表现为局部变窄，或严重时脊髓完全断裂。超声检查结果对远期预后的价值尚未见报道。

### 2. 神经根与臂丛神经损伤

出脊髓部位的神经根损伤较常见，占活产新生儿的 0.3/1000~3.6/1000[614, 615]，尽管这些损伤通常被归类为臂丛神经损伤，但损伤最常发生于臂丛神经主干的根部[616]。损伤的严重程度各不相同，轻者出现神经轻度牵拉可导致短暂性神经功能丧失，重者出现神经自脊髓连接处完全撕脱则导致永久性功能丧失。损伤的确切性质取决于牵拉力的方向，大多是由臀位分娩时转动婴儿头部助产牵拉肩部，或者头位分娩难产时旋转胎头远离胎儿肩膀所致[617]。出生时肱骨损伤、肩难产和锁骨骨折是最大的危险因素[615]。近期研究显示，巨大儿（出生体重＞4500g）虽然仍是一个中度危险的因素，但风险性并没有之前认识的那么高[615]。与阴道分娩相比，剖宫产相对来说具有减少损伤的作用[615, 618]。在临床上，Erb 麻痹（因 C5、C6、C7 神经根损伤导致肩关节内收和内旋、肘关节旋前和外伸及腕关节屈曲）最为常见，而 Klumpke 麻痹（因 C8 和 T1 神经根损

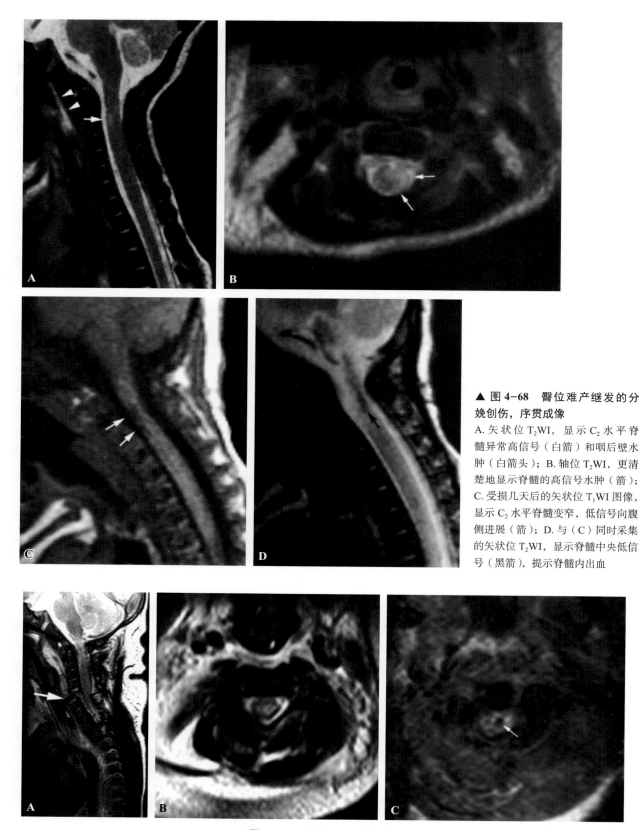

▲ 图 4-68　臀位难产继发的分娩创伤，序贯成像
A. 矢状位 $T_2WI$，显示 $C_2$ 水平脊髓异常高信号（白箭）和咽后壁水肿（白箭头）；B. 轴位 $T_2WI$，更清楚地显示脊髓的高信号水肿（箭）；C. 受损几天后的矢状位 $T_1WI$ 图像，显示 $C_2$ 水平脊髓变窄，低信号向腹侧进展（箭）；D. 与（C）同时采集的矢状位 $T_2WI$，显示脊髓中央低信号（黑箭），提示脊髓内出血

▲ 图 4-69　分娩创伤合并脊髓损伤
A. 矢状位 $T_2WI$，显示 $C_5$ 椎体骨折错位（大白箭），合并脊髓受压、韧带完全断裂；B. 轴位 $T_2WI$ 显示脊髓内异常长 $T_2$ 信号，伴皮下及深部软组织明显损伤；C. 轴位 $T_2WI$ 梯度回波图像，显示髓内的低信号出血（箭）

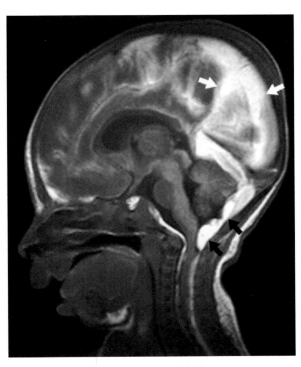

▲ 图 4-70　分娩创伤

脊髓和颅内实质外血肿。矢状位 T₁WI 图像显示脊髓背侧、颅后窝硬膜下间隙（黑箭）和大脑半球间硬膜下间隙（白箭）高信号脑实质外出血

伤导致的腕关节和手指外伸，通常伴有同侧 Horner 综合征）相对少见 [604, 616, 617]。大多数与分娩相关的臂丛神经损伤患儿病情可好转。既往研究报道，约 10% 的患者需要手术治疗 [619]。但近期的研究显示，患儿自发改善的比例较低，20%～30% 可遗留永久性神经功能损伤 [620, 621]。在 UCSF 和 CHOP（美国费城儿童医院），这些婴儿需要随访观察 3～6 个月，如果没有任何改善或改善停滞，则进行手术治疗。

评估臂丛神经损伤的最敏感的检查方法是 MRI 神经成像，可用于检测神经丛根部或主干的断裂 [614, 622]。MRI 神经成像需要采集冠状位和轴位 STIR 序列、平扫 T₁WI 自旋回波序列及增强的压脂 T₁WI 自旋回波序列（见第 1 章）。最近，容积质子密度成像被证实可以预测患儿在 6 月龄的神经功能情况 [622]。患儿影像检查可见假性脑脊膜膨出，出现神经增粗并强化提示神经瘤或瘢痕形成，出现神经根低垂则提示神经根撕脱但不伴有假性脑脊膜膨出 [614]（图 4-72）。高分辨率的 MRI 脊髓造影可以

显示神经根的撕脱，其中包括一个亚毫米级的、具有双重激发功能的全重绕相干稳态梯度回波序列，诊断的灵敏度和特异性可与 CT 脊髓造影相媲美，现在已基本取代 CT 脊髓造影（图 4-73）。上述两种检查都能在撕脱处显示局部小囊状的脑脊膜膨出（神经根缺如），但 MRI 没有电离辐射。传统的脊髓造影从本质上说不能作为评估这些患儿的影像学检查方法。在 MRI 脊髓造影上，假性脑脊膜膨出表现为一个高信号的卵圆形占位，从脊髓表面向外延伸至或者通过受累神经孔，而内部未见撕脱的神经根（图 4-73）。外伤后神经瘤的识别对于偏侧性损伤具有很高的敏感性和特异性，但不能提示损伤的确切位置（主干或分支）[623]。因此，将可靠显示臂丛神经的 MRI 神经成像与显示假性脑脊膜膨出的 MRI 脊髓造影相结合，对手术方案的制订具有很高的参考价值。

**3. 头外伤**

分娩时颅外创伤：先锋头是三种颅外出血的主要类型之一，其他两种分别为帽状腱膜下出血和头颅血肿。先锋头是一种常见于经阴道分娩后的头皮出血和水肿。这种头皮水肿质软、表浅，压之凹陷，并可跨越骨缝。病变在出生后数天内会逐渐消退。影像学检查无诊断意义也不具必要性 [624]。

帽状腱膜下出血是指发生于枕部和额部肌肉下方腱膜下的出血。帽状腱膜下血肿表现为出生后增大的坚实且有波动感的肿块，有时可延续至颈部皮下组织内。虽然患儿可能由于失血而出现症状（少部分可能是致命的），但病变通常会在 2～3 周后消退。无症状的帽状腱膜下出血无须进行影像学检查 [624]，然而，有症状的帽状腱膜下出血与颅内出血、脑病和颅骨骨折有较高的相关性，需考虑影像学检查 [625, 626]。

头颅血肿是指创伤导致的骨膜下血肿。由于出血位于外层骨膜下，所以病灶受颅缝限制（图 4-74）。头颅血肿在存活新生儿中的发病率约 1%，使用产钳分娩时发病率有所升高，在负压吸引辅助分娩时则发病率升高更为显著 [627]。头颅血肿通常在出生后体积增大，表现为局部坚硬而有张力的肿块。除非合并复杂的颅内损伤，这种病变很少出现临床症状，于数周至数月内可消退 [624]。头颅血肿

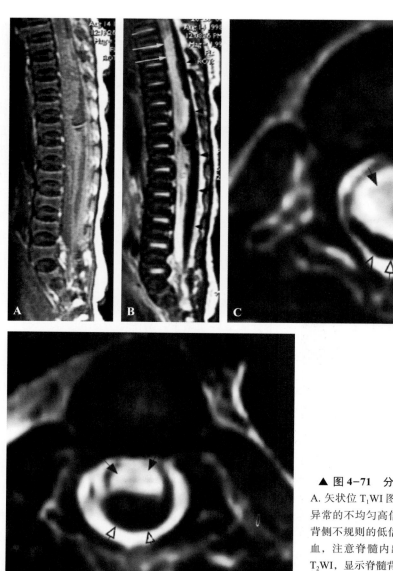

▲ 图 4-71 分娩创伤所致的脊柱硬膜外血肿

A. 矢状位 $T_1WI$ 图像，显示脊柱蛛网膜下腔内出现异常的不均匀高信号；B. 矢状位 $T_2WI$，显示椎管背侧不规则的低信号带（黑箭），高度提示急性出血，注意脊髓内出现水肿（白箭）；C 和 D. 轴位 $T_2WI$，显示脊髓背侧的低信号硬膜下血肿（空心白箭），水肿的脊髓呈受压改变（实黑箭）（感谢 Dr. Erik Gaensler，San Francisco，CA 提供的图像）

在 CT 或 MRI 中表现为与颅骨外板相邻的新月形病灶。在亚急性期，CT 表现为高密度，MRI 表现为短 $T_1$ 短 $T_2$ 信号（图 4-74）。血肿不跨越颅缝。少数头颅血肿最后可出现钙化，这些病灶在数月后随着颅骨的生长和重塑逐渐消失。当父母或儿科医生发现 3—4 月龄的婴儿头部出现质硬肿块（钙化的血肿）时，有时会进行影像学检查。此时 CT 可同时显示钙化的内缘（颅盖）和外缘（钙化抬起的骨膜）（图 4-74D）。MR 表现通常为不跨越颅缝的 $T_1WI$ 高信号和 $T_2WI$ 高信号的亚急性出血。如果在急性期检查，在 $T_2WI$ 上则可出现低信号。

**4. 颅骨骨折**

颅骨骨折在头外伤中的重要性尚不清楚。虽然既往研究表明颅骨骨折对于判断外伤所致神经系统损伤的预后没有太大价值[628, 629]。而一些作者认为颅骨骨折可能会减轻颅骨下方脑组织的损伤（通过分散创伤的外力）[630]。最近，更大规模的研究表明，颅骨骨折的存在增加了儿童遭受有临床意义的创伤性颅脑损伤的可能性[631]。当然，没有颅骨骨折也不排除脑损伤的存在。尽管如此，记录颅骨骨折可能有助于创伤的全面记录（尤其是对较大婴儿的虐待性外伤）。常规的 CT 扫描很难发现水平走行的颅

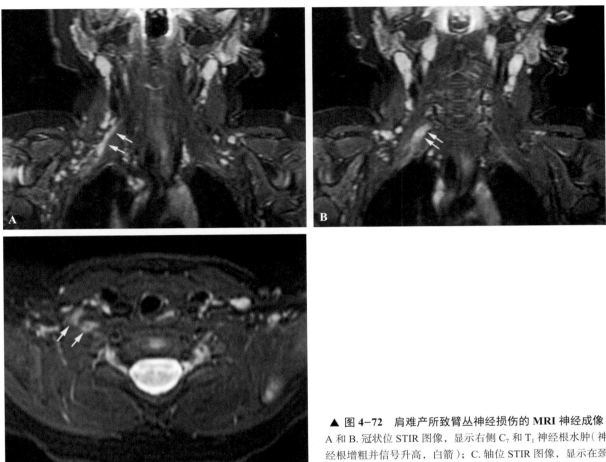

▲ 图 4-72　肩难产所致臂丛神经损伤的 MRI 神经成像

A 和 B. 冠状位 STIR 图像，显示右侧 $C_7$ 和 $T_1$ 神经根水肿（神经根增粗并信号升高，白箭）；C. 轴位 STIR 图像，显示在颈部穿行的神经根 / 干水肿（箭）

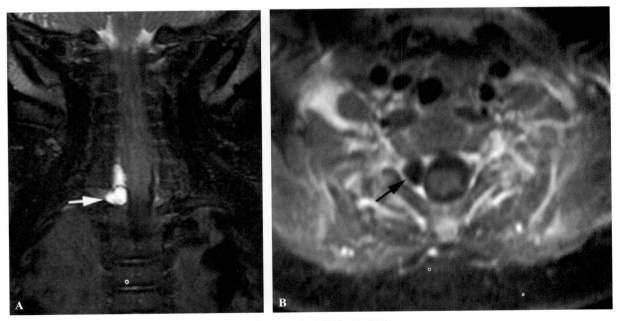

▲ 图 4-73　新生儿神经根撕脱

A. 冠状位脂肪抑制 $T_2WI$，显示右侧椎管内假性脑脊膜膨出（箭）；B. 轴位脂肪抑制增强 $T_1WI$ 图像，显示无强化的假性脑脊膜膨出呈低信号（黑箭），沿右侧 $C_7$ 神经孔延伸至 $T_1$ 平面

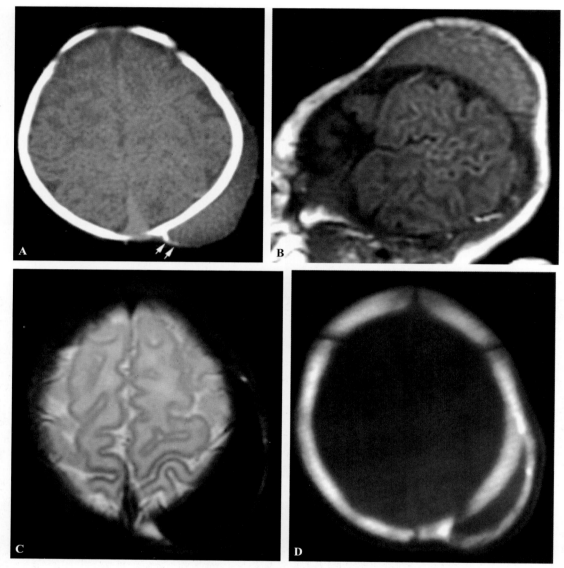

▲ 图 4-74　头颅血肿（骨膜下血肿）

A. 轴位 CT 图像，显示人字缝与冠状缝之间覆盖于颅骨之上的软组织密度影，头颅血肿不跨越颅缝。注意头颅血肿的外缘是骨膜，可以发生钙化（箭）。B 和 C. MRI 矢状位 $T_1WI$ 和轴位 $T_2WI$，显示急性期头颅血肿的影像表现。D. 2 月龄时的轴位 CT 图像，显示头颅血肿的外缘骨膜层已钙化。家长可能会因为发现患儿头上的"包块"而到医院就诊

骨骨折。因此，当需要记录创伤证据时，冠状位重建和运用骨算法的三维重建对于发现水平走行的骨折很有价值。对于 2 岁以下的儿童，在二维 CT 扫描时增加三维重建可以提高诊断线性颅骨骨折的敏感性和特异性 [632, 633]。此外，可以通过仔细观察 CT 扫描中获得的侧位"定位像"来确诊骨折。应牢记"定位像"对于颅骨骨折的识别可能非常有价值，所有头部外伤的病例均应该仔细观察。

　　最常见的颅骨骨折是线性骨折，常发生于顶骨或额骨。当没有移位时，骨折能够自然愈合而无须任何治疗。婴儿颅骨骨折可在不到 6 个月内愈合，年长儿童通常在 1 年内愈合，而成人愈合时间通常为 2～3 年。随着骨折的愈合，X 线片上骨折线变得越来越模糊，直到最终难以与血管压迹鉴别 [634]。

　　婴儿与年长儿童和成人之间的一个重要区别是，婴儿的脑膜中动脉没有嵌入颅骨中。因此，当婴儿出现颞骨鳞部的线性骨折时，不必过分担心硬膜外血肿的形成 [52]。

颅骨凹陷性骨折可能是由于分娩过程中胎儿头部与骨盆挤压，或是使用助产钳导致的[635, 636]。平片可以显示颅骨凸面的线性骨折，而 CT 能更准确地评价凹陷性骨折的移位程度。最重要的是，CT 能识别具有占位效应的血肿，并可评估其对大脑的损伤程度（图 4-75），而平片则不能。颅骨凹陷性骨折可经皮或无创性治疗[637, 638]。

偶尔，颅骨骨折可合并硬脑膜撕裂。当发生硬脑膜撕裂时，脑膜和脑组织可以疝入到骨折离断的部位。插入到骨折离断处的脑膜组织阻止了成骨细胞跨越骨折部位迁移，从而阻碍了骨折愈合。此外，骨折处持续的脑脊液搏动导致骨折缝扩大和

脑膜向颅外膨出。这种情况被称为"生长性骨折"或软脑膜囊肿[634, 639, 640]。软脑膜囊肿在所有骨折中的发生率为 0.6%，且 90% 发生在 3 岁以下的患儿[639, 640]。在影像学检查中，软脑膜囊肿在骨折处有明显的骨质边缘[634, 641]，如未发现合并蛛网膜下腔和其下脑组织的异常，则易被认为是颅骨的溶骨性病变[642]。可以看到颅内组织或脑脊液延伸于骨折处的骨质边缘之间（图 4-76 和图 4-77），这一表现有助于在损伤的早期，骨折开始逐渐扩大之前做出诊断[643]。根据我们的经验，骨折下方通常出现脑软化，脑软化在 CT 图像上表现为低密度区（图 4-76），在 MRI 上表现为长 $T_1$ 和长 $T_2$ 信号影

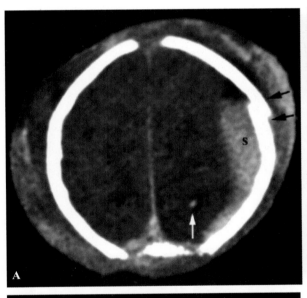

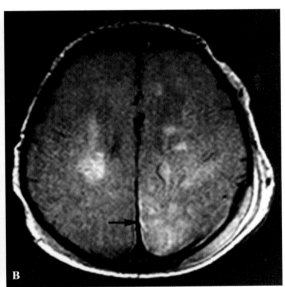

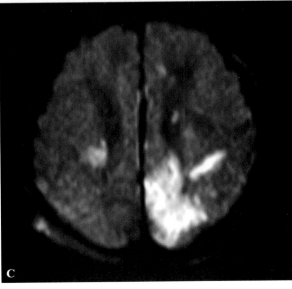

▲ 图 4-75　继发于产钳分娩创伤的骨折和脑实质损伤

A. 轴位 CT 扫描，显示左顶骨骨折（黑箭），及其下方的硬膜下血肿（S）和脑实质内小出血灶（白箭），伴有广泛头皮肿胀和出血；B. 轴位质子密度成像，显示左顶叶内侧挫伤（黑箭）和侧脑室周围损伤；C. 轴位 DWI，显示扩散率减低，表现为受累皮质呈高信号

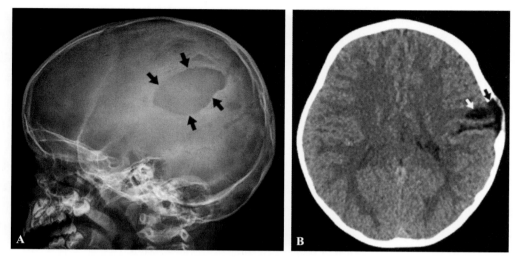

▲ 图 4-76 软脑膜囊肿

A. 头颅平片，显示先前颅骨骨折部位出现边缘清晰的透亮区（箭）；B. 轴位 CT 图像，显示脑组织通过硬脑膜缺损处疝出，导致骨折部位的骨质发生侵蚀性改变（黑箭）。骨折下方的脑组织出现脑软化（白箭）

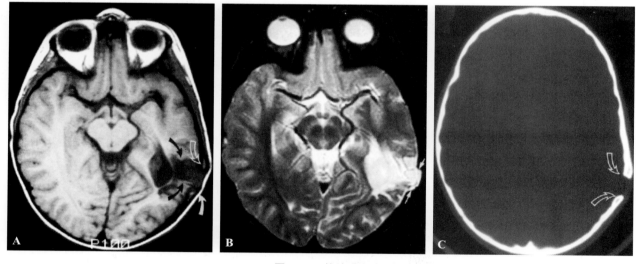

▲ 图 4-77 软脑膜囊肿

A. 轴位 SE T₁WI 图像，显示左侧颞叶脑软化灶（弯黑箭），邻近颅骨可见边界清晰的骨质缺损（弯白箭）；B. 轴位 T₂WI 图像，更好地显示脑脊液向骨折部位伸入（箭）；C.CT 的骨窗图像，显示骨折部位边缘隆起（弯箭）（感谢 Dr. Chip Truwit, Minneapolis, MN 提供本病例图片）

（图 4-77）。早期诊断和治疗可改善患儿预后[644]。

**5. 新生儿外伤性颅内出血**

在分娩过程中，婴儿大脑的机械性损伤有时与产程延长或急产、阴道臀位分娩或器械分娩有关[491]。最典型的结果是导致硬膜下出血。虽然硬膜外出血、蛛网膜下腔出血和脑室内出血也可发生，但几乎总是合并硬膜下出血[624, 645]。硬膜外血肿非常少见，通常伴有巨大的头颅血肿和邻近部位的颅骨骨折[646]。患者的典型表现为颅内压增高和前囟膨隆[624]。脑室内出血在早产儿较为常见，且几乎都是生发层基质出血破入脑室系统的结果（见本章关于早产儿脑损伤的讨论）。蛛网膜下腔出血在新生儿中很常见，足月新生儿的蛛网膜下腔出血几乎总是与硬膜下出血有关，但其发病机制尚不清楚。除非出血范围广泛而导致脑积水，否则临床后遗症罕见[624]。脑实质内出血比实质外出血少见，通常与静脉损伤或静脉血栓形成有关。

硬膜下出血常见于经阴道分娩的新生儿，可能是由于分娩时头颅变形造成大脑镰与小脑幕交界处的硬膜下静脉撕裂所致。MRI 明显提高了人们对新生儿硬膜下出血发生率和严重程度的认识。尽管以前认为，婴儿后颅凹硬膜下血肿少见且常危及生命，但现在我们认识到，小脑幕和颅后窝硬膜下小血肿在新生儿期很常见（图 4-78）。据报道，26%～63% 的非复杂性经阴道分娩的新生儿存在颅后窝硬膜下小血肿[580, 581, 647]。这些血肿通常很小（＜3mm），很少具有临床意义[580, 581]。事实上，大多数病灶在产后第 1 个月内就吸收，并且几乎所有病灶在 3 个月内能完全吸收。除非合并了脑实质损伤（如静脉血栓形成引起的静脉性梗死），或是造成压迫效应而影响了脑脊液流动或脑干功能，一般没有明显后遗症。如果出现脑脊液流动或脑干功能受影响，则需要进行急诊外科手术[648, 649]。新生儿硬膜下出血分为四种类型：①小脑幕撕裂；②枕骨分离；③大脑镰撕裂；④大脑表面桥静脉破裂。

（1）小脑幕撕裂和枕骨分离：这两种损伤之所以放在一起讨论，是因为它们都导致颅后窝硬膜下出血。严重的小脑幕撕裂导致 Galen 静脉、直窦或横窦破裂，最终引起大量硬膜下出血。硬膜下积血迅速增多可使脑干受压，最终导致死亡[648]。发生小面积的小脑幕撕裂，或仅发生小的幕下静脉破裂而不合并小脑幕撕裂，可引起程度较轻的小脑幕硬膜下出血（图 4-78）。如前所述，那些少量硬膜下积血的发现率越来越高，是 MRI 敏感性提高的结果，通常没有明显的临床意义。与此同时，可能出现大脑镰或幕上静脉的撕裂，导致幕上和幕下硬膜下血肿同时发生（图 4-78）[580, 649, 650]。

枕骨分离包括出生时枕骨鳞部和枕骨枕外部分（此部位称为枕后部或枕上 - 枕外联合）的创伤性分离，可以在头颅侧位片或 CT 骨窗图像上观察到[651]。在严重的病例中，硬膜和枕部静脉窦被撕裂，最终导致小脑撕裂伤及巨大的颅后窝硬膜下出血[616, 652]。颅后窝硬膜下血肿位于小脑幕下，并沿小脑半球的硬膜和蛛网膜之间横向延伸。

超声矢状位和冠状位图像上，血肿表现为小脑上方的轻 - 中度强回声（图 4-79A 和 B）。超声

可发现小脑幕下积血和第四脑室及导水管受压所致的脑积水（图 4-79）。这类急性期出血在 CT 上表现为受累小脑幕密度增高且增厚，高密度影向下延伸，位于小脑半球的后方（图 4-79C 和 D）。病灶通常在冠状位和矢状位显示较好，可见高密度的血肿紧贴于小脑幕下[634, 653]。当一些幕上静脉或大脑镰也撕裂时，可同时出现幕上半球间硬膜下血肿。对于贫血患儿，由于硬膜下积血中蛋白含量较低，故急性硬膜下血肿相对脑实质可以为等密度甚至低密度。硬膜下血肿的 MRI 表现随出血时期的不同而不同。超急性期血肿在 $T_1WI$ 上与脑脊液相比呈等或稍高信号，在 $T_2WI$ 与脑脊液相比呈等或等 / 低混杂信号，在 DWI 上呈高信号，在 ADC 图上呈低信号。急性硬膜下血肿在 $T_1WI$ 自旋回波序列中相对脑实质呈等信号，在 $T_2WI$ 自旋回波序列和梯度回波序列中呈低信号（图 4-79 和图 4-80），在 DWI 和 ADC 图均为低信号，这是由红细胞内的脱氧血红蛋白所形成的[654-657]。快速自旋回波和容积 $T_2$ 序列对于血液代谢产物不太敏感，通常表现为低信号（图 4-79G）。FLAIR 序列对急性出血不敏感，在我们的机构中不用于急性创伤婴儿的检查。随着血肿的演变，在 $T_1WI$ 自旋回波序列，血肿外周出现高信号并逐渐向血肿中央向心性发展。随着脱氧血红蛋白转化为正铁血红蛋白，首先在 $T_1WI$ 自旋回波图像上出现高信号，随后在 $T_2WI$ 自旋回波图像上出现高信号。在这个阶段，血肿在 DWI 和 ADC 图上仍大部分呈低信号[657]。此时，血肿内可出现液 - 液平面，完整的红细胞沉于下部（$T_1WI$ 呈中等信号，$T_2WI$ 呈低信号），而游离的正铁血红蛋白漂浮于液体上层（$T_1WI$ 和 $T_2WI$ 均为高信号）[658]。最后，由于血液分解产物被重吸收，$T_1WI$ 自旋回波图像上信号强度降低，直至最终表现为各序列上的信号均与脑脊液相同的硬膜下积液。第四脑室和导水管受压可导致急性脑积水，故评估这些患儿的脑室大小非常重要。

需要谨记的是，脊髓损伤可能与脑损伤同时出现（图 4-80）。当分娩损伤的患儿合并严重的颅底损伤或出现颅内损伤难以解释的严重神经系统检查结果时，应该注意存在颈髓损伤的可能性。

（2）大脑镰撕裂及大脑表浅静脉破裂：将这两种

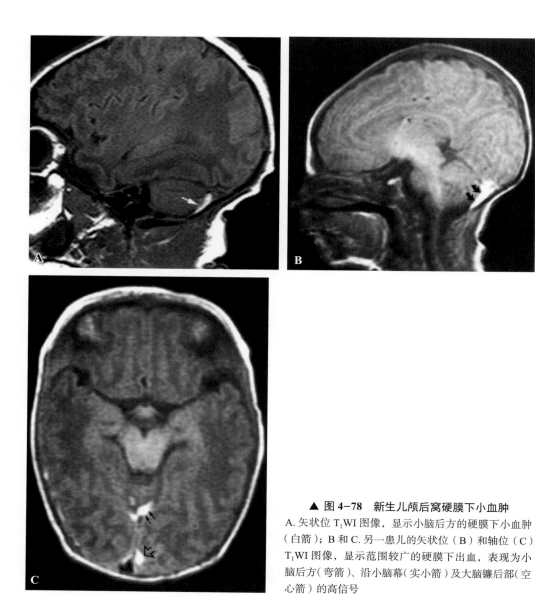

▲ 图 4-78　新生儿颅后窝硬膜下小血肿
A. 矢状位 $T_1WI$ 图像，显示小脑后方的硬膜下小血肿（白箭）；B 和 C. 另一患儿的矢状位（B）和轴位（C）$T_1WI$ 图像，显示范围较广的硬膜下出血，表现为小脑后方（弯箭）、沿小脑幕（实小箭）及大脑镰后部（空心箭）的高信号

损伤放在一起讨论是因为它们都能导致幕上硬膜下血肿。大脑镰撕裂比小脑幕撕裂少见，且多与后者同时发生。大脑镰撕裂通常发生在大脑镰和小脑幕交界附近，出血常源自下矢状窦。导致大脑镰和小脑幕撕裂的主要原因都是分娩时胎头在垂直方向上过度变形，导致额枕间距延长。当发生大脑镰撕裂时，硬膜下血肿通常位于胼胝体上方大脑半球间裂的下部[624]。

当穿过硬脑膜的表浅皮质静脉破裂时，将导致大脑凸面出血。与此相对应，大脑镰或镰静脉撕裂将导致半球间裂的硬膜下血肿。在婴儿期后期的硬膜下血肿常发生于双侧，而新生儿大脑凸面的硬膜下血肿则多为单侧，且常伴有蛛网膜下腔出血，还可伴有下方脑组织挫伤[659]。

幕上硬膜下血肿在超声、CT 和 MRI 中的表现和演变（图 4-81）与在前文描述的幕下硬膜下血肿相同。与幕下硬膜下血肿一样，冠状位图像有助于评估硬膜下积血的实际大小和累及范围。超声显示半球间硬膜下积血相对容易，但由于观察大脑凸面时调整探测器角度比较困难，超声较难显示大脑凸面的血肿。尽管超声检查可以在新生儿重症监护室进行，而不需要运送病情危重的患儿，但商用 MRI 兼容保温箱的出现，为危重新生儿行 MRI 检查的安全性提供了保障。

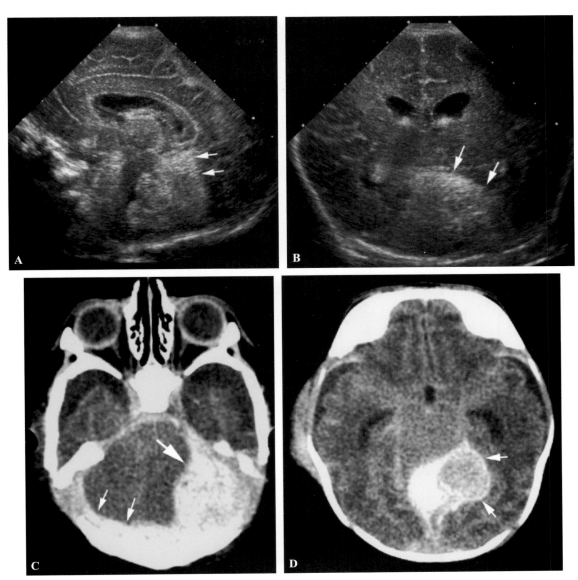

▲ 图 4-79　新生儿小脑幕及小脑后方硬膜下血肿

A 和 B. 矢状位（A）和冠状位（B）超声图像，显示硬膜下血肿表现为小脑幕切迹和小脑幕下的高回声区（白箭），小脑受压下移；C 和 D. 平扫 CT 图像，显示半球间硬膜下血肿（箭）。（C）为第四脑室水平的轴位 CT 图像，显示颅后窝左侧（大箭）和小脑半球后方（小箭）的高密度硬膜下血肿。（D）为更高层面的轴位 CT 图像，显示沿左侧小脑幕分布的硬膜下血肿（箭）

## （二）出生后创伤

虽然婴儿及儿童的创伤性脑损伤与成人相似，它们的病因却差别很大。严重的意外性头颅创伤常见于年长儿童和成人，小于 2 岁的婴儿则不常见。事实上，小于 1 岁的婴儿中，虐待导致的头颅创伤要比意外性创伤普遍得多，发生率高出 10～15 倍 [660, 661]。在小于 1 岁婴儿的尸检中，虐待性头颅外伤是导致硬膜下出血的首要原因 [662]。因此，当在婴儿的影像学检查中发现严重头颅创伤时，应高度怀疑虐待性外伤的存在。关于成人头外伤的影像学表现已被广泛报道和阐述 [641]，因此，在本书中，我们对儿童头外伤中与成人相似的特征仅作简单讨论，而重点介绍儿童与成人影像学表现的差异。

目前 CT 仍是大多数医疗中心评估急性颅脑外伤的首选影像学检查方法，然而一些机构正在考虑采用 MR 进行初次评估 [663]。CT 可发现脑疝、大血肿或由颅底骨折造成的颅腔积气。颅脑 CT 扫描应

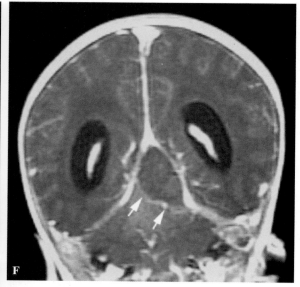

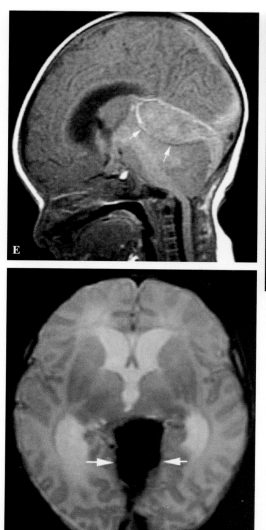

▲ 图 4-79（续） 新生儿小脑幕及小脑后方硬膜下血肿
E 至 G. 矢状位 $T_1WI$（E）、冠状位增强 $T_1WI$（F）和轴位
$T_2WI$（G）MRI，显示小脑幕切迹内的血肿（白箭），小脑
和脑干受压下移

包括上段颈椎（枕部至 $C_3$），此区域在小婴儿外伤时极易受累[664]。患儿情况稳定后，MRI 是评估脑损伤范围的最佳影像学方法。对于脑外少量积液、白质剪切性损伤和皮质损伤，MRI 比 CT 更为敏感[576, 582, 583, 585, 641, 665]。MRI 显示脑干损伤也更有优势，这对评价预后有重要意义[586, 587]。另外，MRI 对于陈旧性出血中的含铁血黄素特别敏感[585]，且 SWI序列所显示的病灶数量和体积已被证实与创伤性脑损伤患者的预后相关[666]。陈旧和新鲜的中枢神经系统损伤同时存在，是诊断虐待性外伤的重要证据。为提高 MRI 对出血的敏感性，对于所有创伤或怀疑创伤的病例，均应采集 $T_2$ 梯度回波或磁敏感加权

序列[585, 666, 667]。

**1. 脊柱创伤**

儿童脊柱骨折和脊髓损伤虽然比其他年龄段少见，但并不罕见，自现代成像技术出现以来，在医学研究中受到越来越多的关注。正如在"分娩创伤"一节所讨论的，儿童脊柱具有不同的解剖特征，包括韧带及软组织的弹性增加、骨骺未闭合、骨化中心发育不全及骨质强度、形状和大小的变化，因此儿童易损伤的类型与成人不同[598, 668, 669]。例如，幼童椎体骨骺板仍未闭合，而直到 8 岁时椎体骺板才在许多层面开始闭合；椎小关节在婴儿期相对水平，在 7—10 岁时随着椎体骨化，小关节面方向变

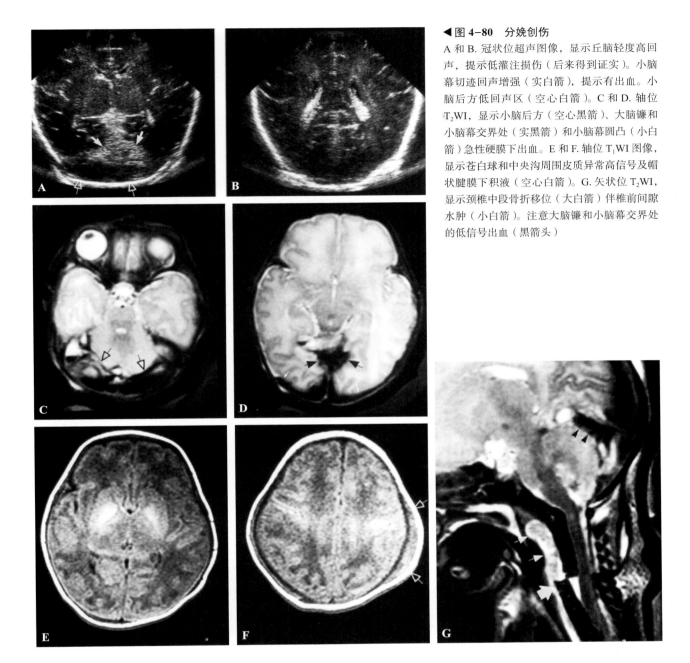

◀ 图 4-80　分娩创伤
A 和 B. 冠状位超声图像，显示丘脑轻度高回声，提示低灌注损伤（后来得到证实）。小脑幕切迹回声增强（实白箭），提示有出血。小脑后方低回声区（空心白箭）。C 和 D. 轴位 T₂WI，显示小脑后方（空心黑箭）、大脑镰和小脑幕交界处（实黑箭）和小脑幕圆凸（小白箭）急性硬膜下出血。E 和 F. 轴位 T₁WI 图像，显示苍白球和中央沟周围皮质异常高信号及帽状腱膜下积液（空心白箭）。G. 矢状位 T₂WI，显示颈椎中段骨折移位（大白箭）伴椎前间隙水肿（小白箭）。注意大脑镰和小脑幕交界处的低信号出血（黑箭头）

得更加垂直；另一个因素是，婴儿头颅较大而脊柱旁肌肉则发育相对较差。以上特点加上韧带弹性较大，使婴儿脊柱活动度相对较大，易导致婴儿颈髓损伤，而平片检查可无异常发现[592, 593]。在婴幼儿时期，颈椎活动度最大的部位是 C₂～C₃ 水平，因此损伤最常见于该水平及其以上部位。到 5—6 岁时，颈椎活动的支点移动到 C₃～C₄ 水平。大约 15 岁以后，颈椎活动的支点移动至 C₅～C₆ 水平，与成人相同[592, 598, 670, 671]。把全部儿童作为一个整体来分析，

脊柱损伤大约 30% 累及上段颈椎，15% 累及下段颈椎，30% 累及胸椎，20%～25% 累及腰椎[670, 672-674]。幼童更易遭受韧带损伤，且脊柱损伤后的死亡率明显高于年长儿童[675]。

脊柱损伤的原因也因年龄而异。婴幼儿颈椎损伤通常是由于跌倒、机动车事故、虐待和坠落导致。3—10 岁的孩子最常见损伤原因的是坠落、自行车事故和汽车 – 行人事故。10 岁以后最常见的原因是运动和机动车事故[671]。随着机动车出行增多，

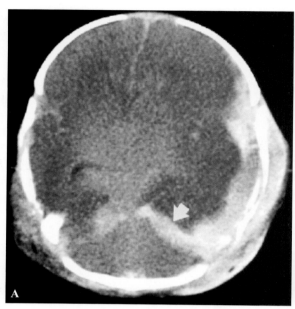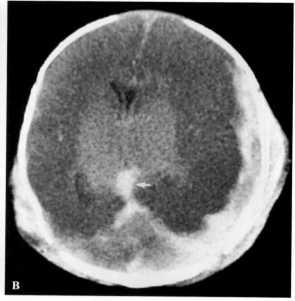

▲ 图 4-81　分娩创伤

A 和 B. 轴位 CT 平扫，显示沿左侧小脑幕（大白箭）、大脑半球间裂近大脑镰与小脑幕交界区（小白箭）、左侧大脑半球凸面硬膜下间隙、皮下及帽状腱膜下间隙的硬膜下出血。注意大脑皮质严重受累，而在超声检查中未发现

颈椎损伤的原因和部位也发生变化。在 2000 年的美国，儿童中的大多数脊髓损伤都是因为在机动车事故中儿童未受约束造成的[676]。在这组儿童中，幼儿出现下颈椎（$C_5 \sim C_7$）骨折和颈髓损伤比预期要多[677]，而对于 7 岁以下的儿童，枕骨 $C_2$ 水平仍然是最常见的受伤部位[678]。

由于婴幼儿有脊髓损伤的倾向，所有怀疑脊柱损伤的婴儿和儿童，即使平片检查未发现异常，也应行 MRI 检查。如果进行了 X 线片检查，放射科医生应注意，儿童脊柱平片（特别是颈椎）与成人不同，即使受到严重损伤，在自然中立位拍摄的平片也可能无异常表现。儿童颈椎的活动度大表现为寰齿间隙较宽，该间隙在儿童期可宽达 5mm，而"假性半脱位"是指 8 岁以下儿童有 40% 以上其 $C_2$ 相对 $C_3$ 或 $C_3$ 相对 $C_4$ 前移可达 4mm[679]。棘突椎板线在假性半脱位时保持连续，而在真性半脱位时这种线状排列中断，这可作为一个重要的鉴别征象。儿童椎前软组织的大小也与成人不同。15 岁以下儿童的气管后间隙平均为 3.5mm，咽后间隙平均为 7～9mm。一般来说，尽管可能会受到呼吸和患者体位的影响，椎前软组织的宽度不应超过 $C_2$ 椎体宽度的 2/3。而成人在 X 线片上测量 $C_3$ 水平的椎前

软组织厚度通常为 5～6mm[598]，在多排螺旋 CT 上进行评估时则 $C_3$ 水平正常上限为 7mm，$C_6$ 和 $C_7$ 水平正常上限为 18mm[680]。水肿可见于椎体腹侧（通常是骨折所致）或背侧（韧带损伤所致），发生在任何部位的局部软组织肿胀（局部占位效应）都是令人担忧的。

随着多排螺旋 CT 越来越多地用作儿童颈椎损伤的主要影像学检查手段，椎前软组织厚度的正常值上限已经明确。与预期一致，椎前软组织厚度随年龄和椎体水平而变化。在 $C_2$ 水平，椎前软组织最大厚度随年龄分别为 7.6mm（0—2 岁），8.4mm（3—6 岁）和 6.8mm（7—15 岁）。在 $C_6$ 水平，其厚度随年龄分别为 9.0mm（0—2 岁）、9.8mm（3—6 岁）、12.1mm（7—10 岁）和 14.5mm（11—15 岁）。$C_3$ 和 $C_4$ 水平的正常上限值随年龄变化最大，范围从 7.6mm（$C_3$，3—6 岁）到 16.3mm（$C_4$，11—15 岁）[681]。

虽然临床表现出的神经功能是评价远期神经系统预后的最佳指标，但儿童脊髓损伤后的功能恢复明显优于成人[684, 685]。MRI 是评估脊柱创伤的一种有效的辅助手段，特别是在 X 线片或 CT 上发现异常的患儿，或在急性期检查无异常表现而后出现无

法解释的不稳定、持续或延迟症状及意识障碍或注意力障碍的患儿[686-689]。除了显示脊髓损伤或髓外血肿外，MRI 还可显示椎前软组织肿胀、椎间软组织损伤（见异常长 $T_2$）（图 4-82）、后纵韧带损伤或创伤性椎间盘突出[690]。这些表现可能会影响患者的治疗，尽管外科固定在儿童中并不常见[683, 686]。此外，正如新生儿脊髓损伤一节所讨论的，MRI 影像表现是脊髓损伤严重程度的敏感指标。$T_2$WI 有助于识别 $T_2$ 弛豫时间延长的水肿或缺血区及 $T_2$ 弛豫时间缩短的出血区。脊髓功能预后最差的是发生脊髓内出血的患者，因此建议采集矢状位或轴位的 $T_2$ 梯度回波图像（图 4-68 和图 4-69）。另一个提示损伤严重的 MRI 征象是脊髓内出现水肿，且水肿范围超过一个椎体节段，这个征象在矢状位 $T_2$WI 上最容易被识别出来。预后最好的是未发生出血或水肿及水肿累及一个节段以下的患者[610-613]。需要记住的是，脊髓水肿在损伤后的第 1 天或第 2 天增加约 1 个椎体水平，并在损伤后 48~72h 达到最大程度[691]。

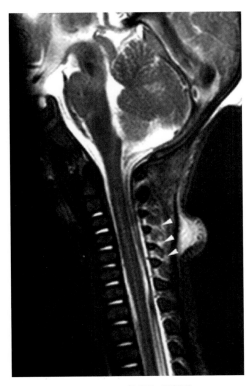

▲ 图 4-82　棘间韧带损伤
婴儿正中矢状位 STIR，显示颈椎中线处的棘间韧带（箭头）呈长 $T_2$ 信号。此外，尚见局灶性皮下水肿和硬膜外积液

许多文献已经提出儿童无平片影像学异常的脊髓损伤（SCIWORA）的概念[592, 593]。我们认为没有必要将 SCIWORA 划分为一个独立的疾病，只要放射科和临床医生认识到以下基本概念就可以了，即在脊柱未成熟时，即使平片未见异常也可能发生严重的脊髓损伤，应结合临床情况进行其他检查（如MRI），以寻找软组织损伤的依据。尽管最近的一篇文章指出，运动损伤是目前儿童 SCIWORA 最常见的原因[692]，但本文不把 SCIWORA 列为一个独立的疾病。

(1) 较小儿童的损伤：记住以下事实非常重要，8 岁左右的儿童往往容易发生软组织损伤，而在平片检查时可无明显骨折。该年龄组儿童常见的损伤包括脱位、韧带撕裂、无骨折的半脱位、生长板损伤和骨骺分离。该年龄段的脊柱损伤多数累及颈椎。包括汽车安全气囊造成的死亡也属于此类，尤其是儿童约束不当时[693, 694]。上颈部损伤包括寰枕关节脱位，这在过去常常是致命的损伤[695]。然而，随着现场复苏、固定和转运技术的改进，生存率有所提高[696]，尤其是寰枢关节脱位，由于 $C_1$ 水平椎管的空间较大，这种损伤往往没那么严重[695]。寰枕关节脱位和寰枢关节脱位也有可能同时发生。记住下面这一点很重要，齿状突和 $C_2$ 椎体之间的软骨板通常在 7—8 岁才会融合，因此，低龄儿童的齿状突创伤通常不会导致骨性齿状突骨折，而是引起软骨板中断，导致齿状突骨化中心与 $C_2$ 椎体骨化中心分离[697, 698]。颈椎主动（非被动）过伸过屈位平片（在医生监督下小心进行）可明确诊断，但如果患者配合不佳存在颈椎旋转或与其他结构重叠时，诊断可能较困难。因此，冠状位和矢状位重建的小视野 CT 已成为儿童上颈椎和寰枕损伤的首选检查方法（图 4-83 和图 4-84）[699, 700]。在关节正中矢状位测量枕骨髁状突至 $C_1$ 的最大间距，如果单侧大于 2.5mm 或左右两侧之和大于 5mm，则提示寰枕关节脱位[700]。如第 1 章所述，CT 新技术（如自动剂量调节算法）可采用低于旧标准的辐射剂量进行脊柱 CT 扫描[701]。同时，记住下面这点也非常重要，只有 MRI 才能可靠地显示是否合并脊髓或脑干损伤（图 4-83 和图 4-84）[591, 611, 702, 703]。正如新生儿损伤一节所讨论的，依据损伤的严重程度和发

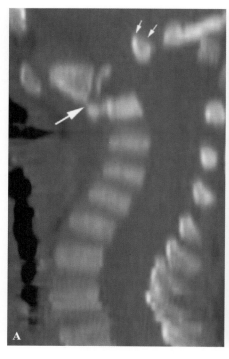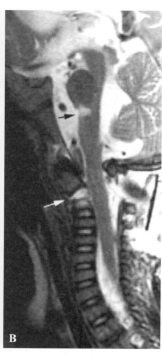

▲图 4-83　上颈椎损伤
A.C₂ 骨折矢状位重建图像，显示 C₂ 齿状突与椎体之间的软骨结合处的骨折线（大白箭），同时可见 C₁ 后弓前移（小白箭），导致上颈部和颅颈交界处处椎管明显狭窄。B. 骨折部分复位后的矢状位 T₂WI 显示骨折处呈高信号（白箭），同时显示脑桥延髓连接处的实质损伤（黑箭）

展过程，MRI 可显示水肿、出血或萎缩[606]。较长节段的水肿、广泛的髓内出血和脊髓持续压迫都预示神经系统功能预后不良[610, 613, 682, 700]。MRI 结果与慢性神经系统后遗症高度相关，对于受认知能力限制不能参与国际脊髓损伤检查神经学分类检查的儿童，MRI 是确定其神经系统水平的一种有效辅助手段[704]。急性期的 DWI 和（或）DTI 可能有助于创伤性脊髓损伤的评估（图 4-84C 和 D）[705-707]。

创伤性旋转性半脱位常合并横韧带断裂，这种半脱位可能是稳定的。分别将头部固定于中立位、向左旋转 45°、向右旋转 45° 从颅底到 C₂ 水平进行 CT 扫描，可以对稳定性旋转性半脱位做出诊断（见后面关于斜颈 / C₁～C₂ 旋转损伤的章节）。较小儿童的寰椎和枢椎骨折并不常见。

累及胸椎或腰椎的骨折在儿童中不常见，此部位骨折多发生在 T₁₁～L₂ 水平，该部位连接了坚硬的胸椎及活动度较大的腰椎。据报道，临床体格检查对于胸腰椎骨折具有一定的敏感性和特异性，但可能会造成骨折漏诊[708]。累及韧带、软骨或生长板的软组织损伤更常见。MRI 矢状位压脂 T₂WI 或 STIR 序列可以明确软组织损伤，在 MRI 的 T₂WI 序列上，软组织损伤表现为高信号[709]。当然，脊髓损伤在 MRI 上的显示效果最佳（图 4-85 和图 4-86）。继发于过屈牵拉的安全带损伤（幸运的是，目前所有乘客都使用肩带和腰带同时固定的安全系统，这种损伤并不常见）一般发生在 L₂～L₄ 水平（图 4-85），比年龄较大的患儿损伤部位低[710]。12 岁以下儿童严重脊柱损伤的风险增加，可通过使用与年龄和身高匹配的约束系统来降低风险，包括安全座椅或类似的座位装置，以改善大龄儿童的安全带适合度[711]。据报道，30%～50% 的患者可合并内脏损伤[710, 712]。这些损伤主要沿水平方向走行，很难独立通过轴位 CT 图像进行诊断[713, 714]，常规进行矢状位和冠状位图像重建可提高检出率，而 3D 重建则有助于手术方案的制订。爆裂性骨折在儿童中并不常见，而胸段神经损伤发生率高于腰段[715]。过屈 – 过伸位平片和 MRI 检查联合应用仍是诊断脊柱外伤的一种有效方法。

(2) 青少年损伤：9—16 岁的青少年脊柱损伤的发生率是幼儿的 10 倍，而 16—24 岁年龄组的发病率更高。事实上，16—24 岁发生脊柱创伤的概率是所有年龄段中最高的[716]。随着儿童年龄的增长，他们更易发生骨创伤，而不是单纯的软组织损伤。这些损伤往往均匀地分布于颈椎各段。多节段损伤

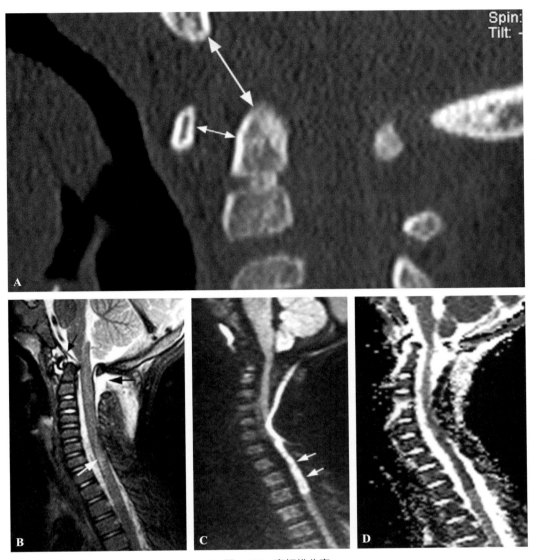

▲ 图 4-84　寰枢椎分离

A. 正中矢状位 CT 重建图像，显示寰齿间隙异常增宽（细线双箭），齿状突与斜坡间距增大（粗线双箭）；B. 矢状位 STIR 图像，显示寰齿间隙内异常长 T$_2$ 信号，合并顶盖的脑膜牵拉（小黑箭），使齿状突的尖端与颈延髓交界处的腹侧面相贴，C$_1$～C$_2$ 水平棘间韧带断裂（大黑箭），颈髓下段可见异常长 T$_2$ 信号（白箭）；C. 矢状位扩散加权成像，显示颈髓下段牵拉损伤处扩散降低（白箭），伴有更高信号的曲线样伪影；D. 矢状位 ADC 图，在相同部位呈低信号，证实了脊髓弥散异常减弱

多见于 8 岁以上儿童[717]。在青少年患者中，C$_5$～C$_7$ 水平损伤最常见[716, 717]。尽管青少年脊髓损伤也可能在平片上无异常发现，但多数可见骨质异常。此外，平片表现无异常的青少年脊髓损伤的严重程度往往低于平片有异常的患者[598]。据报道，非连续的中位脊髓损伤在青少年人群中的发生率（约 12%）高于成人（约 6%）[718, 719]。

评估青少年脊柱创伤的影像学检查方法基本上与成人相同，仅少数例外。临床医生应警惕发生不

累及骨质的软组织损伤的可能，因此，尤其是对于年龄较小的青少年患者，应拍摄过屈过伸位平片。如认为过屈过伸位摄片过于危险或操作困难，MRI 矢状位压脂 T$_2$WI 及 STIR 序列可用于检出软组织损伤，该检查显示软组织损伤呈高信号[641, 709]。同时，放射科医生应该知道青少年相邻椎体终板骨折常合并创伤性椎间盘突出，CT 和 MRI 比平片更容易显示这一征象[720]。这一征象对手术方案的制订很重要[721]。尽管平片和 CT 已能满足骨质损伤的评估，

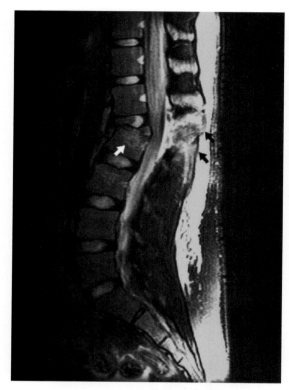

▲ 图 4-85　机动车事故引起的脊柱损伤

矢状位 $T_2WI$ 显示以 $L_2$ 为中心的过屈牵拉损伤，引起急性脊柱后凸、骨折（白箭）后移，导致椎管变窄。$L_1$ 和 $L_2$ 的棘突内及棘突间可见异常高信号（黑箭），提示该部位存在韧带和骨质损伤。注意广泛的皮下水肿。（此病例图片由 Dr. Adam Flanders 提供）

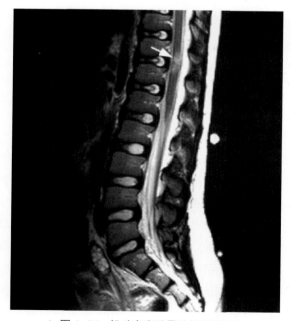

▲ 图 4-86　机动车事故导致的脊髓损伤

平片检查未见异常。矢状位 $T_2WI$ 显示脊髓下段局灶性高信号（箭），提示挫伤。不伴骨质或韧带损伤

但为了明确脊髓损伤的诊断及其范围并对预后进行评估，有必要进行 MRI 检查（图 4-86）[722, 723]。脊髓内发生出血（短 $T_2$ 时间）或长节段（超过一个椎体节段）水肿（长 $T_2$ 时间），则提示功能恢复预后不良 [610, 611, 613]。

另一个在儿童和青春期相对独特的综合征（迄今为止只有一例婴儿报道）是创伤后脊髓梗死 [724-726]，推测其发病机制是来自髓核的纤维软骨栓塞 [726]。通常情况下，患者在受伤后数小时至数天内开始出现神经系统症状，即使轻微创伤也可能造成明显梗死。患者随即出现一侧肢体或四肢轻瘫及分离性感觉缺失，其预后差异较大。X 线片、CT 及脊髓造影均表现正常 [724, 725]。MRI 可显示脊髓前动脉梗死，表现为脊髓前 $1/2 \sim 2/3$ 处明显长 $T_2$ 信号（图 4-87A 和 B）或脊髓腹侧灰质高信号，相邻节段的椎间盘出现不同程度脱水或 $T_2$ 信号下降。在急性及亚急性期可出现扩散减低（图 4-87C）。亚急性期成像可显示梗死区强化。

某些基因异常的患者易因韧带松弛、骨质缺损、椎管狭窄、脊柱后凸或枕骨大孔狭窄而导致脊髓损伤，包括唐氏综合征（见第 5 章）、黏多糖病（尤其是 Morquio 综合征，见第 3 章）、软骨发育不全（见第 8 章）、Klippel-Feil 综合征（见第 9 章）、22q11.2 缺失综合征和脊柱骨骺发育不良等。应纵向观察这些患者的神经系统功能障碍及颈部疼痛，即使是轻微的颈部创伤也应进行仔细检查 [604, 727, 728]。

（3）斜颈 /$C_1 \sim C_2$ 旋转畸形：斜颈是儿童时期的常见病。大多数病例的平片检查无异常，经保守治疗后可自愈。这种畸形很少会持续存在，按解剖学异常可分为两组。第一组包括胸锁乳突肌异常和局部颈部疼痛。颈部纤维瘤病，也称先天性胸锁乳突肌纤维化，是婴儿斜颈的常见原因，可能是出生时肌肉损伤及其继发的肌肉瘢痕形成和短缩造成的 [729, 730]。这种情况将在第 7 章进一步讨论。婴儿良性阵发性斜颈是一种病因不明（可能与偏头痛有关）的疾病，可能未被得到充分认识和诊断，表现为头部和颈部持续性的异常姿势的短暂性、重复性发作。这是一种自限性疾病，发作时常伴有自主功能特征，患儿出现哭闹、烦躁、共济失调、嗜睡等 [731]。在有该疾病的儿童中，常有偏头痛家族史，

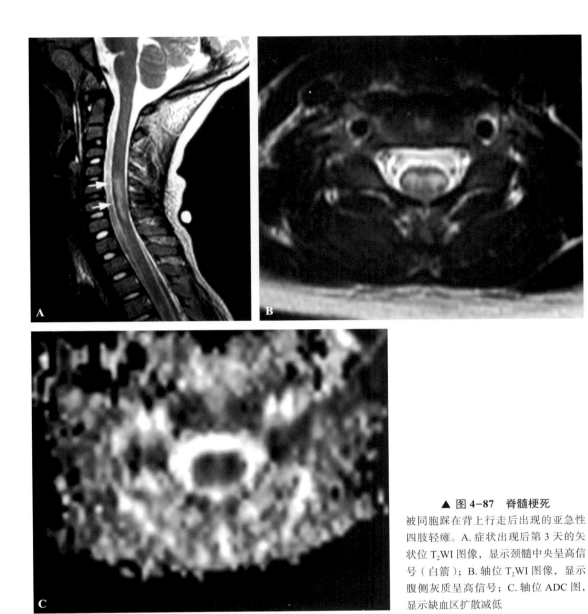

▲ **图 4-87　脊髓梗死**
被同胞踩在背上行走后出现的亚急性
四肢轻瘫。A. 症状出现后第 3 天的矢
状位 $T_2WI$ 图像，显示颈髓中央呈高信
号（白箭）；B. 轴位 $T_2WI$ 图像，显示
腹侧灰质呈高信号；C. 轴位 ADC 图，
显示缺血区扩散减低

可能与 CACNA1A 突变有关[732]，且患儿出现粗大及精细运动延迟的发病率较高[733]。引起斜颈的颈部局限性疼痛包括淋巴结炎和其他颈部炎症过程、小脑扁桃体异位（Chiari 畸形 I 型）及颈椎和颅后窝的肿瘤[674]。

儿童斜颈的另一个主要原因是寰枢关节旋转性半脱位，可进展为旋转性固定。头部的旋转很大程度上依赖于寰枢关节的运动。事实上，50% 的颈部旋转发生于这个水平[734, 735]。当 $C_1 \sim C_2$ 旋转性半脱位或旋转性固定时，正常的旋转运动受限，这可能是由滑膜炎或胸锁乳突肌痉挛导致的。大多数患儿

小于 13 岁[735]，通常发病突然，常有轻微创伤、中耳炎、上呼吸道感染或近期头颈部手术史[736]。

由于患者无法伸直颈部，平片拍摄困难且显示不清[674]。CT 可做出诊断[737, 738]。首先，患者头部中立位进行 CT 扫描，随后将头部朝一个方向做最大限度的旋转（最大旋转 45°），重复扫描，再将头部朝另一个方向做最大限度的旋转并再次扫描。如果存在旋转性半脱位或旋转固定，$C_1$ 相对 $C_2$ 没有明显移位。如果斜颈是由其他原因引起的，则 $C_1$ 相对 $C_2$ 可有旋转。镇静药对这类患儿可能有一定价值，因为肌肉痉挛会抑制明显的运动，而镇

静后肌肉可放松。如果发现旋转半脱位或旋转固定，需要对患者进行复位和固定治疗。如果畸形持续存在，或者存在神经功能缺陷，则可能需要手术治疗[739]。

Fielding 和 Hawkins 为了判断预后需要，将旋转固定分为四型[740]：Ⅰ型最常见，神经损伤的概率最低，旋转固定不伴 $C_1$ 移位；Ⅱ型，旋转固定伴 $C_1$ 前移 3～5mm；Ⅲ型，$C_1$ 前移超过 5mm；Ⅳ型，$C_1$ 后移，则肯定合并齿状突缺如。

(4) 儿童背痛：虽然背痛在成年人中是一个常见的问题，但在儿童中并不常见，而且可能是严重潜在疾病的征象。背痛可由感染性（见第 11 章）、先天性（见第 9 章）、肿瘤性（见第 10 章）和创伤性疾病所致。上述大部分病因已在其他章节讨论过。

本章之前已对儿童背痛的急性创伤性病因进行了讨论。非急性病因包括峡部裂和椎体滑脱、椎间盘突出、椎间盘退变和 Scheuermann 病（脊椎骨骺骨软骨病）。儿童峡部裂和椎体滑脱的表现与成人相同，这里不再进行讨论。需要注意的是，越来越多的儿童患者选择 MRI 检查来取代有辐射损伤的 CT[741, 742]。Scheuermann 病尚未研究透彻，且在儿科放射学和骨放射学文献中均有介绍，这里也不再进行讨论。

儿童椎间盘突出症除以下四点外与成人大致相同：①儿童突出的椎间盘体积大于成人[743-745]；②儿童腰椎间盘突出症更常见于结构畸形，如 $L_5$ 横突延长或移行椎体[746]；③青少年创伤性椎间盘突出常合并邻近椎体终板的骨折，且 CT 和 MRI 比平片更容易显示这种骨折[720]，这对手术方案的制订至关重要[721]；④儿童椎间盘突出可发生钙化[747-749]，可能由合并椎间盘炎症所致[748]，其真实的发病率可能被低估[750]。椎间盘发生钙化不会影响治疗方案的制订，通常都是采用保守治疗的方法。在儿童中发现椎间盘突出时，记住以下两点非常重要：第一，大多数儿童椎间盘突出是无症状的[750, 751]；第二，绝大多数患者无须手术治疗即可完全康复。

椎间盘退行性变在腰痛的儿童中相当常见，在有症状的患者中发病率为 30%～50%，而无症状患者的发病率为 20%[751, 752]。MRI 显示椎间盘高度降低和 $T_2$ 信号减低。据报道，相邻终板的改变与腰痛有很高的相关性[752]。虽然椎间盘退变在青少年腰痛中的发生率较高，但要注意的是，在无症状的青少年中也有 20% 的发生率。椎间盘退变的发现对治疗没有影响。

**2. 头部外伤**

总的来说，多排 CT 扫描速度快且易行，对脑实质内外血肿、占位效应和骨折都很敏感，因此对于年长儿童的头部外伤，CT 是首选的检查方法。此外，脊柱、胸部和腹部的外伤可用头部 CT 扫描的体位完成检查。截止到本文撰写时，头部外伤（儿童）ACR 适宜性标准在 CT 的应用率高于 MRI[753]。对于大多数受到创伤的儿童，扫描范围应包括颅顶至 $C_3$ 椎体，扫描层厚用 2.5～3.0mm，扫描包括上段颈椎的原因是年幼儿童上段颈椎损伤合并头颅损伤的发生率很高[594, 664, 697, 698]。考虑到对儿童辐射暴露的伦理问题，研究小组试图建立一个决策模型，以此识别出发生临床严重脑损伤风险较低的儿童，从而避免对不符合标准的儿童进行常规 CT 扫描[631, 754, 755]。虽然美国（PECARN）的试验已得到验证，但加拿大（CATCH）和英国（CHALICE）的试验在撰写本文时尚未得到验证。一项直接对照研究表明，PECARN 临床决策模型对评价儿童临床严重的创伤性脑损伤的敏感性为 100%，CHALICE 的特异性更高，而敏感性只有 84%，而 CATCH 灵敏度为 91%，特异性不高[756]。需要注意的是，PECARN 预测模型依赖于准确的病史，因此不适用于可疑的虐待性头部创伤[757]。也有许多关于儿童脑损伤的生物标志物的研究正在进行，如 GRAP 或 S100β，然而尚未发现一个或一组敏感性和特异性均较高的标志物[758-762]。

为了减少辐射暴露，一些中心提倡采用快速的 MRI 筛查序列，如多平面 FSE 和 $T_2^*$ 序列，作为儿童急性创伤的一线影像检查方法。然而，这些技术的敏感性和特异性差异较大，颅骨骨折检出率也很低[576, 663, 763, 764]。在实施这种检查之前，需要对患者身上的金属异物和其他 MRI 禁忌证进行筛查，以避免延误图像扫描、诊断和治疗。

与新生儿一样，CT 表现不能完全解释神经系统功能缺陷严重程度的所有儿童创伤患者，均应行

MRI 检查（包括颅脑和脊柱相关区域）[606, 703, 709]。实际上，MRI 对于评价脑损伤范围更敏感[765]。对于少量脑外积液和白质剪切伤，已经证实 MRI 比 CT 更敏感[576, 585, 641]。MRI 显示脑干损伤更有优势，对其预后评价具有重要的意义[586, 587, 766]。此外，MRI 显示急性出血和陈旧出血的含铁血黄素非常敏感[585, 654, 667]，尤其是使用 SWI 序列时[585]。MRI 可同时发现陈旧和新鲜的中枢神经系统损伤，为诊断虐待性头颅创伤提供重要依据。为了提高 MRI 对出血的敏感性，对所有创伤或疑似创伤的病例均应采集 $T_2$ 梯度回波序列，最好同时采集 SWI 序列[585, 666, 667, 767]。对于出血的检出，SWI 序列已被证实优于 $T_2$ 梯度回波成像，即使轻度创伤性脑损伤也是如此[768]。DTI 显示急性期和亚急性期水分子扩散降低，慢性期水分子扩散增加伴随白质通路 FA 降低。因此，外伤病例行 MRI 检查时，都应考虑采集 DTI 序列[769-772]。当采用多个（超过 25 个）扩散编码方向扫描时，DTI 发现的损伤远多于 FLAIR 或 SWI 序列[769]，并可提示重要的预后信息[773-775]。DTI 对预测认知结局也有一定价值[776, 777]。其他先进的成像技术，包括高角度分辨率 DWI、动脉自旋标记灌注和静息态功能性磁共振（用于评估急性和慢性外伤性脑损伤）分别提示结构完整性、灌注和脑功能连接的改变，但目前仍处于实验性阶段[778-783]。H-MRS 有助于确定亚急性和慢性期脑实质损伤的严重程度[771, 784]。儿童和成人外伤性脑损伤的脑磁图（MEG）研究显示，异常的慢波（θ 和 δ）活动与神经功能有关[785-787]。

(1) 实质外血肿：硬膜外血肿在婴儿中并不常见，其发病率随年龄逐渐上升，直到成人达到高峰[604]。儿童与成人硬膜外血肿的主要区别在于发病机制和临床表现，儿童硬膜外血肿的预后也比成人好[788, 789]，且幼儿患者的预后比青少年好[790]。幼儿硬膜外血肿的常见病因是硬脑膜静脉撕裂，而不是脑膜中动脉撕裂（非常罕见，可能由静脉血栓所致[143]）。而在年长儿童和青少年患者中，因动脉撕裂所致更为常见[604]。有两个因素可导致临床表现出现差异：①儿童颅骨比成人更柔韧，可随创伤后血肿的积聚而扩大[791]；②硬膜内损伤并不常见[790]。因此，临床表现进展并不迅速。此外，成人头部外

伤可造成特征性的意识丧失，而儿童头部外伤后仅出现晕倒。因为儿童重度头部外伤初期的临床表现轻微或很短暂，所以儿童创伤患者更应尽早进行影像学检查。尽管过去硬膜外血肿的发病率和死亡率都很高，但通过快速的放射学诊断和手术减压，其预后通常较好[788]。在一个大样本的儿童队列研究中，初次 CT 扫描时出现小于 15ml 的硬膜外血肿，不伴占位效应，也没有神经功能缺损的患者，未接受紧急手术减压治疗，在观察期间出现病情进展的风险较低[792]。

儿童硬膜外血肿的 CT 和 MRI 表现和成人相同。CT 通常表现为脑实质外凸透镜样高密度液体积聚，除非罕见情况下发生由于骨折或外伤导致的颅缝分离，血肿一般不跨越颅缝（图 4-88 和图 4-89）[793]。在血肿外围常可见颅骨骨折及软组织肿胀。血肿下方邻近脑实质或对侧脑实质（对冲伤）可能出现挫伤。如果骨折延伸到乳突气房或鼻旁窦，可见颅内积气（图 4-89）。如果骨折发生在额骨并延伸至眼眶顶部，可导致眶壁骨膜下血肿，有时可导致急性眼球突出。如果血肿得不到及时减压，则可能导致视力丧失。在 MRI 上，超急性期血肿在 $T_1WI$ 像呈低信号，在 $T_2WI$ 呈高信号。急性期血肿一般在 $T_1WI$ 像呈高信号，$T_2WI$ 呈低信号。与硬膜下血肿相同，由于血细胞的沉积，可能会出现液体分层现象，其上层液体在 $T_1WI$ 和 $T_2WI$ 均呈高信号，而下层液体在 $T_1WI$ 像呈等信号，在 $T_2WI$ 呈低信号[658]。无论是意外性或虐待性头部外伤，儿童发生伴或不伴顶盖脑膜损伤的斜坡后血肿（通常是硬膜外血肿）均比成人更常见[794, 795]。

硬膜下血肿在婴儿和老年人中最为常见，而在较大儿童及青少年中较为少见。硬膜下血肿是由硬膜下腔脑皮质桥静脉走行至硬膜窦的过程中撕裂所致。还未髓鞘化的大脑质地柔软，创伤时大脑的扭曲度增大，导致了这些桥静脉的应力增加[604]。与成人创伤性硬膜下血肿常为单侧不同，婴儿创伤性硬膜下血肿 80%～85% 累及双侧，且通常好发于额顶叶大脑凸面。患者常有创伤病史。病史报告近期没有物理性损伤或轻微创伤与伤势严重程度不符，则提示可能儿童受到虐待的可能[604, 791, 797-800]。其他容易引起血肿的因素包括血液病和早产[801]。据报

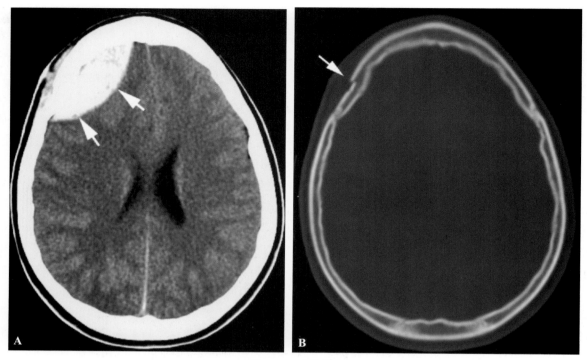

▲ 图 4-88　硬膜外血肿

A. 3 岁儿童的轴位 CT 图像，显示右前颅窝脑实质外凸透镜状高密度积血（箭）。注意，积血没有跨越额缝或冠状缝。B. 骨窗图像，显示额骨骨折（箭）

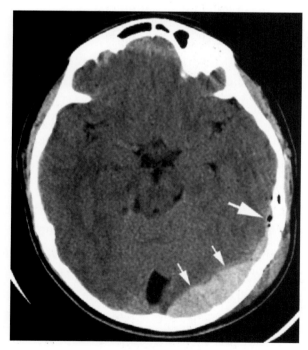

▲ 图 4-89　继发于乳突骨折的硬膜外血肿伴颅内积气

轴位 CT 图像显示凸透镜状的硬膜外高密度积血（小箭），覆盖在左颞叶后部及枕叶上。实质外气体（大白箭）的存在提示颅骨骨折

道，患有良性蛛网膜下腔增大的婴儿患硬膜下血肿的风险增加。然而，上述观点仍然存在争议。如果没有合理的临床病史，应评估其是否存在虐待性外伤[802-805]。最近的一组研究发现，与对照组比较，良性蛛网膜下腔增大的 2 岁以下儿童在约 1.82m 以下高度发生意外坠落后，更易发生蛛网膜下腔 / 软脑膜下或多个脑室内出血，而不是孤立的硬膜下出血[806]。

据报道，患有硬膜下血肿的婴儿可出现抽搐、呕吐、易激、嗜睡或进行性头颅增大[799, 807, 808]。年长儿童典型表现为颅内压升高征象，如意识障碍、脉率下降合并收缩压升高、呼吸频率不规则、双侧瞳孔不对称和偏侧轻瘫等症状[807, 809, 810]。如患儿意识水平正常，不伴有运动无力或瞳孔不对称，出血可能位于蛛网膜下腔，病灶可在几天内自行消退[811]。

儿童硬膜下血肿的影像学表现与成人相同。在急性期，CT 典型表现为额顶叶大脑凸面脑实质外新月形高密度液体积聚，通常跨越颅缝（图 4-90）。出血后 1～3 周，出血灶通常变为与脑组织等密度。

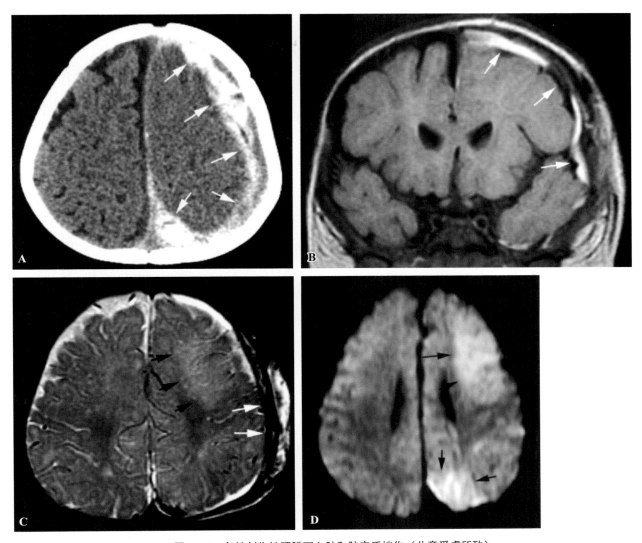

▲ 图 4-90　急性创伤性硬膜下血肿和脑实质挫伤（儿童受虐所致）

A. 轴位 CT 平扫，显示脑实质外大量高密度液体积聚（白箭）。该急性硬膜下血肿跨越颅缝，位于左侧大脑半球的外侧和内侧。B. 冠状位 FLAIR 图像，显示硬膜下血肿（新月形高信号液体积聚，箭），但左额叶脑实质未见损伤。C. 轴位 T₂WI，显示硬膜下血肿为低信号（白箭）。左额叶皮质和白质出现高信号提示脑实质损伤（黑箭）。D. DWI（b=1000 s/mm²），显示左额叶外侧和左顶叶后内侧高信号（黑箭），提示扩散率降低

此时，脑室受压和灰白质交界区内移合并白质受压提示脑外积液的存在（图 4-91A）。如果静脉注射对比剂，硬膜下血肿的内外膜将强化（图 4-91B）[641]。该时期识别脑室的移位、皮髓交界处内移及皮质区脑沟的移位至关重要 [634, 812]。如果患儿于硬膜下血肿同侧仍可见蛛网膜下腔则提示预后较好 [813]。在 2～3 周后，血肿密度通常低于正常脑实质并接近脑脊液密度。该时期通常被称为慢性硬膜下血肿。由于硬膜下积液周围纤维血管肉芽组织增生，亚急性或慢性硬膜下血肿的外膜和内膜在静脉注射对比剂

后强化相当明显 [634]。在 MRI 上，尽管系统性回顾显示儿童和成人硬膜下血肿的 MRI 信号演变的时间间隔窗很宽且可发生重叠，但通常认为脑外积液的信号演变与前一节中讨论的硬膜外血肿相同（图 4-88 和图 4-90）[814]。在 CT 上，硬膜下积液密度的演变同样存在间隔宽且可重叠的现象，但儿童和成人之间存在显著差异，儿童不同密度（高密度、等密度和低密度）阶段持续时间较短。然而，在儿童受伤当时（时间 0），所有密度均可观察到。由于血细胞在硬膜下积液内沉积，其内常见液 - 液分层

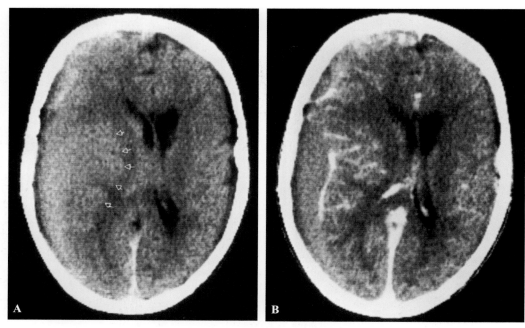

▲ 图 4-91　等密度硬膜下血肿

A. 轴位 CT 平扫图像，显示右侧侧脑室、右侧大脑半球白质受压并灰 – 白质交界处向中线移位（箭）。B. 注射碘对比剂后，硬膜下血肿的内膜部分强化。此外，硬膜下积液还导致许多硬脑膜膜静脉向中线移位

（图 4-75A）。MRI 还可用于鉴别创伤性硬膜下血肿伴发的潜在脑实质损伤（如轴索剪切伤、挫伤和梗死，见下文）（图 4-90 和图 4-92）[576, 582-586, 665]。

　　脑实质内血肿的吸收可受到血脑屏障限制，而慢性硬膜下血肿则不同，其内含铁血黄素和铁蛋白不会沉积在血肿壁上[641, 654]。因此，硬膜下血肿内未见含铁血黄素并不意味着其处于急性期或之前没有发生过硬膜下血肿。

　　(2) 蛛网膜下腔出血：儿童和成人的蛛网膜下腔出血常伴有脑实质损伤。尽管如上文所述，MRI 在急性创伤中的应用有所增加，但在儿童急性创伤中，CT 仍是发现高密度蛛网膜下腔出血的首选影像学检查。在损伤后的急性期，当 CT 难以识别无出血的脑实质损伤时，蛛网膜下腔出血提示有可能存在更严重的脑损伤。蛛网膜下腔出血已被证明与损伤的严重程度相关[812, 815, 816]。MRI 常规 $T_1WI$ 和 $T_2WI$ 序列对急性蛛网膜下腔出血的诊断不敏感，可能是因为该出血灶内血红蛋白的浓度比凝血块低，且脑脊液中的氧分压较高，从而抑制了血红蛋白转化为脱氧血红蛋白和高铁血红蛋白[654, 817, 818]。FLAIR 和 SWI 序列对急性和亚急性出血均较敏感[585, 819, 820]，

因此进行 MRI 检查时应利用该序列观察蛛网膜下腔出血。如果没办法采集 SWI 序列，或者需要更快速的序列，应行 $T_2$ 梯度回波成像。据报道，3D 双反转恢复序列对亚急性期蛛网膜下腔出血具有较高的敏感性[577]。在 FLAIR 图像上，蛛网膜下腔出血表现为蛛网膜下腔间隙内高信号，而脑脊液呈低信号。在 $T_2$ 梯度回波和 SWI 上，蛛网膜下腔出血与高信号的脑脊液相比呈低信号[819]。然而，需要注意的是，快速流动的脑脊液（如孟氏孔、Sylvius 导水管周围和桥前池）在 FLAIR 图像上呈高信号，切勿将其误诊为蛛网膜下腔出血。

　　急性蛛网膜下腔出血在 CT 上表现为蛛网膜下腔的密度增高影。创伤性蛛网膜下腔出血最常见于大脑后纵裂、邻近大脑镰处（图 4-92），或沿小脑幕分布。沿小脑幕分布的出血在冠状位上显示最佳。有时，这种密度增高影是 CT 可见的唯一的异常征象。当出血位于大脑镰时，大脑半球间裂隙内高密度影比大脑镰本身更厚且外形较不规则。出血沿着大脑半球内侧面向脑沟内延伸是另一个有意义的征象[821]（图 4-93 和图 4-94）。这种位于大脑半球间裂的增厚高密度影被称为"大脑镰征"。读者

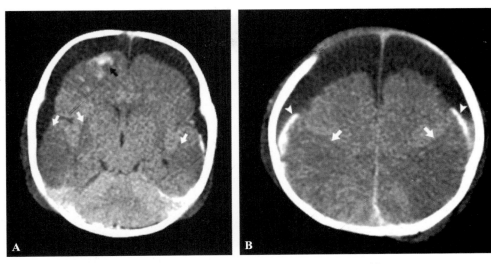

▲ 图 4-92　虐待性头部外伤继发的硬膜下出血和脑梗死

A 和 B. 轴位 CT 平扫，显示继发于出血性脑挫裂伤的右额叶高密度出血灶（黑箭），以及继发于栓塞的双侧豆状核及大脑中动脉后部灌注区的大脑半球呈低密度改变（白箭）。双侧大脑半球凸面可见混杂密度的硬膜下血肿（箭头）。同时还需注意沿左侧半球间裂后部及双侧小脑幕分布的线状高密度硬膜下出血

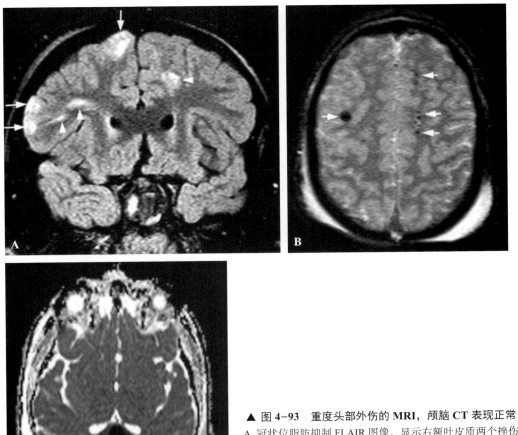

▲ 图 4-93　重度头部外伤的 MRI，颅脑 CT 表现正常

A. 冠状位脂肪抑制 FLAIR 图像，显示右额叶皮质两个挫伤灶（白箭），并双侧深部脑白质轴索剪切伤（白箭头）；B. 轴位 GRE T₂WI 图像，显示双额叶脑白质损伤呈灶状低信号（箭），病灶扩散减低，提示可能为出血灶；C. 轴位 Dav 图，显示胼胝体压部挫伤呈明显低信号（白箭），提示扩散率减低

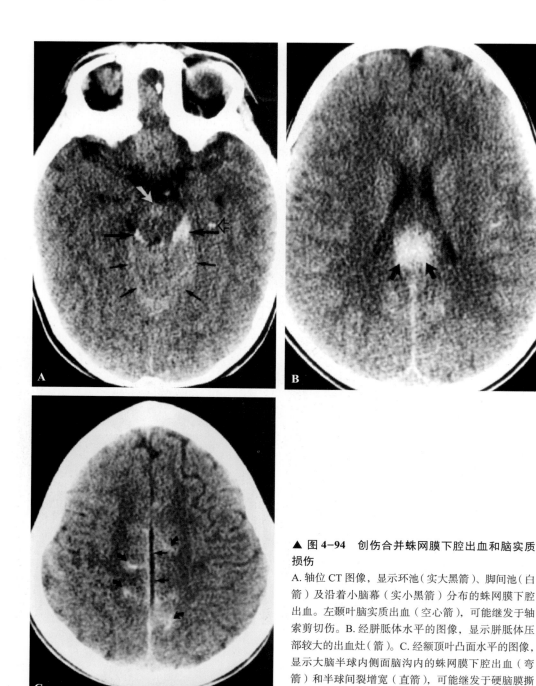

▲ 图 4-94　创伤合并蛛网膜下腔出血和脑实质损伤

A. 轴位 CT 图像，显示环池（实大黑箭）、脚间池（白箭）及沿着小脑幕（实小黑箭）分布的蛛网膜下腔出血。左颞叶脑实质出血（空心箭），可能继发于轴索剪切伤。B. 经胼胝体水平的图像，显示胼胝体压部较大的出血灶（箭）。C. 经额顶叶凸面水平的图像，显示大脑半球内侧面脑沟内的蛛网膜下腔出血（弯箭）和半球间裂增宽（直箭），可能继发于硬脑膜撕裂或邻近的硬膜下血肿

应注意的是，即使儿童的大脑镰本身在 CT 上也可表现为高密度影，但大脑镰本身应该是薄且规则的，其高密度影不会延伸至脑沟内。

（3）脑实质损伤：无论是物理创伤或窒息后的急性期，发生弥漫性脑肿胀的概率在儿童要高于成人[822]。这种弥漫性脑肿胀可能是水肿和脑血管自动调节阻力减低引起脑血管扩张和脑血容量增加所

致[604, 823]，特别是 4 岁以下的儿童[824]。如果在创伤后最初的 6～12h 内行影像学检查，通常无法显示水肿。大约到 24h 后，脑 CT 和 MRI 均可显示灰白质交界面模糊及侧脑室受压呈裂隙样改变[193]，此时可通过弥散加权成像观察局灶性脑损伤（图 4-93和图 4-95）[825, 826]。此外，脑沟和中脑周围脑池也受压。颞叶经小脑幕疝出，将位于其周围脑池内的

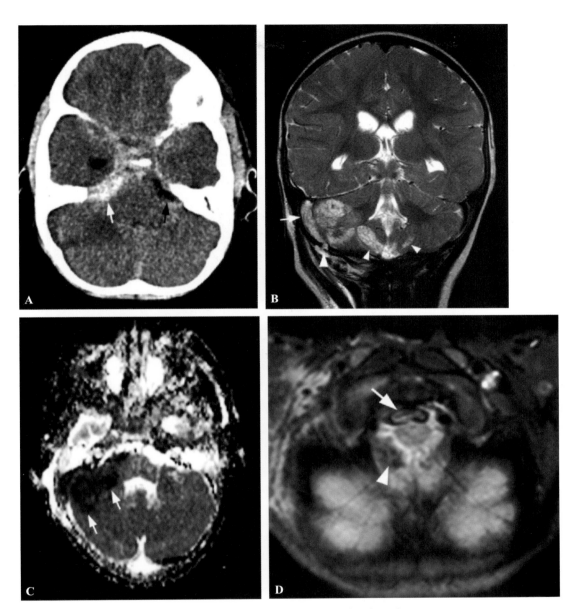

▲ 图 4-95 婴儿创伤，被电视砸中头部所致

A. 轴位 CT 图像，显示右侧桥小脑角池的高密度出血（白箭）及左侧桥小脑角池的低密度气体（黑箭）。颅内积气提示颅底骨折。因脑室内出血引起阻塞性脑积水而导致右侧侧脑室颞角扩张。B. 冠状位 TSE $T_2WI$ 图像，显示右小脑半球外围和深部挫伤，以及双侧小脑扁桃体挫伤（小白箭头）。右侧小脑半球外侧见硬膜外血肿（白箭）。枕骨可见明显的大骨折线（大白箭头）。C. 轴位 Dav 图，显示小脑挫伤的扩散降低（低信号，白箭）。D. 轴位 GRE $T_2^*WI$，显示颈延髓交界处前方血肿（白箭）及右扁桃体挫伤的出血灶（白箭头）

大脑后动脉挤压至小脑幕游离缘，可导致大脑后动脉灌注区梗死。发生小脑幕下疝时牵拉丘脑穿支动脉，可导致丘脑梗死[827]。大脑镰下疝可导致大脑前动脉灌注区梗死[641]。

头部外伤引起的脑实质损伤包括脑挫伤和白质剪切损伤[639, 828]。脑挫伤最常见于减速导致的大脑颞前部及额眶部受力接触颅骨粗糙的边缘引起的撞击伤（图 4-96）[630, 829]，也可能是颅骨受到直接撞击造成的（图 4-93 和图 4-95），在儿童中的发生率低于成人[830, 831]。剪切伤由颅骨受到旋转外力所致。当颅骨快速旋转时，大脑的运动滞后，导致轴向牵拉并使神经纤维束断裂。由于未完全髓鞘化的大脑不及成熟脑组织坚韧（因此更容易扭曲变形），且未成熟脑的蛛网膜下腔更宽，因此剪切伤在婴幼儿

的旋转损伤中更为常见。有报道称，与正面撞击相比，由于侧面撞击具有较大的旋转加速，弥漫性轴索损伤的发生率增加了 11 倍[832]。

剪切伤最常见于灰白质交界处、半卵圆中心深部白质、胼胝体、内囊、基底节和脑干（图 4-93

和图 4-96）[630, 639, 665, 828, 833]。CT 显示的 IVH 是提示发生严重弥漫性轴索损伤的重要征象[834]。如不进行 MRI 检查，许多脑干损伤将被漏诊[586, 766]。如格拉斯哥昏迷量表所示，脑干损伤的出现与预后密切相关。因此，所有严重头部损伤或昏迷的儿童都应

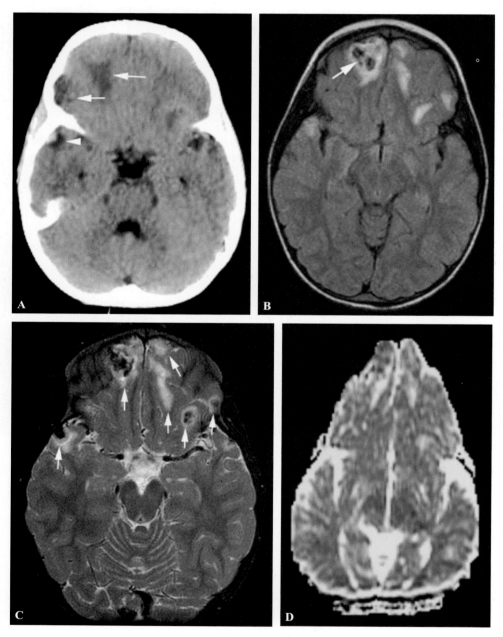

▲ 图 4-96 创伤

图示 SWI 和 DWI 对出血性损伤的检查价值。A 至 D. 3 岁男孩，在汽车事故中未被正确固定。E 至 G. 相似外伤史的青少年。A. 轴位 CT，显示右侧额叶眶面低密度区（白箭）。右颞叶前部可见出血（箭头）。B. 轴位 FLAIR 图像，显示右侧眼眶上方大面积脑损伤，内见更多的挫伤灶及出血灶（低信号，白箭）。C. 轴位 T₂WI，显示双侧额叶更多高信号和低信号的出血灶（白箭）。D. 轴位 ADC 图，显示高扩散率（高信号），提示损伤处于亚急性或慢性期

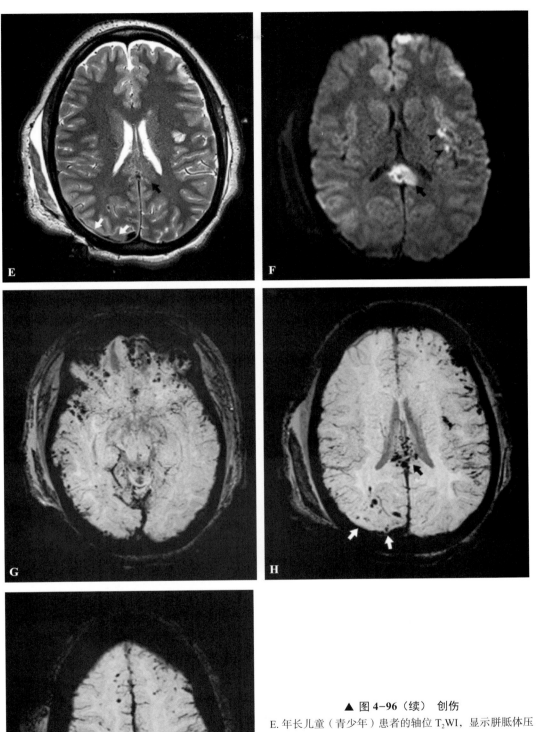

▲ 图 4-96（续）　创伤

E. 年长儿童（青少年）患者的轴位 T₂WI，显示胼胝体压部大面积挫伤（黑箭）。右侧大脑后部外侧见薄层硬膜下血肿（白箭）。左额叶白质内见小面积脑损伤。注意右顶部头皮血肿。F. 轴位扩散（Dav）图像，显示胼胝体压部挫伤更为明显（黑箭），另一剪切伤位于左侧外侧裂周围脑区（箭头）。G 至 I. 轴位 SWI 图像，显示双侧额叶、右侧颞叶、枕叶、小脑蚓部及双侧顶叶更多低信号出血灶。胼胝体压部出血性挫伤显示更清晰（黑箭）。硬膜下出血（白箭）与相邻低信号的颅骨鉴别困难

考虑行 MRI 检查[587, 766]。DWI 可应用于急性至亚急性期，主要用于主观评价，而扩散指标的定量评估在临床并未得到广泛应用。而 T2 和 FLAIR 图像中正常白质区的平均 ADC 值可用于预测儿童创伤性脑损伤的远期预后[835]。但这些研究结果的解读应非常谨慎，因为影像表现随时间而发生变化：轻度创伤性脑损伤 3 天内在 DTI 上所见的 FA 增加可在损伤后 1 个月恢复正常[836]，同时出现轻微的皮质体积减小及脑室容积增加，但在 SWI 上未见微出血灶出现[836]。正如后面所讨论的，DTI 可能是评估慢性期剪切伤的最佳方法，因为随着微结构的变化，平均扩散率和 FA 值[769, 771, 825, 837, 838] 均有所改变。事实上，由 DTI 所量化的脑白质结构受损的数量与简单认知任务的平均反应时间和 MEG 上出现的异常慢波显著相关，但未发现与外伤性微出血相关[769, 839]。

CT 对脑内大范围急性出血非常敏感，因此对诊断急性期出血性脑挫伤和脑挫伤早期出血的变化很敏感，并且 CT 对伴发脑外血肿（图 4-88 和图 4-90）或可能存在的空气（颅内积气）（图 4-89）也非常敏感。此外，在 CT 扫描期间容易对患者进行监护。因此，如前所述，CT 是评估病情危急和状况不稳定的头部损伤患者的首选影像学检查方法。然而，对于脑挫伤（出血性或非出血性）（图 4-93、图 4-95 和图 4-96）和轴索剪切伤，CT 的敏感性不如 MRI（特别是亚急性期和慢性期）[576, 585]。因此，MRI 是评价实质损伤的首选影像学检查。在急性期，扩散成像对脑挫伤和剪切伤的检测最为敏感（图 4-93 和图 4-95）[825, 826]。超急性期出血（在损伤后的最初几个小时内，血液基本保持氧合血红蛋白结构）在 DWI 图像呈高信号，在 Dav 图像上呈低信号，而急性期出血（以脱氧血红蛋白为主）则在两个序列上均呈低信号[657]。在亚急性期和慢性期，T2WI、FLAIR 和 SWI 序列对原有挫伤和剪切伤部位出现的非出血性和出血性损伤都很敏感[576, 585]。SWI[585, 667, 767, 840] 是检测出血产物最敏感的序列（图 4-96 和图 4-97），因此是创伤患者 MRI 检查的重要辅助序列。SWI 上病变越少提示神经系统预后越好[666, 771]。1.5T MRI 的 FSE/TSE 和 FLAIR 序列对显示脑实质内出血的敏感性相对较低

（图 4-89），不宜用于排除外伤性脑实质出血。3.0T MRI 的评估能力远远高于 1.5T，因此，应尽可能使用 3.0T 设备。FLAIR 有助于评估年长儿童脑白质损伤的范围，但对于新生儿及婴幼儿各种脑实质损伤均不敏感（图 4-83 和图 4-90）。如行 3.0T MRI 扫描，急性和亚急性出血在 RARE 和 FLAIR 序列均呈低信号[841]，加扫 SWI 序列可提高微出血的敏感性（图 4-96G 至 I）[840]。在亚急性期出血性损伤，高铁血红蛋白和水肿同时存在，往往往在 T1WI 和 T2WI 上均呈高信号。慢性期损伤在 FLAIR 图像上呈高信号，在自旋回波 T2WI 上可呈高信号（胶质增生，较正常脑组织含水量多）或低信号（前期出血灶的血液分解后残余产物）（图 4-96B 和 C），或者两者同时出现。亚急性和慢性期出血性损伤在长回波时间的梯度回波序列（图 4-90）和 SWI 序列（图 4-96 和图 4-97）上均呈低信号[667]，而血液代谢产物在 SWI 上可呈混杂信号和（或）高信号，尤其是在 T1WI 上见到大量高信号时[842]。当病灶出现于特征性部位（如额叶眶额面和颞叶前部）时，应高度怀疑有外伤史。此外，大脑损伤的位置和数量对于判断正常脑功能恢复的程度具有预测价值。如下文所述，预后最好的预测方法可能是使用先进的影像学检查技术。

出现大脑严重肿胀、中线移位和"反转征"（脑白质密度高于脑灰质）（图 4-54）[510, 511] 时，均提示预后不良[822, 843, 844]。在急性期，CT 很难发现轴索剪切伤，也就不能区分是血容量增加还是轴索剪切伤所致的弥漫性脑肿胀[604, 845]。而灌注成像、磁共振质子波谱和 DTI 则有助于鉴别诊断（见本节最后一段）。如不能进行上述检查，则需要影像学随访观察。如果大脑受到严重损伤，可能会出现脑萎缩，即使在 CT 上也能显示。而如果未发生神经元损伤，肿胀的脑组织可能会恢复正常形态，但通过定量测量可能会出现少量的体积减小[836]。轻度颅脑损伤儿童 3 个月后常规 MRI 复查可显示正常。中、重度闭合性颅脑损伤患儿总体预后较差，随访发现双侧额叶病变的儿童比弥漫性脑损伤的患儿更常出现神经系统和精神障碍[846]。单侧额叶病变（与哪一侧无关）的患儿可出现行为功能受损，且适应不良行为发生率较高，但对认知功能没有影响[847]。在损

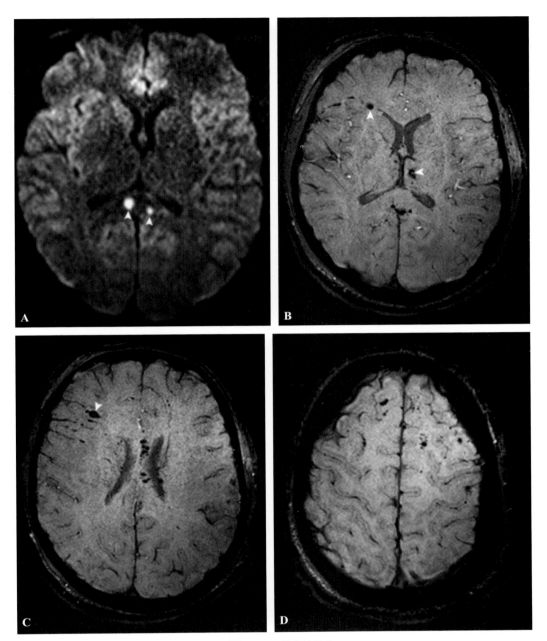

▲ 图 4-97　虐待性外伤

图示 SWI 和扩散成像的应用价值。A. 轴位 Dav 图，显示胼胝体压部两处挫伤灶（箭头）；B 至 D. 轴位 SWI 图像，显示其他序列未发现的多发灶状脑出血，包括右额叶白质、左侧丘脑（箭头）及胼胝体体部和左额叶后部

伤后 3 个月的慢性期进行影像学检查，发现脑干损伤（因胶质增生出现长 $T_2$ 信号或含铁血黄素沉积所致的短 $T_2$ 信号）提示预后不良[848]。小脑损伤与整体认知能力低下、计算障碍和视觉识别记忆评分较低有关，在以幕上为主的脑损伤中常被低估[849]。

如前文所述，最近的研究表明，MR 扩散张量成像、MR 波谱和敏感性加权成像在损伤急性期鉴别脑组织肿胀和轴索剪切伤具有重要作用[850, 851]。事实上，在慢性期，DTI 和 MRS 与临床预后的相关性高于任何解剖成像序列，尽管研究结果不完全一致[769, 837, 851, 852]。扩散加权成像（图 4-90 和图 4-95）可在受伤后 1h 内显示大脑损伤区的水分子运动（平均扩散率或 Dav）减少（在扩散图像上呈高信号，在 Dav 图像上呈低信号），而间质水肿和血容量增加显示为水分子扩散增加（在扩散图像上呈低信号，在 Dav 图像上呈高信号）。DWI 可在损伤后 2 周内持续显示异常（表现为 Dav 降低）[772]。此外，研究表明，DTI 可见损伤部位各向异性减低，可能是更早期、更敏感地检出轴索损伤的方法 [769, 825, 837, 851-853]。在损伤慢性期，特定白质纤维束各向异性降低与格拉斯哥昏迷量表评分 [837, 851, 852] 及学习认知能力评分 [769, 838] 相关。MRS 有助于区分脑血容量增加引起的脑肿胀和轴索剪切伤引起的脑肿胀。MRS 在脑实质未受损伤时几乎完全正常，一旦发生了严重的神经元损伤，则在损伤后 2～4 天内出现 NAA 峰降低，胆碱、乳酸和谷氨酸盐峰增加 [854-857]。事实上，动物研究已表明，损伤后 1h 即可出现 NAA 降低 [858, 859]。NAA/Cho 水平似乎与认知结局密切相关，特别是取样放置在额叶时 [860]。此外，NAA/Cho 比值减低、Cho/Cr 比值升高及乳酸的出现均提示预后不良 [771, 855, 861, 862]。事实上，即使在轻度脑损伤和常规 MR 扫描正常的患者中，$^1$H-MRS 也可出现 NAA 峰下面积减少（表明体素内的细胞代谢受损）[784]。SWI 是一种高空间分辨率、三维梯度回波技术，放大了相位的变化 [863]（图 4-96 和图 4-97），对血液代谢产物更加敏感。在一个病例研究中，SWI 发现的出血病灶数量是常规梯度回波的 10 倍 [667, 767]。同时在一个小组研究中显示 SWI 发现的病变数目及位置与临床预后密切相关 [585, 767, 771, 864]。SWI 序列对于剪切伤的初始评估是一个极具价值的序列，使用超高场强（3T 和 7T）高分辨率 SWI 进行随访检查发现的病变数量较常规序列增加 40% 以上 [865]。截至本文撰写时，尚未见运用动脉自旋标记的脑灌注成像评估儿童急性创伤性脑损伤的研究报道。关于 CT 灌注成像在成人严重脑创伤中的应用，可被谨慎地用于儿科人群中。急性期灌注成像显示脑挫伤的局部灌注显著减少，在损伤后 3 个月的随访检查中出现 rCBV 值减低可准确提示预后不良 [866]。

(4) 合并损伤：尽管脑损伤是头部外伤后的主要问题，但对于面骨、眼眶、颞骨和颅颈交界处（如前所述）的评估也至关重要。眼眶损伤的后果尤为严重，因为它可导致暂时或永久性的视力丧失，特别是 CT 显示有眶内血肿（肌锥内或球后血肿风险最高）、肌锥内积气或视神经管骨折等情况 [867]。岩骨损伤可导致纵向＞横向＞混合性骨折或听小骨脱位。这些可能导致感音神经或传导性听力丧失、失去平衡、眩晕、面神经麻痹或其他脑神经损伤 [868]。CT 是评价岩骨的最佳方法，而 MRI 是评估儿童眼眶外伤的有效方法，因为 MRI 既能很好显示损伤，又可避免眼球受到辐射。

(5) 创伤后遗症：创伤后遗症包括严重脑水肿和血管损伤所致的脑梗死、感染、软脑膜囊肿形成、炎症和脑积水 [869-871]。其影像学表现在本书的其他章节已有讨论，在此不做赘述。

严重脑水肿引起的脑梗死和继发于颅骨骨折的柔脑膜囊肿形成在本章前文已有描述。

头部外伤后常发生脑积水，可能是蛛网膜下腔出血导致的炎症和继发粘连所致。对于儿童来说，有时无法通过影像学手段区分交通性脑积水与脑萎缩，后者也可由创伤引起。两者在影像学检查中都可表现为脑室扩张和脑沟增宽，且均可由严重的脑损伤引起 [872]。有时可通过仔细分析第三脑室的形态来鉴别（见第 8 章）。或者，可通过监测颅内压或放射性核素流动的手段来诊断。通过腰椎穿刺向蛛网膜下腔注入放射性标记化合物。如果注射后 24h 未见放射性核素聚集于大脑凸面，或注射后 24h 放射性核素聚集于侧脑室内，很可能存在脑脊液流动受阻和脑积水 [873-875]。当然，最重要的诊断依据是临床表现：头颅增大、颅缝分离提示脑积水，而头围缩小（与头颅生长表的正态分布相比）则提示脑萎缩。在这种情况下，脑积水的鉴别诊断很重要，因为多达 75% 的创伤后脑积水患者在放置脑脊液分流管后，神经系统功能会得到明显改善 [791]。脑积水也可能是外伤性颈椎或颅底损伤的并发症。寰枕脱位幸存者术后发生脑积水的风险很高，如果患者在脊柱固定后出现神经功能下降，需考虑行颅脑影像学检查 [876]。

头部外伤的血管并发症包括颈动脉海绵窦瘘、动脉夹层和静脉窦闭塞。颈动脉海绵窦瘘的症状和体征包括搏动性突眼、多发性脑神经麻痹导致的眼球运动障碍，有时还可出现视力丧失或蛛网膜下腔出血。经导管血管造影对诊断和治疗都是必需的（见第 12 章）。动脉夹层的症状可表现为反应迟钝、偏瘫、语言障碍或 Horner 综合征（见第 12 章）。颅底/颈部 MRI 压脂 $T_1WI$ 成像对确诊动脉夹层非常敏感。血管壁可见一新月形高信号影（可能是高铁血红蛋白）。MRA 或 CTA 可显示血管内膜异常，从而明确诊断。通过横断面成像诊断动脉夹层通常可避免使用导管血管造影。CT 或 MRI 对相关脑梗死的诊断至关重要。静脉窦闭塞可通过 MRV、CTV 或静脉 DSA 进行诊断（见第 1 章和第 11 章）。

感染是颅脑损伤的少见并发症。如发生感染，通常是继发于颅底骨折的细菌播散导致的脑膜炎或由穿通伤导致的脑炎、脑脓肿。后者在儿童中极为罕见，可通过 CT 或 MRI 增强扫描进行诊断（见第 11 章）。诊断颅底骨折的脑脊液漏时，可在鞘内注射对比剂后行 CT 脑池造影，进行从额窦到颞骨的直接冠状位薄层（< 2 mm）扫描。如果患者存在活动性脑脊液漏，通常可见对比剂由颅底骨的缺损处漏出。检测脑脊液漏的其他方法，包括非对比增强三维稳态 MRI（CISS、FIESTA）和鞘内对比增强 MRI 脑池造影，两者都是不成熟的技术，尚未在儿童中广泛应用，但具有无电离辐射的优点，尤其三维稳态技术完全无创[877-879]。

炎症在创伤性脑损伤神经系统后遗症中的作用尚不清楚。有证据表明，创伤后炎症对患者有弊也有利。尽管最初的炎症级联反应可导致血管渗漏和扩张、水肿、局部缺氧和细胞凋亡，但初始炎症反应诱导的抗炎和伤口愈合因子可能会给机体带来一些益处[870, 880]。未来，靶向抗炎药物可能有助于预防创伤性脑损伤后的继发性损伤，但迄今为止，由于广泛的免疫抑制，神经保护试验已经失败[880]。

### （三）虐待性外伤（儿童受虐）

#### 1. 临床、发病机制和流行病学

虐待性外伤（儿童受虐）仍然是儿科保健中普遍存在的问题，尽管其发病率有所变化。据估计，1993 年美国报道的儿童受虐案件有 150 万例[881]，2000 年报道了 300 万例涉嫌虐待的案例，2006 年报道了 360 万例，在 2010 年减少到 300 万例，而在 2014 年又增加到 320 万例。以上是在本文撰写时可获得的最近年份的数据。搜索 U.S. Department of Health and Human Services（美国卫生和公众服

务部）2016，可在网上找到结果。该报道指出，在 2014 年，约有 702 000 名儿童被确定为虐待或忽视的受害者，估计有 1580 名儿童死于虐待或忽视，这一人群的死亡比例为每 10 万 2.13 例。头部外伤仍然是受虐儿童致病、致死的主要原因，尤其是 2 岁以下的儿童[882-884]。这些研究和其他研究[885-887]同时表明，受虐儿童发生永久性脑损伤和死亡的风险比真正遭受意外性创伤的患儿要高。放射科医生通常在诊断儿童受虐中起着重要作用，当发现患者有无法解释的多发创伤时，应高度怀疑儿童受虐。虽然诊断通常是通过拍摄骨骼 X 线片，发现多发新旧不同的骨折而确诊的[888-890]，但脑成像也有助于诊断。脑成像在摇晃婴儿综合征[889-891]的诊断中尤其重要，该综合征以视网膜出血、硬膜下或蛛网膜下腔出血、脑挫伤和弥漫性脑水肿为特征，极少有外伤迹象。需要注意的是这些表现并不仅限于"婴儿"，在 7 岁以下及 22kg 以下的儿童尸检中也有报道[892]。美国儿科学会（American Academy of Pediatric）建议，在遇到可能由加害性损伤引起的一系列发现时，在医疗记录中使用"虐待性头部外伤"一词，而不是描述单一的损伤机制[575]。CDC（美国疾病控制与预防中心）已经为虐待性头部外伤制定了相应的 ICD 代码，最近在临床实践中显示出了高度的敏感性和特异性，为将来进一步的研究奠定基础[893]。

（1）损伤机制：受虐儿童的损伤可能是直接创伤、震动伤、掐伤或复合损伤[883]。然而，由于缺乏一个令人满意的模型，以及在已查明的案例中缺乏关于损伤机制的详细数据，导致虐待性损伤发生的确切机制及产生这些损伤所需的力量并不完全清楚[894, 895]。事实上，大多数研究都是回顾性研究，缺乏对照[894, 895]。尽管如此，一些基本事实已被广泛认同。直接外伤可导致颅骨骨折、硬膜下血肿和偶发的对冲性脑挫伤，剧烈的震动可导致脑挫裂伤（大脑撞击颅骨内表面粗糙的边缘所致）及相关的蛛网膜下腔出血和硬膜下出血（桥静脉的薄弱点破裂所致）[662, 797, 891, 895-897]。患者常见多发性脑实质内出血合并胼胝体弥漫性病变（图 4-97）。脑干下部和颈椎上部的损伤易被忽视而漏诊[794, 898]（婴儿的颈椎尤其危险，当怀疑有虐待性头部外伤时，应考虑

行脊柱 MRI 检查 [899-901]）。这种损伤可能导致呼吸中枢受损，并可能与颈延髓交界处的硬膜下和硬膜外血肿有关，从而导致进一步的损伤，随后可能出现呼吸暂停和继发低氧血症 [794, 894, 902]。越来越多的影像学和尸检证实弥漫性轴索损伤（"剪切伤"）的存在，这进一步证明了 DAI 可由震动引起 [892, 903, 904]。此外，有学者认为轴索损伤是由呼吸暂停引起的弥漫性继发性缺氧和水肿所导致的 [901, 905-907]，但这一假说尚存争议。

(2) 表现：受虐儿童的临床表现多种多样。最常见的表现是易激惹或异常淡漠、拒食、呕吐、呼吸暂停或发绀 [891, 908]。儿童可能出现复发性脑病，类似代谢性疾病或脑炎，常伴贫血，儿童体重通常低于第 50 个百分点 [799, 808, 909]。另一个常见表现是抽搐，可能是继发于虐待性头部外伤的单发抽搐或癫痫持续状态。如患儿有头部外伤史，特别是头颅

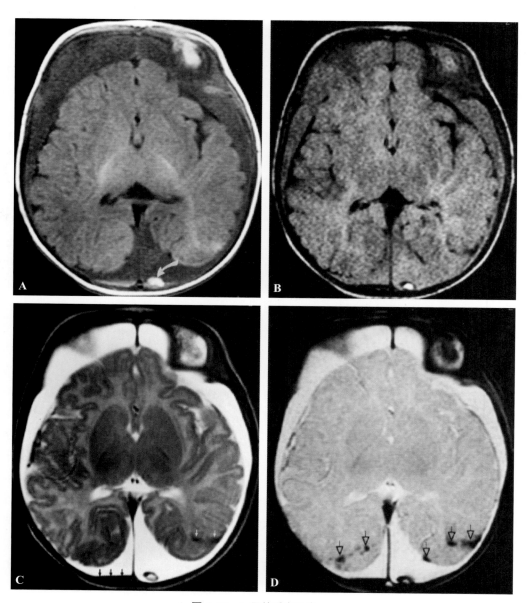

▲ 图 4-98　2 月龄受虐儿童

A. 轴位 T₁WI 像，显示双侧大范围亚急性硬膜下血肿，伴急性期血凝块（弯白箭），未见明确脑实质损伤；B. 轴位 FLAIR 图像，对于明确婴儿脑损伤价值不大；C. 轴位 FSE/TSE 图像，可显示左颞叶后部出血的征象（小白箭），注意右侧硬膜下间隙后部的液 – 血分层（黑箭）；D. 轴位梯度回波图像 [TE=25ms，$\theta$（翻转角度）=15°]，显示多发灶状含铁血黄素沉积（空心黑箭），明确提示存在既往损伤史

增大（图 4-98），家属所描述的创伤事件（通常是从沙发、更衣台或楼梯上摔下来）的严重程度与影像检查中发现的损伤程度不符，有可能存在受虐病史[799, 910]。流行病学研究表明，从低于 1.2m（约 4ft）的高度坠落成严重的神经系统损伤的可能性很低[799, 901, 910, 911]。必须谨记，有其他发育问题的儿童受到虐待的风险更高，近 20% 的病例诊断被延误[912]。其他危险因素包括 1 岁以下、男性、步行障碍、父母过于年轻、家庭状况不稳定、精神障碍或药物滥用、社会经济地位低下和儿童早熟[883, 894, 913, 914]。

受虐待儿童的预后多种多样，通常较差，明显比在意外性创伤的患儿预后差[886, 912]，估计其死亡率在 9%～38%[912, 914]，而 30%～50% 的幸存者存在认知或其他神经功能缺陷[915]，包括感觉运动、认知、行为和情绪功能障碍及社会认知能力较差[916-918]。

### 2. 影像学检查方法的选择

头颅 X 线作为整体骨骼检查的一种手段，在确定虐待性头部创伤的诊断中仍有一定价值，因为受虐患者头颅骨折的发生率为 45%[797, 814]。多发骨折、星状骨折、双侧骨折、宽度大于 5mm 的骨折及凹陷性骨折，应怀疑虐待性头部外伤的可能[799]。由于成骨反应有限，骨显像对诊断线型颅骨骨折的价值有限。此外，如前所述，如果轴位 CT 切面平行于骨折面，线型颅骨骨折可能会被漏诊。冠状位重建和骨算法的三维重建（图 4-99）对水平走行的骨折具有更高的诊断价值。对于小于 2 岁的儿童，二维 CT 扫描加三维重建可提高诊断线型颅骨骨折的敏感性和特异性[632, 633]。此外，通过仔细观察 CT 扫描的侧位"定位"图像也可确诊骨折，但相对来说，进行颅骨三维重建同样简单易行而且敏感性和特异性更高。

CT 和 MRI 均有助于评估受虐儿童，两者均可确诊和评估脑损伤范围[797, 798, 812, 833]。因颅脑 CT 能快速、可靠地发现急性出血和骨折，美国放射学会（ACR）建议，将颅脑 CT 作为可疑虐待性头部外伤患儿的首选检查方法[753]（图 4-99）。大多数研究者同意 ACR 的观点，认为只要可疑的虐待性头部外伤的儿童病情稳定，CT 可以作为一线影像检查手段[919, 920]。MRI 显示颅脑和脊柱的损伤范围最佳。MRI 检查除了标准的 $T_1WI$、$T_2WI$ 和 FLAIR 成像，

还应包括用于检测非出血性剪切伤和缺氧 – 缺血性损伤的扩散成像，以及用于检测脑实质内小出血灶的磁敏感加权成像。必须注意 FLAIR 序列对年龄较小儿童的脑损伤敏感性较低。超声对蛛网膜下腔出血和一些硬膜下血肿的检测很受限制，对脑实质损伤的也不太敏感，在虐待性头部外伤的诊断中几乎没有价值，但在监测接受重症监护患儿的病变（如硬膜下血肿）进展方面可能有一定的作用[921]。

当 CT 提示异常或患儿的神经系统状态异常而 CT 表现正常时，MRI 的诊断价值更大。许多人认为，即使 CT 正常且儿童没有神经症状或体征，DWI 的高灵敏度可在 CT 表现不明显的情况下检测出临床意义重大的损伤[585, 587, 768, 864, 896, 922, 923]。大脑和脊柱 MRI 在医疗和法律文件中的应用不应被忽视，包括帮助界定出血的时间[920, 924]。据报道，对于神经系统状态发生变化、先前影像学检查阳性、中重度原发损伤或有凝血障碍的儿童，CT 随访扫描诊断价值最大。尽管约 30% 的 CT 复查可出现新病灶或进展的征象，但是，神经外科手术干预后复查 CT，很少出现这种改变[925]。如果早期 MRI 显示脑实质损伤或神经系统异常持续存在，则建议在 2～3 个月后复查 MRI，查看是否存在硬膜下积液扩大、脑积水或软脑膜囊肿形成[920]。

### 3. 影像学表现

在 6 岁及以下的儿童中，与虐待性头部外伤显著相关的颅内影像学表现有硬膜下出血、脑缺血、视网膜出血和伴有颅内损伤的颅骨骨折[903]。硬膜外出血、头皮肿胀和孤立性颅骨骨折与意外性创伤的相关性更明显，而蛛网膜下腔出血、弥漫性轴索损伤和脑水肿与故意或意外性创伤的相关性不明显[903, 926]。在虐待性头部外伤的幼儿中，即使没有血管或脊髓损伤，也有单侧大脑缺氧 – 缺血性损伤的报道[927]。其发病机制尚不清楚，可能与直接掐伤或过曲过伸导致的颈部血管压迫有关。

硬膜下出血是虐待性外伤最常见的颅内表现之一，出现在任何没有适当病史的幼童身上，均强烈提示虐待性头部外伤。硬膜下血肿如合并不同时期的脑实质内出血（如急性硬膜下出血和慢性脑实质内出血），特别提示虐待性损伤，因为不同时期损伤同时存在意味着有反复创伤。其他可疑虐待的表

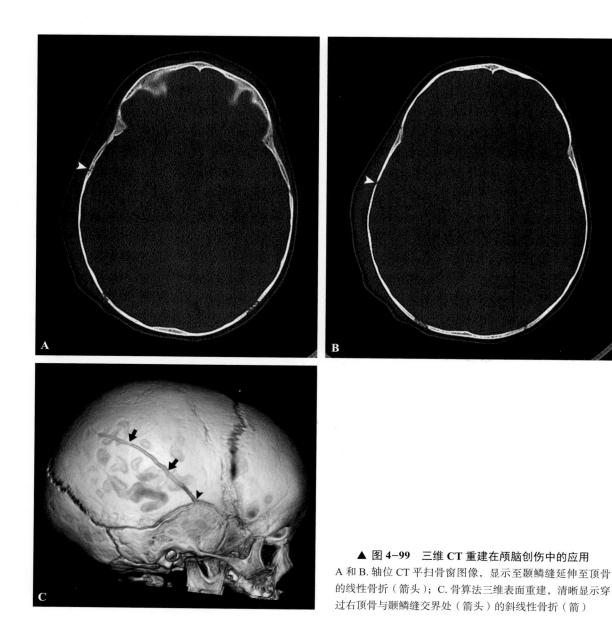

▲ 图 4-99　三维 CT 重建在颅脑创伤中的应用
A 和 B. 轴位 CT 平扫骨窗图像，显示至颞鳞缝延伸至顶骨的线性骨折（箭头）；C. 骨算法三维表面重建，清晰显示穿过右顶骨与颞鳞缝交界处（箭头）的斜线性骨折（箭）

现包括多房性血肿、急性期可见液 - 液分层（提示之前的硬膜下血肿出血）（图 4-98）及与严重视网膜出血相关的没有撞击迹象的硬膜下血肿。据报道，这些表现对虐待性头部外伤尽管不是很敏感，却有很高的特异性[864, 903, 928]。CT、MRI 和（或）MRV 上的"蝌蚪"征或"棒棒糖"征（图 4-100）表明直接桥静脉损伤和血栓形成与硬膜下血肿或水囊瘤形成有关，最近有报道称，在没有合理意外事故创伤史的情况下，"蝌蚪"征或"棒棒糖"征强烈提示虐待性头部外伤的可能[922, 929, 930]。卵圆形、圆形的"蝌蚪体部"为蛛网膜下腔或硬膜下间隙内的

血栓性成分，弯曲的"尾部"代表破裂的桥静脉因血液凝结而扩张。通常，"蝌蚪"在 CT 上表现为高 - 等密度，MRI 像上 $T_1WI$ 呈高信号，$T_2WI$ 呈等 - 低信号[929]。最近，一系列研究显示，3 岁及 3 岁以下儿童虐待性头部创伤后常出现斜坡后积液［硬膜下和（或）硬膜外］，而之前认为其主要发生在重大意外创伤（如机动车事故）后[794]。斜坡后硬膜外血肿和顶盖脑膜损伤仍然与重大意外创伤有关[795]。

有时很难区分双侧慢性硬膜下血肿和婴儿良性蛛网膜下腔扩大［脑外脑脊液间隙扩大（推测）是蛛网膜颗粒不成熟所致（见第 8 章）］。当硬膜下积

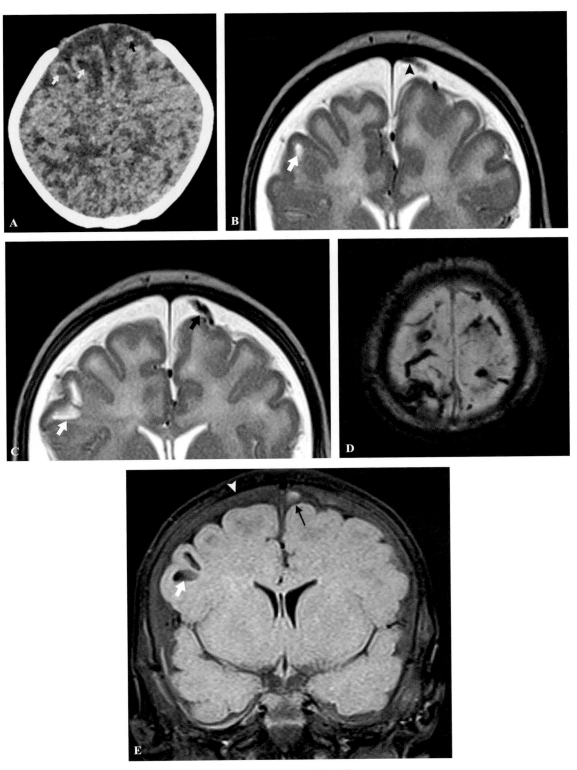

▲ 图 4-100　虐待性外伤

图示桥静脉损伤所致的"蝌蚪"征和脑实质挫裂伤。A. 轴位 CT 平扫，显示桥静脉内血栓形成（"蝌蚪头部"），表现为左额部扩大的硬膜下腔内出现圆形高密度区（黑箭），右额叶的两个低密度区则反映了脑实质的挫裂伤（白箭），同时注意前囟隆起。B 和 C. 冠状位 T₂WI，显示左额部皮质静脉撕裂并血栓形成（图 B 中箭头显示"蝌蚪的尾巴"，图 C 中黑箭显示"蝌蚪的头部"）。右额叶皮质下脑实质挫裂伤（白箭）与虐待性头部外伤的相关性高于意外性头部创伤。D. 经颅顶部的轴位 SWI 图像，显示大量血栓形成、皮质静脉扩张和周围出血。E. 冠状位脂肪抑制 FLAIR 成像，显示双侧广泛分布的稍高信号硬膜下出血（白箭头）、脑实质挫裂伤（白箭）及高信号的"蝌蚪"征（黑箭）

液中出现血液代谢产物时，可确诊创伤（但不一定是虐待性头部创伤）。然而，当在多个脉冲序列上脑外积液与脑脊液信号几乎相等时，相应的脑实质损伤有助于鉴别诊断（图 4-98，图 4-101 和图 4-102）。

CT 可显示硬膜下血肿、蛛网膜下腔出血和急性脑挫伤（图 4-103）。脑挫伤可表现为卵圆形低密度区，或伴周围水肿的脑实质内出血（高密度）（图 4-104）。然而，轴位 CT 不易显示邻近颅底和顶部的少量硬脑膜下（积液 / 积血）及前颞叶和额叶眶面的小挫伤，但冠状和矢状重建更易识别。如本章前面所述，随着血液逐渐与脑组织密度相等，CT 显示亚急性期出血更加困难（表 4-9）。

MRI 诊断亚急性期血肿比 CT 的敏感性高，包括位于颅顶部（图 4-105）、横向走行（额下，沿小脑幕）、颅中窝和颅后窝的硬膜下和实质内血肿[833]。血肿的 MRI 表现随部位、大小和降解分期而变化，此外，其降解率因积血的大小和位置而异（表

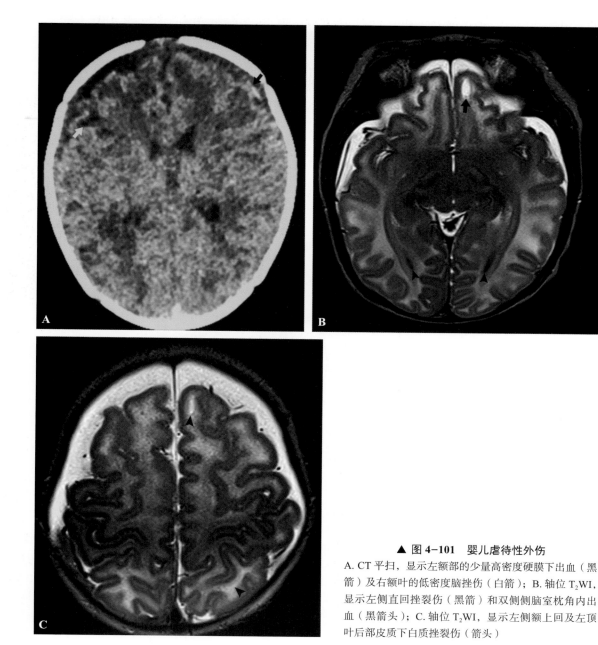

▲ 图 4-101 婴儿虐待性外伤
A. CT 平扫，显示左额部的少量高密度硬膜下出血（黑箭）及右额叶的低密度脑挫伤（白箭）；B. 轴位 T₂WI，显示左侧直回挫裂伤（黑箭）和双侧侧脑室枕角内出血（黑箭头）；C. 轴位 T₂WI，显示左侧额上回及左顶叶后部皮质下白质挫裂伤（箭头）

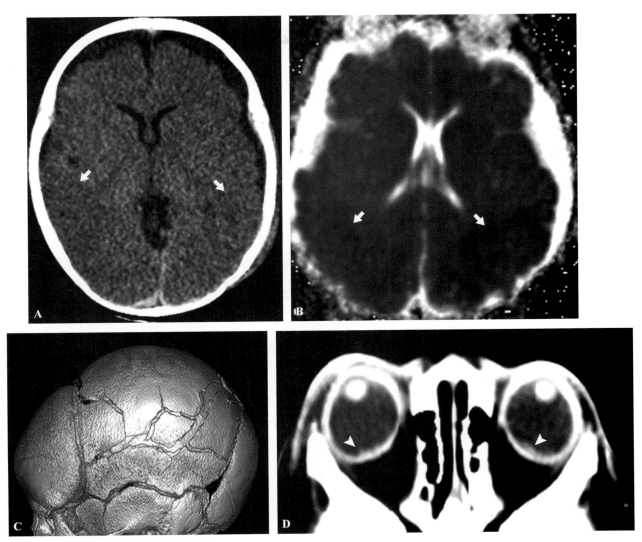

▲ 图 4-102　虐待性外伤

A. 轴位 CT 平扫，显示双侧大脑半球后部密度减低（箭）。同时注意沿半球间裂后部分布的线状高密度硬膜下出血。B. 轴位 ADC 图，显示大脑半球后部出现细胞毒性水肿所致的低信号区（箭）。C. CT 骨算法三维表面重建，显示左侧顶骨出现大范围复合骨折。D. 经眼眶的轴位 CT 平扫，显示双侧眼球内出现沿视网膜后部分布的高密度出血（箭头）

4-10）[798, 928, 933]。这种由 1.5T 成像研究而来的常规演变理论是否同样适用于 3.0T 成像尚待确定。

如前所述，虐待性头部创伤引起的硬膜下血肿在 CT 上常呈混杂密度[933-935]。这可能是由早期急性出血混合超急性出血、急性高密度出血与低密度血清和（或）脑脊液混合、两种或多种急性和慢性出血并存所致的混合密度积液[933]。支持两种不同时间的创伤性事件同时存在的 CT 征象包括：①液体积聚内出现隔膜；②巨大的低密度积液合并下方蛛网膜下腔扩大（由于陈旧性血液代谢产物阻塞未成熟的蛛网膜粒所致的脑脊液吸收障碍）；③有缓慢头围增大的病史[895]。

尽管虐待性头部创伤是目前婴儿硬膜下血肿最常见的原因，但应记住代谢疾病也可导致双侧硬膜下血肿，尤其是 Menkes 病、Ⅰ 型戊二酸尿症和 Hermansky-Pudlak 综合征可导致硬膜下血肿和视网膜出血[936]。这些疾病虽然非常罕见，但在评估有相应影像学表现的婴儿时也应考虑。也有报道称，良性蛛网膜下腔扩大的婴儿（见第 8 章）在相对较轻的外伤后可发生硬膜下血肿。然而，这仍然是有争议的，当没有合理的临床病史解释时，应评估是否存在虐待性外伤[802-805]。事实上，所有患有硬膜

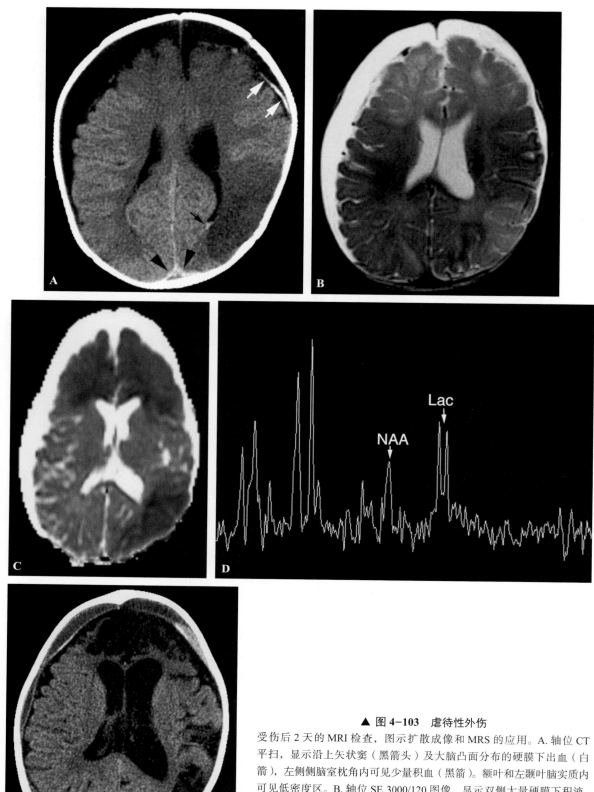

▲ 图 4-103　虐待性外伤

受伤后 2 天的 MRI 检查，图示扩散成像和 MRS 的应用。A. 轴位 CT 平扫，显示沿上矢状窦（黑箭头）及大脑凸面分布的硬膜下出血（白箭），左侧侧脑室枕角内可见少量积血（黑箭）。额叶和左颞叶脑实质内可见低密度区。B. 轴位 SE 3000/120 图像，显示双侧大量硬膜下积液，并在双侧额叶及左侧颞叶脑实质内出现高信号区。C. 轴位 ADC 图像（$b = 1000 \, s/mm^2$），显示脑实质损伤区扩散减低（低信号）。D. $^1H-MRS$（TE = 288），显示受损颞叶内 NAA 峰明显降低，而乳酸（Lac）峰升高。E. 随访 2 个月后，CT 显示脑损伤区域出现严重的脑软化

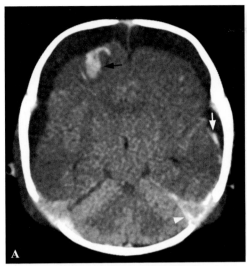

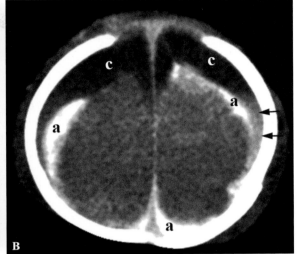

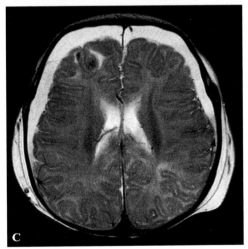

▲ 图 4-104　虐待性外伤的 CT 和 MRI

A.CT 平扫，显示双侧硬膜下低密度的慢性期血肿，同时显示左颞叶表面（白箭）和沿左侧小脑幕走行分布（白箭头）的急性期出血，右额叶出现出血性脑挫伤（黑箭），环池消失。B. 经颅顶部 CT 平扫，a 为双侧硬膜下较急性时期的高密度血肿，（C）为较低密度的慢性硬膜下血肿，其后部分层为血代谢产物（箭）。左顶骨骨折处头皮肿胀。注意出现严重的脑实质水肿。C. 轴位 T$_2$WI，显示双侧硬膜下积液、右前额叶的出血性脑挫伤及左侧顶叶后部深部白质的非出血性损伤

表 4-9　硬膜下血肿演变的 CT 表现

| 分　期 | 表　现 | 评估分期范围 |
| --- | --- | --- |
| 超急性期 | 等、混杂密度 | < 3h |
| 急性期 | 高、混杂密度 | 数小时至 11 天 |
| 亚急性期 | 等密度 | 1.5～3 周 |
| 慢性期 | 低密度 | > 3 周 |

几位作者发现，在损伤后数小时内，可在先前的均匀高密度硬膜下血肿中可见低密度成分，且混合密度血肿比均匀高密度血肿更常见，可能与先前的损伤或血清、血块、未凝结的血液及脑脊液混合有关 [814, 931][ 改编自 Vinchon M, de Foort–Dhellemmes S, Desurmont M, et al. Confessed abuse versus witnessed accidents in infants: comparison of clinical, radiological, and ophthalmological data in corroborated cases. *Childs Nerv Syst* 2010; 26（5）: 637–645 和 Vezina G. Assessment of the nature and age of subdural collections in nonaccidental head injury with CT and MRI. *Pediatr Radiol* 2009; 39: 586–590.]

下血肿的婴儿和儿童，如果没有合理的解释，均应转给专门研究儿童虐待的儿科医生（如果有的话）或儿童保护服务机构进行彻底的评估，这样通常能发现创伤的原因 [937, 938]。放射科医生应该知道，美国所有 50 个州都有针对涉嫌虐待和忽视儿童的强制性报告法规。

脑皮质和白质水肿及脑实质损伤常见，且 MRI 显示此类病变比 CT 更敏感。损伤早期，扩散成像使病变更为明显 [585, 587, 864, 896, 922, 923, 939]，且病变的大小和位置与神经发育预后相关 [835, 940]。脑挫伤的常见部位包括前颞叶和前额叶（图 4-103 和图 4-104）。据报道，脑实质裂伤可预测虐待性头部创伤 [896]，因为在虐待性头部创伤队列研究中，13% 的患者出现了裂伤，而意外性头部创伤队列研究中从未出现

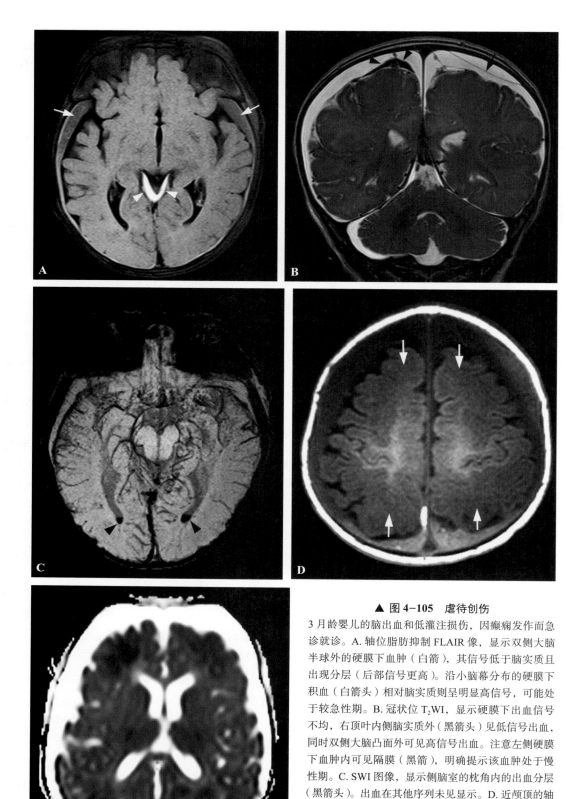

▲ 图 4-105 虐待创伤

3 月龄婴儿的脑出血和低灌注损伤，因癫痫发作而急诊就诊。A. 轴位脂肪抑制 FLAIR 像，显示双侧大脑半球外的硬膜下血肿（白箭），其信号低于脑实质且出现分层（后部信号更高）。沿小脑幕分布的硬膜下积血（白箭头）相对脑实质则呈明显高信号，可能处于较急性期。B. 冠状位 T₂WI，显示硬膜下出血信号不均，右顶叶内侧脑实质外（黑箭头）见低信号出血，同时双侧大脑凸面外可见高信号出血。注意左侧硬膜下血肿内可见隔膜（黑箭），明确提示该血肿处于慢性期。C. SWI 图像，显示侧脑室的枕角内的出血分层（黑箭头）。出血在其他序列未见显示。D. 近颅顶的轴位 T₁WI 图像，显示不同时期的硬膜下血肿，包括半球间裂后部的局限性极高信号灶，分界处的灰白质界限消失（白箭）。E. 轴位 Dav 图，显示分界处扩散率显著降低（呈低信号），证实存在低灌注脑损伤

表 4-10　硬膜下血肿演变的 MRI 表现

| 分　　期 | $T_1WI$ 信号 | $T_2WI$ 信号 | FLAIR 信号 | 评估分期范围 |
| --- | --- | --- | --- | --- |
| 超急性期 | 等或低 | 高 | 低 | < 24h |
| 急性期 | 等或低 | 低 | 低 | 1～4 天 |
| 亚急性早期 | 高 | 等或低 | 任何 | 2～3 天至 1～2 周 |
| 亚急性晚期 | 高 | 高 | 低或高 | 1～2 周至 1～2 个月 |
| 慢性期（硬膜下隔膜） | 等 | 低 | 未证实，可能等信号 | 数周～数年 |
| 慢性期（硬膜下内容物） | 低、但比 CSF 高 | 高 | 未证实，可能低但比 CSF 高 | 数周～数年 |

当血代谢产物发生沉积时，来自沉积的信号对于确定出血的时间更准确，尤其是在 $T_1WI$ 和 FLAIR 序列上 [928, 932][ 改编自 Vinchon M, de Foort-Dhellemmes S, Desurmont M, Delestret I. Confessed abuse versus witnessed accidents in infants: comparison of clinical, radiological, and ophthalmological data in corroborated cases. *Childs Nerv Syst* 2010; 26（5）: 637-645. 和 Vezina G. Assessment of the nature and age of subdural collections in nonaccidental head injury with CT and MRI. *Pediatr Radiol* 2009; 39: 586-590.]

过裂伤。同样，儿童受虐中也有非挫伤性脑皮质 / 皮质下损伤的报道，尽管确切的机制尚未明确，但有人认为与同侧硬膜下出血有关 [883, 939, 941]。这些病变通常不在典型的血管灌注区内（常跨血管区分布），因此无法确定为梗死。这些病变可导致临床预后不良 [864, 939]。病变可为大面积单发或不连续多发（图 4-103 和图 4-105）。当发现婴儿伴有硬膜下或蛛网膜下腔出血的大面积皮质损伤时，应高度怀疑虐待性头部创伤 [913, 942]。如创伤早期（损伤后第 1 天）行 MRI 检查，常规序列可能很难检测到组织损伤。在这种情况下，扩散成像是非常有价值的，因为通常标准序列显示为正常的受损区在扩散成像上扩散会降低（图 4-103 和图 4-105）[943, 944]。在常规序列中，损伤组织的信号多种多样，取决于损伤的时期及是否伴有出血。如前所述，急性出血在 1.5T 成像时 $T_1WI$ 自旋回波序列上与脑组织呈等信号，在 $T_2WI$ 自旋回波和梯度回波序列上呈低信号。亚急性出血呈高信号，先出现在 $T_1WI$ 序列上，后出现在 $T_2WI$ 序列上。脑内陈旧性出血可通过血液降解产物（主要是含铁血黄素和铁蛋白）来识别，它们在 $T_2WI$ 自旋回波、梯度回波或磁敏感性加权序列上显示为模糊不清的极低信号区（图 4-98）。由于 GE 或 SWI 对不同磁化率区域的敏感性，因此，对可疑虐待性头部创伤特别有价值，尤其是应用较长回波时间（> 30ms）的 GE 序列（图 4-98 和图 4-105C）；SWI 更灵敏，但需要更长的扫描时间。

急性或亚急性微出血提示神经预后更差 [864]。相对 $T_2WI$ 自旋回波而言，陈旧性出血在 GE 和 SWI 上可显示为更大、更显著的低信号区。这些图像是在 $T_2WI$ 自旋回波成像基础上采集的，并不能取代它们。GE 和 SWI 提供的信息与自旋回波、快速自旋回波或 FLAIR 图像提供的信息是互补的，当仅使用 GE 或 SWI 序列时，可能会漏诊明显的脑实质损伤。反之亦然：FSE/TSE 和 FLAIR 序列对顺磁性物质相对不敏感（图 4-96、图 4-98 和图 4-105），不应是创伤病例中 1.5T 静态场强下使用的唯一序列，因为显示新鲜及陈旧性至关重要。随着 3T 扫描仪的应用越来越普遍，急性和亚急性早期出血在 3T 扫描的 FLAIR 和 FSE 序列上更易显示为低信号（但 GE 和 SWI 仍然更敏感）[841]。

受虐儿童的病理检查常见脊柱和脊髓损伤（图 4-106）。震动损伤时颈椎特别容易受累，如果有其他证据证明存在震动损伤，即应检查颈椎。如前所述，婴儿可能遭受严重的脊髓损伤而脊柱平片无异常。因此，MRI 应作为脊柱首选影像检查方法。应采集矢状位和轴位的 $T_1WI$ 和 $T_2WI$ 及 $T_2$ 梯度回波和 STIR，以寻找脊髓损伤（甚至脊髓横断）、硬膜下和硬膜外血肿、椎体损伤、韧带损伤、软组织损伤和椎体损伤所致的棘突旁出血 [899, 900, 945]。

亚急性期采集的 $^1$H-MRS 可能有助于评估摇晃婴儿的预后（图 4-103）。尤其是，在损伤后 5～7 天 MRS 检查中，乳酸升高或 NAA 降低提示损伤明

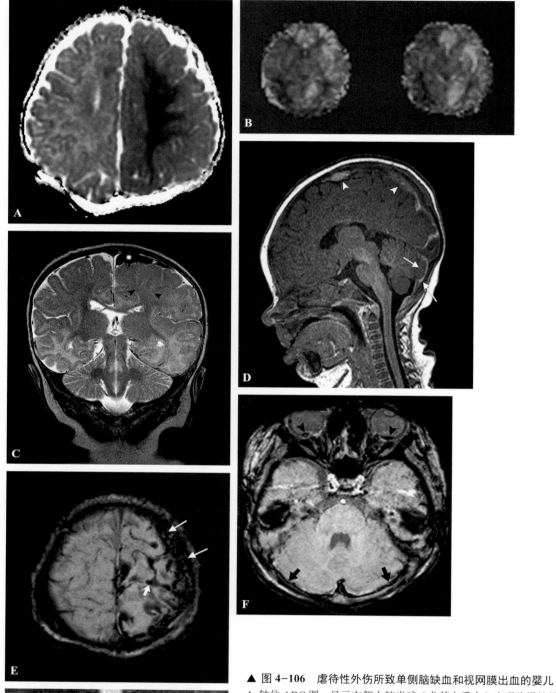

▲ 图 4-106　虐待性外伤所致单侧脑缺血和视网膜出血的婴儿

A. 轴位 ADC 图，显示左侧大脑半球（尤其白质内）出现弥漫性扩散率降低。B. 使用伪连续动脉自旋标记（pCASL）的灌注成像，显示整个左侧大脑半球受损区及右额叶大脑前动脉血管分布区的部分脑区出现高灌注。C. 冠状 $T_2WI$，显示受累半球髓鞘化减少，表现为左额叶后部深部白质内（箭头）$T_2$ 低信号减少。同侧低信号的硬膜下出血（星号）伴有局部占位效应。D. 矢状位 $T_1WI$像，显示沿半球间裂（白箭头）的高信号硬膜下出血。颅后窝可见信号不均的硬膜下出血的代谢产物（白箭）。E 和 F. 轴位 SWI，发现左额叶凸面后部（图E 中的白箭）可见低信号蛛网膜下腔出血，出血在其他序列上显示不清。双侧颅后窝硬膜下出血（图 F 中的黑箭）和双侧视网膜出血（黑箭头）显示清晰。G. 胸椎冠状位 STIR 成像，发现双侧肋骨骨折正处于愈合过程（白箭）

显，初步研究表明，这些患者预后不良[946]。这一结果已经在一个更大的患者队列研究中得到证实，并且在与年龄、初始 GCS 评分和视网膜出血相结合时会更加敏感性和特异性[861]。

### （四）轻度创伤性脑损伤（脑震荡）

神经影像学越来越多地被用于评估非意外原因（常与竞技运动有关）所致的儿童或青少年轻度创伤性脑损伤（脑震荡）。这些儿童常规 CT 和（或）MRI 序列神经成像通常正常[947-949]。尽管 SWI 序列的广泛应用提高了对创伤性病变的识别和预后评估的敏感性，但其临床价值有限[840]。然而，损伤当天的 CT 异常被认为与神经心理学表现的长期损伤有关[950]。重要的是，更先进的成像技术显示了大量与预后和复发时机相关的异常。虽然在撰写本文时，其中大部分技术都用于科研，但它们未来在临床的适用性是肯定的。

DTI 比常规序列更能预测患儿轻度创伤性脑损伤的预后[947, 951]。即使在急性和亚急性期，也可检测到扩散率的变化（FA 降低，平均扩散率增加），但与急性症状无关[952, 953]。DTI 还显示，与非对抗性运动相比，参与对抗性运动的年轻运动员在赛季前和赛季后的测量值存在差异，包括胼胝体 FA 值的降低[954]。

儿童脑震荡后综合征的灌注成像显示亚急性期 CBF 升高，而慢性期 CBF 和 rCBV 降低[951, 955, 956]。

据报道，脑震荡后几个月仍有症状的儿童，MRS 显示其胼胝体和顶叶白质中 NAA/Cr 和 NAA/Cho 比值降低[951, 956]。而在其他一些研究中，并未发现明显异常[956]。容积分析显示脑损伤后白质体积减小[947]。

静息状态功能磁共振成像（RSfMRI）显示了儿童轻度创伤性脑损伤后区域网络测量具有统计学意义的显著变化。这些发现提示 RSfMRI 可能是检测认知干预后神经结构可塑性的敏感手段[781, 957]。脑震荡后儿童基于任务的功能性 MRI 显示，在工作记忆任务中的激活有显著改变[958]。

在年轻人中，MEG 可检测和定位由轴索损伤引起的神经传入阻滞和（或）伴有脑震荡的胆碱能传递异常引起的异常 δ 波（1～4Hz）[785]（图 4-107）。前额叶、后顶叶、下颞叶、海马和小脑区异常已经有报道。

尽管这些基于影像学的研究仍处于早期阶段，但它们有望发展成为敏感的检查方法，从而为轻度脑创伤的儿童可以恢复活动提供可靠的科学方法，并将可能导致长期残疾的任何程度的损伤降到最低。

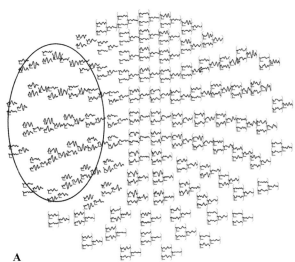
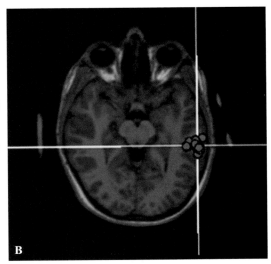

▲ 图 4-107　脑震荡后 MEG 扫描（此图彩色版本见书中彩图部分）
A. 经颅顶检测到的 MEG 全脑传感器阵列，显示左颞叶传感器出现异常慢波活动（约 4Hz，δ 波，圆形）；B. 红点代表 MEG 检测到的慢波生成区与容积轴位 T₁ 梯度回波图像融合之后，确定病灶位于左颞叶外侧面的中部（本病例图片由加州圣地亚哥的 Dr. Roland Lee 提供）

# 第 5 章　脑和脊柱的先天畸形

## Congenital Malformations of the Brain and Skull

A. James Barkovich　Charles Raybaud　**著**

马　隽　杨皓玮　范　晓　何　玲　陈　欣　**译**

何　玲　战跃福　**校**

异常的脑部发育导致发育不良或畸形，是儿童发育迟缓、智力低下或癫痫的常见神经影像学研究的结果[1-3]。本章将首先讨论脑部基本胚胎学，接着讨论脑部（发育）畸形和可能导致畸形的紊乱，包括致病基因和（已知的）分子途径（其中断可致畸形）、临床表现、有助于诊断和发现病变的最佳成像技术。我们将基于上述信息，来诊断大多数的脑发育障碍。

本章的目的是帮助读者界定畸形，只需要弄明白脑或颅骨的哪一部分受累即可。如果畸形累及大脑半球或中间的连合部分（胼胝体、前连合、海马连合），则属于背侧前脑的发育畸形；如果主要累及基底（神经）节、下丘脑 – 垂体轴（hypothalamic–pituitary axis，HPA）、嗅觉结构或眼眶，则为腹侧前脑发育畸形，如果病变主要累及脑干或小脑，就在中脑 – 后脑发育畸形的章节查看。Chiari 畸形在颅颈连接的发育畸形中进行了讨论。间充质畸形中讨论了颅骨、颅底、蛛网膜下腔（脂肪瘤和囊肿）和软脑膜的异常。希望这样的分类能够方便地引导这一章。在讨论脑部异常之前，先了解脑部发育基础非常重要，有助于认识畸形，将之与正常脑部区分。

## 一、脑部发育的基本概念

### （一）概念：起因、分类和基本胚胎学

脑部结构的发育依赖于周围（外胚层、内胚层和间充质）结构产生化学信号。这些结构发出化学信号，刺激外胚层吻侧（头端）向神经外胚层分化，神经外胚层是大脑和脊柱形成的基质。神经外胚层随后接收更多的信号，每一波信号将其细化、特异化。神经外胚层的形成过程产生原细胞，随着每一波信号，原细胞被进一步细化和分化成更具体的结构[4, 5]。如下几节所示，脑结构的形成取决于多个区域同时发生的情况。因此，影响脑发育的情况往往会导致多个结构的异常。例如，大脑皮质发育畸形可合并小脑异常或白质通路紊乱。此外，早期紊乱可影响后期发育过程：脑膨出可能会拉伸脑室并破坏神经室管膜（脑室壁），从而形成脑室旁灰质异位。中线腹侧发育受损致前脑无裂畸形，引起中线发育紊乱，则合并胼胝体和大脑皮质畸形。阅片时须谨记该多重畸形发病率较高，因为一名明智的放射科医生曾经说过，最难发现脑部畸形就是第二个。

脑发育畸形的分类困难。原因之一，正如Norman 等[6]指出，不存在两个完全一样的脑发育畸形。甚至同胞兄弟具有相同染色体突变，二人的畸形也不尽相同，原因很可能是表观遗传[7]和环境因素[8]。尽管如此，我们仍需要尽可能将相似的畸形归为一组；如果没有一个分类系统，我们将很难收集诸如预后、最佳治疗方案及未来同胞患病概率的信息。脑发育畸形的另一个困难来自于前面所说的多重畸形的发生率。脑膨出合并灰质异位和胼胝体发育不良，应该被归为神经管闭合障碍还是大脑皮质发育异常，或是联合障碍？或者该类患者总数是否达到将其组合起来定义为一种畸形综合征？上述问题都不易解决。因此，本章节主要描述各种

脑结构（如胼胝体、大脑皮质、小脑）及其覆盖物的畸形，我们讨论这些结构的胚胎学，但没有列出"综合征"（复合／复杂畸形），或提出疾病的整体分类，因为其可存在无限的变异／分型。基于形态学、遗传学和胚胎学的分类框架被引入用于皮质发育畸形 [3, 9] 及中脑和后脑的畸形 [10-12] 中，当疾病具有多种结构的畸形时，尽可能将这些结构合并到一起讨论。

最后一个重要概念就是脑畸形发生的原因。这里一个对影像学者相对较新的重要概念是分子途径。分子途径由一系列分子组成，这些分子依次相互作用以执行必要的功能，这些功能可以是发育相关或保持稳态的或对外部刺激做出反应。发育性途径紊乱可对许多畸形起重要作用，而稳态途径紊乱可能导致代谢疾病或过早退变／衰老。在本章中，若有助于诊断或缩小鉴别诊断范围，则上述分子途径则会纳入讨论范围。

基于此，分子途径对于理解儿科神经影像学而言较为重要，特别是皮质发育不良、伴巨脑畸形的综合征及腹侧中线的全脑畸形／疾病。讨论分子途径很复杂，在学习了一些基本概念之后会更相对容易理解一些。在前不久，认为特定畸形是由特定基因的突变引起的观念似乎是合理的，即一对一的相关性。已知的是，相似或相同的畸形是由许多不同基因的突变引起的，并且这些基因经常产生在相同的发育分子途径中起作用的蛋白质。环境刺激和来自其他细胞的信号刺激转录因子的细胞内形成、分子进入细胞核，继而刺激基因转录形成蛋白质。这些蛋白质或蛋白质的组合在分子途径中起作用，即发生一系列蛋白质相互作用。在每个途径的多个点，分子相互作用导致关键性的发育相关或稳态事件，例如，微管蛋白聚合形成微管，或沿着微管运输蛋白质，最终导致神经元移行、轴突延伸、神经递质分子向突触的转运，或主导发生在大脑发育或日常生物功能中的任何其他事件。如果基因突变，蛋白质可能根本不会形成，或者可能表现为畸形则导致活性减少或异常，干扰正常发育。受累蛋白质可参与执行不同功能的许多不同途径，但突变可能仅改变蛋白质的一部分，因此对其功能具有多种影响，如某些途径无功能，另一些途径缺乏部分功

能，在其他途径中仍有完全（或接近完全）的功能。更复杂的是，来自许多"上游"途径的蛋白质可能与相同的"下游"途径相互作用。因此，在"上游"途径中编码或翻译蛋白质的数个基因的突变可导致相同的畸形，这可解释为什么相似的畸形可由不同基因的突变引起。最后还有一点复杂的在于，一些具有相似结构的基因在某些途径中是"多余的"，这意味着数个基因具有相同的功能，那么既然是多余的，单个基因或甚至多个基因的突变可不存在任何影响。

我们已知形成大脑特定结构的时间。若在大脑形成特定结构的时间点发生损伤（任何类型），则可能导致该结构异常。若蛋白质恰好在形成该结构的时间点起作用，则突变基因可导致相同的异常。另外，一种蛋白质可能参与许多途径，所以该蛋白对在不同时间形成不同结构是必需的。因此，单一突变可能导致在不同时间形成的几种结构的异常（这将被称为畸形复合体）。最后，一些对宫内发育重要的蛋白质也在出生后的代谢途径中起作用，故而，一些先天性代谢缺陷的患者也可有脑畸形。虽然文献中较少提到这种联系，但今后可能会有更多发现。比如说，丙酮酸脱氢酶复合物缺乏患者存在胼胝体发育不良 [13, 14]，其他如 Zellweger 综合征中的脑沟畸形／异常 [15, 16]，线粒体内呼吸链功能异常 [17] 和腺苷酸琥珀酸裂解酶缺乏症 [18] 存在小脑发育不良。

## （二）早期脑发育

在胚胎发育的第 15 天左右，外胚层细胞在胚胎表面增殖形成一个板状组织，即原条。一个被称为 Hensen 结的快速增殖细胞群在原条的一端出现并成为它的头端。从 Hensen 结开始，将形成脊索的细胞向尾侧迁移，并引导背侧中线外胚层分化为神经外胚层的致密板样结构，即神经板。

在妊娠的第 17 天左右，神经板的外侧部分开始从双侧增厚形成神经皱褶，折叠增厚和弯曲两者联合使这些皱褶抬高隆起，并在中线处相互靠拢 [19]。第 20 天左右，这些神经皱褶在后脑中线处互相接触、靠拢，开始形成神经管 [20-22]。

当神经管闭合时，神经外胚层（将来会形成中

枢神经系统）与其上方的会形成皮肤的外胚层分离开来。直到最近人们才认识到，神经管闭合时以一种从头到尾类似拉链的方式进行的。然而，更新的证据表明，神经胚形成在人类中分别以两个、也可能为三个不同的水平开始，此时细胞突起（可能是纤毛）从两侧神经褶皱的最背侧细胞向内侧突出。在每个点的神经管闭合在许多分子的影响下发生细胞识别和黏附[23]。这种观点能使我们对诸如脑膨出一类发育畸形的认识得到统一。在神经管的头侧端，即前神经孔，大约在妊娠 25 天时闭合。在尾侧末端，神经后孔在胚胎的第 27~28 天时闭合。

前神经孔闭合时，延髓神经管中央腔内发育出 3 个扩张的脑泡。这三个部分是前脑泡、中脑泡和后脑泡（图 5-1）。后脑泡以中脑曲与中脑分界，以颈曲与颈髓分界。前脑泡进一步分化为尾端间脑，尾端间脑形成前顶盖、丘脑、大量的黑质 - 腹侧被盖区、红核被盖，前脑泡还会向前分化为腹侧前脑，从中形成下丘脑、视泡和端脑（以后会形成大脑半球）[24]。构成脑的细胞来自初级生发区（也称为脑室区），位于脑室壁[25-31]和许多次级生发区[如在大脑位于室管膜下区（subventricular zones, SVZ）内侧和外侧，在小脑位于外颗粒层（external granular layer, EGL）]，此时一些子细胞在停止并再次复制之前短暂移行[30, 32, 33]。

前神经孔闭合时，视泡已经开始从前脑萌芽，与覆盖的外胚层相互作用，形成视神经和眼球（为间脑向腹侧的真性延伸）。随着端脑发育，大脑半球向后生长覆盖间脑、中脑和部分后脑（图 5-1）。胼胝体似乎也随着半球的生长，从前到后生长（参见关于脑连合的部分）。更详细的端脑发育将在神经元移行和前脑无裂畸形中讨论。

后脑泡最终将分为后脑和末脑，后脑形成脑桥和小脑（脑桥的背侧延伸），末脑将形成延髓。这个发育过程将在后脑畸形中进一步讨论。

## 二、背侧前脑发育畸形

### 脑连合畸形

脑连合是由皮质神经元产生的轴突束，穿过发育中的两个大脑半球并跨中线区域，从而连接两个大脑半球。正如影像学所示，脑连合的形态改变可以出现在许多半球性疾病中，这些疾病可为破坏性或发育性，损害细胞迁移、轴突导向或中线的交叉。因此脑连合畸形是最常见的脑发育畸形，在活产婴儿中的发生率约 1.8/10 000[34]。早产儿和高龄母亲所生子女的发病率会增加，同时，在患染色体疾病（17.3%）、伴有躯体疾病（肌肉骨骼疾病 33.5%，心脏疾病 27.6%）和其他有 CNS 畸形（49.5%）的儿童中发病率也会增加[34]。多达 3%~4% 的涉及认知或运动迟缓的患者被发现有脑连合畸形，其中最常见的是胼胝体畸形[35]。Raybaud 等[36]通过 MRI 发现 33% 的胎儿脑畸形为连合畸形，这个数字可能被低估，因为产前[36]和产后[37, 38]超声检查可能会漏掉轻微的连合畸形，因此未进行 MRI 检查。虽然一些患者（特别是完全性胼胝体发育不全伴 Probst 束的患者）具有正常的认知或神经系统检查正常，但绝大多数患者具有神经运动和认知障碍[35, 39]。因此，对所有患者在胎儿期或出生后行影像评估脑连合十分重要。

#### 1. 解剖和胚胎学

脑连合包括前连合、海马连合和胼胝体。前连合连接嗅觉皮质（旧皮质）和两个半球的外侧和下方的颞枕叶新皮质，海马连合连接穹隆和海马皮质（原脑皮质），胼胝体连接大部分半球新皮质（主要来源于大脑皮质的 2、3 和 5 层的神经元）（图 5-2）。胼胝体是胎盘哺乳动物的进化产物[40]，在透明间隔腔的中线处，通过半球的二次融合而形成[41]。尽管胼胝体是新皮质连合纤维穿过中线的主要途径，但一些新皮质轴突（来源于外侧和下方的颞枕叶）也通过前连合处交叉[42]。透明隔位于这一过程的中央，它被 3 个连合所包围，由构成两侧脑室内侧边界的白质层在中线区毗邻而成，位于海马连合的前方。其中包含有髓鞘的，推测可能有透明隔 - 扣带回的中隔质轴突，但无灰质[43, 44]。（透明隔与隔区不同，后者也被称为隔膜区域或隔膜颗粒，是一种灰质结构，与下丘脑相连，位于胼胝体嘴部下方、终板前方。）透明隔位于胼胝体嘴部上方，形成侧脑室前部的内侧壁。

胼胝体是脑内最大而且最容易观察的脑连合。

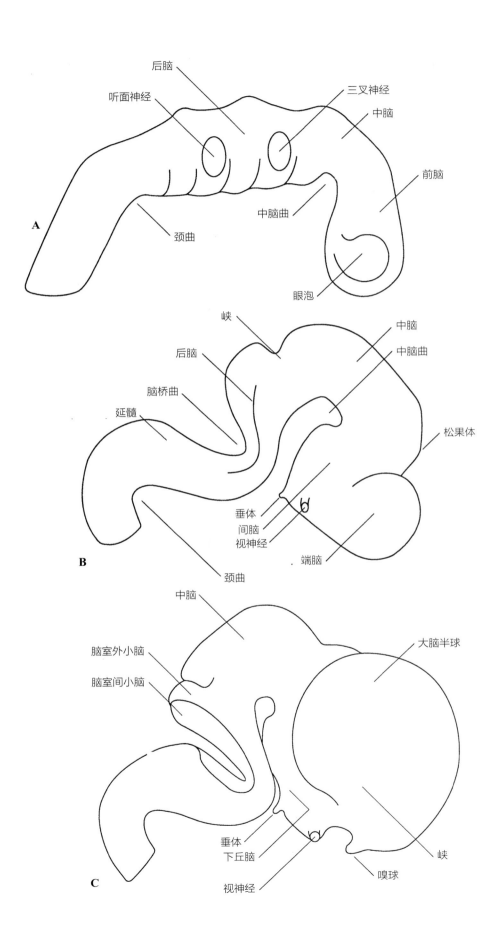

A. 前神经孔闭合时，3 个脑泡在神经管的尾腔内发育。3 个部分为前脑、中脑和后脑。头曲将后脑和中脑分开，颈曲将后脑和脊髓分开。B. 对于小脑发育很重要的脑桥（菱脑）曲，在头曲和颈曲之后发育，第四脑室在脑桥曲的位置发育。C. 端脑发育后，大脑半球向后生长覆盖中脑和部分后脑。小脑半球从后脑唇长出，其位置位于发育中的第四脑室的颅侧（脑桥曲的位置）

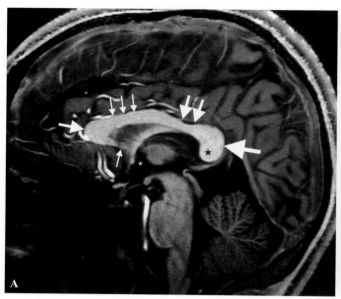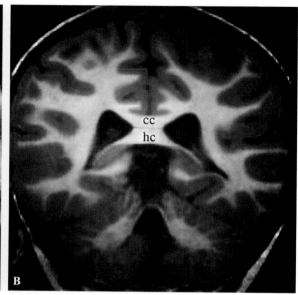

▲ 图 5-2　正常大脑连合

T₁WI 矢状位图像（A）显示前连合（白星号）位于第三脑室前壁上部。海马连合（黑星号）连接穹隆柱并与胼胝体压部在中线处融合。胼胝体是由嘴部（小白箭）、膝部（大白箭）、体部（3 个小白箭）、峡部（两个白箭）和压部（最大白箭）几部分构成。冠状位图像（B）较好地显示了连接大脑半球白质的胼胝体轴突（cc）与连接穹隆的海马连合（hc）之间的分离

由 5 部分组成：嘴部（嘴板）、膝部、体部、峡部和压部（图 5-2）。穿过峡部的纤维连接中央前回和中央后回及初级听觉皮质（图 5-3），其内含有大量明显髓鞘化的轴突。在它的前方，胼胝体体部、膝部和嘴板包含有来自额叶联合区的小的有髓鞘的连合轴突，即运动前区皮质 / 辅助运动区和前额皮质。峡部之后的压部包含来自顶叶、内侧枕叶和内侧颞叶皮质的轴突。海马连合的中线部分与位于穹隆体后的胼胝体压部下方及凹面融合（图 5-2），其与胼胝体压部无法在中线区矢状位图像区分。前连合位于终板（第三脑室前壁）的上份，紧邻胼胝体嘴部和终板的交界处（图 5-2）及穹隆的分叉［以此分界为连合前（隔）和连合后（乳头）束］。透明隔上界为胼胝体体部，前下界为嘴部，后下界为穹隆体（图 5-2）[44]。

要了解脑连合畸形，必须要明白脑连合发育的基本知识 [45-47]。大约在人类妊娠第 7 周，来自胎儿星形胶质细胞一组专门的神经胶质细胞，称为中线拉链神经胶质细胞（midlinezipper glia，MZG），从中线区神经室管膜移行到半球间裂隙，邻近间脑（前脑腹侧）和端脑（前脑背部）的连接处。在

FGF8 诱导的 *NFIA* 和 *NFIB* 信号传导的影响下，双极中线拉链神经胶质细胞转变为位于半球间裂缝任意一侧的多极中线拉链神经胶质细胞，并向多处延伸，通过软脑膜跨越中线相互嵌入 [45]。随着网状结构的形成和软脑膜组织的退化，大脑半球间的裂隙被重塑为两个大脑半球交叉的轴突（图 5-4 和图 5-5），这被称为"胶质悬带"或"胶质中线拉链" [45, 48-51]。组成悬带 / 拉链的细胞据推测会表达表面分子，并分泌化学物质进入细胞外间隙，以助于引导轴突跨越中线 [52-54]。这些胼胝体轴突在中线的交叉似乎与胶质纤维从大脑内侧表面延伸穿过中线同时发生，大脑半球间重构的关键调控步骤是通过 FGF8 信号传导至下游 NFI 转录因子，将来源于扣带回的放射状神经胶质细胞转变为上述的专门的星形胶质细胞 [45]。

第一个沿神经胶质悬带跨越中线的胼胝体轴突来源于发育中的扣带回（图 5-5C）[52, 55, 56]。这些扣带回轴突是先行纤维，引导其后来源于新皮质的轴突。在这个阶段，可以识别连合的 3 个独立部位（图 5-4D 至 F）：腹侧连合板（形成前连合）、背侧连合板（形成海马连合）和神经胶质悬带（组成

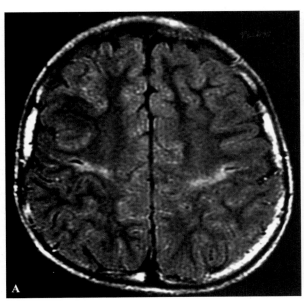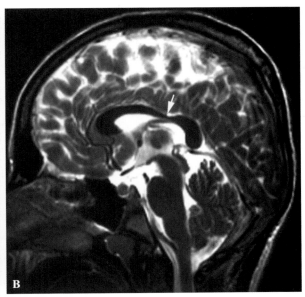

▲ 图 5-3 继发于脑实质损伤的胼胝体缺损（足月新生儿缺氧缺血性脑损伤病史）

A. 轴位 FLAIR 图像显示两侧中央沟加深及其皮质下的脑软化。B. 正中矢状位 $T_2WI$ 图像显示胼胝体峡部局灶性萎缩（白箭）（感觉运动连合轴突被破坏），说明胼胝体嘴、膝和体部包含额叶连合纤维，而压部包含顶叶、枕叶和颞叶纤维

先行胼胝体轴突，在皮质中隔边界水平桥接半球间裂）。继而形成的新皮质连合轴突将利用这些连合部位，通过被称为肌束震颤的过程跨越中线（通过识别已经跨越的轴突上的化学信号，而非正在发育的大脑的信号，它们的迁移要复杂得多）。随着在更后方的海马连合和更前方的皮质 – 中隔交界处跨越的新皮质轴突数量的增加，这些结构最终在胼胝体的体后部汇合。因此，胼胝体的前部和后部原本是分开的[57]，但最终合并成一个单一结构。由于人类额叶不成比例的生长，海马连合虽然最初位于连合板内，但被向后推（拉伸穹窿柱）并位于压部下方[41]。这种明显的由前向后发展的过程通常被理解为胼胝体由前向后生长，但可能是海马连合处（及附着于其上的胼胝体压部轴突）的由前向后相对位移，归因于额叶的由后向前生长及其相应在胼胝体前部的跨中线轴突的积累[44]。因此，当最初的先行轴突开始在孟氏孔区域跨越[41] 时，胶质"悬带"才刚刚开始在胼胝体体前部形成，同时中脑中沟在胼胝体后部形成[58, 59]。胼胝体膝部、嘴部和体部似乎是快速连续形成的，都在第 15 周出现（图 5-6）[54, 60]。海马连合发育较早，但胼胝体压部（利用海马连合轴突作为肌束震颤跨越中线的引导）

直到第 18～19 周才开始出现[54]。因此，尽管胼胝体前部（包括嘴板）出现在海马连合之后，但它首先扩大并变得非常明显；胼胝体前部形成时，压部在海马连合上形成，并且随后扩大[41, 60, 61]。

透明隔形成与胼胝体前部密切相关。胼胝体前部下缘包括穹窿的早期轴突（第 10 周），位于隔区和海马连合（第 11 周）之间。在大鼠中，连接内侧隔核与同侧扣带回皮质的纤维在中隔叶中与先行胼胝体轴突同时发育，并跨越神经胶质悬带和胼胝体。由于透明隔在中脑中沟壁上发育，因此它被胼胝体的嘴部、膝部和体部限制（图 5-4F）。中隔叶之间的半球间隙成为透明隔腔（图 5-5C）[41, 62]，随后透明隔腔在胼胝体和海马连合之间延伸，这个延伸出来的部分被称为第六脑室。透明隔腔在 20 周左右出现，通常在出生后 3 个月内消失，腔体由后向前逐渐消失[63, 64]。

跨越中线后，胼胝体轴突的生长锥跟随因子（神经毡蛋白、纺锤蛋白）到达对侧半球的相同位置（对侧大脑半球相同起源部位）。在小鼠模型中，如果轴突进入胼胝体的错误部位，并最终进入对侧半球的错误（异位）区域，轴突就会"迷失方向"[65]。尽管这种现象发生的确切时间尚未确定，但这些异

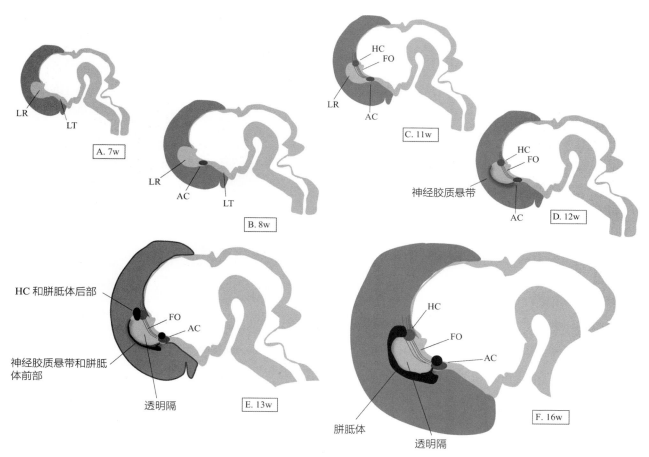

▲ 图 5-4　正中矢状位连合板和胼胝体的发育（此图彩色版本见书中彩图部分）

A. 胚胎第 7 周，连接两个半球跨中线的终板（LT）上部增厚，形成连合板（LR）。B. 在接下来的一周，嗅觉连合纤维跨中线，穿过连合板的腹侧形成前连合（AC）。C. 在之后的几周内，纤维在前中隔皮质（隔核）和未来海马之间发育，形成同侧穹隆（FO）。在第 11 周左右，一些穹隆纤维穿过连合板背面的中线，形成海马连合（HC）。D. 在第 12 周，皮质 – 中隔边界在未来新皮质的内侧边缘处形成，并沿此边界形成神经胶质悬带（图 5-5B）。E. 到第 13 周，3 个连合（前连合，海马连合和神经胶质悬带）的部位已经确立。根据它们的起源，早期新皮质连合纤维沿着前连合（颞枕叶纤维）、神经胶质悬带（额叶纤维）或海马连合（顶 – 枕 – 颞叶纤维）跨过中线。F. 胼胝体随着增多的连合纤维而生长，并在前连合和海马连合之间形成一个单一连续结构，它围绕在未来的透明隔周边。随后，额叶的突出发育导致胼胝体前部的后向生长，使海马连合和胼胝体压部向后移位到大脑中帆之上（第三脑室顶盖之上），拉伸穹隆柱

位轴突似乎可以通过"修剪"被消除[65]。

**2. 脑连合疾病谱系**

　　假如脑连合的正常发育过程被干扰，所有 3 个脑连合或其中任意组合的发育均可受影响，这会导致一系列的脑连合畸形（图 5-7）。胼胝体可以完全缺如（发育不全）或部分发育（发育不良）。正如在"解剖学和胚胎学"一节中所讨论的，胼胝体起源于两个独立的部分，轴突通过前面的神经胶质悬带和后面的海马连合跨越中线。海马连合形成于胚胎第 11 周，前部胼胝体形成于第 13 周，之后的胼胝体发育（通过肌束震颤生长）在产前主要是前部

生长，将海马连合和相关的后部胼胝体向后推移。了解这一发育顺序有助于区分连合畸形的变异型：①完全的三联体连合发育不全（中线跨越过程的全局失败）（图 5-8）；②完全性胼胝体发育不全，几乎总是同时累及胼胝体连合和海马连合（图 5-9）；③后部发育不全，可能与海马连合（继而的后部胼胝体）的形成障碍有关（图 5-10）；④连合不足，胼胝体前部无法生长，不能向后推动海马连合（图 5-11）；⑤胼胝体后部无法生长（图 5-12）。少数情况下，在胼胝体缺如的情况下可以形成海马连合（图 5-13）；更罕见的是，在胼胝体前部轴突和发育

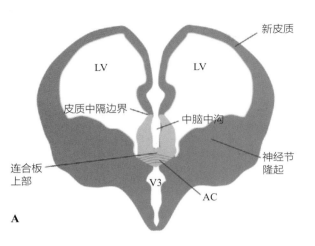

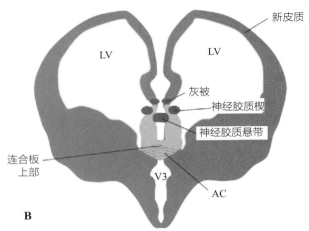

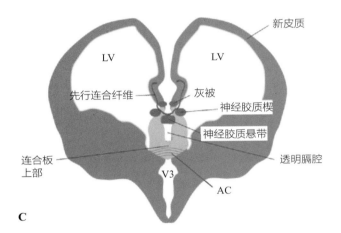

▲ 图 5-5　中线区神经胶质、胼胝体和透明隔腔冠状位示意图（此图彩色版本见书中彩图部分）

A. 深沟（中脑中沟，SMTM）发育于连合板上部。在这个沟两侧和新皮质板之间出现明显的分界线（皮质中隔边界）。B. 特殊的神经胶质结构在皮质中隔边缘附近发育：神经胶质悬带（或胶质中线拉链）在两个半球之间形成桥梁；在中线两侧，灰被和神经胶质楔在皮质中隔边界上下形成。C. 先行连合纤维通过灰被和神经胶质楔的排斥作用从扣带回向中线引导，并由胶质悬带引导跨过中线。同时，同侧穹隆和透明隔 - 扣带回/（透明隔）纤维在 SMTM 的两侧发育，成为透明隔的叶片（未示出）。胼胝体的发育使 SMTM 内部空间向上封闭，形成透明隔腔。AC. 前连合；LV. 侧脑室；V3. 第三脑室

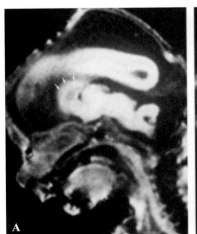

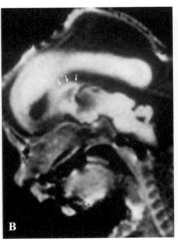

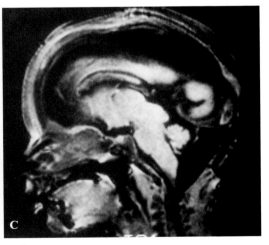

▲ 图 5-6　胎儿连合的早期发育

A 和 B. 预计为胚胎 13～14 周解剖标本正中矢状位 T₁WI 图像显示胼胝体短（白箭），尽管海马连合已经出现，但胼胝体压部还没有发育；C. 另一胚胎 18 周的标本中，胼胝体压部已出现，随着额叶的发育，胼胝体前部向后生长，推动海马连合并附着在压部背侧

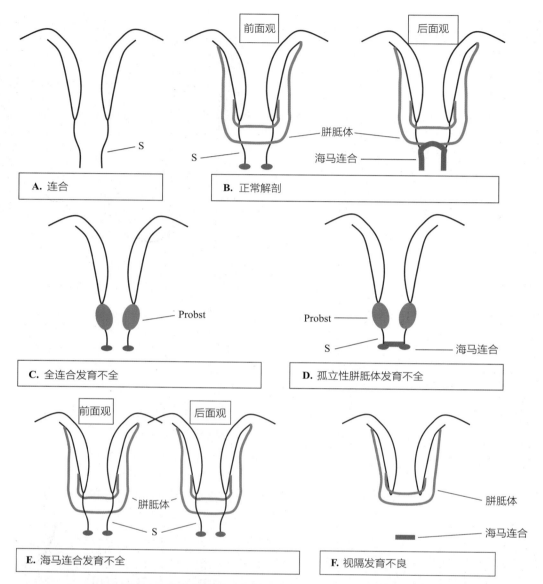

▲ 图 5-7　各种连合 - 隔疾病的示意图（此图彩色版本见书中彩图部分）

A. 在连合完全缺如的情况下，透明隔的叶片与边缘叶的内侧边缘相邻；B. 在正常发育过程中，胼胝体前部（左图，蓝色）位于皮质 - 隔边缘，海马连合（紫色）和穹隆之间的压部（右图，蓝色）跨过中线；C. 在经典型连合发育不全中，连合纤维不越过中线，胼胝体轴突在中线旁的透明（隔）的叶片内形成（形成 Probst 束，蓝色椭圆），穹隆（紫色椭圆形）没有相连；D. 在孤立性胼胝体发育不全中，海马连合（穹隆之间的紫色线）存在；E. 在孤立性海马连合发育不全中，胼胝体存在，但穹隆没有相连；F. 在视隔发育不良时，胼胝体和海马连合均存在，但透明隔的叶片缺如

良好的压部 / 海马连合之间只缺少中间部分 [66, 67]。

　　经典型前脑无裂畸形时，胼胝体畸形表现不典型，压部可以出现但未见正常膝部或体部，或者胼胝体体部和压部可见而膝部缺如 [66, 68]。半球中部融合的前脑无裂畸形变异型中，胼胝体膝部和压部正常而体部缺如 [69]。本章前脑无裂畸形部分给出了一些例子。在经典的半脑叶型或全脑叶型前脑无裂畸

形中，额叶是未分开的，中线区未发育皮质中隔边界，故而无法形成大脑半球间的神经胶质悬带，实现之后胼胝体前部的轴突跨越中线。此外，皮质中隔的缺失还导致不能形成确定的穹隆（海马中隔纤维）。然而，在沿单个脑室周围的后部皮质边缘，存在穹隆纤维，使海马连合得以发育，根据半球间裂形成障碍的严重程度，大脑半球后部的胼

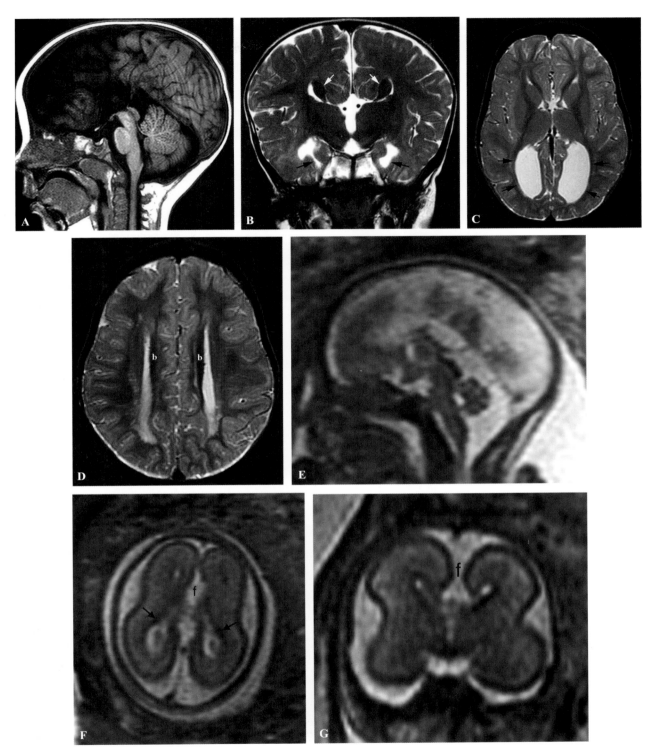

▲ 图 5-8　儿童和胎儿的完全（三联体连合）发育不全

A 至 D. 8 岁儿童；A. 正中矢状位 $T_1WI$ 示前部胼胝体和海马连合缺失，第三脑室顶高位，半卵圆中心脑沟呈放射状排列，颅后窝正常。
B. 冠状位 $T_2WI$ 图像显示侧脑室距离增宽，内侧邻近有大量髓鞘形成的 Probst 束（白箭）（导致脑室腔呈新月形）。注意，海马形态异常，由颞角延伸到海马旁回（黑箭），在那里的白质束（腹侧扣带）发育不良或缺失。C. 轴位 $T_2$ 图像显示纵裂池增宽，在侧脑室后角明显，（空洞脑，黑箭），可能是由于后部白质发育不良所致。D. 轴位 $T_2$ 加权图像示侧脑室体部平行，Probst 束（b）和内侧半球皮质将其与纵裂池隔开。E 至 G. 22 周龄胎儿。E. 矢状位 SSFSE 图像示，半球间裂增宽呈广泛的高信号。未见连合显示。F. 轴位像示侧脑室三角区轻度扩大，半球间裂增宽（f）。脑室侧壁可见低信号生发区（黑箭）。G. 冠状位图像示半球间裂宽大（f），没有半球间的连合

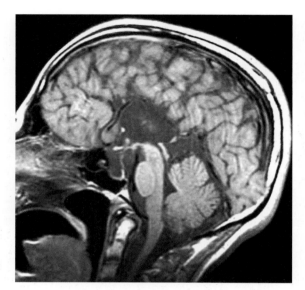

▲ 图 5-9 经典 "胼胝体" 发育不全

正中矢状位 $T_1WI$ 图像示前连合正常。否则表现与图 5-8A 相似，胼胝体和海马连合均缺如

胝体纤维可以呈束状沿穹隆纤维 / 海马连合形成压部，或压部及体部[67, 70]。在前脑无裂畸形的半球融合变异型中，胼胝体后部 / 海马连合的存在可以有相同的解释；胼胝体前部可以存在，因为隔区发育正常，皮质中隔边界前部正常，神经胶质悬带、灰

被和神经胶质楔正常，所以胼胝体前部亦正常；体后部不能形成，因为大脑半球的连续性损害了皮质中隔边界的形成，阻碍了胼胝体前部和后部的最终融合[44]。

当轴突通过胼胝体的特定区域受到损伤（如脑穿通畸形和脑裂畸形）时，可观察到胼胝体特定的改变。因癫痫而行胼胝体切除术[71] 或经胼胝体入路进入侧脑室或第三脑室[72] 的患者，若不清楚其手术史，也会被误认为先天性胼胝体缺损。

如前所述，当胼胝体发育异常时，前连合和海马连合也同样受累[73]。最常见表现为，胼胝体缺如区域的前连合变小和海马连合缺如[67, 73]。偶尔也可能是在胼胝体发育不良或缺如区域可见海马连合增大[59]：正中矢状位上增大的海马连合看似部分胼胝体；冠状位显示该连合连接双侧穹隆，而非大脑半球（图 5-13）。胼胝体缺如时可以看到前连合增大，但在大量报道中均很少见到这种情况[67, 74, 75]，提示为罕见现象。

**3. 继发于大脑半球异常或综合征的相关异常**

胼胝体和它的前体在胚胎的第 8～20 周时形成[41, 76]。这与前脑的大部分神经元迁移周期相对应，大脑和小脑的大部分也是在此阶段形成。所

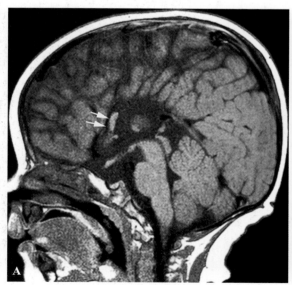

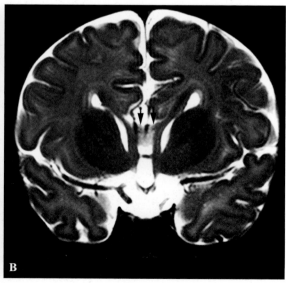

▲ 图 5-10 4 例胼胝体发育不良（部分性发育不全）；S 形束示踪

A 至 C. 经典 Probst 束。A. 正中矢状位 $T_1WI$ 图像示，仅见短段胼胝体（白箭）位于前连合上方，位于孟氏孔前，未见连合板、穹隆和海马连合；B. 冠状位 $T_2WI$ 图像示在胼胝体膝部位置可见残余前部胼胝体（黑箭），其后方层面的图像（C）示连合发育不全的典型表现，具有 Probst 束、异常海马和颞角内侧

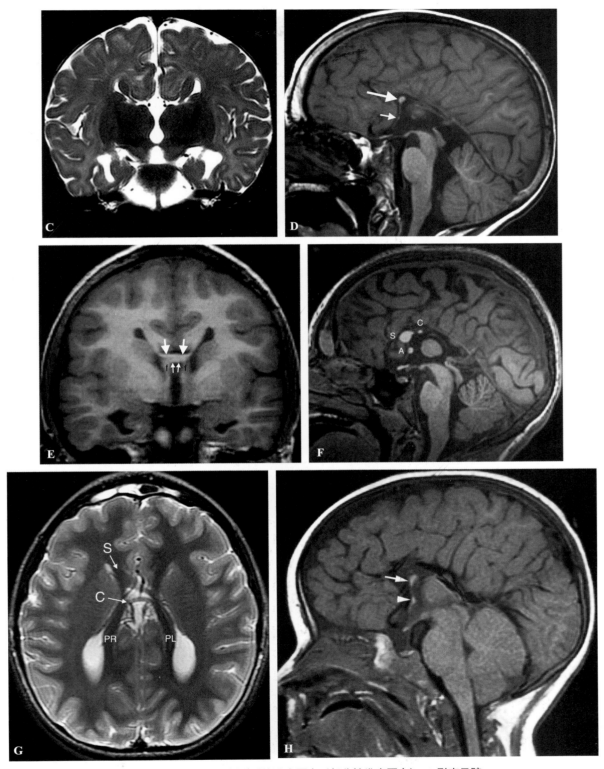

▲ 图 5-10（续）　4 例胼胝体发育不良（部分性发育不全）；S 形束示踪

D 和 E. 小胼胝体残余及海马连合。D. 正中矢状位 T$_1$WI 图像可见残余胼胝体小（大箭），前连合小（小箭）；E. 冠状位 T$_1$WI 图像示残端由两个部分组成，上部（大白箭）连接脑白质，下部（小白箭）连接穹隆柱（黑色 f）；F 和 G. 前连合，Sigmoid 束和残余胼胝体；F. 矢状位 T$_1$WI 图像示三个连合。前连合清晰可见（A）；结合轴位 T$_2$WI 图像（G）观察，较大的束（S）从右侧额叶白质斜行至左侧 Probst 束（PL），而较小的束（C）从右侧 Probst 束（PR）穿过半球间裂至左侧 Probst 束（PL）；H 和 I. S 形束。H. 正中矢状位 T$_1$WI 图像示残余的胼胝体小（白箭）、前连合小（白箭头）

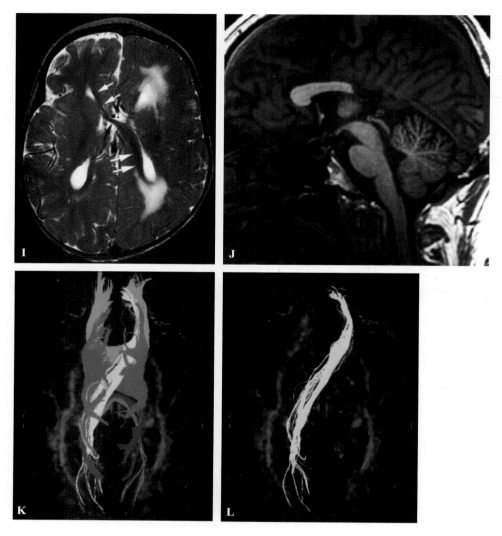

◀ 图 5-10（续） 4 例胼胝体发育不良（部分性发育不全）；S 形束示踪（此图彩色版本见书中彩图部分）

I. 轴位 T$_2$WI 图像示"S 形束"：一组轴突从右侧（小白箭）穿过中线（黑箭，即在图 H 中看到的胼胝体"残余"），延伸至对侧半球的 Probst 束（大白箭）的位置，左侧大脑半球可见白质损伤。J 至 L. 通过弥散张量成像（DTI）识别同位和异位。J. 矢状位 T$_1$WI 像示胼胝体发育不良，膝部小，嘴部、体后部和压部缺如；K. 彩色 FA 图叠加胼胝体轴突的纤维追踪示额部胼胝体辐射线（蓝）、大脑中央（橙）、顶叶（紫）和枕部胼胝体辐射线（绿）中的同位束。黄色异位"S 形"束从左侧额叶交叉到右侧枕叶，与其他交叉纤维共同在图 K 中显示，独立显示于图 L（图 F、G 和 H 由 Michael Wahl, San Francisco 提供）

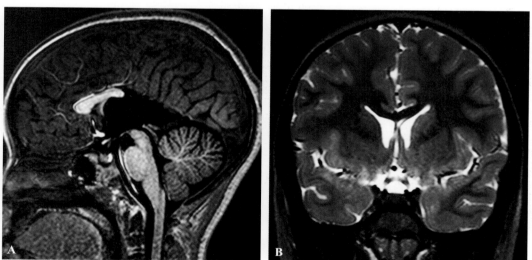

▲ 图 5-11 "经典型"后部胼胝体发育不良（部分性发育不全）

A. 正中矢状位 T$_1$WI 图像示连合板短而完整。前连合很小或缺如；B. 经杏仁核冠状位 T$_2$WI 图像示透明隔膜 / 叶片不完全融合。本例患者，后部胼胝体缺失，穹隆紧邻后部胼胝体下表面（A），后者看似为正常的压部。这种畸形可能是由于前部胼胝体无法正常生长，而不能使海马连合和压部向后移位所致。注意，小透明隔位于穹隆和胼胝体之间（A）

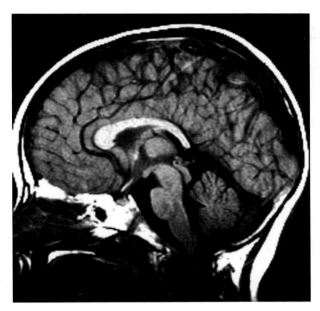

▲ 图 5-12 胼胝体逐渐变细，伴有后部胼胝体轻度发育不良

正中矢状位 $T_1WI$ 图像示，前连合和前部胼胝体看起来正常，穹隆连接正常，提示海马连合正常。压部发育欠佳，表示胼胝体后部连合缺陷。正如压部发育不全时常见嘴部缺如

以，除端脑其他连合畸形外，胼胝体异常还经常合并其他大脑和小脑的异常，或由其引起。还有一种异常是大脑半球中部的异常脑沟或裂隙，似乎阻碍/阻止轴突在大脑某些部分进入半球间裂，患者可表现为胼胝体残余形态失常（有时表现为 S 形

束）（图 5-10），还合并海马连合异常（图 5-14）。偶见扣带回区域的异常可能会提示发育不良发生的原因，例如抑制轴突跨中线的结构（如皮质的异常内折和畸形）（图 5-15）。胼胝体形成异常也可伴有颅后窝发育异常（图 5-15 和图 5-16）、皮质发育畸形（malformations of cortical development，MCD）（图 5-17）（请注意几乎所有类型的胼胝体异常都可能伴有 MCD）、脑膨出、下丘脑畸形和中线区面部异常[59, 77, 78]。尽管有报道说，单纯的胼胝体发育不全可无症状，但就大多数神经学家和神经放射学家的经验来看，偶然发现胼胝体发育不全是非常罕见的。更典型的情况是，患者常表现有癫痫、巨头、严重小头畸形、发育迟缓、精神智力落后或下丘脑功能低下（图 5-18）[34, 39, 67, 79, 80]。那些认知和神经检查正常的人，也经常受行为和神经精神问题的困扰，导致学习困难[81]、睡眠障碍[82]、语言和社交障碍[83] 及视觉空间注意缺陷[84]。

胼胝体畸形是众多综合征的组成部分[47, 77, 80, 85-87]，2016 年以"胼胝体发育不全"作为显著特征，搜索"人类孟德尔遗传在线"（Online Mendelian Inheritance in Man，OMIM）检索到 239 个综合征。其中一些与特定基因的突变有关，如 DCC 基因（MIM：120470），其编码轴突导向受体，调节人类整个中枢神经系统的轴突生长和模式，其中双

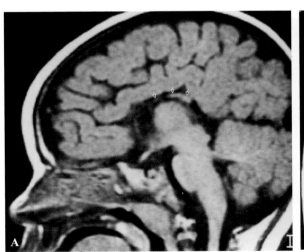
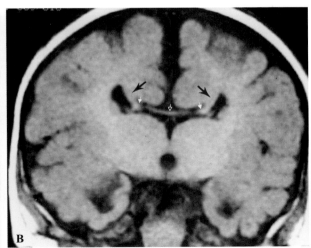

▲ 图 5-13 胼胝体发育不全，海马连合类似压部

A. 正中矢状位 $T_1WI$ 图像示在胼胝体前部缺如而压部（空心白箭）形成；B. 冠状 $T_1WI$ 图像示连合（空心白箭）在 Probst 束（黑箭）下缘连接穹隆（白箭），因此，它是海马连合，而不是胼胝体压部（经 Barkovich AJ 许可转载；Apparent atypical callosal dysgenesis: analysis of MR findings in six cases and their relationship to holoprosencephaly. *AJNR Am J Neuroradiol* 1990；11：333–340.）

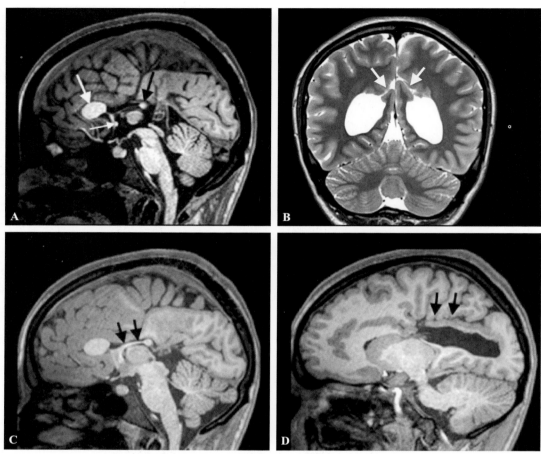

▲ 图 5-14　内侧半球裂隙导致巨大胼胝体残余和异常海马连合

A. 正中矢状位图像示胼胝体前部残余（大白箭）、前连合（小白箭）和海马连合（黑箭）均巨大，在半球大部均未见倒置的扣带回和扣带回沟；B. 冠状位 $T_2WI$ 图像示裂隙被覆灰质（专业称为脑裂畸形，白箭），从侧脑室三角区顶部的内上方延伸到半球间裂；C. 旁矢状位 $T_1WI$ 图像示穹隆体（黑箭）自海马连合向前，然后向下以穹隆柱延伸至乳头体；D. 旁矢状位 $T_1WI$ 图像（相对于 C 更外侧层面）示出了图 B 所示被覆灰质的裂隙，侧脑室体部和三角区上方并平行走行

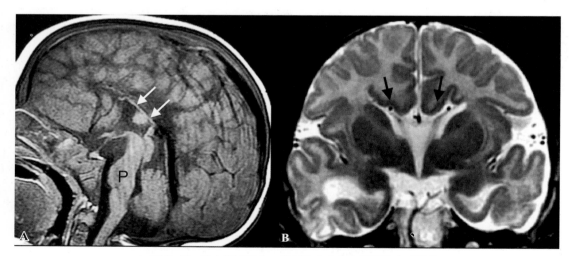

▲ 图 5-15　连合发育不全，伴侧脑室内上表面覆盖皮质异常

A. 矢状位 $T_1WI$ 图像示胼胝体和前连合缺失。靠近第三脑室顶部线性结构（白箭）可能是静脉，也可能是海马连合。注意脑桥（P）和小脑蚓部形态失常。B. 冠状位 $T_2WI$ 图像示皮质（黑箭）从扣带回的内侧壁异常地向外延伸到侧脑室上壁上方，潜在地抑制细胞移行、形成神经胶质悬带和神经胶质楔，从而抑制胼胝体发育

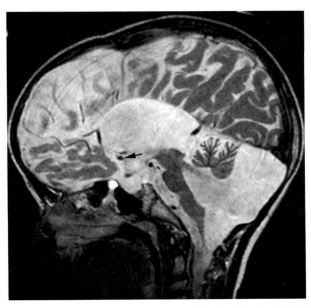

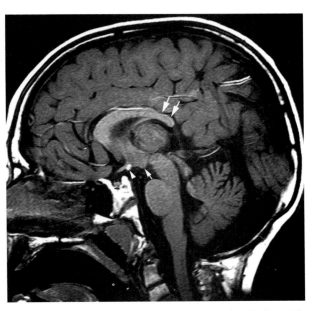

▲ 图 5-16　连合发育不全，伴小脑蚓部小、旋转及第四脑室扩大

正中矢状位 T₂WI 图像示前连合存在（黑箭），但海马连合或胼胝体连合缺如。颅后窝扩大，小脑幕高位，小脑蚓部发育不良，旋转，脑桥小。扩大的第四脑室内连续可见脑脊液流空，提示无合并的囊肿

▲ 图 5-18　胼胝体后部逐渐变细，伴下丘脑错构瘤，垂体柄发育不全和垂体后叶异位

胼胝体短，后部逐渐变尖（大白箭），但与穹隆的交界处正常，这表明整个胼胝体发育不良。注意下丘脑错构瘤（小白箭），合并前连合缺失和异位的高信号垂体后叶（白箭头）

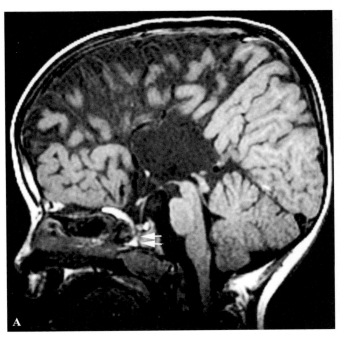

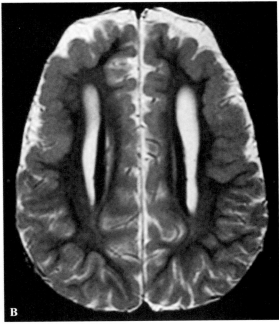

▲ 图 5-17　连合发育不全，伴多小脑回

A. 正中矢状位 T₁WI 图像示前连合存在，但海马连合或胼胝体连合缺如，永存（原始）颅咽管可见（白箭）；B. 轴位 T₂WI 图像示双侧额叶多小脑回

等位基因突变导致胼胝体发育不全（或严重发育不良）和脑干中线裂[88]。ATR 基因编码一种在嘌呤核苷酸循环中起重要作用的酶，与出生后小头畸形和胼胝体缺如以及伴脑干中线裂的脑桥小脑发育不全相关；1 号染色体上的 AMPD2 基因突变，导致胼胝体完全不发育、桥小脑发育不良、出生后小头畸形（图 5-19）并伴有严重的发育延迟[89]；RERE 基因位于染色体 1p36，是一种核受体调节因子，通常有与小扣带束相关的胼胝体缺如或发育不全[90]。最常提及的这类胼胝体异常是 Aicardi 综合征[85]。Aicardi 综合征是一种 X 连锁显性遗传疾病，包括婴儿痉挛症、多种脑部畸形（最常见的表现是胼胝体发育不良、灰质异位和多小脑回）、脉络膜视网膜病和脑电图（EEG）异常（节律明显紊乱）。这个综合征几乎毫无例外地发生于女性（患者必须有两条 X 染色体，所以染色体为 47XXY 的 Klinefelter 综合征患者也可以罹患此病）[91]，无眼科或神经科疾病家族史。其基因突变导致 X 染色体的一种自动平衡易位，在女性中的流行率为 2/100 000～15/100 000[92]。患者典型表现为严重的全脑发育落后和早发性、难治性癫痫[92, 93]。颅内畸形包括胼胝体发育不良或不发育、罕见胼胝体发育不良、脑室旁结节状灰质异位和皮质下灰质异位、多小脑回、多发性的脑（实质）外囊肿（常见于半球间裂和颅后窝）、小脑发育不良、脉络丛乳头状瘤和小眼畸形）（图 5-20）。眼科检查能发现特征性的因视网膜发育不良导致的脉络膜视网膜裂隙和视神经盘缺损（影像上可观察到）（图 5-19B）。髓鞘化过程可能延迟[85, 94-96]。

胼胝体发育不全也是胎儿酒精综合征中最常见的脑部异常，尽管这类患儿在影像学检查中脑部更典型的表现为正常。确立诊断是通过病史和典型的面部和神经学特征[97]。有严重面部畸形的患儿，如中线颅面部发育不全，胼胝体异常的发生率较高。

其他影像学可显示的连合畸形包括巨大脑室和透明隔间腔[98]。透明隔也可能太小（表面积相对于胼胝体不成比例地小），伴看似正常的穹隆。在半侧巨脑畸形（hemimegalencephaly，HME）中，透明隔可能太厚，并偏向畸形半球侧。罕见透明隔可呈孤立性异常增厚，可能的原因包括轴突过多、中

线处异常白质束、透明隔腔内残留的细胞物质（可能是神经胶质或神经元）持续存在。这一发现与任何临床情况无关[98]。

伴连合畸形的所有综合征在此就不一一列举，下表列出了一些最常见的相关综合征（表 5-1），很多综合征会在这一章或者本书的其他部分讨论。

**表 5-1　与连合异常有关的部分综合征**

- Aicardi 综合征
- Apert 综合征
- Chiari 畸形 II 型
- CRASH 综合征（见第 8 章）
- Dandy-Walker 畸形
- 胎儿酒精综合征
- 额鼻发育不良[99]
- 8 号染色体短臂反向重复
- 面部中线裂综合征
- 牵牛花综合征（通常伴有楔形的脑膨出）
- Mowat-Wilson 综合征[100]
- Neu-Laxova 综合征[101]
- 非酮症高甘氨酸血症（见第 3 章）
- 丙酮酸脱氢酶缺乏征（见第 3 章）
- Oro-facial-digital 综合征（口 - 面 - 指综合征）
- Rubenstein Taybi 综合征[102]
- Shapiro 综合征（下丘脑 - 垂体性侏儒和阵发性体温过低）[103]
- Walker-Warburg 综合征

#### 4. 胼胝体异常的解剖改变

胼胝体异常的影像学表现因其病因而异。如果胼胝体轴突形成缺乏或破坏，大脑白质则明显减少，这样一来，连合也多会异常，表现为局部太薄或完全缺如（图 5-3）。当半球间裂中出现异常时，正常情况下通过胼胝体走行进入对侧大脑半球的轴突将转向并沿着半球间裂走行，形成于胼胝体的垂直（纵向）"U"型 Probst 束（图 5-8B 和图 5-21），从而形成在半球内而不是半球间的连接[104]。这些胼胝体纤维普遍被认为是异位的，它们连接一个半球内的不同区域，而不是对侧半球的对称区域，从而导致正常功能解剖结构的显著改变。Probst 束位于扣带回外侧和侧脑室内侧壁的内侧（图 5-8B），它们的下内侧边界与原始穹隆融合。因为位置的关系 Probst 束压迫侧脑室的内侧壁，使侧脑室看上去像新月形，这在额叶更加明显（图 5-8B、图 5-10C、图 5-21 和图 5-22）[41, 58, 59]。第三脑室较正常位置

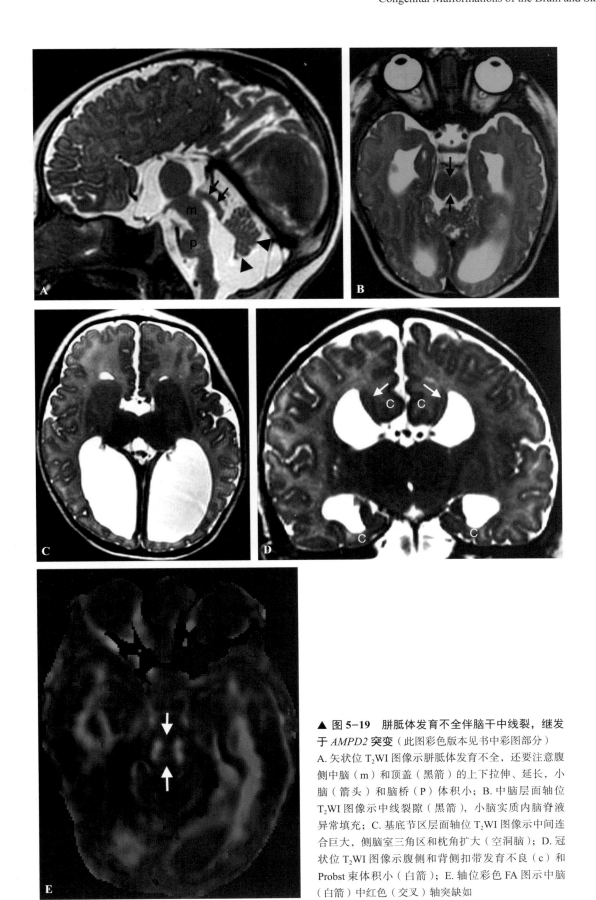

▲ 图 5-19　胼胝体发育不全伴脑干中线裂，继发于 *AMPD2* 突变（此图彩色版本见书中彩图部分）

A. 矢状位 T₂WI 图像示胼胝体发育不全，还要注意腹侧中脑（m）和顶盖（黑箭）的上下拉伸、延长，小脑（箭头）和脑桥（P）体积小；B. 中脑层面轴位 T₂WI 图像示中线裂隙（黑箭），小脑实质内脑脊液异常填充；C. 基底节区层面轴位 T₂WI 图像示中间连合巨大，侧脑室三角区和枕角扩大（空洞脑）；D. 冠状位 T₂WI 图像示腹侧和背侧扣带发育不良（c）和 Probst 束体积小（白箭）；E. 轴位彩色 FA 图示中脑（白箭）中红色（交叉）轴突缺如

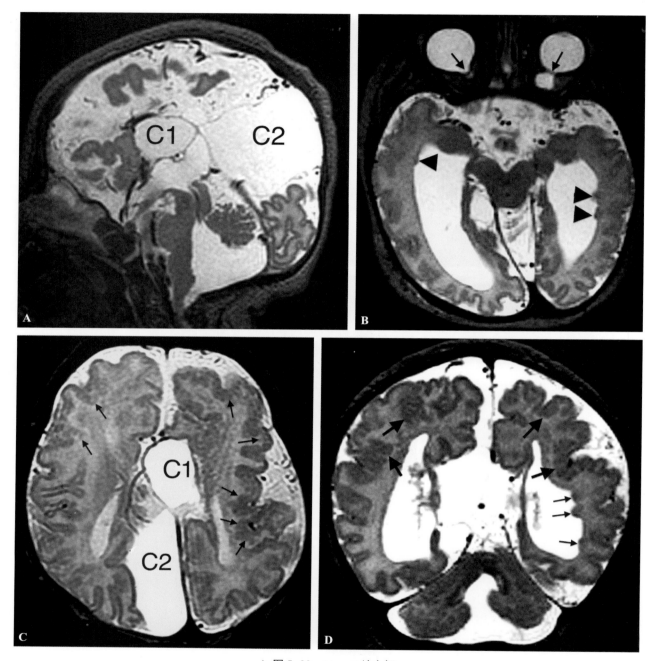

▲ 图 5-20 Aicardi 综合征

A. 正中矢状位 $T_1WI$ 图像示胼胝体缺失，伴有两个半球间裂囊肿（C1 和 C2），小脑蚓部发育不良并旋转；B. 轴位 $T_2WI$ 图像示双侧视神经盘缺损（黑箭）和侧脑室颞角壁上多个灰质异位结节（大黑箭头）；C. 侧脑室上部层面轴位 $T_2WI$ 图像示两个半球间裂囊肿（C1 和 C2）及双侧大脑半球，左侧广泛的多小脑回（黑箭）；D. 冠状位 $T_2WI$ 图像示左侧大脑半球广泛多小脑回，右侧大脑半球局部多小脑回（大箭）和左侧脑室壁上灰质异位（小箭）

高，位于侧脑室之间，孟氏孔扩大。当胼胝体体部缺如时，侧脑室体部呈平直的平行状，远离中线并通过半球的内侧壁与其分开（图 5-8D）。偶尔海马连合或前连合的增生伴随着胼胝体发育不全（不发

育）或发育不良（图 5-13 和图 5-14）[66]。胼胝体的形成似乎伴随扣带回的内上旋转，伴随形成扣带回沟。当胼胝体未发育时，由于扣带发育不良，导致扣带回不旋转且小[105, 106]，因此扣带沟始终不能

形成，大脑内侧面的脑沟呈放射状向第三脑室延伸（图 5-8A 和图 5-10D）。另外，大脑内侧面的脑沟呈现无序状态，可能继发于中线和近中线的白质纤维束的无序状态（图 5-8 至图 5-11）。这种状态特点是胼胝体缺如的标志，在评价胎儿和新生儿时这个征象很有用，因为此时胼胝体很薄可能辨认困难（见第 2 章）。

胼胝体是大脑中排列最紧密的轴突。这个特性使它成为一个非常坚硬的结构并维持着侧脑室的形状，同时也使侧脑室保持一定的大小（特别是在它的后部）。坚硬的尾状核头和豆状核使侧脑室的额角相对较小，即使在胼胝体缺如时也是如此（但是当膝部缺失时额角在侧面是凸出的，而不是像正常情况下那样是凹的）（图 5-8B 和 5-10C）。然而在压部缺如时，脑室周围的白质组织较疏松。并且，组成侧脑室三角区和颞角侧壁的多组白质纤维束（包括扣带沟内的背侧扣带和海马旁回内的腹侧扣带）在胼胝体缺如时也是发育不良或缺如的 [44, 105]。所以，在胼胝体发育不良时，侧脑室颞角、三角区

和枕角往往会扩大，颞角向内下延伸至海马旁回，在那里多会出现腹侧扣带回发育不全（图 5-8B 和 5-10C）[106, 107]，这种脑室外形被称作脑室脱垂。

**5. 胼胝体异常的影像表现**

尽管胼胝体畸形的解剖异常在矢状位和冠状位上显示会比较好，但轴位同样也能观察到（图 5-10）。特征性的额角向外弯曲、侧脑室体部平行、脑室脱垂，第三脑室向上延伸至侧脑室间半球裂隙，也能在轴位上显示（图 5-8）。但较轻的胼胝体畸形轴位就很难确定。MRI、超声和现代多层螺旋 CT 都可以很容易地在冠状位和矢状位上获得或重组成像，但 MRI 的组织分辨力和空间定位远远优于其他检查方式。此外，弥散张量成像和纤维示踪成像可以更好地理解大脑半球内和半球间连接异常（图 5-10K 和 L）。胼胝体发育不良的严重程度最适合在正中矢状位观察（图 5-8 至图 5-12）。如前所述，发育不良的胼胝体是胼胝体异常短小，伴下方膝部和嘴部小或缺如。因此，发育不良的胼胝体表现为短而薄的胼胝体，外观可呈膝后部和体前部，膝部和整个体部，或整个膝部、体部和发育不良的压部。但需记住，若不使用纤维示踪成像就不可能知道连合纤维的起源，胼胝体发育不良的"膝部"轴突可能来自顶叶（或甚至是枕叶），若不使用纤

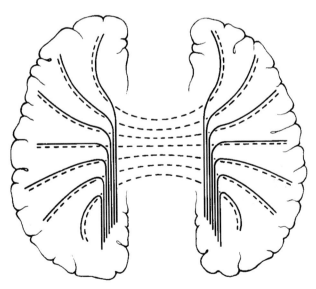

▲ 图 5-21　旁矢状束（Probst 束）的形成
由于缺乏中线神经胶质的引导，连合轴突不能跨过中线；相反，它们到达皮质中隔边界而后转向，沿着隔叶片内的半球间裂平行走行，压迫侧脑室的内侧壁。虚线代表正常的胼胝体纤维。实线代表胼胝体发育不全时不能跨过中线的纤维（引自 Bedeschi MF, Bonaglia MC, Grasso R, et al. Agenesis of the corpus callosum: clinical and genetic study in 63 young patients. *Pediatr Neurol* 2006; 34: 186–193.）

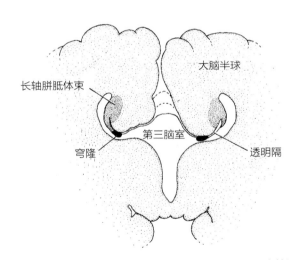

▲ 图 5-22　胼胝体发育不全的示意图（与图 5-8B 比较）
侧脑室由于 Probst 束在其内侧而呈新月形。第三脑室在侧脑室之间上升进入半球间隙。扣带回保持翻转，扣带沟不能形成（经 Barkovich AJ 许可转载，Apparent atypical callosal dysgenesis: Analysis of MR findings in six cases and their relationship to holoprosencephaly. *AJNR Am J Neuroradiol* 1990; 11: 333–340.）

（图中标注：大脑半球、长轴胼胝体束、穹隆、第三脑室、透明隔）

维示踪成像，人们不能准确地区分胼胝体发育不良和胼胝体不成比例的小，也不能准确区分压部缺失和海马连合发育不全（图 5-10 和图 5-23）[105]。胼胝体缺如的其他 MRI 征象包括：扣带回不能向内折叠（大脑内侧面脑沟呈放射状伸向第三脑室），侧脑室呈新月形（由 Probst 束挤压侧脑室内侧壁所致），颞叶内侧海马形成时旋转不完全，侧脑室颞角向内下扩大（腹侧扣带回发育不全所致 [106]），第三脑室顶伸入半球间裂（图 5-9 至图 5-11 和图 5-20）。

如前所述，弥散张量纤维示踪成像有助于理解胼胝体异常中白质通路。在胼胝体缺如的患者中，贯穿 Probst 束的轴突连接着半球的前区和更多的后区，轴突呈现出一种拓扑结构 [104]。在胼胝体发育不良的患者中，轴突穿过胼胝体残余部分，不仅到达预期区域，而且也到达大脑的所有区域，通过所谓的 S 形束，形成对称（同位连接）和非对称（异位连接）性（图 5-10）[104, 105]。纤维示踪成像还可用于检测其他中线交叉缺陷（图 5-19）。

### 6. 胼胝体发育不全伴半球间裂囊肿

胼胝体发育不全（不发育）伴半球间裂囊肿（Agenesis of the corpus callosum with interhemispheric cyst，ACC / IHC）是一种与其他胼胝体不发育不同的特殊类型。它主要分为两种，一种是在半球间有一个巨大囊肿，它是脑室系统的一个憩室并与脑室相交通（1 型）；另一种为多发囊肿，与脑室系统不相通（2 型）（表 5-2）[108]。1 型囊肿与脑脊液相同（图 5-24），而 2 型囊肿通常在 $T_1WI$ 上信号稍高于 CSF 信号，而 $T_2WI$ 与 CSF 呈等信号或高信号（图 5-25 至图 5-27）。2 型胼胝体不发育伴半球间囊肿常伴有皮质下灰质异位或多小脑回，2b 型常见于 Aicardi 综合征患者。已有研究表明，其可能存在大部分胼胝体，并且患者往往有严重的神经和发育性疾病 [109]。当然，就所有类型的囊肿而言，胼胝体发育不全相关的囊肿可能要到妊娠晚期才形成，或会在影像上表现出来 [110, 111]。这类囊肿常伴有出生时巨头畸形或明显脑积水，建议对这类患儿生前反复行超声波或 MRI 检查 [110, 111]。MRI 是首选的检查方法，因为其优势在于同时检测其他相关的脑部异常 [38, 112, 113]。

2 型囊肿常为多房性。在这种情况下，确定囊肿间的交通和与囊肿 – 脑室间的交通（如果存在），对于正确制定分流手术及其顺序非常重要。如果 MRI 或超声检查未提供足够的信息，将非离子型碘对比剂注入囊肿后，可进行 CT 囊肿造影或脑室造影，以确定囊肿是否与脑脊液相交通。

1 型胼胝体不发育合并半球间囊肿患儿大多数

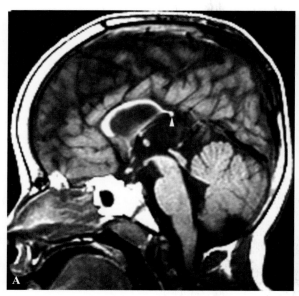
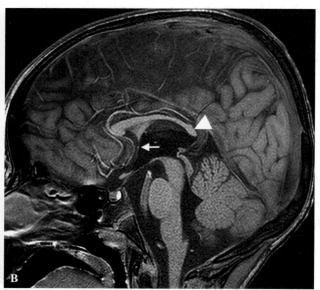

▲ 图 5-23　如果没有纤维示踪成像则无法鉴别胼胝体发育不全与发育不良，因为在矢状位图像上无法区分胼胝体压部和海马连合
A. 矢状位 $T_1WI$ 图像示胼胝体短而薄，后部呈圆形（白箭头）；B. 矢状位 $T_1WI$ 图像示前连合小（白箭），压部小（白箭头）

表 5-2　胼胝体发育不全伴半球间裂囊肿的分型

| 囊肿类型 | 性　别 | 年龄，表现原因 | 囊肿特点 | 相关畸形 |
|---|---|---|---|---|
| 1 型 | | | 与脑室交通 | |
| 1a | 男 | 新生儿<br>巨头畸形 | 与 CSF 等信号<br>单房<br>与侧脑室相通 | 脑积水 |
| 1b | 男＞女 | 新生儿<br>巨头畸形 | 与 CSF 等信号<br>单房<br>与第三脑室相通 | 丘脑融合，但没有皮质下灰质异位 |
| 1c | 男 | 新生儿<br>癫痫，小头畸形 | 与 CSF 等信号<br>单房<br>与侧脑室和第三脑室相通 | 同侧大脑半球小 |
| 2 型 | | | 不与脑室交通 | |
| 2a | 男 | 新生儿<br>巨头畸形 | 与 CSF 等信号<br>多房<br>不与侧脑室相通 | 脑积水 |
| 2b | 女 | 婴儿<br>神经发育障碍（严重的），<br>惊厥<br>小头畸形 / 巨头畸形 | 多房<br>不与侧脑室相通<br>CT 上呈高密度<br>MRI $T_1WI$ 上呈高信号 | 室管膜下灰质异位<br>多小脑回<br>大脑镰缺如 |
| 2c | 男 | 儿童期<br>惊厥，发育延迟 | 与 CSF 等信号<br>不与侧脑室相通 | 皮质下灰质异位 |
| 2d | ？ | 巨头畸形 | 蛛网膜囊肿 | 无 |
| | | | 与 CSF 等信号 | |
| | | | 单房 | |
| | | | 与侧脑室不相通 | |

改编自 Baker LL，Barkovich AJ. The large temporal horn：MR analysis in developmental brain anomalies versus hydrocephalus. AJNR Am J Neuroradiol 1992；13：115-122；Barkovich AJ, Simon EM, Walsh CA. Callosal agenesis with cyst: a better understanding and new classification. *Neurology* 2001；56：220-227

为男性，表现为巨头或颅骨畸形（通常是脑积水所致）。根据我们的经验，1a 和 2d 型患儿的预后较好，而 1c、2b 和 2c 型的预后最差。一些研究指出，发育迟缓和局灶性神经功能缺陷在 1 型中常见，在 2 型中少见，且病变较轻[67, 114]。然而，这还没有在前瞻性研究中得到证实。癫痫的发生率不到 50%。2 型囊肿通常需要分流或开窗术；如果囊肿充分减压，尽管癫痫可能会是一个问题，但大部分患者神经学检查最终都会恢复正常，并能够完成学业[67, 73]。

**7. 胎儿胼胝体不发育 / 发育不良的诊断**

在工业化国家，几乎每一次妊娠都要进行胎儿超声检查，主要畸形如连合发育不全通常在此检查的基础上被诊断。脑室扩大（尤其是双侧空洞脑，伴有侧脑室后角扩张），且未见正常的透明腔间隔，则提示诊断胎儿胼胝体异常，尤其是如果合并巨大半球间裂或半球间囊肿的情况[115, 116]。然而，超声检查可能无法显示畸形本身，这可能是因为周围组织掩盖了胎儿头部，也可能是因为畸形较轻微（如轻度胼胝体发育不良）。如果可能的话，阴道内超声检查可以显著提高诊断率，但根据头部倾角的不同，可能受到探头侧向运动范围小的限制[116]。此外，超声检查可能无法显示合并的脑部异常，加重预后不良的程度。现在越来越多的机构利用胎儿 MRI 来诊断胼胝体发育不全 / 发育不良，并探寻合并的畸形，因为 MRI 的诊断率通常要高得多[36, 115-117]。胎儿 MRI 也可用于诊断因非特异性脑室增大而引起的胎儿连合发育不全，或超声未见透明隔间腔时用 MRI 排除胎儿脑部异常[38]。然而，如果轻微异常并且超声检查漏诊，则不会进行胎儿 MRI 检查，这可能解释了部分性连合畸形相对于完全发育不全，在胎儿期相对于出生后，报道率较低的原因[36]。

MRI 是胎龄 18—20 周后评估胎儿脑组织的最佳方法。显然，任何评估方法都应充分了解对应不同胎龄脑部的正常形态和大小（见第 2 章）。幼龄胎儿的连合畸形最容易在冠状位图像上观察，从轴位上的脑室形态也不难推断出来；而仅在正中矢状位上确定胼胝体是否真的缺失（而不是发育不良或萎缩），可能要困难一些（图 5-24 和图 5-25）。大脑半球间囊肿在 3 个平面都很容易被发现（图 5-26），而颅后窝（脑干、小脑）的畸形在矢状位和轴位图像上更容易被发现，且具特征性。其他常见的合并畸形在 MRI 上显示较好，包括脑沟形成延迟和（或）大脑外侧裂浅、灰质异位、多小脑回、无脑回畸形（伴有皮质增厚）、脑裂畸形和脉络丛囊肿（图 5-28 至图 5-31）[36, 115-118]。如果可能，还应检查胎儿的其余部分，是否存在神经系统外的骨骼、心脏和躯干异常。

### 8. 皮质发育畸形

随着人们对皮质发育畸形的认识和成像技术的不断提高，大脑皮质发育畸形在儿童发育迟缓或部分性癫痫中的诊断率越来越高。许多研究表明，23%～26% 的儿童和青年难治性癫痫[119-123]和 15% 的难治性癫痫切除病灶[124]是由皮质发育畸形引起的。这个数据支持这样一个观点：即基本上每个患有发育迟缓或癫痫的患儿都必须除外皮质发育畸形。此外，越来越多的证据表明，许多皮质发育畸形是由染色体突变引起的，这些突变导致蛋白质的相应畸形，从而干扰大脑发育过程中轴突寻找通路、神经元移行和建立脑内连接所必需的细胞内功能[9, 125-132]。其中一些突变可能在以后的妊娠中再次发生，因此，若出现皮质畸形，患儿的父母需要咨询该病对患儿的潜在影响及在以后的怀孕中出现类似结果的可能性。

(1) 大脑皮质的发育：了解大脑皮质的正常发育是理解皮质发育畸形的关键。最初，大脑半球在发育中的前脑内分化后，每个大脑半球由一个厚的基底部（腹侧部，称为"皮质下"），和一个较薄的背侧部（大脑皮质，将发育为大脑皮质）组成。大脑皮质下最初表现为位于发育中的第三脑室和侧脑室之间的基底室壁隆起，称为大脑皮质下生发区、腹侧生发区或神经节区（图 5-32）。在此增殖的细胞将形成间脑、基底神经节和大脑皮质的 GABA 能神经元（以 γ- 氨基丁酸为神经递质的抑制性神经元）[133, 134]，在下一段中有更详细的讨论。这些细胞将成为大脑皮质和胶质细胞的谷氨酸能神经元（使谷氨酸兴奋性神经元作为神经递质），它们产生于发育中的侧脑室壁，在称为"脑室区"的增殖区（图 5-33）（有时被称为大脑皮质生发区或背侧生发区）。细胞分裂开始于妊娠第 7 周的脑室区。在妊娠第 8 周，第一批初期的神经元开始从脑室区向外呈放射状移行，最终形成大脑皮质[30, 135, 136]。神经元从脑室区到最终位置的移行初期是一个简单的过程。生发区细胞伸长，细胞核移动到离脑室表面最远的细胞末端，然后细胞终止与脑室表面的接触，其余部分在距离脑室表面一定距离处与细胞核连接[137]。在某些基因的影响下，一些神经上皮细胞被诱导成为专门的放射状胶质细胞（radial glial cells，RGC），这些细胞从脑室表面到软脑膜贯穿整个大脑半球（图 5-33）[30]。RGC 有两个功能：①它们是干细胞，不对称分裂产生子细胞（神经元和神经胶质）；②当大脑半球扩大时，它们细长的纤维样结构有引导神经元移行的作用（图 5-33）。随着不同的转录因子开始表达，形成其他类型的神经源性祖细胞，称为中间前体细胞（intermediate precursor cells，IPC）、神经上皮细胞和短神经前体[32, 33, 138]。IPC 移行到脑室区和中间区（发育中的白质）（图 5-33）之间的短暂存在的室管膜下区（subventricular zone，SVZ），由较小的内部室管膜下区和较大的外

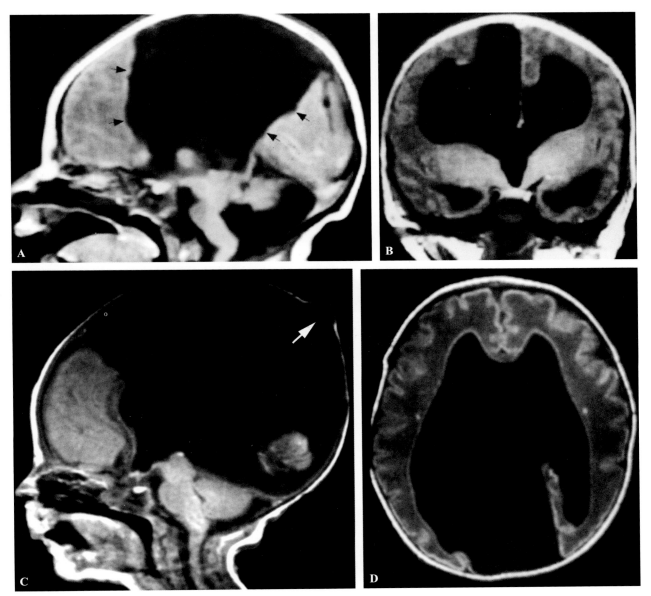

▲ 图 5-24　2 例胼胝体发育不良伴 1 型半球间裂囊肿

A. 矢状位 T₁WI 图像示该小头畸形患者连合缺如伴巨大半球间囊肿（黑箭），注意合并脑干和蚓部的畸形；B. 冠状位 T₁WI 图像示囊肿与第三侧脑室和侧脑室相通，并跨过大脑镰，未见透明隔或 Probst 束；C. 另一患者的矢状位 T₁WI 图像显示增大头颅，在顶部有一个小的脑膜膨出（白箭）。胼胝体仅见膝部，在膝部后上方可见一巨大脑脊液信号区域，小脑和小脑幕被该囊肿挤压下移；D. 轴位 T₁WI 图像示囊肿与扩大的侧脑室相通

部室管膜下区（outer SVZ，oSVZ）组成。在这一阶段，许多移行的神经元暂时变成多极的，发出过程就像在寻找正确的路径，当它们进入中间区域时恢复双极形态，并迅速爬上 RGC，直到它们在大脑皮质外分离[32, 138]。许多神经元和外部放射状神经胶质细胞（outer Radial Glia，oRG）在外部室管膜下区中形成，在外部室管膜下区中神经元对称地分裂

成一对神经元，随后外部放射状神经胶质细胞引导神经元移行到发育中皮质的外层（主要是第 2 层和第 3 层）（图 5-33）[32, 33, 138]。相反，神经上皮细胞和短神经前体在脑室表面不对称分裂，只产生一个神经元或一个中间前体细胞。

RCG 往往由 4～10 个放射状胶质细胞聚集成纤维束，来引导移行的神经元。胶质细胞束为移行

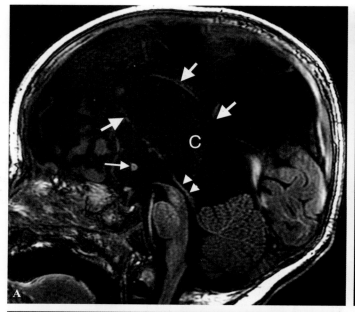

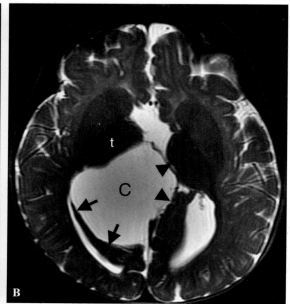

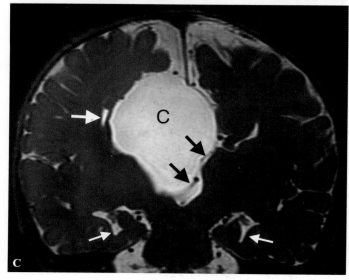

▲ 图 5-25　胼胝体发育不全伴 2a 型半球间裂囊肿

A. 矢状位 T₁WI 图像示胼胝体缺如，中线组织很少；长圆形囊肿有占位效应（c，大白箭），压迫四叠体板（白箭头），前连合（小箭）较大；B. 轴位 T₂WI 图像示右侧丘脑（白色 t）后的囊肿（c），推移右后颞叶和枕叶（黑箭）和丘脑；左丘脑和颞叶后部（黑箭头）轻度受压移位；C. 冠状位 T₂WI 图像示半球间囊肿在大脑镰两侧延伸，推移右侧脑室（大白箭）和第三脑室（黑箭），注意由于下部扣带回发育不全导致的侧脑室颞角（小白箭）向内下延伸

神经元提供必要的代谢产物，还构成发育中新皮质板的垂直层[139]。神经元沿放射状胶质细胞移行似乎依赖于以下三点：①神经元对胶质细胞的识别；②神经元与胶质细胞的依附；③钙离子向神经元内流。阻断钙通道或阻断 N- 甲基 -d- 天冬氨酸受体可抑制细胞移行[140, 141]。最近对神经元移行的研究表明，多样化的基因家族和转录因子合作协调皮质发育中涉及的多阶段相关事件：控制细胞增殖模式，细胞活化，幼年神经元内建立极性，从局部基质分离并附着于神经纤维束，并移行到适当的皮质层和皮质的最终位置[5, 32, 33, 138, 142-148]。随着移行接

近完成，许多放射状胶质细胞开始生成星形胶质细胞，而剩下的可能转化为星形胶质细胞[30]。

与在背侧脑室区产生谷氨酸能神经元相反，绝大多数 GABA 能神经元最终会移行到基底神经节及大脑皮质，其主要来源于脑室区皮质下［内侧神经节突起区（MGE）、外侧神经节突起区（LGE）和尾侧神经节突起区（CGE）和视前区（POA）（图 5-32）][133, 134, 149]。这些区域基于几种转录因子的表达模式进行划分，这表明中间神经元的特定特征可以在发育过程中很早就被编码[31, 150-153]。神经节突起的祖细胞产生具有不同移行轨迹和命运的有丝分

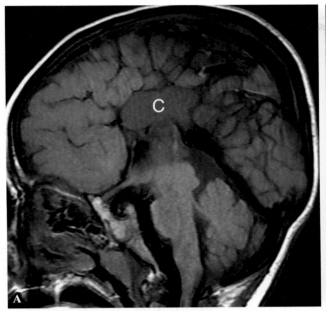

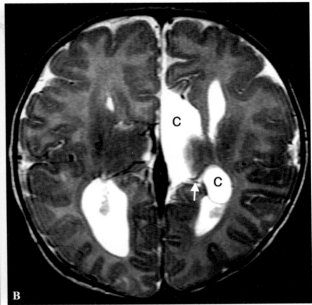

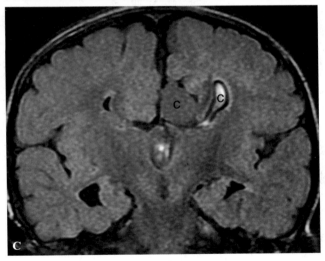

▲ 图 5-26　胼胝体发育不全伴 2b 型半球间裂囊肿

A. 矢状位 $T_1WI$ 图像示胼胝体缺如，在中线处胼胝体区有一个高于脑脊液信号的肿块。注意第三脑室上方背侧扣带回缺如。B. 轴位 $T_2WI$ 图像示囊肿（c）位于半球间裂，通过一个小连接（白箭）延伸至左侧脑室三角区前部。注意前角呈异常的"牛角"状。C. 冠状位 FLAIR 图像示囊肿位于左侧半球间池近正中处，并继续向左侧侧脑室（c）延伸。两部分均呈高信号（与颞角低信号相比），可能是蛋白质含量增加所致

裂神经元：外侧神经节突起区祖细胞产生纹状体投射神经元和嗅球中间神经元，而内侧神经节突起区祖细胞产生皮质和海马中间神经元，尾侧神经节突起区祖细胞主要产生皮质中间神经元，视前区祖细胞产生的神经元移行到视前区、杏仁核、苍白球和皮质[134, 154-159]。由此看来，中间神经元的亚型同一性可以通过它的起源时间和地点来预测[150, 152, 155, 157, 160]。源自大脑皮质的视前区衍生神经元最初移行到发育中的皮质层第 1 层，然后向内移行到更深的皮质层[157, 161, 162]，而来自内侧神经节突起区的皮质中间神经元呈切线移行至背侧大脑皮质的室管膜下生发区[149, 163-169]，从它们附着于放射状胶质细胞的地方，沿着它们放射状的向外移行到发育中的皮质[30, 136, 170]。虽然有些人假设 GABA 能细胞产生于大脑皮质背侧的室管膜下区[5, 166]，但最近的研究表明，这些中间神经元大多产生于神经节的神经元突起，然后移行到室管膜下区[171]。

神经元最终停留的皮质层可以通过其发育和移行的过程来预测[143, 172]。移行神经元脱离放射状胶质细胞的水平似乎是由在最后一个有丝分裂周期中与其他细胞的短距离相互作用决定的，而此时神经元仍处于生发区[173, 174]。这种脱离需要皮质第 1 层的神经元分泌糖蛋白（称为络丝蛋白）[175]。络丝蛋白似乎参与了神经元移行的最后阶段，以及移行

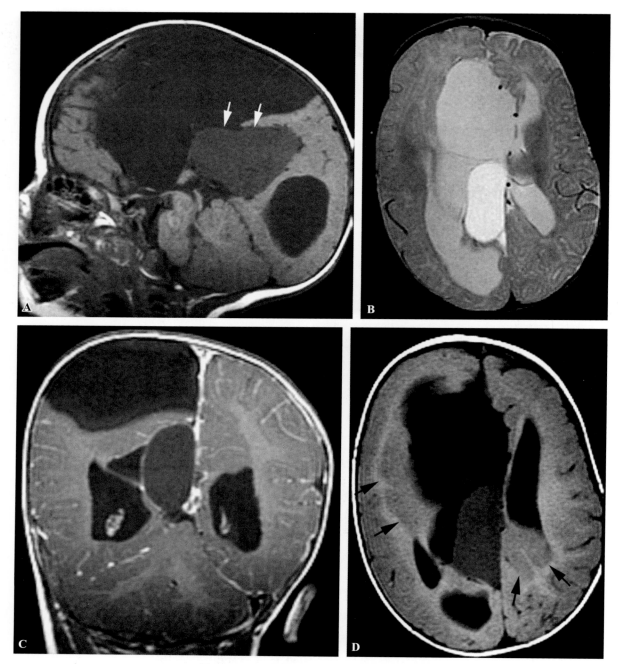

▲ 图 5-27　2c 型胼胝体发育不全伴半球间裂囊肿

A. 矢状位 T₁WI 图像示胼胝体缺如，半球后部间裂内脑脊液聚集信号类似 CSF 信号，和一个高于 CSF 信号的继发液体积聚区（白箭）；B. 轴位质子加权图像示：两个大脑半球之间的几个囊腔，后者与脑脊液相比呈高信号；C. 冠状位 T₁WI 增强图像示间裂后部的小腔壁强化；D. 轴位 T₁WI 图像示两侧半球皮质下灰质异位（黑箭）

神经元经放射状纤维束 [178] 从放射状胶质细胞脱离（也可能通过参与脑室区的 Notch 途径参与启动移行）[176, 177]。通常，神经元以"由内向外"的顺序从生发区向皮质移行。皮质最深处（第 7 层，也称为"底板"[179-183]）的细胞最先移行，接着是第 6 层、

第 5 层、第 4 层、第 3 层，最后是第 2 层。该"由内向外"移行规律中例外的是，分子层（第 1 层）的神经元最先到达皮质 [137, 184, 185]。各层神经元到达皮质后，排列成离散的水平层，并与局部和远处的神经元建立突触联系，这一过程被称为皮质组织

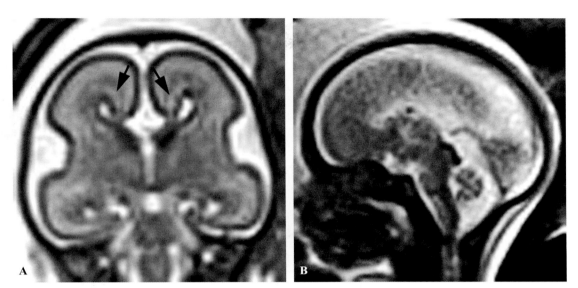

▲ 图 5–28 孕 24 周胎儿的连合发育不全

A. 冠状图像示连合发育不全的特征性表现。注意侧脑室内侧壁，在生发基质和内侧皮质的低信号层之间的 Probst 束（黑箭）；B. 在正中矢状位图像上，胼胝体的缺如难以证实；在小胎龄儿的诊断中，轴位和冠状位影像的互补是必要的

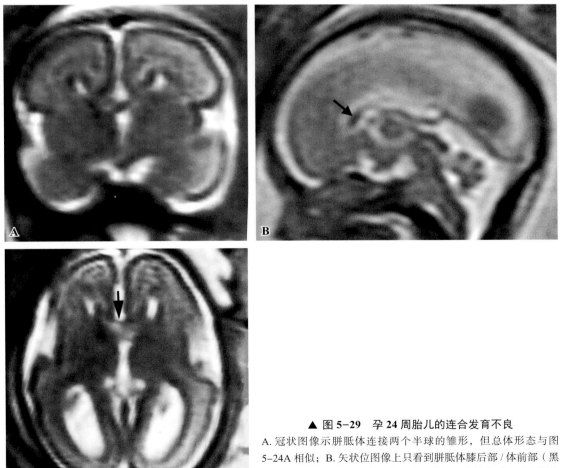

▲ 图 5–29 孕 24 周胎儿的连合发育不良

A. 冠状图像示胼胝体连接两个半球的雏形，但总体形态与图 5–24A 相似；B. 矢状位图像上只看到胼胝体膝后部 / 体前部（黑箭）；C. 轴位图像示连合发育不全的半球间有较宽裂隙及空洞脑的典型表现；胼胝体雏形（黑箭）在前面很好地显示出来

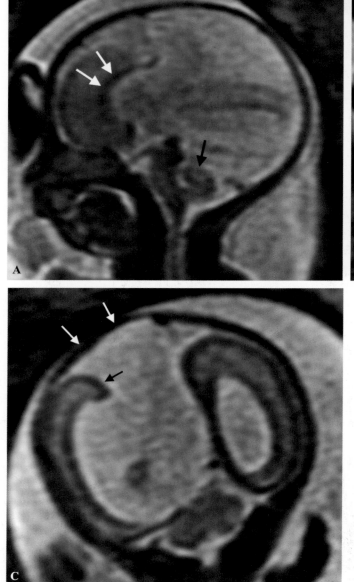

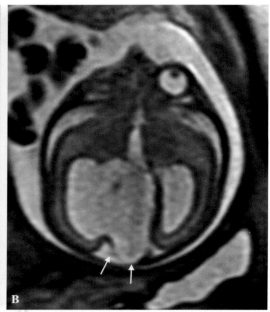

▲ 图 5-30　孕 22 周胎儿的 1 型胼胝体发育不全伴半球间裂囊肿

A. 矢状位 SSFSE 图像示胼胝体前部残块存在（白箭），脑脊液似乎填补了大部分的颅腔，小脑（黑箭）似向下推移；B. 轴位图像示右眼球缺如，右侧脑室经脉络膜裂隙（白箭）疝出，使枕叶皮质向后和向外侧移位；C. 冠状位图像示侧脑室室管膜向上和向外突出，顶叶 / 枕叶皮质（黑箭）向外侧移位，颅骨（白箭）因占位效应向外隆起

化[186-188]。底板层细胞（皮质的第 7 层，于第 15 周形成，后逐渐消失）在组织化过程中发挥了重要作用，提供了一个"等待区"，神经元在移行到它们最终的皮质位置之前会在等待区有一段可变期，以起到丘脑 - 皮质传入、基底前脑 - 胆碱能传入，胼胝体或同侧皮质 - 皮质传入轴突的作用[179-181, 189, 190]。

大脑皮质的区域性特征（需注意大脑皮质的不同区域具有不同的分层模式和不同的功能）可能是由遗传因素和与神经系统其他部分的连接共同决定

的[5, 191]。早期特征似乎是一系列遗传效应的结果：胚胎前脑中的信号中心分泌成形素和生长因子，调节发育中整个大脑转录因子梯度的表达，在许多情况下，通过促进特定因子的表达而抑制其他因子的表达[191, 192]。这些转录因子的表达会影响其他转录因子的表达，以此类推，直到最终的细胞表型形成。这个问题目前尚在积极研究中[5, 148, 191, 192]。

(2) 皮质发育畸形的原因：任何会扰乱下列过程的畸形〔即神经元或胶质细胞增殖、室管膜或软

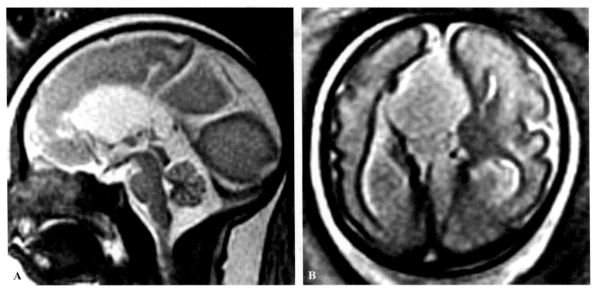

▲ 图 5-31　孕 29 周胎儿连合发育不全伴 2a 型半球间裂囊肿
A. 正中矢状位图像示第三脑室顶部被分离第三脑室的中线囊肿向下推移，提示为 2 型囊肿。B. 轴位图像示大脑半球之间被一个以孟氏孔水平为中心的多房状半球间脑脊液团分离；连合未见显示，侧脑室具有后部空洞脑的特征性形态；右脑半球可疑畸形，提示 2c 型胼胝体发育不全伴囊肿

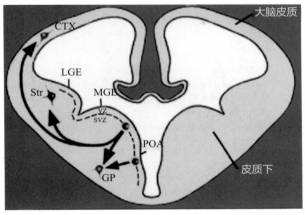

▲ 图 5-32　大脑皮质下（此图彩色版本见书中彩图部分）
该图示神经节突起，即大脑皮质下的生发区［发育中大脑的厚的基底部（腹侧部）］，即生成 GABA 能神经元（分泌 γ-氨基丁酸作为神经递质的神经元）并开始移行的位置。内侧神经节突起区和外侧神经节突起区产生的的脑室区（ventricular zone，VZ）神经元和室管膜下区神经元局部移行形成苍白球（globus pallidus，GP）和纹状体（striatum，Str），并呈切线移行成为大脑皮质（cerebral cortex CTX）的 GABA 能中间神经元。在视前区（POA）产生的神经元构成视前区、杏仁核、苍白球及一些皮质中间神经元，同时还显示了较薄的背侧部分（大脑皮质），覆盖大脑。MGE. 内侧神经节突起区；LGE. 外侧神经节突起区；POA. 视前区；SVZ. 室管膜下区；GP. 苍白球；Str. 纹状体；CTX. 大脑皮质

脑膜限制膜的正常形成及放射状胶质细胞与之的附着、初期神经元与放射状胶质细胞的附着、神经元移行或正常的神经元在穿过已成功移行的神经元后，从放射胶质细胞脱离（因此最终在正确的皮质层中）］，均可导致皮质发育畸形（malformations of cortical development，MCD）。这些异常可能包括：①干扰细胞增殖的基因突变、放射状神经胶质束发育或对神经室管膜或软脑膜的附着及神经元附着于放射状胶质细胞并沿其移行的能力，或影响在发育中的皮质内适当脱离，随后发育为神经突起并形成突触的过程[3, 9]；②破坏性事件（破坏），如感染、脑积水或产前缺血，损坏生发基质、放射状神经胶质纤维、分子层或其上方的"软脑膜"[187, 193, 194]；③外源性毒素如从母体摄入的药物或酒精等有毒物质，或代谢性疾病的内源性毒素如丙酮酸脱氢酶缺乏症或非酮症高甘氨酸血症（见第 3 章），可干扰皮质发育的一个或多个阶段[8, 195]。继发于神经元移行异常及后期移行和皮质组织化异常的皮质畸形内的神经元，往往在组织学上表现正常。因此皮质的影像表现通常亦正常，其信号均与正常灰质信号相同。某些干细胞发育异常所致的畸形［如局灶性

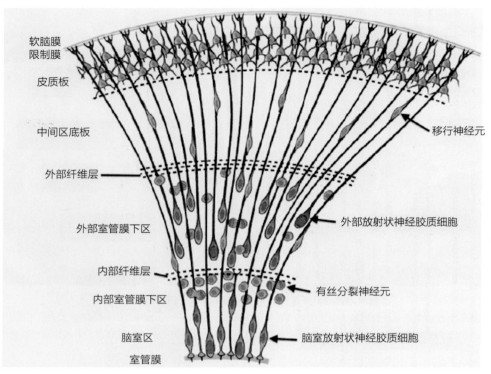

▲ 图 5-33　谷氨酸能大脑皮质神经元（分泌谷氨酸作为神经递质）生成背侧（大脑皮质）生发区及该神经元的移行

在脑室区生成的细胞中，有一部分成为脑室放射状神经胶质细胞（vRGC），另一部分则成为神经元，或经历有丝分裂，或附着在脑室放射状神经胶质细胞上向顶部（向软脑膜限制膜）移行。更多的细胞增殖 / 有丝分裂发生在外部室管膜下区；同时，一些子代细胞变成外部放射状神经胶质细胞（oRGC，随后变为移行神经元），而另一些子代细胞则变成神经元，沿外部放射状神经胶质细胞移行至发育中大脑皮质板。注意移行神经元在移行过程中，可能数次移行到邻近的放射状神经胶质细胞。当神经元进入皮质板时，它们在络丝蛋白的帮助下，会穿越过先前已成功移行的细胞。因此，在外部放射状神经胶质细胞中生成的神经元形成外皮质（第 2 层、第 3 层和第 4 层）（经许可转载自 Lui JH, Hansen DV, Krieg-stein ARDevelopment and evolution of the human neocortex. *Cell* 2011；146：18-36.）

皮质发育不良（focal cortical dysplasias，FCD）和半侧巨脑畸形 ]，多见白质 $T_2WI$ 异常高信号，还可见于肌营养不良，这些表现将在相关章节中讨论。

（3）皮质发育畸形的分类：如本书之前的版本所述，皮质发育畸形根据皮质发育最可能首次受到干扰的阶段分为三类：①干细胞增殖或凋亡；②神经元移行早期；③神经元移行后期和皮质组织化（表 5-3）[3, 9]。尽管我们将会依次介绍上述异常，但重要的是要认识到这三个发育阶段并不相互排斥，相同的蛋白质可以参与不同的过程。因此，单个基因的突变可以导致 3 个阶段均被中断。在很多不同的综合征中可见皮质发育畸形，这些疾病在本书中没有详细阐述，因为它们更适合在遗传学课本中讨论。故这里仅对少数众所周知的、常见的，或特别有启发性的综合征进行阐述。

（4）皮质发育畸形的特殊影像学检查技术：适当的影像学检查技术及高度怀疑征象对于识别皮质发育畸形至关重要。MRI 是首选影像学检查方法，因为无电离辐射，且对比分辨率高，所以分析大脑皮质比其他任何神经影像学检查更优秀。CT 对此类畸形的漏诊率超过 30%[196]。因为患儿在早期即有典型表现，此时大脑很小，在较高场强下（如 3T）扫描是很有用的，可提高空间分辨率，3T 成像对于检测更细微的畸形（如 FCD）尤其有用。如果是一名癫痫患者，可能需要使用 PET 或磁源成像，并将这些图像映射到 MRI[197, 198]，或使用基于表面的脑模型进行图像后处理 / 形态学定量[199, 200]。此外，超高场强（7T）成像可以显示出较之相对低场强下不明显的病变特征[201]。然而，目前 3T 图像在 UCSF 是

**表 5–3　皮质发育畸形**

| | |
|---|---|
| **神经元和胶质异常增生或凋亡导致的畸形**<br>• 增殖减少 / 严重先天性小头畸形<br>　– 小头畸形伴有严重的宫内发育迟缓（intrauterine growth deficiency，IUGR）和矮小<br>　– 小头畸形伴有中等至严重的身材矮小<br>　– 小头畸形伴轻度矮小或正常生长，轻度 - 中度发育迟缓和智力低下，皮质正常或变薄，伴 / 不伴简化脑回，伴 / 不伴胼胝体发育不良，伴 / 不伴脑室旁灰质异位<br>　– 小头畸形伴轻度矮小或正常生长，严重发育迟缓和智力低下，皮质发育畸形，伴简化脑回或皮质发育畸形，伴或不伴有胼胝体畸形<br>　– 小头畸形伴异常变异和特征不太明显的综合征，伴 / 不伴简化脑回，伴 / 不伴脑室旁灰质异位，伴 / 不伴小脑发育不良<br>　– 小头畸形伴严重发育迟缓、智力低下和退化的证据，伴 / 不伴轻度矮小，伴 / 不伴轴外间隙扩大，伴 / 不伴胼胝体畸形，伴 / 不伴非典型性皮质发育异常<br>　– 小头畸形伴无脑畸形（多小脑回畸形）- 皮质增厚或相对增厚，灰白质分界清楚<br>　– 小头畸形伴脑容量减少 / 脑室扩大（代偿性脑积水或脑发育不全性脑积水），伴 / 不伴皮质发育畸形，伴 / 不伴胼胝体畸形<br>• 伴有异常增殖的皮质发育畸形（细胞类型异常），但无肿瘤形成<br>　– PI3K–AKTmTOR 通路蛋白基因突变相关的发育不良 [9]<br>　　◆ 大脑大小正常<br>　　　○ 结节性硬化症的皮质错构瘤<br>　　　○ 局灶性皮质发育不良 Ⅱa 型和Ⅱb 型<br>　　◆ 巨脑畸形：半侧巨脑畸形（HMEG）和发育不良的巨脑畸形（DMEG），孤立的或作为增生综合征的一部分<br>　– 无 mTOR 累及的局灶性发育不良：叶下发育不良<br>　– 无 mTOR 通路参与的弥漫性发育不良：未见报道<br>• 伴有异常细胞增殖的皮质增殖与肿瘤，包括胚胎发育不良性神经上皮瘤（DNET）、神经节胶质瘤、神经节细胞瘤<br>**神经元移行异常所致畸形**<br>• 伴有神经室管膜异常的畸形：脑室周围灰质异位<br>　– 前优势型和弥漫型脑室周围结节状灰质异位（PNH）<br>　– 后优势型（颞三角型或下三角型）PNH<br>　– 脑室周围灰质异位，非结节状（单侧或双侧）<br>• 广泛移行（放射状或非放射状）异常所致畸形 | 　– 前优势、后优势或弥漫型经典（四层）无脑回畸形（LIS）和皮质下带状灰质异位（SBH），通常与微管蛋白、纤维状肌动蛋白或微管相关蛋白突变有关<br>　– X 连锁无脑回畸形（三层，无细胞稀疏区），胼胝体发育不全，两性生殖器（XLAG）<br>　– RELN 型无脑回畸形（皮质层倒置或部分倒置，无细胞稀疏区）<br>　– 变异无脑回畸形（存在其他罕见类型，但特征不明显）<br>• 推测是局部放射状移行延迟或切线移行所致的畸形<br>　– 皮质下结节状灰质异位（带状灰质异位及皮质内折除外），临床定义不明原因<br>　– 皮质下"带状"灰质异位，可能由突变引起，具体涉及外部脑室区增殖<br>　– 脑叶下发育不良，临床定义不明原因<br>**移行后异常发育所致畸形**<br>• 后期移行异常和软脑膜 – 胶质屏障缺陷所致畸形<br>　– 多小脑回畸形（PMG）或脑裂畸形<br>　　◆ 多小脑回畸形（经典型）伴脑裂畸形或钙化<br>　　◆ 多小脑回畸形不伴脑裂畸形或钙化<br>　　◆ 综合征伴多小脑回畸形（神经病理学可能与经典型 PMG 不同）<br>　– 多小脑回鹅卵石变异伴糖化层黏蛋白或 GPR56– 胶原蛋白绑定异常，伴放射状胶质细胞软膜 – 胶质屏障连接缺乏（又名鹅卵石畸形复合体，包括 Walker–Warburg 综合征，肌 – 眼 – 脑病，Fukuyama 先天性肌肉萎缩症，先天性肌肉萎缩症伴小脑发育不全），伴或不伴先天性肌肉萎缩症<br>　– 先天性糖基化异常（CDG）中的鹅卵石畸形<br>　– 鹅卵石畸形，无糖基化缺陷<br>　– 其他伴有有皮质发育不良和边缘胶质神经元异位但细胞类型正常的综合征<br>• 先天性代谢异常所致皮质发育畸形（神经病理学与经典型 PMG 不同）<br>　– 线粒体和丙酮酸代谢紊乱<br>　– 过氧化物酶疾病（Zellweger 综合征，双功能蛋白缺乏，新生儿肾上腺脑白质营养不良）<br>• 后期发育障碍所致局灶性皮质发育不良（无畸形神经元，FCD Ⅰ、Ⅲ型）<br>• 移行后发育性小头畸形（最初为产后小头畸形），出生时头围低于 3SD 或更大，随后头围低于 4SD，无脑损伤证据 |

标准成像技术。对于皮质发育畸形的初步评估，我们对于所有发育迟缓或癫痫患儿的扫描方案包括：①3D–FT 扰相梯度回波序列 $T_1$ 容积扫描，层厚 1.0mm（并在 3 个方向重建）；②3D–FSE 容积扫描序列 $T_2$ 容积扫描（层厚 1mm，多平面重组）或层厚为 2～3mm 的 2D 自旋回波或快速自旋回波序列扫描两个平面（通常是轴位和冠状位，注意，目前 2D 图像的对比分辨率比 3D 图像高）；③使用层厚为 1mm 和多平面重组的 3D–FLAIR 序列或层厚 2～3mm 的 FLAIR 序列行冠状位和轴位扫描。应调整参数（重复时间、回波时间、反转时间），以优化灰白质之间的对比度。这与患者的年龄有关（见第 1 章），在某种程度上也与 MR 扫描仪有关。FLAIR 序列很重要，细微的白质异常可为皮质畸形的存在

提供重要线索（尤其是 FCDs[202, 203]）。使用具有 8、16 或 32 通道线圈的平行成像，可在临床合理成像时间内，薄层成像上实现高信噪比。即使是小或细微的病变通常也可以用这种技术检出，尤其是场强为 3T 时。

当患儿因颞外部分性癫痫不符合儿童良性癫痫的分类时[204]，寻找皮质发育畸形尤为重要[204, 205]。在解释此类研究时，必须了解癫痫发作的临床症状和脑电图上任何异常电活动的位置，因为若不了解病变脑的大致区域（一侧半球或 1/4 大脑），则这些异常可极其微小，很容易被忽略。即使了解了病情，但 MR 检查也可能无异常，原因是通常 FCD 病灶可以非常微小。DTI、发作期 SPECT、PET 和脑磁图（MEG）有助于发现这些微小的病变，PET、MEG、SPECT 应与 MRI 图像共同检查[198, 203, 206-209]。MEG 的优势在于不需要放射性示踪剂，这是我们在 UCSF 进行的 MRI 的主要辅助技术。然而，这需要一个由科学家、技术人员、心理学家、神经病学专家、神经外科医生和神经放射学专家组成的庞大团队来完成[206, 210]。有时可以在异常电活动区域检测到细微的结构异常（图 5-34）[211]，有时可以在异常电活动时直接确定致病灶[206, 210, 212]。PET 研究通常使用 18F- 氟脱氧葡萄糖或 11C 氟马西尼，而 SPECT 使用 99mTc HMPAO 或 123I 碘代苯异丙胺。PET 对颞叶癫痫的敏感性高于颞外癫痫[213]。然而，当使用感兴趣区定量分析或行 MRI 共同检查时，18F- 氟脱氧葡萄糖 PET 对颞外病变的敏感性和特异性可显著提高（50%～90%）（图 5-35）[198, 209, 214]。11C 氟马西尼 PET 显示 GABAA/ 苯二氮䓬类受体结合的变化，在 FCD 患者中观察到 11C 氟马西尼的结合减少[215]。随着 PET 的普及，发作期 SPECT 检查也越来越少，原因是前者操作简单，对颞外 FCD 敏感，尤其是额叶 FCD[208, 216, 217]。放射性核素注射的时机在发作期 SPECT 中是非常关键的，因为如果放射性核素注射的时间与癫痫发作的时间不能尽可能接近，灌注的变化和演变模式可能会使病变定位变得更困难。术后研究在颞外病灶定位方面并不可靠[216]。更好的方法是对发作期和发作间期 SPECT 研究进行数字减影，然后用 MRI 对差异图像进行定位[208, 217-219]，该方法具有较高的评判间信度和较高的致痫灶定位率。总的来说，PET 和 SPECT 是有用的辅助检查，但必须联合 MRI，MRI 仍是癫痫检查中最有用的神经影像学检查[198, 203, 204, 220]。

已有证据表明，氢质子磁共振波谱成像（MRS）[221-223] 和弥散张量成像[207, 224] 在癫痫灶的定位中可能有用。MRS 在颞叶癫痫定位中，特别是海

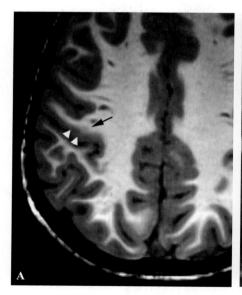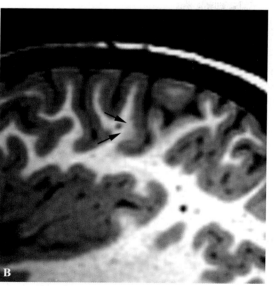

▲ 图 5-34  应用磁源成像（MSI）检查局灶性皮质发育不良

轴位（A）和矢状位（B）的 T1WI 容积成像示灰白质交界处的细微局灶性模糊（黑箭），如果没有"钉鞋征"（白色三角），这是不可能检查出来的。"钉鞋征"代表脑磁图（MEG）与 MRI 共同检测到的异常局灶性活动。术后组织学证实为局灶性皮质发育不良

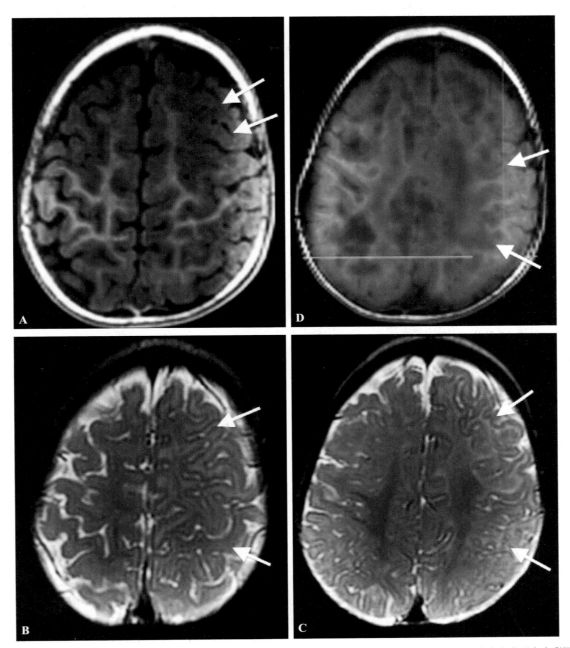

▲ 图 5-35　$^{18}$FDG（18- 氟脱氧葡萄糖）正电子发射断层现象在局灶性皮质发育不良中的应用（此图彩色版本见书中彩图部分）
注意在 $T_1$WI（A）和 $T_2$WI（B 和 C）图像上，左侧大脑半球髓鞘减少（白箭）。PET 图像（D）示左额叶摄取减少（D 中白箭），提示癫痫病灶中的 $^{18}$FDG 摄取减少。PET 在与 MRI 共同检查时最有用。术后病理结果提示为局灶性皮质发育不良 Ⅰa 型

马硬化最有用。Woermann 等在近 90% 的皮质发育畸形患者中发现代谢产物水平异常，但是在患者之间的皮质畸形程度与代谢产物水平不一致[223]。此外，波谱异常范围远比病灶广泛[225, 226]，表明 MRS 结果反映的是病变的继发性变化，而不是原发致痫灶。Li 等表明，NAA / Cr 比值在继发于异常干细胞形成（神经元发育不良或不成熟）的继发畸形中是降低的，在灰质异位中（神经元成熟程度不一，突触不同程度减少）可以正常或减少，在多小脑回畸形（神经元成熟）中是正常的[227]。这表明在某些皮质畸形中存在较低的 NAA 值是由这些畸形中神经元的发育不良或未成熟引起的。但是，这些结果

具不可复制性。根据我们的经验，MRS 仅在海马硬化中有用，但现代神经影像检查（特别是使用 3T MRI）显示颞叶畸形非常好，因此不需要 MRS。作者甚至发现 DTI 已用处不大，尽管在相同年龄对照组中，与大脑相同区域相比，皮质畸形下的白质通常具有更高的弥散系数（表观弥散系数增加）和较低的各向异性[228]，同样有可能的是，这些发现是癫痫发作的结果，而不是大脑中引起癫痫发作的变化的反映。白质弥散系数的变化可能比标准成像上的信号改变更好地帮助确定发育不良的程度，并可能有助于外科手术[207]。虽然弥散系数变化和波谱变化对皮质发育畸形都不是特异性的，但它们在定位异常区域时有时可与 PET 和 SPECT 具有相同作用，以便重新研究 MRI 可能更好地定位病变。

总的来说，MRI 仍然是评价皮质发育畸形的影像学基础[202, 229-231]，PET、SPECT 和 MEG 是主要的辅助影像学技术[204, 209, 210, 217]。即使致痫灶由另一种检查技术确定，在制定任何干预计划之前，该病灶总是与 MRI 图像配准的。因此，本节主要讨论 MRI。

(5) 干细胞增殖或凋亡异常引起的畸形：包括小头畸形和肌动蛋白或微管病变肌动蛋白或微管病变。

小头畸形：小头畸形可分为原发性小头畸形和继发性小头畸形。原发性小头畸形是一种常染色体隐性遗传病，可导致智力障碍而无其他神经功能障碍[232]，而继发性小头畸形则是由于宫内发育异常导致的颅脑生长倒退。编码相应蛋白质的基因通常会发生突变，这些蛋白质在染色体分离和有丝分裂的各种过程中发挥着重要作用。这些包括中心体和纺锤体微管缺陷、纺锤体有丝分裂方向、染色体过早凝结、缺陷反应和修复 DNA 蛋白质、微管动力学、转录控制或其他一些隐藏的中心体机制，可以调节神经元前体细胞产生的神经元数量，以及缺陷在起源识别复合体核心和相关组件（参与 DNA 复制和纤毛功能）[232-247]。尽管目前已鉴定出许多致病基因[247]，但伴随着这个研究领域的关注度不断增高，其他致病基因很可能会在不久后发现。其他类型的小头畸形与脑结构异常有关，如无脑回畸形、胼胝体异常、灰质异位、脑沟异常和小脑异常。其在神经元移行轴突寻路及细胞增殖中，基因突变均起着重要的作用，这些问题将在本节后面单独讨论。

目前发现的与小头畸形相关的基因太多，无法列举出它们特有的基因，读者可参阅有关该病变的论文[232, 246-249]。临床特征有时可有提示作用，但对阅片者通常没有太大帮助。一些作者将小头畸形 – 原始侏儒症分为 Seckel 综合征、小头畸形 – 骨发育不良性原始侏儒症和 Meier–Gorlin 综合征[250]，但尚无影像学特征来准确区分它们。虽然儿童的身高有助于小头畸形的分类（表 5-4），但神经放射学家无法获得该信息。因此，其他的脑部特征对于分类更有用。仅根据形态学特征，小头畸形可根据七个主要特点来分型：小头畸形的严重程度[251]、脑回型[252-254]、皮质厚度[244, 252]、有无灰质异位[255]、胼胝体异常[244, 256] 及前脑、后脑和眼部结构的相对大小[249]。脑回型可以表现为正常、脑回简化（脑沟变浅变少，但皮质厚度正常）（图 5-36）、小脑回（图 5-37）或厚脑回（脑沟变浅变少，皮质增厚）（图 5-38）。伴或不伴灰质异位（图 5-36），胼胝体可能缺如、发育不良或发育不全（参见前面胼胝体异常部分）（图 5-36、图 5-38）。与后脑相比，前脑可相对较大（图 5-38）、大小相等，也可比后脑小（图 5-37）。同样，眼球可与大脑的大小相称或相对大。重要的是要注意，这些特征大多数均可在胎儿 MRI（图 5-37）及出生后的研究中观察到。特异性表现将有助于诊断：将额角包裹在基底神经节外侧，且没有内囊前肢（图 5-38），或严重小头畸形伴无脑回畸形，胼胝体缺如或很小（图 5-39 和图 5-40）及明显的小脑发育不全伴巨大顶盖（图 5-39）提示微管病变，尤其是 TUBA1A 突变。严重小头畸形伴明显简化脑回、脑室旁灰质异位（periventricular nodular heterotopia，PVNH），很小的脑干和小脑，则 NDE1 突变的可能性较大（图 5-41）。尽管对小头畸形进行分类的工作尚处于初始阶段，但最终对它们的图像分析将取决于这些特征。自本书上一版以来，已经取得了重大进展，但仍有大量工作要做（图 5-42）。

肌动蛋白或微管病变：引起小头畸形相关的皮质发育畸形的重要原因包括：①部分编码纤维状肌

表 5-4　一些遗传因素所致小头畸形的已知影像学表现

| 基　因 | 染色体 | OMIM 号 | 蛋　白 | 遗　传 | 描　述 |
|---|---|---|---|---|---|
| MCPH1 | 8p23 | 607117 | 微脑磷脂 | AR | 简化脑回型小头畸形，PVNH<br>临床功能良好 |
| ASPM | 1q31 | 608716 | 纺锤状小头畸形蛋白 | AR | 简化脑回型小头畸形，PVNH，HCC |
| ARFGEF2 | 20q13.13 | 608097 | ARFGEF2 | AR | 轻度小头畸形<br>明显的 PVNH<br>胼胝体发育不全<br>髓鞘化延迟 |
| CDK5RAP2 | 9q34 | 608201 | CDK5 调节亚基相关蛋白 2 | AR | 简化脑回型 |
| CENPJ | 13q12.2 | 609279 | 着丝粒蛋白 J | AR | 简化脑回型 |
| CHMP1A | 16q24.3 | 164010 | 染色质修饰蛋白 | AR | 小头畸形伴小脑发育不全 |
| SLC25A19 | 17q25.3 | 607196 | 线粒体脱氧 -2- 酮戊二酸尿症核苷酸载体 | AR | 简化脑沟，早期死亡 |
| WDR62 | 19q13.12 | 613538 | 未知 | AR | 简化脑回型<br>胼胝体压部小 |
| EIF2AK3 | 2p12 | 226980 | eIF2α 激酶 3 | AR | Wolcott-Ralston 综合征的简化脑沟 |
| PNKP | 19q13.33 | 605610 | 多核苷酸激酶 3′ 磷酸酶 | AR | 正常脑沟<br>小脑＞大脑萎缩<br>轻度癫痫，多发性神经病变 |
| OCLN | 5q13.2 | 251290 | 闭合蛋白 | AR | 简化脑<br>多小脑回畸形<br>皮质下钙化 |
| QARS | 3p21.31 | 603727 | 谷氨酰胺基 tRNA 合成酶 | AR | 进行性小头畸形<br>脑沟发育差<br>大脑侧裂池增大 |
| FOXG1 | 14q12 | 164874 | QIN 蛋白，转录阻遏蛋白 | IC | 进行性额叶萎缩 |
| ASNS | 7q21.3 | 108370 | 天冬酰胺合成酶；将氨从谷氨酰胺转移至天冬氨酸 | AR | 进行性小头畸形和脑部病变<br>皮质和小脑缺乏 |
| NDE1 | 16p13.11 | 609449 | 在有丝分裂和神经元移行中的作用 | AR | 严重小头畸形<br>简化脑回<br>脑室旁灰质异位 |
| TUBA1A | 12q13.12 | 602529 | 在有丝分裂，神经元移行，轴突寻径中的作用 | AD | 可变的小头畸形，神经元移行异常，轴突导航异常，小脑畸形 |

AR. 常染色体隐性；AD. 常染色体显性；PVNH. 脑室周围结节异位；HCC. 胼胝体发育不良（译者注：原文中未解释 IC）

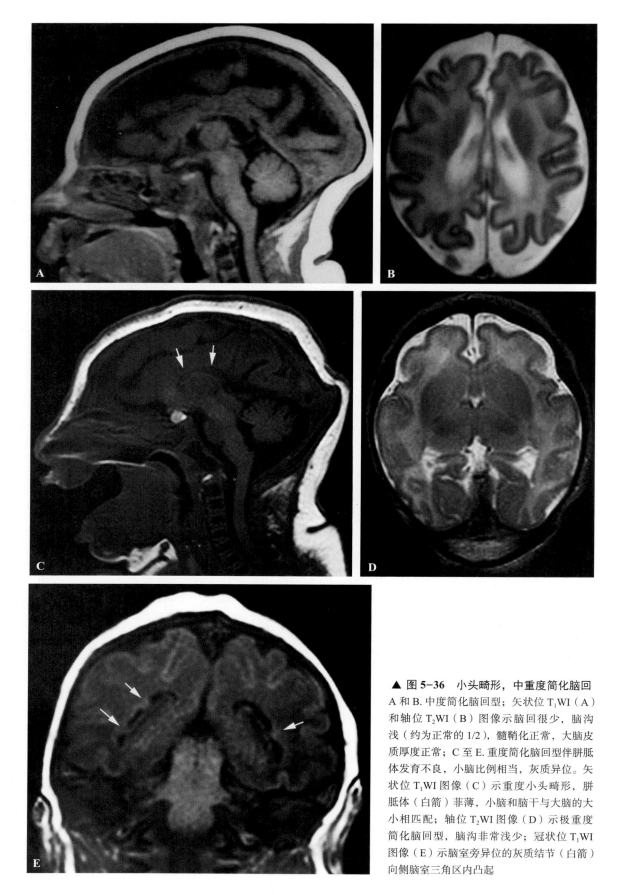

▲ 图 5-36　小头畸形，中重度简化脑回
A 和 B. 中度简化脑回型；矢状位 T₁WI（A）
和轴位 T₂WI（B）图像示脑回很少，脑沟
浅（约为正常的 1/2），髓鞘化正常，大脑皮
质厚度正常；C 至 E. 重度简化脑回型伴胼胝
体发育不良，小脑比例相当，灰质异位。矢
状位 T₁WI 图像（C）示重度小头畸形，胼
胝体（白箭）菲薄，小脑和脑干与大脑的大
小相匹配；轴位 T₂WI 图像（D）示极重度
简化脑回型，脑沟非常浅少；冠状位 T₁WI
图像（E）示脑室旁异位的灰质结节（白箭）
向侧脑室三角区内凸起

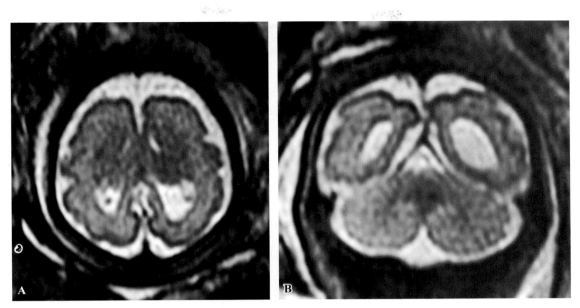

▲ 图 5-37　**23 孕周的胎儿小头畸形合并多小脑回畸形，双顶径低于平均胎龄 3 个标准差**

轴位（A）和冠状位（B）的 SSFSE 图像示大脑广泛的多小脑回（在这个年龄，皮质表面应该是光滑的，见第 2 章）。注意在冠状位图像（B）上，小脑比大脑大得多

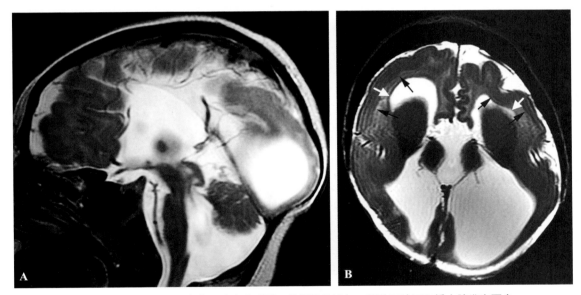

▲ 图 5-38　***TUBA1A*** 突变所致小头畸形，伴胼胝体缺如、额叶巨脑回和桥小脑发育不全

矢状位 T₂WI 图像（A）示胼胝体发育不全，脑桥和小脑相对于大脑小；轴位 T₂WI 图像（B）示双侧额叶巨脑回（黑箭）和内囊前肢缺如。注意包裹在基底神经节周围的侧脑室大小和形态异常（白箭）

动蛋白的基因突变，纤维状肌动蛋白在发育中的大脑中导航，形成微管聚合的基础结构 [257, 258]；②微管蛋白基因突变，微管蛋白是编码构成微管的蛋白质 [259-262]；③编码微管相关蛋白（microtubule-associated proteins，MAP）的基因突变，这些基因参与细胞内微管的转运 [259, 260, 263-265]；④编码参与微管蛋白功能表观遗传修饰的蛋白的基因突变 [266-268]。微管在大脑发育的许多方面都非常重要。在增殖的细胞中，它们附着于微管组织中心（也称为中心体），并协助有丝分裂纺锤体的集合和组织 [259]。由于微管在

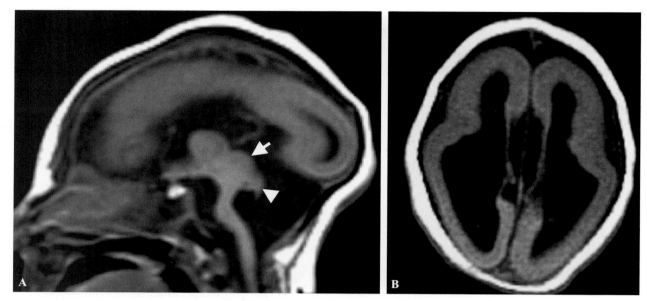

▲ 图 5-39　*TUBA1A* 突变所致
严重小头畸形伴无脑回畸形（小头 – 无脑回畸形）、胼胝体缺如、顶盖异常（白箭）和严重的小脑发育不良（白箭头）

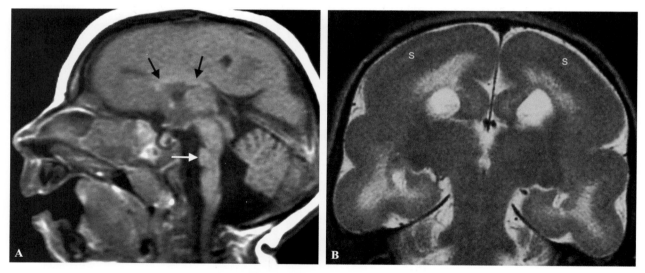

▲ 图 5-40　轻度小头 – 无脑回畸形
矢状位（A）和冠状位（B）图像示严重的小头畸形（颅面比例失衡），完全平滑的且增厚的皮质，并见中央的细胞稀疏区（B 图的 S）。胼胝体发育不良（图 A 所见压部小，膝下部和嘴部缺如）（黑箭），脑桥腹侧极小（图 A 白箭）

细胞分裂中很重要，因此发生微管蛋白基因突变的患者常发生小头畸形 [269, 270]。与肌动蛋白一起，前导过程中的微管聚合（吸引）和解聚（排斥）有助于从中心体延伸到前导过程中轴突和移行神经元的导航，在此过程中，它们与间质分子相互作用，沿诱导方向聚合吸引信号或从排斥信号中解聚缩回。它们还与所谓的微管相关蛋白（如 LIS1，胞质动力蛋白，NDE-1 和 DCX）结合，使移行神经元的细胞核向前移动，从而跟随移行过程中的主导过程，这个过程称为核分裂；在没有核分裂的情况下，不会发生神经元移行。微管蛋白基因突变除了导致小头畸形外，还可以引起多种类型的皮质畸形，包括无脑回畸形和灰质异位（图 5-38、图 5-39 和图 5-43）、脑沟异常及白质束缺如或发育不

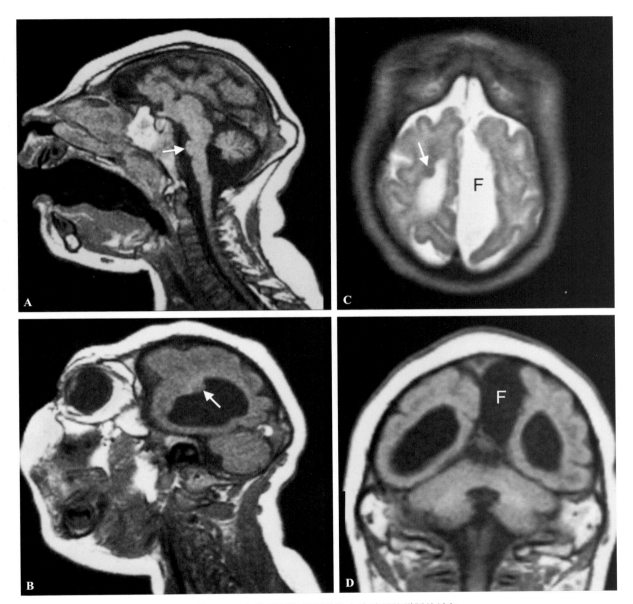

▲ 图 5-41　矢状位图像示严重的小头畸形伴胼胝体缺如

右侧脑室旁结节性灰质异位（图 B 和 C，白箭），半球间裂增宽（图 C 和 D，F），脑桥极其小（图 A，白箭）和小脑蚓部小。此为 NDE 突变的经典表现

全（图 5-38 和图 5-43）、额角异常包裹尾状核（图 5-43）或脑沟异常（图 5-43）。但是，由于表型取决于微管发育过程中的哪些功能受到影响，因此尚未建立严格的基因 – 表型关系。重要的是认识到，任何基因突变导致的表型都是由突变的时间、受突变影响的特定通路及通路功能受影响的严重程度决定的。

最后，要知道，微管在大脑形成的许多方面都是非常重要的，这取决于突变的基因和精确的突变，使大脑表现为无脑回畸形、脑回发育不良、多小脑回畸形、脑干发育不全、小脑发育不全、小脑发育不良、白质通路发育不全和许多其他的可能出现的大脑异常的表型。

(6) 增殖异常（细胞过多 / 细胞类型异常）的非肿瘤性皮质发育不良：此类疾病的特征是细胞的增殖异常，这是由于突变影响哺乳动物西罗莫司

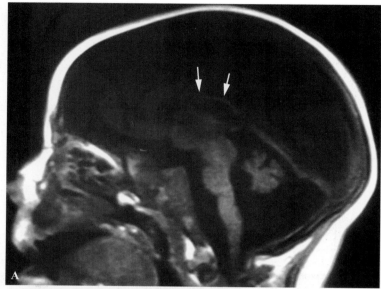
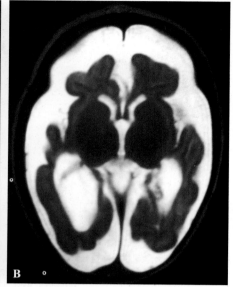
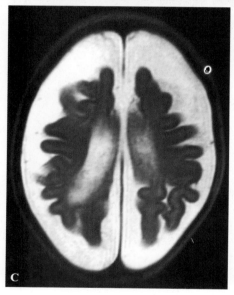

▲ 图 5-42　脑白质发育不良、小头畸形和大脑的畸形

矢状位 T₁WI 图像（A）示胼胝体薄（白箭）和小的小脑，轴位 T₂WI 图像（B 和 C）示简化脑回，伴大脑皮质厚度正常、蛛网膜下腔极大、脑白质减少、脑室扩大和缺乏颅骨。颅腔和大脑的大小失衡表明妊娠晚期出现脑萎缩

（rapamycin）靶蛋白（mTOR）通路所致 [271-273]。该通路将氨基酸、神经递质、生长因子和引导分子的信息传递到 mTOR 蛋白组（mTORC1 和 mTORC2），然后进一步转化为 DNA 转录、mRNA 翻译和细胞生长 / 增殖 / 分化的过程（图 5-44）。PI3K、PTEN、AKT、TSC1、TSC2、DEPDC5、RHE 和 mTOR 基因必须全部功能正常才能在合适的发育阶段抑制mTOR。在发育过程中，此通路的突变影响 mTOR 基因（更准确地说是 mTORC1）的功能导致细胞增殖过度，这可能涉及细胞自身结构、细胞大小、增殖或分化。需注意，mTOR 的功能正常对神经元

的正常退变也是至关重要的，其功能紊乱将导致神经元退变提前。该类多种疾病（结节性硬化综合征（tuberous sclerosis complex，TSC）、局灶性皮质发育不良（FCD）Ⅱ型和半侧巨脑畸形（HME）的组织学几乎相同，这是由于突变都影响了 TSC 基因产物（错构瘤蛋白和马铃薯球蛋白）抑制 mTOR 功能的能力，引起相同类型的细胞异型增生和（在 HME 和 TSC 中）局部过度增殖。同样重要的是，在无病灶性局灶性癫痫中发现 mTOR 的异常，现在的治疗方法正针对该途径 [274-275]，这通常与 mTORC1 的 GATOR1 复合物异常有关 [276]（图 5-44）；然而，

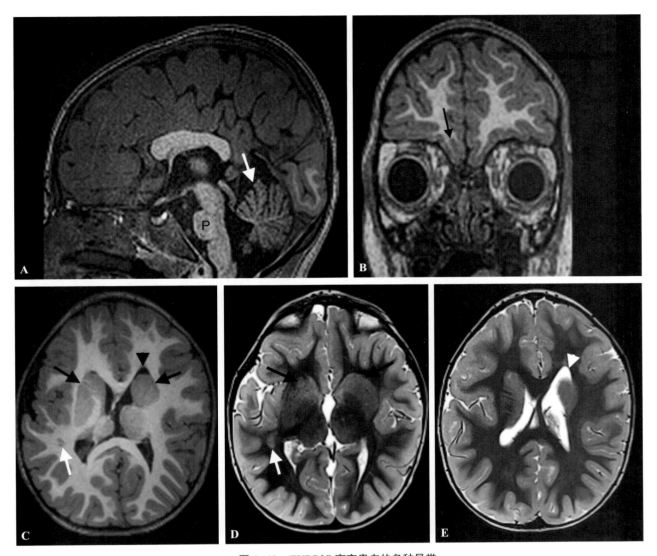

▲ 图 5-43　*TUBB2B* 突变患者的多种异常

A. 矢状位 T₁WI 图像示胼胝体短而厚，小脑蚓前叶小（大白箭）和脑桥小（P）；B. 冠状位 T₁WI 图像示右侧嗅沟正常（黑箭），左侧无嗅沟或嗅球；C 至 E. 轴位 T₁WI（C）和 T₂WI（D、E）图像示左侧脑室额角包绕尾状核头（箭头），内囊前肢缺失（两者在正常情况下的定位如图 C、D 的黑箭所示），右侧颞叶可见异位灰质结节（白箭），所有图像均可见脑沟排列紊乱

这超出了本书的范围。除了 FCD Ⅱ 型、TSC 和 HME 之外，巨脑 – 毛细血管畸形（megaloencephaly–capillary malformation，MCAP）综合征和巨脑 – 多小脑回 – 多指趾 – 脑积水（megaloencephaly–polymicrogyria–polydactyly–hydrocephalus，MPPH）综合征也被证实存在 mTOR 通路的异常 [130, 271, 277, 278]。随后的研究表明，*PIK3CA* 单基因的杂合型突变可引起双侧巨脑畸形［也称为发育不良性巨脑（dysplastic megaloencephaly，DMEG）］、半侧巨脑畸形（HME）或 FCD Ⅱa 型 [131]。此外，Jansen 等

在 FCD Ⅱa 和 Ⅱb 的所有病例中发现了 PI3K/AKT/mTOR 信号传递增多，虽然没有检测到突变，但高度提示存在引起相同病理生理学的其他致病机制 [131]。因此，本书将 TSC、FCD Ⅱ 型、HME 和 DMEG 视为同一疾病的一部分。基于影像学，将其分为脑正常大小的畸形（FCD Ⅱa 和 Ⅱb）和巨脑畸形（HME 和 DMEG）。

（7）大脑大小正常的皮质发育不良：结节性硬化：结节性硬化在第 6 章详细描述。此处描述在于说明：TSC、HME 和 FCD 的中枢神经系统组

织学和影像学表现有较多相似之处，同时，很多 FCD Ⅱb 型与 TSC 的皮质结节在影像学和组织学表现上几乎相同。

(8) 大脑大小正常的皮质发育不良：局灶性皮质发育不良。

Taylor 等[279] 在 1971 年首次描述了 FCD 是儿童难治性局灶性癫痫的最重要单一因素。在接受了癫痫手术的儿童中，FCD Ⅱ型是第三常见的组织学类型（仅次于海马硬化和癫痫相关性肿瘤）；在接受了手术的难治性癫痫儿童中，发现近 20% 为 FCD Ⅱ型[124, 202, 274, 280-283]。随着评估大脑发育的分子新技术的出现，FCD 的概念及其与结节性硬化和半侧巨脑畸形的关系正在迅速改变。目前，FCD 被认为是 mTOR 通路编码蛋白的基因杂合突变的结果，特别是 AKT3、TSC1、TSC2 和 GATOR1 复合物（包括 DEPDC5）。突变引起发育过程中的细胞异常生长和分化[9, 131, 132, 273, 284-286]。FCD 目前分为四类[287]，但从发展的角度来看，这些可能是不相关的。轻微的皮质发育畸形（mild malformations of cortical development，mMCD）的特征是皮质结构正常，位于或靠近皮质第一层或皮质下的白质内有大量异位神经元。人们对其原因和结局知之甚少，但这很可能是产前晚期、围产期或产后早期的发育进程所致。局灶性皮质发育不良 Ⅰ 型与皮质神经元的放射状排列（FCD Ⅰa 型）或切向排列（FCD Ⅰb 型）或两者（FCD Ⅰc 型）的结构紊乱有关，这些（尤其是最不常见的 Ⅰb 型）也被怀疑是由产前晚期、围产期或产后早期失调引起的，本章下文将对此进行更全面的讨论。尚无证据表明 FCD Ⅰ 型存在 mTOR 通路的功能障碍[286]。当 FCD Ⅰ 型合并其他病变时，则诊断为 FCD Ⅲ 型（Ⅲa 合并海马硬化，Ⅲb 合并神经胶质瘤或混合神经胶质 - 神经元肿瘤，Ⅲc 合并血管畸形，Ⅲd 合并外伤、脑穿通畸形或感染所致的瘢痕）。这些发育异常没有影像学相关性（其合并的异常，也可能为引发的异常在本书的其他地方讨论，在本章中不再进一步讨论）。局灶性皮质发育不良 Ⅱ 型有更明显的形态结构和细胞结构异常，如异形神经元（FCD Ⅱa 型）或伴有气球样细胞的异形神经元（FCD Ⅱb 型）[287]，其组织学与结节性硬化和 HME 的皮质结节几乎相同[271]。有证据

表明，FCD Ⅱa 和 FCD Ⅱb 的 mTOR 通路被破坏（尽管目前最有力的证据与 FCD Ⅱb 有关）[131, 273, 285, 286]。如前所述，新的证据表明，其由 mTOR 通路中的基因突变引起，这些基因突变削弱了 TSC1 和 TSC2 对 mTORC1 的抑制作用（图 5-44）。

分层异常但神经元看似正常的发育不良（FCD Ⅰa 型和 Ⅰb 型）：FCD Ⅰ 型远少见于 FCD Ⅱ 型，FCD Ⅰb 型远少见于 FCD Ⅰa 型。在 MRI 上，FCD Ⅰa 型（皮质的异常垂直分层）常常表现为髓鞘化的缺失或明显减少（图 5-35 和图 5-45）。在小婴儿中，其皮质厚度和脑沟正常，但皮质下白质呈完全无髓鞘化的信号（图 5-35）。该表现往往与对侧大脑半球差异显著，即使是在生后半年出现一些髓鞘化信号的改变的情况下，但当对侧大脑半球出现类似病变时，这种差异可能并不明显。较大的 2 岁或 3 岁儿童，在受累的大脑皮质深部有髓鞘化不良的表现，但由于与髓鞘化不良的白质信号强度相同，这些皮质可能不易观察。PET 扫描将显示受累区域对 $^{18}$F-FDG 的摄取显著减少（图 5-35 和图 5-45）。相反，作者的经验是 FCD Ⅰb 型（皮质的异常水平分层伴分层丢失）在 MRI 上表现为皮质变薄，多位于血管区（图 5-46）。该表现合并外侧裂 / 外侧裂周围区的常见位置，使部分人认为 FCD Ⅰb 型是产前缺血性卒中的结果。

神经元异常的发育不良（也称局灶性贯穿性皮质发育不良、沟底发育不良、FCD Ⅱa/Ⅱb 型）：FCD Ⅱa 型在儿童和成人中均是癫痫的一个重要原因[131, 132, 202, 231, 283, 288]。这种畸形有多种名称，包括 Taylor 型 FCD、局灶性贯穿性皮质发育不良[289]、脑沟底部发育不良[290] 和部分性隐匿型结节性硬化（因为许多 FCD Ⅱ 型病变在组织学和放射学上与结节性硬化患者的皮质错构瘤相似[71, 291]，部分表现为 TSC1[292] 或 TSC2 基因位点杂合性的缺失[293, 294]）。在有其他表现的 TSC 时可以使用术语：皮质结节。然而，在没有其他 TSC 征象的情况下应首先选用 "FCD Ⅱ 型" 这种命名，报告应描述 "穿通征" 或 "沟底征" 以支持诊断。由于与结节性硬化有重叠，被发现这种放射学或组织学异常表现的患者均需遗传学家或儿童神经科医师排除有无结节性硬化（皮肤、肾脏、心脏等）[291]。

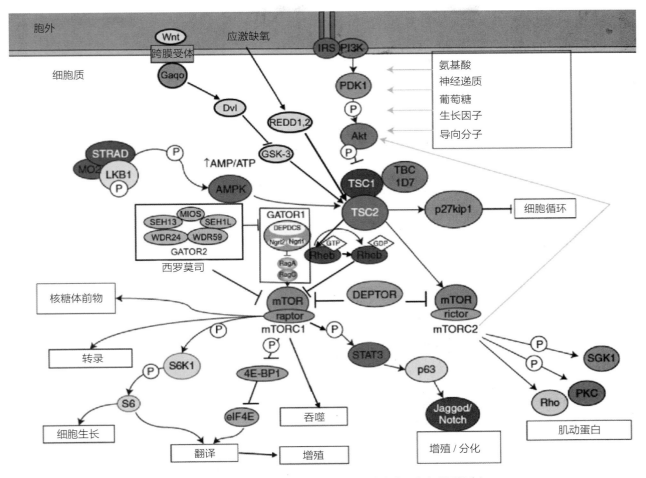

▲ 图 5-44　mTOR 通路示意图（此图彩色版本见书中彩图部分）
mTOR 通路对于将氨基酸、神经递质、生长因子和导向分子的信息传递到 DNA 转录、mRNA 翻译、细胞生长 / 增殖 / 分化，以及许多其他仍在研究的过程非常重要，理解该通路对治疗至关重

FCD Ⅱ型的患者在出生后 2 年内，有时可更早于数周内，因癫痫发作而就诊[122, 202, 231, 289]。癫痫发作频率很高（每天高达 50 次或更多），癫痫发作位置常非颞叶，并且术后效果通常 FCD Ⅱ型好于FCD Ⅰ型，FCD Ⅱb 型好于 FCD Ⅱa 型[202, 231, 283]。癫痫发作类型似乎随患者年龄而异[122, 295]。大多数患者的癫痫难以通过药物治疗，因为它们继发于脑内的高致痫性病灶，这可能与谷氨酸的高水平产生和释放有关[204, 295]。因此，如果能够确定致痫灶，很多此类患者可通过手术切除发育不良的病灶而缓解症状。患者是否有其他神经体征和症状取决于该皮质畸形的大小和位置。当累及的皮质区或功能区范围较大时，患者可有神经症状 / 体征。当仅累及小范围皮质时，患者的神经系统检查一般正常[202, 204, 283, 295]。脑电图的特点是背景活动完全缺失，反复出现的高幅快波后跟随高幅慢波，其间穿插着相对平坦期[204]。

组织学检查可见正常皮质的六层结构紊乱。此外，在大脑皮质及其下面的白质中可见异常细胞，这些细胞典型包括大型神经元、发育异常神经元、不典型神经胶质和气球样细胞，它们与正常神经元混杂在一起[124, 287]。FCD Ⅱb 型患者受累皮质下白质的胶质增生和髓鞘化减少可能是导致 T2 时间延长的原因[296, 297]。受累的皮质区域内兴奋性神经元的数目增加而抑制性神经元的数目减少，同时，GABA 介导的神经元抑制受损和 mTOR 过度活化，也许这可以解释受累皮质成为癫痫致病灶的原因[298-301]。发育谱系研究表明，异常细胞来源于新

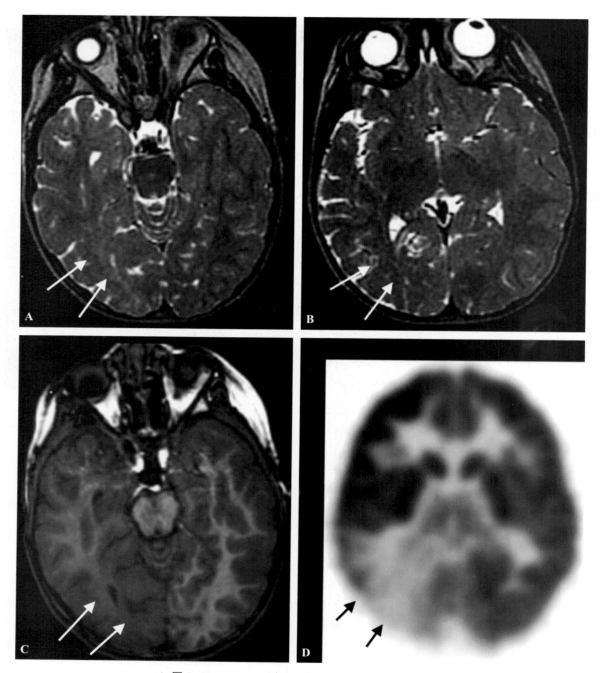

▲ 图 5-45   FCD Ⅰa 型（男孩，2 岁，患有难治性癫痫）

A 和 B. 轴位图像示右颞叶后部和右枕叶区白质信号增高（白箭），注意其余白质区信号低，符合 2 岁儿童髓鞘化进程（见第 2 章）；C. 类似地，右颞叶后部 / 枕叶下部的白质（白箭）缺乏正常髓鞘化的高信号（与正常的左侧半球相比）；D.FDG-PET 轴位灰阶图像示该区域葡萄糖摄取减少（黑箭）。手术切除证实其组织学为 FCD Ⅰa 型

皮质（背侧）的脑室和室管膜下区，也可能是放射状胶质细胞（RGC），并且这些细胞可能是谷氨酸能的（兴奋性递质）[302]。

神经影像学出版物对于 FCD Ⅰ型和Ⅱ型描述比较混淆，很大的原因是在目前这个分类之前，

FCD Ⅰb 型和 FCD Ⅱa 型的分类尚未明确[287, 303]。作者经验表明，FCD Ⅱa 型最常见的 MRI 表现是灰白质界限模糊（图 5-47 和图 5-48），而 FCD Ⅱb 型的 MRI 表现更加多变，通常伴有皮质下白质的 $T_2WI$ 高信号。有时，$T_2WI$ 高信号延伸穿过整个大

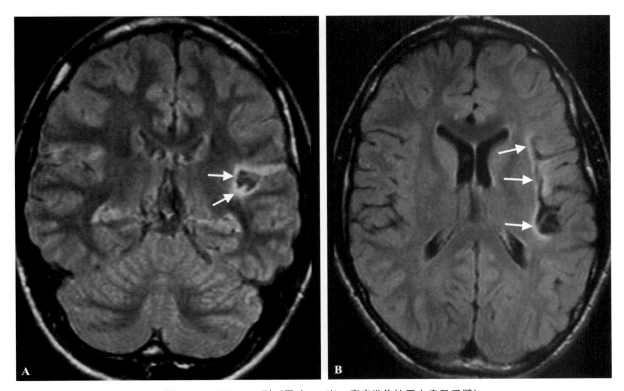

▲ 图 5-46 FCD Ⅰb 型（男孩，3 岁，癫痫发作始于右肩及手臂）

A 和 B. T₂WI FLAIR 相示岛叶皮质和一些岛盖区明显变薄（白箭），组织学显示 FCD Ⅰb 型的皮质层次结构缺失，一些学者（包括作者）认为这是产前梗死的后遗症

脑皮质（"穿通征"从皮质延伸到侧脑室的外上侧边缘）（图 5-49、图 5-50 和图 5-52），但有时它限于脑沟底部（"沟底"征），有时它仅部分从脑沟底部延伸到脑室，后者可能是该纤维束位于成像的层面之外。此外，FCD Ⅱb 型可完全位于宽大的脑回内（表现与皮质结节相同）（图 5-51）。

对所有疑似 FCD 的患者，行具有良好信噪比的薄层、高分辨率成像是十分必要的。我们尽可能在 3.0T MRI 上对患者进行扫描，在 T₁WI、T₂WI 和 FLAIR 序列上优化灰白质的对比度，应用高信噪比的容积成像，并在 3 个垂直平面上重建出 1mm 层厚的图像。对可疑病变区域通常需要在多个切面上观察，如果有相应检查，务必结合脑电图、脑磁图、PET 或 SPECT 结果共同分析。当大脑受累区域较大时，皮质脑回结构可异常，表现为脑回宽大，偶尔出现不规则的脑沟（图 5-52）。当皮质下白质内见异常信号（FLAIR 和 T₂WI 通常呈高信号）时，灰白质界限在 T₁WI 和 T₂WI 上通常显示

清晰（图 5-51 和图 5-52），但在 FLAIR 图像上多不清晰[202, 231]。

FCD Ⅱb 型的一个重要特征是病灶的检出阳性率随患者年龄而异。在（尚未髓鞘化的）新生儿和小婴儿中，受累区域在 T₁WI 呈高信号、T₂WI 呈稍低信号（图 5-50），类似于新生儿的结节性硬化（见第 6 章）。尽管有人则认为是由癫痫的脑电活动刺激髓鞘化引起的[304]，但这种异常表现最可能是由于固有的异常组织所致。在 12—30 月龄阶段，大脑髓鞘化尚未完成，如果病灶位于只有部分髓鞘化的区域，则 FCD Ⅱb 型可能难以用任何标准序列进行 MRI。如果脑电图检查仍然显示在该年龄范围内的局灶性癫痫发作，髓鞘化白质 T₁WI 的高信号可被磁化传递脉冲序列所抑制[305]，有助于高信号病变的检出，并与 PET 或 SPECT 上的病灶位置相对应。如果应用磁化转换和 PET 或 SPECT 扫描，则无需待髓鞘化完成后即可确诊。在脑白质髓鞘化完成后，若出现穿通征，则在 T₂WI 上，特别

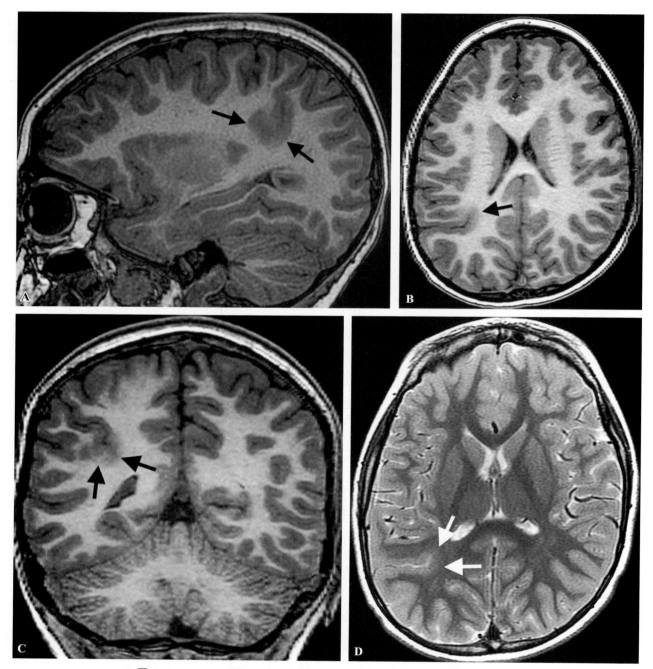

▲ 图 5-47　FCD Ⅱa 型（3 岁，左侧肢体癫痫发作，既往有婴儿期肌痉挛的病史）

A 至 C. 矢状位（A）、轴位（B）和冠状位（C）T₁WI 示右顶叶脑沟加深，灰白质界限模糊（黑箭），这种模糊的表现可见于许多的 FCD Ⅱa 型病变；D. 轴位 T₂WI 示部分脑沟异常，与其余的皮质相比，受累脑沟的皮质（白箭），与邻近正常的皮质对比，呈相对低信号，大脑深部皮质受累更严重

是 FLAIR 上，表现为高信号，尤其在穿通征的相应层面内扫描的图像（图 5-49）[306]，该高信号与气球样细胞的部位相对应 [306, 307]。然而，这种异常信号更可能是由于相应的胶质增生和脑白质髓鞘化不良所致。髓鞘化开始后，穿通征的 T₁WI 高信号则难以辨认，除非应用磁化传递脉冲序列来抑制白质的高信号 [305]。少数情况下，长期存在的发育不良可侵蚀颅骨内板（图 5-51），类似结节性硬化的皮质结节（见第 6 章）。有时，从皮质到脑室的异常信号带的一侧或两侧可见 T₂WI 高信号可沿灰白质

状态和组织结构化的异常[384]。结合 Sheen 等的研究（见上一节），支持了这样的观点，即一些脑室旁、皮质下和软脑膜下的灰质异位（至少）更多是由于放射状胶质细胞受损，而不是移行神经元本身受损[345, 346, 385]。

影像学上，局灶性皮质下灰质异位表现为巨大的、稍不均质的、在各个序列上相对灰质呈等信号的肿块。部分表现为皮质的深度折叠，从皮质贯穿整个大脑到达脑室旁（图 5-63）。另外，可呈多结节状灰质肿块（图 5-64），有时则表现为由卷曲的灰质带组成（图 5-65）。当灰质异位比较局限时，受累半球体积均较对侧小，上覆的皮质变薄，脑沟变浅，类似多小脑回畸形（图 5-63B 和图 5-64）。皮质下灰质异位可对邻近脑室或半球间裂产生占位效应（图 5-64），此时易被误认为是肿瘤。然而，仔细观察能发现，受累侧半球小，并且看似的占位效应实际上是由发育不良的大脑半球变形引起的。因此，灰质异位可与肿瘤区分开来，后者表现为受累侧半球增大且皮质正常。另外一个重要特征是：灰质异位无周围水肿，它们在各个序列和影像检查中与灰质信号保持一致，并且注入对比剂后无强化[380]。其常合并其他脑部畸形，包括胼胝体发育不全或发育不良（70%）且同侧基底节形态失常超

过 70%[379]。如前所述，皮质下灰质异位有时可含有血管或液体（图 5-65），此时易误为肿瘤血管或囊肿。如果仔细观察则可发现血管和液体是从大脑皮质表面向内走行的脑脊液和血管，并且与蛛网膜下腔相通[379, 380, 386]。脑脊液和血管进入大脑半球中心的胚胎学机制尚不清楚，但病变中发现络丝蛋白过多则提示可能为神经元移行"停止"过早。

偶尔，皮质下灰质异位呈放射状从皮质出发，穿过大脑半球到达脑室壁（图 5-66）。该类患者多因癫痫而就诊，偶尔也出现固定的神经功能缺陷，其类型取决于病变部位。这些贯通性灰质异位的脑室表面没有凹陷，说明本病没有脑裂畸形中两个紧密相贴的裂唇间的裂隙，可以通过这一点与闭唇裂脑裂畸形相鉴别。贯通性灰质异位与脑裂畸形的关系尚不清楚，其形态学上与贯通 / 穿性发育不良（FCD Ⅱ b 亚型，在前一节中讨论过）极为不同。

尚未见胎儿诊断皮质下灰质异位的报道。

据 Marsh 等[387]报道，MRS 显示灰质异位区的肌酸和胆碱峰升高，而 NAA 正常。Li 等发现，与年龄匹配的正常对照组相比，NAA/Cr 比值变化较大，可正常或降低[227]。根据作者经验，灰质异位的血流灌注与大脑皮质相似。

（14）脑沟太少或太浅的脑畸形：与微管蛋白突

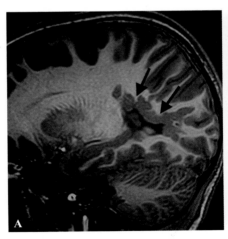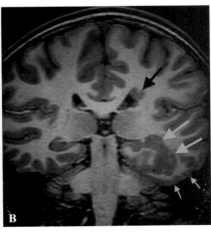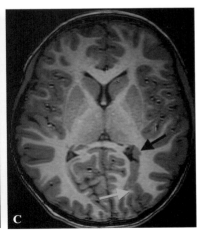

▲ 图 5-63 局灶性贯通性皮质下灰质异位（患者 7 岁，新发癫痫）

A. 矢状位 T₁WI 图像示沿左侧脑室三角区和枕角上缘可见连续不规则灰质（黑箭），注意上方的脑沟异常加深，贯通样特征更加明显。B. 冠状位 T₁WI 图像（后丘脑水平）示卷曲的灰质异位肿块（大白箭），从颞角后方向侧向卷曲，然后向下延伸至侧副沟底部；另一处灰质异位灶（黑箭；在矢状位和冠状位图像上，与更下方的异位灰质是连续的）突入脑室内。注意受累的枕叶体积小于正常的对侧枕叶，表面的皮质（小白箭）变薄，脑沟变少。C. 轴位 T₁WI 图像示灰质异位沿塌陷的侧脑室枕角（白箭）向后延伸，到达枕外侧沟。在其他图像上与靠前的结节（黑箭）相连续

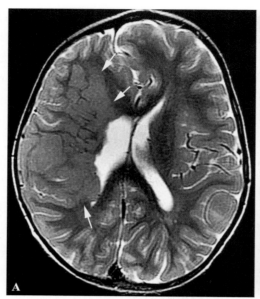
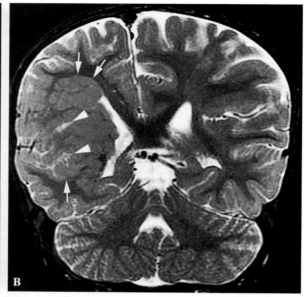

▲ 图 5-64　大面积的皮质下灰质异位

轴位（A）和冠状位（B）T₂WI 图像示巨大卷曲状灰质团块（白箭）从侧脑室壁延伸到右侧大脑半球中间 1/3 的皮质，病变区皮质变薄、脑沟加深（白箭头），受累侧半球变小（图片由 Dr. Gilbert Vezina，Washington，DC 提供）

变或微管相关蛋白突变相关的前部优势、后部优势或弥漫经典性（四层）无脑回畸形（LIS）和皮质下带状灰质异位（SBH）。光滑脑的病因很多，包括先天性感染（尤其是巨细胞病毒感染，见第 11 章）和细胞增殖减少（简化脑回型小头畸形，见本章）及神经元移行异常。需要仔细分析以下因素以便正确分类：脑的大小（出生时小于正常值 3 个或以上标准差提示小头少脑回畸形，通常与 *TUBA1A* 或 *ARX* 基因突变有关[269, 388, 389]）、皮质的厚度（变薄提示神经元增殖不足或宫内感染，而变厚则提示 F- 肌动蛋白、α 或 β 微管蛋白或微管相关蛋白的基因突变[244, 269, 270]）及灰白质分界的光滑程度（交界处不规则提示突变或妊娠中期损伤所致的多小脑回畸形，或者软脑膜限制膜间隙致后期移行障碍引起的鹅卵石样皮质）。神经元移行异常导致脑沟太少或太浅的最重要的畸形是：软脑膜基底膜形成异常引起神经元移行过度所致的畸形（鹅卵石畸形，见下一节）和弥漫性神经元移行障碍所致的畸形（无脑回畸形）。

无脑回畸形（无脑回 – 巨脑回复合型）：无脑回畸形指 "光滑脑"，即大脑表面的脑回和脑沟缺乏。无脑回畸形被定义为脑回缺乏伴皮质增厚，也

称 "完全性无脑回畸形"，而巨脑回被定义为增厚的皮质表面有少许宽而扁平的脑回，又称 "不完全性无脑回畸形"。这些概念引自 Hennekam 和 Barth 的定义，即 "无脑回" 和 "巨脑回" 要求有皮质的增厚，这些畸形源于神经元移行障碍[390]。在没有增厚皮质的情况下发现宽大脑回和浅脑沟应归为简化脑回型，这是由出生前细胞增殖不良或白质发育受损所致[390]。巨脑回畸形和多小脑回畸形（见下节）的重要鉴别点在于，观察在巨脑回畸形（和简化脑回型）可发现正常、早期形成的脑沟，这些脑沟是被神经解剖学家命名过的，而多小脑回畸形中脑沟表现异常，与神经解剖学教科书所述不一致。此外，巨脑回畸形的皮质内、外表面光滑，而高分辨率成像显示多小脑回畸形的皮质由于脑回小、脑沟浅而不规则[391]。

无脑回和巨脑回都可能因神经元移行异常而引起。神经元移行的一个重要因素是微管活性，因为在微管相关蛋白的作用下，对于引导移行的神经元通过发育的大脑的主导过程与核运动 / 细胞核转位（在主导过程之后的细胞核周和核易位过程），肌动蛋白和微管是必不可少的[259, 392, 393]。肌动蛋白和微管参与许多重要的细胞内过程，如有丝

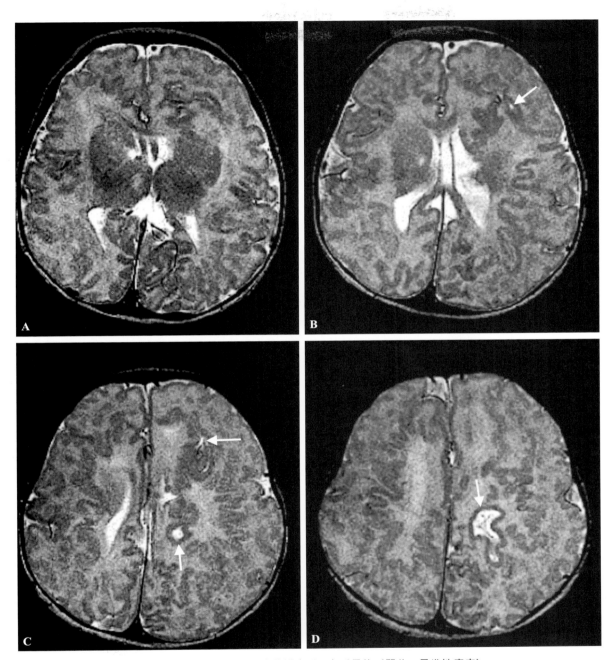

▲ 图 5-65　双侧弥漫性卷曲样皮质下灰质异位（婴儿，早发性癫痫）
经端脑层面图像示卷曲的皮质从大脑表面向内旋转，部分区域可见脑脊液和血管（白箭）显示，说明为内折的皮质与蛛网膜下腔相通

分裂纺锤体走向、胞内蛋白质转运和胞核移行，其功能障碍将导致神经元增殖、移行和轴突寻路的受损[259-261, 392, 394-396]。因此，大多数引起经典无脑回畸形的基因可编码肌动蛋白（在大脑发育中寻路早于微管蛋白[257, 260, 392, 397]）、微管蛋白（微管的构建模块）或微管相关蛋白[244, 270, 389]（很少发现肌动蛋白族的突变，可能是因为肌动蛋白比微管更基础，其突变

可能致胎儿难以存活）。因此，无脑回畸形由神经元移行不足引起，不同于软脑膜基底膜形成异常引起的鹅卵石畸形（有时称为无脑回畸形 II 型），后者由神经元通过软脑膜限制膜的间隙过度移行引起（见下一节）（表 5-5）。

肌动蛋白、微管蛋白和微管相关蛋白基因突变导致的无脑回畸形：经典无脑回畸形是第一种被描

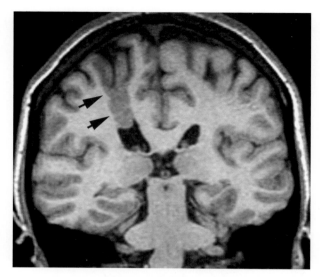

▲ 图 5-66　穿通性灰质异位

冠状位 3D-GRE 图像示灰质呈线样从皮质延伸到脑室壁，脑室表面未见提示裂隙的凹陷存在（闭唇型脑裂畸形的征象）

### 表 5-5　继发于神经元移行异常的畸形

- 有神经室管膜异常的畸形：脑室旁灰质异位
  - 前部优势和弥漫性结节状脑室旁灰质异位（PNH）
  - 后部优势（颞叶 - 三角区或外侧裂下方）脑室旁灰质异位
  - （单侧或双侧）非结节性脑室旁灰质异位
- 局灶或广泛性移行异常（放射状和非放射状）导致的畸形
  - 前部优势、后部优势或弥漫性经典（四层）无脑回畸形（LIS）和皮质下带状灰质异位（SBH），与微管蛋白或微管相关蛋白突变相关
  - X 连锁无脑回畸形（3 层，无细胞稀疏区）伴胼胝体发育不全和两性生殖器（XLAG）
  - RELN 型无脑回畸形（皮质分层倒置，无细胞稀疏区）
  - 变异型无脑回畸形（存在其他罕见类型，但特征性差）
- 可能因局部的后期放射状或垂直状贯通性移行异常所致的畸形
  - 皮质下灰质异位（带状灰质异位除外；皮质折叠），临床诊断均为不明原因
- 终末期移行异常和软脑膜 - 限制膜缺陷所致的畸形
  - 肌营养不良蛋白聚糖 - 层粘连蛋白或 GPR56- 胶原蛋白绑定异常，伴放射状神经胶质细胞与软脑膜 - 限制膜连接缺乏（又称 AKA 鹅卵石畸形复合体，包括 Walker-Warburg 综合征、眼 - 脑 - 肌病、Fukuyama 型先天性肌营养不良和伴小脑发育不全的先天性肌营养不良），伴或不伴先天性肌营养不良
  - 先天性糖基化障碍的鹅卵石（光滑脑）畸形（CDG）
  - 没有已知糖基化缺乏的鹅卵石（光滑脑）畸形
  - 其他针皮质发育不良和边缘性胶质神经元异位但细胞类型正常的综合征

述的、最常见的无脑回畸形。增厚的皮质由邻近软脑膜的薄层分子层、薄层外皮质层、外皮质层内侧的"细胞稀疏区"和位于细胞稀疏区深面（内侧）最厚的皮质部分（图 5-67）组成，但是请记住，MRI 通常不能看到所有的四层结构）。前几年的大量研究表明，大多数无脑畸形和带状灰质异位（脑沟浅、略增厚的皮质上覆盖着一层移行不完全的皮质神经元）是微管蛋白（构成微管的蛋白质）、肌动蛋白（在微管前寻路的蛋白质[392, 398, 399]）和微管相关蛋白（MAP，连接微管并进行胞内转运的蛋白质）突变的结果。影响神经元移行的最常见受累微管相关蛋白包括双皮质素（DCX）、LIS1、NDE1、动力蛋白（尤其是 DYNC1H1）和驱动蛋白（尤其是 KIF2A）[244, 251, 270, 389]。据推测，约 50% 的无脑回畸形患者有 *LIS1* 突变，包括毗邻 *YWHAE* 基因的突变亚型，可导致特征性面部畸形（双颞部凹陷，前额突出，鼻孔朝上、短鼻，上唇突出，上唇有细小的朱红色边线，小下颌），统归类为 *Miller-Dieker* 综合征[400, 401]。另外，约 10% 的经典无脑回畸形患者在 X 染色体短臂（Xq22.3-23，*X* 连锁无脑回畸形[402]）上有 *DCX* 基因突变，这些患者通常是半合子男孩，其母亲有带状灰质异位[403-405]（患者为女性同胞也有带状灰质异位）。第三个基因是位于 12q12 上的 *TUBA1A*，约占经典无脑回畸形的 7%，此类畸形具有四层皮质结构和细胞稀疏区[406]。若患者有明显的小头畸形（通常被称小头 - 无脑回畸形，OFC 低于平均值 3 个 SD 以上）、胼胝体异常（嘴部缺如、体部异常弯曲或压部垂直）、小脑小、海马变圆、内囊前肢缺如或脑干薄 / 变形，则可以诊断为与 *TUBA1A* 突变相关的无脑回畸形[270, 389]。目前尚不清楚由其他微管蛋白基因、动力蛋白基因和驱动蛋白基因突变引起的无脑回畸形所占比例（表 5-6）。应注意，一些学者认为是 *WDR62* 突变引起的小头 - 无脑回畸形[407]，但是密切随访多次 MRI 图像可发现多发小脑回和脑沟及各种胼胝体形态异常，更提示为多小脑回畸形。尚不清楚这些差异是否反映了同一基因突变的不同或附加了其他基因的突变[408]。

伴严重小头畸形的无脑回，除提示有微管蛋白或肌动蛋白基因的突变之外，经典无脑回畸形的

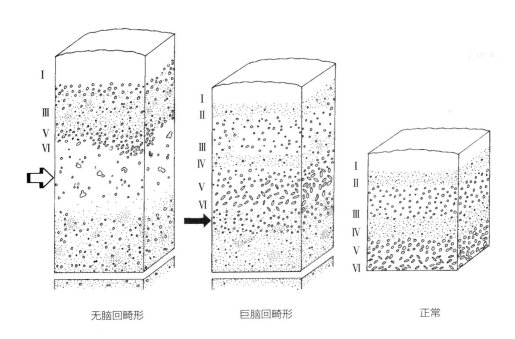

无脑回畸形　　　　　巨脑回畸形　　　　　正常

◀ 图 5-67　经典无脑回畸
形的皮质结构示意图
在完全性无脑回畸形中，有
一个大的细胞稀疏区（空心
黑箭）将分子层（第一层）
和外皮质层（图中第三、五、
六层）与深面增厚的杂乱无
章的神经元分开；在不完全
性无脑回（巨脑回）畸形中，
外皮质层较厚，细胞稀疏区
（黑箭）较薄，内皮质层较小

表 5-6　经典无脑回畸形的致病基因

| 基　因 | 基因位点 | 头　围 | 脑回分级 | 胼胝体 | 小　脑 |
|---|---|---|---|---|---|
| *LIS1* | 17p13.3 | 低于正常 | 巨脑回＞无脑回 | 压部垂直 | 前蚓部轻度发育不全 |
| *DCX* | Xq23 | 低于正常 | 无脑回＞巨脑回 | 正常 | 正常 |
| *DYNC1H1* | 14q32.31 | 低于正常 | 巨脑回＞无脑回 | 压部垂直 | 前蚓部轻度发育不全 |
| *KIF2A* | 5q12.1 | 低于正常 | 巨脑回＞无脑回 | 变薄 | 正常 |
| *TUBA1A* | 12q13.12 | 小头畸形 | 不定 | 缺失或变形 / 变薄 | 小 / 极小 |
| *TUBG1* | 17q21.2 | 严重的小头畸形 | 巨脑回＞无脑回 | 压部垂直 | 小 / 极小 |
| *ACTB* | 7p22.1 | 严重的小头畸形 | 无脑回＞巨脑回 | 正常 | 正常 |
| *ACTG1* | 17q25.3 | 严重的小头畸形 | 无脑回＞巨脑回 | 正常 | 正常 |
| *WDR62* | 19q13.12 | 严重的小头畸形 | 不定 | 多变 | 正常 |

患儿还具有相似的神经综合征，尽管其发病年龄和临床综合征的严重程度可能因基因精确的突变及其后续引起的皮质发育畸形的严重程度不同而异[270, 409, 410]。Bahi-Buisson 等发现几个"热点"突变位点，占所有 *TUBA1A* 突变的 40%。完全性光滑脑的患者通常在出生后的几个月内因早期神经功能缺陷（肌张力减退、喂养不良和角弓反张）、1 岁晚期时运动发育落后或癫痫发作（最常见）而就诊[411]。受累不重引起轻度的早期喂养困难，通常在 3 岁时

加重[411]。严重的婴儿常表现为婴儿痉挛，其特征表现为很早即出现难治性癫痫，并随着时间发展，变成更加复杂的癫痫发作。在更严重的患者中可出现多系统异常，尤其是耳、眼、心脏和肾脏的异常[411]。

本组中，大多数患儿可见无脑回和巨脑回（即不完全性无脑回），特别是在微管蛋白突变的患者中，也可能存在带状灰质异位区[270, 410]。脑回畸形的严重程度与神经元突变的数目和程度有关[405, 412-418]。突变的神经元越少（继发于嵌合或杂合

现象）或对神经元移行影响越小的突变引起越轻的临床表型（轻度的巨脑回或带状灰质异位）[389, 418]。在 LIS1、TUBA1A、DYNC1H1 和 TUBBG 突变的患者中，无脑回区域最常见于顶枕部，而巨脑回在额叶和颞叶区域更常见 [244, 270, 419]，大约 2/3 的后部优势型无脑回畸形和头部大小正常或接近正常的患者具有 LIS1 突变 [409]。有些患者额叶的巨脑回或无脑回畸形严重，而枕叶受累较轻，这类患者大多数都有 DCX 突变 [420]，尽管有严重小头畸形的患者应检测 F- 肌动蛋白突变（Baraitser-Winter 综合征）[392]。镜下，LIS1 突变的患者大脑皮质由正常分子层、薄的外层（由位于皮质第 5 和 6 层的神经元组成）、细胞稀疏区（包含正常位于第 4 层的神经元）和厚的内层（由正常应位于皮质第 2 和 3 层的神经元组成）组成（图 5-67）[421]。神经元内层被认为是代表了那些在向皮质移行过程中过早停滞的神经元。TUBA1A 突变患者的皮质中放射状或水平状组织、构建是可变的。可存在或没有细胞稀疏区 [128, 389, 422]，这取决于突变位点或其他可能因素。

完全性经典无脑回畸形（无脑回）的影像学表现为脑表面光滑，脑白质减少，外侧裂浅而垂直指向（图 5-68 和图 5-69）[401, 419, 423-425]。微管相关蛋白（MAP）突变的患者，薄的外皮质层与厚的深部皮质被一层看似髓鞘化正常的脑白质区（细胞稀疏区）（图 5-69）分隔。由于外侧裂浅而直，LIS1 突变的大脑在轴位图像上呈 8 字形，类似表现可见于严重的 TUBA1A 突变（图 5-70）。侧脑室三角区和枕角扩大则主要是由距状沟发育不良所致（图 5-68）[419]。脑干通常很小，可能是因为多数皮质脊髓束和皮质延髓束没有形成。胼胝体缺如或严重的胼胝体发育不全或发育不良、其他轴突通路异常（如内囊前肢缺如）或严重的脑桥 / 小脑发育不全（图 5-70）可提示 TUBA1A 突变 [244, 269, 270, 389]。然而，应认识到 TUBA1A 突变可以引起多种脑部畸形 [244, 269, 270, 389]，这取决于发育过程中受累的分子通路，其中以小头 - 无脑回畸形最为严重。胼胝体压部垂直（图 5-69）或小脑前蚓部小可提示微管相关蛋白突变 [269]。有时，通过产前影像学检查（MRI 或超声）就可以发现无脑回畸形，表现为无脑回、妊娠 25 周后细胞稀疏区仍持续存在（图 5-71）及

外侧裂形态异常（正常胎儿外侧裂的基底部，即岛叶，呈"方形"，边缘呈锐角，而无脑回畸形的患者外侧裂浅而圆钝 [426]）。

不完全性无脑回畸形，即巨脑回区，或巨脑回区与无脑回或正常脑回区并存，比完全性无脑回畸形常见得多（图 5-73）。巨脑回区域不仅皮质增厚，还可见宽大的脑回和浅的脑沟（图 5-72 和图 5-73）。通过薄层、高分辨率、高对比度扫描可以区分巨脑回和多小脑回（本章后面会讨论），以便尽可能对畸形进行最佳的评估 [201, 391]。巨脑回畸形的灰白质分界光滑，在某些病例中，在细胞稀疏区内可见到一层正常的白质（图 5-72 和图 5-73）。而多小脑回的灰白质交界处总是不规则的 [201, 427, 428]（图 5-74）。巨脑回可为局灶性或弥漫性。在微管相关蛋白突变 [269, 270] 的患者中，局灶性巨脑回（图 5-73）几乎总为双侧性，典型位于后部。而弥漫性（图 5-60）多表现为无脑回畸形，并且在 LIS1、TUBA1A、DYNC1H1 和 KIF2A 突变 [420] 的患者中，顶 - 枕部通常较重（而额叶和颞叶较轻）。不伴潜在带状灰质异位的弥漫性巨脑回通常与 F- 肌动蛋白的突变有关，这被称为 Baraitser-Winter 综合征（图 5-72）[392, 429]。继发于 DCX 突变的巨脑回畸形以额叶中部受累最重（图 5-75）[244, 269, 270, 420]，而部分 TUBA1A 突变可能仅有外侧裂及其周围皮质受累 [270]，与其他 TUBA1A 突变的患者一样，这些患者通常可见胼胝体异常、内囊前肢缺如和一定程度的小脑发育不良 [270]。当经典无脑回畸形患者脑前部受累比后部严重时，应询问家族史。如家族中有癫痫史，就可能在某些女性家族成员中发现带状灰质异位（图 5-75D）。

带状灰质异位 / 双皮质：在 DCX 突变的女性患者中，双皮质或带状灰质异位形成了一种特殊类型的微管相关蛋白相关畸形，因为只有大约一半的神经元受累（剩下的神经元具有一条功能正常的 X 染色体）[430]。女性患者的严重程度变化范围大，这取决于突变对蛋白质结构稳定性的影响，进而取决于替代的氨基酸 [410]。临床综合征的严重程度通常与异位灰质带的厚度（越厚提示女性患者的预后越差）和家族史（散发者比家族性发病者更重）有关 [410]。部分家族性发病的女性患者，可有癫痫而

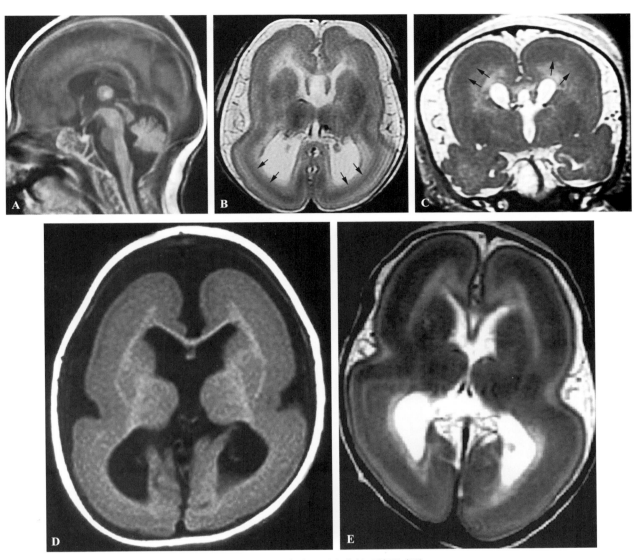

▲ 图 5-68 完全和近完全性无脑回畸形

A. 新生儿矢状位 $T_1WI$ 图像示除顶枕沟外，大脑半球内侧无脑沟；B 和 C. 与 A 同一患者轴位（B）和冠状位（C）$T_2WI$ 图像示大脑表面光滑和典型的皮质图案，具有薄（暗）的外皮质层、相对厚（亮）的细胞稀疏区和厚（暗）的内皮质层（黑箭），额叶（图 B）和颞叶（图 C）可见脑沟，注意侧脑室三角区相对扩大；D 和 E.$T_1WI$ 和 $T_2WI$ 图像示完全性无脑回畸形

智力正常，有时 MRI 表现完全正常 [410, 431]。*DCX* 突变的男性患者则患有无脑回畸形，并且非常严重 [432]。影像学表现多样（图 5-76），通常与临床表型一致：与皮质正常且异位位置带薄、脑沟正常 / 接近正常的患者相比，皮质薄而异位灰质带厚、脑沟相对较浅少的患者预后明显差。记住，并非所有的带状灰质异位都是由 *DCX* 突变引起的，其他微管蛋白或微管相关蛋白基因的嵌合突变可引起相似的影像学表现 [413, 432, 433]。

中央优势型无脑回畸形：部分无脑回畸形最

严重的脑回异常位于额叶后区 [434]。这种类型发生于 *TUBA1A* 突变（巨脑回在岛叶和岛叶周围区域最为明显，其余大脑皮质正常或稍有异常 [270]）和 Baraitser-Winter 综合征（巨脑回为弥漫性，但以后额叶和前顶叶皮质最为严重 [392]，组织学上类似于 *DCX* 突变的无脑回畸形）（图 5-72）。Baraitser-Winter 综合征 [435] 由肌动蛋白基因 *ACTB* 和 *ACTG1* 突变引起，其特征为小头畸形、眼部异常（虹膜和视网膜缺损、上睑下垂、眼距增宽、内眦赘皮）、精神发育迟滞、畸形特征和身材矮小 [392, 429]。部分

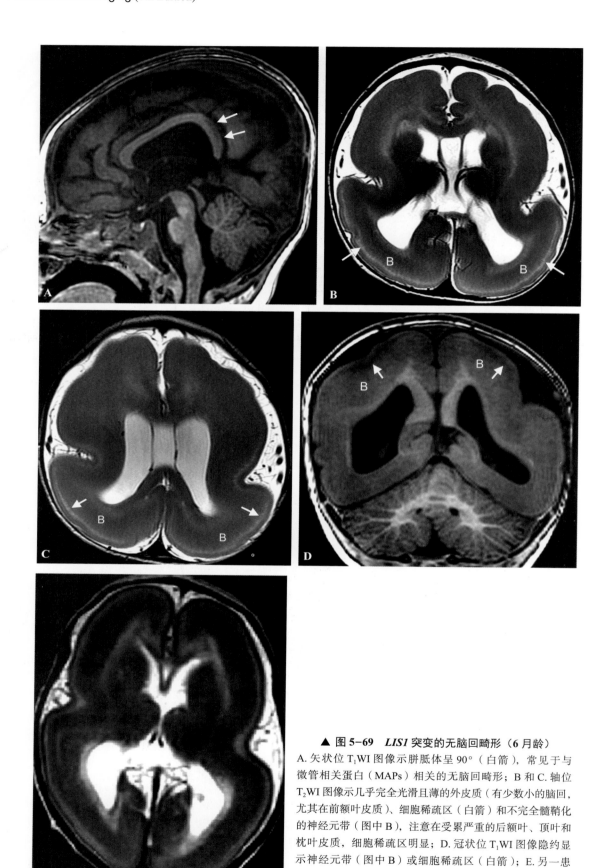

▲ 图 5-69 *LIS1* 突变的无脑回畸形（6 月龄）

A. 矢状位 T1WI 图像示胼胝体呈 90°（白箭），常见于与微管相关蛋白（MAPs）相关的无脑回畸形；B 和 C. 轴位 T2WI 图像示几乎完全光滑且薄的外皮质（有少数小的脑回，尤其在前额叶皮质）、细胞稀疏区（白箭）和不完全髓鞘化的神经元带（图中 B），注意在受累严重的后额叶、顶叶和枕叶皮质，细胞稀疏区明显；D. 冠状位 T1WI 图像隐约显示神经元带（图中 B）或细胞稀疏区（白箭）；E. 另一患者，靠近右侧脑室三角区另见第二层神经元带位于内层，与外侧神经元带通过一层内侧的细胞稀疏区分隔开

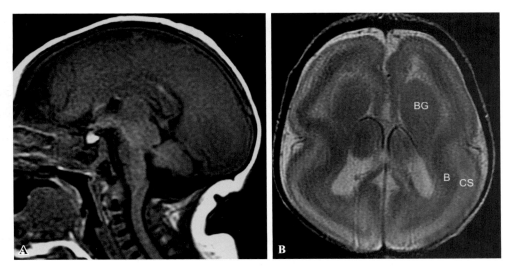

▲ 图 5-70　**TUBA1A** 突变的无脑回畸形（新生儿）

A. 矢状位 $T_1$WI 图像示大脑光滑，颅面比例小，可诊断小头畸形，注意脑桥和小脑非常小，此为微管蛋白突变的特征；B. 轴位 $T_2$WI 图像示因内囊前肢缺失致基底节融合（图中 BG），这在微管蛋白突变中极常见，注意，相对较小的异位灰质带（图中 B）和较大的细胞稀疏带（图中 CS）

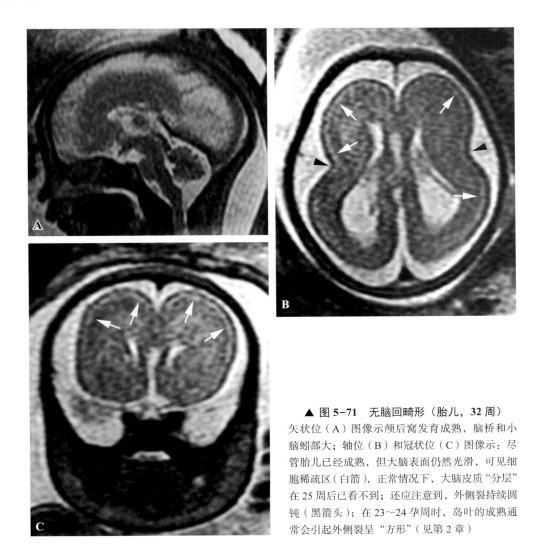

▲ 图 5-71　无脑回畸形（胎儿，32 周）

矢状位（A）图像示颅后窝发育成熟，脑桥和小脑蚓部大；轴位（B）和冠状位（C）图像示：尽管胎儿已经成熟，但大脑表面仍然光滑，可见细胞稀疏区（白箭），正常情况下，大脑皮质 "分层" 在 25 周后已看不到；还应注意到，外侧裂持续圆钝（黑箭头）；在 23～24 孕周时，岛叶的成熟通常会引起外侧裂呈 "方形"（见第 2 章）

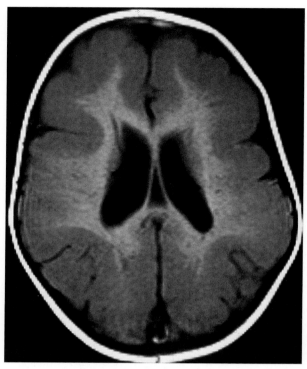

▲ 图 5-72　7 月龄，巨脑回畸形，合并与 ACTG1 突变相关的 Baraitser-Winter 综合征

轴位 T₁WI 图像示脑沟异常，皮质增厚（此图增厚尤为明显，因为皮质下白质仅有部分完成髓鞘化），脑沟过少。侧脑室扩大，中脑和后脑正常

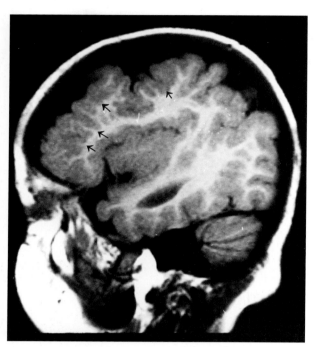

▲ 图 5-74　多小脑回畸形

灰白质分界不规则（黑箭），不同于图 5-60 和图 5-61

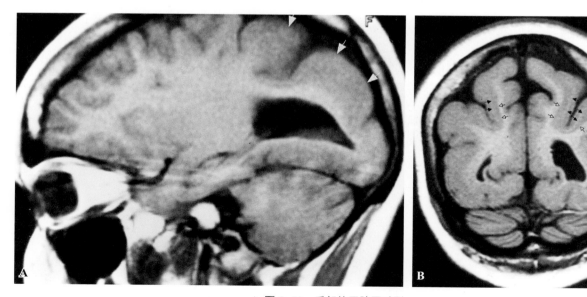

▲ 图 5-73　后部的巨脑回畸形

A. 矢状旁区 T₁WI 图像示的额叶皮质看起来正常，顶叶和枕叶呈巨脑回表现（白箭）；B. 冠状位 T₁WI 图像示灰白质分界光滑（空心黑箭）和细胞稀疏区（实黑箭）

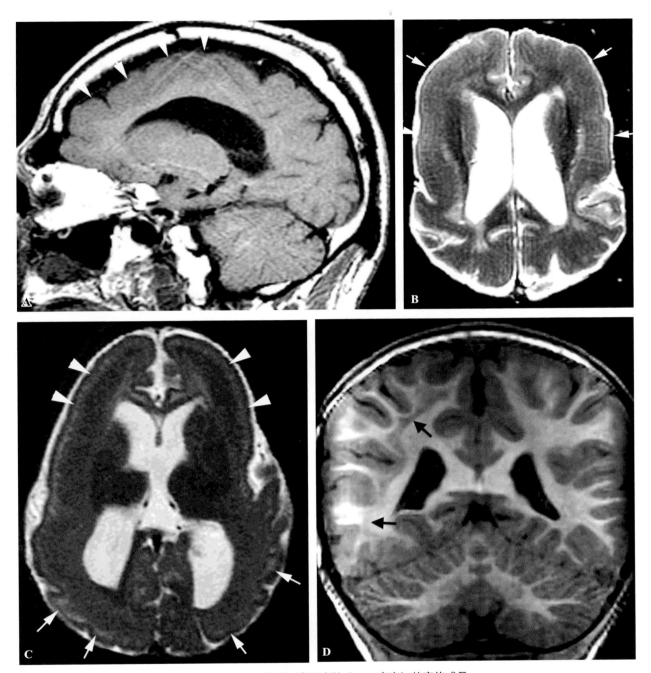

▲ 图 5-75　X 连锁无脑回畸形（*DCX* 突变）的家族成员

A 和 B. 矢状位 $T_1WI$ 图像（A）和轴位 $T_2WI$ 图像（B）示额叶巨脑回（白箭），但后部脑回相对正常。C.7 月龄，男孩，为图 A/B 患者的侄子，轴位 $T_2WI$ 图像。注意：大脑弥漫性异常，大脑后部可见部分脑回形成（白箭），前额部可见无脑回畸形伴细胞稀疏区（白箭头）。D. 图 A/B 患者的母亲，可见单侧孤立性、薄的带状灰质异位（黑箭）

*DCX* 突变可见类似的表型，影像学显示在外侧裂上方 / 中央沟旁皮质呈简化脑回型脑沟异常（脑沟极少）和明显的巨脑回（伴皮质增厚），但额极和枕极的皮质正常。

伴小脑发育不良的无脑回畸形：若仔细检查，可发现许多的经典无脑回畸形患者有胼胝体异常或轻度的小脑发育不良（图 5-70）[128, 420, 436]。微管相关蛋白突变患者常有小脑前蚓部发育不良[269]，而许多 *TUBA1A* 突变患者常有严重的小脑发育不良[244, 270, 389]。继发于 *RELN* 突变的无脑回畸形患

461

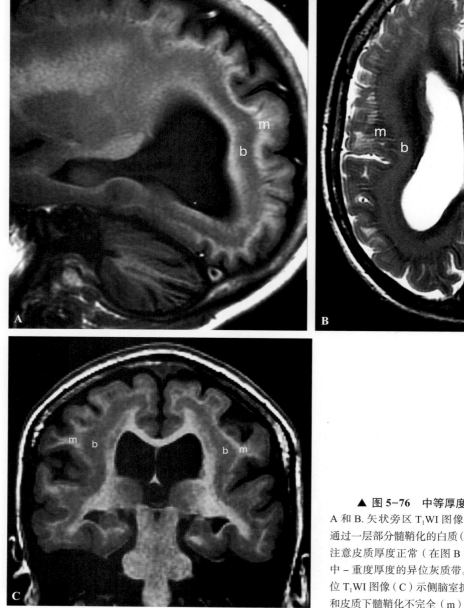

▲ 图 5-76　中等厚度带状灰质异位的典型表现
A 和 B. 矢状旁区 $T_1$WI 图像示中等厚度的灰质信号带（b），通过一层部分髓鞘化的白质（m）与具有很浅脑沟的皮质隔开。注意皮质厚度正常（在图 B 同样可见）但脑沟浅，后者提示中 – 重度厚度的异位灰质带。B 和 C. 轴位 $T_2$WI（B）和冠状位 $T_1$WI 图像（C）示侧脑室扩大、中等厚度的异位灰质带（b）和皮质下髓鞘化不完全（m）

者（见下一节）通常小脑极小而光滑，这是由于缺乏络丝蛋白对浦肯野细胞的分散作用[437, 438]。除了具备经典无脑回畸形的特征，只有 TUBA1A 突变的无脑回畸形始终有胼胝体、小脑和海马的异常（图 5-70），其小头畸形也非常明显。小脑发育不良（几乎总伴有脑干发育不良）可见于 70% 以上的继发于 TUBA1A 突变的无脑回畸形患者[270]，而 30% 以上

具有显著小脑发育不良的无脑回畸形由 TUBA1A 突变引起[406]。因此，如果经典无脑回畸形的患者同时出现小脑和胼胝体的异常，尤其是深部皮质层呈波浪状，则需要检测是否存在 TUBA1A 突变。

与 ARX 突变相关的无脑回畸形：位于染色体 Xp22.13[439] 的 ARX 基因在大脑发育过程中非常重要，因为它的蛋白产物（ARX）调节着涉及细胞

移行、轴突导向、神经发生和转录调节的基因[440]。受累的神经元包括皮质的神经元（中间神经元和投射神经元）及丘脑、海马、纹状体和嗅球的神经元[388, 440-443]。具有大的缺失、移码、无义突变和剪接位点缺失的 *ARX* 突变形成了一种非常严重的综合征，称为伴胼胝体发育不全和生殖器异常的 X 连锁无脑回畸形（X-linked lissencephaly with agenesis of the corpus callosum and abnormal genitalia, XLAG），这种综合征还合并基底节和小脑的异常，最严重时，可合并积水性无脑症，表现为大脑半球大部分被破坏[444]。患者在生后 1h（或出生前）出现全身性的、难以控制的癫痫发作，通常表现为四肢强直性痉挛、严重肌张力减退、颅面部畸形、新生儿反应差、小阴茎和隐睾[445]。这种基因突变可引起多种综合征，从伴生殖器异常的脑积水到伴胼胝体发育不全和生殖器异常的精神发育迟滞，再到婴儿型癫痫 – 运动障碍性脑病、婴儿痉挛或脑部表现正常的精神发育迟滞[441, 444]。截至目前，发现的所有 X 连锁无脑回畸形和两性生殖器的患者均为男孩，且均有新生儿难治性癫痫（通常为肌阵挛性癫痫）、出生时头围正常、出生后头几个月内发展

为严重小头畸形、体温调节障碍、慢性腹泻及两性生殖器或生殖器发育不良[445-447]。亲属中女性患者可能患有精神倒退和癫痫，且常见胼胝体发育不全[445]。

病理上，患者的胼胝体缺如且无 Probst 纤维束，由 3 层皮质层（包含细胞分子层、薄层主要由锥形神经元组成的中间层和较厚的由多极神经元组成的内层）组成，基底节小而结构紊乱，嗅球和视神经发育不全或缺如，海绵样变和胶质化的脑白质内含有大量异位神经元，下丘脑发育不良而且缺乏大部分正常的细胞核[421, 445, 448]。小鼠敲除模型显示 Arx 种系的丢失导致皮质变薄且结构紊乱、丘脑畸形、大量白质纤维束缺陷及皮质和纹状体中间神经元的定位错误 / 丢失[439]，而选择性去除中间神经元的 Arx 则导致皮质厚度正常，但大脑皮质和海马的中间神经元较少，引起严重的癫痫[449]。

影像学检查显示前部巨脑回，仅有少量表浅的脑沟，后部呈无脑回（图 5-77），未见细胞稀疏区。大脑皮质厚度，6～7mm，比正常要厚，但比微管蛋白或微管相关蛋白（*LIS1* 或 *DCX* 或 *DYNC1H1*）突变所致的无脑回畸形皮质（通常 10～15mm）要

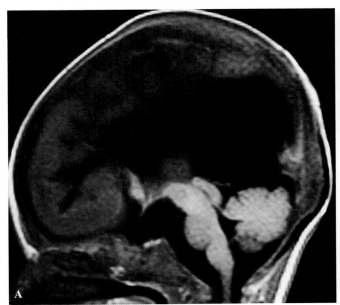
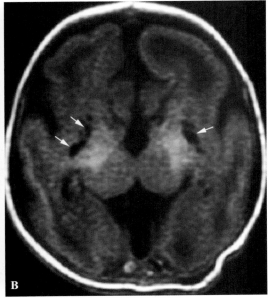

▲ 图 5-77　X 连锁无脑回畸形伴胼胝体发育不全和两性生殖器（XLAG）

新生儿，ARX 基因突变。A. 矢状位 T₁WI 图像示胼胝体缺如，大脑半球中部的脑沟异常。B. 轴位 T₁WI 图像示中等厚度皮质的巨脑回区和无脑回区。注意皮质较继发于 XLIS 或 DCX 突变的无脑回畸形要薄，未见细胞稀疏区。基底节接近缺失是由于神经节突起区的中间神经元产物减少，同时血管周围间隙扩大（白箭）

薄[439]。胼胝体总是完全性缺如，基底节小且发育不良（通常为囊性）（图 5-77）或完全缺如。可有脑积水，（严重者）导致侧脑室（及其室管膜边缘结构）疝入半球间裂，分隔大脑半球而出现积水型无脑畸形（图 5-78）。实际上，这多被认为是伴有胼胝体缺如和半球间囊肿的无脑回畸形。脑干和小脑表现正常。

继发于络丝蛋白（RELN）信号通路突变的无脑回畸形，累及大脑和小脑皮质的发育[445, 448, 450-452]及海马中颗粒细胞的分布[453]。临床表现因大脑畸形的程度而异。受累严重的儿童出生时即肌张力减退，运动和认知发育明显落后，不会独坐或站立，语言发育也落后[450, 454, 455]。早期出现全身发作的癫痫，部分病例有先天性淋巴水肿[454]。络丝蛋

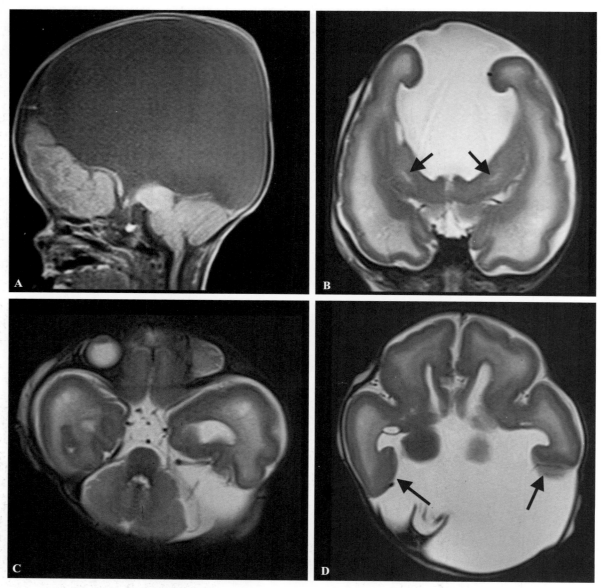

▲ 图 5-78　重度巨头畸形新生儿，X 连锁光滑脑伴胼胝体发育不良和外生殖器两性畸形伴脑积水

A. 矢状位 $T_1WI$ 示颅面比增大（提示巨颅）。巨大的幕上脑脊液集聚向下推移脑干和小脑，未见胼胝体及其他幕上中线结构。B. 冠状位 $T_2WI$ 示脑脊液从脑室底部向上延伸至颅顶，原因很可能是胼胝体缺如、侧脑室及第三脑室继发性扩张并延展。大脑皮质中等增厚，可见浅小脑沟。基底节区的高信号（黑箭）可能提示基底节所在部位的血管周围间隙。C 和 D. 轴位 $T_2WI$ 显示扩张的脑室系统将后方的颞枕叶向前外侧推移（D 黑箭）。同样地，大脑皮质中等厚度，伴有极为严重的脑沟发育不良（感谢 Dr. Gonca Koc、Kayseri、Turkey 提供病例图片）

白是 *RELIN* 基因（位于 7q22）的蛋白产物，是一种在大脑发育中具有多种功能的细胞外基质蛋白。它作用于 Notch 信号的上游，Notch 信号抑制侧脑室区细胞增殖的神经分化，从而维持其神经上皮表型并防止神经元前体细胞耗尽[456]。络丝蛋白还调节中间前体细胞的时效性，调节放射状胶质细胞向星形胶质细胞的转化，并控制高尔基囊泡向移行神经元的主导过程的移位，从而将新皮质神经发生与神经元移行及可能的星形胶质细胞的发生联系起来[457-459]。此外，络丝蛋白在大脑神经元移行的后期阶段也发挥作用，使移行神经元的主导过程绕过先前已经移行的皮质神经元[460]。小脑的浦肯野细胞呈簇状，位于小脑半球深处，直至外颗粒层[461, 462]的移行颗粒神经元分泌的络丝蛋白与浦肯野细胞上的受体结合并激活蛋白激酶级联反应，（最终）使细胞在胚胎簇中分散。如此分散后，浦肯野细胞形成其特征性条纹分布，并开始在小脑内外建立联系[463]。络丝蛋白信号通路中其他基因的突变，如极低密度脂蛋白受体（very low-density lipoprotein receptor，*VLDLR*）基因、载脂蛋白 E 受体 2 基因（apolipoprotein E receptor 2 gene，*APOE2*）和失能基因（*DAB1*），可能导致类似的神经元移行和组织、结构化障碍，并引起类似但通常不太重的畸形[452]。*VLDLR* 突变见于被称为失衡综

合征中[455, 464]。

*RELN* 突变的儿童影像学检查显示大脑皮质增厚（厚度达 1cm），脑沟极少（图 5-79），未见细胞稀疏区。海马旋转不良，脑干和小脑极小。小脑表面完全或几乎完全光滑，没有脑叶结构（图 5-79），原因是前段提到的浦肯野细胞停止移行。影像学表现极具特征，有时也被称为 Norman-Roberts 型的无脑回畸形[450]。*VLDLR* 和 *DAB1* 突变的患者有相同但相对不重的表现（图 5-80）[452]。

(15) 继发于皮质结构化异常和后期移行异常的畸形：由于软脑膜形成异常引起的畸形，包括多小脑回畸形、鹅卵石样光滑脑、微管蛋白相关疾病和 Zika 病毒相关的皮质畸形。

最近对胎儿、儿童及成人尸检资料的研究表明，我们所知的多小脑回畸形、鹅卵石样光滑脑及一些所谓无脑回或巨脑回的皮质畸形，是由于软脑膜限制膜（也称神经胶质界膜）的发育异常导致神经元通过膜间隙时过度移行和早期皮质异常折叠[389, 465]的结果。病因可以是遗传性或后天性的，但 90% 以上的患者软脑膜表面出现异常[465]。胎儿脑膜在维持软脑膜（是放射状胶质细胞基底附着所必需的）、调节皮质神经发生及神经元和神经胶质的移行和定位中的重要性已得到很好的证实[466]。软脑膜的重要性多年来一直为人所知[467-470]，因为其缺陷可导

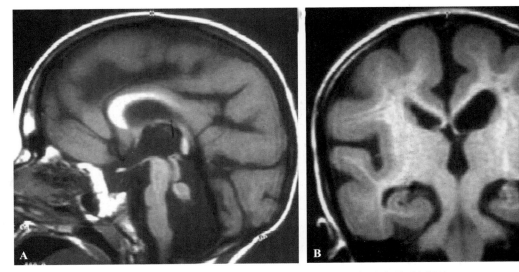

▲ 图 5-79　络丝蛋白（RELN）突变引起的变异型光滑脑

A. 矢状位 T₁WI 示大脑半球中线区脑回形态异常，小脑变小且缺乏脑沟，脑桥小，胼胝体压部尚未完全形成；B. 冠状位 T₁WI 示，脑沟数量减少，皮质中等增厚。注意：无法辨认细胞稀疏带

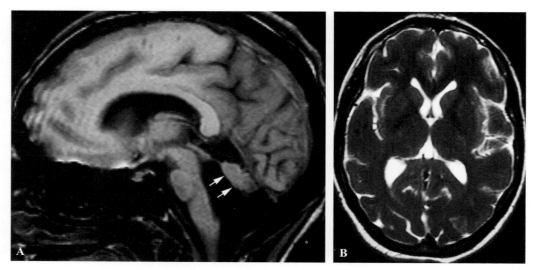

▲ 图 5-80　极低密度脂蛋白受体基因突变继发的变异型无脑回畸形

A. 矢状位 $T_1WI$ 示中线区异常增宽的脑回，脑沟少，脑桥和小脑异常小，小脑（白箭）分叶少；B. 轴位 $T_2WI$ 示脑沟少但皮质厚度正常（感谢加拿大 Calgar 的 Robert Sevick 博士提供图片）

致鹅卵石样光滑脑畸形[471-473]，但近期才认识到软脑膜的功能障碍导致微管蛋白相关病变[389]和几乎所有多小脑回畸形[465]患者的皮质畸形，并为大脑发育（包括正常和异常）的诸多方面提供了新的视角。

经典的多小脑回畸形（polymicrogyria，PMG）和鹅卵石脑样光滑脑［表现为 PMG 合并先天性肌营养不良（congenital muscular dystrophies，CMD）］在神经元移行后期和皮质组织化期，正常的皮质发育过程中断，从而导致大脑皮质的分层和多小脑回的形成。因此，它被归类为皮质组织化异常[3, 9]。我们将多小脑回畸形分为几个亚型，主要分为占大多数的合并先天性肌营养不良的患者和无先天性肌营养不良的患者。

鹅卵石样光滑脑与先天性肌营养不良：继发于软脑膜基底膜层形成异常的畸形是一组以脑、眼和肌肉异常为典型特征的疾病。它们最初被发现是因为观察到许多患有先天性肌营养不良的儿童都合并大脑和眼球的异常。最早被发现的这类疾病包括 Fukuyama 型先天性肌营养不良（Fukuyama 型先天性肌营养不良）[474, 475]、肌 - 眼 - 脑病（MEB）[476, 477]和 Walker-Warburg 综合征（WWS）[478, 479]。随后发现，这些患者的肌肉异常是肌纤维与肌基膜管异常连接所致，没有恰当的连接，肌肉便不能正常收

缩[471-473]。后续的研究表明，类似的连接在大脑、小脑的皮质发育（相同的分子将放射状胶质细胞紧密地连接到发育中的大脑皮质的神经胶质界膜，该膜由星形胶质细胞突起形成并被软脑膜覆盖）及视网膜的发育（神经胶质传导细胞与视网膜界膜的连接）中都有重要作用[471-473]。这些不同连接共有的分子机制缺少的是肌肉、眼和大脑疾病之间的一环。上述进程受损的确切机制尚未完全了解，但将会很快被阐明。除在神经胶质界膜和附着的软脑膜中出现异常间隙外，参与这些连接的分子异常似乎也会导致放射状胶质细胞与神经胶质界膜间缺乏连接。这些缺陷导致从放射状胶质细胞移行的谷氨酸能神经元不能正常分离，从而缺乏正常的皮质层状组织化。一些神经元早期分离并停留在皮质下白质中，而另一些神经元则通过神经胶质界膜的间隙过度移行到软脑膜和蛛网膜下腔[471-473, 480]。随着参与连接机制的分子的发现，神经学家们开始寻找编码这些分子的基因突变，在这种疾病谱的患者中发现了许多这样的突变。迄今为止，在人类中发现的相关基因包括 POMT1、POMT2、Fukuyama 型先天性肌营养不良、LAMA1、LAMA2、LAMB1、LAMC3、COL4A1、COL3A1、FKRP、LARGE、POMGNT1、GPR56 和 B3GALNT2[125, 480-496]。其精确的临床表型取决于发育中的胚胎 / 胎儿中基因强表达的位置。

最初发现复合畸形时，这些基因在肌肉、眼睛、少突胶质细胞和神经胶质界膜中有很强的表达，因此，受累患者表现为肌营养不良伴脑白质营养不良，眼部异常和鹅卵石样光滑脑。近来发现，有患者表现为类似的脑部异常但无肌肉或眼部异常[494]、无肌肉和眼睛或髓鞘的异常[491]或以小脑受累为主[496]，并且由于许多蛋白质参与了软脑膜限制膜的形成、放射状胶质细胞与软脑膜限制膜和软脑膜的连接，肯定也会发现其他表现的患者。编码涉及放射状胶质细胞与限制膜连接的其他蛋白质的基因突变包括：层粘连蛋白（15 种亚型），其突变导致了分层蛋白缺陷的先天性肌营养不良（见第 3 章）[497-501]；先天性肌营养不良伴有脑白质病和枕叶鹅卵石样光滑脑（但通常称为枕叶无脑回）[502-504]；先天性肌营养不良伴有严重精神发育迟滞、小头畸形、白质异常，部分性分层蛋白缺陷和小脑发育不全[505]及先天性肌营养不良伴有部分性分层蛋白缺陷、智力低下、髓鞘形成障碍和小脑囊肿[496,506]。

大量研究表明，先天性肌营养不良伴有皮质发育畸形的四种主要表型——Walker-Warburg 综合征、Fukuyama 型先天性肌营养不良、肌 - 眼 - 脑病或额顶叶多小脑回畸形（FPPMG）——部分可由许多参与连接放射状胶质细胞与软脑膜基底层的基因突变产生[125,481-486,489,507,508]，其中那些对功能影响最严重的突变会导致 Walker-Warburg 综合征，而那些对功能影响最小的突变则会导致经典型 Fukuyama 型先天性肌营养不良，肢带型肌营养不良或额顶叶多小脑回畸形。应牢记"特定突变在神经通路中对蛋白质（由基因转录和表观遗传修饰形成）功能的影响比基因本身更为重要"这一概念，下面将描述这些主要表型及其对应的影像学表现。

Walker-Warburg 表型：是该类畸形中最严重的一种。患儿出生时就显示明显异常，表现出明显的持续性肌张力降低、眼部异常（视网膜发育不良或缺如、永存原始玻璃体增生症、视神经发育不良[509]）和先天性脑积水所致的进行性头颅增大，也可能有后部脑膨出和睾丸缺如[478,479,510,511]。大多数患儿精神运动发育严重缺乏，生后 1 年内死于反复吸入性肺炎和呼吸系统疾病。受累患者似乎同时缺乏 α- 和 β- 肌营养不良蛋白聚糖，放射状胶质细

胞和软脑膜界膜间的连接明显受损，从而出现膜间隙[512]。虽然 Walker-Warburg 表型存在于所有种族中，但（基因）突变在地理分布上存在显著差异：POMT1 似乎在中东的 Walker-Warburg 表型人群中更多见，而 Fukuyama 型先天性肌营养不良突变似乎在欧美地区的 Walker-Warburg 表型患者中更常见，特别是在德系犹太人家族中[125]。

影像学上，Walker-Warburg 表型患儿表现为皮质增厚伴脑沟浅少、皮质外观异常，眼部异常（单侧或双侧）、脑积水、胼胝体发育不良和重度的髓鞘化延迟（图 5-81）[513,514]。约 10% 患儿有枕部脑膨出（图 5-82）。大脑皮质（图 5-81）由多个结构紊乱的皮质神经元小束组成，这些神经元通过皮质外的软脑膜投射至皮质下白质[186]，此为鹅卵石样光滑脑的特征性表现[515]。可见从皮质内侧缘投射下方几毫米深可见灰质小结节（图 5-81）。这些神经元束被从白质经皮质进入蛛网下腔的纤维胶质血管组织所分隔（蛛网膜下腔被该纤维胶质血管组织所遮盖，导致脑积水）。大脑皮质中几乎看不到正常的脑沟。脑积水的新生儿中，扩大的侧脑室系统挤压皮质，导致这种典型的皮质表现难以辨认（图5-81）。因此，在侧脑室减压前，需仔细观察才能做出诊断。脑干的特征性异常包括脑桥发育不良、四叠体板扩大伴上下丘融合及脑桥背侧明显的弯曲，在颈 - 延髓腹侧交界处可出现第二个弯曲（图5-81 和图 5-82）。小脑体积小，结构异常伴分叶畸形，小脑蚓部受累比小脑半球严重，常被误称为小脑多小脑回畸形（图 5-81 和图 5-82）。眼球的影像学表现包括先天性青光眼或小眼引起的眼球不对称，伴视网膜发育不良导致的玻璃体和视网膜下出血或因永存原始玻璃体增生症导致的双凸透镜形出血（图 5-83）。有关眼部异常的讨论和描述，请参阅本章中"眼异常"一节。很少发现有眼球缺损。尚未发现大脑或眼眶的 MRI 表现与突变的基因之间的相关性[125]。

Walker-Warburg 表型可以在孕中期通过胎儿MRI 检测到（图 5-84），表现为小脑非常小，特征性弯曲的脑干，非常大的中脑顶盖及扩张的脑室系统，此外，如果在孕 20～24 周进行 MRI 成像，正常情况下可见特有的大脑分层结构（见第 2 章）[516]，

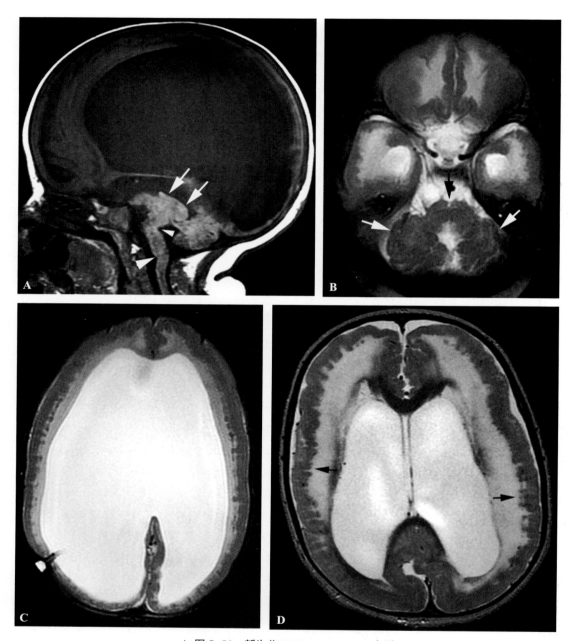

▲ 图 5-81 新生儿 Walker-Warburg 表型

A. 矢状位 T₁WI 示侧脑室扩张和极度伸展的胼胝体。脑干特征性表现为脑桥（小白箭头）和颈 - 延髓交界处（大白箭头）弯曲，同时可见巨大的四叠体板（白箭）和极小的小脑蚓部。B. 轴位 T₂WI 示非常小的小脑半球（白箭）和脑桥中线裂（黑箭）。C 和 D. 轴位 T₂WI 示鹅卵石样光滑脑。C 图示皮质外表面光滑，伴有灰质结节呈放射状向内突出。D 图（另一患者）清楚显示了被胶质白质束分隔的放射状神经元束（黑箭）

但在 Walker-Warburg 表型中正常的大脑分层结构不可见。如果检查到眼部病变（小眼畸形，眼球缺损），则可确诊。

Fukuyama 型先天性肌营养不良表型：是日本最常见的先天性肌营养不良[474, 475]。它是一种常染

色体隐性遗传病，绝大多数日本患者（经典型）是由 9q31-33 染色体上 FKTN 基因的 3′ 非编码区由反转录转座子插入引起的[517, 518]。然而，FKTN 的其他突变可导致非常严重的 Walker-Warburg 表型[508, 519]和较轻的肢带型肌营养不良[520]。因此，如

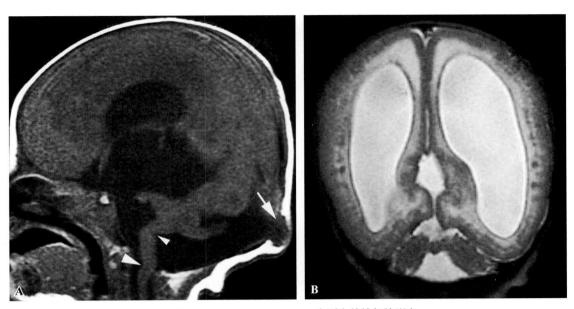

▲ 图 5-82　Walker-Warburg 表型合并枕部脑膨出

A. 矢状位 $T_1WI$ 显示脑积水伴脑桥（小白箭头），颈 – 延髓交界处（大白箭头）弯曲，小脑蚓部极小（白箭），以及一个小的脑膨出经枕骨突出；B. 冠状位 $T_2WI$ 很好地显示鹅卵石样光滑脑和极小的小脑

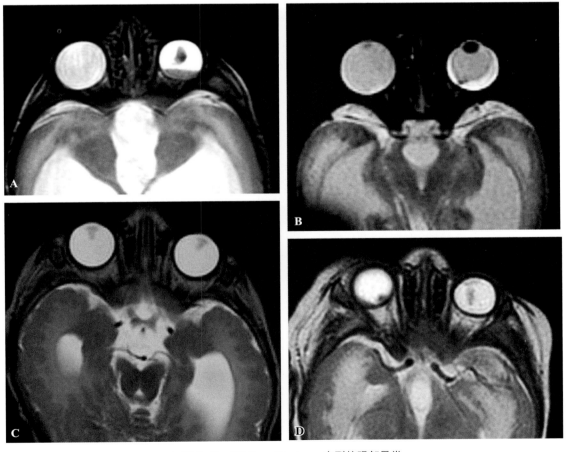

▲ 图 5-83　Walker-Warburg 表型的眼部异常

A. 玻璃体内出血；B. 视网膜下出血；C 和 D. 永存原始玻璃体增生症

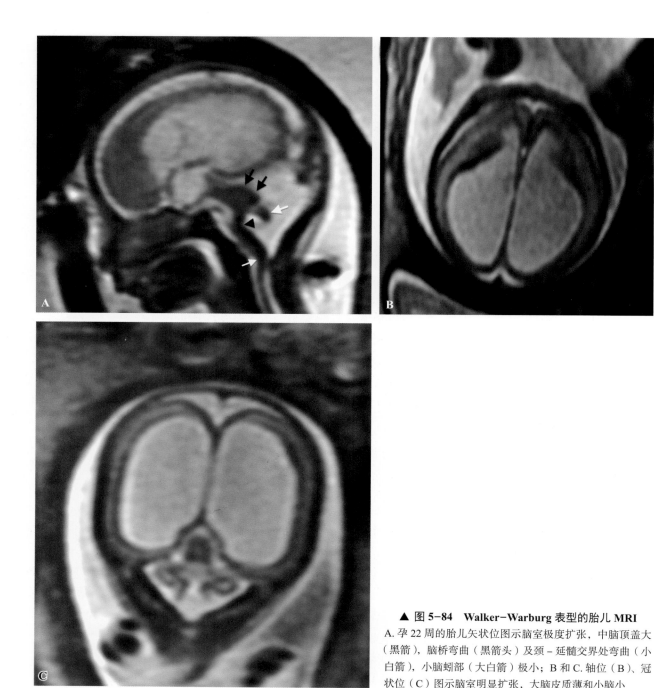

▲ 图 5-84　Walker-Warburg 表型的胎儿 MRI
A. 孕 22 周的胎儿矢状位图示脑室极度扩张，中脑顶盖大（黑箭），脑桥弯曲（黑箭头）及颈 - 延髓交界处弯曲（小白箭），小脑蚓部（大白箭）极小；B 和 C. 轴位（B）、冠状位（C）图示脑室明显扩张，大脑皮质薄和小脑小

前所述，临床表型依赖于基因突变对放射状胶质细胞与软脑膜界膜连接中蛋白功能的影响及膜结构的完整性[484]。Fukuyama 型先天性肌营养不良患儿肌张力低下，严重发育迟缓。半数患儿第 1 年内出现癫痫，血清学检查发现肌酸激酶升高，随后的活检提示肌营养不良[474, 475, 521, 522]。此类患儿也会出现轻度眼球异常（特别是视网膜发育不良导致的近视、

眼球震颤和脉络膜视网膜退变[523]），但临床病变程度轻于 Walker-Warburg 综合征和肌 - 眼 - 脑病。脑积水的发生率低于 Walker-Warburg 综合征。胼胝体畸形和脑膨出不常见。

MRI 反映了大体病理表现[521, 522, 524-526]。大脑皮质异常有三种类型，其中两种可被影像学检查发现[524]：未分层的多小脑回畸形，主要位于额叶；鹅

卵石样光滑脑，多位于颞枕叶[522]。额叶未分层的多小脑回畸形表现为皮质表面和灰白质交接不规则（图 5-85 C 和 D），颞枕叶鹅卵石样光滑脑表现为皮质增厚，外表面光滑（图 5-85）但内表面轻度不规则。同许多 Walker-Warburg 表型一样，可在皮质内面深部发现部分连续灰质结节（图 5-85D）。多数 Fukuyama 型先天性肌营养不良患者有小脑皮质畸形 / 异常，影像表现为小脑脑叶畸形伴皮质下囊肿。这些囊肿常位于小脑半球中份背侧，尤其多见于上半小叶（图 5-85B、E-G）[521]。组织学上，这些囊肿含软脑膜组织，囊壁被覆一层接近正常小脑组织的分子层，提示其形成于蛛网膜下腔，神经元和胶质细胞移行出小脑的神经胶质限制膜并融合，包埋该蛛网膜下腔而形成该囊肿[521, 526]。Fukuyama 型先天性肌营养不良的其他主要影像表现为髓鞘化延迟。异常的白质在 CT 上呈低密度，MRI 上呈异常的 $T_1WI$ 低、$T_2WI$ 高信号。有趣的是，若髓鞘化开始，将会从皮质下向中心进展，与正常的发育过程恰恰相反（正常情况，侧脑室周围和深部白质先髓鞘化，皮质下白质最后髓鞘化，见第 2 章）。

胎儿 MRI 难以显示 Fukuyama 型先天性肌营养不良。根据我们的经验，在妊娠后 3 个月的前期阶段，如果发现脑沟形成延迟合并小脑囊肿，则需怀疑 Fukuyama 型先天性肌营养不良。若未发现小脑囊肿，则脑沟形成延迟本身不具特异性。

肌 - 眼 - 脑表型：最初被认为是一种特殊类型的疾病[476, 477]，主要发现于芬兰，是由参与 O- 甘露糖的糖基合成的 POMGnT1 突变[527] 引起。事实证明，肌 - 眼 - 脑表型可由许多不同基因的突变引起，这些基因的分子产物参与了 O- 甘露糖的糖基合成，包括 POMGnT1〔c.1814G ＞ A（p.R605H）是芬兰和土耳其最常见的突变〕[528, 529]、POMT1[483]、LARGE[530] 和 FKRP[481]。患儿出生时肌张力低下（最终出现痉挛和反射亢进），视力受损（表现为注视损害），常伴有癫痫及较严重的智力障碍[477, 529]。

病理检查发现，肌 - 眼 - 脑表型患者的皮质异常卷曲，皮质表面呈颗粒状（鹅卵石样），枕叶凸面可见局限性的无脑回区域。光镜下显示它的皮质改变与 Walker-Warburg 综合征和 Fukuyama 型先天性肌营养不良相似，即不规则的髓鞘化的轴突束

从白质出发穿过皮质，胶质血管束从软脑膜出发穿过皮质，从而将皮质分割成不规则的神经元簇[515]。不能分辨皮质神经元的水平板层结构或垂直柱状结构。类似的胶质血管束也穿透小脑皮质，从而导致小脑皮质发育不良和与 Fukuyama 型先天性肌营养不良表现相似的囊肿。检查眼球常常会发现白内障和视网膜脱离[529]。

肌 - 眼 - 脑表型的神经影像学表现为弥漫性鹅卵石样光滑的大脑皮质，在 MRI 表现类似于多小脑回畸形。皮质增厚伴脑沟减少、变浅，以额叶受累最严重（图 5-86 和图 5-87）。髓鞘化延迟，同 Fukuyama 型先天性肌营养不良一样，它累及皮质下白质而非深部白质（图 5-86C 和 D）。即使髓鞘化完成后，大脑半球内仍可见局灶性 $T_2WI$ 高信号（图 5-87B）。脑干的特征表现为脑桥极度发育不良，且在脑桥的腹侧可见垂直的正中裂（图 5-86A 和图 5-87A），大而圆的中脑顶盖（图 5-86）。侧脑室典型表现为扩大、外侧裂增宽，小脑发育不全伴脑叶畸形、皮质 / 皮质下囊肿（图 5-86B 和 C、图 5-87A）[531]。部分患儿可因脑积水而需分流，可有透明隔缺如、胼胝体发育不良或不发育。目前尚不清楚胼胝体畸形是发育性的还是脑积水引起的。因此，可认为肌 - 眼 - 脑表型的影像学表现介于 Fukuyama 型先天性肌营养不良和 Walker-Warburg 综合征之间。

胎儿 MRI 如果发现大的中脑顶盖、脑桥发育不良伴腹侧正中裂及脑沟形成异常或延迟（图 5-88），则可以提示肌 - 肌 - 脑表型的诊断。眼部异常（眼球缺损、小眼畸形）或小脑发育不良伴囊肿有助于该病的诊断。

GPR56 相关的鹅卵石样光滑脑（双侧额顶叶多小脑回畸形）：是一种常染色体隐性遗传病，最初发现于中亚、中东地区的家族中，在西方地区也有发现[532]。该病的致病基因（GPR56）位点为 16q12.2-21[532, 533]。在大脑中，基因产物（GPR56）似乎对于放射状胶质细胞的远端与软脑膜上的层粘连蛋白Ⅲ间的附着起着重要作用。当该基因在动物模型中被敲除时，软脑膜会出现间隙，导致神经元过度移行[480, 534]。值得注意的是，畸形在额顶叶的位置与前神经板阶段大脑皮质中 GPR56 的表达模

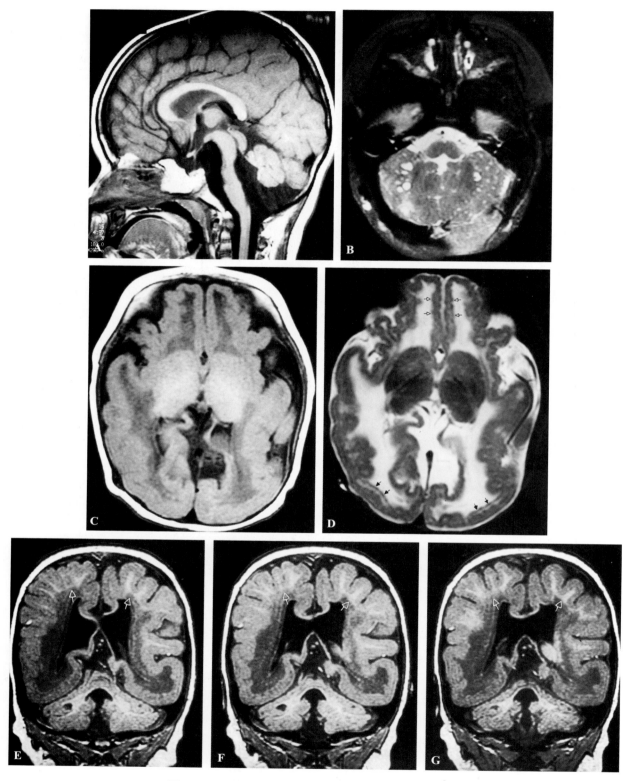

▲ 图 5-85　Fukuyama 型先天性肌营养不良（患儿女，11 月龄）

A. 矢状位 T$_1$WI 示脑桥、小脑蚓部发育不良，丘脑融合；B：轴位 T$_2$WI 示多发小脑皮质囊肿；C. 轴位 T$_1$WI 示大脑白质未髓鞘化，正常脑回消失，特别是颞、枕叶；D. 与图 C 同一层面的轴位 T$_2$WI 示额叶灰白质交界不规则（空心黑箭），提示多小脑回，颞、顶叶鹅卵石样光滑脑，注意枕叶皮质中央的灰质结节（实黑箭）；E 至 G. 冠状位 T$_1$WI 示皮质下白质开始髓鞘化（空心白箭），而深部白质及侧脑室周围白质仍未髓鞘化

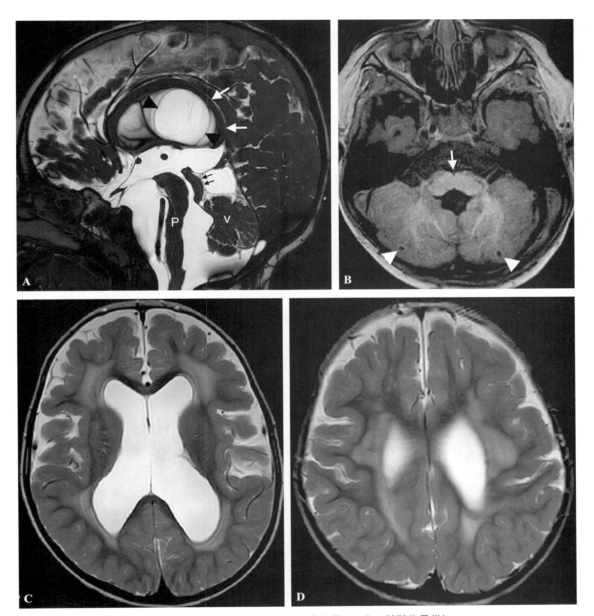

▲ 图 5-86　肌 - 眼 - 脑表型（患儿男，2 岁，髓鞘化异常）

A. 矢状位 $T_2WI$ 稳态图示脑桥发育不良（P），小脑蚓部小而畸形（V）和上下丘融合（小黑箭）。值得注意的是，在透明隔（黑箭头）和变薄的胼胝体压部（白箭）间可见一巨大的穿孔。B. 经脑桥和小脑的轴位 $T_1WI$ 示脑桥中线裂（白箭）和不规则的小脑皮质，伴有小脑皮质下 / 皮质囊肿（白箭头），这两者均是鹅卵石样光滑脑的特征性表现。C 和 D. 轴位 $T_2WI$ 示脑室扩张，脑沟异常浅及额 / 顶叶脑回增厚而畸形，白质髓鞘化仍未完成。注意，皮质下 U 形纤维在额叶的某些区域受累，但在顶枕叶未受累（感谢 San Antonio 的 Jorge Velez 博士提供上述图片）

式相匹配[535]。在小脑中，GPR56 的表达似乎在移行颗粒细胞与小脑头端软脑膜基底膜层的细胞外基质分子黏附中起重要作用[536]。这些病理生理机制与本节描述的其他（鹅卵石）疾病的病理生理机制非常相似，因此，鹅卵石样光滑脑的形成就不足为奇了[489]。该表型与肌 - 眼 - 脑表型表现相似，但程度较后者轻。基于鹅卵石样光滑脑的病理生理学机制，一些学者认为将该病称为多小脑回畸形是错误的，因此，我们将之称为 GPR56 相关的鹅卵石样光滑脑。患者表现为双侧半球的认知、运动发育落后，凝视（典型为内斜视），难治性癫痫发作（最常见的是症状性全身性癫痫，儿童时期发病，脑电

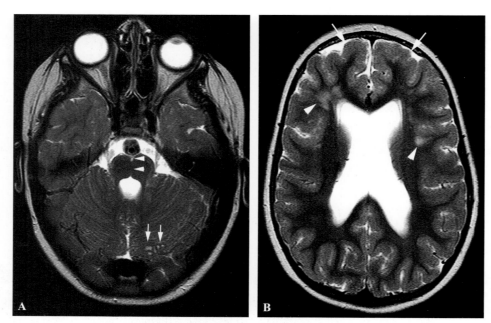

▲ 图 5−87　肌－眼－脑表型

A. 轴位 T₂WI 示脑桥中线裂（白箭头）、小脑囊肿（白箭）；B. 轴位 T₂WI 示额叶脑回畸形（白箭）和局灶性髓鞘化异常（白箭头）

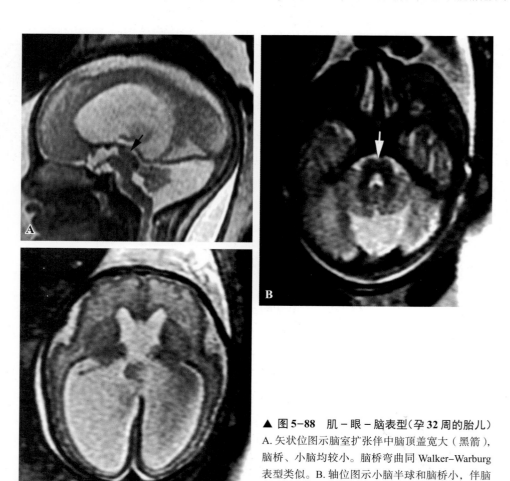

▲ 图 5−88　肌－眼－脑表型（孕 32 周的胎儿）

A. 矢状位图示脑室扩张伴中脑顶盖宽大（黑箭），脑桥、小脑均较小。脑桥弯曲同 Walker−Warburg 表型类似。B. 轴位图示小脑半球和脑桥小，伴脑桥中线裂（白箭）。C. 轴位图示脑室显著扩张，皮质呈多小脑回畸形

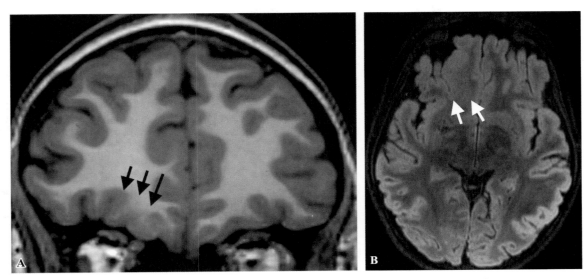

▲ 图 5-48　FCD Ⅱa 型（男孩，8 岁，长时期癫痫发作，脑电图定位于右额叶）

A. 冠状位 $T_1WI$ 示右侧额叶眶回皮质的灰白质界限模糊（黑箭）；B. 轴位 FLAIR 相示右侧额叶眶回区域广泛的灰白质模糊（与左侧正常侧相比）（白箭）

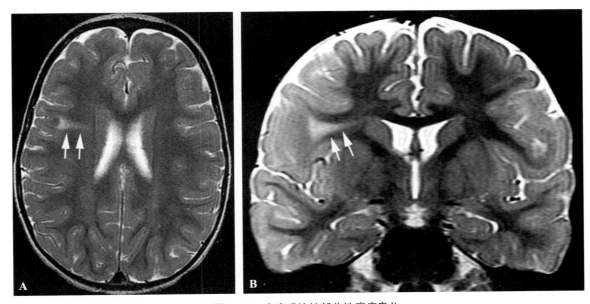

▲ 图 5-49　中度难治性部分性癫痫患儿

轴位（A）和冠状位（B）的 $T_2WI$ 示从右额叶脑沟底部到侧脑室外上表面的高信号"穿通征"（白箭），这是 FCD Ⅱb 型的特征

交界处延伸数毫米，这可能是由畸形引起的，但更可能是由它引起的癫痫发作所致。

有报道过一组 FCD Ⅱ型患者伴钙化[294]。这与结节性硬化的皮质结节钙化类似（见第 6 章），同时伴有皮质下钙化（CT 呈极高密度，$T_2WI$ 呈低信号、$T_1WI$ 信号随钙化密度而不等）和体积缩小而导

致病变周围蛛网膜下腔扩大。

本文在 FCD Ⅱ型应用弥散成像的经验与文献报道相似[207]。病灶下白质提高了弥散速率，降低了各向异性。尚不清楚该现象多少是由病变本身造成、多少是癫痫反复发作及其对脑组织作用的结果。尚未发现 DWI 或 DTI 有助于诊断。

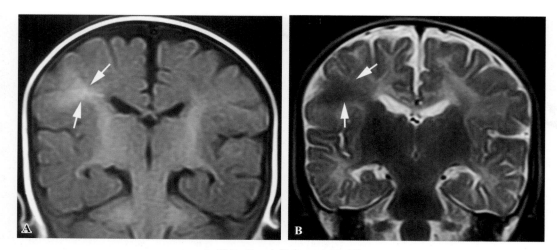

▲ 图 5-50 小婴儿 FCD Ⅱb 型

冠状位 T<sub>1</sub>WI（A）和 T<sub>2</sub>WI（B）图像示异常信号（白箭）呈放射状从受累脑沟的深部到侧脑室的外上缘。注意：在未髓鞘化的脑白质内，病灶呈 T<sub>1</sub>WI 高信号、T<sub>2</sub>WI 低信号

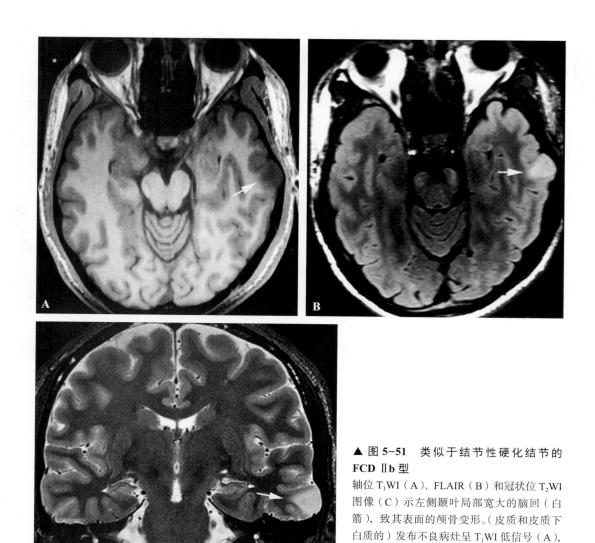

▲ 图 5-51 类似于结节性硬化结节的 FCD Ⅱb 型

轴位 T<sub>1</sub>WI（A）、FLAIR（B）和冠状位 T<sub>2</sub>WI 图像（C）示左侧颞叶局部宽大的脑回（白箭），致其表面的颅骨变形。（皮质和皮质下白质的）发布不良病灶呈 T<sub>1</sub>WI 低信号（A），T<sub>2</sub>WI 及 FLAIR 高信号（B 和 C）。图 A 和图 B 的灰白质边界比图 C 相对清楚

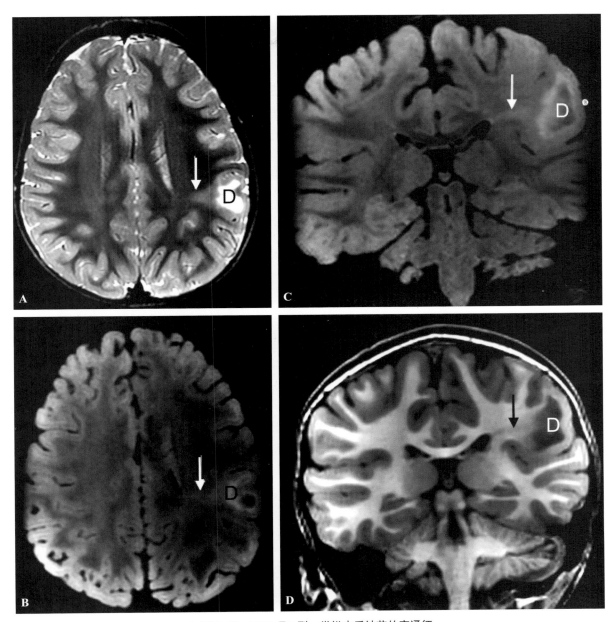

▲ 图 5-52　FCD Ⅱb 型，类似皮质结节的穿通征

注意所有序列上（图 A 至 D）皮质下的局灶性发育不良区域（D）具有水的信号强度，但脑回增宽，并有穿通征（箭）

本文中，¹H-MRS 成像并未应用于评估疑诊的 FCD。少数 MRS 用于贯穿性皮质发育不良的报道发现，病灶 NAA/Cr 比值较正常对照和患者脑部正常区域显著降低[221, 227]。Cho 峰值正常到轻度增高。在短回波时间（TE = 20～30ms）MRS 上，肌醇峰（MI）增高。作者有限的灌注成像经验显示，病灶区血流容量较正常白质区正常或减少。

（9）巨脑：半侧巨脑（unilateral megalencephaly，

HME）和发育不良性巨脑。

半侧巨脑畸形指大脑半球全部或部分呈错构瘤样过度生长，神经元增殖、移行及组织化缺陷。临床表现因受累的程度而异，可从 FCD Ⅱb 型到甚至累及整个大脑半球[308]。几乎所有患者存在早发性癫痫和发育迟缓[309-313]。当两侧大脑半球的大部受累时，患者几乎总是表现为巨头，常称为"发育不良性巨脑"[131, 314]。然而应谨记，半侧巨脑畸形和发育不良性巨脑的基本进程在本质上可能是相同的（FCD II 型和 TSC 也是如此）。

该病可仅仅累及大脑，也可合并皮肤的异常（约 1/3）或伴同侧的半侧肢体部分或全部肥大，总之，大约一半的患者合并其他异常[131, 132, 285, 315-317]。患儿典型表现为在出生时和婴儿早期即有巨头，这可能是首次进行影像学检查的原因，尽管患儿没有颅内压升高的临床表现。约 20% 的患者（尤其是发育不良性巨脑）有可见的外表异常，包括皮肤的表现（表皮痣）、血管畸形（混合型、毛细血管型、静脉性或淋巴管畸形）和遗传缺陷（多指/趾、并指/趾）[131, 317]。更常见的是，患儿常常在很小的时候（通常在 1 岁以内）就开始出现顽固性癫痫、运动症状（HME 表现为偏瘫）和严重的发育迟缓而引起注意[285, 310, 317-319]。早期癫痫发作可能与更严重的运动障碍相关[315]。在如下情况下，HME 的发病率高，即合并 *PI3K/AKT*/mTOR 通路的基因突变的其他相关综合征[131, 317, 320]，包括表皮痣综合征（见第 6 章）[315, 321] 和多发性过度生长综合征（Proteus 综合征/表皮痣综合征[322-324]、伊藤 – 单侧黑色素

减少症[315]、Klippel–Trenaunay–Weber 综合征[325] 和结节性硬化（见第 6 章）[326]。

病理学上，半侧巨脑畸形和发育不良性巨脑是神经元增殖、移行、成熟和分化异常的疾病[327]。受累半球的畸形包括巨脑回、多小脑回和神经元异位症，同时有分层异常、神经元发育不良、神经元不成熟、气球样细胞、髓鞘形成不良和大脑半球白质的星形胶质细胞增生[312, 313, 318, 327, 328]。

在 CT 和 MRI 上可见单侧或双侧大脑半球部分或全部受累。当累及双侧时，通常很对称，即使不对称也较轻微。当单侧局部受累时，额叶和枕叶受累的频率几乎相等（图 5-53）[329]。单侧巨脑畸形的一个重要概念是：由于嵌合性，没有两个大脑半球是完全相同的，每个半球都有自己独特的受累结构和形式。病变区域呈中到重度增大。虽然受累半球呈现出明显的差异，但最典型的表现为皮质排列异常伴脑回宽大、脑沟浅、灰白质界限模糊和皮质增厚（图 5-53 和图 5-54）。然而，脑回结构可大体正常或呈多小脑回（图 5-55）或无脑回（图 5-56）[310, 311]。CT 上脑白质呈异常低密度，

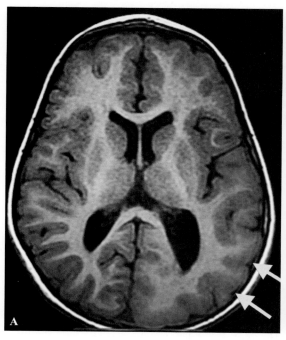
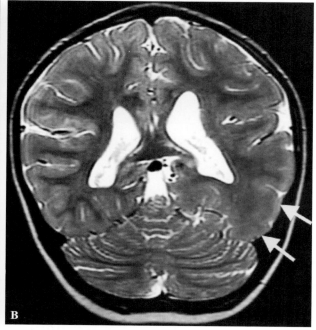

▲ 图 5-53　局灶性巨脑畸形（8 岁，表现为发育迟缓和癫痫）

轴位 T₁WI（A）和冠状位 T₂WI（B）图像示左后颞叶和枕叶增大（白箭），脑回宽大，脑沟浅，皮质及其深面的白质界限模糊。轴位 T₁WI 图像显示脑白质信号异常更清楚，T₁WI 及 T₂WI 均可显示巨脑畸形区域的灰白质分界不清（白箭）

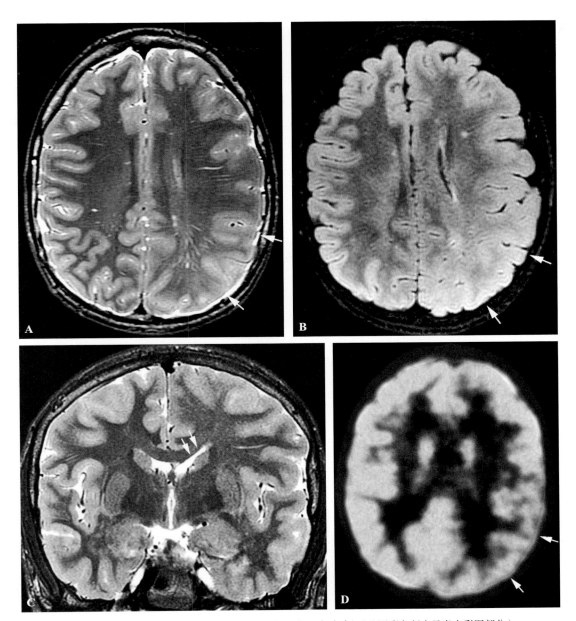

▲ **图 5-54　典型的半侧巨脑畸形（青少年，表现为癫痫）**（此图彩色版本见书中彩图部分）
轴位 $T_2WI$（A）和 FLAIR（B）图像示左侧大脑半球增大，脑回较正常的右侧半球相比少而宽，脑白质呈异常高信号。灰白质界限模糊，尤其在患侧大脑半球的后部（白箭）。冠状位 $T_2WI$ 图像（C）示左侧脑室额角上提（白箭），同时左侧大脑半球内侧的白质异常 / 灰白质界限模糊。PET 轴位图像示受累的左侧大脑半球，尤其在后部，对 $^{18}F$-FDG 的摄取减少（白箭）

MRI 上常表现为信号不均，部分呈 $T_2WI$ 高信号（图 5-55），部分呈接近正常髓鞘化白质的信号，这代表了灰质异位和发育不良的神经元和胶质。患侧的侧脑室的形态颇具特点：它随患侧半球增大呈比例增大，额角伸直，指向前上方（图 5-54 和图 5-55）[310]。偶有患者出现患侧脑室变小 [330]。罕见受累脑组织区域表现为错构瘤样形态（图 5-56，右

侧大脑半球）[310, 311]，在这种情况下，受累半球和侧脑室特征性增大，可提示诊断。在少数病例中，患侧的小脑半球和脑干也会增大 [331]。

发育不良性巨脑的病变位置不定，但岛叶周围区域受累常见。偶尔，可通过在宫内发现胎儿多指 / 趾畸形伴早期发育的异常小脑回和脑沟可做出诊断 [332]。更多见的情况是，患儿在婴儿期出现头大畸形，有

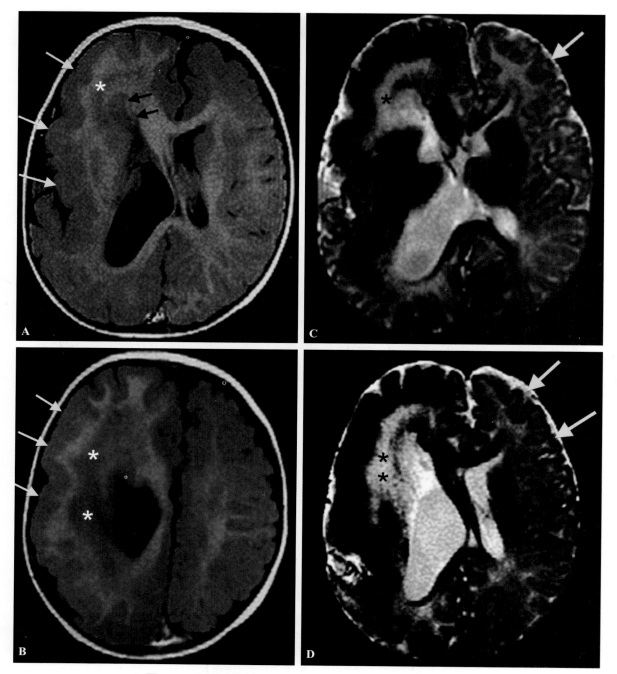

▲ 图 5-55　更严重的半侧巨脑畸形（婴儿，3 月龄，巨头畸形、癫痫）

轴位 T₁WI（A 和 B）和 T₂WI（C 和 D）图像示大脑皮质不规则，右额叶（图 A 和 B，小白箭）和左额叶（图 C 和 D，大白箭）出现多小脑回，伴深部白质（星号）中广泛的白质异常（胶质增生？）。同侧脑室扩大，前角变直（图 A，小黑箭）

时伴有肌张力减退、癫痫或低血糖[333]。基因分析可能发现有 *AKT3*、*PIK3R2*、*PIK3CA* 或 mTOR 通路中其他基因的胚系突变[131, 277, 314, 319, 333, 334]。*PTEN* 突变可导致与发育不良性巨脑相关的 Cowden 综合征：恶性肿瘤风险、肠息肉和其他具有恶性肿瘤风险的黏膜与皮肤病变（乳腺、子宫内膜、甲状腺），也可引起合并（单侧或双侧）发育不良性巨脑的 Bannayan-Riley-Ruvalcaba 综合征、脂肪瘤、阴茎色素沉着斑和类似 Cowden 综合征的恶性肿瘤风险的疾病[314]。巨头婴儿的对应区域出现皮质异

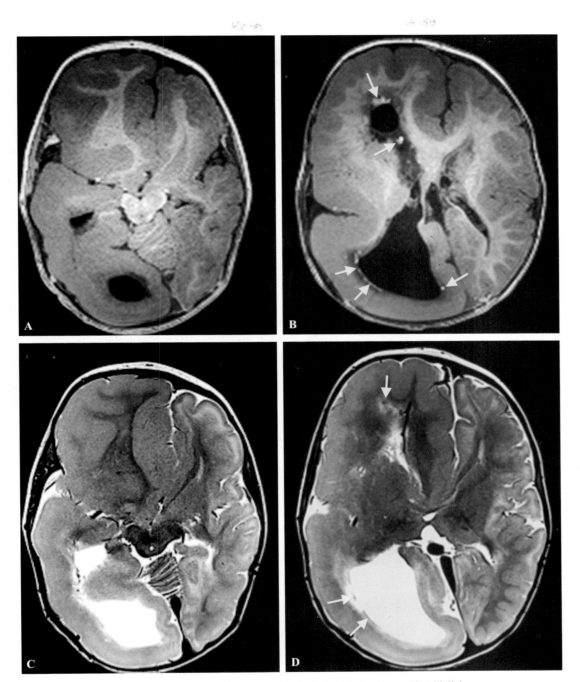

▲ 图 5-56　半侧巨脑畸形，整个右侧大脑半球畸形的、无脑回样增大

脑皮质增厚，后颞叶及枕叶呈无脑回，额叶呈巨脑回。中脑的体积小（图 A 和 C）表明脑组织的增大程度巨大，脑室周围的高信号（图 B）和低信号（图 D）（白箭）提示钙化

常时（图 5-57），应密切随访观察患儿，因为头围可能会急剧增大，并且行脑脊液分流手术是有必要的。随后可出现小脑扁桃体疝和脊髓空洞症（见第 9 章）[333、335]。［注意，先天性巨细胞病毒感染（见第 11 章）通常出现双侧外侧裂池周围的多小脑回，但头围正常或小，不同于发育不良性巨脑。］此时，

应寻找其他引起生长过度综合征（血管、皮肤、四肢、间叶细胞肿瘤）的证据用以鉴别。

应认识到，半侧巨脑畸形的脑部影像学表现会随着时间推移而变化。Wolpert 等报道了 1 例，其患侧半球在 1 岁内萎缩而小于对侧正常大脑半球[336]。类似的变化也可在 SPECT 上显示，患侧大脑半球

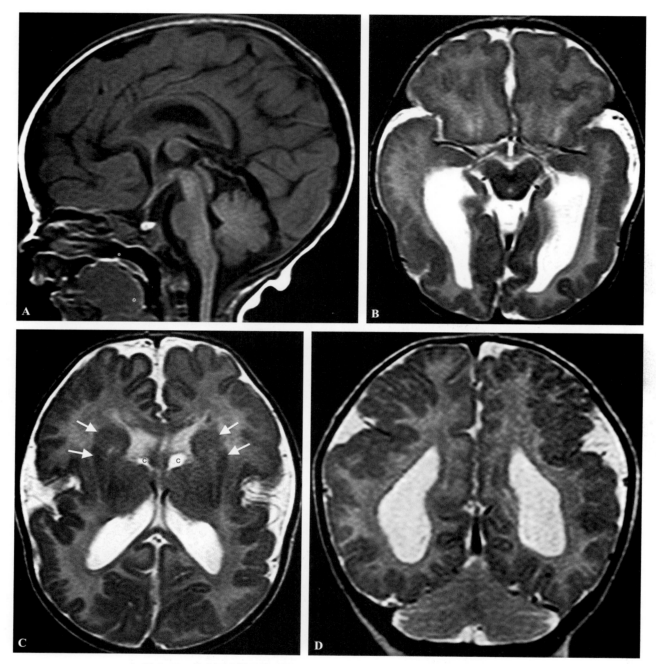

▲ 图 5-57　发育不良性巨脑（婴儿，严重头大畸形＞ 3 个标准差，婴儿期痉挛）

A. 矢状位 $T_1WI$ 图像示该婴儿的中线区脑沟异常（注意，扣带回和扣带沟缺失）和胼胝体形态异常；B 和 C. 轴位 $T_2WI$ 图像示脑室扩大，额叶、颞叶和枕叶广泛多小脑回畸形，基底节（白箭）变形、变小，孟氏孔可见生发基质囊肿（c）（图 C）；D. 冠状位 $T_2WI$ 图像示明显增大的大脑半球和小脑之间的比例失常，注意整个大脑半球脑回异常

摄取同位素的能力随时间减弱[337]。作者曾见到过癫痫持续状态发作后患侧大脑半球体积减小的病例。据 Salamon 等报道，与年龄匹配的对照组相比，半侧巨脑畸形"正常"侧大脑半球通常较小，提示其根本不正常[318]。事实也确实如此，"正常"侧半球较小的患儿在行患侧大脑半球切除术后，其神经发育更差。

发育不良性巨脑综合征的 MRS 示白质内 Glu 和 NAA 的峰值下降，胆碱峰升高。据报道，在结节性硬化的皮质结节（见第 6 章）和伴有气球样细胞的皮质发育不良的皮质内 [221, 227] 也有 NAA 的下降，这可能与神经元不成熟有关。

大脑半球的病变区代谢活动减少，[18]FDG-PET 显示病变区域对葡萄糖的摄取明显减少（图 5-54）[338]。因此，如果癫痫难以控制而对侧半球正常，则建议进行解剖性半球切除、解剖性半球离断、功能性半球离断或半侧大脑皮质离断切除术 [339, 340]。反之，如果对侧半球有皮质畸形，则不应进行半球切除术。因此，仔细评估对侧半球对此类患者至关重要。

（10）不涉及 mTOR 通路的局限性发育不良：脑叶下发育不良是目前已知的唯一一种与 mTOR 通路无关的（据我们所知）局限性皮质发育不良疾病。这是一种罕见的皮质发育畸形，仅见两篇个案报道 [341, 342]。最大的一组有 5 个独立的病例，其大脑出现局部发育不良区域，并通过大脑皮质的深度内折而与受累脑叶或半球的其余部分分隔开（图 5-58）。由于其位置和影像学表现符合脑部发育不良的特征 [341]，故被称为脑叶下发育不良。在 5 个病例中，4 例表现为癫痫，另 1 例为颅骨异常，但早年有癫痫发作。所有病例的神经系统和生长发育都正常。MRI 显示 2 例脑叶下发育不良区域位于额叶，而颞叶、顶叶和枕叶各 1 例。所有病例均有受累区域皮质增厚、脑沟变浅及形态异常。3 例表现为灰白质界限不清。所有病例患侧的侧脑室均有变形，合并的畸形包括胼胝体异常（5 例）、小脑蚓部发育不全（3 例）和静脉畸形（1 例）。另一篇报道了 1 例出生时面部异常（眼距过宽和鼻畸形）的患者，其父母为无血缘关系的德国裔，妊娠期间无异常 [342]。临床上，难治性局灶性癫痫发作在 2 岁内开始。随后行 MRI 示大脑畸形位于岛叶外侧、额叶岛盖后方和颞叶岛盖前方，通过蛛网膜下腔与邻近的脑组织相分隔。在切除病灶（各种表现均支持为畸形引起的局灶性、界限性癫痫）后，无癫痫发作。组织学显示皮质的分层异常，存在大量的异位神经元和发育不良的神经元，周围星形胶质细胞反应性增生显著，但没有炎性或肿瘤性成分的证据。脑叶下发育不良表现为一种病因不明的独特的皮质畸形，不会导致神经功能缺陷，但最终会引起癫痫。组织学结果提示为神经元增殖异常。

（11）伴细胞增殖异常和肿瘤形成的皮质发育不良：包括胚胎发育不良性神经上皮肿瘤（DNET）、神经节胶质瘤和神经节细胞瘤。

此类疾病通常被认为是肿瘤性疾病（即使可能存在发育不良的成分），将在第 7 章中讨论。

（12）神经室管膜异常所致的畸形：脑室旁灰质异位是神经元放射状移行过程中神经细胞在异常位置的聚集。（注意，"heterotopia" 是复数形式，单数形式是 "heterotopion"。）灰质异位可以单独存在，也可以与其他畸形并存。虽然有人认为，所有的神经元移行异常都是灰质异位（即均由异常部位的正常神经元构成），但"灰质异位"一词用于指神经元呈结节状或层状出现于皮质以外的部位。

灰质异位的患者可因认知缺陷或发育迟缓而就诊 [343]，但最常见的还是癫痫发作 [8]。为了便于临床评估和判断预后，可将灰质异位分为三型：①脑室旁（室管膜下）灰质异位；②局灶性皮质下灰质异位；③软脑膜灰质异位 [3]。软脑膜灰质异位由神经元跨越软脑膜限制膜内的间隙过度移行引起，该存在遗传原因的灰质异位将在随后的章节"由软脑膜膜的间隙所致畸形"中讨论。还有一类被称为带状灰质异位（有时也称双皮质），宜归为轻型无脑回畸形 [3]，这将在本节"继发于神经元移行异常的畸形"部分中进行讨论。

虽然异位可有多种原因，但一个有趣的假设是，许多甚至大多数的脑室旁灰质异位源于脑室壁上的神经室管膜完整性丧失，具体来说，是细胞从脑室周围区移行后，物理创伤或（基因）突变抑制了室管膜的修复能力 [344, 345]。神经室管膜完整性的丧失将破坏放射状胶质细胞（RGC）的附着，从而损害神经元从脑室区向放射状神经胶质（细胞）的移行 [345, 346]。该假设很有说服力，因为它可以解释先天性脑积水（如脊髓脊膜膨出的患者）或其他脑脊液流动类疾病（脑膨出）患者中脑室旁灰质异位的发生率高。

脑室旁灰质异位可分为三大类：前部优势或弥漫型、后部优势（侧脑室颞角-三角区或大脑侧裂下方）型和线样或带样脑室旁灰质异位（区别于通称的带状灰质异位或双皮质，其灰质层位于白质内，与室管膜相分离）。灰质异位大多不对称，单

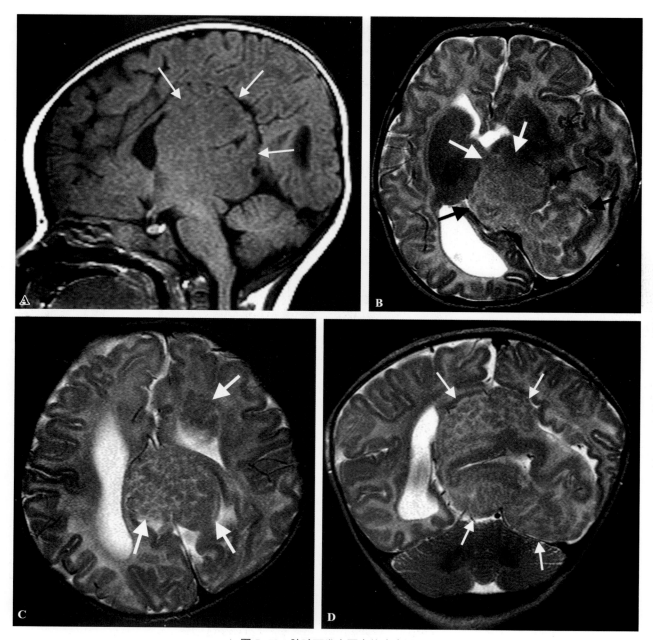

▲ 图 5-58　脑叶下发育不良的癫痫婴儿

A. 矢状位 $T_1WI$ 图像示中线区从中脑延伸至大脑灰质信号的肿块（白箭），与中脑分界不清；B 和 C. 轴位 $T_2WI$ 图像示在部分区域发育不良的脑组织明显有别于正常脑组织（图 B，黑箭），但在其他区域则不同（图 B，白箭），在图 C 亦可见（白箭）；D. 冠状位 $T_2WI$ 图像示发育异常的大肿块（白箭），该层面上其信号不均匀，由灰质和未髓鞘化的白质组成，与大脑半球相分离

发或数目少，可见于脑室旁的任何地方[126]，但最常位于三角区（图 5-59）；可为孤立发病，也可其他中枢神经系统或多系统异常合并发生[126, 343]。第二型为主要位于后部的多发灰质异位（侧脑室三角区、枕角、颞角）（图 5-60），常合并小脑畸形（典型表现为变形）（图 5-60）和胼胝体异常（发育不

良）、脑白质体积减小和海马旋转不良[347-349]。第三型脑室旁灰质异位位于侧脑室前部（前角和体部）或整个脑室系统，有时合并大枕大池（图 5-61）或胼胝体异常（通常为发育不全）[126, 348]。少数第三型患者的灰质异位结节数目众多，完全或几乎完全呈线样排列于侧脑室壁上（图 5-72）。脑室旁灰质

446

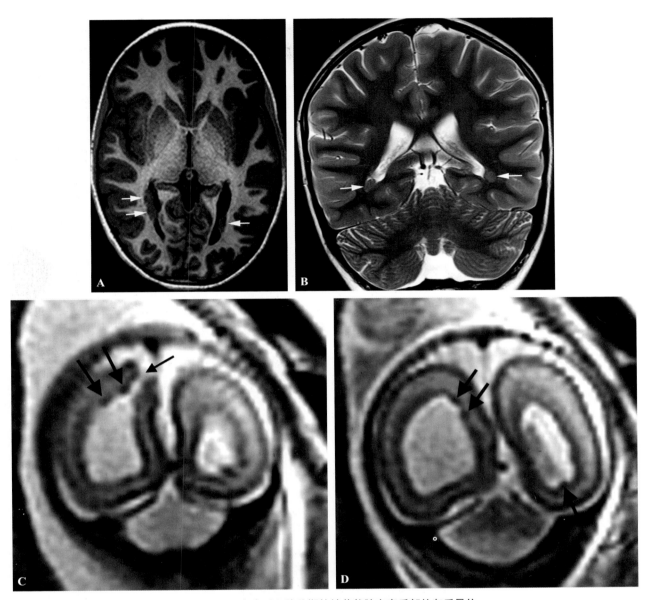

▲ 图 5-59　出生后和胎儿期的结节状脑室旁后部的灰质异位

局限于侧脑室三角区和枕角的脑室壁。A 和 B. 成人图像 轴位 T₁WI（A）和冠状位 T₂WI（B）图像示异位的灰质结节（白箭）突入脑室三角区，当局限于颞角和三角区时，在轴位图像上难以识别脑室旁结节状灰质异位（PVNH）；C 和 D. 胎儿图像 PVNH 表现为双侧脑室三角区脑室壁的低信号结节（大黑箭）。注意：右侧枕角上方和蛛网膜下腔之间一个小的脑裂畸形裂隙（图 C，小黑箭）

异位家族性发病不多见，但常合并其他脑部异常，如 Chiari 畸形 Ⅱ 型、小脑发育不全、脑膨出、垂体后叶异位、多小脑回畸形、额鼻发育不良、Ehlers-Danlos 综合征、Donnai-Barrow 综合征、脆性 X 染色体综合征和胼胝体发育不全 [126, 350–354]。脑室旁灰质异位可有家族遗传性，呈 X 连锁和常染色体隐性遗传 [355–357]。已经发现了许多致病基因 [355]，包括 Xq28 染色体上的 filamin-A（FLNA）基因 [358–360] 和

20q13（与头小畸形有关）上的 ARFGEF2 基因 [357]。其他与脑室旁灰质异位相关的基因组包括 1p36[361]、5q14.3–15[129] 和 7q11.23[362]。

无论是散发性的还是家族性的，孤立性灰质异位（即没有其他脑部或内脏异常）的患儿通常临床症状轻，发育和运动功能正常，癫痫一般发作于 10—20 岁。典型的癫痫发作表现为复杂性部分发作和强直阵挛性发作 [8, 126]。微小的 FCD 可见于表面

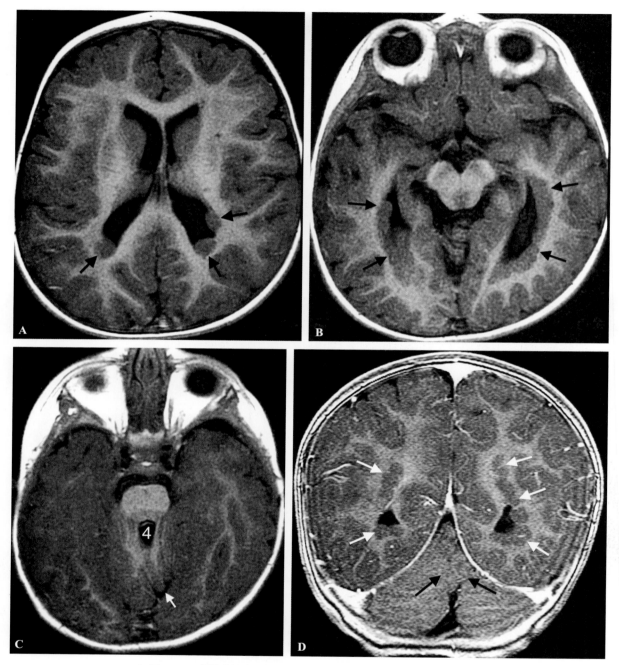

▲ 图 5-60　侧脑室颞角、枕角和三角区的灰质异位伴小脑蚓发育不良

A 和 B. 轴位 T₁WI 图像示侧脑室三角区（图 A 和 B，黑箭）及枕角和颞角（图 B，黑箭）的灰质结节。C 和 D. 注意第四脑室的前后径延长（图 C，4）和小脑蚓变形、变小（白箭）。图 D 示灰质异位围绕侧脑室枕角，并向上延伸至半卵圆中心内（白箭）

的皮质，这可能是连接致痫灶的异位灰质和受累皮质的轴突，经其引起癫痫活动的增殖、扩散，从而引起获得性的 FCD[363]。X 连锁脑室旁灰质异位的女性患儿常有小脑延髓池扩大，小脑蚓部变小（图 5-61）[58, 359, 364]，而具有 *FLNA* 突变的患儿更可能出现先天性心血管缺陷，如动脉导管未闭或心脏瓣膜异常及早搏倾向[126, 365]。*ARFGEF2* 突变的儿童典型表现为小头畸形[366, 367]。有症状的男性室管膜下灰质异位患儿可能伴有皮质畸形、并指畸形、耳畸形和严重的精神发育落后[358]。脑室旁灰质异位的患

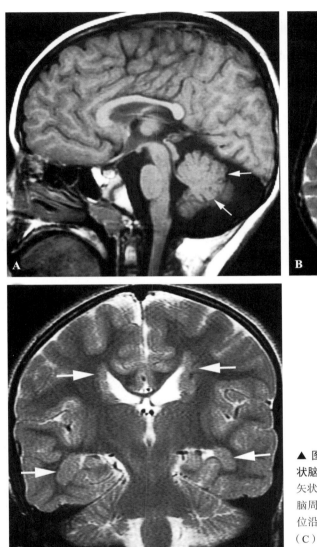

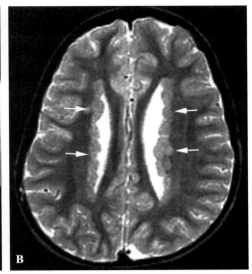

▲ 图 5-61 与 FLNA 突变相关的弥漫性结节
状脑室旁灰质异位
矢状位 T$_1$WI 图像（A）示小脑蚓部小（白箭），小
脑周围脑池扩大；轴位 T$_2$WI 图像（B）示灰质异
位沿脑室体连续排列（白箭），冠状位 T$_2$WI 图像
（C）示灰质异位（白箭）伸入脑室体部和颞角外
侧的白质中

儿，合并其他畸形（胼胝体发育不全、脑裂畸形、
多小脑回畸形、皮质下灰质异位、脑膨出等），可
能更易出现严重的认知损害，其癫痫发作往往更早
（10 岁以内），并且更难以控制[8, 368]。

影像学上，脑室旁结节状灰质异位为光滑的圆
形的或卵圆形肿块（图 5-59 至图 5-61），通常呈
簇状，在各个序列上均相对灰质呈等信号。卵圆形
病灶的长轴与相邻的脑室壁平行。它们可呈外生性
生长，突入邻近侧脑室（图 5-59 A），有时侧脑室
呈受压改变，或者伸入邻近脑白质内（图 5-61D）。
偶尔，特别是在侧脑室前角的前外侧，异位的灰质
可完全位于脑室以外，通过 1～2mm 的白质将其

与室管膜隔开。最新发现一些结节簇内有小的轴突
簇，这可以解释癫痫是如何从这些结节传递到大脑
皮质的[369]。FLNA 突变导致的脑室旁灰质异位构型
取决于突变影响 filamin-a 蛋白的部位和 filamin-a 蛋
白功能受损程度[355, 365, 370]。虽然大多数该基因突变
的患者出现侧脑室体壁弥漫性线样脑室旁灰质异位，
但有些（推测为镶嵌型）错义突变仅导致侧脑室三
角区周围出现少量灰质异位[365]。有 FLNA 突变的病
例中大枕大池的发生率也增加（图 5-61）[365, 371, 372]。

脑室旁灰质异位与结节性硬化的室管膜下错构
瘤（见第 6 章）鉴别点为：①形态：错构瘤形状不
规则，其长轴与侧脑室壁垂直[373-375]；②信号：错

构瘤的信号与灰质不一致，通常较成熟白质相近或较其低[376]；③增强扫描两者都不强化[373, 376]。

胎儿 MRI 和胎儿脑部超声检查可发现脑室旁灰质异位[377, 378]，表现为侧脑室壁上灰质信号 / 回声结节（图 5-59C 和 D）。与出生后诊断类似，通常合并其他畸形，如大枕大池、脑膨出、脑裂畸形或胼胝体异常。区分异位灰质和生发基质残留比较困难。此时应谨记，侧脑室后部的生发区早已退化，因此，三角区（脑室旁灰质异位的常见部位）脑室壁残留的结节更可能是灰质异位（图 5-59）。若不能明确，应在 2～3 周内进行 MRI 随诊以明确。

脑室旁灰质异位可合并脑室扩大，因此，常规胎儿超声检查可能发现异常。为寻找脑室增大的原因，胎儿磁共振的应用越来越广泛[377]。任何检查均应仔细观察侧脑室壁是否存在灰质信号结节。若存在大枕大池，则有利于发现脑室旁灰质异位。

罕见脑室旁灰质异位呈光滑和线状沿侧脑室形状分布（图 5-62）。这种灰质异位的意义及其与结节状脑室旁灰质异位（或带状灰质异位）的关系尚不清楚。

(13) 局灶或广泛性移行异常（放射状和非放射状）导致的畸形：局灶性皮质下灰质异位指由皮质和白质混合组成的巨大卷曲肿块，从皮质延伸至脑

室，通常包含血管和脑脊液（可能来自蛛网膜下腔）[379, 380]。局灶性皮质下灰质异位患者可有不同程度的运动和智力障碍，临床症状取决于灰质异位的大小和对相应皮质的影响。双侧巨大局灶性皮质下灰质异位的患儿通常具有中度至重度的发育迟缓和运动功能障碍。单侧巨大局灶性皮质下灰质异位则为偏瘫或不太严重的精神发育落后（若有的话），单侧小的或薄的皮质下灰质异位的患儿的运动和发育可正常[379, 380]。几乎所有患儿最终都会出现癫痫，通常在 10 岁或 20 岁内发作[379, 380]。早期的一些报道认为外科切除皮质下的异位灰质有助于控制药物难治性癫痫[381]，但有些病例仅由药物即可控制[382]。其原因尚不明，但一项病理学研究报道了灰质异位区内存在小的络丝蛋白（reelin）阳性的细胞（络丝蛋白是脑皮质第一层 Cajal–Retzius 细胞分泌的化合物，使信号神经元脱离放射状胶质细胞并使其停止移行），这表明异位神经元或编码错位的神经元可向神经元发送停止移行的信号[383]。如果得到证实，这也可以解释为何受累的大脑半球小、其内有时可见异位的血管和蛛网膜下腔（见下文）。另一项最新的研究表明，微管蛋白相关蛋白基因 *EML1* 的突变可引起带样的皮质下灰质异位，其机制不是神经元移行，而是脑室区神经元前体细胞维持

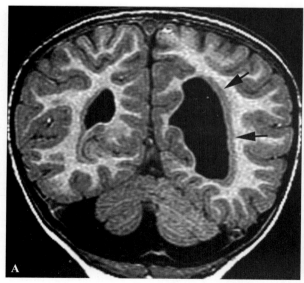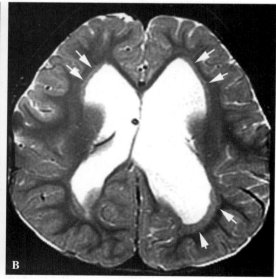

▲ 图 5-62 脑室旁线状灰质异位

冠状位（A）和轴位（B）图像示侧脑室壁上光滑曲线走行的一层灰质（箭），这种线状的灰质异位与结节状室管膜下灰质异位和带状灰质异位的关系尚不清楚

图见 α- 样低幅波型 [489]）和共济失调 [537]。

MRI 表现为额叶皮质不规则增厚，额叶的内侧常受累，这有助于与真正的多小脑回畸形相鉴别（图 5-89）。长 $T_2WI$ 的异常信号灶常位于皮质下白质，主要位于额叶（图 5-89B），这些病灶多会随着年龄增长而消失。胼胝体大且轮廓异常（图 5-89A）。小脑小且畸形，形态与先天性肌营养不良患者相似，但囊肿少且小，囊肿常见于上蚓部。作者偶尔见小脑囊肿，但据 Bahi-Buisson 的报道，小脑囊肿出现的概率为 11/13 [489]。脑桥通常较小（图

5-89A）[532]，但不及肌–眼–脑表型小（图 5-86）。

**枕叶鹅卵石样光滑脑**：层粘连蛋白基因突变。据报道，许多患者出现不同的枕叶和小脑畸形都与层粘连蛋白的突变相关，特别是层粘连蛋白 -α、β、γ。这些结果与显示软脑膜基底膜断裂（放射状胶质细胞和 Cajal-Retzius 细胞附着之处）和肌营养不良蛋白聚糖（一种层粘连蛋白受体）结构改变的动物实验相结合 [493]，强烈提示层粘连蛋白在枕叶皮质和小脑皮质的形成中发挥着重要作用。已在枕叶鹅卵石样光滑脑患者中发现编码这类蛋白质的基因突

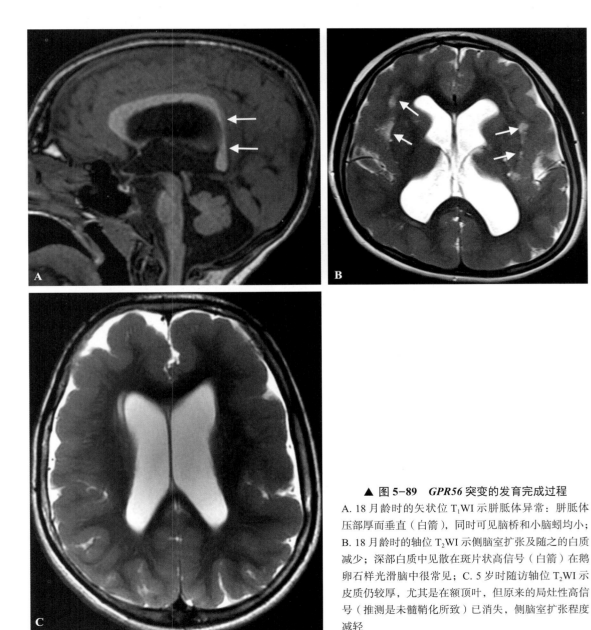

▲ 图 5-89　*GPR56* 突变的发育完成过程

A. 18 月龄时的矢状位 $T_1WI$ 示胼胝体异常：胼胝体压部厚而垂直（白箭），同时可见脑桥和小脑蚓均小；B. 18 月龄时的轴位 $T_2WI$ 示侧脑室扩张及随之的白质减少；深部白质中见散在斑片状高信号（白箭）在鹅卵石样光滑脑中很常见；C. 5 岁时随访轴位 $T_2WI$ 示皮质仍较厚，尤其是在额顶叶，但原来的局灶性高信号（推测是未髓鞘化所致）已消失，侧脑室扩张程度减轻

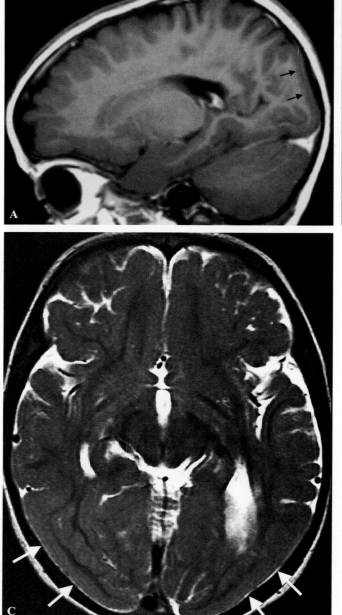

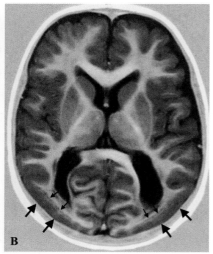

▲ 图 5-90　*LAMC3* 基因突变相关的枕叶鹅卵石样光滑脑

A. 旁中线区矢状位 $T_1WI$ 图示枕叶皮质稍增厚、无脑回（黑箭）。B. 轴位 $T_1WI$ 示颞叶后部及枕叶凸面的无脑回皮质。请注意，该病例中极薄的深部皮质（小黑箭）在 Fukuyama 型先天性肌营养不良（图 5-85）中呈线型改变，而在 Walker-Warburg 表型（图 5-81 和图 5-82）中则以结节的形式呈现。C. 另一 *LAMC3* 基因突变患者的枕叶无脑回畸形（白箭）

变，尤其是 *LAMA1*、*LAMA2*、*LAMB1* 及 *LAMC3*，在合并小脑囊肿的小脑发育不良和视网膜营养不良的 *LAMA1* 突变病例中[488, 491, 494, 496, 538]，这些发现常见于前面章节描述的先天性肌营养不良鹅卵石样光滑脑疾病谱中。具体而言，枕叶皮质稍厚，脑沟极少或缺失，皮质中央有一薄层带，由细胞稀疏区分隔开（图 5-90）。可见不同程度的白质病变。尽管对这类疾病的研究仍处于早期阶段，但当我们发现

枕叶鹅卵石样光滑脑时，尤其是合并小脑发育不良伴小脑囊肿、肌肉疾病或眼部畸形时，应怀疑层粘连蛋白基因突变的可能。

作者认为，所谓的先天性肌营养不良伴枕叶无脑回畸形[502] 很可能属于这一类疾病。

其他先天性肌营养不良综合征：指那些不能归入 Walker-Warburg 综合征、Fukuyama 型先天性肌营养不良、肌-眼-脑病或者双侧额顶叶多小回综

合征的先天性肌营养不良综合征。这些综合征包括小脑囊肿、脑白质营养不良、变异型皮质畸形或脑积水 [496, 506, 539, 540] 及一些 FKRP 基因突变的患者，其基因突变导致不同程度的肌营养不良 / 精神发育迟缓综合征（图 5-91）[541]。从神经影像的角度看，当影像上出现脑白质营养不良、鹅卵石样皮质、小脑皮质下囊肿、细小脑桥及圆形的四叠体板时，则提示软脑膜基底膜形成异常所致的鹅卵石样光滑脑的诊断，其他的临床、基因和影像学资料有助于该类疾病的确诊。

不伴先天性肌营养不良的多小脑回畸形：多小脑回约占皮质发育畸形的 20%[542]，是最常见的皮质发育畸形之一。 显而易见的是，几乎所有这些畸形都可能是软脑膜限制膜（也称为神经胶质界膜）

异常发育的结果 [465]，因此，在所有情况下使用该术语并根据相关条件（肌营养不良、小头畸形、巨头畸形等）进行细分似乎是合理的。除先天性肌营养不良（如前所述）外，基因突变并非该病的常见原因。

多小脑回畸形有一系列组织学表现，它们的共同特征是：正常皮质六层板层结构排列紊乱，同时合并脑沟结构紊乱伴脑回极多、脑沟极其浅少 [6, 543-545]，在多小脑回区域缺乏正常脑沟。已在多小脑回中发现了几种基因突变（大都总结在 Squier 等近期的一篇综述中 [545]），但少有突变的唯一或特异性表现是多小脑回的，并且需对胎儿的大脑进行尸检，以认识神经胶质界膜存在的缺陷，这种缺陷通常只见于胎儿时期，出生后则消失 [465]。上述情况

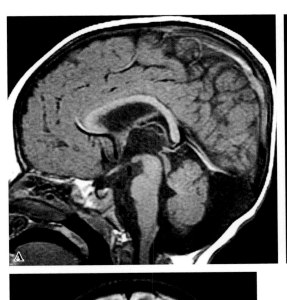

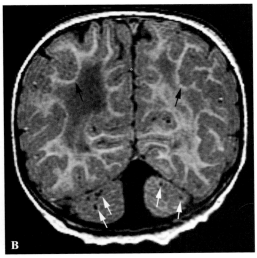

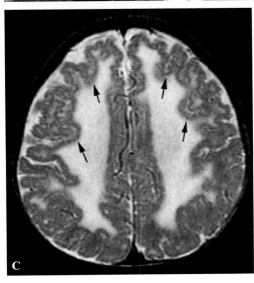

▲ 图 5-91 FKRP 基因突变所致的先天性肌营养不良（患儿，13 月龄）
A. 矢状位 $T_1WI$ 示脑桥细小、胼胝体压部小且垂直；B. 冠状位 $T_2WI$ 示皮质下而非深部白质早期髓鞘化形成的高信号（黑箭）；小脑囊肿（白箭）；C. 轴位 $T_2WI$ 示双侧额叶不规则的、小脑回样皮质

的一个例外是合并 *PIK3R2* 基因突变的患儿表现为双侧外侧裂多小脑回及头围正常或巨头，这些患者可能合并脑积水，且约一半为嵌合突变[546]。多小脑回也可能与先天性感染（见第 11 章）[547, 548]、宫内缺血有关[549, 550]，在许多其他病例中，如 Aicardi 综合征，结合临床、影像、病理学和遗传调查进行综合分析也无法确定病因。总之，近期研究表明，多小脑回畸形是由产前软脑膜的破坏引起的，从而导致在大脑皮质发育过程中，神经元移行终末期受到的一系列干扰中的任何一种表型都具有相似的终点[465]。

多小脑回但无先天性肌营养不良的患者，可表现为发育迟缓，局部神经系统症状和体征或癫痫，临床表现取决于大脑受累的部位[428]。不同原因所致的多小脑回的神经系统表现并无差异[551, 552]。患者可在任何年龄出现症状。临床表现的严重程度取决于大脑皮质受累的范围，双侧受累、一侧大脑半球受累超过一半则提示预后不良，预示着中 - 重度的发育迟缓和严重的运动功能障碍[551]。畸形可为局灶性、多灶性或弥漫性；可为单侧、双侧不对称或双侧对称，其中最常见的双侧不对称性[465]。60%～80% 的患者外侧裂受累[428, 553]，但任何部位包括额叶、枕叶及颞叶均可受累[428, 551, 554-557]。多小脑回常合并其他畸形，包括胼胝体不发育或发育不全[10]，小脑发育不全[352]，（侧）脑室旁结节样灰质异位和皮质下灰质异位[386]。患者可表现为小头畸形、正常头或巨头畸形[552]。巨头畸形的患者可为多小脑回畸形 / 巨头畸形综合征的其中一种，如巨头畸形伴多小脑回、多指（趾）畸形和脑积水（macrocephaly with polymicrogyria, polydactyly, and hydrocephalus, MPPH），或者巨头畸形伴毛细血管畸形（macrocephaly with capillary malformations, MCAP）[333, 335, 546, 558-560]。

不伴有先天性肌营养不良的多小脑回畸形的影像学表现：多小脑回畸形的 MRI 表现具有多样性[427, 561, 562]。其影像学表现取决于成像层面、扫描层厚、成像时脑白质髓鞘化所处时期、成像序列及 MRI 的磁场强度[201]，但这种可变性也反映了多小脑回谱系中许多的不同形态（这可能会构成一个连续体）[427]。最常见的表现是皮质略增厚，伴外表面

及内表面不规则隆起，高分辨率图像有时可见许多小的单个脑回（图 5-92）[201]。但是外表反而可呈现出反常的平滑，这是其皮质（分子层）因浅小脑沟融合而表现出来的（图 5-92A）。受累皮质可从粗大（图 5-92）到细小（图 5-93）。有时脑回在深深的脑沟间显得细长，如果仔细检查会发现细长的脑回是由多个小脑回组成的，这可能是真性多小脑回。在常规自旋回波图像上，这种微小的小脑回经常被漏诊或误诊。此时诊断需用薄层的灰白质对比良好的图像，作者采用三维傅里叶转换扰相梯度回波 T$_1$ 容积扫描和三维快速自旋回波 T$_2$ 容积扫描，两者的层厚均为 1.0mm。通常需要在 3 个方向上仔细评估灰白质交界处的不规则表现，这可能是脑发育不良的唯一证据（图 5-93）[391]。容积扫描可展示成三维图像，在适当的情况下，有助于手术立体定位。脑白质髓鞘化程度也会影响病灶形态，未髓鞘化白质区多小脑回的皮质很薄（2～3mm）且不规则，而在髓鞘化白质区多小脑回的皮质则表现为增厚（5～8mm）且相对平滑（图 5-94 和图 5-95）[561]。其原因可能为存在一薄层神经胶质白质穿过多小脑回皮质区，在未髓鞘化的脑组织区域与白质混合，而在髓鞘化完成后则与灰质混合。无论如何，重要的是认识到多小脑回患者可有这两种不同的皮质形态，且多小脑回有不同的影像学表现，以及在髓鞘化完成后可能更难发现（图 5-94 和图 5-95）。

由于神经元在通过软脑膜时的过度移行，在影像上多小脑回的部分表面可看似与正常的皮质弧度一样的平整（图 5-92），也可向内伸，皮质则看起来呈内收或折叠样（图 5-94）。皮质折叠可大可小，这些折叠的多小脑回与浅表的多小脑回类似，有凹凸不平、不规则的内表面和外表面。

多小脑回可位于单侧（约 40%）或双侧（约 60%）。如前所述，60%～80% 的病例累及外侧裂周围皮质，额叶受累最常见（约 70%），其次是顶叶（63%）、颞叶（38%）和枕叶（7%）[428, 556]。纹状皮质、扣带回、海马和直回通常不受累[556]。不到 5% 的多小脑回会钙化，其可能是与产前损伤、先天性感染或者癫痫发作反复有关的先天营养不良。最后，很重要的一点是，高达 50%[556]的患者在多小脑回皮质区域静脉引流是异常[563]的。大血管在增厚皮

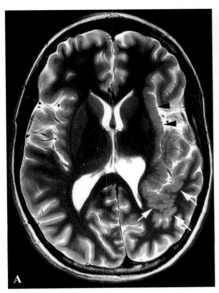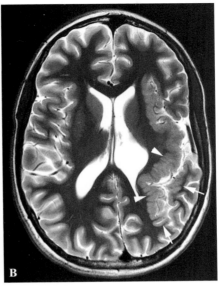

▲ 图 5-92　粗大的局灶性多小脑回

轴位 $T_2WI$ 示左侧外侧裂后部的多小脑回，从岛叶皮质向后延伸至颞叶岛盖（白箭）。请注意，高分辨率图像使得某些单个小脑回得以显示（B 中白箭头），但有些小脑回紧密地贴在一起，使大脑皮质看起来异常光滑（A 中黑箭头）

质的巨大皱褶区内尤其常见（图 5-94C）。当发现大血管与异常增厚皮质共存时，不要将其误认为血管畸形，不存在动静脉分流征象，且血管造影也不提示。

在胎儿 MRI 上，多小脑回可在妊娠中间 3 个月的晚期或者妊娠后 3 个月的早期被检测到，其表现为早于实际胎龄的浅短脑沟，且位于早期脑沟非正常发育的位置[465]（图 5-96A）（正常脑沟发育时间表详见第 2 章）。这些提早出现的多小脑回多见于先前因梗死或感染而受损的皮质中，如双胎输血的情况下[564]。在后期发育过程中，可见到许多小的脑沟、脑回（图 5-96B）。双侧多小脑回综合征表现为正常脑沟发育延迟，可能出现浅的异常脑沟。如果多小脑回累及外侧裂，正常情况下妊娠 21—24 周时应发育呈 "方形"，外侧裂则不会显示（见第 2 章）。

与多小脑回相关的综合征（先天性肌营养不良除外），包括：双侧外侧裂旁多小脑回、与 *PI3K / AKT / MTOR* 通路突变相关的巨头 - 多小脑回综合征、小头 - 多小脑回畸形综合征、其他双侧多小脑回综合征、与多小脑回相关的癫痫综合征。

双侧外侧裂旁多小脑回：有几种特定的临床 / 影像综合征与多小脑回有关。双侧外侧裂旁多小脑回（又称先天性双侧外侧裂旁综合征[565]）是最常见的多小脑回综合征[428]。该综合征以散发为主，也可为家族性的[566, 567]。文献表明，Xq21.33-23（*SRPX2*）、22q11.2（该区域与 DiGeorge 综合征有关）和 Xq28 的基因突变有时与该综合征有关[552, 567-570]，与 22q11.2 基因突变相关的该综合征通常是不对称的，具有右侧大脑半球易感性[569]。双侧外侧裂旁多小脑回与参与 mTOR 途径的基因突变也有关，详见下节[546, 558]。

散发病例似乎更常见，被认为是宫内感染（最可能为巨细胞病毒）或缺血所致[571]。严重的患者可表现为发育性假性延髓麻痹（口咽功能低下和构音障碍，100%）、癫痫（80%～90%）、智力发育迟滞（50%～80%），有时可见先天性关节挛缩[565, 572-574]。不太严重者在婴儿期或幼儿期表现为发育迟缓（60%）、腭功能差（40%）、肌张力低（30%）、关节痉挛（30%）和运动功能缺陷（25%）[573, 575]。癫痫（多种临床表型）发生率为 40%～60%[573, 575]。对先天性双侧外侧裂旁多小脑回的家族性病例的研究显示，上述临床症状的发生率相对较低[567, 576]，可能是因为患者临床症状较轻时已被确诊。发展性阅读障碍及不伴严重的运动或认知障碍的阅读障碍可能是该群体就诊的原因[577]。

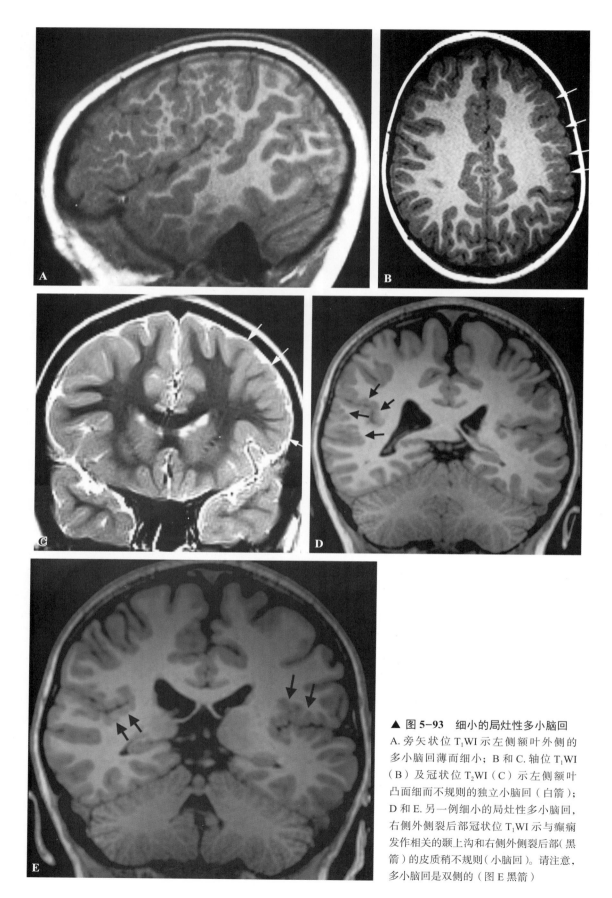

▲ 图 5-93　细小的局灶性多小脑回
A. 旁矢状位 $T_1WI$ 示左侧额叶外侧的多小脑回薄而细小；B 和 C. 轴位 $T_1WI$（B）及冠状位 $T_2WI$（C）示左侧额叶凸面细而不规则的独立小脑回（白箭）；D 和 E. 另一例细小的局灶性多小脑回，右侧外侧裂后部冠状位 $T_1WI$ 示与癫痫发作相关的颞上沟和右侧外侧裂后部（黑箭）的皮质稍不规则（小脑回）。请注意，多小脑回是双侧的（图 E 黑箭）

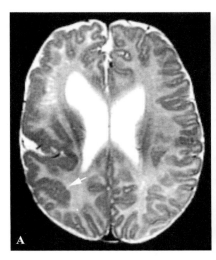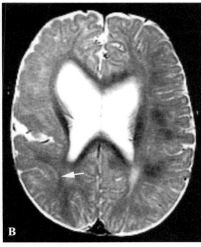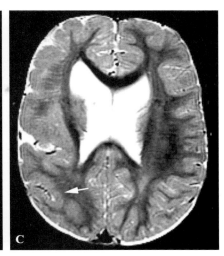

▲ 图 5-94　多小脑回 MRI 表现的演变过程

A. 2 月龄的轴位 T₂WI 示右侧大脑半球大部可见多小脑回；在右侧顶叶皮质皱褶区（白箭），皮质凹凸不平。B. 10 月龄的轴位 T₂WI 示大脑髓鞘化程度增加；原右侧顶叶皮质皱褶区（白箭）现呈灰 - 白质交界区附近的线样高信号；皮质的凹凸不平消失。C. 3 岁的轴位 T₂WI 示皱褶区由看似增厚但无明显凹凸不平的皮质构成（白箭）。请注意深脑沟中的粗大血管

双侧外侧裂旁多小脑回典型的 MRI 表现为多小脑回外观粗糙，但这种畸形的表现会随其严重程度而变化。双侧外侧裂旁多小脑回可根据严重程度进行分级（1 级最重，4 级最轻）[576]。

1 级：外侧裂旁多小脑回延伸至额叶或枕叶（图 5-97）。

2 级：多小脑回范围超过外侧裂，但未累及其他脑叶的两端 / 极（图 5-98）。

3 级：多小脑回仅限于外侧裂（图 5-99）。

4 级：多小脑回局限于外侧裂后部。

与 PI3K / AKT / MTOR 通路突变相关的巨头 - 多小脑回综合征：mTOR 通路（称为 PI3K / AKT / MTOR 通路可能更好）在本章前面的局灶性皮质发育不良和半侧巨脑畸形已讨论过。因 MTOR 参与细胞增殖和生长的调节，所以影响 MTOR 的突变也可导致巨头畸形综合征就不足为奇了，事实证明，许多这样的综合征都是由蛋白质产物为 mTOR 的一部分或参与相关通路的基因突变引起的。出于本书编写的目的，只需阐述这些基因突变导致的几种综合征，最常见的是 PI3K，其蛋白质产物是这些通路的一部分。这些基因列在许多中文献[278, 314, 335, 546, 578] 中被提及，这里不再重复，只是再次强调三方面：①蛋白质参与多种通路；②同一蛋白质的不同部分可能会在不同的路径中发挥作用；③基因突变的临床表型取决于受累

通路的整体功能受其影响的严重程度。

累及大脑的主要的巨头 - 多小脑回综合征改变包括巨头畸形伴多小脑回、多指（趾）畸形及脑积水（MPPH）、巨头畸形伴毛细血管畸形（MCAP）、巨脑 - 自闭症综合征（megalencephaly-autism syndrome，MAS）、结节性硬化（见第 6 章）、半侧巨脑畸形（本章前面已讨论过）。基本上所有这些都是由蛋白质产物是 PI3K-AKT-MTOR 通路一部分的基因突变引起的。巨头畸形伴多小脑回、多指（趾）畸形及脑积水、巨头畸形伴毛细血管畸形、巨脑 - 自闭症综合征的神经影像学表现具有多样化、难以区分的特点。多数（并非所有）患者均头围大，常伴有多小脑回（严重程度不同），脑室扩大（有时为脑积水），有时可导致小脑扁桃体疝（图 5-100）。有研究最初认为畸形的特征随综合征或突变基因的变化而变化，但更多的经验（认识）表明事实并非如此。因此，当巨头畸形（伴或不伴多小脑回）合并皮肤综合征时，放射科医生应注意有无多小脑回、白质异常和小脑扁桃体疝，并应进一步检测是否存在与 MTOR 通路相关的基因突变。

小头 - 多小脑回畸形综合征：一些小头畸形的患者同样有多小脑回，其中最为人知的是那些与 ASPM 突变（由 Christopher Walsh 博士提供，未发表）、RAB3GAP2 突变（合并小眼症和先天性白内

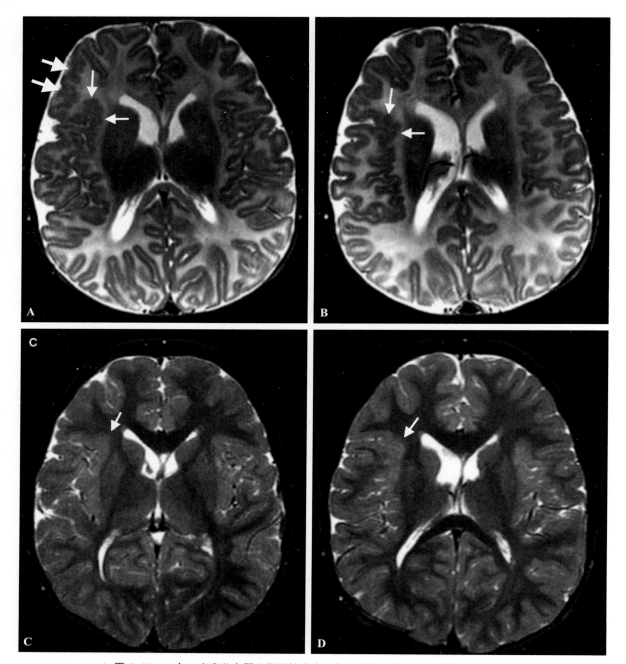

▲ 图 5-95　一名 2 岁患儿自婴儿期开始癫痫发作：髓鞘化形成后难以检测到多小脑回
A 和 B. 5 月龄时轴位 T$_2$WI（层厚 3mm）示前外侧裂（小箭）和邻近额叶皮质的（A 中大箭）多小脑回；C 和 D. 2 岁时相同层面轴位 T$_2$WI（层厚 3mm）示仅见岛叶皮质前部（白箭）结构略模糊

障，同属于 Warburg Micro 综合征的一部分[579, 580]）和 *WDR62* 突变相关的综合征[263, 581]。

　　**其他双侧多小脑回综合征**：双侧对称性多小脑回的其他综合征也有报道[562]。除了已讨论过的双侧外侧裂多小脑回，一些学者还报道了双侧对称性额叶多小脑回（图 5-101）[582]。患者常表现为痉挛性四肢瘫痪和癫痫。Guerrini 等报道双侧顶 - 枕叶内侧多小脑回的病例（图 5-102）[554, 583]。作者曾见过一些顶叶外侧多小脑回病例和其中许多上面提及的征象。因此，似乎任何部位的皮质都可出现双侧对称性多小脑回[562]。大面积单侧多小脑回患者中出现先天性偏瘫和癫痫综合征已有报道[584]。这些

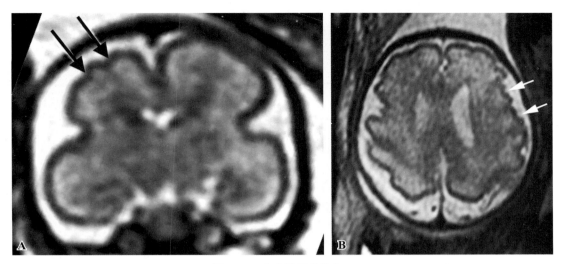

▲ 图 5-96　多小脑回的胎儿 MRI

A. 23 周胎龄的冠状位图示右侧额叶的小脑回（黑箭），在此期，额叶前部本应无脑回出现；B. 31 周胎龄的另一胎儿轴位图示左侧额叶凸面的小脑回（白箭），与对侧正常的脑回相比较

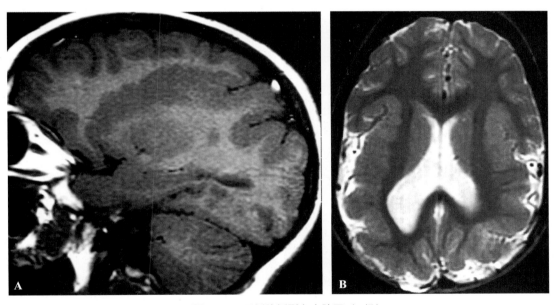

▲ 图 5-97　双侧外侧裂多小脑回（1 级）

矢状位（A）和轴位（B）图像示以双侧外侧裂为中心延伸至全枕叶的多小脑回

患者典型表现为在婴儿期运动发育迟缓。家族性单侧多小脑回综合征也已有报道[127]。与双侧外侧裂多小脑回中粗大的多小脑回相比，双侧额叶多小脑回和双侧顶 - 枕叶矢状旁区多小脑回的脑回更为细致。还有一种不同的影像学表现见于继发于 GPR56 突变的双侧额顶叶多小回，将其归类于鹅卵石样光滑脑更恰当（继发于软脑膜基底膜形成异常[480]），并已在相应部分讨论了。

与多小脑回相关的癫痫综合征：癫痫综合征可与多小脑回有关[551, 554, 555, 572, 585, 586]，包括 Aicardi 综合征（将在胼胝体畸形中讨论）、眼 - 脑 - 皮肤综合征（Delleman 综合征[587, 588]，主要表现为额叶为主的多小脑回、侧脑室旁结节样灰质异位、侧脑室扩大或脑积水、胼胝体发育不全（有时可伴半球间囊肿）、大中脑顶盖并发育不良、小脑蚓部缺如及小脑半球细小、DiGeorge 综合征（也称 22q11.2 缺

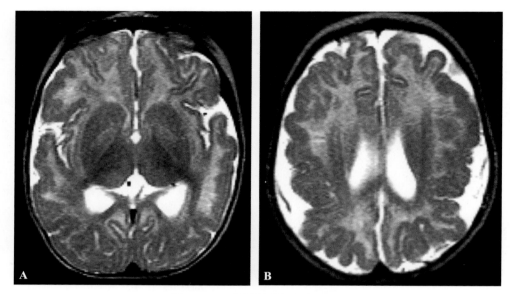

▲ 图 5-98  双侧外侧裂多小脑回（2 级）
轴位 T$_2$WI（A、B）示以双侧外侧裂为中心周围广泛而粗糙的多小脑回，双侧额、枕叶未全部受累

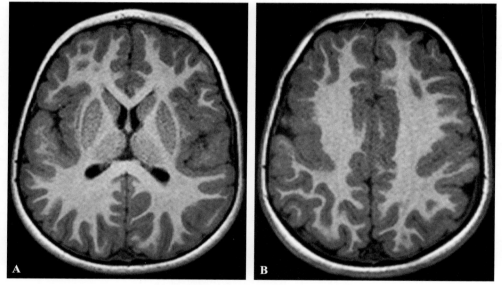

▲ 图 5-99  双侧外侧裂多小脑回（3 级）
轴位 T$_1$WI 示局限于双侧外侧裂、邻近外侧裂上回的多小脑回

失综合征，其中几个基因缺失导致心脏、肾脏和甲状旁腺异常、右侧大脑半球优势型的多小脑回[569]）及 Warburg Micro 综合征（小头畸形，小角膜，先天性白内障，智力低下，视神经萎缩，生殖腺发育不全伴肌张力减低，胼胝体发育不良或不发育，以及额顶叶多小脑回[589-591]）。有趣的是，引起癫痫发作的病灶通常不在多小脑回皮质本身，而是在多小脑回邻近的皮质内，即小脑回旁区[592]。动物实验表明，小脑回旁区皮质的突触后谷氨酸受体（兴奋性）而 GABA$_A$（抑制性）受体下降[592]，这些因素会促进癫痫的发作。此外，多小脑回皮质区仅有少量轴突与脑的其他部分连接[592]。这种连接的缺乏可能是多小脑回皮质区无正常功能的原因，也是癫痫发作来源于小脑回旁区而非发育不良的皮质本身的原因。

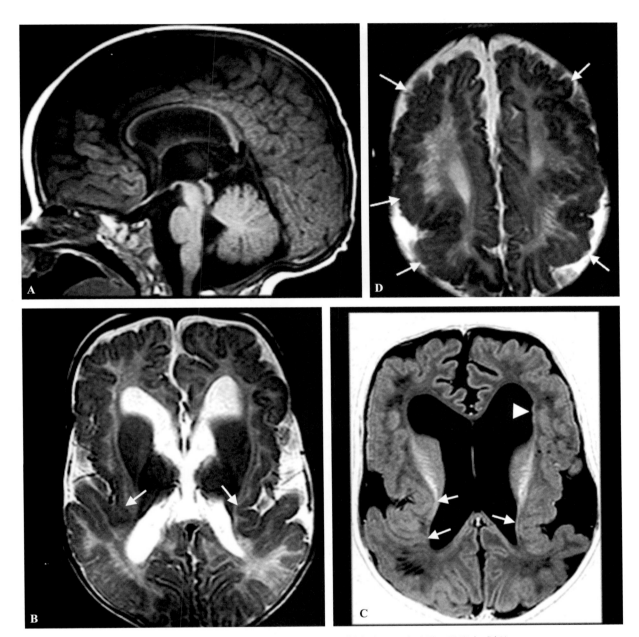

▲ 图 5-100　巨脑畸形伴毛细血管畸形（新生儿，巨头畸形、肌张力减低）

A. 矢状位 $T_1WI$ 示头围增大，胼胝体拉伸、变薄；颅面比异常增大。B 和 C. 轴位 $T_2WI$、$T_1WI$ 示侧脑室扩张合并左侧侧脑室前角的室管膜下灰质异位（白箭头）；外侧裂加大、加深，外侧裂后部皮质（白箭）紧邻侧脑室壁；脑回、脑沟过多，特别是额叶。D. 轴位 $T_2WI$ 示额、顶叶凸面许多的小脑回。该患者为 *PI3KCA* 突变

　　脑裂畸形：有时也称发育不全性脑穿通畸形，用于描述被覆灰质的裂隙，该裂隙从侧脑室的室管膜一直延伸至皮质表面的软脑膜，穿过整个大脑半球[593, 594]。脑裂畸形被归类为皮质组织结构异常的发育畸形[3]，其原因是它与血管破坏有关，且许多病例似乎都会合并多小脑回。脑裂畸形是一种罕见的畸形，人群患病率约为 1.5/100 000[595]。与父母年龄小、缺乏产前护理及酒精有关[595, 596]。1/3 的患者有非中枢神经系统异常，其一半以上的异常可归因于血管破坏的结果，包括腹裂畸形，肠闭锁和羊膜带综合征。一些报道的病例认为它与产前感染、血栓形成[597]或血管壁完整性破坏[598]有关。还有一些病例为染色体非整倍性异常或为家族性，提示脑裂畸形可能与遗传相关，但没有确定的遗传位

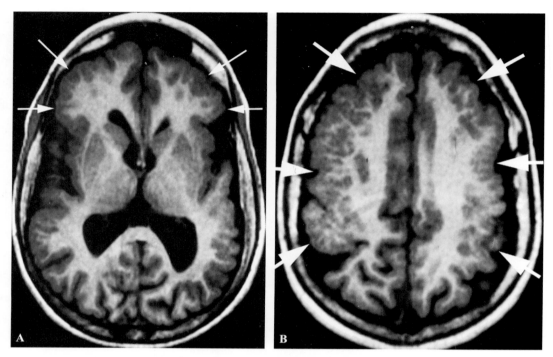

▲ 图 5-101　双侧额叶多小脑回

A 和 B. 轴位 T₁WI 示细小的多小脑回（白箭）延伸至整个额叶

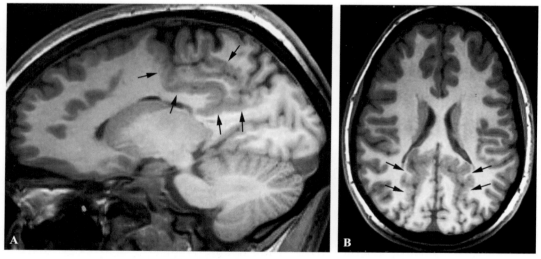

▲ 图 5-102　双侧顶 – 枕叶矢状旁区多小脑回

旁矢状位（A）、轴位（B）T₁WI 示多小脑回，穿过矢状窦旁顶叶白质

点 [599-602]。最后，在脑裂畸形的胎儿 MRI 上，常常会在脑裂内及周围见到先前出血的证据 [603]。综上所述，这些观察表明脑裂脑畸形有多种原因，其中许多包含产前血管破裂的原因 [595, 596, 598]；遗传似乎不是常见原因。

　　在临床上，脑裂畸形的典型表现为癫痫发作、轻偏瘫和不同程度的发育迟缓。症状的严重程度与脑实质受累范围有关 [604-607]。单侧闭唇型患者常表现为癫痫和可能出现轻度偏瘫，但发育一般正常或仅受到轻度影响 [604, 608]。单侧开唇型患者常表现为巨头和轻偏瘫，最终会出现癫痫（80% 以上）及轻 – 中度的发育迟缓，这取决于脑裂的大小和部位[604, 605, 608]。双侧脑裂畸形患者多出现发育严重迟缓伴早发性癫痫，严重运动功能异常，且常有失明[604, 605]。1/3 脑裂畸形患儿可有失明，可能为视神经发育不良所致[424, 609, 610]。视神经发育不良加上透明隔缺如发生率高，使得许多患儿被归为视隔发育不良[609]。有作者报道，双侧脑裂畸形患者中癫痫发生率低于单侧脑裂畸形患者[611]，并推测双侧裂隙可能阻碍了癫痫电活动的传播。然而，多数报道认为，双侧脑裂畸形患者癫痫发作更早、预后更差[604, 607]。

基于预后评估的目的，脑裂畸形分为单侧（约 60%）和双侧（约 40%）。其脑裂进一步分为闭唇型（15%～20%）和开唇型，开唇型又分为小裂型和大裂型[604, 605, 608, 612]。在闭唇型中，脑裂的壁相互紧贴，中间的脑脊液间隙闭塞（图 5-103A）。在开唇型中，从侧脑室到半球间的蛛网膜下腔，脑裂中充满脑脊液，这些脑裂可窄（图 5-103B 和图 5-104）可宽（图 5-105 和图 5-106）[605]。

病理检查显示，脑裂两侧的灰质发育不良，且无正常皮质板层结构。脑裂可为单侧或双侧，最常位于中央前、后回附近[6]。事实上，它们所在的位置与多小脑回的位置几乎相同[551, 605]，这支持了逐渐被大家接受的"两种病变都具有破坏性"这一理论。

影像学检查显示，增厚的充满脑脊液的脑裂穿过受累半球，外表面隆起的灰质和不规则的灰白质交界区位于脑裂两侧（图 5-104B），裂隙呈线状[424, 605]。闭唇型的灰质唇如果穿过整个皮质，则类似贯通型灰质异位。事实上，一些穿通型灰质异位（图 5-66）可能为一种极端闭唇型脑裂畸形。尽管脑裂畸形可发生全脑的任何部位，但侧脑室的额角和颞角前部通常不会受累[612]。当脑裂畸形为双侧时（40%～50%），80% 的脑裂裂隙几乎（但不绝对）是对称的（图 5-104），但大小可能不同（图 5-105）。就其位置而言，60%～65% 位于额叶或顶叶，25%～30% 位于颞叶或顶叶。双侧开唇型约占 60%，双侧闭唇型约占 20%，一侧开唇一侧闭唇型约占 20%[604, 605, 612]。单侧型脑裂畸形中（50%～60%），约 65% 为开唇型，约 35% 为闭唇型；约 80% 位于额、顶叶中后部，位于颞、枕叶的各占约 10%[604, 605]。脑裂附近的脑沟排列多异常的，脑沟呈垂直指向脑裂。裂隙内的灰质可延伸至侧脑室内而类似侧脑室旁结节样灰质异位（图 5-104），其可为脑裂畸形的并发症，与脑裂区别，这支持"一些侧脑室旁灰质异位是由神经室管膜破裂引起的"的观点[345]。假如脑裂为闭唇型或开口很窄的开唇型，则会在与侧脑室相连处出现一个凹陷（图 5-103）。此凹陷在闭唇型脑裂中是提示脑裂与

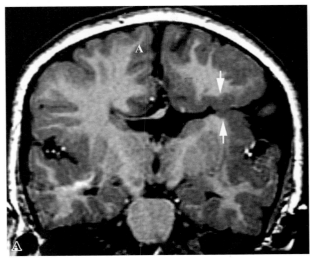
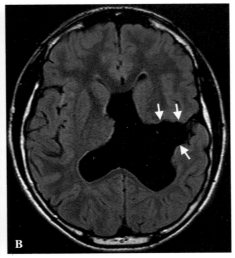

▲ 图 5-103  闭唇型和开唇型单侧脑裂畸形

A. 冠状位 $T_1WI$ 示不规则灰质从皮质延伸至侧脑室壁，裂隙的灰质唇仅部分相互靠近（白箭）；B. 轴位 $T_2WI$ 示中等大小、被覆灰质的开唇型脑裂畸形（白箭）进入右侧外侧裂

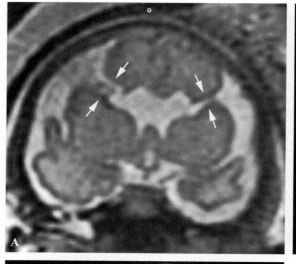

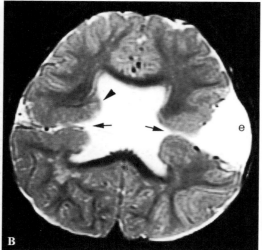

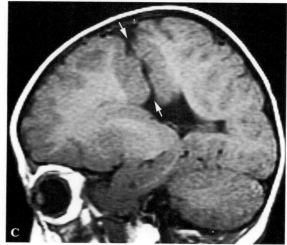

▲ 图 5-104　双侧小裂隙开唇型脑裂畸形
A. 孕 22 周的冠状位图示双侧灰质覆盖的裂隙和透明隔缺如。请注意，脑脊液至蛛网膜下腔至侧脑室是连续的。B. 出生后轴位 T₂WI 示裂隙内的灰质厚而不规则，提示多小脑回。当延伸至侧脑室时（黑箭头），类似于侧脑室旁结节样灰质异位。该裂隙（黑箭）是完全开放的。C. 旁矢状位 T₁WI 示裂隙的上下范围（白箭）

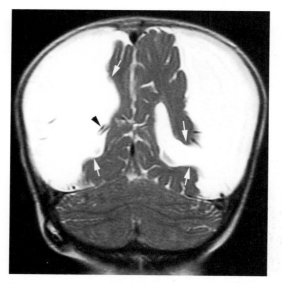

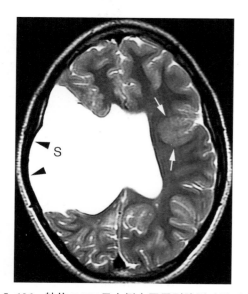

▲ 图 5-105　冠状位 T₂WI 示双侧巨大开唇型（白箭）脑裂畸形
黑箭头示分流的脑室引流管

▲ 图 5-106　轴位 T₂WI 示右侧大开唇型脑裂畸形（S）伴颅盖的膨隆（黑箭头）
请注意对侧大脑半球多小脑回的褶皱（白箭）

侧脑室相连的一个有用征象，并有助于脑裂畸形与大脑贯通型灰质异位或多小脑回的深部皱褶相鉴别。值得注意的是，图像层厚太厚（＞3mm）或者扫描层面与脑裂平面平行时，可能会漏诊闭唇型脑裂。基于以上原因，癫痫或发育迟缓患者，影像学检查至少需要两个不同的方向（三个方向最好）。单侧性脑裂畸形相应的对侧位置可能存在大脑皮质畸形（最有可能为多小脑回），尤其是在脑裂畸形较大或开唇的情况下（图 5-106）[551, 605]，因此，需仔细检查对侧半球。约 70% 脑裂畸形患者伴透明隔缺如，双侧性几乎达 100%。单侧性时，透明隔缺如在开唇型（图 5-106）中比在闭唇型中更常见[613]。

颅盖在开唇型脑裂畸形唇裂开口的部位常膨隆（图 5-104 和图 5-106），这可能是脑脊液长期由侧脑室经脑裂中向外搏动的结果。颅盖膨隆的另一原因可能与在脑表面覆盖裂隙的一层薄膜（顶膜）有关，此膜将脑室与蛛网膜下腔分隔开[612]，该薄膜可能会隆起至皮质外，对颅盖内板造成局部压力，并缓慢膨隆颅盖。当斜头畸形严重时，可行脑室腹膜分流术减轻脑脊液搏动以部分缓解颅骨的不对称。

脑裂畸形的胎儿 MRI 表现可能与生后 MRI 表现（图 5-104A）相同，但脑裂处脑脊液的量可能很少，即使加做额外的序列，合并的多小脑回和视神经发育不良也可能很难识别[603]。有贯通性疾病的患者需密切监测胎儿 MRI 并加做其他序列，以便全面了解中枢神经系统的异常。请记住，对胎龄小的胎儿进行脑部成像时，三个不同方向同时观察是尤为重要的。

与微管蛋白突变相关的脑回发育不良：与编码形成微管蛋白和微管相关蛋白的基因突变相关的畸形已在无脑回畸形章节中讨论过。然而，正如本章前面小头畸形一节所讨论的那样，无脑回通常是 *TUBA1A* 或 *TUBG1* 突变的结果，其他微管蛋白基因的突变（如 *TUBB2B*、*TUBB3* 和 *TUBB*）更有可能反映轴突通路的破坏（幕上最常见的是大脑连合及内囊前肢的缺如，幕下为脑干不对称）及被称为"多小脑回"的异常脑回模式，但实际上它看起来并不像多小脑回或任何其他类型的脑回畸形。如前所述，脑回模式可能反映了软脑膜限制膜（神经

胶质界膜）缺陷的模式，该缺陷通常与微管蛋白突变有关。这些患者的脑沟往往具有非常一致的外观，并且常常有一两种相似的深度（而正常脑沟的深度差异很大），且倾向于指向大脑中央。在更好的术语提出之前，我们将这种模式称为"脑回发育不良"（图 5-43）。Bahi-Buisson 等报道的[270]的许多 *TUBB2B* 和 *TUBB3* 病例都有这种表现。任何小头畸形和皮质脑回畸形，符合脑回发育不良，小脑小（最突出的是前叶）和白质通路异常（特别是胼胝体和内囊前肢）[269, 270]的患者都应怀疑微管病变。脑沟异常的原因尚不清楚。

## 三、腹侧前脑发育畸形

### （一）前脑无裂畸形

前脑无裂畸形是前脑中线裂及分化失败的一组疾病。在正常胚胎发育 22～24 天，前神经孔闭合，使神经管的喙端形成一孤立的前脑泡。早期前脑的原基分布图示该区域中的多种形态因子及其信号网络，通过正反馈和负反馈调控前脑将来结构（深部灰质核团、大脑皮质、视神经、嗅区等），早在神经管闭合前就已经形成[614]。正常情况下应形成大脑（腹侧或背侧）最前端内侧结构的组织，如果发育失败，则会形成前脑无裂畸形[614, 615]。因此，大脑外侧部分向中线靠拢或位于中线，且大脑前端中线结构不分离。在这些区域（最常见的是前脑前部和第三脑室），未出现中线凋亡，继而半球间裂的形成失败，最终结果是大脑未分裂成大脑半球。此外，大脑半球内侧结构没形成，外侧部分向中线靠拢并与对侧的相同结构相延续。在轻型病例中，细胞在中线稍偏外侧形成，但比正常位置更接近中线。在重型病例中，通常接近中线头端的所有结构均未形成，仅端脑头端形成小球状组织。在极其严重的病例中，面部部分切牙骨未形成，还可见无鼻畸形、面部中线裂和眼距过短（极端情况下表现为独眼畸形）。

前脑无裂畸形是由环境（致畸因素）和基因共同引起的，最有可能的是，前脑无裂畸形（HPE）表型的广泛变异可通过综合这些因素来解释[616]。

据报道，糖尿病母亲的婴儿中有 1%～2% 患前脑无裂畸形（糖尿病胚胎病）[6]。因胆固醇对 SHH 的处理和信号传递非常重要，小鼠中胆固醇水平的显著降低可导致前脑无裂畸形[617]。前脑无裂畸形可见于先天性异常综合征［Smith–Lemli–Opitz（OMIM 270400）、Pallister–Hall（OMIM 146510）和 Rubinstein–Taybi（OMIM 180849）综合征是最著名的］，多达 45% 的患者有明显的细胞遗传学异常，如 Patau 综合征（13 号染色体三体）、Edwards 综合征（18 号染色体三体，不常见）和三倍体[618]。面部畸形，尤其是眼距过短、面部中线裂常见于更严重的病例中[619-622]。前脑无裂畸形的胚胎发生尚未清楚阐明。至少有 13 个不同遗传位点的突变与家族性前脑无裂畸形的发生有关。值得注意的是，其中一些患者（如 DISP1 突变）有同 HPE 谱畸形一致的面部特征，但可能没有相应大脑畸形[623]。目前公认的 HPE 相关突变包括染色体 21q22.3 上的 HPE1（TRAPPC10）[624]、2p21 上的 HPE2（SIX3）[625]、7q36 上的 HPE3（SHH）[626]、18p 上的 HPE4（TGIF）[627]、13q32.3 上的 HPE5（ZIC2）[628]、9q22.3 上的 HPE7（PTCH1）[629]、14q13 上的 HPE8[630]、2q14 上的 HPE9（GLI12）[631]、11q24.2 上的 HPE11（CDON，SHH 辅助受体）、1q42 上的 DISP1、10q22.1 上的 NODAL 和 8q24.3 上的 FOXH1[632]。所有这些基因似乎都参与了发育中前脑背侧或腹侧的诱导和结构化的形成[633]。通过高分辨率细胞遗传学技术，如基于微阵列的比较基因组杂交技术（Array CHG）和亚端粒多重连接依赖的探针扩增技术（MLPA）[634]，进一步识别了其他染色体（第 1、3、5、6 和 20 号染色体）的位点突变，从而支持该畸形的遗传异质性。散发病例的 HPE 基因突变较少见[627, 635]，总体而言，约 25% 的 HPE 病例中存在突变[632]。家族性 HPE 病例异质性很大，在环境或致畸因素（如酒精、糖尿病、胆固醇、维 A 酸或修饰基因）的影响下，携带相同基因突变的个体，可能极其严重，也可能临床表现正常[636]。

HPE3[637] 位点的人类 Sonic Hedgehog（SHH）基因突变是目前研究最广泛的基因[627, 639, 640]，它导致常染色体显性前脑无裂畸形[638]。该基因编码

的 Sonic Hedgehog 蛋白质在脊索的维持中发挥作用，SHH 通路也参与了前脊索间质（前脊索板）的产生和腹侧前脑的结构化 / 诱导[641]，这些发现支持背腹诱导缺陷可导致前脑无裂畸形的观点。SHH 信号通路中其他基因突变也得到了充分研究，SHH 受体 PTCH1、配体转运蛋白 DISP1、转录因子 GLI2 和调节腹侧前脑 SHH 中的 SIX3[632]。骨形态发生蛋白（bone morphogenic proteins，BMP）和 ZIC2[628, 642-644] 等背侧因子［诱导背侧中线结构（如半球间裂、脉络丛］发育的化学物质）的异常表达也会导致 HPE。值得注意的是，腹侧因子的过度表达和背侧因子的低表达都会损害背侧诱导[645]。事实上，ZIC2 的各种突变与 HPE 的所有类型相关：BMP 通路的紊乱和损害前脊索板顶部发育的 ZIC2 突变会导致 HPE 的 MIH 变异[70]（背部诱导障碍），而经典的 HPE 是由 ZIC2 的不同突变导致前脊索板形成受损引起的[646]（腹侧诱导障碍）。因此，正常面部和大脑的发育是正常的背部和腹侧因子平衡的结果，HPE 是前脑发育过程中这种平衡失调引起的。

临床表现取决于畸形的严重程度。严重病例出生时因面部畸形、巨颅畸形（源于脑积水）、小头畸形或新生儿癫痫而就诊。较轻的病例则因癫痫、运动障碍或发育迟缓而就诊。

DeMyer 将前脑无裂畸形分为 3 个亚型：无脑叶型、半脑叶型和脑叶型，其中最严重的畸形影响前脑腹侧[621, 622]。此分类有利于将前脑无裂畸形按严重程度分类，尽管这种分类之间的区别并不明显[615]。前脑无裂畸形的中部半球间变异型（middle interhemispheric variant of HPE，MIH）也被称为融合端脑，是前脑背侧严重受累的一种变异[69, 647]。但读者应该意识到，前脑无裂畸形代表的是一组前脑畸形，各种亚型之间没有明确界限（所以不要花太多时间苦恼于 MRI 是否能区分严重的无脑叶型前脑无裂畸形与轻度的半脑叶型前脑无裂畸形，因为这并不会改变临床诊治决策及结局），并且已有其他分类系统被提出[69, 609, 615, 619, 621, 622, 647]。事实上，作者已发现大脑半球的分离不足几乎在端脑的每个位置可见，有些还包括小脑半球分离不足（菱脑融合，在后脑畸形一节中）。

**1. 经典型前脑无裂畸形**

在经典型前脑无裂畸形中，前脑的最前部、腹侧（前额叶、下丘脑、尾状核头、第三脑室）受累最严重，而后部、背部（顶、枕叶）受累程度最轻。

(1) 无脑叶型前脑无裂畸形：无脑叶型前脑无裂畸形是产前影像诊断最多的前脑无裂畸形[648, 649]，但患儿很少进行产后成像，因为大多数患儿出生时便是死胎或生存时间非常短。无脑叶型前脑无裂畸形是前脑无裂畸形中最严重的一种。大多数患儿都有严重的神经异常，表现为癫痫发作、新生儿反射异常、出生时声调异常，此外，还有上颌缺如或发育不全所致的严重面部中线畸形和眼距过短。在极重的情况下，双侧眼眶和眼球融合，导致独眼畸形[651, 652]。

影像学检查同样也显示严重病变。患儿的大脑腹内侧部（额叶前下部、尾状核、下丘脑和基底节）和面部（鼻骨、上颌骨内侧分、筛骨、梨骨）未形成。因此，双侧下丘脑和基底节融合，导致第三脑室缺如（图 5-107）[615]。半球间裂、大脑镰和胼胝体缺如。最常见的征象是，大脑由颅盖最前端像薄饼状的组织构成。多数病例无大脑外侧裂，如有，则位于大脑最前端近中线处[653]。新月形单脑室（即无透明隔和第三脑室）和占据颅内背侧大囊肿相连续（图 5-107）。在胎儿 MRI 或超声检查中，无脑叶型前脑无裂畸形因透明隔和半球间裂缺如而容易被发现（图 5-107A 和 B）。大脑血供来自颈内动脉和基底动脉发出的多支小血管。在较轻的病例中，可见不连续的大脑前、中动脉。在这些病例中，大脑前部的动脉总是不成对的，并由一个主干分支供应大脑半球中线结构。在胎儿 MRI 上，重要的是寻找面部和眼眶异常，如眼球缺损和面部中线裂（图 5-108）。很难区分轻型无脑叶型前脑无裂畸形和重型半脑叶型前脑无裂畸形，特别是大脑皮质相对较厚时（图 5-109）。然而，仔细检查会发现，前者无胼胝体、大脑半球间隙和基底节，侧脑室除颞角外，无分离（图 5-109 A 至 D）。

(2) 半脑叶型前脑无裂畸形：在半脑叶型前脑无裂畸形中，大脑发育较无脑叶型好，面部畸形较轻甚至没有。患儿因小头、巨头（常与背侧囊肿有关）或发育迟缓就诊。典型运动异常表现为上肢舞蹈手足徐动症和下肢痉挛[654, 655]。

影像学显示，在大脑后部可见半球间裂和大脑镰形成，然而大脑前部在中线处仍融合而未发育（图 5-110 至图 5-112）。可见原始侧脑室颞角形成，海马形成不良（图 5-110）。所有前脑无裂畸形患者中，透明隔均缺如。额叶发育极差，大脑外侧裂异常前移（图 5-111 和图 5-112）[653]。在许多半脑叶型前脑无裂畸形中，胼胝体压部存在但体部或膝部缺如（图 5-112E）[59, 66, 619]。半脑叶型前脑无裂畸形是唯一的一种胼胝体后部形成而前部缺如的畸形。通过观察一系列从最严重的无脑叶型到分化较好的脑叶型前脑无裂畸形病例，我们了解了不同程度的大脑半球分离、大脑镰形成及大脑从枕极向额极的发育过程。胼胝体前部的发育与半球间裂前部的形成程度有关[68]。由于经典前脑无裂畸形的严重程度与腹侧 / 前部（下丘脑和低额叶）大脑的发育程度有关，而胼胝体前部的发育反映前部脑发育的程度，因此它可作为反映前脑无裂畸形患者脑发育程度的粗略的标志。换而言之，胼胝体向前形成越多，大脑发育就越好。大脑深部核团常出现部分分离，但下丘脑、尾状核和丘脑则保持部分融合，从而导致第三脑室偏小（图 5-111 和图 5-112）。在最严重的情况下，所有中央灰质体积明显减小并融合成团（图 5-110）[615]。

在胎儿 MRI 上，半脑叶型前脑无裂畸形在成熟的胎儿中更容易识别。孕 20 周太早，无法看到胼胝体前部的缺如和大脑前腹侧半球的分离不足，但可在约 23 周时发现这些特征和小额叶（图 5-112A 至 C）。如果去检查眼眶，也可发现眼睛畸形（图 5-108 和图 5-112）。只有在侧脑室扩张的情况下，才能明确透明隔缺如。

有时，在半脑叶型前脑无裂畸形中可见大脑背侧囊肿，此时常有丘脑融合（图 5-110 和图 5-111）[656]。丘脑融合并中脑导水管发育不良极有可能会导致脑脊液不能流入第四脑室，因此，大脑背侧囊肿代表四脑室的松果体隐窝或松果体上隐窝的扩大。囊肿引流后，大脑看起来呈球形（图 5-110）[619-622, 657]。脑白质髓鞘化一般会延迟[658]。

(3) 脑叶型前脑无裂畸形：脑叶型前脑无裂畸形的临床表现轻于无脑叶型、半脑叶型。患者典型表

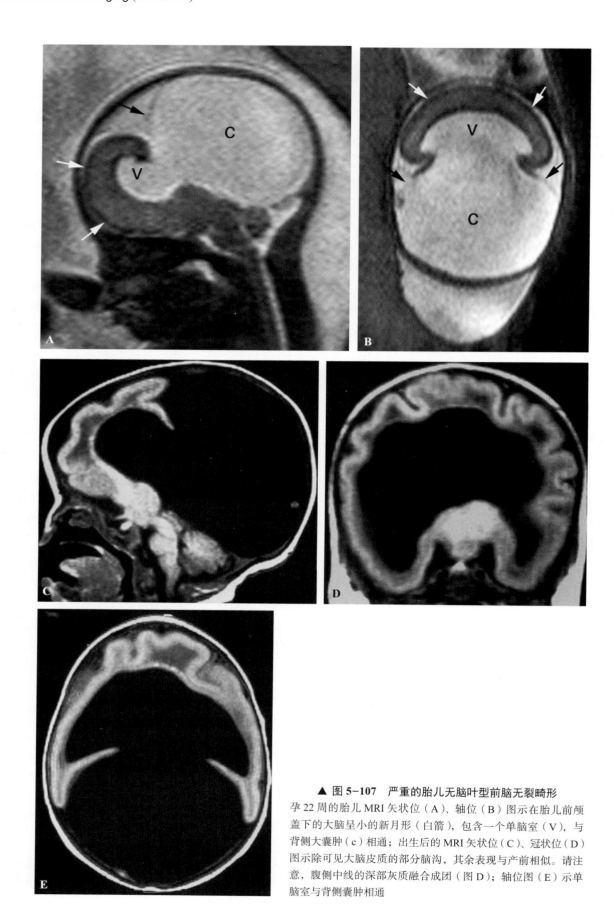

▲ 图 5-107　严重的胎儿无脑叶型前脑无裂畸形
孕 22 周的胎儿 MRI 矢状位（A）、轴位（B）图示在胎儿前颅
盖下的大脑呈小的新月形（白箭），包含一个单脑室（V），与
背侧大囊肿（c）相通；出生后的 MRI 矢状位（C）、冠状位（D）
图示除可见大脑皮质的部分脑沟，其余表现与产前相似。请注
意，腹侧中线的深部灰质融合成团（图 D）；轴位图（E）示单
脑室与背侧囊肿相通

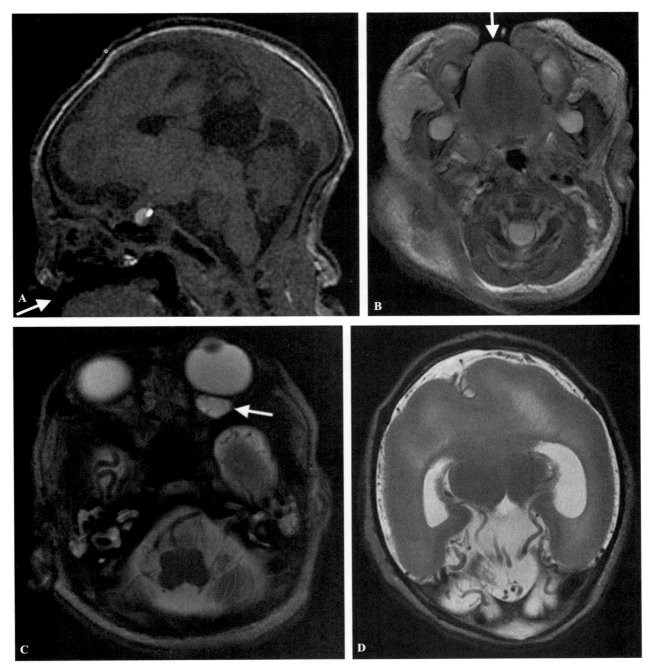

▲ 图 5-108　前脑无裂畸形伴眼、面部畸形

A. 正中矢状位图示胼胝体和上唇缺如（箭）。B. 舌头水平的轴位 $T_2WI$ 示大的上腭裂（箭）。C. 眼眶水平轴位 $T_2WI$ 示一球后囊肿，最易合并眼球缺损。D. 丘脑水平的轴位 $T_2WI$ 示皮质较厚、灰 – 白质交界区模糊，大脑皮质较厚且几乎无脑回（无脑回畸形）；无基底节形成，且丘脑小

现为轻中度发育迟缓、下丘脑垂体功能低下或视觉异常[654, 655]。一些患者最初被归类为"脑瘫"。脑叶型与半脑叶型难以明确鉴别。脑叶型的侧脑室额角比半脑叶型发育得更好，因此脑叶型的侧脑室额角

存在（尽管可能发育不良）、外侧裂正常或接近正常[653]。大脑深部核团几乎完全发育（图 5-113）[615]。在脑叶型患者中，尽管前部大脑镰可能发育不良，但仍可见半球间裂和大脑镰延伸至额叶。即使在轻

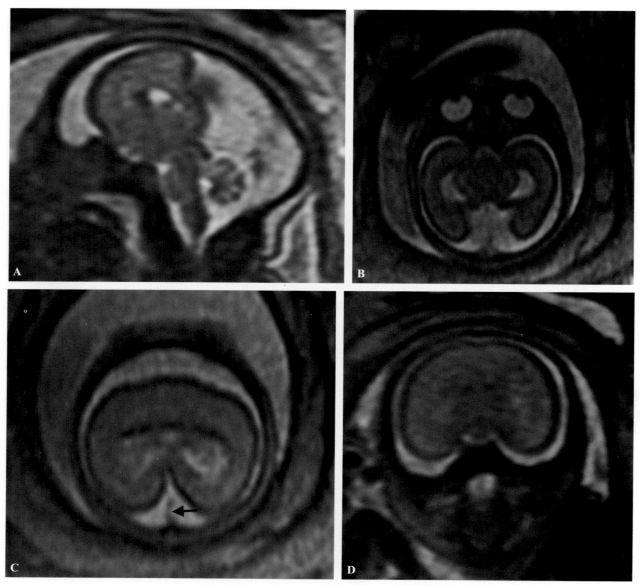

▲ 图 5-109　无脑叶型前脑畸形（孕 22 周胎儿 MRI）

A. 矢状位示端脑（头尾轴）非常短。胼胝体或第三脑室无法识别。B 和 C. 靠下的轴位（B）示侧脑室颞角存在，但无基底节和第三脑室，眼距中度缩短，背侧（C）图像示双侧脑室跨中线连接，尚不清楚后方的裂隙是否代表折叠的前脑无裂畸形的原始半球间裂；大脑背侧有一个原始的大脑镰（黑箭）。D. 冠状位示无内部结构和半球间裂

型病例中，也存在透明隔缺如（图 5-114）。海马正常或接近正常，侧脑室颞角和第三脑室比半脑叶型更清楚[619-622, 657]。因此，一般而言，如果三脑室完全形成，部分额角形成，胼胝体后部（压部除外）形成，就可将其归为脑叶型（图 5-114）。

由于脑叶型前脑无裂畸形的异常相当轻微且仅限于大脑腹侧 / 前部，除非获取大脑前部薄层（3mm）、优质的冠状位图像以识别侧脑室额角的异常结构、透明隔缺如及额叶和下丘脑腹侧分离不足（图 5-113），否则在胎儿 MRI 上难以诊断该病。

2. 融合端脑（中部半球间变异型）

在某些患者中，前额叶和枕叶的半球间裂已形成，但半球在后额叶和顶叶仍融合[69]。将此称为前脑无裂畸形的中部半球间变异型或融合端脑，它是前脑无裂畸形最少见的亚型。这种畸形也源于端脑腹侧 – 背侧诱导缺陷，但半球中央变异型主要

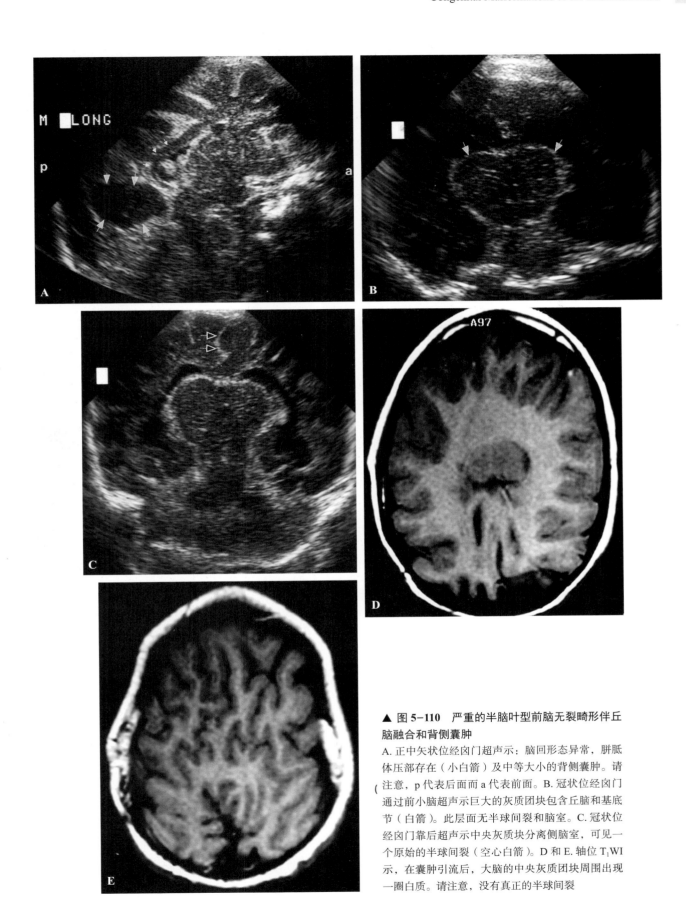

▲ 图 5-110　严重的半脑叶型前脑无裂畸形伴丘脑融合和背侧囊肿

A. 正中矢状位经囟门超声示：脑回形态异常，胼胝体压部存在（小白箭）及中等大小的背侧囊肿。请注意，p 代表后面而 a 代表前面。B. 冠状位经囟门通过前小脑超声示巨大的灰质团块包含丘脑和基底节（白箭）。此层面无半球间裂和脑室。C. 冠状位经囟门靠后超声示中央灰质块分离侧脑室，可见一个原始的半球间裂（空心白箭）。D 和 E. 轴位 $T_1WI$ 示，在囊肿引流后，大脑的中央灰质团块周围出现一圈白质。请注意，没有真正的半球间裂

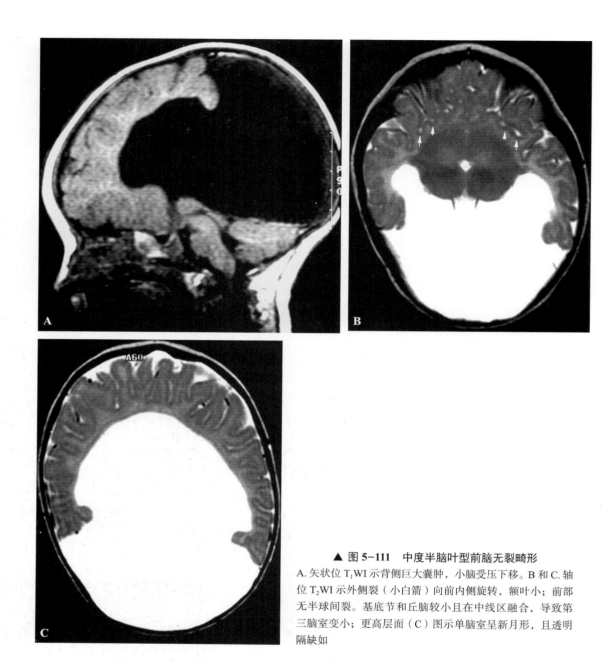

▲ 图 5-111　中度半脑叶型前脑无裂畸形
A. 矢状位 T₁WI 示背侧巨大囊肿，小脑受压下移。B 和 C. 轴位 T₂WI 示外侧裂（小白箭）向前内侧旋转，额叶小；前部无半球间裂。基底节和丘脑较小且在中线区融合，导致第三脑室变小；更高层面（C）图示单脑室呈新月形，且透明隔缺如

是背侧中线结构诱导不足所致 [70, 647]（与经典前脑无裂畸形的腹侧诱导不足正好相反）。事实上，动物模型表明，前脊索板顶部诱导失败导致中间半球间变异型，可能是由于 ZIC2 功能低下（ZIC2 是一种锌指蛋白基因，在胚胎发育的中线背侧和腹侧表达）或局部 BMP 表达增加（BMP 参与胚胎的背侧 - 腹侧诱导）[70]。患者临床表现轻于无脑叶型和半脑叶型，主要表现为轻中度认识功能受损、四肢痉挛和轻度视觉损伤 [69, 659, 660]。多数前脑无裂畸形患者常见的舞蹈样动作和下丘脑功能不全的表现

在中间半球间变异型均不可见 [655]。其面部特征包括眼距正常或过远、鼻子宽大扁平，而非像经典型前脑无裂畸形那般表现为眼距过短 [642]。多数患儿为小头畸形，但预后比经典型的前脑无裂畸形要好得多。

影像学表现为前脑正常，包括基底节、嗅沟和半球间裂前部均正常。大脑镰前部正常或轻度发育不良。但在额叶后部或顶叶，半球间裂和大脑镰发育不良或缺如，局部半球在中线区相互融合（图 5-115）。有时，双侧脑沟（通常是外侧裂的延伸）

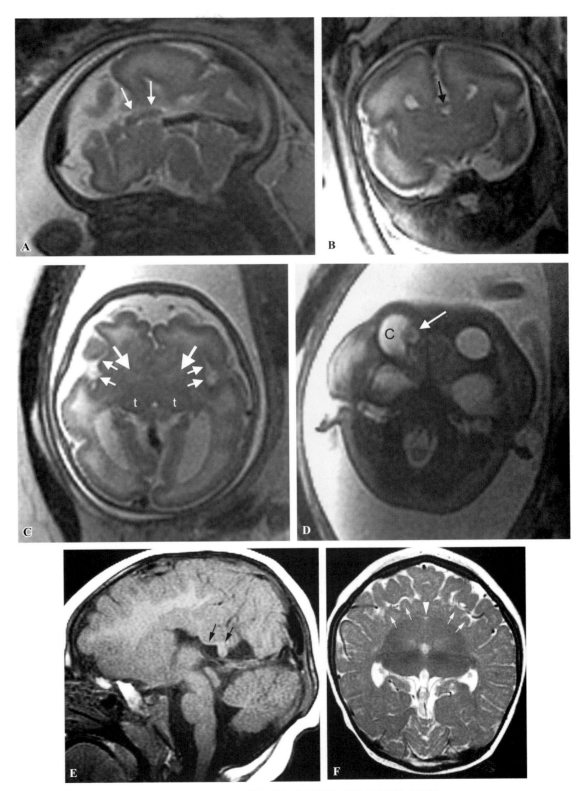

▲ 图 5-112　相对较轻的半叶型前脑无裂畸形伴眼球缺损

A. 胎儿 MRI 斜矢状位图示原始的胼胝体（白箭）。B. 冠状位显示胼胝体（黑箭）跨过中线，基底节、第三脑室未分离。C. 外侧裂（小白箭）因额叶较小而位置靠前；尽管丘脑（t）可见，但基底节尚未分离（大白箭）。D. 眼眶层面轴位示小眼畸形（箭）和眼缺损性囊肿（C）。E 和 F. 产后矢状位 T$_1$WI（E）和轴位 T$_2$WI（F）示胼胝体后部残留较小（E 图黑箭），基底节大且分离较好，少许第三脑室前部残迹（F 白箭头）。外侧裂（F 图白箭）向前内侧异常旋转

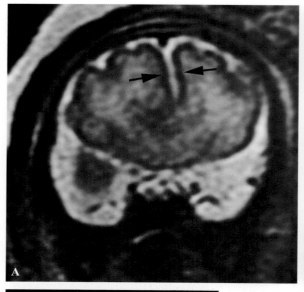
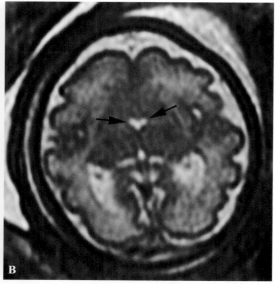
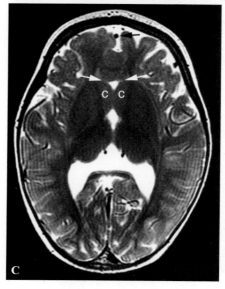

▲ 图 5-113 重型脑叶型前脑无裂畸形（产前、产后 MRI）

A.30 周胎儿，紧邻侧脑室额角前方的冠状位示背侧原始半球间裂（黑箭，请注意大脑镰前部缺如），且大脑半球腹侧分离不足。B. 轴位示侧脑室额角变形（箭）、半球间裂前部较浅。C. 产后轴位 T$_2$WI 示侧脑室额角变形（白箭）、半球间裂前部较浅和奇大脑前动脉（黑箭）。注意尾状核头（C）在中线区靠近。此征象常见于半脑叶型前脑无裂畸形，这说明前脑无裂畸形的亚型间缺乏明确分界

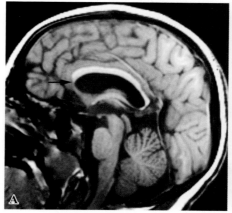
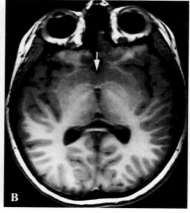
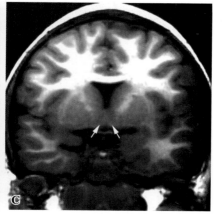

▲ 图 5-114 轻型脑叶型前脑无裂畸形

A. 正中矢状位 T$_1$WI 示胼胝体前部止于上膝部（黑箭），下膝部和嘴部缺如。B. 轴位 T$_1$WI 示双侧壳核在中线区融合（白箭）。请注意，双侧眼距过短。C. 冠状位 T$_1$WI 示侧脑室额角狭窄、透明隔缺如及下丘脑分离不足（白箭）

跨过中线相互延续或接近（图 5-115D）。在半球间融合层面，侧脑室背侧常可见异位灰质（图 5-116）。中部半球间变异型可合并枕部脑膨出，少数病例可见合并菱脑融合（是另外的一种继发于背腹侧结构化异常的畸形，见小脑畸形一节）。半球中央变异型的胎儿 MRI 表现为透明隔缺如、胼胝体体部缺如及额叶后部和顶叶前部大脑半球分离不足（图 5-117）[661]。这是在胼胝体体部缺如的情况下胼胝体膝部和压部存在的少有畸形（见本章前面关于胼胝体异常的部分）（图 5-115A）。

## （二）无鼻畸形 / 无嗅脑畸形

无嗅脑畸形指大脑无嗅叶，可单独存在，也可与大脑基底和面部中线畸形同时存在（鼻本身的缺如称无鼻畸形）[4]。在这些患者中，嗅沟和嗅球总会缺如或发育不良。在胎儿时期，嗅沟于妊娠 16 周左右开始发育。嗅沟正好在半球间裂隙的外侧与之平行。初始的嗅沟较浅，直到 28～30 周时，它们开始由后向前变深。目前，胎儿 MRI 可在妊娠 30 周左右对其进行诊断（图 5-118A 和 B）[662]。嗅

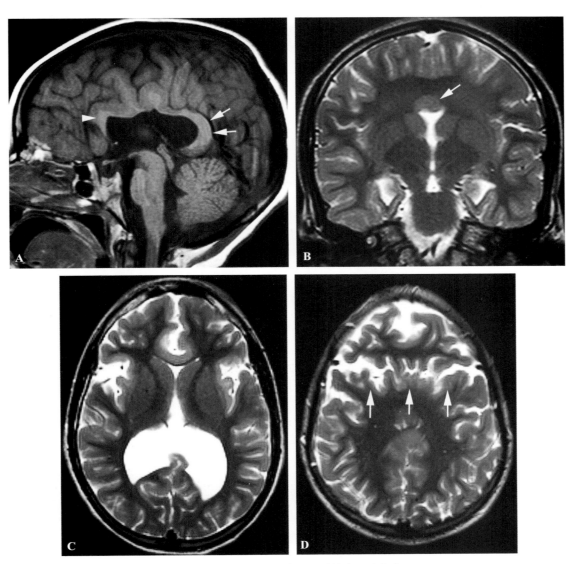

▲ 图 5-115 半球中央变异型前脑无裂畸形

A. 矢状位 T₁WI 示胼胝体压部（白箭）、膝部（白箭头）存在，体部缺如。B. 冠状位 T₂WI 示额叶后部经无半球间裂的中线区相连续。注意狭窄、未分离的侧脑室表面的特征性灰质结节（白箭）。C 和 D. 轴位 T₂WI 示前、后部半球间隙，但额叶后部无半球间裂。在（C）图中看似正常的外侧裂继续向上并融合（D 白箭）

球位于筛板的正上方，通过筛板从鼻腔接收嗅觉神经。它们通向较薄的嗅束，这些嗅束引导外侧、中间及内侧嗅纹中次级嗅觉神经元的轴突到达嗅觉皮质内的特定终末区。虽然组织学在卡内基分期第 18 期（发育第 44 天）便可识别嗅球，但由于它体积小及当前技术受限，大约到 30 周才能被胎儿 MRI

识别[662]。产后最好通过薄层（≤3mm）冠状位 $T_2WI$ 去辨别它们（图 5-118C），此时可见到发育成熟的嗅球[663]。

无嗅脑畸形一般与多种先天畸形并存，包括唇裂、腭裂、鼻和鼻腔缺如或发育不良，前脑无裂畸形是最常见的合并畸形[664]。在系列尸检报告中，

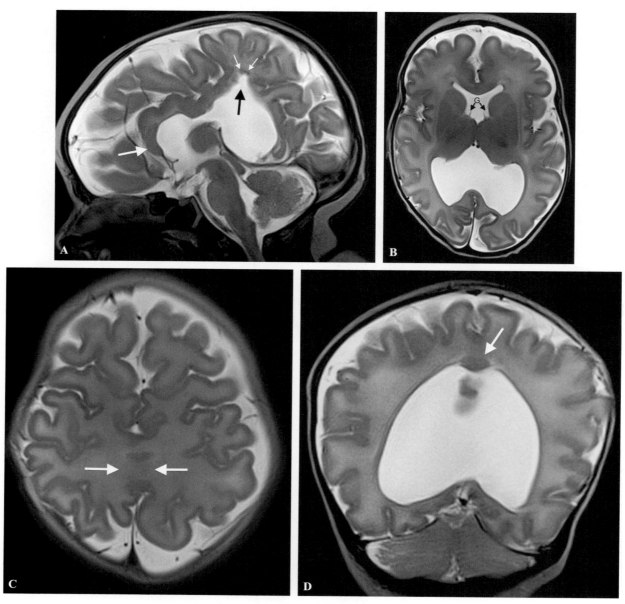

▲ 图 5-116 半球中央变异型前脑无裂畸形（新生儿 MRI）

A. 快速自旋回波（FSE）矢状位示胼胝体膝部（大白箭）存在，但其余部分缺如。注意侧脑室向上疝入顶叶（黑箭），并可见紧邻的异位灰质结节（小白箭）。B. 轴位快速自旋回波（FSE）$T_2WI$ 示透明隔缺如，并见生发中心溶解性囊肿（germinolytic cysts）（G），后方未见胼胝体（轴突）。C. 更高层面的轴位示左、右大脑半球在中线区相延续（白箭），诊断为前脑无裂畸形的半球中央变异型。D. 冠状位快速自旋回波（FSE）示两个大脑半球在顶叶经中线相延续，一个较大的异位灰质结节（白箭）位于侧脑室顶部（感谢来自澳大利亚墨尔本的 Rick Leventer 教授提供病例图片）

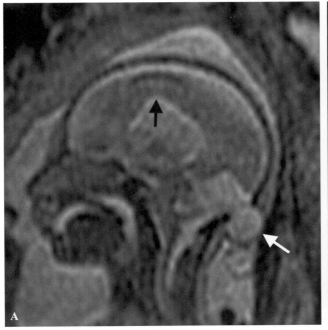

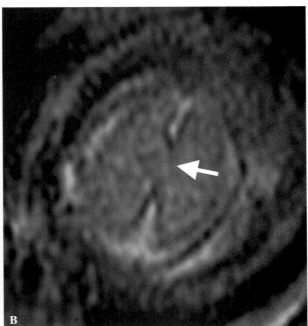

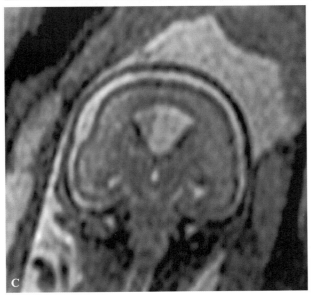

▲ 图 5-117　半球中央变异型前脑无裂畸形（胎儿 **MRI**）
A. 矢状位示侧脑室背侧延伸至半球间裂（黑箭）。注意枕叶脑膨出（白箭，在半球中央变异型中并不常见）。B. 靠上的轴位示大脑半球在中线区相连（白箭），可诊断为前脑无裂畸形。C. 冠状位确认了大脑半球在中线区连续，透明隔缺如进一步确诊前脑无裂畸形。半球间裂的存在更有利于半球中央变异型的诊断

约 23% 的 CHARGE 综合征（眼球缺损、心脏病、后闭孔闭锁、发育迟缓及智力障碍、生殖器畸形和耳部畸形）患者有嗅觉发育不良[665]，而在系列的 MRI 研究中，10 名患者都能看到合并浅嗅沟的小嗅球[666]。有关 CHARGE 综合征的更多信息，请参照后面章节的小眼畸形 / 综合征部分。眼部畸形（眼距过远、小眼畸形和虹膜缺如）[667] 和其他鼻和鼻旁窦发育异常[668] 也可合并无嗅脑畸形。Bosma 综合征是一种罕见的疾病，其主要表现为整个鼻腔缺

如，合并小眼畸形、腭部畸形、味觉和嗅觉受损、腹股沟疝和性腺功能减退伴隐睾[669, 670]，异常的通路尚不清楚。无嗅脑畸形最常见的病因是宫内严重的局灶性损伤，或者与前脑前腹侧早期发育相关的基因突变有关。当出现多种畸形时，婴儿早期即可诊断。偶尔，当嗅觉感官异常单独出现时，会一直比较隐匿，直到患儿嗅觉缺失。

在任何嗅觉异常或面部中线异常的患者中，尤其是怀疑 CHARGE 综合征时，特别需要观察嗅觉

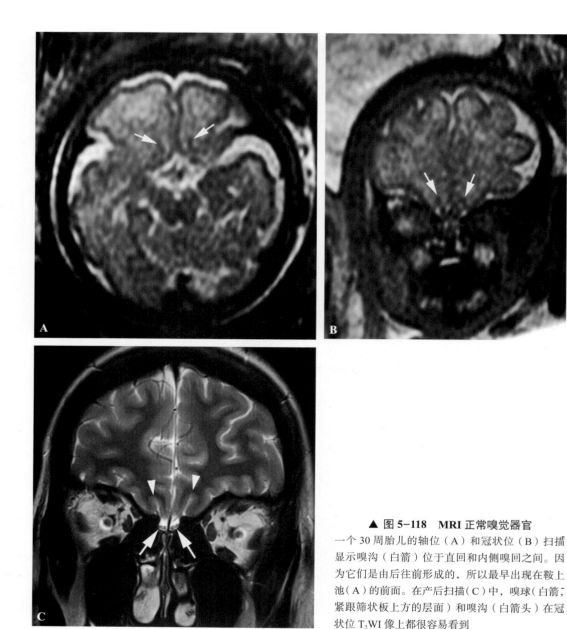

▲ 图 5-118　MRI 正常嗅觉器官

一个 30 周胎儿的轴位（A）和冠状位（B）扫描显示嗅沟（白箭）位于直回和内侧嗅回之间。因为它们是由后往前形成的，所以最早出现在鞍上池（A）的前面。在产后扫描（C）中，嗅球（白箭，紧跟筛状板上方的层面）和嗅沟（白箭头）在冠状位 $T_2WI$ 像上都很容易看到

器官和大脑中线结构，因为这些结构异常是支持无嗅脑畸形的有力证据。事实上，在面部畸形的患者中，为了评估是否合并大脑结构异常，常常会进行神经影像学检查，因此，MRI 是首选的检查方法。无鼻畸形的 CT 表现为不同程度的鼻、鼻腔缺如，硬腭弓高和鼻骨缺如（图 5-119）[671]。在较轻的患者中，可有先天性鼻梨状孔狭窄或后鼻孔闭锁，就像它们可存在于前脑无裂脑畸形中[672, 673]。无嗅脑畸形的典型 MRI 表现为嗅沟、嗅球和嗅束缺如（图 5-119A）[674]。下丘脑-垂体轴、胼胝体和前脑腹侧畸形是最常见的合并畸形。当嗅觉缺失或嗅觉减退合并促性腺激素低下时，应考虑 Kallmann 综合征的诊断（见本章后面下丘脑-垂体轴异常部分）。

### （三）视隔发育不良

1956 年由 Morsier 提出视隔发育不良（SOD），它包括视神经发育不良和透明隔发育不良或缺如[675]。它被定义为异质性疾病，包括视神经发育不全、脑垂体发育不全和大脑腹侧或大脑前联合中线结构异常[676]，目前相关发育异常已被广泛报道[677]。视

隔发育不良有可能是几种后天获得或先天基因异常引起的最终结果（主要是前脑腹侧和吻侧基因表达异常所致）[609, 678, 679]。一项关于视神经发育不良报道的大型回顾性分析指出，在这些病例中，遗传病例比较少见，并且年轻母亲和初产妇占多数。根据研究，他们提出产前营养、体重增加和贫困因素在这种疾病中可能有潜在作用[680]。相反，Dattani 和他的同事报道了一个有视隔发育不良的家族病例及一些散发病例证明此疾病是 HESX1 基因突变所

致，该基因位于 3 号染色体 3p21.1–21.2，HESX1 基因由发育中的前脑周边组织产生[676, 681, 682]。这个特定的位置提示前脑中线结构的诱导与 HESX1 基因的表达有关。因此，本病与前脑无裂畸形可有交叉。Rathke 裂囊原基也产生 HESX1 基因，这也能解释患儿出现垂体功能减退症[683]。参与垂体发育的转录因子包括 SOX3 的复制、SOX2 和 SOX3 的突变均与 SOD 的病因有关[684]。综上所述，SOD 的临床和影像学表现中发现了许多不同的基因和表型，

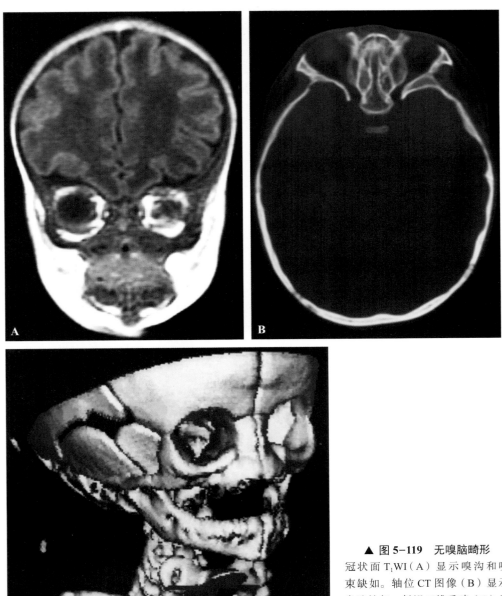

▲ 图 5–119　无嗅脑畸形
冠状面 $T_1WI$（A）显示嗅沟和嗅束缺如。轴位 CT 图像（B）显示鼻腔缺如。斜视三维重建（C）显示鼻骨缺失（本案例图片由 Clark Carroll，MD. 提供）

在 MRI 上也有许多发现：SOD 可能是一种异质性疾病[685]。

SOD 患者中约 2/3 存在下丘脑 - 垂体功能障碍[686-690]，事实上，一些专家（尤其是内分泌学家）认为这是该疾病的重要组成部分。临床表现多样，与异质性疾病的预期类似。视觉损伤包括眼球震颤和视敏度下降，然而，也有部分患者视力正常[687]。偶尔也会出现低钾血症。当存在下丘脑 - 垂体功能障碍时，通常表现为生长激素和促甲状腺激素缺乏引起的生长迟缓[686, 689, 690]。视隔发育不良的诊断需靠眼科检查结合影像学检查，但发现视盘发育不良合并部分或全部透明隔缺如时，可做出诊断。

影像学研究显示透明隔发育不全或缺如导致额角呈拳套形（图 5-120）[609, 620, 691, 692]。与部分间隔缺损患者相比，完全间隔缺损患者的下丘脑 - 垂体功能障碍发生率更高，神经发育和预后更差[693]。间隔的缺失通常可以在矢状位图像穹隆下部水平发现（图 5-120A）。高分辨率薄层的冠状位 MRI 图像可以诊断间隔缺失，尤其是 $T_2WI$，有助于视神经发育不全严重病例的诊断（图 5-120C）。在影像上确定轻度视神经 / 视交叉 / 视束发育不良十分困难，实际上，只有 50% 视神经发育不良患者可以在影像上发现。严重的视神经发育不良在矢状位和冠状位 MRI 图像最易发现，而非轴位，第三脑室前隐窝气球样扩大和鞍上池增大可能与此有关。值得注意的是，单侧视神经发育不全的患者可见垂体轻微病变，除此之外其他的脑部病变罕见（图 5-120）[693]。Brodsky 和 Glasier[678] 表明，影像学表现为单纯的视神经发育不良或视神经发育不良合并部分或完全透明隔缺如的患者，其发育预后较好，而那些合并半球畸形或垂体后叶异位的患者预后较差。另一项研究显示，49% 的视神经发育不良患者有透明隔异常，64% 的患者有下丘脑 - 垂体异常（HPA）[694]。MRI 上透明隔和 HPA 正常的患者内分泌功能正常，透明隔异常、HPA 正常者中内分泌功能异常者占 22%，透明隔正常、HPA 异常者中内分泌功能异常者占 35%，透明隔异常、HPA 异常者中内分泌功能异常者占 56%。因此，MRI 对透明隔和 HPA 的评估可能有助于预测内分泌疾病的发展[694]。

在视隔发育不良患者中目前已分出多组亚型[609, 678]。一组表现皮质发育畸形，尤其是脑裂畸形、多小脑回和灰质异位畸形[609, 678, 693] 和部分透明隔缺如（图 5-121）的发生率很高，同时，这些患者常常发现海马旋转不完全[693]。海马异常与胼胝体异常和神经 / 发育障碍密切相关[693]。本组视神经较小可能是视神经跨突触变性导致的，继发于视辐射的产前损伤 / 发育不良。第二组表现为透明隔缺如和脑白质发育不全，常致脑室增大，但大脑皮质正常。第二组中部分患者伴有大脑前联合或胼胝体膝部发育不良（图 5-122）。除了产生下丘脑的腹侧区域，还与神经管的吻侧受损的诱导相关。有些视隔发育不良的患者（可能为第三组）伴有垂体后叶异位（图 5-120）[678, 695]。第四个亚组可能包括 Dattani 等描述的家族中胼胝体发育不良的人[676, 681]。Severino 等[696] 最近报道了脑干和小脑蚓部的异常，包括小脑桥、髓质前后径减小、小脑蚓部前后径变短，其中 30% 的患者四叠体增厚。笔者建议对所有 ONH 和视隔缺如患者的中脑 - 后脑结构进行详细评估。

### （四）单纯的透明隔缺如

单纯的透明隔缺如是一种少见的畸形，可能没有神经学表现。然而，大多数单纯的透明隔缺如患者有神经功能障碍[697]。当发现透明隔缺如时应寻找合并畸形，与完全透明隔缺如并发的畸形包括前脑无裂畸形、胼胝体不发育、视隔发育不良、脑裂畸形、双侧多小脑回畸形、脑融合、继发于基底膜形成障碍的畸形如 WWS 和肌 - 脑 - 眼病、慢性脑积水和 Chiari Ⅱ畸形等[514, 556, 692, 697, 698]。

### （五）下丘脑 - 垂体轴异常

MRI 对垂体异常的检出率高，垂体体积小，可因先天囊肿而扩大（见第 7 章），青春前期和青春期也可以生理性扩大；垂体后叶（有时被称为垂体"亮点"，因其在 $T_1WI$ 上呈高信号）可缺如或异位（在垂体柄或位于下丘脑的正中隆起）；双垂体和双垂体柄甚至三垂体和三垂体柄比较罕见。因为下丘脑小，即使在冠状位薄层上也很难与周围结构鉴别，因此下丘脑细微异常难以察觉。发育性下丘脑异常，如错构瘤（第 7 章讨论）或中线无分隔，仔

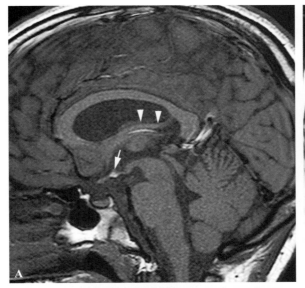

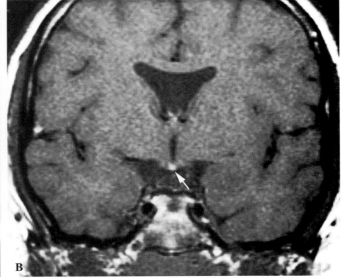

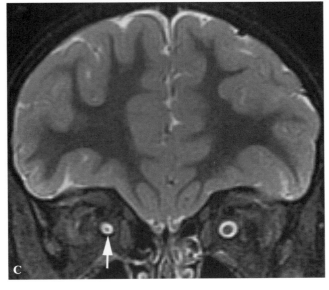

▲ 图 5-120　伴有垂体后叶异位的视隔发育不良

矢状位 T₁WI 像（A）显示下丘脑正中隆起处（白箭）的高信号垂体后叶（白箭），而不是蝶鞍。垂体前叶（蝶鞍内）很小。穹隆（白箭头）太低，表明透明隔缺如。冠状面 T₁WI（B）证实了透明隔的缺失和异位垂体后叶的存在（白箭）。前冠状位 STIR 图像（C）显示右眼视神经发育不全（白箭）

细观察时偶尔能发现。了解局部胚胎发育有助于我们更好的认识下丘脑和垂体畸形。

**1. 胚胎学**

胚胎期 28～32 天，在前肠顶上出现一个浅泡，叫 Rathke 裂。传统认为，Rathke 裂从口咽腔发生，然而最近的证据显示，它来源于神经嵴的神经外胚层[699]。不管起源如何，Rathke 裂与口咽腔在胚胎性下丘脑的前方向下延伸并与之接触，称为神经垂体或垂体后叶（图 5-123）。Rathke 裂与口咽腔的连接随后也闭合。但其中一部分可能成为颅咽管或鼻咽或蝶窦中异位垂体巢。在胚胎 42～44 天，Rathke

裂与口咽腔连接闭合后，Rathke 裂就叫作腺垂体或垂体前叶[70, 701]。这种转变的生物学基础已经阐明，并得到了很好的总结[702, 703]。

胚胎的 37～42 天，发育中腺垂体形成侧叶。这些侧叶被称为结节突起，会分化成垂体结节部。在 42～44 天，结节从外侧围绕漏斗和发育中的神经垂体，这便是垂体的边界。第 44～48 天，与后叶细胞紧邻的中线前叶细胞分化为中间部的原基。这样，在 49 天前，下丘脑 - 垂体轴所有成分都已萌芽，将来逐渐发育为成熟的系统[700, 701]。

垂体的功能分化包括门脉系统形成和激素分泌

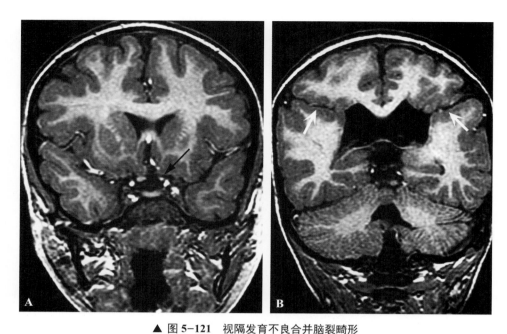

▲ 图 5-121 视隔发育不良合并脑裂畸形

冠状位 SPGR T₁W1 显示左侧视神经颅内段发育不良（A 中的黑箭）；后面层面的冠状位图像，为双侧脑裂畸形（B 白箭）

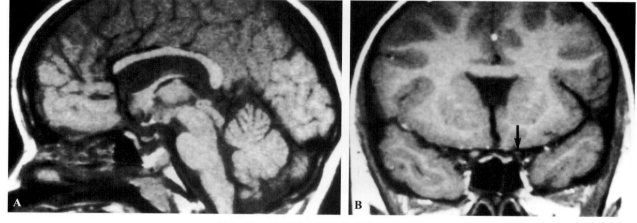

▲ 图 5-122 视隔发育不良合并胼胝体发育不良

矢状位 T₁W1（A）示胼胝体膝部缺如，而体部和压部正常。冠状位 T₁W1（B）示透明隔完全缺如，左侧视神经发育不良（黑箭）

细胞的分化。假设这种分化需要垂体与下丘脑直接接触[704]。垂体细胞分化的基因学基础正在研究中，可能包括一个组织中心（ZLI 组织者）的形成，它表达多种信号分子，包括 SHH、WNT 和 FGF 家族成员[705]。不同浓度的 SHH 诱导发育中的细胞和间质中蛋白质的差异表达，形成信号梯度，诱导核基因产生导致细胞分化的介质[705-708]。诱导核基因产生介质引导细胞定型[705, 708]。器官形成过程很复杂，目前尚不清楚[708, 709]。它依赖于几个转录因子，如 *PROP1*、*POU1F1*、*HESX1*、*LHX3* 和 *LHX4*，来达到时间和空间上的差异表达和相互作用。这些基因的突变可能与周围结构改变有关，从而导致不同类型的垂体功能减退症[706]。转录因子 *SOX2* 在垂体发育过程中具有多种功能：缺乏 *SOX2* 将导致严重的前叶发育不良，垂体特异性转录因子 *POU1F1* 表达显著降低，并破坏促生长激素细胞和促甲状腺激素细胞的分化，以及缺乏前体产生的前叶细胞谱系[710]。Jayakody 等[710]发现分化细胞的数量非常少，

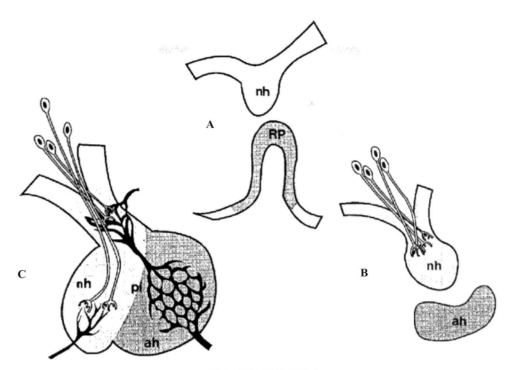

▲ 图 5-123　垂体的形成

A. 在胚胎 28~32 天，Rathke 裂（RP）出现在前肠顶部，位于脊索头侧。Rathke 腔位于向下扩张的胚胎性下丘脑前方并与之接触，也就是神经垂体或垂体后叶（nh）。B. 胚胎 42~44 天，Rathke 裂与口腔前庭连接并逐渐闭塞，与此同时，Rathke 腔成为腺垂体或垂体前叶（ah）。C. 胚胎 44~48 天，邻近后叶的中线前叶细胞分化为中间部原基。现在所有的成熟的下丘脑 - 垂体轴的成分都已就位，将逐渐进化为成熟的系统。pi. 中间部原基

并缺乏足够的促肾上腺素释放激素的刺激，从而无法发挥正常功能。细胞的正常介质包括大量的转录因子作为阻抑物和激活剂及来源垂体和周围结构的相关调节剂[702, 703, 711]。这些过程的具体细节超出了本书的范围。可以说，某些重要基因的突变可能导致垂体发育受损，而另一些基因在垂体前叶和垂体后叶发育及其他大脑和内脏结构发育方面也可能出现缺失[710, 711]。如果期待更深入的讨论，读者可以参考 Drouin 的章节[712]。

下丘脑的发育尚不清楚。目前知道的是，下丘脑来源于发育中的神经管细胞的亨氏结节，受到脊索前板和其分泌的某些蛋白质（如 Sonic Hedgehog, SHH）的影响向反方向运动[614]。因此，前脑腹侧中线诱导的疾病如前脑无裂畸形，几乎总伴下丘脑结构和功能异常[713]。除此之外，某些下丘脑细胞由发育中胚胎的其他部位移行而来[714]。因此细胞移行性疾病也可导致下丘脑功能异常。从影像学角度出发，对于下丘脑 - 垂体轴异常的患者，矢状位薄层 $T_1WI$、$T_2WI$ 像应重点观察下丘脑，其次为垂体。

**2. 垂体缺如、发育不良和双垂体**

垂体缺如或发育不良是十分罕见的畸形，包括垂体前叶和后叶缺失或发育不良。在许多病例中，还包括垂体柄。在新生儿中这种疾病几乎是致命的。常见的伴发畸形有肾上腺、甲状腺、睾丸、卵巢和阴茎发育不良。蝶鞍小而平，有时被一层硬脑膜覆盖。垂体发育不良（图 5-124）比发育不全更为常见，更重要的是，患者通过激素替代疗法可以存活[543, 715]。这些患者缺乏生长激素导致身材矮小，因此被归入垂体性侏儒（见下一节）。已经发现许多不同基因的突变可导致垂体发育不良，通过不同的遗传表型和某些特定激素的产生影响垂体前叶和后叶的发育[711, 716]。

极少数情况下，垂体缺乏也可能发生在创伤性脑损伤之后。下丘脑和垂体可以重复（图 5-125），甚至可以重复 3 次[717]。面部和脑的其他畸形几乎

总是存在 [718-720]。最常见者是面部畸形（从眼距过宽到面部裂）、舌畸形、腭裂、咽部畸胎瘤、胼胝体发育不良、Willis 血管环畸形（尤其是基底动脉部分开窗 [721]）、嗅球和嗅束畸形 [719, 722]。患者可出现性发育延迟或性早熟 [723]。

### 3. 垂体性侏儒

垂体性侏儒症是一大类疾病，都由生长激素缺乏造成，其特征是身材矮小、生长缓慢、牙釉质化不良和骨龄落后。男性患病率是女性的 2～3 倍。可能只有生长激素缺乏，也可能伴更多腺垂体和神经垂体激素缺乏。因此，在侏儒症患儿中寻找其他下丘脑激素的缺乏是很重要的 [724]。关于儿童孤立生长激素缺乏症（IGHD）的病因、诊断和治疗仍存在争议。在 IGHD 中最主要的基因是编码生长激素（17q22-24 号染色体 *GH1*）和生长激素释放因子受体（7p14 号染色体 *GHRHR*）的基因 [724]。最近的数据表明，缺乏生长激素对患儿健康和神经发育的影响可能比以前认识到的更为广泛，目前尚不清楚重组人生长激素治疗能在多大程度上避免这种情况 [725]。当患儿根据标准生长曲线发现异常矮小时，或无其他疾病却表现生长缓慢时，或身材矮小合并其他中枢神经系统异常时，应该怀疑此病。目前

已发现许多家族和遗传原因的 IGHD 合并垂体垂体激素不足的病例 [711, 726]，但这些很少在临床实践中发现 [711, 727]。

影像学检查可显示一系列特征，包括蝶鞍和垂体前叶小而神经垂体正常（图 5-124），垂体前叶和垂体柄发育不良或缺失，神经垂体高信号（后叶）可位于漏斗内或下丘脑的正中隆起（异位高信号）（图 5-126）[728-731]。只有约 40% 的垂体性侏儒症患者出现全部下丘脑-垂体影像学特征，这些表现完全的患者倾向于多种激素缺乏（合并垂体激素缺乏症或者 CPHD）和生长激素水平低 [729, 730, 732]。相反，单发生长激素缺乏的患者，MRI 多表现为腺垂体和漏斗大小正常 [731, 733]，异位的垂体后叶通常沿垂体柄分布（图 5-127）。这种轻度异常有时被称为"部分"垂体异位 [731]。当完全垂体后叶异位（位于下丘脑正中隆起）时，患者 CPHD 发生率较高（49%）、还可见泌乳（32%）和相关脑和颅底畸形（12%），包括胼胝体畸形（图 5-126）、视神经发育不良、侧脑室旁灰质异位 [350, 711, 716, 732]。

虽然大多数 CPHD 患者于新生儿期起病并且垂体非常小，但 *PROP1* 基因纯合子或复合杂合突变患者在儿童期出现严重的生长迟缓 [725, 734]。*PROP1*

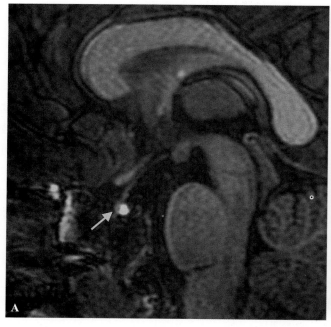
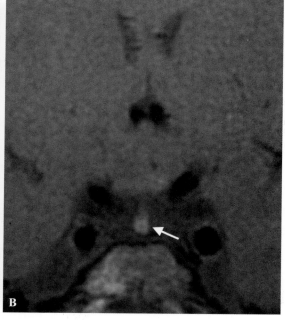

▲ 图 5-124　重度垂体前叶发育不良
矢状位（A）和冠状位（B）T₁WI 显示微小的垂体前叶（白箭），比高信号的垂体后叶小

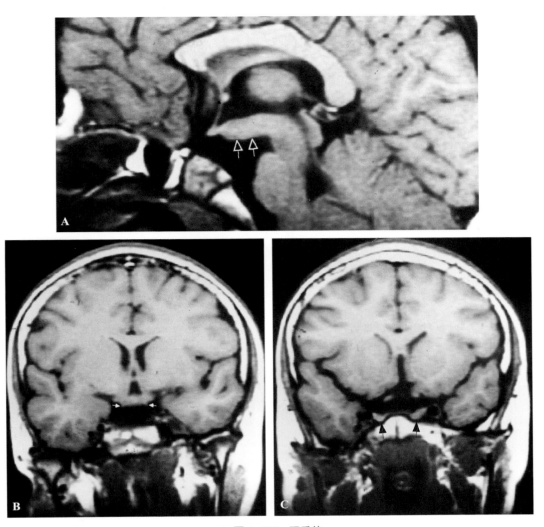

▲ 图 5-125　双垂体

矢状面 T₁WI 像（A）显示第三脑室底部异常增厚（空心白箭）。冠状位 T₁WI 像（B）显示第三脑室底部增厚的灰质条及从它发出的两个垂体柄（小白箭），这些终止于两个分离的垂体（C 黑箭）

是一种转录因子，促进垂体促性腺激素、体细胞、催乳细胞和甲状腺细胞的正常发育。失活突变导致黄体生成素和促卵泡激素、生长激素、催乳素和促甲状腺激素缺乏。*PROP1* 突变似乎占 CPHD 病例的 40%[735-737]。与大多数以蝶鞍和垂体小为特征的 CPHD 不同的是，伴有 *PROP1* 突变的 CPHD 患者的影像学表现为垂体增大，垂体前叶 T₁WI 高信号、T₂WI 低信号[738, 739]。

**4. Kallmann 综合征（促性腺功能减退）**

Kallmann 综合征（OMIM 308700）[740]是一种神经元移行基因的异常，它造成嗅细胞和正常分泌黄体化激素释放激素（LHRH）的细胞不能从嗅

基板移行至前脑。正常情况下，这些细胞在嗅基板（鼻窝）产生并向前上方沿嗅细胞轴突向发育中的大脑半球移动[714]。移行过程是通过移行细胞对沿途细胞表面特异性细胞黏附因子（N-CAM）的识别来完成的[741, 742]。第一个 Kallmann 综合征基因是在 X 连锁 Kallmann 综合征（OMIM 147950）中发现的。该基因（Xp22.3 KAL1）编码一种小的细胞外基质蛋白（ANOS1，一种细胞黏附分子，在轴突侧支化、细胞运动和迁移中起作用[743]），并指导嗅神经轴突的移行[744]。当基因缺失或功能失调时，释放促性腺激素释放激素的细胞不会迁移到下丘脑，嗅基板中产生的轴突仍留在鼻腔中[745]。促

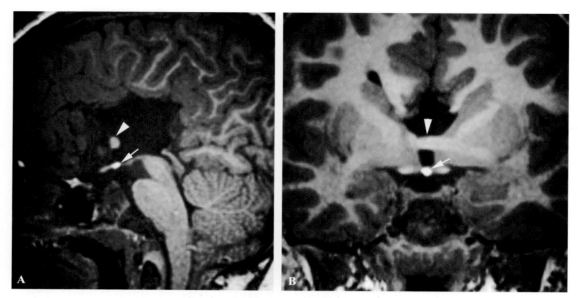

▲ 图 5-126　垂体前叶发育不良伴垂体后叶异位

矢状位（A）和冠状位（B）T₁WI 像显示在下丘脑正中隆起处有一个小漏斗内（未展示）、较小垂体前叶和异位垂体后叶（白箭）。这类患者通常有其他异常，如胼胝体缺如和大的前连合（白箭头）

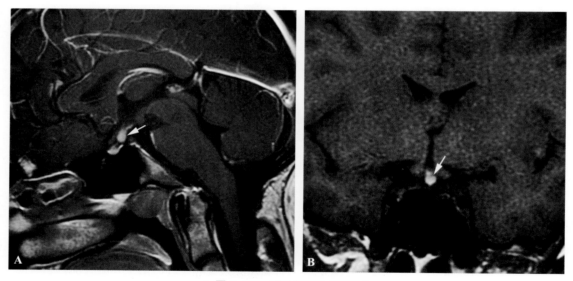

▲ 图 5-127　漏斗部垂体后叶异位

对比矢状位（A）和冠状位（B）T₁WI 像显示位于垂体柄的体积较大的垂体后叶（白箭）。患儿垂体前叶大小正常，无其他异常

性腺激素性腺功能低下可以是特发性的，也可以由药物、感染、头部创伤、辐射、过度沉溺于娱乐性药物和系统性疾病（如朗格汉斯细胞组织细胞增生症和结节病）引起 [746]。检索 NCBI 数据库显示，超过 20 个基因突变与 Kallmann 综合征相关，包括编码转录因子（SOX10）、生长因子（ANOS1 FGF8）、生长因子受体（FGFR1）、g 蛋白耦合受体（PROK2）、

蛋白质与解旋酶家族域（CHD7）、蛋白质参与信号转导和基因调控（WDR11）cAMP-dependent 蛋白激酶（HS6ST1）、化学引诱物（SEMA3A，SEMA7A PROK2）、趋化性受体（PROKR2）、微管蛋白（TUBB3）、功能未知的基因（ANOSP2）及其他可能的基因。

Kallmann 综合征患者典型临床表现为嗅觉丧失

或低下，在年长患者中，还伴性腺功能低下。肾脏畸形、腭裂和牙齿发育不全可能与之相关[747]。准确诊断很重要，因为激素治疗可以重建生殖功能，患者可以过上相对正常的生活[748]。MRI 检查对于确诊很重要[674]，因为它可以观察嗅沟和嗅球，在 Kallmann 综合征中，嗅沟发育不良或缺如。虽然轴位图像可以显示嗅沟的缺如[674, 749]，但冠状位图像，尤其是 T$_2$WI RARE 图像，将更明确地显示发育不良的嗅沟和嗅球（图 5-128）。近距离分析还将显示对称的灰质团，灰质体积增加，临近的直回和眶内侧回的白质体积减小，嗅沟深度变浅，眶内侧额沟加深[750]。如果能够获得高质量的冠状位图像，那么胎儿 MRI 也可以进行粗筛。如果下丘脑功能低下很严重，矢状位上还可以见垂体变小（图 5-128A）。同时还应该寻找相关的腭裂、牙齿发育不全、肾脏畸形[726] 和罕见的胼胝体异常[750]。Kallmann 综合征也可能是包括面中部发育不良综合征的一部分。

#### 5. 下丘脑发育不良和粘连

如本节导论中所述，下丘脑畸形在 MRI 上很难诊断，因为下丘脑太小而且与周围结构辨别困难。但患者出现下丘脑功能异常（通常为尿崩症）或下丘脑激素水平异常（通常为促垂体激素释放激素），需考虑下丘脑萎缩（继发性损伤后萎缩）（通常表现为第三脑室前部不对称扩大）、鞍上或三脑室区肿瘤（见第 7 章）或下丘脑 / 鞍上结构发育不良。在下丘脑病例中，我们要特别关注视交叉，确认它发育正常而且与下丘脑分离，并观察神经垂体是否移行于蝶鞍而不是异位于正中隆起或垂体柄[716]。

最近，一些学者提出了下丘脑粘连（图 5-129）[751-753]。许多患者合并其他大脑畸形，然而，MRI 检查对下丘脑不敏感。在加州大学旧金山分校贝尼奥夫儿童医院，我们自从开始对患者进行 3T 薄层扫描，每年都有患者确诊。当我们将研究重点放在下丘脑时，确诊病例更多。然而，随着时间的推移，笔者并没有发现病变生长。在有其他异常的患者中也可以看到此改变，但这是经过高度选择的患者。在没有任何神经发育障碍的患者中也有很多类似表现。此外，那些患有神经发育障碍的患者并没有与下丘脑功能相关的体征或症状。因此，认为它们是少见的微小畸形，如果有的话，是出现神经系统体征或症状的原因。由于它们的位置原因，它们应被视为"不接触"病变，除非它们生长（与间脑的其余部分不成比例）并引起症状。

### （六）眼的畸形

#### 1. 眼和眼眶的胚胎学

胚胎第 22 天，神经管（仍然开放的）间脑部分的外侧壁形成两个宽而浅的凹槽，这就是原始视泡（图 5-130）。在视泡的作用下，下面的外胚层开始增厚形成晶状体板，在第 4 周末，与视泡内陷形成晶状体核和视杯，晶状体伸入视杯[754] 的中间。晶状体板同样也影响视泡的发育，并使下面的神经组织增厚开始形成神经视网膜层。同时，发生第二次内陷形成一个沿着视杯腹侧走行的沟，这是胚胎性视裂，也叫脉络膜裂（图 5-130）。间叶细胞沿着这条裂移行形成原始玻璃体和透明动脉。视杯内陷更深，因而它在视泡时期与外胚层表面最近的壁开始反折并于将要形成色素上皮的成分相贴（图 5-130C）。色素上皮最后分化为视杆细胞、视锥细胞和神经节细胞。一个包含脑脊液的杯状结构在原始神经视网膜层和色素上皮质之间形成裂隙（图 5-130C），它与第三脑室相延续。在胚胎第 5 周和 6 周早期，胚胎性视裂的两端融合，原始视网膜神经元轴突从玻璃表面进入视裂隙，在视网膜内闭合形成视盘。发育中的视网膜神经层轴突束在视裂较薄的后部走行，形成视神经干，最后发育成视神经。胚胎第 7 周，视杯的边缘向前生长，包围晶状体前部形成睫状体。晚些时候，视杯更向前伸展形成虹膜上皮。虹膜上的一部分细胞分化成瞳孔收缩肌和扩张肌[28, 755-757]。眼发育的基因学复杂，超出了本书的范围，但正逐步为人们所了解（大量转录因子、TGFβ/ BMP 信号分子、视黄酸通路中的基因及与眼发育有关但目前作用尚不明确的基因已被发现[754]）。

#### 2. 眼球畸形

眼球畸形最容易分类，它分为无眼畸形、小眼畸形和大眼畸形。与综合征相关的眼球畸形如 13- 三体、视隔发育不良、肌 - 眼 - 脑病、Walker-Warburg 综合征和斑痣性错构瘤病，将在相关章节中阐述。

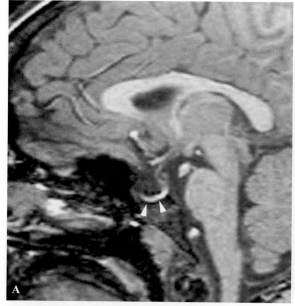

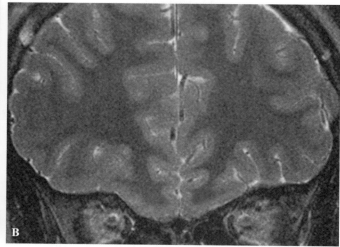

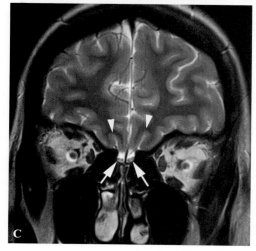

▲ 图 5-128 Kallmann 综合征

矢状位 $T_1WI$ 像（A）显示垂体发育不良（白箭头）。冠状位 $T_2WI$ 像（B）显示正常嗅沟缺如，嗅沟将回直回与眶内回分开。与（B）相同水平的冠状位 $T_2WI$ 像（C）比较显示正常的嗅沟（白箭头）和嗅球（白箭）

（1）小眼、无眼症和眼组织残缺：小眼症、无眼症和眼组织残缺被归为 MAC 谱系疾病[754]，特征表现是眼睛较小或缺失，或者部分眼组织残缺，可局限于单个也可累及多个组织结构。MAC 障碍在新生儿中的总发生率为 6/100 000～13/100 000（无眼症 0.6/100 000～4.2/100 000，小眼症 2/100 000～17/100 000，色斑瘤 2/100 000～14/100 000）[758, 759]。约 30% 的 MAC 患者表现为综合征，包括颅面、大脑、生殖器、骨骼、肾脏和心脏畸形。脑畸形通常与无眼症相关，而泌尿 / 生殖器异常在眼组织残缺患者中最为常见[758, 759]。已知与 MAC 异常相关的基因有 80 多个[760]，其中转录因子组最多（754 个）。

在已知的与 MAC 相关的基因中，转录因子占大部分（含 HMG-box 结构域基因 SOX2，同源域基因 OTX2、PAX6、VSX2、PITX3、RAX、SIX6，配对域基因 PAX6，叉头家族基因成员 FOXE3，锌指基因 SALL2 和基本螺旋基因 ATHO7），其次是 TGFβ/BMP 信号分子（BMP4、BMP7、GDF6、GDF3），视黄酸（RA）通路基因（ALDH1A3、STRA6、RARB），和在眼部发育中不同功能的基因（SHH、ABCB6、MAB21L2、C12orf57、TENM3（ODZ3）PXDN、YAP1、HMGB3 和 CRIM1）[754]。

无眼畸形是指先天性缺少单侧或双侧眼睛。一些作者认为，真正的原发性无眼症是不存在的，在

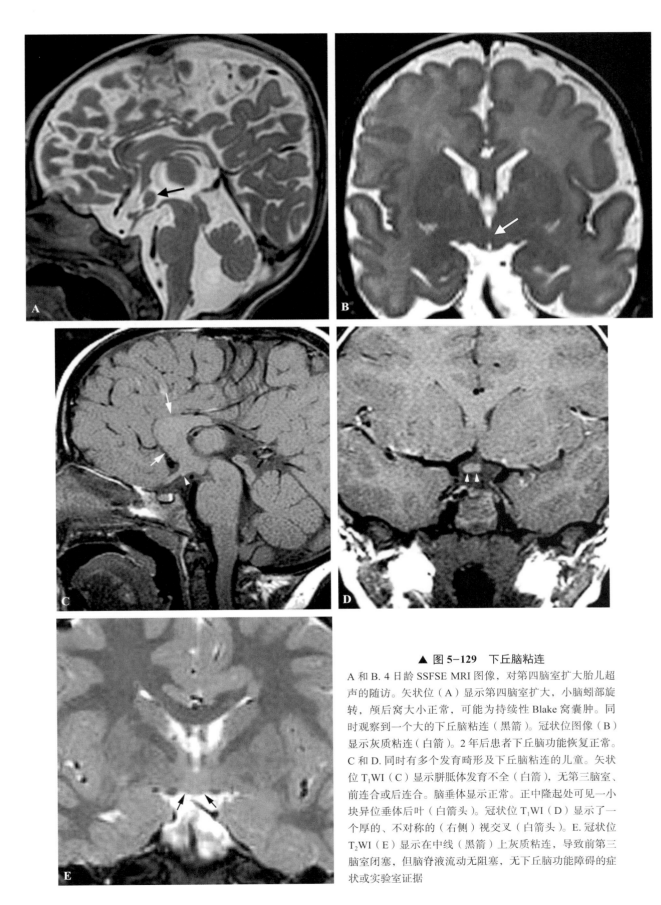

▲ 图 5-129　下丘脑粘连

A 和 B. 4 日龄 SSFSE MRI 图像，对第四脑室扩大胎儿超声的随访。矢状位（A）显示第四脑室扩大，小脑蚓部旋转，颅后窝大小正常，可能为持续性 Blake 窝囊肿。同时观察到一个大的下丘脑粘连（黑箭）。冠状位图像（B）显示灰质粘连（白箭）。2 年后患者下丘脑功能恢复正常。C 和 D. 同时有多个发育畸形及下丘脑粘连的儿童。矢状位 T₁WI（C）显示胼胝体发育不全（白箭），无第三脑室、前连合或后连合。脑垂体显示正常。正中隆起处可见一小块异位垂体后叶（白箭头）。冠状位 T₁WI（D）显示了一个厚的、不对称的（右侧）视交叉（白箭头）。E. 冠状位 T₂WI（E）显示在中线（黑箭）上灰质粘连，导致前第三脑室闭塞，但脑脊液流动无阻塞，无下丘脑功能障碍的症状或实验室证据

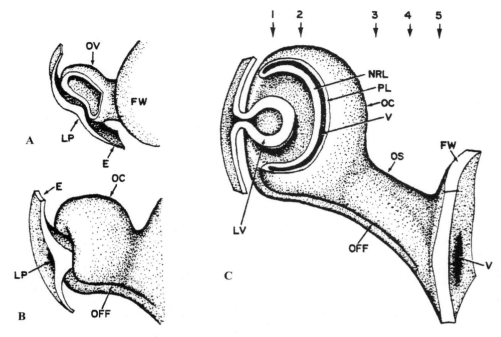

▲ 图 5-130　眼睛的发育

A . 胚胎第 4 周早期，视泡（OV）从前脑（FW）间脑壁向晶状体基板（LP）外翻即外胚层的局部增厚凹陷。B. 第 4 周晚期，视泡在晶状体基板的持续影响下形成视杯（OC），同时，另一个凹陷形成，形成一个从发育中的视杯向后走行到前脑壁的沟 [ 视胚胎裂（OFF）]。C. 第 4 周结束，视杯内陷，这部分与外胚层最接近，视网膜神经层（NRL）在色素膜（PL）上双层折返，仍被视室（V）分开；它与第三脑室通过视干（OS）相连；晶状体泡（LV）此时几乎完全从外胚层（E）上脱离

活体新生儿中所见的情况最好称为极端小眼症或临床无眼症 [761]。我们将该术语用于未发现眼球或视神经的任何情况。它可以分为两种主要形式。原发性无眼畸形是一种非常罕见的疾病，眼球原基从未形成过，可能是视泡发育中很重要基因突变的结果。与无眼畸形关系最紧密的基因是染色体 3q26.3-27 上的 *SOX2*，其突变占双侧无眼 / 小眼畸形的 20%～40% [762, 763]。73% 的患者至少单侧眼睛出现无眼畸形，其余病例以小眼畸形为主（759 例），此外，患病婴儿通常伴有食管闭锁、椎体分节畸形、面部先天性畸形和男性生殖器畸形 [761, 764]。14q22 号染色体上的 *OTX2* 和 18q21.3 号染色体上的 *RAX* 突变也与原发性无眼畸形有关，43% 的患者至少单侧眼睛缺失，另一侧眼睛通常为小眼畸形 [759, 765]。无论是哪种原因，大脑（尤其是"视觉皮质"）基本是正常 [766] 的。继发性无眼畸形较常见，与胚胎第 4 周早期的感染（如风疹）、外伤、血管因素或中毒 / 代谢性（维生素 A 过多或过少）因素有关 [764]。然而，环境因素导致的无眼畸形 / 小眼畸

形的直接证据很少，并且病例少，因此获得的信息更少。在真正的无眼畸形（原发性或继发性）中，既没有视神经也没有眼球（图 5-131），可能会有眼外肌、泪器和血管。

小眼畸形指眼睛特别小。它可为单侧和双侧，可以是多种病变的结果。一些患者单侧无眼畸形，另一只小眼畸形，许多学者认为它们是一个整体，最终的结果为无眼畸形 [754]。原发性小眼畸形是许多综合征的伴发畸形。它可能因原发性眼球发育不良、眼组织残缺、永存性原始玻璃体增生、先天性感染（风疹最常见，见第 11 章）、染色体异常（见上文）[754, 759, 764, 768] 和代谢异常（LOWE 综合征最常见，见第 3 章）等造成。在儿童中，继发性小眼畸形最常见的原因是早产儿视网膜病变、眼部感染或产前毒素暴露 [767, 769]。继发性小眼畸形的影像学表现没有特异性，主要表现为眼球小和视神经小。我们将讨论具有特征性影像学表现的疾病。

眼组织残缺是指任何眼部结构出现裂隙或不连续，最常见的类型来自脉络膜裂闭合不全 [770]，由

于闭合不全，所以眼球较小。它们的形成与许多基因突变有关，其中最典型的是 *PAX6*[771]、*GDF6*[772]、*ALDH1A3*[773] 和 *STRA6*[774]。眼组织残缺相当常见，常为双侧性且比较轻微（最常见是位于虹膜的颞下侧，成像模糊），因此，大多数患者的影像学表现正常[775, 776]。它们与许多脑畸形的综合征有关，包括 Joubert 综合征、Aicardi 综合征、Walker-Warburg 综合征[776] 和 CHRGE 综合征（见下文）。两种变异型有典型的影像学表现。Morning glory 综合征（以特征性的检眼镜表现命名）是一种影响视盘处的视神经受损，这种综合征通常合并脑畸形，如胼胝体发育不全和颅底脑膨出[777]。影像学检查的典型表现为视网膜位于视神经头的部分向后移位（图 5-132）。移位部分呈长方形或锥形。相邻侧（图 5-132B）或双侧（尤其在 Aicardi 综合征中）（图 5-132C）可见球后囊肿[777]。眼组织残缺合并囊肿（又称小眼畸形合并囊肿）则是一种由胚胎性视网膜过度增殖，随后发生内层和外层视网膜分

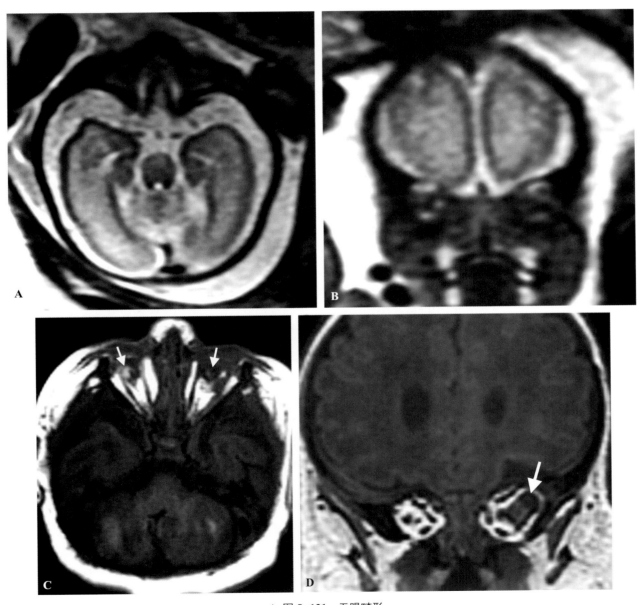

▲ 图 5–131 无眼畸形
A 和 B. 妊娠晚期早期胎儿的轴位和冠状位 SSFSE 图像视神经和眼球均缺如，眼外肌肉存在（B）。C 和 D. 轴位和冠状位 T₁WI 显示新生儿眼外肌存在及类似未成熟眼球的原始结构（白箭）

离 [770, 778] 造成的畸形 [770, 778]。这些囊肿的壁与眼球壁融合使囊肿与玻璃体腔相连续（图 5-132B），大的囊肿中，可见玻璃体内容物进入囊肿，继而眼球体积减小并移位（图 5-133）。实际上，大的囊肿可能比眼球还大（图 5-132B 和图 5-133），并可能造成眼下垂（图 5-133）。眼球可以通过晶状体的存在与囊肿进行区分。影像学检查发现眼球与球后肿物相连，可证实诊断并有助于与其他情况的鉴别 [775]。

CHRGE 描述的是一种常见的畸形综合征，出现比例为 0.1/ 万～1.2/ 万例，这是由早期胎儿发育期间多器官发育不良引起的 [779]。该名称来自于这些孩子身上发现的一些较常见的特征的第一个字母：coloboma（通常是视网膜脉络膜）和脑神经缺损占 80%～90%；心脏缺损占 75%～80%，尤其是法洛四联症；后鼻孔闭锁（阻塞鼻腔呼吸通道）占 50%～60%；生长发育迟缓占 70%～80%；性腺功能低下导致生殖器发育不良；感音神经性听力损失相关的耳畸形（＞90%）[780]。常见的原因是染色体 8q12.1-12.2 上的 CHD7 基因产生了新的突变，这对于转录基因的激活是必需的，并且在神经嵴的多功能迁移也是必需的。神经嵴转而形成异常结构 [781]。在染色体 7q21.11 处的 SEMA3E 基因突变也与之相关 [782]。

CHRGE 综合征的诊断标准需要至少满足 3 个主要标准中的两条（眼组织缺损、后鼻孔闭锁 / 狭窄、颞骨半规管的发育不良或发育不全）和两个次要标准（脑神经病变、下丘脑垂体功能障碍、耳畸形、心脏或食管畸形和智力障碍）[783]。以上是眼组织残缺的部分。最常见的异常脑神经是第Ⅷ对，儿童常伴有不同程度的听力损失，常常需要植入人工耳蜗。颞骨成像（MRI 或 CT）显示耳蜗发育不全，多数病例半规管发育不良，常伴有特征性外耳短而宽、突出、耳垂缺如。其他常见的脑神经异常包括舌咽神经（CN Ⅸ / Ⅹ）、面部不对称麻痹（CN Ⅶ）和嗅觉缺失 / 减弱（CN Ⅰ）。CN Ⅰ 异常常与性腺功能低下（Kallmann 综合征）有关。约一半 CHRGE 综合征的儿童出现后鼻孔闭锁，导致无法经鼻呼吸，需要手术治疗 [779]。

永存原始玻璃体增生（PHPV）：也称为持续性胎儿血管化，是指原始玻璃体的纤维血管组织和为它供血的玻璃体动脉不能退化造成的畸形 [770, 784]。胚胎期眼内血管系统由虹膜附近的前系统和玻璃体内晶状体后系统两部分组成。这些血管的持续存在常常导致血管增生，从而导致眼前段或后段的 PHPV。在这两种情况下，患者通常在出生时或出生后的头几个月出现小眼、白瞳和先天性白内障 [769, 784]。PHPV 是白瞳的第二大常见原因（仅次于视网膜母细胞瘤，见第 7 章），占 20%～25% [785]。大多数 PHPV 病例是散发性的，但目前已发现一些常染色体显性（OMIM 611308）和隐性基因（OMIM 611311）（一篇论文表明在染色体 10q11-21 区域有一个基因 [786]，但尚未分离出候选基因）。大多数病例为单侧，尽管双侧 PHPV 在与诺里病、WWS 和其他神经系统和系统性疾病中更为常见 [787]。

病理上，前部 PHPV 患者前房浅、虹膜血管扩张、晶状体后纤维血管膜。白内障和核内出血常发生，后者可导致青光眼。当后部 PHPV 存在时，纤维血管束沿着玻璃体管从视神经头伸向原始玻璃体（位于晶状体后方）。这与睫状突的延长、视盘发育不良、模糊的黄斑及视网膜皱褶有关。纤维束可能对视网膜产生牵引力，导致视网膜脱离和视网膜下出血。视神经和视网膜的畸形较常见 [787, 788]。

诊断可用任何成像方式。眼部超声显示晶状体后方有大小不等的肿块回声，高回声带从肿块的后表面延伸到球体后方。多普勒成像显示这条带内有血流信号，代表玻璃体管内的玻璃体动脉。视网膜脱离表现为在无回声玻璃体内的一个曲线状回声结构 [789]。PHPV 的 CT 检查可见小眼和一个纵向的隔（玻璃体动脉穿过玻璃体管）从视神经头伸向原始玻璃体（位于晶状体后方）（图 5-134）[784, 790]。经常出现玻璃体变薄。其次，眼球内没有钙化，可以确认白瞳不是由视网膜母细胞瘤引起（见第 7 章）。MRI 能更好地显示晶状体后方、玻璃体管、异常晶状体、睫状突延长、视网膜脱离伴视网膜下出血等部位的肿块（图 5-83 和图 5-134）[789-791]。此外，MRI 可以避免正在发育的眼睛暴露在电离辐射下。在加州大学旧金山分校，如果眼部超声强烈提示视网膜母细胞瘤或 PHPV，通常会进行 MRI 检查。

未成熟儿视网膜病变：ROP 是由未成熟新生儿血氧水平升高引起的血管收缩造成的（幸运的是，

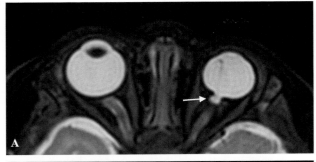

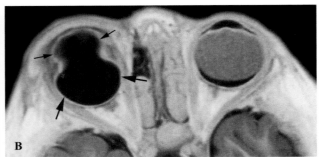

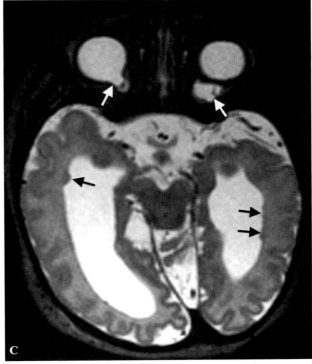

▲ 图 5-132　眼组织缺损

A. 轴位 $T_2WI$ 像显示左侧小的眼组织缺损（白箭）导致眼球后中线壁向后移位。B. 轴位 $T_1WI$ 像显示右侧大的球后囊肿（大黑箭），从一个小的眼缺损性囊肿逐渐向后延伸（小黑箭）。对侧（左）眼球以前曾因视网膜发育不良而接受治疗。C. Aicardi 综合征患者的轴位 $T_2WI$ 像显示双侧眼组织缺损（白箭），同时注意颞角侧壁的异位（黑箭）和异常的颞叶沟

使用产前类固醇可显著降低与早产相关的肺部疾病的发生率）。血管收缩效应导致慢性视网膜缺血，进而导致新生血管形成。新生血管形成及其随后的退变导致视网膜下渗出、出血和瘢痕，瘢痕和视网膜下渗都可能造成慢性视网膜分离和最终导致小眼畸形。在新生儿护理质量高的国家，对视力威胁较大 ROP 只出现在出生体重低于 1000g 的婴儿[792]。现有证据表明，超过 50% 的出生体重低于 1000g 的婴儿出现不同程度的急性 ROP[793]。其中大部分可消退，但一小部分进展严重，需要激光治疗[794]。

　　影像学表现通常为双侧不对称性。而小眼畸形通常是双侧、不对称的。眼球受影响，导致屈光不正（通常表现为近视）。当存在双侧慢性视网膜分离时，应仔细询问早产儿的临床病史。视网膜分离

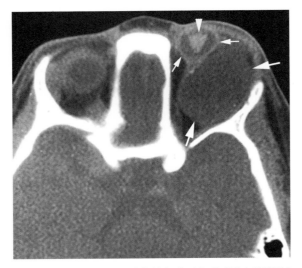

▲ 图 5-133　眼组织残缺合并囊肿（小眼畸形合并囊肿）

大囊肿（大白箭）与玻璃体腔（小白箭）相连，玻璃体腔可见晶状体（白箭头）。囊肿过大导致眼下垂

常见于眼球的颞侧。如果视网膜分离是急性的，在 CT 上能发现急性出血造成的高密度视网膜下液体。钙化较罕见，只有在长期存在的疾病中出现[795]。MRI 在 T₁W1 表现为高信号，在 T₂WI 和 T₂*WI 表现为低信号。慢性视网膜分离在 MRI T₁WI 呈低到中等信号，在 T₂WI 和 T₂*WI 图像上信号取决于剩余的脱氧血红蛋白含量（见第 4 章）[796]。后部玻璃体瘢痕在 MRI 上难以与视网膜母细胞瘤鉴别。眼部超声是鉴别 ROP 非钙化性瘢痕与钙化性视网膜母细胞瘤（钙化引起低回声影）的首选方法。最重要的是早产史和相关肺部疾病。如无病史，结合该疾病是否双侧性、小眼畸形，以及是否有与早产相关的脑损伤的常见发现（见第 4 章）；如果有，可考虑诊断 ROP。

(2) 大眼球：大眼球指的是眼睛异常变大。发病率较小眼低，常继发于液体重吸收障碍的先天性青光眼（也称眼积水）[797]。新生儿眼球正常矢状面直径 16~17mm，3 岁时增至 22.5~23mm，13 岁时增至 24mm，此后其大小保持稳定[798]。先天性青光眼，房水从前房流出受阻，因此，前房比正常深度 3mm 大[799]。先天性青光眼可能是一个孤立的发现（常染色体隐性遗传性原发性先天性青光眼，人 OMIM 231300，是由细胞色素 P₄₅₀ 1 B1 [CYP1B1] 的突变引起的，CYP1B1 是体内氧化平衡的一个重要调节器[800, 801]），或者可能与系统性疾病如马方综合征和 Smith–Lemli–Opitz 综合征、一些皮肤病（尤其是神经纤维瘤病 1 型和 Sturge–Weber 综合征，见第 6 章）、代谢紊乱（特别是 LOWE 综合征和高胱氨酸尿症，见第 3 章）和先天性感染（风疹、梅毒）[798, 802] 相关。多达 80% 的患者是双侧的[769]。影像学检查显示受累眼球通常表现为前后径变长，因为大部分增大发生在前房，且眶内侧壁和外侧壁限制了内侧和外侧的增大（图 5–135）。

(3) 其他先天性眼畸形：Coats 病是一种先天性、非遗传性的单侧眼畸形，通常男性（75%）多于女性（3:1），由视网膜血管畸形引起，造成脂蛋白性液体渗出，聚集于视网膜下，导致视网膜分离[789, 803]。此外，视网膜血管畸形中的小动脉瘤破裂还可引起视网膜下和后部玻璃体积血。男性更易患病（70%~80%），尤其在 5 岁左右，但几乎在任何年龄都能发现这种疾病。患儿典型表现为受累眼视力下降，检查时发现白斑，因此，它与视网膜母

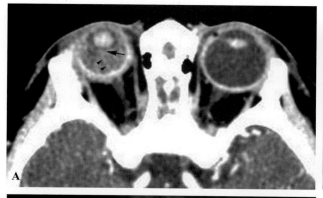
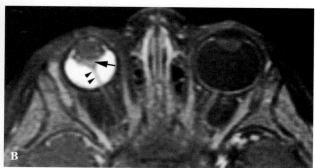
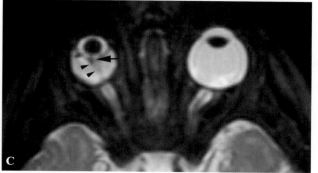

▲ 图 5–134　永存性原始玻璃体增生轴位对比增强 CT

A. T₁WI 像增强 MRI；B. 轴位 T₂WI 像增强，抑脂；C. 右侧眼球小，玻璃体信号异常，晶状体形态异常，晶状体（永存原始玻璃体，黑箭头）后面的异常结构和从晶状体延伸到视盘的管道（MRI 上最佳）

细胞瘤的鉴别（见第 7 章）是必不可少的，并可经受累眼球的尺寸正常或缩小加以鉴别[803]。另一个需要除外的疾病是弓形虫感染（也称为弓形虫眼内炎或幼虫肉芽肿病，见第 7 章）。超声显示 Coats 病表现为后部玻璃体高回声肿块，无声影[789]。玻璃体和视网膜下间隙常见出血。Coats 病的 CT 表现无特异性（图 5-136A），显示眼球大小正常（有时略增大）、视网膜分离、视网膜下充满密度稍高的蛋白性物质、不同程度的玻璃体腔闭塞[790, 804]。重要的是，绝大多数 Coats 病患者无钙化（但大多数视网膜母细胞瘤病例中都有钙化），异常组织总在球内（与眼外扩张的视网膜母细胞瘤相反）。MRI 有助于鉴别，在 $T_2WI$ 上，因为 Coats 病中蛋白性渗出物呈均匀高信号，介于脑组织和玻璃体之间，增强扫描无强化（图 5-136B 至 D）[790]，而视网膜母细胞瘤的 $T_2WI$ 上肿瘤区域为低信号，增强扫描可见均匀强化，但坏死区不强化（见第 7 章）[805]。

## 四、中脑和后脑发育异常

### （一）中脑 - 后脑发育概述

中脑和后脑（脑干和小脑）的畸形在智力低下和先天性神经功能障碍的儿童中更为常见[10, 11, 806]。同时，人们对小脑的正常发育[807] 和其对神经功能和发育的影响[808-812] 也产生了兴趣。与所有的畸形一样，对中脑、后脑发育的了解也有助于对其畸形的了解。因此，部分章节将仔细讲解中后脑的发育。

### 1. 模式

神经管形成后，在其前端（头侧）形成一系列囊泡：前脑（分为背侧端脑和腹侧间脑）、中脑和菱形脑（也称为后脑，后脑分为头侧后脑和尾侧延髓）。这种沿前后（AP）轴（也称为头 - 尾轴）的分化是周围组织（脊索、腹侧脊索前板和背侧顶板）分泌大量转录因子，反过来刺激神经管释放其他转录因子。这个过程称为模型[191, 813, 814]。早期 AP 模式形成的机制目前还知之甚少，除了间脑中脑边界（DMB）和中脑后脑边界（MHB）的形成外，其他超出了本书的范围。中脑和后脑是通过一系列转录因子的表达而建立的，包括 WNT1、GBX2、OTX2、EN1/2、PAX2、LMX1b 和 FGF8，其中 FGF8 似乎是最关键的组织分子[807]。在小鼠和雏鸡模型中，DMB 似乎是 Pax6、Pax2 和 En1/2 分子标记之间相互作用的结果，Pax6 通过抑制 Pax2 和 En1 而赋予间脑归宿，而 En1 抑制中脑中的 Pax6 表达[807, 815]（图 5-137）。这些标记的表达式的变化将会改变 DMB 的正向（更多的 Pax6）或反向（更多的 Pax2/En1）。MHB 的位置由近尾部中脑 Otx2 和吻侧后脑 Gbx2 的表达决定，该表达受 FGF8[816] 调控，FGF8 的表达域又受 Otx2 和 Gbx2[817] 的相对浓度调控，表明存在反馈回路。Otx2 表达的增加或 Gbx2 表达的减少使 MHB 向下移，而 Otx2 表达的减少或 Gbx2 表达的增加引起吻侧 MHB 移位[818]。Otx2 和 Gbx2 的相互作用还指定了峡部组织者的位置（IsO）（图 5-137），这是一个组织基因表达并指导细胞类型[807, 819] 和小脑正常发育[807] 的关键结构。一旦建立了中脑（Otx2+）和后脑（Gbx1+）区域，来自这

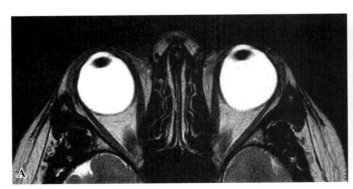
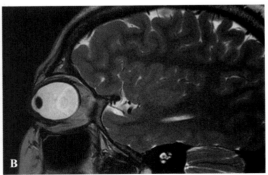

▲ 图 5-135　先天性青光眼

轴位（A）和矢状位（B）$T_2WI$ 像显示双侧眼睛增大。由于大部分增大发生在前房，眶壁限制了中外侧的增大，使得前后径变长

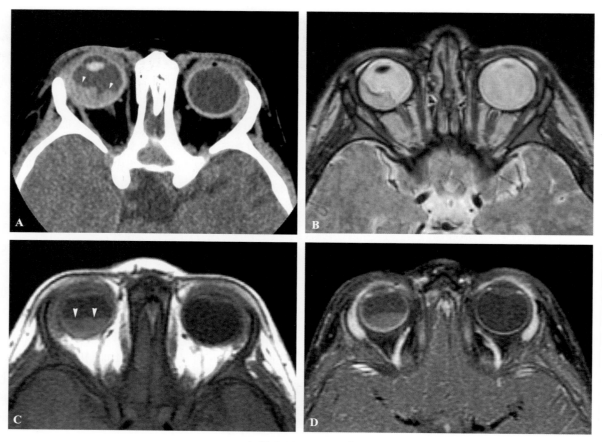

▲ 图 5-136　Coats 病

A. 轴位平扫 CT 图像显示眼球双侧等大，右眼的后部可见高密度蛋白质性质的渗出物（白箭头），未见钙化，有利于与视网膜母细胞瘤鉴别；B. 轴位 T₂WI 像显示渗出物信号均匀，在与玻璃体交界处为低信号，病变的信号介于玻璃体与脑组织之间；C 和 D. 轴位造影前（C）和造影后（D）T₁WI 像显示渗出物（C 中的白箭头）不强化，均匀，信号与脑组织相似

两个区域的细胞就不会混合[807]。

在 AP 模式尾部形成的同时，在背腹侧（DV）轴上也发生了类似的过程。DV 模式取决于休眠因子（骨形态发生蛋白 –bmp – 家族成员，由非神经外胚层产生）和腹侧因子（SHH – 家族成员，来自脊索和底板）的相对数量[614, 807]。沿 DV 轴，中脑分为被盖（腹侧区）和顶盖（背侧区），后脑分为脑桥（腹侧区）和小脑（背侧区）。局部 HOX 基因的表达及局部组织者（如 IsO）（图 5-137）[807]的影响指定了该区域神经元的亚型[820]及分级剂量的信号分子的存在，如来自底板和顶板的 SHH 和 BMP[821]，这些都会受到局部组织者的影响，尤其是 IsO[822-824]。

**2. 细胞增殖和迁移**

在大体上，胚胎第 5 周脑桥出现褶曲，此时，

第四脑室出现薄顶和背板[28, 825]。胚胎第 5 周，位于背侧板的外侧翼板内细胞增生，并于脑桥褶曲共同形成菱唇，位于第四脑室侧壁。小脑由菱形体 1 的背侧发育而来，大多数神经元来自于两个不同的生发区：①最背侧和上端部分的菱唇生成谷氨酸能神经元（小脑颗粒神经元，瞬态 EGL 迁移到大脑皮质，谷氨酸能神经元去往深部小脑核，单极刷细胞和其他），这是受到间叶细胞 BMP、FOXC1、BMP2、BMP4、ATOH1 的影响；②背侧脑室区产生 GABA 神经元（浦肯野细胞会沿着放射状胶质细胞快速迁移到大脑皮质，GABA 能神经元去往深部小脑核等），来自于脉络丛、FOXC1、SDF1α、PTF1A、Reelin 的 SHH 的影响（图 5-138 和 图 5-139）[12, 807, 826]。部分脑室区最腹侧的细胞表达 Lmx1b，离开小脑原基，参与腹侧脑干形成[827]。值得注意的是，如果

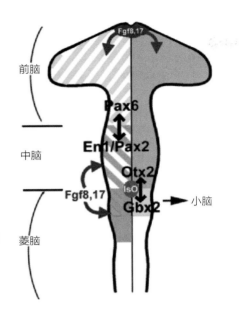

◀ 图 5-137　前后轴模式和峡部组织者（此图彩色版本见书中彩图部分）

大脑模式化的开始是形成模式中心，并分泌信号分子如前脑腹侧的节点分子、SHH 及成纤维生长因子（FGFs），如 Fgf8、Fgf17 等，这是前脑、中脑后脑交界处的重要信号分子。在前脑，FGFs 通过诱导细胞分泌转录因子 Pax6，帮助形成前额皮质和其他延髓结构。在中脑后脑交界处，通过菱脑转录因子 Gbx2 和中脑转录因子 Otx2 及同源基因 *Pax2* 和 *Irxs* 的相互作用，诱导模式中心（峡部组织者，IsO）分泌 Fgf8 和 Fgf17。Fgf8 和 Fgf17 的分泌进而诱导中脑后脑交界处和小脑的形成至关重要的变化。前脑（pros）和中脑的连接是由来自尾侧前脑（间脑）的 Pax6 和来自吻侧中脑的 En1/Pax2 相互作用所引导的。Gbx2 或 Otx2 的浓度变化改变了中脑后脑交界处的位置，影响小脑的形成，因为小脑形成于后脑的最上端。同样，Pax6 或 En1/Pax2 的改变会改变间脑中脑交界处的位置

缺乏转录因子 *PTF1A*，脑室区的程序化会有所不同。大部分神经元表达 Lmx1b 并移行至脑干，其余的脑室带细胞采用谷氨酸能细胞的方式移行至临时外颗粒层（transient-external granular layer，EGL）[827]。

小脑由五大类神经元组成，其中两类（浦肯野细胞和抑制性中间神经元）产生 GABA（γ-氨基丁酸）作为神经递质（GABA 能神经元）和 3 个（小脑深核投射神经元、颗粒神经元、单极刷细胞）使用谷氨酸盐作为神经递质（谷氨酸能神经元）。形态学和遗传学方法都表明所有 GABA 能类型都来自小脑脑室区域（图 5-138）[807]。谷氨酸能型中，小脑深部核投射神经元来自于菱唇[807]。颗粒细胞由 EGL 产生，EGL 是一种菱唇状衍生物[807, 828]。单极毛刷细胞的起源一直很难辨别[829]，但新的数据表明它们同样来自菱唇[830]。总之，这些发现表明小脑中的大多数或所有谷氨酸能神经元起源于菱唇（图 5-138）[807]。因此，小脑的神经发生似乎根据细胞主要合成和分泌的神经递质的类型进行划分，就像大脑的神经发生在腹侧（苍白球）神经节隆起（产生大部分，如果不是全部的 GABA 能神经元）和（丘脑）脑室背侧区（产生大部分，如果不是全部的谷氨酸能神经元）的生发区之间划分一样。

在胚胎 9—13 周，在 SDF1α、CXCR4 和其他分子的影响下，小脑皮质和深部小脑核的 GABA 能神经元沿 RGC 从脑室区径向向外移行，类似于大脑中的移行（图 5-138）[831][826]。相比之下，谷氨酸能神经元在发育中的小脑表面有更复杂的迁移路线，这些路线由 BMP2、BMP4，以及可能存在于细胞表面或间质中的黏附分子、神经营养因子和斥性分子引导（图 5-138）[826, 832-835]。小鼠深部小脑核神经元迁移，当移行至核过渡区（NTZ）时表达顺序变化的转录因子（Pax6、Tbr2 和 Tbr1）。菱唇源性细胞的一个子集也表达 Reelin，它是浦肯野细胞迁移的一个重要促进因子。在发育的后期，皮质下细胞被 EGL 取代，EGL 本身是一个生发区，在这里，由迁移的浦肯野细胞延伸分泌的 SHH 驱动的祖细胞转化为颗粒细胞前体[828, 836, 837]。同样的浦肯野细胞接受来自 GABAergic 颗粒细胞的 Reelin，帮助细胞迁移到发育中的皮质[838]。NTZ 组织成明显的深部小脑核（图 5-138）[839]。临时外颗粒层（EGL）在胚胎 10—11 周形成，并持续至出生后 15 个月左右。通过 EGL 的迁移结束时，颗粒细胞神经母细胞在胶质（Bergman）纤维的帮助下，在浦肯野细胞簇之间向内迁移，形成最终的内部颗粒层（图 5-138）[828]。小脑皮质的星状细胞和篮状细胞[28, 825, 840-842]也在此时形成。几个基因中最重要的是 *PAX6*、*ZIC1* 和 *MATH1*，支持颗粒细胞的存活和迁移，而 Bergman 胶质细胞则通过 *PAX3* 的表达得以保存[843, 844]。这些基因的表达不当可能导致小脑畸形。

吻侧菱唇中产生的细胞形成小脑，但后唇中产

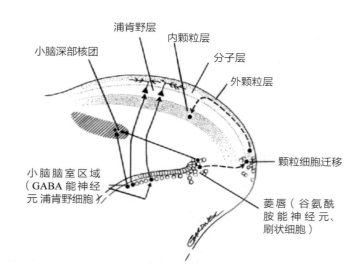

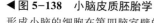

◀ 图 5-138　小脑皮质胚胎学
形成小脑的细胞在第四脑室壁的生发区产生。小脑脑室区产生的神经元将发育为 GABA 能浦肯野细胞和间质神经元。一些神经元向后迁移到正在发育的小脑半球，而另一些则迁移到瞬态核过渡区，然后迁移形成深部小脑核（未显示）。小脑室菱形唇位于小脑室区域的外侧，产生谷氨酸能神经元（颗粒神经元、小脑深核投射神经元、单极刷细胞）。其中一些迁移到核过渡带和深部小脑核，而另一些迁移到背侧，形成一个临时外颗粒层（EGL）。发育中的颗粒细胞通过 EGL 迁移，并在那里经历多次有丝分裂，然后停止迁移，通过小脑分子层和浦肯野细胞层向内迁移，最后停止在小脑皮质内颗粒层。在后唇的细胞形成连接到小脑的脑干核（见正文）

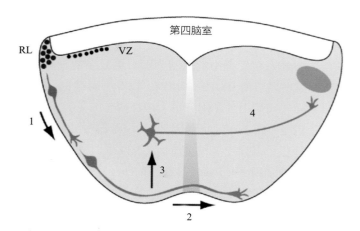

◀ 图 5-139　脑干胚胎学
许多连接到小脑的脑干核神经元在尾菱形唇（RL）中形成。这些细胞最初沿切线向脑干表面移行（1），直到它们接收到化学信号，指引它们越过中线（2）或转向内放射状迁移一段距离（3），然后在形成细胞核的位置停止。这些神经元随后发出轴突，在发育中的脑干环境中迁移（4），形成具有特定靶标的突触。VZ. 室管膜区

生的细胞形成连接到小脑的脑干核：前小脑核（下橄榄、外侧网状和外部楔形核）。因此，这些神经元及形成其他脑干核的其他神经元也会迁移到它们的最终位置（图 5-139）。它们的迁移路径包括沿脑干周围的初始切向迁移（有些也沿脑干的尾轴纵向迁移），然后向内径迁移。在径向迁移过程中或迁移结束时，轴突向小脑或其他中枢神经系统结构延伸并连接。除了动眼神经（第Ⅲ脑神经，源于中脑）核来自菱脑神经前体的脑神经核：第Ⅳ脑神经来自菱脑原节 1，第Ⅴ脑神经来自菱脑 2～3 节，第Ⅵ脑神经来自菱脑 5～6 节，第Ⅶ脑神经来自第 4～5 节[845]，具有 SHH 信号作为 Wnt 抑制因子的重要作用[846]。由于神经元前体的分隔特性，它们表现出程序化的迁移行为，并沿着指定的轨迹将轴突发送

到周围的目的地。神经细胞祖细胞沿 AP 轴的位置决定了细胞核的身份，而其感觉或运动功能则由其沿 DV 轴的位置决定。沿 DV 轴特定化学物质（SHH、Pax6 和 Nkx.2.2）的分级表达产生有利于运动神经元（腹侧）或感觉神经元（背侧）发育的区域[845]。另一种化学物质，即配对同源域蛋白 Phox2b，它是后脑中所有鳃和内脏运动神经元形成所必需的，但不包括躯体运动神经元[847]。

**3. 小脑连接（神经突形成、轴突迁移、突触形成）**

尽管小脑神经元之间存在多种联系，但仅有两个主要传入通道投射到小脑皮质。来源于脑桥基底部和脊髓的 Mossy 纤维与颗粒细胞联系并形成突触，来源于对侧下橄榄核的攀缘纤维的树突与浦肯

野细胞联系[841, 842, 848]。此外，蓝斑、中缝核、黑质的轴突与浦肯野细胞也形成突触。小脑的唯一的传出纤维来源于浦肯野细胞，它与许多脑干核团及小脑核团连接[849]。反过来，小脑核发出轴突，这些轴突通过中脑小脑脚与脑桥及其他与丘脑核和板下神经元相连的脑干核形成突触[850]。这些连接大多数是在细胞迁移到最终位置过程中发展的。

#### 4. 脑和脑膜的相互作用

最后两个重要的概念与小脑的发育有关，特别是与颅后窝囊肿有关。第一个概念是覆盖小脑的软脑膜的发育影响小脑的生长，颅后窝中结构的突变或损伤损害小脑发育[826, 851, 852]。关于 FOXC1-SDF1α-CXCR4 途径影响脑室区内神经元产生和迁移，以及 FOXC1-BMP2、BMP4 途径同样影响菱唇和 EGL 生发区，前面已经讨论过。第二个概念是关于第四脑室顶部的复杂发育。Bonnevie 和 Brodal[853] 发现，在胚胎第 11 天，大鼠的第四脑室顶被发育中的脉络丛脊分为前部和后部膜性区域（图 5–140）。第 11 天末，前部膜性区域（脉络膜嵴上方）融入发育中的脉络膜。后部膜性区域（脉络膜嵴下）保留，其中一部分最后空洞化形成中线正中孔。Luschka 外侧孔晚些时候开放，具体时间尚不明确。有时前部膜性区域在发育过程中呈气球样向外膨出，在

小脑蚓下方形成脑实质包裹的 CSF 聚积区。这个结构称为 Blake 窝。如果 Blake 窝持续存在，也称为 Blake 窝囊肿，有时被称为 Dandy–Walker 畸形（DWM）[854-856]。Blake 窝是胎儿的正常结构，当胎儿成像显示在 Magendie 孔附近有大量脑脊液聚集或小脑蚓部轻微旋转时，应始终将其视为可能的原因[857]。

#### 5. 正常小脑及脑干的 MRI 表现

许多医生观察大脑半球的图像觉得很轻松，并已找到分析成像的方法，以便在不遗漏任何重要特征的情况下找到异常。MBHB 比幕上结构更难成像，需要改进方法来评估图像：对于脑干和小脑的分析既要独立又要联系在一起。脑干由中脑组成，由胚胎中脑衍生而来；脑桥由菱脑的吻侧部分（后脑）形成；髓质由菱脑的尾部部分（延髓）形成。小脑是菱脑最外侧向背侧延伸，由内侧 / 中线蚓部和双侧半球组成。最好从正中矢状面开始（图 5–141），除了脑干、第四脑室和小脑蚓部的详细视图外，还可以看到颅后窝的整体大小。从远端导水管到脑干后缘应接近直线。第四脑室的顶部应该刚好在脑桥腹侧的中点以下。图像上小脑蚓部的头尾大小（高度）近似于从中脑顶盖的顶内沟到中脑的距离。小脑蚓部由原生裂隙和前锥体裂隙分为三部分。这些

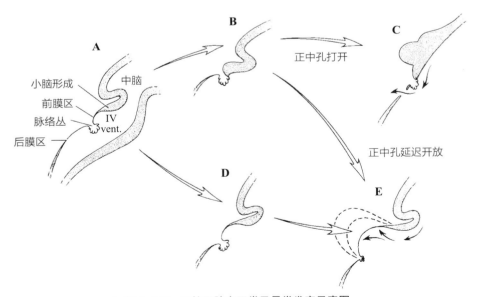

▲ 图 5–140　示第四脑室正常及异常发育示意图

在妊娠早期，第四脑室的顶盖被发育中的成脉络膜丛的脊划分为前膜区和后膜区（A）。正常情况下，前融入发展中的脉络丛（B）。后膜保留并空洞化，形成中线正中孔（C）。如果前膜不与发展中的脉络丛融合或中线正中孔形成延迟（D），第四脑室顶的后方扩大，形成第四脑室小脑延髓池囊肿（E），与 Dandy–Waiker 畸形相同

节段大小大致相同，前蚓部（主裂前部分）最大，中间节段通常最小。腹侧脑桥头尾之间最大长度约为中脑从此图像上的最前端到第三脑室大小的 2 倍，后者大致相当于从闩部的前后水平到腹侧脑桥下缘的距离（另一种理解是，脑桥的长度约为 2 个单位，而中脑和髓质都是 1 个单位。）小脑半球在冠状位图像上的特征是小脑核放射的裂隙，这在蚓结节水平的图像上最明显（图 5-142A）。小脑上中下脚的大小、轮廓和位置应在冠状位（图 5-142A 和 B）和轴位（图 5-142C 至 E）进行评估。在轴位影像上，小脑下半部分的半球叶与颅盖平行。

### （二）中脑后脑畸形

由于脑干和小脑结构的胚胎学交织在一起（中脑和后脑的交界处诱导峡部组织者，这对于脑干的分化和小脑的诱导很重要），中脑和后脑的畸形必然来共同讨论。

**1. 继发于早期模式缺陷致生发区的错误设定的中脑后脑畸形**

（1）前后模式缺陷：这些不常见的畸形是由中脑和脑桥的异常分割造成的（导致中脑较长和脑桥较短）（图 5-143），或中脑短而脑桥[858]或脑桥和延髓长（导致脑桥长而延髓短或更常见的脑桥短而延髓长）[10, 11]，受影响的患者通常有脑神经病变或长束征。脑干的节段性移位也出现在患有 Athabaskan 脑干发育不全综合征（在印第安部落）和 Bosley-SalihAlorainy 综合征（观察到在沙特阿拉伯和土耳其家庭）的人中，两者均由 HOXA1 突变的纯合子引起[859]，导致水平注视异常、听力损失、面部虚弱、肺换气不足、精神发育迟滞、自闭症谱系障碍[860]，也可以看到血管异常和内耳的异常[860]。

分离综合征：脑干分离综合征[861-865]是脑干上半部和下半部的连接受到干扰的疾病，通常仅由一根薄的组织索连接（图 5-144 A 和 B）。该病婴儿从出生起就深受影响，合并轻度畸形（眼睛下垂、低位耳、轻度小颌、乳头间距大）[861]。神经学检查显示吸吮力较弱、角膜及咽鼓管和眼对光反射减弱、屈肌张力明显、深反射亢进、眼球运动能力极低、呼吸困难，需要机械通气[864-866]。一些受影响的患者已知有胎儿酒精综合征[866]。据报道，有 3 名患

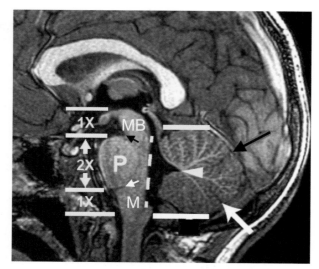

▲ 图 5-141　中脑后脑正常中线矢状解

中线矢状图像对于评估结构的比例很重要。中线蚓部的头尾端长度应近似等于从颈间沟到闩部的距离。在中线上，原裂（大黑箭）和锥前裂（大白箭）将蚓部大致分成三份，但中间 1/3 通常最小，而前 1/3 最大。在中线矢状图像，中脑顶盖到中脑与脑桥腹侧相交的角的底部（小黑箭）的距离被认为是 1 个单位。从同一个角（小黑箭）到脑桥与延髓（小白箭）的距离约为 2 个单位。从那个白色的角到闩的距离大约是 1 个单位（0.8～1.2 个单位）。最后，第四脑室的中点（箭头）应位于脑桥的正下方。MB. 中脑；P. 脑桥；M. 延髓

者的中脑/脑桥分离，5 名患者的脑桥/脑髓分离。Sarnat 等对 2 例患者的神经病理学分析显示，一根纤细的条索从上段穿过下段，小脑蚓部和半球发育不全及基底动脉异常。组织学研究显示，被盖层中神经元组织混乱，但没有证据显示星形胶质细胞反应性增生提示缺氧或缺血，这可能是支持脑干畸形而不是破坏的证据[861]。相反，Barth 等[865]发现了中央空腔，他们认为空腔是血管原因引起的。

通过胎儿或新生儿的 MRI 确定诊断[862, 863, 866-868]并显示相对正常的上脑干突然变成细小的条索带（通常在成像中可见），其连接到正常显示的脑干下段。小脑通常很小（图 5-144A 至 C）。椎-基底动脉系统异常，后循环血管狭窄，甚至无血管。胎儿脑后动脉通常存在。其中 1 例通过持续性节段动脉和 PVNH 重建报告颈椎动脉缺失[869]，另 1 例脑干可见此管道[865]。

（2）背腹侧模式缺陷：假设背腹模式的缺陷导致中后脑生发区（上下菱唇、脑室区、峡部组织者）

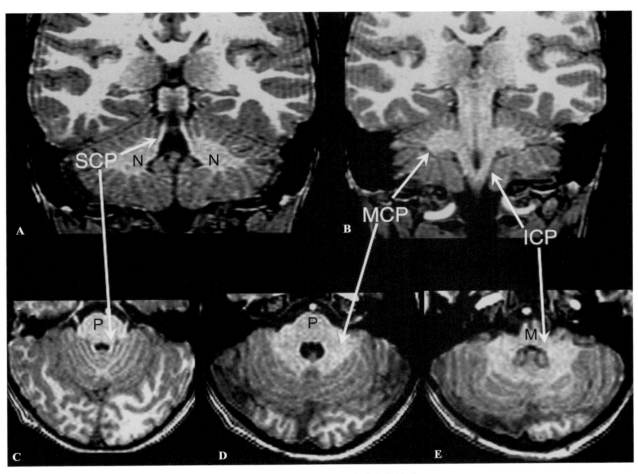

▲ 图 5-142　蚓叶 / 裂和小脑脚的外观

显示了正常小脑上脚（SCP）、中脚（MCP）、下脚（ICP）的位置和大小。此外，在冠状位图像（A 和 B）上，小脑半球的裂隙应指向小脑核的位置和第四脑室的侧面（AN）。在轴位平面（C 至 E）上，裂隙应大致平行于颅骨。注意 P 表示脑桥，M 表示延髓

及由它们衍生的结构的发育或功能异常。这些疾病包括脑干核和脑神经的异常形成，脑干的异常厚的区域或任何小脑结构的异常形态 / 大小。

小脑发育不全：有许多不同的形态学变化和多种原因。例如，上部菱唇祖细胞的异常表达［其表达多种转录因子和基因，如 ATOH1（由脉络膜丛和顶板 BMP 信号诱导）、ZIC1 和 ZIC3、MEIS1、PAX6、PDELC］[807] 可导致弥漫性颗粒细胞发育不良（伴随严重的弥漫性小脑发育不良），而小脑室生发区的异常发育（除了 PTF1A 基因 [807] 和可能的 FOXC1 和 SDF1α 之外 [826]，小脑室区前体仍然不太为人所知）引起小脑（对于 PTF1A、胰腺）发育不良或发育不全 [870, 871]。令人惊讶的是，一些患者可能有相对轻微的神经功能缺陷 [872]。确实，小脑畸形的严重程度与临床综合征的严重程度之间的相关性较低，例如，一些单侧 [873-875] 和双侧 [872, 875, 876] 小脑发育不全的患者很少或没有小脑体征或症状，并智力正常 [877]。相关幕上异常（异位、胼胝体异常、多小脑回、继发于 Reelin 通路突变的无脑畸形 [450] 或微管蛋白基因突变 [269, 270]）比较常见，它们显著增加了神经发育障碍的发生率 [872]。

许多小脑发育不全是先天性代谢障碍、先天性感染、产前致畸物暴露或染色体异常的结果 [547, 812, 872, 876, 878, 879]。其中一些疾病如 I 型糖基化先天性疾病、腺苷琥珀酸酶缺乏症和小脑桥发育不全，似乎是出生前小脑萎缩的结果，这些已在第 3 章中讨论。另一些则是由于组成小脑的细胞形成缺乏或迁移缺乏。单侧半球发育不全可能是由早期胎

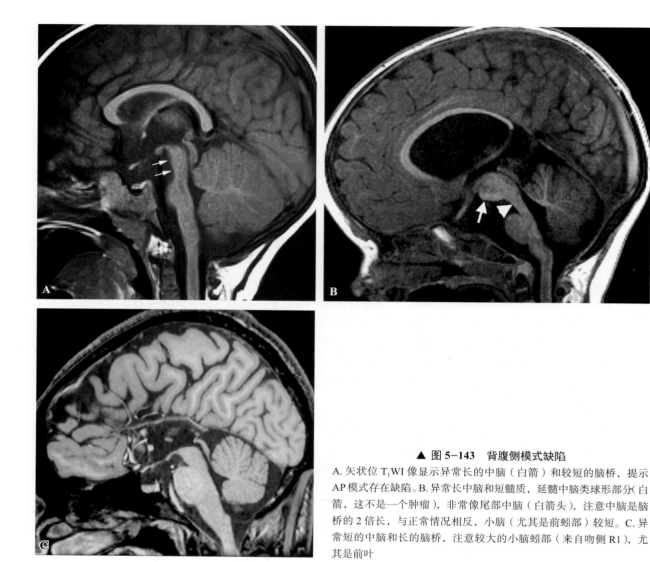

▲ 图 5-143　背腹侧模式缺陷

A. 矢状位 T₁WI 像显示异常长的中脑（白箭）和较短的脑桥，提示 AP 模式存在缺陷。B. 异常长中脑和短髓质，延髓中脑类球形部分（白箭，这不是一个肿瘤），非常像尾部中脑（白箭头），注意中脑是脑桥的 2 倍长，与正常情况相反，小脑（尤其是前蚓部）较短。C. 异常短的中脑和长的脑桥，注意较大的小脑蚓部（来自吻侧 R1），尤其是前叶

儿损伤或体细胞嵌合的基因突变所致[875, 880]。

　　根据发育不良的严重程度和相关异常的存在与否，小脑发育不全有不同影像学表现。当发育不全严重时，小脑可以基本不存在（图 5-145A 和 B）。当半球稍增大时，小叶间可见小裂缝，从而可以区分发育不全（正常裂缝）（图 5-145C）和发育不良。当病情不那么严重时，小脑发育不良的诊断是很难的。局部蚓部发育不全的最佳检测方法是通过获取高分辨率的容积图像，在正中矢状位重建图像，并寻找所有蚓状小叶。如果分叶是正常的，测量小脑蚓部的头尾之间的距离，在新生儿是下丘的底部到脑闩的距离，在大龄儿童和成人是正中矢状位图像上小脑间沟（中途上丘和下丘之间的四叠体板）到脑闩的距离[12]；如果较小（图 5-145D 和 E），小脑蚓部发育不全。如上所述，小脑蚓部或半球发育不全可能是（通常是）产前损伤的结果[875, 880]。这类病例应检查有无其他可能由产前损伤引起的脑异常，如异位和幕上多小脑回。在胎儿中，蚓部解剖学更难评估，测量蚓部大小并与已建立的标准进行比较是最容易的（见第 2 章和已发表的测量结果）[881, 882]。在胎儿和儿童的矢状位和轴位图像上，通过与已建立的标准比较，通常可以看到中度和重度发育不全（图 5-146A 和 B）。小脑半球最好在冠状位进行评估，冠状位最能显示水平方向的裂隙，也最能显示受累半球是否形状正常但较小（图 5-146C 和 D）。注意，小脑发育不全时脑

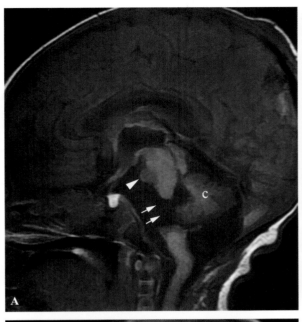

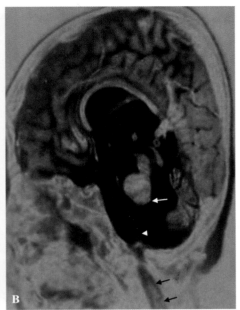

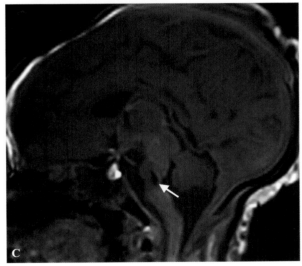

▲ 图 5-144 脑干分离综合征

A. 矢状位 $T_1WI$ 像显示脑干上下分离；腹侧脑桥（白箭头）和小脑（c）很小；延髓中部（白箭）未见神经组织。B. 几乎没有延髓，中脑看起来很正常，脑桥又短又厚。在延髓以上水平（白箭），脑干似乎没有，除了非常薄的尾侧组织（白箭头）。枕骨大孔非常小。脊髓（黑箭）在 $C_2 \sim C_3$ 处恢复正常（该数据由东京 Jun-ichi Takanashi 博士提供）。C. 脑桥水平部分断开；矢状位 $T_1WI$ 像显示非常小的脑桥和小脑，与右侧菱脑原节（可能是菱脑原节 1）的表达异常最为一致

桥往往较小（图 5-145A、C 至 E），因为许多小脑发出的轴突通常通过小脑脚，在腹侧和中央脑桥交叉。当小脑很小的时候，这些轴突通路受到局限。因此，在小脑发育小并存在脑桥也小时不应诊断为桥小脑发育不全。桥小脑发育不全是一组不同的疾病的名称，如前一段和第 3 章所述。小脑较小背景下的小脑桥只意味着小脑桥是产前事件的结果（笔者的经验是小脑萎缩在出生 1 年后不会导致脑桥发育不良）。

背腹模式缺陷对脑干的影响：如上所述，*PTF1A* 基因的不完全表达导致脑室区的内侧面扩大，因此产生的大部分神经元将表达 Lmx1b 并移行至脑干 [827]。然而，脑干不会扩大，因为（下）脑室区基底部也有变化，导致特定脑神经核的缺陷，如外展和面神经 [883, 884]。患有这些后一种疾病的患者有时被描述为 Mobius 综合征，这是一种由第 Ⅵ和第 Ⅶ脑神经先天性麻痹定义的综合征 [885]。其影像学表现各不相同（因此，这不是一个放射诊断），CT 表现从正常到脑桥钙化，到脑桥畸形，再到面神经丘的缺失 [886-888]。Mobius 综合征可能是由脑桥许多不同的发育和破坏性疾病引起的异质性疾病，无特征性影像学表现。

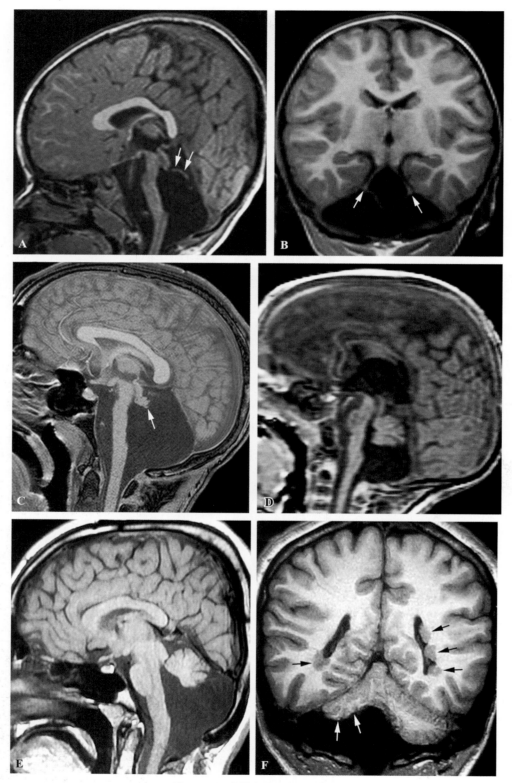

▲ 图 5-145　小脑发育不良的严重程度

注意所有病例均有脑桥发育不全。A 和 B.T₁WI 像矢状位（A）和冠状位（B）显示小脑发育不全，仅有少量小脑组织（白箭）。C. 矢状位 T₁WI 像显示一个非常小的小脑蚓部（白箭），但可以看到一些正常的部分蚓叶。D. 新生儿矢状位 T₁WI 像显示轻度至中度蚓部发育不全。正常的新生儿蚓部应从中脑顶盖的下丘延伸至闩部。矢状位（E）和冠状位（F）T₁WI 像显示中度蚓部发育不良。小脑半球发育不对称，右半球（F 白箭）较小。注意脑室周围结节性异位（F 黑箭）

菱脑融合畸形[889]：是一种以小脑半球分离缺失、小脑蚓部和小脑半球中线连续性、小脑深核和小脑上脚缺失或严重发育不全为特征的异常。目前零星发表了一些病例，包括 2 例父母有血缘关系的患者[890, 891]，原因尚不清楚，但其中一位作者发现了 2 例前脑无裂畸形，这表明背腹模式存在缺陷。菱脑融合畸形是小脑三叉神经发育不全综合征的一部分（OMIM 601853，也被称为 Gomez-Lopez-Hernandez 综合征），它与三叉神经麻痹和颞侧脱

发、身材矮小、智力迟钝、神经发育不全、尖颅畸形（由于两次人字缝骨性结合）、耳朵低位和第 5 根手指向内弯曲有关[892-894]。它还与 VACTERL-H（伴有脑积水的椎体、无肛、心脏、气管食管、肾脏和肢体异常）[895] 和常染色体显性遗传性多囊肾病 I 型[896] 有关。患病胎儿有时可表现为脑室增大伴透明隔缺失，高分辨率成像能显示小脑半球中线连续性（图 5-147）[895, 897, 898]。出生后的临床表现不同，从严重的先天性脑积水到严重的脑瘫、癫痫和

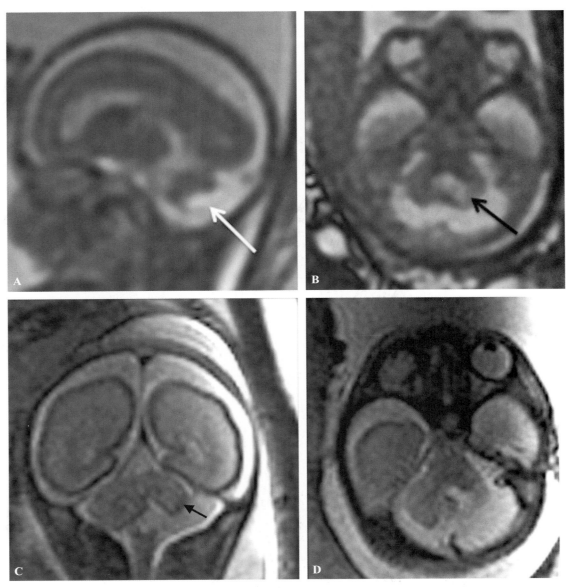

▲ 图 5-146　继发于胎儿损伤的小脑发育不良
矢状位（A）和轴位（B）胎儿 MRI 图像显示一个 20 周的胎儿在左小脑后半球见一明显的囊肿（箭）。随访冠状位图像（C）为左侧小脑半球（黑箭），第四脑室下部轴位图像（D）左侧半球明显缺失。单侧小脑发育不良往往是子宫内小脑损伤的结果，最常见的是出血

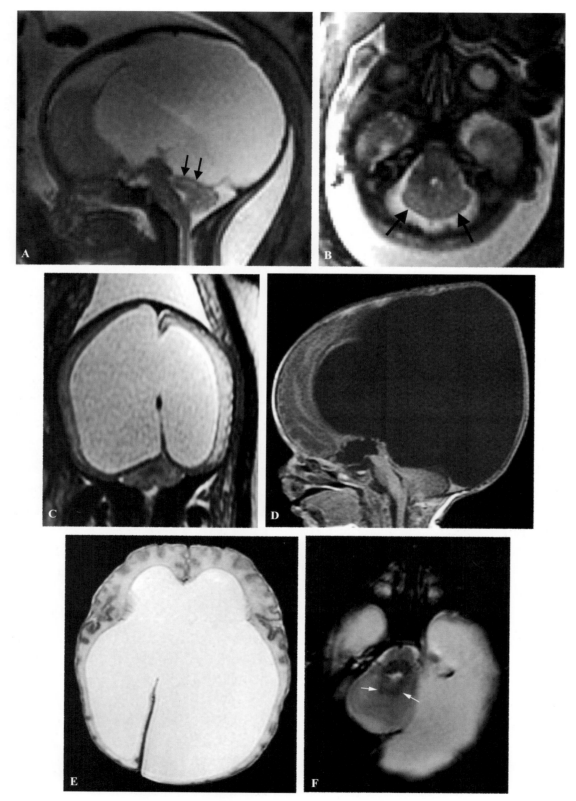

▲ 图 5-147　产前（A 至 C）和产后（D 至 F）菱脑融合图像

A. 矢状位胎儿图像显示大量脑积水，压迫小脑幕和小脑半球（黑箭）；B. 轴位图像显示小脑半球在中线融合（黑箭）；C. 冠状位图像显示脑积水致小脑幕天幕下移，小脑明显受压；D. 矢状位中线图像显示，脑积水加重，小脑和小脑幕进一步向尾侧推移；E. 出生后轴位 T₂WI 像证实透明隔缺失；F. 轴位 T₂WI 像第四脑室层面证实小脑叶和小脑深核（白箭）在中线融合，诊断被证实

精神发育迟滞、轻度躯干性共济失调和正常认知。大多数患者有一定程度的认知功能障碍，常伴有注意力缺陷和多动[899, 900]。运动发育进程经常被推迟，体检通常会显示患有测距不准，轮替运动障碍和节律运动障碍的小脑综合征。

除部分（20% 的受影响患者）或完全（80%）小脑蚓部缺失外，尸检研究显示，最常见的脑异常是深部小脑核在中线与小脑上脚和丘脑连续、透明隔缺失、卵巢发育不全、边缘系统异常、胼胝体发育不良或发育不全及中脑导水管狭窄合并脑积水[543, 895]。然而，许多患者并没有这些发现，并且报道的与小脑畸形相关的各种幕上、幕下和非神经异常，最常见的是嗅球缺乏、胼胝体发育不全、透明隔缺如[543, 698, 895, 901, 902]。

由于受累患儿可能在胚胎早期发现脑室增大（图 5-147），因此在严重脑室增大且透明隔缺失的胎儿中应仔细寻找正常的蚓部。如果正中矢状位图像显示异常的小脑蚓部或冠状位 / 轴位图像显示小脑半球在中线相连（图 5-147），强烈建议诊断为菱脑融合。在患病新生儿中，影像学检查通常可显示重度脑积水（常压迫小脑幕，引起明显的小脑压迫），透明隔缺失，明显的导水管狭窄（图 5-147D）。在这种情况下，应仔细检查小脑，以寻找证据表明除脑室增大外，有无小脑半球背侧中线相连、小脑深核（图 5-147F）和小脑上脚（图 5-147E）等蚓部缺乏的特征性改变。小脑畸形在 CT 上显示不清，但如果侧脑室增大患者合并第四脑室呈"锁眼状"指向背侧（图 5-148D）且没有透明隔（> 50% 存在），则可能提示该病。MRI 最容易确诊。这一特征在小脑后部冠状位图像上最容易看到，但在正中矢状位图像上蚓部分叶正常或缺乏，在轴位图像上第四脑室后壁变窄也提示了这一特征（图 5-148）。DTI 可能显示在中线相连的小脑半球且无蚓部的改变，因为彩色分数各向异性图显示在轴突中线上运行，而不是蚓部的左右轴突方向[903]。

值得注意的是，大约 20% 的菱脑融合患者存在蚓部轻微发育不良（图 5-149），这被称为不完全或部分菱脑融合[895]。在这些患者中，仍然可以通过观察其他区域中线上脑叶连续来做出诊断。一旦确诊，应仔细评估大脑皮质、脑室和边缘系统。除

了前面讨论过的脑积水、胼胝体异常、嗅觉发育异常和透明隔缺失，其他异常还包括皮质畸形、双侧人字缝粘连及罕见的累及大脑背侧的前脑无裂畸形[899]。

最后，Gomez-Lopez-Hernandez 综合征患者有一个非常不同的表现，面中部发育不良、尖头和前额隆起，脑室及颅后窝增大，但小脑（缺乏蚓部）和脑桥均较小，并常伴枕大池增大[904]。

**2. 严重影响脑干和小脑并与广泛性发育障碍相关的畸形**

(1) 与中后脑畸形相关的间充质 – 神经上皮信号缺陷：Dandy-Walker 复合畸形：Dandy-Walker 综合征引起了相当多困惑和争议[905-907]。Dandy-Walker 畸形（DWM）多年来被定义为一种由颅后窝增大、小脑幕高位（静脉窦的融合，通常称为窦汇）、小脑蚓部发育不全或不发育、第四脑室囊样扩张并几乎填充整个颅后窝组成的复杂畸形（图 5-150）[906, 908]。然而，在小脑蚓部发育不全严重程度、第四脑室的大小、小脑幕的高度及与脑积水的关系方面存在很大差异。自胎儿 MRI 出现以来，产前小脑损伤引起的 DWM 更加明显（图 5-151）。此外，虽然有几个基因的突变与 DWM 有关，但在具有相同基因突变的家族中可以看到巨大差异，从正常的大脑结构到轻微的小脑蚓部发育不全到大枕大池，再到不同程度的真正的 Dandy-Walker 畸形[852, 909]。有趣的是，已知的少数导致家族性 DWM 的基因之一 FOXC1（位于 6p25.3 号染色体）并不在小脑中表达，只在小脑周围的间质（发育中的软脑膜）中表达[826, 852]。进一步分析 FOXC1 在颅后窝的发育中的功能显示，它调控分泌因子的表达如 SDF1α（诱导小脑脑室区浦肯野细胞区增殖，作为神经元迁离脑室区的化学引诱物维持 RGC 及其过程和功能，并吸引菱唇颗粒细胞祖细胞形成了 EGL）和 BMP2，4，维护菱唇起源[826]。因此，当 FOXC1 因发育中的颅后窝软膜改变而缺失或功能受损时，小脑神经元的数量明显减少，脉络膜丛和颅后窝蛛网膜下腔发育异常，最终形成 Dandy-Walker 畸形。这表明，发育中后脑周围间质（称为初脑膜）发生改变，如脑室内出血或间质内突变，可致小脑发育不良、颅后窝囊肿或两者兼有（后者是一种真正的 Dandy-Walker 畸

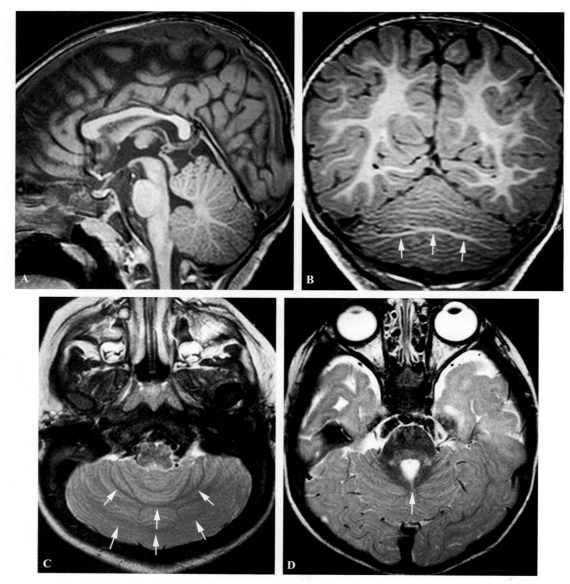

▲ 图 5-148　典型的菱脑融合

矢状位 T₁WI 像（A）显示蚓部异常。冠状位 T₁WI（B）和轴位 T₂WI（C）显示小脑白质（白箭）在中线融合。T₂WI 偏吻侧（D）显示第四脑室后的融合点（白箭）

形）。早产儿脑室内大出血（将循环进入小脑蛛网膜下腔）时小脑将会较小，这个现象证实了蛛网膜下腔异常会影响小脑发育[910]。相反，小脑后局部脑脊液聚集［如蛛网膜囊肿和增大的脑脊液池（图 5-152）］与小脑发育不良无关，而且没有肿块占位效应（导致脑积水）或相关的脑/小脑发育不良时，就没有任何临床意义。如果出现大脑畸形或脑积水，患者往往会发育迟缓[911, 913]，发育迟缓的水平与脑积水、幕上畸形[911, 914]、小脑发育不全的

程度有关，小脑蚓部表现为分叶状。正常的分叶智力发育较好，而异常分叶智力发育差[913, 915]。癫痫发作、听力或视觉障碍、全身异常和其他中枢神经系统异常与智力低下有关，这四种危险因素中出现两个，患者智力处于临界或较低水平的概率是 94%[911]。

影像学上，Dandy-walker 畸形的典型表现为小脑蚓部发育不全或缺如、小脑半球发育不良、巨大的充满脑脊液的第四脑室和颅后窝增大（小脑幕

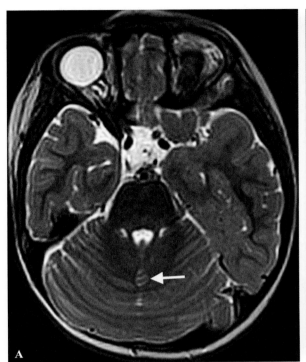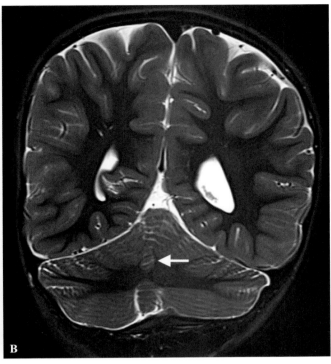

▲ 图 5-149　部分菱脑融合

轴位（A）和冠状位（B）T₂WI 显示小脑蚓部残余一小部分（白箭），但大部分小脑组织在中线融合

高位）（图 5-150）[916]。脑干被推压至斜坡上。小脑可重度、中度或轻度发育不良，尤其是小脑蚓部受累更严重，小脑蚓部明显旋转（图 5-150 至图 5-153）。脑干可正常或变薄。相关异常常见：脑积水占 70%～90%，胼胝体异常占 20% 左右，多小脑回或灰质异位占 5%～10%[911, 912]。枕叶膨出病因完全不同，部分脑组织经颅骨缺损处向外疝出后发生缺血变性，导致血流减少，故不应将其纳入 Dandy-Walker 疾病谱。如果囊肿压迫枕大孔阻塞脑脊液循环，可能出现脊髓空洞积水症（很少）[917]。在这组畸形中，颅后窝囊肿分流后小脑半球会互相靠拢，正中矢状位图像上观察蚓部似乎完整（图 5-154）。但轴位或冠状位图像能显示小脑半球的位置，并可发现半球间蚓部缺如。据报道，Dandy-walker 畸形与神经皮肤黑变病[918]（可能与胎儿发育过程中瘦素分泌异常有关）和 PHACE 综合征[919] 有关（见第 6 章），但大多数报道对小脑发育不良的描述有误。

其与大枕大池的鉴别点为后者蚓部正常（大小、分叶和方向）。两者均需要与 Blake 腔囊肿鉴别，Blake 腔囊肿的下部通过 Magendie 孔疝入小脑谷和后蚓部池[854, 855, 857, 907]，导致蚓部逆时针旋转。Blake 囊在胎儿中是正常的，并且可能在出生后持续存在，它可以通过矢状位薄层平衡稳态自由进动序列（bSSFP、FIESTA）来识别，该序列可识别囊肿壁。然而，如果没有占位效应、后脑结构，没有脑积水，则不需要特殊识别囊肿壁。为了便于鉴别这些囊性后脑畸形，应该记住以下概念：① Blake 囊是正常结构（不是畸形），唯一的影像学发现是正常蚓部轻度逆时针旋转（图 5-155）；②本组的所有畸形均与颅后窝间质发育异常有关；③此类患者的神经发育异常与实质异常（蚓部畸形或发育不良、幕上畸形）的关系比与囊肿或脑积水的关系更大。

(2) 主要影响脑干和小脑的神经元及神经胶质增生畸形：这组疾病包括那些大脑半球大小和形态几

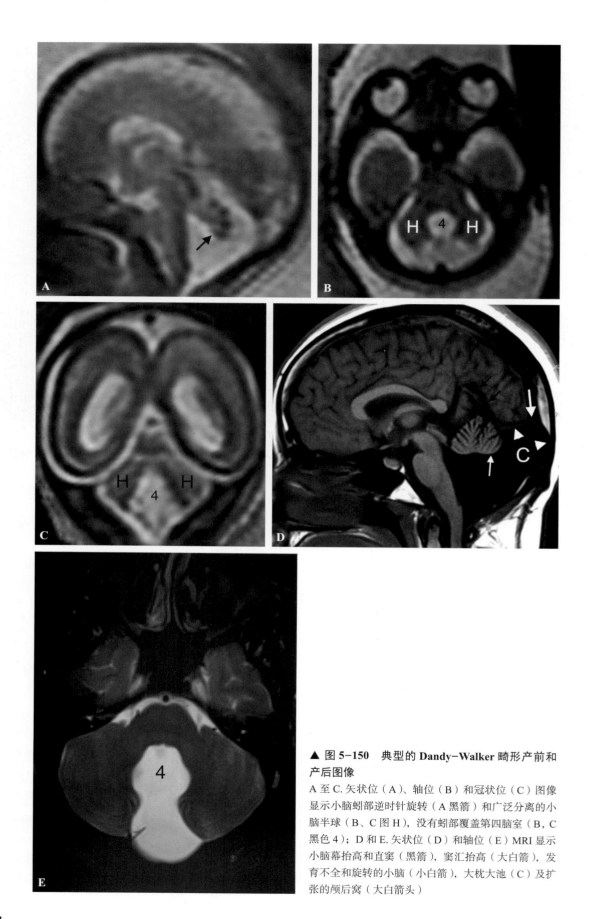

▲ 图 5-150　典型的 Dandy-Walker 畸形产前和产后图像

A 至 C. 矢状位（A）、轴位（B）和冠状位（C）图像显示小脑蚓部逆时针旋转（A 黑箭）和广泛分离的小脑半球（B、C 图 H），没有蚓部覆盖第四脑室（B，C 黑色 4）；D 和 E. 矢状位（D）和轴位（E）MRI 显示小脑幕抬高和直窦（黑箭），窦汇抬高（大白箭），发育不全和旋转的小脑（小白箭），大枕大池（C）及扩张的颅后窝（大白箭头）

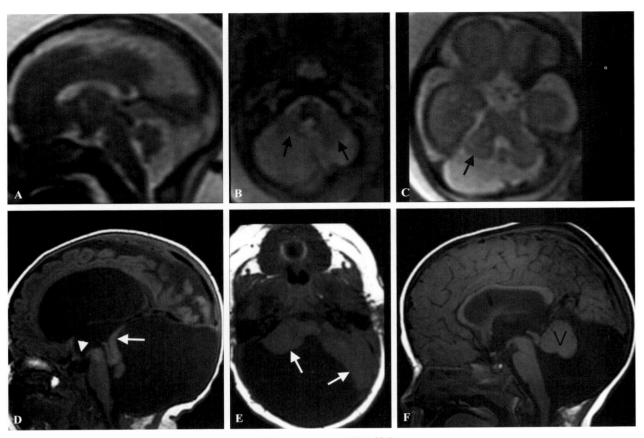

▲ 图 5-151　DWM 胎儿损伤

A 至 C. 第 23 周的胎儿图像。矢状位图像（A）显示外观正常的蚓部，但轴位图像（B 和 C）显示小脑半球异常高信号，边缘不规则（黑箭）。D 和 E. 产后早期图像显示脑积水。矢状位图像（D）显示扩大的第三脑室下隐窝扩大（D 箭头），其上的上蚓部受压（D 白箭）。轴位图像（E）显示双侧小脑半球均被受压（白箭）。F. 引流后，小脑蚓部（V）经分流后逆时针旋转，不再受压，颅后窝囊肿缩小。这是典型的 Dandy-Walker 畸形的表现，是胎儿损伤的结果

乎正常但伴有明显的小脑异常的患者。

　　**Lhermitte-Duclos 病 / Cowden 综合征（发育不良性小脑神经节细胞瘤）**：也称为小脑皮质弥漫性肥大，发育不良性小脑神经节细胞瘤在 1920 年由 Lhermitte 和 Duclos 首次报道 [920]。正如在发育不良性巨脑一节所述，该疾病与 mTOR 通路相关的基因突变有关（最常见的是 *PTEN*，但也包括 *MTOR*，*PI3K* 和 *AKT*）[277, 314, 319]。患者因为占位效应引起颅内高压 [921-923]，本病可发生于任何年龄。最常见的症状是头痛（脑积水）、视觉障碍、共济失调、脑神经病变，但是小脑症状常较轻或没有症状 [924]，该异常可能因为其他原因进行尸检或影像检查时偶然发现 [921-923]。相关异常可能包括巨颅畸形、异位症、多发性小脑回、多指（趾）、部分巨人症、巨

舌症和多种内脏错构瘤和肿瘤 [924, 925]。内脏相关病变通常包括多发错构瘤、皮肤黏膜毛囊瘤畸形、相关的滤泡畸形和透明质化、黏液性纤维瘤和口腔乳头状瘤 [926]。由于 *PTEN* 还具有抑癌基因的功能 [927]，患者患恶性肿瘤和乳腺、甲状腺、结肠和盆腔附件错构瘤的概率会增加 [928]。

　　病理学上，Lhermitte-Duclos 综合征表现为小脑皮质增大，边界清楚。通常仅一侧小脑半球中部分受累。病变可能会延伸到蚓部，极少累及对侧 [543]。光镜下，可见其由增厚的神经节细胞层取代小脑皮质的颗粒层，另外还可见到过度髓鞘化的增厚边缘层和菲薄的浦肯野细胞层 [543]。

　　CT 扫描显示存在非特异性低密度小脑肿块 [929]。MRI 显示长 $T_1$ 和长 $T_2$、边界清楚的小脑肿块，可

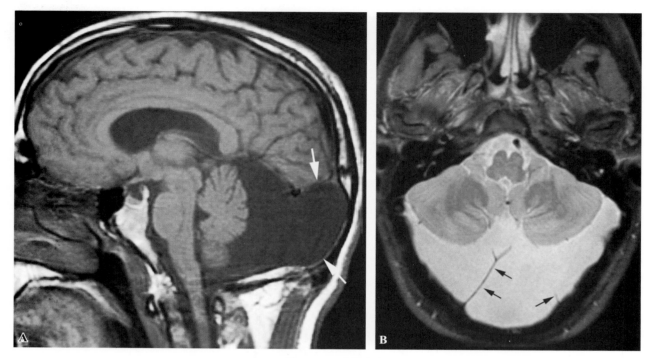

▲ 图 5-152　大枕大池

A. 矢状位 T₁WI 图像显示颅后窝变大（白箭）；B. 轴位 T₂WI 图像显示小脑镰叶增大（黑箭）但无移位，小脑正常形成，表明这不是蛛网膜囊肿或 Dandy-Walker 畸形

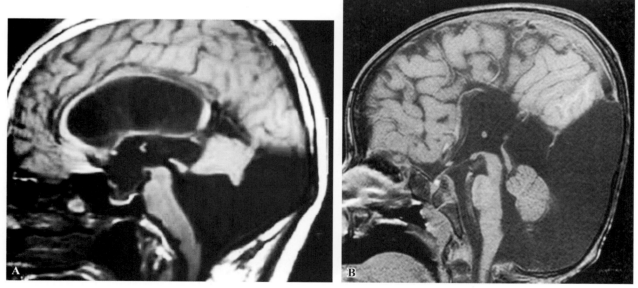

▲ 图 5-153　包括 Dandy-Walker 谱的畸形

A. 矢状位 T₁WI 图像显示中度 Dandy-Walker 畸形，伴有脑积水、中度小脑蚓旋转 / 发育不全和中度颅后窝扩大；B. 矢状位 T₁WI 显示 Dandy-Walker 畸形，轻度蚓部发育不全并伴重度脑池增大。胼胝体异常已在多达 20% 的 DW 谱系患者中有描述

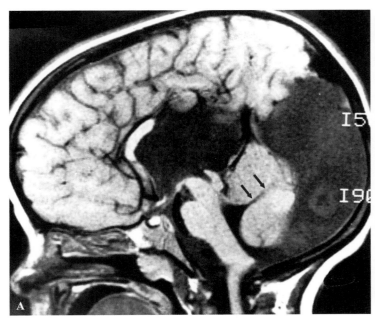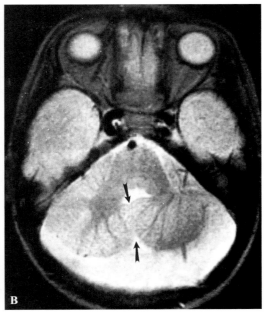

▲ 图 5-154　颅后窝囊肿 Dandy-Walker 畸形分流术后

矢状位 T₁WI 图像（A）显示胼胝体发育不全，仅有中膝和后膝。颅后窝因小脑幕高位而扩大。初看蚓部完好无损，而实际上是发育不全的（箭表示下界），小脑半球位于其中线以下。第四脑室水平轴位 T₂WI（B）显示小脑半球平行（箭），没有中间蚓部

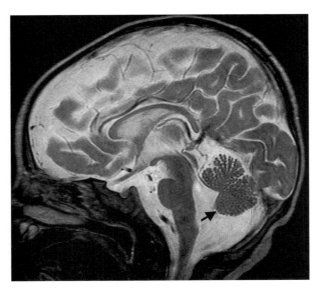

▲ 图 5-155　疑似 Blake 囊肿

新生儿矢状位 T₂WI 图像显示小脑蚓的下侧向后移位（黑箭）。小脑延髓池扩大，提示存在室管膜囊。由于 Blake 窝囊肿是胎儿的一种持续存在的结构，无不良影响，因此对该患者未做进一步研究

见小脑皮质的曲线状灰质信号穿过肿块（图 5-156）。皮质一般正常或稍薄[930]。已有报道静脉内注射顺磁性对比剂后病灶强化（图 5-157）[931]，但并不常见。病灶的占位效应可引起小脑扁桃体疝，常被描述为 Chiari I 畸形，并伴有脊髓空洞症[932]。弥散加权成像（图 5-156D）显示与小脑皮质相似[933-935]的弥散特点，而灌注成像显示相对脑血容量、相对脑血流量和平均通过时间均增加[932]。具有中间（135ms）回波时间的 H-MRS 与未受累的小脑组织相比，受累组织乳酸峰升高和 NAA 峰（约 10%）、肌醇峰（30%~80%）和胆碱峰轻度降低（20%~50%）[932, 934-936]。因此，MRS 可帮助鉴别局部发育不良和肿瘤，肿瘤的胆碱峰几乎总是升高的（见第 7 章）。FDG-PET 和 T₁-201 SPECT 显示示踪剂局部摄取增加，对于区分两者并没有太大帮助[934]。

小头畸形伴不成比例的脑干 / 小脑发育不全：在大约 10% 的小头畸形患者中，脑干和（或）小脑不成比例并不常见[249]。小头畸形伴小脑发育不全的最常见原因可能是微管蛋白突变[269, 270]。

*CASK* 突变引起小脑发育不全。患有进行性小头畸形、进行性小脑发育不全和大脑皮质发育异常组成的家族性疾病的女性患者，伴有严重神经发育障碍、肌张力障碍、轻度面部畸形、癫痫（频繁）和脊柱侧弯与基因的杂合性功能丧失突变相关，称为 CASK，位于 Xp11.4 染色体上[937-939]。罕见情况下，患有 CASK 基因突变的男性患者存活下来并出现小头畸形、小脑发育不全和癫痫性脑病（少数男性）或轻至重度智力低下，伴或不伴眼球震颤[879]。蛋白质产物 CASK 在发育过程中具有多种功能，包括增强 TBR1 的转录活性，TBR1 是一种调节 Reelin 表达的蛋白质，Reelin 是大脑和小脑神经元迁移和皮质分层的重要物质[144, 940]。确实，对一个发生半合子 CASK 基因突变患者的神经病理学分析显示，其有严重的小脑发育不良、小脑干、大脑和小脑的皮质分层异常。MRI 显示小脑和脑干发育不全（图 5-158），且大脑皮质 – 白质分界模糊、脑沟异常[937]。一个明显特征是胼胝体可以是正常的也可以比较大（图 5-158A），这在小头畸形中并不常见[941]。

*CHMP1A* 突变引起小脑发育不全。带电荷的多囊体蛋白 1A（CHMP1A）的功能丧失突变是细胞质信号和 BMI1 介导的染色质修饰之间的关键联系，而 BMI1 介导的染色质修饰调控中枢神经祖细胞的增殖，它有助于调节细胞周期进展[942]。患者有严重的小脑发育不全，其运动和认知功能各不相同。脑干和小脑受损比大脑严重得多，脑干明显增厚、脑桥小，小脑也同样变小[942]。

(3) 明显影响脑干和小脑神经元迁移的畸形：这些疾病在本章皮质发育畸形的部分已讨论，包括无脑回畸形、软脑膜限制膜裂导致的畸形和异位。由于调控细胞增殖和迁移的因素是相似的，因此这些畸形常伴发小脑发育不全，并应仔细观察中脑和后脑（表 5-7）。

(4) 纤毛蛋白突变引起的伴有"鼹鼠齿"畸形的 Joubert 综合征及相关疾病：Joubert 综合征的概念是由一种儿童罕见的小脑畸形演变而来，同时合并阵发性喘息、眼球运动异常、共济失调和智力低下[943-946]，因为许多综合征的表现有交叉[947]，但交叉表现是广泛临床表现的一部分[948, 949]。

Joubert 综合征和相关疾病的遗传基础似乎有高度异质性，已鉴定出超过 27 个致病基因；研究中发现 5 个基因（*C5ORF42*、*CC2D2A*、*CEP290*、*AHI1* 和 *TMEM67*）为主，10 个基因（加上 *CSPP1*、*TMEM216*、*INPP5E*、*RPGRIP1L* 和 *MKS1*）占 86%[949]。大多数相关综合征似乎是初级纤毛（一种几乎所有类型细胞的表面突出的静止细胞器）或基底（构成鞭毛或纤毛基部的圆柱形细胞质细胞器）功能相关基因突变的结果[949]。曾经认为初级纤毛没有功能，但最近已成为深入研究的焦点，它已经引起人们对胚胎发育、遗传性人类疾病甚至肿瘤发生的关注。它在包括纤毛发生、体轴形成、肾功能、脑发育和眼发育等很多功能中都很重要[948, 950-957]。其结果是一个广泛的病理过程（表 5-8）。

除了 Joubert 综合征的主要诊断特征（MRI 上的"鼹鼠齿"、共济失调、肌张力降低、低血压、喘息、认知功能障碍和动眼神经失用），常见的其他表现包括视网膜营养不良、囊性肾病、肝脏纤维化、口 – 面 – 指综合征、舌肿瘤、斜视、口腔系带、癫痫和脊柱侧弯[949]。

有少数神经病理学研究报道。Friede 报道了 1 个病例，小脑蚓部发育不良和中线分裂，小脑核团发育不良和异位，几乎没有锥体束交叉、下橄榄核、三叉神经束降部、孤束和背柱核结构的畸形[543]。Yachnis 和 Rorke[958] 的报道也发现小脑上脚交叉和中央脑桥束缺如。Saito 等[959] 发现 Joubert 综合征患者"脑干中线结构在结构和功能上均有异常"。

"鼹鼠齿"的影像学特征很典型[960, 961]。矢状位显示蚓部细小，位置高，第四脑室顶位于脑桥上部或脑桥中脑结合部（图 5-159），而非正常的脑桥中部或中下部，甚至蚓部可能位于顶盖水平（图 5-160A）。薄层矢状位图像显示中脑 – 脑桥结合部（"峡部"）明显变细（图 5-159A）。冠状位图像显示蚓部中线呈裂隙状（图 5-159B）。轴位上，蚓部发育不良导致第四脑室中部呈三角形（图 5-159C）和上部第四脑室呈蝙蝠翼状。在发育不良的蚓部下，两个小脑半球对称（图 5-159C）。小脑上脚在背侧中脑不跨越中线，它们很大，几乎呈水平方向，在中脑和小脑之间伸展时能清楚看到脑

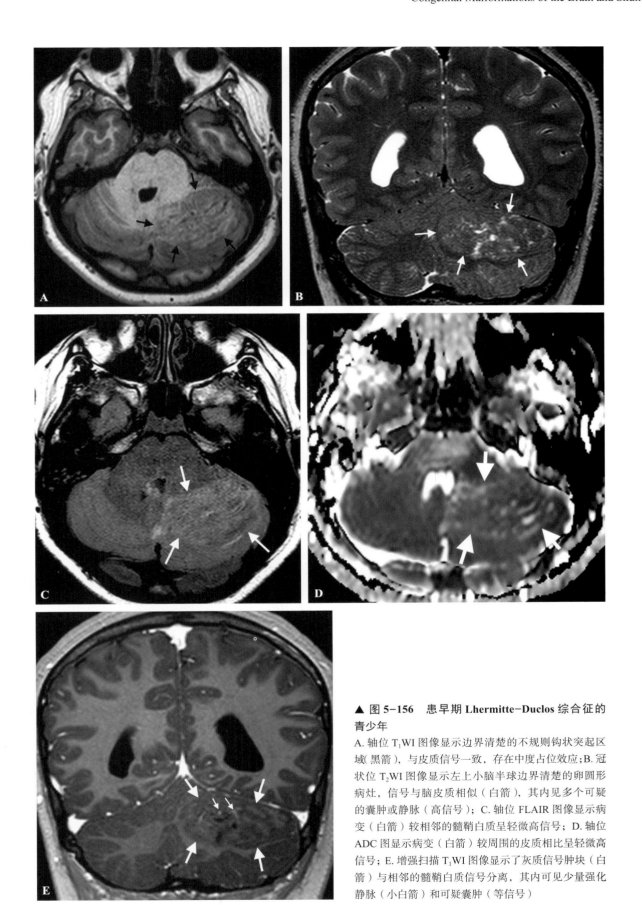

▲ **图 5-156　患早期 Lhermitte-Duclos 综合征的青少年**

A. 轴位 $T_1WI$ 图像显示边界清楚的不规则钩状突起区域（黑箭），与皮质信号一致，存在中度占位效应；B. 冠状位 $T_2WI$ 图像显示左上小脑半球边界清楚的卵圆形病灶，信号与脑皮质相似（白箭），其内见多个可疑的囊肿或静脉（高信号）；C. 轴位 FLAIR 图像显示病变（白箭）较相邻的髓鞘白质呈轻微高信号；D. 轴位 ADC 图显示病变（白箭）较周围的皮质相比呈轻微高信号；E. 增强扫描 $T_1WI$ 图像显示了灰质信号肿块（白箭）与相邻的髓鞘白质信号分离，其内可见少量强化静脉（小白箭）和可疑囊肿（等信号）

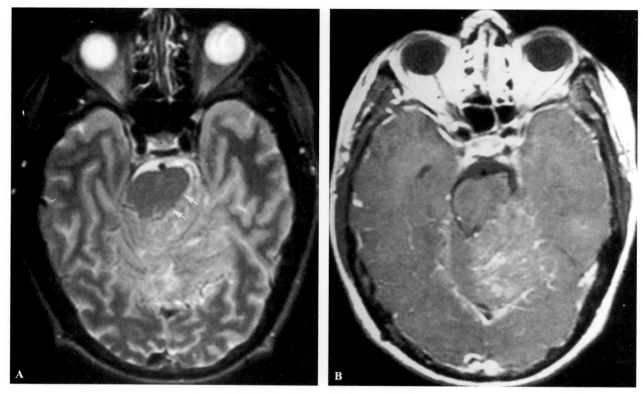

▲ 图 5-157　**Lhermitte-Duclos** 综合征

A. 轴位 T₂WI 显示小脑内不均匀高信号和占位效应，压迫脑桥（白箭）；B.T₁WI 增强显示异常区软脑膜不均匀强化

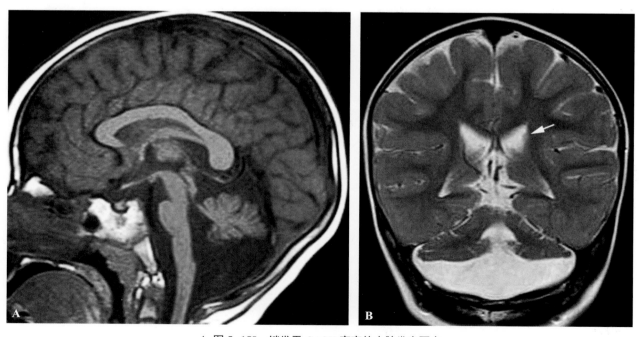

▲ 图 5-158　继发于 **CASK** 突变的小脑发育不全

T₁WI 矢状位（A）和 T₂WI 冠状位（B）显示中度小脑和脑桥发育不全，大脑的白质有轻微减少，皮质白质交界区模糊。左侧三角区存在小的脑室周围结节性异位（白箭）

**表 5-7　中脑 – 后脑畸形分类表**

**继发于早期前后、背腹模式缺陷或后脑中脑生发区错位的畸形**
- 前后模式缺陷
  - 间脑和中脑的增大、减小或变形
    - ◆ 中脑变长或变短
  - 中脑和菱脑原节 -1 的增加、损失或转化
    - ◆ 中脑 – 脑脑桥干断开
    - ◆ 大中脑并小脑桥
    - ◆ 短中脑并脑桥和前蚓部大
  - 下部后脑结构的增加、丧失或转化
    - ◆ 延髓脑干断开
    - ◆ 长延髓并短脑桥
- 背腹模式缺陷
  - 侧脑室和脑室底生发基质（室管膜区）缺损
  - 仅脑室底生发基质的缺陷
    - ◆ 小脑发育不全（有或没有胰腺发育不全）
    - ◆ 由于颗粒细胞发育不全引起的小脑发育不良
    - ◆ 菱脑融合
  - 仅室管膜区缺陷
    - ◆ Duane 综合征
    - ◆ Möbius 综合征

**与后来广泛性发育障碍相关的畸形，其显著影响脑干和小脑（并且至少部分地理解了发病机制）**
- 与中后脑畸形相关的发育性脑病
  - ◆ 小脑发育不全或发育不良
- 与中后脑畸形相关的间充质 – 神经上皮细胞信号缺陷
  - Dandy–Walker 畸形
  - 巨型小脑延髓池
  - 小脑后蛛网膜囊肿
  - 小脑蚓部发育不全
- 神经元和神经胶质细胞增生的畸形，主要影响脑干和小脑
  - 小脑结节（结节性硬化症）
  - Lhermitte–Duclos 病 / Cowden 综合征
  - 小头畸形与不成比例的脑干 / 小脑发育不全
- 神经元迁移的畸形，显著影响脑干和小脑

- 无脑回与小脑发育不全
- 神经元异位，突出脑干和小脑发育不全
- 多小脑回与小脑发育不全
- 基底膜畸形和神经元迁移缺陷（鹅卵石畸形）
- 弥漫性臼齿型发育不良与睫状体蛋白缺陷有关
  - 影响大脑的综合征伴有视网膜和肾脏的低频率受累
  - 影响大脑、眼睛、肾脏、肝脏和其他可变系统的综合征

**局部大脑畸形，显著影响脑干和小脑（发病机制部分或大部分已知，包括局部增殖，细胞分化、迁移和轴突引导）**
- 多层次的中后脑
  - 水平凝视麻痹伴进行性脊柱侧弯
  - 先天性眼外肌纤维化
  - Duane 放射线综合征
  - 弥漫性脑干发育不全
- 中脑畸形
  - 14 三体的背中线裂
- Rh1 的畸形包括小脑畸形
  - 具有上覆发育不全的小脑结节性异位
  - 小脑叶片异常
  - 重复小脑半球
- 脑桥畸形
  - 被盖发育不良
  - 脑桥发育不全伴背侧或腹侧裂隙
- 髓质畸形
  - 具有胼胝体发育不全 / 发育不全的髓质盖帽

**先天性退行性疾病合并发育不良与萎缩**
- 桥小脑发育不全（PCH）
- 中后脑畸形与先天性糖基化失调（CDG）
- 其他代谢紊乱伴小脑或脑干发育不全或中断
- 小脑半球发育不全（罕见，比遗传更常见，通常与裂隙或皮质畸形有关）

改编自 Barkovich AJ, Millen KJ, Dobyns WB. A developmental and genetic classification for midbrain–hindbrain malformations. *Brain* 2009; 132: 3199–3230

脊液围绕（图 5–159B、D、F 和图 5–160C）。这可能是因为小脑上脚未交叉，峡部（中脑 – 脑桥结合部）的前后径很小，特别是在中线（图 5–159A 和 D）。偶尔，在脚间池可见小结节（图 5–159A 和图 5–160A），这种结节被描述为"脚间异位"[962]，虽然它的确切性质尚不清楚。小脑上脚增大且未进行交叉，这种中脑的典型表现，在轴位上被叫作"鼹鼠齿"征（图 5–159D）。一些患者的背侧髓质和脊髓上背部有过多的组织（图 5–160A），代表了含有神经元和星形胶质细胞的异常[954]。弥散张量纤维

束成像证实小脑上脚没有交叉，表现为绿色（A–P 取向）通路之间没有红（水平取向）"点"[903]。

从成像角度来看，要切记为了正确评估所有鼹鼠齿畸形患者，除了脑干和小脑异常，还应对其幕上畸形［胼胝体异常（图 5–160）、下丘脑错构瘤、多小脑回畸形（图 5–160D）或其他皮质发育畸形］、眼、肝和肾脏疾病进行检查[947]。体格检查中常见多指 / 趾畸形。

此外，蚓部大范围脑脊液聚集（"大小脑延髓池"）的胎儿通常能在胎儿 MRI 检查时发现。应仔

表 5-8　Joubert 综合征

| 主要标准 | | |
| --- | --- | --- |
| 神经系统症状 | 神经系统症状：低张力 / 共济失调 | |
| | 发育迟缓 | |
| | 动眼神经失用症 | |
| | 眼球震颤 | |
| | 斜视 | |
| 放射学标志： | 臼齿征 | |
| 偶发的特征（各种形式） | 精神发育迟滞 | |
| | 呼吸异常（交替呼吸急促 / 呼吸暂停） | |
| | 轻度视网膜病变 | |
| | 视野缺损（脉络膜或视网膜） | |
| 神经系统以外的症状 | | |
| | 多指（前、中、后轴位） | |
| | 轻度肾病肝纤维化 | |
| | 肾囊肿肾结核 | |
| | 肾功能衰竭 | |
| | 唇裂 / 腭裂 | |
| | 舌肿瘤 | |
| | 上唇裂 | |
| | 足裂 | |

引自 Zaki MS, Abdel-Aleem A, Abdel-Salam GMH, et al. The molar tooth sign: a new Joubert syndrome and related cerebellar disorders classification system tested in Egyptian families. Neurology 2008；70：556-565 和 Romani M, Micalizzi A, Valente EM. Joubert syndrome: congenital cerebellar ataxia with the molar tooth. Lancet Neurol 2013；12：894-905

细检查这些患者是否有小的蚓部畸形（图 5-161A）（胎儿的中线裂隙很难看到），中脑脑桥结合部狭窄，轴位图像上出现臼齿征（图 5-161B），冠状位或斜矢状位图像[963] 上有大的小脑上脚（图 5-160）。这些影响特征高度提示 JSRD 的诊断，并应寻找相关的影像特征，如肾囊肿、小眼畸形（与视网膜发育不良相关）、视觉缺损、多指 / 趾畸形、灰结节错构瘤或舌肿瘤。

**3. 显著影响脑干和小脑的局灶性脑畸形**

（1）影响多个中后脑水平的畸形：包括水平凝视麻痹伴进行性脊柱侧弯（HGPPS）和先天性眼外肌纤维化。

①水平凝视麻痹伴进行性脊柱侧弯：在 20 世纪 70 年代早期，Dretakis、Konodoyannis[964, 965] 和 Crisfield[966] 报道了一组先天性脊柱侧弯伴水平凝视麻痹的患者。这种疾病是常染色体隐性遗传，大多数报道描述了位于染色体 11q23-q25[967, 968] 的 ROBO3 基因突变。尽管有一篇报道描述了无 ROBO3 突变的相似表型[969]，但这可能是由于 DCC 基因突变导致的[88]。DCC 和 ROBO3 蛋白均已被证明对脑干和脊髓轴突的中线交叉很重要[968]，而已知 DCC 参与胼胝体轴突的中线交叉[46]。患者有先天性水平凝视麻痹：没有水平追踪、跳视、视动性眼球震颤或前庭反应，但垂直运动是正常的，会聚运动可能会明显减少。这些异常通常在进行脊柱侧弯的医学检查之前未被发现[970]，脊柱侧弯在儿童时期发展并且严重程度不一[971]。可以通过 MRI 诊断中线交叉异常，其显示脑干（ROBO3 和 DCC）和大脑（DCC）的特征异常。正中矢状位图像可以显示 DCC 突变导致的小脑桥，但诊断是通过轴位图像确定的，其显示背侧中线脑桥裂及延髓的背侧和腹侧中线裂隙（图 5-162）。延髓的外观像蝴蝶（图 5-162C）[972]。小脑和中脑看起来正常，而脊柱进行性侧弯，并且没有潜在的脊髓损伤。弥散张量纤维束成像显示没有指向轴突束（腹侧或背侧）的交叉，包括桥小脑轴突和小脑上脚的交叉[973, 974]。这些发现与神经生理学研究一致[973, 975]。脊柱图像显示进行性脊柱侧弯。

②先天性眼外肌纤维化：是一组先天性神经肌肉疾病之一，目前称为先天性脑神经支配障碍。它们包括先天性、非进展性散发性或家族性神经肌肉异常，这些异常是由于一个或多个脑神经发育异常引起的原发性或继发性肌肉功能不全[976]。已知 CFOEM 有 3 种表型，所有这些都是动眼神经（第Ⅲ对脑神经，CN Ⅲ）及其相应的运动神经元发育不良的结果。确切的表型取决于 CN Ⅲ 的 5 个

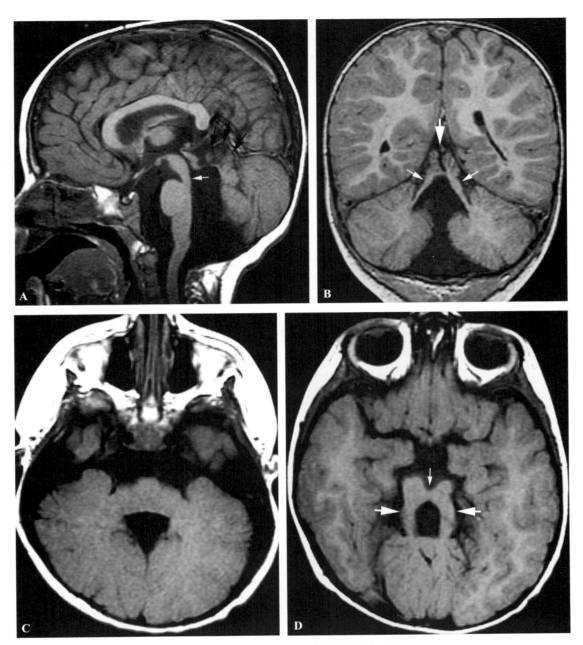

▲ 图 5-159　Joubert 综合征的臼齿畸形

A. 矢状位 $T_1WI$ 显示蚓部发育不良，细小蚓部异常高位（黑箭），小脑小叶异常，峡部狭窄（白箭）；B. 冠状位 $T_1WI$ 显示大的小脑上脚（小白箭）和蚓部裂隙（大白箭）；C. 轴位 $T_1WI$ 显示三角形第四脑室，为蚓部缺如的后果；D. 中脑水平轴位 $T_1WI$ 显示"臼齿"样中脑外观，继发于峡部狭窄（小白箭）和小脑上脚增大（大白箭）

亚核中的哪一个受到影响[845, 977]。最具特征性的是 CFOEM2，一种常染色体隐性疾病，患儿出生时由于染色体 11q13 上的 *PHOX2A* 基因突变导致双眼外斜视和上睑下垂[978]。通过 MRI 确诊，其显示正常的脑干，但动眼神经较小或缺失[979]。在这种情况下，应使用稳态成像技术（结构干扰稳态，平

衡式自由稳态进动序列）以获得最佳脑神经薄层图像。

CFOEM 也可以是 TUBB3 E410K 综合征[980] 的一部分，其临床特点除了 CFOEM 之外还有面瘫、智力和社交障碍及 Kallmann 综合征（伴有低促性腺激素性性腺功能减退症的嗅觉丧失）。这种综合征

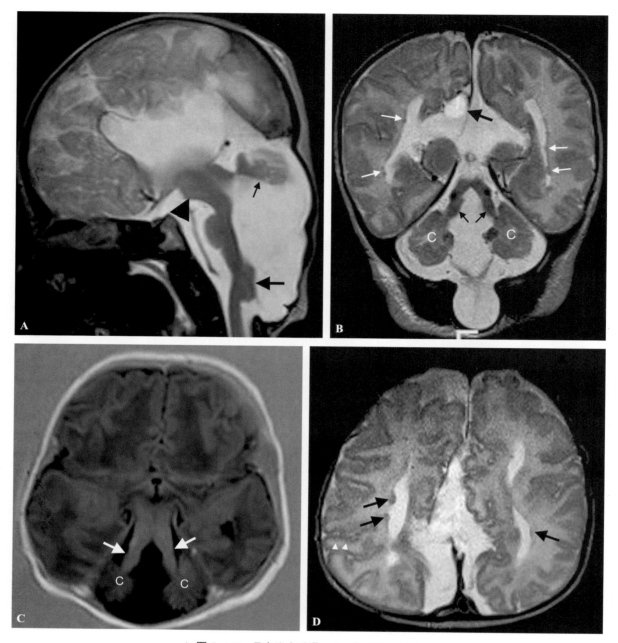

▲ 图 5-160　具有张力减退、多指等畸形的新生儿

A. 矢状位 $T_2WI$ 显示胼胝体发育不全，伴有腹侧弯起的延长的中脑（"脚间错构瘤"，黑箭头），一个小的、变形的逆时针旋转的蚓部（小箭），以及覆盖背侧延髓和上颈髓的异位的细长结节（大黑箭）；B 和 C. 冠状位 $T_2WI$（B）和轴位 $T_1WI$（C）显示胼胝体缺如，侧脑室壁异位结节（B 图白箭），增大的分离的小脑上脚（B 图小黑箭，C 图白箭），畸形缩小的小脑半球伴蚓部缺如（C），位于大脑半球裂临近大脑镰的囊肿（B 图大黑箭）；D. 轴位 $T_2WI$ 显示，由于缺少胼胝体，双侧大脑半球明显分离，多发性室周异位结节（黑箭）和出现畸形的脑回，伴有数个小区域的多小脑回畸形（小白箭头）（图像由来自多哈的 Hussein Kamel 博士提供）

可能是散发性或遗传性[981]，它是由 *TUBB3* 基因上的 de novo c.1228G ＞ A 突变从而干扰轴突导向[982]。影像学表现为小嗅沟和嗅神经[980]。

（2）中脑畸形：已报道两组确诊顶盖显著扩大的

患者[10]。最常见的是眼 – 脑 – 皮肤（也称为 OCCS 和 Delleman）综合征的患者，特点是腺瘤性眼畸形、皮肤附属器（主要位于眼眶附近）和由单侧额叶多小脑回畸形伴 PVNH 组成的脑畸形、胼胝体发育不

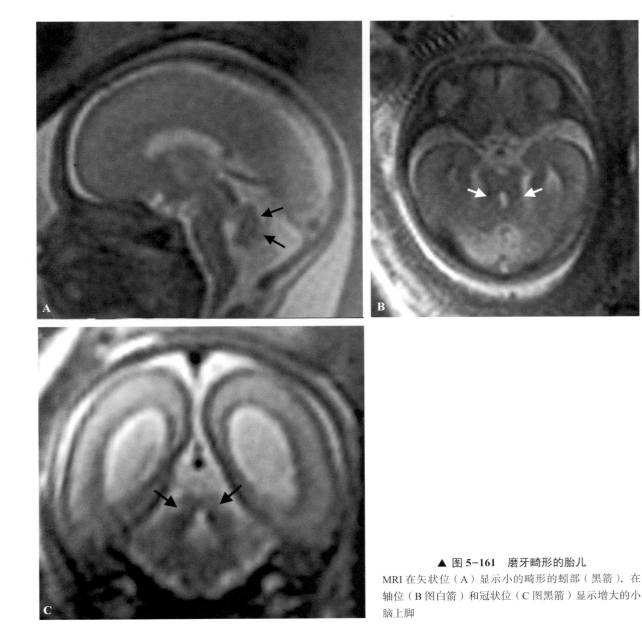

▲ 图 5-161　磨牙畸形的胎儿
MRI 在矢状位（A）显示小的畸形的蚓部（黑箭），在轴位（B 图白箭）和冠状位（C 图黑箭）显示增大的小脑上脚

全（有时伴有半球间囊肿）、大的畸形顶盖、小脑蚓部缺失和小的小脑半球[587, 588, 983]组成的畸形。较轻的 OCCS 病例眼眶和大脑半球可能正常，它们通过扩大的下丘和小脑蚓部缺如来鉴别（图 5-163）。另一组患有结节扩大的患者的特征是巨大的四叠体，但没有其他脑异常[10]。这些结构异常发生的机制尚不清楚[10]。

（3）包括小脑畸形的 Rh1 畸形：包括小脑结节性异位症伴皮质发育不全、弥漫性和单侧小脑发育不全（小脑小叶异常/发育不全）和重复小脑半球。

小脑结节性异位症伴皮质发育不全：虽然在小脑白质中可能偶然发现异常的灰质簇，但它们通常与其他小脑畸形共存，最常见的是小脑皮质发育不全[543]。在作者看来，这些疾病最有可能在子宫内获得，而不是遗传。症状似乎来自伴随的畸形，而不是来自异位自身，但由于对小脑功能理解不足，症状的来源很难确定[984-986]。作者曾发现 1 例小脑带状异位病例，伴有小脑皮质发育不全，因寻找癫痫病因而对该患者进行扫描，成像显示小脑白质内存在着大小不一的灰质结节，通常与皮质发育不全

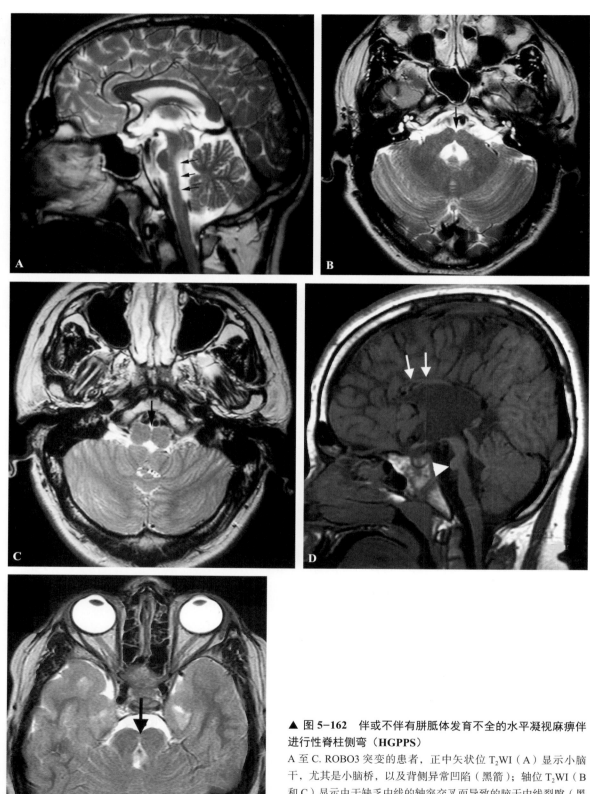

▲ 图 5-162　伴或不伴有胼胝体发育不全的水平凝视麻痹伴进行性脊柱侧弯（HGPPS）

A 至 C. ROBO3 突变的患者，正中矢状位 $T_2WI$（A）显示小脑干，尤其是小脑桥，以及背侧异常凹陷（黑箭）；轴位 $T_2WI$（B 和 C）显示由于缺乏中线的轴突交叉而导致的脑干中线裂隙（黑箭）。D 和 E.DCC 突变的患者，矢状位 $T_1WI$（D）显示小的胼胝体腹侧形成的不完全胼胝体（白箭）；脑干很小，伴有一个特别小的腹侧脑桥（白箭头）；轴位 $T_2WI$ 显示大的垂直脑桥裂（黑箭），类似于 B 中所见

有关（图 5-164）。根据我们的经验，这些患者的枕叶皮质总是畸形的（图 5-164B）。

弥漫性和单侧小脑发育不全（小脑小叶异常/发育不全）：小脑发育不全通常被称为小脑多脑回或（病理上）小脑结构异位或小脑损伤，小脑发育不良主要包含了一组获得性疾病，后天因素影响下小脑皮质小叶发育受到干扰，通常与小脑体积减小有关。通常弥漫性小脑皮质发育不全的患者伴有幕上异常：鹅卵石样畸形（通常伴有鹅卵石样皮质、髓鞘形成异常和小脑皮质下囊肿 [514]）或 Chudley-McCullough 综合征（通常与额叶多小脑回、幕上

PVHN 和胼胝体发育不全相关 [987]）。在没有幕上异常的情况下，患者通常症状较轻（自闭症、语言发育迟缓、眼失用症）或无临床症状 [875, 988]，在检查时偶然发现。局灶性小脑发育异常通常是孤立存在的，这些异常被认为是由于胎儿或早产儿在妊娠后期发生的损伤导致正常小脑皮质发育异常。第 4 章 [809, 810] 讨论了早产新生儿的小脑出血；这些在胎儿中也能发生，并且在产后 MRI 显示导致了局灶性小脑发育不全（图 5-165）[11, 875]。单侧小脑发育不全在 PHACE（S）综合征中也很常见（见第 6 章）[808]，据报道，与 *COL4A* 突变的患者的出血继

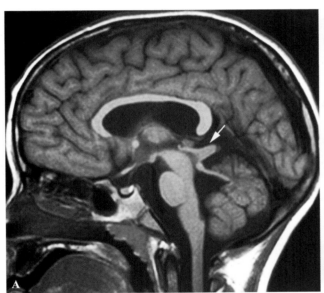
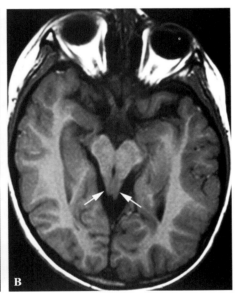
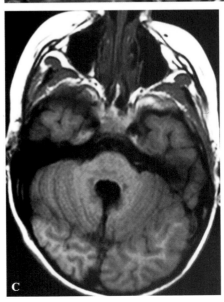

▲ 图 5-163　OCCS（Delleman）综合征轻度病例
矢状位 T₁WI（A）显示下丘的背侧明显伸长（白箭）和畸形的小脑中线。轴位 T₁WI（B 和 C）显示了畸形顶盖（B 图白箭）和蚓部缺如（C）。在更严重的情况下，胼胝体缺如，以及大脑半球的多小脑回畸形（图片由日本东京的 Junichi Takanashi 博士提供）

发家族性幕上脑穿通畸形有关[989]。其他产前原因，主要是双侧，包括胎儿感染（特别是巨细胞病毒感染），胎儿缺氧、缺血（主要影响浦肯野细胞），或产前有害物质暴露（如酒精或辐射）[875, 988, 990]。由于嵌插突变可能是遗传方面的因素，但是损伤更可能是导致大多数单侧或局灶性小脑皮质发育不全的原因。

局灶性小脑半球发育不良通常通过异常的脑沟（图 5-166）或小脑半球的异常轮廓和脑回（图 5-167A 至 C）或缺乏小脑半球正常树枝状白质结构来识别（图 5-167A、D 和 E）。小脑脑裂在冠状位图像上通常从小脑深部呈放射状排列，小脑白质束沿着相同的方向（图 5-142）。异常脑裂方向（图 5-167C）应怀疑局灶性发育不全，体积减小或增宽的脑裂可能会伴有异常裂隙（图 5-167D 和 E）[875]。在矢状位图像上，通过异常外形或第四脑室位置或异常脑回来识别局灶性蚓部发育不全的效果最好。一般，在正中矢状位图像上可以很容易地看到原生裂和锥前裂，大致将蚓部分成 3 份（图 5-141）。如果无法识别（图 5-166）应提示发育畸形。有时，弥漫性小脑皮质发育不全不伴幕上发育不全（图 5-168）[991]，但局灶性大脑皮质发育不全通常伴局

灶性小脑皮质发育不全（图 5-167C），幕上皮质裂隙（脑裂畸形）通常伴有小脑裂隙（图 5-167F）。弥漫性小脑皮质发育不全更常伴发大脑皮质发育畸形，通常是多小脑回或鹅卵石样皮质（参见本章关于皮质发育畸形的章节）[6, 543]。当发育不全是在单侧并且该半球较小的时候，这种畸形常被分类为小脑半球发育不全（本节后面将讨论）。

重复小脑半球：作者已知有 3 例小脑半球重复畸形，其中 1 例伴有同侧内耳、中耳和外耳重复畸形[992]。2 名患者没有报道小脑的体征或症状，而第 3 名患者枕部颅骨突起、全身张力减退、深肌腱反射抑制和轻度躯干性共济失调。MRI 矢状位和冠状位如果能识别出重复的小脑半球及小脑脚就可以做出诊断（图 5-169）。导致这种畸形的胚胎发育原因尚不清楚。

(4) 脑桥畸形：患有脑桥被盖发育不良的患者伴有脑神经病变，第Ⅷ脑神经最常受累，其次是第Ⅶ和第Ⅴ脑神经。当吞咽障碍时，表明第Ⅸ脑神经受累。当患儿存在运动和认知功能严重缺陷时，也表明幕上受累[993, 994]。据报道，小脑症状、锥体束征、癫痫发作、骨骼异常和心血管异常与这些发现有关[995]。通过 MRI 可以进行诊断，可以显示缩小

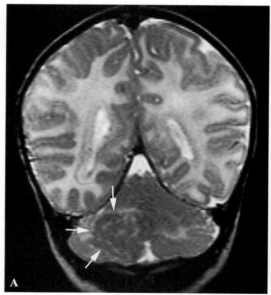
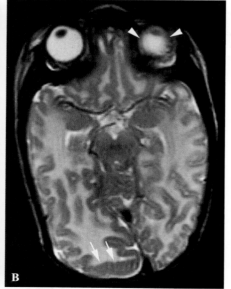

▲ 图 5-164　小脑灰质异位伴枕骨发育不良

冠状位 T₂WI（A）显示右侧小脑半球深部一大簇异位神经元（白箭），上覆的皮质有异常的脑沟回。颅底层面的轴位 T₂WI（B）显示右枕叶扩大和异常的脑沟回（白箭），同时可见发育不良的左眼球（白箭头）

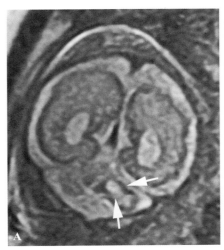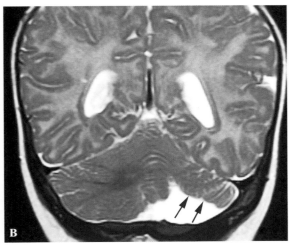

▲ 图 5-165　继发于产前小脑损伤的单侧小脑发育不全

冠状位胎儿 MRI（A）显示左小脑半球的异常信号（白箭），可能是出血。出生后冠状位 T₂WI（B）证实左侧小脑发育不全（黑箭），但没有出血征象（照片由智利圣地亚哥的 Guido Gonzales 博士提供）

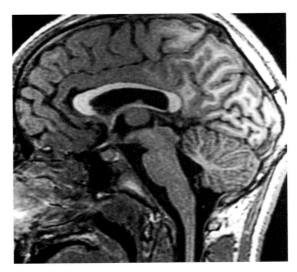

▲ 图 5-166　异常的小脑蚓部

矢状位 T₁WI 显示蚓部的异常，诊断为蚓部发育不全。请注意，无法识别正常的原裂或锥前裂，与图 5-141 中的正常蚓部比较

的腹侧脑桥及圆形或"鸟嘴状"脑桥背突（被盖）（图 5-170），小脑中脚很小几乎不显示。各向异性分数图显示，被盖帽是一种白质结构，似乎是由连接到小脑中脚的横向排列的轴突组成（图 5-170F），并且腹侧和中央脑桥缺少正常的腹侧横向脑桥纤维。Jissendi-Tchofo 等[994] 提出了 3 种可能的机制，包括异常轴突导航、异常神经元迁移或者两者皆有。薄层、稳态成像技术（CISS、FIESTA）可证明

受累脑神经发育不全[996]。

(5) 延髓畸形：见于延髓盖帽伴胼胝体缺如 / 发育不全。婴儿在接受包括骨骼肌肉系统（先天性指 / 趾弯曲，rocker bottom feet）、泌尿生殖系统或胃肠系统的多个系统异常的成像检查时，极少数情况下 MRI 可见延髓背侧突起。然而，读者须记住，如果不存在其他脑异常，更有可能是背侧外生性神经胶质瘤。在矢状位图像上，盖帽位于延髓水平，在这些患者中，同时可以看到胼胝体缺如或者严重的胼胝体发育不良（图 5-171）。这些畸形的性质、程度及盖帽发生的原因目前尚不清楚。

**4. 原发性产前期退行性疾病合并发育不良和萎缩**

(1) 桥小脑发育不全：桥小脑发育不全在第 3 章讨论。

(2) 中后脑畸形伴有先天性糖基化障碍：在小脑萎缩的标题下已经讨论了先天性糖基化障碍。

(3) 其他代谢紊乱伴小脑或脑干发育不全或损伤：这些疾病在第 3 章的最后一节进行了广泛的讨论。

## 五、颅颈交界处的异常（Chiari 畸形）

1891 年，Chiari[997] 描述了后脑的 3 种畸形都与脑积水有关。我们将按顺序对它们进行讨论。

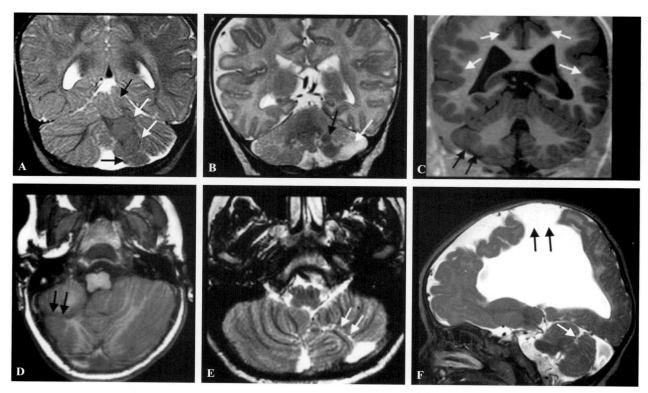

▲ 图 5-167　局灶性小脑发育不全

A. 冠状位 T₂WI 显示体积减小的左侧小脑半球内的异位灰质（白箭）及异常脑回（黑箭）；B. 婴儿的冠状位 T₂WI 显示受影响的左小脑半球的结节性异位灰质（黑箭）和皮质体积（白箭）减小；C. 冠状位 T₁WI 显示右下小脑半球皮质变形（黑箭），注意大脑皮质的变形区域（白箭）表明弥漫性或多灶性产前损伤；D 和 E. 小脑半球裂隙（箭），可能是由于产前损伤（出血、梗死或感染）；F. 旁矢状位 T₂WI 显示小脑脑裂畸形（白箭）伴发大脑半球脑裂畸形（黑箭）

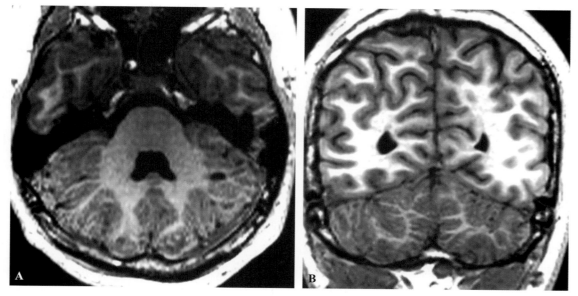

▲ 图 5-168　弥漫性小脑皮质发育不全

轴位（A）和冠状位（B）T₁WI 显示弥漫性异常脑回，具有异常深、几乎垂直的裂隙，而不是从小脑深部白质向外辐射的正常脑裂

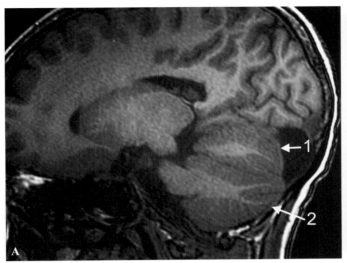
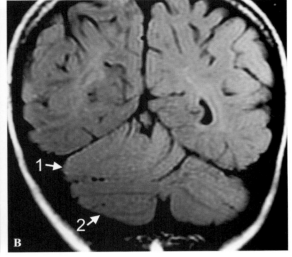

▲ 图 5-169　小脑半球重复

旁矢状位和冠状位图像（A 和 B）显示增大的右侧小脑内两个完全独立的结构（1 和 2）。这是该患者在做其他影像学检查时偶然发现（图片由日本东京的 Junichi Takanashi 博士提供）

## （一）Chiari I 畸形

Chiari I 畸形被定义为小脑扁桃体下疝，即小脑扁桃体伸向枕骨大孔下方。然而，大部分年龄小于 20 岁的小脑扁桃体下疝无症状。更重要的是，在 10 岁以下的无症状患者中，超过 5% 的扁桃体疝入枕骨大孔下方 8mm 或更多，30% 的扁桃体疝入枕骨大孔下方 4mm 或更多[998]。此外，30% 扁桃体下降至枕大孔以下 5～10mm 的患者无症状[999]。此外，发现患有小脑扁桃体下疝但没有枕骨大孔梗阻的依据是不太可能发展成梗阻的[1000]。总之，多数正常儿童中可见 5～10mm 的小脑扁桃体下疝，可能是偶然发现[998, 1001]，在没有其他神经系统或影像学征象（脊髓空洞）的情况下，在考虑手术前需要排除所有其他头痛原因。

患有症状性 Chiari I 畸形的儿童典型临床表现有枕部或后颈部头痛（特别是在用力或咳嗽时）、位置较低的脑神经麻痹、耳神经功能失调（如平衡失调，耳鸣或眩晕）或因脊髓空洞引起的分离性肢体感觉缺乏[1002, 1003]。在婴儿和不能用语言表达的儿童中，头痛可表现为易激惹或哭闹，常见颈部反弓（过伸）[1004]。据报道，眼球震颤（特别是下视性眼球震颤）与枕骨大孔的病变密切相关，尤其是伴随脑干受压时[1005]。

在诊断时，约 10% 存在脊髓空洞症[1006]。据报道，3 岁以下儿童常见口咽功能异常[1007]，一些病例的睡眠呼吸暂停与 Chiari I 畸形有关[1008-1010]。诊断时年龄较大与头痛风险增加和神经系统症状明显相关[1006]。

小脑扁桃体下疝可能是多种不同过程的结果。Chiari I 畸形最常见原因似乎是颅后窝变小造成的，因为：①受影响的患者的斜坡通常较短或位于异常水平（图 5-172 和图 5-173）[1011, 1012]；②直窦比一般人更垂直（图 5-174）；③颅后窝的体积和小脑扁桃体下疝的程度密切相关[1013]；④患者颅椎骨畸形的发生率很高[1012, 1014, 1015]，高达 90% 的患者有正中颅底凹陷（图 5-173），20% 有旁正中凹陷。多数患有颅底凹陷和斜坡短的患者同时有 $C_1$ 同化[1015]，枕骨大孔下关节面重塑，导致同化的 $C_1$ 和 $C_2$ 椎体上关节突之间产生压迹。因此，枕骨大孔位置异常，导致齿状突上抬（图 5-173）[1016]。齿状突上抬合并斜坡异常、扁桃体下疝及延髓位置异常，共同导致进行性神经损害[1015]。

然而，这种因果理论仅适用于部分通过某些影像研究确定为 Chiari I 畸形的患者。许多其他亚型的患者也可以通过扁桃体经枕骨大孔向下延伸，神经结构及脑脊液腔受压进行诊断，而无任何骨性畸形。重要的是，许多这些所谓的畸形都是由颅内压

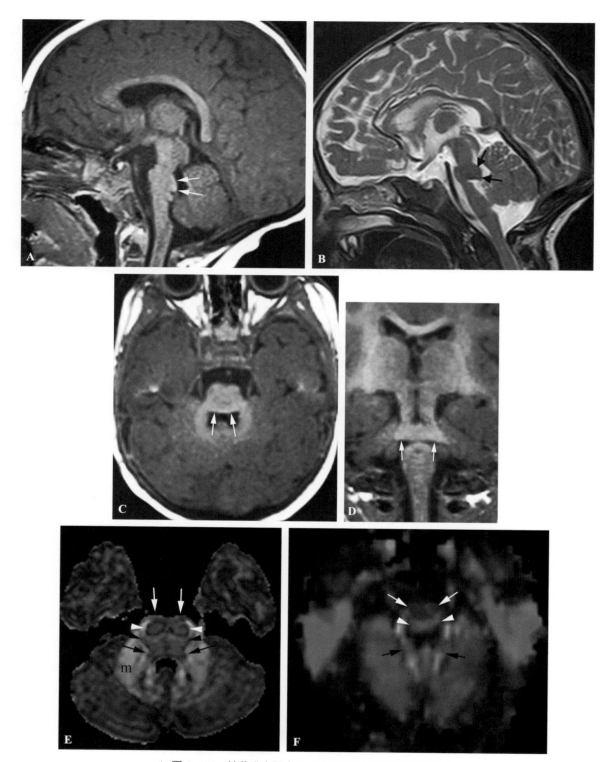

▲ 图 5-170　被盖发育不良（此图彩色版本见书中彩图部分）

矢状位 T₁WI（A）和 T₂WI（B）显示腹侧脑桥发育不良和一个圆形（A 白箭）或鸟嘴状（B 黑箭）的背侧脑桥被盖。轴位（C）和冠状位（D）T₁WI 显示被盖（白箭）组成了第四脑室平坦的前壁。脑桥的正常彩色各向异性分数（FA）图（E）显示小脑中脚为红色十字交叉（白箭），蓝色的皮质脊髓束和皮质脑桥束（白箭头），红色的横桥纤维到脑桥核（黑箭头），蓝色的背纵束（黑箭）和绿色小脑中脚（m）。脑桥被盖发育不良（F）的 FA 图显示没有小脑中脚的腹侧交叉，脑桥纵行纤维的单一腹侧群（蓝色纤维，白箭）和被盖（红色纤维，白箭头），其红色表示纤维横向走行。小脑中脚（绿色纤维，黑箭）非常小。颜色编码：红色，横向；蓝色，纵向；绿色，前后位

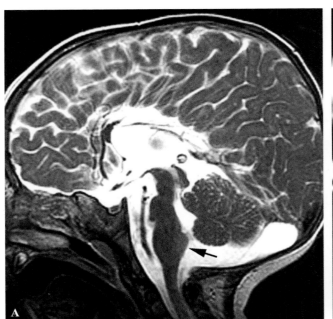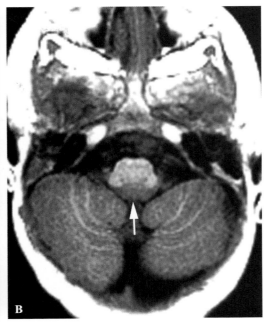

▲ 图 5-171　多发性先天畸形患者的延髓背侧畸形

A. 矢状位 $T_2WI$ 显示几乎完全的胼胝体发育不全和背侧团状灰质信号（黑箭）；B. 轴位 $T_1WI$ 显示延骨髓背侧（白箭）呈灰质信号，表明它由异位神经元组成。其他图像显示该患者的海马异常和小脑核异常（图片由多伦多 Susan Blaser 博士提供）

增高（颅内高压或肿块，通过 CSF 分流术或肿块切除术治疗）或脊髓压力降低所致（CSF 漏出引起，通过停止漏出来治疗，通常使用硬膜外血补片[1017]）。第一组（压力增加）患有慢性扁桃体下疝可能有长期存在的"代偿性"脑积水或假性脑肿瘤，事实上，多达 12% 的长期假性肿瘤患者可能会进展为慢性小脑扁桃体下疝[1018]。慢性小脑扁桃体下疝可以通过寻找脑积水的征象（三脑室前隐窝扩大，颞角同样扩大但外侧裂无扩大，见第 8 章）或假性肿瘤（增粗的视神经鞘、静脉结构受压、空蝶鞍）来识别。第二组是继发于慢性 CSF 漏出的低颅内压患者（"下垂脑"）[1019, 1020]。这些患者可以通过头痛（站立位更明显，卧位时减轻）、相关的临床症状和体征（恶心、呕吐、脑神经病变、眩晕、听觉过敏、颈部疼痛 / 僵直）[1021-1023] 和特殊的影像学特征（图5-175）（脑干和第三脑室下移、垂体增大上凸、硬脑膜增厚并在静脉注射增强后显著强化、硬脑膜静脉窦扩大[1019, 1020, 1023]）来确定。在非常严重的长期病例中，中脑可能会肿胀和扁平[1023]。在这些患者中，后脑畸形可以在 CSF 泄漏点（通常是脊髓蛛网膜憩室）被识别和治疗后消退[1021, 1022]。CSF 泄

漏可以通过蛛网膜下腔造影，然后在脊髓成像（如果 MRI 不确定，可首先用脊髓造影检查）中找到硬膜囊外的 CSF 来诊断，首选治疗方法是硬膜外血补片[1021, 1022]。小脑扁桃体下疝也可以由脑脊液腹腔分流引起[1024, 1025]，在这种情况下的小脑扁桃体下疝与自发性颅内低压具有相似的病理生理学改变，在移除分流术后可能会逆转。这两组患者都会出现由于活动而加重的头痛，因此可能被认为是枕骨大孔减压的适应证，而这恰恰是错误的治疗方法。

属于该组的小脑扁桃体下疝的另一个原因可能是用于治疗婴儿脑积水的脑室腹腔分流术[1002, 1026]。一些患者可能因为脑脊液的分流减少了大脑体积，结果维持颅缝张开所需压力消失，而导致颅缝早闭。随后当大脑长到足以填充颅腔时，颅骨不能充分扩张来保持大脑的生长，导致大脑向下生长，小脑扁桃体最终通过枕骨大孔突出。

小脑扁桃体异位可由遗传因素引起的骨发育不良[1027] 导致颅骨增厚及多颅面骨过早闭合引起，如 Crouzon 综合征和 Pfeiffer 综合征，其中颅缝早闭导致颅后窝和颅底变小及静脉窦压力升高，导致小脑扁桃体下疝（通常称为 Chiari Ⅰ 畸形）[1028-1030]。导

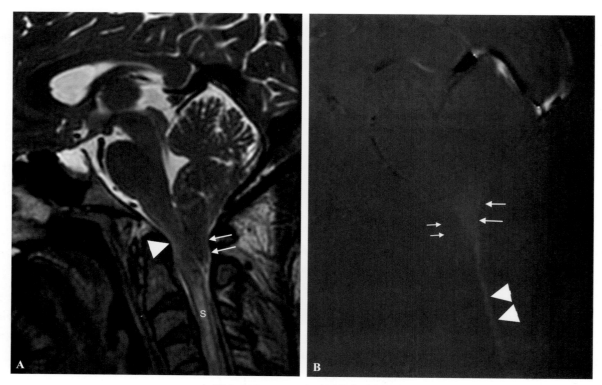

▲ 图 5-172 Chiari Ⅰ 畸形伴脊髓空洞症

A. 小脑扁桃体（白箭）增大，压缩（变尖），并延伸到枕骨大孔底部以下 1cm 以上。请注意，上段颈髓在齿状突和小脑扁桃体之间被压缩（白箭头），可见脊髓空洞症（该术语用于描述脊髓内水肿加重，但不用于自由水的聚集，标记为 S）。B. 来自 CSF 动力学检查的收缩期矢状位图像显示压缩和下位移的小脑扁桃体（大白箭），位于脑脊液（大箭头，高信号，从上至下流动）上方；延髓（小白箭，很少移动）

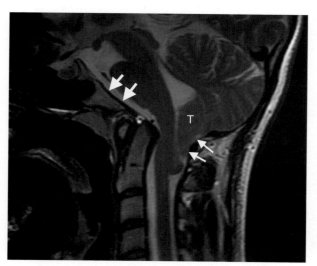

▲ 图 5-173 Chiari Ⅰ 畸形伴水平斜坡 / 颅底凹陷

矢状位 T₁WI 显示颅底凹陷和斜坡短小（大白箭）。注意变长的齿状突向后压迫延髓 / 颈髓连接处。小脑扁桃体（T）变尖（小白箭）。这种慢性过程导致后脊髓组织在扁桃体下方形成小结节

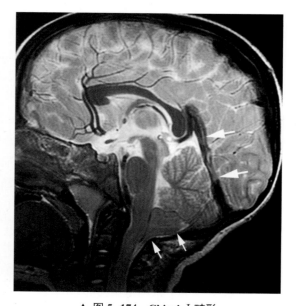

▲ 图 5-174 Chiari Ⅰ 畸形

矢状位 T₂WI 显示压缩的低位小脑扁桃体（小白箭）。斜坡是正常的，但由于陡峭的小脑幕，颅后窝很小，表现为近乎垂直的直窦（大白箭）

致小颅底（主要是软骨营养不良）的其他综合征也可引起扁桃体异位 / Chiari Ⅰ 畸形 [1031, 1032]。

另一组小脑扁桃体异位是枕骨大孔畸形导致颅底凹陷的患者 [1033]。这些患者几乎都是成人，表现为头痛、脑神经病或脊髓硬化。还有另一个亚型被误认为是 Chiari Ⅰ 畸形，由以小脑扁桃体异位为主伴轻度后脑异常和脊膜脊膨出组成（在 Emery 的 100 例脊膜脊膨出患者尸检中仅有 2% 的脊膜脊膨出患者伴有小脑扁桃体下疝这种唯一的后脑异常 [1034]）。该亚组的患者出生时就有脊膜脊膨出，但有轻度的脑异常（如胼胝体发育不良、轻微的鸟喙样顶盖和大脑镰开窗），可能是因为脊膜脊膨出时脑脊液漏出很慢。该组更应归类为 Chiari Ⅱ 畸形合并轻度后脑畸形。

通常小于 10mm 的小脑扁桃体下疝不应考虑为病理性，除非小脑扁桃体受压（变尖），枕骨大孔和 C$_1$ 椎体之间的脑脊液间隙消失，脑脊液动力学研究显示小脑和脑干通过枕骨大孔异常搏动，而不是脑干和扁桃体周围的脑脊液，也没有脑干畸形或硬脑膜强化 [998, 1035, 1036]。在成人中，轻度小脑扁桃体下疝（在正中矢状位图像上低于枕骨大孔连线 6mm 以下，并且在该水平上没有压迫颈髓连接处或蛛网膜下腔）似乎在大多数患者中没有临床意义 [999, 1036, 1037]。矢状位图像上同样应该观察齿状突，因为齿状突后倾角的异常增大与脊髓空洞症的发病率增加有关 [1038]。

## （二）Chiari Ⅱ 畸形

Chiari Ⅱ 畸形是累及后脑、脊柱、颅底和脊髓中胚层的复杂畸形的一部分 [997]。根据定义，所有 Chiari Ⅱ 畸形患者在子宫内均继发于脊膜脊膨出的脑脊液漏。实际上，Chiari[997] 和 Cleland[1039] 最初描述的 Chiari Ⅱ 后脑畸形的所有患者都有脊膜脊膨出。由于开放性脊柱缺损，脑脊液丢失脊髓压力降低而引起的颅脊髓压力差异，似乎是导致后脑畸形的原因，胎儿修复会使后脑和颅后窝接近正常 [1040, 1041]。通常，脊膜脊膨出是在胎儿时期因产前超声检查或者因 AFP 升高而行羊水穿刺被发现，产前脊膜脊膨出闭合术正迅速成为该类患者的护理标准 [1040]。如果脊膜脊膨出闭合术在出生后进行（通常在出生后最初 48 小时内），超过 80% 的患者会发生脑积水 [1042]，放射科医生经常在评估产后脑积水时接触到这些患者（尽管产前的胎儿超声和 MRI 检查已经做的越来越多）。脑干在枕骨大孔或 C$_1$ 水平受压比较少见，此时患儿出现吞咽困难、喘鸣、哭声微弱或上肢无

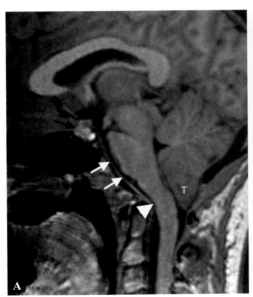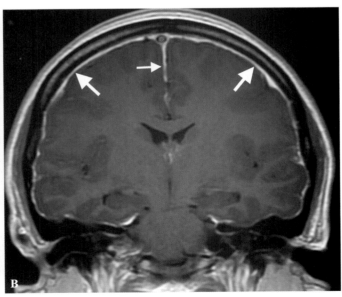

▲ 图 5-175　继发于低颅内压的小脑扁桃体下疝

矢状位 T$_1$WI（A）显示小脑扁桃体下移（T），正对斜坡的腹侧脑桥（白箭）变平，齿状突指向延髓（白箭头），垂体窝扩大（黑箭），以及第三脑室下移。冠状位 T$_1$WI（B）显示所有硬脑膜平滑、均匀的强化（白箭）

力[1043]。即使行减压手术，脑干功能异常的患儿的病死率还是较脑干功能正常者高[1044]。17% 脊膜脊膨出患儿会发生癫痫，除了 Chiari II 畸形几乎都有中枢神经系统的病变，最常见者为脑软化 / 中风、室管膜下灰质异位（PVNH）或钙化[1045]。

神经管闭合是一个复杂的过程，需要许多细胞生物学功能。在小鼠中已经发现超过 200 个基因突变导致神经管缺陷（NTD），然而，人类发病的模式表明是多因素多基因或寡源性病因[1046]，强调基因 – 基因和基因 – 环境相互作用在这些缺陷起源中的重要性。在具有 NTD 的小鼠中，细胞骨架、细胞周期和细胞活性的分子调节的缺陷较显著[1046]。另外，很多影响染色质结构的转录调节因子和蛋白质是神经管闭合所必需的[1046]。尽管由这些蛋白质调节的下游分子途径是未知的，但是一段时间以来已知在妊娠期间补充叶酸可减少 NTD，并且最近已显示肌醇补充剂可减少动物模型中的 NTD[1047]。参与脊膜脊膨出形成的一些关键信号传导途径已经被识别，包括 SHH 信号的过度激活和平面细胞极性途径中的功能丧失，视黄醇信号传导和肌醇信号传导[1046]。人们还研究了表观遗传过程，例如 DNA 甲基化、组蛋白修饰和核小体定位[1048]。神经管关闭所涉及的这些过程对于发育中的神经管中央管的局灶性扩张至关重要，最终形成脑小泡和脑室[1048]。如果后神经孔未能闭合，脑室将不能充分扩张，不能形成正常大小的颅后窝，则不能使丘脑正常分离，最终导致颅内（较高压力）和脊柱（较低压力）之间产生压力梯度。压力梯度导致颅后窝结构向下伸展并疝出。由 McLone 和他的同事[1049] 提出的这一理论得到了胎儿 MRI 的验证，胎儿 MRI 表明在具有小 / 完整脊膜脊膨出（MMC）的胎儿具有轻度后脑畸形，但在具有大的或破裂的 MMC 的胎儿中具有更严重的后脑畸形（图 5-176）。这一概念得到胎儿脊膜脊膨出修复结果的支持，除了脑积水的改善（图 5-177）和修复后颅后窝大小的正常化外，还有颅后窝畸形的改善[1040, 1041, 1050-1052]。由于胎儿修复的影响，Chiari II 畸形的发病已经在大城市逐渐减少。

McLone 理论[1049] 也解释了未进行宫内 MMC 修补的胎儿后脑的特征。这是由于正常体积的小脑

在自上而下的脑脊液压力梯度下在狭小的颅后窝和低位小脑幕下发育造成的。结果是随着小脑的生长，小脑在 CSF 压力梯度下从颅后窝被"吸出"，尾部变小异位，上方受低位的小脑幕挤压，下方受枕骨大孔挤压，或者更常见的是被 $C_1$ 后弓挤压。脑桥和第四脑室向下伸展并在其前后径变窄（图 5-178 和图 5-179）。延髓也向下方伸展，并延伸到枕骨大孔下方。颈髓也同样向下方伸展。齿状韧带附着在脊髓的侧面并将其固定在适当的位置，允许脊髓向下有一定程度移位，然而，脊髓的移位最终还受它限制。如果延髓延长程度超过了齿状韧带允许的范围，就会形成一个特征性的颈延髓扭曲（图 5-178 和图 5-179）。这种扭曲出现在大约 70% 的 Chiari II 畸形患者中[1034, 1053]。小脑有时向前外侧延伸到桥小脑角和小脑延髓角，包围脑干（图 5-179）。第四脑室位置较低（通常在脑桥下方），垂直走向，并且其前后径变窄（图 5-178 和图 5-179）。小脑蚓部通常部分疝入颈椎管内（图 5-178 和图 5-179）。突出的小脑经常退化，当这种退化严重时，小脑几乎已经不存在（图 5-180）[1053]，这种非常罕见。第四脑室偶尔可以向后下疝出，位于延髓后蚓锥体下，这种情况被称为包裹性第四脑室[1053]。第四脑室也可因导水管狭窄（或瘢痕形成）和脑脊液通过第四脑室流出或基底池流量减低的联合作用而被分隔或被包裹（图 5-181）（见第 8 章）。

Chiari II 畸形患者的第四脑室可能非常小（图 5-178 和图 5-182），因此，孤立的第四脑室在随机观察时可能看起来不大。因此，一个"正常大小"的第四脑室的 Chiari II 畸形患者应该寻找是否有脑积水的征象。当患者患有脑积水或孤立的第四脑室或第四脑室的组成部分时，应检查脊柱，因为并发脊髓空洞症的发生率很高（图 5-181 和图 5-182）。相反，当患者脊髓脊膜膨出修复后脊髓空洞症更加严重时（几乎所有患有 Chiari II 畸形），应检查头部观察脑积水是否加重或有无包裹性第四脑室。

Chiari II 畸形患者的中脑顶盖（四叠体板）经常变形，可能继发于颞叶和上下压力梯度的联合压迫，其结果是顶盖向后下延伸（"喙"顶盖）（图 5-178 和图 5-180）[1054]。还可见岩骨后部凹陷，有时斜坡也凹陷（图 5-180A），可能是由小颅后窝

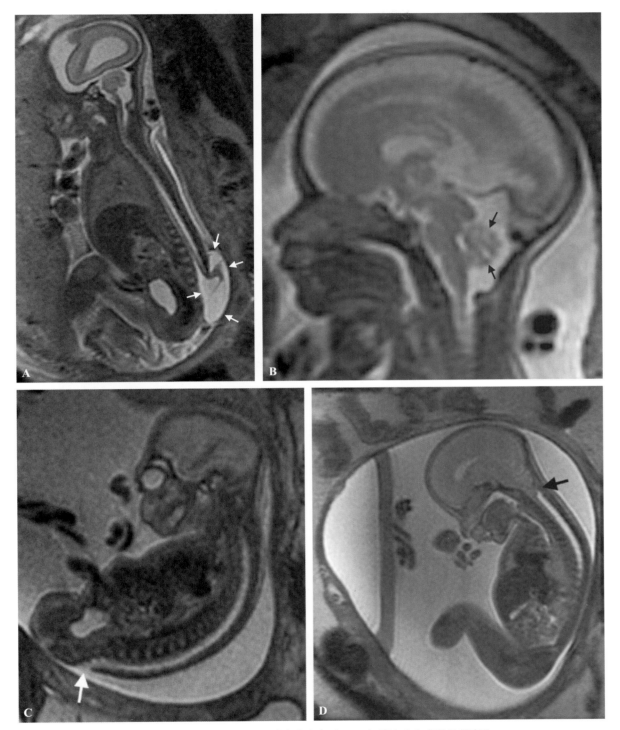

▲ 图 5-176　后脑畸形与脊髓脊膜膨出（MMC）囊大小和完整性的变化

A 和 B. 脊柱矢状位图像（A）显示完整的 MMC 囊（白箭）。脑部矢状位图像（B）显示在略微扩大的颅后窝中正常大小但位置略低的小脑蚓部（黑箭）。C 和 D. 矢状位图像显示 MMC（Ç 图白箭）有一个小的开口，但没有囊，提示羊水和脑脊液的互通。上颈椎（D）的矢状位图像显示被小颅后窝压迫的小脑并向下延伸至 $C_2 \sim C_3$ 水平（黑箭），可能是由于强大的脑脊液压力梯度

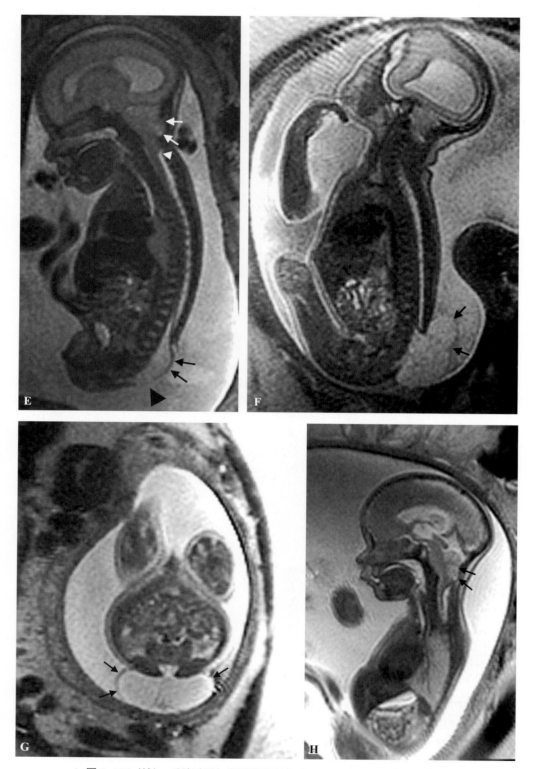

▲ 图 5-176（续）　后脑畸形与脊髓脊膜膨出（MMC）囊大小和完整性的变化

E. 矢状图像显示腰椎水平的小囊（黑箭），但囊的背侧（大黑箭头）可见缺损，表明脑脊液和羊水之间有交通；颅后窝小且拥挤（白箭），小脑向下延伸至 $C_3 / C_4$（白箭头）。F 至 H. 斜矢状位（F）和轴位（G）图像显示大的但明显完整的 MMC 囊（黑箭），其囊中的脑脊液通过脊柱裂与蛛网膜下腔进行交通。脑部矢状位图像（H）显示小脑位置略低但受压程度远低于图像 D 和 E

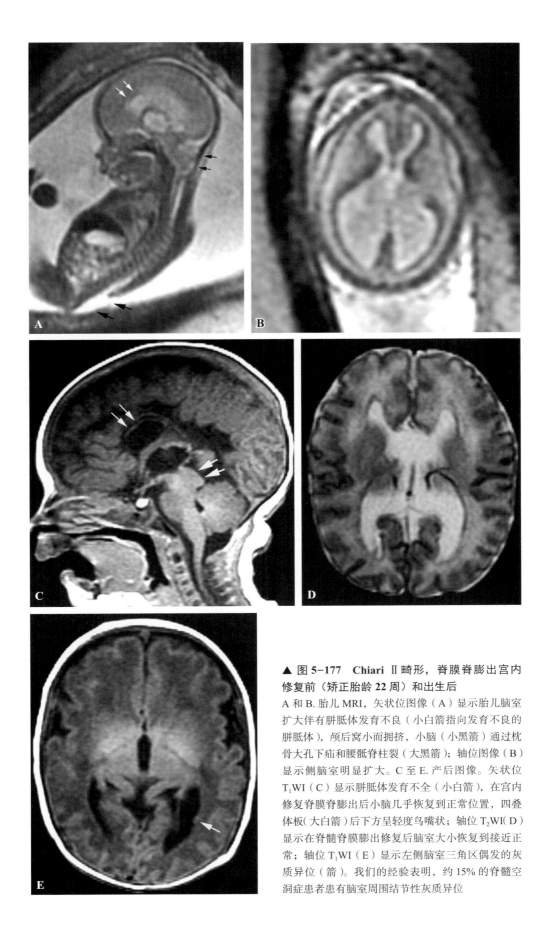

▲ 图 5-177　Chiari Ⅱ 畸形，脊膜脊膨出宫内修复前（矫正胎龄 22 周）和出生后

A 和 B. 胎儿 MRI，矢状位图像（A）显示胎儿脑室扩大伴有胼胝体发育不良（小白箭指向发育不良的胼胝体），颅后窝小而拥挤，小脑（小黑箭）通过枕骨大孔下疝和腰骶脊柱裂（大黑箭）；轴位图像（B）显示侧脑室明显扩大。C 至 E. 产后图像。矢状位 T₁WI（C）显示胼胝体发育不全（小白箭），在宫内修复脊膜脊膨出后小脑几乎恢复到正常位置，四叠体板（大白箭）后下方呈轻度鸟嘴状；轴位 T₂WI（D）显示在脊髓脊膜膨出修复后脑室大小恢复到接近正常；轴位 T₁WI（E）显示左侧脑室三角区偶发的灰质异位（箭）。我们的经验表明，约 15% 的脊髓空洞症患者患有脑室周围结节性灰质异位

中的小脑和脑干的压力作用所致[1055]。这种"扇形"的岩骨可能很难被 MRI 发现。

Chiari Ⅱ畸形通常并发幕上异常。70%～90%的患者中可见胼胝体异常，通常为发育不良或发生不全（胼胝体嘴部或压部缺如）（图 5-177 和图 5-179）[59]，然而，胼胝体发育不良可能更严重（图 5-181）。15%～20%的儿童患者表现有 PVNH（图5-178）[1056]，一些研究发现多达 30%[1057]。病理研

究报道了更多的病例[1058]，可能来自更严重的畸形综合征。异位是由于脑脊液动力改变导致脑室壁室管膜破裂，导致放射状神经胶质细胞与室管膜的连接受损，随之未成熟神经元无法附着于放射状神经胶质细胞并开始迁移[344]。常见尾状核头和中间块增大[1059]，可能是由于慢性脑积水，另一种常见的异常是大脑镰的开窗，在开窗的部位，脑回在大脑半球间的裂缝中交错，这是一种在许多慢性脑积水

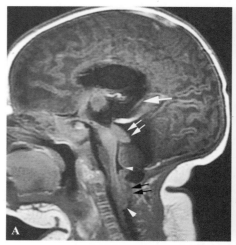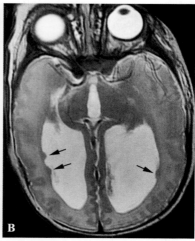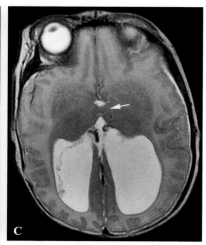

▲ 图 5-178　严重的 Chiari Ⅱ后脑畸形

矢状位 T₁WI（A）显示严重的后脑异常。四叠体板（小白箭）向后和向下伸展，小脑小而向下延伸。第四脑室（小白箭头）位于颅颈交界处。小脑蚓（黑箭）向下延伸到颈部蛛网膜下腔。颈髓扭结（大白箭头）位于小脑的腹侧和下方。注意第三脑室的异常后伸（大白箭）。轴位 T₂WI（B 和 C）显示脑室周围结节性灰质异位（黑箭）和大的丘脑间联合（白箭），以及脑室扩大。请注意，颞叶皮质似乎有很多较小的脑回，这是由于分流性脑积水导致的窄脑回

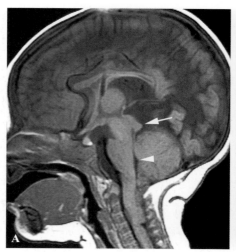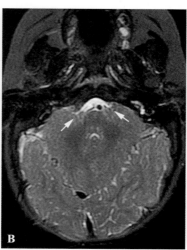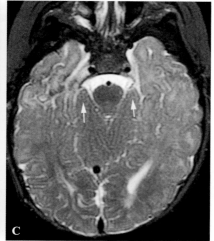

▲ 图 5-179　典型的 Chiari Ⅱ畸形

矢状位 T₁WI（A）显示下丘的轻度增大（白箭），第四脑室（白箭头）变窄和下移，以及上颈椎中的小脑蚓和颈髓扭结。胼胝体薄并且缺少下膝部。轴位 T₂WI（B 和 C）显示由于颅后窝较小而在脑干周围向前延伸的小脑（白箭）

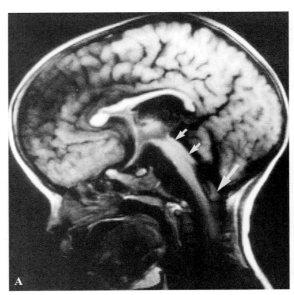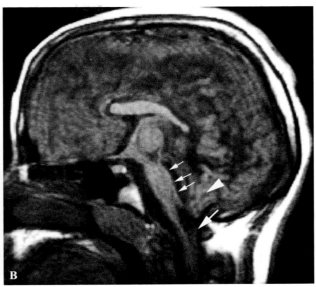

▲ 图 5-180　Chiari Ⅱ 畸形伴几乎小脑缺失

矢状位 T₁WI（A 和 B）显示胼胝体发育不良，颅后窝小，顶盖伸长（小白箭），仅有少量小脑残留（颈部蛛网膜下腔，大白箭）。在（B）中，可以看到枕叶（白箭头）向下延伸到枕骨大孔

和先天性间充质发育不良的患者中可见的非特异性征象。枕角和后第三脑室的扩大较常见，甚至在分流后持续存在（图 5-178）[1059-1061]，这可能与胼胝体发育异常导致大脑后部白质纤维束缺乏有关。分流以后，侧脑室三角区的内侧壁常出现发育不良，

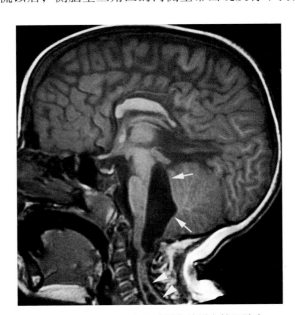

▲ 图 5-181　Chiari Ⅱ 畸形合并孤立第四脑室

矢状位 T₁WI 显示增大的第四脑室（白箭），具有非常窄的导水管和减压的侧脑室。注意枕叶中的多个小脑回，与窄脑回一致。胼胝体发育不良。斜坡变薄可能是由于压力侵蚀。注意颈部脊髓空洞症（白箭头）

并且在侧脑室枕角和分流口之间可能出现一个巨大包含脑脊液的结构。分流后颞叶和枕叶的脑回结构常出现异常，表现为多个小脑回（图 5-178 和图 5-181）。这种异常不是多小脑回畸形，因为皮质厚度正常，但可能是继发于扩张皮质（脑积水）的减压，发育中的大脑皮质与上覆的软脑膜发生异常的相互作用，或者更小的可能是大脑半球内侧至侧脑室枕角的皮质发育不全。这种情况被称为狭窄性脑回[543, 1062]。

DTI 和纤维追踪分析显示，在 69%～77% 的患者中，穹窿和扣带回的异常被报道为不连续或发育不良[1063]。这些异常可能与记忆和学习缺陷有关（尽管这一结果需要确认）。这些白质异常的原因可能是遗传性或机械性（继发于脑积水）[1063]。

过去，颅骨内外表面的不规则被用于诊断脑膜脑膨出。McLone 和 Knepper 解释了这种颅陷窝或 luckenschädel 外观是子宫内颅骨不完全扩张的结果，导致形成膜状颅骨的胶原外膜的破坏[1049]。它在 CT 和 MRI 没有诊断意义，似乎在 6 个月后表现正常。

上述多种发现存在于不同比例的患者中（表 5-9），其变化可能是由于来自脊膜脊膨出中的脑脊液流出量。在单个患者中并不能经常看到 Chiari Ⅱ 畸形的所有大脑和小脑表现，并且在胎儿脊膜脊膨

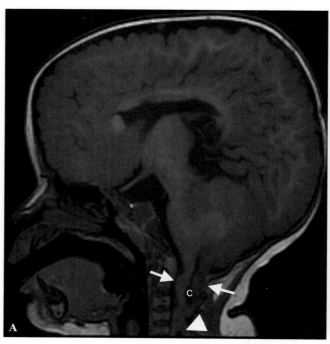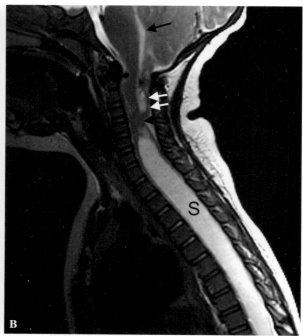

▲ 图 5-182  颈髓扭结合并脊髓空洞症导致的脑脊液流动阻塞

A. 矢状位 T₁WI 显示 Chiari Ⅱ畸形患者合并分流性脑积水。注意脑干（前白箭）和小脑下方（后白箭）之间的低信号脑脊液（白色 C）。该扩张区域阻挡脑脊液流动并引起从蛛网膜下腔到中央椎管的压力梯度，从而产生瘘管（大箭头）。B. 矢状位 T₂WI 显示狭窄的上第四脑室（黑箭）与被堵在下第四脑室的脑脊液在颅颈交界处（黑箭头）上方相通（白箭）；头部和脊柱之间脑脊液流动受阻导致脊髓中央管（S）明显扩张，见第 9 章

出修复的时候，它是罕见的。在没有胎儿修复的情况下，后脑畸形可能非常严重，几乎完全没有小脑，也可以相对较轻，只有小脑扁桃体异位。患有轻度后脑畸形的患者通常被归类为 Chiari Ⅰ 畸形，然而，幕上异常和脊髓脊膜膨出的存在表明这些患者属于 Chiari Ⅱ 畸形。应该指出的是，"Arnold-Chiari 畸形"一词仅适用于 Chiari Ⅱ 型畸形。

### （三）Chiari Ⅲ 畸形

Chiari Ⅲ 畸形最初被定义为颅后窝内容物（小脑，有时是脑干）通过 C₁～C₂ 水平的后脊柱裂疝出[997]。残留在颅后窝中的小脑组织数量不定。在作者看来，这种病症不应该是 Chiari 畸形的衍生，而应该被认为是一种高颈段脊髓囊状突出（见第 9 章）。使用这个定义，Chiari Ⅲ 是一种非常罕见的情况，作者只见过 3 例。最近，许多神经外科医生已开始将所有枕叶下部脑膨出或枕颈脑膨出伴小后窝和脑干下移[1064]或颅后窝内容物通过低枕和（或）上颈骨缺损疝出进行分类（图 5-183）[1065]。通过这

些最新的标准诊断的患者更常见，因此，Chiari Ⅲ 畸形的诊断在过去 10 年中更加普遍。

患者通常表现出呼吸困难和吞咽困难及长束征（可能继发于脑干核团的破坏）、癫痫发作和发育迟缓[1065]。通过 MRI 可以明确诊断，小脑、脑干或颈髓通过高颈段脊柱裂疝出（图 5-183）。治疗方法是手术修复，结果是有保障的[1065]。

## 六、间充质（脑膜和颅骨）与神经嵴的异常

### （一）脑膨出和其他颅骨、颅底缺陷

#### 定义、原因和分类

脑膨出是指颅内结构通过缺损的颅骨和硬脑膜向颅外延伸的一种神经管缺陷（NTD），而相比之下，脑（脊）膜膨出是指不含有神经组织的脑膜的突出。这些被认为是相同病理过程的不同严重程度[1066]。胎儿脑膜的起源和结构是有争

表 5-9　Chiari Ⅱ 畸形患者脑和脊柱异常的频率

| 异　常 | 频　率 |
| --- | --- |
| 脊髓脊膜膨出 | 总是 |
| 脑积水 | 几乎总是 |
| 小脑幕发育不良 | 几乎总是 |
| 小颅后窝 | 几乎总是 |
| Luckenschädel 外观 | 几乎总是 |
| 脑干移位 | 经常 |
| 颈髓扭结 | 经常 |
| 上小脑疝 | 经常 |
| 大丘脑间联合 | 经常 |
| 细长的脑神经 | 经常 |
| 顶盖喙 | 经常 |
| 胼胝体发育不良 | 经常 |
| 脊膜脊膨出 | 约 50% |
| 皮质发育畸形 | 偶尔 |
| 导水管狭窄 | 偶尔 |

议的，因此，这些畸形的原因和分类同样存在争议 [466, 1066, 1067]。就本书而言，我们将假设前脑脑膜细胞的初始层是源自间脑神经嵴的前侧迁移脑神经嵴细胞的一部分 [1068]。这些细胞从后部迁移到前部，从侧面迁移到内侧。相比之下，围绕中脑、后脑和脊髓的脑膜起源于头部和体壁中胚层 [1069, 1070]。这些细胞从腹侧迁移到背侧。在哺乳动物中，隔室界面与冠状缝重合，冠状缝是将中胚层衍生的顶骨与神经嵴衍生的额骨分开的物理边界 [1070, 1071]。因此，更多的前部的脑膨出（基底部、额筛骨及前额部）被认为是由神经嵴细胞不足引起的，并且倾向于发生在移行的神经嵴细胞的边缘，靠近面骨与颅骨的交界处和中线。相反，更多的后部脑膨出（顶部、枕部）和脊髓脑膜膨出 / 脊髓脊膜膨出被认为是间充质迁移或产生不足的结果，并且几乎总是在发生于背中线。

其他通常用于讨论脑膨出、脑膜脑膨出的术语是脑脊液、脑组织和脑膜通过颅骨缺损疝出。脑膜膨出是指只有脑膜和脑脊液疝出。闭锁性脑膨出是由硬脑膜、纤维组织和退化的脑组织组成的脑膨

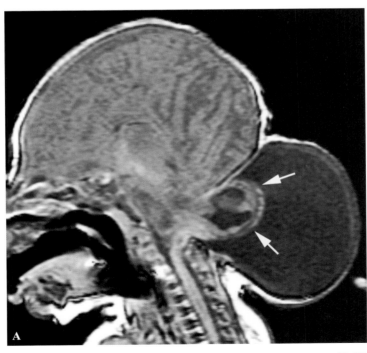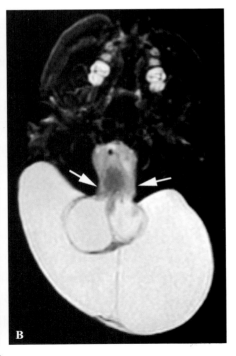

▲ 图 5-183　Chiari Ⅲ 畸形
矢状位 T₁WI（A）和轴位 T₂WI（B）显示小脑和脑干（箭）通过下枕骨和上颈椎的脊柱裂疝出

出。它们在顶枕区最常见。胶质囊肿由一个含有脑脊液的内衬胶质细胞的囊肿组成。在所有这些情况下，颅骨缺损和疝最常发生在中线。偶尔，由于颅骨逐渐变薄，成人也可能会发生脑膜膨出，最常见于蝶窦壁或乳突气气房。最终，硬脑膜、软脑膜、有时大脑可能通过变薄的颅骨疝出，导致后天性脑膨出。这些可能会出现症状（通常听力丧失或复发性中耳炎和耳漏）并需要修复[1072]。但是，后天性脑膨出不是本节的主题。

（1）脑膨出的病因和分类：已知遗传因素和非遗传因素都与脑膨出（及所有 NTDs）的成因有关[1073]，但最近的数据表明遗传原因占主导地位，WNT 信号（WNT）、音猬蛋白（SHH）、成骨蛋白（BMP）和维 A 酸（RA）通路起重要作用[1073]。可能还有更多。

脑膨出以其所经过的骨缺损的位置命名。脑膨出的类别包括：①枕颈部（包括枕骨，枕骨大孔和寰椎后弓，通常称为 Chiari Ⅲ 畸形，如前一节所述）；②枕部；③顶部；④额部；⑤颞部（沿着岩骨脊的上表面）；⑥额筛部（在鼻骨和筛骨之间）；⑦蝶窦（通过眶裂进入翼腭窝）；⑧蝶眶部（通过蝶骨缺损或视神经管、眶上裂进入眼眶）；⑨鼻咽部（通过筛窦，蝶窦或枕骨底进入鼻腔或咽部）；⑩外侧部（沿冠状缝或人字缝）[1074]。

本书不会对所有这些分类逐一讨论。在本节中，将讨论最常见且与临床关系密切的四个分类。额筛部脑膨出包括鼻部皮样囊肿和胶质瘤，包括在前齿状头颅的部分，它们的临床表现可能非常相似。此外，鼻部皮样囊肿和脑膨出可能有相同的病因[1075, 1076]。最后，本节还对颅骨皮样囊肿和其他表现为儿童颅骨肿块的病变及先天性颅骨缺损进行讨论，两者都可与脑膨出混淆。

（2）影像检查目的：由于胎儿成像已经变得越来越普遍，许多脑膨出在宫内就可以诊断[1077]，并且它们的特征将与那些出生后的进行说明和讨论。如果可能，应使用胎儿成像来测定脑膨出内脑组织和血管的容量，并寻找其他相关的神经系统和其他系统中的畸形。该评估将有助于基因检测，也有助于指导管理。胎儿超声和 MRI 基本上是互补的，这两项研究的结合，可以使有经验的医生对器官系统发育和发育不良进行全面的功能和解剖学

分析[1077-1083]。

枕部脑膨出：欧洲和北美白种人群中，枕部的脑膨出最常见，占全部脑膨出的 80%。然而，随着西方人群的种族混杂化，额部脑膨出的发生率越来越高，现在总体上发病率与枕部一样[1084]。与所有脑膨出一样，神经发育结局与脑膨出的大小、囊内组织容量及伴发异常的存在（高达 50%）有关[1077, 1084, 1085]。幕上和幕下结构受累概率相同。事实上，脑膨出中幕上结构，幕下结构和小脑幕同时受累并不少见。小脑幕可能发育不良[1086]。

脑膨出的诊断通常在临床上很明显，并且通常在出生前就已知，因为可以通过胎儿成像进行诊断（图 5-184）。此外，评估多指和多囊肾也很重要，因为这些征象提示 Meckel Gruber 综合征（MKS，见下段的讨论），这是致死的。产后影像学检查需要回答两个主要问题：①是否存在其他严重的脑异常；②脑膨出是否累及硬膜静脉窦（上矢状窦、直窦和横窦）。MRI 是回答这些问题的首选检查方式（图 5-184 至图 5-186）。CT 能更好显示骨质变化（图 5-185A），但常规的 MRI（图 5-185）除了显示脑膨出区的脑组织与脑脊液的容量外，还将显示相关的小脑皮质发育不良、灰质异位症、胼胝体畸形、静脉窦异常、背侧半球间囊肿、小脑扁桃体和脑干异位或 Dandy-Walker 畸形，这些畸形在脑膨出患者中发生率很高[1087-1090]。MRI 通过使用 3D-MR 静脉造影[1091]，可以最好地显示硬膜静脉窦的完整性和走行（图 5-186）。

在与枕部脑膨出相关的许多综合征中，Meckel-Gruber 综合征（MKS、Joubert 综合征的变异）[1092] 和 Knobloch 综合征[1093] 从遗传 / 发育的角度来看是最好的理解。MKS 是一种由常染色体隐性突变引起的致死性疾病，导致原发性纤毛功能缺陷（许多患有该综合征的患者与 Joubert 综合征患者是等位基因，在影响小脑的中脑 – 后脑畸形部分进行了讨论）。如上所述，它的特征是枕部脑膨出（通常伴有其他脑异常）、多囊肾和轴后性多指症[1094]，应在产前成像中积极寻找。Knobloch 综合征是一种罕见的常染色体隐性遗传疾病，由 COL18A1 突变引起，其特征是眼部异常（高度近视、晶状体半脱位视网膜脱离和变性及早期白内障）和枕骨畸形（脑膨出、

骨性缺损）及某些患者的皮质发育畸形、癫痫和面中部发育不全[1093]。

脑膨出修复后：手术修复脑膨出后，影像学检查持续显示颅骨缺损，该区域剩余脑组织减少，剩余脑部（连同脑脊液）朝向缺陷处伸展（图 5-184H）。可能存在少量类似大脑的皮下组织。大脑的拉伸和伴随的脑脊液通道非常有助于识别已经进行过脑膨出修复的患者。脑组织向脑膨出部位的伸展可能是由未髓鞘的脑组织通过颅骨缺损在子宫内挤压所致。未髓鞘的脑组织非常柔软，容易变形。脑组织倾向于保持其在髓鞘形成时所保持的构型，因此指向颅骨缺损的扭曲的组织尾部在整个患者的一生中保持不变[1034]。

额筛部脑膨出、鼻部皮样囊肿和胶质瘤：将从胚胎学、临床和影像学进行介绍。

胚胎学：额筛部脑膨出（也称为前顶部脑膨出）、鼻神经胶质瘤和鼻部皮样囊肿放在同一部分，因为这三者都表现为先天性中线鼻肿块[1095]。此外，因为它们都有类似的胚胎学起源，均来源于未正常退化的硬膜突起，该残留组织伸入到发育中的鼻软骨与鼻骨之间的胚胎盲孔（图 5-187）[1076, 1095]。这

可能是由本来使盲孔正常封闭的神经嵴细胞轮向迁移不足导致的。如果硬膜突起保持与皮肤粘连并将其向内拉，则鼻子表面会形成一个小凹陷。这个凹陷是皮肤窦道的开口，可以沿着硬膜突起的路径向上延伸一段不等的距离，有时一直通过盲孔进入颅顶（图 5-188）。皮样或表皮样囊肿可发生在皮肤窦道的任何部位。脑膨出可能是由于颅内组织通过盲孔疝入到硬膜突起（图 5-189）[1076]，具有精确类型的脑膨出（鼻额、鼻眶或鼻筛），取决于在最初的疝发生后脑膜的运动方向。鼻神经胶质瘤（鼻脑异位症）是鼻腔内发育不良的脑组织的堆积，或者是与颅内容物分离的皮下组织（图 5-190）。它们被假定为由脑组织疝入硬膜突起，随后突起的上部发生了退化所致[1076, 1095]。

临床和影像学：额筛部是东南亚地区最常见的脑膨出位置[1088, 1090, 1096-1098]，随着人们从东南亚到北美的大范围迁移，它们已经变得像北美的枕部脑膨出一样普遍[1084]。人们已经注意到，柬埔寨额筛部脑膨出的发病率随着 1 年中时间变化而变化，引发了该病可能与季节性因素相关的猜想[1099]。额筛部脑膨出按位置细分为 3 个亚型。鼻筛部脑膨出是最

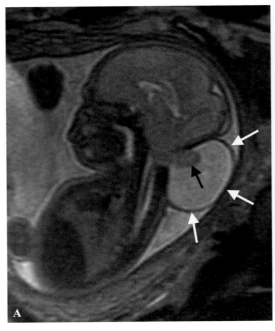
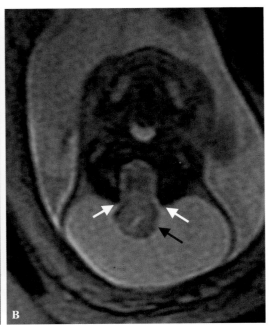

▲ 图 5-184　枕部脑膨出

A. 胎儿 MRI 的矢状位图像显示下枕部一个巨大的脑脊液囊（白箭），其内含有一些脑组织（黑箭），并通过骨缺损与小脑相连。B. 轴位胎儿图像显示来自小脑的脑组织（黑箭）穿过枕骨的缺损（白箭）

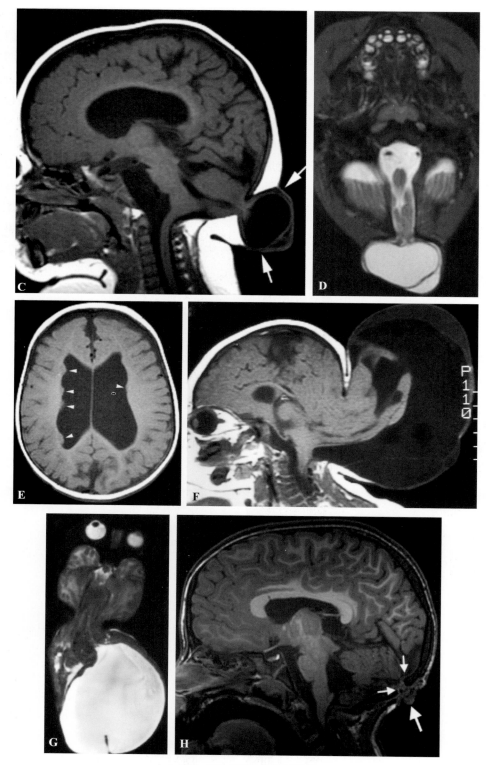

▲ 图 5-184（续） 枕部脑膨出

C. 矢状位 $T_1WI$ 显示颅后窝小，脑干和小脑向后经缺损的枕骨疝出。一个完全囊性肿块（白箭）通过缺损处疝出。D. 轴位 $T_2WI$ 显示小脑蚓部向后延伸穿过颅骨缺损，小部分蚓部通过颅骨缺损处疝出。E. 轴位 $T_1WI$ 显示了侧脑室壁室管膜下多发的灰质结节（白箭头）。F. 另一患者的矢状位 $T_1WI$ 显示了一个巨大的枕部脑膨出；幕上和幕下的脑组织同时发生变形，连同四脑室和脑池的脑脊液一同进入囊内。G. 轴位 $T_2WI$（与 F 为同一患者）显示了伸入脑膨出囊内的幕上和幕下结构。H. 枕部脑膨出修复后（另一患者）。请注意，邻近的脑组织（小脑）缩小，变形（小白箭），并向颅骨缺损处伸展（大白箭），有力地证明了该患者可能在婴儿期进行了脑膨出修复

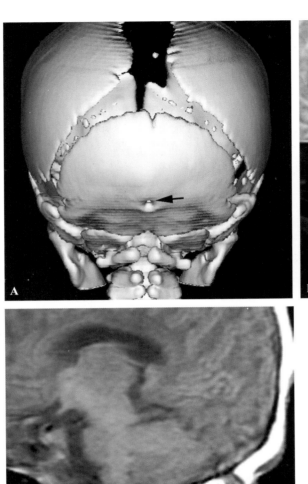

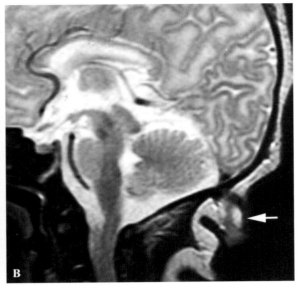

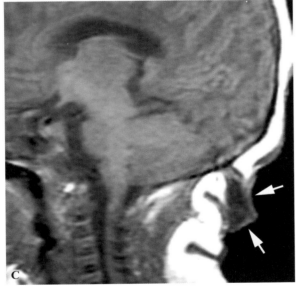

▲ 图 5-185  小的枕部幕下脑膨出
（A）CT 颅骨表面显影，中线的一个小开口（黑箭）正好位于颈部肌肉插入线的上方。在矢状位 T₂WI（B）上，病变（白箭）似乎充满了 CSF，但被化学位移伪影所掩盖。颅后窝看起来正常。（C）T₁WI 显示脑膨出（白箭）为穿过皮下脂肪的 CSF 信号病变

常见的额筛部脑膨出区域[1100]，通过鼻骨和鼻软骨之间的缺陷向外延伸。在鼻额部脑膨出中，缺损位于额骨和鼻骨之间。鼻眶部脑膨出的缺损前面与上颌骨额突相邻，后面与泪骨和筛骨纸板相邻[1098]。许多额筛部脑膨出同时有鼻筛和鼻眶部的脑膨出[1096]。鼻筛部脑膨出、鼻部皮样囊肿和鼻胶质瘤的临床表现是相似的，通常是在出生后最初几天发现鼻部肿块 / 肿胀，或在儿童时期发现持续的鼻塞，通常伴有肿块的形成[1080, 1101]。脑膨出可能在哭泣或双侧颈内静脉压迫时增大[1083]，这些患者常眼距过宽[1083]。如果检查显示鼻部凹陷，则可以诊断皮肤窦道，并且需要进行影像学检查以寻找相关的皮样囊肿和颅内窦道相通，这使得患儿有颅内感染的风险（图 5-191）。如果没有看到凹陷，通常会进行影像学检查以确定是否延伸通过硬脑膜，以及是否在硬膜外或硬膜内存在相关肿块（假定的皮样或表皮样囊肿）。

MRI 是显示这些畸形的首选成像方式，特别是薄层扫描（≤ 2mm，最好 1mm），可以获得连续的图像。CT 可以更好地显示皮肤窦道穿过鼻中隔时与特定骨骼之间的关系，但 T₂ 体积测定和稳态（CISS、FIESTA）序列在去除空气、骨骼和大脑的

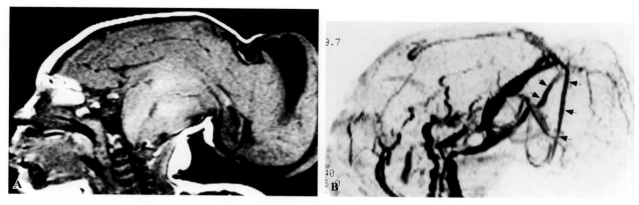

▲ 图 5-186　使用 MRV 来显示脑膨出囊内的硬膜窦

矢状位 T₁WI（A）显示枕部脑膨出。2D-TOF 静脉造影（B）显示了脑膨出囊中的硬膜静脉窦（箭）。这对于外科医生来说是重要的信息

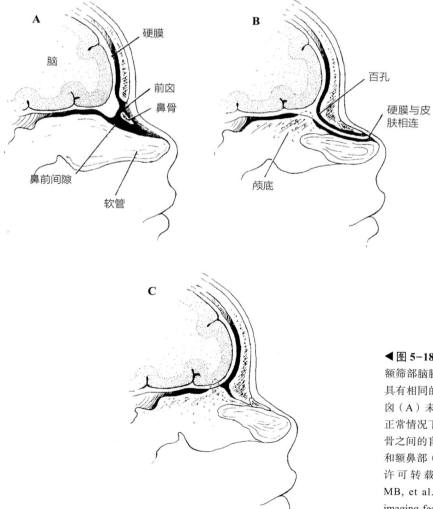

◀ 图 5-187　额筛部胚胎学

额筛部脑膨出，鼻腔皮样囊肿和鼻腔胶质瘤被认为具有相同的胚胎学起源。额部脑膨出可能来源于前囟（A）未闭，脑组织或硬膜通过颅骨的孔疝出。正常情况下，硬膜有突起伸向发育中的鼻软骨和鼻骨之间的盲孔（B），正常的退化就形成正常的颅底和额鼻部（C），没有退化就会导致额鼻部异常（经许可转载自 Barkovich AJ, Vandermarck P, Edwards MB, et al. Congenital nasal masses: CT and MR imaging features in 16 cases. *AJNR Am J Neuroradiol* 1991;12:105–116.）

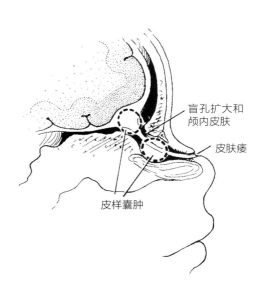

▲ 图 5-188　鼻部皮肤窦道的形成

假如硬膜突起（图 5-187B）持续与皮肤粘连，就会在鼻表面形成一个小凹痕。这个小凹痕是皮肤窦道的开口，皮肤窦道可以沿着硬膜突起的路径向上延伸很远，甚至通过盲孔到达颅顶。皮样囊肿或表皮样囊肿可以在此路径上任何位置发生（经许可转载自 Barkovich AJ, Vandermarck P, Edwards MB, et al. Congenital nasal masses：CT and MR imaging features in 16 cases. *AJNR Am J Neuroradiol* 1991；12：105–116.）

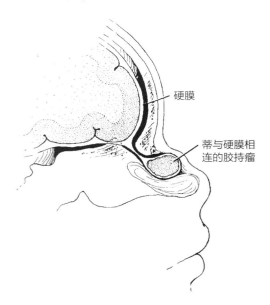

▲ 图 5-190　鼻腔胶质瘤（鼻腔脑灰质异位）的形成

有人认为这些位于鼻腔或皮下组织的发育不良的脑组织是脑组织疝入硬膜突起后（图 5-187B），随后突起的远端退化造成的（经许可转载自 Barkovich AJ, Vandermarck P, Edwards MB, et al. Congenital nasal masses：CT and MR imaging features in 16 cases. *AJNR Am J Neuroradiol* 1991；12：105–116.）

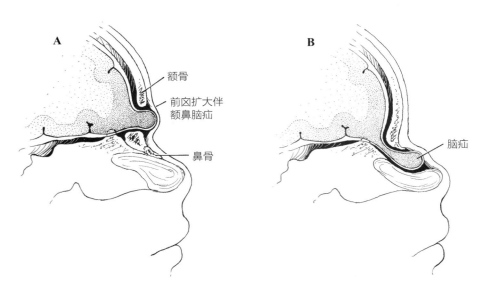

▲ 图 5-189　额筛部脑膨出的形成

脑膨出通常被认为来源于颅内组织疝入硬膜突起，穿过前囟（A）或者盲孔（B）（经许可转载自 Barkovich AJ, Vandermarck P, Edwards MB, et al. Congenital nasal masses：CT and MR imaging features in 16 cases. *AJNR Am J Neuroradiol* 1991；12：105–116.）

伪影方面做得很出色。MRI 还可以更好地显示相关的鼻，鼻窦和颅内（表）皮样囊肿（图 5-191 至图 5-193），并且没有电离辐射。此外，MRI 检查不需要进行鞘内注射对比剂。如果 MRI 不可用或显示欠佳，CT 检查层厚应不超过 1.0 mm。蛛网膜下腔注入对比剂有助于发现颅内肿块。（表）皮样囊肿由于蛋白质 / 水的比例差异而具有不同的信号强度（图 5-192 至图 5-194）[1102]。应注意不要将鸡冠中的正常骨髓或额骨鼻突（见第 2 章）误认为皮样肿瘤。FLAIR 图像在检测囊性肿瘤时比 $T_1$ 自旋回波或 FSE /TSE 更敏感，但不能显示与颅骨的关系。为了最佳评价 CSF 空间及其与实体结构的关系，需要使用层厚≤ 1mm 的稳态序列（CISS、FIESTA）。最后，静脉注射钆对比剂可以显示伴发感染 / 炎症强化（图 5-191D 和图 5-193B）。由于窦道皮肤处是开放的，同脊柱和颅后窝一样，感染是皮肤窦道 / 皮样囊肿这个位置的常见并发症。

MRI 也是评估脑膨出和鼻部胶质瘤的首选检查，因为它可以直接显示脑膨出中穿过颅骨缺损的脑组织（图 5-194 至图 5-196），而在鼻胶质瘤中则是缺乏的（图 5-197）[1103]。矢状位成像能够最佳显示这些征象。鼻胶质瘤的信号强度与表皮样囊肿和脑组织的信号强度相似[1103]，因此，在鉴别这些畸形时，解剖上的改变比信号特征更重要。遇到难以诊断的病例，在鞘内注射对比剂（分别为顺磁性或含碘）后获取缺损处的影像（MRI 或 CT）可有助于确定软组织肿块是否与蛛网膜下腔连续，≤ 1mm 的矢状位图像是最佳的。MRI 在显示脑异常的存在与否方面也优于 CT（图 5-196F），它的存在对预后有着深远的影响。胼胝体异常是最常伴发的脑畸形，大脑半球间脂肪瘤和大脑皮质发育畸形也常伴发于鼻额部脑膨出[1078]。额筛部脑膨出通常伴发颅面异常、胼胝体发育不良或脂肪瘤，通常以中线颅面闭合不全的形式（也称为鼻额发育不良）（图 5-198）[1088, 1104, 1105]。由于疝出的脑组织使中线结构分离，所以在所有的额筛部脑膨出和鼻神经胶质瘤的患者中都会出现眼距增宽。

如果没有 MRI 可以使用 CT，然而，正如本书中多次讨论的那样，如果有更安全的技术，则不应使用有电离辐射的检查。此外，CT 对新生儿鼻额区的评估通常很困难，因为前颅底在出生时很大程度上是软骨的。因此，了解该区域在正常新生儿和婴儿中 CT 表现的演变至关重要。在正常新生儿中，鸡冠和筛板区域没有钙化骨，没有骨化不应该被误认为脑膨出的征象。骨化开始于筛迷路顶部的侧面并向中线扩展。到 6 月龄时，50% 的前颅底骨化，但不是前颅窝的前中线。中线筛板和鸡冠的骨化开始于 2 月龄左右，并且稳定持续至 14 月龄，之后几乎没有变化。骨化颅底的比例在前 2 年稳步增加。到 24 月龄时，84% 的前颅底完全骨化，除了盲孔前面的软骨间隙。了解这种发育变化对评估婴儿脑膨出的存在很重要[1106]。如果怀疑是脑膨出，应该行 MRI 检查。

顶部和闭锁性脑膨出：顶部脑膨出少见，占脑膨出的 10%～20%[1082]。当病变很大时，通常合并显著的脑畸形，预后较差。最常见合并的是 Dandy-Walker 畸形、胼胝体发育不全伴半球间囊肿、WWS 和前脑无裂畸形[1074, 1087, 1107, 1108]。然而，绝大部分的顶部脑膨出都是所谓的闭锁性脑膨出，即使存在，也很少发生脑疝。因此，大脑和大脑功能基本保持完整，没有明显的神经缺陷。有报道发生轻度运动发育迟缓的病例[1108, 1109]。脑膨出同时累及额叶和顶叶较少见，这些病灶可能很大，因此很容易在胎儿超声检查中识别。这种情况难以处理，并且由于感觉运动皮质包含在被挤压的组织中（图 5-199），预后通常较差。

在这些患者中确定硬膜静脉窦相对于脑膨出的位置尤为重要（图 5-200），静脉窦可能出现移位或开窗，脑膨出通过开窗而上升[1082]。当静脉窦位于脑膨出之内时，神经外科修复要困难得多。同样重要的是，直窦可能是垂直的，Galen 静脉伸长或永存镰状窦（图 5-201）。不太常见的静脉异常包括垂直大脑内静脉、下矢状窦升高和颅骨膜窦[1110]。其他合并异常可能包括胼胝体发育不全、颅内囊肿、小脑幕畸形、小脑蚓部发育不全、脑积水和灰质异位[1082]。

多数顶部脑膨出属于闭锁性脑膨出[1107, 1108]，皮肤和颅盖骨的小缺损区推测是由中线神经嵴细胞残存，阻止外胚层和中胚层的相互诱导所致[1111, 1112]。闭锁性枕部脑膨出通常表现为头顶中线的无毛小

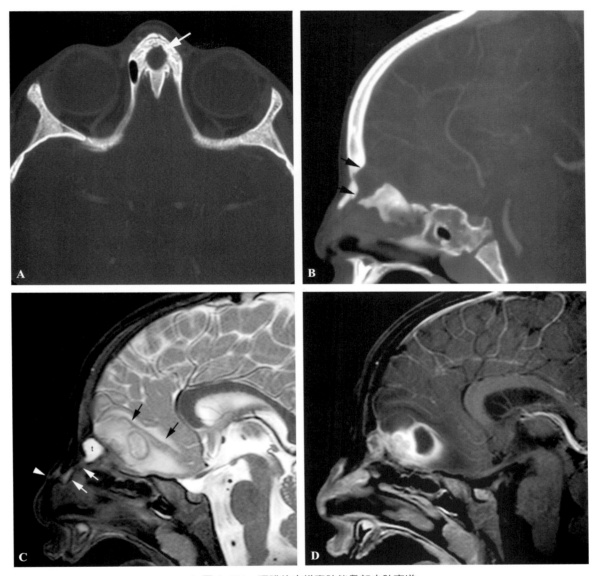

▲ 图 5-191　硬膜外皮样囊肿伴鼻部皮肤窦道

A. 轴位 CT 扫描显示盲孔未闭并且扩大（白箭）。B. CT 正中矢状位显示前额筛窦 – 鼻骨管（黑箭）与皮肤窦道相对，并且周围骨质重塑。C. 正中矢状位 MRI $T_2WI$ 图像显示皮肤窦道的硬膜外部分（t），起自凹陷（白箭头）处的鼻筛道（白箭）及邻近的脑水肿和脓肿（黑箭）。D. 轴位 $T_1WI$ 增强显示皮肤窦道，硬膜外囊肿和脑内脓肿均有强化。外科手术证实硬脑膜完整但有炎症，并伴有邻近软脑膜和大脑的感染；病理证实为化脓性脑炎

肿块（5～15mm）[1108]。表皮病灶下方可见边缘清楚的颅骨缺损，膨出组织纤维条经这个缺损区与颅内腔交通（图 5-201）。颅骨缺损可能很小（图 5-201B），无法使用标准自旋回波 MRI 图像。使用薄层（1～2mm）容积 $T_1WI$ 图像或 $T_2WI$ 稳态图像，如 CISS/FIESTA[1109]，可以获取更多信息。因为顶叶接近上矢状窦，很多患者伴有静脉畸形，特别是上矢状窦穿透和永存胚胎镰状窦（有时与 Galen 静脉和直窦的缺如有关）（图 5-201）[1109, 1113, 1114]。

闭锁性顶枕部或枕部脑膨出（图 5-201B）通常表现为略高于枕骨隆突的小结节状肿块（小于15mm）[1108]。它们通过一个颅骨的小缺损进入颅盖，然后穿过硬膜下扩大区（这区域通常要比平时位置高），最后神经束通常终止于大脑镰或小脑幕。闭锁性枕部脑膨出的相关畸形发生率低，预后良好[1108]。

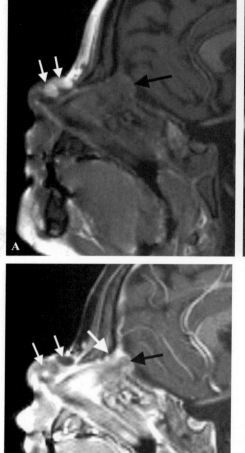
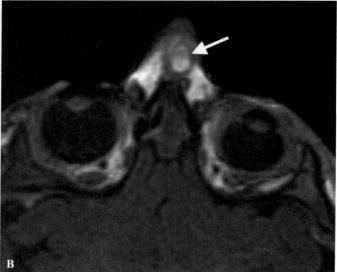

▲ 图 5-192　一名 1 岁男孩鼻皮肤窦道 / 皮样囊肿伴颅内皮样囊肿
A. 矢状位 T₁WI 显示鼻表面有两个高信号结节（小白箭）；这些在临床检查中可以看见和摸到，而 MRI 证实它们是鼻皮样囊肿。鸡冠（黑箭）在这个年龄是正常的。B. 轴位 T₁WI 显示在鼻部稍高的区域高信号的皮样囊肿（白箭），鼻中隔稍有移位。C. 脂肪抑制 T₁WI 显示皮样囊肿呈低信号（小白箭）。鸡冠（黑箭）外观正常。异常高信号通过扩大的盲孔（大白箭）向上延伸，提示颅内皮样囊肿

　　鼻咽部脑膨出：又称经蝶骨脑膨出，是非常罕见的。它十分重要，但却又非常隐蔽，临床检查中常难以发现。其他部位的脑膨出通常经胎儿超声检查及产后的体格检查而被发现，而鼻咽部脑膨出通常在 10 岁左右才被发现。鼻咽部脑膨出患儿通常的临床表现为持续的鼻塞或过度的"经口呼吸"，这可能是由继发鼻咽阻塞[1090, 1101] 或自发性脑脊液鼻漏造成的[1115]。临床检查会发现一个鼻部或咽部的肿块，在 Valsalva 呼吸时体积增大。本病合并颅内和眼部畸形较常见，80% 的患者可发现胼胝体发育不良（图 5-202）。眼科检查可见视神经盘发育不良，同时视网膜发育不良和缺损可能在影像检查中被发现（图 5-202B），有时这与"牵牛花综合征"相关[1116]。由于第三脑室、下丘脑和视交叉被拉长、延伸到囊内（图 5-202A 和 C）[1090, 1101]，视力下降和下丘脑 - 垂体功能障碍很常见。

　　大的鼻咽部脑膨出可通过平片或其他影像学检查诊断，在颏顶位平片上，蝶骨、筛骨或偶尔在枕骨上发现大小不定、边界清晰、有硬化边缘的洞。MRI 显示深蝶鞍内的脑脊液通过骨质缺损进入鼻咽部软组织内。脑膨出较大时硬腭可见侵蚀性改变（图 5-202A），在更小或相对低级别的脑膨出中，液体将会在硬腭与软腭间积聚（图 5-202C 和 D），最终这会形成脑脊液漏的源头。当缺损在筛骨

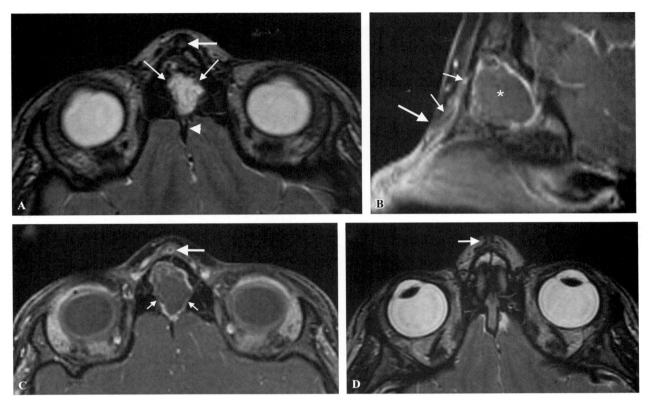

▲ 图 5-193 颅内皮样囊肿伴皮肤窦道

A. 轴位 $T_2WI$ 显示中线高信号病变（小白箭），位于盲孔处鸡冠（白箭头）的前方。在鼻骨后面可以看到一小部分等信号（大白箭）。
B. 矢状位 $T_1WI$ 抑制脂肪增强扫描显示等信号（*）周围的强化可能是鼻窦黏膜。线状高信号（小白箭）穿过骨骼和皮下组织到达皮肤（大白箭）。C. 轴位脂肪抑制增强图像显示（A 和 B 中）皮下组织中线性结构表现为囊肿周围的强化（小白箭）和状形强化（大白箭）。
D. 轴位 $T_2WI$ 显示皮下组织的管状结构开口于皮肤缺损处（白箭）。这是皮肤窦道的开口

或蝶骨时，第三脑室、下丘脑、脑垂体、视神经和视交叉被包含在脑膨出囊内（图 5-202A）[1090, 1101]。放射科医生对这些病变的正确描述是至关重要的。如果脑膨出被误诊为软组织肿块，活检会造成很大伤害。

额部皮样囊肿和其他儿童期颅盖肿物：多种不同病灶可表现为儿童期头部肿块，临床检查类似脑膨出[1117]。当肿块位于前额部时，常为先天性包涵囊肿，其中皮样囊肿比表皮样囊肿更常见[1118, 1119]。胚胎发育不良性真皮样瘤（即使是实性，充满角蛋白的肿瘤也常被叫作囊肿）占头皮病变的 20%[1120]。胚胎发育不良性真皮样瘤是一种单纯的良性畸胎瘤。它们不同于真皮窦、神经束和囊肿，这些病变是在脊柱或颅后窝皮肤与神经管分离失败或在额窦区硬脑膜的包涵囊肿。典型的颅顶部皮样囊肿是患儿出生几个月内出现颅盖中线附近柔软或坚硬的孤立性肿块。虽然皮样囊肿实际上可发生于任何部位，但最常见的部位是前额部，它们也通常环绕眶周骨缝，沿其他颅面缝或颅盖板障周围。肿物的大小和影像学特征变化很大。在婴儿，超声具有高分辨率（7~10MHZ），是首选检查方法。1 岁以内，肿块的大小可能变小，而超声回声可能增强[1121]。CT 显示为典型的低密度、边界清晰且为圆形的软组织肿块，对周围骨质造成轻度压迹。MRI 表现为一个边界清晰的肿块，多数与未成熟脑组织等信号，但可能在 $T_1WI$、$T_2WI$ 和 DWI 上与 CSF 等信号（图 5-203A）[1119]，在胎儿身上也能看到同样的表现（图 5-203B 和 C）。多平面图像很容易将其与下面的颅内结构区分开来。

Martinez–Lage 等[1117]、Yoon 和 Park[1122] 报道了儿童期和青年期头部各种瘤样病变的发生率。他们发现发生率与患儿发病年龄有关（表 5-10），还发

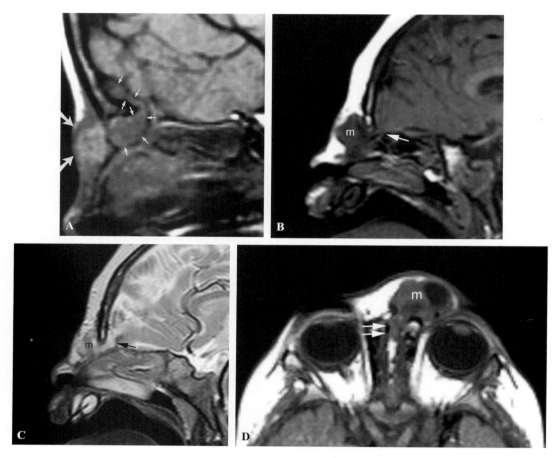

▲ 图 5-194　皮肤窦道 / 皮样囊肿向颅内延伸

A. 矢状位 $T_1WI$ 显示一个眉间肿块（大箭）和（表）皮样囊肿（小箭）从眉间区域向上穿过盲孔进入颅腔。B 至 D. 来自另一位患者的矢状位 $T_1WI$（B）和 $T_2WI$（C）显示了眉间肿块（m）通过扩大的前囟延伸到硬膜外隙，盲孔（箭）是正常的。轴位 $T_1WI$（D）显示沿着窦道向后延伸的不均匀肿块（白箭）

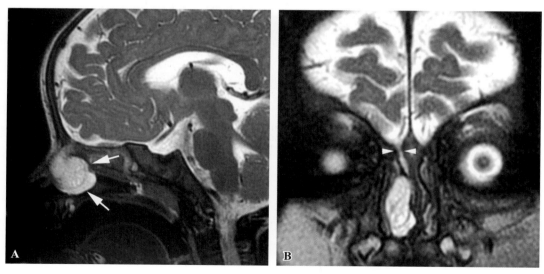

▲ 图 5-195　额筛部脑膨出

旁矢状位 $T_2WI$（A）显示一个圆形的，界限清楚的高信号肿块（白箭）位于盲孔旁嗅球前方。冠状位 $T_2WI$（B）显示，肿块位于右鼻腔内，并通过筛骨中的狭窄管道（白箭头）与颅内相通

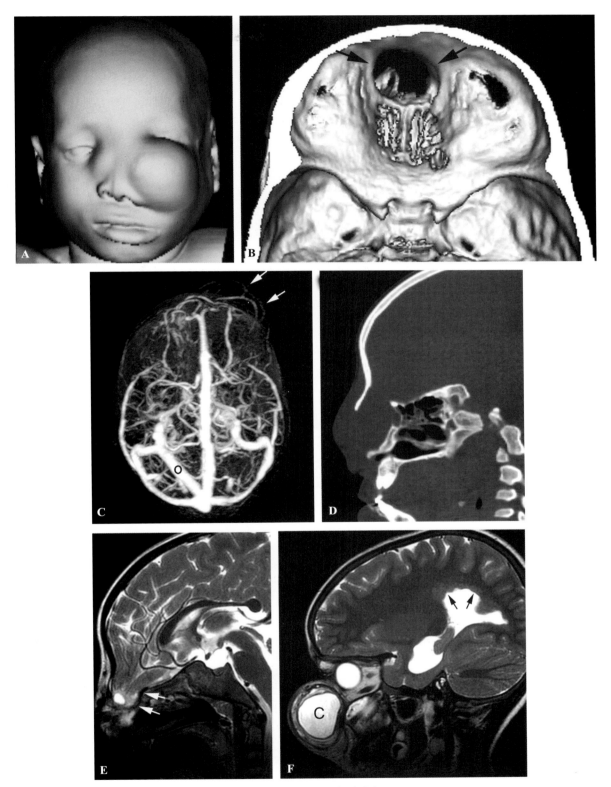

▲ 图 5-196　额眶部脑膨出

A. 面部 CT 软组织重建显示巨大的左侧鼻翼和眶下皮肤覆盖的肿块；B.CT，前颅窝底部的骨表面重建显示一个较大的缺损（黑箭）位于盲孔所在的筛窦前方；C. MRV，从上方观察有面部静脉移位（白箭），请注意静脉异常，如右侧突出的枕窦（O）；D. 旁矢状位 CT 扫描，显示增宽的额筛管；E. 正中矢状位 T$_2$WI，脑组织通过扩大的盲孔突出（白箭）；F. 旁矢状位 T$_2$WI 显示在眼眶下方的充满脑脊液的脑膨出（C），注意弥漫性脑室周围灰质异位症（黑箭）

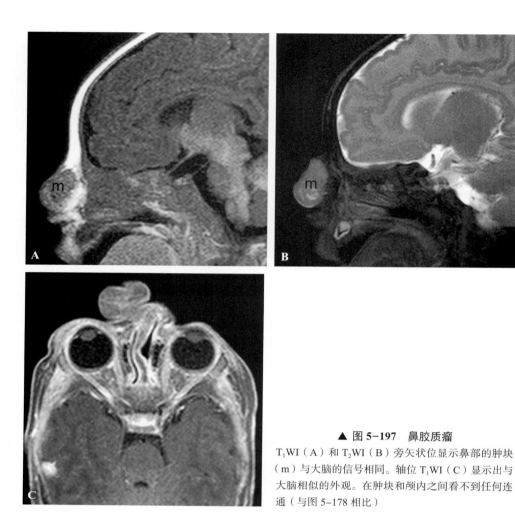

▲ 图 5-197 鼻胶质瘤

$T_1WI$（A）和 $T_2WI$（B）旁矢状位显示鼻部的肿块
（m）与大脑的信号相同。轴位 $T_1WI$（C）显示出与
大脑相似的外观。在肿块和颅内之间看不到任何连
通（与图 5-178 相比）

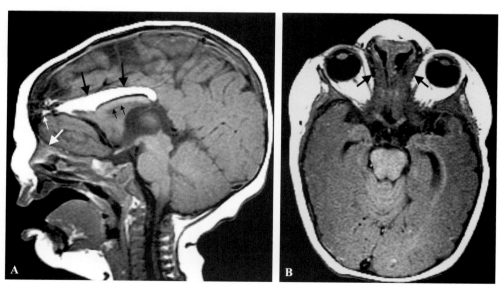

▲ 图 5-198 中线颅面闭合不全

A. 矢状位 $T_1WI$ 显示半球间脂肪瘤（大黑箭）位于薄而短的胼胝体背侧（小黑箭），并从后额叶区域向下延伸穿过额骨（小白箭）并进
入增厚的与上唇连续的皮下脂肪。看不到脸部 / 鼻部的中线特征（大白箭）。B. 眼眶中部水平的轴位 $T_1WI$ 显示眼距明显增宽，双侧眼
眶明显分离。鼻腔（黑箭）变宽畸形。畸形变宽的鼻上方存在过多的皮下脂肪

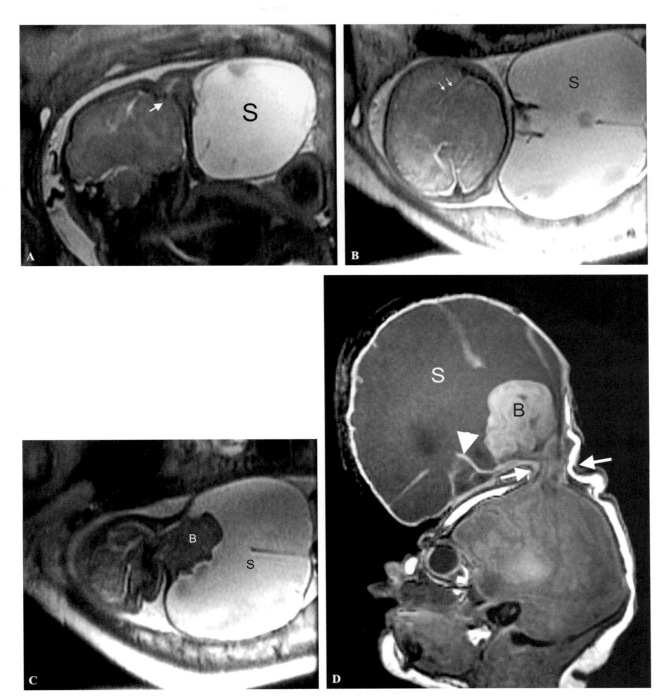

▲ 图 5-199 子宫内发现的额顶部大面积脑膨出的胎儿及产后图像

A. 胎儿冠状面 MRI 图像显示大脑位于读者的左侧。在图像中心的偏小的脑半球通过颅骨缺损（白箭）延伸到脑膨出囊（S，在读者的右侧）。B. 大脑中央的胎儿轴位 MRI 图像，在读者右侧显示巨大的脑膨出囊（S）。左侧大脑半球较小，并可见曲线状低信号，代表异位灰质。由于脑组织进入膨出囊，纵裂池（白箭）移位到读者右侧。C. 胎儿轴位 MRI 图像显示在接近头顶部脑组织（B）穿过颅骨缺损进入膨出囊（S）。D. 出生后矢状位 T₁WI MRI 图像中线附近显示一个畸形半球，多个区域出现异常线状皮质，通过颅骨骨缺损（白箭）离开颅骨进入其上方的脑膨出囊，囊内见畸形的大脑（B）及一些血管（白箭头）

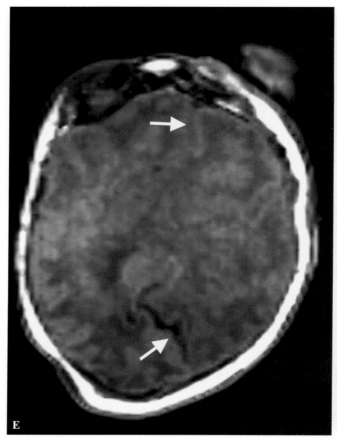
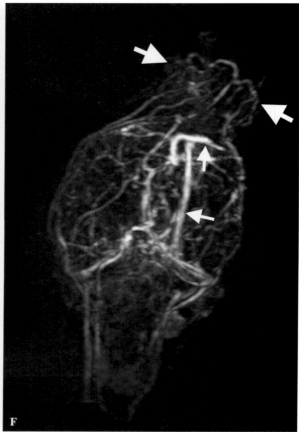

▲ 图 5-199（续） 子宫内发现的额顶部大面积脑膨出的胎儿及产后图像

E. 通过大脑中部的轴位 $T_1WI$ 图像显示，纵裂池（白箭）从右向左移位。请注意广泛的等信号异位灰质遍布双侧大脑半球。F. 时间飞跃 MRI 血管造影显示大量血管（大白箭）通过脑膨出的缺损进入畸形大脑（小白箭），增加了手术难度

现 MRI 是唯一术前评价的最佳手段。这些病变中恶性肿瘤很少见，主要是横纹肌肉瘤和转移性神经母细胞瘤（见第 7 章）。婴儿期黑素沉着性神经上皮肿瘤在颅顶较罕见，多位于前额或其他颅缝 [1123]。

颅骨孤立性婴儿型肌纤维瘤病是由具有肌成纤维细胞特征的梭形细胞组成的束状、涡轮或结节样肿块构成的良性肿瘤 [1124]。在影像学上，它们表现为颅盖的孤立囊性病灶，骨扫描时摄取 $^{99m}Tc$ 增加。

CT 上，这些边界清晰的肿块起源于颅盖或硬膜，表现为软组织密度影，注射对比剂后明显增强。在 MR 上，它们与灰质相比表现为长 $T_1$、长 $T_2$ 信号，其他特点与 CT 一致 [1125, 1126]。切除后预后良好 [1127]。

颅骨膜（血）窦是扩张的颅外静脉通过颅盖静脉穿支与硬膜窦的交通。临床检查中，它们表现为

头皮上小于 1.5cm 的突出的柔软肿块，多数位于额部中线附近 [1128]，偶尔位于额外侧和颞部 [1129]。临床上病灶柔软且随颅压下降而自发变小由此可以做出诊断。患者通常不需要治疗 [1128]。颅缝早闭的发病率可能会增加 [1130]。影像学检查显示一个软组织肿块，注射对比剂后增强，伴随颅外板受压 [1131]，常出现颅内血管异常（特别是发育性静脉异常）[1132]。有时在薄层 CT 或 MRI 图像上看到颅盖缺损，矢状面图像可显示它与下方硬膜窦的关系（图 5-204A）[1117, 1131]。确诊的最佳方法是用多普勒超声，它会显示病变的血流及与下方静脉窦的沟通（图 5-204B）。血管造影是非必需的，但如果使用，注射的颈内动脉和颈外动脉通常会显示一个潜在的血管畸形，通常为发育静脉畸形，但有时也可能是动静脉瘘 [1132]。

其他先天性颅骨缺损：相对于伴有脑膨出的颅

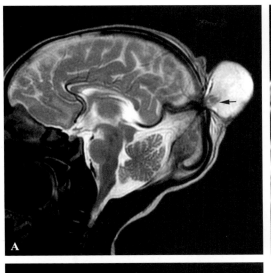
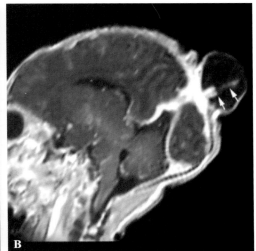
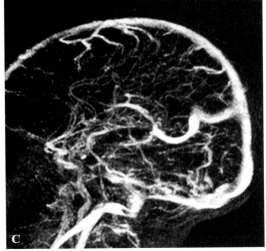

▲ 图 5-200 顶部脑膨出

A. 正中矢状位 $T_2WI$ 显示脑膨出位于顶部后缘，主要包含脑脊液及颅骨缺损处的一些组织（黑箭）。大脑镰连接处、小脑幕及畸形的小脑镰过于向背侧沿升，而直窦相应升高。上丘、上蚓部向缺损处"拉扯"。胼胝体异常薄。B. 正中矢状位增强后 $T_1WI$ MRI 图像显示脑膨出内存在永存镰状窦和静脉结构（白箭）。C. 矢状面 MRI 时间飞跃静脉造影显示永存镰状窦但未显示脑膨出内的静脉内容物

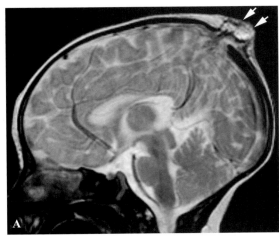
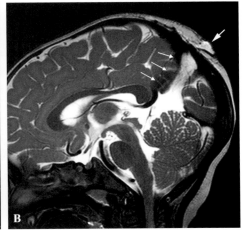

▲ 图 5-201 闭锁性顶部脑膨出

A. 矢状位 $T_2WI$ 显示顶部区域有一小块皮下肿块（白箭），脑组织与肿块不相连。B. 另一名患者矢状位中 $T_2WI$ 图像显示于中线部骨质缺损处从四叠体池延伸出的高信号脑脊液。顶枕沟处永存镰状静脉（小白箭）在脑脊液通道的腹侧表面的位置出现低信号。头皮部于缺损的外部可见一些液体存在于小的脑膨出内（大白箭）

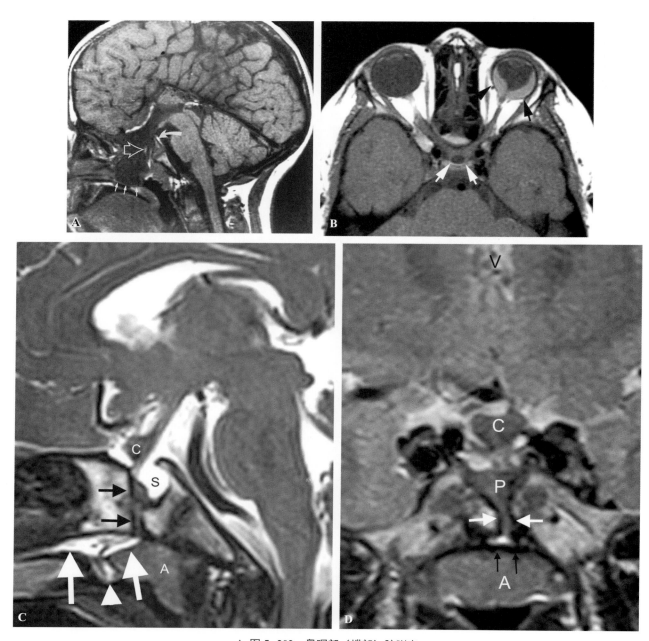

▲ 图 5-202 鼻咽部（蝶部）脑膨出

A. 矢状位 $T_1WI$ 像显示脑膨出沿蝶骨缺损向下膨出到鼻咽部并压迫硬腭后部（小箭），鞍背（弯箭）保持完整，视交叉（空心白箭）穿过脑膨出，胼胝体缺失。B. 轴位 $T_1WI$ 图像显示脑膨出的缺损（白箭）和左眼球变小伴视网膜脱落（黑箭）。C. 矢状位 $T_2WI$ 显示视交叉（小 C）变低，蝶鞍扩大伴垂体向前下方移位（黑色 S），并延伸进入颅咽管（黑箭）；液体（大白箭）已通过缺损处渗出并在软腭上方的黏膜下间隙积聚；一些液体（白箭头）已经渗漏到软腭和腺样体（白色 A）之间的下方，其可能已经漏出。D. 蝶鞍水平冠状位 $T_2WI$ 图像显示视交叉（C）向下牵拉，垂体（P）被牵拉进入颅咽管（白箭）；一小部分液体（黑箭）积聚于腺样体（A）上方

骨缺损，其他先天性颅骨缺损较少见。最常见的为顶孔和缺损伴有先天皮肤不发育。

顶孔及顶孔扩大。顶孔呈卵圆形位于顶骨中后部中线旁，通常为双侧性缺损。顶孔在婴儿早期可为单侧，或为一个跨越中线的连续缺损[1133]。但随着嵴沿矢状缝的发育，双侧顶孔形成（图 5-205A）[1134]。表面的皮肤和毛发正常，缺损区不出现正常骨生长[1133]。顶孔直径通常小于 1mm，等到颅盖成熟时将成为小穿通静脉的导管。然而，在一小部分患者（约 1/20 000），顶孔扩大，残留直径可达 5cm。这

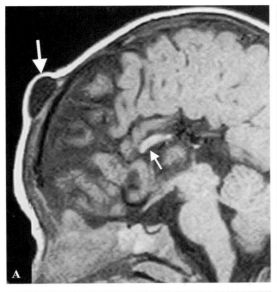

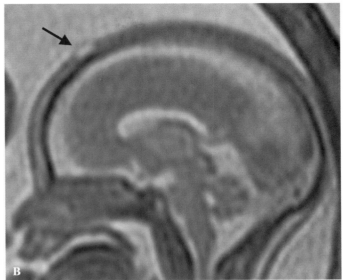

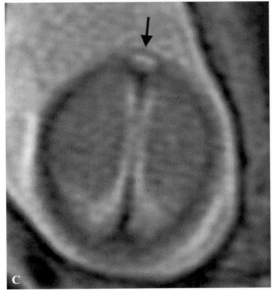

▲ 图 5-203　前囟皮样囊肿
A. 矢状位 $T_1WI$ 图像显示低信号肿块（大白箭）位于前囟之上，完整的颅骨将其与颅内组织分离。注意发育不良的胼胝体（小白箭）与其无关。B 和 C. 矢状位（B）和轴位（C）22 周胎儿 MRI 的 SSFSE 成像，表现为在头皮前囟的水平的一个边界清楚的高信号圆形肿块（黑箭）

些被称为扩大顶孔或增大顶孔，其发生通常与同源基因 *MSX2*（位于染色体 5q34-35，称为 PFM1）或 *ALX4*（位于 11p11-12 染色体，称为 PFM2）的突变有关[1135-1137]。两者均为常染色体显性遗传，亚洲人比欧洲人更常见，代表最常见的一种先天性颅骨缺损[1135]。患儿常无症状，仅在哭泣时头皮会局限性膨出。这种包括颅面骨发育不良和智力发育迟滞的综合征，是由于 11 号染色体短臂的缺失[1138]。另有报告将颅缝早闭、囟门延迟关闭、顶孔、肛门闭锁、皮疹相关联，它被称为 CDAGS[1139]。

除了这些症状，在这篇神经成像的文章中提出

巨大的顶孔应引起注意，因为其影像可能被误认为胎儿脑膨出。因为它们是相互关联且具有相当特征性的颅内异常。胎儿超声及胎儿 MRI 表现为脑脊液局灶性膨出并超过矢状面上顶骨的边缘[1140]。这不应该被误认为是脑膨出，因为它会随着时间而消失。对已知相关异常的识别可能有助于做出正确的诊断。小脑幕位置升高会导致颅后窝增大。作为小脑幕异常的结果，一个或多个的枕内侧回会向下疝入小脑幕切迹，其在 MRI 上有特征性的表现（图 5-205B）。最终直窦发育不良，导致经常出现永存胚胎静脉结构，如镰状窦（图 5-205B）、永存正中

**表 5-10 儿童期的颅盖肿块（以年龄为序）**

| 第 1 年 |
| --- |
| 脑血肿（见第 4 章） |
| 皮样囊肿和表皮样囊肿（见第 7 章） |
| 海绵状血管瘤 |
| 肿瘤（见第 7 章）<br>　转移性神经母细胞瘤<br>　尤因肉瘤<br>　白血病肿块<br>　婴儿型肌纤维瘤病<br>　婴儿黑色素性神经上皮肿瘤 |
| 颅骨膜血窦 |
| 闭锁性脑膨出 |
| **1—7 岁** |
| 皮样囊肿和表皮样囊肿 |
| 组织细胞增生症（见第 7 章） |
| 恶性肿瘤 |
| 蛛网膜囊肿（见第 4 章） |
| 血管瘤 |
| 闭锁性脑膨出 |
| 颅骨膜血窦 |
| **8—17 岁** |
| 纤维性骨发育不良 |
| 皮样囊肿和表皮样囊肿 |
| 骨瘤 |
| 组织细胞增生症 |
| 颅骨膜血窦 |
| 血管瘤 |
| 丛状神经纤维瘤（见第 6 章） |

引自 Martinez-Lage JF, Capel A, Costa TR, et al. The child with a mass on its head: diagnostic and surgical strategies. Childs Nerv Syst 1992; 8: 247-252. 和 Yoon SH, Park S-H. A study of 77 cases of surgically excised scalp and skull masses in pediatric patients. *Childs Nerv Syst* 2008; 24: 459-465

前脑静脉[1136, 1137]。冠状位或矢状位图像可显示顶叶皮质突出到颅盖外（图 5-205C）。相关畸形可能包括颅缝早闭、椎体畸形、手指畸形、锁骨发育不全及肩峰缺如。

鉴别诊断包括 Potocki-Shaffer 综合征（11p 近端缺失综合征）、*ALX4* 相关额窦发育不良、与 *MSX2* 相关的颅缝早闭及 5q 染色体远端部分的突变[1141]。

颅骨缺损伴皮肤先天发育不全。先天皮肤不发育被定义为出生时局灶性或广泛性的皮肤缺乏[1142]。其发生率占无并发症分娩的 0.01%[1143]。最常见为孤立性的颅骨缺损（60%~70%），但是有时也可为多发病变[1143]。绝大多数颅骨病变位于凸面的外侧至中线区。大部分为特发性，但也有家族性病例报道，故推测某些致畸因子可引起本病[1142]。本病被限定为非炎症性病变，病灶为圆形、卵圆形、线状或星芒状，病灶从 0.5~10cm。如果它在胚胎早期形成，则在出生前闭合，仅留下发育不良的膜或羊皮纸样疤痕伴秃顶，但少数成熟的缺损有出生时表现为溃疡，偶尔累及硬膜或脑膜。10%~20% 头皮病变伴有颅骨缺损（图 5-206），引起颅骨缺损的原因可能与引起皮肤病变的相同[1143, 1144]。颅骨缺损不能通过自然再生而修复[1145]。

颅骨先天性孤立缺损而无脑、头皮和脑膜异常较罕见[1145]。颅骨缺损常位于中线，大小为 1~10cm[1134]，可能是融合不良或部分颅骨先天性骨化障碍所致。由于其缺损位置，这些颅盖的缺损可能暴露矢状窦和硬脑膜，因此，此类缺陷可能增加脑膜感染和出血等严重并发症的发生率。据报道，死亡率高达 12%[1135]。如果不进行外科修复，缺损颅骨不太可能会再生[1134, 1145]。Perlyn 等[1135] 将此类病变与其他先天性颅骨缺损进行分类，并讨论其潜在的治疗方法。

永存性前囟：前囟闭合时间在 4—26 月龄[1146]，超过 95% 的儿童在 19 月龄前闭合。前囟闭合延迟的原因包括：颅压增高、骨骼疾病（VitD 性佝偻病，低磷脂酸酶症、成骨不全、锁骨颅骨发育不全）、内分泌疾病（甲状腺缺如性甲状腺功能减退）、染色体异常（13、18 或 21 三联体）、接触药物或毒素（胎儿海洛因综合征）[1147]。原因不明的病例少见[1148]。

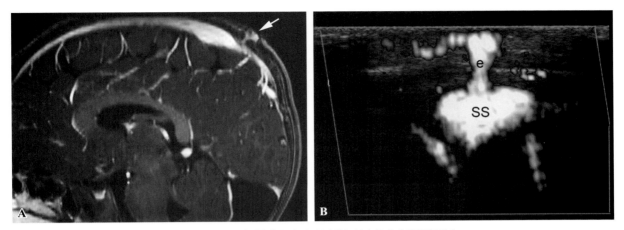

▲ 图 5-204　颅骨膜血窦（此图彩色版本见书中彩图部分）

A. 矢状位 $T_1WI$ 增强图像显示，在顶部中线附近有一个凸出的软组织块，增强有强化（白箭），似乎通过一个小的颅骨缺损与上矢状窦相通；B. 多普勒超声检查显示病灶通过导静脉（e）与上矢状窦（SS）相通

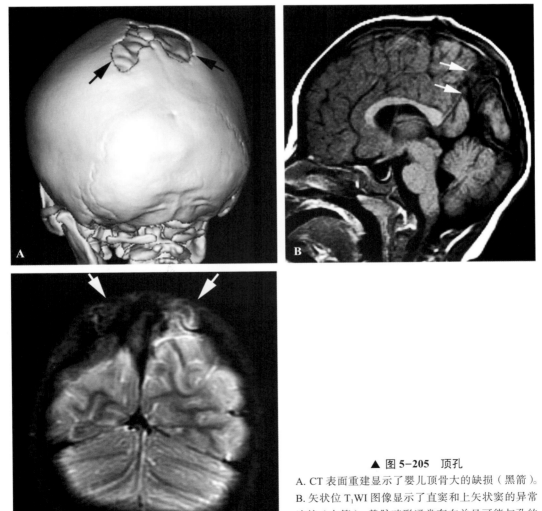

▲ 图 5-205　顶孔

A. CT 表面重建显示了婴儿顶骨大的缺损（黑箭）。B. 矢状位 $T_1WI$ 图像显示了直窦和上矢状窦的异常连接（白箭）。静脉畸形通常存在并且可能与孔的存在相关。C. 冠状位 $T_2WI$ MRI 扫描显示顶叶和血管（白箭）疝入颅骨缺损

## （二）颅内脂肪瘤

颅内脂肪瘤常为偶然发现，进行影像检查与它们的发现并无相关性。它们很少引起癫痫，尤其是当其位于大脑皮质表面时[1149, 1150]。目前认为颅内脂肪瘤来源于原始脑膜，即由发育脑周围的间叶细胞异常分化造成的畸形。正常情况下，原始脑膜分化成为脑脊膜和蛛网膜下腔。由于某种未知的原因，原始脑膜在某些患者中分化出脂肪，形成颅内脂肪瘤[1151-1153]。由于从原始脑膜分化而来，颅内脂肪瘤几乎总是位于蛛网膜下腔。因为它们是发育畸形，而不是肿瘤，故脂肪细胞不再增殖（像其他正常脂肪细胞一样，随着患者体重增加或接受类固醇治疗它们可能肥大）且不会压迫邻近结构。此外，脂肪瘤本质上是分化不良的蛛网膜下腔，其中经常有血管和神经通过。因此，手术有很高风险，极少主张做手术。颅内脂肪瘤最常见的部位是半球间裂深处（胼胝体背面，40%～50%）、四叠体和小脑上池（20%～50%）、鞍上池或脚间池（几乎总是起源于下丘脑的灰结节，10%～20%）、桥小脑角池（约10%）、侧裂池（约5%）[1150, 1153]。偶尔会在大脑皮质表面发现脂肪瘤[1149]。在这种情况下，血管会通过脂肪瘤，其下方皮质发育不良，皮质界限不清，分子层融合，基底层破坏、、星形胶质细胞明显增生，突触结构异常[1149]。

颅内脂肪瘤（通常称为胼胝体脂肪瘤，因为它们与胼胝体毗邻）几乎总合并胼胝体发育不良或不发育。这些畸形物外观上可为大且分叶（最典型的见于胼胝体前部）或薄且弯曲（其通常见于胼胝体后部，环绕胼胝体的最末端）。通常在额部也合并脑膨出和皮下脂肪瘤。实际上，多种中线发育异常综合征都包括半球间脂肪瘤。其中很多还合并面部中线裂，也称为颅面部中线发育不良（见本章脑膨出部分）（图 5-198）[99]。当颅内脂肪瘤和胼胝体畸形与正中唇腭裂及面部皮肤息肉相关时可诊断为 Pai 综合征[1154, 1155]。

颅内脂肪瘤患儿的 X 线片可为正常。有时巨大的颅内脂肪瘤显示为脂肪密度透亮区旁有点状或曲线样钙化[78]。CT 上脂肪瘤表现为脑池中边界清晰的极低密度（图 5-207）。半球间脂肪瘤可向下伸入侧脑室脉络丛向前到胼胝体膝部的前方，或向后到压部的后面。钙化在半球间脂肪瘤常见，尤其是在

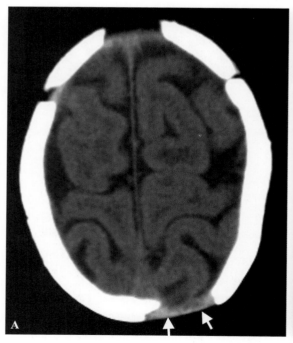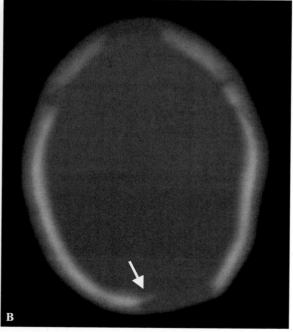

▲ 图 5-206　颅骨缺损伴皮肤先天发育不全

A. 轴位增强 CT 显示顶部颅骨缺损（白箭），伴表面皮肤异常变薄和不规则骨；B. 最好在骨窗上观察（白箭），这不是颅缝的位置

有纤维包膜时[1156]。钙化可为曲线样包绕脂肪瘤外周（图 5-207A），或者呈较少见的位于脂肪瘤中心的结节状钙化。其他部位的脂肪瘤较少钙化。只有MRI 才能充分观察脂肪瘤的全部范围和相关的胼胝体发育不良。

脂肪瘤的 MRI 表现为 $T_1WI$ 高信号肿块，在压脂序列常规 $T_2$ 自旋回波中当 TE 延长时信号变低（图 5-207 至图 5-209）。使用其他序列并无太多作用，除非初始序列显示的区域是钙化及脂肪以外的其他组织。在胎儿 MRI 上，脂肪瘤与周围的大脑组织相比呈等至低信号（图 5-208）。较小的脂肪瘤邻近脑可能无畸形，但较大时常伴有发育不良的脑组织。例如，小脑蚓较小，当邻近一个大的脂肪瘤时小脑蚓部会受压发生变形[1150]。当脂肪瘤较大时，常会存在显著的化学位移伪影（在频率编码方向脂肪瘤对侧的低或高信号区域），特别是由于水和脂肪的化学位移的差别（图 5-210），在常规 $T_2WI$ 时图像采集的带宽较短，则提示病变为脂肪而非血管。在现代的 3D 探查及探查技术下这个问题较少出现，但如果问题仍存在，则可采用脂肪抑制序列使脂肪瘤的信号低于灰质（图 5-210），这将消除伪影并能够确诊。脂肪抑制有助于鉴别小的下丘脑脂肪瘤与异位的垂体后腺（也能见下丘脑 - 垂体轴异常）（图 5-211）。颅内脂肪瘤的其他常见部位是四叠体池 / 小脑蚓上池（图 5-212）和桥小脑角池（图 5-213），此部位脂肪瘤常较大。偶尔，外侧裂脂肪瘤与大脑中动脉及其分支的动脉瘤相关[1157]。可用 3D 薄层扫描及脂肪抑制技术来获得正确诊断。

脂肪瘤被认为是起源于错误编码的间质（原始脑膜），脉络丛间质也是如此。因此，偶尔可见脂肪瘤的脂肪伸入脉络膜裂进入侧脑室脉络膜（图 5-207）。弧形脂肪瘤较薄，通常向后延伸到胼胝体后部（图 5-209），有时环绕胼胝体后部并延伸到中间帆腔。在这些病例中，胼胝体后部常缩短（图 5-209），脂肪瘤的背侧或后方看不见胼胝体纤维（图 5-207 至图 5-209）[1153]。

### （三）蛛网膜囊肿

#### 1. 病理特点

蛛网膜囊肿是一种通过脑脊液分泌而扩张的先天性蛛网膜病变。光电显微镜研究最终证明先天性蛛网膜囊肿（亦称真性蛛网膜囊肿）位于蛛网膜内。它们的内外壁由蛛网膜细胞组成，在囊肿边缘有着正常的蛛网膜[1158-1161]。真性蛛网膜囊肿不同于由外伤或炎症造成的囊肿（有时称为蛛网膜腔、获得性蛛网膜囊肿或继发性蛛网膜囊肿），因为后者仅仅是在蛛网膜瘢痕周围脑脊液积聚形成的腔隙[1159, 1161]。超微结构研究表明，真性蛛网膜囊肿细胞内含有特殊的膜和分泌酶[1162]。因此，真性蛛网膜囊肿扩大机制应是囊壁细胞分泌的脑脊液积聚而非渗透诱导过滤或球阀机制。随时间而增大的蛛网膜囊肿与大小保持稳定的蛛网膜囊肿之间的明确差异还有待解决[1161, 1163, 1164]。Rabiei 等[1165] 最近的一项研究表明，囊肿的壁厚、细胞结构、结缔组织成分和血管化间有着显著的差别。它们的变速增长可能反映了形态学上的差异。

蛛网膜囊肿通常出现在富含蛛网膜的脑脊液池的边缘并扩大。其中，脑裂是蛛网膜囊肿最常见的部位，其占比达 50% 以上。小脑延髓池、桥小脑角池是第二常见的位置（约 15%），其次是大脑凸面（约 13%）、鞍上区（约 11%）、小脑后池（约 10%）、纵裂池（约 5%）、四叠体池（约 5%）和"其他"位置（约 12%）[1164, 1166]。

#### 2. 临床特点

通常蛛网膜囊肿是偶发的。在常染色体显性遗传性多囊肾病患者中有着更高的发病率，据报道，多达 8.1% 的患者患有这种疾病[1167] 和 Aicardi 综合征[93]。大部分囊肿如果没有合并其他异常常无临床症状，常为偶然发现[1168]。虽然部分囊肿体积会增大（约 20%），但大多数囊肿的大小保持稳定（50%～70%），部分则会缩小（约 20%）[110]。在罕见产生症状的蛛网膜囊肿病例中，身体和神经系统的体征和症状反映了它们的解剖结构分布，特别是对脑脊液流动的影响。几厘米的小囊肿几乎总是无症状，常为偶发。当中颅窝囊肿较大时，常由于颅骨不对称而被发现（图 5-202）。中颅窝囊肿可能会并发癫痫、头痛，但很少并发偏瘫[1159]，实际上这些症状与囊肿间的关系值得怀疑[1164]。合并脑积水的蛛网膜囊肿发病率较低，目前估计不足 10%[1168]，其发病率远高于作者经验所提供的值。当脑积水进

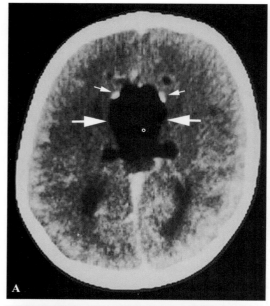

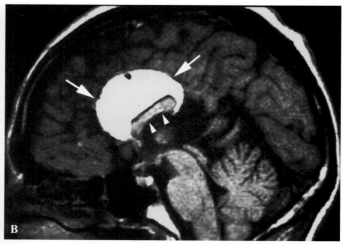

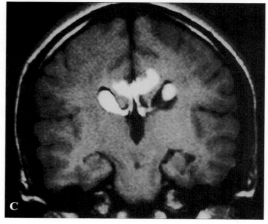

▲ 图 5-207 巨大半球间脂肪瘤

A. 轴位 CT 图像示半球间裂脂肪瘤呈透亮区（大白箭），位于胼胝体之上，边缘有小钙化（小白箭）；B. 矢状位 $T_1WI$ 图像显示巨大的脂肪瘤（大白箭），邻近发育不良的胼胝体（白箭头）无吻部、压部和膝部；C. 图像显示脂肪瘤扩展到中间帆和侧脑室

展时，常合并大的幕上囊肿、鞍上囊肿、颅后窝囊肿或四叠体池囊肿。导致的结果包括颅内压增高、巨头畸形或视力丧失（见第 8 章）。鞍上囊肿也可引起下丘脑 - 垂体功能障碍和 The bobble head doll 综合征（晃头木偶综合征）[1159, 1160, 1169]。当脑积水存在时，可能是由于脑脊液吸收障碍或脑脊液脑室出口的机械性梗阻造成的交通性或非交通性脑积水[1170]。囊肿治疗后，认知和神经功能均有显著改善[1171]。

**3. 影像特点**

CT 和 MRI 上蛛网膜囊肿为边界清晰、均匀的单房肿块，在 CT 和 MRI 上其信号与脑脊液相同（图 5-214）。使用 FLAIR 和弥散加权序列（图 5-214C 和 D）有助于明确囊肿的诊断。在经颅超声检查时，它们为边界清晰、后缘明显且后方回声增强的肿块。胎儿 MRI 大多数蛛网膜囊肿表现为脑脊液信号肿块，邻近脑实质受压推移，脑实质与囊肿分界清晰（图 5-215）。

蛛网膜囊肿可以从鞍上池向周围扩展。它们可以向下延伸到蝶鞍，向旁进入颅中窝，向后进入脚间池和桥前池。当囊肿明显向上扩大时，将填满第三脑室之前占据的空间并使第三脑室上抬（图 5-216）。在这个过程中，可能会破坏垂体柄及压迫下丘脑。当囊肿很大时，囊肿的上极可同时阻塞孟氏孔，引起脑积水。甚至可能进一步向上凸入透明隔（图 5-216）。囊肿的后部可推移松果体向下移位，并覆盖导水管的入口。囊肿可以拉伸视神经及视交

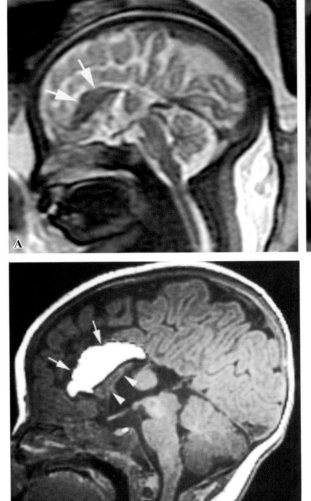

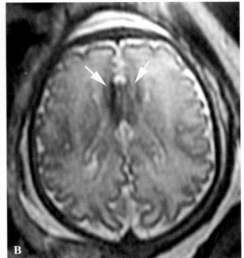

▲ 图 5-208　胎儿及产后的分叶状半球间脂肪瘤

A 和 B. 胎儿矢状位（A）和轴位（B）图像显示位于胼胝体区的等信号肿块，胼胝体较难看到；C. 产后矢状位 T₁WI 图像显示脂肪瘤（白箭）位于发育不良胼胝体（白箭头）的背侧

叉，并可能延伸至颅中窝。MRI 通常容易诊断，正中矢状位图像显示囊肿向上侵入第三脑室底部（图5-216）。

鞍上蛛网膜囊肿的主要鉴别诊断是表皮样囊肿和囊性星形细胞瘤。通过标准的 MRI 和 CT 技术，表皮样囊肿的边界并没有蛛网膜囊肿锐利，并且其成分更不均质，相比囊壁光滑而言，其更倾向于呈分叶。然而，通过 MRI 标准自旋回波成像序列来区分它们是不可能的。在第 7 章关于表皮样囊肿部分的讨论中可知，可以使用弥散成像、FLAIR 或磁化转移成像来简单区分两者。蛛网膜囊肿与囊性星形细胞瘤更容易区分，通过静脉注射顺磁对比剂可显示囊性星形细胞瘤的实性肿瘤成分增强，而蛛网膜囊肿不强化且无壁结节。

中颅窝是蛛网膜囊肿最常见的位置，其中60%～65% 发生于此。囊肿外观可能根据大小的不同而有所不同。大约 20% 的蛛网膜囊肿很小，呈双凸形或半圆形肿块，占位效应小，骨质无扩张[1160]。由于骨骼伪影及容积效应，这些小囊肿在 CT 上易被忽略。值得注意的是，许多积聚于前中颅窝的脑脊液根本不是囊肿，而是局灶性扩大的大脑侧裂。一般认为小囊肿及扩大的脑缝均不具有临床意义。

大约 50% 的中颅窝囊肿属于中等大小。它们占据了颞窝的前部和中部，常使颞叶的尖端向后方、上方及中间移位（图 5-217），形成了大脑侧裂的内侧缘平坦并使脑裂横向开唇的征象。颞窝常因这些

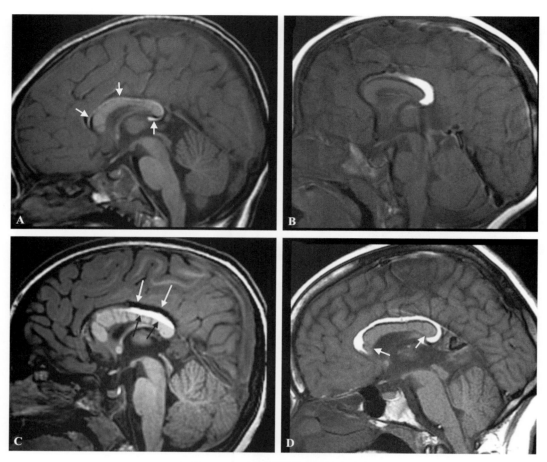

▲ 图 5–209　靠近胼胝体周围的脂肪瘤

注意，在所有病例中胼胝体没有正常的吻部或膝部，且压部常不全。A. 脂肪瘤（白箭）似乎只出现在胼胝体压部的下方，但仔细观察发现其沿压部经体部上方直至膝部生长；B. 脂肪瘤的后方（黑箭）较厚，导致了后方的化学位移伪影（白箭）；C. 由于脂肪瘤后方较厚，导致胼胝体体部的缩短及压部的缺如；D. 与 A 图类似，但较厚，延伸到胼胝体大部分区域，膝部及压部（白箭）缩短

病变而轻度扩张。

　　约 30% 的中颅窝囊肿较大，几乎占位整个颞窝，有时延伸至额窝和大脑凸面上方（图 5–214）。这些大囊肿会引起占位效应，并可能使半侧颅骨膨大，压迫邻近的大脑，导致中线偏移（图 5–214）。在新生儿中常引起巨头和斜头畸形，这常是儿童进行影像学检查的原因。有趣的是，很多受影响的患者常无症状。当囊肿位于前方时，可以通过视神经管延伸进入眼眶。由创伤或自发性出血造成的硬膜下和囊内出血，使中颅窝蛛网膜囊肿变得复杂 [1172]。出血可能是由穿过囊肿周围的皮质静脉破裂引起，即使在手术时进行轻微的操作这些静脉也很容易破裂出血。任何有症状的蛛网膜囊肿和急性症状进展的患者，应小心排除是否硬膜下或囊内出血。任何

临床症状存在蛛网膜囊肿及影像学证实有颞窝出血的患者，我们都应高度警惕颞窝蛛网膜囊肿。同时，如大脑侧裂囊肿似与颅骨内表分离时，应考虑到并发硬膜下血肿的可能性 [1160]。中颅窝蛛网膜囊肿可自发性破入硬膜下腔，或是外伤后由于预先存在或创伤性通道进入（图 5–218）[1173, 1174]，这可导致硬膜下积液，或在某些患者中存在持续性头痛或颅内高压 [1175]。蛛网膜囊肿自发消失少有报道，这可能是由于囊肿的自发性减压，囊液通过囊壁薄弱部分进入硬膜下间隙所致 [1176]。

　　大约 25% 的蛛网膜囊肿发生在颅后窝（图 5–215A、B 和图 5–219）。通常在引起临床症状之前这些病灶就已经很大（ > 5cm ）[1160, 1170, 1177]。虽然囊肿可以发生在颅后窝，但桥小脑角及中线的下方

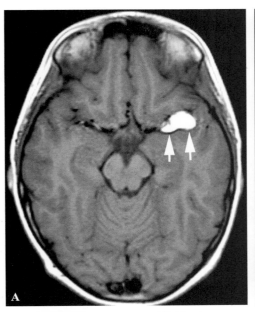
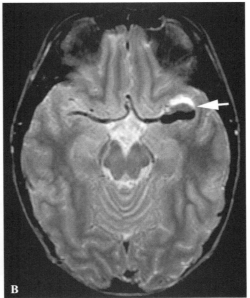

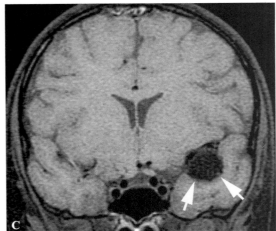

▲ 图 5-210　侧裂池脂肪瘤类似动脉瘤

A. 轴位 $T_1WI$ 图像显示，在侧裂的中动脉分叉处出现高信号病变（白箭）。B. 轴位 $T_2WI$ 图像显示，病灶呈不均匀信号（白箭），前部呈曲线状高信号，代表脂肪质子失配；后部呈低信号，代表脂肪质子的失配造成的信号缺失。当扫描平面的前后方向为频率编码时，这种现象代表病灶为脂肪性。C. 冠状位 $T_1WI$ 脂肪抑制图像显示病灶（白箭）信号缺失，证实为脂肪瘤

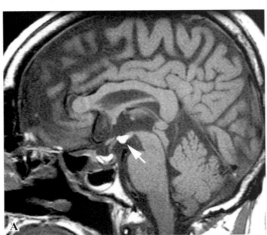
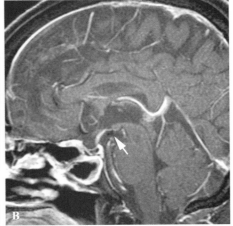

▲ 图 5-211　下丘脑、脚间池脂肪瘤，运用脂肪抑制序列

A. 矢状位 $T_1WI$ 图像显示小的脂肪瘤（白箭）；B. 应用压脂序列的矢状位 $T_1WI$ 加权图像显示脂肪瘤变成低信号（白箭）。异位垂体后腺不会被抑制

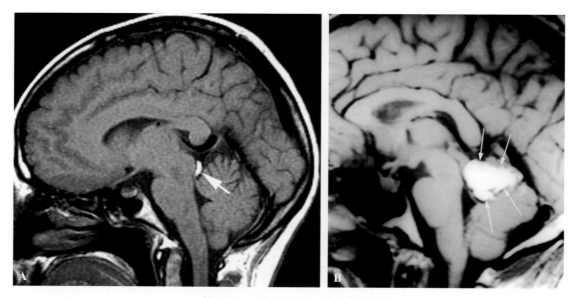

▲ 图 5-212　四叠体板 / 小脑蚓上脂肪瘤

A. 矢状位 $T_1WI$ 图像显示，在下丘脑附近小的高信号脂肪瘤（白箭）；B. 大的脂肪瘤（白箭）位于下丘脑和小脑蚓部之间

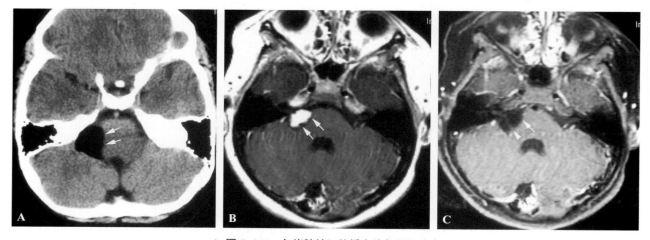

▲ 图 5-213　包绕脑神经的桥小脑角区脂肪瘤

A. 右侧桥小脑角区的低密度肿块（白箭）；B. 显示病变（白箭）为高信号；C. 压脂序列的 $T_1WI$ 图像显示高信号被抑制（白箭），证实为脂肪瘤，注意贯穿脂肪瘤的脑神经（白箭头）

或背侧（图 5-219）是最常见部位。这些病变的重要性有两方面：①它们可能压迫第四脑室流出孔而引起脑积水；②当蛛网膜囊肿位于背侧和中线时，必须与大枕大池、扩大的第四脑室（Dandy-Walker 综合征）或 Blake 窝囊肿进行区分。如果患者没有症状（在大多数病例中囊肿常为偶然发现的），或即使对小脑出现轻微的占位效应，它们间的区分并不重要。在临床上，囊肿迅速扩大的情况罕见，对儿童的影响可能为继发于囊肿压迫小脑所造成的小

脑功能障碍（共济失调、舒张功能障碍）。相比之下，Dandy-Walker 综合征患者通常会出现婴儿期脑积水或发育迟缓[905]。放射学鉴别是通过确定囊肿是否为扩大的第四脑室（Dandy-Walker 畸形或永存 Blake 窝囊肿）或是否与周围蛛网膜下腔相分离（蛛网膜囊肿）。磁共振脑池显像采用稳态进动结构相或稳态进动快速成像（FIESTA）等三维稳态成像的方法对囊肿壁等薄膜成像[1178]。采用流动敏感性稳态自由进动成像或相位对比研究分析脑脊液流动，

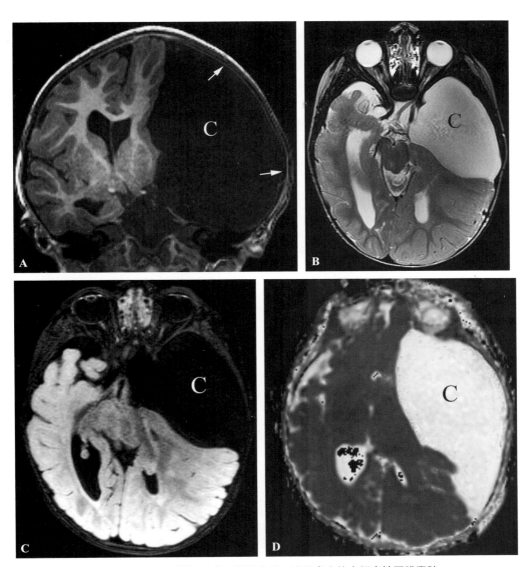

▲ 图 5-214　无神经症状正常发育的 2 岁儿童大的中颅窝蛛网膜囊肿

表现为斜头畸形。冠状位 $T_1WI$ 像（A）和轴位 $T_2WI$ 像（B）显示囊肿（C）与脑脊液信号一致。左侧颅骨膨大（白箭），左侧大脑半球受压，中线（半球间裂隙，透明隔）由左向右移位。轴位 FLAIR（C）和 ADC 图（D）显示成分与脑室脑脊液相等，证实肿块为囊肿

有时有助于确定囊肿与第四脑室有无自由交通。然而脑脊液流动可能很复杂，尤其在困难的病例中，此类研究可能会误导我们。最可靠的诊断方法包括 CT 脑池造影和脑室造影。这些方法将对囊肿是否与蛛网膜下腔（腰椎注射等渗非离子对比剂及仰卧位倾斜患者的头部后囊肿会充填）与脑室系统（注射等渗非离子对比剂进入侧脑室并倾斜抬头后囊肿会充填）相交通或与孤立性及局限性蛛网膜囊肿（囊肿不充填或仅在注射很长一段时间后延迟充填）做出诊断。大的小脑后部囊肿可能与硬膜窦畸形有关

（图 5-219）。

### （四）颅缝早闭

#### 颅面骨的胚胎学

头部是一个非常复杂的结构。颅骨是由围绕和保护大脑的骨头所组成，它的功能包括作为面部支架，从而与肌肉、血管、结缔组织和神经相连接，支持进食和呼吸等功能[1179]。颅骨本身就是由中胚层和神经嵴间质这两种物质构成[1070, 1071]。脑神经嵴细胞起源于神经板的外侧缘，然后一些移行到发

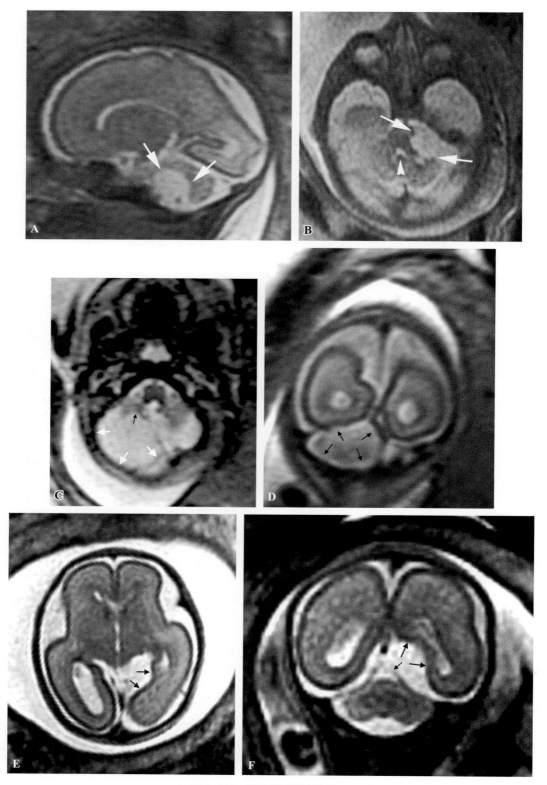

▲ 图 5-215 胎儿蛛网膜囊肿的 MRI

注意，囊肿壁不能在 SSFSE 图像上显示。A 和 B. 矢状位（A）和轴位（B）图像显示位于左侧桥小脑角区取代了邻近实质的边缘锐利的脑脊液信号囊肿（白箭）；轻微推压第四脑室（白箭头）并向右移位。C 和 D. 轴位（C）和冠状位（D）图像显示右侧颅后窝扩张（白箭），可以看到囊肿对右侧小脑半球的压迹（黑箭）。注意右侧颅后窝的扩张（C 为白箭，D 为黑箭）。E 和 F. 左侧环池囊肿使中后部颞枕叶组织向外侧（E 黑箭）及上方（F 大黑箭）移位；F 中小黑箭显示小脑幕向内上方移位

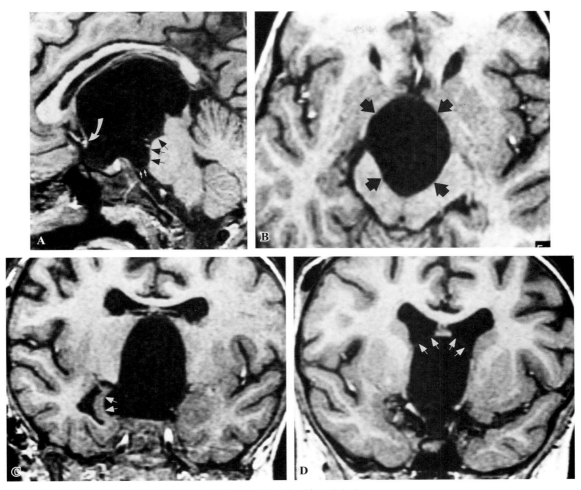

▲ 图 5-216　鞍上蛛网膜囊肿

A. 矢状位 T₁WI 像显示向上扩张的巨大鞍上蛛网膜囊肿压迫第三脑室并向下进入桥前池；视交叉（弯曲白箭）向前上方移位。注意囊肿的前壁延伸到比大脑前动脉更远的位置。脑桥前上缘（黑箭）扭曲。可以在桥前池中看到囊肿下壁（小白箭）。侧脑室已通过脑室 - 腹腔分流术减压。B. 轴位 T₁WI 重组图像显示囊肿（短黑箭）延伸至脚间池，使大脑脚移位。C 和 D. 冠状位 T₁WI 重组图像显示囊肿向侧方扩张进入右侧中颅窝，使钩回和海马旁回（C 小箭）移位，并向上扩张阻塞孟氏孔；D 中的小箭指向孟氏孔的囊壁

育中的面部和前颅骨。间充质干细胞的前体细胞起源于中脑与间脑的交界区（回应来源于邻近脊索的 sonic hedgehog 信号），并移行到发育冠状缝底部的发育眼上方的眶上调节中心[1180]，此处位于头部中胚层细胞（将成为顶骨）和脑神经嵴细胞（将成为额骨）之间。在颅骨生长过程中一直保持这种情况，因此发育冠状缝只由中胚层衍生物所构成，而脑神经嵴细胞不会跨缝[1180]。这一过程改变将导致额缝提前闭合并破坏颅骨的发育，而间脑和中脑脑神经嵴细胞迁移的破坏将导致围绕口腔周围的 5 个面部原基的异常发育（额鼻隆起及上颌骨和下颌突配合过程）[1179]。（关于面部发育解剖学的更多细节请访问 http://www.indiana.edu/~anat550/hnanim/face/face.html）最近的许多研究表明，基因突变可能参与了导致颅面骨颅缝早闭的这些进程[1071, 1179-1182]。

### （五）非综合征性颅缝早闭

#### 1. 颅缝早闭的诊断

非综合征性颅缝早闭可从大体上分为两类。原发性颅缝早闭指发育错误造成的一条或多条颅骨骨缝提前闭合，原因可能是颅底发育畸形。继发性颅缝早闭指其他因素引起的颅缝提前闭合，如头颅的宫内压迫、致畸因素的影响或大脑不生长。颅缝早闭可见于其他部位正常的个体或作为综合征的一部

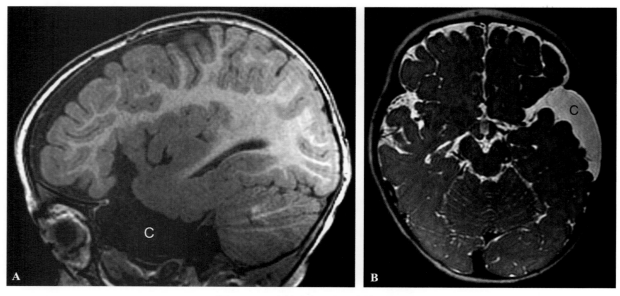

▲ 图 5-217　中等大小的中颅窝蛛网膜囊肿

A. 矢状位 $T_1WI$ 图像显示低信号囊肿（C）使额颞叶由前向后移位；B. 轴位 $T_2WI$ 像显示囊肿（C）仅有轻微的占位效应，与图 5-214 中的大囊肿相比其中线偏移小

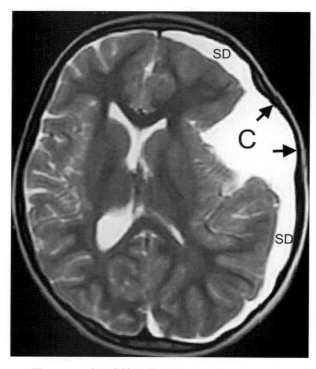

▲ 图 5-218　中颅窝蛛网膜囊肿自发性破裂进入硬膜下腔

MRI $T_2WI$ 轴位示中颅窝蛛网膜囊肿使左侧外侧裂扩大并使其覆盖骨（黑箭）呈扇形改变（C）。注意扩大的同侧硬膜下间隙（SD）和中线的左向右偏倚

分与其他发育畸形同时存在[1183-1185]。总之，15% 患者为综合征，就是说合并有头或身体的其他畸形。剩余的 85% 中，75%~80% 是非综合征性的，且只累及一条颅缝；20%~25% 累及多条颅缝但为非综合征性[1186]。

颅缝提前闭合的确切原因目前还不清楚。如上所述，颅缝的开放程度依赖颅缝内间充质干细胞群的存在，它对颅骨的生长至关重要[1181]。这些细胞形成眶上调节中心（SRC），在此它们位于头中胚层细胞（形成顶骨）与脑神经嵴细胞（形成额骨）之间[1180]。包括 MSX2 和 TWIST1 的多个转录因子表达于此区域，并参与细胞的成骨。TWIST1 和 TCF12 的突变（后者在头骨形成中编码 TWIST1 的伴侣蛋白）导致冠状缝早闭[1187]。颅缝早闭也可由在细胞分裂中起重要作用的基因突变引起，如 CDC45[1188]。因此，包括非综合征性在内的大多数颅缝早闭是位于眶上调节中心和冠状缝的脑神经嵴细胞和中胚层细胞在发育、维护及平衡过程中重要基因突变的结果。其中包括成纤维细胞生长因子（FFGF）及其受体（FGFR），其影响骨母细胞增殖与颅盖膜状骨分化为新骨之间的平衡[1185]。当平衡从母细胞的增殖转移到骨质的生产，颅缝就

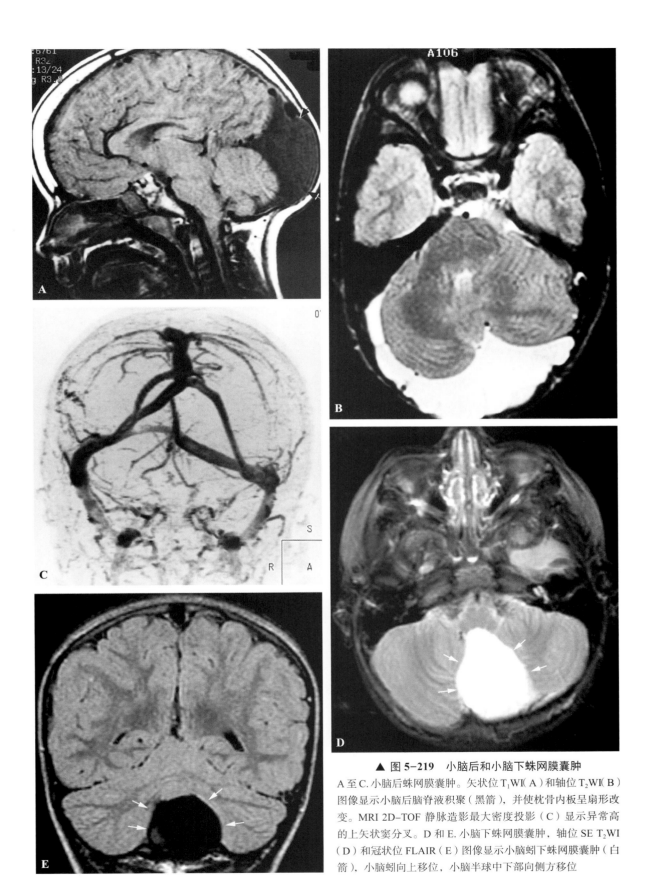

▲ 图 5-219　小脑后和小脑下蛛网膜囊肿

A 至 C. 小脑后蛛网膜囊肿。矢状位 $T_1WI$（ A ）和轴位 $T_2WI$（ B ）图像显示小脑后脑脊液积聚（黑箭），并使枕骨内板呈扇形改变。MRI 2D-TOF 静脉造影最大密度投影（ C ）显示异常高的上矢状窦分叉。D 和 E. 小脑下蛛网膜囊肿，轴位 SE $T_2WI$（ D ）和冠状位 FLAIR（ E ）图像显示小脑蚓下蛛网膜囊肿（白箭），小脑蚓向上移位，小脑半球中下部向侧方移位

会闭合。所有被发现导致颅缝早闭综合征的基因（FGFR1、FGFR2、FGFR3、TWIST1 和 MSX2）似乎从分子途径参与了这个过程[1071, 1179, 1180]。

当局限于一条颅缝时，颅缝早闭通常是散发的，表现为头颅形状异常。单独的矢状缝非综合征性早闭（NSC）[1189] 大约占单纯非综合征性病例的 60%，造成长而窄并前额突出的头形（舟状头或长头）（图 5-220）。这种疾病临床上很容易诊断，除了非典型病例外一般不需要行影像学检查[1190, 1191]。值得注意的是，受影响的患者可能会有语言缺陷[1192]。单纯额缝早闭占非综合征性颅缝早闭的 18%[1186]，形成突起的楔形前额（三角头）（图 5-221）。如 11q23 缺失、9p 缺失、Opitz C 综合征和各种非整倍体等潜在症状，在多达 30% 的患者中发现[1193]。单纯单侧性冠状缝（20%～30%）（图 5-222）或人字缝（＜ 5% 的 NSC）（图 5-223）早闭造成头颅不对称（斜形头）。冠状缝早闭，同侧前额是随着眶上缘高度的升高而变平，而健侧前额突出[1191]，而人字缝早闭导致后颅骨高度变平，使耳朵在融合部位向后移位及向对侧后突。只在分子诊断中考虑颅缝早闭，最常见的类型是 Muenke 综合征，其次是 Saethree-Chotzen 综合征[1185]。重要的是要记住，导致斜头最常见的原因不是颅缝早闭，而可能是由于：①新生儿几乎完全处于仰卧位头部通常偏向同一侧；②只在同一侧用奶瓶喂奶；③运动发育缓慢造成的“位置变平”[1194]。

非综合征性颅缝早闭的患者中约 5% 可见多条颅缝参与[1195]。临床上，它们被分为两组：两条颅缝的早闭及合并两条及以上的颅缝早闭[1195]。两条颅缝早闭与单颅缝早闭的患者有着类似的临床过程（发育正常、智力正常、颅内压正常），但有较高的再手术率（25%vs5%）[1186, 1196]。相比之下，复杂颅缝早闭患者有颅内压增高、小脑扁桃体疝和发育迟缓的风险较高，再次手术的概率为 37%[1186]。在多条颅缝非综合征性早闭的病例中，40%～50% 是继发于双侧冠状缝和人字缝早闭的尖头畸形，30%～40% 是继发于双侧冠状缝早闭的圆颅畸形，另外 20% 继发于多条颅缝早闭不能分类。需要记住的是，有些一条或两条颅缝早闭的病例可能是基因异常造成的，尤其在冠状缝早闭时。双侧冠状缝早闭的发生率是 5%～7%[1197]。两条人字缝早闭应高度警惕菱脑融合（参见本章小脑畸形）。下一节讨论综合征性颅缝早闭。

（1）颅缝闭合的影像：单纯矢状缝、额缝或单

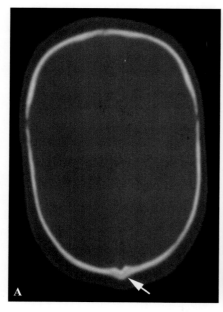
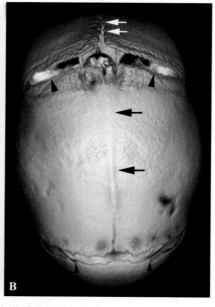

▲ 图 5-220 继发于矢状缝早闭的舟状头

A. 轴位 CT 图像显示继发于矢状缝早闭的狭长头颅。注意沿着早闭颅缝的骨脊（白箭）。B. 3D 重建的颅骨上面观显示闭合的矢状缝形成脊状（大黑箭）及开放的额缝（白箭）、冠状缝（大黑箭头）和人字缝（小黑箭头）

侧冠状缝闭合能被临床诊断并为头颅平片证实，轴位断层影像检查对这些颅缝早闭诊断帮助不大[1198]。CT 的典型表现可在儿科放射学教科书上找到。简单地说，矢状缝早闭造成圆颅和沿着矢状缝的骨嵴（图 5-220），额缝早闭造成三角颅和沿着额缝的嵴，

冠状缝早闭造成眼眶外上壁的上抬（图 5-222），给人一种"丑角眼"的印象。

尽管有经验的外科医师行单骨缝早闭手术可不需要影像学帮助[1191]，但许多外科医师为了制订手术方案，还要求行颅骨三维重建( 源自 CT 扫描 )( 图

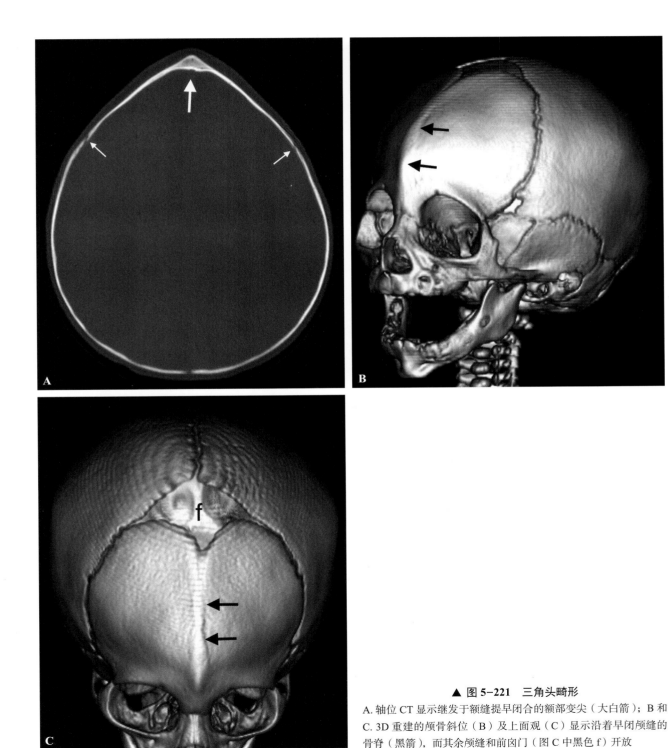

▲ 图 5-221　三角头畸形
A. 轴位 CT 显示继发于额缝提早闭合的额部变尖（大白箭）；B 和 C. 3D 重建的颅骨斜位（B）及上面观（C）显示沿着早闭颅缝的骨脊（黑箭），而其余颅缝和前囟门（图 C 中黑色 f）开放

5-220 至图 5-223）。神经影像也用于观察颅骨畸形，因此，同时要求完成软组织窗（观察脑）和骨窗（观察颅骨）。三角颅的婴儿可能会有中线畸形，应当对 Opitz C 综合征、Jacobsen 综合征及前脑无裂畸形及其他畸形进行评估 [1195, 1199]。

单侧后部斜头畸形（一侧枕部平坦）最常见的原因是在婴儿早期阶段持续仰卧位，这通常是为了减少婴儿猝死的可能性 [1200]，但也可能由斜颈、早产、发育迟缓 [1201] 或蛛网膜下腔良性增大（见第 8 章）[1202] 所造成。虽然脑畸形和脑损伤都可引起婴

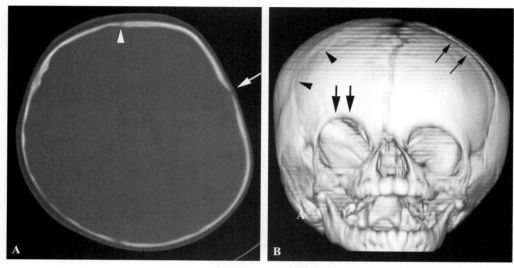

▲ 图 5-222　继发于单侧冠状缝早闭的斜头畸形
A. 轴位 CT 图像骨窗显示，右侧半颅较左侧小的斜头。左侧冠状缝（白箭）开放，而右侧冠状缝未见显示。矢状缝（白箭头）移位到右侧。
B. 3D 重建的颅骨前面观，显示左侧冠状缝开放（小黑箭）及右侧冠状缝闭合（黑箭头），注意右侧眶壁抬高（大黑箭），即所谓的冠状缝早闭的丑角眼征

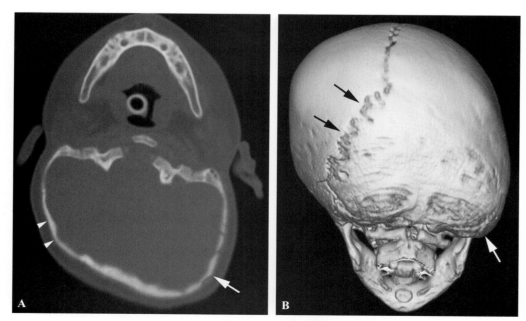

▲ 图 5-223　继发于单侧人字缝早闭的斜头畸形
A. 轴位 CT 图像骨窗显示右侧枕部扁平（白箭头）且继发于左侧人字缝早闭的左侧枕部膨隆（白箭）；耳朵在正常位置或稍后方。
B. 3D 重建的颅骨后下面观，显示枕骨左侧向同侧的左后方膨隆（白箭），右侧人字缝开放（黑箭）

儿活动减少，但是患者由于脑畸形或脑损伤（解剖性或者继发于代谢病）导致运动减少的可能性小。这种继发于婴儿活动减少而造成的颅骨扁平，常没有颅缝早闭。这种良性颅骨扁平与继发于人字缝早闭的扁平通过头颅形状及同侧耳特征容易区分：头颅为不规则四边形，同侧耳位于早闭颅缝后方；头颅为平行四边形，同侧耳位于扁平部位前方[1203]。在缺乏潜在神经系统异常的患者中，大多数枕部斜头畸形不是颅缝早闭引起的，只要儿童不再总是在一侧躺着睡症状就会改善[1201, 1204]。如有必要，儿童可在睡觉时戴头盔[1204, 1205]。

放射学对单侧性枕部斜头畸形的评价还在发展。大多数病例中，儿童发育正常时，无须放射学检查。一个后续的临床研究建议父母改变婴儿的睡姿，或在较大的婴儿中使用模型头盔，然后随访可得到满意的效果[1206]。头颅平片在排除潜在的脑畸形和诊断人字缝早闭方面没有帮助。假如患儿有肌张力异常和运动减弱，应该做 MRI，因为 MRI 是发现脑部异常的最敏感手段。MRI 同样可以提供关于同侧耳位置的信息（在枕部斜头畸形中很重要，参见以前的段落）。如果考虑手术，CT 就有帮助，最好采用较好的技术进行低辐射剂量扫描，并进行三维重建（图 5-220、图 5-222 和图 5-223）。

不管什么原因引起的枕部斜头畸形，其颅骨的形状都会有代偿性变化。常见同侧中颅窝前部增大，眼眶升高和同侧颞骨磷部外凸增加。单纯冠状缝早闭表现为蝶骨岩部角狭窄，同侧前颅窝小及同侧额骨变平且向后移位，同侧前颅窝半侧挤压和眼眶顶向内、后和上方移位[1207]。

静脉引流畸形在非综合征和综合征性多条颅缝早闭中均可发现[1208, 1209]。假如考虑手术治疗，采用静脉造影（MRV 由于没有电离辐射可供研究选择）评价颅内静脉窦很重要[1210]。静脉压异常可能与颅内压升高（或为脑积水）有关，其后果将在后面的内容中提及[1029, 1208]。此外，在颅内静脉压力增高的情况下，经颅导静脉可能使周围颅缝扩张[1029]，外科医生应该意识到这种可能性。

(2) 囟门闭合异常：前囟在新生儿和婴儿期的轴位 CT 上最容易观察到。通常，前囟在 12 月龄前不会闭合，大约在 18 月龄闭合。有时候前囟早闭是

大脑发育受损的一个征象。此时，通常伴有小头和颅缝过早闭合。前囟闭合延迟常与综合征性颅缝早闭相关，由于颅缝早闭导致颅骨无法生长，部分依靠前囟的生长进行补偿（尖头畸形）。其他与前囟闭合延迟有关的疾病包括甲状腺功能减退、骨发育不良（软骨发育不全 II 型、颅锁发育不全、不全性磷酸酯酶过少症、成骨不全、致密性成骨不全症、致死性骨发育不全和佝偻病）和染色体畸形（Down 综合征、13p 三体性、Aase 综合征、儿童早衰症、Russell–Silver 综合征、三倍体综合征、9p 三体性、18p 三体性和 Zellweger 综合征）。

**2. 综合征性颅缝早闭**

(1) 背景：综合征性颅缝早闭包括面部和颅骨发育异常，常与其他骨骼畸形，通常是手畸形（特别是手指）一起发生。约 15% 的颅缝早闭病例与之相关异常主要涉及面部和四肢，其被认为综合征[1186, 1199]。180 余例临床表现为颅缝早闭的患者，至少有一半的人似乎遵循孟德尔的遗传模式（伦敦畸形学数据库，http://www.lmdatabases.com/about_lmd.html）。颅面骨的生长的本质在本章节颅缝早闭中已探讨，这里不再重复。

虽然有几种基于临床特征的不同综合征，但对患者精细分类很困难，因为重叠很多[1199]。此外，相同基因突变可出现不同表型，反之亦然[1211]。FGFR2 突变被发现在诊断为 Apert、Crouzon、Pfeiffer 和 Beare–Stevenson 综合征颅缝早闭的患者中被发现，除了所谓的弯曲骨综合征，提示其可能代表一个临床谱相同的疾病，由此产生的差异来自表观遗传效应[1195, 1211, 1212]。此外，相同的表型可能是由不同基因的突变引起的，如 Pfeiffer 综合征是由于 FGFR1 和 FGFR2 突变[1213]，Carpenter 综合征来自 MEGF8 和 RAB23 突变，尽管后者有一些不同的表型[1211]。因此，如许多遗传疾病，受影响的患者的确切表型很可能与不同途径的蛋白质产物功能特定突变有关，来自于相交途径（涉及一种以上的蛋白质）和表观遗传修饰蛋白质的影响。许多颅缝早闭综合征是等位基因的并有重叠的特征。尽管如此，有一些方法对这些疾病进行分类是有用的（表 5-11）。更详细的表，请参阅在线孟德尔遗传 Man（OMIM）或 Twigg 和 Wilkie 最近的评论[1211]。

在多种类型的颅缝早闭中，双侧性冠状缝早闭（图 5-224）最常见，但也可见双侧冠状缝和双侧人字缝早闭，或双侧冠状缝和矢状缝早闭。当矢状缝早闭合并双侧冠状缝早闭（有时还有人字缝）时，骨缝间的膜化骨膨胀，形成典型的分叶状颅骨，或称为三叶草颅骨（图 5-225）。多条颅缝早闭综合征可单独存在，但如上所述，与多指、并指、颈椎融合、中耳异常或其他肢体畸形并存的机会更多（表 5-11）[1183, 1184, 1199, 1214-1216]。

(2) 综合征性颅缝早闭影像学表现：不同综合征之间的颅面部表现有很大重叠，因此，我们给出了影像学表现的大致描述（表 5-12）。MRI 矢状位上，头颅的形状在许多多条颅缝早闭患者中具有特征性。因为冠状缝、矢状缝、人字缝早闭后，脑向上向前生长造成前囟增大（图 5-224 至图 5-226），导致额角异常增大，这些合力的作用形成塔状头外观（图 5-224 至图 5-226）。此外，由于颅缝早闭，颅底和颅后窝变小。这种特征性的头骨形状可以在胎儿 MRI 产前检查时被发现（图 5-227）[1217]，虽然明确诊断综合征的细节可能并不可见，但也应该产前诊断为多条颅缝早闭综合征。有时，当多条颅缝早期融合时，正中矢状位图像可能看起来是前颅窝扩张（通过囟门扩张的额部肿块），在顶骨区域为颞鳞缝的鞍状扩张（图 5-228 和图 5-229）。

相当一部分患者中存在脑畸形[1179, 1211, 1218]，这也是进行 MRI 检查的主要原因。虽然多小脑回在这些疾病中没有描述，但我们已经发现了几例（图 5-229）。考虑到已知的大脑皮质和上覆脑膜（在颅缝早闭中通常是异常的）发育过程中的相互作用[493, 1219, 1220]，这一发现并非完全出乎意料。脑室扩大常见，可能是小颅底和静脉孔导致静脉流出压力升高和 CSF 压增高造成的[1028, 1221, 1222]（图 5-225 和图 5-226）。约 12% 的患者可见脑积水（图 5-225），在 Crouzon 和 Pfeiffer 综合征中最常见（在某些系列中高达 60%[1221]）。假如大部分颅缝都闭合了，那么即使颅内压增高，脑室仍然保持较小状态，只有在开颅后才会增大[1223]（见第 8 章）。良性脑室扩大和脑积水的鉴别可能会很困难，如第 8 章讨论的那样，取决于对诸如第三脑室前隐窝扩张程度等细微征象的分析。当然，在这组患者中，颞角扩大不是脑积

水的有效征象，而颞角扩大仅仅是中颅窝不成比例扩大的结果之一（图 5-230）。

静脉畸形很常见，可能是由通过颅底小孔道的静脉流出损伤[1210, 1224]及随后经过扩大导静脉（导静脉通过扩大的导静脉孔将静脉血从颅内输送到颅外静脉）的静脉引流受损所致[1209, 1223, 1225]。颅内高压通常出现在第 2 年颅缝开始闭合时[1222]，但是如果导静脉扩张则颅压可正常[1225]。术前确认静脉畸形对于手术的准备很重要，因此，静脉造影应该是这些患者术前评价的一部分（图 5-224 和图 5-226）[1210, 1226]。MRV、导管静脉造影术或 CTV 都有助于诊断，但是即使使用低剂量技术的情况下，CTV 也提供了最详细的小静脉孔道及其穿颅过程（见第 1 章）。

颅底小和颅内高压可能是造成小脑扁桃体通过枕骨大孔的原因，这又称为 Chiari Ⅰ 畸形（图 5-224 和图 5-230）。Chiari Ⅰ 畸形在 Crouzon 综合征中尤其多见[1028, 1223, 1227]，该综合征人字缝早闭。在 Pfeiffer 综合征（图 5-230）及患者有三叶草颅骨（图 5-225）小脑幕和颅骨的连接点很低[1029]。其他常见的颅缝早闭综合征脑异常包括 PMG 样皮质、PVNH、胼胝体发育不良或不发育、透明隔发育不良或不发育、海马变形或畸形、脑膨出（图 5-230）[1209, 1228-1230]。这些在 Apert 综合征中最常见。

CT 骨窗或 MRI $T_2WI$ 图像的第一个回波常可显示发育不良的颅盖，颅盖薄而不规则，与下面的硬膜不易区分（图 5-226 和图 5-230）。脑膨出可能为脑、CSF 和硬膜从发育不良的颅骨出疝出（图 5-226 和图 5-230）[1209]。多条颅缝早闭患者可见眼距过宽、眼眶浅、眼球突出的表现（图 5-225、图 5-226 和图 5-230）。此外，继发于颅底形成异常的外耳和中耳畸形，用 CT 算法（1mm 层厚）通过岩骨椎体扫描也可发现[1183, 1231]。

## 七、染色体畸形

染色体畸形直到最近才被系统地按照病理学和神经影像学表现进行分类[1232]。我们将畸形有关的染色体突变在合适的章节和这章中讲述（见第 3 章和第 6 章）。有趣的是，许多对同胞兄弟姐妹有相

表 5-11　颅缝早闭的遗传类型

| 综合征 /OMIM（McKusick）数 | 突变位置 | 分　型 | 特　征 | 遗　传 |
|---|---|---|---|---|
| Apert, Apert-Crouzon/101200 | FGFR2 | 尖头并指畸形，Ⅰ型和Ⅱ型 | 颅缝早闭（特别是冠状缝），中脸发育不全，严重手和脚并指畸形，嘴下翘，眼距过宽，颈椎分节不良，静脉畸形，Chairi I 畸形，胼胝体、透明隔不发育 | 常染色体显性 |
| Saethre-Chotzen/101400 | TWIST1 | 尖头并指畸形，Ⅲ型 | 颅缝早闭，面部不对称，发际低，透明隔偏，2、3 指并指，上睑下垂，透 | 常染色体显性 |
| Muenke/602849 | FGFR3 | 非综合征冠状缝早闭 | 颅缝早闭，顶针样中指骨，锥形骨骺，腕骨和附骨融合。颅缝早闭最常见的综合征病因，通常是单侧的或双侧冠状缝 | 通常常染色体显性 |
| Pfeiffer, Noack/101600 | FGFR2 70%<br>FGFR1 8%<br>FGFR3 3% | 尖头并指畸形，Ⅰ型和Ⅴ型 | 颅缝早闭，大拇指和大脚趾畸形，2、3 指软组织并指，多指趾畸形，外耳道狭窄或闭锁，智力正常 | 常染色体显性 |
| Carpenter, Summitt, Goodman, Sakati-Nyhan/201000 | RAB23 MEGF8 | 尖头并指畸形，Ⅱ型，Ⅲ型和Ⅳ型 | 颅缝早闭，多指畸形，软组织并指，耳畸形，肥胖，生殖器发育不良，不同程度的智力落后 | 常染色体隐性 |
| Crouzon, 颅面部骨化不良 /123500 | FGFR2 | 颅缝早闭合并其他体部畸形 | 颅缝早闭，上颌发育不良，眼眶浅会并眼球突出，悬雍垂裂或腭裂 | 常染色体显性 |
| Crouzon 伴黑人棘皮症 | FGFR3 | | Chairi I 畸形，静脉畸形，颈静脉狭窄 | |
| 颅缝早闭，腓骨发育不全，Lowry/218550 | 不清楚 | 颅缝早闭合并其他体部畸形 | 颅缝早闭，唇腭裂，脉络膜缺损，智力落后 | 常染色体隐性 |
| 颅缝早闭，中脸发育不全，足缺损，Jackson-Weiss/123150 | FGFR2 FGFR1 | 颅缝早闭合并其他体部畸形 | 颅缝早闭，大脚趾内翻畸形，跗骨融合 | 常染色体显性 |
| 颅缝早闭，智力落后裂 /218650 | 不清楚 | 颅缝早闭合并其他体部畸形 | 颅缝早闭，唇腭裂，脉络膜缺损，智力落后 | 常染色体隐性 |
| 颅缝早闭，桡骨不发育，Baller-Gerold/218600 | RECQL4 | 颅缝早闭合并其他体部畸形 | 一条或多条颅缝早闭，双侧桡骨不发育 | 常染色体隐性 |
| 颅缝早闭，蜘蛛脚细长指症，Shprintzen-Goldberg/182212 | FBN1 | 颅缝早闭合并其他体部畸形 | 多条颅缝早闭，上颌骨和下颌骨发育不良，多种腹部畸形，突眼，智力落后 | 常染色体显性 |

（续表）

| 综合征 /OMIM (McKusick) 数 | 突变位置 | 分 型 | 特 征 | 遗 传 |
|---|---|---|---|---|
| 颅缝早闭Ⅱ型（波士顿型颅缝早闭）/604757 | MSX2 | 颅缝早闭（可变的）合并手指畸形（短趾骨） | 从额脊到三叶头畸的颅缝早闭 | 常染色体显性 |
| 颅缝早闭伴 Cutis Gyrata Beare-Stevenson/123790 | FGFR2 | 颅缝早闭和耳畸形，回状头皮黑棘皮病，肛门生殖器异常，皮赘，气管软骨袖 | 大多数有三叶草头骨，突发，存在意想不到的死亡常见 | 新生突变 |
| ZIC1 600470 | ZIC1 | 严重学习障碍 | 冠缝早闭 | 常染色体显性 |
| X 连锁低磷酸盐血症佝偻病/307800 | PHEX | 矢状缝早闭伴生长迟缓，佝偻病/骨软化性骨病，低磷血症和肾脏磷酸盐吸收障碍 | 矢状缝早闭，长头，偶尔多条颅缝早闭 | 常染色体隐性 |
| Bohring-Opitz 605039 | ASXL1 | 前额痣，尺骨离腕关节和掌指关节，智力低下 | 额缝早闭 | 常染色体显性 |
| Antley-Bixler 12401 | POR | 后鼻孔狭窄，肱桡骨融合，股骨弯曲，多关节挛缩，生殖器畸形 | 冠缝早闭，多颅缝早闭 | 常染色体隐性 |

表 5-12 颅面部畸形的特征表现

| 常见特征 | 少见特征 |
|---|---|
| 多条颅缝早闭 | Chiari Ⅰ畸形/小脑扁桃体下疝 |
| 前囟扩大 | 胼胝体不发育或发育不良 |
| 小颅底 | 透明隔不发育或发育不良 |
| 脑积水/脑室扩大 | 海马不发育 |
| 静脉引流畸形 | 大脑皮层畸形（多小囊样） |
| 颅盖骨发育不良 | 侧脑室旁异位结节（罕见） |
| 中耳和外耳发育不良 | |

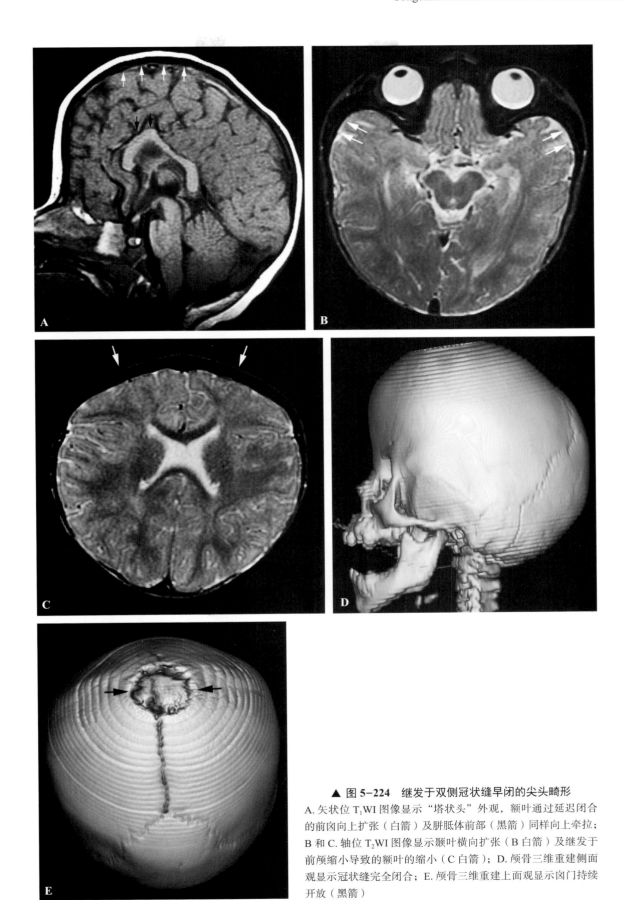

▲ 图 5-224　继发于双侧冠状缝早闭的尖头畸形
A. 矢状位 T₁WI 图像显示"塔状头"外观，额叶通过延迟闭合的前囟向上扩张（白箭）及胼胝体前部（黑箭）同样向上牵拉；B 和 C. 轴位 T₂WI 图像显示颞叶横向扩张（B 白箭）及继发于前颅缩小导致的额叶的缩小（C 白箭）；D. 颅骨三维重建侧面观显示冠状缝完全闭合；E. 颅骨三维重建上面观显示囟门持续开放（黑箭）

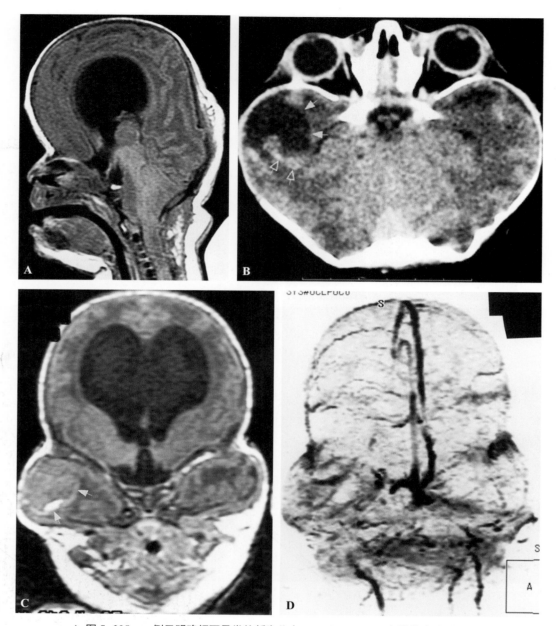

▲ 图 5-225  一例无明确颅面异常的新生儿中 Kleeblattschädel 合并静脉畸形和出血

A. 矢状位 T₁WI 图像显示，异常小的颅后窝造成颅后窝结构受压和下移。头颅呈塔样，脑室因脑积水扩张；颅后窝小，结构拥挤，导致颅后窝结构通过枕骨大孔。B. 轴位平扫 CT 显示眼距过宽，中颅窝向外突隆，混合的低密度（实箭）和轻度高密度（空心箭）提示右侧颞叶出血。C. 冠状位 T₁WI 图像显示，右侧颞叶出血（白箭），脑室显著扩大，中颅窝突隆，颅盖呈三叶草形状。D. MRV 的最大密度投影显示，横窦和乙状窦几乎完全消失，提示颞叶出血是静脉高压或梗死的结果

似的颅面畸形特征和脑畸形，但仍符合未知的基因综合征。随着基因分析更加常用和精细，这些引起病变的染色体异常将更多被发现。

部分已知的影响脑的基因畸形和相关的脑畸形将在本章中讨论。更加全面的资料可以在儿科教科书和 OMIM 中找到。更重要的是，基本上所有继发

于基因异常的脑畸形都在本章中提到描述，并且介绍了这些畸形的影像学特征，结合基因疾病谱和脑内畸形，使得此类疾病的诊断更容易。本章中，我们将重点讨论几个定义清楚的综合征：21- 三体综合征（Down 综合征）、18- 三体综合征（Edward 综合征）、13- 三体综合征（Patau 综合征）、脆 X 综合

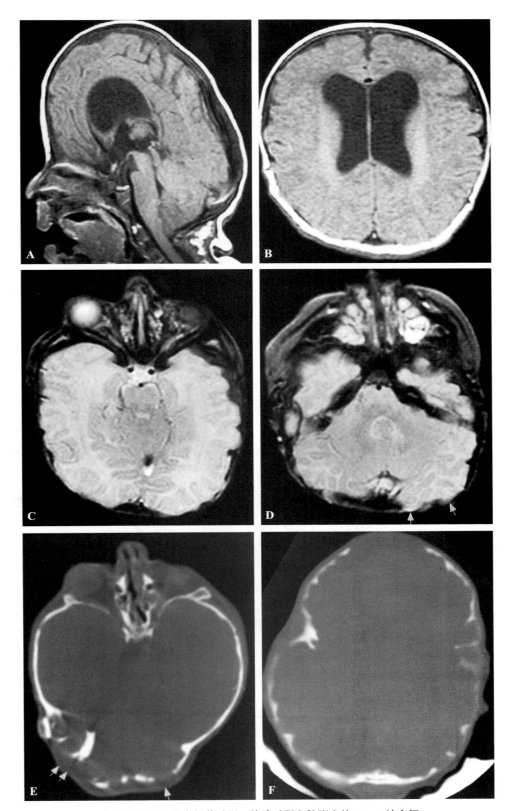

▲ 图 5-226　伴有颅盖畸形、静脉畸形和脑膨出的 Apert 综合征

A. 矢状位 $T_1WI$ 图像显示塔状头和脑室扩大；大脑通过扩大的前囟向前呈塔状隆起；颅底小且颅后窝结构拥挤。B. 轴位 $T_1WI$ 图像显示，大脑通过前囟向上伸引起额角不成比例扩大。C 和 D. 轴位 $T_2WI$ 图像显示，颅盖发育不良，不规则骨刺向内突。注意，眼距过宽和左侧枕叶（脑膨出，白箭）经颅盖伸出（D）。E 和 F. 另一患者轴位 CT 图像显示脑组织（白箭）经枕骨缺损疝出和颅盖骨的骨刺向内伸

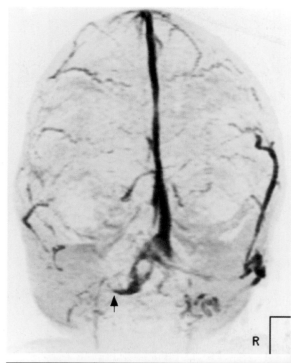

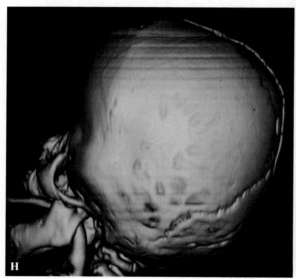

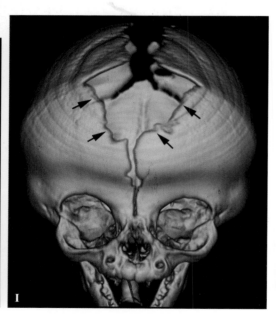

◀ 图 5-226（续） 伴有颅盖畸形、静脉畸形和脑膨出的 Apert 综合征

G. MRV 显示左侧横窦发育不良和右侧横窦突然中断（黑箭）。H. 3D 重建颅骨外侧面观，显示 Apert 综合征的特征性塔状头和颅底小。I. 3D 重建的颅骨前上面观，显示双侧冠状缝闭合及双侧冠状缝闭合后的头部生长导致的前囟扩大（黑箭）

征、8 号染色体短臂的反向复制和 Wolf-Hirschhorn 综合征。

### （一）21- 三体综合征

Down 综合征是由 21- 三体造成，是最常见的染色体异常疾病，发病率为 1/1000[1233]。本病是引起精神发育落后的首要原因，80% 患儿严重智力低下（IQ ＜ 50）。虽然脑活检显示许多异常，包括很年轻就出现老年斑和神经纤维缠结、脑重量减轻、颞上回窄、额下回发育不良，影像学检查却不明显。患者短头颅，脑短而圆，额叶前后径短，颞上回窄，脑桥和小脑变小，脑干向前弯曲[1234]。可见早期脑萎缩和苍白球老年性钙化。

颈椎异常在 Down 综合征中很常见。最常见的畸形是寰枢椎半脱位，可能是韧带松弛的结果，发病率 10%～22%[1235, 1236]。韧带松弛也导致患儿寰枕

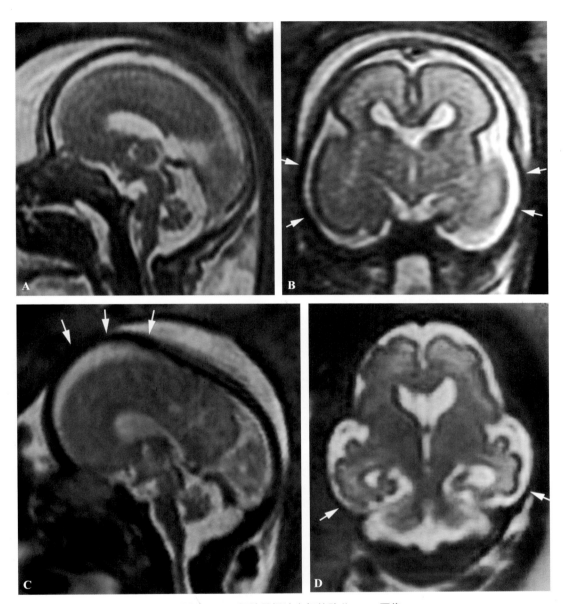

▲ 图 5–227　颅缝早闭综合征的胎儿 MRI 图像

A 和 B. 妊娠 23 周的 Apert 综合征。A. 矢状位图像显示无支持塔状头证据的征象；B. 冠状位图像显示此时中颅窝已经扩张（白箭）。C 和 D. 31 周胎龄的 Apert 综合征。矢状位图像（C）显示额骨向上扩张（白箭），与塔形头相符；D. 冠状位图像显示中颅窝（箭），以及一些脑室更显著的扩张

半脱位的发生率增加[1237, 1238]。上颈椎骨畸形的高发生率加上韧带松弛使患儿可因轻微创伤而造成脊髓损伤的危险性大大增加。也有关于齿状突畸形，例如齿状突发育不良和发育不全，齿状突骨的报道[1239, 1240]。患儿也可以有 $C_1$ 后弓发育不良[1235]，可进展为颅底凹陷[1239]。对 Down 综合征的患者应该仔细检查颅颈结合部，像第 4 章所说，这些患者

在较轻颈部创伤后也应对有神经检查异常和颈痛症状者进行仔细检查。颈椎平片过伸过屈位对于没有神经检查异常者就已经足够。然而，有神经系统症状和体征的患者，或有颅颈结合部畸形病史者，应该进行矢状位过伸过屈位 $T_1WI$ 图像 MRI 检查。$T_2WI$ 图像用来检查有无髓内高信号，以提示以前的损伤。

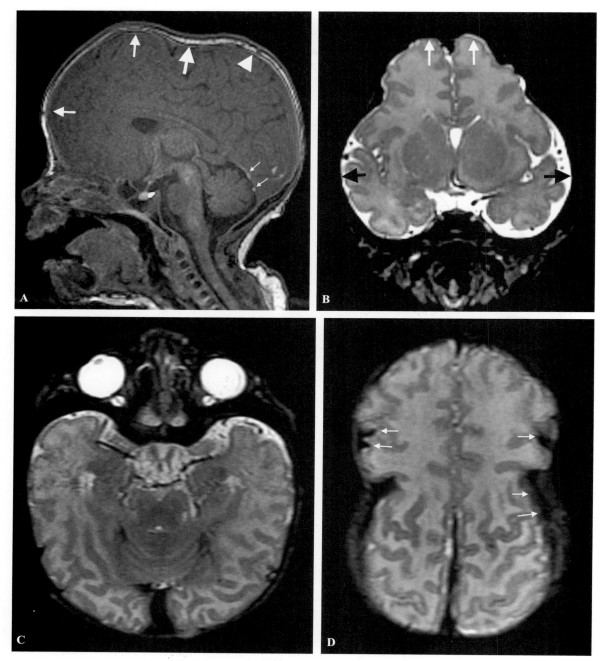

▲ 图 5-228 **Apert 综合征合并多部位颅骨扩张**

A. 矢状位 $T_1WI$ 图像显示额骨扩张（中白箭）伴前额肿块（水平箭），并通过扩张的前囟（垂直箭）。由于顶骨鳞缝的扩张，在两个隆起间（箭头）形成一个鞍背（大白箭）。注意，小脑幕凹陷（小箭）。B. 冠状位 $T_2WI$ 图像显示扩大的颅中窝（黑箭）及额中叶（白箭）向前囟上方扩张。C. 中脑平面的轴位 $T_2WI$ 图像显示扩大的中颅窝及变浅的眼眶（图 5-226E 中眼眶显示更好）。D. 高层面轴位 $T_2WI$ 图像显示颅骨内表面上的不规则骨刺（白箭），脑组织受压

## （二）18- 三体综合征

18- 三体综合征，也叫作 Edward 综合征，是新生儿中第二常见的三体畸形，发生率为 1/5000 出生

儿，但其出现率在减少。患儿长头，低位耳畸形，短小颚，短睑裂，内眦折叠，中线面部裂，上睑下垂，角膜斑和小眼。典型的表现为手和足畸形，手指弯曲和骑跨（最常见示指叠在中指上，小指叠在

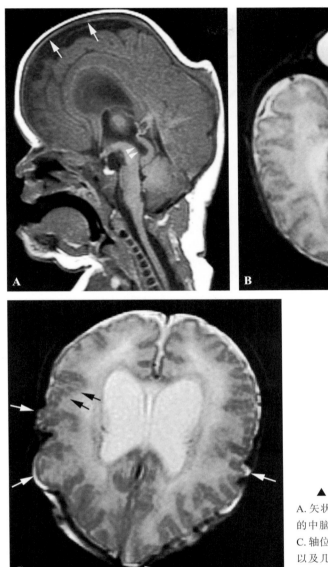

▲ 图 5-229　Apert 综合征合并多小脑回
A. 矢状位 T₁WI 显示明显的塔状头（白箭）及扩张的中脑导水管（白箭头），颅后窝结构拥挤。B 和 C. 轴位 T₂WI 显示发育不良的骨和脑膜区域（白箭），以及几处与多小脑回一致的异常出现的皮质区域（黑箭）

无名指上），常见大脚趾背屈。另外，心脏、胃肠道和泌尿生殖系统畸形也较常见 [543, 1233, 1241]。

最常见的神经异常是脑回结构畸形，小脑和脑桥基底部发育不良，胼胝体发育不良或不发育，海马、外侧膝状体、下橄榄核发育不良 [543]。CT 能显示长头畸形和小脑发育不良，但在显示脑回畸形、胼胝体发育不良和海马发育不良方面不如 MRI（图 5-231）[1233, 1234]。

### （三）13- 三体综合征

13- 三体综合征，也叫做 Patau 综合征，6000

个新生儿中大约有 1 个。临床特征包括小头，严重精神发育迟缓，无眉毛，眉弓浅，无眼或小眼合并白内障，短小颚，腭裂，耳畸形和心脏畸形。前脑无裂畸形见于 80% 患儿中，其他畸形有胼胝体不发育、嗅觉发育不良，小脑皮质发育不良和下蚓部发育不良（图 5-232）[1233, 1241]。

### （四）脆 X 综合征

脆 X 综合征也称为 Martin-Bell 综合征，是引起精神发育迟滞的最常见的基因型病因，占出生男孩的 1/1500 [1242]。这种异常是由染色体 Xq27.3 上

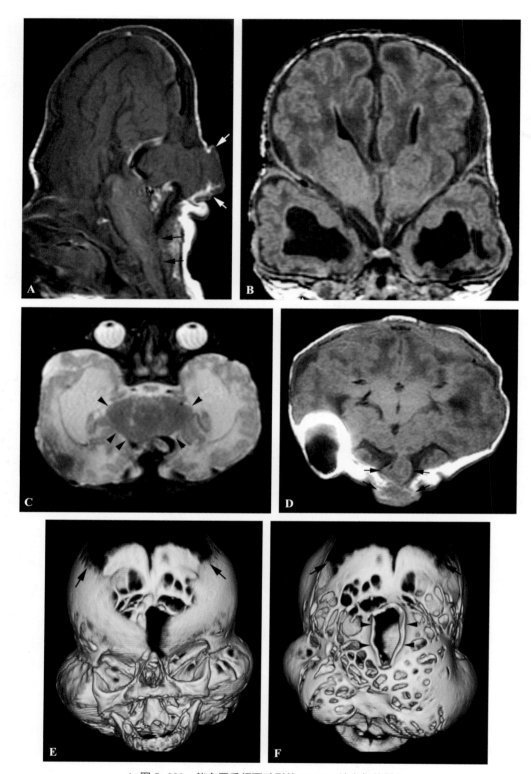

▲ 图 5-230　伴有严重颅面畸形的 Pfeiffer 综合征的婴儿

A. 矢状位 T₁WI 图像显示塔形头和颅后窝非常小；小脑经枕大孔疝出（黑箭）；枕部脑经颅骨缺损膨出（白箭）；存在异常的静脉引流。B. 冠状位 T₁WI 图像显示中颅窝扩大及继发颞角扩大。C. 轴位 T₂WI 图像显示双侧眼球突出、颞角扩大和颅后窝结构明显压缩；小脑（黑箭头）包绕脑干。D. 轴位 T₁WI 图像显示，明显的短头畸形、中颅窝膨胀和小脑组织经枕骨中线缺损（黑箭）疝出，形成脑膨出。E 和 F. 颅骨三维重建的前视及后视图显示巨大的前囟（E 和 F 黑箭）、脑膨出（F 黑箭头），头颅后部颅骨缺损，以及由多个区域发育不良变薄颅骨所形成的后颅骨的"瑞士奶酪"外观

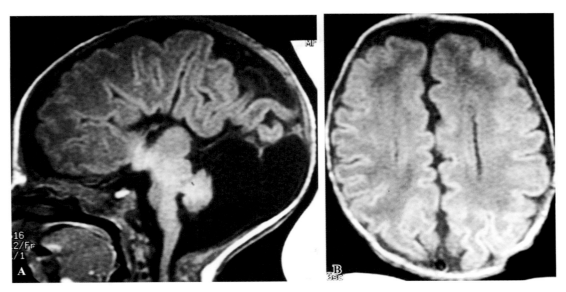

▲ 图 5-231　18- 三体综合征

A. 矢状位 T₁WI 显示胼胝体缺如，大脑呈简化脑回，脑桥和小脑发育不良，颅后窝扩张（Dandy-Walker 综合征）；B. 轴位 T₁WI 显示脑沟浅和简化脑回

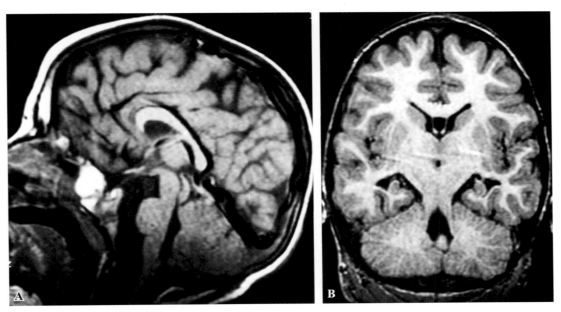

▲ 图 5-232　13- 三体综合征

A. 矢状位 T₁WI 图像显示轻度胼胝体发育不良和轻度蚓部发育不良；B. 斜冠状 T₁WI 显示双侧海马发育不良

*FMR1* 基因中的一个不稳定的 DNA 序列引起，这段序列编码的密码子在患儿中异常重复 [1243, 1244]。患儿前额和颌骨突出，脸中部窄，大耳和巨睾丸征，可能表现出孤独症、重复性语言和过度自卫 [1245]。病理学表现包括室管膜下灰质异位，苍白球铁质沉积合并脱髓鞘，小脑蚓部发育不良 [6]。最常报道的神经病理异常是脊髓树突形态异常导致突触异常。初步研究显示，患者额叶的各向异性值下降。受影响的男性有突出表现 [1246]。

（五）8 号染色体短臂的反向复制

8 号染色体短臂（ID8p）的反向复制是一个罕

见的不平衡染色体畸变，10 000～30 000 个新生儿中大约有 1 个[1247]。临床特征各不相同，但患儿通常以轻微的面部畸形、严重的发育迟缓、婴儿肌张力过低症（其中进展为痉挛状态）、喂养困难和脊柱侧弯为特征[1248]。癫痫发作约占 30%[1248]。可以通过常规染色体分析进行诊断。典型影像学特征为胼胝体发育不良或不发育、小脑蚓部发育不良（通常有增宽的小脑后 CSF 间隙），白质髓鞘化延迟，脑室周围白质 $T_2WI$ 和 FLAIR 高信号。白质异常形态各异，可以从多发点状病变到累及脑的大部分区域[1248]。

## （六）Wolf–Hirschhorn 综合征

Wolf–Hirschhorn 综合征由 4 号染色体短臂的部分缺失引起，其特征是严重的生长发育迟缓和精神缺陷、小头，"希腊头盔"貌及闭合缺陷（唇裂或腭裂，眼白内障和心脏室间隔缺损）。大多数患者在没有支持的情况下无法行走[1249, 1250]。通过特征面貌和相关异常进行诊断。有用的神经病理学信息少见。MRI 大脑的特征为白质显著减少，胼胝体发育不良，在某些情况下，邻近侧脑室额角尖部脑室旁白质出现特征性的囊肿。

# 第6章 神经皮肤疾病
## Neurocutaneous Disorders

Gilbert Vézina A. James Barkovich **著**

郝跃文 董素贞 李彦娇 **译**

干芸根 赵 鑫 **校**

神经皮肤疾病（又称斑痣性错构瘤病）的特点是多发错构瘤和其他先天性畸形，主要累及外胚层的组织或结构，即神经系统、皮肤、视网膜和眼球及其内容物，也可累及内脏器官，但一般来说，内脏器官受累程度较小。它传统上包括4种疾病：von Recklinghausen神经纤维瘤病、结节性硬化症（Bourneville病）、视网膜小脑血管瘤病（von Hippel-Lindau病）和脑三叉神经血管瘤病（Sturge-Weber病）。然而，许多其他遗传性疾病（60种以上）也归于神经皮肤综合征[1]，描述所有神经皮肤疾病超出本书范围。我们将详述在门诊和住院治疗实践中最常见的疾病。

许多神经皮肤疾病可能是由神经嵴发育不良所致，神经嵴是位于神经基板外缘的神经与非神经外胚层之间的一个多能细胞群。胚胎发育过程中神经嵴细胞（neural crest cell，NCC）的异常表达、迁移、分化或死亡所引起的疾病称为神经嵴病。NCC可迁移到胚胎的任何组织，它们形成周围神经系统的神经元和胶质细胞、皮肤黑素细胞、嗜铬细胞（肾上腺、颈动脉体）、消化道平滑肌和血管平滑肌、内皮细胞、脂肪细胞、成纤维细胞、眼巩膜、软骨和膜状骨[2, 3]。根据它们共同的迁移路径和对器官的贡献，已经确定NCC分五类：心脏、迷走神经、躯干、骶骨和颅骨。颅内的NCC产生了广泛的衍生物，包括脑膜、颅盖骨和大部分面部组织、颅骨及面部的软骨和骨（包括牙本质、牙髓和牙槽骨）、黑素细胞、施万细胞、前脑平滑肌细胞/周细胞及颅内血管[2]。

几种斑痣性错构瘤病（和其他遗传性癌症易感性综合征）对多种原发性恶性肿瘤的遗传易感性增加，这是由于对电离辐射的敏感性增强[4]。下表列出了与诊断辐射暴露相关的较常见的辐射敏感性综合征（表6-1）。在诊断、治疗和随访期间，应尽量减少这些患者对辐射的暴露，磁共振成像应是首选的检查方法。

## 一、神经纤维瘤病1型

神经纤维瘤病1型（NF1）最早由von Recklinghausen于1882年描述，是最常见的中枢神经系统常染色体显性遗传病之一，全球发病率是1/2500～1/3000，没有种族和性别差异[4-8]。该基因位点位于17号染色体长臂（17q11.2）[7]。NF1基因

**表6-1 应尽量减少电离辐射暴露的遗传性癌症易感综合征**

- Nijmegen断裂综合征
- 共济失调毛细血管扩张症
- 痣样基底细胞痣综合征
- Li-Fraumeni综合征
- 遗传性视网膜母细胞瘤
- NF1
- Fanconi贫血
- 严重的联合免疫缺陷变异体
- 着色性干皮病

改编自Kleinerman RA. Radiation-sensitive genetically susceptible pediatric sub-populations.*Pediatr Radiol* 2009；39（Suppl 1）：S27-S31

产生一种叫作"神经纤维瘤蛋白（neurofibromin，神经纤维素酶）"的细胞质蛋白，这种蛋白非常庞大，并且似乎在细胞内的多个过程中都起作用。神经纤维瘤蛋白是大鼠肉瘤（Ras）/丝裂原活化蛋白激酶（MAPK）通路（或 RAS /MAKP 通路，也称为 RAS/RAF/MEK/ERK 通路）的负调控因子。Ras/MAKP 通路介导编码蛋白的基因表达，这些蛋白调控细胞增殖和存活、细胞形态决定和器官发生。RAS/RAF/MEK/ERK 途径中的生殖细胞突变引起了一组现称为 RASopathies[9] 的疾病（表 6-2）。

在 CNS 中，神经纤维瘤蛋白主要在神经元、施万细胞、少突胶质细胞和星形胶质细胞中表达[5, 6]。了解 NF1 的分子发病机制和 NF1 基因的功能有助于解释该综合征广泛的临床和影像学特征，并有助于开发靶向治疗，改善有关 NF1 临床问题的处理[10, 11]。神经纤维瘤蛋白的许多功能包括：①它是一个抑癌基因，部分作为 Ras 原癌基因[12] 和哺乳动物西罗莫司（mTOR）通路靶点的负调控因子[13]；②除了调节神经胶质祖细胞功能[14, 15] 外，它还作为神经干细胞增殖、存活和星形胶质细胞分化的调节因子。神经纤维瘤蛋白是调节神经元和星形胶质细胞内 cAMP 生成所必需，cAMP 的异常水平至少在一定程度上是 NF1 患者神经胶质和神经元发育异常的原因；③它在 GABA 释放中调节 ERK 信号，GABA 释放是参与学习（及学习障碍）重要途径[16]；④它与维持血管壁有关。神经纤维瘤蛋白在血管内皮细胞和血管平滑肌细胞中表达，神经纤维瘤蛋白的缺失或许引起平滑肌增殖，这可能是血管壁对非特异性损伤的反应[15]，从而导致血管病变[17]；⑤它参与骨骼的形成和重塑。神经纤维瘤蛋白在成骨细胞中表达，可抑制胶原合成，促进矿化，调节破骨作用；⑥它似乎是施万细胞正常髓鞘化形成所必需的[18]。此外，少突胶质细胞髓鞘糖蛋白，作为一种主要的髓鞘蛋白，其基因被嵌入到 NF1 基因的 27b 内含子中[19]。因此，在 NF1 患者中出现髓鞘 / 白质异常并不意外。

在临床和放射学上，该疾病的表型表达变化极大，这种变异导致了表型与潜在遗传因素的相关性[20]。总之，通过对 NF1 患者的突变分析，没有发现基因型与表型的关系[21]。调控和表观基因组修饰，可能包括与 NF1 位点无关的环境修饰因子（在细胞环境水平上），可能与该疾病的可变表达有关[22, 23]。诊断标准如下（表 6-3）。

## （一）临床表现

牛奶咖啡斑是 NF1 的首发表现，有时在出生时就存在，常在 2 岁时发现[11]。之后，约 2/3 患儿出现腋部雀斑[24-26]（表 6-3 和表 6-4）。皮肤神经纤维瘤开始出现于青春期前后，其数目随年龄逐渐增加。Lisch 结节（最好使用裂隙灯检查）出现于儿童期，该结节几乎见于所有成年患者[24-26]。该病还有许多其他特征，神经影像学最重要表现为视神经通路胶质瘤和其他颅内星形细胞瘤（在出现视神经通路胶质瘤患儿中发生率高）[27, 28]、脊柱后凸、蝶骨翼发育不良、血管发育不良、神经鞘瘤和巨脑畸形。NF1 与肿瘤发生率增加有关，脑肿瘤（视神经胶质瘤除外）的发生率为 1.5%～2.0%，中枢神经系统外的肿瘤（最常见是肉瘤、嗜铬细胞瘤和白血病）的发生率为 3%～5%[29]。巨脑畸形很常见，大脑增大主要是因脑白质体积的增加，灰质体积增加不明

#### 表 6-2 RASopathies 病

- NF1
- Noonan 综合征（NS）
- Costello 综合征
- 毛细血管畸形 - 动静脉畸形综合征
- 心面部皮肤综合征
- Legius 综合征
- NS 合并多发痣（LEOPARD 综合征）

#### 表 6-3 NF1 的诊断标准

**诊断 NF1 需具备以下 2 个或 2 个以上的表现：**

- 6 个或 6 个以上最大径超过 5mm（青春期后需大于 15mm）的牛奶咖啡斑
- 2 个或 2 个以上任意类型的神经纤维瘤或 1 个或 1 个以上丛状神经纤维瘤
- 腋窝或腹股沟区雀斑
- 视神经胶质瘤
- 2 个或 2 个以上 Lisch 结节（虹膜黑色素错构瘤）
- 一种特殊的骨质病变，如蝶骨发育不良或长骨皮质变薄
- 一级亲属（父母、兄弟姐妹或儿女）患有 NF1

改编自 Bhargava R，Au Yong KJ，Leonard N.Bannayan-Riley Ruvalcaba syndrome：MRI neuroimaging features in a series of 7 patients.*AJNR Am J Neuroradiol* 2014；35（2）：402-406

表 6-4 NF1 临床表现的发生率

| 表 现 | 发生率 |
|---|---|
| **皮肤病变** | |
| > 6 个咖啡牛奶斑 | > 95% |
| 腋窝雀斑 | 65%～85% |
| 皮肤神经纤维瘤 | |
| 0—9 岁 | 15% |
| 10—19 岁 | 45% |
| 20—29 岁 | 85% |
| 30 岁以上 | 95% |
| Lisch 结节 | |
| 0—4 岁 | 20% |
| 5—9 岁 | 40% |
| 10—19 岁 | 80% |
| 20 岁以上 | 95% |
| **神经病变** | |
| 丛状神经纤维瘤 | 30% |
| 仅位于头颈部 | 2%～4% |
| 恶性周围神经瘤 | 2%～3% |
| 终生危险 | 10% |
| 认知缺陷 | |
| 智力低下 | 5% |
| 学习困难 | 50% |
| 结节病 | 10%～26% |
| 视通路胶质瘤 | 15% |
| 出现症状 | 5% |
| 身材矮小 | 20%～30% |
| 巨颅畸形 | 50% |
| 癫痫 | 5% |
| **其他系统** | |
| 长骨假关节 | 3% |
| 蝶骨翼发育不良 | 1% |
| 肾动脉狭窄 | 1% |
| 骨质疏松症 | 高达 50% |

改编自 North K.Neurofibromatosis type 1. *Am J Med Genet* 2000；97：119–127；North K，Joy P，Yuille D，et al. Cognitive function and academic performance in children with neurofibromatosis type 1.*Dev Med Child Neurol* 1995；37：427–436

显[30]。4%～7% 的患儿有癫痫，主要与颅内肿块和细胞结构异常有关[31]。

在 NF1 患儿中，30%～65% 存在认知障碍，包括广泛的学习障碍（最常见的问题表现在注意力、知觉、执行能力和学习成绩）[24, 25, 32-34]。在儿童期，NF1 最常见的神经心理学表现为特异性学习障碍，指 IQ 评分在正常范围内的患儿能力（智力或资质）和成就（执行力）间差异较大。据估计，30%～45% NF1 患儿可出现特殊性学习障碍，是普通人群的 3 倍多[33, 34]。认知障碍的发生似乎与其他临床表现的严重程度无关[33]。实际上，IQ 值呈双峰分布提示 NF1 患儿分为两种类型：即一定程度的认知障碍组和无认知障碍组。多项研究试图建立 NF1 患儿特征性白质 / 基底节区 $T_2$ 高信号病灶与心理测试中认知障碍之间的相关性（结果不一）[33, 35-38]。这些研究结果显示 $T_2$ 高信号灶演变随特殊时间而变得复杂：出生时没有；幼儿期出现并在 7—12 岁数目达到最多；在 20 岁末基本消失。8—18 岁，认知障碍的标志似乎是在丘脑中存在 $T_2$ 高信号灶[33, 35-39]。有趣的是，对 NF1 患儿认知功能的长期评估表明，在儿童期至成年期，离散型 NF1 呈高信号病灶的患儿一般认知功能是增加的，而无特征性 $T_2$ 病灶的 NF1 患儿表现出认知功能稳定[40]，人们猜测这是否表明 $T_2$ 高信号是髓鞘形成受损的结果。

虽然学习障碍在 NF1 中很常见，智力落后出现的比例要小得多。人们发现，一些智力落后的 NF1 患儿整个 *NF1* 基因缺失，导致独特的表型，包括出现大量神经纤维瘤和特殊面容[41, 42]。通过 MRI 检查，可发现许多结构异常。目前还不清楚这种表型是 NF1 基因单纯缺乏的结果，还是相邻基因部分缺失而导致的临床表现[41, 42]。

神经纤维瘤见于大多数 NF1。它们是良性的周围神经鞘瘤，也可累及神经本身，由施万细胞、成纤维细胞、周围神经细胞和肥大细胞组成。NF1 缺乏施万细胞被认为是该肿瘤中主要的肿瘤细胞[43]。神经纤维瘤根据其表现和位置可分为 4 组：皮肤型、皮下型、脊髓型和丛状型[11]。皮肤神经纤维瘤尤其在儿童和成年早期出现，严重者可达数千个。皮下神经纤维瘤可触摸到，无恶变风险。脊髓神经纤维瘤可累及任何脊柱水平的单个或多个神经根，常呈双侧对称性生长。丛状神经纤维瘤（PNs）是具有局部侵袭性的先天性病变，在 50% 以上的 NF1 患者中发现，并且通常在出生时存在。它们起源于多个神经束或神经丛，有沿神经长轴生长趋势，形态呈结节状或弥漫性。PNs 的生长速度是不可预测，幼儿期生长最快，8 岁以下儿童的中位数增长率约为 20%[11, 44, 45]，不会由于青春期激素的变化而加速[46]。引起面部畸形的 PNs 通常在出生后几年内出现[46]。PNs 可能是神经性疼痛和神经功能障碍的根源，从轻微感觉的改变到全脊髓病变，并可能发生恶变，成为恶性外周神经鞘瘤（MPNST）。NF1 患者发生 MPNST 的终生风险为 8%～13%[11, 47-49]，且恶性风险随年龄增长而增加。MPNST 通常表现为局部运动障碍或疼痛及感觉迟钝，伴或不伴有肿瘤的迅速增大。

由于 PNs 具有复杂的形态，故采用三维体积测量评价肿瘤大小，建议体积变化达 20% 为肿瘤体积减小或增大的标准阈值[50]。20% 的体积阈值低于大多数脑肿瘤方案中使用的阈值（大多数使用 40% 体积阈值或 25% 表面积）。生物制剂在 PNs 中显示出活性，导致疾病延缓进展。西罗莫司［哺乳动物西罗莫司靶蛋白（mTOR）通路抑制药］[51]、甲磺酸伊马替尼（格列卫，cMET 阻断药）[52]和 MEK 抑制药[53]在其治疗中表现出明显活性。

值得注意的是，作为 RAS 病之一的 Legius 综合征患者过去曾被误诊为 NF1。Legius 综合征患者有牛奶咖啡斑和皮褶雀斑，与 NF1 难以区别，但是它没有 Lisch 结节、视路胶质瘤（OPGs）、神经纤维瘤或 MPNST[54]。

### （二）头颅及颅内表现

#### 1. 视通路胶质瘤

NF1 中最重要的脑原发病变是 OPG[25, 55, 56]，见于 15%～20% 的 NF1 患儿，几乎均在 6 岁前出现，其中不足 50% 患儿视力下降，极少数会导致性早熟[57]。视交叉及视束的病变最容易恶化并导致视力丧失[56, 58, 59]，然而预测症状性视觉通路胶质瘤恶化的影像学特征尚未明确[60]。通过"MRI 筛查"（即无症状 NF1 患儿的 MRI 检查）早期诊断 OPG 可能改善视力[58]。

肿瘤可仅局限于一侧视神经，或累及双侧视神经，视交叉和视束也可受累（图 6-1 至图 6-4）。NF1 中原发性视神经病变更常见，而散发性 OPG（无 NF1 患儿）更易累及视交叉和视辐射[61]。不考虑分布情况，NF1 相关 OPG 的临床病程比散发性 OPG 更缓慢[61, 62]。

视觉通路肿瘤（NF1 患儿中其他肿瘤通常发生在间脑，接近第三脑室底）是最常见的低级别肿瘤，大多数为毛细胞星形细胞瘤。在部分 NF1 患儿中，这些肿瘤可随着时间的推移自行消退（图 6-5）[63-65]。因此，除非观察到症状恶化或影像学表现进展，否则通常不需要积极治疗。视觉通路肿瘤罕见高度恶性，若出现则需要非常积极的治疗措施[59]。

视神经肿瘤浸润神经并使其增粗，形成梭形肿块，表现为两种不同结构。神经中央型为视神经本身弥漫性增粗而无明显肿瘤表现（图 6-2C），神经周围型是肿瘤浸润蛛网膜下腔（星形细胞增生），在相对正常的神经周围形成肿瘤边界。有时，两种形式可以同时存在（图 6-3B）[66, 67]。增强后 MRI 压脂序列可区分视神经胶质瘤两种不同的结构。当视神经弥漫性受累时，强化的肿瘤填满视神经鞘，而蛛网膜下腔的浸润则表现为强化肿瘤包绕轻微强化的视神经周围。可疑病例（以视神经轻度增粗或视神经一过性或轻度强化为特征）较常见，目前尚不清楚这些病例是否真的可诊断为 OPG[60]。NF1 中视神经迂曲（无异常增粗或强化）常见，不要误诊为视神经胶质瘤[60, 68]。

虽然眶内视神经肿瘤可用 CT 来评估，但 MRI 可获得更多信息并避免儿童电离辐射暴露，故 MRI 是评价 NF1 中整个 CNS 的首选检查方法。眶内视神经直径精确评估可能会受到眶内其周围脂肪化学位移伪影的影响，但使用脂肪抑制技术可消除化学位移伪影，能很好显示神经，包括颅内视神经、视交叉、神经束和视辐射。$T_1WI$ 和脂肪抑制 $T_2WI$ 轴位及冠状位序列，应采集经过眼球、视神经和视交叉层面，层厚小于或等于 3mm，随后行横断位和冠状位 $T_1$ 脂肪抑制对比增强。颅脑常规扫描可发现视束和颅内其他部位的受累情况。液体衰减反转恢复序列和 $T_2WI$ 显示视束受累，表现为向后延伸的高信号，通常到达外侧膝状体水平，内囊和邻近的基

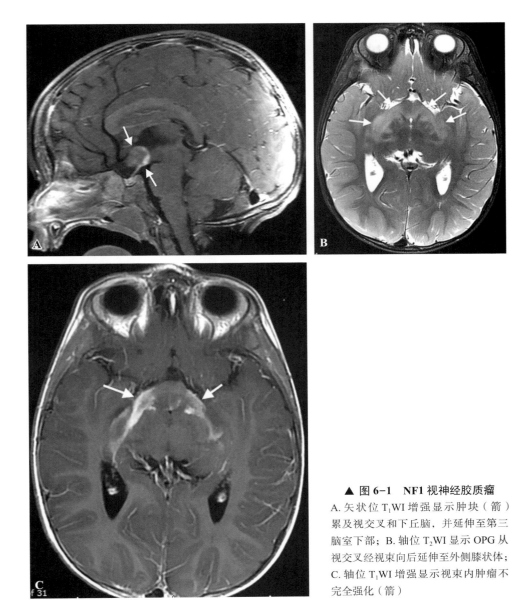

▲ 图 6-1 NF1 视神经胶质瘤
A. 矢状位 $T_1$WI 增强显示肿块（箭）累及视交叉和下丘脑，并延伸至第三脑室下部；B. 轴位 $T_2$WI 显示 OPG 从视交叉经视束向后延伸至外侧膝状体；C. 轴位 $T_1$WI 增强显示视束内肿瘤不完全强化（箭）

底节区常受浸润（图 6-1 和 图 6-2）。一些患儿还可进一步延伸至视通路以外：向上延伸至下丘脑、穹隆和透明隔；向外侧延伸至颞叶；向后延伸至视辐射；向下延伸至大脑脚和脑干（图 6-2）。极少数情况下，肿瘤可扩展至侧脑室。

应注意不要将视神经鞘内的蛛网膜下腔扩张（视神经周围硬脑膜扩张的结果）误认为视神经肿瘤。扩张的视神经周围间隙与脑脊液信号强度相同，增强后无强化。还应注意不要将 OPG 延伸至视束（或更远处）与 NF1 患儿特有的 $T_2$ 高信号灶混淆（见下一节），这两种病变的鉴别非常困难。

OPG 浸润的特征包括接触性、肿块效应、增强前 $T_1$WI 低信号、增强后强化和胆碱显著升高（MRS）（图 6-4）[69]。

**2. 其他胶质瘤和肿瘤样病变**

星形细胞瘤在 NF1 中的发生率高于正常人群 [25, 48, 55, 70]，它们可出现在中枢神经系统任何部位。毛细胞型星形细胞瘤（图 6-6 和图 6-7）最常见，但也可见其他低级别 [71] 和高级别肿瘤 [70, 72]。中枢神经系统的任何部位几乎都可受累，除了视觉通路 / 间脑以外，最常见脑干受累（图 6-7）[73]。值得注意的是，NF1 的脑干肿瘤在生物学行为不同于其

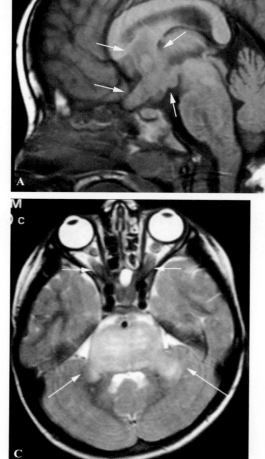

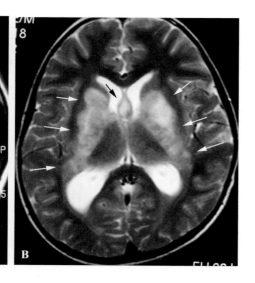

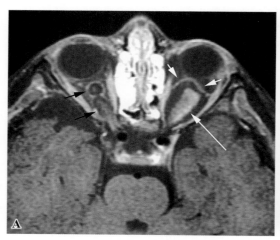

▲ **图 6-2 视通路胶质瘤广泛浸润**
A. 矢状位 T₁WI 显示肿块从视交叉和下丘脑（箭）向乳头体和穹隆延伸，脑桥轻度增大，T₁WI 呈低信号；B. 轴位 T₂WI 显示高信号肿瘤已浸润至基底节区内侧 / 内囊（白箭）和穹隆（黑箭），肿瘤向后延伸至外侧膝状体水平；C. 较低层面轴位 T₂WI 显示肿瘤弥漫性浸润，表现为脑桥和小脑中脚高信号（长白箭），两侧视神经（短白箭）增大，呈均匀 T₂WI 低信号

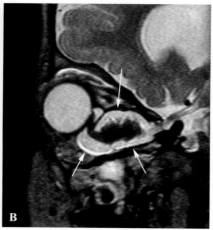

▲ **图 6-3 视神经肿瘤伴视神经鞘膜浸润**
A. 轴位 T₁WI 脂肪抑制增强显示左侧视神经（长白箭）增粗并强化，肿瘤浸润扩大的神经周围间隙，T₁WI 低信号，边缘细环形强化（短白箭），右侧视神经（黑箭）显示较小肿瘤；B. 左侧视神经斜矢状位 T₂WI 脂肪抑制显示视神经增粗并延长，神经周围鞘明显扩张呈高信号（白箭）

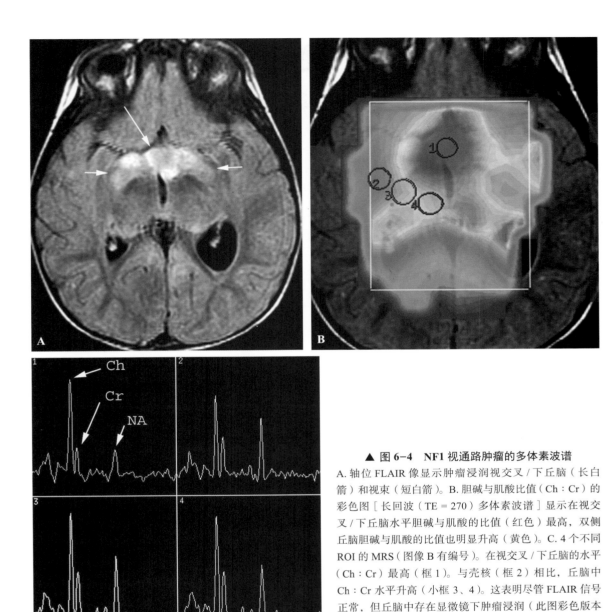

▲ 图 6-4　NF1 视通路肿瘤的多体素波谱

A. 轴位 FLAIR 像显示肿瘤浸润视交叉 / 下丘脑（长白箭）和视束（短白箭）。B. 胆碱与肌酸比值（Ch∶Cr）的彩色图［长回波（TE = 270）多体素波谱］显示在视交叉 / 下丘脑水平胆碱与肌酸的比值（红色）最高，双侧丘脑胆碱与肌酸的比值也明显升高（黄色）。C. 4 个不同 ROI 的 MRS（图像 B 有编号）。在视交叉 / 下丘脑的水平（Ch∶Cr）最高（框 1）。与壳核（框 2）相比，丘脑中 Ch∶Cr 水平升高（小框 3、4）。这表明尽管 FLAIR 信号正常，但丘脑中存在显微镜下肿瘤浸润（此图彩色版本见书中彩图部分）

他脑干肿瘤。与普通人群中脑桥肿瘤不同，NF1 中延髓是脑干肿瘤最常发生部位，其次是中脑（特别是中脑导水管周围区域 / 顶盖）和脑桥。这种发病部位的差异可解释大多数 NF1 脑干肿瘤病程隐匿和远期预后较好[73-76]。许多肿瘤不需要治疗干预[52]，有些可自行消退[77]。因此，NF1 脑干肿瘤通常不需要积极治疗，除非发现临床恶化，但影像学进展不严重。NF1 患儿星形细胞瘤其他常见位置是小脑（图 6-6）、胼胝体和大脑半球（图 6-8）[48, 55, 78]。

NF1 患儿中偶尔可观察到脑桥、延髓和小脑中脚的慢性、非进行性增大，这可能与广泛的髓鞘空泡形成有关（图 6-9）。这种错构瘤样肿大不应误诊为脑干胶质瘤，与浸润性胶质瘤的鉴别特征包括：$T_1WI$ 呈正常或接近正常信号，$T_2WI$ 信号稍增高（通常不均匀），无强化，随访无进展。青春期时 $T_2WI$ 异常信号部分消退，但脑干仍增大。关于脑干肿瘤的更多讨论见第 7 章。

下丘脑错构瘤样增大偶见于 NF1 患儿（图 6-10），通常与性早熟或痴笑样癫痫无关[79]。病变通常位于第三脑室下部的下丘脑壁内（丘脑内 / 无

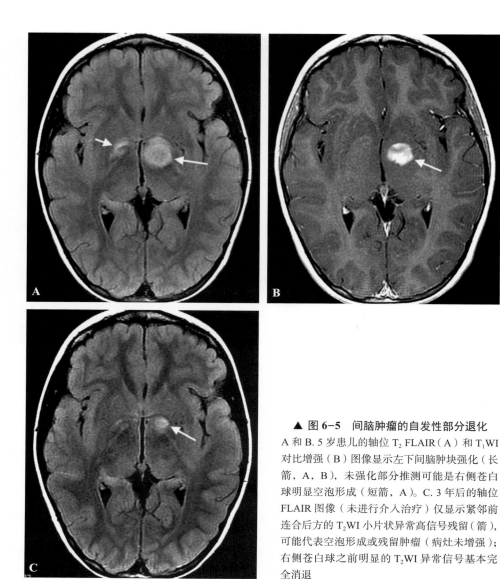

▲ 图 6-5　间脑肿瘤的自发性部分退化

A 和 B. 5 岁患儿的轴位 $T_2$ FLAIR（A）和 $T_1$WI 对比增强（B）图像显示左下间脑肿块强化（长箭，A，B），未强化部分推测可能是右侧苍白球明显空泡形成（短箭，A）。C. 3 年后的轴位 FLAIR 图像（未进行介入治疗）仅显示紧邻前连合后方的 $T_2$WI 小片状异常高信号残留（箭），可能代表空泡形成或残留肿瘤（病灶未增强）；右侧苍白球之前明显的 $T_2$WI 异常信号基本完全消退

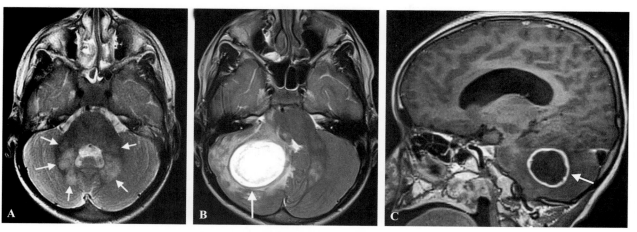

▲ 图 6-6　毛细胞型星形细胞瘤的广泛髓鞘空泡区形成

A. 5 岁儿童轴位 $T_2$WI 示小脑深部白质和小脑中脚多发特征性 $T_2$WI 高信号（箭）；B 和 C. 4 年后随访，轴位 $T_2$WI（B）及矢状位 $T_1$WI 增强（C），右小脑深部白质发展成一个较大且边缘强化的 $T_2$WI 高信号肿块（箭）伴周围水肿

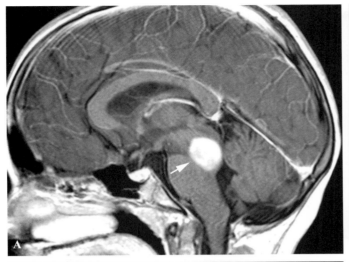

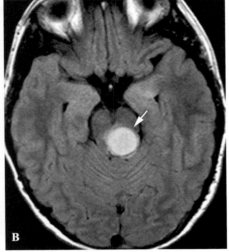

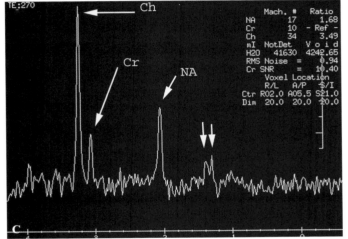

▲ 图 6-7 14 岁 NF1 患儿中脑毛细胞型星形细胞瘤

A. T₁WI 增强示中脑背侧边缘一显著强化的肿块（白箭）。B. 轴位 FLAIR 示边界清楚的高信号肿块（白箭），周围极少水肿。C. 单体素长回波时间（TE=270）示肿瘤的 CH：Cr 很高（3.49；正常 < 1.5），存在乳酸峰（双箭）。这些 MRS 表现常见于毛细胞型星形细胞瘤，故该患者考虑此诊断，同时警惕恶性肿瘤。N- 乙酰天冬氨酸 / 肌酸比值（NAA/Cr）降低（1.68；正常 > 2）。对于神经胶质肿瘤，NAA/Cr 高于预期值，可能继发于周围（正常）脑组织对体素的干扰，因为体素（2cm×2cm×2cm 大小）略大于肿瘤

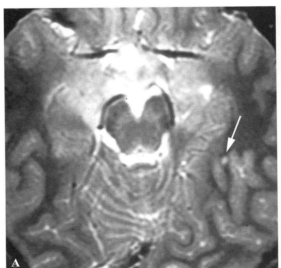

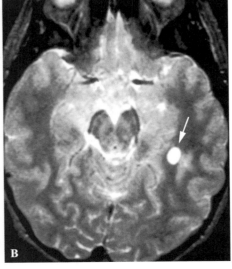

▲ 图 6-8 10 岁 NF1，左颞叶 2 级（纤维型）胶质瘤

A. 轴位 T₂WI 示左颞叶后部白质有个微小高信号灶（白箭）；B. 1 年后轴位 T₂WI 随访，在相同位置可见卵圆形、边缘清楚的 T₂WI 高信号灶（箭），代表肿瘤增大

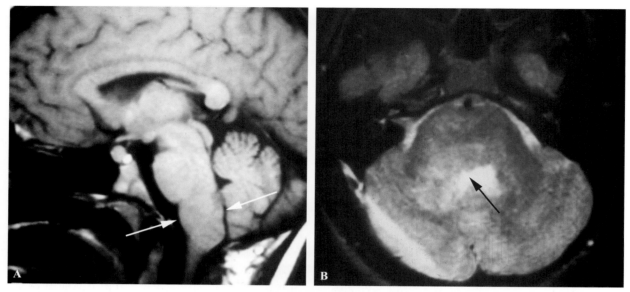

▲ 图 6-9　脑干错构瘤样增大可能

A. 矢状位 $T_1WI$ 显示脑桥弥漫性增大，尤其是髓质（白箭），信号强度正常；B. 轴位 $T_2WI$ 显示右侧背侧脑桥和小脑中脚增大，信号不均匀增加，对第四脑室（箭）有轻微的占位效应

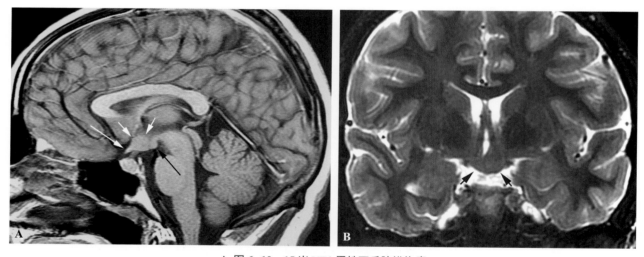

▲ 图 6-10　15 岁 NF1 男性下丘脑错构瘤

A. 矢状位 $T_1WI$ 显示第三脑室底部的灰质信号肿块（短白箭），位于视交叉后部（长白箭），乳头体前部（黑箭）；B. 冠状位 $T_2WI$ 显示下丘脑底部和左侧壁外侧灰质信号肿块（黑箭）

柄结构），与没有 NF1 的患儿下丘脑错构瘤相似，在 $T_1WI$ 和 $T_2WI$ 上几乎与灰质等信号，无强化[80]，故不应将他们混淆为视交叉或下丘脑胶质瘤。

　　仍有相当一部分 NF1 患儿存在脑积水[81-83]。脑脊液梗阻部位通常为中脑导水管，为良性导水管狭窄、导水管周围组织的广泛空泡形成（见下一节）或由中脑邻近顶盖或被盖的肿瘤（星形细胞瘤或错构瘤）所致。MRI 对顶盖胶质瘤的诊断相对简单，

与良性中脑导水管狭窄（近端中脑导水管扩张，顶盖向上移位并变薄，见第 8 章）相比，胶质瘤使顶盖变大，中脑导水管狭窄（或完全闭塞）。中脑导水管狭窄时，顶盖有时显得短而厚，这是因为扩张的松果体上隐窝对顶盖侧产生占位效应（见第 8 章）。此时应在脑室减压后重新评估。

**3. 白质异常及特征性 $T_2WI$ 高信号病变**

　　许多 NF1 患儿存在明显的白质异常，较多患儿

大脑白质体积增大，正中矢状位典型表现为胼胝体增大（图 6-11）[84, 85]，这些征象在巨脑畸形患者中更明显（约 40% NF1 患儿 [86]），并且与较低的 IQ 相关 [87]。高场强 MRI 弥散分析显示 NF1 患儿白质部分各向异性降低，表观弥散系数升高。纵向扩散系数不成比例地增加，表明轴突排列较松散，伴或不伴髓鞘形成，可能是导致大脑白质体积增加的原

因之一 [88]。目前认为细胞凋亡异常（导致连接大脑半球的纤维过多）也是白质体积增加的原因 [87]。

NF1 患儿 MRI 表现为特征性 T₂WI 高信号病灶，位于脑干、小脑白质、基底节区（尤其是苍白球）、丘脑、内囊、胼胝体，偶尔也见于放射冠（图 6-12 和图 6-13）[36, 89, 90]，但不累及半卵圆中心或皮质下白质。这些病变特征是多发的，几乎没有或无占位效应（除非病变有明显的广泛融合，否则可能会发现轻微的占位效应）（图 6-9），不会引起血管性水肿。与未受累白质相比，T₁WI 呈等或稍低信号，静脉注射顺磁性对比剂后无强化。中间的回波时间（TE=144 ms）MRS 显示 N- 乙酰天冬氨酸（NAA）/ 肌酸（Cr）接近正常，Cho/Cr 中度升高 [69]。2 岁以前很少发现这些病变，从婴儿晚期到 12 岁左右开始出现 / 变得显著（图 6-12）[89]，15 岁以后新的病变几乎没有。病变在 10 岁内开始消退 [90, 91]，并逐渐消失，在 20 岁以上患者几乎未见这种病变（图 6-13）。在高峰年龄组（6—12 岁）该病变在 NF1 患儿中高达 90% [39, 92, 93]。病理分析表明这些病灶包含髓鞘空泡形成区，髓鞘围绕轴突旋转时各层分离区域 [94]。这些 T₂WI 高信号区域的水扩散系数较其他脑区明显增加 [95]，各向异性正常，但横向特征

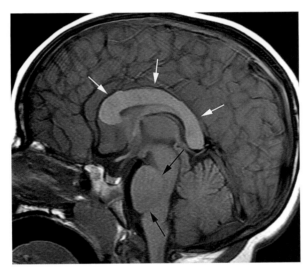

▲ 图 6-11　矢状位 T₁WI 示胼胝体异常增厚（白箭）与腹侧脑桥突出（黑箭）

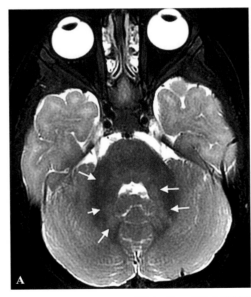

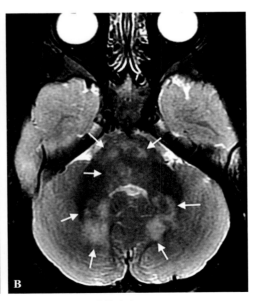

▲ 图 6-12　NF1 儿童特征性 T₂WI 高信号异常的演变

A. 14 月龄，通过颅后窝的轴位 T₂WI 显示小脑中脚深部白质内有少许小片状边界不清 T₂WI 信号增高灶（箭）；B. 同一患者 3 岁时随访，相应轴位 T₂WI 示小脑深部白质、小脑中脚和脑桥内有广泛的 T₂WI 异常信号灶（箭），受累组织的体积轻度增加，导致第四脑室轻度扭曲

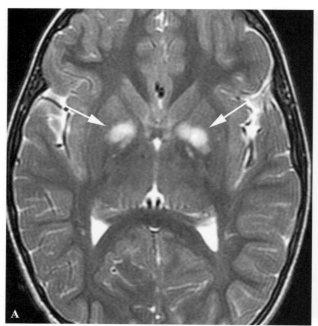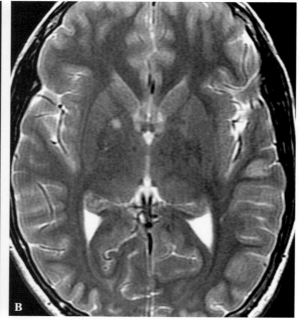

▲ 图 6-13　NF1 基底节区异常信号的部分图像

A.7 岁时，轴位 $T_2$WI 示双侧球状苍白球和内囊多个异常高信号（白箭）；B. 4 年后，轴位 $T_2$WI 示异常信号明显减少

值增加 [96]。多层扩散磁共振成像研究表明，$T_2$WI 高信号病变中所含的水为具有细胞外样性质的细胞内水，从而支持了空泡化的髓内水肿现象 [97]。

少突胶质细胞髓鞘糖蛋白基因嵌入在 *NF1* 基因 [19] 中，其蛋白产物（神经纤维蛋白）是施万细胞髓鞘形成所必需的 [18]，这一发现进一步支持髓鞘发育不全是 NF1 白质异常的原因。因此，空泡形成似乎发生在髓鞘固有异常的区域。据推测，在随后检查中 $T_2$/FLAIR 信号恢复正常，反映了髓鞘修复或髓鞘再生 [98]。NF1 中白质弥散系数增加（甚至是外观正常的白质）[99, 100] 进一步支持了髓鞘异常是一个潜在病因的观点。

鉴于 NF1 患儿出现特征性 $T_2$WI 高信号灶的频率，当它们发生在特征部位，且在 $T_1$WI 上无明显低信号，无明显占位效应、水肿和强化时，既不需要密切的影像学随访，也不需要活检。然而，发生在基底神经节、脑桥或小脑的星形细胞瘤较小时，在 MRI 平扫上可能与其中病变难以区分，特别是在特定位置有大量融合的 $T_2$WI 高信号灶的情况下。如果病变有任何可疑特征，建议患儿在首次检查后 6 个月—1 年内进行 MRI 对比增强随访，包括弥散加权成像、灌注成像或 $^1$H-MRS。肿瘤通常表现为进行性增大和对邻近结构的占位效应，且强化（图 6-6），也可能在实性部分局部弥散降低 [95]，CBV 增加 [101]，$^1$H-MRS 显示胆碱升高，肌酸和 NAA 降低 [69, 102–105]。

NF1 患儿的苍白球出现 $T_1$WI 高信号，其影像学表现与特征性 $T_2$WI 高信号病灶不同：$T_1$WI 高信号在 $T_2$ 延长出现后形成，$T_2$ 延长消失后并持续存在，表明 $T_1$ 缩短代表髓鞘延迟或反应性形成的时间过程（图 6-14）[86, 90, 98, 106]。$T_1$WI 高信号的分布可散在于 $T_2$WI 异常（信号）内或沿其外周/边缘分布。（计算 $T_1$ 值显示额叶白质、尾状核、壳核和丘脑也有部分 $T_1$ 缩短 [86]，但这些区域在肉眼下并不明显。）在一些病例中，首次 MRI 检查时，在含钆对比剂前观察到 $T_1$ 缩短。然而，很多患儿多次 MRI 对比增强检查，苍白球明显 $T_1$WI 高信号，齿状核内也有相同改变。因此，其中一些病例的 $T_1$WI 高信号变化可能反映了钆在脑内的沉积 [107]，而不是髓鞘内在异常。

这些特征性的 $T_2$ 高信号病灶绝大多数随时间而消退，但与脑内所有小的、无强化的长 $T_2$ 病灶一样，它不能仅通过影像学检查完全准确预测 NF1 白质病变的生物学行为，而且具有良性表现的病变

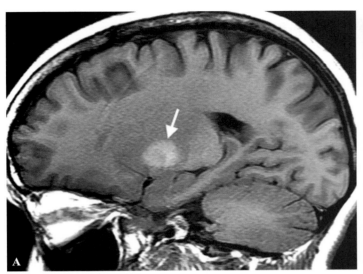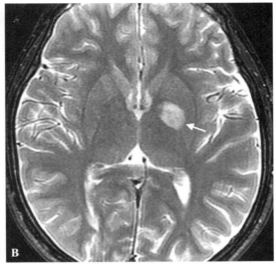

▲ 图 6-14　18 岁患者的 NF1 基底节区长 $T_1$ 和长 $T_2$ 病灶

A 和 B. 平扫矢状位 $T_1$WI（A）和轴位 $T_2$WI（B）显示左侧苍白球病变，$T_1$WI 和 $T_2$WI（箭）均呈高信号。SWI 或 CT 上没有相关的矿化或钙化（未给图）

可转变为肿瘤[108]，肿瘤样病变可缩小或消失[63-65]。同时也要记住，在大脑皮质、皮质下或深部白质进展的局灶病灶并不代表儿童 NF1 特征性的 $T_2$WI 高信号病灶（图 6-8）[93]；如果出现，应进行连续扫描来随访，因为它们可能代表低级别肿瘤。

有时，NF1 患儿的海马在 $T_2$WI 上表现为弥漫性信号增高，常伴有体积增大（图 6-15），此表现可为单侧，也可为双侧，并不是渐进性的。与上述特征性 $T_2$WI 病变在儿童后期和青少年期间消退相反，它在整个儿童和青少年期间持续存在[93]。海马异常的机制尚不清楚。NF1 相关的海马 $T_2$WI 改变不应与海马硬化（这种病例海马体积减小）或肿瘤浸润相混淆。

**4. 血管发育不良**

NF1 患儿脑血管发育不良日益受到重视，其在很小的时候发病，发病率高达 6%[109-111]。在症状性 NF 人群中的发生率似乎更高，预测范围为 7%～15%[112]。已知脑血管和身体其他部位血管异常的显著发生率使得血管发育不良为一种独特的临床疾病。任何一个出现癫痫发作、智能障碍、瘫痪或严重头痛的 NF1 患儿，均可能有血管发育不良，特别是在无肿瘤或脑积水的情况下。然而，在临床上，大多数 NF1 的血管发育不良患者在 MRI 诊断时，并没有发现因为其动脉病变而导致局灶性缺

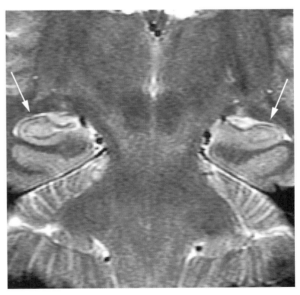

▲ 图 6-15　高分辨率冠状位 FSE $T_2$WI

显示两侧海马结构的 $T_2$WI 高信号（白箭）（与邻近颞叶皮质的信号相比较）。右侧海马信号比左侧更高，体积更大

损。颅内血管发育不良可为视神经或视交叉胶质瘤的放疗并发症（这些病例推测为放射性动脉炎，见第 3 章）。

常见的血管异常包括狭窄、闭塞、扩张、烟雾病和梭形动脉瘤形成。最常见的是由内膜和平滑肌增生引起的发育不良，最终导致狭窄或闭塞。它们可随着时间的推移而进展（图 6-16），可能需要血

管重建手术 [109, 111]。颈动脉（颈总动脉或颈内动脉）、近端大脑中动脉或大脑前动脉近端是最常见的受累部位（图 6-16 和图 6-17）。许多此类患者可见 Moyamoya（见第 12 章）现象伴豆纹动脉（其功能作为侧支血管）显著扩张 [113]。梭形动脉扩张、脑动脉瘤和动静脉瘘虽然少见，但也有报道 [109, 113, 114]。

血管发育不良很难在标准 CT 或 MRI 图像上发现到。用 MRI 仔细检查动脉信号空腔（图 6-16 和图 6-17），特别是远端颈动脉和 Willis 环（发现海绵窦段或床突上段颈动脉及近端大脑中动脉和大脑

前动脉的狭窄），这对于 NF1 患者是至关重要的，以避免延误临床发现这些病变。需要注意的是，在 FLAIR 图像上颅内血管基本不能显示，因此当 NF1 患儿检查时，特别是功能下降的患儿，强烈建议用 T₂WI 自旋回波检查和图像采集。由于许多血管病变是轻微的，容易被忽视，一些作者提倡常规使用 MRA 来更好地显示颅内血管病变 [17]。如怀疑血管发育不良，应行 MRI（或 CT）血管造影检查，常规的导管造影术通常用于术前检查。血管造影通常显示受累脑血管的严重狭窄或闭塞（图 6-17），也

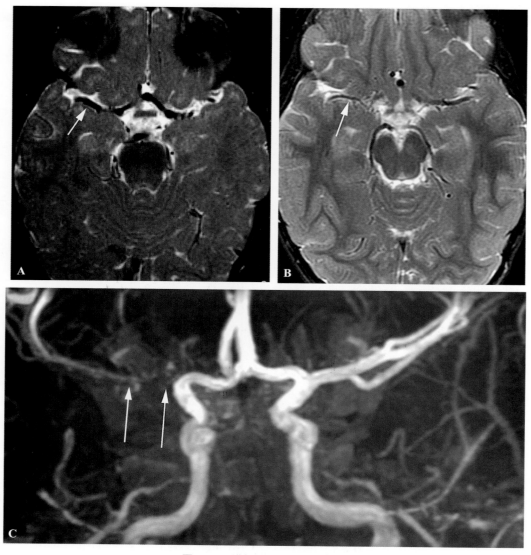

▲ 图 6-16　进行性 NF1 相关血管病变

A. 18 月龄，轴位 T₂WI 显示基底动脉和大脑前、中动脉近端正常流空信号，注意右侧正常 MCA（箭）；B. 2 年后，轴位 T₂WI 显示右侧 MCA 流空信号变小（白箭）；C. 3D–TOF–MRA 的冠状位重建 MIP 图像显示右侧 MCA 缺乏增强血流（箭），与获得性完全闭塞（或非常严重的狭窄）一致

可证实动脉发育不良的病变。

**5. 脑神经肿瘤**

在 NF1 中脑神经肿瘤并不常见，主要引起周围胶质瘤和神经纤维瘤。神经鞘瘤在 NF2 中更为常见（见下一节）。NF1 中唯一受累的脑神经往往是视神经，前面已经讨论过了，实际上间脑白质束常被误称为脑神经。其他脑神经很少受累。当 NF1 患儿发生神经鞘瘤时，则发生"重叠"综合征（同时具有 NF1 和 NF2 特征的综合征）的可能性增加 [115, 116]。尽管有 NF1 和 NF2 特征均存在的患儿，但患儿重

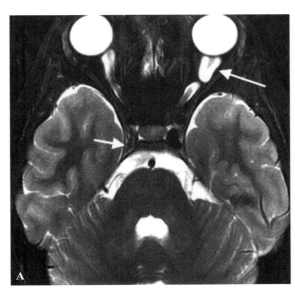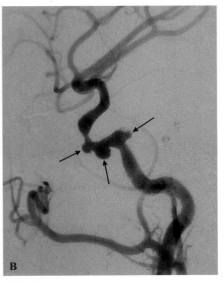

▲ 图 6-17 **NF1 血管发育不良**

A. 轴位 $T_2WI$ 示颈内动脉不对称，右侧海绵窦后腔内无血液流空（短箭），左侧视神经鞘扩大（长箭）；B. 右侧颈总动脉导管造影侧位片示颈内动脉海绵窦段水平段发育不良，伴有 3 个局灶性动脉瘤形成（箭），最远端动脉瘤旁可见明显局灶性狭窄

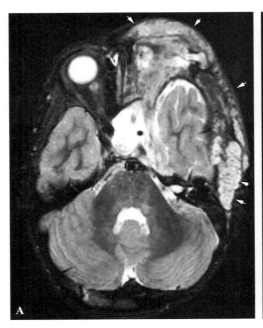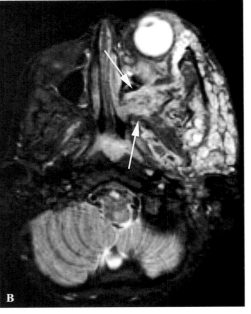

▲ 图 6-18 **蝶骨翼发育不良伴丛状神经纤维瘤**

A. 轴位 $T_2WI$ 显示广泛的神经纤维瘤（白箭）浸润眶上部和左侧颞窝（三叉神经眼支分布）；蝶骨大翼畸形，致左侧中颅窝内容物向前延伸。B. 略低层面轴位 $T_2WI$ 显示眼球左下方移位、突出；神经纤维瘤在扩大的翼腭窝也很明显（三叉神经眼支分布，白箭）

叠的真正影响和含义尚不清楚[117]。

### 6. 颅骨和眼眶异常

NF1 的其他颅骨 / 颅内表现还包括蝶骨翼和沿人字缝的枕骨缺如。蝶骨发育不良可使颞叶疝入眼眶（图 6-18）。颞叶的运动指令可通过眼球传导，因此外观可见搏动性突眼（或继发于眶内容物萎缩的眼球内陷）。眼球可发育异常、增大（牛眼）或发育不良。蝶骨翼缺如几乎总是与眼眶或眶周 PNs 相关（图 6-18）。最近研究表明骨性眼眶的异常可能会随时间而进展，这表明这些病变并不像以前所假设的那样是单纯的骨发育不良，部分是由于邻近的神经纤维瘤（图 6-18）或视神经肿瘤[118, 119]的侵蚀所致。枕骨发育不良通常无临床意义，CT 检查易于识别。MRI 表现为小脑半球凸入骨质缺损区，引起变形和眼球向外膨出，在发现骨缺损之前，这可能会不容易显示清楚。

### 7. 神经纤维瘤和丛状神经纤维瘤

NF1 颅内并发症的另一个原因是颅面部 PNs 的过度生长。它们倾向于沿着原发神经（通常是小的无名神经）向颅内间隙发展，导致大脑压迫变形。PNs 最常起源于三叉神经的分支，偶尔累及颅内至海绵窦水平。它们长入眼眶，并形成肿块，导致眼球运动受损和眼球突出（图 6-19）。眼眶神经纤维瘤通常发生在眶尖或眶上裂区域（三叉神经第一分支区），常发现病变延伸至海绵窦、鼻咽或翼颌裂。颈部是神经纤维瘤的另一常见部位，尤其是沿迷走神经走行的区域，NF1 发生率为 25%～30%（图 6-20）[120]。影像表现为颈部肿块，其鉴别诊断在第 7 章讨论。

孤立性神经纤维瘤在 $T_1WI$ 信号略高于骨骼肌，$T_2WI$ 信号多变，最常见表现为病灶边缘呈 $T_2$ 高信号（相对于肌肉），病灶中心往往呈低信号[121-124]，称之为"靶征"（图 6-20 和 图 6-21）[125]。病灶中心区 $T_2$ 低信号可能与已知中心致密胶原有关[122, 123]。胶原蛋白的质子密度较低，因此在 $T_2WI$ 上呈低信号。部分肿瘤可见强化（通常为中央强化，相当于中央 $T_2$ 低信号"靶"成分），注入顺磁性对比剂增强后的增强效果是可变的（图 6-24）。

CT 上 PNs 趋于低密度，静脉注入对比剂后常无强化。

## （三）脊柱表现

### 1. 脊柱侧弯和髓内肿瘤

脊柱弯曲异常（脊柱侧弯、脊柱后弯）是 NF1 最常见的骨骼畸形。在 Holt 的丛书中表明约 32% 患儿受累，且发病率随年龄而增长[126]。通常这种异常弯曲程度轻微或轻度，可能类似于特发性青少年脊柱侧弯。它可以很严重，并具有快速进展的潜力，该疾病营养不良曲线较常见（图 6-22）[127]。营养不良性曲线与脊柱旁或其他内部神经纤维瘤的

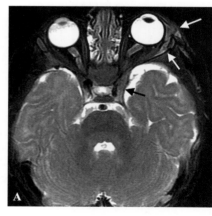
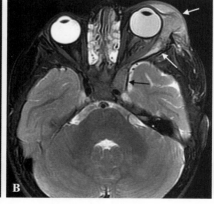
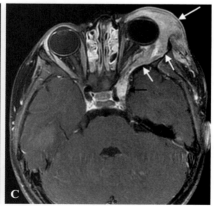

▲ 图 6-19 眶内丛状神经纤维瘤进展迅速

A. 8 月龄，轴位 $T_2WI$ 脂肪抑制显示左侧蝶骨大翼发育不良，导致左侧中颅窝扩大；左侧海绵窦（黑箭）和左眼眶外侧眶外软组织（白箭）可见轻度软组织增厚，提示为 V1 分布丛状神经纤维瘤；左眼球轻度突出。B 和 C. 2 年后相应的轴位 $T_2WI$ 脂肪抑制（B）和 $T_1WI$ 对比增强（C）图像显示，海绵窦内丛状神经纤维瘤（黑箭）和左眼眶前后软组织间隔内丛状神经纤维瘤明显进展（白箭）；左眼球突出明显加重

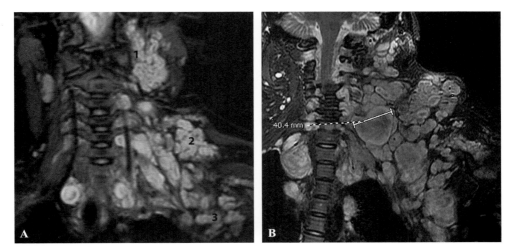

▲ 图 6-20　进展缓慢的广泛丛状神经纤维瘤

A. 5 岁，冠状位反转恢复 $T_2WI$ 脂肪抑制序列示典型丛状神经纤维瘤，椎旁、颈深部和上胸部软组织内数个浸润性 $T_2WI$ 高信号肿块（编号 1~3，在其他图像上可见相连）。B. 12 年后随访，冠状位 $T_2WI$ 脂肪抑制显示丛状神经纤维瘤明显增大。最大者直径测量值约为 40mm，中央 $T_2WI$ 低信号 / 靶区特征（在肿块的所有成分中均明显）依然存在。这些征象并未提示恶变

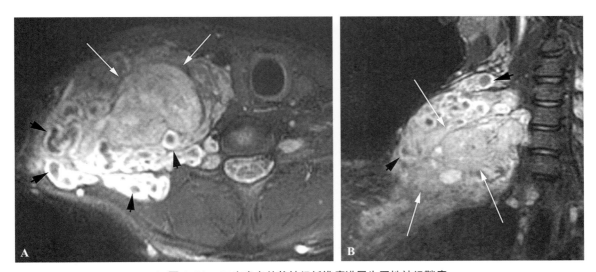

▲ 图 6-21　15 岁患者丛状神经纤维瘤进展为恶性神经鞘瘤

最近出现下颈部疼痛。A 和 B. 轴位（A）和冠状位（B）$T_2WI$ 脂肪抑制显示右侧臂丛神经肿块。病变外周部位呈现明显的中央靶征（黑箭）为丛状神经纤维瘤的特征。肿块中心部位，可见较大的汇合区（白箭），无靶征。经该区域穿刺活检证实为恶性神经鞘瘤

高发生率相关。脊柱旁 PNs 发生脊柱弯曲异常的概率是无 PNs 的 6 倍[128]。椎体发育不良常见，包括椎弓根、横突和棘突发育不全，椎体后部为扇形和增生性骨骼改变[120, 129]。尚不确定这些骨骼畸形是原发性中胚层发育不良所致，还是继发于神经鞘瘤。平片对显示脊柱侧弯是必不可少的。CT 是显示单个椎体变化的最佳检查方法，因为它可更好显示骨的细节。然而，MRI 能很好地显示大多数骨骼改变。

当出现脊柱曲度异常时，它是由神经纤维瘤病所致骨骼发育不良引起还是由内在的脊髓病变（如脊髓拴系、脊髓空洞症或肿瘤）引起就成了一个问题。如果 NF1 患儿有脊髓肿瘤，很可能是星形细胞瘤[130]。NF1 患儿的髓内星形细胞瘤表现与其他髓内星形细胞瘤无明显差异（见第 10 章）。在没有任何神经系统体征或症状的情况下，脊柱右凸（曲线凸面向右侧）的儿童潜在脊髓病变发生率非常低。然而，脊柱左凸（尤其是快速进展），伴有疼痛或

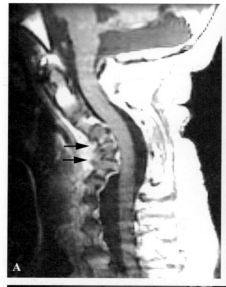
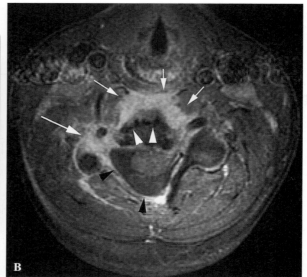
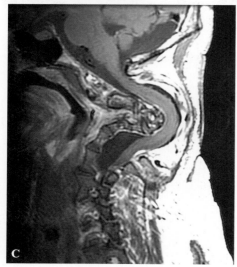

▲ 图 6-22　NF1 患儿颈椎后凸，快速进展（无手术干预）
A. 10 岁，矢状位 $T_1WI$ 显示相邻颈椎发育不良和侵蚀导致中段颈椎（黑箭）局灶性后凸畸形。B. 轴位 $T_1WI$ 抑脂增强显示，在脊柱后凸中部层面，椎前间隙强化的浸润性丛状神经纤维瘤（短箭），向外侧延伸到右侧椎间孔（长箭）。椎体前部被侵蚀（白箭头）。脊髓后侧 / 右侧的蛛网膜下腔（黑箭头）扩大，继发于硬脑膜扩张和脊柱后凸畸形。C. 矢状位 $T_1WI$ 显示 6 年后脊柱后凸成角明显进展

神经功能障碍的儿童，潜在脊髓病变的发生率显著增高[131]。脊柱侧弯的影像学表现将在第 9 章进一步讨论。

### 2. 硬膜发育不良和脊膜膨出

75% 的椎体后部扇形和 25% 的外侧扇形患者发现硬脊膜扩张。脊膜侧方膨出为硬膜囊憩室（最常见于胸椎水平），通过扩大的神经孔向外侧延伸。大多数人认为，脊膜膨出的原因是原发性中胚层发育不良[129, 132]，患儿的原发异常也可能是椎弓根发育不全（这使得硬脊膜囊在脑脊液压力作用下向侧方突出成为可能）。脊膜薄弱造成脊膜囊在脑脊液搏动下向外扩展。硬膜囊突起逐渐侵蚀神经孔的骨性成分，最终形成脊膜膨出。我们常认为胸椎段是

主要受累区域，这是由于椎旁肌肉发育较慢，并且胸腔负压和脊髓 CSF 之间的压力差相对较高[133]。脊膜侧方膨出 CT 表现为通过扩大神经孔的哑铃状肿块，相应的椎体呈扇形受压[134]。这些病变的 MRI 表现相似，神经孔明显增宽，脊膜膨出节段、椎体后缘扇形受压导致椎管扩大（图 6-23）。脊膜膨出在所有成像序列上与 CSF 信号一致。$T_2WI$ 上中心无局灶性低信号，可与神经纤维瘤鉴别[122]。神经纤维瘤在 $T_1WI$ 上信号比 CSF 高（图 6-23 和图 6-24）。

### 3. 神经鞘瘤和其他软组织肿瘤

许多 NF1 患儿，脊柱所有节段均发生椎管内或椎旁神经纤维瘤[48, 135]。在一些家族中，神经纤维

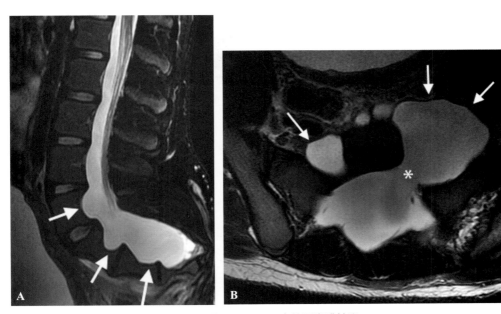

▲ 图 6-23　NF1 中的硬脊膜扩张

A 和 B. 矢状位（A）和轴位（B）T₂WI 显示腰骶连接处椎体后缘呈扇形排列（箭，A），双侧骶前明显脊膜膨出（箭，B），左侧最大的脊膜膨出通过一个增宽的神经孔从椎管膨出（*）

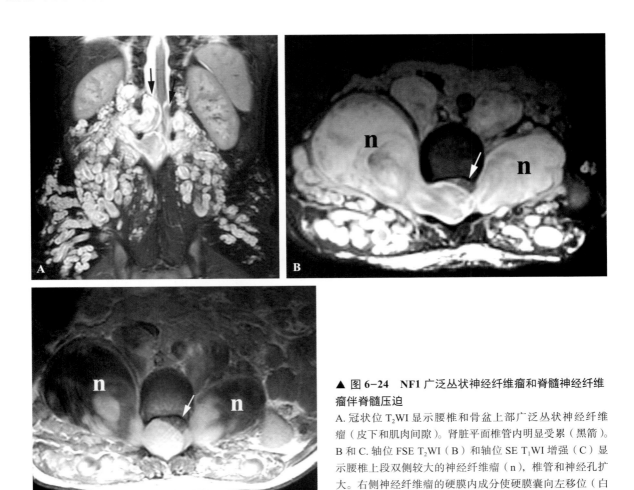

▲ 图 6-24　NF1 广泛丛状神经纤维瘤和脊髓神经纤维瘤伴脊髓压迫

A. 冠状位 T₂WI 显示腰椎和骨盆上部广泛丛状神经纤维瘤（皮下和肌肉间隙）。肾脏平面椎管内明显受累（黑箭）。B 和 C. 轴位 FSE T₂WI（B）和轴位 SE T₁WI 增强（C）显示腰椎上段双侧较大的神经纤维瘤（n），椎管和神经孔扩大。右侧神经纤维瘤的硬膜内成分使硬膜囊向左移位（白箭）。广泛丛状神经纤维瘤浸润腹膜后

瘤几乎仅发生在脊柱[136]。与 NF2（30%～40% 有症状）[137] 相比，脊髓神经鞘瘤在 NF1（仅 1%～2% 有症状）[135] 中症状并不常见。在 NF1 中脊柱神经纤维瘤并发脊柱侧弯似乎比无脊柱神经纤维瘤者更常见[138]。这些肿瘤中，约 90% 位于硬膜外，半数以上在椎间孔内[135]。相比之下，NF2 中的大多数神经鞘瘤位于硬膜内[139]。

NF1 中的大多数神经鞘瘤似乎是神经纤维瘤[121]，神经鞘瘤少见。虽然 NF1 患儿也可见孤立脊髓神经纤维瘤，但神经纤维瘤病可在整个椎管内多个节段出现大小不等的神经纤维瘤[55, 122]。但一般而言，NF1 患儿仅有少数[5, 6] 神经鞘膜瘤，而 NF2 通常有许多（> 10 个）脊神经鞘瘤（见下文）。

神经纤维瘤的 MRI 表现为完全位于椎管内的肿块。较小的硬膜内神经纤维瘤表现为沿神经根分布的软组织结节，通常沿马尾神经分布（图 6-25）。较大的椎管内神经纤维瘤（可在鞘内或鞘外）可使脊髓或马尾神经根向对侧移位（图 6-24），并可引起椎管扩大。当双侧神经纤维瘤出现在同一水平时，脊髓可被压缩成狭窄的中央组织带，在前后方向被拉长（图 6-26）。此外，病变可通过扩大的神经孔（继发于骨受压吸收而增大[121, 122]）从椎管向外延伸（图 6-24）。

在椎管外，神经纤维瘤在 $T_1WI$ 上信号较骨骼肌略高，$T_2WI$ 上边缘为高信号、中心信号不均匀[121-123]，有时会出现前述的"靶征"（图 6-24）[125]。在 CT 上，椎旁神经纤维瘤密度较肌肉低。

### （四）恶性周围神经鞘瘤

众所周知 NF1 可发生恶性周围神经鞘瘤（MPNST，也称为神经纤维肉瘤），大多数出现在先前存在的 PNs 中[48, 49, 55]。良恶性神经鞘瘤的 MRI 特征并不容易鉴别，两者都可较大、界限相对清楚，通常都不侵犯邻近结构。MRI 显示 PNs 局部、外观 / 区域大小变化的不成比例，则高度提示局部恶变，常用阈值为 5cm[140, 141]。提示 MPNST 的其他 MRI 表现（图 6-21）包括肿瘤形态不规则、与周围组织分界不清、坏死、肿瘤分叶状、$T_1WI$ 出现高信号灶（相当于肿瘤内出血）和缺乏"靶"征。ADC 值往往低于良性周围神经鞘肿瘤，也可出现不均匀强化及强化区域比例低[122, 125, 142]。值得注意的是，在良性肿瘤中也可见明显的不均质性[124]，因此这不是特异性的影像学征象。

目前，[18]F-FDG PET 显像可能是鉴别良恶性神经鞘瘤的最佳方法，恶性肿瘤对 FDG 的摄取明显高于良性肿瘤[143]。SUV 最大值，大于 3.5 时表明 PN 发生了恶变[140, 141]。

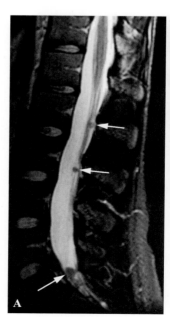
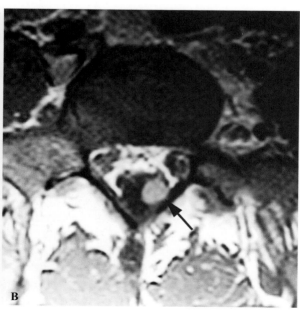

▲图 6-25 多发椎管内小的神经纤维瘤

A. 矢状位 $T_2WI$ 显示蛛网膜下腔多发小结节状软组织信号影（白箭）；B. 轴位 $T_1WI$ 增强显示骶骨水平的病变（黑箭）强化

## 二、神经纤维瘤病 2 型

### （一）临床表现

神经纤维瘤病 2 型（NF2）又称神经纤维瘤病，伴两侧听神经鞘瘤，是一种与 NF1 完全不同的疾病。NF2 与 22 号染色体突变相关（第 22 号染色体

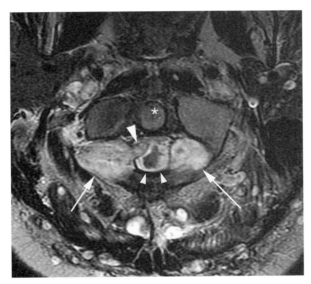

▲ 图 6-26　NF1 患儿双侧 $C_1$ ～ $C_2$ 脊髓神经纤维瘤伴脊髓受压

轴位 $T_2WI$ 显示神经纤维瘤（白箭）压迫鞘膜囊和脊髓（小白箭头），右侧可见硬膜内神经纤维瘤成分（大白箭头）（* 表示 $C_2$ 齿突）

长臂的第 12 区中 6 个碱基对[144]）。NF2 基因产物称为 merlin（meosin-ersin-raxidin-like protein，又称神经鞘素），该基因是一种肿瘤抑制基因，可通过调节必需的信号转录途径来控制受累细胞和细胞外基质周围结构之间的相互作用，包括细胞周期的生长刺激[145]。突变的 merlin 抑制了对调节细胞生长很重要的细胞黏附，导致其比正常蛋白更易溶解，使其与细胞骨架间的相互作用变得不稳定[146, 147]。NF2 基因的突变类型与受累患者的表型之间存在相关性，无义突变和移码突变导致的疾病比错义突变或轻度缺失更严重（发病和诊断年龄更小，肿瘤更多）[148, 149]。

NF2 为常染色体显性遗传，在新生儿中发生率估计为 1/2.5 万～1/3.3 万[47]。约 50% 病例表现出新突变，多达 1/3 病例为引起突变基础疾病的嵌合体[150]。NF2 的主要特征是几乎均有双侧前庭神经鞘瘤（图 6-27 和图 6-28），患者很早就发现双侧听神经鞘瘤，即 1 岁以前，而该病多在 20 岁前无症状[151]。也可见中枢神经系统的其他肿瘤，特别是脑膜瘤和其他神经鞘瘤（图 6-29 和图 6-30）。（大多数患脑膜瘤患儿没有 NF2，然而 72% 的儿童脑膜瘤存在 NF2 基因的缺失[152]。）尽管肿瘤在儿童期发生，但症状通常至 20 多岁或更晚）出现，此时肿瘤变得足够大引起症状。与成人表现相反，儿童

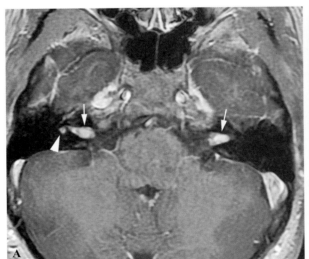

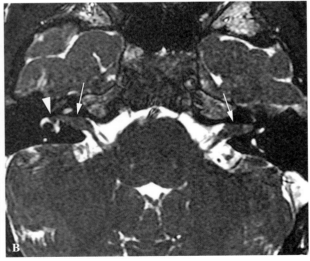

▲ 图 6-27　NF2 双侧小听神经鞘瘤

A. 轴位 $T_1WI$ 增强显示双侧肿块强化（箭）并填充内耳道，右侧肿块延伸至前庭（箭头）；B. 轴位稳态采集 $T_2WI$（FIESTA）显示内听道内的脑脊液高信号被神经鞘瘤（箭）低信号所取代，迷路内肿瘤增粗所致的右前庭充盈缺损（箭头）

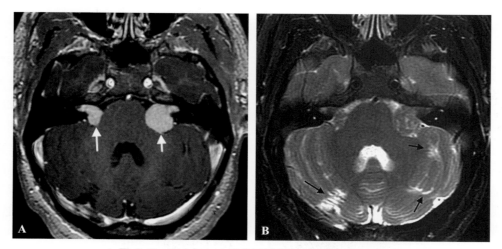

▲ 图 6-28　青少年 NF2 患儿双侧听神经鞘瘤和小脑错构瘤

A 和 B. 轴位 $T_1$ 增强（A）和轴位 $T_2$ 脂肪抑制快速自旋回波（B）图像显示双侧第Ⅷ对脑神经鞘瘤（箭，A）。左侧病变较大，使内听道扩大并延伸至桥小脑角池，压迫小脑中脚。小脑半球多发无强化、$T_2$WI 高信号病灶（箭，B），伴有脑萎缩，呈错构瘤表现

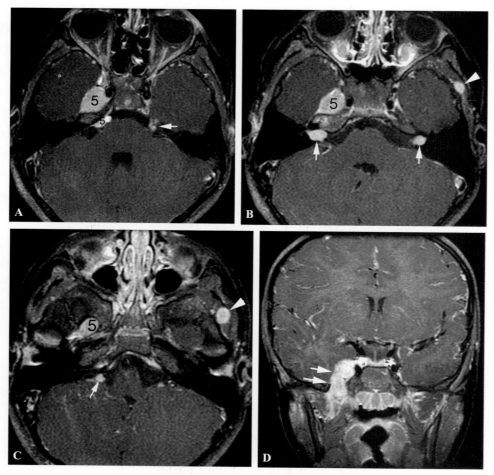

▲ 图 6-29　NF2 伴多发神经鞘瘤

A. 轴位 $T_1$WI 增强显示双侧三叉神经鞘瘤。左侧的神经鞘瘤局限于神经的脑池段（白箭），右侧神经鞘瘤累及脑池段（小黑 5）和三叉神经节（大黑 5）。B. 轴位 $T_1$WI 显示增强双侧第Ⅷ对脑神经鞘瘤（白箭），第 V 对脑神经第三分支的左颞侧支神经鞘瘤（白箭头）及累及右侧三叉神经节的巨大神经鞘瘤（黑 5）。C. 轴位 $T_1$WI 增强：除了（B）显示的第 V 对脑神经肿瘤（黑 5）外，在稍下方仍显示小脑延髓池的第Ⅸ对神经鞘瘤（白箭）。D. 冠状位 $T_1$WI 增强显示右侧较大第 V 对脑神经鞘瘤（白箭），向右侧卵圆孔扩展

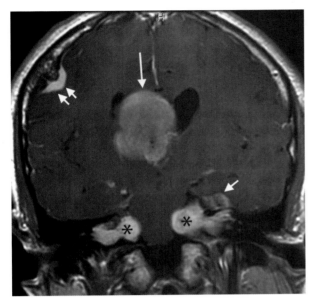

▲ 图 6-30　NF2 伴双侧听神经瘤和多发性脑膜瘤

冠状位 $T_1WI$ 增强显示双侧内听道和桥小脑角内的第Ⅷ对脑神经增大，压迫脑干（＊）。脑膜瘤可见于左侧岩骨上方（短箭）、侧脑室内（长箭）和右侧大脑凸面，伴顶骨破坏（双箭）

听力丧失并不常见，癫痫发作（由脑膜瘤引起）和面神经麻痹则是更常见的症状，与脑干和（或）脊髓肿瘤相关的神经系统症状也是如此 [150, 153, 154]。在儿童期发病时，肿瘤引起的多种多样的症状：60% 患儿可见脑膜瘤，36% 可见神经鞘瘤（前庭除外），脊髓神经鞘瘤和脑膜瘤各占 80%[154]。与 NF2 相关的颅内肿瘤在生长速度和方式上变异较大。最常见的生长方式是跳跃式的，以生长期和静止期为特征；线性增长和指数增长不太常见 [155]。

NF2 的皮肤表现的发生率远低于 NF1，仅约 25%NF2 患儿会出现牛奶咖啡斑，且颜色浅淡，数量较少（＜ 5 个）[137, 156]，只有 1% 符合 NF1 的 NIH 标准 [157]。约 65%NF2 患儿可见皮肤神经鞘瘤（主要是施万细胞瘤），但体积极小，且数量很少 [137]。然而，一旦出现，皮肤神经鞘瘤往往在 10 岁之前发生，早于脑神经鞘瘤（通常直到 10—15 岁才发生）[156, 158, 159]。半数以上患儿在儿童期即可发生囊下型白内障 [137, 160]。因此，皮肤肿瘤和白内障是早期发现 NF2 有价值的线索 [156, 158, 159]。已建立的 NF2 诊断标准如下（表 6-5）[47]。需要注意的是，这些标准对儿童或无 NF2 家族史患儿不适用（约 50% 的 NF2 患儿 [150, 161]）。事实上，不足 20% 的

NF2 患儿是在儿童期诊断的 [159]。然而，早期诊断具有重要意义，因为确诊时年龄是死亡相对风险最强单一预测因素，并且是患者咨询和临床处理有用的指标 [162]。

一些作者认为 NF2 可分为两大类 [163]。1 型，也称 NF2 Gardner 型，是本病中最轻类型，发病晚，出现生长缓慢的第Ⅷ对脑神经鞘瘤，且其他肿瘤（脑膜瘤或神经鞘瘤）不超过一个。2 型，又称 NF2 Wishart 型或 Wishart–Lee–Abbott 型，是一种更严重类型，其特征是早期发病且存在多种肿瘤，包括神经鞘瘤、脑膜瘤、室管膜瘤，有时还有星形细胞瘤。2 型 NF2 患儿的白内障和皮肤肿瘤，及中枢神经系统肿瘤的发生率高于 1 型 [137]。虽然这些亚型有助于判断预后，但应该记住，与所有这类疾病一样，许多 NF2 患儿疾病严重程度为中度，可能不会完全归入其中任何类型。

NF2 的主要治疗方法是手术切除有症状的颅脑和脊髓肿瘤。然而，最近有报道称，针对 NF2 肿瘤发生中涉及的细胞内信号通路的治疗减缓了前庭神

表 6-5　NF2 的诊断标准

**确认**

- 双侧前庭神经鞘瘤
- 父母、一级亲属或子女患 NF2，30 岁之前出现单侧听神经瘤或者至少满足以下两条：
  - 神经纤维瘤
  - 脑（脊）膜瘤
  - 神经胶质瘤
  - 神经鞘瘤
  - 青少年后囊膜下晶状体混浊 / 青少年后皮质白内障

**疑似**

- 30 岁以前诊断的单侧前庭神经瘤，包括以下至少一项：
  - 脑（脊）膜瘤
  - 神经胶质瘤
  - 神经鞘瘤
  - 青少年后囊膜下晶状体混浊 / 青少年后皮质白内障
- 两个或两个以上脑膜瘤和单侧前庭神经瘤，30 岁以下或包括以下之一：
  - 神经胶质瘤
  - 神经纤维瘤
  - 神经鞘瘤
  - 青少年后囊膜下晶状体混浊 / 青少年后皮质白内障

改编自 Blakeley JO, Plotkin SR.Therapeutic advances for the tumors associated with neurofibromatosis type 1, type 2, and schwannomatosis. *Neuro Oncol*, 2016; 18（5）: 624–638

经鞘瘤的生长[47, 164]。抗血管生成药物贝伐单抗是一种 VEGF 通路抑制药，可有效缩小病变，从而改善听力[138, 165]。

### （二）颅内影像学表现

由于缺乏皮肤和眼部表现，NF2 患者可能直到 20 岁、30 岁，甚至 40 岁才会出现临床表现[137, 158]。此外，NF2 患儿诊断完全依赖放射科医生。颅内特征性表现为前庭神经鞘瘤（图 6-27、图 6-28 和图 6-30）、其他脑神经鞘瘤（最常见的是动眼神经和三叉神经）（图 6-29）和脑膜瘤（常为多发性）（图 6-30）。

2/3 的 NF2 患者存在脑膜瘤，肿瘤最常位于大脑凸面和大脑镰旁，其次是颅底和侧脑室。脑膜瘤在年轻人（30 岁以下）及引起邻近脑水肿时生长更快[166]。

神经鞘瘤和脑膜瘤的影像学表现在第 7 章讲述。如果存在双侧听神经瘤或由于其他原因怀疑 NF2 时，应选择大脑和脊柱 MRI 增强扫描，$T_1WI$ 增强薄层（≤ 3mm），颅后窝高分辨率、亚毫米的重 $T_2$ 加权序列（FIESTA/CISS）。静脉注入对比剂后，神经鞘瘤和脑膜瘤均明显强化。较小的病灶在平扫中可能不明显[90, 137]。

重要的是神经鞘瘤和脑膜瘤是儿童和年轻人（30 岁以下）的罕见肿瘤。如果在年轻患者中发现脑膜瘤或神经鞘瘤，应进行全脑 MRI 增强扫描，以寻找有助于确诊 NF2 的其他无症状神经鞘瘤或脑膜瘤。由于患儿终生不断出现新的肿瘤，当它们生长到足以引起脑积水或症状时，需要外科或 γ 刀治疗，因此建议对确诊患儿进行定期 MRI 增强复查。当幼儿检测到孤立脑膜瘤或神经鞘瘤时，重复检查或基因检测也可能有用。作者曾见过多例"孤立性"脑膜瘤患儿，5～8 年后出现双侧听神经鞘瘤。

大脑畸形和小脑实质病变在 NF2 患儿常见。大脑可见皮质和白质非特异性 $T_2$ 高信号灶、皮质发育不良（表现为 $T_2$ 高信号，常呈楔形）、穿通征、皮质异常矿化（$T_2$ 低信号）和 Virchow-Robin 间隙局灶性扩大，也可见小脑发育不良（图 6-28B）。多数脑实质病变是基于神经元迁移障碍，包括胶质错构瘤[167]。

### （三）脊柱影像学表现

脊柱 NF2 的特征性表现为多发椎旁神经鞘肿瘤（多为神经鞘瘤合并某些神经纤维瘤）、椎管内脑膜瘤和髓内肿瘤[137, 148, 154]。近 75% 的患儿有脊柱肿瘤[137, 153, 154]，确诊年龄较低及颅内脑膜瘤和神经鞘瘤数量较多是脊柱肿瘤发生的重要风险因素[168]。椎管内和椎旁神经鞘肿瘤在 NF2 患儿中非常常见[121, 137]，并且几乎所有 15 岁以上患者通过影像学检查均可发现。由于 NF2 患儿髓外肿瘤较多，故脊髓受压症状较 NF1 更常见。冠状位成像能很好地显示神经根肿瘤及其与脊髓的关系。神经鞘瘤可位于髓内、髓外椎管内或椎管外，也可同时累及椎管内外间隙及除中间神经孔外的椎管外间隙（图 6-31）。肿瘤在 $T_1WI$ 通常与神经组织呈等信号，$T_2WI$ 呈高信号，静脉给予顺磁对比剂后为均匀强化（图 6-31）。与 NF1 一样，轴位像有助于评估脊髓的畸形及肿瘤与脊髓的关系。

NF2 中，先天性髓内肿瘤和脊髓空洞症的发生率增加[48, 130]。最常见先天性髓内肿瘤是室管膜瘤，但也可见星形细胞瘤和髓内神经鞘瘤[148]。脊髓室管膜瘤和星形细胞瘤在 CT 和 MRI 上有时难以鉴别，位于中央、对比增强的肿瘤边缘清晰，倾向于诊断室管膜瘤，而不是星形细胞瘤。室管膜瘤可以是单发的（最常累及脊髓圆锥和终丝），也可以是多发的，可发生于神经轴的各个层面。对比增强 MRI 是首选影像学检查方法。没有对比增强，脊髓室管膜瘤可能难以与多房性脊髓空洞症鉴别。髓内肿瘤的特征将在第 10 章中进一步描述。

NF2 中椎管内及颅内脑膜瘤常见[48]。与无神经纤维瘤病的患者一样（见第 10 章），脊膜瘤最常见于胸段，肿瘤位于髓外硬膜内，随着不断生长而压迫脊髓。这些起源于硬脑膜肿块有时会引起邻近的骨质受压吸收。鞘内或静脉注射对比剂，CT 可确定脊膜瘤为髓外、硬膜内肿块。MRI 是首选的诊断方法，矢状位和冠状位图像对显示肿瘤的范围及其与脊髓和神经孔的关系至关重要。这些病变在 $T_1WI$ 和 $T_2WI$ 上通常与脊髓呈等信号，注射对比剂后均匀强化[169-171]。

脊髓空洞症与 NF1 和 NF2 相关。脊髓空洞是

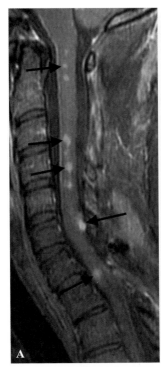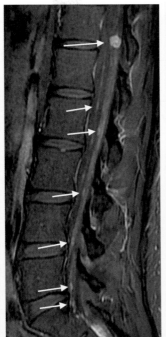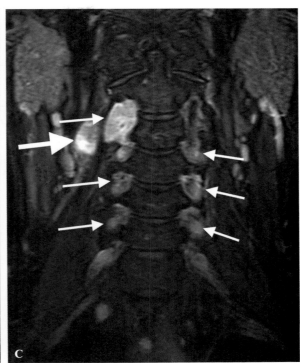

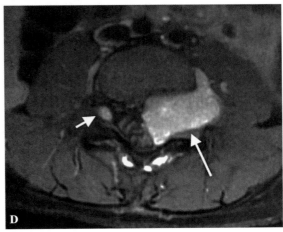

▲ 图 6-31　多发性脊髓神经鞘瘤伴神经鞘瘤病变异型 NF2

A 和 B. 矢状位 $T_1WI$ 增强显示多个强化的髓内外肿块，A 主要为髓内（黑箭）。B 主要为髓外（白箭）。C. 冠状位 $T_2WI$ 显示颈椎双侧神经孔有多条增大的神经（小白箭），在 $T_2WI$ 上，远离神经孔时很难将神经鞘瘤与颈部淋巴结（大白箭）区分开，因此必须行增强扫描。D. 轴位 $T_1WI$ 增强显示腰椎中间区域巨大强化肿块（长箭）占据了左侧椎管侧面，神经孔扩大，并延伸到腰肌深处；右侧可见正常强化的神经节（短箭）

一种继发病变，由脊髓原发性肿瘤或髓外硬膜内肿块（如脑膜瘤或神经纤维瘤）引起，这些肿瘤改变了脊髓周围蛛网膜下腔的脑脊液动力学（见第 9 章）[172, 173]。脊髓空洞症通常会在切除肿瘤后消失 [173, 174]。原发性脊髓病变导致脊髓空洞症的原因尚不明确。脊髓空洞症最可能的原因是脑脊液动力学改变，然而一些病例的脊髓空洞症可能由肿瘤分泌到脊髓和中央管的液体引起 [175]。如果神经纤维瘤病（NF1 或 NF2）出现脊髓空洞症且未见髓外肿块，则应行脊髓薄层、对比增强 MRI 检查，以排除髓内病变。脊髓空洞症将在第 9 章详细讨论。

### 神经鞘瘤病

神经鞘瘤病是神经纤维瘤病第三主要类型，是一种罕见疾病，发病率为 0.58/1 000 000 人，据报道发病高峰在 30—60 岁，很少有儿科病例报道 [176, 177]。其特点是在双侧前庭神经鞘瘤缺失的情况下，易发生多发神经鞘瘤，而脑膜瘤较少见（5%）。神经鞘瘤通常累及脊柱和周围神经，较大的脑神经鞘瘤不常见。大约 30% 的患者可见局限于解剖学上疾病，推测是由遗传嵌合体所致。单侧前庭神经鞘瘤也有报道 [47]。

神经鞘瘤病的遗传学是复杂的，并非完全明

确。目前超过 90% 的散发病例和约 50% 的家族性病例没有可识别的基因突变[176, 178]，大多数散发病例可能代表新的突变。15%～25% 病例是遗传性，为常染色体显性遗传。SMARCB 1 基因在神经鞘瘤病的发生中起重要作用，除了神经鞘瘤，携带 SMARCB1 种系突变的患者遭受特异性恶性肿瘤的风险更高，包括 MPNST、肾横纹肌样肿瘤和非典型畸胎样 – 横纹肌样肿瘤[176, 178]。

神经鞘瘤起源于施万细胞，并相对其下方的神经呈偏心性生长。这与神经纤维瘤形成鲜明对比，后者位于受累神经的中央。神经鞘瘤呈单细胞型，有两种不同的组织学类型，即 Antony A 和 Antony B。与 AntonyA 区相比，Antony B 区细胞较少，基质排列较紊乱，囊性变常见。

影像学表现包括位于椎管内（髓外）或沿周围神经、棘突旁神经根或脑神经走行的、多发散在的、边界清楚的圆形至椭圆形病灶。约 75% 的病例可见脊柱肿瘤，最常见于腰椎，其次是胸椎和颈椎（图 6-31）。约 90% 的病例存在外周神经鞘瘤[177]。CT 上病灶往往较骨骼肌呈稍低至等密度，强化程度不一。MRI 平扫上病变典型表现为 $T_1WI$ 低到中等信号，$T_2WI$ 高信号。静脉注射对比剂后，表现为不均匀明显强化。囊变、玻璃样变和钙化可引起病变不均匀。PNs 中明确的"靶征"通常不存在[178]。

## 三、结节性硬化症

### （一）临床表现

结节性硬化症（tuberous sclerosis complex，TSC）是一种常染色体显性遗传病，其特征为多器官系统存在肿瘤样病变（错构瘤）。结节性硬化症有两个独立的基因突变或缺失，TSC1 基因定位于染色体 9q34[179, 180]，为错构素蛋白编码；TSC2 基因定位于染色体 16p13.3[181, 182]，为马铃薯球蛋白编码。75%～85%TSC 可发现突变[21, 183-186]。错构素蛋白和马铃薯球蛋白在体内发生生理作用，这一事实阐明了两个不同基因的突变如何导致共同的表型[187, 188]。这些蛋白形成异质二聚体，通过抑制哺乳动物西罗莫司（mTOR）激酶级联靶点，从而起

到抑制细胞生长因子的作用。mTOR 在多种因素如氨基酸、神经递质、葡萄糖及生长因子等向正常生长和稳态的转导中具有活性。然而，MTOR 的过度激活可能会导致有序或紊乱的细胞过度生长和分化，进而导致过度生长综合征或肿瘤[186, 189-192]。两种蛋白的突变似乎都会导致蛋白翻译增加和细胞体积增大[193]。总体而言，约 75% 的 TSC 突变是自发的[186]。然而，在确定患儿为新突变之前，有必要对其父母双方进行全面检查，包括 Wood 光检、神经影像学检查，如有可能，应对包括生殖细胞在内的多个组织进行染色体分析[194]。即使父母双方均未受累，未来妊娠的再发风险仍有 2%～3%[194]。

TSC2 突变约为 TSC1 突变的 5 倍[186]。TSC1 突变在散发性 TSC 病例（无家族史者，约占所有患者的 2/3）中略少见，而在家族性病例中较常见（15%～50%）[21]。有趣的是，TSC2 基因仅位于成人型多囊肾病（PKD1）基因的第 48 对 DNA 碱基对中。当同时存在 TSC2 和 PKD1 的连续缺失时，他们的表型特别严重，PKD 和早期肾衰竭的发生时间非常早[195]。

总体而言，与 TSC1 突变相比，TSC2 组有较多和较大的结节，较多的放射状迁移线（RML），较多的室管膜下结节（SEN），较高的智力损伤风险，较高的癫痫发作频率、肾脏疾病和面部血管纤维瘤[166, 185, 196, 197]。然而，与所有疾病一样，结局取决于突变对受累通路中蛋白产物功能的影响（在本例中为 mTOR）。因此，一些 TSC2 突变具有相对温和的表型，可能是由于对马铃薯球蛋白功能的影响较小[192]。

TSC 的典型临床三联征为智力低下、癫痫和特征性皮肤病变即皮脂腺瘤[198]。皮脂腺瘤这个术语用来描述一种分布于面部的棕红色结节性皮疹，通常起自鼻唇沟，最终蔓延覆盖鼻部和眶下区面颊中部。癫痫是 TSC 患儿主要临床表现，75%～90% 出现癫痫[199]。半数有智力异常。

结节性硬化症几乎可发生全身任何器官[200]，因此临床诊断标准复杂（表 6-6）[201]。随着人们对该病认识的提高，发病率从约 1/10 万活婴[198, 202, 203]修订为 1/6000[204, 205]，无种族或性别差异。一般认为结节性硬化症的颅内异常是由于发育中的脑神经

**表 6-6　结节性硬化症的诊断标准综合征（1998 年修订版）**

**主要特征**
- 面部血管纤维瘤或前额斑
- 非创伤性指（趾）甲或甲周纤维瘤
- 色素脱失斑（3 块以上）
- 鲨鱼皮样斑（结缔组织痣）
- 多发性视网膜结节样错构瘤
- 皮质结节 [a]
- 室管膜下结节
- 室管膜下巨细胞性星形细胞瘤
- 心脏横纹肌瘤，单发或多发
- 淋巴管平滑肌瘤病 [b]
- 肾血管平滑肌脂肪瘤 [b]

**次要特征**
- 乳牙或恒牙散在釉质斑
- 直肠多发性错构瘤性息肉 [c]
- 骨囊肿 [d]
- 一级亲属患病
- 大脑白质放射状迁移线 [a, d]
- 牙龈纤维瘤
- 非肾性错构瘤 [c]
- 视网膜脱色斑
- "Confetti" 皮肤病变
- 多发肾囊肿 [c]

**肯定 TSC**：具备 2 条主要特征，或 1 条主要特征加 2 条次要特征

**可能 TSC**：具备 1 条主要特征加 1 条次要特征

**可疑 TSC**：具备 1 条主要特征，或 2 条以上次要特征

a. 当大脑皮质发育不良和脑白质迁移踪迹同时发生时，应将其视 TSC 的一个特征，而不是两个特征；b. 当淋巴管平滑肌瘤病与肾血管平滑肌脂肪瘤同时出现时，在确诊前需发现结节性硬化症的其他特征；c. 应有组织学证实；d. 应被放射学证实。TSC. 结节性硬化综合征（引自 Roach E, Gomez M, Northrup H.Tuberous sclerosis complex consensus conference: revised clinical diagnostic criteriA. *J Child Neurol* 1998; 13: 624-628.）

前体细胞基因表达异常 [206, 207]，因此这些干细胞不能正常分化、发育及迁移 [208]，结果表现为脑室区、室管膜下区、皮质及沿它们两者之间的放射状神经胶质走行的发育不良、紊乱的细胞团 [19, 206, 209]。

大约 50% 的 TSC 患儿发生难治性癫痫 [199]，约 80% 在婴儿期或儿童早期发生婴儿痉挛或肌阵挛发作。事实上，相当一部分（10%）婴儿痉挛症伴有结节性硬化症 [210]。婴儿痉挛症可演变为其他类型癫痫，最常见为症状性全身型癫痫（< 60%）、局灶型癫痫（< 20%）或局灶及全身混合型（< 20%）[211]。

癫痫发作频率通常随着年龄的增加而减少 [212]，尤其是局灶型发作 [213]。TSC 患儿几乎可出现任何类型癫痫，因此任何癫痫患儿都应考虑结节性硬化症诊断。患儿认知功能障碍的发生率约为 50% [214]，大约 2/3 为中到重度，1/3 仅为轻至中度。TSC 认知功能障碍是一种多因素疾病，先天性认知功能障碍与病灶数量（基于结节占脑容积的比例和 RML 的数量 [215]）、癫痫发作时的年龄和婴儿痉挛史之间存在关联 [216]。然而，这些因素仅解释了智商改变的一部分 [186]。

神经影像学在结节性硬化症的诊断中发挥着重要作用 [217, 218]，95% 以上患儿神经影像学检查存在特征性异常 [218]。这些中枢神经系统异常在出生前就已经存在（图 6-32），而皮肤异常，如皮脂腺瘤，常于儿童晚期出现。目前建议这类患儿每 1～3 年进行一次颅脑影像学检查，直至 25 岁（如果存在巨细胞瘤，则每 3～6 个月进行一次）；所有年龄均需每 1～3 年进行一次肾脏超声检查（因为肾血管平滑肌脂肪瘤可能以较快的速度增大）[219, 220]。

## （二）皮肤表现

皮肤皮脂腺瘤虽然影像学表现不明显，但它是结节性硬化症一个特征性改变，影像医师应对其临床特征有全面的认识，这在前一节中已描述。这些病变组织学上分类为血管纤维瘤，通常在 1—5 岁出现。血管纤维瘤也可发生在身体的其他部位，最常见的是躯干、牙龈和甲周部位，这些部位病变发生较晚（通常发生在 5 岁以后），可能终生持续进展 [221]。色素脱失斑与血管纤维瘤一样常见，为椭圆形，边缘不规则（灰叶斑），发生在躯干和四肢。色素脱失斑的出现早于皮脂腺瘤，事实上，其通常在出生时就已经存在，并且成为癫痫患儿诊断结节性硬化症的依据 [222]。浅肤色儿童只有在紫外线照射下才可显示色素脱失斑。牛奶咖啡斑偶见于结节性硬化症患者，但其发生率与普通人群相似，它们单独出现并不提示斑痣性错构瘤病 [223]。罕见的是患者可能会出现头皮损伤，从而引起下方颅底骨骨质增生，在组织学上似乎是表皮样囊肿。结节性硬化症的其他常见皮肤损害，即鲨革样斑和甲周纤维瘤，通常在青春期以后才出现，这里不作讨论。

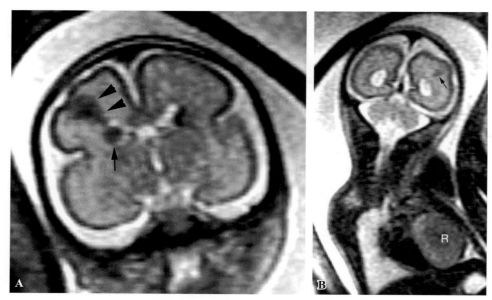

▲ 图 6-32　结节性硬化症胎儿宫内 MRI

A. 经过胎儿脑组织的冠状位单次激发半傅里叶 RARE 显示从右额叶皮质发出，经大脑全层延伸至右侧脑室外上表面的皮质结节（黑箭头）。亦可见室管膜下错构瘤（黑箭）；B. 经过顶叶和胸部的冠状位显示除顶叶结节（黑箭）外，还可见巨大心脏横纹肌瘤（R）

### （三）眼部表现

结节性硬化症的眼部病变较常见。其中视网膜错构瘤是最常见的，这是一种星形细胞增殖性病变，15% 患儿可见于视盘或视盘附近 [198, 202]。视网膜错构瘤通常累及双眼，且多发 [212]。该病变可能在出生时不存在，生后数月至数年内逐渐出现 [224, 225]。因受累的眼球小 [224]，可表现为白瞳症，从而推定诊断为永存原始玻璃体增生（见第 5 章）或视网膜母细胞瘤（见第 7 章）。病灶开始为白色半透明扁平状，最终发展成灰白色或黄色结节，就像一簇桑葚 [226]。视网膜错构瘤 CT 表现为起源于视网膜的结节状肿块（图 6-33）。错构瘤发生钙化时，呈小钙化的视网膜肿块，难以与视网膜母细胞瘤鉴别 [224, 227]，脑内钙化 SENs（室管膜下结节）的存在将有助于鉴别诊断。视网膜错构瘤 MRI 表现为视网膜实性结节，注射顺磁性对比剂后，可见中度均匀强化（图 6-33 和图 6-34）。其可有视网膜下渗出物，导致眼科医生推定诊断为 Coats 病（见第 5 章）[228]。再者，在大脑中观察到 SENs 有助于做出正确诊断。应该知道，虽然视网膜错构瘤最常见于结节性硬化症（半数以上的病例有这种表现），但也偶见于其他类型的斑痣性错构瘤病 [227]。

### （四）颅内表现

#### 1. 室管膜下结节

SENs（室管膜下结节）是神经胶质肿胀和多核细胞异常集合的良性病变，主要分布尾状核的脑室面，最常位于紧邻孟氏孔后方的丘脑纹状体沟板层内 [202, 229]；较少见的是，结节沿额角、颞角、侧脑室体、第三脑室或第四脑室出现。SENs 是错构瘤，组织学上与皮质错构瘤（结节）不同，因此影像学表现亦不同。

新生儿室管膜下错构瘤可以经前囟超声检测到，表现为异常回声的室管膜下肿块（图 6-35A）。仅依靠颅脑超声检查不能与生发基质出血或灰质异位相鉴别。室管膜下错构瘤 CT 和 MRI 表现随患儿的年龄变化而改变。1 岁以内病灶几乎没有钙化，钙化数量通常随年龄增长而增加 [217]。因此，婴儿期 CT 很难发现病变（图 6-36C），随着钙化出现，它们变得越来越容易识别（图 6-37 和图 6-40B）。在 MRI 扫描中，室管膜下错构瘤表现为突入邻近脑室的不规则室管膜下结节，其表现随周围白质信号的变化而变化 [209, 230]。胎儿期及婴儿期的脑白质尚未髓鞘化，故错构瘤呈相对 $T_1WI$ 高信号和 $T_2WI$ 低信号（图 6-35 和图 6-36）[231]。因

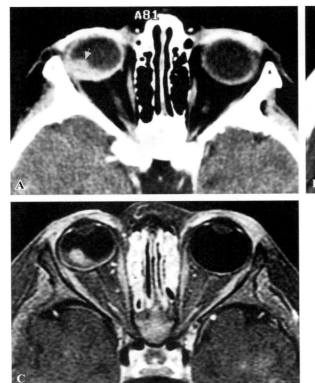

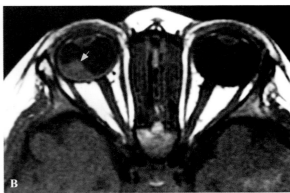

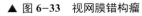

▲ 图 6-33　视网膜错构瘤
A. 轴位 CT 平扫显示视网膜下渗出物伴局灶性结节（箭）；
B. 轴位 T₁WI 显示右眼球内结节，与视网膜下渗出物均呈等
信号（箭）；C. 轴位 T₁WI 增强显示结节中度强化

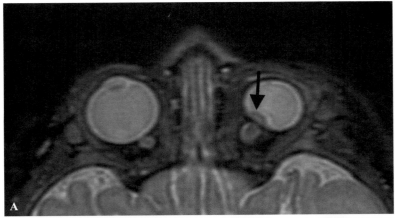

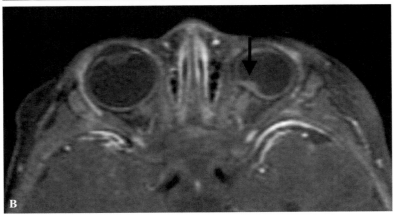

◀ 图 6-34　TSC 错构瘤
轴位 T₂WI（A）和 T₁WI 增强（B）显示视网膜
错构瘤，表现为沿视网膜层左后方（黑箭）靠
近视盘的小结节

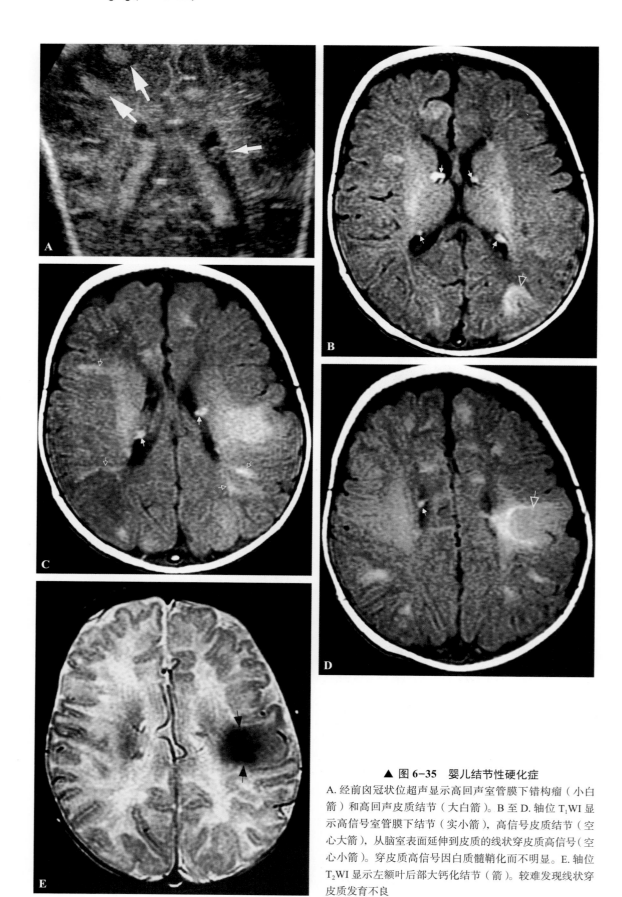

▲ 图 6-35　婴儿结节性硬化症

A. 经前囟冠状位超声显示高回声室管膜下错构瘤（小白箭）和高回声皮质结节（大白箭）。B 至 D. 轴位 $T_1WI$ 显示高信号室管膜下结节（实小箭），高信号皮质结节（空心大箭），从脑室表面延伸到皮质的线状穿皮质高信号（空心小箭）。穿皮质高信号因白质髓鞘化而不明显。E. 轴位 $T_2WI$ 显示左额叶后部大钙化结节（箭）。较难发现线状穿皮质发育不良

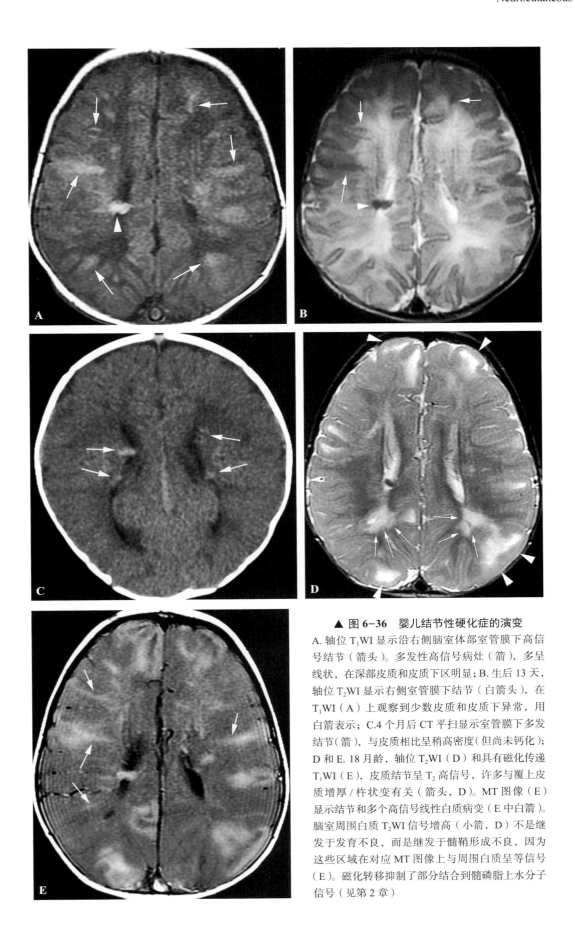

▲ 图 6-36 婴儿结节性硬化症的演变

A. 轴位 $T_1WI$ 显示沿右侧脑室体部室管膜下高信号结节（箭头）。多发性高信号病灶（箭），多呈线状，在深部皮质和皮质下区明显；B. 生后 13 天，轴位 $T_2WI$ 显示右侧室管膜下结节（白箭头），在 $T_1WI$（A）上观察到少数皮质和皮质下异常，用白箭表示；C. 4 个月后 CT 平扫显示室管膜下多发结节（箭），与皮质相比呈稍高密度（但尚未钙化）；D 和 E. 18 月龄，轴位 $T_2WI$（D）和具有磁化传递 $T_1WI$（E），皮质结节呈 $T_2$ 高信号，许多与覆上皮质增厚 / 杵状变有关（箭头，D）。MT 图像（E）显示结节和多个高信号线性白质病变（E 中白箭）。脑室周围白质 $T_2WI$ 信号增高（小箭，D）不是继发于发育不良，而是继发于髓鞘形成不良，因为这些区域在对应 MT 图像上与周围白质呈等信号（E）。磁化转移抑制了部分结合到髓磷脂上水分子信号（见第 2 章）

此，在胎儿和新生儿（特别是早产儿）中，除非确定有结节性硬化症的其他病变，否则可能被误认为室管膜下出血。随着脑组织髓鞘形成，SENs 逐渐与白质呈等信号，因与周围低信号的脑脊液形成对比，故它们在 T$_1$WI 上最容易显示。小结节病变 T$_2$WI 可能不明显，较大的 SENs T$_2$WI 表现为不同

程度低信号，这取决于钙化范围[209, 232, 233]。因为钙化和脑组织的磁化系数不同，故 T$_2^*$WI 梯度回波或磁敏感加权成像是显示钙化的最佳序列（图 6–41）。静脉给予顺磁性对比剂后，SENs 呈不同程度强化，部分明显强化，部分轻度强化，有些则完全不强化[209, 234, 235]。强化与否无临床意义。与周围脑白质相比，SENs 的弥散系数增加，FA 降低[236]。

**2. 室管膜下巨细胞星形细胞瘤**

室管膜下巨细胞星形细胞瘤（SEGA）通常指位于孟氏孔附近增大的室管膜下结节。它们很少发生在新生儿阶段，也很少发生在 20 或 25 岁以后。在解剖学上，这种肿瘤与室管膜下错构瘤的区别在于大小及增大倾向，其典型部位和占位效应可导致脑积水的临床表现（疲乏、食欲下降、晨间头痛、视野缺损或行为问题）[209, 220, 237]。SEGA 在 TSC 中的发生率为 5%～10%[202, 209, 217, 220]。SEGAs 是起源于胶质神经元的肿瘤，与星形细胞瘤不同，因此有些作者建议使用术语室管膜下巨细胞瘤[229]。

在影像学检查中，SEGAs 可通过系统检查（图 6–38）显示肿瘤生长或通过孟氏孔附近肿瘤的相关脑积水发展来识别。尽管大多数巨细胞星形细胞瘤位于孟氏孔附近（图 6–38 和图 6–39），但也可发生在沿室管膜表面的任何部位，或少数发生在脑实质。无论是信号强度还是增强扫描，都无助于良

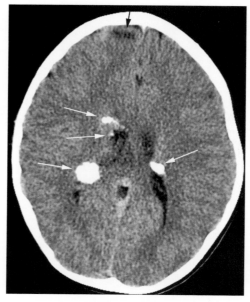

▲ 图 6–37 轴位 CT 平扫室管膜下错构瘤
显示沿侧脑室壁多发钙化的室管膜下错构瘤（白箭），同时发现右额叶低密度结节（黑箭）

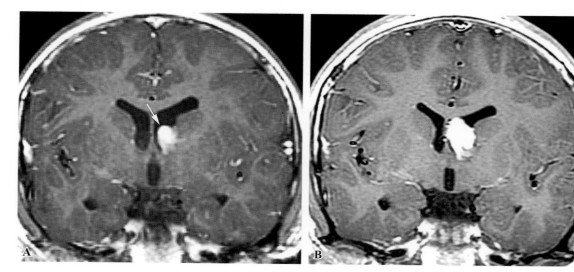

▲ 图 6–38 室管膜下巨细胞星形细胞瘤（SEGA）进行性增大
A. 4 岁 TSC，冠状位 T$_1$WI 增强显示左侧孟氏孔区强化的 SEGA（白箭），侧脑室和第三脑室轻度扩大，与脑室内肿块无关；B. 冠状位 T$_1$WI 增强显示 3 年后肿块明显向室间隔生长，脑室无明显改变

组织内髓鞘的高信号后，脑实质病变可能比在标准 $T_1WI$ 上更明显（图 6-42C）[249-251]。在发育成熟大脑中，结节在 $T_2WI$ 上呈高信号（图 6-42）[209, 232-234]；存在钙化时，$T_2$ 呈低信号（图 6-41）。变性、钙化的皮质结节有时在增强后会强化，并在 $T_2WI$ 和磁敏感加权像上呈低信号。弥散加权上与正常白质相比，皮质结节弥散系数增加，各向异性降低[236]。磁共振灌注成像相对于灰质平均灌注，大多数（> 90%）皮质结节呈低灌注（图 6-43），高灌注结节的存在

与癫痫发作频率增加相关[252]。

磁化转移 $T_1$ 和 FLAIR 是检测儿童和成人 TSC 实质病变最敏感的序列[253, 254]，FLAIR 在未髓鞘化新生儿和婴儿成像中的有效性尚未得到证实。尽管目前 FLAIR 对无髓鞘化新生儿和婴儿的成像效果尚未得到证实，还不清楚通过识别每一个实质性病变而不是大多数病变是否有优势，但是 FLAIR 成像使结节性硬化症的脑实质性病变在已髓鞘化的大脑中更加明显，因此使更多的皮质病变可以显示出

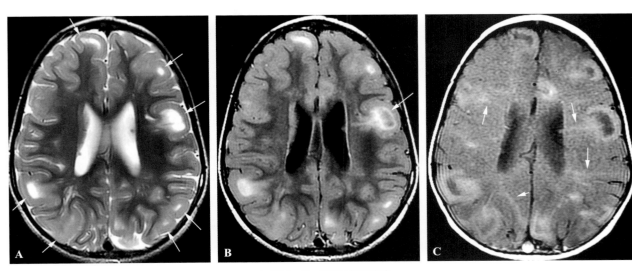

▲ 图 6-42　TSC 皮质结节

A. 轴位 FSE $T_2WI$ 显示多个高信号皮质结节（箭）；B. 同一层面轴位 $T_2WI$ FLAIR 显示左侧弯面结节（箭）呈中低信号，符合囊性（微囊性）改变；C. 具有磁化转移轴位 SE $T_1WI$ 显示皮质结节为高低混杂信号区，抑制白质高信号后可见到多个白质病变（箭），有的从结节向侧脑室表面延伸

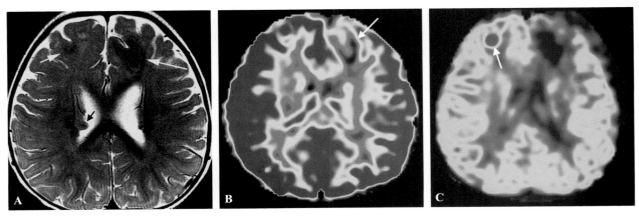

▲ 图 6-43　TSC 灌注成像

A. 15 月龄婴儿，轴位 $T_2WI$ 显示右额叶小皮质结节（短白箭）和较大左额叶结节伴皮质变形（长白箭），右侧侧脑室室管膜下突出结节（黑箭）；B. 术前动脉自旋标记灌注成像显示左额叶结节血流减少（箭）；C. 左额叶结节切除术后，最近一次癫痫发作后，右额结节（箭）的灌注明显增加（此图彩色版本见书中彩图部分）

来[253]。但是，除非采集 3D 容积 FLAIR，否则孟氏孔周围的伪影（继发于 CSF 流动）使得该区域中的 SENs 难以识别。无论使用何种序列，结节本身似乎主要位于皮质下，与表面皮质分离开（图 6-36、图 6-37、图 6-41 和图 6-42）。

在所有影像序列中，结节内部（内侧）边缘模糊，信号特征可能是由于髓鞘减少和致密的星形胶质细胞病变。重要的是要认识到 $T_2WI$ 高信号并不意味着恶变。事实上，皮质结节的肿瘤样变性非常罕见，囊肿样皮质结节［基于 FLAIR 图像低信号（图 6-42B）］在年龄较小患儿比年龄较大儿童和成人中更常见[255]，而囊肿样结节患儿似乎具有更强的癫痫发作表型[256]。

若皮质结节独立出现且没有其他结节性硬化症内脏或神经表现，该病变是错构瘤，如何鉴别错构瘤和肿瘤是个难题。$^1$H-MRS 或灌注成像可能有助于发现肿瘤。在 MRS 上结节显示胆碱峰正常至轻度升高，NAA 轻度降低[257, 258]。短 TE（20～30ms）可使肌醇峰增加，相反，大多数儿童肿瘤的胆碱峰明显升高，NAA 明显减少（见第 7 章）[105, 259]。然而，一些低级别肿瘤波谱可能与结节表现非常相似，此时灌注成像可能有帮助，低级别肿瘤的血容量与正常脑白质非常相似，但结节的血供较少（图 6-43）[252]。实际上皮质结节与 Ⅱ 型 FCD 完全相同，而且由于两者都是良性病变，（通常）致痫性的，治疗决策并不取决于两者的分化程度。

当 TSC 患儿难治性癫痫发作时，确定致痫灶后可对发育不良组织行手术切除（"结节切除术"），其中 60% 以上癫痫患儿手术可治愈。研究表明，如果大多数癫痫发作仅局限于一个孤立的病灶[260, 261]，外科切除术将显著降低癫痫发作频率。TSC 患儿中对致痫灶的定位是一个主要挑战。据推测皮质结节周围组织异常是主要致痫灶，而不是结节本身[199]。此外，组织学上结节周围正常脑组织内有许多异常细胞，包括巨细胞和巨细胞神经元，形成特征性"微结节"[262]。MRI 上，具有 FCD 样特征的脑组织与致痫灶高度相关。具体而言，结节周围大部分组织特征为皮质增厚、异常灰质脑回和钙化（图 6-43）[199]，这些特征在 $T_2WI$ 显示最佳。

致痫灶结节与更大体积的低代谢相关，代谢率减低与结节大小（基于 FDG-PET 配准 MRI 图像）及脑白质中 ADC 值增高相关[263]。使用 α-C- 甲基 -L- 色氨酸（AMT）PET 扫描已证明有助于识别 TSC 的致痫灶[264]。与非癫痫致灶结节相比，在发作期，致痫灶结节对示踪剂摄取增加，在结节和正常皮质之间 PET 摄取比为 0.98，有效地区分了癫痫致性和非癫痫致性结节[265]。同时，BOLD 成像[260]、磁源性成像[266]和视频遥测[261]也是有价值的。最后，颞叶内侧 MRI 图像应仔细评估，因为 TSC 患儿可出现颞叶内侧硬化[267]。

**4. 白质病变**

TSC 患儿的白质内孤立细胞团由神经元细胞和神经胶质细胞组成[55, 202]。显微镜下，它们包含许多异形细胞，如巨大神经元细胞和气球状细胞，后者为一种兼有神经元和神经胶质特点的发育不良细胞。这些白质内病灶也出现类似于皮质结节的低髓鞘化区域[55, 202]。许多这样的异位细胞团只能在显微镜下可见，而影像学检查无任何异常。然而，受累患儿可表现为正常的白质弥散系数增加、各向异性降低[268]，另外则表现为沿大脑白质放射状延伸的细线。这些放射状迁移线（RML）是 TSC 最常见的神经解剖学病变，但并不总是与结节相关[215]。FLAIR 序列上，尤其是 $T_1W$ 磁化传递（MT）上，它们显示最清楚。CT 不能显示这些异常征象。MRI 上，RML 与皮质结节具有相同的信号特征（图 6-35、图 6-36、图 6-40、图 6-42 和图 6-44），如果选择适当的影像层面，可见 RML 从皮层到脑室表面穿过整个大脑外层。在 $T_2WI$ 上，表现为边界清楚的线状或曲线状高信号[209, 232-234, 249]。在婴儿 $T_1WI$ 上可以识别为细微的高信号区域（图 6-35A），而一旦脑白质髓鞘化良好，在 $T_1WI$ 上可能难以发现病灶，除非确实得到了磁化传递脉冲的图像。具有磁化传递的 $T_1WI$ 对检测白质病变最敏感，且可以显示髓鞘化脑白质中大多数病变（图 6-36E 和图 6-44）[253]。此外，磁化传递成像显示 TSC 髓鞘形成减少，甚至在"表现正常"的白质[269]。无结节的结节性硬化症患儿白质的平均弥散系数增加和 FA 降低支也持了这一结果[270-273]。

较大的白质病变的不同表现取决于其内的钙化数量。这些病变具有与皮质结节及 FCD Ⅱ b 型相同

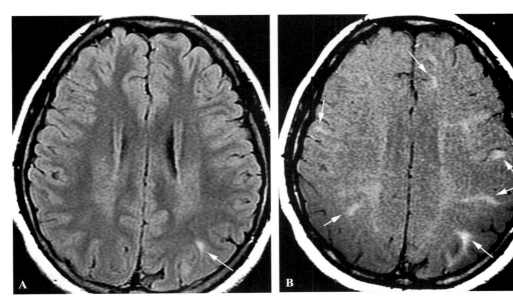

▲ 图 6–44　磁化传递成像在 TSC 的应用

A. 轴位 $T_2WI$ 图像示除皮质下结节外无明确异常（白箭）；B. 相应的磁化传递轴位 $T_1WI$ 显示左顶叶皮质下结节（长箭）和主要位于左半球的多发放射状线状白质病变（短箭指向其中一些病变）

的组织学和影像学特征（见第 5 章）。其在 CT 上表现为脑白质内低密度、边界清楚病变，静脉注入对比剂后不强化。全部或部分病灶可发生钙化，部分钙化的结节为混杂密度，一部分密度低于周围白质，另一部分因钙化而呈极高密度 [198, 217]。如病变钙化，在 $T_1WI$ 上钙化可为低或高信号，这取决于钙化晶体的密度，它决定了有多少自由水是通过氢键结合到晶体上的 [248]。此外，这些白质病变与皮质结节一样，在胎儿、新生儿和婴儿中 $T_1$ 和 $T_2$ 弛豫时间较短（图 6–35 和图 6–36） [231, 246, 247]。与皮质结节一样，当病变发生变性时才可见强化，这些病变常有钙化。

### 5. 囊性病变

TSC 患者的大脑半球白质有囊样结构病变 [274]，据报道其发生率为 10%～15% [253, 275]。这些病变的组织学目前尚不清楚，但其为良性表现。囊肿最常见于脑室周围，但也可发生在任何部位（图 6–45）。其临床意义尚不明确 [274]。它们可能生长缓慢，但对于显示恶变或者提示肿块因占位效应明显而需要进行干预都是未知的。

约 5% 的 TSC 患者（一般人群约为 0.5%）可见蛛网膜囊肿。*TSC2-PKD1* 基因的连续缺失显著增加了蛛网膜囊肿的发生概率 [276]。

### 6. 小脑病变

高达 24%～44% 的 TSC 患儿可发现小脑病变 [277, 278]，这比以往认为的更常见。有小脑病变的 TSC 患儿，症状性孤独症患病率总体高于无小脑病变 TSC [279]。颅后窝病变在组织学上与大脑半球的病变相似，包括皮质结节、白质内异位细胞团及偶发的室管膜下错构瘤 [55, 202, 209]。小脑结节通常呈楔形、结节状或扭曲的叶状，它们不会致痫。除非小脑病灶发生钙化（30%～50%），否则由于发生在颅后窝的射线硬化伪影，CT 上很难发现该病灶。MRI 上病变多数 $T_1$ 呈低信号、$T_2$ 呈高信号，30%～50% 的病灶强化 [277]。钙化病灶 $T_2$ 呈低信号（图 6–34）。大多数伴有小脑组织的萎缩（图 6–46）。与大多数大脑结节不同，小脑结节往往会随着时间而改变（图 6–47）。这些变化包括病灶大小（增大或减小）、$T_2WI$ 信号和强化、进行性钙化及新发或增大的相关萎缩 [277]。体积增大和强化多发生在 10 岁以前，不应误诊为肿瘤进展 [278]。

### 7. 血管病变

TSC 人群中颅内动脉病变发生率约为普通人群的 2 倍，可能与平滑肌细胞功能障碍有关，人们一直认为弹性纤维缺乏和断裂引起的介质缺陷是其原因 [280]。动脉瘤较年轻时即可出现，与散发性动脉

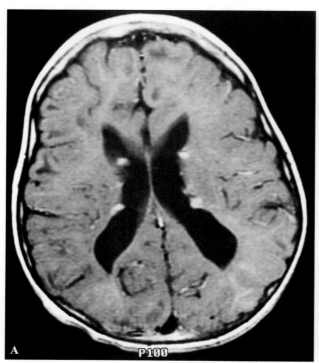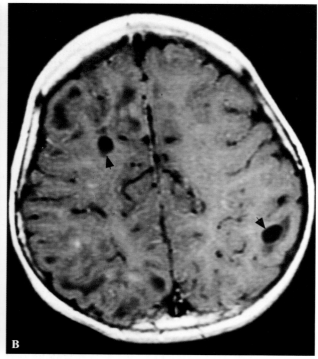

▲ 图 6-45　结节性硬化患者皮质下囊肿

A. 轴位 $T_1WI$ 增强示强化的室管膜下结节和低信号皮质结节，诊断 TSC；B. 同一序列，更多的头部图像显示实质囊肿（箭）

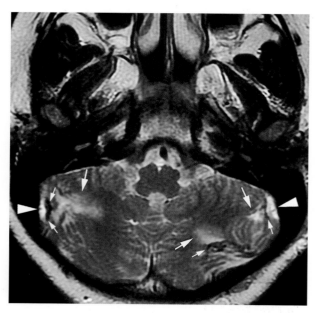

▲ 图 6-46　TSC：小脑结节

轴位 $T_2WI$ 示小脑半球外侧皮质下区域多发高信号病灶（大白箭）。较浅的皮质呈低信号（小白箭），可能是钙化所致。上覆的蛛网膜下腔（箭头）继发于结节的变性而扩大

瘤相比，TSC 相关性动脉瘤更常见为梭形、巨大和多发性[281]。血管造影检查已证实受累患者肾、肝、主动脉、髂动脉和四肢远端存在动脉瘤[280, 282, 283]。因此，放射科医师应观察 TSC 血管表现。

**（五）非中枢神经系统表现**

虽然脑、眼和皮肤病变是 TSC 的特征，心脏、肾脏、肝脏、肺和脾脏也可受累[198]。40%～80% 的结节性硬化症患儿可发生肾错构瘤[202, 284]。组织学上，这些病变为血管平滑肌脂肪瘤，常在青年时期出现，并缓慢增大。虽然可有血尿、腹部疼痛，或可触及的腹部肿块，但通常无症状，恶变少见。血管平滑肌脂肪瘤在超声上为边界清楚的强回声团，CT 和 MRI 特征表现为明显脂肪影。虽然心脏良性横纹肌瘤（图 6-32）不如肾错构瘤常见，但因为它们可以表现为先天性心肌病而很重要[202]。这些肿瘤通常位于心内膜下，可以是局限或弥漫性的。因其后果严重，一些作者认为所有 TSC 患儿均应进行超声心动图筛查。

肺部是结节性硬化症患儿第二常见受累脏

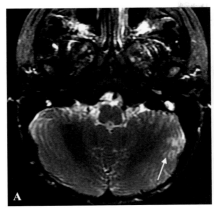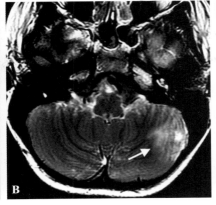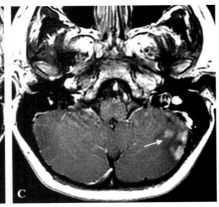

▲ 图 6-47　小脑错构瘤样增大

A.1 岁，轴位 $T_2WI$ 显示左侧小脑半球结构异常，边界不清，伴有 $T_2WI$ 稍高信号，与微小错构瘤一致。B 和 C. 轴位 $T_2WI$（B）和 $T_1WI$ 增强（C）显示 4 年后错构瘤显著增大（箭，B），不均匀强化（箭，C）。不应将其误认为肿瘤性病变

器 [198]。肺部特征性损害称为淋巴管平滑肌瘤病。此时，肺实质发生囊性变，组织呈肌瘤样增生，囊肿之间的间隔发生慢性纤维化。其他脏器病变包括肝脏腺瘤和脂肪平滑肌瘤、胰腺腺瘤和脾脏肿瘤 [198]。骨骼病变包括颅骨多发性致密病变和手掌骨及指骨囊性变 [55, 198, 202]。

## 四、Sturge-Weber 综合征

### （一）临床表现

Sturge-Weber 综合征（Sturge-Weber syndrome，SWS）又称三叉神经脑血管瘤病或脑膜面部血管瘤病，是以累及面部、眼脉络膜和软脑膜的血管瘤病为特征的发育障碍性疾病。该综合征的其他临床症状包括癫痫发作、偏瘫、偏盲和智力发育障碍。发病无性别差异 [285]。

面部鲜红斑痣（或称葡萄酒色痣）是一种毛细血管畸形，发病率约为 1/300，且通常单独存在；但当其合并脑、眼血管畸形时，则形成经典 SWS 三联征，发生率在 1/20 000～1/50 000 [286]。该疾病是由鸟嘌呤核苷酸结合蛋白基因（GNAQ，OMIM 600998）的体细胞镶嵌激活突变引起的 [287]。据推测，GNAQ 缺陷引起内皮素（内皮细胞分泌的一种多肽）失调，导致血管内皮发育不良、皮质静脉毛细血管发育不良和小血管血栓形成，从而形成静脉充血和侧支循环（如脑白质扩张的髓静脉）[287]。因此，SWS 是由原发性静脉发育不良引起的，导致局灶性静脉高压及其伴随的组织反应 [288]。

面部鲜红斑痣可累及部分面部或全部。眼部和面部受累而无脑部受累 [289] 或眼部和脑部受累而无面部受累 [290]，现认为这两种情况是该综合征的一部分。面部出现葡萄酒色痣患儿患 SWS 的概率约 6%，当葡萄酒色痣位于三叉神经第一分支分布部位时，风险增加至 26% [287]。传统上，术语规定 SWS 中三叉神经眼支是受累的，现在提出一种新的基于面部的胚胎血管分布，而不是面部的（三叉神经）神经支配的葡萄酒色痣分类。根据这个分类，累及前额任何部位的葡萄酒色痣是 SWS 的最强预测因子 [286, 291]。面部痣是由过多的、与毛细血管极为相似的薄壁血管组成。出生时即存在，常为单侧（虽然偶为双侧），累及面中部，两侧出现概率相近。痣不随年龄增长而变化。然而，Sturge-Weber 综合征累及大脑而无面部痣的病例越来越多 [292-294]。

SWS 患儿一般发育正常，直到出现局灶性或全身性癫痫发作。约 90% 的患儿在出生 1 年内出现痉挛，随后出现强直性、无张力或肌阵挛性发作 [285, 295]。随时间推移，病情逐步发展为难治性癫痫。约 30% 患儿伴有偏瘫，并常伴同侧偏盲，多数有智力迟钝 [285, 295]。当同时累及大脑半球或单个半球大部分时，预后较差 [295]。

### （二）颅内病理学

SWS 的主要病理异常是脑膜血管缠结，常被认

为是血管瘤，通常局限于软脑膜，约 15% 的 SWS 颅内双侧受累 [296]。这个病理过程包括多发毛细血管和小静脉通道在脑表面缠结。动脉受累程度较轻，但往往发生纤维化。额鼻部皮肤血管瘤、眼部病变和软脑膜血管瘤的组合被假定为生长发育中的前脑（前脑）和前中脑（中脑）的异常神经嵴细胞（NCC）的衍生迁移。来自这两个区域的正常 NCC 衍生物导致额鼻隆起及视泡区的皮肤的形成 [286, 291]。这种颅面复合体的早期体细胞突变可能解释 SWS 的异常血管，而晚期体细胞突变可能导致皮肤非综合征型葡萄酒色痣 [291]。

皮质钙化是 SWS 另一个病理学表现（图 6-48E），钙化仅发生在血管瘤下方的脑部区域。它们开始于皮质下白质，后来发展入皮质，主要累及皮质的第 2 层和第 3 层 [285]。最常见于大脑颞顶枕区，也可见于大脑的其他任何部位 [55, 285, 297]。高达 20% 患儿皮质钙化为双侧 [297]。尽管其病因尚不明确，但最有可能是静脉回流受损导致慢性缺血，引起营养不良性钙化 [124]。

SWS 中偶尔可见多小脑回畸形，它的存在表

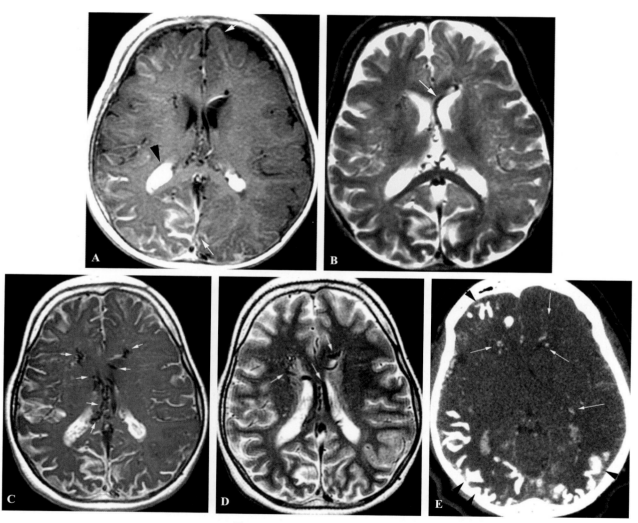

▲ 图 6-48　**Sturge-Weber 综合征患儿**

A. 1 岁，轴位 T₁WI 增强显示右侧弥漫性软脑膜强化和右侧脉络丛扩大（黑箭头），左侧额部和枕部有轻微软脑膜强化（白箭）。B. 轴位 T₂WI 显示脑室和蛛网膜下腔轻度扩张，右侧大脑半球和左侧枕叶（软脑膜强化最明显）的髓鞘形成加速；左侧见一大的间隔静脉（白箭）。C. 7 岁，轴位 T₁WI 增强显示双侧软脑膜血管瘤间强化。多个异常突出的室管膜下 / 脑室内静脉呈信号缺失影（白箭）。D. 轴位 T₂WI 显示右侧和突出的室管膜下静脉轻微不对称容积缺失（白箭）。E. 15 岁，轴位 CT 增强显示广泛皮质钙化（黑箭头），以后部为主，明显强化的深部髓质和室管膜下静脉（白箭）

明，脑循环损伤发生在早期阶段（妊娠中期），并导致胶质界膜的破坏（见第 5 章）[298]。除多小脑回畸形外，SWS 中许多皮质切除术 / 半球形切除术的病理标本显示不同程度的皮质形态异常（包括 FCD），由于其细微的微观性质，MRI 未能显示为此异常[299]。

## （三）神经影像学表现

### 1. 脑

MRI 增强是显示软脑膜血管瘤范围的最准确且唯一的影像学方法[300, 301]。与增强 $T_1WI$ 相比，增强 $T_2$/FLAIR 图像能更好显示软脑膜疾病[302]。如果在婴儿期出现皮质钙化前进行 CT 检查有时可见强化[297]。但在 CT 上，钙化会掩盖强化，而且 MRI 较 CT 对强化范围更敏感[303]。静脉注射对比剂后，血管瘤在 MRI 上表现为填充于蛛网膜下腔的强化区域，覆盖脑回表面并充填皮质沟（图 6-48 和图 6-49）。血管瘤下白质中可见扩张深部髓静脉，静脉血液从浅表静脉分流到深静脉系统（图 6-48D 和图 6-50）[304]。由于血管瘤范围的确定对于判断预后和必要皮质切除区域至关重要，因此应对计划进行癫痫控制手术的所有患儿均应行增强 MRI[301]。但值得注意的是，SWS 的"燃尽型"病例，受累半球明显萎缩和严重钙化，可不强化[305]。不强化的原因尚不清楚，但可能与组成血管瘤的血管血栓形成有关。首次 MRI 的最佳时机尚未确定，一些作者建议在出生后 3 个月内进行筛查；另一些人认为此时结果常为假阴性，建议除非有症状，否则可等到 1 岁[306]。

软脑膜"血管瘤"对下方大脑的影响（及相关的皮质静脉回流受限）也可以通过影像进行评估。如

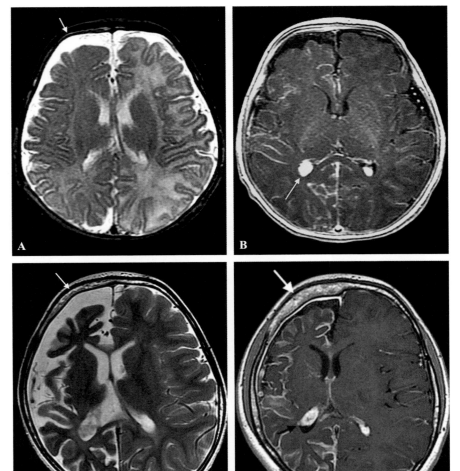

◀图 6-49　SWS 进行性脑萎缩
A 和 B. 2 月龄，轴位 $T_2WI$（A）显示右侧大脑半球体积轻度缩小，右侧大脑白质信号强度轻度减低，以额叶最为明显；右侧颅骨板障 $T_2WI$ 信号轻微升高（箭）；轴位 SE $T_1WI$（B）增强显示与左侧相比，右侧脉络丛增大（箭），且右侧大脑半球软脑膜轻度不对称强化。C 和 D. 同一患儿 10 岁时成像。轴位 $T_2$（C）和轴位 SE $T_1WI$ 增强（D）显示严重右半球萎缩；相应颅盖骨增厚（白箭）；右侧大脑半球周围弥散性血管瘤病强化显著（D），右侧脉络丛进一步扩大（黑箭，D）

前所述，钙化发生在软脑膜血管瘤下大脑皮质，是 Sturge-Weber 病最常见 CT 表现（图 6-48E）[297, 307]。虽然大脑皮质中任何部位均可受累，但钙化最常见于单侧大脑半球后部。有时 $T_1WI$ 中难以显示钙化，$T_2WI$ 上，尤其是磁敏感加权成像或 $T_2^*WI$ 梯度回波

图像上易显示，因为这些序列对正常脑组织和钙化之间的磁化率差异更敏感（图 6-50）[304]。使用更敏感的技术，在受累区域的大脑皮质或其下方可见低信号细带[304]，这些区域似乎与 PET 研究中氟代脱氧葡萄糖摄取减少有关[304]。$T_1WI$ 增强显示软脑膜异常的范围大于 SWI。在显示扩张髓静脉、异常脑室周围静脉、皮质脑回状异常和灰白质交界区异常方面，SWI 优于对比增强 $T_1$ 序列（图 6-50）[308]。

动态 MR 灌注加权成像显示，在更严重萎缩、更长癫痫持续时间和更频繁癫痫发作的患儿中，灌注值降低。灌注增加可能提示 SWS 早期无严重脑萎缩[309]。受累脑区的 $^1H$-MRS 显示胆碱升高（可能与髓鞘形成加速有关），NAA 降低（可能由皮质／白质缺血性损伤所致）和乳酸轻微升高（可能由持续缺血导致）。然而，MRS 异常（NAA 降低，胆碱升高）甚至可以在远离软脑膜血管瘤病的外观正常白质中观察到[310]，在外观正常的白质中也同样发现了扩散系数的增加[311]。

SWS 患儿脉络丛常扩大[312]，可能是因为血液分流至深部髓静脉，然后流入侧脑室。因此，年幼儿脉络丛增大的程度与软脑膜血管瘤的范围呈正相关，即脑实质受累越广泛，脉络丛越大[313]。扩大的脉络丛在增强 $T_1WI$ 上显示最好，为血管瘤同侧脉络膜的异常显著强化（图 6-48、图 6-49 和图 6-51）[312]。$T_2WI$ 上，受累脉络丛增大且信号

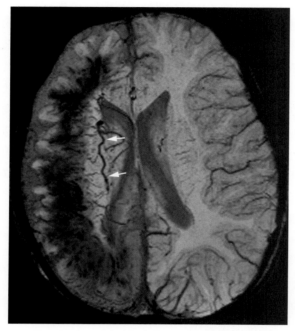

▲ 图 6-50 儿童 Sturge-Weber 综合征伴右半球萎缩

轴位 SWI 显示右半球萎缩的皮质和皮质下的弥漫、低信号和皮质下钙化。脑室附近可见扩张的、低信号的髓静脉和室管膜下静脉（白箭）（此图由费城 Erin Schwartz 博士提供）

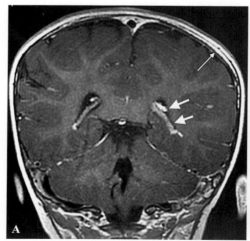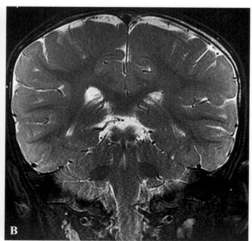

▲ 图 6-51 男，15 月龄，早期 SWS 表现伴左面部葡萄酒色痣

A. 冠状位 $T_1WI$ 增强显示左侧脉络丛轻微不对称增大（双短箭），左侧大脑半球周围未见血管瘤病；左侧顶骨板障间隙（长箭）比右侧略厚。B. 冠状位 $T_2WI$ 脂肪抑制显示左侧颅骨板障不对称的厚度增加和 $T_2WI$ 高信号（箭）

较脑实质高 [312]。这种现象最常见的原因是脉络丛增生，可能与受累大脑半球深静脉系统和静脉丛的静脉血流增加有关，被称为"脉络膜血管瘤样畸形" [314]。

患 SWS 的婴儿，与大脑其他部位相比，血管瘤下白质常呈明显的短 $T_2$ 信号（图 6-49A）[315]，最可能是由于继发于异常的髓鞘化。弥散张量成像证实了在受累白质中 FA 增加和弥散扩散系数降低 [316]。髓鞘形成增加可能是异常静脉淤血或反复癫痫发作所致 [317]。导致 $T_2$ 缩短的另一种可能因素是毛细血管和静脉中脱氧血红蛋白增加，这是浅静脉回流受阻的结果，由此导致脱氧血液通过扩张的深部髓静脉分流到深静脉系统 [318]。

大多数，但并非全部的 SWS 患儿的同侧大脑半球最终发生脑萎缩（图 6-48、图 6-49 和图 6-50）。癫痫发作期，脑萎缩并不常见。正如预期，双侧血管瘤患儿脑萎缩为双侧 [319]。受累大脑皮质下白质在 CT 上表现为低密度，MRI 表现为 $T_1$WI 低信号和 $T_2$/FLAIR 高信号 [320]。DTI 显示受累白质的弥散系数增加，FA 降低 [304]。这些影像学特征很可能代表了缺血脑组织的萎缩和星形胶质细胞增生。

幕下受累（表现为软脑膜强化、萎缩和发育性静脉异常）可能比之前认为的更常见，已有 10%～40% 的病例报告 [321]。

颅骨和面部异常亦可见。大多数 SWS 病例中可观察到 PWS（葡萄酒色痣）同侧的颅骨骨髓 $T_2$ 高信号和（或）骨髓强化。如累及面骨，多数患儿合并同侧脉络膜血管瘤。年龄较小的患儿常观察到骨髓异常且不伴有软脑膜血管瘤病（图 6-51）。由于骨髓信号异常可能是头颅 MRI 唯一异常表现，也许为较轻表型或早期疾病的表现。因此面部和颅骨骨髓信号改变可提供额外的早期诊断线索 [322]。因患侧脑组织生长减慢（伴进行性脑半侧萎缩），导致同侧颅盖骨增厚，鼻旁窦及乳突气房扩大。增厚的颅骨 MRI 表现为高信号的含脂板障间隙增宽。中线结构常向软脑膜血管瘤侧明显移位。偶尔可见血管瘤侧颅骨增大，这种反常扩大可能是继发于脑萎缩大脑半球硬膜下血肿积聚的结果 [323]。

脑室管膜下和脑室周围区域的血管扩张在 CT 和 MRI 中很常见（图 6-48D 和图 6-50）。虽然静

脉畸形、动静脉畸形和硬脑膜动静脉瘘可能与 SWS 有关 [324]，但大多数患儿这些半球深部血管扩张原因是脑深部静脉系统扩张 [318, 325]。这种扩张的发生是大脑浅静脉系统发育不良的结果。表浅的软脑膜血管瘤则与浅静脉系统发育不良和流出减少有关。因此，静脉血液通过上述深髓静脉分流进入大脑的深静脉系统 [318, 325]，这种重新定向的静脉引流不应被误认为是动静脉畸形，后者存在扩张的供血动脉及引流静脉。在 CT 出现之前，软脑膜血管瘤区域缺乏浅静脉引流是诊断 SWS 的重要标准 [318, 325]。

FDG 的正电子发射断层扫描已用于研究 SWS 患儿的脑代谢。疾病早期阶段，受累区域常为高代谢，但随即转变为低代谢 [326]。一般而言，磁敏感加权灌注 MRI 和 FDG-PET 代谢研究之间有良好的相关性，可以观察到随着脑白质灌注增加，上覆皮质代谢保持不变的灌注/代谢不匹配，可能代表着皮质功能保存，而通过深静脉系统提供皮质侧支引流增加了脑白质灌注的疾病阶段 [327]。当考虑行皮质切除术治疗难治性癫痫和发育障碍时，PET 可能有助于制订手术计划 [326]。PET 与 MRI 联合扫描更有效果 [304]。

**2. 眼部异常**

约 30% 的 SWS 患儿眼球异常 [285, 328]。病理上，受累患儿有脉络膜和巩膜的血管瘤。临床表现为眼痛、青光眼引起的眶后痛、视网膜脱落引起的视力急性恶化。如青光眼始于宫内，则眼压升高可引起眼球增大，这种表现称为"牛眼征"。"牛眼征"在 CT 和 MRI 上表现为眼球增大并拉长。MRI 可发现脉络膜血管瘤，平扫 $T_1$WI 上表现为眼球后壁增厚，$T_2$WI 的第一个回波上表现为眼球后部新月形高信号影，MRI 压脂后增强显示眼球后部异常强化的新月形影（图 6-52）[329]。脉络膜血管瘤存在与疾病偏侧性和面部受累程度有关，与颅内软脑膜血管瘤大小无关 [329]。必须注意不要将化学位移伪影（使用较短带宽的 $T_2$ 加权图像上沿眼球后缘的新月形高信号）误认为脉络膜血管瘤。由于这种潜在的缺陷，使用脂肪抑制增强序列才是最可靠的。

**（四）中枢神经系统外表现**

SWS 患儿通常不存在胸部或腹部内脏异常。然

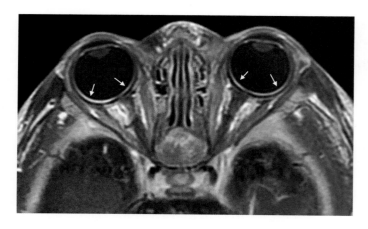

▲图 6-52 婴儿脉络膜血管瘤，双侧 Sturge-Weber 综合征

轴位 T₁WI 增强显示眼球脉络膜明显强化（箭），右侧比左侧稍明显，提示存在脉络膜血管瘤

而，一些患者有 SWS 典型表现的同时，会出现内脏和四肢血管瘤 [285, 330, 331]。血管瘤可为局限性或弥漫性的，可位于肠道、肾脏、脾脏、卵巢、甲状腺、胰腺或肺部 [285]。一些学者将 SWS 同时存在与内脏和四肢血管瘤称为 Klippel-Trenaunay-Weber 综合征 [332]，而其他人认为整个复合体是 SWS 的一部分 [330]，还有人认为它是一种重叠综合征 [333]。

## 五、von Hippel-Lindau 病

### （一）临床表现

von Hippel-Lindau 病又称中枢神经系统血管瘤病，是一种外显不全的常染色体显性遗传病，其特征表现视网膜血管瘤、小脑和脊髓血管母细胞瘤、肾细胞癌、内淋巴囊肿瘤、嗜铬细胞瘤、附睾乳头状囊腺瘤、肝脏和肾脏血管瘤及胰腺、肾脏、肝脏和附睾的囊肿 [334-336]。von Hippel-Lindau 病发病率约为 1/40 000，无性别差异 [336-338]。如果患儿有多个中枢神经系统血管母细胞瘤、一个内脏血管母细胞瘤或临床表现及家族史，即可确诊本病 [338]。该病是由一种染色体 3p25.3 上称为 VHL 抑瘤基因的种系突变引起的 [339]，其基因产物 pVHL，参与细胞周期调控和血管生成。pVHL 的失活导致缺氧诱导因子（HIFs）的过度表达，从而导致与血管生成、增殖、凋亡和代谢［包括 VGEF（血管内皮生长因子）］相关的多个基因的过度表达 [340, 341]。

von Hippel-Lindau 病的诊断通常在确定小脑或视网膜肿瘤后。本病常于 30—40 岁开始出现症状，而 15 岁以前很少发病 [334, 337, 338]。虽然视网膜血管瘤的症状常早于小脑病变引起的症状，但这一顺序并非一成不变。此外，眼部表现无特异性，往往不能确诊。常见的发病顺序是先出现伴有渗出和出血的反应性视网膜炎症，继而是视网膜脱离、青光眼、白内障和葡萄膜炎。当患儿因视力下降或眼痛就诊时，视网膜剥离的继发性改变可掩盖原潜在病变。小脑肿瘤和相关的颅内压增高可引起头痛、眩晕和呕吐。其他小脑表现如运动障碍、辨距障碍和 Romberg 征也是常见的 [337]。少见症状有脊髓功能障碍，如感觉丧失或本体感觉障碍。之所以少见，是因为本病患儿出现脊髓或内脏病变的症状而前来就医少 [338]。因内淋巴囊肿瘤导致的听力丧失罕见。VHL 综合征的皮肤表现少见且无特异性，主要包括血管瘤和咖啡斑 [338]。

### （二）眼部表现

半数以上的患儿发现视网膜血管瘤，其症状常是该病早期表现 [338]。使用间接眼底镜和荧光血管造影可清晰显示视网膜血管瘤。2/3 以上患儿为多发血管瘤，多达 50% 为双侧发病 [337, 338, 342]。虽然 CT 和 MRI 能发现继发性视网膜脱离，但由于视网膜血管瘤本身通常很小，很少通过影像学检查发现。

### （三）脑和脊髓表现

中枢神经系统的血管母细胞瘤归为 WHO Ⅰ级肿瘤。它们见于 10 岁内儿童期、青少年或早期成年 [342]，约 90% 的 VHL 病出现 [343]。血管母细胞瘤

可见于小脑（45%）、脊髓（36%）、马尾（11%）、脑干（7%）、幕上间隔（1%）和神经根（0.3%）[343]，约33%不伴有囊肿。肉眼观时血管母细胞瘤边界清楚，无真正的包膜，富含血管，靠近软脑膜表面有坚实的红色结节[341]。最近一项对 CNS 血管母细胞瘤前瞻性自然病程研究显示，约50%的病变在平均6.9 年的时间内保持大小稳定；另外的50%病变中，72%的增长是跳跃性的，6%呈线性增长，22%为指数增长[343]。与无症状肿瘤相比，有症状的肿瘤往往体积更大，更容易合并瘤周水肿或瘤周囊肿[344]。

当血管母细胞瘤的结节足够大时，CT 表现为明显强化；然而，有小结节的肿瘤可能与良性颅后窝囊肿难以区分；或者缺乏囊肿时，可能根本不能显示[297, 345]。囊性病变 MRI 表现为边缘清晰的小脑肿块，$T_1WI$ 为低信号和 $T_2/FLAIR$ 呈高信号（图 6-53 和图 6-54）[346, 347]。增强前后 $T_1WI$ 序列对显示血管母细胞瘤最有用[348]。如在囊壁内可见实性结节，其内常有小曲线样信号流空，代表扩张的供血和引流血管[349]。实性血管母细胞瘤表现为边界不清的实性肿块，平扫很难鉴别[346, 347]。肿瘤一般为 $T_1WI$ 呈低信号，$T_2/FLAIR$ 呈高信号，虽然偶有出血，此时 $T_1WI$ 平扫呈高信号。MRI 增强可提高小病变的检出率，肿瘤的实体部分显著强化（图 6-53 和图 6-54）[346, 348]。MRI 灌注技术可显示

血管母细胞瘤的血管分布，其特征为灌注明显增加［使用 ASL 或动态敏感性（DSC）技术］和低血管渗透性［使用动态增强（DCE）成像］[350]。为了显示供应肿瘤动脉的位置和大小，仍可进行导管血管造影术。血管母细胞瘤的血管造影表现具有较高的特征性，即紧密纠集在一起的扩张的血管在动脉早期迅速显影，这增加了 CT 或 MRI 的诊断特异性，常可看到肿块的非血管（囊性）部分[351]。

半数以上的 von Hippel–Lindau 病可见小脑血管母细胞瘤[338, 342]。该肿瘤是第二位最常见的早期表现，手术切除后常复发。过去认为脊髓血管母细胞瘤并不常见，因为 von Hippel–Lindau 病脊髓的临床表现罕见。然而，磁共振成像和尸检数据表明，脊髓血管母细胞瘤比以前认为的更多，发生率更高（图 6-54、图 6-55 和图 6-56）[55, 337, 338, 347]。脊髓血管母细胞瘤患儿多数存在脊髓空洞症，症状最常由囊肿而非肿瘤的实性部分所引起。脊髓空洞症很难与肿瘤囊肿和脊髓水肿鉴别，但 $T_2WI$ 常有助于鉴别囊肿和水肿，前者表现为典型的高信号且边缘锐利，而后者信号稍低且边缘模糊（图 6-55）。MRI 平扫很难鉴别特发性脊髓空洞症与继发于血管母细胞瘤的脊髓空洞症。静脉注射顺磁性对比剂后，肿瘤显著强化，有助于诊断[346, 352]。脊髓血管母细胞瘤的另一个特异性 MRI 表现是扩张的供血和引流血

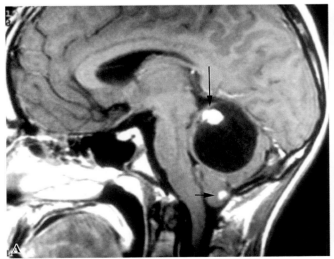
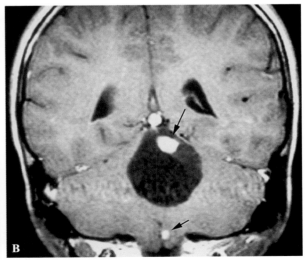

▲ 图 6-53　von Hippel–Lindau 病的囊实性小脑血管母细胞瘤
增强后矢状位（A）和冠状位（B）$T_1WI$ 显示小脑巨大囊肿，小脑上蚓部可见强化的壁结节（长黑箭）。右侧小脑扁桃体可见第二个小结节（短黑箭）

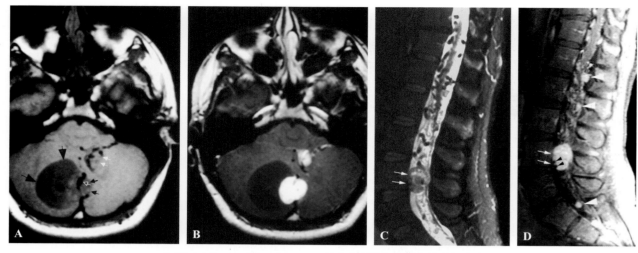

▲ 图 6-54　von Hippel-Lindau 综合征小脑和脊髓血管母细胞瘤

A. 轴位 $T_1WI$ 显示右侧小脑见有壁结节（实小黑箭）的囊肿（大黑箭），伴曲线样流空信号影（空心小白箭）；左侧小脑半球前部可见第二个结节（实小白箭）伴曲线样信号流空影。B. 增强后显示两处血管母细胞瘤的实性部分均有强化。C. 矢状位 $T_2WI$ 显示蛛网膜下腔有多发曲线样流空影，$L_4$ 水平可见一肿块（白箭）。难以发现其他多发血管母细胞瘤。D. 脊柱矢状位增强 $T_1WI$ 显示，$L_4$ 处巨大肿块（白箭）伴有一些内部流空影（黑箭头），和多发明显强化的血管母细胞瘤（白箭头）

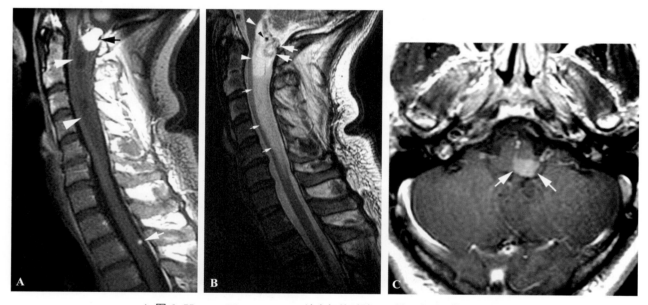

▲ 图 6-55　von Hippel-Lindau 综合征的延髓、颈椎和脊髓血管母细胞瘤

A. 静脉注射对比剂后经过上段脊髓的矢状位 $T_1WI$ 显示，在颈髓交界区可见一强化肿块（黑箭）及其周围囊肿 / 水肿（白箭头），向外延伸至小脑延髓池；$T_2$ 水平背侧可见第二个病灶（白箭）。两处病变均为血管母细胞瘤。临床并未怀疑那个位置更低的病灶。B. 矢状位 $T_2WI$ 显示颈髓肿块（大白箭）呈低信号，肿块旁可见流空信号（黑箭头）及肿瘤内囊变（白箭头）。C. 延髓上部水平轴位 $T_1WI$ 增强显示左侧小脑下脚内强化的血管母细胞瘤（白箭）

管呈肿瘤内和邻近的匍行样流空信号区[346, 349]。传统上进行数字减影血管造影可明确显示供血动脉，然而，使用现代 CT 扫描仪的 3D-CT 血管造影术也是一种很有前景的技术[353]。

血管母细胞瘤也可发生在脑干（图 6-55）或大脑半球[297]。其影像学表现与小脑或脊髓血管母细胞瘤相同。它们可以是大囊伴实性结节或完全实性，实性部分可见曲线样信号流空及明显强化。了

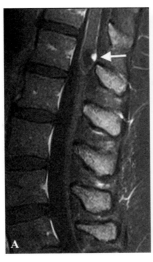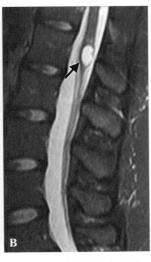

▲ 图 6-56 von Hippel-Lindau 综合征的脊髓圆锥血管母细胞瘤

A. 矢状位 $T_1$WI 增强显示脊髓圆锥内囊肿病变，其后方见明显强化的结节（箭）；B. 矢状位快速自旋回波 $T_2$WI 显示脊髓圆锥内的囊肿（箭），很难发现结节

解 von Hippel-Lindau 病的诊断知识或其他血管母细胞瘤的存在有助于本病诊断。

#### （四）内淋巴囊乳头状囊腺瘤

另一种在 von Hippel-Lindau 病中发病率较高的肿瘤是内淋巴囊乳头状囊腺瘤[354, 355]。虽然大多数内淋巴囊乳头状囊腺瘤为散发，但 von Hippel-Lindau 病的患儿发生这些肿瘤的风险高于正常人群。von Hippel-Lindau 病内淋巴囊乳头状囊腺瘤的发病率为 7%～15%[356, 357]。内淋巴囊肿瘤患儿典型表现为听力丧失，因此发现 von Hippel-Lindau 病患儿听力丧失，应直接对其内淋巴囊进行神经影像学检查。反之，30 岁以下患者发现内淋巴囊肿瘤，应仔细寻找眼、脑、小脑或肾脏肿块的存在。双侧内淋巴囊乳头状血管瘤样肿瘤的患儿应高度怀疑 von Hippel-Lindau 病[355]。

内淋巴囊乳头状囊腺瘤的影像表现具有较高特征性。肿瘤起源于前庭导水管内的内淋巴上皮，沿颞骨岩部的后内侧缘生长[357]。CT 显示以前庭导水管水平为中心的骨质破坏伴散在钙化（图 6-57A）。MRI 上 $T_1$WI 为不均匀性肿块，与脑部高信号区域对比呈等信号。$T_2$WI 表现为以高信号为主肿块，其内有低信号区域（图 6-57B 和 C）。较大肿瘤有血

管流空信号。注射顺磁性对比剂后，肿瘤呈均匀或不均匀强化（图 6-57D 和 E）[356, 358]。血管造影显示肿瘤血管主要来自于颈外动脉分支，但在较大的肿瘤，有颈内动脉和基底动脉分支供血[356, 358]。

#### （五）内脏表现

von Hippel-Lindau 病在内脏主要表现为肾细胞癌，发生率在 40% 以上。肿瘤常为多中心或双侧发病[337]。内脏表现多数晚于神经系统表现，平均发病年龄在 50 岁左右[338]。10%～15% 患儿可出现嗜铬细胞瘤。囊肿几乎发生于所有内脏器官，包括肝脏、网膜、肠系膜、脾脏、肾上腺和附睾。腺瘤可见于肝脏和附睾[338, 345]。因此，von Hippel-Lindau 病患儿除了神经影像学检查之外，还必须接受腹部和盆腔影像学检查。

## 六、共济失调 – 毛细血管扩张症

#### （一）临床表现

共济失调 – 毛细血管扩张症（AT）是一种常染色体隐性遗传的多系统疾病，临床特征复杂，包括小脑变性、血管扩张、严重免疫缺陷、早衰、易患癌、急性放射敏感性和血清甲胎蛋白水平升高[359-364]。AT 是以 X 线辐射敏感性、癌症易感性、免疫缺陷、神经异常和双链 DNA 断裂（称为 XCIND 综合征）为特征的家族疾病的原型。XCIND 综合征疾病的其他类型包括 Nijmegen breakage 综合征（NBS）、重症联合免疫缺陷（SCID）变异型和 Fanconi 贫血[365]。因为 DNA 修复缺陷，这些患儿对电离辐射特别敏感，故应避免暴露于 X 线。

AT 的发病率为活婴的 1/40 000～1/88 000[359, 364]。致病基因（称为 ATM，共济失调 – 毛细血管扩张症突变）编码蛋白激酶 ATM，它位于染色体 11q22-23[366]，用于检测 DNA 损伤或在损伤修复前阻止细胞生长。受累患儿的细胞经常存在染色体畸变，包括染色体断裂、重组和非整倍体[363]。患儿常表现为小脑共济失调，并于开始学步时表现出来，继而出现进行性神经功能恶化。最终，患儿出现无法行走、动眼异常、构音障碍、手足舞蹈症、内分泌紊

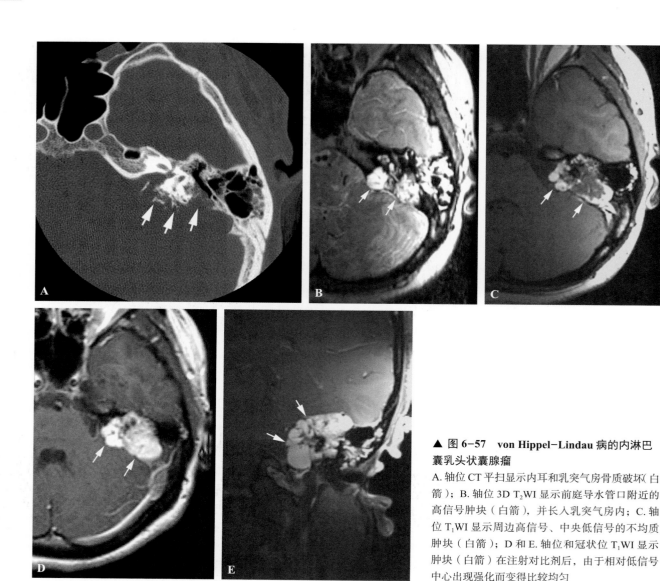

▲ 图 6-57　von Hippel-Lindau 病的内淋巴囊乳头状囊腺瘤
A. 轴位 CT 平扫显示内耳和乳突气房骨质破坏（白箭）；B. 轴位 3D $T_2$WI 显示前庭导水管口附近的高信号肿块（白箭），并长入乳突气房内；C. 轴位 $T_1$WI 显示周边高信号、中央低信号的不均质肿块（白箭）；D 和 E. 轴位和冠状位 $T_1$WI 显示肿块（白箭）在注射对比剂后，由于相对低信号中心出现强化而变得比较均匀

乱和肌痉挛 [359, 360, 367]。

　　3—6 岁的儿童出现特征性皮肤改变（黏膜皮肤毛细血管扩张），首先见于球结膜，继而累及耳、面、颈、腭、手背、肘前和腘窝，还可见其他相关的皮肤病变 [360, 361]。AT 患儿常存在免疫系统功能紊乱，引起大多数患儿反复发生细菌性和病毒性鼻窦 - 肺部感染，并可导致支气管扩张和肺功能衰竭，这是最常见的死亡原因。10%～15% 的受累患儿出现恶性肿瘤 [368]，年幼患儿多见淋巴瘤和白血病，而在成人中多为上皮性恶性肿瘤 [368, 369]。

　　一旦确定了 AT 的基因型，可以很明显发现不同表型的特点在年龄（儿童和成人发病）、严重程度（轻度和重度）和临床表现（一些患者缺乏眼皮肤毛细血管扩张）方面差异很大。目前人们已提出一种新病名，即 ATM 综合征，来反映这种拓展的表型：由于 ATM 蛋白和激酶活性的缺失或水平降低而导致的多系统受累的神经退行性疾病。无 ATM 激酶活性的患儿表现出 AT 的经典表型，残留 ATM 激酶活性则导致较温和的非典型表型 [364]。

### （二）病理学和神经影像学表现

　　共济失调毛细血管扩张症的主要神经病理学发现是小脑皮质变性，尤其是浦肯野细胞丢失和颗粒细胞层丢失或减少 [370]。浦肯野细胞和颗粒细胞的退化可发生在小脑蚓部、小脑半球或两者都有。这种神经元变性和萎缩的原因很可能与突变 ATM 蛋白不能调节小脑氧化酶应激水平，从而导致细胞凋亡有关[370]。其他中枢神经系统表现包括小脑神经核萎缩、脊髓前角细胞萎缩和薄束脱髓鞘及垂体前叶存在巨核细胞[371]。此外，还可见成年患者大脑皮质变性血管周围出现脑皮质海绵样变性的报道[371]。

其主要的神经影像学表现为小脑皮质萎缩、小脑体积缩小、第四脑室扩张和小脑沟回显著增加[372]。最初，萎缩累及小脑蚓部和小脑半球的侧面，随着病程延长，出现更严重和广泛的萎缩（和更严重的

共济失调）（图 6-58）[373]。小脑实质毛细血管扩张破裂可导致出血。肺内血管畸形分流的栓子可引起脑梗死。磁敏感加权图像上，年长患儿脑白质内可能存在多个低信号灶，推测可能是继发于毛细血管扩张引起的多发性小出血（图 6-59）[367, 374, 375]。这些有时与较大的 $T_2$/FLAIR 高信号区相关[376]，可能代表局灶性脱髓鞘或缺血（图 6-59）[370]。与年龄匹配的对照组[375, 377]相比，在 TE = 144ms 下获得的 $^1$H-MRS 显示小脑所有代谢物均减少，NAA/Cho 降

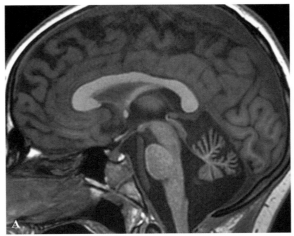
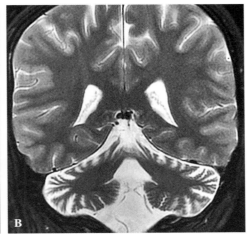

▲ 图 6-58　11 岁患儿的共济失调型毛细血管扩张症
矢状位 $T_1$WI（A）和冠状位 $T_2$WI（B）显示小脑蚓部（A）和半球（B）皮质中至重度弥漫性萎缩

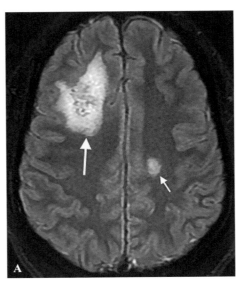
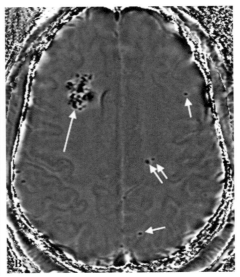

▲ 图 6-59　25 岁患者的共济失调毛细血管扩张症
出血性脑白质病变。A. 轴位 $T_2$ FLAIR 显示右侧额叶较大 $T_2$WI 高信号区（长箭），左半卵圆中心后部（短箭）第二小病灶；B. 同一水平的磁敏感加权序列的相位重建图像显示右侧额叶病变（长箭）有明显的血液降解产物集中，两个小点状病灶位于左侧半卵圆中心（双箭），两个位于左侧皮质下白质（短箭）

低，Ch/Cr 比值增加（蚓部＞半球）。$^1$H-MRS 上，$T_2$/FLAIR 高信号脑损伤区显示低的 NAA 峰和较大的脂质峰[376]。

患有小脑共济失调和进行性神经功能恶化的幼儿仅发现小脑萎缩时，应提高共济失调毛细血管扩张症诊断的可能性。关于儿童期小脑萎缩的其他原因的讨论，见第 3 章。

### （三）Nijmegen Breakage 综合征

NBS 是一种罕见的、常染色体隐性遗传性 XCIND 病综合征。NBS 是一种在临床和基因学上都不同于共济失调毛细血管扩张症的疾病[378]，由 8q21 号染色体上 *NBS1* 基因突变引起[379]。该基因的蛋白产物称为 nibrin，参与 DNA 的修复[380, 381]。本病在欧洲中部人群流行，其体内有 *NBS1* 基因常见的最原始突变[381]。患儿表现为小头畸形（出生时 OFC 低于第 3 位百分位数，百分位数逐渐下降）、面容特殊（前额倾斜、下颌退缩、面中部和鼻部突出、睑裂向上倾斜）和早期生长迟缓[382, 383]，无共济失调、失用症和毛细血管扩张[364]。智力最初正常至低于临界，但大多数在青春期进展为中度迟缓[384]。在年幼时免疫缺陷导致反复感染和易患癌症倾向，主要是淋巴瘤[384]。

主要影像表现为胼胝体发育不良（约 < 50%），伴有侧脑室三角区和枕角周围白质减少[384]。据报道，鼻窦疾病很常见，蝶窦气化延迟[384]。应寻找机会性感染和肿瘤，尤其是淋巴瘤和白血病。

## 七、神经皮肤黑变病

### （一）临床表现

神经皮肤黑变病（neurocutaneous melanosis，NCM）是一种神经外胚层发育不良疾病，其特征是存在先天性黑素细胞皮肤痣，这是一种相对罕见的胎记，发生率 1/20 000～1/50 000 成活婴儿，且黑色素沉积于脑膜或脑实质[385, 386]。先天性黑色素痣（congenital melanotic nevi，CNM）出生时可单发或多发，可较小（直径数厘米）或较大。它们可能是孤立的，也可能与大脑或软脑膜黑色素沉着症有

关。10%～30% 的多发性 CNM 患儿 MRI 有中枢神经系统异常[387]，当这些胎记与软脑膜或大脑黑色素沉着症有关时，可诊断为 NCM。最近发现，多发性 CNM 的潜在原因是 NRAS 基因的第 61 对密码子杂合激活突变的镶嵌现象。*NRAS* 是一种参与控制关键细胞信号通路的发育基因和原癌基因，位于染色体 1p13.2[388]。由于在 NCM 患儿中存在许多非黑素病变的中枢神经系统病变，且发现导致皮肤和神经系统症状的单个基因缺陷，因此提出另一种术语，即 "CMN 综合征"，用于具有 CMN 和皮肤外特征的患儿[387]。

除了少数病例外，患儿在头颈部或躯干（通常是背部脊柱区域）存在先天性色素痣，常存在多发卫星痣[389]。先天性神经系统异常的风险随着痣总数和最大痣大小的增加[387]。

大多数（2/3 以上）患儿为无临床症状、孤立的脑实质内病变，恶性肿瘤或早期死亡发生率低，包括中枢神经系统黑色素瘤的风险较低[387]。Frieden 等[390] 报道的 43 例头颈部或脊柱巨大皮肤黑色素痣，其中 23%（10/43）病例有局灶性 $T_1$ 缩短，强烈提示脑内一个或多个区域有黑色素沉积，特别是前内侧颞叶（杏仁核）、小脑、脑桥和（或）延髓。另外征象包括颅内间充质异常（包括蛛网膜囊肿）、小脑发育不全、脊髓脂肪瘤、脊髓拴系和 Chiari I 型畸形。尽管经常发现黑色素沉积，但没有一例病例继续发展为 CNS 黑色素瘤，平均随访时间为 5 年[391]。这一结果提示在无症状的 NCM 患儿中，脑部 MRI 表现可能类似于皮肤。如果是这样，患儿一生中皮肤和原发性 CNS 黑色素瘤的风险将略微增加[391]，但可能不需要重复常规 MRI 检查[387]。

症状型 NCM 患儿一般在 2 岁以内发生中枢神经疾病，第二个发病小高峰在青春期或成年期。最常见的神经系统并发症有癫痫发作、脑神经功能障碍及颅内压增高的症状和体征。2/3 病例可发生脑积水，可认为是由黑色素沉着症广泛的软脑膜浸润或发展为颅内黑色素瘤所致[392, 393]。约 20% 的病例脊髓受累，可能导致脊髓病、神经根病和直肠或膀胱功能障碍[394]。症状性神经皮肤黑素沉着症的预后较差，大多数患儿在神经系统症状出现后 3 年内死亡，死于 CNS 恶性黑色素瘤，或者死于 "良性"

黑色素细胞的进行性生长[386]。有软脑膜疾病患儿需要通过 MRI 进行监测，发现疾病进展时，进行活检是必要的[387]。

用于定义危险人群标准如下[394, 395]：①巨大或多发（3 个或 3 个以上）先天性黑色素痣伴脑膜黑色素沉着或中枢神经系统黑色素瘤，其中巨大痣定义为成人直径等于或大于 20cm，婴儿头皮痣大于 9cm，或婴儿身体上的痣大于 6cm；②无皮肤黑色素瘤的证据，但脑膜病变受检区域在组织学上为良性者除外；③没有脑膜黑色素瘤的证据，不包括组织学证实为良性的皮肤病变。那些组织学证实的病例为确诊病例，所有其他情况均被视为临界诊断。

### （二）病理表现

正常黑素细胞起源于神经嵴的外胚层细胞，见于髓质、脑桥、黑质和软脑膜的网状结构[396-399]。然而，NCM 患儿有数量黑色素细胞，位于脑底部的软脑膜及颞前叶、丘脑、基底节、小脑、脑桥和延髓的实质血管周围间隙[386, 395, 399]。对于脑膜黑色素细胞异常聚集，人们提出了许多可能解释，包括黑色素细胞前体的异常迁移[400]、软脑膜细胞内产黑色素基因的异常表达[401]或"正常"产生黑色素的软脑膜细胞快速增殖。异常的黑色素细胞常存在于血管周围，从基底池穿入大脑，导致脑实质黑色素沉积[395, 402]。

颞前叶和小脑似乎是 NCM 中黑色素细胞聚集的最常见部位[395, 403-408]。在颞前叶中，最常累及杏仁核[395, 403, 407-409]。其他常见部位包括丘脑、脑桥、小脑和额叶底部[394, 395, 403, 409]。虽然也有证据表明黑色素是在神经元和神经胶质内产生，而不是黑色素细胞，向这些部位优先扩散的原因可能是由于它们靠近基底膜[387]。

### （三）神经影像学表现

神经皮肤黑素沉着症患儿 CT 检查可显示伴有小脑或脑桥发育不全，但含黑色素细胞的病灶仅显示轻微的高密度，除非已转变为黑色素瘤，否则很难看到。软脑膜受累难以鉴别，除非已发生恶变，增强显示软脑膜强化。MRI 显示脑实质或脑膜内黑色素灶 $T_1WI$ 为高信号，有时 $T_2WI$ 为低信号（图 6-60、

图 6-61 和图 6-62），信号特征与黑色素的 $T_1$ 和 $T_2$ 缩短效应相符。白质髓鞘化形成导致的 $T_1$ 和 $T_2$ 缩短使得黑色素不太明显，所以在无髓鞘化大脑中更易检测到黑色素沉积[391]。因此，最好在婴儿早期行黑色素沉积的 MRI 筛查，即出生后 4—6 个月内进行[387]。FLAIR 图像显示与正常脑实质相比，本病受累的脑实质和软脑膜呈高信号[410]。实质内异常信号灶的直径常为 3cm 或以下，最常见于颞前叶、小脑和脑干（图 6-60、图 6-61 和图 6-62）[409, 411]。$T_1$ 和 $T_2$ 缩短可能是黑色素中存在顺磁性稳定自由基所致（通过电子自旋共振研究确定）[412, 413]。自由基中的不成对电子通过偶极 - 偶极相互作用与水质子相互作用，从而缩短了 $T_1$ 和 $T_2$ 的弛豫时间[414, 415]。当存在广泛的软脑膜病变时，患儿常有脑积水（图 6-62）[416]。黑色素细胞聚集变性转化为黑色素瘤时，可通过识别新的结节或病变进行性生长、周围水肿、占位效应或中心坏死来确定[409]。一些作者在 NCM 病例的 MRI 研究中发现了异常脑膜强化[417, 418]，当在颅内压升高的患儿中观察此征象时，可能代表肿瘤的弥漫性软脑膜扩散[418]。然而，在黑色素沉着发生恶变并破坏血脑屏障并扩散至整个蛛网膜下腔之前，几乎看不到强化[418]。

小脑和脑桥周围出现黑色素沉着时，可分别引起小脑（主要是蚓部）和脑干发育不全（图 6-60）[409, 411]。随着时间的推移，影像检查难以检查到软脑膜中的黑色素沉积（图 6-60C）。此阶段影像检查显示患者可能误诊为特发性脑桥小脑发育不全，除非知晓婴儿期大面积皮肤黑色素痣病史。在高达 10% 的 NCM 和小脑发育不全的患儿中，第四脑室扩大，常诊断为 Dandy-Walker 畸形[394, 419-421]。少见表现包括脊髓拴系[391, 422]、脊髓空洞症、椎管脂肪瘤（通常为软脑膜下）和蛛网膜囊肿（颅内和椎管内）[390, 416]。

## 八、色素失禁症

### （一）临床表现

色素失禁症（IP，又称为 Bloch-Sulzberger 综合征）是一种罕见的以先天性皮肤病变、牙齿及骨骼发育不良、眼部异常和中枢神经系统受累为特征

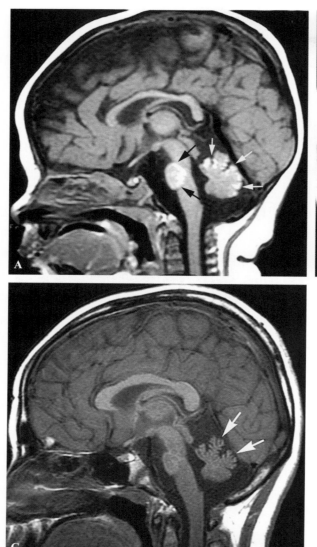

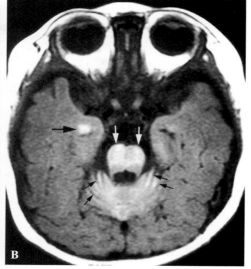

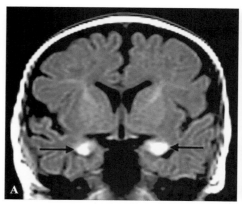

▲ 图 6-60 神经皮肤黑变病

A. 3 月龄婴儿，矢状位 $T_1WI$ 显示脑桥基底（黑箭）和蚓部表面（白箭）呈高信号，脑桥和蚓部略小。B. 轴位 $T_1WI$ 显示脑桥基底部（白箭），右侧杏仁核（大黑箭）和小脑叶（小黑箭）高信号的黑色素沉积。C. 5 岁时，矢状位 $T_1WI$ 显示脑桥和小脑发育不全（箭），但无软脑膜黑色素沉着的证据。随着大脑发育成熟，黑色素沉着症变得更难发现。目前尚不能确定这是否反映了软脑膜黑色素沉着的变化，还是黑色素沉积与脑实质相对信号强度的变化

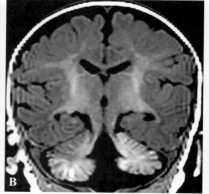

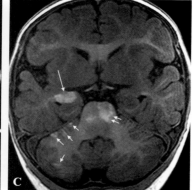

▲ 图 6-61 神经皮肤黑变病的变异

A. 冠状位 $T_1WI$ 显示侧脑室颞角前方有大片黑色素沉着（箭），这是黑色素沉着症最常见的部位。B. 冠状位 $T_1WI$ 显示小脑皮质明显高信号，左侧信号高于右侧。注意左侧小脑发育不全重于右侧。C. 不同患儿，斜冠状位 $T_1WI$ 显示多个高信号黑色素灶：右侧杏仁核（长箭）；脑桥，特别是左侧（双箭）；右侧小脑皮质内多个小的高信号沉积（短箭）

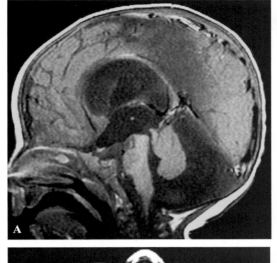

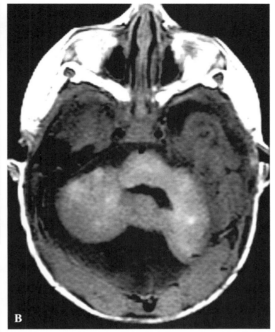

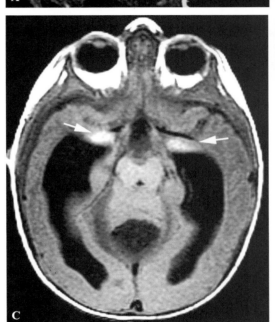

▲ 图 6-62　神经皮肤黑变病伴脑积水

A. 矢状位 $T_1WI$ 显示严重脑积水，小脑体积轻度减小及小脑延髓池扩大；B. 轴位 $T_1WI$ 显示小脑半球和小脑中脚有多发高信号黑色素沉积；C. 中脑水平轴位 $T_1WI$ 显示双侧脑室颞角前方黑色素沉积（白箭）

的疾病[423, 424]。其患病率低于 1/10 0000[424, 425]。病名来源于表皮基底细胞层的黑色素异位至上面的真皮层[426]。本病几乎均为女性，是位于 Xq28 号染色体的 *IKBKG*（kappa B kinase gamma 的抑制药）基因发生突变（该基因之前名为 NEMO）[424]。IP 中最常见的突变是基因组重排，导致 4～10 个外显子的缺失[424]。这种突变对男性是致命的。在少数报道的男性病例中，IKBKG 的合子后的嵌合现象是明显的[427]。*IKBKG* 基因产物激活 NF-κB（nuclear factor-kappa B），NF-κB 在中枢神经系统中对免疫应答和保护脑损伤、缺氧和癫痫发作的兴奋性、毒性引起的神经元损伤和细胞凋亡非常重要[428]。

皮肤特征性损害为小水疱或大疱性皮疹，始见于生后 6 个月。炎症囊泡通常遵循与胚胎细胞在胎儿发育期间迁移（Blaschko 线）相对应的线性模式（背部 V 形模式和前躯干 S 形模式）[429, 430]。皮肤病变分四个阶段：第 1 阶段以红斑、水疱和脓疱为特征；第 2 阶段表现为丘疹、疣状病变和表皮角化病；第 3 阶段为色素沉着过多；第 4 阶段表现为皮肤苍白、萎缩和瘢痕形成[431]。主要的眼部异常是引起视网膜纤维化的视网膜血管异常[432]，小眼畸形可与永久性原始玻璃体增生并存。30%～50% 的病例中枢神经系统受累，导致癫痫（约 25%）、智力缺陷（< 10%）、痉挛性或弛缓性四肢瘫痪和共

济失调[433, 434]。儿童期的任何时间都可开始出现症状，有时可早至出生后 1 周，新生儿脑病已有报道[435, 436]。合并进行性小头畸形。

### （二）病理学和神经影像学表现

中枢神经系统病变的发病机制仍有争议；发病机制包括血管疾病（血管功能不全和闭塞）及神经元和神经胶质的代谢异常[424]。少数关于 IP 的神经病理学的报告表明，存在伴有轻微皮质发育不良的神经元缺失区[437, 438]。一些学者认为是炎症过程，而另一些学者未发现炎症证据，并认为血管病变是其原因[435, 436]。

神经影像学表现多种多样。神经系统正常的患儿通常影像学检查正常[439, 440]。有神经系统症状和体征时，可见双侧或出现临床症状对侧的大脑半球皮质和皮质下方白质出现低密度区（CT）或 T$_2$ 高信号（MRI）灶[423, 439]。在婴儿中，MRI 异常主要发生于脑室周围和皮质下白质，表现为 T$_1$WI 高信号和 T$_2$WI 低信号病灶，可能代表出血或反应性星形胶质细胞增生。皮损可广泛分布，有时呈融合点状和斑片状改变（图 6-63）。DWI 异常可具有特征性，即点状病灶遍及整个白质，常合并胼胝体改变（图 6-63D）。在基底节区、丘脑、小脑和大脑脚也可观察到弥散降低[425]。

年幼婴儿受累皮质中可能出现 T$_2$ 或弥散高信号（图 6-63D）[435, 441]。受累区域可与血管间边界区相对应（"分水岭"，见第 4 章），提示病变可能为血管原因引起；其他病变不是沿血管分布，可能由于炎症引起[439]。小脑出现病变时，也可累及皮质及其下方白质，与大脑病变具有相似的信号特征[423]。

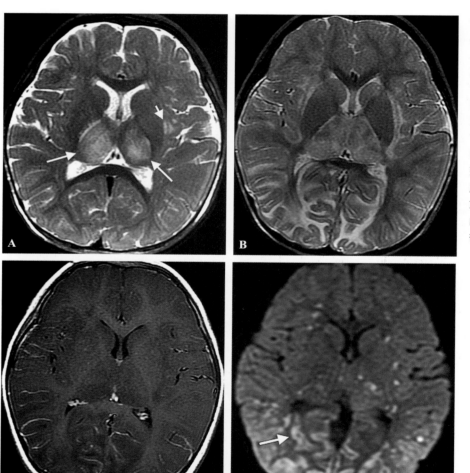

◀图 6-63　婴儿色素失禁症
A. 10 月龄时，轴位 T$_2$WI 显示双侧丘脑明显 T$_2$ 高信号和肿胀（长箭）。左侧外囊和最外囊也见小的 T$_2$ 异常信号（短箭）。B 至 D. 6 个月后随访，轴位 T$_2$WI 图像（B）显示双侧丘脑病变进展，同时双侧岛叶下白质、双侧枕叶及右侧额叶和顶叶出现广泛 T$_2$WI 高信号。T$_1$WI 增强（C）显示大脑后部凸起处软脑膜轻微强化，右侧比左侧更明显。DWI（D）显示后大脑皮质（长箭）的异常信号及丘脑、皮质下和脑深部白质中多个点状高信号病变

随访可见患儿皮质，更主要为白质进行性空洞/萎缩，最终导致脑室不对称扩大和弥漫性白质萎缩（类似于早产儿终末期白质损伤，见第 4 章）[435, 441]。大脑半球有异常的患儿，胼胝体也变薄[426]，推测可能是皮质神经元及其发出的跨胼胝体轴突受损所致。$T_2WI$ 上可显示视网膜下出血或玻璃体异常高信号[423]。在婴儿期或儿童期，会出现由视网膜血管异常[435]而导致的小眼畸形，可能通过类似的机制造成脑损伤。

## 九、伊藤色素减少症

### （一）临床表现

伊藤色素减少症（以前被称为脱色性色素失禁症）[442]是一种常见却又对其知之甚少的神经皮肤疾病，其特征为沿 Blaschko 线的皮肤色素减退和皮肤外病变。据报道，本病是第四种最常见的神经皮肤疾病，仅次于神经纤维瘤病、TSC 和 SWS[443]。该病发病机制尚不清楚，可能为多因素的。部分（但不是全部）为常染色体显性遗传，男女发病率相同[444]。核型分析发现多种染色体重排，一般与嵌合体有关。因此，现在大多数专家认为，伊藤色素减少症不是一种独特的疾病，而是多种不同遗传疾病的表现，染色体异常破坏了色素基因的表达或功能[445, 446]。

伊藤色素减少症特征性的临床表现是皮肤出现边缘不规则条纹状、螺纹状和斑片状脱色斑[447, 448]。40% 以上患儿可见其他皮肤改变，包括牛奶咖啡斑、血管瘤样痣、石纹龟背竹痣、太田痣、蒙古蓝斑，虹膜或头发异色、弥漫性脱发、灰白色脆发症和杂色头发[449]。肌肉骨骼异常包括偏肢肥大、驼背、脊柱侧弯、脊柱过度前凸、残遗肋、膝反屈、扁平足和高弓足[448]。小于 10% 的病例有生殖器和心脏异常[448, 449]。

### （二）神经系统表现

临床对伊藤色素减少症的研究主要来自于神经系统并发症的发生率和重要性。主要症状包括癫痫和智力障碍，半数以上病例都有这两种症状[443, 448, 449]。癫痫发作常发生于 1 岁以内，包括婴儿痉挛、运动性癫痫大发作、运动性癫痫部分发作和其他形式的肌阵挛性癫痫[448, 449]。虽然部分病例可通过抗惊厥治疗良好控制全身性癫痫发作，但仍可出现严重的、耐药性局灶性癫痫[450]。据报道，75% 的患儿有发育迟缓，57% 病例出现中度至重度智力障碍（IQ < 70），仅 20% 的病例 IQ 高于 85[449]。其他神经系统表现包括大头畸形、小头畸形和张力低下[449]。

### （三）神经病理学和神经影像学表现

由于人群的异质性，病理学和影像学描述不一致，并且会延续到在更好的诊断标准出现之前。伊藤色素减少症的病理研究显示皮质发育畸形（如异位）、大脑和小脑多小脑回畸形[451, 452]。影像学表现为大脑半球萎缩和偏侧萎缩[448, 453]；白质改变与髓鞘形成改变或延迟，皮质分层紊乱，或与 Wallerian 变性导致的神经元丢失有关，会导致 $T_1$ 和 $T_2$ 弛豫时间延长[448]；一侧巨脑畸形[454]和多发的局灶性皮质畸形[448]；无脑回畸形[453]；胼胝体发育不全[453]；伴有异位的多小脑回畸形[453]（见第 5 章）。导致难治性癫痫发作的局灶性/单侧异常是手术切除的适应证[455]。此外，许多患儿的神经影像学检查正常或仅显示血管周围间隙扩大。鉴于遗传、临床和神经放射学特征的范围，最好不要把伊藤色素减少症看作一个特殊的疾病，而是一种包括多种皮肤和中枢神经系统疾病的临床综合征。

## 十、基底细胞痣综合征

### （一）临床表现

基底细胞痣综合征（BCNS）又称为类痣基底细胞癌综合征或 Gorlin 综合征，是一种常染色体显性遗传病，具有以下五种主要特征：皮肤的大量基底细胞癌和表皮样囊肿、下颌骨和上颌骨的牙源性角化囊肿、手掌脚掌小凹、大脑镰钙化和骨骼异常[456-458]。50% 病例有明显大头畸形[459]。本综合征的患病率约为 1/60 000（范围：1/57 000～1/256 000）[460]。BCNS 最早由 Gorlin 和 Goltz 在 1960 年描述，其最常见（70%）为位于染色体 9q22-31 上的 PTCH1 杂合种系突变。*PTCH1* 编码一种跨膜糖蛋白，在 hedgehog 信号通路中作为一种肿瘤抑制因子，而此信号通路是一种控制增殖、分化和凋亡的促癌通路[461, 462]。较少见的是，BCNS 患儿有融合（SUFU）基因突变，SUFU 相关基因型的特征是 5 岁之前没有牙源性角化囊性瘤（keratocystic odontogenic tumors，KOTs）和髓母细胞瘤[462]。*SUFU* 突变阳性个体（约 33%）发生髓母细胞瘤的风险远高于 *PTCH1* 突变阳性个体（< 2%）[463]。患儿首发症状常为基底细胞癌，可能最早在 2 岁时出现[464]。基底细胞癌更常见于青春期，颈项部是最常见的部位。BCNS 中包含大量的肿瘤和其他异常[457, 465]。由于这是一本关于神经放射学的书，故将仅叙述面部、脊柱和中枢神经系统的表现。

## （二）神经影像学表现

神经影像学上最常见的表现是牙源性角化囊肿和颅内硬脑膜钙化（图 6-64 和图 6-65）。牙源性角化囊肿（2005 年 WHO 分类更名为 KOT）通常为多发性（平均 3 ～ 6 个，范围为 1 ～ 30 个），并同时累及下颌骨和上颌骨[458, 466-468]。多发生在 7 岁以后，

20 岁以上占 80%[466]。约一半的 BCNS 病例有肿胀，25% 出现轻度疼痛，15% 在角化囊肿破裂后味觉异常，30% 可无症状[466]。囊肿术后易复发。罕见情况下，成釉细胞瘤或鳞状细胞癌可能起源于角化囊肿[457]。影像学表现为边缘锐利，似乎起源于牙根的病变（图 6-64）。囊肿呈水样信号（CT 呈低密度，$T_1WI$ 呈低信号，$T_2WI$ 呈高信号），其上覆皮质骨膨胀变薄。

硬脑膜早期钙化是 BCNS 常见的影像学表现[457]。硬脑膜结构中最常累及大脑镰（65%～90%），鞍膈（60%～80%）、小脑幕（20%～40%）和床岩韧带（20%）均常受累。蝶鞍骨桥在一般人群中并不常见，但却是诊断 BCNS 的重要影像学线索（图 6-64B）[460]。硬脑膜钙化在 CT 上表现为高密度影和硬脑膜的不规则增厚（图 6-65A 和 B），MRI 表现为低信号，伴不规则增厚，约 10% 的病例有胼胝体发育不良或发育不全[467]。

常有脊柱发育异常，脊柱后凸（25%～40%）、颈椎或胸椎隐性脊柱裂（50%～60%）、颈椎或上胸椎椎体融合（30%～40%）是最常见的表现[457]。尚未见脊髓异常的报道。

BCNS 患儿发生髓母细胞瘤的概率增加，尤其

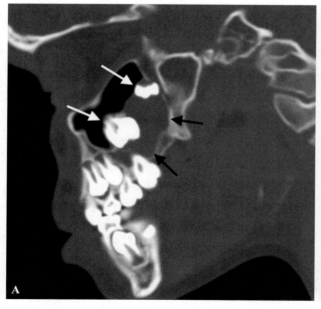
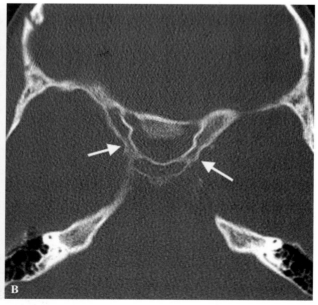

▲ 图 6-64 11 岁患儿的基底细胞痣综合征

A. 面部矢状位 CT 平扫显示肿块占据上颌窦下部，破坏了相邻的下颌骨牙槽突部分（黑箭）。两颗未萌出牙的牙冠（白箭）位于肿块的上缘。表现为典型的牙源性角化囊肿。B. 颅底轴位 CT 显示特征性的蝶鞍骨桥（箭）

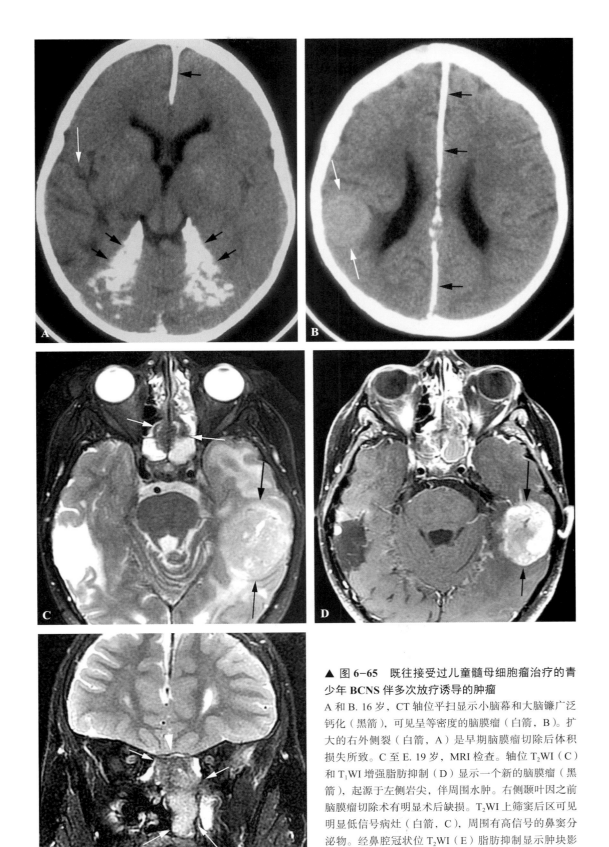

▲ 图 6-65 既往接受过儿童髓母细胞瘤治疗的青少年 BCNS 伴多次放疗诱导的肿瘤

A 和 B. 16 岁，CT 轴位平扫显示小脑幕和大脑镰广泛钙化（黑箭），可见呈等密度的脑膜瘤（白箭，B）。扩大的右外侧裂（白箭，A）是早期脑膜瘤切除后体积损失所致。C 至 E. 19 岁，MRI 检查。轴位 $T_2WI$（C）和 $T_1WI$ 增强脂肪抑制（D）显示一个新的脑膜瘤（黑箭），起源于左侧岩尖，伴周围水肿。右侧颞叶因之前脑膜瘤切除术有明显术后缺损。$T_2WI$ 上筛窦后区可见明显低信号病灶（白箭，C），周围有高信号的鼻窦分泌物。经鼻腔冠状位 $T_2WI$（E）脂肪抑制显示肿块影（白箭）充满左侧鼻腔和大部分筛骨气房，并侵蚀前颅窝底（白箭头）。活检为横纹肌肉瘤

是携带 *SUFU* 突变的患儿（图 6-66）。该综合征中髓母细胞瘤的总发生率约为 5%，而髓母细胞瘤中 BCNS 的发生率为 1%～2%[463, 469, 470]。事实上，髓母细胞瘤相关症状可能是 BCNS 的初始表现，特别是在 SUFU 突变病例。髓母细胞瘤的 BCNS 患儿在 2 岁内有特征性表现，相比之下普通人群则为 5—9 岁[465]。因此，4 岁前被诊断为髓母细胞瘤的儿童应仔细检查 BCNS 的其他体征，在这种情况下存在硬脑膜钙化，即使钙化小（图 6-66B），高度提示 BCNS[471, 472]。在病理学上，主要有两种组织学变异：伴广泛结节的髓母细胞瘤和促结缔组织增生性髓母细胞瘤[473]。尽管在撰写本章时尚未发表报道分析，但这些似乎是 SHH 组髓母细胞瘤，因为 SUFU 是 SHH 通路的下游成分[474]。该组病例中髓母细胞瘤的影像学表现与非综合征没有显著差异（见第 7 章）。需要注意的是，由于抑癌基因的异常，髓母细胞瘤最好避免放射治疗，因它可导致照射野内后续出现大量肿瘤（10 年以上）（图 6-65）[471, 472, 475]。辐射野中多发性脑膜瘤和基底细胞癌是最常报告的辐射诱发肿瘤[460]。基底细胞癌侵袭性强，易沿神经周围播散。因此，应进行 MRI 增强扫描，并仔细寻找脑神经强化。放疗后发生神经鞘瘤、肉瘤和骨软骨瘤也有报道[475]。

其他中枢神经系统肿瘤少见。脑膜瘤（图 6-65）的发病率似乎有所增加[465]，星形细胞瘤、颅咽管瘤和少突胶质细胞瘤在本综合征中已有报道[457]。这些肿瘤的影像学和临床表现与普通人群相似（见第 7 章）。

# 十一、PHACE 综合征（颅后窝畸形、面部血管瘤、动脉异常、心脏畸形和主动脉缩窄、眼部异常）

## （一）临床表现

PHACE 综合征（OMIM 606519）包括颅后窝畸形、血管瘤、动脉异常、心脏缺陷、眼部异常及较少见的胸骨裂或脐上缝，又称 Pascual-Castroviejo Ⅱ型综合征和皮肤血管瘤 / 血管复合综合征[476]。Pascual-Castroviejo 和 Frieden 的研究小组均显示其在头部和颈部皮肤血管畸形的病例中比例很高，且伴有颅内结构异常，尤其是血管异

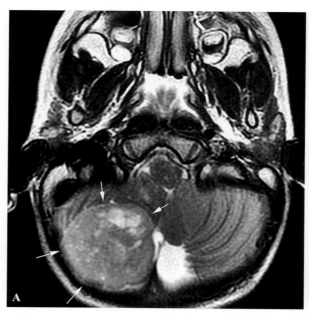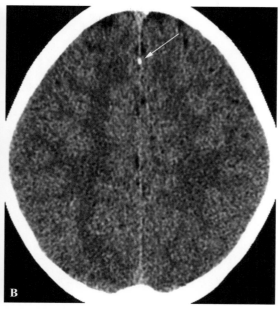

▲ 图 6-66 早期诊断 BCNS 的 3 岁儿童
A. 轴位 T₂WI 显示右小脑半球后部不均匀的、低信号的髓母细胞瘤（白箭）；B. 术前轴位 CT 平扫显示多个小硬脑膜钙化灶，如大脑镰小钙化灶（白箭）

常 [477-479]。患儿常因其皮肤异常而就诊，98% 的 PHACE 病例与面部婴幼儿血管瘤有关，且血管瘤通常较大（> 5cm），出现在额颞、上颌、下颌或额鼻部 [476]。多达 30% 的大节段性血管瘤病例（区别于局部血管瘤）符合 PHACE 的诊断标准 [480, 481]，其中 90% 有一个以上的皮肤外病变。面部有一个以上血管瘤的儿童风险最高，而孤立的上颌骨血管瘤很少与 PHACE 相关 [481]。面部上半部分的血管瘤可能与大脑结构、脑血管和眼部异常相关，而下颌分布的血管瘤与腹侧发育缺陷相关，如胸骨异常和脐上缝 [480]。与血管有关的区域表明起源于 NCC 的细胞具有共同的同质异形起源，包括中脑和菱脑嵴细胞 [482, 483]。大多数患儿神经功能正常，但有一定程度的认知功能障碍 [478]。有脑结构异常的病例，90% 存在神经发育异常 [484]。

许多作者指出由于皮肤病变和颅内血管异常的差异，本综合征很容易与 SWS 相鉴别。Sturge-Weber 患儿有大片面部血管瘤，最常累及前额外侧（S₂）或上颌区（S₃）[485]，约 20% 病例存在脑实质或脑部供血血管的异常 [480]。在颅内，Sturge-Weber 患儿有毛细血管 / 静脉畸形，导致皮质静脉回流受阻和进行性脑损伤，而 PHACE 综合征的原始动脉持续存在或正常颅内大动脉和头臂动脉缺失 / 发育不良 [478]。PHACE 综合征发生脑动脉瘤的风险较高。

中枢神经系统是 PHACE 综合征最常见的皮肤外异常，包括 50% 可见结构异常 [485]。最常见的脑结构异常是小脑异常，最多见为小脑半球或蚓部发育不良 [480]，而真正的 Dandy-Walker 畸形并不常见 [485]。多小脑回 [486]、大脑半球发育不良、脑室周围结节性异位、胼胝体异常、透明隔异常和颅内血管瘤也有报道，但较少见，且这些往往与面部血管瘤是同侧的 [485]。当出现颅内血管瘤时，最常位于面部血管瘤同侧的内耳道，可能存在同侧小脑半球发育不良 [487]。

90% 以上的病例有与 PHACE 相关的脑血管异常，包括一系列先天性和进行性大动脉病变。可分为五大类：①主要大脑血管发育不良或发育不全；②胚胎性血管持续存在；③进行性血管狭窄或闭塞；④脑血管节段性扩张；⑤异常血管 [488, 489]。颈内动脉是最常受累的动脉。20% 的患儿发现进行性动脉闭塞，7% 可见烟雾病样血管病变 [426, 490]。最常见的动脉异常（高达 60%）是囊状动脉瘤，颈内动脉和脑内主要动脉的异常起源或走行，动脉发育不良和胎儿血管吻合持续存在。也可表现为脑血管发育不全、节段性狭窄和颅内主要血管闭塞 [489, 491-494]。大脑前动脉 A1 段发育不良在正常人群中常见（13%），但在 PHACE 病例中似乎发生率更高 [485]。多位作者认为患儿脑梗死发生率增高 [494]。41% 病例有心脏内的、主动脉弓或头臂动脉异常 [495]。最常见的心血管异常是锁骨下动脉起源异常，其次是缩窄。约 20% 患者可见眼科异常，最常见的是小眼畸形（面部血管瘤同侧）、牵牛花盘、视神经发育不良 / 萎缩、虹膜血管增生、虹膜发育不良和先天性白内障 [476]。亦可见到腹侧缺损的报道，包括胸骨裂和脐上缝 [480, 484]。耳鼻喉异常也很常见，包括中耳萎陷、鼓膜和气道血管瘤 [496]。

有报道认为眼眶静脉淋巴管血管联合畸形（CVLVMs，以前称为淋巴管瘤）与颅内静脉畸形有关 [497]。Katz 等发现 28%（7/25）眼眶 CVLVMs 合并脑静脉畸形，最常累及小脑、脑干和大脑深部神经核团 [497]。作者发现，伴有颅内静脉畸形的病例眼眶病变弥漫，伴有骨性眼眶扩张，眼眶病变经眶上裂扩展，眼眶深部和表浅组织均受累，大多数情况下同时累及眶内和眶外。这些静脉畸形不是 PHACE 综合征的一部分。

## （二）神经影像学表现

整个头颈部均可发生血管瘤，颅内、桥小脑角区是常见位置（图 6-67 和图 6-68）。血管瘤的大小各异，边界清楚或呈浸润性。T₁WI 呈低信号，T₂WI 呈高信号，增强呈显著强化。最常见的血管异常包括大脑前动脉走行或起源异常，胚胎期颈动脉 – 椎基底动脉连接持续存在（永存三叉动脉最常见），颈内动脉缺如或发育不良（图 6-67），颈外动脉缺如，椎动脉、基底动脉和小脑后下动脉缺如或发育不良 [489]。扩大的、变形 / 发育不良或发育不全的血管较常见（图 6-67C）[489]，闭塞性血管病可能导致烟雾综合征 [498]。这些血管异常通常与 S1（额颞）和（或）S3（下颌）面部节段性血管瘤有关。

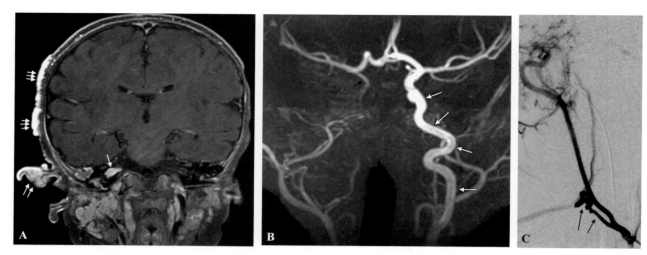

▲ 图 6-67　4 月龄的 PHACE 综合征患儿

A. 冠状位 T₁WI 脂肪抑制增强显示右侧面部软组织深部巨大不规则强化肿块，与血管瘤一致（黑箭）。右侧头皮（三箭），右上耳郭（双箭）和右侧内听道（单白箭）亦可见强化肿块，与血管瘤一致。B. 冠状位 3D 时间飞跃法 MRA 的 MIP 显示除最远端（黑箭）外，右颈内动脉的预期分布内无血流。左侧颈内动脉明显（白箭）。C. 右锁骨下动脉造影前后位（AP）证实右颈内动脉缺如，仅右侧颈外动脉分支可见。右锁骨下动脉近端（箭）发育不全和发育不良

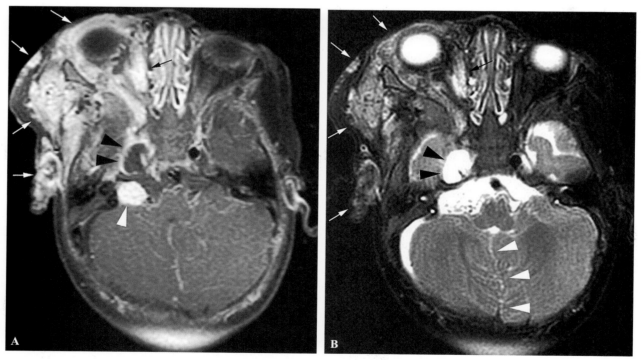

▲ 图 6-68　PHACE 综合征

轴位 T₁WI 脂肪抑制增强（A）和轴位 T₂WI（B）显示巨大血管瘤（箭）浸润右眼眶前外侧和右中颅窝。右颈动脉信号缺失。右侧三叉神经池（黑箭头）扩大。右侧桥小脑角池可见一强化病灶（A 白箭头），符合颅内血管瘤（B 未见，因其与脑池呈等信号）。右侧小脑半球较小。小脑半球间裂（B 白箭头）太明显，表明蚓部发育不良

PHACES 综合征最常见的脑实质畸形是单侧或弥漫性小脑发育不良（包括 Dandy-Walker 畸形，见第 5 章）和小脑蚓部发育不良（图 6-68）[478]。据报道有多小脑回畸形、脑室周围结节性异位和颅内血管瘤。认识到该综合征的重要性在于，当怀疑有 PHACE 综合征时，应进行影像学检查，目的在于评价大脑（特别是颅后窝）和主动脉弓的动脉血管，颈动脉和椎动脉的颈部和颅内部分并包括 Willis 环的主要分支[476, 489, 499]。

## 十二、弥漫性新生儿血管瘤病

弥漫性新生儿血管瘤病是一种罕见疾病，特征是有大量进行性、快速生长的皮肤血管瘤，且伴广泛内脏（肝脏、肺和胃肠道）、脑和脑膜的血管瘤，在出生时或新生儿期即可表现出来[500]。皮肤病灶的直径从 5～15mm 不等，数量范围为 50～100 个[501]。其他常累及的器官系统包括肝脏、中枢神经系统、肠和肺，几乎任何器官都可受累[502]。如果不治疗，高达 60% 的病例在出生后前几个月死于高排血量心力衰竭[502]。治疗方案包括类固醇治疗、放疗、激光治疗、环磷酰胺和血管生成抑制药[501, 503]。

患儿的神经影像学研究表明，本病在脑和脊髓有多发性血管瘤和出血[500, 504, 505]。因为血管瘤由扩张的、薄壁、内衬单层内皮细胞管道组成，故出血很常见。多发性皮肤血管瘤和充血性心力衰竭的新生儿出现多发性脑出血时，应强烈考虑弥漫性新生儿血管瘤病。

## 十三、Chédiak-Higashi 综合征

Chédiak-Higashi 综合征是一种罕见的常染色体隐性遗传综合征，其特征为不同程度的眼皮肤白化病、反复化脓性感染、轻度出血倾向和晚期神经功能障碍[506]。部分病例可出现综合征的加速期，此时有淋巴组织细胞浸润，随后发展成噬红细胞增多、肝脾肿大和淋巴结肿大[507]。通过血液检查（证实存在特征性巨大过氧化物酶阳性的白细胞颗粒）和鉴定位于染色体 1q42-44 上的 *CHS1* 基因突变可确定诊断[508-511]。在黑素体中发现大量异常的溶酶体相关细胞器，导致色素减退。

患儿可能因反复感染、出血性疾病或神经系统体征和症状而就诊[512]。患儿在综合征进展期就诊，此时出现淋巴组织细胞浸润，随后可出现噬红细胞增多症、肝脾肿大和淋巴结肿大[507]。神经系统的体征和症状通常表现为脑干和小脑受累，包括运动不协调、水平位眼球震颤、意向性震颤和辨距不良，亦可见癫痫发作、外周神经病变和智力障碍[513]。神经病理学显示软脑膜血管周围淋巴细胞和组织细胞浸润，随着受累程度的加重，小脑、脑干、脊髓和周围神经均受累[508, 514]。骨髓移植是治疗血液系统和免疫缺陷的有效方案[515]。

Chédiak-Higashi 综合征的神经影像学研究报道很少，有报道表示本病有白质病变（髓鞘形成延迟）和萎缩[516]。在该综合征进展期，可见幕上和幕下血管周围病变，主要累及脑干和小脑[508]。

## 十四、进行性半侧颜面萎缩（Parry-Romberg 综合征）

Parry-Romberg 综合征是一种罕见的获得性疾病，特征表现为皮肤、皮下组织的进行性和自限性萎缩，有时还可累及其内在的骨骼。在 20—30 岁可随时起病和终止，导致不同程度的畸形[517]。约 15% 的病例有明显的神经系统症状[518]。癫痫是最常见的脑部表现，其次是头痛[519, 520]。病因未明。

CT 检查可见皮质钙化[521-523]。多数报道描述了萎缩面部的同侧大脑白质低密度和侧脑室扩张[523, 524]。MRI 表现包括萎缩面部同侧大脑白质内可见 $T_1WI$ 低信号和 $T_2WI/FLAIR$ 高信号（图 6-69A）[523, 525]，伴有同侧局灶性或大脑半球脑萎缩[523]。深部灰质和胼胝体可见小囊肿[519, 521, 524, 526]。受累大脑半球的单侧白质病变和大量点状出血性病灶 / 微出血并存是本病的特点（图 6-69）。DTI 成像显示白质束不对称受累[527]。值得注意的是，覆盖在大脑皮质上的脑沟可以很小（消失），受累大脑半球的 $^1H-MRS$ 可以正常[524]，提示这不是单纯的萎缩过程。事实上，少数病理学研究表明受累区域存在血管周围浸润（提示 Rasmussen 脑炎），在一些病例中发现抗 DNA 抗体，说明这是一种自身免疫炎性疾病[528]。

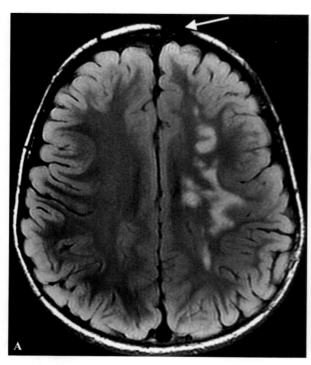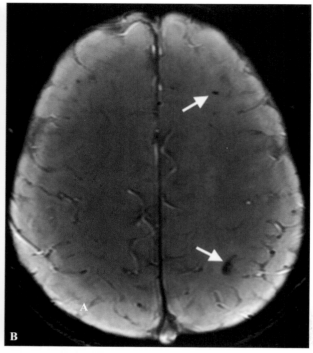

▲ 图 6-69　3 岁患儿左侧进行性面部萎缩

A. 轴位 FLAIR 示左侧大脑半球变小，皮质下和脑深部白质内不规则形状异常信号。左侧额部前方皮下组织有局灶性缺损（箭）。B. 轴位磁敏感加权成像显示局灶性低信号（箭），与钙化和（或）血液产物相一致。其他层面左大脑半球有多个异常磁化率病灶（未给层面显示）

## 十五、过度生长综合征

过度生长综合征代表了一组疾病，其特征为全身、部分或局部的过度生长（与年龄相关的同龄群体的同等身体部位相比）。伴有神经皮肤表现的过度生长综合征包括 NF1（本章已讨论过）、表皮痣综合征（ENS）、脑颅皮肤脂肪过多症（ECCL）、Proteus 综合征、Cowden 综合征和 Bannayan–Riley –Ruvalcaba 综合征（BRR）。

### （一）表皮痣综合征

#### 1. 临床表现

表皮痣是由于体细胞突变或遗传嵌合体而来源于外胚层的错构瘤，多数为散发，表现为轻微隆起的卵圆形或线样斑块，在婴儿时通常呈肤色，但随时间的推移变得更加疣状、颜色变深。这些错构瘤样病变每 1000 例新生儿大约出现 1 例[529]。当表皮痣与全身性、神经、眼部、骨骼、泌尿生殖或心脏疾病相关时，称为 ENS[530, 531]。大多数表皮痣在出

生时就已经存在，它们常沿着 Blaschko 线分布[532]。该术语包括多种不同组织学类型的皮肤病变[531, 533]。一些作者将 Proteus 综合征、Feuerstein–Mims 综合征、黑头粉刺痣综合征、色素性毛发上皮痣综合征、线样脂肪痣综合征和先天性半侧发育不良伴鱼鳞病样红皮病和肢体缺陷（CHILD 综合征）都包括在 ENS 的广义范围内，另有些作者则将其分成不同的组别[534]。所有这些突变都可能是由基因的镶嵌突变引起，这些基因的蛋白产物在相关的代谢途径中发挥不同作用。

ENS 的真实发病率尚不清楚，据估计，8%～18%的病例有全身性疾病[529]。累及面部或头皮的痣一般与认知缺陷、智力障碍和癫痫发作有关[535]。

#### 2. 眼部和脑部表现

45%～68% 的病例出现眼部受累[536-538]。已经发现许多不同眼部异常，包括视盘缺损、视神经发育不良、视网膜发育不良、脉络膜骨瘤、前部发育不全和视盘周围葡萄瘤[432]。

大多数患儿有明显的中枢神经系统表现

（表 6-7）。半侧巨脑畸形（见第 5 章）是最明显的，通常在皮肤病变同侧发生，有时伴有同侧面部半侧肥大（同侧颅骨、下颌骨和其他骨骼增生）[532]。Baker 等 [539] 发现 7% 有半侧萎缩，7% 发生半侧巨脑畸形，3% 是孤立性脑回畸形，无颅后窝畸形。Gurecki 等 [537] 在 23 例表皮痣活检中证实，20 例（87%）通过影像检查发现中枢神经系统病变，癫痫占 52%，智力障碍占 53%，运动异常占 91%。影像学表现包括灰质异位、胼胝体发育不良、小脑蚓部发育不良和局灶性皮质异常等。Pavone 等 [535] 收集了 63 例 ENS 患儿的数据，他们发现这些病例中半侧巨脑畸形的发生率较高（27%），还注意到 17 例半侧巨脑畸形中 5 例存在脑梗死、脑萎缩、脑穿通畸形和钙化，提示血管发育不良是受累通路功能障碍的另一结果 [535]。事实上，血管发育不良（ICA 发育不全 / 闭塞、脑和脊髓动静脉畸形）及其后果（脑梗死、脑穿通畸形）的发生率约为 10%[530, 540, 541]。新生儿脑白质损伤（皮质正常）在 ENS 中也有报道（图 6-70），支持破坏性血管病因学说。颅内、椎管内脂肪瘤、椎管内异常强化和神经根扩大均有报道 [542, 543]。

### （二）头颅皮肤脂肪过多症

#### 1. 临床表现

头颅皮肤脂肪过多症（ECCL，又称 Haberland 综合征）是一种散发性过度生长神经皮肤综合征，特征为皮肤病变（如脂肪瘤、结缔组织痣和脱发）及眼部和中枢神经系统异常。该病病因不明，某些学者将其假定为仅在嵌合状态存活的常

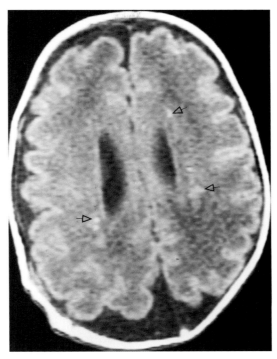

▲ 图 6-70　表皮痣综合征的脑室周围白质损伤
轴位 $T_1WI$ 示脑室周围白质多个 $T_1WI$ 高信号灶（空心黑箭）

染色体突变 [544]。最被广泛接受的发病机制是头神经嵴和前神经管发育不良 [544]。该病最常见的两种临床标志是眼脉络瘤（包括眼球外层和角膜缘皮样瘤）和青紫痣（头皮的一种光滑、无毛的脂肪组织）[545]。其他皮肤病变包括非瘢痕性脱发、皮下脂肪肿块和再生障碍性头皮缺损。少见有颌骨肿瘤、骨囊肿和主动脉缩窄。约 2/3 患儿发育正常或有轻度智力障碍，另 1/3 有严重智力障碍。约半数患儿有癫痫发作。ECCL 被认为是 Proteus 综合征的一种局部表现，但最近认为其与眼外胚层综合征有关 [545]。

#### 2. 神经影像学表现

颅内或脊髓的脂肪瘤是最常见的特征。这些症状最初比较隐匿，后期进展导致神经系统症状 [544]。大多数患儿有颅内脂肪瘤，常累及桥小脑角 [536, 537]。大多数病例可见脊髓脂肪瘤，可延伸至较长节段。当怀疑 ECCL 时，建议进行脊髓 MRI 检查，因为也存在进行性软脑膜脂肪瘤病的报道 [546]。先天性脑膜异常也很常见，特别是蛛网膜囊肿（图 6-71）。血管发育不良［软脑膜血管瘤病（图 6-71）和异常或过多的血管］和缺血性病变（脑萎缩、脑穿通

#### 表 6-7　表皮痣综合征的神经影像学表现

**原发性**
- 皮质发育异常（半侧巨脑畸形、多小脑回畸形）
- 神经胶质瘤病
- 偏脑萎缩伴或不伴脑实质囊肿
- 血管畸形
- 颅内 / 椎管内的脂肪瘤

**继发性**
- 脑穿通畸形
- 脑梗死
- 脑萎缩

畸形、半球钙化）也可发生[547-549]。因此，ECCL 和 ENS 的临床和影像学表现明显重叠，两者主要的区分标准是皮肤病变，皮肤病变在 ENS 中是复杂的，主要表现为不同形式的随时间变化的表皮痣[545]。

## （三）Proteus 综合征

Proteus 综合征是一种复杂的错构瘤性疾病，以希腊神 Proteus 命名，因 Proteus 可以随意改变自己的形式。该病有多种不同形式躯体表现，在儿童期逐渐发展，累及骨骼系统、软组织、皮肤和血管系

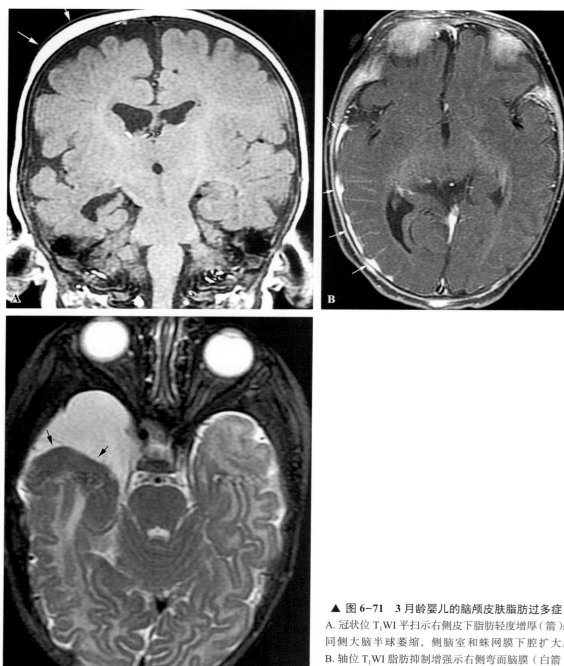

▲ 图 6-71　3 月龄婴儿的脑颅皮肤脂肪过多症
A. 冠状位 T₁WI 平扫示右侧皮下脂肪轻度增厚（箭）；同侧大脑半球萎缩，侧脑室和蛛网膜下腔扩大。B. 轴位 T₁WI 脂肪抑制增强示右侧弯面脑膜（白箭）异常增厚和强化。C. 较低层面轴位 T₂WI 示右中颅窝囊肿，右颞极变形（箭）

统[550]。典型的临床表现是脑回状结缔组织痣、异常不对称不成比例地过度生长和偏侧肥大[551]。这是另一种由涉及 mTOR 途径成分的突变引起的综合征（见第 5 章），这种情况是 AKT1 镶嵌激活突变，该蛋白产物是一种参与包括细胞增殖在内的许多过程的癌基因激酶[552]。常见表现有长骨过度生长、巨指（趾）、骨性外生骨疣和软组织肿瘤（血管瘤、淋巴管瘤、脂肪瘤）（图 6-72），颅骨表现包括非对称性巨头畸形（由局灶性颅骨增厚、骨质增生、颅缝早闭引起）（图 6-72）。半侧巨脑畸形、多小脑回和灰质异位是最常见的先天性中枢神经系统异常，其他包括胼胝体异常、Dandy-Walker 畸形和脑室周围钙化[553, 554]。

### （四）PTEN 错构瘤综合征

PTEN 错构瘤综合征（PHTS）是指一组由于磷酸酶和张力蛋白同源基因（PTEN）种系突变而导致异常生长的临床综合征，与染色体 10q23.3 相关。PTEN 功能丧失激活了 AKT1，从而产生一些与 mTOR 途径相关的其他综合征和 mTOR 途径相关的过度生长综合征的重叠表现，并抑制 RAS 通路（从而抑制细胞增殖）。这些通路的功能改变可引起过度生长，产生各种症状，如 Proteus 综合征[552]、Cowden 综合征、BRR 综合征、成人 Lhermitte Duclos 和自闭症谱系障碍伴巨头畸形[555-557]。

**1. Cowden 综合征**

Cowden 综合征是一种常染色体显性多系统疾病，涉及所有三种胚胎起源组织的错构瘤性过度生长，包括皮肤黏膜病变（毛发鞘瘤、面部肢端角化症、乳头瘤样病变）、错构瘤、大头畸形及乳腺癌、甲状腺癌和子宫内膜癌的易感性增加。可见癫痫和智力障碍。青春期前很少诊断 Cowden 综合征。30%～35% 的患儿有识别的种系突变 PTEN[558]。中枢神经系统特征性的表现是 Lhermitte-Duclos 病（小脑发育不良性神经节细胞瘤，见第 5 章）[559, 560]。其他相关表现包括大头畸形、灰质异位、血管周围间隙扩大伴多灶性脑室周围白质异常（图 6-73）和血管异常（静脉和海绵状血管瘤）[555, 561]。

**2. Bannayan-Riley-Ruvalcaba 综合征**

Bannayan-Riley-Ruvalcaba（BRR）综合征是一

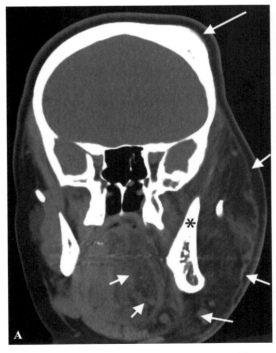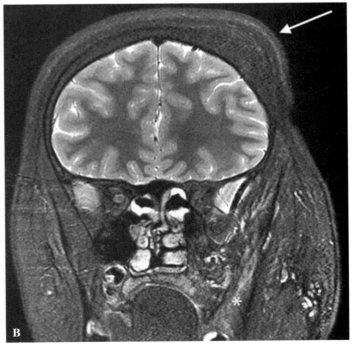

▲ 图 6-72　12 岁患儿 Proteus 综合征

A. 冠状位 CT 显示左侧下颌骨明显增大（*），左侧半舌、颌下和面颊部增厚和脂肪浸润（短箭），左侧额骨骨质增生（长箭）；B. 冠状位 $T_2WI$ 脂肪抑制显示额骨增厚（箭），左侧面部软组织和左下颌骨增大（*）

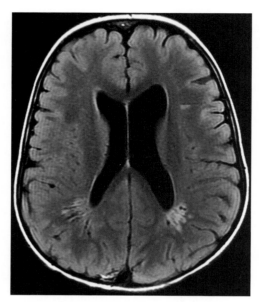

▲ 图 6-73　3 岁，巨头畸形和 Cowden 综合征
轴位 T₂WI FLAIR 显示多灶性脑室周围白质异常，有多个圆形 /
线状低信号灶，与扩大的血管周围间隙一致

种常染色体显性遗传综合征，伴有明显巨头和轻微的皮肤特征（包括脂肪瘤和血管瘤）。约 55% 的病例可见 *PTEN* 基因突变[558]。BRR 综合征一般在儿童期发病，常有运动和智力发育延迟。影像学表现包括颅脑明显增大（巨脑畸形），主要位于顶叶和额叶白质囊肿，呈脑脊液样信号，脑室大小正常，存在轴外间隙（与巨脑畸形一致，考虑到明显的大头畸形）[562]。BRR 和 Cowden 综合征可能代表相同疾病在不同年龄段的表现[562, 563]。

在 PTEN 突变的儿童中，也有类似血管周围间隙扩大和多灶性脑室周围白质异常表现，主要症状表现为巨头畸形（平均超过 4 个标准差）和发育迟缓，伴或不伴自闭症谱系障碍[555]。

# 第 7 章　颅内、眼眶和颈部肿块
## Intracranial, Orbital, and Neck Masses

Charles Raybaud　Zoltan Patay　A. James Barkovich　**著**

王若凝　阳朝霞　黄钰纯　唐雨曼　梁译文　**译**

干芸根　赵　鑫　战跃福　**校**

## 一、引言

### （一）儿童脑肿瘤的发病率与严重程度

儿童和青少年期（0—19 岁）大脑和中枢神经系统（central nervous system，CNS）肿瘤（恶性和非恶性肿瘤）是最常见的癌症类型，年龄校正之后的年平均发病率为 5.57/10 万人。相比之下，成人（≥ 20 岁）的大脑和 CNS 肿瘤年平均发病率为 28.58/10 万人 [1]。在 0—19 岁儿童和青少年中，大脑和 CNS 肿瘤的年平均死亡率为 0.65/10 万人，仅次于白血病。总体而言，对于 19 岁以下的青少年，恶性肿瘤较良性肿瘤更常见（60% vs. 40%），而 20 岁以上年龄组的比率相反（30% vs. 70%）。在大部分群体中，幕上肿瘤（包括第三脑室肿瘤）和幕下肿瘤发生率近似，前者多见于 2—3 岁儿童，后者以 4—10 岁儿童为主 [2]，超过 10 岁儿童，两者发病率相似。儿童和青少年时期，大脑、脑室、脑干和小脑肿瘤分别占大脑和 CNS 肿瘤的 5.2%、5.6%、10.3% 和 15.6%，脑膜、脑神经和脊髓 / 马尾肿瘤分别占所有 CNS 的 2.9%、6.7% 和 4.5%。转移瘤、多形性胶质母细胞瘤（glioblastoma multiforme，GBM）、脑垂体瘤和脑膜瘤是成人最常见的肿瘤，这些肿瘤在儿童并不常见。相反，9 岁之前儿童最常见的肿瘤是胚胎性肿瘤和毛细胞型星形细胞瘤（pilocytic astrocytoma，PA），19 岁之前发生的胶质瘤多为 Ⅱ 到 Ⅲ 级。此外，多种不常见或“特殊性”肿瘤约占 36.5% [3]（表 7–1），导致肿瘤难以实现精

确诊断。由于最近的流行病学数据仍然使用早期版本的“WHO CNS 肿瘤分类”，在最新修订的第四版（2016）中一些变化（如新实体肿瘤、删除的 PNET 术语）未反映在上述数据 [4] 中。

儿童脑肿瘤的 10 年总生存率（overall survival，OS）为 70%，但此数据包括可能完全切除的良性肿瘤 [5]。此外，一些儿童高级别胶质瘤的 OS 非常低，如弥漫性脑桥胶质瘤（5 年生存率小于 10%～15%，平均生存期 11 个月）[6, 7]。髓母细胞瘤的生存率更高（所有亚群的 10 年生存率约 53%）[5]，在儿童低级别胶质瘤中，OS 为 85%～90%，包括不能切除的肿瘤。5—10 岁的儿童（不包含婴儿）的 OS 不断提高 [5]。然而，儿童 CNS 恶性肿瘤的成人幸存者中，早期死亡的风险增加了 13 倍。不幸的是，5 年以上的儿童幸存者中，超过 25% 可能在诊断后 30 年内死亡，即在 49 岁之前 [8]。最常见的死亡原因是原发性疾病的复发或恶化（61%），另外还有继发性肿瘤（9%）、心脏病（3%）和肺疾病（3%）。随着 OS 的提高，癌症幸存者的生活质量问题受到越来越多的关注 [9]。

胚胎源性肿瘤幸存者早期死亡的风险最高。另外，由于接受手术治疗、放疗和化疗，肿瘤幸存者的神经、神经认知功能和内分泌功能可能改变，特别在胚胎源性肿瘤的幸存者中 [8, 9]。

### （二）脑肿瘤生物学的概念变化

传统认为肿瘤是由于成熟细胞的分化形成的。1997 年，人们认识到白血病的所有肿瘤细胞都是

表 7-1　儿童医院 CNS 肿瘤的组织学类型[3]

| 肿瘤类型 | 患病率（%） |
| --- | --- |
| 星形细胞肿瘤 | 39.4 |
| 低级别（WHO Ⅰ–Ⅱ） | 32.3 |
| 高级别（WHO Ⅲ–Ⅳ） | 7.1 |
| 胚胎源性肿瘤 | 15.4 |
| 髓母细胞瘤 | 10.6 |
| PNET | 3.9 |
| ATRT | 0.9 |
| 室管膜瘤 | 7.0 |
| 经典型（WHO Ⅱ） | 4.9 |
| 间变型（WHO Ⅲ） | 1.7 |
| 黏液乳头型（WHO Ⅰ） | 0.3 |
| 少突胶质细胞瘤（WHO Ⅱ） | 1.7 |
| 颅咽管瘤 | 6.8 |
| 神经元、神经 – 胶质细胞性肿瘤 | 6.8 |
| 神经胶质瘤 | 4.7 |
| DNET | 1.9 |
| 神经细胞瘤 | 0.2 |
| 脉络丛肿瘤 | 2.3 |
| 乳头状瘤（WHO Ⅰ） | 1.3 |
| 癌（WHO Ⅲ） | 1.0 |
| 松果体肿瘤 | 0.5 |
| 生殖细胞肿瘤 | 3.1 |
| 垂体瘤 | 1.0 |
| 中胚层肿瘤 | 9.7 |
| 非脑膜上皮性 | 5.0 |
| 脑膜瘤 | 1.7 |
| 朗格汉斯细胞组织细胞增生症 | 3.0 |
| 神经根型 | 3.1 |
| 神经鞘瘤 | 1.8 |
| 神经纤维瘤 | 1.3 |

**其他：** 室管膜下瘤、神经节细胞瘤、血管外皮细胞瘤、血管母细胞瘤、原发性中枢神经系统淋巴瘤、原发性中枢神经系统黑色素瘤等

由原始造血细胞分化而来[10]。同样，认为脑肿瘤能够复制无法增殖的异常神经上皮细胞，肿瘤生长是由一种被称为脑肿瘤干细胞（brain tumor stem cell, BTSC）的干细胞样肿瘤细胞的小成分活性导致的。这些 BTSC 具有与正常干细胞（normal stem cells, NSC）相同的特征：增殖、自我更新和多潜能性。在正常发育期间，NSC 在早期神经管中增殖，每个

细胞产生两个子细胞（对称分裂），进而增加发育中的大脑细胞。在大脑皮质发育（第 7 周）期间，每个 NSC 产生一个祖细胞和一个子 NSC，以维持增殖池（非对称分裂）。祖细胞（大部分源于星状胶质细胞，一个由神经元和神经胶质祖细胞组成的异质群体）可形成神经元、星形细胞、少突胶质细胞和室管膜细胞[11]。总的来说，大脑半球神经元的形成在妊娠中期停止，神经胶质细胞的产生在出生几年后减少。然而，静止期的 NSC（B 型细胞）持续存在于室管膜下区（subventricular zone, SVZ），其位于侧脑室的基底部，此处它们可以产生瞬时分裂的多能祖细胞（C 型细胞），这些细胞会产生更成熟的瞬时分裂的祖细胞（A 型细胞），然后形成神经元，从而更新齿状回的颗粒细胞和嗅球的中间神经元[12]。胶质细胞（星形胶质细胞、少突胶质细胞）受到疾病损伤（如缺血坏死、脱髓鞘）时，这些持续存在的 NSC 可替代胶质细胞。

现在认为脑肿瘤（尤其是儿童）是细胞正常发育过程中的异常增殖，而不是大量去分化的成熟神经细胞[12-14]。与移植的 NSC 繁殖正常脑细胞一样，移植的 BTSC 繁殖肿瘤的表型与原肿瘤相同，正如 NSC 产生从 SVZ 向外迁移的祖细胞一样，BTSC 产生的肿瘤细胞可能在远离其起源的部位增殖。BTSC 与 NSC 具有相同的标记物（如 CD133+），并且对相同的遗传信号通路（特别是 EGFR、Notch、BMP、SHH 和 WNT）产生应答[12-15]，BTSC 致癌的初始靶细胞目前尚不清楚，但很可能是前体细胞之一。正常体细胞获得癌变表型估计需要 4～7 个突变，因此短暂分裂的祖细胞在分裂前的寿命可能很短（12h）而不受突变的影响；相反，NSC 的寿命较长（28 天），使其癌变的可能性更大[12]。

改变细胞环境引起的突变也很重要：局部基质微环境（"生态位"），尤其是血管分布，在肿瘤的发生发展过程中起着重要作用（"种子和土壤"的概念）[16]。另一个与微环境相关的概念也值得注意。NSC 受基因编辑的区域位于神经管特定区段，而以其为起源的肿瘤干细胞也于同一部位受基因编辑。这意味着，起源于神经轴的不同区域（如脊髓、后脑和前脑）的肿瘤，如室管膜瘤或 PA，可能具有相同的组织学表型，但转录为不同的肿瘤，包括了

其祖细胞的区域特异性基因表达谱，从而形成生物学、临床和预后特征[17-19]。

### （三）脑肿瘤的临床特征

大多数肿瘤形成肿块，可浸润和（或）压迫邻近的脑实质，且常引起所在部位或邻近脑组织功能受损。颅腔是一个接近闭合的空间，肿块可增加颅内压，尤其是伴有脑水肿时，颅内压增高更明显。儿童脑肿瘤常位于近中线区和（或）脑室内（尤其是第四脑室）；因此，这些肿瘤常与脑积水相关，脑积水可导致颅内压升高，从而阻碍脑脊液（CSF）在脑室的吸收。其后果可能包括血管压迫，加重脑水肿、脑疝、神经元和轴突损伤，并导致远离肿瘤区域的脑组织功能损害增加。所以，儿童脑肿瘤的主要特征是颅内压增高伴或不伴脑积水和（或）巨颅、癫痫发作、神经和（或）内分泌功能缺陷及精神和智力改变，根据肿瘤的侵袭性和受累脑功能区，这些表现可能在不同时期内发生演变。由于时刻处于高颅压状态，急性失代偿随时可能发生，即使在组织病理学上为良性肿瘤的情况下也是如此。

CNS 肿瘤患儿的症状也取决于就诊时的年龄。其中，婴儿表现为头围增大、恶心、呕吐、嗜睡，儿童具有同样的症状和体征，常伴头痛、视力下降、癫痫发作或局灶性神经功能缺损，如脑神经麻痹、共济失调和轻偏瘫等。常有患儿学习成绩下降。下丘脑区的肿瘤常表现为内分泌功能障碍，如生长停滞、尿崩症、食欲亢进或性早熟。表现快速恶化提示为典型的具有侵袭性的恶性肿瘤；而缓慢进展的肿瘤可能很难引起注意，除非出现明显的功能障碍。例如，患有颅咽管瘤的儿童在没有注意到视力减退的情况下，可出现视力迅速丧失。但是单纯头痛不是神经影像学检查的指征，除非出现相关的视盘水肿、精神改变或局灶性神经功能障碍。

## 二、儿童脑肿瘤的影像检查技术

影像学检查对脑肿瘤的诊断至关重要。随着人们逐渐重视儿童辐射暴露问题，MR 因其敏感性和多平面成像能力（有助于确定肿瘤的准确位置和范围、与周围正常结构的关系及其远期影响，包括

CSF 流动障碍）而成为首选检查方法。MRI 数据可与计算机导航技术配合使用，极大方便切除肿瘤。此外，对于检查儿童肿瘤中尤为常见的蛛网膜下腔播散，MR 比 CT 更敏感[20]。

MR 检查中，$T_1$ 和 $T_2$ 图像是基本序列，且可采集不同平面的图像（如 $T_1$ 矢状位和 $T_2$ 轴位）。然而，大多数现代 MRIs 可以容积数据扫描，3D-GE $T_1$（MPRAGE/TFE/SPGR，有 / 无增强）和 $T_2$ 序列因具有高空间分辨率、良好的肿瘤和正常组织之间的对比度、在任何平面获得重建的能力及它们在术中用于神经导航的实用性而备受青睐。但如果采用 2D 成像，首选薄层（3mm 或更薄）扫描。对于鞍上肿块，应进行薄层扫描以观察肿块与视交叉、视神经和下丘脑的确切关系；而松果体、脑干和第四脑室的肿块，在矢状位和横断位显示较好；大脑和小脑半球肿块则最好在横断位和冠状位扫描。FLAIR 是一个 $T_2$ 加权序列，具有对自由水信号抑制的作用，能较好地显示多数肿瘤的边界，因为这些肿瘤的特征是比正常脑实质含有更多结合水。高分辨率亚毫米级 $T_2$ 容积成像（CISS、FIESTA）可用于研究中脑背侧（如炎性或肿瘤性导水管狭窄，见第 8 章）、松果体区或脑外肿块（如神经鞘瘤）。扩散加权成像（DWI）现已是常规，且非常适用于鉴别细胞密集（如胚胎性肿瘤）和细胞疏松的肿瘤。而 DWI 的表现和精确的定位是鉴别常见的小儿脑肿瘤的主要步骤。磁敏感加权成像可显示血液降解产物并可用于鉴别钙化，而肿瘤内出血是恶性肿瘤标志之一。钙化在肿瘤中相对常见，除用于颅咽管瘤与其他鞍区肿瘤的鉴别，其对肿瘤的诊断意义较小。$^1$H-MRS 有助于评价神经功能损伤（NAA，2.02ppm）、细胞更新率（Cho，3.21ppm）、能量代谢（Cr，3.04 和 3.93ppm）和坏死程度（Lac，1.33ppm；Lip，0.9 ppm 处的峰值）。计算代谢率（如 Cho/NAA）可鉴别低度恶性肿瘤与高度恶性肿瘤。2D 采集图像时（如 2D 化学位移成像）所生成的代谢图可有助于识别肿瘤细胞恶性程度最高的病灶，从而指导外科活检。动态磁化增强（dynamic susceptibility contrast，DSC）或 $T_2$ 灌注成像可协助定量肿瘤病灶内的血容量分数，有助于鉴别良性（低血容量分数）和恶性（高血容量分数）肿瘤，并可能有助于鉴别复发性

恶性肿瘤和放射性坏死（低血容量分数）。动态 $T_1$ 灌注（或渗透率）成像可用于定量评估血脑屏障受损的肿瘤血管的渗透性，并可使用双室模型确定血管内和血管间质的比例。这两种技术均需要静脉注射非线性钆对比剂（GBCA）。

GBCA 通常用于儿童脑肿瘤的诊断性影像检查（重要的是使用环状对比剂而不是线性对比剂，见第 1 章和文献[21, 22]），注射对比剂后强化反映了病灶区域内血肿瘤屏障的渗透程度，这有助于提高病变（肿瘤或非肿瘤）的检出率及估计范围。增强后的图像中信号强化的程度并不一定代表病变的真实边界（特别是对于浸润性肿瘤），有无强化也不能明确表明病变级别的高低。注射 GBCA 后可立即显示明显的肿瘤血管（动脉和静脉）。GBCA 以 0.1mmol/kg 体重的剂量静脉推注给药，在注射对比剂和开始扫描首个增强序列之间至少需要间隔 5min（以保证对比剂充分"外渗"），该时间间隔可用于采集灌注数据（$T_1$WI 或 $T_2$WI）。通常来说，注射 GBCA 后主要采集 $T_1$WI 序列，但 $T_2$WI 和 FLAIR 增强尤其适用于观察软脑膜种植转移，因此 $T_2$WI 和 FLAIR 应常规用于所有已知具有转移潜能的 CNS 肿瘤（图 7–1）。当肿瘤位于颅后窝时，可以使用血流补偿技术（外周或心脏门控或梯度力矩归零）或极短的回波时间（＜ 10ms），通过横窦和乙状窦增强中流动血液的对比度，以减少重要区域的模糊效应。当怀疑肿瘤在脑脊液内播散时，应在同一时期进行包括脊髓和马尾神经在内的整个椎管的 $T_1$WI 增强扫描，并在发现转移灶时辅以聚焦的轴位图像。而 $T_1$WI 脂肪饱和技术有助于鉴别肿瘤与硬膜外脂肪[20]。然而，并非所有的转移瘤均有强化。因此在这种情况下适当调整序列，采用脊柱弥散成像可能有助于诊断[23]。最后，术前"计划"序列可能包括与神经导航工具兼容的增强薄层轴向各向同性 $T_1$WI 3D–GE 序列、定位主要认知功能（尤其是语言区）的功能 MR（fMRI）及显示白质纤维束的弥散张量成像。

当进行 CT 扫描时，平扫图像尤为重要，因为平扫可显示肿瘤是高密度（意味着富细胞性）或是低密度，还可显示病变内是否含有血液及钙化，这有助于鉴别鞍区 / 鞍上肿瘤。多平面重建也有助于肿瘤的诊断，即使当前的 CT 比旧 CT 有更好的清晰度及更少的伪影，但 CT 的组织分辨率仍不如 MRI。CT 增强扫描常使用碘对比剂，不管是在短时间内行 MRI，或在 MRI 检查后短时间内进行 CT 成像，这不是关键问题。碘对比剂的推荐剂量为 3ml/kg（浓度为 270～300mgI/ml），最大剂量可达 120ml，通常在扫描前一次团注完成。

## 三、脑肿瘤的影像特征

脑肿瘤的影像诊断必须循序渐进，按照顺序，须先识别病变，然后确认为肿块，最后精确定位并诊断为肿瘤。肿瘤的位置结合常规和先进的 MRI 成像（包括血管分布、血管渗透性、细胞密度和代谢特征）通常有助于识别病变的肿瘤性质，并提示肿瘤类型，这是制定后续治疗策略的基础。还需要高质量的多平面和多参数成像，这是为了 3 个目的：①确定肿瘤与周围组织的分界、浸润或侵犯程度；②评估肿瘤局部和整体的效应；③考虑可能选择的手术路径。另外，影像学检查通常作为治疗方案的一部分，用于了解治疗效果（不良反应）。

对于现代影像学来说，发现肿块通常不难，尤其是 MR。肿瘤的 CT 密度或 MR 信号通常与正常脑组织存在差异，其他特征包括肿瘤造成正常脑结构变形及增强后出现异常强化（在正常 CNS 中，强化仅见于脑垂体、垂体柄、下丘脑灰结节、松果体、血管和脉络丛）。CT 平扫上，几乎所有脑肿瘤与正常大脑相比均为低密度或高密度；在 MR 图像上，与髓鞘化白质相比，脑肿瘤 $T_1$WI 上为低信号，$T_2$WI 或 FLAIR 上则为高信号。出血、坏死、钙化及强化的形式和程度在组织学类型相似的肿瘤中可能存在差别，在不同细胞类型的肿瘤间更是如此，但是它们也可能有重叠，这些特点将在以后章节中详细介绍。所有肿瘤均有占位效应，生长相对缓慢的外周性肿瘤占位效应可导致颅骨膨出或侵蚀；而生长更快且位于中心位置的肿瘤，肿块常会推移邻近脑组织（包括位于中线的结构），导致"中线移位"，有时会导致脑组织越过坚硬结构或经其周围疝出，如大脑镰、小脑幕或枕骨大孔。幕上肿瘤通常在大脑镰下内侧或通过小脑幕切迹向下形成

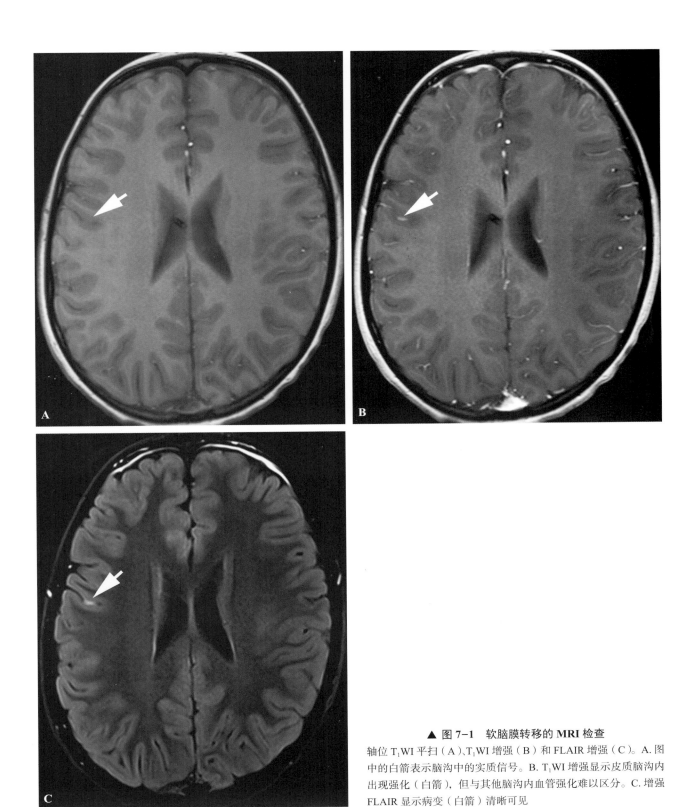

▲ **图 7-1　软脑膜转移的 MRI 检查**
轴位 $T_1WI$ 平扫（A）、$T_1WI$ 增强（B）和 FLAIR 增强（C）。A. 图中的白箭表示脑沟中的实质信号。B. $T_1WI$ 增强显示皮质脑沟内出现强化（白箭），但与其他脑沟内血管强化难以区分。C. 增强 FLAIR 显示病变（白箭）清晰可见

脑疝，而幕下肿瘤则通过枕骨大孔引起小脑幕裂孔上疝和下疝。小脑幕上疝可导致中脑及动眼神经的脑池段受压，继而影响眼球运动和瞳孔收缩（"瞳孔散大"）；小脑幕疝还可导致大脑后动脉的拉伸和压迫，造成单侧或双侧大脑后脑动脉供血区梗死，导致突发性皮质盲。MR 容易显示幕上或幕下肿瘤引起的经枕骨大孔的小脑扁桃体疝，可引起呼吸障碍。

发现肿块的话须判定它是来自脑内还是脑外，如颅骨 / 颅底、脑膜或蛛网膜下腔。脑外肿块主要是推移而不是侵蚀正常脑组织（图 7-2）。脑组织可被推移而远离颅骨或硬膜，从而导致脑池扩大。脑内肿块则多压迫脑池和脑沟。脑外肿瘤与脑组织分界清晰，肿瘤周围仅有少量甚至没有水肿。脑内肿瘤常与周围正常脑组织不完全融合（图 7-3），并出现明显水肿。提示脑外肿瘤的其他特征包括与病变体积不呈比例的轻度占位效应、肿物越过中线但不累及大脑镰、颅骨受累及临床症状较轻。然而，区分脑内和脑外肿瘤并非易事。脑实质内的肿瘤可向外生长，从而扩张邻近脑池，而脑外肿瘤也可侵蚀脑组织或压迫血管引起水肿。脑内肿瘤可能生长缓慢，产生的占位效应较轻。但是，以上的一般表现

有助于确定多数肿瘤的起源。区别脑内与脑外肿瘤的有效方法是动态磁敏感加权灌注增强成像。脑内和脑外肿瘤的灌注特征不同之处在于脑外肿瘤缺乏血脑屏障，观察 $\Delta R_2^*$ 曲线可以很好地区别，颅内肿瘤灌注曲线很快恢复至基线水平（图 7-3B），但脑外肿瘤异常弛豫持续存在（图 7-2B）。

精确的解剖学定位对脑肿瘤的诊断至关重要，因为它可以决定肿瘤是否可以切除（如小脑与下丘脑毛细胞性星形细胞瘤），有助于神经外科医生选择最佳的手术方法，并且是肿瘤定性的主要指标（如腹侧弥漫内生性脑桥胶质瘤与脑桥背侧或延髓毛细胞性星形细胞瘤）。$T_1$ 成像，尤其是高分辨率 3D $T_1$、$T_2$ 或 FLAIR 成像或不同平面的薄层（2～3mm）2D 成像及亚毫米级 $T_2$ CISS/FIESTA 成像（如果需要），均可显示肿瘤的精确位置（表 7-2）。

肿瘤的结构特征（"实质"）包括细胞结构、囊变、坏死、出血或钙化，血供情况（包括肿瘤诱导的血管生成）和血管通透性（血 – 肿瘤屏障）。显然，任何信号或代谢异常的评估都应考虑到年龄和大脑成熟程度的影响。这些特征本身通常能可靠地诊断肿瘤类型；但如果不能，它们仍可以提示肿瘤的良恶性。虽然 CT 在这方面无法取代 MRI，但可能有

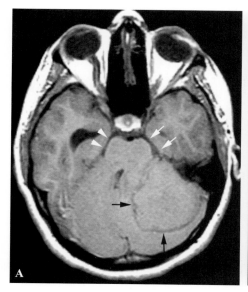
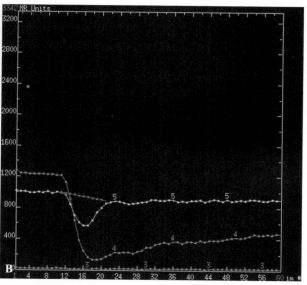

▲ 图 7-2 脑实质外肿瘤特征

A. 轴位 $T_1$WI 平扫显示颅后窝左侧可见一边缘清晰的肿块（脑膜瘤，黑箭）；同侧桥小脑角池（白箭）较对侧（白箭头）扩张；右侧颞角扩张提示第四脑室和导水管的受压 / 破坏所引起的脑积水。B. 灌注曲线（线 4）显示了脑外肿瘤的典型特征。当对比剂团注进入肿瘤血管时，肿瘤信号强度降低且不能回升。由于肿瘤缺乏血脑屏障造成对比剂漏入肿瘤间质。线 5 显示正常小脑实质的灌注曲线

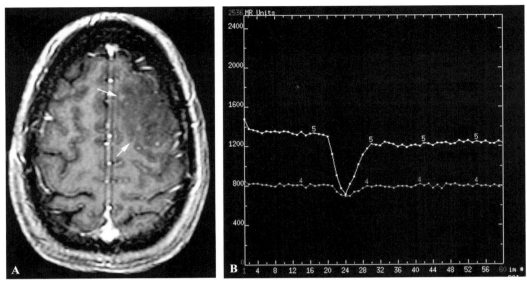

▲ 图 7-3　脑实质内肿瘤特征

A. 轴位 $T_1$WI 增强显示左侧额叶可见边缘模糊的肿块（箭），周围脑沟受压。B. 灌注曲线（线 5）显示典型的脑内胶质肿瘤的特征。当对比剂通过肿瘤血管时，肿瘤信号强度减低，但当对比剂廓清时，信号强度几乎恢复到基线水平。肿瘤灌注曲线（线 5）上方区域的面积大于正常白质（线 4），表明肿瘤中的血容量增加，提示可能为高级别肿瘤

助于诊断。低密度表示水分含量高（如低级别胶质瘤、肿瘤水肿或坏死），高密度（接近灰质）则表明细胞数多（如胚胎性肿瘤）。明显强化表明富血供和血管通透性高。囊性成分、出血和钙化易于识别，瘤周水肿和脑积水也是如此。然而，MRI 更为敏感、特异性更强：DWI 可显示 b1000（"示踪"）和 ADC 图像上水的自由运动减少，在脑肿瘤评价中至关重要，因为其可以明确区分具有高细胞性和高核质比的病变（"小蓝细胞"），如胚胎性肿瘤 [ 髓母细胞瘤、松果体母细胞瘤、室管膜母细胞瘤、视网膜母细胞瘤（RB）] 和非典型畸胎样 / 横纹肌样肿瘤（ATRTs）和生殖细胞肿瘤，而其他类型的肿瘤细胞外间隙较大。罕见的是，弥散减低可能与近期脑梗死 [24] 或脑出血有关。有时，在高弥散率的肿瘤中，如 WHO Ⅰ级或Ⅱ级星形细胞瘤，弥散减低的区域可能是间变区，因此也是恶变部位 [24-26]。

肿瘤的囊变在不同的 MRI 序列、CT 上与脑脊液改变相同，静脉注射对比剂后，有时可观察到对比剂分层：坏死区域信号不均匀（有时含有血液降解产物，SWI 显示效果最佳），在增强 $T_1$WI 图像中，肿瘤周边部分强化，这常提示是恶性的，尽管它也可以出现在巨大非恶性肿瘤中。未坏死的肿瘤组织内近期出血或有血液残留，或明显的肿瘤内出血也

提示肿瘤具有侵袭性，且肿瘤级别较高。在 $T_2$WI 图像上周围白质的血管源性水肿显示良好；在浸润性肿瘤中，通过 $T_2$WI 图像难以快速区分血管源性水肿和肿瘤。由于 FLAIR 成像仅反映结合水，因此可更准确评估肿瘤的实际范围，但即使在单纯的血管源性水肿中，水也可能与细胞外基质分子结合。

使用 DTI 代替或辅助 DWI 可进一步量化扩散参数，且可通过 FA 图或 DTI 纤维束像评估白质束的完整性 [24]。但是，重度血管源性水肿、肿瘤轴突间隙浸润或肿瘤坏死可导致水扩散的方向参数丢失。然而，由于非浸润性肿瘤可在不侵犯纤维束的情况下使其移位 [27]，以及炎性脱髓鞘病变可以使纤维束扩张但其外观变化不大，因此 DTI 纤维束成像通常有助于脑实质肿块的鉴别诊断。与 fMRI 一样，DTI 可定位手术区域的功能性皮质和轴突束，因而在手术评估方面具有重要意义，可能会被归入神经导航数据中。

肿瘤组织的血管分布和肿瘤"新生血管"的外渗常通过静脉注射含碘或含钆对比剂进行评估。病变强化的特点源于富血管分布和对比剂通过异常血管壁进入肿瘤间质（渗透性），这种强化可以是弥漫性的、部分呈斑片状或环状，可明显强化或弱强化。在组织学上，相同的肿瘤在不同的患者中强化

表 7-2　每个部位肿瘤的主要类型

| 分　区 | 部　位 | 肿　瘤 | 生长方式 | 特　点 |
|---|---|---|---|---|
| **颅后窝** | | | | |
| 脑干 | 颈髓 | GGG | 内生性 | 延髓 |
| | PA | 背侧外生性 | 囊性 / 实性 | |
| | 腹侧脑桥 | DIPG | 腹侧外生性 | 包绕基底动脉（BA） |
| | 背侧脑桥 | PA | 背侧 / 外生性 | 多为囊性 |
| | 小脑中脚 | PA | 边界清晰 | 多为囊性 |
| | 中脑 | PA | 内生性 | 中脑导水管↓ |
| 第四脑室 | 小脑蚓部 | MB | 腹侧 / 脑室内 | 弥散受限 |
| | 底部 | EP | 外生性 | 侵入 CM 或 CPA |
| 小脑 | 任何部位 | PA | 内生性 | 囊性 / 实性 |
| | 任何部位 | HGG | 内生性 | 常伴坏死，↑Cho |
| **第三脑室** | | | | |
| 前部 | 视神经通路 | PA | NF1，内生性 | 多为实性 |
| | 下丘脑 | PA | 浸润性 | 多为实性 |
| | 下丘脑 | Cranio | 视交叉后 | 囊性 / 实性 / 钙化 ++ |
| | 鞍内 / 鞍上 | Cranio | 视交叉前 | 囊性 / 实性 / 钙化 ++ |
| | 鞍内 / 下丘脑 | GCT | 局限性 | 弥散受限 |
| | 鞍内 / 鞍上 | 腺瘤 | 视交叉前 | 实性 |
| 后部 | 松果体 | PB | 脑池内 | 弥散受限 |
| | 第三脑室（V3）后部 | GCT | | 弥散受限 |
| | 松果体 | PA | 脑池内 | 实性 / 囊性 |
| 侧脑室 | 脉络组织 | CPP | 脉络丛 | ↑肌醇（mI） |
| | | CPC | 浸润性 ++ | ↑Cho，↓Cr/PCr |
| | 孟氏孔 | SEGA | TSC | 实性 / 钙化 ++ |
| **大脑半球** | | | | |
| 中央灰质 | 任何部位 | 胶质瘤 | BG+ 丘脑 | 任何级别 |
| 白质 | 任何部位 | 胶质瘤 | 横跨大脑 | 任何级别 |
| | 任何部位 | EP | 不在脑室内 | 实性 / 囊性 / 钙化 ++ |
| 皮质 | 颞叶 | GGG | GM 与 WM | 实性 / 囊性 |
| | 任何部位 | DNET | GM 与 WM | 瘤内分隔 |
| | 任何部位 | PXA | 大脑与脑膜 | 实性 / 囊性 |

BG. 基底神经节；Cranio. 颅咽管瘤；CM. 脑池；CPA. 桥小脑角；CPC. 脉络丛癌；CPP. 脉络丛乳头状瘤；DIPG. 弥漫内生性脑桥胶质瘤；DNET. 胚胎发育不良性神经上皮瘤；EP. 室管膜瘤；GCT. 生殖细胞瘤；GGG. 神经节细胞胶质瘤；GM. 灰质；HGG. 高级别胶质瘤；MB. 髓母细胞瘤；PA. 毛细胞型星形细胞瘤；PB. 松果体瘤；PXA. 多形性黄色星形细胞瘤；SEGA. 室管膜下巨细胞星形细胞瘤；TSC. 结节性硬化症；WM. 白质

程度可能不同，且在不同的研究中，同一患者的表现可能也有所不同。在儿童患者中 PA 是很常见的良性肿瘤，其中血管较少，但渗透性较高，所以肿瘤强化明显。在对 140 例患者的病例随访研究中发现，在肿瘤未治疗甚至是形态也没有改变的情况下，所有患者的 PA 强化程度都有差异[28]。事实上，确诊 PA（或任何肿瘤）是基于对常规和更多 MR 成像特点的认识[29]。

如前所述，灌注成像（DSC 或 ASL）可对灌注指标（脑血容量：CBV；通过时间：TT；脑血流量：CBF）定量，因为恶性肿瘤的血流量始终高于低级别肿瘤，所以可以提示肿瘤分型和分级（图 7-2 至图 7-5）[24]。这些研究可能有助于发现浸润性肿瘤的高级别病灶，并指导外科医生进行活检或放疗医生进行放疗评估。复发性恶性肿瘤的 CBV 也高于放射性坏死（常规图像中可能混淆）。灌注成像也

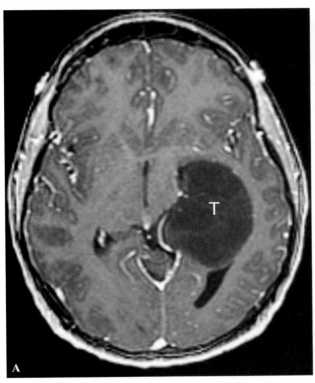

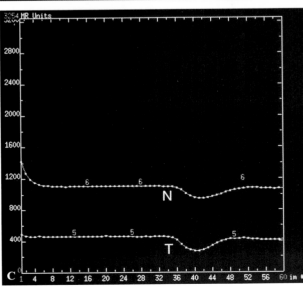

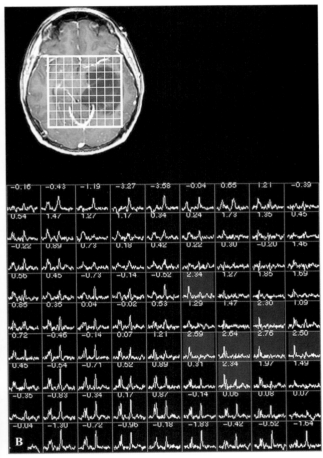

▲ 图 7-4　低级别脑实质内神经胶质瘤

A. 轴位 $T_1$WI 增强显示左侧大脑半球深部均匀的、边缘清晰的无强化肿块（T）；B. 二维阵列中的 $^1$H-MRS（TE= 288ms）显示与周围包含正常脑组织波谱相比，肿瘤内 NAA 峰和肌酸峰降低，胆碱峰轻度升高；C. 灌注曲线（纵坐标为弛豫，横坐标为时间）显示，肿瘤（T，线 5）与对侧大脑半球中相似部位正常脑组织体素（N，线 6）的血容量（MR 图像中单位信号丢失和强度减低程度成比例）相似，为大多数低级别神经胶质肿瘤的特征（PA 除外）

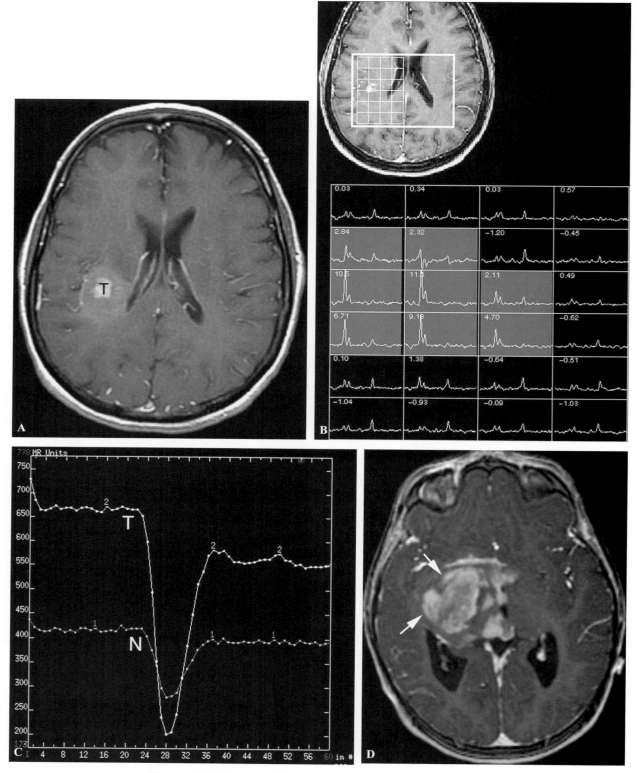

▲ 图 7-5　高级别脑实质内神经胶质瘤（A 至 C）与 PA（D 至 F）的比较

A. 轴位 $T_1WI$ 增强显示右侧顶叶内中心强化的肿块（T）。B. $^1H$-MRS（TE=288ms）显示与周围正常脑组织相比，肿瘤中的 NAA 峰与肌酸峰均降低，但胆碱峰明显增高。需要注意的是，肿瘤中心强化区以外的波谱仍异常。C. 灌注曲线（纵坐标为弛豫，横坐标为时间）显示肿瘤（T，线 2）CBV 较对侧大脑半球中相似部位正常脑组织体素（N，线 1）明显增加（导致信号减弱和 MR 单位减少），这是高级别胶质肿瘤的特征。D. 轴位 $T_1WI$ 增强显示右侧大脑半球深部明显强化的肿块（白箭）

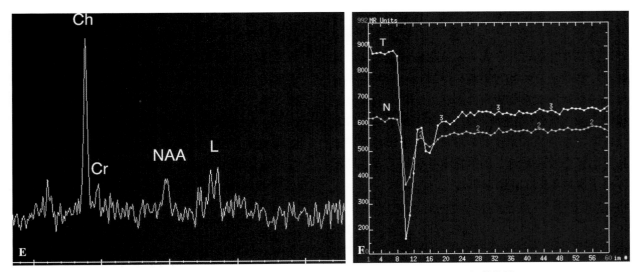

▲ 图 7-5（续） 高级别脑实质内神经胶质瘤（A 至 C）与 PA（D 至 F）的比较

E. 从不同 PA 的中心部位所获得的单体素 $^1$H-MRS（TE=288ms）显示，NAA 峰和肌酸峰（Cr）均降低，而胆碱（Cho）峰非常高。此外，在 1.33ppm 处还可见乳酸峰（L）。这些 MRS 表现与高级别胶质瘤相同，强调在儿童肿瘤中将 MRS 改变与影像学特征相关联的重要性。

F. 灌注曲线显示，与对侧正常脑组织（N，线 2）相比，肿瘤（T，线 3）的 CBV 明显增加。由此可见，低级别 PA 具有与高级别肿瘤相似的 CBV 特征。这些检查不应在未与影像图像相关联的情况下解读

可能有助于排除肿瘤样病变 [24]。鉴于血管生成在肿瘤发生发展中的作用及新型治疗药物以血管增殖为靶点，有人提出将灌注成像作为治疗效果的评价指标 [30, 31]，然而，大多数研究报道仅涉及胶质瘤 [31]，并且是成人脑肿瘤而非儿童 [24, 32]。

除灌注外，当肿瘤紧邻或包绕邻近动脉时，对大动脉干的形态学评估也很重要。这种情况常见于颅后窝室管膜瘤和被周围的远端颈内动脉、基底动脉和 Willis 环的组成部分所包围的鞍区或鞍上病变。对于一些起源于或侵犯中颅窝的肿瘤，评估海绵窦对于预估肿瘤能否被完全切除及辅助鉴别浸润性（如浸润性泌乳素瘤）和非浸润性（如颅咽管瘤）鞍区肿瘤也很重要。

已经证明 $^1$H-MRS 有助于指示儿童脑瘤的类型及其侵袭性（表 7-3）。联合使用 MRI 和 MRS 比单独使用 MRI 更能提高儿科脑肿瘤的总体治疗前诊断的准确性 [33]。几项研究证明，在一般的肿瘤中，NAA（神经元或少突胶质细胞标志物）下降，Cho（细胞膜更新和细胞构成比例）增加，除了发生严重的能量衰竭（肿瘤坏死）外，Cr 保持稳定。恶性肿瘤的 Lac 和 Lip 普遍升高 [34, 35]。此外，个别肿瘤的代谢标志物或模式可能具有指示性，髓母细胞瘤

中牛磺酸（Tau，3.36ppm）和 Cr 升高，PA 中 Lac 升高，脉络丛乳头状瘤（CPP）中肌醇（mI，短 TE MRS 3.54ppm）升高 [35]。儿童 II 级星形细胞瘤中枸橼酸盐可直接提示肿瘤具有侵袭性 [36]。此外，使用 MRS 证实了成人型 IDH1 突变肿瘤中 2- 羟基戊二酸的存在 [37]。Cho/NAA 比值增高提示肿瘤级别高，通过有效治疗后 Cho 峰和 Cho/NAA 比值可降低，而 Lac 可升高。Cho 和 Cho/NAA 比值增高提示肿瘤复发（图 7-4 和图 7-5）[35]。特别是对于浸润性、非离散型脑肿瘤，先进的定量 MRI 技术可能比大小测量（2D、3D 或甚至体积）能够更准确地评估治疗效果。

脑肿瘤的鉴别诊断疾病谱较广泛，信号异常或衰减率异常、出现肿块效应且可强化，不一定指示肿瘤。在鉴别诊断中应该结合病变的组成结构、形态及临床特征（发病年龄和症状演变）。第三脑室底的下丘脑错构瘤是一种发育性下丘脑灰质肿块，通常伴有难治性癫痫（特征为全身性癫痫发作）或性早熟，或两者皆有。它们易于诊断，因为它们不会生长，在 CT 和 MR 序列上表现与灰质相同（有时在 $T_2$/FLAIR 上信号稍高），并且不强化（具体描述见鞍上肿瘤章节）。由于现代高分辨率成像，区

分其他发育异常性病变已经不难，如灰质异位或局灶性皮质发育不良（见第 5 章）。尽管胚胎发育异常性病变并非真正的肿瘤，如皮样囊肿或表皮样囊肿，但本章将它们视为肿瘤一并讨论。同时，本章也会讨论其他发育性囊肿，如鞍区 / 鞍上 Rathke 裂囊肿或颅后窝皮样囊肿。高分辨率 MR 显示，许多以前被诊断为导水管狭窄的病例是隐匿性顶盖肿块或中脑被盖肿块所致，其性质常不明确，其诊断将在第 8 章和本章后面部分讨论。

然而，有时明确肿瘤的诊断可能十分困难。在感染的情况下常可见脓肿（见第 11 章）。尽管它们在形态上可能类似于恶性坏死性肿瘤，但强化边缘常薄且规则，中央的脓腔表现为明显的弥散受限（图 7-6）；相反，恶性坏死肿瘤的外周强化边缘较厚且不规则，并且囊变 / 坏死成分常由于坏死而弥散增加[38]。小脓肿的水运动减弱可能不太明显，这可能是由于周围正常脑组织的弥散程度被抵消了[39]。1H-MRS 也可用于鉴别肿瘤和脓肿，因为大

表 7-3　脑肿瘤的主要 MRS 标记物

| 代谢产物 | 位置（ppm） | 肿瘤中代谢标志 | 变　化 |
| --- | --- | --- | --- |
| NAA | 2.0 | 神经轴突完整性 | ↓（所有） |
| Cr/PCr | 3.0 | 能量代谢 | =/↓（PA） |
| Cho | 3.2 | 细胞膜更新 | ↑（所有） |
| Lac | 1.33 | 坏死、恶性程度 | ↑（PA，HGG） |
| Lip（短 TE） | 0.9/1.3 | 坏死 | ↑（恶性） |
| mI（短 TE） | 3.6 | 星形胶质细胞密度 | ↑↑（CPP） |
| Tau（短 TE） | 3.36 | 小脑发育 | ↑（MB） |
| 枸橼酸盐（短 TE） | 2.6 | 糖酵解率增加 | ↑（侵袭性 LGA） |
| 2- 羟戊二酸 | 2.25 | IDH1 变异 | ↑（成人Ⅱ、Ⅲ级 A） |

CPP. 脉络丛乳头状瘤；MB. 髓母细胞瘤；PA. 毛细胞型星形细胞瘤；LGA. 低级别星形细胞瘤；A. 星形细胞瘤

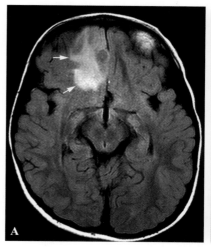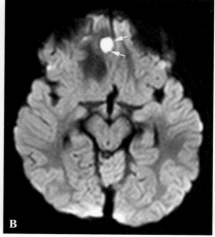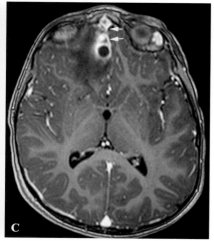

▲ 图 7-6　使用 DWI 鉴别肿瘤和脓肿

A. 轴位 FLAIR 显示癫痫患儿右侧额叶皮质 - 皮质下不均匀高信号（箭），提示肿瘤可能性大。B. DWI 显示病灶内侧可见一边缘清晰的高信号（白箭），提示脓液聚集；周围白质呈低信号提示间质水肿。C. T₁WI 增强显示结节呈环形强化，强化沿大脑镰（箭）向前延伸至盲孔附近。还观察到可疑的鼻道真皮瘘管，手术证实了皮肤瘘管和脓肿

多数肿瘤常出现 Cho 峰升高，而脓肿则无此征象；使用 MRS 有助于鉴别肿瘤坏死与较小的脓肿[40, 41]。脓肿内可见氨基酸的脂肪峰 – 丙氨酸（1.5ppm）、乙酸盐（1.9ppm）、琥珀酸盐（2.4ppm）、亮氨酸、异亮氨酸和缬氨酸（0.9ppm）[42, 43]（见第 11 章）。大多数化脓性脓肿可见 Lac 峰[40, 41]，但 Lac 峰也常见于肿瘤，故 Lac 峰对两者的鉴别诊断无帮助。丙氨酸、乳酸、亮氨酸、异亮氨酸和缬氨酸可因其在使用回波时间为 135ms 的点阵波谱（point-resolved spectroscopy, PRESS）序列中发生翻转而被识别[42]。其他类型的感染，如脑炎，较难与肿瘤区分，因为它们具有不同的解剖、代谢、扩散和灌注特征，这些特征反映了感染的类型和严重程度[44, 45]。在第 11 章中将进一步阐述感染。

在脱髓鞘急性发作中，如包括多发性硬化（multiple sclerosis, MS）在内的特发性炎性白质病变，或包括急性播散性脑脊髓炎（acute disseminated encephalomyelitis, ADEM）在内的急性脱髓鞘综合征，可能出现大的、团块样（"肿瘤样"或"假肿瘤样"）、单灶性炎症病变（见第 3 章）。临床背景、中等的占位效应、不完全环形强化、仔细寻找脑和脊髓中的其他相关病变及 MRS 或高级成像（如 DTI）可能有助于诊断；另一方面，抗感染治疗后的变化有助于明确诊断（见第 3 章）。深部髓静脉呈放射状穿过病灶提示 MS（图 7-7）。这些肿瘤样脱髓鞘病变并不常见，但在儿童和成人中常有报道[46]。长 TE 波谱不能鉴别诊断，因为某些脱髓鞘斑块也可有较高的胆碱峰（图 7-7），并且急性期伴随的炎性浸润可导致乳酸峰和脂质峰增加[47, 48]。短 TE 波谱在脱髓鞘病灶中可能出现谷氨酸峰和谷氨酰胺峰增加[49]。动态磁敏感加权灌注成像可鉴别这些病变，因为脱髓鞘病变的 CBV 较低，且可见特征性放射状线束的血容量增高区经过病灶，代表深部髓静脉及其周围的血液[50]。DTI 有助于鉴别诊断，因为肿瘤样脱髓鞘病灶的患者皮质脊髓纤维可能变少、缩短但位置正常，肿瘤患者皮质纤维束会出现移位和（或）分散[51]。

脑梗死（见第 4 章）与肿瘤最易通过临床表现鉴别：梗死的特点是突然发作，而肿瘤起病常进展缓慢或隐匿。然而，如果婴幼儿或年长儿发生梗死的部位不足以引起明显的临床损害，病史就没有鉴别价值。在影像学上，脑梗死根据其发生部位（在血管分布区）及同时累及灰白质的特点而与肿瘤相鉴别。典型肿瘤和感染起源于白质或灰白质交界区，但部分肿瘤可原发于皮质，且影像学表现类似于急性脑梗死，表现为癫痫发作，在急诊室进行评估的儿童中，DNETs 常被误诊为急性脑梗死。如果脑梗死为短期病变（第 1 周），则 DWI 是最好的鉴别方法，因为它显示脑梗死动脉供血区的弥散明显受限，而这种表现在肿瘤中罕见。如果鉴别困难，则应在活检前进行随访复查。如病变为脑梗死，那么 ADC 值将在第 1 周结束时出现"假性正常化"，随后升高，同时皮质强化，占位效应逐渐减小。DSC-MRI 灌注也可用于鉴别肿瘤和脑梗死，因为肿瘤常为富血供（CBV 增加），而急性梗死血供不足（CBV 减少）。在 MRS 上，如果在急性期 / 亚急性期可见 Lac 峰，那么在大多数肿瘤中特征性增高的 Cho 峰在脑梗死中将减少或消失。

肿瘤与血管畸形（如海绵状血管瘤）的鉴别（见第 12 章）通常比较简单，因为在 $T_2WI$ 上海绵状血管瘤具有特征性的"靶形"或"爆米花"样表现，而 SWI 上血液分解物则表现为"开花"样（见第 12 章）。然而，明确儿童明显孤立的自发性脑实质内出血的病因十分困难：如果没有显示动静脉畸形（供血动脉和引流静脉迂曲、葡匐样信号影），且如果海绵状血管瘤的特征性表现被大量新鲜出血所掩盖，那么出血性肿瘤（通常是高度恶性肿瘤）可能难以排除，仔细观察邻近的脑实质（在出血后的极早期出现的水肿提示潜在肿瘤），甚至轻度的强化都可能提示是肿瘤导致的出血。

最后，放射性坏死虽然不常见，但是与肿瘤患儿治疗后复发难以鉴别。灌注成像可有助于显示放射性坏死的灌注减少，并且估计在残留 / 复发肿瘤中灌注会增加（见第 3 章）。核医学技术，特别是使用各种示踪剂（$^{18}F$- 脱氧葡萄糖、$^{11}C$- 蛋氨酸）的正电子发射断层扫描也可能有帮助，因为坏死的特征是摄取减少或不摄取，而肿瘤组织显示代谢活性增加，因此示踪剂摄取增加。但是，辐射诱导的坏死变化通常与残留 / 复发肿瘤一致，特别是在高级别胶质瘤中。

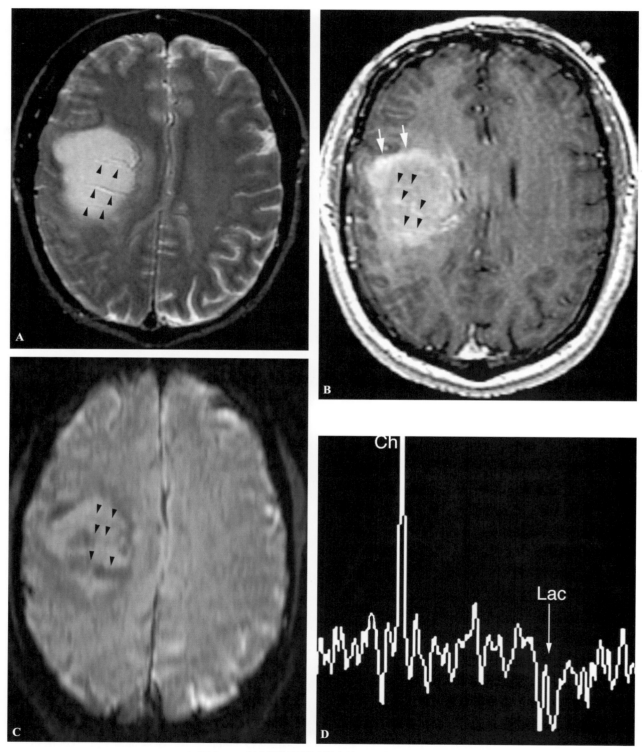

▲ 图 7-7　有助于鉴别脱髓鞘病灶和肿瘤的影像学特征

A. 轴位 T₂WI 显示线样静脉穿过肿块而无扭曲；未扭曲的静脉走行于肿块内强烈提示静脉周围的脱髓鞘。B. 横断位增强 T₁WI 仅显示肿块前壁（白箭）强化。可见强化的静脉（黑箭头）穿过病灶。C. GE 回波平面灌注图像显示，与图 A 和图 B 中所示静脉相对应的穿过病灶的带状结构血容量增加（低信号，箭头）。这些表现是脱髓鞘病灶的特征。D. ¹H-MRS（TE=144ms）显示，胆碱峰（Ch）和乳酸峰（Lac，TE=144ms 倒置），但未见肌酸峰或 NAA 峰。这些波谱表现与高级别肿瘤相同，故无助于鉴别诊断

治疗前评估是下一个必需的步骤，影像学的作用是提供更多关键要素以帮助治疗前评估。治疗选择基本上是手术切除（尽可能完整而不会引起新的神经或神经认知缺陷）、放疗（出生后第 1 年除外）和化疗。通常情况下，脑肿瘤患儿的治疗方案在治疗前、治疗中和治疗完成后都有特定的影像学要求。首先要观察的特征是肿瘤是否与周围结构分界清晰：这是可完整切除的主要标准，界限不清的肿瘤常具有浸润性或侵袭性。浸润，肿瘤沿解剖结构的侵入能力，与肿瘤分级无关：视神经胶质瘤虽然完全是良性，但也可浸润下丘脑或基底节。浸润并不总是明显的，其他技术如灌注成像、MRS 或 DTI，可有助于鉴别瘤周水肿和肿瘤浸润。然而，大多数研究对象都是成人，成人肿瘤类型与儿童不同。此外，目前对脑肿瘤生物学的研究表明，原始的 BTSC 可能在出现 SVZ 中，远离肿瘤大部。再者，组织病理学研究表明，肿瘤细胞可出现在"表现正常"的脑实质中，与肿瘤部位距离较远。与浸润、侵袭不同，肿瘤跨越正常解剖屏障的能力，只是恶性组织的一种特性。例如，松果体区 PA 可压迫但不侵犯邻近的胼胝体压部，而松果体母细胞瘤则易于侵犯胼胝体压部。沿着 CSF 播散是某些脑肿瘤的独特途径，形成种植转移，以髓母细胞瘤或

生殖细胞瘤居多，但也包括一些低级别或较低级别的肿瘤，如毛细胞黏液型星形细胞瘤（pilomyxoid astrocytoma，PMA）和室管膜瘤；相反，历来都认为脑外转移较罕见。然而，高级别肿瘤（如髓母细胞瘤）的全身转移（如肺、骨、淋巴结、肝脏）越来越常见，特别是在高度侵袭性肿瘤类型和肿瘤晚期 [52-54]。恶性肿瘤除侵袭性外，常见的三个特征是瘤周血管源性水肿、坏死和出血。与成人不同，儿童脑肿瘤的强化方式不是判断恶性肿瘤的证据。

如果决定切除肿瘤，术前评估常还包括与神经导航手术工具一致的序列采集（往往为轴位增强 3D-GE $T_1WI$ 序列，如 MPRAGE/SPGR/TFE）。所谓脑功能区，如感觉运动区或主要的神经认知功能，如语言或记忆，可通过 fMRI 与任务特异性皮质激活算法在解剖学或功能上定位（图 7-8A 和 B）[55]。同样，通过 DTI 可识别白质纤维束，如皮质脊髓束或视放射（特别是沿颞叶内侧的 Meyer 回路）（图 7-8A 和 C）[56]。DTI 还可显示纤维是否被肿瘤推移、浸润或破坏（图 7-8C）[27, 57-59]。

一般情况下，肿瘤的术前评估不采用动脉造影，除非 MRI 上存在明显的血管流空或难以通过无创检查排除血管畸形，而怀疑存在富血管性病变，比如在怀疑血管母细胞瘤的情况下，通常使用动脉

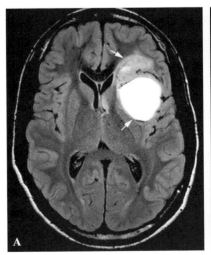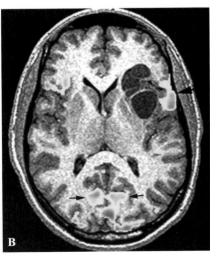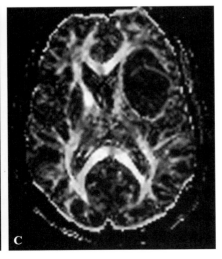

▲ 图 7-8　术前脑功能评估（此图彩色版本见书中彩图部分）

A. 解剖成像（FLAIR）显示，难治性癫痫患儿左侧额叶巨大的囊实性肿瘤（箭）。肿瘤表现符合 PA 或节细胞胶质瘤，两者均可手术切除。然而，肿瘤靠近左侧大脑半球语言区（Broca）使手术变得危险。B. 使用特定的任务（动词生成和字母流畅性），fMRI 显示同侧及对侧 Broca 区（大黑箭）明显激活。视觉皮质（小黑箭）和周围的关联区域也被激活。C. 带有彩色编码的 DTI（按常规，红色横向、蓝色头尾、绿色腹背），FA 图显示邻近肿瘤的主要纤维束移位而未被浸润

造影以确定供应肿块的血管蒂的位置，从而减少手术时潜在的出血可能。如脑部出现大肿瘤，无创检查不能明确区分硬脑膜病变和脑实质病变，则动脉造影也可有助于鉴别。然而，由于大的肿瘤有时寄生于血管，动脉造影对显示供应实质内病变的硬脑膜血管或供应实质外肿瘤的脑内血管具有误导性。

治疗后后续神经影像学检查使用多中心支持的标准化方案，有望确定疗效。为了防止术后修复过程增加图像分析的复杂性，通常要求术后不久即进行早期磁共振成像检查，理想情况是术后 24h 内。必须包括平扫和增强序列，以便能够评估切除范围（全切除、大部切除、部分切除）和残留肿瘤体积（如果有的话）。早期 MR 组学检查必须显示术后并发症，如手术区域明显缺血或出血（必须行 DWI/ADC 和 GRE SWI）、脑肿胀和脑室大小。当硬膜腔内存在血块、手术碎屑或硬膜下积液进展时，脊髓成像可能难以解释有无术后早期肿瘤转移[60]。后期检查通常根据适应肿瘤组织学 / 生物学性质的治疗方案、放疗和化疗的应用方式及给药性质和联合用药展开。随访检查旨在评估肿瘤（或肿瘤残留，如果行次全切除手术方式）的治疗效果和（或）早期检测肿瘤的局部（生长中的残留肿瘤）或远处（以这种形式或 CSF 播散）复发。MRI 优于 CT，并且 MRI 评估通常采用常规平扫及增强成像，疑有转移扩散时辅以脊髓成像。脑肿瘤形态常复杂，尤其是不完全切除术后，通常使用 3 个面直交最长径，而不是残留肿瘤体积对手术影像前后进行对比，增强 $T_1WI$ 图像可用于评估残留肿瘤的范围（如果肿瘤强化）。如果原始肿瘤的弥散低（减低），DWI 也可用于相同的目的。术后 MR 增强中几乎均可观察到脑膜和手术腔壁的强化，硬脑膜的强化可薄或厚，通常是光滑的，见于大脑凸面和沿小脑幕，可持续 20 年或更长时间[61, 62]。软脑膜结节性强化提示预后更差，软脑膜或蛛网膜强化应怀疑蛛网膜下腔肿瘤播散。通常，$T_2$ FLAIR 增强序列在发现软脑膜转移性疾病方面最敏感，包括增厚型和结节型，这是非特异性的，其他疾病，特别是感染，也会有类似表现。除了持续性、复发性或播散性的诊断，常规或高级 MRI 成像还可以显示意料之外的早期或延迟治疗的不良反应，如放射性坏死[44, 63]、脑白质病、闭塞性血管疾病、脑萎缩、血管畸形（如毛细血管扩张和海绵状血管瘤）及晚期继发性肿瘤（脑实质脑肿瘤、脑膜瘤甚至骨肿瘤）[64, 65]。

## 四、颅后窝肿瘤

儿童最常见的颅后窝肿瘤包括髓母细胞瘤、星形细胞瘤（小脑和脑干）、ATRT 和室管膜瘤（表 7-4）。虽然髓母细胞瘤、室管膜瘤和 ATRT 可表现为实质外肿瘤 [ 脑室内和（或）脑池内 ]，但它们均起源于"实质"，并向第四脑室或其他 CSF 间隙（桥小脑池、枕大池）生长。因此，它们被归类为脑实质内肿瘤。起源于脑干的肿瘤分为几个不同的类型，因为起源于脑干内不同部位的肿瘤具有截然不同的生物学行为和预后。因此，对"脑干肿瘤"的诊断已不再满足要求，需要更具体的诊断。

### （一）第四脑室肿瘤

#### 1. 髓母细胞瘤

髓母细胞瘤、原始神经外胚层肿瘤（primitive neuroectodermal tumors，PNET）和 ATRTs 构成了典型的小儿脑肿瘤家族的大部分，过去被称为"胚胎性肿瘤"[66]。这些肿瘤分别占儿童（0—14 岁）所有胚胎性肿瘤的 61.7%、15% 和 15%[1]。由于"PNETs"一词已从 2016 年 WHO 分类中剔除，因此这些肿瘤绝大多数为髓母细胞瘤和 ATRT。其他肿瘤，如含多层菊形团的胚胎性肿瘤（ETMR）（以前称为 ETANER 或 ETANTR）、髓质上皮瘤、CNS 神经母细胞瘤、CNS 神经节母细胞瘤和 CNS 胚胎性肿瘤（无特别说明，NOS）罕见。

根据 2016 年的定义，髓母细胞瘤是"发生于小脑或脑干背侧的胚胎性神经上皮肿瘤，常见于儿童，由排列密集的小圆形未分化细胞组成，伴有轻至中度核分裂和较高有丝分裂计数"[4]。在 19 世纪早期 P.Bailey 和 H.Cushing 将这些未分化的细胞命名为"髓母细胞"，因此产生了髓母细胞瘤的名称[67]。髓母细胞瘤是高度恶性（WHO Ⅳ 级）肿瘤，表现出特殊的年龄分布，是婴幼儿（0—5 岁）颅后窝肿瘤中最常见的肿瘤，也是青少年（16—21 岁）最常见的小脑肿瘤[2]。在过去报告中，髓母细胞瘤

表 7–4 儿童颅后窝肿瘤

| 脑实质内肿瘤 | |
| --- | --- |
| 髓母细胞瘤 | 好发于第四脑室，$T_2$ 信号同 GM，弥散受限 |
| 星形细胞瘤（LGG，HGG） | 好发于大脑半球，常为囊性（JPA）<br>$T_2$ 常为高信号 |
| 室管膜瘤 | 伸入 CSF 间隙 |
| ATRT | 不均质肿块伴坏死、囊变<br>实性部分 $T_2$ 为 GM 信号，弥散受限 |
| 脑干肿瘤 | 腹侧脑桥：弥漫内生性脑桥胶质瘤<br>髓质、背侧脑桥、中脑：JPA |
| 畸胎瘤 | 最常见于婴幼儿<br>不均匀，含脂肪 |
| 血管母细胞瘤（不常见） | 囊性肿瘤，伴有显著强化的血管壁结节 |

| 脑实质外肿瘤（不常见） | |
| --- | --- |
| 真皮囊肿 | 常有强化（感染）<br>皮肤可能有真皮瘘管 |
| 皮样囊肿 | 短 $T_1$WI，脂肪抑制序列 |
| 表皮样囊肿 | $T_1$WI/$T_2$WI 上与 CSF 信号一致，FLAIR 上与 CSF 不同<br>内部信号不均匀<br>弥散受限（$T_2$WI 穿透效应） |
| 肠源性（肠道）囊肿 | 囊肿信号多变<br>位于脑干腹侧 |
| 畸胎瘤 | 不均匀，含脂肪 |
| 神经鞘瘤 | 沿脑神经分布，考虑 NF2 型 |
| 脑膜瘤 | 硬脑膜来源，考虑 NF2 型 |
| 颅底肿瘤 | 骨质受累 |

LGG. 低级别胶质瘤；HGG. 高级别胶质瘤；GM. 灰质；CSF. 脑脊液；JPA. 青少年毛细胞型星细胞瘤；ATRT. 非典型畸胎样/横纹肌样瘤

以男性为主。

(1) 分子亚型：根据分子、基因表达或转录谱，髓母细胞瘤（至少目前）分为 4 个不同的亚组[68,69]。WNT激活〔WNT 指果蝇片段极性基因 Wg（"wingless"）及其脊椎动物直系同源基因 Int1，为一种小鼠原癌基因〕和 SHH 激活（sonic hedgehog）两组，因其发病机制中主要受影响的信号通路而得名。另外两组

的发病机制尚不明确，分别称为第 3 组和第 4 组。第 3 组和第 4 组髓母细胞瘤有一些共同的特征（如 17q 等着丝粒），但也存在差异。第 3 组髓母细胞瘤常为 MYC 扩增，而第 4 组髓母细胞瘤为 MYCN 扩增。在 SHH 激活（第 2 组）的髓母细胞瘤中，TP53 野生型和突变型亚组是已知的。所有四组在人口统计学、组织学、基因图谱和临床结局方面显示出相对不同的差异[70]（表 7–5）。

不同分子变异型髓母细胞瘤的细胞起源已部分阐明。WNT 髓母细胞瘤起源于下部菱形唇祖细胞，正常情况下，下部菱形唇有助于某些脑干结构的发育；SHH 髓母细胞瘤来源于谷氨酸能上部菱形唇细胞，简称小脑颗粒神经元祖细胞，最终形成小脑皮质的内部颗粒细胞层[72]。在撰写本文时，尚未确定第 3 组和第 4 组髓母细胞瘤的祖细胞。

重要的是，强大的免疫组化技术可在临床环境中对标准的、福尔马林固定的髓母细胞瘤手术标本进行分子分组，并可使用风险分组的治疗方案作为处理的标准。细胞质 GAB1 的免疫反应性确定了 SHH 组；β–连环蛋白（WNT 信号蛋白之一）的核免疫反应性确定了 WNT 组（细胞质 β–连环蛋白阳性存在于所有组，但核 β–连环蛋白阳性仅存在于 WNT 组）。WNT 和 SHH 组均可见核和胞质 YAP1、胞质 FLNA（filamin A）阳性。因此，缺乏对 GAB1、FLNA 和 YAP1 的免疫反应性，结合细胞质 β–连环蛋白阳性，可用于共同表征第 3 组和第 4 组（即 non-WNT/non-SHH）[73]。

(2) 临床表现：在儿童中，髓母细胞瘤是第二大常见脑肿瘤（仅次于星形细胞瘤），也是最常见的恶性脑肿瘤（占儿童颅内肿瘤的 15%～20%），是大多数肿瘤中最常见的颅后窝肿瘤（颅后窝肿瘤的 30%～40%），其次是小脑星形细胞瘤[74-76]。髓母细胞瘤最常见于 6—11 岁，约占该年龄段儿童脑肿瘤的 25%[77]。大约 55% 的髓母细胞瘤在小于 10 岁确诊；80% 是小于 20 岁发现；在 40 岁、50 岁甚至 60 岁时髓母细胞瘤很少见。第 3 组和第 4 组髓母细胞瘤的发病率男性是女性的 2～3 倍。SHH 型性别分布相等，WNT 活化型可能女性更多见[4,69]。髓母细胞瘤也可发生于成人，第 2 组占成人脑肿瘤的 0.4%～1.0%。总体而言，14%～30% 的髓母细胞瘤

表 7-5　髓母细胞瘤的分子亚型 [4, 68, 69, 71]

| 亚　组 | WNT 激活 | SHH 激活 | | 非 WNT/ 非 SHH | |
| --- | --- | --- | --- | --- | --- |
| | | TP53 野生型 | TP53 突变型 | 第 3 组 | 第 4 组 |
| 发生率 | 10% | 30% | | 20% | 40% |
| 年龄 | 儿童 | 婴儿、成人 | 儿童 | 婴儿、儿童 | 所有年龄组 |
| 男：女比率 | 1：2 | 1：1 | | 2：1 | 3：1 |
| 部位 | V4、FoL、CPA 池、CM | 小脑半球、蚓部 | | V4 | |
| 组织学 | 经典型（常见）、LC/A（非常罕见） | 经典型、LC/A、D/N、MB-EN | 经典型、LC/A、D/N（非常罕见） | 经典型、LC/A | 经典型、LC/A（罕见） |
| 预后 | 经典型：低危（OS 达 90%） | 经典型：标危 DN、MB-EN：低危 | 常为高危 | 经典型：标危 LC/A：高危 | 经典型：标危 |
| CSF 转移 | 罕见 | 不常见 | | 非常常见 | 常见 |
| 常见的遗传变异 | CTNNB1 突变（ → WNT 通路激活），DDX3X 突变，TP53 突变 | PTCH1 突变（ → SHH 通路激活），SMO 突变（成人）SUFU 突变（婴儿），TERT 启动子突变 | TP53 突变 | PVT1-MYC，GFL1/GFL1B 结构改变 | KDM6A，GFL1/GFL1B 结构改变 |

V4. 第四脑室；FoL. Luschka 孔；CPA. 桥小脑角；CM. 枕大池；LC/A. 大细胞型 / 间变型；D/N. 促纤维增生 / 结节型；MB-EN. 广泛结节型髓母细胞瘤

见于成人 [78-80]。在基底细胞痣（Gorlin）综合征（见第 6 章）患者中，SHH 型的髓母细胞瘤的发病率增加，这是由 PTCH1 基因突变引起的（PTCH1 的蛋白产物是 SHH 的受体）。

髓母细胞瘤患儿的症状维持时间较短，约有一半在诊断前不到 1 个月出现症状，最常见的为头痛、呕吐和恶心。呕吐发病率高可能与肿瘤的生长部位有关，肿瘤距离第四脑室下方大脑催吐中心 Postrema 区较近。1 岁以下的患儿中，头颅增大和嗜睡是常见症状；较大的儿童和成人共济失调是常引起临床医生关注的症状。主要为第 3 组和第 4 组髓母细胞瘤潜在转移较高的病例中可见马尾神经麻痹或马尾神经相关症状，但很少见，其原因是肿瘤播散和结节性转移压迫椎管内神经 [74, 81, 82]。大约 30% 的病例（最常见的同样是第 3 组或第 4 组）在初次诊断时存在脊膜转移，提示预后不良 [83, 84]。事实上，诊断时的疾病程度是患儿预后最具预测性的指标 [85]。

（3）病理：约 2/3 的儿童髓母细胞瘤位于中线区，且位于脑室内，主要是第 3 组和第 4 组。第 1 组肿瘤（WNT 活化型）最常见于第四脑室（约 40%），可能集中于 Luschka 孔（约 30%），或位于桥小脑角池（约 20%）、枕大池（约 10%）。第 2 组肿瘤（SHH 活化型）最常见于小脑半球（约 75%），少数可能起源于小脑蚓部。SHH 型少数位于中线脑室内（＜ 10%）。所有类型的髓母细胞瘤通常为边界清楚的肿块，如位于第四脑室，肿瘤可引起部分或完全 CSF 梗阻。较大的脑室内肿瘤（主要是中线部位）可能通过 Magendie 孔突入枕大池，很少通过枕骨大孔进一步向下延伸至上颈段椎管水平 [74, 75]。约 1/3 病例可见脑干受累 [86]。

第 3 组和第 4 组肿瘤常通过 CSF 途径播散而侵袭软脑膜，但在 WNT 和 SHH 亚组并不常见 [69]。颅内蛛网膜下腔肿瘤可在大脑侧裂池、颅后窝池及内听道内播散，并通过中脑导水管逆行播散至侧脑室及第三脑室。第三脑室漏斗隐窝是脑室内转移瘤常见的部位，尤其是具有 LC/A 组织病理学表型的肿瘤 [87]，肿瘤可从这些部位再次侵入脑实质。约 40% 病例可见椎管内蛛网膜下腔种植转移，最常见于胸椎和腰骶椎水平 [88-91]。很少有脊柱"髓内"转移的报道，可能主要为软脑膜转移灶，侵犯脊髓实质而出现的"髓内"病变。全身转移罕见，最常见于肿瘤切除或复发后。骨骼是最常见的受累部位，其次是淋巴结和肺[88]。胚胎性肿瘤的某些特征（如 LC/A 组织病理学、MYC 扩增）可导致早期全身转移播散[52]。

现在越来越认识到"仅靠组织学不足以对髓母细胞瘤进行诊断和分类"[69]。因此，由于分子分类与疾病的临床异质性（如临床表现、治愈率）有更好的相关性，WHO 的髓母细胞瘤组织学分类[66, 92]失去了某些重要意义。此外，因相似的组织学类型（经典型、促纤维增生结节型、大细胞型）在所有分子组中均可观察到，促纤维增生型髓母细胞瘤除外，其仅见于 SHH 亚组[69]，因此将组织病理学和分子数据与其他生物学和预后因素（TP53 突变、MYC 扩增、染色体拷贝数变异等）及临床数据（手术切除程度、M 状态）[93, 94]一起用于治疗前或治疗期间风险分组中。

组织学上，超过半数髓母细胞瘤为经典型，由完全未分化的细胞构成。SHH 亚型年龄呈双峰分布：首先是婴儿期，然后是大龄儿童、青少年和青壮年[4]。当与 TP53 突变相关时，SHH 激活型髓母细胞瘤发生年龄为 4—17 岁，另一单独研究表明这些患者的平均年龄为 15 岁[95]。与典型髓母细胞瘤相比，结缔组织增生性髓母细胞瘤的良性程度更高。广泛性结节性髓母细胞瘤主要见于 SHH 激活亚型[69]，见于 3 岁以下患者的小脑半球，预后良好[68-70, 96]。第 3 组和第 4 组髓母细胞瘤最常见于经典型或大细胞型，预后最差[68-70, 96]。

(4) 影像表现：CT 上，典型的髓母细胞瘤表现为小脑蚓部（图 7-9A）或蚓部及小脑半球边界清楚、高密度的肿瘤。这些肿瘤（及其他胚胎性肿瘤）的（即未经静脉注入对比剂）高密度是因为其由核浆比高的小圆形细胞组成，这是儿童常见颅后窝肿瘤鉴别诊断的重要线索。其仅累及小脑半球很少见，在青少年中提示存在结缔组织增生性改变[78, 79, 97]，而在婴儿中提示有广泛的结节性改变[98, 99]。这些位于外侧的肿瘤可能为外生性肿瘤，类似于桥小脑角的肿瘤[100]。病变通常与周围实质分界清楚。约 90% 病例可见轻中度瘤周水肿，约

75% 的患儿就诊时出现脑积水。由于肿瘤通常发生在下蚓部，常被第四脑室上部变形的管腔所掩盖，中脑导水管可扩张。超过 90% 的髓母细胞瘤可强化，最常见的是弥漫性强化，有时不规则，也可能没有强化[101, 102]。

CT 研究发现 60% 髓母细胞瘤有囊变或钙化，20% 出现钙化灶，约 50% 出现囊变或坏死、未强化区域[102, 103]。肿瘤内出血并不常见，但也不能除外，这在最初影像诊断中容易混淆。尽管肿瘤内囊变、未强化区域可能会影响神经放射科医生对 PA 的诊断，但 PA 的实性部分平扫常为低密度。同样，室管膜瘤，甚至第四脑室内的室管膜瘤，在 CT 平扫上往往也呈低密度[101]。如进行 CT 检查，寻找大脑镰钙化也非常重要。如果在患者分流或首次放射治疗前发现大脑镰钙化，则应考虑基底细胞痣综合征（见第 6 章）背景下发生髓母细胞瘤的可能，并寻找该综合征的其他征象[104]。由于基底细胞痣综合征患儿的照射野部位易发生基底细胞癌，故该综合征的存在可能改变治疗方案。

髓母细胞瘤的 MR 表现多种多样。肿瘤部位和年龄是做出正确诊断的最重要因素。肿瘤最常见于小脑下蚓部（图 7-9B），有时在下髓帆：5—10 岁儿童第四脑室腹侧中线下蚓部肿瘤膨出，则髓母细胞瘤可能性大。$T_1WI$ 最常见表现为圆形、略呈分叶状的肿块，信号与正常灰质相似。$T_2WI$ 典型表现为不均质肿块，实性部分与灰质相比呈低或等信号（图 7-9C）。与正常小脑组织相比，小圆细胞使肿瘤的实性部分在 DWI 上呈高信号，在弥散系数图上呈低信号，髓母细胞瘤实性部分的平均扩散系数在（0.5~0.9）× $10^{-3}$mm²/s[105]（图 7-9E 和 F 至图 7-11D 和 E）[106-108]。信号强度可能与肿瘤内自由水的减少有关。自由水越少，$T_2$ 弛豫时间越短，扩散系数越小，因此 $T_2WI$ 和 Dav 图像上的信号强度越低。信号不均匀可能是囊变、坏死、血液降解产物沉积和钙化导致的[109]。静脉注射顺磁性对比剂后肿瘤的强化形式不一，可为斑片状或均匀强化（图 7-9 至图 7-11）。青少年和成人小脑半球髓母细胞瘤的信号和强化特点与儿童第四脑室髓母细胞瘤相似。影像学和组织病理学表型在髓母细胞瘤中相关性通常较差。事实上，以前被认为是非典型的特

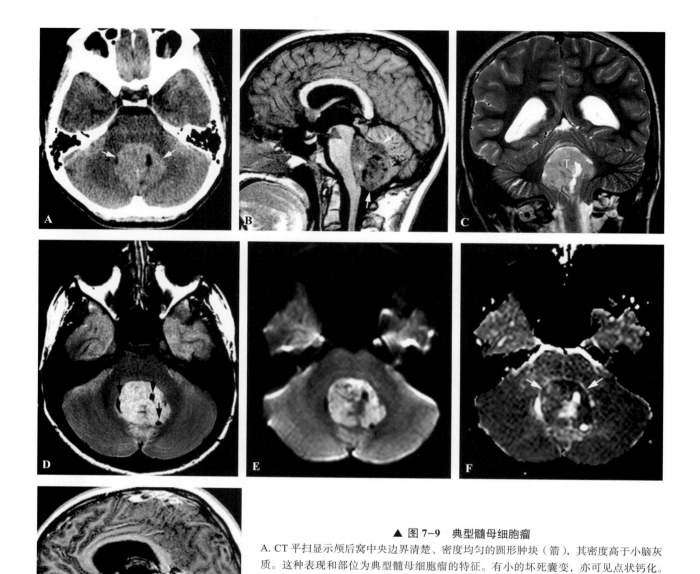

▲ 图 7-9　典型髓母细胞瘤

A. CT 平扫显示颅后窝中央边界清楚、密度均匀的圆形肿块（箭），其密度高于小脑灰质。这种表现和部位为典型髓母细胞瘤的特征。有小的坏死囊变，亦可见点状钙化。B. 矢状位 T₁WI 显示肿瘤（白箭）填充第四脑室。其后下方边界（黑箭）欠清。肿瘤的信号近似幕上灰质的信号强度。C. 冠状位 T₂WI 显示肿瘤（T）信号与灰质接近。肿瘤大部分被 CSF 包绕。注意扁桃体疝和头部倾斜（斜颈）；D. 轴位 FLAIR 可清晰显示坏死的低信号灶（黑箭）。E. DWI 显示肿瘤高信号，表明弥散受限。这与 CT 上的高密度一样，反映了髓母细胞瘤典型的细胞密集。F. Dav 图上肿瘤的低信号（白箭）证实弥散速率降低。肿瘤内小范围高信号为坏死或囊变。G. 矢状位 T₁WI 增强显示肿瘤部分不均匀强化

征（如囊变、出血）是常见的[110]。一项更大规模的多中心研究假设"唯一具有轻微不同 MRI 特征的 MB 变异型似乎是促纤维增生 / 结节型"[111]。促纤维增生型 SHH 型可能在上覆脑膜中引起促纤维增生反应，导致类似脑膜瘤的软脑膜强化（图 7-11）[112]。在年长儿（10—20 岁）和青壮年肿瘤患者中要认真分析这种现象。

尽管存在一些变异，髓母细胞瘤的部位和强化形式可能有助于确定分子亚型[71]。Luschka 孔内或附近的肿瘤，包括桥小脑角池和枕大池，很可能属于 WNT 亚组（尽管 WNT 肿瘤也可能出现在中线区 / 第四脑室）[113]。小脑半球的肿瘤很可能是 SHH 亚组（尽管 SHH 肿瘤也可能在中线区生长）。腹侧蚓部 / 第四脑室中的肿瘤及与出现 CSF 播散的肿瘤很可能是第 3 组或第 4 组肿瘤：如果肿瘤边界显示不清，则可能为第 3 组；但是如果显示轻微或无强

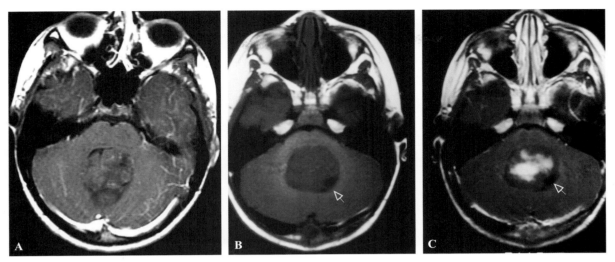

▲ 图 7-10　髓母细胞瘤斑片状强化
T₁WI（A 和 C）增强显示不同程度的强化。（B 和 C 空心白箭）显示是肿瘤的小囊变

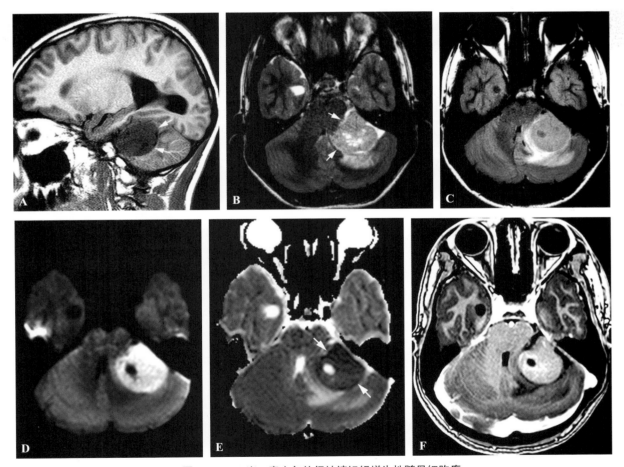

▲ 图 7-11　15 岁，青少年的促结缔组织增生性髓母细胞瘤

A. 矢状位 T₁WI 显示小脑半球上方可见一巨大圆形、边界清楚的肿瘤（箭）。B. 轴位 T₂WI 显示肿瘤（箭）与皮质相比呈稍高信号。注意肿瘤位于左侧小脑半球表面的前外侧、酷似脑外肿瘤。脑桥和第四脑室向右侧移位。C. FLAIR 显示血管源性水肿引起的高信号。D. DWI 显示肿瘤呈高信号，提示自由水运动减少。E. 在 ADC 图上肿瘤呈低信号（箭），证实弥散受限，高度提示为髓母细胞瘤。F. 增强后显示肿块明显均匀强化

化，则可能为第 4 组 [71]。

在本章的引言中讨论的质子波谱常显示髓母细胞瘤中高胆碱峰、低肌酸峰、低 NAA 峰和高乳酸峰，提示肿瘤为恶性 [114-118]。此外，短 TE 波谱显示明显的牛磺酸峰，此为髓母细胞瘤的特征 [114, 119]。

平扫 MRI 对肿瘤的脑脊液播散评估效果较差。因此，无论是肿瘤切除前还是切除后，均应使用顺磁性对比剂进行评估。颅内转移瘤最常见的部位是小脑蚓部和基底池、侧脑室前角、第三脑室漏斗隐窝和额下区（图 7-12 和图 7-13）。转移瘤出现在大

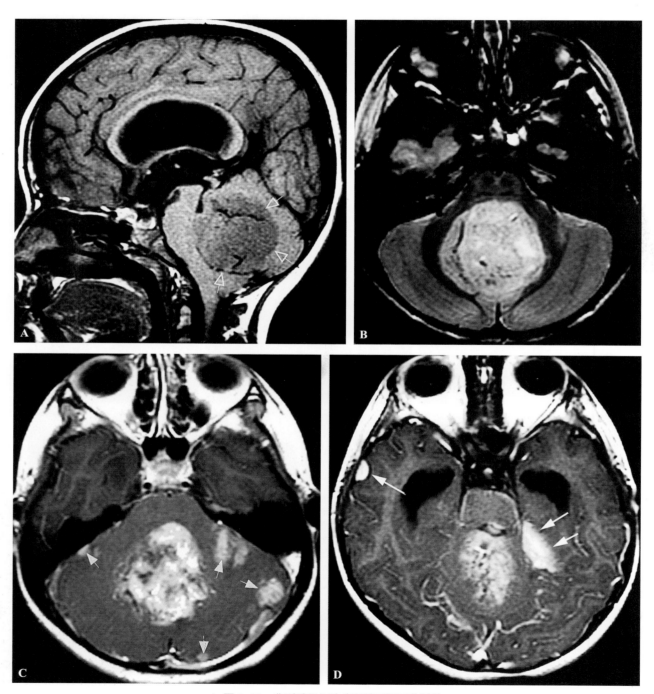

▲ 图 7-12 典型髓母细胞瘤伴蛛网膜下腔播散

A. 矢状位 $T_1WI$ 显示，脑积水和阻塞第四脑室的低信号肿块（箭）。B. 轴位 $T_2WI$ 显示肿块信号与灰质几乎相同。C 和 D. 轴位 $T_1WI$ 增强显示肿瘤均匀强化；幕下和幕上均可见经蛛网膜下腔途径播散的多发性肿瘤病灶（箭）

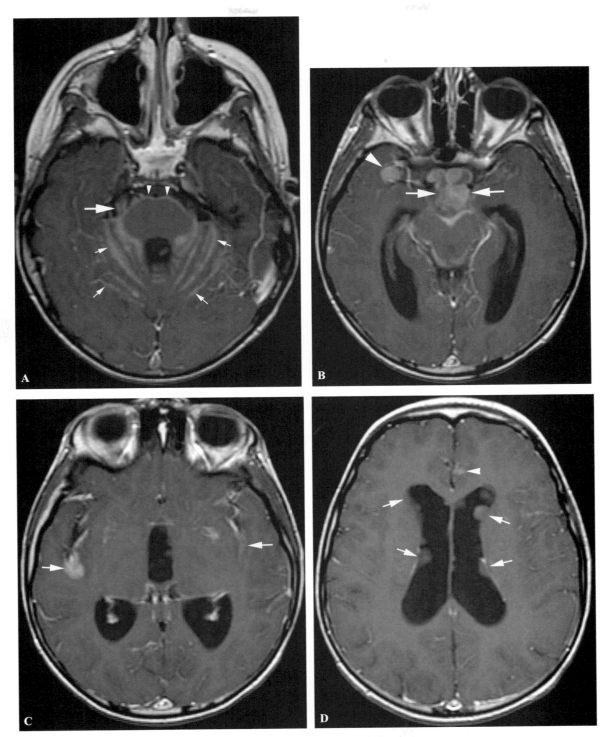

▲ 图 7–13 转移性髓母细胞瘤

A. T₁WI 增强显示脑桥周围（小箭头）、小脑裂（小箭）和右侧第 V 对脑神经脑池部分（大箭）强化。B. T₁WI 增强显示视交叉区可见巨大肿瘤（箭），右侧裂池内出现小病灶（箭头）。因放射治疗常需避开视神经和视交叉，故视交叉区为转移瘤的常见部位。C. T₁WI 增强显示两侧侧裂池均可见转移灶（箭）。D. T₁WI 增强显示脑室内多发转移灶（箭）及扣带回蛛网膜下腔肿瘤（箭头）。脑室内转移通常不强化

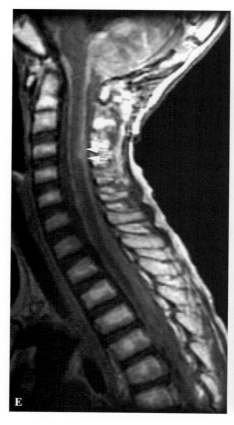
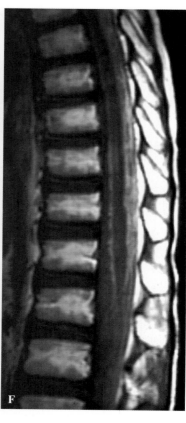

脑半球并不少见，但当使用增强 $T_2$ FLAIR 成像（这是筛查软脑膜转移瘤的首选技术，见本章介绍）时，镇静相关问题可能干扰肿瘤的显示[120]。脑室内（室管膜下）转移常表现为局限性强化（图 7-13D），这在适当的临床环境中不应引起混淆，因为脑室周围结节性灰质异位（见第 5 章）很少被认为偶然发现。MRI 是评价脊髓或马尾神经种植转移的主要检查方法[121, 122]。MRI 的脊髓成像技术在第 1 章已介绍。MRI 在检测原发性脑肿瘤的蛛网膜下腔播散比 CSF 细胞学检查更敏感，而 CSF 细胞学检查在检测血液肿瘤（如白血病和淋巴瘤）播散时更敏感[123]。种植转移在增强 MRI 上可表现为脊髓表面光滑的异常强化（"糖衣"），或者表现为髓外硬膜内的明显强化病灶（图 7-13 和图 10-11）（见第 10 章）。最常见的部位为胸髓后表面区域（沿蛛网膜间隔将背侧脊髓附着于后硬膜上，称为后间隔）（图 7-13F）。硬膜囊的最远端（沿马尾）也常受累。然而，在颅后窝颅骨切除术后的前几周内，伪影（可能来自沿着后间隔或脊髓硬膜下积液的黏附性蛛网膜下腔血凝块，或者甚至来自对比剂"渗漏"进入蛛网膜下腔

和硬膜下腔）很常见[124, 125]。这些伪影极难与肿瘤的 CSF 播散相鉴别。这些问题最好通过术前对脑部和脊髓进行平扫和增强扫描来明确。或者，可在术后 2 周再进行影像检查以评估肿瘤是否转移至脊髓[126]。

另一个潜在诊断问题源自术后椎管内硬膜下积液（postoperative intraspinal subdural collections，PISC）。这些良性和暂时性积液的总发生率约为 15%。这些积液在临床上是无症状的，可自行消退，但静脉注射 GBCA 后强化，经验较少的医生可能会误认为是转移性病变。在手术后的最初几周内，这些积液可能使硬膜囊受压变窄，因此，评价转移瘤的鞘内空间可能不可靠（图 7-14）。虽然这些硬膜下积液不会压迫硬膜内神经，但行腰椎穿刺的难度可能很大。大多数（88%）积液可在术后 4 周内消退或显著改善[60]。

评估可能的手术早期并发症是术后影像学检查的另一重要作用。此类并发症包括 PICA 区域梗死及肿瘤切除过程中小脑和脑干结构的"附带损伤"。由于改善预后的肿瘤全切除是手术的目标，手术损伤并不少见。多数情况下，并发症没有临床意义。

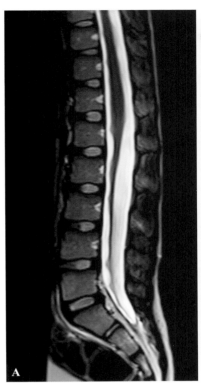
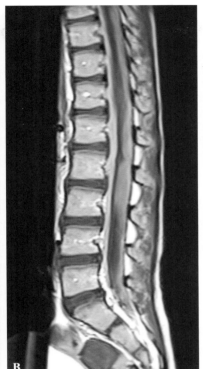
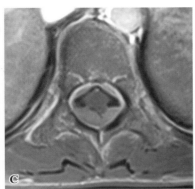
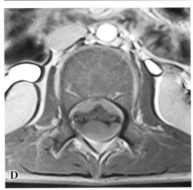

▲ 图 7-14　术后硬膜下积液（PISC）

矢状位平扫 $T_2WI$（A）、$T_1WI$ 增强（B）和轴位 $T_1WI$ 增强（C、D）图像。矢状位 $T_2WI$（A）难以评估马尾神经的"异常"征象；矢状位 $T_1WI$（增强 B）清楚地显示强化的硬膜下积液。轴位 $T_1WI$（C、D）中，充分显示了硬膜囊横截面积的减小，马尾神经根紧密分布于硬膜囊内

但是，对于髓母细胞瘤和其他颅后窝中线脑室内肿瘤患者而言，小脑性缄默症是一种较严重的手术并发症 [127]。这种神经 – 神经认知和语言障碍破坏性大，复杂程度高，与手术损伤双侧小脑传出神经通路有关，至少 25% 的患者会出现该并发症。小脑缄默综合征会在术后 48h 内出现，仔细分析齿状核、小脑上脚和脑桥上被盖可确认是否存在该综合征的解剖学依据。小脑性缄默症可能是言语失用的一种特殊形式，据推测，小脑 – 大脑失联可能是导致幕上额叶功能障碍的原因 [128, 129]。该综合征发病后的几个月内，会发生双侧肥大型橄榄核退行性改变，这些退行性改变可能会提供进一步的影像学证据 [113]。患者通常会好转，但很可能永远无法恢复正常。因此，除化疗及放疗所引起的脑损伤外，小脑性缄默综合征是影响髓母细胞瘤存活患者长期生活质量的一个主要因素 [9, 130]。

添加了全身化疗的治疗方案后，髓母细胞瘤的血行播散就很罕见 [131]。一般在初次治疗后数年可见 CNS 外转移，中位间隔时间为 12～32 个月 [132]。由于骨骼是神经系统外转移最常见的部位，神经影像复查常可见颅盖板障间隙或椎体髓腔内的转移灶 [126]。这些骨骼转移瘤在平片和 CT 上呈典型的高密度，在 $T_1WI$ 上呈低信号并于增强后强化 [126]。淋巴结是儿童神经系统外转移的另一常见部位，可在脊柱检查中被发现 [112]。

**2. 婴幼儿和儿童非典型性畸胎样 / 横纹肌样瘤**

根据 2016 年 WHO 的定义，ATRT 是一种"主要由低分化成分构成的恶性 CNS 胚胎性肿瘤，常包括横纹肌样细胞"。诊断 ATRT 的"必要条件"分子标准是 SMARCB1（INI1）或 SMARCA4（BRG1）基因的失活（罕见）。如果不存在这些分子遗传学异常，那么该肿瘤应称为具有横纹肌样特征的 CNS 胚胎性肿瘤 [4]。

ATRT 为偶发性或可在横纹肌样易感综合征（恶性横纹肌样瘤，MRT）中发现。非 CNS 的 MRT 最常见的部位是肾脏、肝脏、胸腺和软组织。与大多

数髓母细胞瘤相比，儿童 ATRT 年龄更小，ATRT 诊断的中位年龄为 2—4 岁[133-136]，而髓母细胞瘤为 6 岁。ATRT 与髓母细胞瘤同属 WHO Ⅳ 级胚胎性 CNS 肿瘤[66]。ATRT 与髓母细胞瘤的鉴别主要在于 ATRT 对髓母细胞瘤的标准治疗不敏感。因为治疗不敏感，所以大多数 ATRT 患儿于诊断后 1 年内死亡，与之相反，髓母细胞瘤在化疗后病情常改善[133, 134, 136, 137]。

常规和特殊的显微技术可用于鉴别 ATRT 与髓母细胞瘤[133]。然而，许多 ATRT 最初被诊断为髓母细胞瘤或 PNET，因为 ATRT 的组织学标志的横纹肌样细胞仅构成肿瘤细胞中的一小部分。因此，供病理学家检查的标本可能不具有特异性。从现有的报道[135, 136, 138-140]来看，这些肿瘤在幕上（44%）和颅后窝（44%）之间均匀分布，包括小脑（尤其是蚓部）、中脑和桥小脑角池。大约 10% 的肿瘤累及幕上和幕下结构，透明隔、中间帆腔、松果体、脑神经、脑膜和脊髓（2%）也可受累[141-144]。然而，幕下 ATRT 多发生于 3 岁以下患儿，幕上最常见于 3 岁以上儿童[133, 135-137, 140, 145, 146]。与髓母细胞瘤一样，起源于脑室或脑池的肿瘤可经蛛网膜下腔发生播散[134, 147]。事实上，Meyers 等在诊断时，24% 的患者出现蛛网膜下腔播散[136]。也可能发生全身转移（血源性或医源性）。

其神经影像学特征（图 7-15）与颅后窝髓母细胞瘤和幕上生殖细胞肿瘤（germ cell tumors，GCT）相似[148]。CT 平扫肿瘤实性部分的密度与脑灰质相似或稍高，可见钙化[149]、出血、囊变和坏死[135, 136, 139, 140]。MR 上，肿瘤的实性部分与 $T_1WI$ 上的脑灰质相比呈等信号，在 $T_2WI$ 上与脑灰质相比呈等至稍高信号[135, 140, 145, 149]。DWI 显示肿瘤实性部分弥散受限[136, 140]，Dav 值与髓母细胞瘤的 Dav 值重叠[105]。CT 上，坏死、囊变和出血见于 50% 的肿瘤[135, 136, 149, 150]，导致肿瘤实性部分信号明显不均匀[151]，而髓母细胞瘤信号更均匀。$^1$H-MRS 显示胆碱峰升高和 NAA 峰降低，但这些变化尚无定量报告[136]。目前尚无关于牛磺酸峰值的存在或大小的数据。与髓母细胞瘤和室管膜瘤相比，ATRT 常起源于小脑半球，如同起源于第四脑室中线 / 壁一样[149]。肿瘤的影像学表现为幕上和幕下小圆形细

胞肿瘤时，ATRT 的诊断应包括在肿瘤的鉴别诊断中，特别是当肿瘤信号 / 密度极不均匀且患儿年龄小于 4 岁时。

**3. 含多层菊形团的胚胎性肿瘤**

2016 年 WHO CNS 肿瘤分类将该肿瘤定义为"具有多层细胞菊形团的侵袭性 CNS 肿瘤"[4]，包括以前分类中的 ETANER（富含神经毡和室管膜母细胞的多层菊形团的胚胎性肿瘤）或 ETANTR（富含神经毡和真性菊形团的胚胎性肿瘤）、室管膜母细胞瘤和髓上皮瘤[152]。已知具有多层菊形团的胚胎性肿瘤（ETMR）有两种分子亚型，一种是发生于染色体 19q13.42 的 *C19MC* 位点改变型（包括扩增和融合）（*ETMR C19MC* 改变），另一种是无扩增型（ETMR NOS）。与其他胚胎性肿瘤一样，这些肿瘤为 WHO Ⅳ 级。

在大多数病例中，患儿年龄小于 5 岁（诊断时的平均年龄：25.4 月龄，范围：3—57 月龄），一些报告显示男性居多[153, 154]。这些罕见的肿瘤可发生于颅内所有部位，约 70% 发生于大脑半球，约 30% 发生于颅后窝。脑干的 ETMR 常在诊断时已广泛浸润，但边界清楚（不同于弥漫性浸润性脑桥胶质瘤），在增强后强化不明显［与大多数青少年毛细胞星形细胞瘤（JPA）不同］，弥散受限并不常见（与其他胚胎性肿瘤不同），且常具有明显的外生性（图 7-16）[155-157]。这些改变并没有特异性，因此，常建议手术活检。小脑的 ETMR 可能类似于髓母细胞瘤或 ATRT[158]，而且，即使肿瘤全切除，也易早期复发和转移。这种侵袭性肿瘤的预后很差：中位生存期为 13 个月[159]。

**4. 小脑星形细胞瘤**

2016 年 WHO CNS 肿瘤分类确定了几种星形细胞瘤类型，其中一些类型（如胶质母细胞瘤、少突胶质母细胞瘤）在儿童中很少见，但也有可能发生。儿童中常见或具有特征的类型包括成熟的毛细胞型和毛黏液样星形细胞瘤、室管膜下巨细胞星形细胞瘤、多形性黄色星形细胞瘤（PXA）（及其间变型）及最新发现的弥漫性中线神经胶质瘤（*H3K27M* 突变）[4]。

星形细胞瘤是儿童最常见的脑肿瘤，占儿童颅内原发性肿瘤的 40%～50%[74, 75, 101, 160]。约 60%

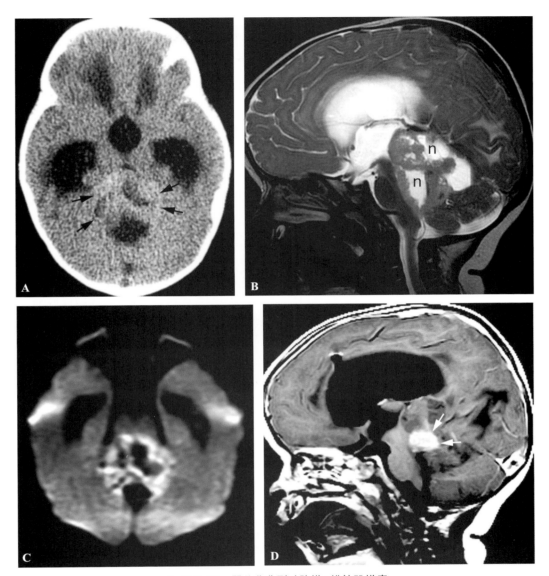

▲ 图 7-15　婴儿非典型畸胎样 / 横纹肌样瘤

A. 轴位 CT 显示上蚓部密度不均匀高密度肿块（箭）伴部分坏死。B. 矢状位 $T_2WI$ 显示上蚓部、第四脑室及小脑上池 / 四叠体池巨大肿块。肿块的实性部分与灰质相比呈稍高信号，可见大片坏死（n）并浸润顶盖。C. DWI 显示肿瘤实性部分呈高信号（弥散受限）。D. 矢状位 $T_1WI$ 增强显示肿块部分强化（箭）

的星形细胞瘤发生在颅后窝，其中 40% 发生在小脑，20% 发生在脑干。WHO 分级将儿童星形细胞瘤（其中一些常见于颅后窝，其他则主要或者只见于幕上）分为Ⅰ级（最良性）到Ⅳ级（最恶性）（表 7-6）。

大多数儿童小脑星形细胞瘤是一种"青少年毛细胞型星形细胞瘤（JPA）"的特殊组织学类型，这是一种独立且被 WHO 定为Ⅰ级的肿瘤。JPAs 是 CNS 中最为良性的星形胶质细胞肿瘤[76]，也可发生在脑干的特定区域（如延髓）。脑桥最常见的星

形细胞瘤是高级别的，并属于弥漫性中线神经胶质瘤（此肿瘤以前称为"弥漫性真性脑桥神经胶质瘤"或 DIPG）。小脑恶性星形细胞瘤（包括胶质母细胞瘤）也可见于儿童[161]，且预后不良[162]。

JPAs 仅占所有中枢神经胶质瘤（包括所有年龄段）的 5.2%，14 岁以下患儿占 33.2%。年龄校正后的最高发病率（1/10 万）在 9 岁以内。14 岁以下的儿童 PA 占所有脑肿瘤的 18%；在 15—19 岁的青少年中，JPA 占所有原发性脑肿瘤的 9.6%；而在 20 岁以上的成年人中，仅占 0.9%[1]。JPAs 约占

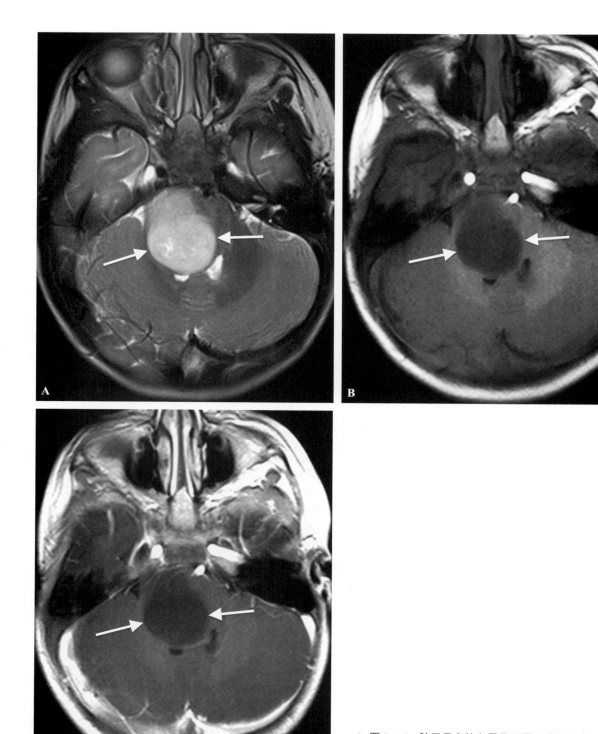

▲ 图 7-16 脑干具有的多层菊形团胚胎性肿瘤（**ETMR**）
轴位平扫 $T_2WI$ 平扫（A）、轴位 $T_1WI$ 平扫（B）和 $T_1WI$ 增强
（C）图像。右侧小脑半球边界清晰的无强化病变（箭）

儿童小脑星形细胞瘤的 70%[163]，无性别差异。间变性星形细胞瘤（AA）（占儿童小脑星形细胞瘤的 5%～15%）更常见于年长儿，通常发生于 10—20 岁 [76, 77, 164]。小脑胶质母细胞瘤并不常见，可出现于任何年龄 [161, 165]。

　　一般来说，不论其组织学特征如何，小脑星形细胞瘤患儿均表现为晨起头痛和呕吐，症状在数月内反复，最终转变为持续性及急性症状 [74]。小脑症

表 7-6 WHO Ⅰ级为良性，Ⅱ至Ⅳ级恶性程度增加 [4]

| 毛细胞型星形细胞瘤 | WHO Ⅰ级 |
| --- | --- |
| 毛黏液样星形细胞瘤 | WHO Ⅱ级 |
| 室管膜下巨细胞星形细胞瘤 | WHO Ⅱ级 |
| 多形性黄色星形细胞瘤 | WHO Ⅱ级 |
| 间变型多形性黄色星形细胞瘤 | WHO Ⅲ级 |
| 弥漫性中线神经胶质瘤（*H3 K27M* 突变） | WHO Ⅱ级 |
| 间变型星形细胞瘤 | WHO Ⅲ级 |
| 胶质母细胞瘤 | WHO Ⅳ级 |

状如共济失调或运动障碍常见。

JPA 生长缓慢，其预后与手术切除程度相关，因此良好预后与单侧半球受累、体积小、囊性肿瘤伴后壁结节相关 [166]。囊性 JPA 患儿预后良好，25 年生存率为 80%～90%，功能预后良好占 75%～80% [160, 167, 168]。25% 的实性小脑星形细胞瘤患儿预后较好，25 年生存率约为 40% [160]。良性小脑星形细胞瘤中无论哪种类型恶变都极其罕见，但仍有发生 [169]。在不到 1% 的病例中可见自发性恶性特征（间变），早期治疗 [ 放疗和（或）化疗 ] 的恶变较常见（1.8%）[25, 170]。有趣的是，当出现间变特征时，肿瘤的生物学行为（和预后）与 WHO Ⅱ级或Ⅲ级弥漫性星形细胞瘤（DAs）相似 [171]。

JPA 通常的治疗方法是行全切术。多达 25% 的小脑星形细胞瘤延伸至脑干，完全切除困难，并降低了长期生存的可能性 [168, 172]。不能手术治疗时可通过立体定向放疗 [173]。

(1) 病理：儿童小脑星形细胞瘤（通常为青少年毛细胞型）可起源于小脑中线区或小脑半球，各部位的发生率存在争议 [75, 76, 169, 172]。肿瘤通常在发现时已较大，平均直径大于 5cm [75, 76]。肿瘤可为囊性、实性或实性伴中心坏死 [74, 75]。最常见表现为囊性病变伴囊壁肿瘤结节（壁结节），其余囊壁部分则为非肿瘤性组织，伴小脑受压。伴壁结节的囊性星形细胞瘤约占儿童小脑星形细胞瘤的一半 [74, 75, 101]。其余 40%～45% 的小脑星形细胞瘤则由环形实性肿瘤和囊性坏死中心所组成。肿瘤中心坏死有时不完全，可呈多囊表现 [174]。无坏死的实性肿瘤发生率

不到 10%。一些作者描述了伴有壁结节和强化囊壁的第四种类型 [172]。大体表现与组织学类型无关 [164]。

组织学上 PA 由毛状组织（密集的细长双极细胞和丰富的罗森塔尔纤维）和松散的胶质组织（多极原生星形细胞和嗜酸性颗粒小体）组成 [175]。20% 的小脑星形细胞瘤组织学检查可见钙化，绝大多数位于实性部分。肿瘤出血罕见，特别是位于小脑出血更少见 [176]，但仍可发生，且为大量出血 [177]。PA 在组织学上与绝大多数低级别星形细胞瘤的不同之处在于 PA 富含血管 [175]，肿瘤内的内皮细胞有开放的紧密连接和网孔 [178]。这些血管壁上"孔"导致肿瘤明显强化（见图 7-17）。

一种具有单一形态特征、缺乏罗森塔尔纤维和黏液样背景的毛黏液样星形细胞瘤（PMA）已被报道 [175]，它被归为 WHO Ⅱ级星形细胞瘤 [66]，良性程度低于 JPA。PMA 主要发生在前脑，尤其是下丘脑 - 视交叉区域（57%），很少发生在小脑（10%）或第四脑室（5%）[179, 180]。在一个单中心研究中，大约 10% 初诊为 JPA 的星形细胞瘤被重新分类为 PMA，其平均年龄为 3.33 岁（成人仅发现 1 例）。PMA 的临床过程比 JPA 更具侵袭性，以 CSF 腔内复发和（或）转移性播散为特征，因此，它们通常需要更积极的治疗，但总生存率可能与 JPA 没有显著差异 [179]。

(2) 影像学检查：小脑星形细胞瘤典型表现为以囊性为主的小脑蚓部或半球的巨大肿瘤。与正常的白质相比，CT 平扫肿瘤实性部分呈等或较低密度，PA 几乎均为低密度，高级别肿瘤则可为高密度。增强扫描通常呈不均匀强化，半数病变显示混杂密度 [101]。除了囊变和肿瘤坏死引起的肿瘤不均质外，肿瘤实性部分也可为不均匀强化。肿瘤均有一定程度的强化 [101]，PA 实性部分明显强化 [181]。

当肿瘤呈囊性伴壁结节时，囊性灶为圆形或椭圆形，壁结节可为圆形、椭圆形或斑片状。静脉注射对比剂可使实性成分明显均匀强化（图 7-17）。囊肿壁可由受压小脑组织构成而在 CT 表现为稍高密度。如果囊壁未见强化，则其病理检查几乎均未见肿瘤 [160]；如果囊壁强化，常可发现肿瘤。星形细胞瘤实性部分坏死形成囊肿时，可为单房或多房，无边界清晰的壁结节，相反，囊肿周边的肿瘤

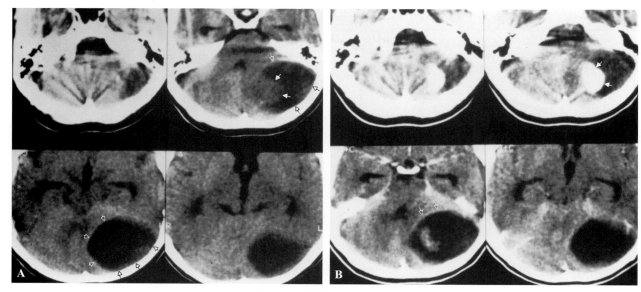

▲ 图 7-17　小脑 JPA 的 CT 表现

A. 小脑 CT 平扫示左侧小脑半球囊性病变（空心箭），肿瘤实性结节位于囊肿内侧（实箭），其密度低于周围小脑。B. 注入碘化对比剂后，囊肿内侧壁的结节均匀增强（实箭），囊肿壁无强化。囊肿腹侧壁（空心箭）密度轻微升高是由邻近脑组织压迫所致

强化并延伸至小脑 [101, 160]。实性肿瘤通常为圆形或椭圆形、分叶状、边界清楚的肿块，平扫呈等低密度，增强呈均匀或不均匀强化。无强化者罕见，无强化部分不含毛细胞成分。

MRI 上小脑星形细胞瘤大小不一，可较小（图 7-18）或很大（图 7-19），可包含实性和囊性成分。一般来说，实性部分 $T_1WI$ 上为低信号（虽然没有 CSF 那么低），$T_2WI$ 和 FLAIR 上为高信号（虽然没有 CSF 那么高）（图 7-18 至图 7-20）。较高级别的肿瘤可能在 $T_2WI$ 上呈较低信号，类似于髓母细胞瘤 [161]。PA 在 FLAIR 上信号没有 $T_2WI$ 上高（图 7-20），因此，FLAIR 在鉴别 PA 和高级别肿瘤方面不如常规 $T_2WI$ 有价值。肿瘤实性成分增强后通常可见强化（图 7-19），因此可以鉴别伴中央坏死的实性肿瘤（图 7-20）与囊性肿瘤（图 7-19），因为坏死灶边缘往往不规则（图 7-20）且不光滑（图 7-19）。与 CT 检查一样，囊壁强化提示存在肿瘤成分。当肿瘤的实性成分均匀时，MRI 检查很难区分实性和囊性肿块。即使未见强化，也不能仅仅因为肿瘤 $T_1WI$ 表现为均匀的低信号、$T_2WI$ 为均匀的高信号，就认为它是囊性的。需要寻求进一步的证据（如 CSF 的弥散速率、流体搏动产生的波形或液 – 液平面）来进行可靠的鉴别。尽管 $T_2WI$ 征象

通常有助于 PA 与髓母细胞瘤和室管膜瘤鉴别，但缺乏经验的医生可能希望使用计算后的平均弥散速率（Dav 或 ADC）来帮助鉴别。PAs 的实性成分通常具有更高的 Dav 值［通常为（1.25～1.95）$\times 10^{-3} mm^2/s$］，高于细胞更丰富的室管膜瘤，尤其高于髓母细胞瘤 [105]。然而，它可能与其他类型的胶质瘤和其他不太典型的肿瘤在病理上有更多的重叠，因此综合所有的影像学特征及其年龄是很重要的。

正如本章前文所述，小脑星形细胞瘤的 MRS 因肿瘤的组织学特征差异很大 [114-118]。然而有趣的是，小脑星形细胞瘤与鞍上 PA 波谱有明显差别，鞍上肿瘤的肌醇和谷氨酸 / 谷氨酰胺峰明显增高，而小脑肿瘤肌酸水平下降 [115, 182]。此差异可能是以下原因导致的：尽管不同部位的 JPA 具有相似的组织学形态，但肿瘤干细胞增殖产生的大部分肿瘤具有位置特异性，因此，不同起源的肿瘤在细胞遗传学上并不相同（参阅本章前述脑肿瘤生物学部分）[18]。

如果在 JPA 中看到一个边缘清晰的 $T_2WI$ 低信号病灶，同时弥散速率较低（低 ADC），则应考虑局灶性间变。这一征象应该引起神经外科医生和病理学家的注意，以便对该区域进行适当的取样和评估，因为 JPA 中的间变灶影响预后 [25]。

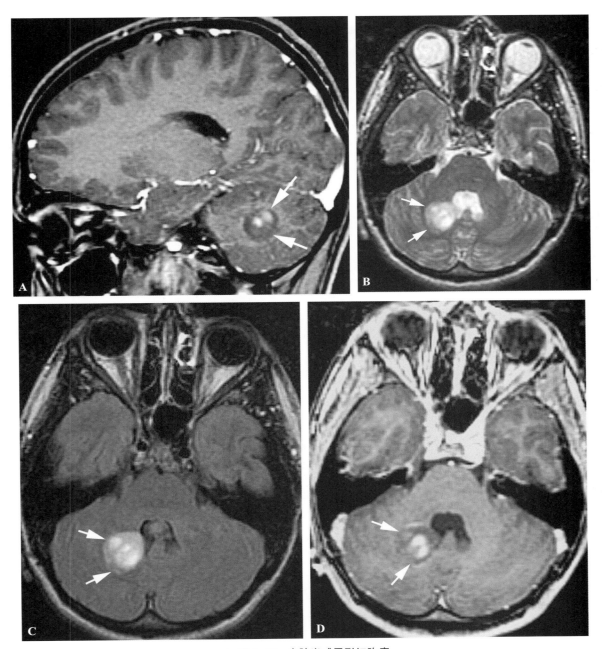

▲ 图 7-18 小脑半球星形细胞瘤

病理诊断为 JPA。A. 矢状位 $T_1WI$ 显示小脑半球肿瘤（箭）伴中央小片状强化；B. 轴位 $T_2WI$ 显示肿瘤（箭）位于小脑白质内，毗邻第四脑室。肿瘤中央高信号代表不同的组织成分，但由于该区域可见强化，说明不是坏死灶；C. 轴位 FLAIR 同样显示肿瘤中心（箭）多个不同信号；D. $T_1WI$ 增强显示 $T_2WI$ 及 FLAIR 中的高信号区强化（箭），提示这些区域是毛细胞型星形细胞瘤

### 5. 菊形团形成性胶质神经元肿瘤

菊形团形成性胶质神经元肿瘤（RGNT）为最近在 CNS 肿瘤中命名的肿瘤，定义为"由两种不同的组织学成分组成的肿瘤：一种含有形成菊形团和（或）血管周围假菊形团样结构的均匀神经细胞，另一种为星形细胞，性质类似毛细胞型星形细胞瘤"[183]。这些罕见的肿瘤位于中线结构，最常见于颅后窝（80%），累及第四脑室和（或）蚓部。然而，肿瘤起源于其他中线结构，如鞍上视神经通路、下丘脑、松果体－顶盖区域和透明隔等也有报道[183-187]。少数病例来自脊髓[188,189]。成人多见（大多数见于 30 和 40 岁），已报道几例[190-193]。尽管该

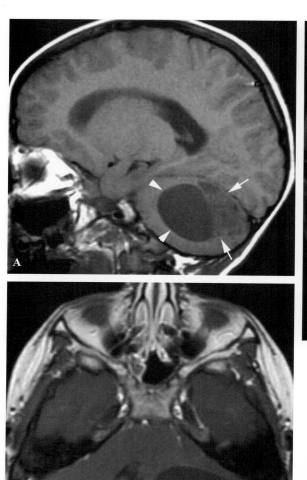

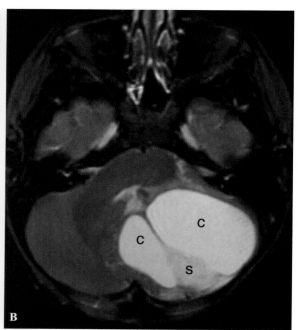

▲ 图 7–19　巨大的囊性 JPA

A. 矢状位 T$_1$WI 显示小脑半球巨大囊性肿块。前部较均匀的低信号（白箭头）为囊性，后部不均匀信号（白箭）为实性。B. T$_2$WI 显示颅后窝巨大不均匀囊（c）实（s）性肿块。注意，与脑实质相比，PA 的实性成分信号非常高。这是毛细胞型星形细胞瘤的典型表现。C. T$_1$WI 增强显示实性部分（s）明显强化。囊肿（c）壁无强化，提示囊壁不含肿瘤成分

肿瘤被归类为 WHO Ⅰ级肿瘤，但仍存在进行性生长和转移性播散[194, 195]。

　　临床上，颅后窝肿瘤引起的体征和症状最常见：头痛（75%）、步态和协调性异常（31%）及恶心和呕吐（26%）。影像学显示大多数（41%）RGNTs 同时具有实性成分及囊性成分，但许多为完全实性（37%）或完全囊性（22%）。伴有壁结节的囊性肿瘤从未见报道，这有助于 RGNT 与 JPAs 及血管母细胞瘤鉴别。实性成分在 T$_2$ 和 FLAIR 上常呈高信号（85%），但有时 T$_2$ 呈等信号。约 72% 的病例增强后实性成分可强化（图 7–21）[190]。

**6. 室管膜瘤**

　　室管膜瘤（CNS 任何部位）占所有年龄段原发性 CNS 肿瘤的 1.9%，但 14 岁以下的患儿占 5.7%（在 15—39 岁的患者中仅占 3.6%）。室管膜瘤是 5 岁以下儿童第三常见的 CNS 肿瘤（仅次于 PAs 和髓母细胞瘤）。儿童颅内室管膜瘤更常见于幕下（70%），而不是幕上（30%），更常见于颅内而不是椎管内（见第 10 章）[2, 196]。占儿童颅后窝肿瘤的 15%～20%，年龄较大的儿童比例相对较低。然而，室管膜瘤可发生于任何年龄段[2, 77]。男性略为多见（男：女 =1.3：1）[197–199]。颅后窝室管膜瘤有两个

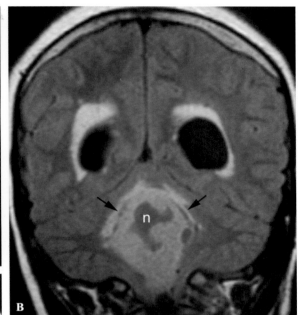

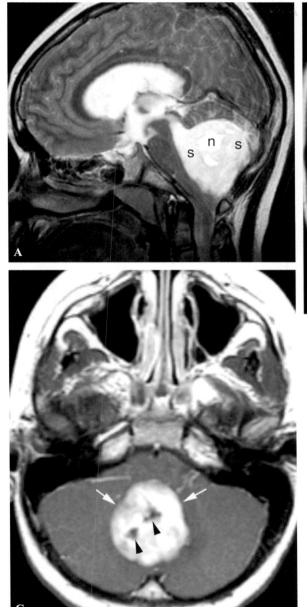

▲ 图 7-20 实性 JPA 伴中央坏死

A. 矢状位 $T_2WI$ 显示小脑巨大高信号肿块，外周高信号实性成分（s）伴中央高信号坏死区（n）。出现梗阻性脑积水，引起扩张的侧脑室周围胼胝体变薄及第三脑室前隐窝呈球样扩张。B. 冠状位 FLAIR 显示肿块外周实性部分（箭）相对灰质呈高信号，但不及图 A 中 $T_2WI$ 所示信号高。中央坏死区（n）呈相对低信号。C. 轴位 $T_1WI$ 增强显示肿瘤轴位实性部分（白箭）均匀强化，这是 PA 特征。中心无强化区（黑箭头）为肿瘤坏死

年龄高峰：第一个是 1—5 岁，第二个为 40 岁。颅后窝室管膜瘤患儿临床病史较长，起始症状隐匿可延误诊断。几乎所有（90%）患儿均有恶心和呕吐，由第四脑室梗阻和由此引起的脑积水和颅内压升高所致 [74, 81]。其他症状和体征可能包括斜颈和共济失调（当肿瘤发生在脑闩附近时）及较低位置的脑神经病变（当肿瘤发生在侧隐窝并长入桥小脑角时）[196]。

（1）病理：一度认为室管膜瘤起源于覆盖第四脑室底部和顶部的分化完成的室管膜细胞，或起源于枕角后方、沿脉络膜组织分布的室管膜细胞 [76]。

然而，新的证据表明，类似于其他 CNS 肿瘤，室管膜瘤产生于突变的干细胞：已证明产生室管膜瘤的细胞是放射状胶质细胞 [19]。在大脑半球，放射状胶质细胞可见于整个大脑皮质，这解释了为什么幕上室管膜瘤是典型的脑室外型，甚至可能是局限于皮质内 [19, 200]。来自 CNS 不同部位的室管膜瘤在组织学上相似，但在生物学和分子水平上为不同的疾病，因此，它们的临床和预后表现不同。室管膜瘤综合了特定区域（脊髓、颅后窝和幕上）放射状胶质细胞的基因表达谱。事实上，室管膜瘤的 DNA

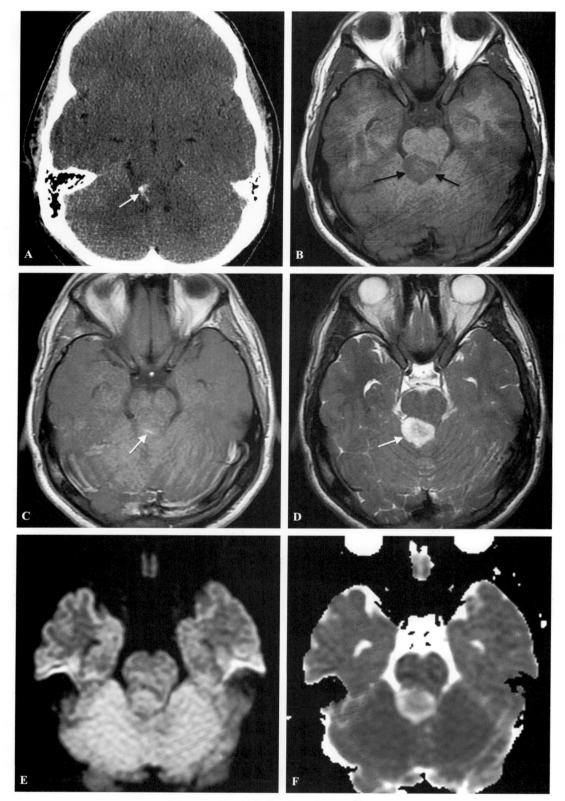

▲ 图 7-21　第四脑室菊形团形成性胶质神经元肿瘤

轴位 CT 平扫（A）、轴位 T₁WI 平扫（B）和增强（C），轴位 T₂WI 平扫（D）、DWI（E）和 ADC（F）图像。第四脑室内肿块内小钙化灶（A 图白箭）、T₁WI 稍低信号（B 图黑箭），增强轻度强化（C 图白箭）。在 T₂WI 上，肿块信号不均匀（D 图白箭），DWI 和 ADC 图显示小脑的弥散速率稍增加（E 图稍暗，F 图稍亮）

甲基化谱确定了 9 个分子亚组：每个 CNS 部分确定了 3 个亚组[201]。在室管膜瘤亚组中，室管膜下瘤（WHO Ⅰ级）代表一个独特的亚群。在椎管内，黏液乳头状室管膜瘤（WHO Ⅰ级）是一种特殊的肿瘤（见第 10 章）。在幕上脑实质内，YAP1 和 RELA 融合区分两种不同的肿瘤（可能是 WHO Ⅱ级或Ⅲ级，取决于是否存在间变），RELA 融合阳性室管膜瘤也被纳入 2016 年 WHO 的分类中[4]。在颅后窝，除前文提到的室管膜下瘤外，已知有两个亚组（PF-EPN-A 和 PF-EPN-B）。尽管两个亚组均可能具有 WHO Ⅱ级和 WHO Ⅲ级组织病理学表型，但 PF-EPNA 出现在年龄较小的儿童中（99% 病例年龄小于 8 岁），且预后比 PF-EPN-B 肿瘤更差，后者通常见于年轻人（81% 病例年龄大于 18 岁）。在 PF-EPN-A 中，30% 的肿瘤为 WHO Ⅱ级，70% 为 WHO Ⅲ级；在 PF-EPN-B 亚组中，59% 为 WHO Ⅱ级，41% 为Ⅲ级。与髓母细胞瘤一样，证明基于肿瘤分子特征的风险分组优于传统的组织学分类[201]。

在 WHO CNS 肿瘤较早的分类中，室管膜母细胞瘤归为"胚胎性肿瘤"。最近研究表明，以前使用的组织病理学标准（"菊形团室管膜母细胞"）既不精确，也不具体。因此，以前被称为室管膜母细胞瘤的肿瘤现不被认可，大多数此类肿瘤现包括在具有多层菊形团的胚胎性肿瘤中，本章前面已讨论[202]。

大多数颅后窝室管膜瘤为实性，50% 以上的颅后窝室管膜瘤可见钙化，20% 出现囊变[197]。约 20% 的室管膜瘤质软并可变形。因此，与大多数脑肿瘤（随肿瘤生长而增大）相反，室管膜瘤可通过蛛网膜下腔和血管、神经周围生长，常包绕并侵蚀这些结构。因其对周围脑组织的附着性及其侵袭性生长方式，室管膜瘤难以治愈；很少能切除整个肿瘤，且复发率高[74, 81]。

根据影像学显示的肿瘤中心位置和邻近脑实质结构移位方式，提出颅后窝室管膜瘤的两种亚型。Ⅰ型为中层型（脑干前移并累及脑闩），而Ⅱ型为侧位型（脑干侧移，未累及脑闩区）。虽然还没有科学证据，但一些研究人员认为这些位置反映了室管膜瘤的分子亚型（PF-EPN-A 和 PF-EPN-B），它们的区分可能对于术前危险分组具有重要临床意义。Ⅱ型肿瘤残留风险是Ⅰ型 2 倍以上，这可能对治疗和预后有重大影响[203]。事实上，颅后窝室管膜瘤的显微解剖定位与术后生存率相关[204]。

颅后窝室管膜瘤不侵犯脑干或小脑，而是形成从脑室内长入周围脑池的外生性肿块。中层型Ⅰ型室管膜瘤（图 7-22）起源于第四脑室尾端近脑闩处，向背侧延伸至脑室内，长入枕大池，并进入上颈段椎管，仅有极少数向外侧延伸至神经和动脉。这类肿瘤几乎可以完全切除，报道的平均生存时间为 170 个月。起源于侧隐窝 / 前庭区的侧位型Ⅱ型室管膜瘤（图 7-23）向外侧延伸至枕大池和桥小脑角池，移位并包裹交叉的脑神经和动脉，常累及小脑下脚。这类肿瘤常难以完全切除，报道的平均生存时间为 40 个月。少数室管膜瘤可能起源于脑室顶部（顶部型）（图 7-24），向尾端延伸并穿过 Magendie 孔，可完全切除。据报道，这类室管膜瘤的平均生存时间为 116 个月[204]。因此，影像学的目标不仅是发现肿瘤，而且应该根据这些标准对其进行分类[203]。

良性室管膜瘤经 CSF 发生蛛网膜下腔转移少见（从 10%～12%），蛛网膜下腔转移的发生与组织学（WHO Ⅲ级肿瘤更常见转移[205, 206]）和患儿年龄（年幼者发生率肿瘤转移较高[205]）相关。因此，当发现蛛网膜下腔转移时，应怀疑为间变性室管膜瘤，特别是在年长儿或成人。与髓母细胞瘤相比，室管膜瘤在就诊时很少有 CSF 播散：从诊断到播散的平均时间为 6.8 年[205, 207]。即使肿瘤全切除，也可能发生晚期复发（局部和远处），因此有必要对患儿进行长期的术后随访[208]。间变室管膜瘤并发血源性、神经外、全身转移罕见。

(2) 影像表现：颅后窝室管膜瘤在 CT 上最具特征性的表现为颅后窝等至高密度（与灰质相比）肿块（图 7-22 至图 7-24），可见点状钙化、囊变，增强后中度不均匀强化[101, 160]。约 15% 的肿瘤内可见小透明腔，近 50% 的病例可见多灶性小钙化（图 7-24），偶见大的团块样钙化。约 10% 肿瘤伴有出血（图 7-24）[101, 199]。

室管膜瘤 MR 信号可均匀或不均匀。$T_1WI$ 相对于脑实质呈稍低信号，有时为更低信号灶。$T_2WI$ 呈等信号（图 7-23），肿瘤内可见高信号（坏死区或

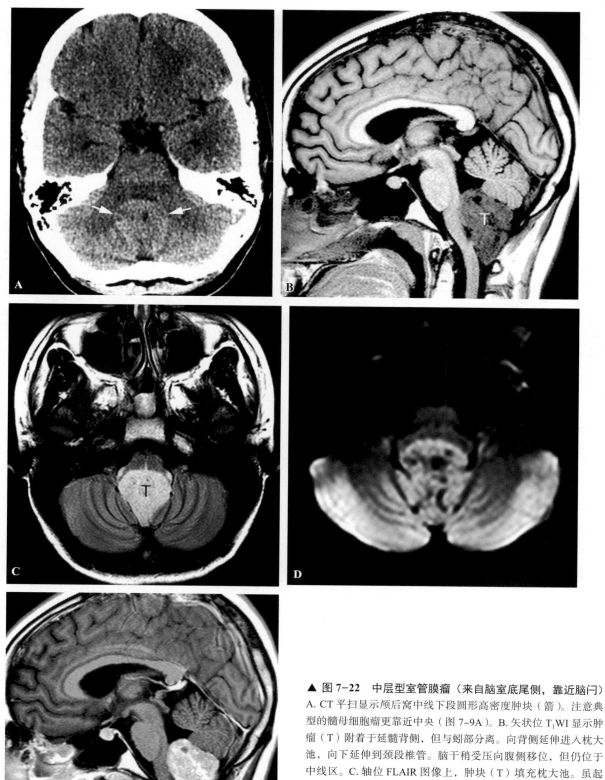

▲ 图 7-22　中层型室管膜瘤（来自脑室底尾侧，靠近脑闩）
A. CT 平扫显示颅后窝中线下段圆形高密度肿块（箭）。注意典型的髓母细胞瘤更靠近中央（图 7-9A）。B. 矢状位 $T_1WI$ 显示肿瘤（T）附着于延髓背侧，但与蚓部分离。向背侧延伸进入枕大池，向下延伸到颈段椎管。脑干稍受压向腹侧移位，但仍位于中线区。C. 轴位 FLAIR 图像上，肿块（T）填充枕大池。虽起源于第四脑室底部，但不侵犯脑干，而是向背侧延伸，使蚓部受压移位。外侧延髓池的侵入没有或很少。该部位的室管膜瘤常不侵犯更外侧的脑神经和血管，因此完全切除是可能的，其预后要好于侧位型室管膜瘤。D. 轴位 DWI 显示与小脑相比，肿瘤的弥散受限。E. $T_1WI$ 增强呈弥漫均匀强化

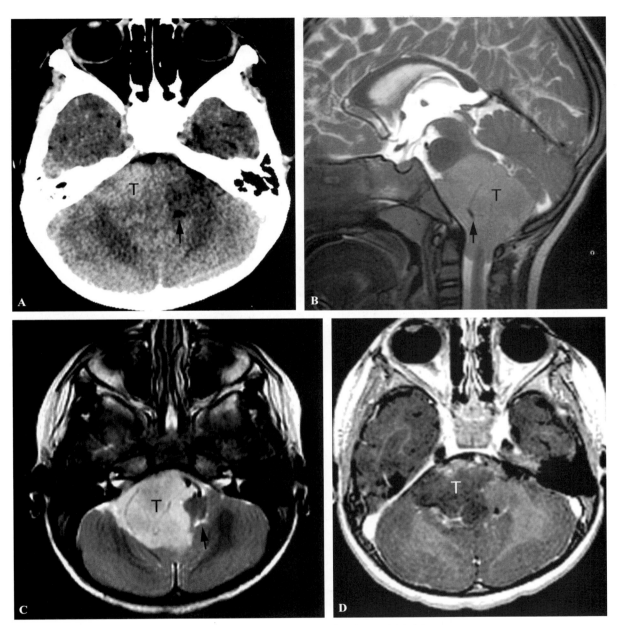

▲ 图 7-23　侧位型室管膜瘤（起源于侧隐窝）

A. CT 平扫显示颅后窝右侧的肿块（T），密度与灰质相似。可见第四脑室（箭）受压左移。B. 矢状位 $T_2WI$ 显示巨大肿块（T），信号与灰质相同。脑干受压而偏离扫描层面，提示肿块从侧面推压，并见包绕在肿瘤内的动脉（箭）。C. 轴位 $T_2WI$ 显示肿块（T）明显位于脑实质外，移位的第四脑室内（箭）基本无肿瘤。桥小脑角池的肿瘤常导致脑神经的侵犯和动脉的包绕，使得肿瘤几乎不可能完全切除。复发很常见，预后较中层型或顶部型室管膜瘤差。D. $T_1WI$ 增强显示肿瘤（T）无强化，室管膜瘤的强化差异较大

囊变）和低信号（钙化或出血）区（图 7-24）。囊内有时有液 - 液平面。由于肿瘤实性部分表现多样，仅凭信号特征难以做出室管膜瘤诊断。室管膜瘤重要的影像学表现为肿瘤沿 CSF 间隙生长（如肿瘤可经第四脑室流出孔向周围延伸）。肿瘤经 Magendie 孔进入枕大池，再通过枕骨大孔进入到颈髓后方的

背侧蛛网膜下腔（图 7-22），此表现是室管膜瘤特征性征象，且几乎特异性的。同样，肿瘤经侧隐窝延伸入到桥小脑角池（图 7-23），并围绕血管和脑神经也支持室管膜瘤的诊断。中层型室管膜瘤向后延伸；脑干向腹侧而不是向外侧移位，正中矢状位完全可见（图 7-22B）。此外，由于肿瘤起源于脑闩

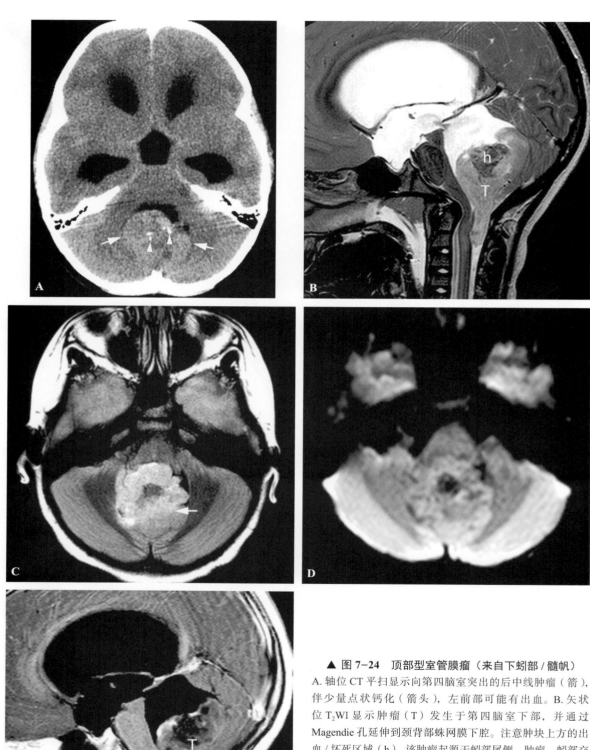

▲ 图 7-24　顶部型室管膜瘤（来自下蚓部 / 髓帆）

A. 轴位 CT 平扫显示向第四脑室突出的后中线肿瘤（箭），伴少量点状钙化（箭头），左前部可能有出血。B. 矢状位 $T_2WI$ 显示肿瘤（T）发生于第四脑室下部，并通过 Magendie 孔延伸到颈背部蛛网膜下腔。注意肿块上方的出血 / 坏死区域（h）。该肿瘤起源于蚓部尾侧，肿瘤 - 蚓部交界处模糊。薄层 CSF 将肿瘤与第四脑室底分离，提示不是中层型室管膜瘤。肿瘤向背侧、下方延伸侵犯神经和动脉的可能性较小；因此完全切除是可行的，这是预后良好的最佳表现。C. 轴位 FLAIR 显示肿瘤 - 小脑连接处背侧模糊（箭），但脑干腹侧边缘锐利。D. DWI 呈稍高信号，提示肿瘤细胞中度密集。E. $T_1WI$ 增强显示肿瘤（T）轻度斑片状强化，再次说明室管膜瘤的强化变化较大

周围，因此第四脑室的最低位置在正中矢状位上显示模糊，在轴位上无法辨认（图7-22B和C）。在此层面的轴位显示，肿瘤基本上从背侧到脑部，且相当对称，常无明显的延髓外侧延伸（图7-22C）。在这些病例中，脑神经和动脉常不受侵犯，可完全切除，预后良好。侧位型室管膜瘤起源于其中一个侧隐窝，向桥小脑角池延伸，脑干向对侧移位，仅部分见于正中矢状位（图7-23B）。在薄层轴位T$_2$图像上，第四脑室下端无肿瘤（图7-23C），肿瘤伸入桥小脑角池和桥前池（图7-23C），怀疑累及脑神经及局部动脉包绕（图7-23B）。在这种情况下，切除效果肯定不满意。侧位型室管膜瘤也可完全位于脑室外（图7-23）。罕见的顶部型室管膜瘤起源于下蚓部，并通过Magendie孔伸入脑室内，进入枕大池，位于上脊髓背侧（图7-24），它们不与脑神经接触，不包绕动脉。

髓母细胞瘤虽可延伸至第四脑室流出孔，但不能像室管膜瘤一样呈窄舌样向孔外伸出。累及延髓的星形细胞瘤常可伸入颈段椎管内，但位于髓内（即在脊髓内，而非其背侧）。外生性延髓背侧星形细胞瘤可经枕骨大孔延伸至颈髓后方，但仔细观察可发现，延髓肿瘤起源于第四脑室下方，并将第四脑室向上推移。

与小脑白质相比，DWI显示室管膜瘤的实性部分呈等信号至稍低信号［Dav值介于髓母细胞瘤和JPA之间，通常为（1.0×10$^{-3}$～1.3×10$^{-3}$）mm$^2$/s之间[105]］（图7-22和图7-24）。因此，它们可能有助于与髓母细胞瘤或ATRT相鉴别，其Dav值极低。H-MRS显示很大的异质性[114]。总的来说，室管膜瘤NAA峰下降，胆碱峰和肌酸峰中度升高。短回波波谱（TE=30ms）显示肌醇峰从低到高，但不像CPP那么高[114, 115]。然而常规或DWI征象不能明确鉴别Ⅱ级室管膜瘤和Ⅲ级间变性肿瘤[209]。

(3) 髓母细胞瘤、小脑星形细胞瘤和室管膜瘤的磁共振质子波谱：本章引言部分简要叙述了这一问题。有关儿童颅后窝脑肿瘤质子波谱的代谢物比值已出版[114, 115, 118, 210]。总的来说，脑肿瘤的质子波谱表现为Cho峰升高和Cr峰、NAA峰下降，但不同类型的肿瘤Cho峰升高和NAA、Cr的下降的程度不同[114]。儿童正常小脑的波谱中（1.5T，回波时

间135ms）NAA/Cho比值为1.49±0.36，Cr/Cho比值为1.13±0.23，而髓母细胞瘤的NAA/Cho比值为0.17±0.09，Cr/Cho比值为0.32±0.19[210]，在回波时间较短的研究中牛磺酸峰升高[114]。低级别星形细胞瘤和室管膜瘤在135ms 1.5T的回波时间时，NAA/Cho和Cr/Cho值常介于髓母细胞瘤和正常小脑之间[210]。两者在TE=35ms的1.5T波谱时肌醇峰升高，这可能有助于它们与髓母细胞瘤鉴别[114]。因此，$^1$H-MRS可能有助于前瞻性地鉴别髓母细胞瘤与星形细胞瘤和室管膜瘤[210]。Harris等[115]认为室管膜瘤的肌酸峰高于星形细胞瘤或髓母细胞瘤，当在1.5T使用短回声时间（30ms）时，高肌醇水平强烈提示室管膜瘤。这些矛盾的结果表明，$^1$H-MRS在肿瘤中的表现不能在不同的回波时间之间进行比较，用于肿瘤评估的波谱参数需要标准化。有研究表明，具有相同的组织学类型的肿瘤波谱也可以变化。事实上，所有肿瘤的代谢值似乎随其组织学亚型和组织学恶性程度而变化[117, 118]，因此，不同肿瘤类型存在相当大的重叠。而且，良性程度最高的脑胶质肿瘤的PA具有高胆碱峰、高乳酸峰和低NAA峰［NAA/Cho比值为0.29，TE=20ms时Cr/Cho比值为0.29[211]］，而这些特征常见于高级别肿瘤。最后，炎症病变也可表现出恶性肿瘤所具有的波谱特点[212]。对该课题进行20多年的研究结果表明，虽然详细的波谱分析最终可能有助于术前鉴别不同病理类型的脑肿瘤[114]，但质子波谱分析对复发性肿瘤与肉芽组织和放射损伤的鉴别作用较其对不同组织类型肿瘤的鉴别作用更为重要。事实上，在区分胚胎性肿瘤（髓母细胞瘤、ATRT）和其他常见颅后窝肿瘤（JPA、室管膜瘤和脉络丛肿瘤）时，DWI确实是最可靠和最有价值的技术。

**7. 颅后窝脉络丛肿瘤**

脉络丛肿瘤（乳头状瘤WHO Ⅰ级、非典型乳头状瘤WHO Ⅱ级和癌WHO Ⅲ级）局限在脑室系统内，发生于桥小脑角池或椎管内非常罕见。最近，发现Notch通路（激活的Notch3）与人类脉络丛组织肿瘤发病机制有关[213]，而TP53种系或体细胞突变也发挥作用[214]。事实上，脉络丛肿瘤常见于Li-Fraumeni综合征［一种与肿瘤抑制因

子 TP53 基因突变相关的遗传性癌症易感性综合征，表现为乳腺癌、软组织肉瘤、白血病和肾上腺皮质癌及其他恶性肿瘤，包括脉络丛癌（choroid plexus carcinoma，CPC）]，35%～40% 的 CPC 见于 Li-Fraumeni 综合征患者[215, 216]。典型儿童脉络丛肿瘤见于侧脑室和第三脑室，而发生于第四脑室者少见。

第四脑室脉络丛肿瘤的 MRI 表现与幕上脑室系统肿瘤所见相似。脉络丛肿瘤表现为多分叶、边界清楚、边缘不规则。$T_1$WI 增强呈明显强化，但信号常不均匀（图 7-25）。脉络丛肿瘤可伴有交通性脑积水，这可能是 CSF 分泌过多的结果。CPC 常可见蛛网膜下腔内转移，而软脑膜播散非常罕见[217]。

## （二）脑干肿瘤

### 1. 一般概念

脑干肿瘤占所有年龄段原发性 CNS 肿瘤的 1.5%，占普通人群（所有年龄段）CNS 胶质瘤的

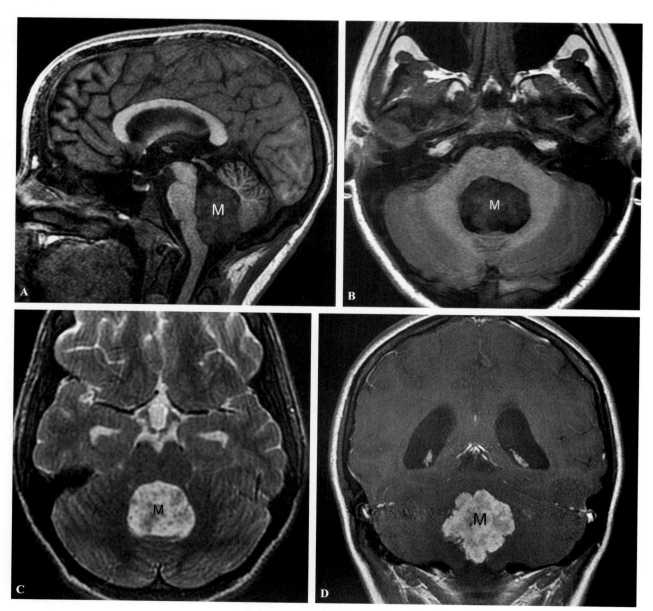

▲ 图 7-25　第四脑室脉络丛乳头状瘤
第四脑室分叶状占位性病变（M）在 $T_1$WI（A 和 B）和 $T_2$WI（C）上显示信号不均匀。增强后肿块呈中度不均匀强化（D）

4.3%[1]。在 19 岁以下的儿童和青少年中，脑干肿瘤占所有 CNS 肿瘤的 12%，脑干胶质瘤占幕下脑肿瘤的 20%～30%。男女发病率相同。尽管这些肿瘤可见于从新生儿到成人的任何年龄，但发病高峰在 3—10 岁[75, 218, 219]。MRI 诊断脑干肿瘤较简单，并提供了具有不同治疗选择和预后的亚组的信息[218, 220]，包括：延髓肿瘤、脑桥肿瘤、中脑肿瘤和与神经纤维瘤病 1 型相关的肿瘤。对于这些肿瘤还可进一步分为局灶性和弥漫性肿瘤（表 7-2）。虽然多种不同组织学类型的肿瘤，如星形细胞瘤、神经节细胞胶质瘤（ganglioglioma，GGG）、血管母细胞瘤、PNET、朗格汉斯细胞组织细胞增生症（LCH）、生殖细胞瘤、淋巴瘤、胶质母细胞瘤等[221-226]均可发生于脑干，但绝大多数为星形细胞肿瘤[76, 227]。一般来说，背侧外生性肿瘤和其他局限性、明显强化的肿瘤为 PA[227]。因为这些肿瘤通常至少可以通过手术部分切除，故应对其进行鉴别。然而，大多数脑桥（脑干肿瘤最常见的位置）星形细胞肿瘤具有纤维组织成分[228]，这些肿瘤具有典型的神经影像学表现（$T_2$ 高信号、边缘稍模糊、强化范围和程度不等），并且，在许多医院中此类肿瘤无须活检即可治疗。然而，脑干肿块的不典型表现，特别是治疗前的明显强化，出现蛛网膜下腔肿瘤播散，$T_2WI$ 与灰质呈等信号（提示胚胎性肿瘤），存在慢性血液产物（高铁血红蛋白产生的边缘清晰的短 $T_1$ 信号或含铁血黄素引起的环状短 $T_2$ 信号），或存在广泛的急性出血可能提示非胶质性肿瘤的存在，如海绵状血管瘤、脓肿或非星形细胞肿瘤。在开始治疗前，肿瘤科医生应充分考虑这些特点。临床资料与影像学表现结合也至关重要，因为大多数脑干胶质瘤（即使是高级别肿瘤）的神经系统表现（脑神经麻痹、共济失调、长束征）相对较轻，从而促进了初步的影像学诊断评估，而一些类似脑干肿瘤的非肿瘤性病变（炎性、感染等）则表现为严重的神经功能缺损和明显的意识改变。

由于可进行多平面成像和无颅底骨性结构伪影，MR 成为检查脑干肿瘤的首选检查方法[229]。MR 检查脑干肿瘤所采集的矢状位 $T_2WI$ 或 FLAIR 图像最有助于全面显示肿瘤的范围，从而制订适当的治疗计划。同时，$T_2WI$ 和 FLAIR 图像也最有助于区分肿瘤是弥漫性还是局灶性的[230, 231]。

**2. 弥漫性与局灶性脑干胶质瘤**

儿童脑干胶质瘤包括局灶性脑干胶质瘤（通常为低度恶性）（图 7-26）和弥漫性脑干胶质瘤（通常是高度恶性）（图 7-27），往往可通过肿瘤位置和典型影像学表现进行诊断。

弥漫性肿瘤占所有脑干肿瘤的 80%，通常为 WHO Ⅲ级或Ⅳ级。这些肿瘤常起源于脑桥腹侧，曾称为弥漫内生性脑桥胶质瘤（DIPG，这个术语仍在使用，许多学者可能会继续使用一段时间），但在 2016 年 WHO 脑肿瘤分类中，它们被包括在弥漫性中线胶质瘤（H3 K27M 突变）组中，该组还包括丘脑、脊髓中的其他类似肿瘤及罕见的其他幕上中线部位的肿瘤——所有这些肿瘤均被认为是 WHO Ⅳ级。约 80% 的"DIPG"具有 H3 K27M 组蛋白突变[232, 233]。因为组蛋白的主要作用是"包装"DNA，从而将 DNA 组织成结构单元（核小体），改变的组蛋白可能增加或降低基因表达。因此，"组蛋白密码"是"表观遗传密码"的一部分，DIPGs 是表观遗传因子在肿瘤发生中作用的一个例子。然而，包括甲基化、表达和拷贝数分析在内的全基因组测序结果显示，在 20% 的"DIPGs"中存在另一种复发性激活突变（ACVR1），并揭示了在"DIPGs"组中存在另外两种分子亚组（MYCN 和沉默组），在出现"DIPG"的临床、影像和组织病理学表型的肿瘤中，强调了许多可能的肿瘤发生途径[234, 235]。其他学者发现，在 H3-K27M 突变肿瘤组中，生物学行为（和对放射治疗的反应）可能因突变类型是 H3.3 或 H3.1 而不同，提示 H3K27 突变是大多数 DIPG 肿瘤发生的可能起始因素，但两种受影响的组蛋白变体的特异性改变驱动了不同的致癌机制的发生[236]。最终，H3 突变可能不是自身产生肿瘤，而是在肿瘤发生过程中与其他因素（如 PDGFRA 扩增或突变、TP53 缺失）协同作用。

影像学上，脑桥高级别胶质瘤虽可向前膨出并包绕基底动脉，但常可使受累区域均匀扩大（图 7-27、图 7-29、图 7-30 和图 7-32），而不是局灶性外生性生长。肿瘤通常边界不清，在轴位脑干受侵的最大层面上累及脑干 50% 以上（常超过 75%）。而且，肿瘤常跨越边界侵入邻近的节段或结

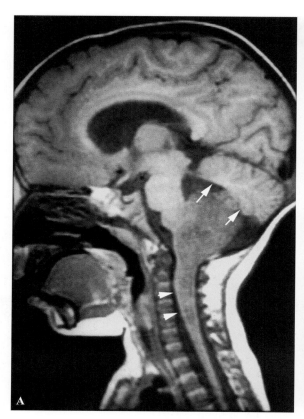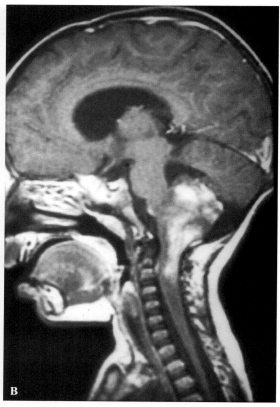

▲ **图 7-26　外生性延髓胶质瘤向背侧生长并延伸至颈髓**

A. 矢状位 $T_1WI$ 显示起源于延髓并向后延伸进入小脑半球的巨大肿瘤。肿瘤压迫小脑，且向后上方移位（白箭）。肿瘤向尾侧延伸至颈髓，使其增粗（实白箭头）。B. 矢状位 $T_1WI$ 增强显示肿块不均匀强化

构（如脑桥肿瘤进入延髓、中脑或小脑脚），这种侵及邻近结构，尾侧或（特别是）头侧，是预后不良的征象[237]。在高级别胶质瘤中，高达 70% 的病灶可见强化，尽管有时很轻微和（或）局限于病灶内的小区域。治疗后病灶常见强化，且强化程度可较前增加。

局灶性肿瘤约占儿童脑干胶质瘤的 20%，常见于脑桥（延髓或中脑）以外。此肿瘤边界清楚，轴位上累及脑干面积不足 75%（图 7-28、图 7-31、图 7-33 和图 7-34）。局灶性肿瘤常强化，但不跨越分界线进入邻近节段或结构，因此，当它们增大时，往往为局灶性外生性生长。组织学上，大多数与 PA（WHO Ⅰ级）相对应，GGG（WHO Ⅰ级）或纤维型星形细胞瘤（WHO Ⅱ级）很少见，WHO Ⅳ级胚胎性肿瘤（如 ETMR，见本章上文）偶尔也可出现这种表现[228]。基础神经生物学研究的最新进展提高了我们对这些肿瘤核心生物学和分子特

征的认识[238]。染色体 7q34 的重复导致 *BRAF*（和 *KIAA1549*）基因的融合，80% 的儿童 JPA 和约 2/3 的 JPA 存在于脑干[239-241]。另一种 *BRAF* 突变（*BRAF V600E*）存在于 65% 的 PXA 中，但已在小脑外（即脑干和间脑）的 JPA 中发现[242]。这两种突变相互排斥，它们明确的鉴别可能为靶向治疗的发展奠定基础。小分子 *BRAF* 抑制药可能对抗 *BRAF* 突变的肿瘤有用，但在 *BRAF* 融合的肿瘤中，已发现索拉非尼（一种多激酶抑制药）反而加速了肿瘤的进展，说明各种原发性和继发性肿瘤发生的过程和途径之间存在微妙的、未完全被我们了解的相互作用[243]。总体而言，脑干局灶性肿瘤较弥漫性肿瘤预后好[230, 231, 244-247]，尽管常不可能完全切除，但局灶性肿瘤常进展缓慢。

**3. 延髓肿瘤**

延髓是脑干原发肿瘤最少见的部位。延髓肿瘤的典型临床表现为幼儿颅内压升高的症状和体征[244, 248]。

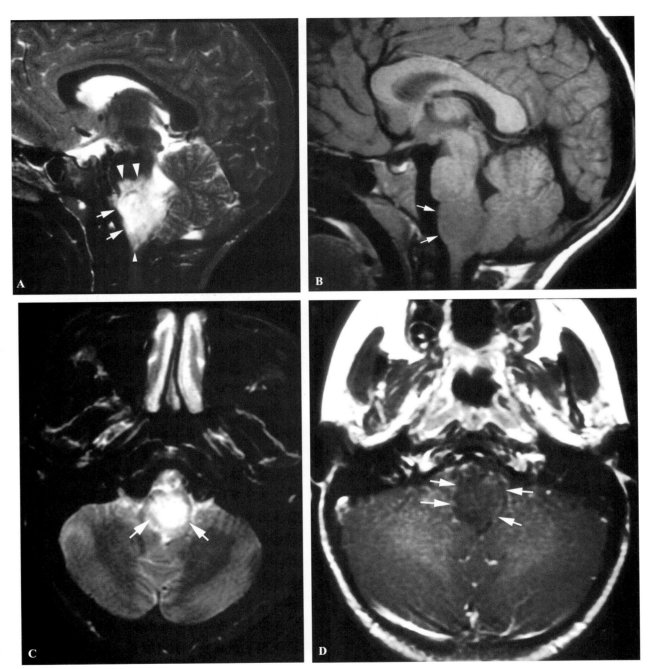

▲ 图 7-27 弥漫性延髓胶质瘤

A. 矢状位 $T_2WI$ 显示肿瘤为长 $T_2$ 信号（白箭）并向上（大白箭头）延伸至脑桥，向下（小白箭头）延伸至脊髓。B. 矢状位 $T_1WI$ 显示延髓增粗，肿瘤以延髓为中心向下延伸至颈髓，呈边界不清的低信号（白箭）。该图像上未见肿瘤延伸至邻近节段。C. 轴位 $T_2WI$ 显示高信号肿瘤（箭）累及延髓横截面的 50% 以上。D. 轴位 $T_1WI$ 增强显示肿块无强化（箭），此为弥漫性脑干肿瘤的特征

下组脑神经功能紊乱可导致吞咽和发音困难[247]。最终，患儿可出现偏瘫或四肢轻瘫[247]。

神经影像学上，延髓肿瘤可分为两大类：局灶性背侧外生性肿瘤和弥漫性肿瘤。第三组小的局灶内生性延髓肿瘤常见于 NF1（见第 6 章）。

局灶性背侧外生性延髓肿瘤一般边缘清晰，起源于延髓背侧，外生性生长进入小脑溪和枕大池，常使小脑下蚓部向后上方移位（图 7-26）。低级别肿瘤不能在皮质脊髓束交叉和颅颈交界处内侧丘系水平以下向背侧浸润，而导致向背侧延伸[228]，也

可能与原始的菱脑区域有关。少见的是这些肿瘤延伸至脑桥被盖。因此，背侧外生性肿瘤应被认为是局灶性肿瘤[228]。肿瘤外生性部分可经枕骨大孔向下延伸，达颈髓交界的背侧，表现上类似室管膜瘤（图 7-26）。组织学显示，这些肿瘤为典型的 PA[248]，CT 为低密度，$T_2WI$ 上呈显著高信号。因此，可与中层型室管膜瘤相鉴别，后者在 CT 和 $T_2WI$ 上均表现与灰质密度（信号）相近。延髓 PA 除具有外生性外，往往向深部侵犯延髓，而中层型室管膜瘤从其附着部位几乎均向外生生长。此外，背侧外生性延髓肿瘤将第四脑室向上推移，而室管膜瘤常起源于第四脑室内，在其内生长并使其扩大。增强后背侧外生性延髓肿瘤不一定出现强化，如果出现，则为均匀或不均匀强化[230]。

弥漫性延髓肿瘤（图 7-27）为浸润性更强的肿瘤，典型者向上累及脑桥或向下累及颈髓，但无大的外生性结节。虽然这些肿瘤大多为 WHO Ⅱ 级，但弥漫性延髓肿瘤较背侧外生性肿瘤预后明显差[230]，可能是因为神经外科医生难以将其完全切除。在 CT 上，由于颅底和椎管周围可出现大量伪影，因此较难发现弥漫性延髓肿瘤。典型的 CT 表现延髓密度减低，并轻至中度增粗。利用矢状位 $T_2WI$ 或 FLAIR 图像可清晰显示这些肿瘤的完整范围（图 7-27）。其典型的 MR 征象为延髓弥漫性增粗，呈 $T_1$ 低信号和 $T_2$/FLAIR 高信号，并向脑桥远段和颈髓近段浸润。强化不一致，常为局灶性或多灶性[230]。

局灶性延髓肿瘤（图 7-28）最常见于 NF1，常常不易在 CT 上发现。MRI 表现为延髓背侧局部膨胀，呈 $T_1WI$ 低信号，$T_2WI$/FLAIR 高信号。强化少见。肿瘤生长缓慢，随访变化不大。

延髓 – 颈部肿瘤累及部分脑干下部和高位颈髓。这些肿瘤的确切起源部位常难以（或不可能）在初次诊断性影像学检查时确定。可能起源于颈髓，向上生长侵犯延髓下部，有时甚至侵犯小脑。相反，原发于延髓下部的肿瘤可向颈髓生长。因此，从组织病理学和影像学角度来看，被发现为"颈髓"肿瘤可能具有脊髓或低位脑干变异的特征。这些肿瘤将在第 10 章中讨论。在本节中足以说明这些肿瘤中的大多数（84%）为低组织学级别肿瘤（WHO Ⅰ 级和 WHO Ⅱ 级）。该区域最常见的 WHO Ⅰ 级肿瘤

为 JPA 或 GGG，WHO Ⅱ 级肿瘤常为 DA。总体而言，这些肿瘤的 10 年生存率为 86.7%，但需要多模式治疗（放疗、化疗），因为肿瘤全切除几乎不可能，而复发率仍很高[228, 249]。

**4. 脑桥肿瘤**

脑桥是脑干肿瘤最常见的发生部位。不同于延髓和中脑肿瘤，大多数脑桥肿瘤为高级别肿瘤（胶质瘤和胚胎性肿瘤）[250]。高级别胶质瘤和胚胎性肿瘤的分类经历了重大修订。大多数脑桥高级别胶质瘤（以前称为弥漫性内生性脑桥胶质瘤或 DIPG）属于弥漫性中线胶质瘤。由于对弥漫性中线胶质瘤的认识还很不完整，我们在本书此版中继续使用 DIPG 这一术语。PNET 也从 WHOCNS 肿瘤分类中去除，因此，我们尽量避免使用这个名称。但是，上述命名变化及后续临床结局方面的变化增加了使用和搜索之前相关文献的难度，相关人员在理解此类肿瘤时，应牢记这一点。

脑桥肿瘤的典型临床症状为脑神经麻痹，常多发，并伴有锥体束征和小脑功能紊乱（共济失调和眼球震颤）[74, 218]。更多局灶性的小肿瘤可能仅为单发的脑神经病变[246]。脑积水和颅内压增高征象罕见。大多数患儿预后较差，尽管积极治疗，但总体 5 年生存率仅约为 10%[218, 230, 231]。弥漫性内生性脑桥胶质瘤（DIPG）边界不清，体积较大，常侵入延髓和中脑，为 WHO Ⅳ 级高级别胶质瘤，预后极差，2 年生存率仅为 7%[227, 251]。事实上，由于大多数诊断为 DIPG 的病例并未得到基于活检的组织病理学证实，许多（可能也是所有）"DIPG 幸存者"实际上可能是 JPA 或其他低级别肿瘤误诊的。脑桥肿瘤少数起源于脑桥被盖，并向背侧延伸至第四脑室，这些肿瘤的预后好得多，5 年生存率高达 73%[227, 230, 231, 244, 246, 252]。

弥漫性内生性脑桥胶质瘤（图 7-29）为浸润性肿瘤，CT 呈低密度，$T_1WI$ 上呈低信号，$T_2WI$ 及 FLAIR 呈高信号。在大多数情况下，增强后可出现一定程度强化，可能为轻度强化，在减影图像中可见（图 7-30）[253]。各种或多或少不同的肿瘤成分也根据其独特的常规和先进的 MR 成像特征被确定[254, 255]。例如，肿瘤内 $T_2$ 低信号病灶表现为低 ADC 和 rCBV 增加，可能对应于以富细胞性和血管

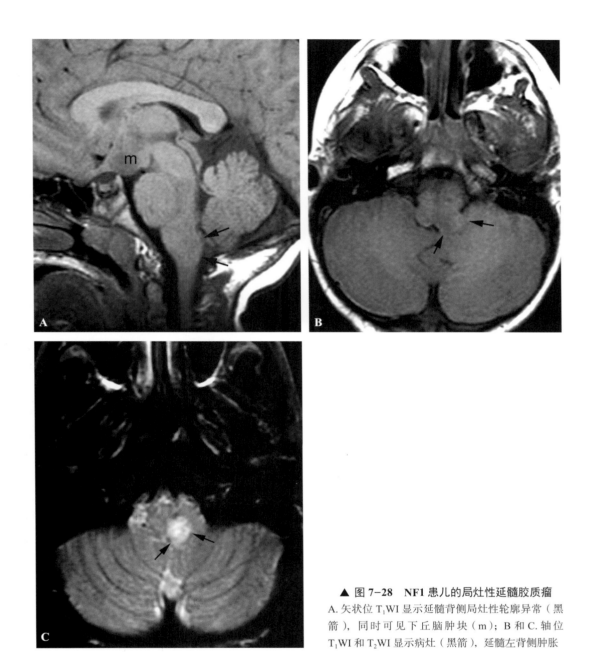

▲ 图 7-28　NF1 患儿的局灶性延髓胶质瘤
A. 矢状位 $T_1WI$ 显示延髓背侧局灶性轮廓异常（黑箭），同时可见下丘脑肿块（m）；B 和 C. 轴位 $T_1WI$ 和 $T_2WI$ 显示病灶（黑箭），延髓左背侧肿胀

新生为特征的间变病灶[26]。肿瘤生长将导致脑桥矢状位上增宽及第四脑室向后移位且底部变平。尽管脑干明显增粗，常膨出至第四脑室，但脑积水在脑桥胶质瘤中并不常见。当肿瘤延伸至小脑角时，可使第四脑室侧壁变平，引起脑室明显旋转。脑桥表面不规则，内含外生性结节，可长入桥小脑角或桥前池，或向外周沿脑神经生长。肿瘤常向前生长包绕基底动脉（特别是纤维型星形细胞瘤[227]），动脉前方和侧方最终被肿瘤包围形成深的套靴状（图 7-29B）。组织学上，肿瘤细胞沿着脑干纤维束

广泛浸润，因此可见肿瘤细胞与神经元和神经纤维紧密混合[74, 256]。这不会立即导致纤维的破坏，但随着肿瘤的演变（和进展），可出现脑干内锥体束和其他长纤维束的破坏，这可通过 DTI 显示，并加重神经功能障碍[57]。反之，低级别局灶肿瘤 DTI 显示纤维束移位，而非脑干内的破坏。该表现有助于脑干肿瘤的术前评估（即确定病变的可切除性）[257]。从历史上看，常规 MRI 对生存率无预测价值，这可解释为 DIPG 患者最短和最长 OS 时间之间的相对适度差异[258]。最近，有人提出用 DWI 指标（ADC）

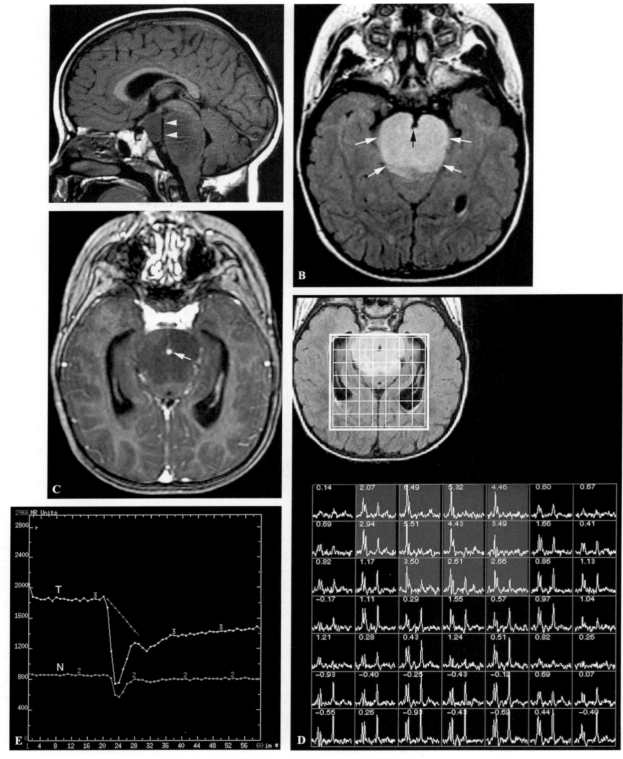

▲ 图 7-29　弥漫性内生性脑桥胶质瘤

A. 矢状位 T$_1$WI 显示脑桥增粗，其中长 T$_1$WI 信号区累及超过脑桥横断面的 50%，增粗脑桥压迫第四脑室。可见肿瘤向前侵犯基底动脉（箭头），未见脑积水。B. 轴位 FLAIR 显示巨大脑桥肿块（白箭）使脑桥增粗并包绕基底动脉（黑箭）。C. 轴位 T$_1$WI 增强显示肿块包绕的基底动脉（白箭）。D. $^1$H-MRS（TE = 288ms）显示瘤块内出现大的胆碱峰和小 NAA 峰。E. 灌注曲线（纵坐标为弛豫时间，横坐标为时间）显示肿瘤（T）较正常小脑组织类似部位体素（N）相比 CBV 明显增加（导致信号降低，MR 值降低）。此为高级别胶质肿瘤的特征

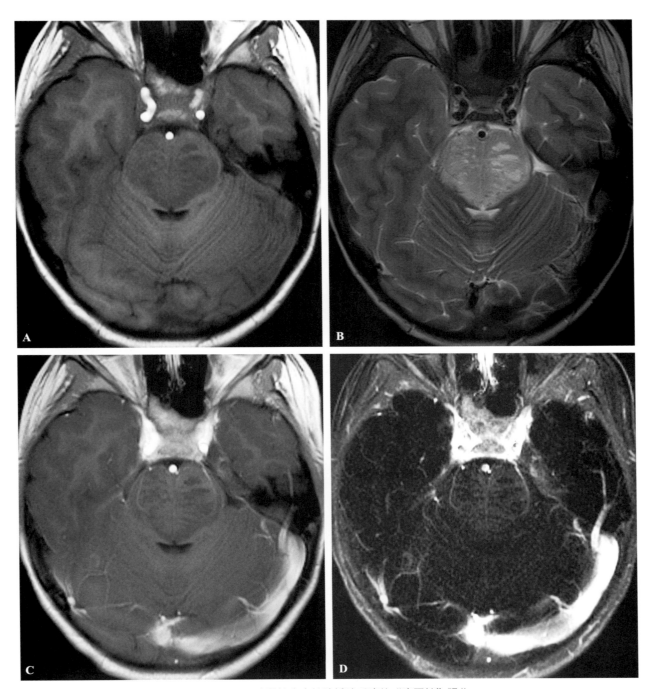

▲ 图 7-30　弥漫性内生性脑桥胶质瘤的"隐匿性"强化

轴位平扫 T₁WI（A）和 T₂WI（B）图像，T₁WI 增强（C）和 T₁WI 减影（D）图像。常规增强图像（C）中静脉注射对比剂后肿块（M）的信号强化难以识别，但用增强 T₁WI 图像（C）减去平扫 T₁WI 图像（B）后，可识别出轻微强化（D）

来确定 DIPG 患者中两个预后不同的亚组。高 ADC 值（＞1300×10⁻⁶ mm²/s）与 13 个月的中位生存期相关，而低 ADC 值（＜1300×10⁻⁶ mm²/s）与仅 3 个月的中位生存期相关，但两组总体预后均不佳[259]。常规 MRI 难以评价 DIPG 的治疗效果，因为治疗相关改变的影像学表现（如放射治疗引起的肿瘤坏死）可能与治疗开始后最初几个月内提示肿瘤进展的影像学表现难以区分，因此，神经放射科医生区分假性进展和真性进展的能力往往有限。此外，在疾病过程中，肿瘤的纵向体积测量与高级

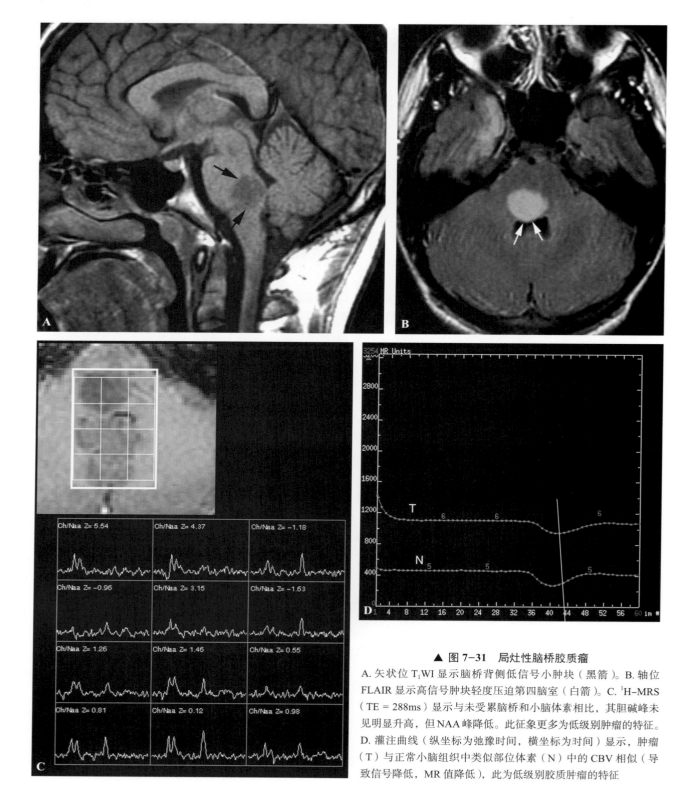

▲ 图 7-31　局灶性脑桥胶质瘤

A. 矢状位 $T_1WI$ 显示脑桥背侧低信号小肿块（黑箭）。B. 轴位 FLAIR 显示高信号肿块轻度压迫第四脑室（白箭）。C. $^1H$-MRS（TE = 288ms）显示与未累脑桥和小脑体素相比，其胆碱峰未见明显升高，但NAA峰降低。此征象更多为低级别肿瘤的特征。D. 灌注曲线（纵坐标为弛豫时间，横坐标为时间）显示，肿瘤（T）与正常小脑组织中类似部位体素（N）中的 CBV 相似（导致信号降低，MR 值降低），此为低级别胶质肿瘤的特征

MRI 生物标志物（如 Cho/NAA 比值）的进展相关性较差[260]。

局灶性脑桥肿瘤（图 7-31）少见，仅占脑桥肿瘤的 10%，脑干肿瘤不足 5%。在受累层面轴位像上，这些肿瘤占脑桥面积的 50% 以下。它们可能位于脑桥内的任何部位，边缘可模糊或清晰。起源于脑桥周围的肿瘤可向外生长进入第四脑室或桥小脑角。增强后，肿瘤的实性部分常不均匀强化[230、244、246、252]。往往是低级别肿瘤，多为 PA。

H-MRS 和灌注成像可能有助于鉴别低级和高级别肿瘤（图 7-31），后者的胆碱峰较低，血容量分数较小（图 7-29）。然而，正如小脑肿瘤所讨论的，PA（WHO Ⅰ级）具有相对较高的胆碱峰和乳酸峰及相对高的 CBV，可类似于高级别肿瘤。

### 5. 中脑肿瘤

中脑是原发脑干肿瘤的第二好发部位。与脑桥和延髓肿瘤一样，中脑肿瘤也应通过影像学检查分为局灶型和弥漫型两类。此外，许多作者认为顶盖肿瘤是第三类独立的中脑肿瘤[261-263]。与弥漫性肿瘤常见于脑桥相反，局灶性肿瘤在中脑更为常见。临床表现因肿瘤类型而异。弥漫性中脑胶质瘤典型表现为视力模糊或复视，常为急性发作，有时伴有运动减弱。相反，局灶性肿瘤患儿则常表现为头痛、呕吐、复视和偏瘫，具体症状取决于肿块的位置[252、262、264]，也可出现向上凝视麻痹（Parinaud 征）[262]。顶盖部肿瘤可引起脑积水的症状和体征（见第 8 章），而无向上凝视麻痹[252、261、262、265]。

利用神经影像检查对不同中脑肿瘤做出准确诊断对治疗极为重要。例如，局灶性中脑肿瘤可行手术治疗，但弥漫性肿瘤需进行化疗 / 放疗，顶盖肿瘤主要通过 CSF 分流进行治疗，除非在随访中发现肿瘤增大（顶盖肿瘤增大少见[261、265]）。

弥漫性中脑肿瘤（图 7-32）是位于中脑中央的少见肿瘤，但肿瘤可向上生长延伸至大脑半球，向下延伸至脑桥，有时甚至进入延髓。肿瘤的局部占位效应相对较轻，并且注入顺磁性对比剂后为轻度强化（图 7-32）。

中脑局灶性肿瘤（图 7-33）典型表现为边界清楚的肿块，使受累区域膨胀。肿瘤可发生于中线，或偏心生长于大脑脚。典型的 CT 表现为低密度，$T_1WI$ 呈低信号，$T_2WI$ 呈高信号。约 25% 的中脑局灶性肿瘤存在出血或囊变[76、256、262]。肿瘤偶尔可向上侵犯丘脑，少数向下延伸至脑桥[230、266]。小肿瘤表现为环形强化，较大的肿瘤则呈均匀强化（图 7-33）或不均匀强化[230]。

四叠体肿瘤（图 7-34），又称顶盖胶质瘤，在松果体区肿瘤章节中讨论。总的来说，这些肿瘤一般为良性，最初仅需采用 CSF 分流治疗脑积水。然而，顶盖胶质瘤可进展甚至转移。多次神经影像随访（首选 MR）可发现肿块生长。大多数显示无生长，无须治疗即可进行随访[252、261、263、265、267]。

### 6. 与神经纤维病 1 型相关的脑干肿瘤

NF1 患儿脑肿瘤发生率高，脑干是常见受累部位（见第 6 章）。在一项研究中，MR 检查发现 9% NF1 出现脑干肿瘤[268]。不同部位肿瘤发生率不同，NF1 患儿延髓（图 7-28）为最常见的部位（68%～82%），相比之下，非 NF1 患儿最常见的好发部位是脑桥[268-272]。虽然 NF1 的脑干肿瘤可能与非 NF1 影像表现相同，但它们的临床症状常明显不同[268、270-272]。许多 NF1 缺乏肿瘤相关症状，因此肿瘤是偶然发现[268、271]。有无 NF1 的脑干肿瘤最显著的差异在于肿瘤生长。在平均 3.75～4.3 年的随访期间，有 32%～42% 的 NF1 病例影像检查显示肿瘤进展，14%～18% 临床表现为恶化[268、269、271]。即使是影像学表现与弥漫性脑桥肿瘤相同的病例，其临床病程也相对缓慢[268]。甚至有自发性缓解的报道[269]。因此，建议只有随访过程中表现为快速或持续生长，或出现明显临床症状时才需治疗[268、271]。

局部 $^1$H-MRS 可能有助于鉴别 NF1 中脑桥良性增粗（低级别肿瘤？）和预后较差的脑桥胶质瘤。Broniscer 等[273] 曾报道，与临床上浸润性较强的脑桥胶质瘤患儿相比，临床上有良性病程的脑桥增粗的 NF1 患儿，$^1$H-MRS 中的 NAA 峰和胆碱峰明显增高。遗憾的是由于 MRS 检测到的代谢物水平因扫描设备不同而存在差异，这是一种相对值，无绝对值可用于区分这两种疾病。

### 7. 脑干肿瘤的鉴别诊断

脑干肿瘤主要鉴别诊断包括病毒性脑炎、自身免疫性脑炎或原虫脑炎[274、275]，脓肿（见第 11 章）[276、277]、脱髓鞘（见第 3 章）[278]，继发于 NF1

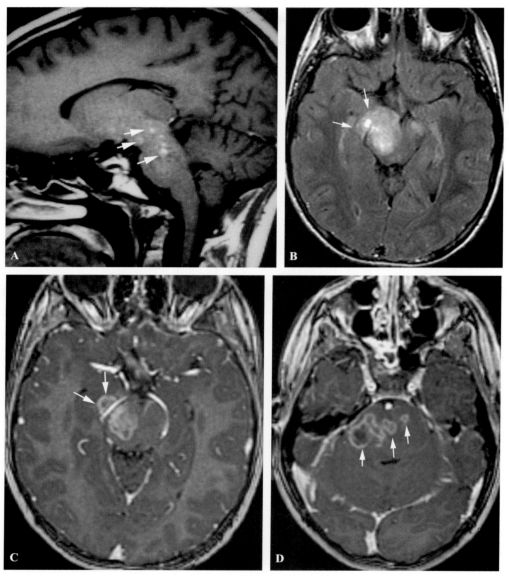

▲ 图 7–32　弥漫性中脑胶质瘤

A. 矢状位 $T_1WI$ 显示起源于中脑边缘模糊的肿块，内见高信号灶（箭），可能代表出血，肿物向下延伸至脑桥，向上至丘脑。B. 轴位 FLAIR 显示高信号肿块从右侧大脑脚向前延伸至颞叶（箭）。肿块内的不均匀信号可能代表坏死。C. $T_1WI$ 增强显示大脑脚不均匀强化 并延伸至颞叶（箭）。D. $T_1WI$ 增强显示脑桥不均匀强化（箭）。丘脑同样受累（未显示）。这种向头尾两侧延伸的倾向强烈提示高级别 肿瘤

的髓鞘形成不良（见第 6 章），LCH [226]，错构瘤 [278]，血肿吸收，以及海绵状血管畸形（见第 12 章）和结核瘤 [279]。由于对血液及其分解产物敏感，MR 特别是 SWI 技术容易鉴别脑干星形细胞瘤与海绵状血管畸形及亚急性出血 [26]。通过 DWI（脓肿中弥散受限，囊性 / 坏死肿瘤中弥散增加）和 $^1H$–MRS（脓肿中可见氨基酸峰，而肿瘤则不出现）可以鉴别脓肿 [38, 39, 42, 43, 280, 281]。如果怀疑为感染性疾病，则应仔

细寻找其他部位（CNS 内或全身），但也可能仅累及脑干。继发于 NF1 的髓鞘形成不良、LCH 和脱髓鞘通常可通过其他病变、既往病史或当前病史进行鉴别。结核瘤则可通过其中心干酪样成分短 $T_2$ 信号的典型表现进行鉴别（见第 11 章）。但仍无法仅通过一种影像学检查明确区分急性脑炎与脑干肿瘤。病史、实验室检查，有时包括影像随访，对于做出正确诊断至关重要。

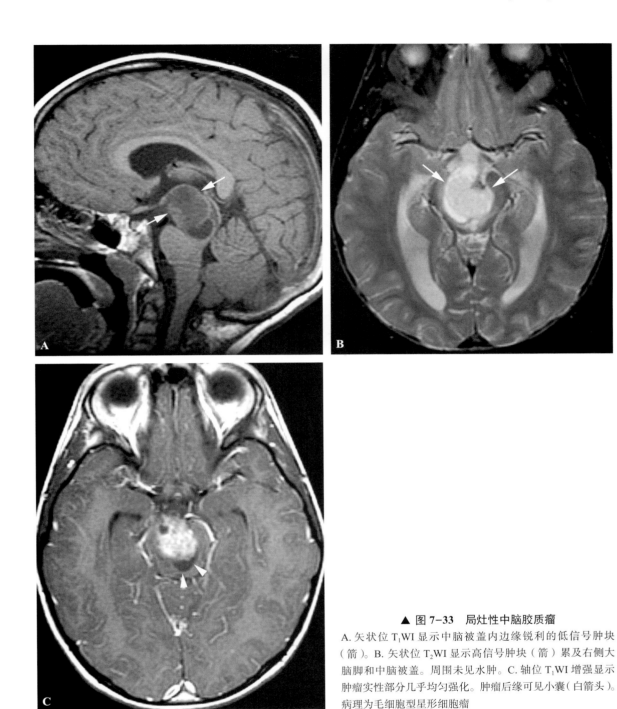

▲ 图 7-33 局灶性中脑胶质瘤

A. 矢状位 $T_1$WI 显示中脑被盖内边缘锐利的低信号肿块（箭）。B. 矢状位 $T_2$WI 显示高信号肿块（箭）累及右侧大脑脚和中脑被盖。周围未见水肿。C. 轴位 $T_1$WI 增强显示肿瘤实性部分几乎均匀强化。肿瘤后缘可见小囊（白箭头）。病理为毛细胞型星形细胞瘤

## （三）血管母细胞瘤

血管母细胞瘤是相对少见的血管源性良性肿瘤（WHO Ⅰ 级），发病率占颅内肿瘤的 1%～2.5%。约 70% 的病例为散发，其余 30% 在 von Hippel-Lindau 病的基础下发生（见第 6 章），此为一种显性遗传癌症倾向性综合征。*VHL* 基因突变（染色体 3p25.3）为 von Hippel-Lindau 病的原因，但也可在许多散发病例中发现[282]。在 von Hippel-Lindau 病基础下发生的血管母细胞瘤见于平均年轻比散发病例小 20 岁的患者，因此，发生于儿童的血管母细胞瘤不足 20%，大多数见于青壮年。但已报道 1 例新生儿散发性血管母细胞瘤[283]。男性较女性多见[74-76]。在 von Hippel-Lindau 病中，血管母细胞

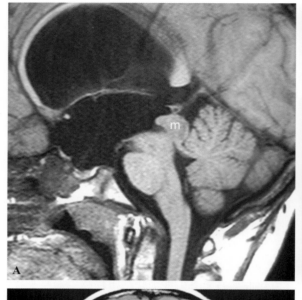

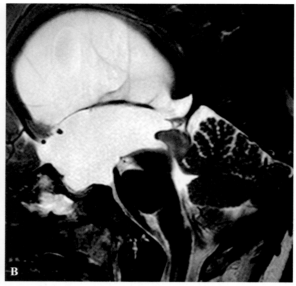

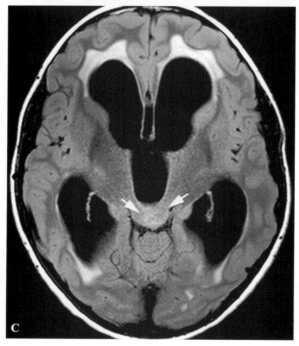

▲ 图 7-34　四叠体胶质瘤

A. 矢状位 T₁WI 显示等或低信号肿块（m），顶盖扩大伴中央沟消失。侧脑室和第三脑室因脑积水而明显扩大。B. 矢状位 T₂WI 显示扩大的顶盖，并延伸至导水管周围，中脑顶盖弥漫性信号增高。C. 轴位 FLAIR 显示顶盖形态异常、增厚（箭）及不均匀高信号

瘤与视网膜血管瘤、肾细胞癌（Ⅰ型）、嗜铬细胞瘤（Ⅱ型）、内淋巴囊肿瘤和胰腺肿瘤相关。血管母细胞瘤患者可出现红细胞增多症，可能为肿瘤产生促红细胞生成素所致[74-76]。血管母细胞瘤最常见于颅后窝（小脑至脑干，包括极罕见的脑神经[284]），其次为椎管（脊髓至马尾），幕上极罕见。von Hippel-Lindau 病患者常在 CNS 的多个部位发生血管母细胞瘤。椎管内血管母细胞瘤单发少见（＜ 5%）（即无颅内病变）。

**1. 病理**

血管母细胞瘤最常见于小脑半球，尤其是中线旁的半球区。因为它们起源于小脑实质表面，故部分肿瘤往往与软脑膜相连。血管母细胞瘤典型表现为边界清楚、质地柔软、有壁结节的囊性肿瘤。然而，有症状的血管母细胞瘤中仅 30%～40% 为实性肿瘤，小的、无症状的肿瘤更多为实性[285]。在大体标本上，肿瘤的实性部分可有明显出血。病灶中未见钙化。

**2. 影像表现**

CT 上，血管母细胞瘤常表现为颅后窝囊性或实性肿块。当肿瘤较大，实性部分常呈明显均匀强化。然而，当肿瘤的实性部分很小时，则 CT 不能显示，特别是当肿瘤位于小脑下部或脑干伪影最严重的部位时。血管造影可显示肿瘤的血管成分，并发现增强 CT 上未被显示的小血管母细胞瘤。增强 MR 能可靠地显示这些小病灶。

MRI 最常见的征象是伴有血管性壁结节的囊性肿块（图 7-35）[286]。如近期发生出血，则囊肿在 $T_1WI$ 上为高信号。而囊肿多表现为 $T_1WI$ 低信号，$T_2WI$ 高信号 [286, 287]（图 7-35）。此外，在 $T_2WI$ 和 FLAIR 上可见周围水肿造成的高信号环。静脉注入顺磁性对比剂后肿瘤的实性部分显著强化 [288]（图 7-35E 和 F）。在第 6 章有关 von Hippel-Lindau 病的章节中提供了许多血管母细胞瘤病例的 MR 图像。当壁结节较小时，血管母细胞瘤与蛛网膜或神经上皮囊肿可能难以区分。这些病例中应至少进行两个方向的增强 MRI 扫描，因小强化灶在单一方向扫描时可被部分容积效应所掩盖。至少两个方向的增强 MRI 可显示小的肿瘤结节，因为它的强化非常明显。由于肿瘤血管密集，MRA 常显示主要供血动脉，甚至部分分支（图 7-35D）。此外，常规动脉造影可显示血供丰富的病灶（图 7-35F），许多神经外科医生在术前需对所有可疑的血管母细胞瘤进行血管造影以前瞻性地确定血管蒂的部位。术前栓塞可减少失血和术中并发症。对所有疑似或已知患有 von Hippel-Lindau 病的患儿，应行脊髓影像检查，因此类病例的脊髓血管母细胞瘤的发病率较高 [285]。脊髓血管母细胞瘤无论其大小如何，常（高达 85%）伴有或多或少的广泛脊髓水肿和（或）脊髓积水 [289, 290]。因此，对于出现不明原因脊髓水肿 / 脊髓积水的病例，应 MRI 增强检查进行评价。罕见情况下，既往无症状的脊髓血管母细胞瘤可能导致髓内出血（血肿）或脊髓蛛网膜下腔出血，此类并发症仅见于成人报道（诊断时年龄最小的病例为 20 岁）[291-295]。

**（四）脑实质外肿瘤**

**1. 神经鞘瘤**

神经鞘瘤来源于施万细胞，该细胞在神经根和周围神经系统的神经轴突周围形成髓鞘。本病约占颅内原发肿瘤的 8%，多见于成人，儿童仅占颅后窝肿瘤的 2% [74, 75, 296]。儿童期诊断神经鞘瘤时，应考虑 NF2 的可能性（见第 6 章）。需进一步寻找其他神经鞘瘤和脑膜瘤进行评估 [296]。神经鞘瘤好发于神经节或少突胶质细胞向施万细胞的移行部位 [297]。例如，前庭神经鞘瘤往往发生于 Scarpa 神经节，位于内听道或桥小脑角区。临床症状常取决于肿瘤的位置。因为神经鞘瘤是神经鞘而非神经本身的肿瘤，故只有当神经鞘瘤发生于骨性通道内时，才表现出神经症状。此时肿瘤向外生长受骨骼的限制，故呈向心性生长压迫神经，引起神经症状 [298]。但是，如果神经鞘瘤发生于颅腔内，直到肿瘤生长压迫邻近神经才会出现症状，包括脑干和导水管或第四脑室受压引起的脑积水的表现。最易受累的神经是第Ⅷ对脑神经，其次是第 Ⅴ、Ⅸ、Ⅹ 对脑神经。除了 NF2 患儿外，其他颅内神经鞘瘤极为罕见 [297]。

影像表现：神经鞘瘤 CT 平扫表现为低至等密度肿块，偶见钙化。病灶较大时中心可出现坏死。静脉注射对比剂后，肿瘤的实性部分常表现为均匀强化 [297]。当神经鞘瘤发生于骨性管道内时，常压迫侵蚀使管腔扩大。例如，听神经鞘瘤通常使内听道扩张，面神经鞘瘤使岩骨内的面神经管扩张。

MRI 上，神经鞘瘤的 $T_1$ 和 $T_2$ 弛豫时间延长 [299-301]。大的神经鞘瘤在 $T_2WI$ 上常表现为不均匀的高、低信号区（图 7-36），$T_2WI$ 低信号最可能的原因是由肿瘤内出血后的产物引起，而 $T_2WI$ 高信号区常为囊变坏死区。肿瘤内急性出血极为罕见。MRI 易于显示粗大脑神经穿过扩张的神经孔（如三叉神经鞘瘤的卵圆孔和圆孔及听神经鞘瘤的内听道）及邻近 CSF 池的扩张，肿瘤实性部分在注入顺磁性对比剂后可强化（图 7-36 和图 7-37）[301]。NF2 神经鞘瘤见下图（图 7-37），第 6 章也提供了一些病例。小的神经鞘瘤也可在高分辨率 $T_2WI$（CISS/FIESTA）中发现局限性神经增大。

**2. 胚胎发育不良性肿瘤（表皮样、皮样和肠源性囊肿）**

（1）皮样囊肿和表皮样囊肿：从表现、病理和影像表现介绍。

表现和病理：发生于颅后窝的皮样和表皮样囊

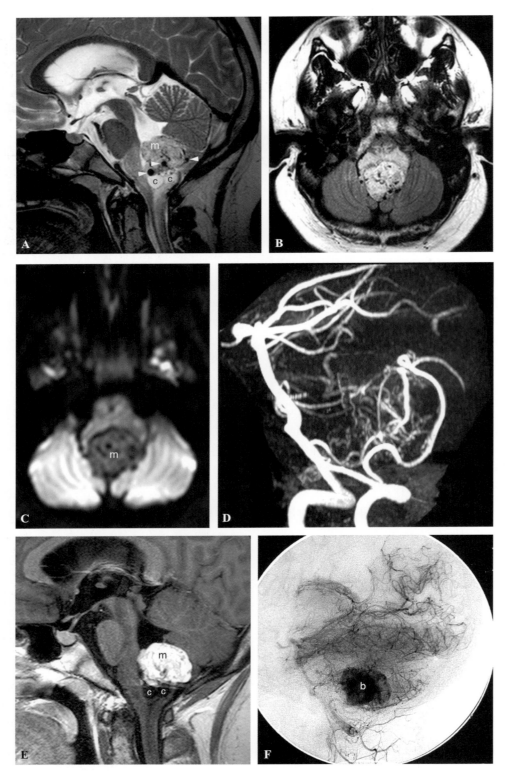

▲ 图 7-35　延髓背侧的血管母细胞瘤

A. 矢状位 T₂WI 显示位于延髓背侧巨大的、伴有分隔的不均匀肿块（m），伸入第四脑室下部。其信号高于小脑，多个流空血管信号（箭头）提示血管丰富。大多为实性，其下方含两个囊变（c）。延髓和脊髓上部可见大量水肿。B. 轴位 FLAIR 显示肿瘤高信号（m）、多发流空信号血管及延髓水肿。C. DWI 显示肿块（m）相对于小脑半球呈低信号，反映瘤内水肿，细胞数量相对较少。D. 时间飞跃法最大密度投影 MR 血管显示丰富的动脉网供血肿块。E. T₁WI 增强显示肿瘤实性部分（m）呈均匀强化，但囊壁（c）不强化。F. 常规血管造影的动脉晚期。这种明显的血管造影染色（b）为血管母细胞瘤特征

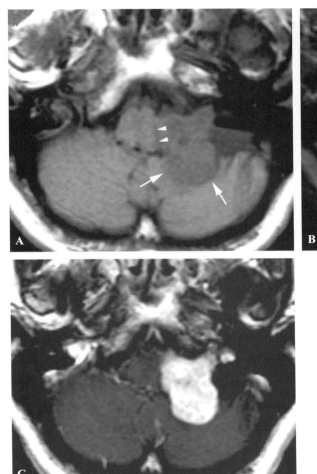

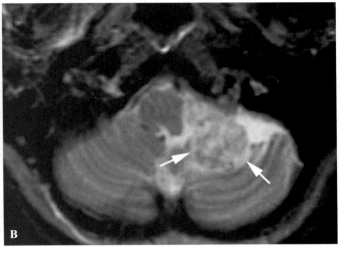

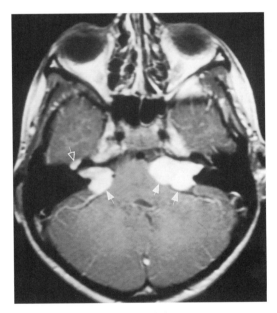

▲ 图 7-36　第Ⅸ对脑神经的神经鞘瘤
A. 轴位 $T_1WI$ 显示小脑延髓池内有一巨大肿块（箭），向左侧推移延髓（箭头），向前进入颈静脉孔；B. 轴位 $T_2WI$ 显示肿瘤（箭）信号不均匀，可能伴有坏死；C. $T_1WI$ 增强显示肿块几乎均匀强化

肿较幕上或脊柱常见，故在本节中介绍。表皮样囊肿起源于外胚层分化的上皮，而皮样囊肿不仅来源于上皮，还包括其下方致密的结缔组织，即中胚层分化的真皮层。这两种肿瘤被认为是神经管闭合时神经外胚层与皮肤外胚层未完全分离而残留在颅内的先天性残余组织所致。表皮样囊肿较皮样囊肿更常见 [74-76]。

　　表皮样囊肿的发生部位较皮样囊肿多变，多远离中线。最常见的部位是桥小脑角区，其次为松果体区、鞍上区和中颅窝。虽然表皮样囊肿可发生于任何年龄，但多数在中年发病，高峰期为 50 多岁。桥小脑角区表皮样囊肿常表现为脑神经病变，鞍上区和松果体区则表现为脑积水，中颅窝常因囊肿内容物漏入蛛网膜下腔而出现化学性脑膜炎 [74-76, 302]。

　　皮样囊肿有两种类型。一种称为真皮窦、管或瘘管，是由神经管闭合时皮肤与神经管异常分离

▲ 图 7-37　NF2 患者多发神经鞘瘤
$T_1WI$ 增强显示双侧强化的听神经鞘瘤（实箭）和面神经鞘瘤（空心箭）

所致。它们可形成窦道并与外界相连，是真正的畸形，感染常见。可见于脊柱和颅后窝中线区，也可位于鼻梁处，与硬脑膜相连而不是神经管。与皮肤相连的皮样囊肿将在第 9 章（脊柱）和第 5 章（鼻梁）中讨论。真性皮样囊肿是与表皮分离的畸胎瘤样肿块。颅内皮样囊肿较表皮样囊肿少见。椎管内真皮窦常于 20 岁以前出现症状，而颅内皮样囊肿则常于 30 岁以后出现典型症状，表现为 CSF 通路阻塞、渗漏所致的化学性脑膜炎或囊内容物破裂进入 CSF 引起的症状[75, 76, 303, 304]。颅外皮样囊肿常表现为头部肿块，已在第 5 章中讨论。未合并皮窦的脊椎皮样囊肿则将在第 10 章中讨论。

影像表现：CT 上显示表皮样囊肿为发生于特定位置的低密度、分叶状肿块（图 7-38）。密度常与 CSF 相同，使得脑外病灶难以显示。如有必要，可将水溶性对比剂注入蛛网膜下腔，对比剂进入上皮样囊肿周围的小间隙，显示其特征性的分叶状表现（图 7-38B）。但 MR（特别是 FLAIR 和 DWI）可准确诊断表皮样囊肿，故 CT 只用于不能进行 MR 检查的病例中。在 MRI 上，表皮样囊肿表现为稍不均匀、轻度分叶状的长 $T_1WI$、长 $T_2WI$ 信号脑外肿块，增强后未见强化（图 7-39）。因此，与 CT 一样，大多数表皮样囊肿在标准 $T_1WI$ 和 $T_2WI$ 上的信号与 CSF 相似。小的病灶难以发现，一旦发现，表皮样囊肿需与蛛网膜囊肿鉴别（图 7-40）。脑池内表皮样囊肿伴有脑池扩张和特征性的分叶状肿块（图 7-39）[305]。当囊肿较大时，不难与边缘光滑的蛛网膜囊肿相鉴别。肿块呈分叶状，内有线状不均匀影（图 7-39）提示表皮样囊肿。DWI 可以确定，因为表皮样囊肿表现具有实性肿块的弥散特征（信号高于脑组织）（图 7-39D），而蛛网膜囊肿具有液体的弥散特征（与 CSF 相似）（图 7-40D）[306, 307]。FLAIR（图 7-41）和稳态构成干扰序列使表皮样囊肿更明显[307, 308]，并有助于与囊肿鉴别。另外，磁化转移技术也可发挥作用，表皮样囊肿显示肿瘤实性部分向周围自由水明显的磁化转移，而蛛网膜囊肿则无磁化转移[309]。偶尔表皮样囊肿 $T_1WI$ 呈高信号[310]，此时与皮样囊肿或脂肪瘤较难鉴别。可使用脂肪抑制鉴别：皮样囊肿或脂肪瘤的高信号被饱和，而表皮样瘤的高信号则不受影响。

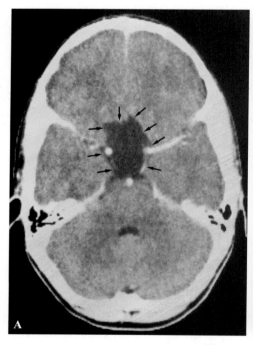
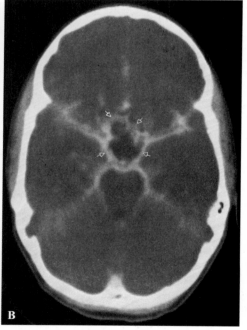

▲ 图 7-38　表皮样囊肿
采用 CT 脑池造影。A. 增强 CT 扫描显示低密度、未强化的鞍上肿块（箭）。注意肿块边缘轻度不规则，呈分叶状。B. 静脉内注入对比剂后，可见对比剂扩散进入肿块缝隙，呈分叶状特点（箭）。这种分叶状外观为表皮样囊肿特征性表现

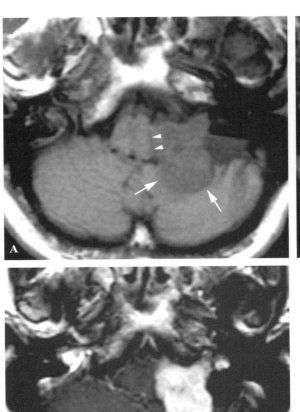

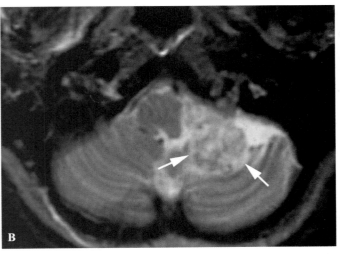

▲ 图 7-36　第Ⅸ对脑神经的神经鞘瘤

A. 轴位 $T_1WI$ 显示小脑延髓池内有一巨大肿块（箭），向左侧推移延髓（箭头），向前进入颈静脉孔；B. 轴位 $T_2WI$ 显示肿瘤（箭）信号不均匀，可能伴有坏死；C.$T_1WI$ 增强显示肿块几乎均匀强化

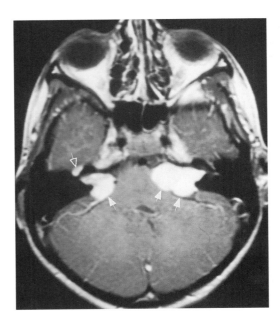

▲ 图 7-37　NF2 患者多发神经鞘瘤

$T_1WI$ 增强显示双侧强化的听神经鞘瘤（实箭）和面神经鞘瘤（空心箭）

肿较幕上或脊柱常见，故在本节中介绍。表皮样囊肿起源于外胚层分化的上皮，而皮样囊肿不仅来源于上皮，还包括其下方致密的结缔组织，即中胚层分化的真皮层。这两种肿瘤被认为是神经管闭合时神经外胚层与皮肤外胚层未完全分离而残留在颅内的先天性残余组织所致。表皮样囊肿较皮样囊肿更常见 [74-76]。

表皮样囊肿的发生部位较皮样囊肿多变，多远离中线。最常见的部位是桥小脑角区，其次为松果体区、鞍上区和中颅窝。虽然表皮样囊肿可发生于任何年龄，但多数在中年发病，高峰期为 50 多岁。桥小脑角区表皮样囊肿常表现为脑神经病变，鞍上区和松果体区则表现为脑积水，中颅窝常因囊肿内容物漏入蛛网膜下腔而出现化学性脑膜炎 [74-76, 302]。

皮样囊肿有两种类型。一种称为真皮窦、管或瘘管，是由神经管闭合时皮肤与神经管异常分离所致。它们可形成窦道并与外界相连，是真正的畸形，感染常见。可见于脊柱和颅后窝中线区，也可位于鼻梁处，与硬脑膜相连而不是神经管。与皮肤相连的皮样囊肿将在第 9 章(脊柱)和第 5 章(鼻梁)中讨论。真性皮样囊肿是与表皮分离的畸胎瘤样肿块。颅内皮样囊肿较表皮样囊肿少见。椎管内真皮窦常于 20 岁以前出现症状，而颅内皮样囊肿则常于 30 岁以后出现典型症状，表现为 CSF 通路阻塞、渗漏所致的化学性脑膜炎或囊内容物破裂进入 CSF 引起的症状 [75, 76, 303, 304]。颅外皮样囊肿常表现为头部肿块，已在第 5 章中讨论。未合并皮窦的脊椎皮样囊肿则将在第 10 章中讨论。

影像表现：CT 上显示表皮样囊肿为发生于特定位置的低密度、分叶状肿块（图 7-38）。密度常与 CSF 相同，使得脑外病灶难以显示。如有必要，可将水溶性对比剂注入蛛网膜下腔，对比剂进入上皮样囊肿周围的小间隙，显示其特征性的分叶状表现（图 7-38B）。但 MR（特别是 FLAIR 和 DWI）可准确诊断表皮样囊肿，故 CT 只用于不能进行 MR 检查的病例中。在 MRI 上，表皮样囊肿表现为稍不均匀、轻度分叶状的长 $T_1WI$、长 $T_2WI$ 信号脑外肿块，增强后未见强化（图 7-39）。因此，与 CT 一样，大多数表皮样囊肿在标准 $T_1WI$ 和 $T_2WI$ 上的信号与 CSF 相似。小的病灶难以发现，一旦发现，表皮样囊肿需与蛛网膜囊肿鉴别（图 7-40）。脑池内表皮样囊肿伴有脑池扩张和特征性的分叶状肿块（图 7-39）[305]。当囊肿较大时，不难与边缘光滑的蛛网膜囊肿相鉴别。肿块呈分叶状，内有线状不均匀影（图 7-39）提示表皮样囊肿。DWI 可以确定，因为表皮样囊肿表现具有实性肿块的弥散特征（信号高于脑组织）（图 7-39D），而蛛网膜囊肿具有液体的弥散特征（与 CSF 相似）（图 7-40D）[306, 307]。FLAIR（图 7-41）和稳态构成干扰序列使表皮样囊肿更明显 [307, 308]，并有助于与囊肿鉴别。另外，磁化转移技术也可发挥作用，表皮样囊肿显示肿瘤实性部分向周围自由水明显的磁化转移，而蛛网膜囊肿则无磁化转移 [309]。偶尔表皮样囊肿 $T_1WI$ 呈高信号 [310]，此时与皮样囊肿或脂肪瘤较难鉴别。可使用脂肪抑制鉴别：皮样囊肿或脂肪瘤的高信号被饱和，而表皮样瘤的高信号则不受影响。

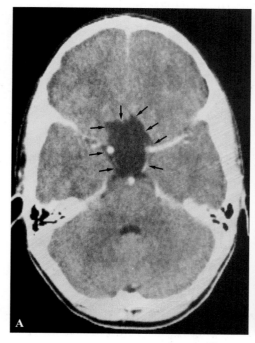
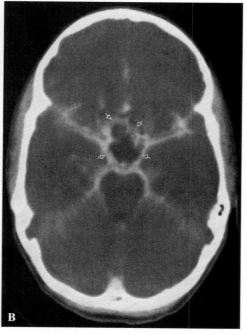

▲ 图 7-38　表皮样囊肿

采用 CT 脑池造影。A. 增强 CT 扫描显示低密度、未强化的鞍上肿块（箭）。注意肿块边缘轻度不规则，呈分叶状。B. 静脉内注入对比剂后，可见对比剂扩散进入肿块缝隙，呈分叶状特点（箭）。这种分叶状外观为表皮样囊肿特征性表现

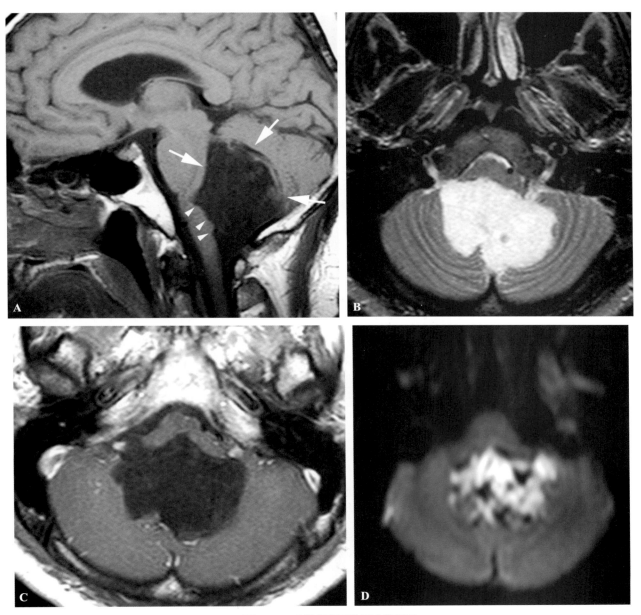

▲ 图 7-39 小脑蚓部下的表皮样囊肿

A. 矢状位 $T_1WI$ 显示低信号、轻度不均匀的分叶状肿块（箭），延髓背侧可见分叶状压痕（箭头）。表皮样囊肿的特征为与 CSF 信号相等。
B. 轴位 $T_2WI$ 显示分叶状肿块推压小脑半球和延髓。C. 轴位增强 $T_1WI$ 显示肿瘤无强化，与 CSF 呈等信号。D. DWI（ $b$=1000s/mm² ）显示肿块呈不均匀高信号，与 CSF 相比其弥散降低。与蛛网膜囊肿的鉴别在于，后者仍为低信号（图 7-40）。不均匀信号可能是由于纤维组织，也可能是肿瘤间隙中的液体所引起

皮样囊肿在 CT 上常为位于中线的脂肪密度肿块。除非肿瘤正在发生感染或曾经感染，皮样囊肿与表皮样囊肿一样增强后无强化[305]。当中线区出现皮样囊肿或表皮样囊肿时，均应检查颅骨的枕部、鼻额部（当病变位于颅内时）或脊椎后部（当病变位于椎管内时）有无上皮窦道缺损的

存在。尽管 MR 检测肿瘤较 CT 更敏感，但 CT 比 MR 更易发现颅骨缺损[311]。上皮窦道是因局部神经外胚层与皮肤外胚层不全分离所致，可被脂肪覆盖（见第 9 章）。皮样囊肿感染与典型的脓肿一样弥散受限，增强后边缘可见均匀强化环。

在 MRI 上，皮样囊肿呈 $T_1WI$ 高、$T_2WI$ 低信

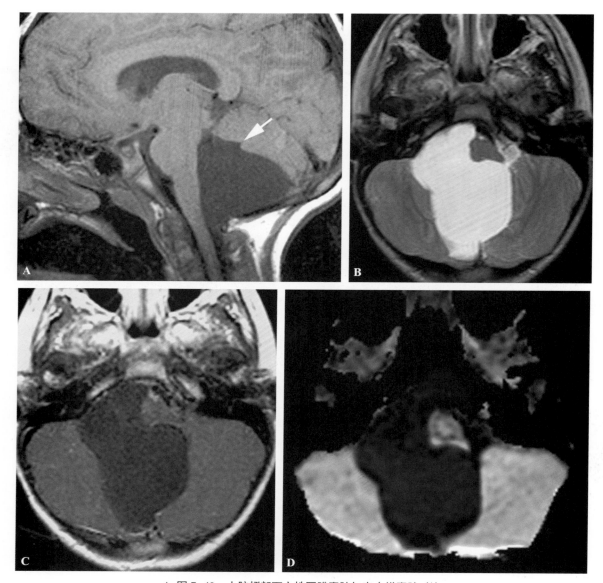

▲ 图 7-40　小脑蚓部下方蛛网膜囊肿与表皮样囊肿对比

A. 矢状位 $T_1WI$ 显示小脑蚓部下方低信号肿块。除第四脑室尖顶部外（箭），其他部位脑组织受压，边缘非常光滑。未见图 7-33 中表皮样囊肿周围的分叶状征象。B. 轴位 $T_2WI$ 显示信号均匀的囊肿推压延髓和小脑半球，未见分叶征。C. $T_1WI$ 增强显示均匀低信号肿块无强化。D. DWI（$b=1000s/mm^2$）显示囊肿呈均匀低信号，与 CSF 信号一致，提示水分子弥散与 CSF 相同。不同于图 7-39 中表皮样囊肿的不均匀高信号

号，伴有化学位移伪影，类似脂肪瘤（图 7-42）（关于颅内脂肪瘤的讨论见第 5 章）。脂肪抑制后高信号消失（图 7-43）。但皮样囊肿比脂肪瘤的分叶更少，并可推移血管和神经。脂肪瘤则来源于间质，可包绕血管和神经（见第 5 章）。患儿因化学性脑膜炎常引起头痛，应检查蛛网膜下腔和脑室是否有脂肪滴。偶尔皮样囊肿含有实性或囊实性成分（与正常脑组织相比呈 $T_1WI$ 低信号和 $T_2WI$ 高信号）或钙化（在

MRI[312] 上信号不确定）。少数情况下，皮样囊肿含有毛发和其他缺乏可移动质子的成分，在这种情况下，皮样囊肿在 MRI 图像上表现为完全低信号。

（2）肠（肠源性）囊肿：肠源性囊肿（又称肠源性、神经源性、前肠、上皮性、支气管源性、内皮性和呼吸性囊肿）是脊索分裂综合征的一部分，最常见于脊椎，将在第 9 章对此进行更全面的阐述。简单地说，肠源性囊肿是内胚层 – 外胚层永久性粘

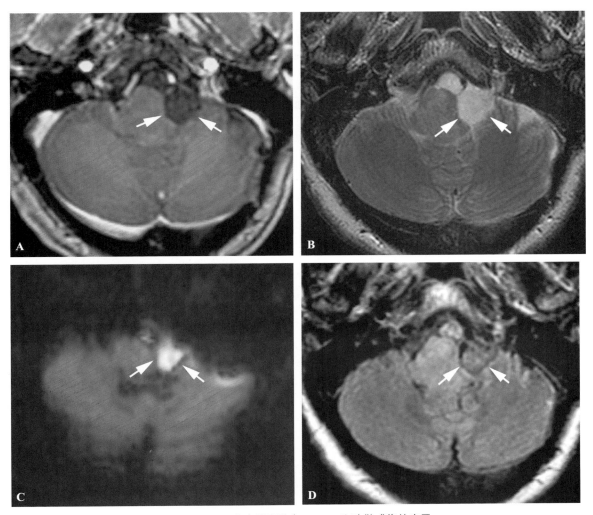

▲ 图 7-41　表皮样囊肿中 FLAIR 和弥散成像的应用

A. 轴位 $T_1WI$ 增强显示左侧延髓小脑脚的低信号肿块（箭）；B. 轴位 $T_2WI$ 显示高信号肿块（箭），边缘略呈分叶状；C. 轴位 DWI（ $b =$ 1000s/mm²）显示肿块呈高信号（箭），提示其与脑实质相比弥散降低；D. 轴位 FLAIR 显示肿块（箭）与 CSF 相比呈高信号，可与蛛网膜囊肿相鉴别

连所致。患儿常表现为头痛、步态障碍、脑神经病变、感觉运动障碍或复发性无菌性脑膜炎[313-315]。然而，此囊肿亦可偶然发现[316]。

影像学表现为颅后窝脑实质外肿块。最常见的部位为桥小脑角区和桥前池[313, 314]，也可见于第四脑室或幕上蛛网膜下腔[315]。像脊髓病变一样，颅内肠源性囊肿累及脑实质罕见。根据蛋白含量不同，囊肿具有不同的影像特征。CT 最常表现为边界清晰的低密度肿块，与脑实质相比，偶尔可呈等密度或高密度[317]或呈环形强化[315]。MRI 上，$T_1WI$ 常呈高信号（相对于 CSF），相对于脑实质呈低或等信号（图 7-44），信号可不均匀[316]。与脑脊液和脑干相比，$T_2WI$ 常为高信号，但当蛋白含量较高时，也可为均匀低信号。可能由于炎症反应，囊肿的外周轻度强化[315]。液 - 液平面及液 - 气平面少见[313, 318]。邻近骨质异常罕见[315]。鉴别诊断包括蛛网膜囊肿（当肠源性囊肿含有透明液体时，与其表现相似）和表皮样囊肿（弥散成像常可资鉴别，表皮样囊肿具有实体的弥散特征，与 CSF 非常不同，而肠源性囊肿具有与 CSF 相似的弥散特征）。

3. 畸胎瘤

颅内畸胎瘤少见，仅占原发性颅内肿瘤的 0.5%，占 15 岁以下儿童颅内肿瘤的 2%。此外，畸胎瘤在婴儿期确诊的脑肿瘤中占重要位置（见本章

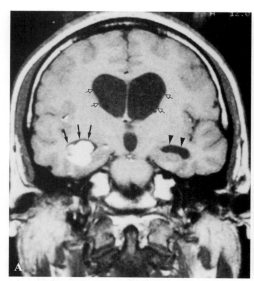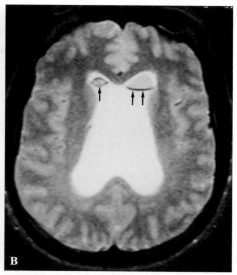

▲ 图 7-42　皮样囊肿

A. 冠状位 T₁WI 显示右颞叶内可见短 T₁ 小肿块，延伸至右侧脑室颞角（箭）。左侧颞角（箭头）和双侧额角（空心箭）扩张，提示脑积水。B. 轴位 T₂WI 显示侧脑室额角可见因为皮样囊肿破裂内容物进入脑室系统所致的脂肪漂浮征象（箭），左侧脑室额角皮样囊肿后部出现的低信号化学位移伪影

后半部分）。颅内畸胎瘤男性多于女性，因松果体畸胎瘤男孩占多数。临床表现取决于肿瘤的部位。与其他中线肿瘤一样，常可见脑积水 [74, 76]。

（1）病理：畸胎瘤最常见于松果体和松果体周围区域，其次为第三脑室区（特别是底部）、颅后窝和眼眶。除骶尾部畸胎瘤外（见第 9 章），脊柱畸胎瘤较颅内少见，可发生于脊椎任何水平，并伴隐性脊柱裂。大多数畸胎瘤为边界清楚的良性肿瘤，但有些畸胎瘤含有原始成分，为高度恶性肿瘤，预后不良。某些生化分泌标记物，如甲胎蛋白和 β- 人绒毛膜促性腺激素可在 CSF 和血清中检测出。肉眼可见畸胎瘤呈分叶状，形态多样，多具有实性和囊性成分，常有钙化、骨甚至牙齿样结构。肿瘤恶性程度越高，分化程度越低 [74, 76]。

（2）影像表现：在 CT 和 MRI 上，畸胎瘤常表现为中线区或偶尔在桥小脑池内的边界清晰的不均匀肿块。如 CT 上肿块内同时出现脂肪和钙化，则可确诊；当位于中线的软组织肿瘤中发现脂肪和钙化时，提示畸胎瘤的诊断（图 7-45A）。MRI 上，中线肿块内有脂肪和软组织信号，并伴有点状低信号灶（提示钙化）应疑为畸胎瘤（图 7-45B 和 C）。然而，作者曾见到数例畸胎瘤在 CT 和 MRI 上均表现为均匀软组织影。影像表现为均匀的畸胎瘤常为

恶性。通过影像检查，与其他类型实性脑肿瘤难以鉴别。与良性畸胎瘤相比，恶性畸胎瘤血管源性水肿更常见，且形状不规则、边缘模糊不清、囊变较少、钙化小 [319]。肿瘤强化程度不一，无强化提示低级别肿瘤，但出现强化并不表示肿瘤为恶性。生殖细胞肿瘤及 1 岁以内肿瘤部分将提供更多畸胎瘤病例。

### （五）颅后窝和颅底的其他肿瘤

儿童颅后窝其他肿瘤极为罕见。

#### 1. 脑膜瘤

儿童脑膜瘤少见但可发生，通常有三种情况：自发性、NF2 相关和辐射诱发（早期接受过颅脑放射）。典型的脑膜瘤为 WHO Ⅰ 级肿瘤，儿童亦发生 Ⅱ 级和 Ⅲ 级变异型。儿童脑膜瘤最常发生于幕上，也可发生在不常见的部位（如脑室内，起源于侧脑室三角区脉络丛，伴有脑实质内 NF2）（见第 6 章和本章后面内容）。未附着于硬脑膜者诊断和鉴别诊断可能较困难 [320]。

#### 2. 朗格汉斯细胞组织细胞增生症

一些组织细胞疾病可累及 CNS，包括 Rosai-Dorfman 病、Erdheim-Chester 病、恶性纤维组织细胞瘤、组织细胞淋巴瘤和播散性黄色瘤 [321-323]。累

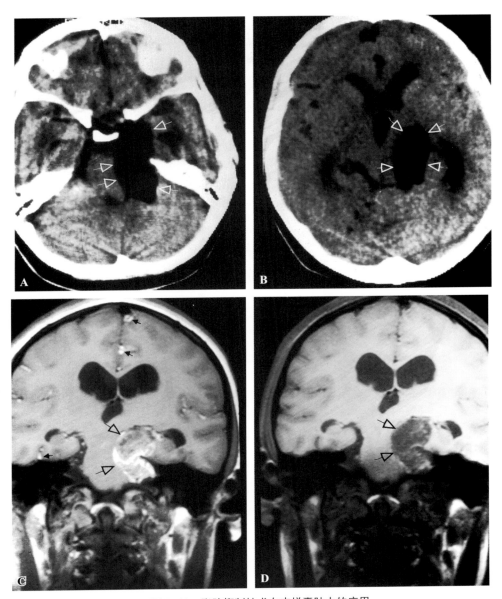

▲ 图 7-43 脂肪抑制技术在皮样囊肿中的应用

A 和 B. 轴位 CT 平扫显示左侧扩张环池内的脂肪密度肿块（空心箭）。C. 冠状位 T₁WI 显示左侧环池内分叶状不均匀高信号肿块（空心大箭），小脑幕游离缘挤压肿瘤边缘呈弯曲状。注意肿瘤破裂进入蛛网膜下腔引起的大脑纵裂和脑沟内出现脂肪滴（小箭）。D. 应用脂肪抑制技术后，脂肪的高信号（空心箭）被抑制，蛛网膜下腔的皮样囊肿显示为低信号

及 CNS 的最常见组织细胞疾病是朗格汉斯细胞组织细胞增生症（LCH），为一种病理生理学未知的单核吞噬细胞和树突状细胞系统的克隆性增生性疾病[324, 325]。LCH 是一种全身性疾病，常累及 CNS 及其周围结构（骨、脑膜、脉络丛或脑实质）[326]。根据病变部位，LCH 累及 CNS 的异常包括颅面、颅内和椎管内改变。"扁平椎"为 LCH 最常见的脊柱表现，尤其是儿童，如果延伸至椎管内硬膜外，可

能导致脊髓压迫[327, 328]。了解 CNS-LCH 最常见的影像学表现很重要，因为在 LCH 为全身性疾病的临床诊断确立之前，这种病变可出现临床症状（孤立的 CNS-LCH）。

（1）面部与头颅骨质受累：当儿童颅底、眼眶或面骨出现溶骨性包块时，应考虑 LCH 的诊断，并应采用 CT 或 MR 扫描以明确病变特征并寻找 LCH 的其他征象。患儿可出现柔软的、可触及的颅骨肿块，

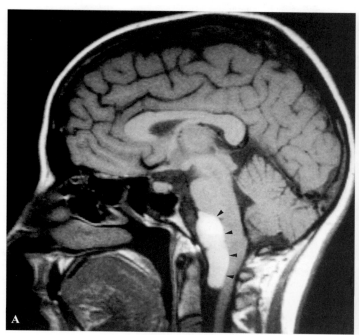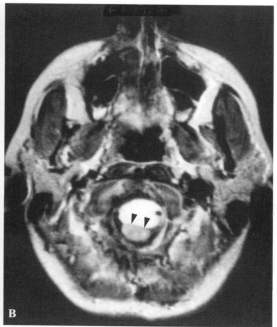

▲ 图 7-44　肠（肠源性）囊肿

A. 矢状位 $T_1WI$ 显示延髓前间隙内略呈分叶状、短 $T_1$ 信号肿块，通过枕骨大孔延伸至脊髓蛛网膜下腔腹侧（箭头）；B. $C_1$ 水平的轴位 $T_1WI$ 显示肿块位于椎管腹侧，轻度压迫脊髓（箭头）

并有眼球突出或大脑和小脑功能障碍[226, 302, 324, 325, 329]。最常见的影像学表现为累及颅骨、眼眶或颅底的硬质肿块。CT 表现为边界清楚的颅骨病变，最常累及颞骨，增强后均匀强化（图 7-46 和图 7-47）。病变可单发或多发，因此，通过骨骼检查寻找颅骨和颅骨外的其他病变。MR 显示骨病变为边界清晰的软组织肿块，信号强度类似于骨骼肌，增强后显著强化（图 7-47 和图 7-48）[324, 330]。乳突常受累，其表现类似乳突炎[324]。

（2）颅脑受累：LCH 累及 CNS 的最常见的体征和症状为垂体柄受累所引起的尿崩症，强化肿块常见于灰结节或漏斗部（见鞍区和鞍上肿块部分）。LCH 累及下丘脑以外的大脑区域少见[226, 331, 332]。患儿可能表现为急性神经功能缺损或隐匿起病的进行性神经功能缺损。早期小脑和长束体征和症状可能进展为严重的神经功能障碍，伴或不伴智力缺陷[226, 329, 330, 333]。影像学检查中大脑改变变化多样[334]。患儿可表现为脑干和小脑髓质内弥漫或局灶性 $T_1WI$ 低信号和 $T_2$/FLAIR 高信号（图 7-49）[226, 332, 335]。这些表现可能反映了脱髓鞘、反应性星形胶质细胞

增生、小胶质细胞活化及浦肯野细胞和小脑皮质颗粒细胞层细胞丢失的病理改变[336, 337]。然而，MR 表现与临床恶化无关[338]。CT 可见小脑齿状核钙化。可能存在弥漫性萎缩和血管周围间隙扩张[332]。$^1$H-MRS 显示受累小脑胆碱峰升高和 NAA 峰降低，18-FDG PET 显示葡萄糖摄取减少[339]。部分患者整个大脑、脑干及小脑散在点状病变。这些点状病灶是由朗格汉斯细胞、小神经胶质细胞、纤维星形胶质细胞、CD1a $^+$ 组织细胞、CD68 $^+$ 巨噬细胞、T 细胞和 B 细胞组成的肉芽肿[337]，它们与有髓白质相比呈长 $T_1$ 和 $T_2$ 信号，增强后显著强化[226, 329, 330, 333]。通常情况下，脑实质受累的患者均出现骨骼多发病灶，最常见的是多系统病变[336]。

3. 脊索病和脊索瘤

（1）颅内脊索瘤：脊索形成胚胎的原始中轴骨质，脊椎中心围绕其形成。其最头端位于齿状突的顶端，在斜坡内乙状走行，从而到达斜坡后部的骨表面、咽表面和鞍背[340]。在斜坡的后部可发现脊索的残留，称为颅内脊索瘤（ecchordosis physaliphora）。这些是稳定的、良性的、无症状的

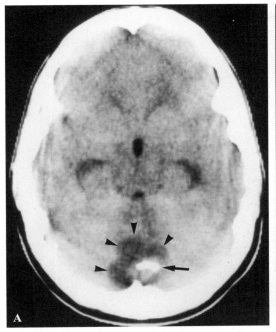

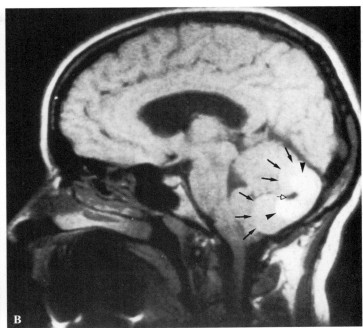

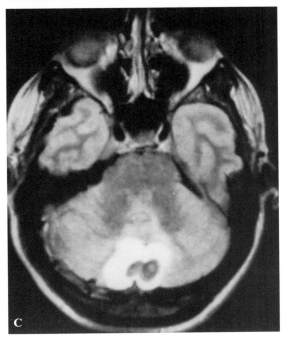

▲ 图 7-45　畸胎瘤

A. 轴位 CT 平扫显示颅后窝背侧中线不均匀肿块（箭头），其内可见大的钙化灶（箭）。侧脑室颞角扩张，提示存在脑积水。B. 矢状位 $T_1WI$ 显示畸胎瘤呈混杂信号，脂肪成分为极高信号（箭头），软组织成分为软组织信号（实箭），钙化为极低信号（空心箭）。C. 轴位 $T_2WI$ 显示肿瘤实性部分呈高信号，脂肪和钙化部分呈低信号

脊索残留，表现为斜坡后表面出现的小的多房性边界清晰的肿块，呈 $T_1WI$ 低信号、$T_2WI$ 高信号，典型者无强化[340]，但这种情况少见（图 7-50）。由于没有明确的标准来区分脊索病和脊索瘤，建议每隔 6 个月复查一次 MR，直至确定无进展。

（2）脊索瘤：脊索瘤是起源于脊索残留组织的、生长缓慢的、可出现局部浸润的良性肿瘤。儿童极

为罕见，仅有几十个病例报道。与成人脊索瘤（最常见于骶部）相比，儿童脊索瘤最常见于颅底和上段颈椎，好发部位为蝶 – 枕骨结合部[341, 342]。其肿瘤生物学行为与成人相似[343]。斜坡脊索瘤常出现蝶骨的明显破坏，它们常延伸至蝶窦、鼻咽部，偶尔也可进入筛骨区。其常表现为肿瘤侵入脑神经孔所引起的脑神经病变（复视、腭部或舌部无力），也可

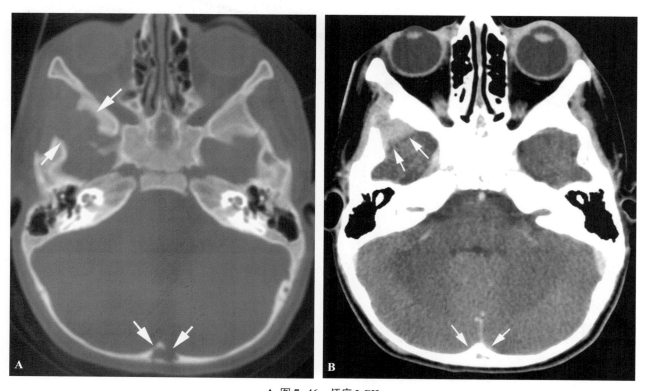

▲ 图 7-46　颅底 LCH
A. 轴位 CT 骨窗显示在右侧颞骨岩部和枕骨中线出现边缘锐利的缺损（箭）；B. 轴位 CT 增强扫描显示病灶均匀强化（箭）

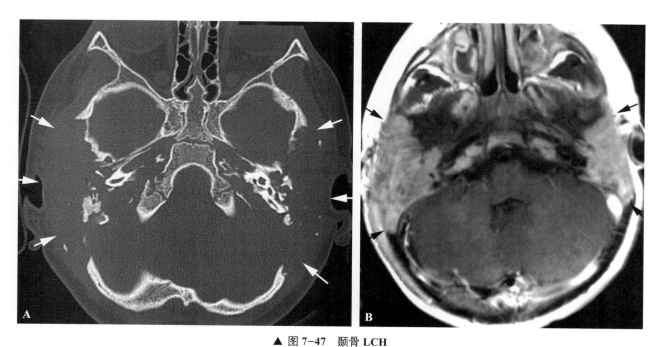

▲ 图 7-47　颞骨 LCH
A. 轴位 CT 骨窗显示双侧颞骨乳突和岩部可见大的、边缘锐利的溶骨缺损（箭）；B. 轴位 T₁WI 增强显示病变均匀强化（箭）

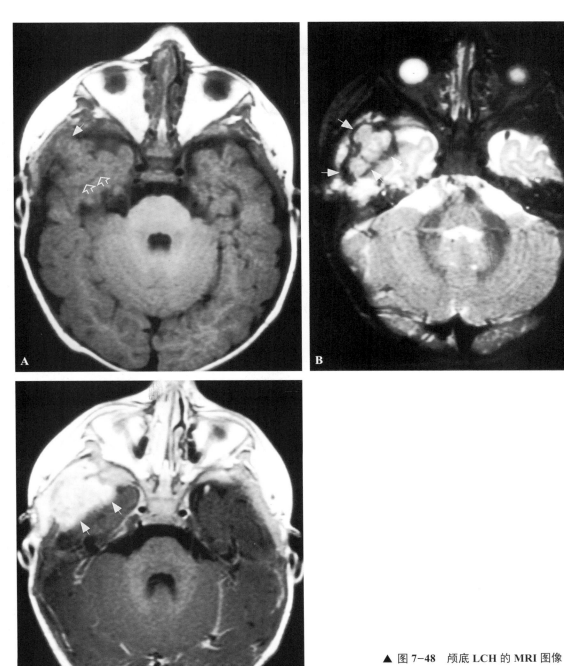

▲ 图 7-48　颅底 LCH 的 MRI 图像
A. 轴位 $T_1WI$ 显示肿块（空心箭）侵蚀右中颅窝前外侧壁（实箭）；B. 轴位 $T_2WI$ 更清晰地显示具有低信号环的肿块（箭）；C. 给予对比剂增强肿块（箭）呈均匀强化

出现头痛、锥体束征和颅内压增高症状[342]。影像学表现常见斜坡骨质破坏（图 7-51 和图 7-52）[344, 345]。向颅内延伸的脊索瘤 MRI 表现为巨大骨内肿块，初期位于硬脑膜外，最终延伸至桥前池、中颅窝或两者兼有。当肿瘤较大时，脑干向后明显移位[344]。当肿瘤向前延伸至鼻咽部时，临床上常难以与延伸至斜坡的鼻咽部原发肿瘤相鉴别。在 CT 上，轻度强化的肿块内出现针状小骨则提示为脊索瘤。典型脊索瘤呈长 $T_1$、长 $T_2$ 信号[344]，而软骨性脊索瘤（具有较好预后的病理类型[346]）的 $T_2$ 信号稍短。FLAIR 常显示肿瘤信号较 $T_2WI$（图 7-52B）更不均匀（图 7-52D）。肿瘤强化程度不一，可以

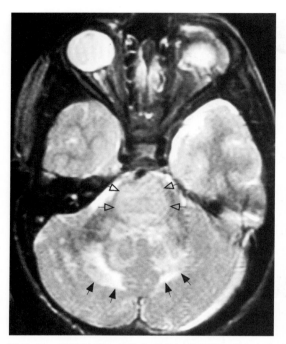

▲ 图 7-49　累及脑桥和小脑白质的朗格汉斯细胞组织细胞增生症
轴位 $T_2WI$ 显示脑桥中央长 $T_2$ 信号（空心箭）和小脑半球白质长 $T_2$ 信号（实箭）。此为脑实质受累最常见的部位

从轻度到明显强化。根据作者经验，儿童脊索瘤（图 7-51 和图 7-52）很少强化。目前尚不清楚强化程度与肿瘤级别和预后的关系。

#### 4. 软骨肉瘤

软骨肉瘤是恶性软骨肿瘤，可来源于良性软骨肿瘤（如软骨瘤或软骨母细胞瘤）肉瘤样变。仅有约 10% 的软骨肉瘤发生于儿童[347, 348]，平均发病年龄为 30 岁[302, 349]。43% 儿童软骨肉瘤为"非常规"组织类型的高级别肿瘤，最常见的是间叶细胞型[347, 348]。患儿常有头痛、鼻窦症状、眼球突出或脑神经病变。儿童软骨肉瘤发生于颅底少见。最常见的部位为岩枕部、蝶枕部和蝶筛部的软骨结合处，可能起源于残存软骨，常侵入海绵窦、蝶鞍、蝶窦或咽旁间隙[350]。影像学检查中，软骨肉瘤由于骨化和纤维软骨成分而显示不均匀（MRI 上 59%，CT 上 44%）。非骨性成分呈长 $T_1$、长 $T_2$ 信号，增强后不均匀强化。由于肿瘤常在髓内、颞窝和面深部脂肪附近，所以使用脂肪饱和脉冲有助于增强检查。影像学检查软骨肉瘤与脊索瘤几乎不可能完全鉴别，因其表现基本相同（图 7-53）。然而，岩

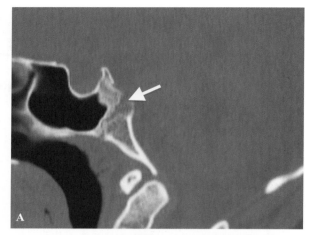

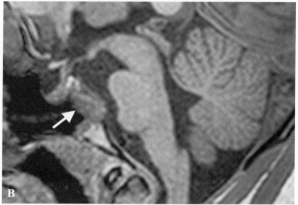

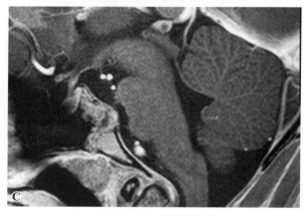

▲ 图 7-50　颅内脊索瘤
斜坡后部偶然发现的脊索残迹。A. 矢状位中线区 CT。软骨融合水平皮质连续性丧失（箭），提示骨质侵蚀；B. 矢状中线 $T_1WI$ 显示界限清晰的肿块（箭），信号强度略低于脑干；C. 给予对比剂后，肿块显示不规则强化。由于长期随访显示无症状患者无变化，因此最终诊断为脊索瘤

斜区软骨结合部的旁正中部起源且均匀强化，支持软骨肉瘤的诊断。

#### 5. 神经母细胞瘤

神经母细胞瘤可出现累及颅骨和脑有关的体征

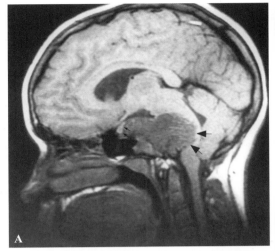

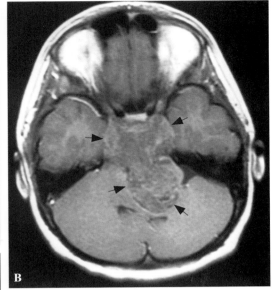

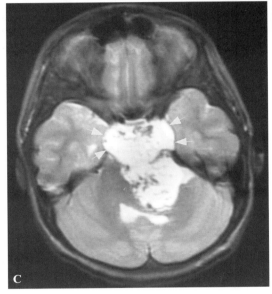

▲ 图 7-51　斜坡脊索瘤
A. 矢状位 $T_1WI$ 显示巨大肿块（大箭）向后方推移脑桥，向前推移垂体（小箭）。垂体移位说明起源于斜坡。B. $T_1WI$ 增强显示肿瘤几乎无强化（箭）。C. 轴位 $T_2WI$ 显示肿块推压双侧颞叶（箭），推压脑桥向后外侧移位

或症状，最常见的是眼球突出或继发于眶壁或颅骨转移的头皮肿块（本章后面将讨论）。神经母细胞瘤累及脑实质仅占 1%[351]。神经母细胞瘤可起源于交感神经链的上颈段或颅底。这些原发性神经母细胞瘤表现为小脑延髓角或桥小脑角的均质性、均匀强化的实质外肿块[352]，常包含颅外和颅内部分，为正确诊断提供了线索。原发于身体其他部位（腹部、盆腔或胸部）的神经母细胞瘤可因颅底转移而出现脑神经病变（图 7-54）。肿瘤表现为强化的浸润性肿块，使骨膜与骨分离。发现肿块或骨膜掀起对颅底转移性瘤诊断非常重要，因为婴儿颅底的造血骨髓通常可见强化[353]。因此，患有神经母细胞瘤的婴幼儿骨髓强化不足以诊断转移性疾病。尤因

肉瘤（包括原发性和转移性[354]）和白血病（也可累及颅底）具有相同的神经影像学表现。因此，颅底转移性神经母细胞瘤不能与它们鉴别。M 期神经母细胞瘤患儿出现眼眶转移与生存率下降有关[355]。

**6. 动脉瘤样骨囊肿**

仅 2%～6% 的动脉瘤样骨囊肿侵犯颅盖骨，侵犯颅底更少见[356-359]。其中眼眶和枕骨最常见。患儿可表现为无痛或触痛性、巨大的头部肿块、眼球突出或颅内压升高，后者有时伴有小脑功能障碍或脑神经病变[357, 360]。术前栓塞可减少术中失血，故确定病变起源于颅骨并作出动脉瘤样骨囊肿的诊断很重要。影像学检查显示膨胀性颅骨病变伴有典型的"肥皂泡"样钙化环。CT 显示为伴有光滑骨边

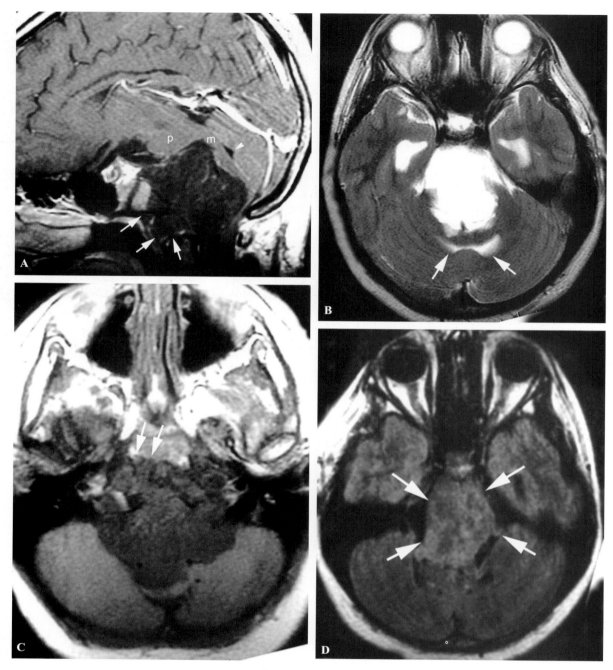

▲ 图 7-52 斜坡脊索瘤

A. 矢状位 $T_1WI$ 增强显示巨大低信号的肿块起源于枕骨底部（白箭），大部分枕骨底部破坏。儿童脊索瘤常无强化。肿瘤向上压迫脑桥（p），向背侧压迫延髓（m）。第四脑室（箭头）向后推压。B. 轴位 $T_2WI$ 显示肿瘤呈长 $T_2$ 信号。第四脑室（白箭）明显向后移位。C. 轴位 $T_1WI$ 显示大块状低信号肿块挤压脑干和小脑，并侵犯斜坡（白箭）。D. 轴位 FLAIR 显示肿瘤（白箭）轻度不均匀

缘的多叶状肿块，在钙化皂泡内可见液 – 液平面。冠状位 CT 图像有助于确定病变位于骨内。MRI 表现为膨胀性颅骨肿块伴有低信号环，边缘光滑。$T_1WI$ 显示内部不均匀的类似于灰质信号的肿块，部分区域可强化[356]。$T_2WI$ 显示不均匀，常可见液 –

液平面，下层（依赖性）为低信号，上层（非依赖性）为不同程度的高信号[357, 361]。其他特征包括圆形或卵圆形的高信号区，可能代表出血或含有高蛋白浓度的血清成分[362]。成人中也是如此。矢状位和冠状位图像常有助于确定肿块起源于骨。脑血管造影

90% 出现钙化，90% 强化。CT 表现具有特征性[101]，且矢状位和冠状位重建时显示最佳。囊性成分通常（但不总是）为低密度。肿块具有特征性钙化，至少部分钙化。钙化可表现为囊周的细环状钙化（"蛋壳"样）或肿瘤实性部分的钙化斑块（"爆米花"型）。静脉注射对比剂可见肿瘤实性部分和囊壁强化。CT 还可以显示颅底的重构、蝶窦解剖和气化情况，有助于考虑是否经蝶窦手术。因此，鞍上囊性伴钙化的可强化病变几乎可以肯定是颅咽管瘤（图 7-56）。如果出现上述征象中的任意两种，颅咽管瘤是一种可能诊断。由于颅咽管瘤在初次发病时可能很小，并且实性部分密度与脑实质相似，故而 CT 有时很难发现较小的颅咽管瘤。

MRI 检查，颅咽管瘤往往表现为多分叶、多囊的鞍上肿块（图 7-57 至图 7-60）。在 $T_1WI$ 上，囊性部分与脑组织相比，可以为等信号或不同程度的高低信号，短 $T_1$ 信号提示蛋白含量非常高[372]。虽然囊性成分和实性成分在 $T_2WI$ 上都呈高信号，但囊性成分信号往往高于实性成分（图 7-57 和图 7-59）[373]。囊性和实性成分可能很难与桥前池中流动的 CSF 区分，但 CISS/FIESTA 有助于鉴别。

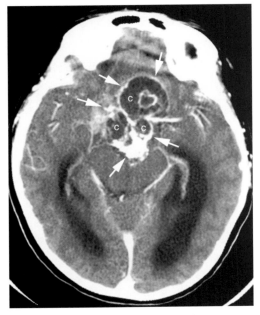

▲ 图 7-56　颅咽管瘤的 CT 表现
轴位 CT 增强显示鞍上区低密度肿块，并含有多发钙化灶（箭）。肿瘤后部可见大块肿瘤钙化，囊壁仅见薄的曲线钙化。此外，囊壁呈围绕低密度中心（c）环形强化

在 FLAIR 序列上，特别是在视神经、视交叉和视束的水平，很难将病变与其周围水肿区分开。肿瘤实性部分在 $T_1WI$ 平扫图像上呈颗粒状，有时由于小囊肿和钙化而信号不均。最重要的是，肿瘤实性部分在增强后呈不均匀强化（图 7-58 和图 7-60）。囊肿薄壁几乎总是强化（图 7-58），偶尔也可见囊性部分强化（图 7-59）[373]。偶尔乳头状颅咽管瘤几乎完全为实性（图 7-61），通常发生在成人中。与囊性颅咽管瘤的实性部分相同，它们的信号不均匀且可见强化。

无论颅咽管瘤如何生长，它的起源部位在薄层冠状位和矢状位 $T_1WI$ 增强上显示最清楚。如果肿瘤起源于灰结节，垂体可以与肿瘤大部分相区分（图 7-57 和图 7-56）。相比之下，鞍区、视交叉前区的颅咽管瘤与垂体难以区分（图 7-61）。术前常要求定位垂体柄，但是即使持续的后部高信号提示垂体柄功能完整，这也通常是不可能的。另一个要求是评估并定位视交叉，但肿瘤太大时也不可能实现，只能通过前交通动脉推测视交叉的位置，因前交通动脉穿支附着于视交叉。下丘脑颅咽管瘤并不太大时，可以看到视交叉在其前方支撑，FLAIR 上呈高信号。至于鞍区颅咽管瘤，视交叉常由于肿瘤向上生长而向上移位，在经蝶窦切除肿瘤后可以恢复。值得注意的是，即使肿瘤的占位效应通过囊肿内引流纠正（如注射 α 干扰素），影像上该区域肿瘤常附着于视交叉。

儿童颅咽管瘤的 $^1$H-MRS 与其他鞍上肿瘤不同[374]。波谱显示没有正常的神经代谢物，只有位于 1～2ppm 的宽脂质谱，从而与鞍上星形细胞瘤鉴别，鞍上星形细胞瘤可见高胆碱峰，并且可见 NAA 峰降低但仍存在[374]。在一项关于儿童脑肿瘤 ASL 的研究中，鞍上颅咽管瘤呈低灌注[375]。

颅咽管瘤患者的鉴别诊断通常很简单，其部位和表现都具有特征性。钙化且肿瘤实性部分呈颗粒状及不均匀，大小不一且信号多变的多囊影，囊壁强化及骨重建均提示颅咽管瘤诊断。约 25% 的患儿肿块体积较大，偶见巨大肿块，可向中颅窝、前颅窝和颅后窝（桥前池）生长（图 7-60），也提示本病。颅咽管瘤首发于第三脑室或视交叉非常罕见[376]，此时应考虑下丘脑胶质瘤，后者钙化不常见，且囊

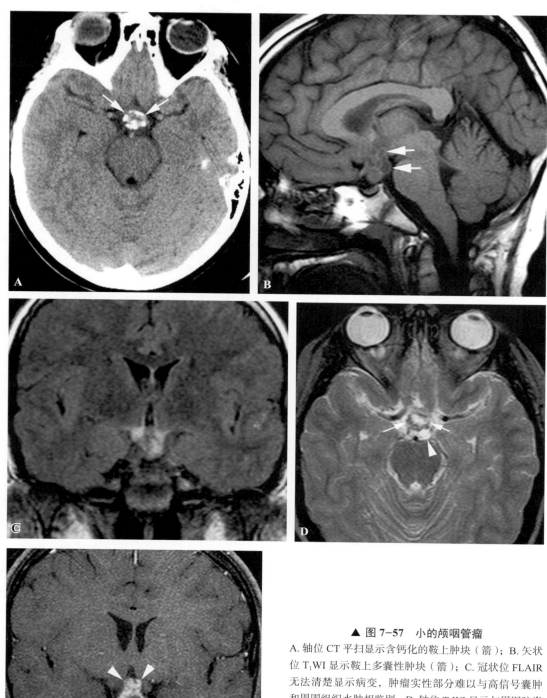

▲ 图 7-57　小的颅咽管瘤
A. 轴位 CT 平扫显示含钙化的鞍上肿块（箭）；B. 矢状位 $T_1WI$ 显示鞍上多囊性肿块（箭）；C. 冠状位 FLAIR 无法清楚显示病变，肿瘤实性部分难以与高信号囊肿和周围组织水肿相鉴别；D. 轴位 $T_2WI$ 显示与周围脑脊液相比，囊肿的实性成分（白箭）呈低信号，而囊肿（白箭头）则呈高信号；E. 脂肪抑制 $T_1WI$ 增强显示肿瘤下部囊性部分呈环形强化（小箭），肿瘤上部呈不均匀强化（箭头）

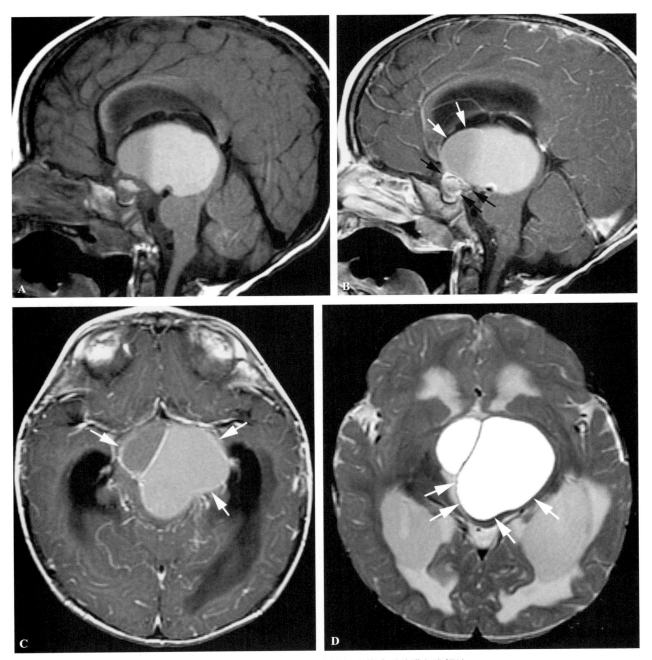

▲ 图 7-58 视交叉后区多房性颅咽管瘤延伸进入脚间池

A. 矢状位 $T_1WI$ 见鞍上肿块，呈多个高信号区，且向后延伸进入脚间池并压迫中脑。B 和 C. 矢状位和轴位 $T_1WI$ 增强显示垂体上方肿瘤实性部分（B 图黑箭）呈快速不均匀强化，周围大囊可见细环形强化（B 和 C 图白箭）。肿瘤堵塞孟氏孔导致继发性脑积水。D. 轴位 $T_2WI$ 显示高信号囊状影（箭）进入脚间池并使大脑脚间隙增宽。肿瘤边缘不规则并不一定意味着大脑脚受侵

肿内容物不同（$T_1WI$ 呈均匀低信号），很少出血（毛黏液变异型）。Rathke 裂囊肿（见下文）几乎总比颅咽管瘤小，通常呈椭圆形或哑铃状，囊壁规则[377]（颅咽管瘤较不规则），且无钙化。Rathke 裂囊肿 $T_1WI$ 高信号、$T_2WI$ 低信号的单囊样表现（有时伴

有蜡样结节，见下文）具有特征性。Rathke 裂囊肿通常不强化，但并不总是能区分囊肿壁和强化的垂体周围组织。出血性腺瘤通常可以通过梯度回波序列上明显低的出血信号（来自脱氧血红蛋白或高铁血红蛋白）来鉴别。垂体大腺瘤往往侵犯海绵窦腔，

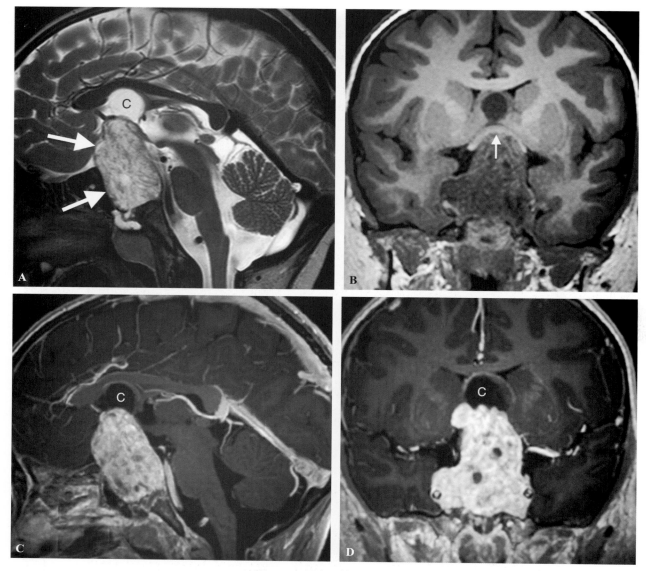

▲ 图 7-59　视交叉前区颅咽管瘤

A. 正中矢状位 T₂WI 显示巨大肿块（箭）使蝶鞍扩大并向鞍上扩张。病变大部分呈实性，透明隔可见一囊肿（c），垂体未见显示。B. 冠状位 T₁WI 可见视交叉向上移位（箭），在肿块上方延展，垂体未见显示。双侧海绵窦受压消失。C 和 D. 矢状位及冠状位 T₁WI 增强扫描显示肿块除上部一囊变外，其大部分呈实性，且不均匀强化

并在一定程度上侵犯邻近小脑幕，而颅咽管瘤不会侵犯这两个结构。垂体大腺瘤侵犯时，弥漫穿透周围骨组织，而颅咽管瘤则对其进行重塑。囊性腺瘤多见于中线以外，T₂WI 可见低信号环和液 - 液平面，常见分隔[378]。表皮样肿瘤在该部位并不常见，CT 表现为含有钙化的类 CSF 密度，MRI 表现为弥散受限且增强后不强化。富含脂肪的鞍上皮样囊肿也不常见，它们通常在破裂并胆固醇内容物外溢后被诊断，而颅咽管瘤从来不会有这种改变。鞍上蛛网膜

囊肿主要通过无实性成分、钙化及强化与颅咽管瘤相鉴别。

## （二）鞍上毛细胞型星形细胞瘤（视神经 - 下丘脑胶质瘤）

鞍上的毛细胞型星形细胞瘤占儿童幕上肿瘤的 10%～15%，男女发病率相同。发病年龄在 10 岁以下的占 75%[379]。与典型的小脑型 PA（边界清楚、囊实性强化肿块）不同，视神经 - 下丘脑

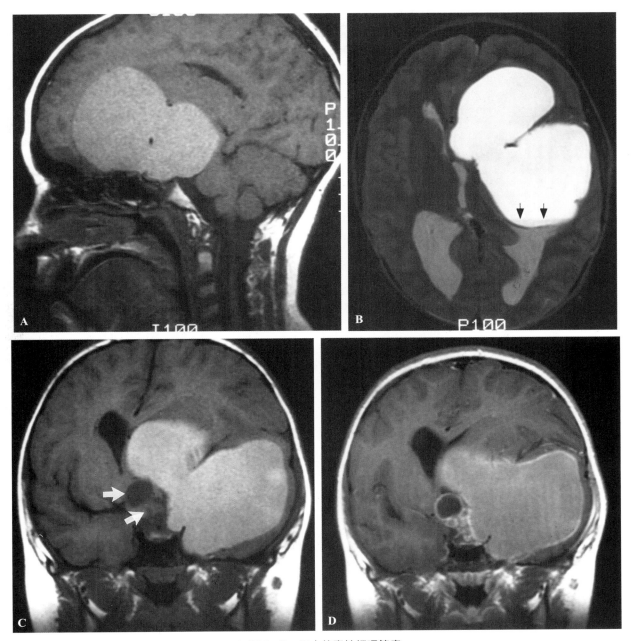

▲ 图 7-60 巨大的囊性颅咽管瘤

A. 矢状位 $T_1WI$ 显示鞍上巨大的分叶状高信号肿块。蝶鞍扩张无法辨认。B. 轴位 $T_2WI$ 显示分叶状囊肿相对脑脊液呈高信号，内见液 – 液平面（箭）。C. 冠状位 $T_1WI$ 图像示较小的、相对脑组织呈低信号的囊肿（箭）。囊肿使左侧颞窝扩大。D. 顺磁性对比剂增强后所有囊肿呈环形强化

型发展为浸润性肿瘤。在 CT 前时代，基于可用的影像，从手术角度出发，根据部位可将视神经通路肿瘤分为三类：A 型，肿瘤侵犯单侧视神经；B 型，肿瘤侵犯视交叉；C 型，肿瘤从视神经浸润到下丘脑[380]。儿童局限于眶内视神经的肿瘤治疗方法及预后不同于近端视神经肿瘤，它们可能与下丘脑 – 视交叉区（如鞍上）肿瘤不同。此外，现代影像显示，以视交叉为中心的胶质瘤常增大并累及下丘脑，位于下丘脑的星形细胞瘤常向前生长并累及视交叉。位于基底节和丘脑的胶质瘤可向内、向上浸润视束。眶内或蝶鞍上的视神经胶质瘤具有相同的组织学（PA）、类似的病因（散发或与

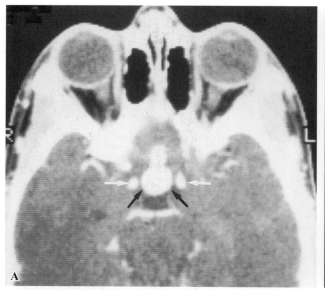

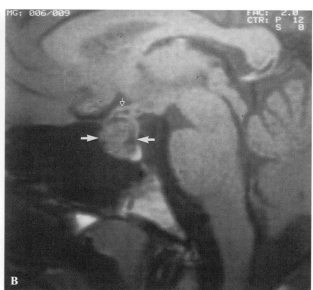

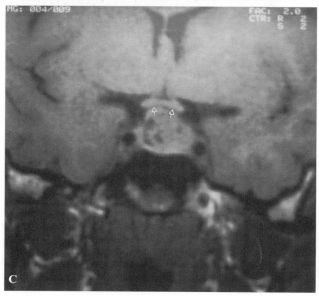

▲ 图 7-61　成人乳头状颅咽管瘤
A. 冠状位 CT 增强显示位于两个后床突（白箭）之间的鞍上区（黑箭）有强化肿块。B. 矢状位 $T_1WI$ 显示鞍区一不均匀肿块，向上生长进入鞍上（白箭）。视交叉（空心箭）被肿块轻度抬高。C. 冠状位 $T_1WI$ 显示肿块位于蝶鞍内，并使视交叉轻微上移（空心箭）

NF1 相关）、共同的休眠演变模式，甚至可能自发消退[381]。然而，视神经通路（双侧视神经、视交叉、视束）的浸润性 PA 和视交叉、下丘脑边界清楚的 PA 很可能是不同的，就像不同部位的髓母细胞瘤是不同的肿瘤一样。据观察，与 NF1 相关的肿瘤通常无症状（50%），但并不是散发。这一结论可能有误差，因为无症状的 NF1 患儿常进行鞍上 / 视神经是否受损的筛查，而散发肿瘤常在他们已经出现症状后进行评估。孤立的或伴发视神经胶质瘤相关的下丘脑胶质瘤是 PA，但并不只是单纯的视神经肿瘤，还可能表现为毛黏液样型。与 NF1 的相关性较低，

总体预后较差。

视神经 / 下丘脑胶质瘤最常见的症状是单侧或双侧视力下降，近 50% 的病例有此症状，并与视神经通路的视交叉后部受累密切相关，也可伴发斜视和眼球震颤[379]。最常见表现为视神经萎缩。内分泌失调约占 20%[382]，继发于生长激素减少的矮小症最常见。位于后部的肿瘤常阻塞孟氏孔导致继发性脑积水。巨大的肿瘤主要见于婴儿，它们可能以巨颅畸形为初发症状。在 3 岁以下的患儿中，多达 20%[383] 出现消瘦、苍白、警觉和多动症（间脑综合征）。

**1. 病理**

无论 PA 的部位和肉眼表现如何，其病理具有特征性，表现为双相模式，由紧密的毛状细胞成分（毛发样）及与松散小细胞相关成分组成。毛细胞成分含有密集排列的富含 Rosenthal 纤维的细长星形胶质细胞，并有很强的胶质纤维酸性蛋白（GFAP）表达。松散的细胞成分包括多极胶质细胞和退化的迹象，如核多形性、嗜酸性颗粒小体及偶见的钙化和肝素化血管。有丝分裂少见。

**2. 分子遗传学**

从分子遗传学角度看，NF1 相关的视神经 - 下丘脑 PA 具有 17q 突变，包括 NF1 基因（表达神经纤维蛋白），其功能是抑制 RAS，RAS 本身将促生长信号向下传递至 mTOR 通路[384, 385]，功能丧失导致星形胶质细胞增殖增加。散发性小脑 PA 通常在 7q34 上发生基因组重排，BRAF 的激酶结构域与 *KIAA1549* 基因融合，这导致 MEK 级联反应的激活，进而激活 mTOR，进而导致胶质瘤的生长。这一过程在幕上 PA 中较少见[384-386]。所有部位的 PA 均观察到其他 BRAF 融合。BRAFV600E 在 PMA（以及在 GGG、PXA 和 DNET）中有报道。*NTRK* 融合在 PA 中很常见，但在其他低级别胶质瘤中很常见。*FGFR1* 及其下游靶点的突变在中线区 PA（脑干、鞍上）中经常发生[384, 386]。

据研究报道，约 1/3 的视交叉 - 下丘脑胶质瘤

患儿具有临床证据或 NF1 家族史，而在 NF1 患者中，视神经胶质瘤的患病率约为 20%[387]。NF1 患儿可能会发生主要累及但不限于视神经和（或）视交叉的肿瘤（其他部位包括大脑半球、丘脑、小脑、脊髓和脑干）。它与 UBO（"不明明亮物体"，也称为 FASI，表示"局灶高信号"）、苍白球、丘脑、脑干和小脑的 T2WI 和 FLAIR 片状高信号相关，这些信号在幼儿中常见，而在青春期消失。通常累及双侧视神经，因此双侧弥漫性视神经胶质瘤是 NF1 的特征性表现，在散发病例中并不常见。相比之下，下丘脑受累在 NF1 中并不常见。这些肿瘤是 PAs，恶变非常罕见。10 岁以上几乎不发病。绝大多数肿瘤生长极其缓慢，其生长潜能随着患者年龄的增长而逐渐下降，发生或不发生于 NF1 的视神经肿瘤甚至可能自发消失[381]。

除非无法进行 MRI 检查，否则 CT 不应用于评估眼眶肿块，CT 无法像 MRI 的一样显示视神经颅内段和视交叉。当用脂肪抑制序列时，MRI 可显示视神经的所有分段，包括眶内段、视神经管和视神经池段、视交叉、中脑及下丘脑两侧视束及第三脑室内段。另外，MRI 可在任一平面上观察这些结构，冠状面和矢状面对鞍区和鞍上肿瘤的评估帮助很大。最后，由于辐射对视神经和大脑发育可能产生影响（见第 1 章），如果有其他检查方法，CT 不应是首选的视神经检查方法。如果不能行 MRI 检查，

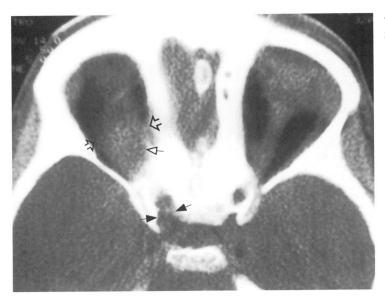

◀ **图 7-62 视神经胶质瘤**

轴位 CT 显示右侧较大的视神经肿瘤（空心黑箭）和扩大的右侧视神经管（实黑箭）

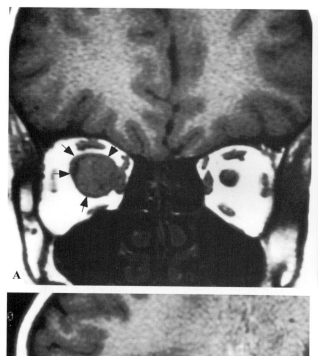

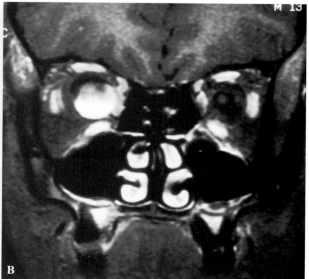

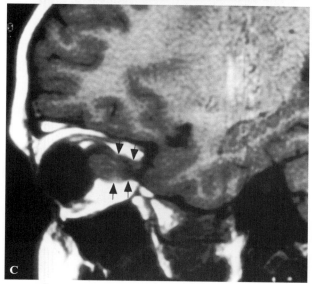

▲ 图 7-63　局限于眶内的视神经胶质瘤

A. 冠状位 $T_1WI$ 显示右侧视神经明显增粗（黑箭）。B. 冠状面 $T_1WI$ 脂肪抑制增强显示肿块明显强化；脂肪抑制序列对于视神经或头部和颈部的增强检查是必不可少的。C. 矢状位 $T_1WI$ 显示眶内视神经呈绳状增粗（箭）

CT 仍足以评估视神经眶内部分。

　　如果必须进行 CT 检查，表现为因肿瘤而增粗的视神经呈平滑的梭形，但更常见为分叶状。骨窗常可见视神经管扩张（图 7-62），这是由于视神经增粗导致的压力性侵蚀。当肿块累及颅内视神经、视交叉、视束或下丘脑时，增强前几乎总表现为低密度、分叶状的鞍上肿块。NF1 患者沿视神经生长的肿瘤具有特征性表现，即视神经在球后几毫米处有一个特征性的向下扭曲，这可能是视神经延长的结果[388]。放疗前视神经肿瘤出血、钙化和囊变非常罕见。静脉注射对比剂后，肿瘤呈不同程度、不

均匀强化。当肿瘤非常大时，有时可见强化从肿瘤沿视束向后延伸至外侧膝状体区域。

　　MRI 是显示肿块与视交叉、下丘脑和漏斗部的关系的最佳方法。此外，脂肪抑制序列增强扫描可较好显示视神经的眶内段和视神经管内段（图7-63 和图 7-64）。视神经专用扫描序列应包括轴位和冠状位平扫 $T_1WI$、$T_2WI$ 脂肪抑制序列及轴位和冠状位 $T_1WI$ 脂肪抑制序列增强。MRI 有助于区分浸润视神经的肿瘤和主要浸润蛛网膜下腔而视神经相对不受累的肿瘤[389]。当病变主要局限于管状扩张的视神经和视交叉时，肿瘤常在平扫表现均匀，

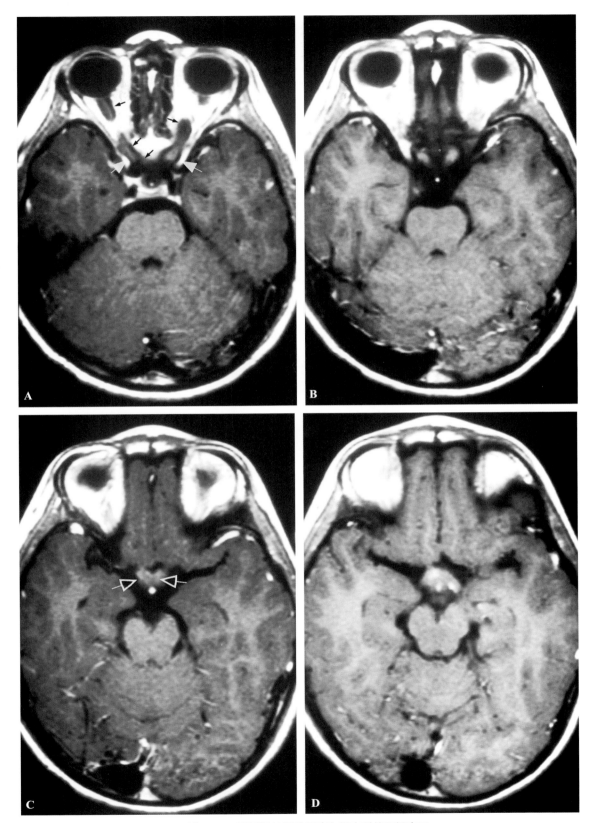

▲ 图 7-64　双侧视神经胶质瘤向颅内延伸至视交叉

A 至 D. 轴位 $T_1WI$ 增强显示双侧眶内视神经增粗（小黑箭），沿视神经管（实白箭）和视交叉（空心黑箭）生长。视神经和视交叉可见轻度强化

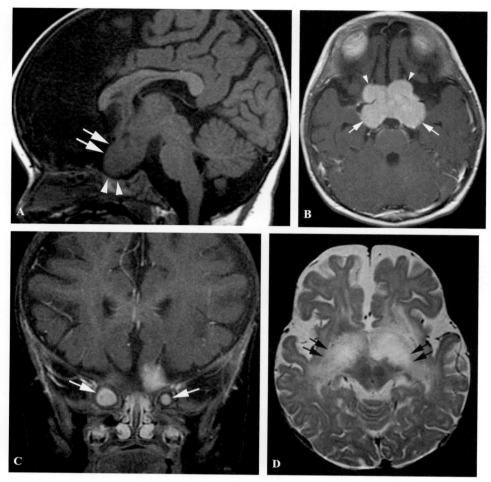

▲ 图 7-65　毛细胞星形细胞瘤累及大部分视神经通路并延伸至基底节区

A. 矢状位 $T_1WI$ 显示起源于视交叉 / 下丘脑区的较大肿块（箭），肿块侵犯蝶骨平面（箭头）；B. 轴位 $T_1WI$ 增强显示肿块向前生长至视神经（箭头），向后生长至视束（小箭）；C. 冠状面 $T_1WI$ 脂肪抑制序列增强显示增粗的视神经均匀强化（箭）；D. 轴位 $T_2WI$ 显示高信号肿瘤（黑箭）从视辐射生长至颞叶

而在增强后表现多变（图 7-64）。此外，视神经表现出特征性的延长和屈曲，呈“点 i 征”表现[390]。这种表现是否与错构瘤或真正的肿瘤相关仍有争议[391]。最近一项研究表明，眶内视神经扭曲确实是晚期视神经胶质瘤的预测因子，但并不是该胶质瘤具有临床意义的预测因子[387]。视交叉和下丘脑 PA $T_1WI$ 上几乎均呈低信号，$T_2WI$ 和 FLAIR 上呈高信号（图 7-65 和图 7-66）。当体积较大时，视交叉和下丘脑肿瘤呈典型的异质性，可见大囊和实性成分，增强后实性部分明显强化[373]。虽然矢状位图像显示视交叉和下丘脑的增大最明显，但冠状面可清晰观察肿瘤对大脑半球的侵犯及视神经管、颅内视神经、视交叉和视束的肿瘤，特别是在脂肪抑

制序列（图 7-65C）。延伸于肿瘤上方的大脑前动脉往往在肿瘤上表面形成一个小凹痕（图 7-66），常被包埋。$T_2WI$ 和 FLAIR 上的高信号从视交叉向外侧膝状体延伸，可能代表视神经束内肿瘤的蔓延或水肿。同样，异常信号扩大到基底节区和丘脑可能提示肿瘤浸润，但也可能为水肿，如果患儿有 NF1，则强烈提示为 UBO。这使得对肿瘤体积的评估不确定，对于神经系统肿瘤，体积测量通常用于监控肿瘤的治疗效果，但对于视神经 - 下丘脑肿瘤来说特别困难，因为视神经肿瘤形态复杂，且其形态可能并不能精确反映肿瘤的浸润程度。此外，增强对此也没有帮助。随访期间的对比增强已证实，即使没有经过治疗且肿瘤大小、形态没有变化，增

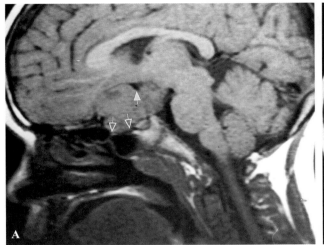

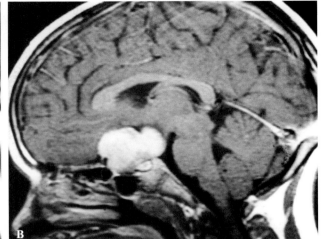

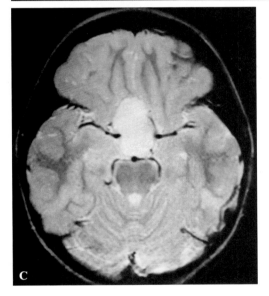

▲ 图 7-66　均匀的视交叉 / 下丘脑区胶质瘤
A. 矢状位 T₁WI 显示一分叶状鞍上肿块，侵蚀蝶骨后平面和鞍结节（空心箭）。大脑前动脉对肿块上表面的压痕（实箭）具有特征性。B. 增强后，肿瘤均匀强化。C. 轴位 T₂WI 显示肿瘤呈高信号

强表现也可以改变。这可能解释为退行性病变通常影响 PA 血管系统[392]。因此，对抗血管生成治疗的效果评价尤为不确定。

最近的研究表明，NF1 与非 NF1 的视神经胶质瘤存在一些差异。NF1 中眶内视神经是最常见的受累部位，其次是视交叉，超出视神经通路生长是罕见的（2%）。眶内视神经延长和弯曲的表现是相当具有特征的（点 i 征）[390]。相比之下，非 NF1 的视神经胶质瘤的受累部位以视交叉多见（91%），其次眶内视神经（32%），超过 2/3 的肿瘤超出视神经通路范围进入脑实质。NF1 囊性成分不常见（< 10%），非 NF1 较常见（66%）。渐进性增大在 NF1 中的发生率（50%）远低于散发病变（95%）[393]。此外，散发视神经 PA 通常是单侧的，双侧病变更常见于 NF1。

鞍上星形细胞瘤的 MRS 显示胆碱峰升高、NAA 峰降低、乳酸峰出现。这一表现可能有助于星形细胞瘤与颅咽管瘤区别，颅咽管瘤没有正常代谢物（仅在 1～2ppm 出现脂质峰），而垂体腺瘤只有胆碱峰或根本没有代谢物[374]。最近有研究表明 PA 中 NAA 残余的峰可能并不代表神经元 / 轴突活性的降低，而是代表不同化合物组成的 N- 乙酰群如 N- 乙酰化糖[394]。

鞍上视神经胶质瘤（神经节胶质瘤）很少见，但仍有发生，可能与下丘脑有关。其临床表现、影像学特征及治疗与 PA 无明显差异，但 1/3 病例随着病程进展预后不佳。NF1 似乎是一个诱发因素，英文文献报道了 23 例病例，其中 3 例诊断为 NF1（一般人群患病率为 1/2000～1/5000）[395]。

毛细胞黏液样型星形细胞瘤（PMA）是 PA 的一个亚型。它约占初诊 PA 的 10%，发生于幼儿[396]。绝大多数病例发生在鞍上（57%）[180]。PMA 的组织学特征是黏液样基质和围绕血管中心排列的双极细胞，没有 Rosenthal 纤维和嗜酸性颗粒体。与 GGG、PXA 和 DNET 一样，据报道 PMA 表达 BRAFV600E 突变。虽然现在被归为 I 级星形细胞瘤[4]，但它比 PA 更具侵袭性，播散种植更为普遍，因此，在讨论治疗方案之前，对其初步诊断是很重要的。由于此肿瘤并不常见，因此对其影像学特征的描述并不多，但似乎具有一致性[180, 396, 397]。PMA 并没有一个

特有征象，因它与 PA 的影像表现重叠。据作者经验（11 例），所有鞍上 PMAs 均位于视交叉和下丘脑，无明显向视神经生长（图 7-67）。相反，它们可能延伸到视神经池、基底节 / 丘脑、穹隆及透明隔、相邻的额叶底面和颞叶、被盖，其中 1 例，肿瘤沿一侧视束生长至外侧膝状核；有 2 例与 NF1 有关。肿瘤边界清晰，较 PA 更常表现为单纯实性，囊变常较小。PMA 在 CT 上表现为低密度，钙化不常见。T₁WI 呈等或低信号，T₂WI 和 FLAIR 为高信号，肿瘤实性部分较 PA 更不均匀。和 PA 一样，其弥散并不受限。出血或积血比 PA 更常见。增强亦呈不均匀

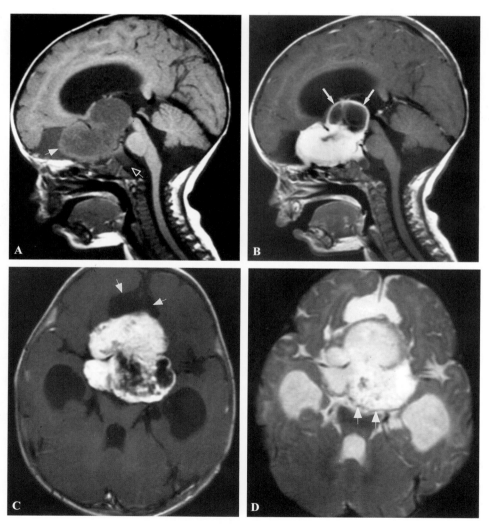

▲ 图 7-67 巨大混杂的视交叉 / 下丘脑区 PMA

A. 矢状位 T₁WI 显示一个巨大肿块，累及鞍上、第三脑室前 2/3、纵裂池前下部（实箭）和桥前池（空心箭）。孟氏孔阻塞所致明显的脑积水。视交叉显示不清。B. 注入顺磁性对比剂增强可见不均匀强化，肿瘤上部（箭）为一大囊。C. 轴位 T₁WI 增强显示肿块不均匀强化，前纵裂池扩大（箭）是囊壁无强化的囊肿自肿瘤向前延伸的后果。D. 轴位 T₂WI 显示肿瘤向脚间池（箭）延伸，并使大脑脚伸展。肿瘤 T₂ 弛豫时间延长

强化，不强化区域较 PA 更常见，且更明显。约半数病例[180, 396, 397] 诊断时或诊断后出现播散灶。PA 和 PMA 的 MRS 征象无显著差异[398]。在一项研究中，PMA 的灌注高于 PA[399]。

视神经 - 下丘脑星形细胞瘤的鉴别诊断包括颅咽管瘤、GCT 和肉芽肿性疾病（如结核和结节病）。5 岁前发生有助于 PA 的诊断，同时也与 NF1 的皮肤或放射性红斑相关。另外，临床病史也有帮助。尿崩症通常在 GCT 和肉芽肿性疾病发现时出现。此外，与星形细胞瘤 T$_2$WI 高信号相比，这些肿瘤常与灰质信号一致，DWI 扩散受限。儿童颅咽管瘤可与星形细胞瘤鉴别，前者主要为囊性，囊性部分信号较高，实质成分呈颗粒状且不均匀（见上一节）。显而易见，无论是否生长至下丘脑，视神经广泛的梭状浸润更支持 PA。

### （三）鞍上生殖细胞瘤

生殖细胞肿瘤包括生殖细胞瘤、非生殖细胞瘤性生殖细胞肿瘤（NG-GCT）和畸胎瘤，亚洲国家比欧洲或北美更常见[400]。它们可能是成熟的或不成熟的，并经常恶变。它们主要但不完全沿着中线生长，松果体区 GCT 主要发生于男性患儿，女性患儿主要在鞍上，肿瘤也可为双灶性，可在两处同时诊断。总的来说，松果体区 GCT（45%）比鞍上（约 30%）更常见[401]。其他部位包括基底节区（见下文关于大脑半球肿瘤的部分），很少发生于桥小脑角、小脑或脊髓。鞍上 GCT 起源于下丘脑（漏斗隐窝），肿瘤可沿垂体柄腹侧生长，有时侵犯垂体或向后进入第三脑室，沿脑室室管膜生长，侵犯侧脑室腔和脑室周围的脑实质。因此，其主要症状是尿崩症、垂体功能减退、视觉障碍和脑积水。

组织学上，GCT 的几种类型已确定。生殖细胞瘤由未分化的胞浆丰富的大细胞组成，巢状排列，由结缔组织条带分隔开。胚胎癌由具有大量核分裂象的大细胞组成，它们在包含凝固性坏死区聚集的巢状和片状细胞中增殖。绒毛膜癌的特征是沿滋养层线的胚胎外分化。内胚窦瘤（或卵黄囊瘤）由与胚外中胚层相关的原始上皮细胞组成。混合性 GCT 表现出多种组织学成分[402]。

影像学特征：所有组织学亚型均表现为富细胞性，这解释了它们在 CT（等灰质密度）和 MRI（T$_1$WI 和 T$_2$WI 等灰质信号，FLAIR 轻度高信号，轻度弥散受限）的表现。由于它们没有血脑屏障，所以明显强化。MRS 显示胆碱峰升高（表明细胞的高代谢率），峰值位于 0.9～1.3ppm 处（也可能是由于更新速率高）。成熟畸胎瘤的不同之处在于它们由外胚层、中胚层和内胚层完全分化的组织成分组成，具有特定表现（脂肪、骨骼、黏液）。未成熟畸胎瘤含有未完全分化的组织成分[402]。

肿瘤的形态取决于影像检查时的大小。生殖细胞瘤体积小时，具有典型的 MRI 表现，表现为垂体柄增粗，增强后均匀强化（图 7-68）。垂体后叶正常高信号缺失[403]。在尿崩症和垂体柄增粗的患儿中，最常见的鉴别诊断是 LCH。这两种病很难区分，但如果漏斗隐窝有小肿瘤填充更支持生殖细胞瘤，无此征象则支持 LCH 的诊断。漏斗部是含室旁核和视上核所分泌抗利尿激素（ADH）的轴突聚集形成垂体柄的位置，因此，生殖细胞瘤浸润漏斗部可导致非常早期的尿崩症。应当认识到儿童出现尿崩症时，鞍上生殖细胞瘤可能很小（图 7-68），影像学检查还无法显示。应在 3～6 个月内复查，如仍为阴性，3～6 个月后再复查；通常会在漏斗部发现一个均匀强化的肿块，活检显示为生殖细胞瘤。

生殖细胞瘤可从漏斗部沿垂体柄向前生长并进入垂体前叶，累及垂体门静脉系统（和垂体前叶），导致垂体功能减退。生殖细胞瘤可浸润蝶鞍侧壁硬脑膜，侵犯海绵窦，包裹颈内动脉海绵窦段，也可包裹 ICAs 末段、Willis 环及其近端分支（在鞍上）。在第三脑室内，生殖细胞瘤可向视交叉（这可能导致视野缺损）和终板生长，也可沿灰结节向后延伸（图 7-69）。侵袭性肿瘤也可沿侧脑室室管膜"爬行"侵犯侧脑室（然后堵塞孟氏孔，导致梗阻性脑积水及室周水肿），并跨越室管膜侵犯中线结构（穹隆、透明隔、胼胝体）和大脑半球深部白质（图 7-70）。室管膜下静脉可能沿途被包绕。这种室管膜浸润（至少在肉眼上）可与原发肿瘤分开发展。

较大的生殖细胞瘤 CT 显示为均匀的、与灰质密度一致的肿块，在注射碘对比剂增强后均匀强化。MRI 更好地显示一个以漏斗部为中心的强化肿块，伴有垂体柄增粗和垂体增大，或第三脑室内

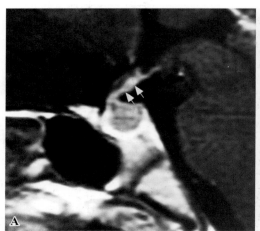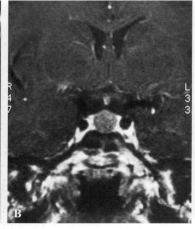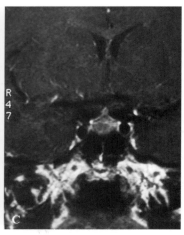

▲ 图 7-68　有尿崩症的鞍上小生殖细胞瘤

矢状位（A）和冠状位（B 和 C）增强扫描显示漏斗部略增粗，强化的肿块（箭）向上延伸至下丘脑灰结节，向下延伸至垂体

肿块。如果肿瘤较大，往往稍不均匀，伴有 $T_1WI$ 等或低信号和 $T_2WI$ 等信号的微囊结构（图 7-71）。ADC 值降低是典型表现，但可能程度较低。肿块通常边界清楚，但当它侵犯脑实质时，被 FLAIR 高信号所包绕，这种高信号可能是肿瘤浸润或瘤周水肿，而水肿可能由局部静脉的受侵所致。在 NG-GCT 中通常可以看到出血或血液产物。对比增强可见弥漫的、明显强化，并有大小不同的囊肿。肿瘤可沿脑室室管膜、基底池和脊髓软脑膜扩散。良好的冠状面成像对评估海绵窦的侵犯非常重要。鞍区骨质也可能被浸润和侵蚀（而不是重塑）。生殖细胞瘤治疗后，其残留的病灶和软脑膜强化可能持续。尿崩症无法痊愈，后叶高信号消失持续存在[403]，与其相反的是其他病因引起的尿崩症，如 LCH。

重要的是区分单纯生殖细胞瘤和非生殖细胞瘤性 GCT，因为经过适当的化疗和放疗后，单纯生殖细胞瘤的预后很好（除了活组织检查外不需要手术）。不幸的是，其他 NG-GCT 的预后要保守得多。NG-GCT 通常可以通过影像学进行诊断，瘤内出血可以提示肿瘤不是单纯生殖细胞瘤（图 7-72），但这种征象可能不出现。该诊断有赖于 CSF 和血液中肿瘤标志物的测定，卵黄囊瘤中 AFP 升高，绒毛膜癌中 β-HCG 升高。即使两者都不分泌有助于诊断性的激素，通过 MRI 表现很容易区分单纯生殖细胞瘤和成熟畸胎瘤。

成熟畸胎瘤在影像学上不同于其他 GCTs。虽

然它们可能发生于漏斗部和垂体柄，并像其他 GCT 一样从那里向垂体和（或）第三脑室延伸，但它们呈分叶状、实性和（多）囊性，并含有脂肪，可能有钙化（后者在 CT 上显示最佳）。注射对比剂后，囊肿的实性成分和囊壁强化。肿块成分多样，组织学上有纤维、脂肪、滤泡、角质细胞和碎片[404]。该区域多囊性、含钙化的肿瘤可能提示颅咽管瘤。尽管畸胎瘤的囊变在 $T_1WI$ 上并不像颅咽管瘤的囊变一样呈高信号，这两种肿瘤的表现可能非常相似，并且弥散都无受限。这个区域另一个需要考虑的疾病是可能出现钙化的灰结节脂肪瘤，然而，脂肪瘤作为一种发育不良性病变，而非肿瘤性病变，从不发生囊变，并且不强化。相比之下，未成熟畸胎瘤似乎比成熟的畸胎瘤实性更多，强化更明显[404]。它们可能具有较低的弥散速率，且有相当的侵袭性，特别是海绵窦，因此，可能无法与生殖细胞瘤或 NG-GCT，甚至垂体大腺瘤相鉴别。

### （四）垂体腺瘤

儿童垂体肿瘤并不常见，儿童患者仅占垂体腺瘤的 2% 左右。儿童期垂体肿瘤出现症状时，通常影响到青春期。儿童中最常见的功能性垂体腺瘤是泌乳素瘤（PL）（导致女孩月经初潮延迟）、ACTH 瘤（导致库欣病）和生长素瘤（GRH）（导致巨人症）。约 25% 的儿童垂体腺瘤无功能[405]，常表现为青春期延迟、身材矮小或（女性）原发性无月经。与成

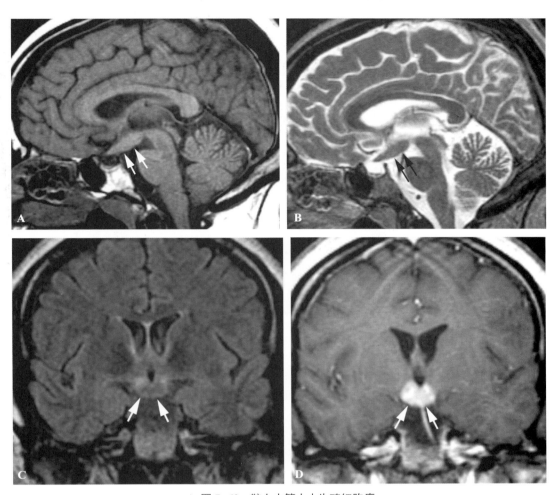

▲ 图 7-69　鞍上中等大小生殖细胞瘤

A. 矢状位 $T_1WI$ 显示下丘脑 / 第三脑室底部肿块（箭），注意垂体较小，且垂体后叶高信号消失；B 和 C. 矢状位 $T_2WI$（B）和冠状位 FLAIR（C）显示肿块（箭）均匀且等灰质信号；D. 冠状位 $T_1WI$ 增强扫描显示肿块均匀强化（箭）

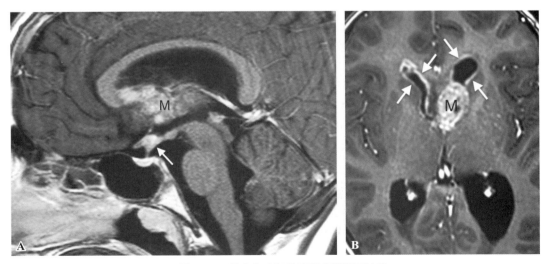

▲ 图 7-70　鞍上生殖细胞瘤伴室管膜下转移

A. 正中矢状位 $T_1WI$ 增强示视交叉和第三脑室漏斗隐窝小肿块（白箭），转移性播散（M）见于孟氏孔附近；B. 轴位图像显示转移的肿瘤组织在左侧额角形成一个大结节（M），并沿透明隔和额角室管膜（白箭）两侧排列

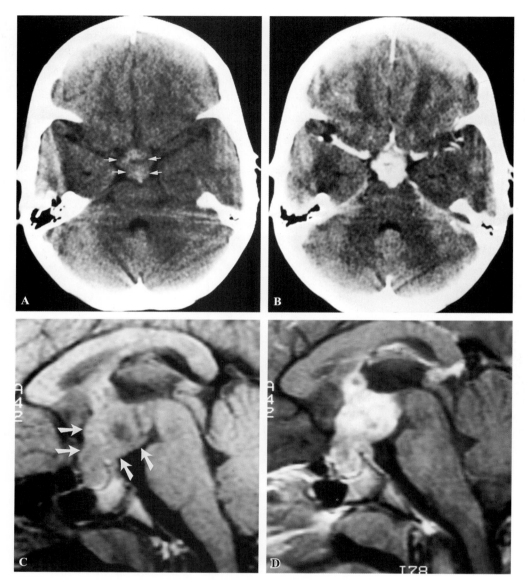

▲ 图 7-71 鞍上巨大的生殖细胞瘤

A. 轴位 CT 平扫显示鞍上肿块（箭），较周围脑实质的密度高。与正常脑实质相比，小圆细胞肿瘤通常呈高密度；B. 静脉注射碘对比剂后，生殖细胞瘤均匀强化；C. 矢状位 T₁WI 显示肿块（箭）从第三脑室下部向下延伸至蝶鞍，填充鞍上池；D. 矢状位增强显示肿瘤轻度不均匀强化

人不同，儿童大腺瘤较为常见，而儿童"微腺瘤"（孤立、边界清楚、局限于垂体内的结节）往往较大，甚至 10mm 以上。因此，我们倾向于将腺瘤分为孤立性或弥漫性腺瘤。孤立性腺瘤边界清楚，位于垂体的一侧（即使它们大到足以压迫另一侧并使其消失，仍然可以通过垂体柄的移位来识别）。相反，弥漫性腺瘤累及整个垂体，典型表现为鞍上扩大，常浸润单侧或双侧海绵窦，它们与典型的大腺瘤相对应。侵袭性大腺瘤是一种极度恶性的亚型，

可能延伸到第三脑室、蝶窦，并沿幕状硬脑膜生长。事实上，儿童腺瘤往往比成人大，这可能反映患泌乳瘤的男性患儿和初潮前女性患儿缺乏典型症状。这也可能是由于该人群疾病进展时间较短，进展时间越短表明儿童垂体腺瘤更具生物侵袭性。事实上，它们有时确实侵袭性很明显。此外，最新研究表明，AIP（芳基碳氢化合物受体相互作用蛋白）的突变，尤其是 MEN1（多发性内分泌肿瘤）的突变，可能导致儿童垂体腺瘤更严重[406, 407]。

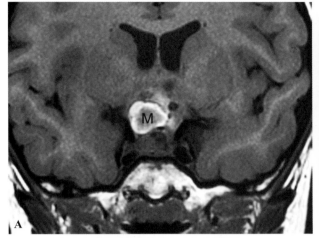

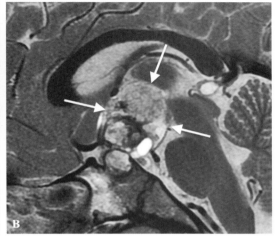

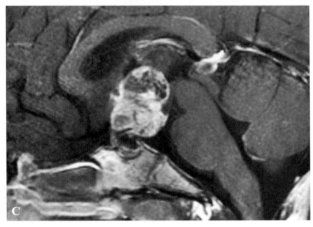

▲ 图 7-72 NG-GCT

A. 冠状位 $T_1$WI 显示较大的、部分出血的鞍上肿块（M）；B. 正中矢状位 $T_2$WI 显示多囊、出血（低信号成分）的不均匀鞍上肿块（箭）；C. 注射对比剂后，正中矢状位 $T_1$WI 增强显示弥漫不均匀强化，注意此时出血已无法辨认

临床上，患有巨大垂体肿瘤的患儿可能会出现头痛，下丘脑-垂体功能受损导致矮小症或者肿瘤延伸到鞍上池时会出现视觉障碍。儿童和青少年出现垂体卒中可能很罕见，这是由于肿瘤突然广泛的梗死或垂体腺瘤出血，伴有垂体突然增大。儿童垂体卒中表现与成人相同，即急性头痛和视力丧失。

CT 检查可显示与孤立的垂体内腺瘤相关的骨质改变，但通常不能显示微腺瘤本身，除非使用更复杂的动态对比灌注技术：包括注射对比剂后对垂体进行连续扫描。通常，腺瘤和垂体其他部分在不同时间强化，因此可以识别腺瘤[408]。该技术可进一步证明腺瘤供血是门静脉系统还是垂体动脉，即腺瘤是否依赖于下丘脑，这可能决定治疗方案[409]。至于大腺瘤，CT 很好地显示了大腺瘤的鞍区部分和鞍上部分、对周围结构的占位效应及海绵窦受侵情况。最后，CT 可有助于显示相关的骨形态改变或侵蚀。CT 上显示缺乏钙化，可以排除颅咽管瘤。

目前 MRI 为首选的检查方法。应进行蝶鞍及鞍上区冠状位薄层平扫（1~3mm）、矢状位 $T_1$WI（平扫及增强）和 $T_2$WI，均采用小视野。微腺瘤表现为孤立的、边界清楚的、圆形的垂体内肿块，根据定义，直径小于 1cm。$T_1$WI 平扫常呈等或低信号，$T_2$WI 呈等或低信号，增强后强化程度常低于周围的垂体实质（图 7-73）。然而，一些病例强化更明显，可能是由于注射对比剂和扫描之间的延迟时间较长，因此，注射后应尽快进行扫描。对于本病 MRI 诊断不需要动态增强扫描，与 CT 相比，这种扫描方案敏感性更高，且没有邻近骨骼所致伪影的影响。大多数微腺瘤位于垂体外侧，这与分泌 PL 和分泌 ACTH 的细胞位置相对应。相关发现包括鞍底凹陷、病变上方的腺体向上凸起及垂体柄向病变对侧偏移，其中鞍底有凹陷对诊断小型微腺瘤可能帮助很大（图 7-74），鞍底与病变相邻，CT 比 MRI 更易显示病变。垂体后叶高信号常存在，有时因为

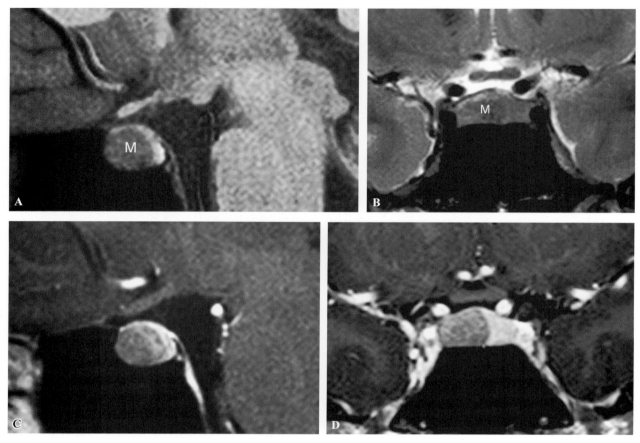

▲ 图 7-73 孤立微腺瘤（泌乳素瘤）

A. 矢状位 $T_1WI$ 示垂体前叶有圆形肿块（M）；B. 冠状位 $T_2WI$ 示垂体右侧不规则、低信号肿块（M）；C 和 D. 注射对比剂后，冠状位及矢状位 $T_1WI$ 增强示腺瘤更为清晰

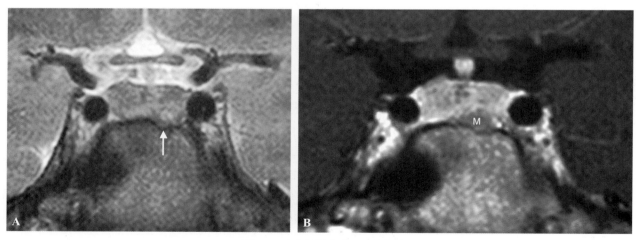

▲ 图 7-74 小的微腺瘤（泌乳素瘤）

A. 冠状位 $T_2WI$ 示鞍底左侧向下凹陷（白箭）；B. 冠状位 $T_1WI$ 增强示微腺瘤（M）强化程度低于正常垂体

腺瘤的占位效应而被推移。有时可见大的、仍孤立的、边界清楚的单侧肿瘤，这些肿瘤保留了可辨认的垂体实质部分，与较小的肿瘤没有区别。微腺瘤可浸润同侧海绵窦的硬脑膜壁，因此手术切除腺瘤可能有风险。部分微腺瘤在 $T_1WI$、$T_2WI$ 和增强序列上明显不均匀，提示有微小的坏死囊变，它们还可能含有血块（出血性微腺瘤）（图 7-75）。另一些肿瘤大部分或完全为囊性，$T_1WI$ 呈低或高信号（取决于液体成分），$T_2WI$ 呈高信号，通常囊肿内有液 – 液平面（图 7-76）。囊性微腺瘤的主要鉴别诊断是 Rathke 裂囊肿。病变内有出血和病变不位于中线提示可能是囊性微腺瘤[378]。

　　与局灶性、孤立性微腺瘤相比，弥漫性大腺瘤累及垂体前叶全部，有明显的占位效应。有时，肿瘤在诊断时仍局限于鞍内。如果患者是青少年或青年，在观察图像时必须谨慎，因为青春期的激素变化会导致垂体增大、上缘凸起（见第 2 章）（图 2-20）。相反，随腺瘤生长蝶鞍形态会改变，并通过鞍隔开口处延伸，引起鞍上明显扩张（图 7-77）。这可能导致视交叉、垂体柄和第三脑室前部的上抬、伸展和变形，它也可能从一侧浸润和侵犯海绵窦（图 7-77C）。大腺瘤在 $T_1WI$ 上表现为等或低信号，在 $T_2WI$ 上表现为等或高信号，并往往为弥漫性强化（但低于正常垂体实质）（图 7-77C）。可表现为轻度不均匀、伴有出血和坏死、部分囊变、囊性 / 出血性、类似微腺瘤。垂体后叶高信号可存在或消失。

　　最后，垂体大腺瘤可能具有侵袭性，常浸润和填充海绵窦腔并包绕颈动脉虹吸段。在鞍上区，Willis 环的组成部分常围绕肿块，但也可被包裹。鞍背可能被破坏，小脑幕可能受侵（图 7-78）。相比于成人，儿童（通常是青少年）更常见。这种侵袭性肿瘤可以延伸到第三脑室的背侧和腹侧，延伸到蝶骨，甚至延伸到咽后间隙。在这种情况下，骨质是渗透的，而不是破坏的。在治疗过程中，它会重新钙化，并在 CT 上重新出现在肿瘤内。

　　如果发现激素分泌增加，鞍区 / 鞍上肿瘤很容易诊断为垂体腺瘤。另外，垂体微腺瘤的鉴别诊断包括 Rathke 裂囊肿（位于中线区，内容物有特异性），而大腺瘤的鉴别诊断则包括鞍区颅咽管瘤（囊性的也可能为实性，伴钙化）和 GCT（垂体后叶高信号消失、垂体柄和漏斗部受累）。已报道 1 例鞍上髓质上皮瘤，但极为罕见[410]。淋巴细胞性垂体炎在儿童中很少见[411]，患儿出现疼痛，可累及垂体后叶和垂体柄，亦可累及垂体前叶，或两者皆受累，并伴有相关的激素缺乏。$T_2WI$ 显示垂体周围和硬脑膜 $T_2WI$ 低信号，提示硬化[412]，且增强后常见脑膜尾征，确诊取决于活检。在罕见的 *PROP1* 基因突变失活情况下，垂体中间叶囊性增生，导致腺体增大，可能与激素缺乏有关。诊断依赖于基因突变的识别，不需要手术[413]。最后，垂体卒中，常为垂体肿瘤出血的并发症（以前通常不诊断），表现为突发头痛，影像学上表现为沿垂体柄延伸的鞍

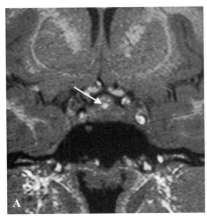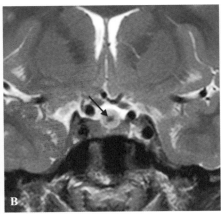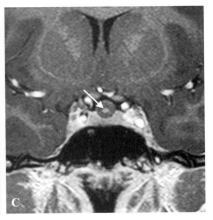

▲ 图 7-75　实性出血性微腺瘤（泌乳素瘤）

A 和 B. 冠状位 $T_1WI$ 示垂体内圆性肿块。A 和 C 图所示中央有 $T_1WI$ 高信号（白箭）。B 图所见 $T_2WI$ 低信号（黑箭），代表少量出血。微腺瘤从上缘向外生长，内有一孤立出血灶

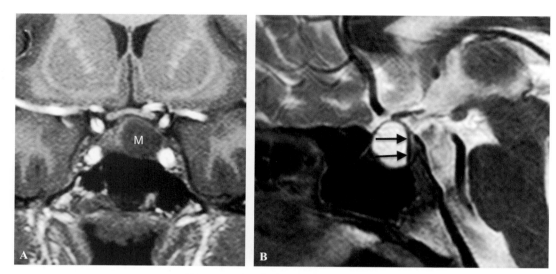

▲ 图 7-76　出血性囊性微腺瘤（泌乳素瘤）

A. 垂体左侧可见一个较大的圆形肿块（M），T₁WI（A）呈低信号，T₂WI（B）呈高信号。这与其囊性结构一致。矢状位 T₂WI（B）示囊内出血所致液 – 液平面（黑箭）

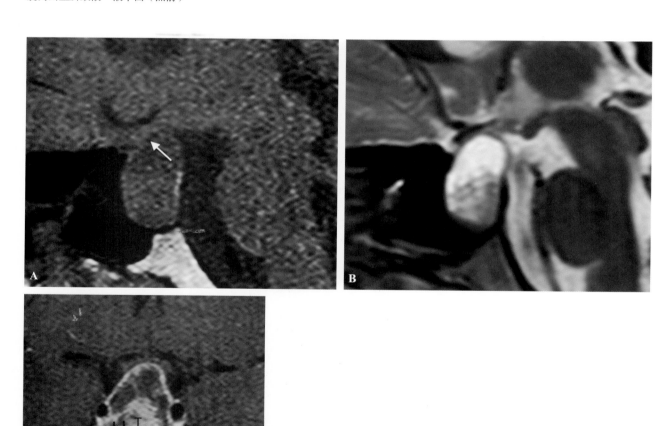

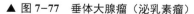

▲ 图 7-77　垂体大腺瘤（泌乳素瘤）

A. 正中矢状位 T₁WI 示垂体肿瘤，鞍腔扩大，向鞍上池延伸，毗邻视交叉（小白箭），T₁WI 与脑干相似呈低信号。B. 正中矢状位 T₂WI 示肿瘤不均匀，鞍内部分信号较低，鞍上池部分较高，这更可能是坏死而不是囊变。C. 冠状位 T₁WI 增强显示肿瘤（T）侵及右侧鞍底（黑箭），侵犯右侧海绵窦

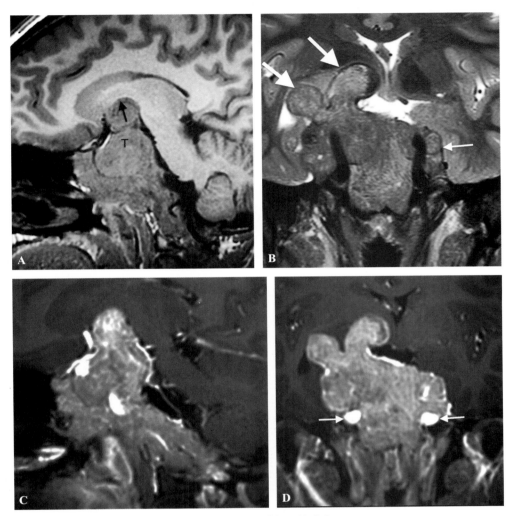

▲ 图 7-78　侵袭性垂体腺瘤

A. 旁矢状位 T₁WI 显示分叶状肿瘤（T）使鞍腔扩大，间脑上抬（黑箭），并侵蚀骨质（注意蝶鞍伪影），侵犯蝶骨体、斜坡和咽后软组织；B. 冠状位 T₂WI 显示肿瘤延伸至海绵窦、右侧颞窝、右侧额叶底面（大白箭）和左侧海绵窦（小白箭）；C 和 D. 矢状位和冠状位 T₁WI 增强显示肿块不均匀强化，并向鞍上、鞍下和鞍旁结构延伸，颈内动脉被包绕（D 图白箭）

区肿块。肿瘤内出血，T₁WI 呈均匀或不均匀高信号，需结合病史和神经影像学表现进行诊断[414]。这是一种急症，如果不能迅速缓解视交叉的急性压迫，可能会导致永久性视力丧失。如果神经放射学家发现此表现，必须立即联系转诊医生，或者应该把患者转到最近的急诊部。

### （五）其他鞍区 / 鞍上肿块

#### 1. 下丘脑错构瘤（灰结节错构瘤）

错构瘤是一种由正常及异常组织成分组成的肿瘤样发育不良肿块，它与正常组织生长速度相同。下丘脑错构瘤（HH）是罕见的畸形，由星形细胞 / 少突胶质细胞的神经纤维网中一组无序的小的成熟 GABA 能神经元和一些未成熟的锥状细胞混合而成，病变通常呈结节状[415]。男性发病率高于女性[416]。HH 分两种亚型：下丘脑旁型，表现为附着于灰结节正中隆起的带蒂肿块，通常与性早熟相关；下丘脑内型，位于后方（接近乳头体）且常膨大进入脚间池或第三脑室的无蒂肿块。后者通常与癫痫有关[417]。大的无蒂错构瘤似乎与性早熟和癫痫均相关[418]。

性早熟是最常见的症状。事实上，HH 是引起中枢性早熟最常见的原因[416, 419]。典型表现是在 2 岁之前[417]，可能由于黄体生成素释放激素的分泌

（LHRH，也称为促性腺激素释放激素）失控，或转化生长因子 α（或 TFF-α）对发育期神经内分泌功能的诱导作用[418]。癫痫呈典型的痴笑型（"笑性癫痫"），有时婴儿早期也会有流泪性（哭泣）癫痫，随着时间的推移变得更复杂也更严重。最终，大多数患儿表现为多种类型的癫痫发作，包括不典型发作、全身性强直 - 阵挛、部分运动性和跌倒发作[417, 420]，并发展为严重的癫痫性脑病，伴有行为障碍（多动症、愤怒和攻击性）[417]。应该检查手和脚看是否有多指 / 趾畸形，这提示 Pallister–Hall 综合征的诊断，即一与 7p13 染色体上 GLI3 基因突变有关的常染色体显性遗传病，其作用于 SHH 信号通路下游（本身就参与 CNS[417] 的腹侧模式）。6p25.1–25.3 上的 FOXC1 是另一个可能参与了散发 HH 的发病机制的基因[421]。考虑到这些患儿癫痫性脑病的严重程度，目前认为外科手术是最佳的治疗方法。发作期 SPECT 研究、发作期深部电极记录及最近的功能连接研究表明，笑性癫痫起源于错构瘤[422, 423]，手术策略（包括内镜入路）旨在切断错构瘤与乳头丘脑的连接[424, 425]。此外，也建议采用 γ 刀放射治疗，其创伤性较小[426]。对于性早熟患儿，长效 GnRH 治疗是一种有效的治疗方法[427, 428]。

（1）病理学：影像上 HH 表现为第三脑室底或侧壁的边界清晰、圆形或椭圆形的肿块。它们可能附着在灰结节上的带蒂肿块，突入鞍上池，或是位于下丘脑内靠近乳头体的无蒂肿块，可向下突入脑池或向上突入脑室，有时为单侧。它们的直径从几毫米到几厘米不等。

Coons 等分析了 57 例 HH 的组织学[415]，发现它们通常由离散成熟的小 GABA 能神经元结节组成，结节之间由分散分布的神经元隔开，其间点缀着纤维状星形胶质细胞。离散的神经胶质结节并不常见。此外，还可观察到有些少突胶质细胞和小胶质细胞。HHs 可以发现一些有髓鞘的轴突，但未发现正常下丘脑的有组织的轴突束。

（2）推荐的分类：Valdueza 等提出了 HHs 的临床解剖分类。Ⅰa 型错构瘤体积小，带蒂附着于灰结节；Ⅰb 型错构瘤体积小，带蒂附着于乳头体上；两者都可无症状或有性早熟。这组患者接受 LHRH 类似物的治疗。Ⅱa 型错构瘤为无蒂肿块，直径常大于 1.5cm，附着于第三脑室底部和乳头体，患儿通常表现为笑性或全身性癫痫；Ⅱb 型错构瘤是大的无蒂肿块，往往大于 1.5cm，使第三脑室底和壁变形，除笑性和混合型癫痫外，患儿还有精神和行为障碍[429]。

Delalande 和 Fohlen 提出了 4 种手术分类。Ⅰ型错构瘤基底与第三脑室底面呈水平生长，可能是对称的或者偏侧的，它们可以通过翼点入路接近。Ⅱ型错构瘤基底与第三脑室底面垂直，并长入第三脑室，内窥镜可以靠近。Ⅲ型错构瘤是Ⅰ型和Ⅱ型的联合，需要联合手术入路。Ⅳ型错构瘤太大而无法手术治疗[425]。

Li 等从 214 例病例报道中提出了最新分类，其分类与疾病的临床表现密切相关。Ⅰ型错构瘤为灰结节下带蒂肿块（36%）；Ⅱ型错构瘤为灰结节下无蒂肿块（12%）；Ⅲ型跨灰结节，同时向脚间池和脑室内膨出（跨界型 41%）；Ⅳ型为灰结节上脑室内型（11%）。性早熟主要与Ⅰ型和Ⅱ型有关，常见的癫痫，尤其是痴笑性癫痫，主要与Ⅲ型和Ⅳ型有关，同时合并癫痫和性早熟的是Ⅱ型（15%）和大部分Ⅲ型（39%）的特征[416]。

（3）影像学表现：由于 CT 仅对较大的 HHs 敏感，轴位 CT 无法显示第三脑室底部的无蒂小错构瘤，因此 MRI 是首选的检查方法。CT 可显示的错构瘤表现为鞍上和脚间池内密度均匀、边缘锐利的圆形肿块（图 7–79），与脑实质密度相同。钙化少见，增强后无强化。很少有囊性成分，如果它们延伸到颞窝，此时，在囊肿引流前，无法确定这种实性的、不强化肿瘤的性质。

MRI 检查是性早熟和癫痫患儿首选的检查方法。前者为下丘脑前下的带蒂肿物（图 7–80），而后者位置较后、无蒂。MRI 表现为下丘脑的边界清晰、圆形或卵圆形体肿块，常累及乳头体区域，有时向前上延伸到第三脑室（图 7–79），向下悬在第三脑室底（图 7–82），或者延伸至下丘脑外侧壁（向前推移穹隆后连合和下丘脑灰质）（图 7–81）[418]。无论是否有蒂，HH 在自旋回波 $T_1WI$ 上与灰质信号相同，在预反转梯度回波 $T_1WI$ 上呈低信号[418]，$T_2WI$ 上呈等至稍高信号（图 7–79 至图 7–82）。直径为 3～70mm[416]。较大的错构瘤在 $T_1WI$ 和 $T_2WI$ 上常信号不均匀，一些区域在 $T_2WI$ 和 FLAIR 上可

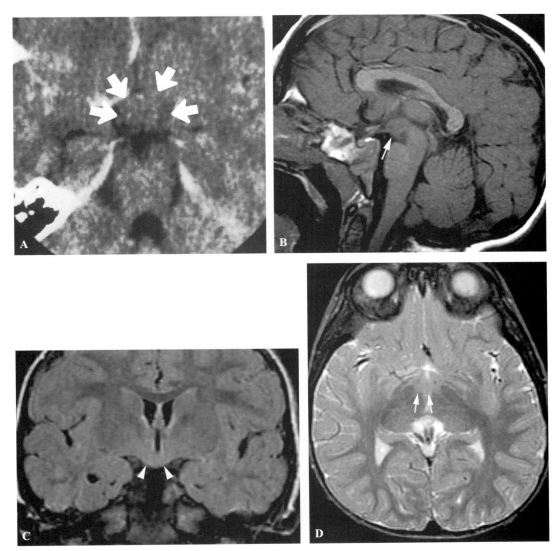

▲ 图 7-79　位于第三脑室底部的下丘脑错构瘤

A. CT 增强显示填充鞍上池和脚间池的软组织肿块（箭）；B. 矢状位 T₁WI 显示第三脑室底部软组织肿块（箭）；C. 冠状位 FLAIR 显示第三脑室底部充满与灰质等信号的团块（箭头）；D. 轴位 T₂WI 显示第三脑室底部肿块（箭），同灰质信号相等

能呈极高信号（图 7-82），高信号区域似乎与组织学上确定的神经胶质成分增加相对应[430]。静脉注射顺磁性对比剂后未见强化。偶尔，大的囊肿（图 7-83）可见于鞍上池，并可延伸至中颅窝。依据肿瘤的特定部位，与正常脑组织等信号及肿块的实性部分无强化可做出诊断。

作者对一名新生儿单发 HH 进行了 ¹H-MRS 分析，正如预期那样，波谱表现与正常的未成熟（新生儿）脑组织相似。文献报道丘脑和额叶的肌醇峰略高于正常相邻脑组织[418, 431]，NAA 峰则略低[418, 431]。肌醇峰的升高似乎与星形胶质细胞增生有关，而星

形胶质细胞增生组织学上常见于错构瘤[418, 430]，反过来，这可能是错构瘤引起癫痫发作的结果。

**2. 朗格汉斯细胞组织细胞增生症**

本章颅后窝肿瘤部分简要叙述了 LCH，特别是对脑干、小脑、颅底和颅骨的侵犯。在本节中，我们将主要叙述它在颅内的最常见表现——累及垂体柄。当下丘脑室旁核和视上核 80% 以上的神经元被破坏时，患儿就会发生尿崩症[432]。5% 的 LCH 患儿诊断时、10%～50% 的患儿在随访过程中出现这种情况[336, 433]。多系统疾病患儿中 CNS 受累最为常见[336]。LCH 患儿的 CNS 受累始于蛛网膜下腔

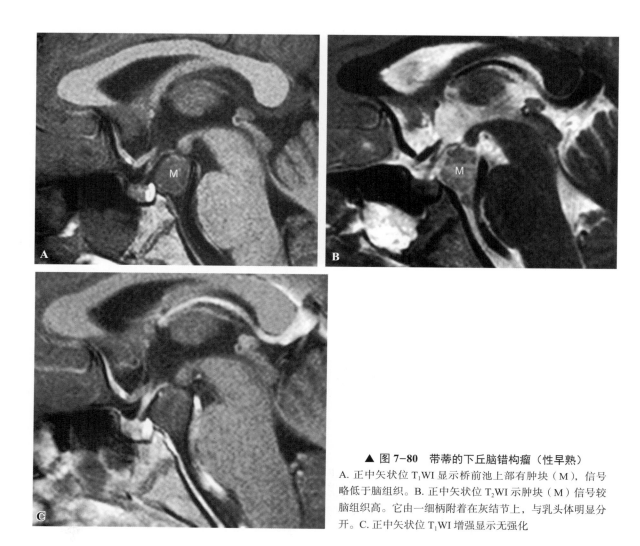

▲ 图 7-80　带蒂的下丘脑错构瘤（性早熟）

A. 正中矢状位 $T_1WI$ 显示桥前池上部有肿块（M），信号略低于脑组织。B. 正中矢状位 $T_2WI$ 示肿块（M）信号较脑组织高。它由一细柄附着在灰结节上，与乳头体明显分开。C. 正中矢状位 $T_1WI$ 增强显示无强化

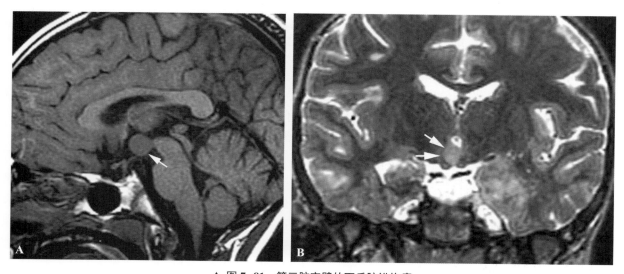

▲ 图 7-81　第三脑室壁的下丘脑错构瘤

A. 矢状位 $T_1WI$ 显示第三脑室下部小肿块（箭）；B. 冠状面 $T_2WI$ 示第三脑室右侧壁内可见轻度不均质肿块（箭）

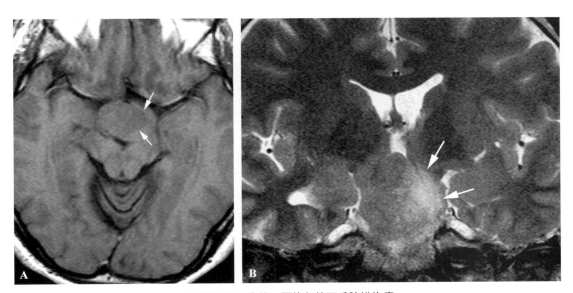

▲ 图 7-82　大的、不均匀的下丘脑错构瘤
A. 轴位 T₁WI 示鞍上和脚间池较大肿块，其左侧信号稍低（箭）；B. 冠状位 T₂WI 示肿块的不均匀性，左部呈明显高信号（箭）

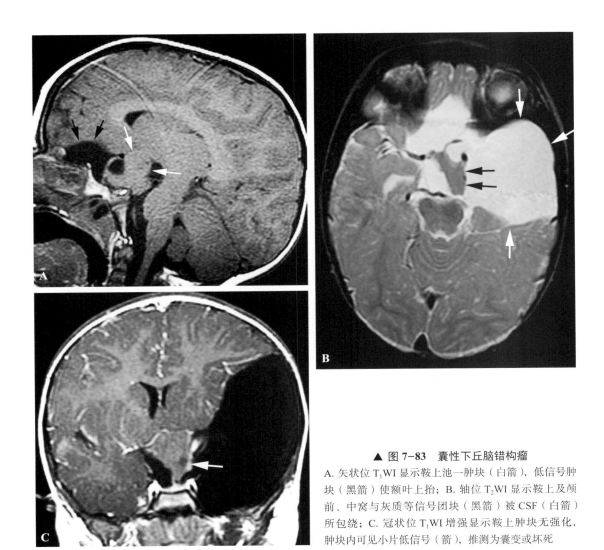

▲ 图 7-83　囊性下丘脑错构瘤
A. 矢状位 T₁WI 显示鞍上池一肿块（白箭），低信号肿块（黑箭）使额叶上抬；B. 轴位 T₂WI 显示鞍上及颅前、中窝与灰质等信号团块（黑箭）被 CSF（白箭）所包绕；C. 冠状位 T₁WI 增强显示鞍上肿块无强化，肿块内可见小片低信号（箭），推测为囊变或坏死

肉芽肿的形成，随后侵犯下丘脑和漏斗部。病变由CD1a+组织细胞、CD68+巨噬细胞、T细胞和B细胞弥漫性实质浸润组成，神经元和轴突几乎完全丧失，伴周围炎症[337]。最终，这种肉芽肿可能发展到整个脑实质[226, 336]、脑膜、脉络丛[434]、松果体[435]和脊髓[436]。本章颅后窝肿瘤部分简要阐述了罕见的LCH累及脑实质的病变。脑实质外肿瘤部分讨论了颅骨、硬脑膜和脉络丛的病变。

当LCH累及垂体柄和下丘脑时，受累范围大小不等，可表现为从垂体柄轻度增粗[437]到明显的下丘脑肿块。垂体柄轻度增粗在MRI上显示最清楚（图7-84），矢状位和冠状位均可显示。较大的下丘脑肿块很容易被发现，通常以垂体柄上部为中心（图7-85）。无论肿瘤大小，静脉注射顺磁对比剂后肿块均明显强化（图7-84和图7-85）。在出现尿崩症前，垂体后叶保留正常的T1WI高信号。随着尿崩症的发生，T1WI上垂体后叶高信号消失（图7-84和图7-85）。垂体柄增粗、强化或以垂体柄中央出现较大肿块的鉴别诊断除LCH外，还包括GCTs、淋巴细胞性垂体炎、淋巴瘤和肉芽肿性疾病，如结

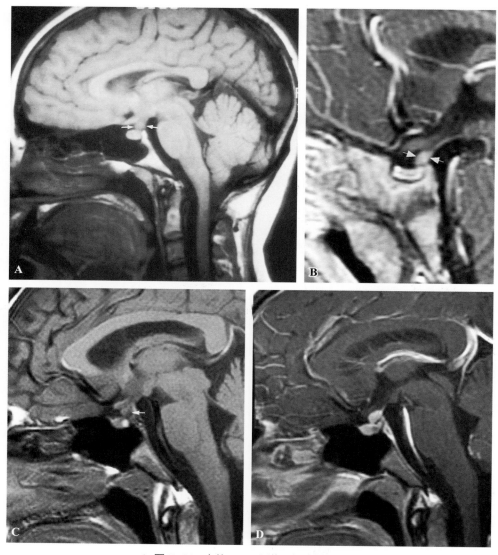

▲ 图7-84 小的LCH和淋巴细胞性垂体炎

A和B. LCH。矢状位T1WI（A）显示漏斗部增粗（箭），垂体后叶（"垂体亮斑"）缺失。T1WI增强（B）显示增粗的漏斗部均匀强化（箭）。
C和D. 淋巴细胞性漏斗部垂体炎。矢状位T1WI（C）显示增粗的漏斗部（箭）。增强显示漏斗部肿块明显强化。尽管存在漏斗部病变。注意C图中垂体后叶仍可见高信号

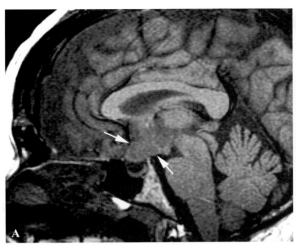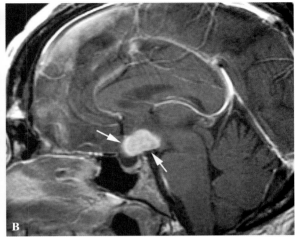

▲ 图 7-85　大的 LCH
矢状位 $T_1WI$ 平扫（A）和增强（B）显示一个大的下丘脑肿块（箭），经注射对比剂后均匀强化

核和结节病。在 LCH 未累及骨骼的情况下，还需要考虑尿崩症这一鉴别诊断[438]。

### 3. Rathke 裂囊肿

Rathke 裂囊肿是内衬上皮细胞的良性囊肿，主要发生于蝶鞍，含有黏液样物质。虽然大多无症状，但它们可因压迫垂体或鞍上结构而出现相应症状。它被认为是颅咽（Rathke）囊的残余。近来高分辨神经影像学检查表明垂体窝内的囊肿（可能为 Rathke 裂囊肿）是常见的，尤其在儿童，囊肿的出现和消失大多均无症状[439]。事实上，在常规尸检[440] 中，高达 33% 的尸检报告存在本病。所谓的间质囊肿很可能属于这一类。在有症状的患儿中，估计约有 2/3 表现为垂体功能障碍，从单一激素缺乏（通常是生长激素或泌乳素）到伴全身乏力的广泛的垂体功能低下[441]。大约有一半的患者存在视觉障碍，并与囊肿的大小有关[442]。头痛发生率为 30%～50%（儿童可能要更低），在 $T_1WI$ 呈等或高信号的囊肿病例中更为常见[442, 443]。推测症状与黏液引起的炎症有关[442]。这类囊肿的术后病理表现为黏度可变的黏液，有时伴有黄色的蜡样结节，偶尔伴有血液（虽然黄色液体更为常见），囊肿内衬有纤毛或无纤毛的假复层柱状或单层立方或柱状上皮，可见到炎性改变[442]。

CT 上典型表现为鞍内和（或）鞍上的圆形肿块，其密度与 CSF 相似，而钙化不常见[444]。MRI 显示为边缘清晰的圆形或卵圆形肿块，通常位于垂体前叶和垂体后叶之间（图 7-86）或垂体柄前方（图 7-87）。其信号多变，与 CSF 相比，$T_1WI$ 呈等至高信号，$T_2WI$ 呈等至稍低信号[445, 446]。当囊肿内出现蜡样结节时，在 $T_2WI$ 上可为低信号[442]。通常囊肿 $T_1WI$ 平扫与正常垂体相比呈高信号，增强扫描与强化的垂体相比呈低信号（图 7-86）。一般情况下，增强后未见强化（图 7-86）。然而，我们必须意识到在某些情况下，囊肿被一层强化的垂体组织所包围，可能导致误诊为强化的囊肿。囊肿壁的炎症也可能导致强化[442]。当位于垂体前后叶中间的一个边界清晰的肿块具有这些信号特征时，应明确诊断 Rathke 裂囊肿。它与出血性腺瘤的区别在于，前者 $T_2WI$ 或 $T_2^*WI$ 图像上没有低信号（图 7-86C），且囊性 / 出血性腺瘤通常位于中线区外。

罕见情况下，Rathke 裂囊肿可发生感染导致垂体脓肿[447]。患者常出现视觉症状，常伴有发热。不一定可以检测到病原体。影像学表现为中央呈长 $T_1$ 长 $T_2$ 信号、边缘强化的肿块[447]。

### 4. 淋巴细胞性垂体炎

淋巴细胞性垂体炎是一种由淋巴细胞和浆细胞浸润垂体的自身免疫性炎症，可导致垂体逐渐被破坏。本病有两种类型：腺垂体炎，主要累及垂体前叶；漏斗部神经垂体炎，主要累及垂体后叶、垂体柄、漏斗和下丘脑[448, 449]。本病主要发生于成人，但也可见于儿童。患者常表现为头痛或视力受损。下丘脑 - 垂体功能障碍，最常见的是尿崩症，内分

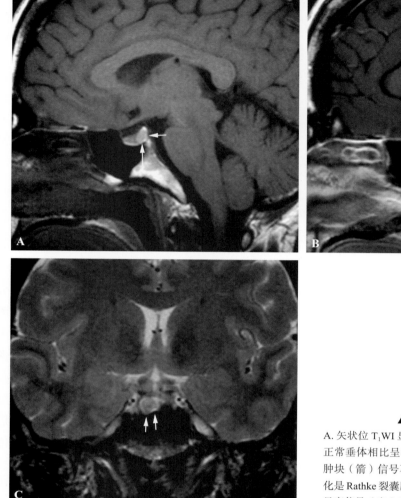

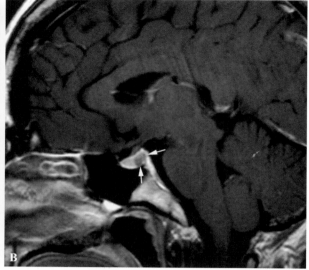

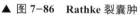

▲ 图 7-86　Rathke 裂囊肿

A. 矢状位 $T_1WI$ 显示垂体前叶和垂体后叶之间肿块（箭），与正常垂体相比呈稍高信号。B. 注射对比剂后随着垂体强化，肿块（箭）信号不变。这种从相对高信号到相对低信号的变化是 Rathke 裂囊肿的特征表现。C. 冠状位 $T_2WI$ 显示病变（箭）呈高信号（出血为低信号），说明不存在出血

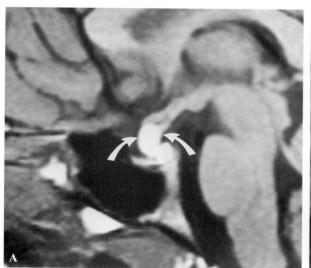

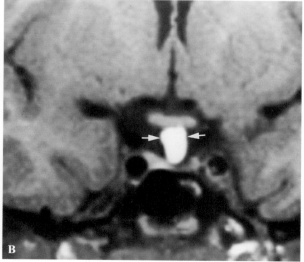

▲ 图 7-87　Rathke 裂囊肿

矢状位 $T_1WI$ 显示漏斗部前椭圆形高信号肿块（箭）。冠状位 $T_1WI$ 显示肿块位于垂体和视交叉之间（箭）

泌检查中发现泌乳素升高及促性腺激素、促肾上腺皮质激素和生长激素减少[450-452]。MRI（首选的神经影像检查方法）显示下丘脑、漏斗部增大，有时垂体也可增大。增强后增大区域均匀强化。影像学表现与鞍上生殖细胞瘤和LCH[450, 451, 453]相似。须通过临床表现、实验室检查或活检进行鉴别诊断[451, 452]。

## 六、大脑半球肿瘤

如前所述，在2岁以下和10岁以上儿童中，幕上肿瘤比幕下肿瘤更常见。传统上，幕上肿瘤是累及前脑的肿瘤，范围包括：大脑皮质、基底节区和丘脑、鞍区和鞍上区、松果体区。尽管都与丘脑相延伸，但中脑肿瘤主要与后脑有关。就发生率而言，幕上肿瘤最常见的是胶质瘤，更确切地说，是星形细胞瘤，其组织学上有许多高低级亚型。少突胶质细胞瘤在儿童中并不常见。幕上室管膜瘤和胚胎性肿瘤并不罕见。胶质神经元混合性肿瘤是一类特殊的肿瘤，因为它们同时累及灰质和白质，由此可见它们与皮质相关，特别是与颞叶内侧结构或基底节区有关。它们包括各种类型的GGG、胚胎发育不良性神经上皮肿瘤（DNETs）和PXAs。GCTs通常出现在鞍区－鞍上区和松果体区，很少出现在基底节区。

传统上，脑肿瘤通过组织学进行分类[66]，组织学反映了它们的大体细胞结构，MRI可较好反映其组织结构。随着近来在肿瘤发生过程中涉及的遗传/分子过程方面的进展，WHO最新分类纳入了一些基本的分子参数[4]，这导致了几个重大的概念变化。例如，成人DA（原Ⅱ级）和成人AA（原Ⅲ级）现在被认为是由相同的基因突变[454, 455]定义的同一种肿瘤。儿童与成人DA在基因上存在差异，这就是前者很少发展成恶性肿瘤的原因。沿基底神经管（脊髓、延髓、视神经通路、下丘脑）生长的PAs与沿后部结构（小脑、大脑半球）生长的PAs存在基因差异。因此，肿瘤表现不同，病程和预后也不同。总的来说，除了这些差异，儿童肿瘤类型的"突变负荷"比成人肿瘤类型要少，这在预后上也有所反映：虽然组织学上相似，但婴儿期的大脑半球胶质母细胞瘤的预后比青春晚期或成年期的预后要好[384]。脑肿瘤现代分子遗传学研究表明，肿瘤基因组学与解剖学相关，因此发育解剖学是脑肿瘤诊断的重要组成部分。因此，虽然"经典"组织学分类仍然与MRI特征最匹配（因为组织学对应结构，而结构是MRI形态学所显示的），但年龄和解剖已成为临床探讨脑肿瘤的主要因素。

除了结构成像和解剖，良性和恶性进程可以通过使用特定的技术如波谱或弥散成像来区分。脑肿瘤评估必须包括DWI。所有低级别胶质瘤均显示高弥散速率（Dav或ADC）。相反，所有胚胎性肿瘤和室管膜瘤（恶性程度低）的Dav是降低的（低ADC值）。MRS上，大的乳酸峰、脂质峰和氨基酸峰提示恶性肿瘤，但这与低级别胶质瘤的表现存在重叠，使得单独使用该方法没有帮助[390]。此外，炎症和异常增生性病变可能具有与恶性肿瘤相同的波谱特征[212]。其他证据表明，灌注成像显示肿瘤内血容量增加[44, 118]与较高的肿瘤分级和生存率较低相关[375, 456]。尽管所有这些特征结合影像学有助于肿瘤的定性[390, 457]，但要确定肿瘤的组织学仍然需要活检或切除。

DTI提供了质子弥散速率（假定其反映细胞外空间）、FA图（基于体素的纤维主导方向）的定量测量及纤维示踪成像，即从FA数据中从体素推算白质束的过程。扩散系数的量化为临床应用提供了已经由弥散成像提供的信息。相比之下，轴突束的FA图和纤维示踪成像联合fMRI对大脑半球肿瘤的术前评估非常有用，可以了解肿瘤的结构，并帮助神经外科医生避开有意义的皮质功能区和白质束[27, 390, 457-459]。肿瘤与周围白质的相互作用可通过以下几种方式发生：①使邻近的神经束移位但是结构不变；②诱发血管源性水肿，降低其各向异性（维持轴向弥散速率，垂直扩散系数随间隙内水的累积而增大）；③通过侵犯神经束，破坏细胞外间隙从而降低各向异性；④通过破坏它发育的神经束轴突[458]。水肿和白质束的破坏可能是恶性肿瘤的证据[458, 459]；单纯移位可能说明是低级别、无侵袭性肿瘤[27]；不伴水肿的浸润提示浸润性低级别肿瘤，如LGG或少突胶质细胞瘤。

然而，这种方法也有局限性：水肿和浸润都可导致相似的FA降低，且无法区分。在有明显水肿或浸润的病例中，FA 甚至可能低到无法与轴突破坏区分。Field 等提出将这些参数组合成模式：FA 正常或降低、扩散系数正常或轻度增加的单纯移位（模式 1）；纤维的位置和方向正常、FA 显著降低、弥散速率增加（模式 2）；FA 降低、弥散速率增加，但扩散方向紊乱，且不能归因于占位效应（模式 3）；各向异性完全丧失（模式 4）。他们认为良恶性肿瘤均可出现模式 1、模式 2 和模式 1、2 混合；模式 3 只在浸润性胶质瘤中发现；模式 4 只在恶性肿瘤中出现[459, 460]。然而，所有的研究对象都是成人脑肿瘤，并且都缺乏精确的组织学相关性加以区分，如瘤周水肿和肿瘤细胞的弥漫性浸润。

DTI 在大脑半球肿瘤评估中的主要应用是纤维示踪成像，用以显示正常的解剖结构及大脑半球肿瘤术前对"有意义"结构的评估[461-463]。由于纤维示踪是基于体素对平均方向性的推断，所以它可能是错误的：扩散过程发生在分子水平上，一个 1mm 的体素实际上包含成千上万的纤维，它们在许多方向有交叉。然而，对于大的轴突束，基本认为其选择的神经束遵循一个规则的、"有逻辑"的过程，体素层面上保持相似的方向，并在解剖学上对应一个已知的轨迹，根据这一轨迹，选择适当的区域"播种"（即选择只传导一个方向神经束的区域）。从临床实践的角度来看，DTI 在神经外科中的应用已经证实了它的实用性。

## （一）主要位于白质区的肿瘤

儿童的大脑皮质中常见肿瘤有不同类型的星形细胞瘤、少突胶质细胞瘤（罕见）、幕上室管膜瘤和原始胚胎性肿瘤。此类以皮质为基础的肿瘤（或癫痫相关的肿瘤），与基底节区和丘脑肿瘤的处理不同。临床表现与肿瘤的部位有关（表 7-9）。癫痫、局灶性神经功能障碍和颅内压增高（头痛、呕吐和感觉中枢异常）是最常见的症状，有时与眼部 / 眼

### 表 7-9 儿童大脑半球肿瘤

| 肿 瘤 | 主要表现 |
| --- | --- |
| 毛细胞型星形细胞瘤（Ⅰ级） | 实性或囊实性，强化<br>平均扩散系数正常或升高 |
| 弥漫型星形细胞瘤（Ⅱ级） | 实性，无强化，Dav 正常或升高 |
| 间变型星形细胞瘤（Ⅲ级） | 实性伴坏死，周围水肿，强化，富细胞结节处 Dav 轻度降低 |
| 胶质母细胞瘤（Ⅳ级） | 较大的中央坏死，周围水肿，实性区域 Dav 降低 |
| 神经节胶质细胞瘤 | 位于皮质，其他类似 PA<br>钙化更常见 |
| 增生性神经节胶质细胞瘤 | 小婴儿。实性部分位于皮质，强化，侵犯脑膜，囊性部分位于白质。钙化常见，Dav 正常 |
| 胚胎发育不良性神经上皮瘤 | 位于皮质，病变局限。T₂WI 明显高信号，FLAIR 上分隔高信号 |
| 室管膜瘤 | 皮质与脑室间任何位置，常巨大，囊实性，钙化，强化，Dav 中等 |
| 原始神经外胚层肿瘤 | 见于婴儿，任何位置，紧密且不均匀，Dav 降低 |
| 不典型畸胎样 / 横纹肌样瘤 | 见于婴儿，发现时常巨大<br>囊实性，Dav 降低 |
| 髓上皮瘤 | Dav 降低，无强化 |
| 生殖细胞瘤 | 基底节区，表现多变。MRS 见脂质峰 |
| 浆细胞肉芽肿 | T₂WI 低信号 |
| 移植后淋巴组织增生性疾病 | 免疫抑制儿童，T₂WI 多处等灰质信号病灶，FLAIR 相对灰质呈轻度高信号<br>明显的血管源性水肿，明显强化 |

科症状有关。

### 1. 大脑半球胶质瘤

星形细胞瘤是儿童最常见的脑肿瘤，约占幕上脑瘤的30%，在大多数研究中男性稍多。所有儿童年龄组均可发生，但7—8岁有一个小高峰期。传统上根据其病理特点划分成四个特定亚型：PA，WHO Ⅰ级（PA），是目前为止儿童肿瘤最常见的类型，可位于CNS任意部位，其变异型有PMA、WHO Ⅱ级的DA、WHO Ⅲ级的AA、WHO Ⅳ级的GBM[4]。室管膜下巨细胞星形细胞瘤（SEGA）发生于结节性硬化（TSC），它位于脑室内，将与其他脑室内肿瘤一起描述，并在第6章简要讨论。作为癫痫相关肿瘤，皮质胶质瘤将在本章单独探讨。

最近取得的对基因组认识方面的进展表明，儿童和成人肿瘤之间存在显著差异，而儿童中相同的组织学亚型在不同位置也存在显著差异。例如，与患有DA、AA和GBM的成年人相比，儿童中没有发现IDH突变的肿瘤，这与儿童DA几乎不发展为恶性AA有关。一般来说，儿童低级别胶质瘤的遗传学改变很少，它们都聚集于MAPK-ERK-PI3K激活通路，从而激活细胞增殖和生存进程[384, 385, 464]。在肿瘤发生部位方面，尽管所有PA均以BRAF-KIAA1549融合为特征[384, 385, 464]，FOXG1、NEDD4L、L1CAM、CXCL14仅在大脑半球PA中上调，而LHX2在视神经/下丘脑PA中过度表达，因此，这些改变与肿瘤的部位有关，但与肿瘤在影像学上的表现无关[465]。在DA中，MYB的融合突变、BRAFV600E的点突变和FGFR1酪氨酸激酶域的基因内重复是最常见的遗传学改变。此外，影像学相关的遗传学改变仍未确定。

（1）毛细胞型星形细胞瘤：PA是最常见、最典型、最为良性的儿童脑肿瘤。它可以在CNS的任何地方发生：脊髓，延髓和小脑（约50%），前视通路－下丘脑（约25%），基底节区、丘脑和大脑皮质（约25%）。组织学检查中肿瘤具有双重结构，细长的双极细胞构成的实性结节成分和丰富的Rosenthal纤维和松散胶质的胶质成分，后者由多极细胞（原生质星形细胞）、嗜酸性颗粒小体和多个小囊（可融合为大囊肿，是肿瘤的特征）构成。PAs高度表达GFAP，是血管极其丰富的肿瘤，但

血管可能透明样变，这解释了MRS上常见的乳酸峰。肿瘤钙化不常见，但当出现钙化时可能比较明显。PA在脑表面容易累及脑膜。大体上看，PA在不同部位有不同表现：位于脊髓和视神经通路－下丘脑时，呈浸润性改变；位于脑干时，呈外生型；在小脑和大脑皮质中，常边界清晰，呈囊/实性。根据我们的经验，PAs在大脑所有脑叶中均匀分布，但是它们在内侧颞叶并不常见[466]。

脑部CT尽管其对PA的诊断不是必要的，但往往是最早的检查。PA有4种基本形态：实性、囊/实性且囊壁不强化、囊/实性伴囊壁强化和实性伴坏死[172]。在静脉注射对比剂之前，肿瘤的实性部分往往呈等或低密度。注射对比剂后，实性部分可完全强化、部分强化或完全不强化。肿瘤可为实性，有时伴有中央坏死，也可以为囊实性。囊肿壁本身可强化或不强化。因此，当发现囊肿时，增强扫描很重要，因为强化壁结节（图7-88）有助于囊性PAs的诊断。肿瘤边界清楚，无或仅有轻度瘤周水肿。如果肿瘤累及皮质，则更可能是GGG。

MRI检查对诊断和术前评估是必需的。PAs通常表现为边界清楚的肿块，实性、囊性或两者兼有。与周围的脑实质相比，T₁WI上实性部分呈等或低信号，T₂WI和FLAIR上实性部分呈高信号（图7-88和图7-89）。与所有低级别胶质瘤一样，PAs弥散速率增加。FLAIR序列被认为是判断肿瘤边界的最佳序列。在T₂WI和FLAIR上（更好地将其内容物与CSF区分开来），囊性成分可以是单个或多个小的病灶，多与实性结节大小类似，也可以是巨大的，并突入邻近脑室。囊肿内的液体由于蛋白含量高，在FLAIR上信号通常比CSF高。它可以是出血性的，血细胞分层形成液－液平面。仅凭MRI平扫，很难将肿瘤囊性成分与实性成分区分开。周围白质很少或没有血管源性水肿。PA实性部分在大多数情况下可见明显强化，囊壁强化或不强化。根据我们的经验，大约一半的病例是实性或实性伴坏死亚型。

在MRS上，PA的实性部分Cho/Cr比值较高，反映细胞增殖，NAA/Cr比值降低[211]。乳酸峰往往升高，这可以解释为玻璃样变的血管壁导致一定程度的缺血。另可见明显的NAA残余峰，这在不包

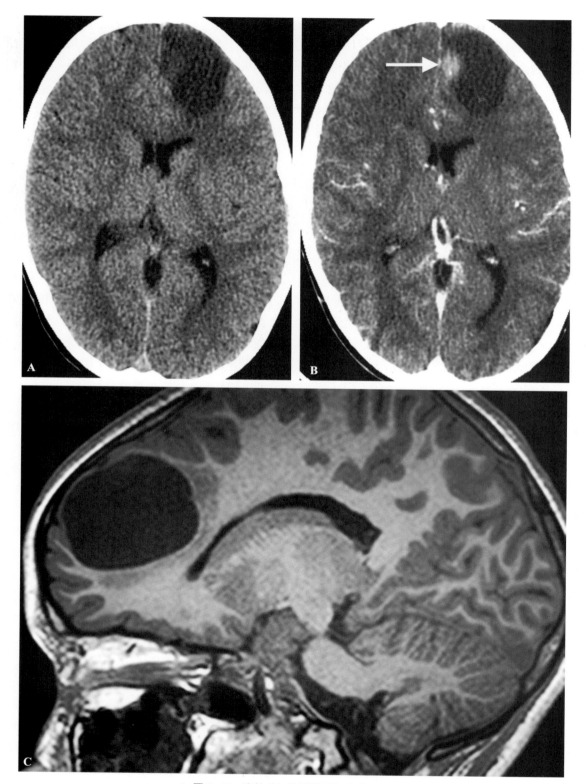

▲ 图 7-88　囊性毛细胞型星形细胞瘤（Ⅰ级）

A. CT 平扫显示左额叶前部低密度病变；B. CT 增强显示内侧实性结节强化（箭），平扫不明显；C. MRI 矢状位 T₁WI 示额叶前部低信号病变

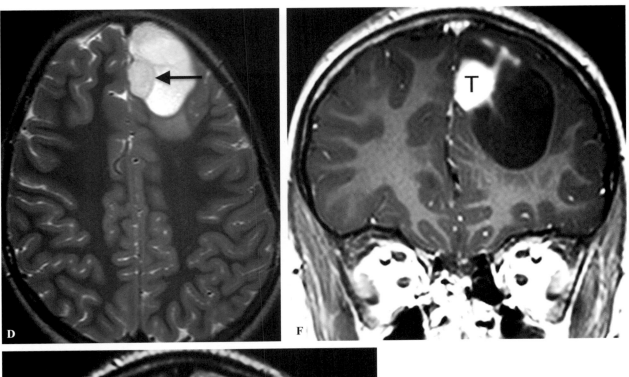

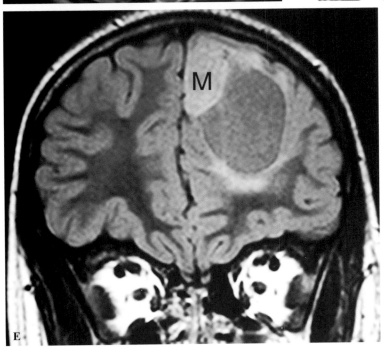

▲ 图7-88（续） 囊性毛细胞型星形细胞瘤（Ⅰ级）
D. 轴位 T₂WI 较好地显示了病灶，内侧可见实性结节（黑箭）。E. 冠状位 FLAIR 图像显示肿块（M）比周围组织信号稍高。囊肿内高蛋白液体信号无法被抑制。F. 冠状位 T₁WI 增强图像显示肿瘤实性部分（M）强化，但囊肿壁未见强化

含神经元或轴突的肿瘤中是不可能出现的：最近一份报告表明，这个峰更可能与携带 N- 乙酰基的其他化学物质的存在有关，如 N- 乙酰化糖 [394]。

（2）弥漫性星形细胞瘤：弥漫性星形细胞瘤（DA，WHO Ⅱ级）在儿童中的发病率低于 PA。如上所述，肿瘤在遗传学上与成人 DA 不同，突变的概率较低。组织学上可见密集的纤维状星形胶质细胞，具有核

多态性、细胞间水肿和微囊的特点。肿瘤边缘模糊，因为它们可浸润到周围的白质和灰质。未发现嗜酸性颗粒小体或 Rosenthal 纤维（与 PA 不同），未发现明显的核分裂活性或血管增生（与 AA 或 GBM 不同）。颞叶比其他脑叶更常见，尤其是颞叶内侧 [466]。DA 在儿童中几乎不发展为恶性星形细胞瘤，如果发展为恶性，则发生在青少年晚期。

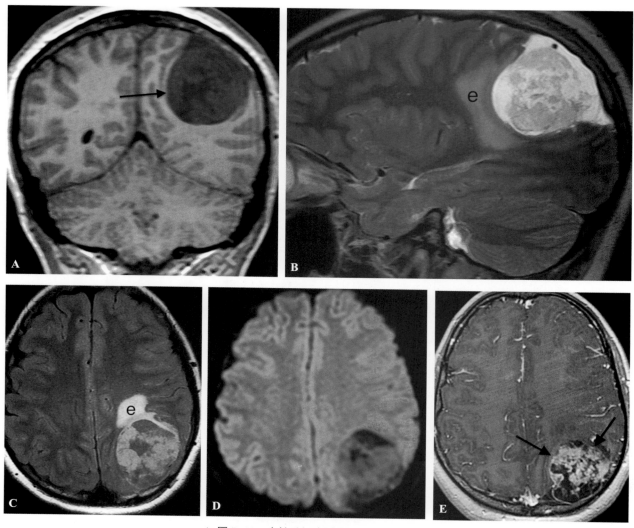

▲ 图 7-89　实性毛细胞型星形细胞瘤（ I 级）

A. 冠状位 T<sub>1</sub>WI 显示顶叶内边界清楚的低信号肿块（黑箭）；B. 旁矢状位 T<sub>2</sub>WI 显示肿块呈高信号、极不均质，伴周围水肿（e）；C. 轴位 FLAIR 图像显示不均质性，但无明显囊性成分，周围水肿（e）呈轻度高信号；D. DWI 显示不均质性，Dav 未见降低；E. T<sub>1</sub>WI 增强图像显示肿块不均匀、弥漫性、斑片状强化（黑箭）

CT 表现为弥漫性、均匀低密度的白质病变，伴占位效应，偶有微小钙化，无强化。在 MRI 上，病变表现为均匀肿块，T<sub>1</sub>WI 呈低信号，FLAIR 和 T<sub>2</sub>WI 呈高信号，弥散率类似于白质。SWI 未见出血成分。占位效应导致邻近脑室受压、中线移位、邻近脑外间隙消失。颅骨变形较少见，这种改变说明肿瘤生长缓慢。肿瘤与周围脑组织、白质和皮质的分界可能是模糊的，因为它侵犯周围的脑实质。而轴突相对较少，这解释了肿瘤的范围和（常见）轻微神经功能缺陷之间的差异。通常无瘤围水肿或强化，但肿瘤内可能出现明显血管（图 7-90）。MRS

可以显示 NAA 峰降低、胆碱峰升高、肌醇峰升高，但没有乳酸或脂质峰。灌注检查显示 CBV 低 [457]。

（3）高级别星形细胞瘤：高级别的大脑半球星形细胞瘤，无论是 AA 或 GBM 都是不常见的，但确实可发于在儿童。它们在遗传学上与成人肿瘤不同，没有 IDH 突变 [467]，而且部位也不同，位于大脑半球的肿瘤比位于中线（脑干、丘脑和基底节区）的肿瘤预后更好 [468]。成人 AA 的预后与 DA 相差不大 [4]，而儿童 AA 则被视为如 GBM 的高级别胶质瘤。临床上，大多数位于大脑半球，较少位于基底节区，表现为头痛、呕吐、视盘水肿、癫痫和神经

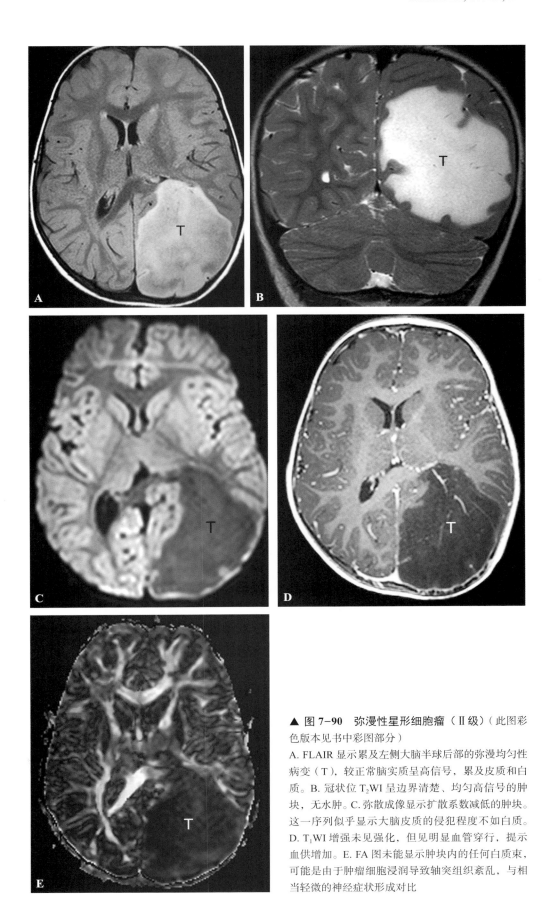

▲ 图 7-90 弥漫性星形细胞瘤（Ⅱ级）（此图彩色版本见书中彩图部分）

A. FLAIR 显示累及左侧大脑半球后部的弥漫均匀性病变（T），较正常脑实质呈高信号，累及皮质和白质。B. 冠状位 $T_2WI$ 呈边界清楚、均匀高信号的肿块，无水肿。C. 弥散成像显示扩散系数减低的肿块。这一序列似乎显示大脑皮质的侵犯程度不如白质。D. $T_1WI$ 增强未见强化，但见明显血管穿行，提示血供增加。E. FA 图未能显示肿块内的任何白质束，可能是由于肿瘤细胞浸润导致轴突组织紊乱，与相当轻微的神经症状形成对比

功能障碍，从最初出现症状到诊断时间很短。组织学上，与 DA 相比，AA 细胞更丰富、核异型性更明显、核分裂也更活跃，它们浸润周围的脑实质。此外，GBM 可见明显坏死。它们通常位于额叶或颞叶（不太常见的是颞枕叶或颞顶叶），体积通常较大，直径在 4cm 以上的占 60%。

CT 上 AA 表现为不均匀低密度肿块，GBMs 表现为孤立的部分坏死的肿块，后者可见不规则环状或斑片状强化，可伴出血和钙化。MRI 上，AAs 通常没有坏死、出血或强化，但与 DA 相比，$T_2WI$ 和 FLAIR 上不均匀（图 7-91）。MRS 显示胆碱峰升高，NAA 峰降低，肌醇峰降低，重要的是，脂质和乳酸峰都不升高[457]。GBM 表现为富细胞性病灶（Dav 中度降低的片状病灶），常有片状强化，坏死性囊变周围可见不规则的环形强化（图 7-92 和图 7-93）。轻微出血可在 SWI 上显示，是恶性肿瘤的标志（图 7-93）。几乎均可见瘤周水肿，可能难以与肿瘤浸润鉴别。然而，这两者的鉴别并不重要，因为肿瘤性结节可能在离肿瘤中心较远的正常脑实质中发现。MRS 表现出高胆碱峰、低 NAA 峰、高脂质峰、高乳酸峰，与 AA 形成对比[457]。GBM 的组织学（和遗传学）变异型，如上皮样 GBM 或胶质肉瘤，表现出与经典型 GBM 相同的特征。

(4) 少突胶质细胞瘤：虽然通常认为少突胶质细胞瘤是罕见的儿童肿瘤，但它们在一些报道中似乎很常见[469]，说明病理学家的观点与组织学标准并不完全一致。通常认为其约占儿童脑肿瘤的 1%，而在普通人群中这一比例为 5%～7%。在遗传学上，其与成人肿瘤不同，除了罕见的青少年晚期病例外，没有 *IDH* 突变和 1p/19q 联合缺失。除了罕见的少突胶质细胞瘤样脑膜癌病例同时出现 *BRAF-KIAA1549* 基因融合和 1p 缺失外，尚未发现与儿童少突胶质细胞瘤相关的遗传缺陷[470]。患儿（最常为男性）通常出现癫痫发作，其他症状包括头痛、视野缺损和乏力[471, 472]。大脑半球少突胶质细胞瘤的预后似乎比位于中线区的肿瘤要好[472]。组织学上肿瘤累及皮质和白质（但不包括神经节细胞）、中等的细胞密集度，可见圆形均匀染色的细胞核和明显的透明胞质、精细的毛细血管网、微小钙化，常见黏液囊性变，但很少或无核分裂[473]。肿瘤可

能呈间变性，细胞数增多、核分裂活跃度增加、细胞异型性增加、内皮细胞增生和坏死。肿瘤可能存在少突胶质细胞和星形细胞成分（少突星形细胞瘤，单纯性或间变性）[473]。

儿童少突胶质细胞瘤 CT 上表现为起源于灰白质交界处圆形或椭圆形、边界清楚的肿块，平扫与灰质相比呈低或等密度。增强后强化程度 MRI 多变，但通常只是轻度强化。钙化和囊变常见（图 7-94）[472, 474]。病变缓慢生长，当其位于脑表面时，颅盖骨的内表面可能变形或侵犯。少突胶质细胞瘤的表现没有特异性，它们常边界清楚、稍不均匀，$T_1$ 和 $T_2$ 弛豫时间延长[474]、Dav 正常。钙化区域在 $T_1WI$ 上可能呈高信号，如果钙化足够密集，则可能呈低信号（图 7-94A）。注射顺磁对比剂后，肿瘤的实性部分可中等程度强化，但也可能很轻度甚至没有强化（图 7-94D）。钙化和无强化与生存率高有关[474]。当肿瘤发生在额叶并伴有钙化时，可能会更支持少突胶质细胞瘤诊断。间变性少突胶质细胞瘤的表现与高级别星形细胞瘤、室管膜瘤和 PNETs 难以区分：均有环形强化和中央坏死。

当评估治疗后复发的少突胶质细胞瘤时，重要的是：第一，与低级星形细胞瘤相比，低级少突胶质瘤的 rCBV 明显增加；第二，低级和高级少突胶质瘤的脑 CBV 相似[457, 475, 476]，微血管密度均增加[477]。两者的这两个特征具有一致性。然而，高级别少突胶质细胞瘤胆碱明显高于低级别者，而乳酸或脂质则与高级别肿瘤相关[477]。因此，在评估少突胶质细胞肿瘤复发时，$^1$H-MRS 优于动态磁敏感灌注成像。

(5) 脑胶质瘤病：脑胶质瘤病不再被认为是一个独立的实体，这是许多类型胶质瘤的一种特殊播散模式[4]。这种罕见的弥漫性实质浸润的机制尚不清楚。它通常累及多个脑叶，包括中央灰质，不对称累及双侧大脑半球，有时还累及颅后窝。典型的恶性细胞呈星形细胞样，但也可能是少突胶质细胞样或混合型，呈弥漫分布（I 型），或合并于局部实性肿块，通常为高级别（II 型）[478]。病理上显示神经胶质弥漫增生伴髓鞘破坏，DA、AA、GBM、少突胶质细胞瘤或间变性少突胶质细胞瘤的多种组织学特征构成了 II 级（18%）、III 级（70%）或 IV 级

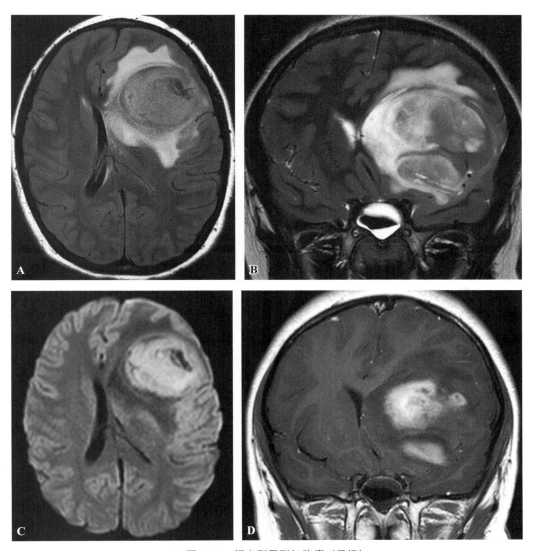

▲ 图 7-91　间变型星形细胞瘤（Ⅲ级）

A. FLAIR 显示致密、轻度异质性肿块，周围水肿明显；B. T₂WI 表现为不均匀大肿块，中线明显移位，伴空洞、周围水肿；C. 弥散成像显示肿块非空洞区 Dav 降低（图 7-89D）；D. T₁WI 增强显示（B）中较低信号的肿块中心区域有斑片状强化，这些区域可以把 AA 和 DA 区分开

（11%）肿瘤。新生血管仅见于高级别肿瘤 [478]。由于这种疾病在儿童中很少见，因此关于这种肿瘤的分子生物学数据很少。其治疗后效果较差，生存期一般少于 2 年，其中低级别肿瘤和少突细胞亚型的生存期较长 [478]。

临床上最常见的症状为癫痫发作（55%）、颅内高压症状（37%）、认知 / 行为改变（17%）[478]。CT 对诊断的作用不大，表现为中等密度肿瘤。MRI 更具有诊断价值，包括 Ⅰ 型为弥漫性、T₂WI 和 FLAIR 高信号的边界模糊区域，不对称累及白质、

胼胝体、基底节区、丘脑和颅后窝（图 7-95），常被误认为是炎症或脱髓鞘、髓鞘磷脂代谢紊乱或大脑假瘤。Ⅱ 型表现为伴增生血管、强化的局部肿块，有时可见坏死 [478]。

(6) 弥漫性软脑膜胶质瘤病：在弥漫性软脑膜胶质瘤病中，神经胶质瘤弥漫侵犯软脑膜，无明显的轴内原发肿瘤。症状通常为头痛和其他颅内压增高的表现、癫痫、意识障碍、背部僵硬及轻度神经功能缺损，特别是累及脑神经和脊神经。影像学特征是软脑膜间隙的弥漫受累，在 FLAIR（软脑膜高信

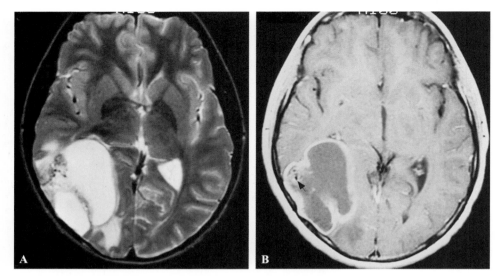

▲ 图 7-92　多形性胶质母细胞瘤

A. 轴位 T₂WI 显示右侧颞枕叶不均匀、部分囊性或坏死的肿块，瘤周中等程度水肿，对邻近结构有明显占位效应；B. 轴位 T₁WI 增强显示，右前部分（箭）见中度环形强化、局灶性低信号，可能是供血血管的流空效应

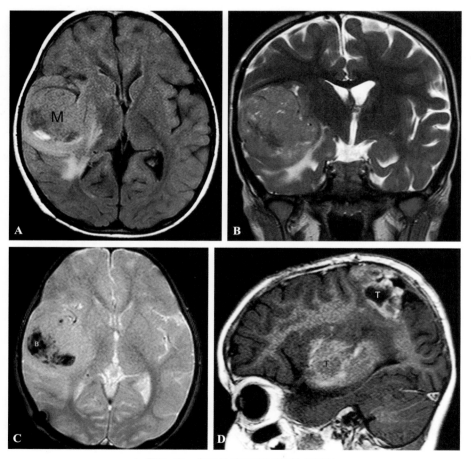

▲ 图 7-93　多形性胶质母细胞瘤（Ⅳ级）

A. 轴位 FLAIR 显示一个大而致密的不均匀肿块（M），与周围脑实质相比呈等信号，周围轻度水肿；B. 冠状位 T₂WI 显示肿块与皮质等信号。邻近可见少量瘤周水肿；C. 梯度回波显示低信号的出血成分（B），强烈提示为高级别肿瘤；D. 矢状位 T₁WI 增强扫描显示以颞叶为主的肿块强化（黑 T），其延伸至顶叶，可见环形强化伴中央坏死（白 T）

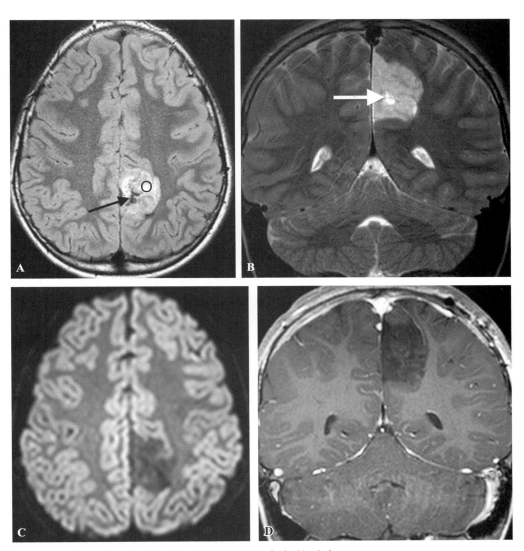

▲ 图 7-94 少突胶质细胞瘤

A. 轴位 FLAIR 显示楔前叶内边界清楚的高信号、轻度不均质病变（O），伴有中央低信号钙化（黑箭）；B. 冠状面 $T_2WI$ 示弥漫高信号伴中央小囊变（箭）的病变；C. 弥散成像显示高弥散度；D. 冠状位 $T_1WI$ 增强显示无强化

号）和增强扫描（$T_1WI$ 增强）中最为明显（图 7-96）。脑的典型表现为脑积水和弥漫性脑水肿（图 7-96A）。应特别注意在大脑和脊髓中寻找原发肿瘤，因为这是治疗的目标。鉴别诊断包括低级别和高级别胶质瘤、髓母细胞瘤和其他胚胎性肿瘤、GCTs。影像学上常被误认为脑膜炎，但缺乏感染证据。神经胶质瘤病只能通过腰椎穿刺确诊。

**2. 幕上室管膜瘤**

正如颅后窝肿瘤一节所述，室管膜瘤曾被认为起源于分化的室管膜细胞[76]。目前的证据表明，与其他 CNS 肿瘤一样，室管膜瘤起源于突变的干细胞。引起室管膜瘤的是放射状胶质细胞[19]，在大脑半球，放射状胶质细胞遍布整个大脑皮质，这解释了幕上室管膜瘤的典型特征——位于脑室外，甚至可能局限于皮质[19,479]。极罕见情况下，由于不确定的原因，肿瘤甚至可能生长至大脑半球外[480]。尽管发生于 CNS 不同部位的室管膜瘤组织学上相似，但在生物学和分子学上，它们在每个部位都是不同的疾病，因此，它们的临床表征和预后也不同。每一部位（脊髓、下延髓、上延髓、大脑半球）的室管膜瘤都囊括了该区域的基因表达谱。在大脑半球，除了室管膜下瘤以外，YAP1 融合和 RELA 融

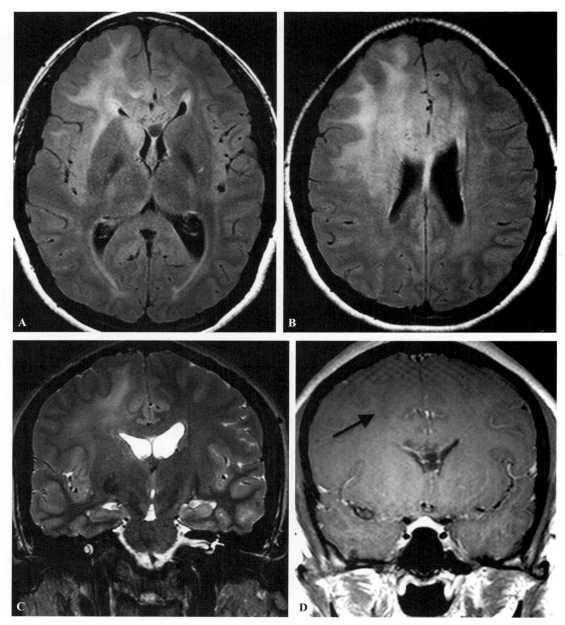

▲ 图 7-95 脑胶质瘤病

A 和 B. 轴位 FLAIR 显示右侧额叶弥漫边界不清高信号区，经胼胝体向左侧大脑半球延伸，中度占位效应；C. 冠状位 $T_2WI$ 表现相似；D. 冠状位 $T_1WI$ 增强显示右侧额叶白质低信号（黑箭），未见强化

合是两种不同肿瘤的特征，前者预后更好，后者预后更差 [201]。相反，由于观察者的再现性较差，Ⅱ级和Ⅲ级的典型区分可能并不明显 [201, 481]。

　　幕上室管膜瘤占儿童室管膜瘤的 20%~40% [196]，男性多于女性，发病高峰在 1—5 岁。症状与肿瘤的部位有关。尽管伴视盘水肿的颅内压升高、局灶性癫痫和局灶性缺损是最常见的临床表现 [196]，脑

室内出血可能提示肿瘤。通常幕上的室管膜瘤起源于 SVZ（休眠的放射状神经胶质细胞所在位置），并跨皮质生长，或较少见地向脑室内生长。然而，由于放射状胶质细胞遍布整个皮质，室管膜瘤可在 SVZ 和皮质之间的任何地方发生，它们甚至可局限于皮质内 [200, 479]。肿瘤常体积较大、囊实性，常伴钙化，偶有出血。发生在幼儿时，可能会导致一

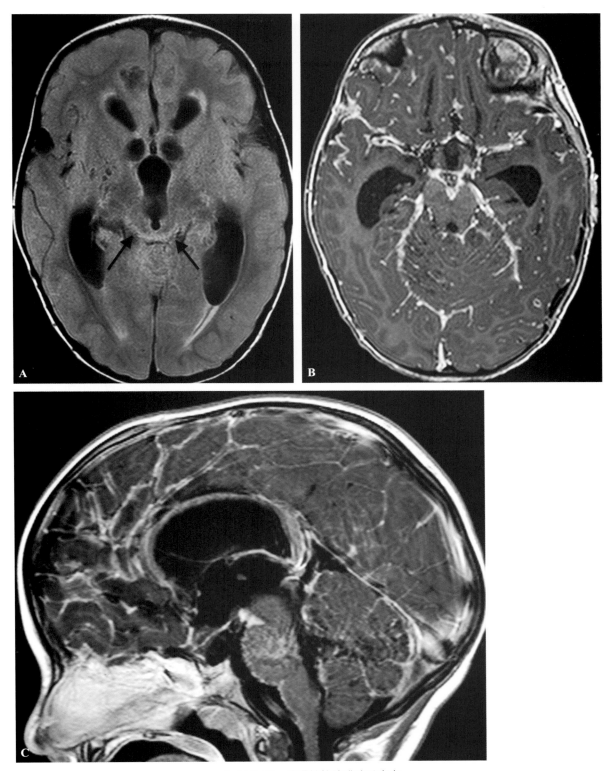

▲ 图 7–96　弥漫性软脑膜胶质瘤病

A. 轴位 FLAIR 显示高压性脑积水伴室周间质性脑水肿。松果体区脑池（黑箭）信号高于脑实质。B 和 C. 轴位和矢状位 T$_1$WI 增强显示继发于肿瘤弥漫播散的弥漫性软脑膜强化。脑实质未见原发肿瘤。组织学检查发现一个低级别胶质瘤

侧颅盖骨增大、变形，甚至侵犯颅骨。幕上室管膜瘤与幕下室管膜瘤组织学相同，但透明细胞亚型在儿童幕上更为常见。它也更有可能复发或与脑室和软脑膜转移瘤相关[482]。间变性亚型表现为更丰富的血供和更多的坏死。与 DA 相比，室管膜瘤边界相当清晰，使完全切除肿瘤的可能性更大[483]。然而，一些证据表明，肿瘤可沿轴突束和小血管浸润周围的脑实质，甚至可能导致继发性肿瘤结节的形成[200]。

CT 上，室管膜瘤往往表现为边界清晰的肿瘤，横跨大脑皮质和（或）向脑室突出。它们通常很大，有实性和囊性成分，实性部分稍不均匀，CT 上与正常脑实质相比呈等高密度，钙化常见（图 7-97）。增强扫描肿瘤实性部分有不同程度的强化。邻近脑室的额叶或顶叶巨大等密度肿块、伴有钙化和囊变并可见不均匀强化时，应提示室管膜瘤的诊断[484]。

*MRI* 上，幕上室管膜瘤的主要特征是不均匀并靠近脑室。不均匀来自于实性肿瘤、钙化、囊变、坏死，通常还有出血，它们一起构成了图像上的混杂信号（图 7-98）[482, 484, 485]。典型的肿瘤体积巨大（达 10cm）、囊实性，通常位于额叶或顶叶（尽管它也可能起源于丘脑后方的颞叶后内侧，此时必须与丘脑肿瘤相鉴别）。实性部分呈分叶状，$T_1$WI 和

$T_2$WI 上与周围脑实质相比呈等、低或高信号，周围常见血管源性水肿。出血常见，特别是间变性和透明细胞亚型，有时可见坏死。细胞密集的实性部分可见 Dav 中等程度降低。其囊变与 CSF 相比可呈等信号或高信号，这取决于其蛋白质含量或出血量。它可以是巨大的，填充扩大的脑室。注射对比剂后可见囊壁和实性部分强化，后者一般呈弥漫但不均匀强化[482, 484, 485]。MRS 没有特异性，胆碱峰升高，偶尔出现乳酸峰。灌注显示间变性亚型 CBV 增加[484]。

当肿瘤位于皮质时，诊断更加困难，这并不少见（9/49 的幕上室管膜瘤）[479]。肿瘤典型表现为混合囊实性（图 7-99A），但也可能是纯实性的（图 7-99B）并（CT 上）因钙化而更致密，邻近颅骨可变形。MRI 上，肿块 $T_1$WI 呈低信号、$T_2$WI 呈高信号，并伴周围水肿，增强后强化方式多变[479]。与其他部位一样，Dav 降低。术前应用 fMRI 或 DTI 技术对皮质解剖结构进行精确评估是非常重要的，因为手术可能会对功能区造成损伤。已经发现成人的位于皮质外、完全外生的中线区室管膜瘤，常被误认为脑膜瘤[480]。

幕上室管膜瘤的鉴别诊断很多。它们在 MRI 上可以是均匀的（因此与低级别星形细胞瘤难以区分）

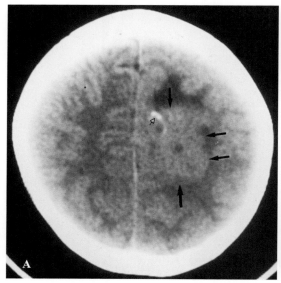
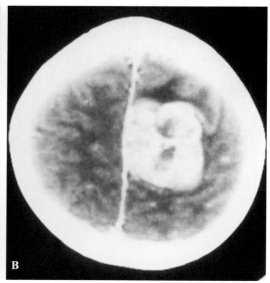

▲ 图 7-97　幕上室管膜瘤
A. 轴位 CT 平扫显示大脑半球肿块（箭），与灰质密度一致。瘤内见小钙化灶（空心箭），周围有轻微的血管源性水肿。B. 注射碘对比剂后见不均匀强化

或呈环形强化伴广泛水肿（与高级别星形细胞瘤或PNET难以区分）。在对儿童幕上脑肿瘤鉴别诊断时，应记住室管膜瘤主要见于儿童，是靠近脑室的肿块。一般来说，儿童出生后第1年内（尤其是出生后6个月）发生的不均匀性中线区肿瘤应首先考虑畸胎瘤。如果不位于脑室旁，而是跨大脑半球生

长的肿瘤，应该提示 PA、DA 和高级别胶质瘤。弥散率降低有助于胶质瘤与室管膜瘤相鉴别，还需要与胚胎性肿瘤相鉴别。当幕上肿瘤位于中线区和脑室旁且质地不均匀时，应考虑室管膜瘤、PNET 和ATRT，尤其是 1—5 岁的儿童，PNET 和 ATRT Dav均明显降低。当一个明显不均匀的脑室肿瘤向脑室

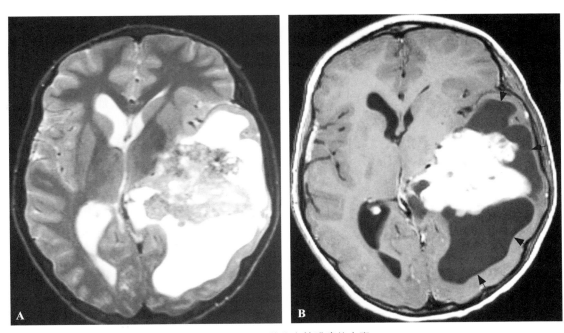

▲ 图 7-98　幕上室管膜瘤伴大囊
A. 轴位 T₂WI 显示左侧颞叶内不均匀囊实性肿块；B. 轴位 T₁WI 增强显示肿瘤实性部分不均匀强化。与脑室腔相比，囊（箭）的信号更高，故为肿瘤性囊肿

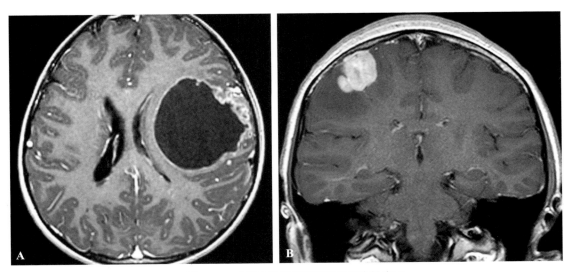

▲ 图 7-99　皮质室管膜瘤的囊实性和实性表现
A. T₁WI 增强显示典型的囊实性表现。实性部分位于皮质，囊从白质区向内侧生长，但未到达脑室；B. T₁WI 增强显示实性表现，皮质来源的肿瘤体积小、均匀强化，没有支持室管膜瘤诊断的特征性表现

外生长时，应考虑到 CPC。

**3. 胚胎性肿瘤：含神经母细胞或胶质母细胞成分的肿瘤**

传统上，"胚胎性"肿瘤（以存在极低分化神经上皮细胞为特征）包括髓母细胞瘤（特征是位于或靠近第四脑室）、完全未分化 PNET、部分分化的"母细胞瘤"（神经母细胞瘤、节细胞神经母细胞瘤、松果体母细胞瘤、星形母细胞瘤、室管膜母细胞瘤和视网膜母细胞瘤）、具有类胚胎神经管结构的髓质上皮瘤和具有间质倾向的 ATRT。脑肿瘤基因破译的最新进展使过去的 CNS 肿瘤分类中的术语得到修正，部分被删除，部分被修改 [4]。然而在临床实践中，传统术语仍然被广泛应用和理解 [486]，基于此，这一章将其保留。

(1) 大脑半球原始神经外胚层肿瘤：PNET 最初由 Hart 和 Earl [487] 提出，他们将 PNET 定义为由大于 90%～95% 的未分化细胞组成的富细胞性肿瘤。这一名称本身已经从 WHO 术语中删除，这一肿瘤的名称现基于其是否在 19q13.42 上显示 C19MC 区域扩增。如果存在，则这种肿瘤就被称为 C19MC 变异的伴多层菊形团的胚胎性肿瘤（ETMR）。如果没有，则称为 ETMR NOS（如无特别说明）。无论其名称如何，尽管肿瘤内可能存在沿神经胶质或神经元方向分化的区域，但未分化细胞这么高理论上需要把这种肿瘤与其他肿瘤分开。

PNET 是一种罕见肿瘤，尽管报道的发病率变动范围很大，但在儿童幕上肿瘤中所占比例可能不到 5%。尽管报道过 24 岁以下的患者，但在 5 岁以下的儿童中更常见。男性与女性发病率无差异。患者最常表现为巨颅（如果诊断于婴儿期）、颅内压升高表现、癫痫及少见的局灶性缺损 [488]。肿瘤可发生于大脑半球、侧脑室或基底节区和丘脑。它们发生时通常相当大，占据一个以上的脑叶。尽管组织学检查显示肿瘤细胞向外扩散，超出肿瘤边缘，但是总体而言它们边缘仍很锐利。约半数肿瘤可见坏死和钙化。有报道称肿瘤通过 CSF 播散并转移到脊髓、肺、肝和骨髓 [76]。已经证实 SOX2、NOTCH1ID1 和 ASCL-1（胶质细胞标志物）上调 [489]。

*CT* 上，与白质相比 PNET 的实性部分呈高密度，可能是由于肿瘤核浆比高导致其电子密度增高

引起的（图 7-100）。常见点状钙化和囊变，出血约占 10%。静脉注射碘对比剂后，常可见一些强化，根据囊变和坏死区的大小和数量，强化可能是实性且均匀的或不均匀、环状的 [488]。

PNET 最典型的 MRI 表现是一个巨大的、边缘非常锐利的肿块，可以位于大脑半球、中央灰质或侧脑室（图 7-100 至图 7-102）。与室管膜瘤一样，肿瘤差异很大，可为实性瘤（图 7-101），也可为囊性瘤（图 7-102），可为均质，也可明显不均质，还可见中央坏死区域被环状实性部分包裹（图 7-100）。在 $T_2WI$ 和 FLAIR 上，实性部分常呈相对灰质的等低信号 [488, 490]。点状钙化可能不明显或表现为局灶低信号。肿瘤实性部分的弥散速率降低 [490]。囊性部分 $T_1WI$ 呈低信号、$T_2WI$ 呈极高信号且 Dav 升高。FLAIR 有助于鉴别坏死（高信号）和囊变（低信号）（图 7-100B）。当有出血时（图 7-101），$T_1WI$ 和 FLAIR 呈高信号，$T_2WI$ 根据铁的化学状态信号改变；如果难以确定，SWI 可用于检测铁或钙。肿瘤内可出现血管流空信号。注射顺磁对比剂可导致不同程度的强化，与 CT 表现类似 [488]。动脉自旋标记灌注成像（用 pCASL 表示，见第 1 章）显示灌注增加 [491]。在最初的检查中就可以出现软脑膜转移。当在幼儿发现巨大的、边缘锐利的肿块，伴 Dav 降低时，应考虑到 PNET 的诊断，尤其是当肿块明显不均匀的时候。鉴别诊断包括高级别胶质瘤、室管膜瘤和 ATRTs。

(2) 大脑半球髓上皮瘤：髓上皮瘤是一种非常罕见的肿瘤，通常发生于在 5 岁以下儿童，表现为颅内压升高引起的头痛、恶心和呕吐 [76, 492]。肿瘤最常发生于视神经，但也有报告发生在大脑半球的脑室周围区域及鞍上区 [410]、小脑或脑干。它们的组织学特征是瘤细胞瘤呈乳头状、管状或小梁状排列伴有内、外限制性膜，类似原始神经管的结构 [76, 492]。它们是组织学高度恶性的肿瘤，瘤内出血发生率很高，切除后复发率也很高，预后极差 [76, 492]。除了不强化或轻度强化，神经影像学特征与其他脑胚胎性肿瘤相似。在 CT 平扫上，髓上皮瘤典型表现为边界清楚、均匀的肿块，呈等至稍低密度 [492]。MRI 上表现为边缘锐利的肿块，$T_1WI$ 呈低信号、$T_2WI$ 呈高信号，内部稍不均匀（通常由于出血或坏死），

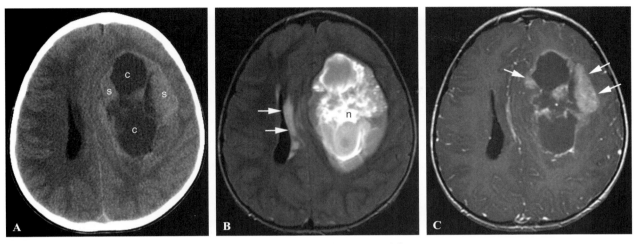

▲ 图 7-100　原始神经外胚层肿瘤

A. 轴位 CT 平扫显示主要位于左额叶的巨大不均质肿块，内见低密度囊性 / 坏死区域( c )和高密度( 类似于皮质 )的实性区域( s )。B. 轴位 FLAIR 显示坏死区域（ n ）与囊性及实性成分相比呈明显高信号。图示胼胝体（箭）高信号，提示肿瘤可能扩散至右侧大脑半球。C. 轴位 $T_1WI$ 增强显示肿瘤实性部分中度强化（箭）

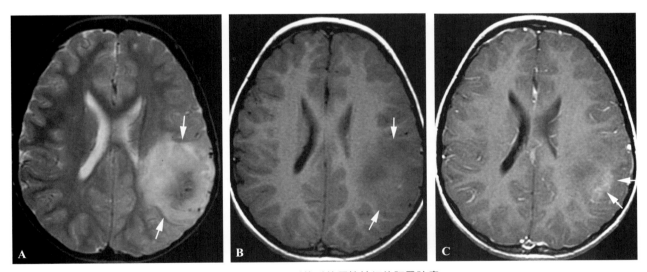

▲ 图　7-101　近均质的原始神经外胚层肿瘤

A. 轴位 $T_2WI$ 显示左顶叶肿块（箭），与灰质比呈等 / 稍高信号。肿块边界清楚，几乎无血管源性水肿。中央低信号可能代表钙化或出血。B. 轴位 $T_1WI$ 显示中央区域高信号（箭），提示存在钙化或出血。C. 轴位 $T_1WI$ 增强显示仅见肿瘤中央部分（箭）强化。强化提示该区域正在坏死，平扫的异常信号可能是坏死引起的出血

特别是巨大肿瘤（图 7-103 ）。无强化的恶性肿瘤样肿块提示髓上皮瘤的可能 [492]。

（3）大脑半球非典型畸胎样 / 横纹肌样瘤：ATRT 是一种组织起源未知的肿瘤，因其光镜下外观与横纹肌肉瘤相似而得名。它们与髓母细胞瘤一起被列入 WHO 最新分类的 CNS 胚胎性肿瘤 [4]。从遗传学上讲，它们以 22q11.2 染色体上 *SMARCB1* 基因缺失为特征 [493]。该基因参与核染色体的重构，

并作为肿瘤抑制因子在控制细胞增殖和分化方面发挥作用。ATRT 很少发生在大脑，占儿童原发性 CNS 肿瘤的 1.3%，但占 2 岁前 CNS 肿瘤的 6.7%[77]。ATRT 主要是肾脏的恶性肿瘤 [133, 148, 494]。大多数报道的大脑 ATRT 病例出现在 10 岁以下（通常在 4 岁以下），伴有嗜睡、呕吐和视觉障碍。预后仍然很差，大多数病例的生存期不到 18 个月 [135]。一些作者认为，肿瘤全切可以改善预后，但肿瘤发生时通

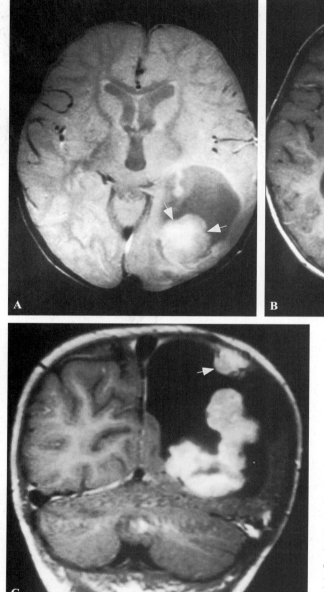

▲ 图 7-102　脑室内原始神经外胚层肿瘤

A. 轴位 T₂WI 显示扩大的左侧枕角内肿瘤（箭）。肿瘤与周围灰质相比呈等信号，中央呈高信号。B. 轴位 T₁WI 增强显示肿块不均匀强化。C. 冠状位 T₁WI 增强显示扩大的枕角更加清晰。此外，可见肿瘤向脑室上壁（箭）生长

常已经非常大，部位也非常具有挑战性，所以完全切除是不可能的[136]。这些肿瘤已经在颅后窝肿瘤部分讨论过，然而，约半数 CNS ATRT 出现在幕上。

病理上肿瘤呈实性，伴有坏死、出血、囊变、边缘模糊。典型的组织学特征是有横纹肌样细胞，是一种圆形或椭圆形的细胞，细胞核偏心，核仁突出，胞浆丰富，胞质透明。这些细胞并不丰富，除非特意寻找，不然很可能被忽略。其他组织学特征包括丰富的核分裂象、恶性间充质纺锤样细胞、上皮分化细胞和小圆蓝色（PNET）细胞。这些不同

细胞类型的存在导致肿瘤被命名为"畸胎样 / 横纹肌样"[495]。

在影像学检查中，肿瘤症状出现时通常体积较大（平均直径 5cm）（图 7-104 和图 7-105）。肿块典型表现为实性，伴有坏死、出血或钙化，实性部分 CT 上相对灰质呈等至高密度（图 7-104），MRI 上呈相对灰质等信号（图 7-135）。DWI 显示与周围脑白质相比弥散速率降低[136]。描述为囊变的区域呈坏死样表现（壁不规则）（图 7-104 和图 7-105）。静脉注射对比剂后实性部分不均匀强化[136, 148, 494]。约

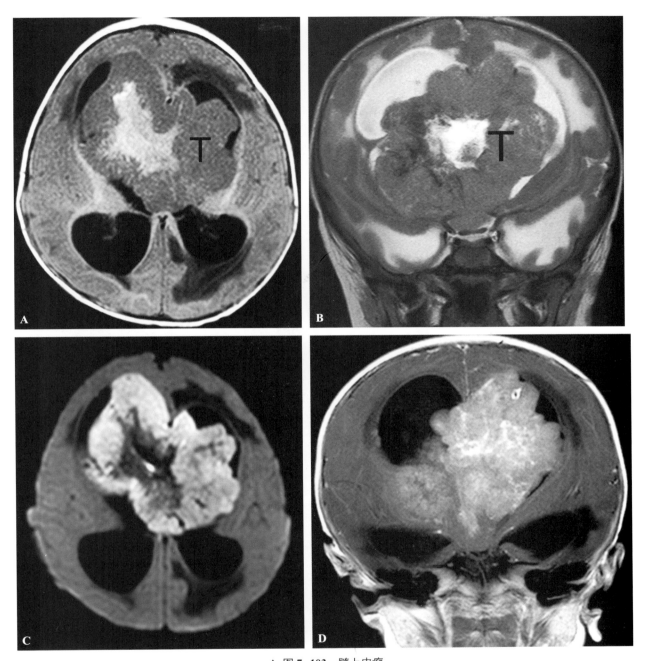

▲ 图 7-103 髓上皮瘤

$T_1WI$（A）、$T_2WI$（B）、DWI（C）显示巨大的脑室内肿瘤（T），伴有中央出血性坏死，脑脊液流动受阻导致严重脑积水。在 $T_1WI$ 和 $T_2WI$ 上实性成分呈低信号，弥散速率（C）明显降低，仅有轻度强化（D）

20% 的患者在发病时可见到软脑膜播散。$^1$H-MRS 显示胆碱峰升高和 NAA 峰降低，但这些变化没有特异性，也没有量化[136]。ATRT 不能根据其影像学特征与室管膜瘤或 PNET 鉴别；如前一节所述，这三种疾病都应在鉴别诊断中。ATRT 和室管膜瘤在婴儿（2 岁以下）中比较常见。

(4) 星形母细胞瘤：目前这一肿瘤的定义源于 Bonnin 和 Rubenstein 的研究[496]，他们描述了一种儿童和年轻人的肿瘤，通常呈实性、边界清楚，组织学上通过星形母菊形团和明显的血管周围透明样变来定义。它现在在 WHO 分类中被归类为 "CNS 胚胎性肿瘤 NOS"[4]，尽管 Brat 等[497] 的研究证实了星形细胞瘤是不同的肿瘤，他们发现了儿童和年轻人的其他大脑半球肿瘤不常发生的染色体变异。在临床上，星形母细胞瘤是儿童和年轻人的肿瘤（平均年龄 14 岁，范围为 3—46 岁）。在一些研究中，女性发病率更高[497]。患者表现出巨大脑肿瘤的症状，最常见的是头痛、呕吐和癫痫。

影像学检查显示位于大脑半球边缘的、巨大的、边界清楚的分叶状肿块。典型者可见实性和囊性成分，实性成分在 $T_1WI$ 上常呈低信号，而在 $T_2WI$ 上信号不均匀（主要呈灰质信号，伴有小囊状不均匀区域，常见钙化）（图 7-106）[498]。较轻的血管源性水肿围绕着肿块，它在图像上边缘锐利（但在病理学上边缘并不锐利）。肿瘤实性部分不均匀强化，肿瘤囊肿周围可见环形强化[498, 499]。良恶

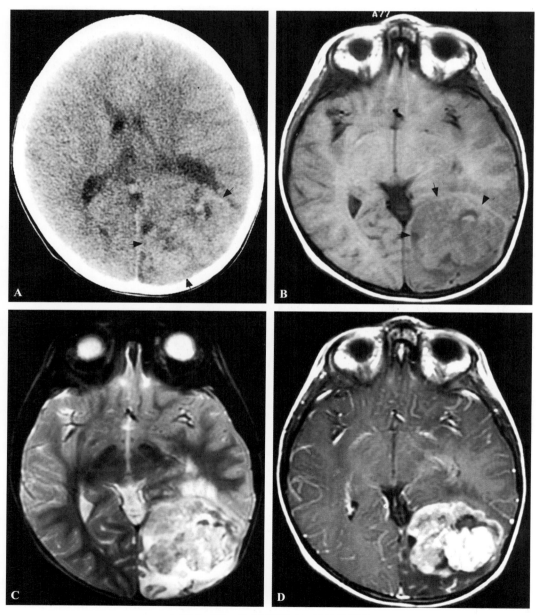

▲ 图 7-104　非典型畸胎样 / 横纹肌样瘤
A. 轴位 CT 平扫显示左侧顶叶后部一巨大不均匀高低混杂密度肿块（箭），伴前方血管源性水肿。B. 轴位 $T_1WI$ 显示不均匀的肿块（箭）边界清楚。C. 轴位 $T_2WI$ 显示不均匀肿块的实性部分相对灰质呈等信号。高信号成分可能代表坏死，低信号成分可能代表出血。D. $T_1WI$ 增强显示不均匀强化。这些肿瘤的影像学表现与 PNET 和室管膜瘤类似

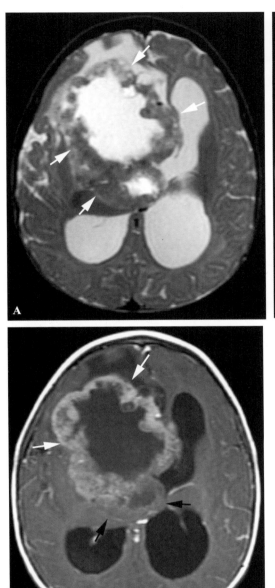

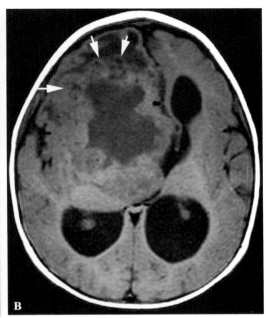

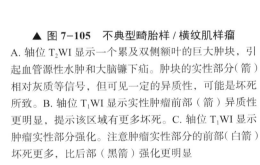

▲ 图 7-105 不典型畸胎样 / 横纹肌样瘤

A. 轴位 $T_2WI$ 显示一个累及双侧额叶的巨大肿块，引起血管源性水肿和大脑镰下疝。肿块的实性部分（箭）相对灰质等信号，但可见一定的异质性，可能是坏死所致。B. 轴位 $T_1WI$ 显示实性肿瘤前部（箭）异质性更明显，提示该区域有更多坏死。C. 轴位 $T_1WI$ 显示肿瘤实性部分强化。注意肿瘤实性部分的前部（白箭）坏死更多，比后部（黑箭）强化更明显

性星形母细胞瘤无法通过影像学鉴别。没有关于H-MRS 或灌注成像的资料报道。根据我们的经验，单独的恶性星形母细胞瘤血供增加（1 例恶性星形细胞瘤的经验显示，其 CBV 显著增加）。

**4. 其他大脑半球肿瘤**

（1）神经胶质错构瘤（胶质神经元异位）：脑错构瘤由紊乱但成熟的细胞构成，通常由神经元（神经节细胞）、神经胶质和血管组成。它们有许多名称，包括神经胶质错构瘤[500]、胶质神经元异位[501, 502]和小脑异位[503]。患者常因癫痫发作接受医学检查，

神经系统检查多是正常的[504]。它们可能因为相关异常[503, 505] 或进行性头部增大[502] 在新生儿中发现，也可在胎儿超声时偶然发现[502]。在病理学研究中，约 3% 的癫痫手术患者发现有胶质神经元错构瘤，相关的皮质发育不良很常见[506-509]。

病理学显示成熟和不成熟的神经细胞和胶质细胞混合，发生于大脑、脉络丛和室管膜的表现各异[500, 501, 505]。病变可发生于脑内或脑外，有时可向颅外生长，通常经颅底孔[500, 501]。它们不侵犯邻近脑实质。

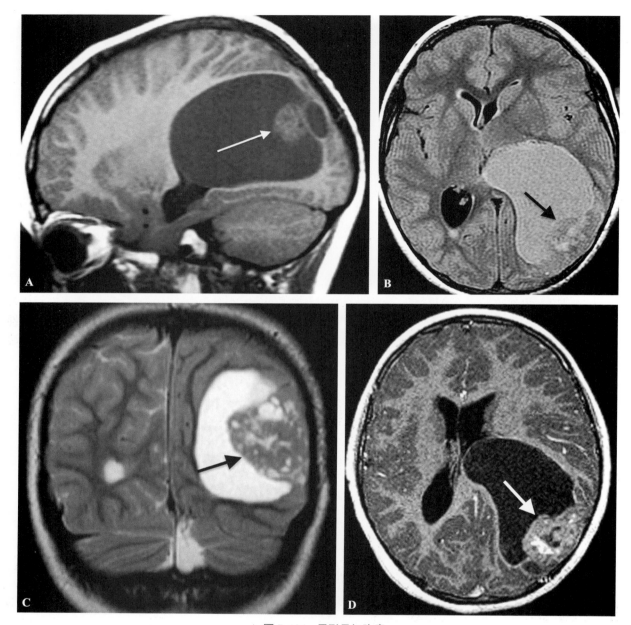

▲ 图 7–106　星形母细胞瘤

巨大囊性肿瘤伴壁结节（箭），$T_1WI$（A）、FLAIR（B）和 $T_2WI$（C）上呈不均质微囊性。注射对比剂后强化较弱（D）。异质性和较弱的强化有助于其与囊性 PA 鉴别

　　影像学检查显示病变通常呈均匀或稍不均匀。$T_1WI$ 上与灰质信号相近，$T_2WI$ 上相对灰质呈等或稍高信号，FLAIR 上相对灰质呈不同程度高信号。大多数病变不强化，但也可见到轻度强化[502-504]。最常见的部位是下丘脑（见下一节关于鞍上肿瘤的部分）、丘脑、内侧颞叶（图 7-107）和额叶。在这些部位，主要的鉴别诊断是老年患者的 GGG 和新生儿的畸胎瘤。偶尔，在大脑半球纵裂中可

见胶质神经元异位，分隔两个正常大脑半球。它们可能模仿皮质 – 皮质下组织，被称为"脑中脑畸形"[510]。

　　(2) 浆细胞肉芽肿（炎性假瘤）：浆细胞肉芽肿（亦称炎性假瘤或炎性肌成纤维细胞瘤）是一种罕见的肿瘤，几乎在任何年龄和器官都可发生。肺是最常见的部位，其次是 CNS 和肝脏。其他较少累及的器官有皮肤、肾上腺、甲状腺、眼眶、乳房、脊

柱、脑膜、颅底和骨骼肌。CNS 浆细胞肉芽肿可出现于任何年龄，20 岁前与 20 岁后发病率相等，因此，略少于半数的儿童浆细胞肉芽肿累及 CNS[511]。发病无性别和种族差异。最常见的症状是头痛、癫痫、乏力和脑神经病变，具体的临床表现取决于肉芽肿位置[511-515]。

病理显示 CNS 浆细胞肉芽肿最常起源于硬脑膜，但也可能位于任何位置，包括大脑、小脑、下丘脑 - 垂体轴和脉络丛[511 - 513, 516]。当位于脑实质内时，往往位于外周，但尚无好发脑叶的报道。组织学上以浆细胞为主，伴肌成纤维细胞和慢性炎症细胞（淋巴细胞、嗜酸性粒细胞、组织细胞）。

在 CT 上，浆细胞肉芽肿表现为圆形或卵圆形的高密度肿块，边界清楚。在 MRI 上，表现为边界清楚的肿块，在 T₁WI 和 T₂WI 上均呈低信号，可能是由于纤维化反应导致的富细胞改变[515]。静脉注射对比剂后均匀强化[511, 516]。硬脑膜型浆细胞肉芽肿可引起其上覆骨的骨质增生或侵蚀，因此，它们可能与脑膜瘤类似[511, 514, 515]。当肿瘤起源于脉络丛时，信号特点提示乳头状瘤，或发生在年龄较大的儿童或成人中时，提示脑膜瘤或黄色肉芽肿的可能[516]。当位于脑实质外周、海绵窦或脉络丛的肿块在 T₂WI 上表现低信号和均匀强化时，提示浆细胞肉芽肿。

（3）淋巴增殖性疾病：淋巴增殖性疾病包括 CNS 淋巴瘤，可以发生于免疫缺陷综合征患者，如 Wiskott-Aldrich 综合征、AIDS 和 X- 连锁淋巴增殖性疾病[517] 及进行实体器官或干细胞移植并行免疫抑制以预防排斥反应者。作为免疫抑制的结果，淋巴细胞的生长不受控制。Epstein-Barr 病毒感染被认为有一定作用，因为移植时 Epstein-Barr 血清反应阴性是一个很强的危险因素，其他危险因素包括合并巨

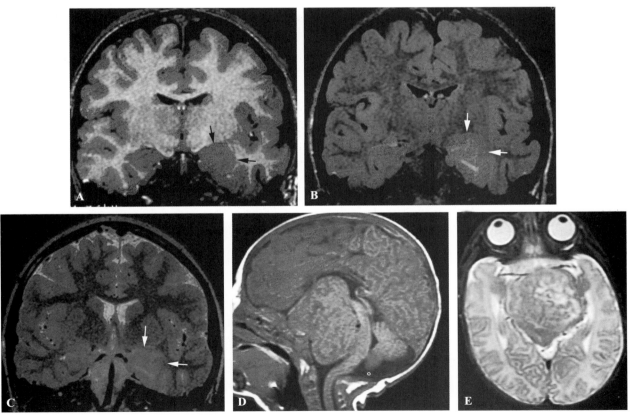

▲ 图 7-107　神经胶质错构瘤

A 至 C. 颞叶错构瘤。冠状面 T₁WI（A）显示左侧杏仁核区域的相对灰质等信号肿块（箭）。冠状位 FLAIR（B）和 T₂WI（C）显示肿块相对灰质等信号。此外，3 年随访肿块没有变化（箭）。D 和 E. 鞍上错构瘤。矢状位 T₁WI（D）和轴位 T₂WI（E）显示一个不均质肿块，混杂有灰质和（脱髓鞘）白质信号，累及中脑、丘脑和下丘脑。肿块稳定超过 4 年

细胞病毒感染、特异性免疫抑制方案、同种异体移植物类型和小年龄（儿童）[518-520]。肺、肝和心脏移植受体通常比肾移植受体有更高的风险，可能是由于免疫抑制方案不同[521]。CNS 受累比胸部、腹部或头颈受累少见[522]。然而，当 CNS 受累时，通常是孤立的，因此，移植后发生 CNS 疾病时，需要高度怀疑。患者可能出现局灶性神经体征 / 症状、癫痫或颅内压升高的体征（头痛、恶心、呕吐）[518-521]。

影像学典型表现为多发病灶伴周围广泛的间质水肿[521, 522]。与淋巴细胞聚集的典型病变一样，病变在 $T_2WI$ 上与灰质相比呈等至轻度高信号，在 FLAIR 上与灰质相比呈轻度高信号。静脉注射对比剂后常见环形强化[521]。良性淋巴细胞增殖与 frank 淋巴瘤或感染的鉴别仅靠影像学检查通常是不可能的，因此常需要进行活检。然而，如果减少免疫抑制、抗病毒治疗（控制 EB 病毒复制）或细胞因子（增强免疫系统和控制病毒载量）从而使病变机会减少，有时可避免活检。良性淋巴细胞增殖典型弥散成像和质子波谱特征尚未被描述。

### （二）主要发生于皮质的肿瘤（癫痫相关肿瘤）

神经和神经胶质混合肿瘤可发生在与神经元胞体和胶质相关的部位：脊髓、脑干、小脑、基底节区和丘脑、大脑皮质及透明隔的永存 SVZ。由于它们以皮质为基础并与患侧半球的癫痫相关，因此被称为"低级别癫痫相关神经上皮肿瘤"（LEAT）[523]。它们主要发生在儿童和年轻人，具有良性的生物学行为并且增殖指数较低。无论组织学上如何，它们导致持久的、部分发作的难治性癫痫，并首先发生在颞叶（特别是在颞叶内侧结构）[466]。肿瘤稳定或缓慢生长，边界清楚，无瘤周水肿，使其成为癫痫手术（病灶切除术）的极佳适应证：可以实现完全切除，通常可抑制或大大减少癫痫发作。它们常与周围皮质的 Ⅲ B 型 FCD 相关，可能继发于癫痫[524]。以皮质为基础的肿瘤的特殊亚型包括 GGG 及其变异型：促纤维增生性婴儿神经节胶质瘤（desmoplastic infantile ganglioglioma，DIG）、PXA 和罕见的血管性胶质瘤。尽管通常与癫痫相关，但乳头状胶质神经元肿瘤（PNGT）位于脑室旁脑白质，而非皮质内，但仍被归类为胶质神经元肿瘤。当典型的单纯良性神经胶质肿瘤侵犯皮质并伴有癫痫发作时，有时很难鉴别。

#### 1. 胚胎发育不良性神经上皮瘤

DNET 是大脑皮质的良性肿瘤，几乎总是表现为儿童或年轻人的部分发作性复杂痉挛，其他神经系统症状很少出现。它们主要由特定的胶质神经元成分组成，轴突束通过小的少突胶质细胞的细胞突起附着在丰富的间质基质中，有时伴有胶质结节或周围的皮质发育不良。它们较常见，是临床重要的肿瘤：DNET 可能是 20% 的儿童和年轻人难治性癫痫的原因[525]。目前对这些肿瘤的诊断标准如下：① 20 岁前开始的部分发作性癫痫；②无神经系统缺陷或稳定的先天性缺陷；③肿瘤位于皮质[526]。肿瘤很少发生在大脑半球深部，特别是尾状核[527] 和透明隔[528]。

病理上，DNET 中 60% 以上位于颞叶，约 30% 位于额叶，其余的在顶叶、枕叶、深部核团、脑干、小脑[526, 527]。肿瘤呈实性，但常含有囊性或微囊性成分。部分与邻近皮质的皮质发育不良区域密切相关，以前认为这可能是在妊娠中期发育缺陷导致的，但现在认为是由肿瘤的致痫活性导致的发育不良，归类为 Ⅲ B 型 FCD[524]。不幸的是，尽管已经认识到顽固性癫痫在手术后的复发可能是肿瘤周围的皮质发育不良所致，但迄今为止，还没有 MRI 技术能够在术前发现这种异常皮质并确定其范围。

DNET 的影像学表现多变，可能反映这类肿瘤明显的生物异质性。尽管存在这种异质性，DNETs 仍具有相当典型的影像学表现。它们最常累及颞叶，其次是额叶，亦可发生于皮质下部位（基底节区、脑干、小脑、透明隔），但不常见。致痫性 DNET 典型者以皮质为基础，累及皮质下白质，因此使皮质和灰白质交界处模糊：这对于区分 *DNET* 和 *FCD* 是很重要的，因为在 FCD 中，虽然皮质模糊或增厚，但始终可以识别。病变可通过深部白质延伸至脑室壁，形成以皮质为底的三角形，或由多个不连续结节组成。DNET 通常边界清楚，但有时其边界也可能模糊。典型者没有占位效应，肿瘤与邻近脑沟的消失密切相关，受累脑回似可见肿胀。覆盖在肿块之上的穹隆部分常变形。

CT 上，肿瘤呈低密度，常呈囊状。钙化并不罕见。在 MRI 上，病变在 $T_1WI$ 上呈低信号，在 $T_2WI$ 上呈高信号，非常不均匀：30%~40% 可见囊性或微囊性结构。囊肿边缘锐利，呈明显的长 $T_1$ 和 $T_2$ 信号，常使肿瘤呈分叶状或多叶状（图 7-108 和图 7-109）[529]。在 FLAIR 中，由于囊肿内的游离水被抑制，勾勒囊肿的细薄的分隔呈高信号[530]。有自发性出血的报道。对比增强在 20%~40%，通常呈斑片状[531]。前期检查未见强化的肿瘤，后期随访时可能会发现斑状强化。

虽然最初认为 DNET 是稳定的肿瘤，但它们可能随时间而改变：可能逐渐增大，术后残留可逐渐增大，或者在明显的全切除后原位复发[528]。原发病灶组织学上可能从术前典型的 DNET 改变为少突星形细胞瘤、DA、恶性星形细胞瘤或胶质母细胞瘤（图 7-110）。

由于 DNET 影像学表现的差异很大，当有长期的部分发作性癫痫病史并且神经学检查正常或存在长期稳定的神经学缺陷的患者发现主要位于皮质且含水量高的肿瘤时，应考虑到 DNET 的诊断。在影像学上，通常认为 DNET 的鉴别诊断包括

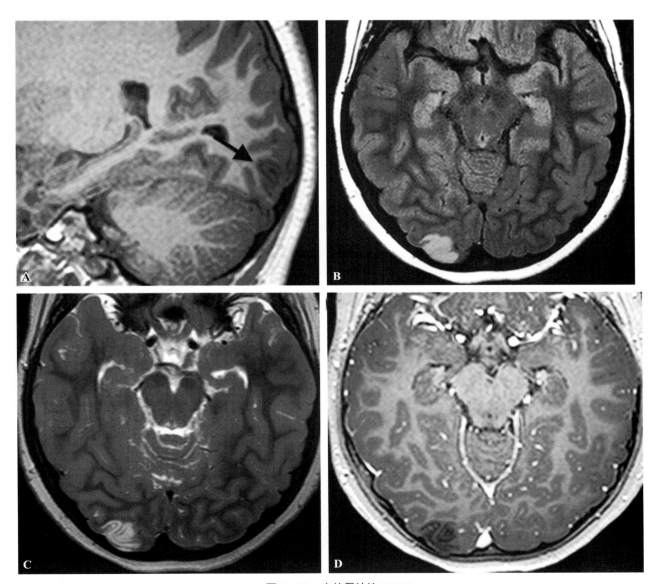

▲ 图 7-108 小的局灶性 DNET

A. 矢状位 $T_1WI$ 显示枕叶小而孤立的皮质病灶（箭）；B 和 C. 轴位 FLAIR 和 $T_2WI$ 显示皮质 – 皮质下病变，图中未见可辨认的皮质带；D. $T_1WI$ 增强未见强化

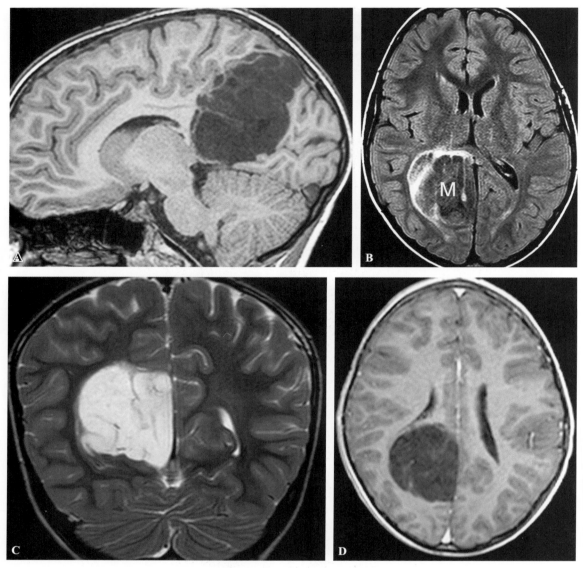

▲ 图 7-109 巨大的经典 DNET

A. 矢状位 $T_1WI$ 显示典型的多叶、多分隔、边界清楚的顶叶肿块；B. 轴位 FLAIR 显示典型的多房性、以皮质为基础的肿瘤（M），低信号基质（水被抑制）与高信号间隔形成对比；C. 冠状位 $T_2WI$ 较好地显示了多房性；D. $T_1WI$ 增强未见强化，注意明显的局部水肿

GGG、低级别皮质胶质瘤和单纯畸形的局灶性皮质发育不良。至于 FCD，甚至当发育不良时，其皮质也始终可辨别，并且 FCD 未见出血或强化。GGG 与 DNET 具有相同的分布和皮质受累改变，临床特征相同；然而，除了沿颞叶内侧分布的更具有浸润性，前者的占位效应通常更明显，常含有大的囊性成分。显然，很小的、边界清楚且累及皮质的 DA 或少突胶质细胞瘤可能与 DNET 混淆。据报道，DNET 除了肌醇峰增高外其余波谱正常，而在胶质瘤/GGG 中，胆碱峰增高，NAA 峰降低 [529]。

DNET 动态磁敏感加权灌注成像显示 CBV 低于正常皮质 [529]。

**2. 节细胞胶质瘤 / 神经节细胞瘤**

GGG 和神经节细胞瘤是神经元和胶质细胞（通常是星形胶质细胞）参与形成的肿瘤，从这个意义上说，它们不同于大多数原发性中枢神经胶质瘤，后者只有胶质细胞参与肿瘤形成。GGG 和神经节细胞瘤（也称为神经节瘤）是罕见肿瘤，约占儿童脑肿瘤的 3% 和儿童幕上肿瘤的 6%，但它们更常引起癫痫，因为它们大多数起源于皮质，特别是颞叶内

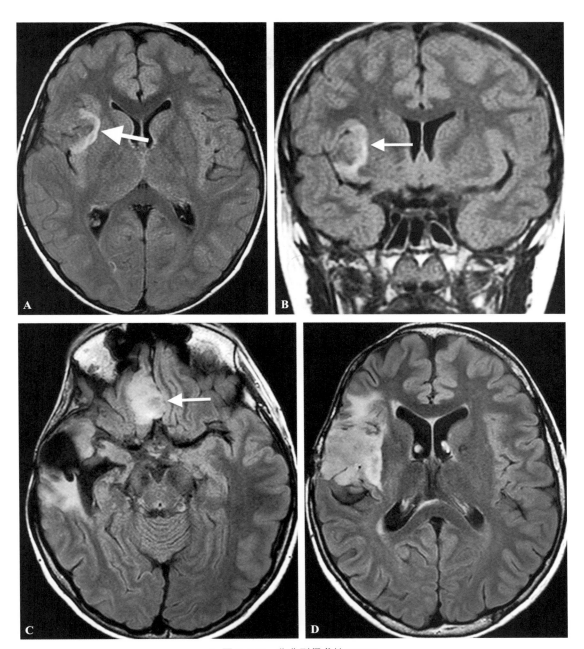

▲ 图 7-110 非典型侵袭性 DNETs

A 和 B. 轴位和冠状位 FLAIR 显示了一个相当典型的右前岛盖皮质 DNET（箭）；C 和 D. 随访轴位 FLAIR 显示，尽管多次手术切除肿物（可见 C 处高信号的右侧颞叶切除残腔），肿瘤仍在继续生长

侧。GGG 相比幼儿和婴儿更常见于年龄较大的儿童和年轻人[77]，而神经节细胞瘤几乎均发生于年轻人。男性略多于女性[532, 533]。虽然常在 10 岁左右发病[532]，但不少患者的这种生长缓慢的肿瘤直到成年才被发现。对于以皮质为基础的肿瘤，其病史多表现为长期的局灶性癫痫，患者表现为癫痫，最常见的是部分发作性复杂癫痫[532]。无论临床表现如

何，完全切除以皮质为基础的 GGG 后这些症状常可消失。

肿瘤的病理学特征是体积小、质硬、边界清楚，常伴有钙化和囊肿，其胶质成分 BRAFV600E 突变[386]。GGG 与神经节细胞瘤可通过组织学鉴别。这些肿瘤中均可发现神经元（神经节细胞）发育异常，如果存在增殖性胶质成分，则是 GGG；如果

发现发育不良的神经元而缺乏增殖性胶质，则是神经节细胞瘤（或神经节瘤）[534]。（肿瘤"神经节细胞瘤"不应与"发育不良性小脑神经节细胞瘤"或Lhermitte-Duclos 综合征相混淆，后者是第 5 章中描述的小脑皮质发育畸形。）若有肿瘤胶质成分多为 PA，有时为 DA，少数情况下为 AA，甚至 GBM也有可能 [535, 536]。颞叶 GGG 被认为是颞叶内侧硬化的原因 [537]。所有 GGG 都可能被发育不良的皮质包围，现在归类为 Ⅲ B 型 FCD，是主要病灶致痫活性的继发改变 [524]。

有趣的是，GGG 的影像表现因部位改变而改变：颞叶新皮质与颞叶内侧结构 [466]。在新皮质区（无论是额叶、顶叶还是颞枕叶），GGG 的 CT 表现均为低密度、边界清楚，常为囊实性病变，几乎没有占位效应或水肿，以皮质为基础，但在其他方面与普通的 PA 无差异（图 7-111）。肿瘤偶尔会引起周围水肿（低密度）。肿瘤的实性部分可以是等密度、混合密度或低密度，当呈低密度时，不要认为是囊肿。约 35% 的 GGG 在 CT 可见钙化。增强后强化方式多变，肿瘤实性部分呈部分或完全强化，但也

可能无强化。有时，邻近的硬脑膜强化。与其他生长缓慢的肿瘤一样，当肿瘤位于大脑边缘时，可以看到邻近颅骨内表面的侵蚀和变形。

MRI 上，新皮质 GGG 通常边缘锐利，同时累及皮质与邻近白质。肿瘤可呈实性（图 7-111B）、囊性（图 7-112）或囊性伴壁结节或有许多小囊（图 7-113）。T$_1$WI 上信号多变（而且常混杂），T$_2$WI一般表现为高信号。与所有神经胶质瘤一样，它们的弥散系数正常或升高。T$_1$ 弛豫稍短区域可能代表钙化，可能有助于鉴别这些肿瘤（图 7-113）。肿瘤的实性部分强化多变（图 7-111B），强化有时延伸至覆盖的硬脑膜。与 CT 表现一样，位于大脑半球边缘和邻近颅骨的侵蚀有助于 GGG 的诊断。GGG可能很难与 PAs、少突神经胶质瘤和 DNETs 鉴别。

位于颞叶内侧结构的 GGG 表现差异很大，常表现为边界不清的浸润性肿块，可从杏仁核向前延伸至颞极、向后延伸至海马尾部 [466]。肿块的发生部位和浸润使全切术更加困难。肿瘤常在 CT 上难以识别，MRI 上表现多变：实性肿块伴 T$_1$WI 稍低信号、T$_2$WI 和 FLAIR 高信号，无或轻度强化，可

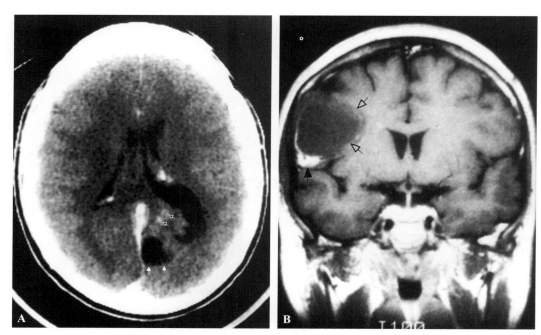

▲ 图 7-111 神经节细胞胶质瘤（一）

A. 轴位 CT 增强显示左侧枕叶邻近视觉皮质的混合密度病变。钙化（空心箭）和低密度区（实箭）均可见。节细胞胶质瘤的低密度区不一定是囊性的。B. 冠状位 T$_1$WI 增强图像显示右侧额叶肿块，导致颅腔内表面压力性侵蚀。虽然手术时肿块完全实性，但部分强化（实黑箭）而大部分（空心箭）没有强化

能有囊变，但不如其他部位的 GGG 明显。如果病变中含有微钙化，则 $T_1WI$ 可能出现较高信号，这在 GGG 中并不少见。从外科手术角度看，考虑肿瘤的原发部位和肿瘤的生长方式，提出了基于 MRI 的颞叶内侧肿瘤解剖分类，以明确手术入路：A 组肿瘤局限于杏仁核、钩回、海马和海马旁回；B 组肿瘤位于梭状回；C 组肿瘤为向外侧生长的内侧肿瘤（同时具有 A 组和 B 组的特征）；D 组肿瘤为向内上方生长至颞极和基底节区的内侧肿瘤[538]。

**3. 促纤维增生性婴儿神经节胶质瘤（婴儿期促纤维增生性星形细胞瘤）**

促纤维增生性婴儿神经节胶质瘤（DIG）也称

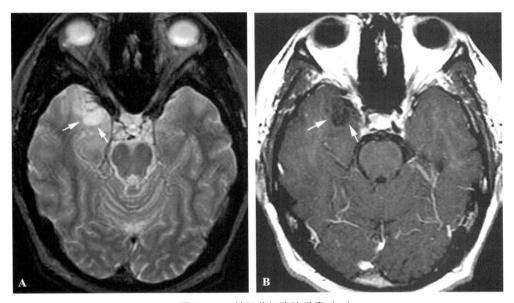

▲ 图 7-112　神经节细胞胶质瘤（二）

轴位 $T_2$ 加权图像显示右颞叶前叶有一大片囊状分叶状肿块（箭），轴位后对比加权图像显示病变不增强（箭）

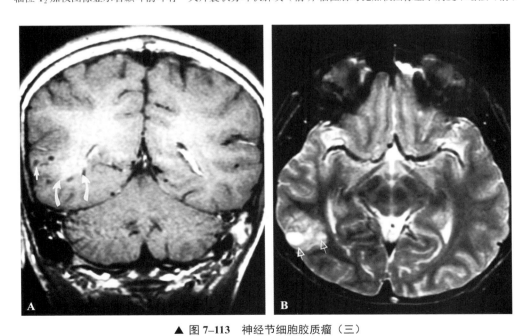

▲ 图 7-113　神经节细胞胶质瘤（三）

A. 冠状位 $T_1WI$ 显示右侧颞叶皮质小囊肿（小直箭），伴邻近颞叶白质高信号（弯箭）；B. 轴位 $T_2WI$ 显示右侧颞叶皮质的高信号肿瘤（空心箭）

为婴儿期促纤维增生性星形细胞瘤，因其以星形细胞成分为主）主要见于婴幼儿[539-542]，以男性为主。DIG 患者通常于婴儿期出现巨颅畸形或部分发作性复杂癫痫，据报道中位年龄约为 5 月龄[542]，罕见情况下，患者可能在儿童后期出现症状[543, 544]。与 GGG 一样，DIG 的特征是同时存在星形细胞和神经节细胞，但也有明显的间质增生（主要是成纤维细胞）。尽管某些区域可见大量分裂象，类似高级别肿瘤，但这些肿瘤表现出的良性临床进程令人意外。

神经影像学检查典型表现为大脑半球一个巨大的肿瘤，典型者呈囊实性[545]。实性部分位于皮质，常见钙化，而囊性部分位于白质，通常相当大，但偶尔在最早的影像学检查中较小[542]。多脑叶受累通常见于额叶和顶叶。周边实性成分 CT 上相对灰质呈等至高密度，可见弥漫性钙化；MRI 显示肿瘤在 $T_1WI$ 上相对皮质呈等信号，在 $T_2WI$ 上相对皮质呈等信号或混杂高低信号，在 FLAIR 序列上呈相对等或低信号。弥散图像通常是正常的，但也可能出现例外[546, 547]，这可能是纤维增生反应导致的。注射对比剂后，实性部分和相邻脑膜明显强化（图 7-114），邻近动脉可能被包绕。囊肿壁未见强化。肿瘤全切术后患者可治愈，可能的话，不需要进行化疗或放疗[545, 548]。另外，某些病例可能有自发性复发的可能[549]。

对于婴儿的含有外周斑块样实性成分的部分囊性巨大肿瘤，由于其组织学特征可能令人困惑，因此将 DIG 作为一种可能诊断的建议对于临床管理很重要。除了星形细胞和神经元肿瘤细胞的特征性增生外，这些肿瘤通常含有小部分核分裂活跃的细胞，这些细胞可能会被误认为恶性细胞。实际上，据报道，许多患者在正确诊断之前，就已经开始接受了积极的高度恶性肿瘤化疗[548, 550]。DIG 与囊性星形细胞瘤的鉴别在于，前者位于外周及肿瘤实性成分相对高密度（CT）和 $T_2WI$ 低信号（MRI）（分别与低密度和 $T_2WI$ 高信号相对）。其他基于神经影像学表现的鉴别包括高级别星形细胞瘤、PXA、PNET 和室管膜瘤。如果肿瘤的软脑膜成分较多，则需考虑鉴别脑膜瘤和脑膜肉瘤。

### 4. 多形性黄色星形细胞瘤

在某些方面，多形性黄色星形细胞瘤（PXA）

与促纤维增生性婴儿神经节胶质瘤（DIG）和促纤维增生性星形细胞瘤非常相似。所有这些病变在年轻患者中不成比例，通常发生在大脑半球外周，可累及脑膜，尽管组织学特征提示高度恶性肿瘤，但预后良好。然而，PXA 在婴儿中很少见，通常发生在青少年和年轻人中。此外，患者最常表现为癫痫发作，因为皮质几乎总是受累。颞叶是最常见的部位（约 50%），其次是顶叶（15%～20%）、额叶（10%）和枕叶（5%～10%）[551]。与其他混合神经元胶质肿瘤一样，基底节区、小脑或脊髓等灰质结构可能是起源部位[552]。

病理上，PXA 起源于大脑边缘，常侵犯和累及软脑膜，而侵犯硬脑膜很少见。约半数可见囊性成分且可相当大，钙化罕见。组织学检查显示多形性梭形细胞，其胞质内脂质沉积于致密的纤维网状结构中。单核和多核巨细胞和嗜酸性颗粒小体出现纤维变性（纤维变性内存在单核和多核巨细胞和嗜酸性颗粒小体）[551, 552]。BRAFV600E 突变可见于 PXA、GGG 和 PMA 中[386]。

影像学上，PXA 的典型表现是位于颞叶周边的边界清楚的巨大肿块。CT 上，实性成分相对灰质呈等密度，在 $T_1WI$ 和 $T_2WI$ 上相对灰质呈等信号（图 7-115A 和 B），在 FLAIR 上相对灰质呈轻度高信号（图 7-115C）。最近一项关于 PXA 弥散率的研究显示，其 Dav 相对于正常脑实质轻度降低[553]。其与脑灰质信号相同有助于与普通星形细胞瘤鉴别，星形细胞瘤通常含水量较高，导致 CT 上低密度和 $T_1WI$ 图像上低信号，$T_2WI$ 图像上信号更高。已有报道肿瘤内可见出血（图 7-115A 和 B）。肿瘤实性部分均匀强化（图 7-115D）或不均匀强化（如存在微小囊变）。血管源性水肿可能明显，约半数病例出现大小不等囊变（图 7-115），囊肿壁强化模式多变[554, 555]。超过 2/3 的研究显示软脑膜受侵常见（图 7-115D）。与所有生长缓慢的外周肿瘤一样，偶尔可见颅骨内板变形。

鉴别诊断取决于患者的年龄。在婴儿中，DIG 和 PNET 的表现可能非常类似。与 PA 可通过后者实性部分的高含水量进行鉴别，与室管膜瘤可通过后者在大脑半球的位置较深进行鉴别，相反，PXA 位于大脑半球表浅位置。在年龄较大的儿童和青少

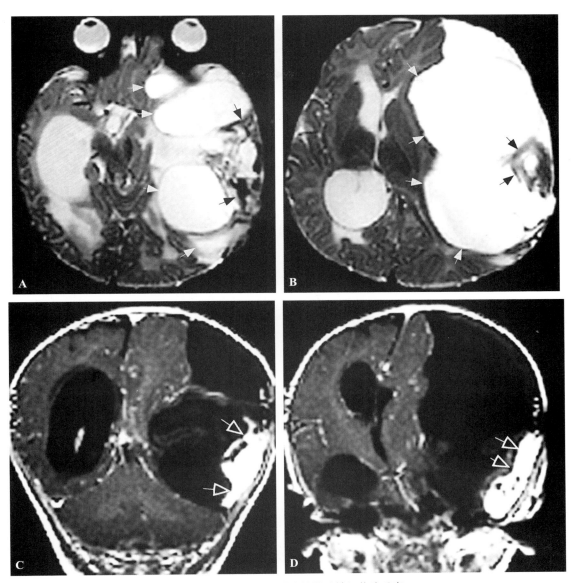

▲ 图 7-114　促纤维增生性婴儿神经节胶质瘤
A 和 B. 轴位 $T_2WI$ 显示左侧大脑半球实质多个大的囊肿（白箭），使中线结构向右移位。囊的外侧可见低信号实性成分（黑箭）。C 和 D. 冠状位 $T_1WI$ 增强图像显示外侧实性成分（空心白箭）均匀强化

年中，主要的鉴别诊断应包括高级别星形细胞瘤、少突胶质细胞瘤和 GGG。

### 5. 血管性胶质瘤

血管性胶质瘤（WHO Ⅰ级）最初使用"血管中心性神经上皮瘤"[556] 的名字，以儿童和青年出现难治性部分发作性癫痫为特征，通常无神经功能缺损。病变具有惰性，通常在完全切除后肿瘤和癫痫都不会复发 [557]。该肿瘤以皮质为基础（但也可见发生于丘脑或中脑），也累及白质，通常但不总是跨过脑组织进入脑室。虽然肿瘤质地均匀、结构紧密，但肿瘤有浸润性边界，延伸至软脑膜下间隙，并浸润血管周围间隙。组织学上，认为起源于放射状胶质细胞的延长的双极细胞，围着血管周围形成环状结构。向白质的延伸与脱髓鞘有关。未见细胞异型、核分裂、内皮细胞增生或坏死。一些神经元成分已被鉴定，但有人认为它们可能是被肿瘤浸润包裹的正常神经元 [557]。与其他胶质神经元肿瘤一样，肿瘤被 FCD 包绕，如今被归类为 Ⅲ B 型 FCD[524]。

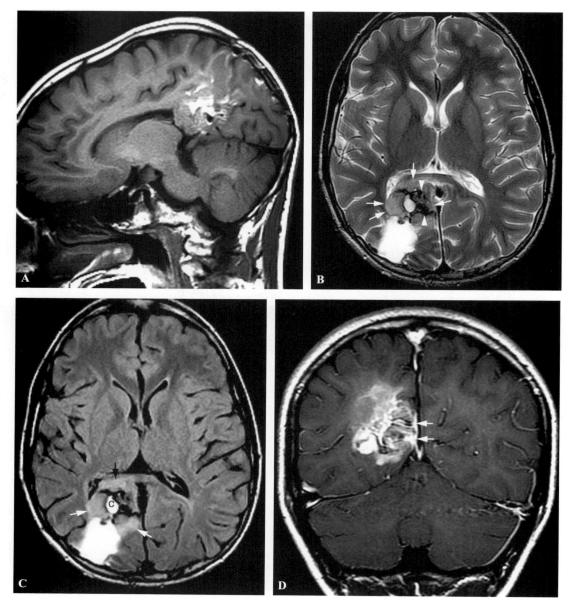

▲ 图 7-115　多形性黄色星形细胞瘤

A. 矢状位 $T_1WI$ 显示较大的跨脑叶的肿瘤，累及皮质。深部实性成分等皮质信号，含有出血（高信号）区域。外周囊性成分也呈等信号，可能是由于血液的存在。B. 轴位 $T_2WI$ 显示肿瘤深部（箭）等脑实质信号，可见新近出血的低信号（箭头）及囊性区域的高信号。C. 轴位 FLAIR 图像显示实性成分（箭）呈轻度高信号，而囊肿（c）呈明显高信号。未发现瘤周水肿。D. $T_1WI$ 增强图像显示肿瘤实性部分明显强化。注意强化延伸到脑沟并累及硬脑膜（箭）

影像学上，肿瘤表现为均匀的、以皮质为基础的肿块，由于脑回白质浸润而边界不清，常伴有指向脑室壁的跨脑延伸（"柄"）：通常无法分辨出皮质。受累脑回肿胀，邻近脑沟消失，但无水肿或明显的占位效应。MRI 上，皮质成分在 $T_1WI$、$T_2WI$/FLAIR 上均呈高信号，而白质成分在 $T_1WI$ 上呈低信号、在 $T_2WI$/FLIAR 上呈低信号，增强均未见

强化（图 7-116）[556, 558]。皮质 $T_1WI$ 的高信号很难解释，因为病理报道中钙化并不常见，它可能反映了细胞密集。弥散特点尚未见报道。邻近的 Ⅲ D 型 FCD 在 MRI 上并不明显。

**6. 乳头状胶质神经元肿瘤**

乳头状胶质神经元肿瘤（WHO Ⅰ级）可因近期癫痫发作史或偶然发现。影像学检查显示近脑

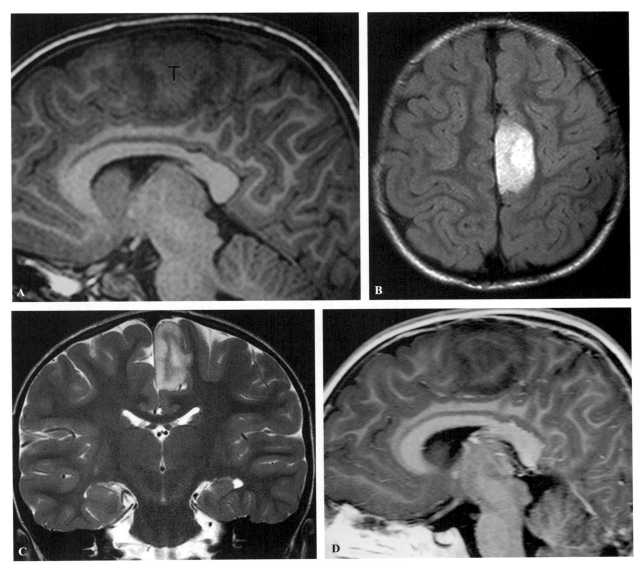

▲ 图 7-116 血管中心性胶质瘤

A. 矢状位 $T_1WI$ 显示左额叶后内侧轻度低信号肿块（T）；B 和 C. 轴位 FLAIR 和冠状位 $T_2WI$ 显示边界清楚、假分叶的额叶内侧皮质 – 皮质下肿瘤，占位效应极小，皮质在肿瘤内仍然可见；D. 矢状位 $T_1WI$ 增强后可见占位效应，但无强化

室旁的肿块[559, 560]，多数位于额叶，边界清楚，含有实性和囊性 / 坏死的成分（有时囊变伴有壁结节）。MRI 显示肿块在 $T_1WI$ 呈低信号，在 $T_2WI$ 和 FLAIR 呈高信号，Dav 与正常脑实质相近。实性部分和囊壁均强化（图 7-117）。可见钙化，如果存在水肿和占位效应，均较轻微[560, 561]。

**7. 脑膜血管瘤病**

脑膜血管瘤病是一种累及大脑皮质的疾病，通常累及上覆的软脑膜[75]。这种罕见的良性错构性病变常与 NF2 相关[562]，但这是有争议的，通常被认

为这是偶然现象[563]。患者通常为儿童或年轻人，伴有癫痫、头痛或头晕[564]。癫痫发作可能是由于血管畸形继发的皮质发育异常所致（Ⅲ C 型 FCD）[524]。此外，许多病例是偶然发现的[565]。在 NF2 中发现的脑膜血管瘤病通常是偶然发现，不会引起癫痫发作，而且常常是多灶性的，其神经学检查正常[563]，病因不明。

特征性病理学表现为皮质脑膜血管成纤维细胞增生伴软脑膜钙化[565]。组织学特征是以脑膜上皮细胞和成纤维细胞样梭形细胞曾生并围绕脑膜和皮

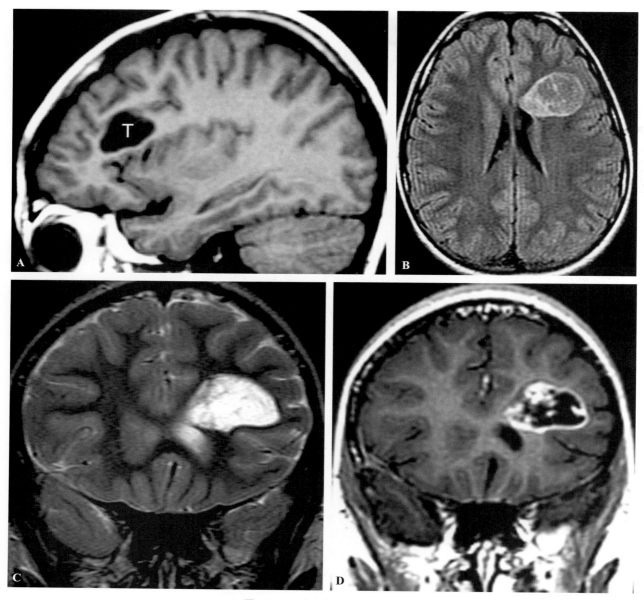

▲ 图 7-117　乳头状胶质神经元肿瘤

A. 矢状位 $T_2WI$ 显示边界清楚的低信号额叶肿瘤（T）。B 和 C. 轴位 FLAIR 和冠状位 $T_2WI$ 显示边界清楚的致密肿物从脑室延伸至皮质 – 皮质下交界处。FLAIR 上呈不均质性，可见薄的高信号分隔（B），分隔在 $T_2WI$（C）上很难辨认。D. 冠状位 $T_1WI$ 增强显示不均匀的环形和斑片状的中心强化

层内的小血管周围。邻近皮质可能含有神经纤维缠结或透明样变[565]。

在 CT 上，脑膜血管瘤病表现为外周皮质异常，平扫呈高密度。这可能是皮质弥漫性微小钙化所致，与皮质下白质的髓鞘化减少有关[564]。可能出现粗大钙化和囊肿（可能是局部 CSF），没有明显的占位效应。MRI 显示皮质在 $T_1WI$ 上相对灰质呈等 – 低信号、$T_2WI$ 上呈低信号伴周围高信号

（图 7-118）[564]。皮质下白质在 $T_1WI$ 上呈低信号，在 $T_2WI$ 和 FLAIR 呈高信号。注射对比剂后，皮质强化多变，从无到轻微到明显强化，并充满脑沟。

### （三）中央灰质肿瘤

丘脑 / 基底节肿瘤仅占脑肿瘤的 1%～5%，但在儿童和年轻人中更为常见[566]。临床特征可能包括脑积水（由于肿瘤接近脑室 CSF 通路）、视觉异

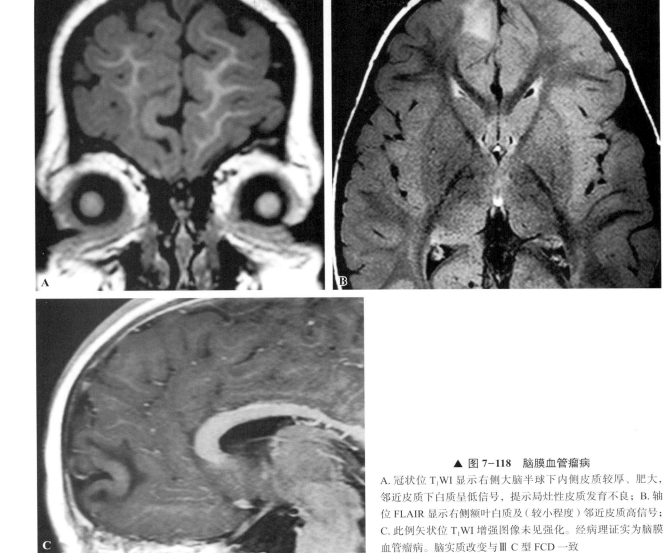

▲ 图 7-118　脑膜血管瘤病
A. 冠状位 $T_1WI$ 显示右侧大脑半球下内侧皮质较厚、肥大、邻近皮质下白质呈低信号，提示局灶性皮质发育不良；B. 轴位 FLAIR 显示右侧额叶白质及（较小程度）邻近皮质高信号；C. 此例矢状位 $T_1WI$ 增强图像未见强化。经病理证实为脑膜血管瘤病。脑实质改变与 III C 型 FCD 一致

常和运动症状，感觉症状不常见[567]。它们可能发生在任何年龄，可能是神经胶质型或神经元型，良恶性均有。

### 1. 丘脑和基底节的低级别胶质瘤

大多数中央的肿瘤是良性胶质瘤，其中大多数发生于丘脑。常见的组织学亚型有：毛细胞型星形细胞瘤（PA，47%）、病理未明确的低级别胶质瘤（LGG-NOS，25%）、神经节细胞胶质瘤（GGG，14%）和毛黏液样星形细胞瘤（PMA，14%）[466]。在影像学方面，CT 作用不大，它可能显示位于第

三脑室外侧的大脑半球深部低密度肿块，通常表现为脑积水、占位效应、强化多变、偶见钙化。MRI 价值较大，因为除了显示结构外，它还能显示病变精确的解剖位置，对治疗提供重要信息。肿瘤为实性或囊实性，$T_1WI$ 上呈低信号，$T_2WI$ 和 FLAIR 上均呈高信号。FLAIR 是显示囊实性结构的最佳序列，且能提供病变的精确范围。肿瘤边界清楚，弥散正常。不管何种组织学亚型，增强可能为弥漫性、散在结节状、环状强化或无强化，而 LGG-NOS 不像其他亚型异常常可见强化。大多数 LGG-NOS 和

PMA 呈实性，而 PA 和 GG 可能是实性或囊实性，只有极少数是实性[466, 566-569]。由于影像特征有重叠，MRI 不能提供准确的组织学亚型。由于肿瘤位置与其扩散路线有关，并且可能对应特定的手术入路，因而对诊断具有重要意义，但是尚未发现组织学特征与肿瘤位置之间的相关性[466, 567]。

基底节的孤立性低级别胶质瘤（LGGBG）并不常见（约占中央 LGG 的 10%）。它们似乎集中在内囊膝部，靠近孟氏孔，位于尾状核内侧和丘脑前方，可能长入侧脑室腔、额叶深部或向一侧延伸至基底节（图 7-119）。对于 NF1 患者，基底节内的肿块常伴视觉传导通路前段肿瘤，并被认为是视觉传导通路前段肿瘤的蔓延。此外，基底节肿块是巨大的发育不良的"未知明亮物体（UBO）"还是真正的肿瘤还不确定。最后，丘脑外侧亚型肿瘤很有可能向外生长侵及苍白球。

单侧的丘脑 LGG 比 LGGBG 更常见。MRI 能很好地评估肿瘤在丘脑内的位置和可能的生长路径，有趣的是，它显示了每个位置的特定生长模式。在解剖学上可以明确区分三组丘脑肿瘤：脑室旁肿瘤、下部（尾部）肿瘤和外侧肿瘤[466, 569]。

脑室旁 LGG 最常见（43%）。肿瘤位于丘脑内侧，可延伸至第三脑室（丘脑内侧肿瘤）、体部（周围型、上外侧型肿瘤）或侧脑室三角区（周围型、后外侧型肿瘤）。肿瘤不会向外侧或向下延伸。可经脑室进行手术。四种组织学亚型（PA、LGG-NOS、PMA、GGG）均可出现。典型者在诊断时完全或大部分为实性，囊变相对较小（图 7-120），早期可因脑室梗阻而被发现。

密度较均匀的下部 LGG（30%）的特点为肿瘤大部分位于下丘脑（因此不同于伴有向颅骨延伸的中脑肿瘤），可向下延伸至中脑，背侧累及中脑被盖和顶盖，腹侧到大脑脚和中脑被盖。不累及上丘脑和内侧丘脑。大部分病例向颞叶内侧延伸，位于基底节下方和颞角上方（图 7-121）。该组肿瘤实性多于囊实性，可经颞下外侧入路。组织学上，PA 和 GGG 亚型最常见。此外，未发现肿瘤外观或其强化方式与组织学之间有明显相关性。

最后的外侧组 LGG（27%）发生于外侧丘脑，均向内囊和苍白球外侧（图 7-122）或其后方生长。

由于肿瘤的浸润，皮质脊髓束在 FA 图上无法识别。该组主要由 PA 组成，多为囊实性。由于不累及内侧、上、下丘脑，肿瘤的手术入路存在一定难度。

双侧型丘脑 LGG：少见的双侧型丘脑 LGG 在形态和结构上与单侧丘脑肿瘤非常不同。研究表明它们在分子学上也可能存在差异[570]。Di Rocco 和 Iannelli 对其双侧发病机制的假设进行综述。考虑因素包括双侧同时发病、单侧发病伴对侧扩散、第三脑室发病伴双侧扩散和中脑起源伴双侧扩散。所有的解释似乎说服力度一致。影像学表现具有特异性，因为肿瘤呈不对称性侵犯整个双侧丘脑，且基本上局限于双侧丘脑而不侵犯周围的白质或基底节，但可能累及中脑背侧（图 7-123）[466]。肿瘤外观致密、均匀，$T_2$WI 和 FLAIR 图像呈高信号，但 $T_1$WI 呈等信号，且不强化。在病变晚期不一定发生脑积水[569, 571]。除恶性组外，组织学类型常为 Ⅱ 级 DA。由于肿瘤为双侧性，故不考虑手术，但其预后不一定很差[466, 569]。

**2. 丘脑和基底节高级别胶质瘤**

单侧高级别胶质瘤主要包括 AA，较少见的包括 GBM。它们可能有两种不同的表现，取决于肿瘤在影像学上是局限型还是弥漫型[572]。

局限型侵犯部分丘脑，常在后半部分，并从该部位延伸至第三脑室、房（the atrium）、脑池和颞叶深部。MRI 显示 $T_1$WI 呈低信号，$T_2$ 和 FLAIR 成像呈高信号。肿瘤常不均匀，可见坏死和出血区。常见 Dav 减低，表明细胞小、排列紧密。增强后表现不一：无强化、轻度强化、结节状或环形强化，伴有坏死（图 7-124），典型者周围可见轻度水肿。

弥漫型肿瘤侵犯整个丘脑（在低级别胶质瘤中从未发生），可向内囊、尾状核和豆状核周围浸润。$T_1$ 呈等或低信号，$T_2$ 和 FLAIR 呈高信号，具有中等弥散速率（Dav）（图 7-125）。在诊断时和随访过程中均可见明显的出血和坏死。增强后可从无强化到斑片状或环状强化。早期可能无强化，但在病变过程中可逐渐变为明显强化。病变过程中也可发生脑室、脑池和脊髓播散。

双侧丘脑 HGG 的表现不同于双侧丘脑 LGG。与双侧丘脑 LGG 相反，双侧丘脑 HGG 为双侧，但常不对称，可蔓延到丘脑之外。它们的表现与上述

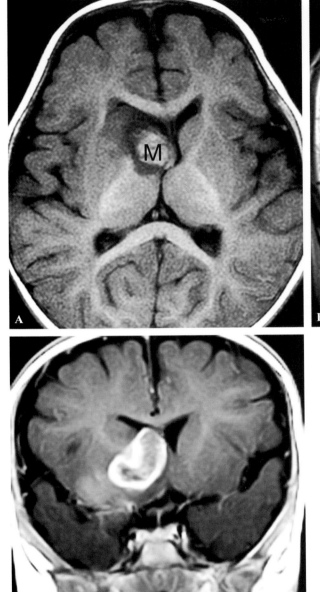

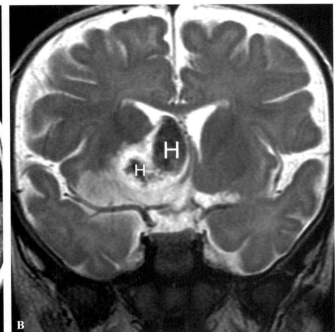

▲ **图 7-119 基底节低级别胶质瘤（PA）**
A. 轴位 $T_1$WI 显示轻度高信号的结节性肿块（M），中心靠近右侧孟氏孔，位于内囊膝部，而不是真正的基底节；B. 冠状位 $T_2$WI 显示肿瘤内有出血（H，低信号区），并延伸至苍白球，周围可见高信号水肿；C. 冠状位 $T_1$WI 增强图像显示弥漫性、边界清楚的强化肿块

单侧丘脑 HGG 的两种亚型相似（图 7-126A 和 B）。病灶最大可累及整个丘脑，向外侧浸润内囊、尾状核和豆状核，常浸润中脑和同侧颞叶内侧。向内侧可与第三脑室的对侧病变相连：在解剖学上，图像无法显示连续性，因为第三脑室腔常完全消失。单侧肿瘤演变为双侧肿瘤很罕见，这说明肿瘤可通过室管膜、中间块（丘脑间联合）、中脑盖、脉络膜毛细血管或脑室内后壁侵犯延伸。较小的对侧肿瘤可局限于丘脑，也可以类似方式浸润邻近组织。类

似于单侧 HGG，双侧丘脑 HGG 在诊断时或病变过程中均可出血 / 坏死。随着肿瘤的生长，强化方式可以从无到斑片状或环状强化变化。

**3. 丘脑少突胶质细胞瘤**

尽管有报道称少突胶质细胞肿瘤与星形细胞瘤一样常见[573]，但通常认为儿童少突胶质细胞瘤非常罕见，且发生基底节区比在大脑半球更少见[566, 569]。同一部位的少突胶质细胞瘤与少突星形细胞瘤常难以鉴别，均呈恶性表现。CT 上可见钙化，MRI 和

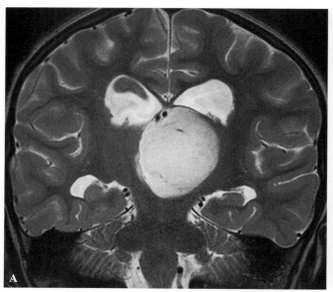
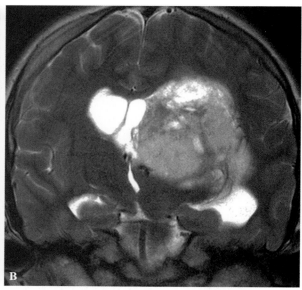

▲ 图 7-120    丘脑 LGG，脑室旁亚型
A. 冠状位 T₂WI 显示丘脑内侧肿瘤（弥漫性星形细胞瘤），突入第三脑室引起脑积水；B. 冠状位 T₂WI 显示第 2 个肿瘤（毛细胞型星形细胞瘤），信号较低，多位于周边，膨入侧脑室体部及三角区。这两个部位均可经脑室手术入路

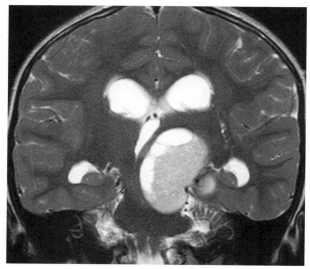

▲ 图 7-121    丘脑 LGG，下部亚型
冠状位 T₂WI 显示肿瘤（毛细胞型星形细胞瘤）以丘脑下部为中心，向邻近大脑脚延伸。这个部位可经颞下手术入路

CT 表现为信号或密度不均匀、实性及囊性肿块。病灶比恶性星形细胞瘤更易局限，无坏死 [566]。但这些表现无特异性，诊断仍依靠活检。

### 4. 室管膜瘤

丘脑室管膜瘤非常罕见，关于丘脑肿瘤的多数文献并未提及 [566-569]。一组 45 例丘脑肿瘤报道中有 3 例室管膜瘤 [574]，这与本章作者的经验相似。1 例透明细胞室管膜瘤表现为不均匀实性肿块，伴坏死和出血，从丘脑延伸到邻近的脑室或脑池内。CT 上可见钙化。T₁WI 上呈明显低信号，T₂WI 及 FLAIR 呈稍高信号，弥散成像为等至高信号，与丘脑一致。增强后有一定程度强化（图 7-127）。术后可复发和转移。如上所述，室管膜瘤另一个位置是在靠近丘脑的后内侧颞叶皮质。应注意区分这两个部位，因为大脑皮质的肿瘤比丘脑肿瘤更适合完全切除。

### 5. 基底节区生殖细胞肿瘤

尽管大多数生殖细胞肿瘤（GCT）好发于鞍上和松果体区，但仍有相当一部分发生于基底节区和丘脑，为 4%～14%，尤其是 11—20 岁的男童 [575-577]。生殖细胞瘤的组织学表现具有特异性，由两种完全不同的细胞群组成：多边形或球形细胞区由血管小梁分隔，这些细胞的胞质呈空泡状，细胞核大而核仁明显；类似淋巴细胞的小圆细胞聚集在一起 [76]，与其他部位的 GCT 特征相似。这些区域的生殖细胞瘤常见症状和体征为进行性轻偏瘫和乏

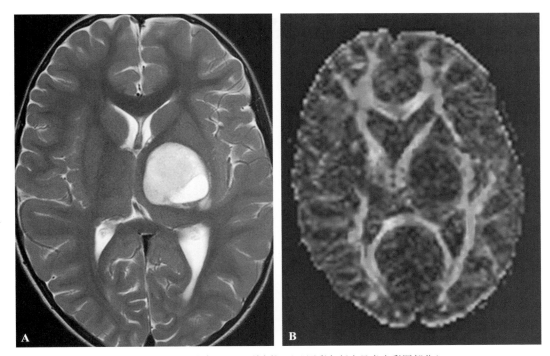

▲ 图 7-122 丘脑 LGG，外侧组（此图彩色版本见书中彩图部分）

A. 轴位 $T_2WI$ 显示肿瘤（PA）位于丘脑外侧，并延伸至邻近内囊后肢和苍白球；B. FA 图显示肿块呈低信号，由于肿瘤细胞浸润，无法识别皮质脊髓束的纤维。在这个部位，肿瘤不可能直接手术入路

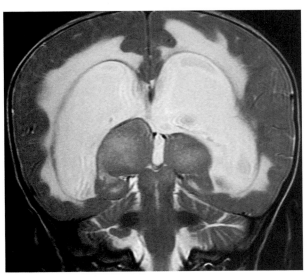

▲ 图 7-123 双侧型丘脑 LGG

冠状位 $T_2WI$ 显示肿瘤（DA）不对称地累及整个双侧（高信号）丘脑，并局限于双侧丘脑，除了稍向顶盖浸润之外。可见中脑导水管受压引起的明显脑积水

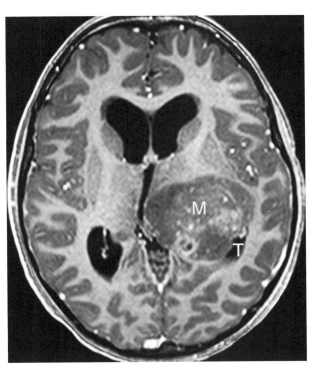

▲ 图 7-124 丘脑 HGG，局限型

增强后轴位 $T_1WI$ 显示边界清楚，不均匀强化的肿块（M），中心位于左侧丘脑后部和外侧，延伸至基底节后部和周围白质，推移左侧侧脑室三角区（T）。额角轻度扩大提示第三脑室远端受压

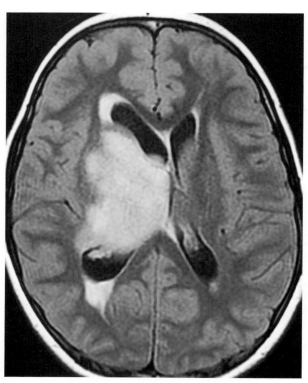

▲ 图 7-125 丘脑 HGG，弥漫型

轴位 FLAIR 像示高信号、边界不清（特别是外侧）的肿瘤，累及右侧丘脑，并延伸至邻近内囊、苍白球和纹状体

力、肌张力障碍、尿崩症、视觉障碍、神经认知改变或发热，部分患儿还伴有痴呆、精神症状和体征、惊厥或性早熟。这些症状与基底节受累有关，推测可能为沃勒变性，正如鞍上生殖细胞瘤治疗后尿崩症仍存在，这些症状在基底节区生殖细胞瘤治疗后也仍然存在[577]。

影像学上，病变通常累及豆状核，也可累及尾状核、邻近深部白质、内囊和丘脑，有时还可累及杏仁核，且双侧受累并不少见[577]。生殖细胞瘤在CT 上表现为等或高密度、边缘清楚的肿块。当肿瘤较大时，常可出现低密度的囊变坏死区，静脉注射对比剂后可见肿瘤实性部分均匀强化。增强前基底节区生殖细胞瘤与白质相比呈稍高密度，可通过该特征与星形细胞瘤相鉴别。

MRI 上，较小的基底节区生殖细胞瘤表现轻微，仅为稍短 $T_1$、长 $T_2$ 信号，且无明显强化[576]（图 7-128）。$T_2$WI 和 FLAIR 上，肿瘤较大时 $T_1$ 弛豫时间延长，与灰质相比呈等至高信号。在多数病例中，DWI/ADC 表现为弥散受限[578]。较大的基底节区生殖细胞瘤信号常不均匀（图 7-129）。首次

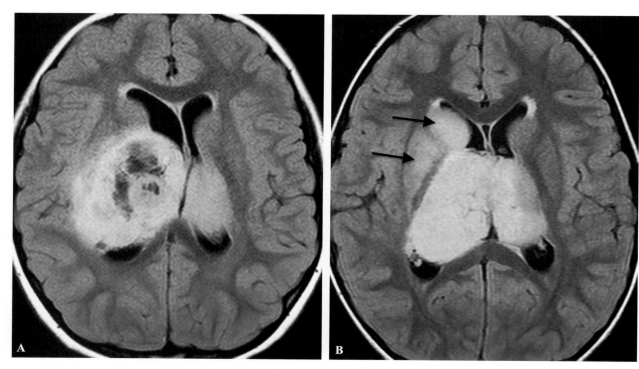

▲ 图 7-126 双侧丘脑 HGG

A. 局限型，轴位 FLAIR 显示肿块占据右侧丘脑、邻近内囊和大部分基底节区，边缘清楚、部分坏死，累及部分左侧丘脑；B. 弥漫型。轴位 FLAIR 显示肿瘤累及双侧丘脑，右侧明显，也浸润纹状体和尾状核（箭）

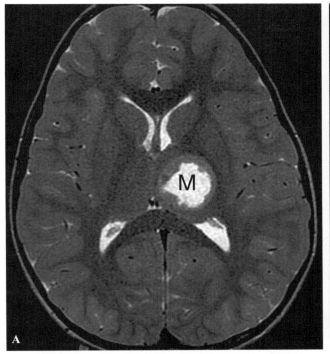

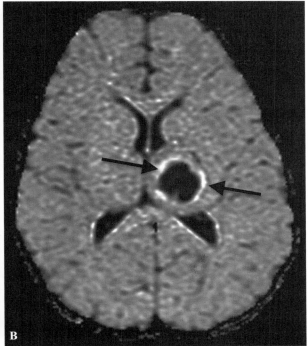

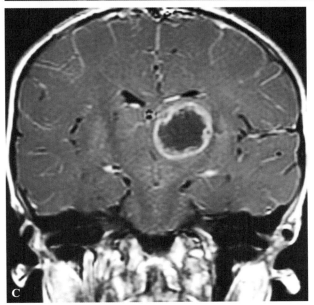

▲ 图 7-127　丘脑室管膜瘤

A. 轴位 $T_2$ 加权像示左侧丘脑中央坏死区，边界清楚；B. 轴位 DWI 显示肿瘤坏死中心边缘组织弥散受限（箭）；C. 冠状位 $T_1WI$ 增强示肿瘤呈围绕坏死中心的不规则环形强化

检查 80% 存在一定程度坏死（50% 轻微坏死，30% 大部分坏死）[579-581]，且在 $T_2WI$ 和增强后表现更明显。初次检查发现的深部灰质生殖细胞瘤往往较大[579-581]。注入顺磁性对比剂后，生殖细胞瘤实性部分明显强化（图 7-129），通过 CSF 转移至脑和脊髓的转移瘤表现相同。发病时，同侧大脑半球和脑干常见萎缩[582]，可能与长时间的传入神经阻滞相关。

Phi 等[577] 提出了基底节区生殖细胞瘤分四类型，1 型（最常见且最不敏感）特征表现为片状 $T_2WI$ 和 FLAIR 高信号，无或仅有弱强化；2 型为小（＜3cm）病灶，结节状强化；3 型是伴有室管膜扩散（强化）的 2 型肿瘤；4 型病灶较大（＞3cm），明显强化且有肿块效应。病灶可为单侧或双侧。每种类型的病理都不同，1 型与 2～4 型不同[577, 583]。最近提出了另一种分类方法，此分类不考虑室管膜

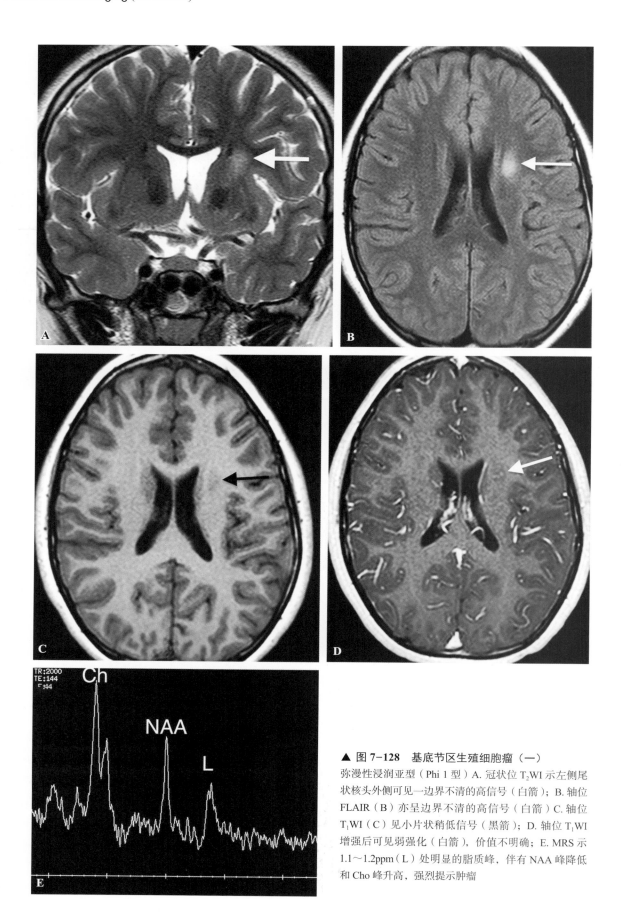

▲ 图 7-128　基底节区生殖细胞瘤（一）

弥漫性浸润亚型（Phi 1 型）A. 冠状位 T₂WI 示左侧尾状核头外侧可见一边界不清的高信号（白箭）；B. 轴位 FLAIR（B）亦呈边界不清的高信号（白箭）C. 轴位 T₁WI（C）见小片状稍低信号（黑箭）；D. 轴位 T₁WI 增强后可见弱强化（白箭），价值不明确；E. MRS 示 1.1～1.2ppm（L）处明显的脂质峰，伴有 NAA 峰降低和 Cho 峰升高，强烈提示肿瘤

种植，但将病灶内囊变作为明确标准：1 型为边界不清的异常信号；2 型为小病灶（< 3cm）伴囊肿；3 型为大病灶（> 3cm）伴囊肿[584]。随着病程的进展，病变往往从 1 型演变为 2 型或 3 型，这意味着最初的局部浸润病灶可逐渐生长为分散的病灶。病灶早期表现为片状 $T_2WI$ 和 FLAIR 异常信号，边界不规则，通常集中在豆状核，少数情况下以尾状核为中心，可能进一步生长到内囊、丘脑和深部白质。多数肿瘤随时间逐渐增大，肿瘤可演变为 2 型，甚至 3 型，并伴有囊变。随着病变进展，肿瘤出血更为常见。内囊和丘脑受累时，同侧大脑半球和脑干早期就可表现为明显萎缩，且随着病变的占位效应逐渐加重[576, 585]。同样，给予对比剂后，1 型肿瘤

中的 1/3、大多数 2 型肿瘤和所有的 3 型肿瘤可见强化[584]。MRS 检查除了在 0.9 ~1.3ppm 之间有一高胆碱峰（细胞更新）和一低 NAA（神经元表达）峰外，可能还有一大脂质峰（图 7-128E），有助于诊断[586, 587]。18F-FDG PET 显示基底节区及同侧大脑半球和对侧小脑的代谢相对减低，$^{11}$C- 蛋氨酸 PET 显示肿瘤的代谢快或肿瘤复发[577]。

鉴别诊断包括胶质瘤病、缺血和炎性疾病。当以基底节为中心、边界不清的肿块的 $T_2$ 弛豫时间相对缩短，特别是伴有囊变或出血时，应考虑生殖细胞瘤、淋巴瘤和 PNET。同侧脑萎缩高度提示生殖细胞瘤。

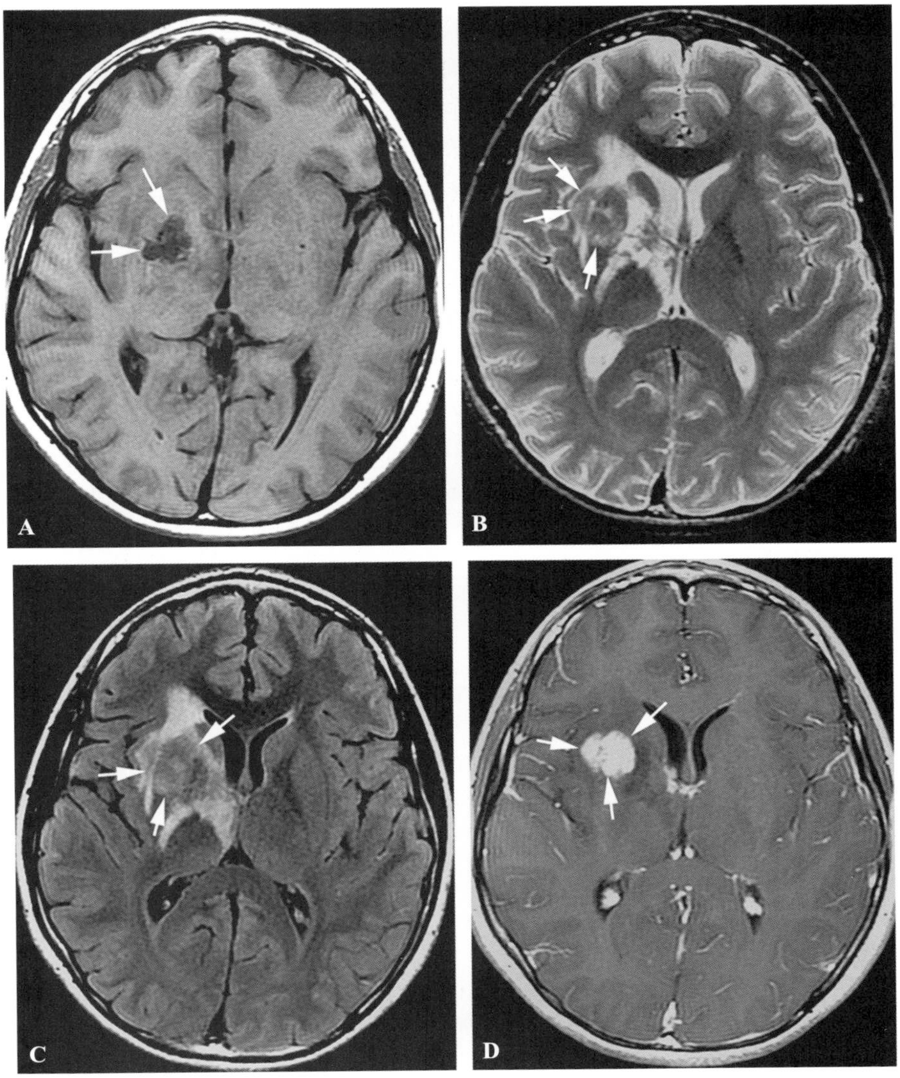

◀ 图 7-129　基底节区生殖细胞瘤（二）
A. 轴位 $T_1WI$ 示右侧基底节区多发囊性病变（箭）；B. 轴位 $T_2WI$ 示实性部分呈等信号（箭），提示小细胞肿瘤；C. 轴位 FLAIR 示实性部分呈等信号（箭）；D. 轴位 $T_1WI$ 增强示肿瘤实性部分（箭）明显均匀强化，基底节区生殖细胞瘤，大结节亚型（Phi 等 4 型）

## 七、松果体区肿瘤

由于各种病因引起的松果体区肿瘤是儿童脑肿瘤的重要组成部分（表 7-10），其主要原因是位于颅腔中央的松果体区不管是手术还是内镜都难以进入，解剖上与重要的血管和神经结构有关。因此，术前影像学检查对松果体区肿瘤性质的判断十分困难，但是诊断结果对治疗方式有指导意义。例如，生殖细胞瘤对单纯化疗和放疗敏感，而其他肿瘤，如松果体母细胞瘤或 ATRTs，则需要手术切除。

松果体区有许多重要结构（图 7-130）。顾名思义，松果体位于第三脑室后壁中央，第三脑室从头端到尾端包括了松果体上隐窝（大小可变）、松果体、松果体柄及松果体隐窝、后联合和中脑导水管开口。松果体柄的底部有缰连合（连接丘脑上缰核，一般参与"求生"活动。顶盖前的后连合连接上丘（参与协调眼球运动和姿势控制）。室管膜围绕后连合从缰连合向中脑导水管中段延伸，形成了连合下器，即室周围器官之一。松果体外侧与丘脑相连续，后侧为顶盖，下方为中脑导水管。在前方，它通过中间连合与第三脑室内丘脑后部相邻。后方与四叠体池相邻，四叠体池内有后外侧和后内侧脉络膜动脉及 Galen 静脉及其主要属支（大脑内静脉、基底静脉、大脑前静脉）。四叠体池向前通中间帆（以

胼胝体压部和穹隆连合为顶，穹隆连合又称海马连合）向前通颅后窝，向后通半球间裂（被大脑镰隔开）。

据报道，出生到 5 岁，儿童正中矢状位图像上可显示非囊性松果体，最大直径和截面积分别为 7.9mm（前后径）、4.8mm（上下径）和 25.4mm$^2$（表面积），这个年龄段其大小略有增加[588]。从同组的另一份报告看，在相同年龄范围内，56% 的正常患者松果体至少部分为囊性。正常囊性松果体的测量值，囊肿不超过 10.8mm，整个松果体不应超过 10.9mm（前后径）、7.7mm（上下径）和 77mm$^2$（表面积）。随访研究表明，囊肿大小不变者占 48%，增大占 36%，减小占 16%[589]。

### （一）松果体生殖细胞瘤

大多数松果体区肿瘤是 GCTs，占儿童脑肿瘤 3%～8%。GCT 的一般特征主要在鞍上和基底节区肿瘤的章节讨论，松果体区 GCT 最常见的表现为继发于脑积水的颅内高压和 Parinaud 征。

#### 1. 松果体区和双灶生殖细胞瘤

生殖细胞瘤是松果体区最常见的肿瘤，占该区肿瘤的 50% 以上。生殖细胞瘤多发生于 20—40 岁，发病高峰为 16—20 岁。松果体区生殖细胞瘤的男女比例约为 10∶1，最常见临床表现为脑积水或 Parinaud 综合征（向上凝视麻痹），分别由 Sylvius 导水管压迫和顶盖浸润引起[590]。尽管有些作者认为是肿瘤的多灶性引起的下丘脑受累的症状，但其很可能是肿瘤通过第三脑室 CSF 扩散至漏斗隐窝，

表 7-10　儿童松果体区肿瘤

| 肿 瘤 | 主要特征 |
|---|---|
| 生殖细胞瘤 | 等灰质密度、弥散受限 |
| | 其他：影像表现随组织学改变 |
| 皮样囊肿 | 类似其他部位影像表现 |
| 松果体实质细胞瘤 | 实质部分呈等灰质密度 |
| | 平均扩散系数降低 |
| 松果体区胶质瘤 | 邻近脑组织肿瘤的延伸 |
| | 平均扩散系数正常 |
| 松果体囊肿 | 最常见的松果体区肿块 |
| | 囊肿伴环形强化 |
| Galen 静脉曲张（见第 12 章） | 血管内流空信号 |

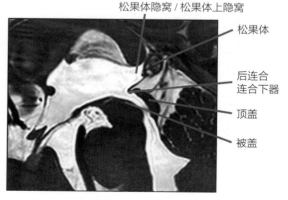

▲ 图 7-130　第三脑室后部解剖

松果体隐窝 / 松果体上隐窝
松果体
后连合
连合下器
顶盖
被盖

随后侵犯下丘脑[76, 591]。

影像学研究中，生殖细胞瘤在 CT 上表现为等至高密度的肿块，边界清楚，可见"被包埋"的钙化（松果体钙化被肿瘤包绕，松果体母细胞瘤则相反，周边可见"爆米花样"钙化）[592]。松果体钙化在生殖细胞瘤患儿中比预期的多。如肿块较小，可表现为单纯第三脑室后壁的增厚。脑积水是典型的间接征象。增强后肿瘤实性部分均匀强化，瘤内可见小囊变。

在 MR 上，生殖细胞瘤常表现为圆形或分叶状、边缘光滑的肿块，$T_1WI$ 和 $T_2WI$ 上呈等信号，FLAIR 为高信号（可与松果体母细胞瘤鉴别），DWI 示弥散受限，均匀强化（图 7-131 和图 7-132）。当肿块较小时，可局限于松果体中央或更靠近尾侧的

后连合处。然而，在多数情况下，肿块常占据第三脑室后壁，位于大脑内静脉和基底静脉分叉处，向前可伸入第三脑室，向后可进入四叠体池。生殖细胞瘤常向侧方浸润单侧或双侧丘脑。FLAIR 上病灶显示较弥散成像及增强扫描更为明显。肿瘤可向下压迫或浸润顶盖，导致中脑导水管阻塞。评估增强图像和 MRV 以确定 Galen 静脉受累情况十分重要。根据我们的经验，单纯孤立的松果体区生殖细胞瘤不会沿着室管膜播散，尽管它们可能会播散到软脑膜和椎管。然而，这一发现在其他系列研究[593]中没有得到证实。

双灶生殖细胞瘤即鞍上和松果体区同时发生或同时诊断的生殖细胞瘤（图 7-133）。男女均可发生，通常被认为是单纯生殖细胞瘤[402]。然而，这

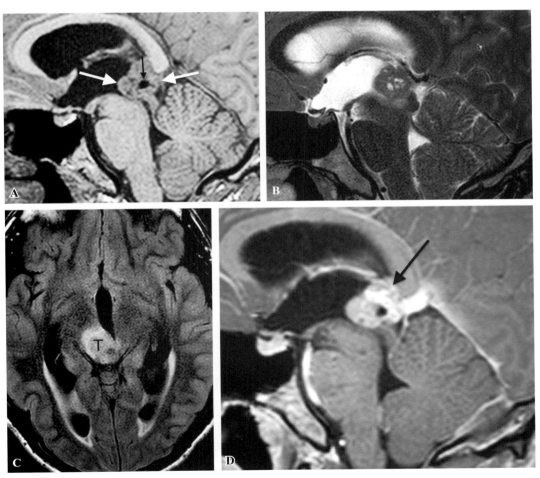

▲ 图 7-131　松果体生殖细胞瘤，体积较小

A. 矢状位 $T_1WI$ 显示松果体及后连合区见等信号肿块（白箭），中央低信号（小黑箭）为被"包埋"的钙化；B. 矢状位 $T_2WI$ 示肿瘤由于富含细胞成分而呈稍低信号，注意中央微囊；C. 轴位 FLAIR 显示肿瘤（T）呈高信号，邻近右侧丘脑受侵；D. 矢状位 $T_1WI$ 增强显示肿瘤呈均匀强化，并延伸至胼胝体压部下方（黑箭），包绕大脑内静脉

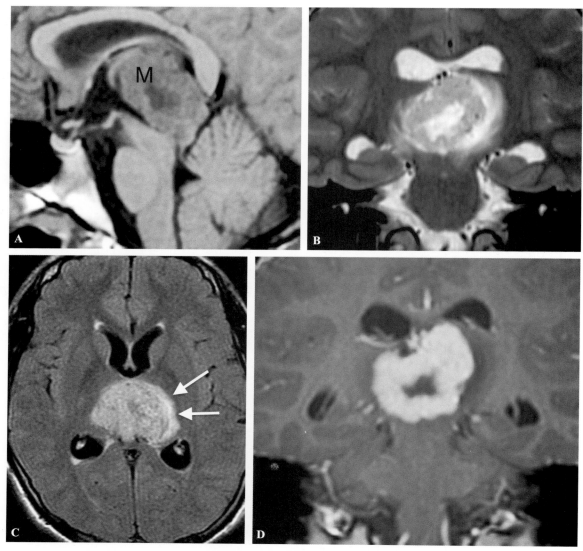

▲ 图 7-132　松果体区生殖细胞瘤，体积较大

A. 矢状位 $T_1WI$ 显示与脑组织相比呈等信号的巨大肿块（M），占据整个松果体区（顶盖、池、中间帆腔、第三脑室后部）；B. 冠状位 $T_2WI$ 显示肿瘤呈不均匀等、高信号（中心坏死呈高信号）；C. 横断位 FLAIR 上，肿瘤呈高信号，邻近实质受侵（边缘模糊）（箭）；D. 冠状位 $T_1WI$ 增强显示肿瘤实性部分明显强化，伴有邻近组织受侵，可包绕静脉汇合处

种说法有人提出异议[593]。在形态学上，肿瘤在两者中任一部位均可占优势，与患儿性别无关。双灶生殖细胞瘤像鞍上生殖细胞瘤一样沿室管膜播散（图 7-134）[593]，这为双灶生殖细胞瘤是松果体区生殖细胞瘤伴漏斗隐窝内继发性转移的假设提供有力支持，但也有研究报道松果体区原发性鞍上肿瘤的播散种植[593]。转移灶也可在蛛网膜下腔发现。

**2. 非生殖细胞瘤性生殖细胞瘤**

因为非生殖细胞性生殖细胞瘤（NG-GCT）需要手术切除，故鉴别单纯生殖细胞瘤和非生殖细胞性生殖细胞瘤很重要。但是，两者并没有特征性表现。作为同一类肿瘤，NG-GCT 无论平扫还是增强表现均更不均匀，且出血更常见[402]（图 7-135）。而且，多数 NG-GCT 是混合瘤，其中 NG-GCT 成分可能较少，所以在影像学上未显示。因此，最终的诊断取决于 CSF 和血液中的肿瘤生物标记物。在组织学分类的基础上，提出了分泌性和非分泌性肿瘤[402]。非分泌性肿瘤对应单纯生殖细胞瘤和成熟畸胎瘤。卵黄囊瘤（和包括它们在内的混合瘤）及未成熟畸胎瘤中标记物甲胎蛋白（AFP）升高。绒

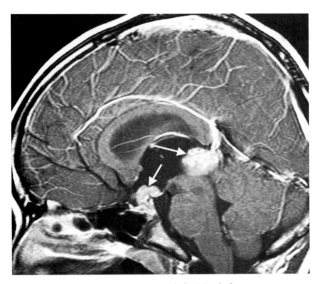

▲ 图 7-133　双灶生殖细胞瘤
矢状位 $T_1WI$ 增强显示两个肿瘤（箭）位于漏斗部和松果体区

毛膜癌（和对应的混合瘤）、生殖细胞瘤的合体滋养细胞变异型和未成熟畸胎瘤中 β-HCG 升高，这可能与性早熟有关。胎盘碱性磷酸酶（PLAP）主要由生殖细胞瘤分泌[402, 404]。由于混合瘤中的 NG-GCT 成分通常较少，针刺活检可能无法获得足够的组织对肿块进行定性，因此有必要进行开颅活检。混合瘤的预后与恶性程度更高的组织成分有关。

### 3. 畸胎瘤

松果体区畸胎瘤较生殖细胞瘤罕见，但与生殖细胞瘤一样，它几乎只发生于男性。发病高峰在 10—20 岁。畸胎瘤与其他 GCT 相似，临床可表现为 Parinaud 综合征和脑积水。在组织学上，肿瘤含有各种正常组织，包括纤维化、脂肪、钙化、黏液囊肿、滤泡、碎屑和角蛋白。良性畸胎瘤边缘

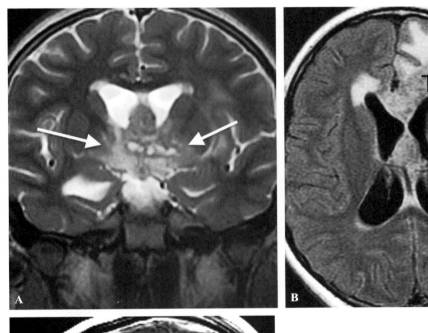

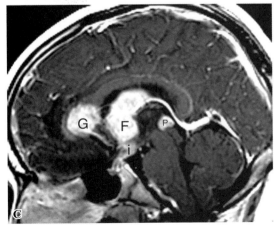

▲ 图 7-134　双灶生殖细胞瘤伴室管膜播散
A. 冠状位 $T_2WI$ 示巨大肿瘤以第三脑室前部为中心，浸润邻近实质（箭）；B. 轴位 FLAIR 示肿瘤呈中等信号（黑 T），浸润室管膜和邻近的深部白质，室管膜下静脉受累导致广泛的水肿；C. 矢状位 $T_1WI$ 增强示松果体区（p）和漏斗部（i）小肿块，与孟氏孔（F）和胼胝体膝部（G）大肿块对比

825

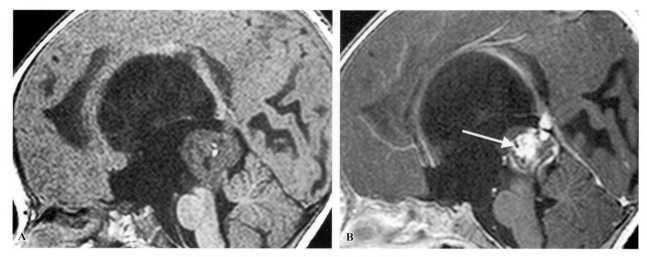

▲ 图 7-135　非生殖细胞性生殖细胞肿瘤（NG-GCT）
A. 矢状位 T$_1$WI 显示松果体区巨大肿块，中央见出血灶；B. 矢状位 T$_1$WI 增强示部分呈不均匀强化（箭）

常锐利。在 CT 上，成熟畸胎瘤表现为不均匀实性和（或）囊性肿块，伴有钙化，有时可见脂肪组织。MRI 上肿瘤呈多房性，T$_1$WI、T$_2$WI 呈低、等、高混杂信号，与各种组织及各种囊性成分有关（图 7-136）。增强后强化程度不一，可从无或轻度到较明显强化，且强化不均匀。血清肿瘤标志物不高 [404]。松果体区畸胎瘤趋于非侵袭性，然而，恶性畸胎瘤很少可能由成熟的良性畸胎瘤发展而来。

未成熟畸胎瘤通常有低分化细胞，因此具有低分化肿瘤的特征。肿块密度均匀，可侵及周围结构，边界不清，周围可见血管源性水肿，未见钙化和脂肪。注入顺磁性对比剂后常见明显的斑片状、环形和结节状强化。血清 AFP 持续升高 [404]。

在鞍上，GCTs 是唯一在 DWI/ADC 上 Dav 减少的肿瘤。许多其他的富细胞肿瘤可能起源于松果体区，如松果体母细胞瘤和 ATRT。如果 MRS 在 0.9～1.3ppm 之间有较大的脂肪峰，那么这个检查是有意义的，这种改变强烈提示 GCT [586, 587]。根据我们的经验，另一个有帮助的发现是，在 FLAIR 图像上，GCT 与周围组织相比呈高信号，但在松果体母细胞瘤中则没有这种表现。

### （二）松果体实质细胞肿瘤

松果体细胞瘤和松果体母细胞瘤都是起源于松果体实质细胞的肿瘤，两者在儿童中的发生率都远低于松果体区 GCT。松果体细胞瘤男女发病率相等，可发生于任何年龄，但在儿童中非常少见。其由相对成熟的细胞组成，通常为局限性、非侵袭性、生长缓慢的肿瘤。由于松果体细胞瘤非常罕见，所以自然病程并不完全明确 [594]。一些局限性的和非侵袭的松果体细胞瘤常在临床症状出现数年后才被发现，或在尸检时被发现。另一些肿瘤通过 CSF 广泛转移，表现更像松果体母细胞瘤（下文讨论）。一些证据表明儿童松果体细胞瘤是侵袭性肿瘤，应给予治疗 [595]。中分化松果体实质细胞肿瘤（PPTID）见于年轻人，组织学上与松果体细胞瘤相似，核分裂和细胞异型度呈中等水平。最后，松果体母细胞瘤是由原始的小圆细胞组成的富细胞性胚胎性肿瘤，组织学上类似髓母细胞瘤，是高度恶性的肿瘤，表现为局部侵袭及通过 CSF 远处播散。可在任何年龄发病，但在儿童更为常见。

在 CT 平扫上，松果体细胞瘤和松果体母细胞瘤与正常脑组织相比均呈等至高密度（图 7-137）。CT 在显示肿块、脑积水和钙化方面有重要意义。在松果体母细胞瘤中，"蛋壳样"的钙化在肿块周围，与之相反的是生殖细胞瘤中钙化位于肿瘤中央，呈"包埋"样。在 MRI 上，松果体母细胞瘤较松果体细胞瘤分叶更明显 [596]，两者在 T$_1$WI 都呈低或等信号，T$_2$WI 呈轻度高信号（图 7-137 和图 7-138），松果体母细胞瘤较松果体细胞瘤更

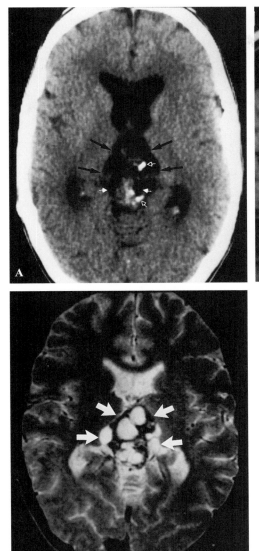

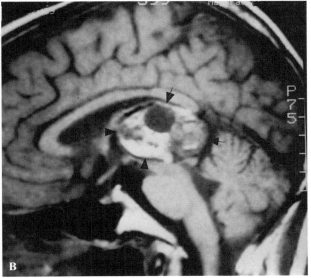

▲ 图 7-136 松果体区畸胎瘤

A. 轴位 CT 平扫示松果体区巨大肿块，向前延伸至第三脑室（黑箭），可见钙化灶（空心白箭）和脂肪（实白箭）。B. 矢状位 T₁WI 示第三脑室内巨大的不均匀肿块（箭）。高信号区代表脂肪。MRI 图像上未见明显钙化。应注意肿瘤明显不均匀。C. 轴位 T₂WI 显示肿块信号明显不均匀（箭），松果体区和第三脑室见到高、低和等信号的肿块

不均匀[597]。根据我们经验，松果体母细胞瘤在 FLAIR 上呈等信号（图 7-139 A 至 D），而生殖细胞瘤呈轻度高信号。较大的松果体母细胞瘤（图 7-137）常伴坏死或囊变（T₁WI 呈低信号，T₂WI 呈高信号），增强扫描后肿瘤实性部分明显强化（图 7-138）。虽然松果体细胞瘤和松果体母细胞瘤都为明显强化，前者强化更均匀，后者强化不均匀[596, 597]。与松果体细胞瘤相比，松果体母细胞瘤体积常较大，分叶较多，可向前延伸至第三脑室或向外侧延伸至第三脑室壁；松果体细胞瘤体积往往较小，侵袭性弱，边缘分界较清（图 7-137 和图 7-138）。松果体母细胞瘤的弥散速率稍降低，但不足以作为鉴别依

据[598, 599]。松果体母细胞瘤出血少见。与其他松果体区肿瘤一样，松果体母细胞瘤常通过 CSF 转移，故整个神经通路的增强扫描对于检测和确定蛛网膜下腔肿瘤的范围至关重要，蛛网膜下腔肿瘤常显著强化[600]。

当同时伴有 RB 时，松果体母细胞瘤则为"三侧性视网膜母细胞瘤"三联征的一部分[589]。

松果体肿瘤的表现无特异性[601]，生殖细胞瘤和 ATRTs 可有非常相似的特征。CT 上的钙化（如上所述）有助于鉴别生殖细胞瘤和松果体母细胞瘤。MRI 上，松果体母细胞瘤的 FLAIR 信号与脑实质相似，亦有助于鉴别。此外，由于松果体区 GCT 主要发生于男孩，当女孩松果体区发现具有相似表

现的肿瘤时，应首先考虑松果体母细胞瘤。在确定为特殊肿瘤之前，罕见的松果体 ATRT 与松果体母细胞瘤易混淆。松果体区 ATRT 往往较大，常常从松果体区延伸到蚓部，且常伴早期软脑膜转移。尚未发现这些肿瘤的灌注和波谱特征。松果体细胞瘤可与 CSF 信号相等，与松果体囊肿的鉴别在于肿瘤内有分隔，以及增强后呈弥漫、均匀强化。

### （三）松果体区胶质瘤

胶质瘤主要是星形细胞瘤，也可发生于松果体区。胶质瘤很少由松果体本身的星形胶质细胞发生

而来 [602]。肿瘤更多起源于邻近的脑实质，如四叠体或丘脑，其次向松果体区生长 [76, 603]。起源于四叠体的肿瘤被认为是脑干肿瘤的一个亚群，本章本节在前面已经详细阐述。通常出现由脑积水引起的继发性头痛。除脑积水外，神经系统检查很少，甚至没有异常，因此，出现症状之后常需很长一段时间才能确诊。

组织学上，大多数松果体胶质瘤为 PA，文献已报道了胶质瘤许多组织学亚型：DA、PMA、PXA，甚至真正的胶质母细胞瘤，这些肿瘤均起源于松果体本身。

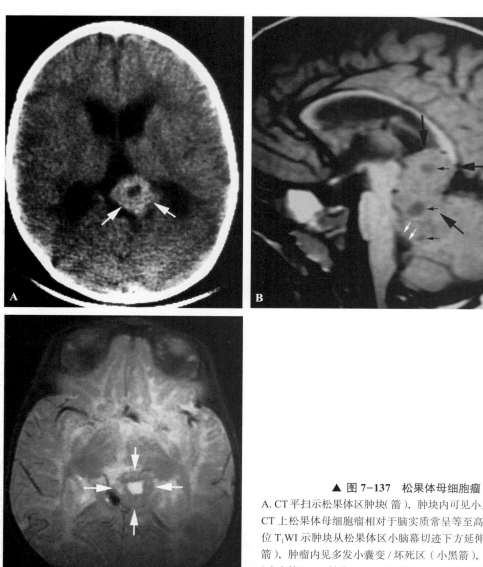

▲ 图 7-137 松果体母细胞瘤
A. CT 平扫示松果体区肿块（箭），肿块内可见小片状低密度灶。CT 上松果体母细胞瘤相对于脑实质常呈等至高密度。B. 矢状位 T$_1$WI 示肿块从松果体区小脑幕切迹下方延伸至颅后窝（大箭），肿瘤内见多发小囊变 / 坏死区（小黑箭），第四脑室下移（小白箭）。C. 轴位 T$_2$WI 示肿瘤实性部分与灰质相比呈等信号（箭）

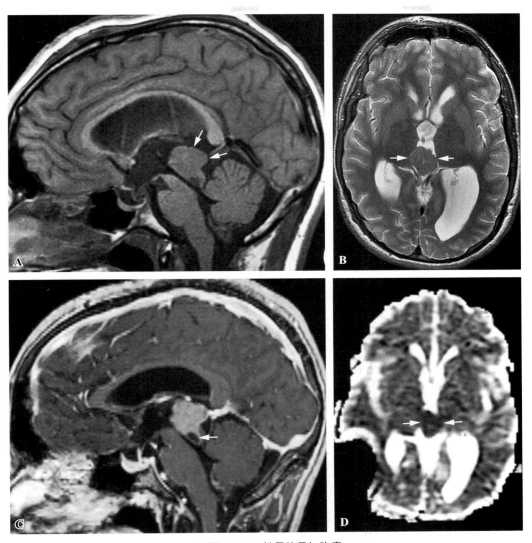

▲ 图 7-138 松果体母细胞瘤

A. 矢状位 $T_1WI$ 示脑积水，由松果体区等、稍低信号的肿块（箭）引起；B. 轴向 $T_2WI$ 示肿瘤（箭）呈等灰质信号，中央区小片状高信号，可能代表坏死；C. 脑室引流后矢状位 $T_1WI$ 增强示分叶状肿块呈不均匀增强，其下方（箭）可见小囊肿，肿瘤进入扩大的中脑导水管；D. 轴位 ADC 图示与正常脑实质相比，肿块（箭）的弥散减低

影像学检查可发现肿瘤，还能提供线索以鉴别肿瘤是来自松果体本身，还是来自更常见的邻近四叠体或丘脑后部（图 7-140）。如果首次影像学检查肿块就非常大，鉴别其起源部位就变得困难，在这种情况下，原发性松果体瘤与松果体旁肿瘤生长到松果体区鉴别是很难的。肿瘤在 CT 上通常呈低密度，$T_1$ 和 $T_2$ 弛豫时间较长（$T_1WI$ 呈低信号，$T_2WI$ 和 FLAIR 呈高信号），Dav 正常或增加（如果是囊性）。静脉注射对比剂后，肿瘤常呈（但不总是）中度至明显强化。若持续检查发现肿瘤生长，但患者未出现临床症状，是否进行治疗存在争议[267]。

## （四）其他肿瘤

### 1. 松果体区不典型畸胎样 / 横纹肌样瘤

1996 年 ATRT 确定为特殊性肿瘤[133]。它主要发生于很小儿童，可见于幕上或幕下，仅 5% 的 ATRT 见于小脑幕切迹 / 松果体区。这种胚胎性肿瘤是由上皮、神经上皮和间叶性横纹肌样瘤细胞组成[135]，并含有生物标记物 INI1（整合酶相互作用因子 1）。肿瘤以实性成分为主，CT 上呈高密度，

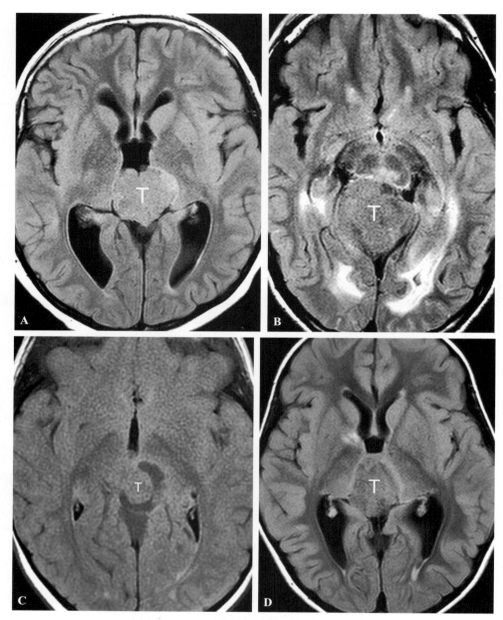

▲ 图 7-139　松果体母细胞瘤的 FLAIR 成像

在不同情况下（A 至 D），肿瘤的 FLAIR 信号（T）与实质信号相同。这与另一种弥散率降低的肿瘤，即生殖细胞瘤形成了鲜明的对比，在生殖细胞瘤中，FLAIR 信号总是比实质信号更高

$T_1WI$ 呈等信号，$T_2WI$ 呈不均匀低信号，DWI/ADC 上 Dav 低（弥散速率降低）（图 7-141）。常见钙化、出血和坏死，导致肿块不均匀。注射对比剂后，实性部分呈弥漫性强化。50%~70% 的患儿在早期就诊时出现软脑膜播散，最终，在疾病演变过程中发生转移[135]，预后较差。

**2. 松果体区乳头状瘤**

松果体区乳头状瘤（PTPR）是 2003 年发现的一种罕见肿瘤，各年龄段均可发生。它起源于下连合体的室管膜细胞（见本节松果体区肿瘤的解剖学介绍）。组织学上呈乳头状排列，内衬上皮样瘤细胞，呈菊形团和血管周围假菊形团。有关影像学表现的报道较少，肿瘤以后连合为中心，边界清楚。与脑干相比，肿瘤在 $T_1WI$ 上可呈等或高信号，可能是由于存在分泌蛋白和糖蛋白[597, 604]。在 $T_2WI$ 和 FLAIR 上呈高信号，Dav 有一定程度减低，增强呈

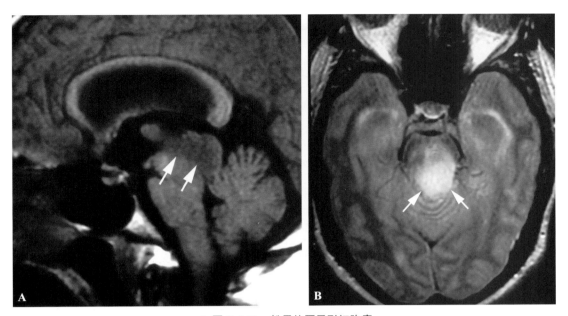

▲ 图 7-140　松果体区星形细胞瘤

A. 矢状位 T$_1$WI 显示脑积水（第三脑室前隐窝扩大），肿块在第三脑室后部处边缘不清（箭），延伸至中脑导水管和顶盖至松果体区；
B. 轴位 T$_2$WI 示，与周围脑组织相比，肿块（箭）是高信号

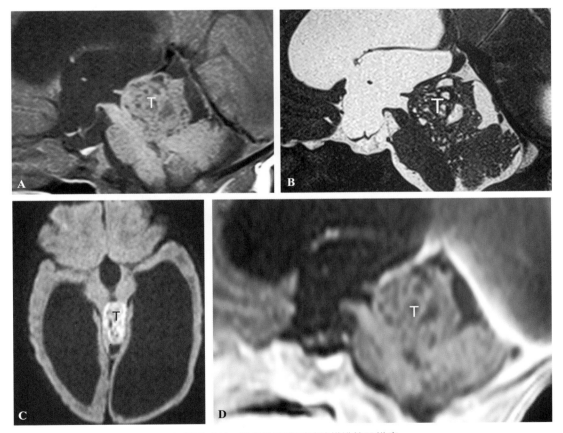

▲ 图 7-141　松果体不典型畸胎样横纹肌样瘤

A 和 B. 矢状位 T$_1$WI 和稳态（CISS）图像，松果体区见大的、致密的、微囊性肿瘤（T）。在这两个序列上与脑实质呈等信号。C. DWI 示明显高信号，提示扩散速率降低。D.T$_1$WI 增强示肿块无强化

不均匀弥漫强化（图 17–142）。肿瘤可从下连合体向顶盖、松果体区和双侧丘脑后部浸润，常导致脑积水。

**3. 松果体皮样囊肿和表皮样囊肿**

包涵囊肿，如皮样囊肿和表皮样囊肿，可发生于松果体区。本章的颅后窝部分描述了它们的特征。

**4. 松果体囊肿**

有时很难判断松果体是否正常，特别是松果体呈囊性。松果体的非肿瘤性小囊肿是常见的，尸检中偶然发现可高达 40%[605, 606]。本段的解剖学介绍了正常囊性松果体的正常值。这些表现在婴儿期很常见，我们已观察到它们出现、消失，随后再出现。这种情况在青春期仍持续，据报道在 20—30 岁发病率最高[607]。影像学表现在任何年龄段几乎均为偶然发现，因为除非有出血等并发症，否则基本上不会出现症状。其原因尚不清楚，可能是腺体囊性变、激素影响下的微小囊肿增大、胚胎松果体腔闭塞和增大[608]。尽管很多松果体囊肿太小，常规影像学检查难以发现，但脑部 MRI 检查中松果体囊肿是非常常见的，检出率高达 23%[609, 610]。除了回顾性观察，松果体囊肿在 CT 扫描中很少发现，因为它们与周围脑池中的脑脊液密度相等。MRI 上，矢状位图像最易观察，表现为松果体增大，上丘或

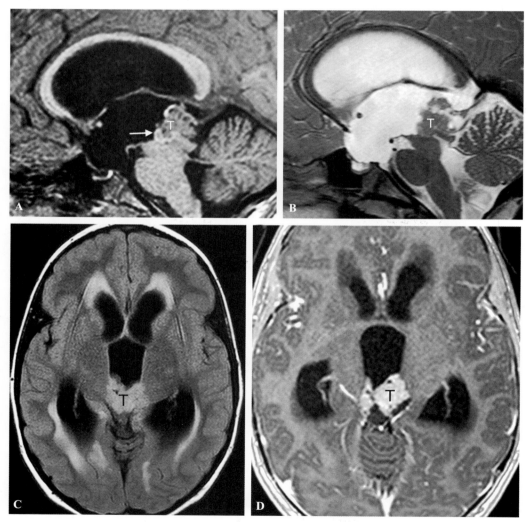

▲ 图 7–142 松果体区乳头状肿瘤（PTPR）

A. T₁WI 示微囊性肿块（T），实质部分呈等信号。肿瘤前缘（白箭）见一些线状高信号，假设反映多个下连合分泌产物（见正文）。B 至 D. 肿瘤在 T₂WI（B）为低信号，FLAIR（C）呈高信号，对比剂增强（D）后弥漫性强化

第三脑室后部的轻微压迹。大多数松果体囊肿较小（直径 2～4mm），偶然发现[610, 611]。随访检查，松果体囊肿可增大、缩小或完全消失[589, 611]。如果松果体囊肿 MRI 表现典型，这些改变可以忽略。

当松果体囊肿大于 1cm 时，诊断有一定困难，特别是合并出血或囊肿密度不均匀时[612, 613]。囊肿与肿瘤的一个重要鉴别点在于囊肿很少有症状，除非囊肿较大（超过 20mm），否则考虑为肿瘤（松果体细胞瘤），在这些情况下产生 Parinaud 综合征和（或）脑积水[614, 615]。一般来说，松果体囊肿MRI 表现为与 CSF 相比 $T_1WI$ 呈等信号，在 $T_2WI$ 和 FLAIR 上为稍高信号，因内含蛋白质。在正中矢状位亚毫米 FIESTA 成像上最易显示。当囊肿合并出血时，在 $T_1WI$ 和 $T_2WI$ 上囊肿内均可见高信号，囊肿可增大，导致局部占位效应[615, 616]；如果出血是新发，则 $T_2WI$ 上呈低信号，可出现液 – 液平面。静脉给予顺磁性对比剂后，囊肿周围正常松果体呈新月形或边缘强化。给予对比剂后不应延迟扫描，因为囊肿本身在长时间延迟后会增强，从而无法与肿瘤鉴别[617]。MRI 诊断松果体囊肿的关键是没有临床症状、特异性部位、$T_1WI$ 上信号与 CSF 相等、病灶内没有任何组织结构及囊肿周围出现典型边缘强化。当 MRI 检查中偶然发现一个大的（大于10mm）松果体囊性病变，无任何临床症状、顶盖板和中脑导水管无受压，可采用多种鉴别手段，从基础临床监测到磁共振随访不同。

## 八、脑室肿瘤

大脑半球脑室内肿瘤在儿童相当少见，除室管膜下巨细胞星形细胞瘤（SEGA）起源于结节性硬化症（TSC）患者的孟氏孔区域外，最常见的是源于侧脑室脉络丛的脑室肿瘤（表 7–11）。

### （一）室管膜下巨细胞星形细胞瘤

有人喜欢将结节性硬化症患者侧脑室的肿瘤称为"室管膜下巨细胞瘤（SGCT）"，因为这种肿瘤实际上是胶质神经元肿瘤，而非星形细胞瘤，但是在其最新版本的 CNS 肿瘤分类文件中，WHO仍将该类肿瘤称为"室管膜下巨细胞星形细胞瘤

（SEGA）"[4]。由于这些肿瘤在 TSC 患者中发病率达 5%～15%[618]，SEGA 的发现可能会促使人们寻找 TSC 的其他表现（见第 6 章），在其他疾病中偶尔可发现 SEGA[619]。尽管两者均认为是 WHO Ⅰ 级星形细胞瘤，但 TSC 的 SEGA 患者预后优于普通星形细胞瘤含巨细胞成分的患者[620]。

TSC 是由分别编码 hamartin 和 tuberin 蛋白的TSC1 或 TSC2 突变引起的。这些蛋白通常在 PI3K/AKT3/mTOR 通路中起支持作用。该通路的激活在皮质结节中也有报道，组织学上类似于局灶性皮质发育不良（FCD Ⅱ B，见第 5 章），男性和女性发病率相同。肿瘤可发生在任何年龄，发病高峰在 5—10 岁。当患儿没有 TSC 时，临床表现几乎都是脑积水。极少数情况下，肿瘤可发生恶变并侵犯周围脑组织[74, 76, 618, 621]。

SEGA 通常起源于孟氏孔附近的侧脑室壁，但也可发生在脑室其他部位。它们常生长缓慢，当阻塞孟氏孔时会产生脑积水。可单发或多发，通常认为其起源于 TSC 的室管膜下结节（SEN）（见第6 章），与 SEN 的肿瘤组织相似。事实上，这些肿瘤在组织学上与巨细胞星形细胞瘤相似。它们通常位于脑室内，但也可延伸进入邻近脑组织，常伴钙化。在组织学上尽管通常是良性，但也可表现出间变性[76, 618]。当它们引起脑积水时，需要进行手术切除。然而，在过去的 10 年中，已经证明使用西罗莫司或西罗莫司类似物可以缩小肿瘤体积。不幸的

表 7–11 脑室内肿瘤

| 肿 瘤 | 主要特征 |
|---|---|
| 室管膜下巨细胞星形细胞瘤 | TSC，孟氏孔附近，钙化，明显强化 |
| 脉络丛乳头状瘤 | 起源脑室内；分叶状 $T_2$ 低信号 |
| 脉络丛乳头状瘤 | 脑室内起源、脑实质浸润、坏死 |
| 室管膜瘤 | 脑室壁，较大，实性，囊性，钙化，强化 |
| 室管膜下瘤 | 儿童不常见，外生型，无强化 |
| 中枢神经细胞瘤 | 以透明隔为中心，钙化，强化 |
| 脑膜瘤 | NF2，脑室中庭，类似硬脑膜瘤 |

是，当治疗停止时，肿瘤再次增大[619, 622]。

第 6 章中描述了 TSC 的 CT 和 MRI 表现。简而言之，SEGA 的特征性 CT 表现为起源于脑室壁的低至等密度的类圆形肿块，常伴钙化，边界清楚，最常见于孟氏孔区域，当肿块体积较大时，常引起脑积水。其他室管膜下肿块，包括钙化和非钙化，通常出现在 TSC 中的同一区域。静脉注入对比剂后，巨细胞瘤始终呈均匀强化。MRI 表现为边界清楚的类圆形或圆形肿块，最常见于孟氏孔区域，并延伸至邻近的侧脑室腔。典型表现为 $T_1WI$ 低至等信号（图 7-143），$T_2WI$ 和 FLAIR 呈高信号，Dav 与周围实质相似。如果需要手术，评估肿瘤累及邻近脑实质的程度十分重要，因为累及邻近脑实质的程度越大，手术风险越高。如果患儿患有 TSC，则几乎总是合并多个较小的 SEN。此外，在 MRI 上，典型表现是多发性皮质错构瘤，表现为受累脑回增大，$T_1WI$ 信号多变，$T_2WI$ 和 FLAIR 呈高信号（见第 6 章）。注射 Gd-DTPA 可使 SEGA 和 SEN 均匀强化，但结节常不强化。如第 6 章所述，SEGA 的

特征是缓慢、渐进性增长。如果在孟氏孔区域的病变中观察到脑实质的快速生长或侵袭性生长，应怀疑间变性肿瘤。

## （二）脉络丛肿瘤

脉络丛乳头状瘤（CPP）和脉络丛癌是罕见的肿瘤，在儿童和成人中均起源于脉络丛上皮。它们约占儿童幕上肿瘤的 5%，占所有原发性颅内肿瘤的 1% 以下。脉络丛肿瘤可发生于任何年龄，但多数见于婴幼儿或 5 岁以内儿童。

### 1. 脉络丛乳头状瘤

CPP 最常见于生后第 1 年的男孩，肿瘤常由于严重的脑积水而被发现。肿瘤有 4 个主要特征：①典型影像学表现为悬在脑室的 CSF 中，未见梗阻或嵌顿；②它可产生大量的脑脊液（每天可达几升）[623-625]，AQP1 是一种水通道转运蛋白，通过神经丛室管膜将水从神经丛间质输送到脑室，在这种肿瘤中高度表达[626]；③它是富血供的，因此有明显的血管搏动性[623]；④ CSF 呈黄色，蛋白水平较高[624, 625]。临床

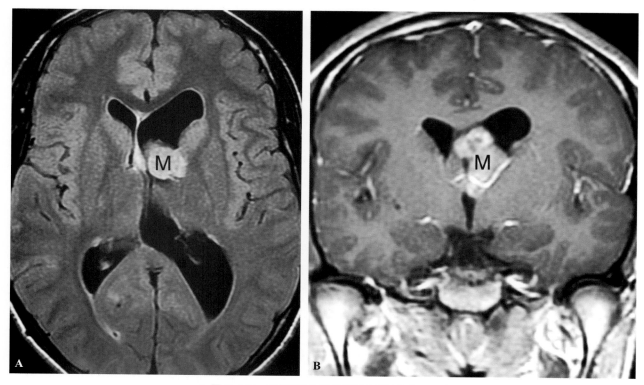

▲ 图 7-143　室管膜下巨细胞星形细胞瘤（SEGA）
A. 轴位 FLAIR 显示以孟氏孔为中心的致密、均匀高信号的脑室肿块（M），继发单侧脑室积水；B. 冠状位 $T_1WI$ 增强示肿块不均匀强化（由于病灶内钙化所致；详见第 6 章）

上，脑积水与巨颅畸形、ICP升高和相关临床症状相关。这是一种非梗阻性脑积水，被认为是由分泌能力超过吸收能力所致。肿瘤通常发生在单侧脑室内，但脑积水常为双侧且大体对称的[627]（图7-144）。其发生机制目前仍有争议：当肿块位于中线，或靠近中线时，脑室的梗阻可能发挥作用，但通常情况并非如此。反复微出血可阻塞周边CSF吸收部位，脑积水常在肿瘤切除后消失[623]。富血管肿块的强烈搏动可能起一定作用。然而，人们普遍认为脑积水的主要原因是CSF过度产生，与高蛋白含量等相关因素有关，可能通过改变AQP4通道所依赖的渗透压而改变CSF的吸收。事实上，如果吸收不能与CSF过度分泌相匹配，则增加的CSF体积会扩张硬膜囊，使其对动脉搏动力的顺应性降低。

在儿童，脉络丛肿瘤最好发的部位是侧脑室，左侧多于右侧，双侧少见[628]。第四脑室是成人脉络丛肿瘤最常见部位，在儿童第三脑室和第四脑室少见。除此之外，肿瘤可起源于第四脑室外侧隐窝区的脉络丛，并延伸至桥小脑角区[629]。大体观察，脉络丛肿瘤呈球形，暗粉色或红色肿块，表面呈不规则乳头状，似菜花形，常导致侧脑室明显扩大。重要一点是CPP与癌的鉴别主要依靠组织学标准，而不是大体病理学。一般情况下，乳头状瘤边界清楚，与周围脑组织分界清晰，而脉络丛乳头状癌往往侵犯脑室壁，可出现小片状出血及多发沙砾样钙化灶。基于大体病理学特征，间变性乳头状瘤与乳头状瘤不能区别，两者鉴别完全依靠细胞特征。侵袭性乳头状瘤和脉络丛癌都可能通过CSF途径转移，有时形成大的蛛网膜下肿块[74-76]。

影像上，虽然CPP通常容易与乳头状癌鉴别，但重要的是，这种鉴别为组织学上，而非影像上。尽管如此，术前神经影像全面描述肿瘤特征非常重要，因为此特征可能影响肿瘤手术路径的选择。在CT上，CPP常表现为分叶状、等密度或稍高密度的脑室内肿块（图7-144），偶见点状钙化灶。乳头状瘤好发于侧脑室三角区，可位于脉络丛的任何部位，包括颞角、额角和第三脑室顶部。静脉注射对比剂后呈均匀强化。肿瘤常为单侧，但也有双侧乳头状瘤的报道[628]。少数情况下，乳头状瘤可通过室管膜生长，并累及邻近脑白质，引起周围脑水

肿。侵袭性乳头状瘤形态更不规则，更接近于乳头状癌，组织学上，它们比侵袭性较低的乳头状瘤具有更高的间变性。

CPP典型MRI表现为$T_1WI$上信号均匀、分叶状脑室内肿块（图7-144C）。肿块的表面通常呈乳头状，与大多数其他脑室内肿瘤（如脑膜瘤、室管膜瘤或CPC表面光滑）不同。在$T_2WI$上，乳头状瘤中央部分常较灰质信号低，常呈边界清晰的分叶状（图7-144D和E），该特点常有助于术前诊断。偶见出血灶或钙化。脑室内可出现囊肿或分隔，这也许是肿瘤引起的炎症，也可能是反复少量出血所致。静脉注射顺磁性对比剂增强后出现明显均匀强化（图7-144）[630]。虽然第四脑室乳头状瘤多见于成人，但也可见于儿童（见颅后窝肿瘤章节）。其表现与侧脑室内乳头状瘤相似，也表现为脑室内分叶状肿块，可见钙化，并引起脑积水。第四脑室脉络丛乳头状瘤可起源于脑室内，也可向流出孔生长，表现为桥小脑角或小脑延髓角肿块。CPP的MRS没有NAA或肌酸-磷酸肌酸峰，长时间TE图仅见一个胆碱峰（图7-144H），但在短TE上可见一个非常显著的肌醇峰[114]。

**2. 脉络丛癌**

儿童脉络丛癌占脉络丛肿瘤的30%~40%，患儿年龄往往比CPP稍大，通常在出生后3—5年内发病，男女发病率相等[631]。患儿有脑积水所致的颅内高压和继发于肿瘤侵犯脑实质所致局灶性神经功能缺损，这比CPP更常见。脉络丛癌的轮廓不规则，平扫呈混杂密度，增强呈明显的、多样的及更不均匀强化，常伴囊变和出血，易通过脑室壁生长并侵入脑实质（图7-145）[628, 632]。

在CT和MRI上，CPC常表现不均匀信号，特别是在$T_2WI$上，肿瘤经脑室壁侵入周围脑组织，引起血管源性水肿（图7-145）[633]。当周围脑实质广泛受侵时，难以确定肿瘤是起源于脑室内还是脑实质。出血和囊变导致$T_1WI$和$T_2WI$上高或低信号。80%以上患儿受累的侧脑室额角、枕角或颞角被肿瘤包裹形成囊状影[20, 634]，诊断时超过80%的病例伴发脑积水，近50%的存在肿瘤的软脑膜播散[633]。MRS分析其胆碱峰和乳酸峰升高[635]，肌醇峰不升高[114]。灌注成像显示高灌注，由于肿块内无血脑

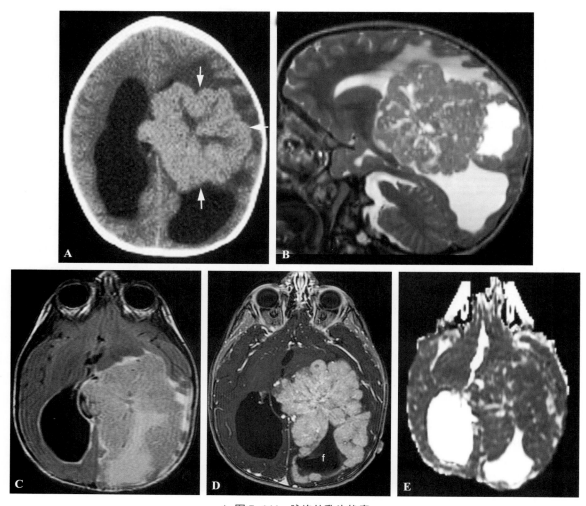

▲ 图 7-144　脉络丛乳头状瘤

A. 轴位 CT 平扫示脑积水，左侧脑室内分叶状高密度肿块（箭），注意周围血管源性水肿。B. 矢状位 T₂WI 示深分叶肿块，非常不均匀，有多个小囊状高信号的囊变 / 坏死。C. 轴位 FLAIR 示混杂不均质肿块，伴有周围水肿。中央低信号的分枝区具有特征性。周围血管源性水肿不一定是恶性，应寻找对大脑半球的侵犯。D. 增强后轴位 T₁WI 示肿瘤实性部分明显强化。明显呈低信号病变中心的分枝从中心向外延伸。后方液性（F）部分可能是肿瘤的囊性部分，而不是脑室，因为 FLAIR（C）上呈高信号。E. ADC 图示病变与正常脑实质弥散特征相似，有助于区别 PNET 和 ATRT，后两者弥散降低

屏障，故对比剂持续存在肿瘤间质内。CPP 和 CPC 都是富血供肿瘤，因此，可以在术前进行动脉血管造影和栓塞，以减少术中出血。虽然 CPP 在 CT 和 MR 上都很容易通过其特征性的位置和表现进行诊断，但由于其与 PNET、ATRT 和室管膜瘤相似，CPC 的诊断比较困难。

### 3. 脉络丛绒毛增生

双侧脉络丛绒毛增生（或过度生长）是一种少见而严重的疾病，文献报道不足 25 例[636]。这是唯一不能通过单纯的 CSF 分流治疗的脑积水亚型：在所有报道的病例中，初次置入脑室 – 腹腔分流术未

能缓解脑积水，这是因为 CSF 过度生成，而腹膜无法吸收，所有患儿均在几天内出现腹水。此病可在胎儿或新生儿早期发现，或在婴儿后期发现，较少见于儿童。临床表现为侧脑室重度脑积水，双侧 CPP 已有报道，因这两个病在组织学检查均可出现[637-639]。其形态学特征为巨颅改变，侧脑室对称性扩张及顶部脑外间隙消失，基底池和颅后窝明显扩张。目前尚不清楚脉络丛增生是原发性疾病，还是由于尚未明确因素过度刺激的反应。一项免疫组织化学研究报道 AQP1 在增生性脉络丛中的表达下降，可能是因为"不受控制"的 CSF 过度产生使其

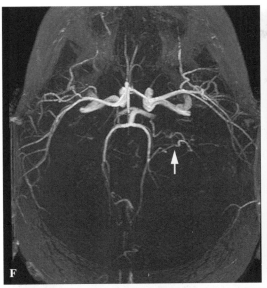

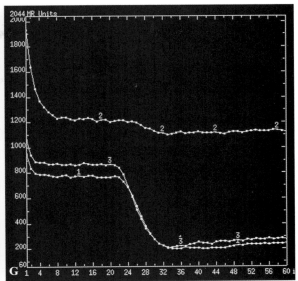

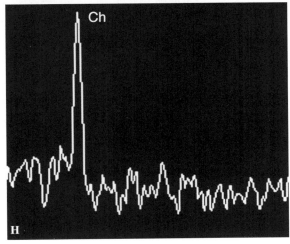

▲ 图 7-144（续） 脉络丛乳头状瘤

F. TOF 法 MRA 显示扩大的脉络膜后分支（箭），表明肿瘤起源于脉络丛。G. 动态磁敏感加权灌注研究的弛豫曲线显示放置在肿瘤上的曲线 1 和 3 未恢复至基线。这表明没有血脑屏障，并强烈提示脑实质外肿瘤。对比脑实质曲线 2。H. 氢质子波谱（TE=135ms）仅显示胆碱峰（Ch），NAA 峰缺乏也提示脑实质外肿瘤

下调[640]。相反，AQP1 在 CPP 中强烈表达[626]。

影像学上，双侧脉络丛绒毛增生以弥漫性、双侧、大体对称的方式累及侧脑室的整个脉络丛（图 7-146），这与 CPP 完全不同，CPP 是一个单发的类圆形团块，附着在脉络丛上。只有一个报道提到第四脑室脉络膜有增生的可能性[641]。注射对比剂后，增生的脉络丛不会像乳头状瘤那样形成密实和强化的肿块。顶部脑外间隙消失，而基底池和颅后窝明显扩张（图 7-146）。在所有报道的病例中，通过凝固或行双侧脉络丛切除术可成功缓解脑积水。然而，这种缓解可能是暂时的，因为脉络丛具有再生能力，除非被完全破坏。

**4. 其他儿童幕上脑室肿瘤**

室管膜瘤，如前所述，幕上室管膜瘤起源于放射状胶质细胞，特别是位于大脑半球 SVZ 的休眠干细胞。从那里起源，大多数室管膜瘤向外侧生长进入脑实质，有时甚至远离脑室侵犯大脑皮质，它们也可向脑室内延伸生长（图 7-147）。在形态学和影像学上，脑室内肿瘤与脑室外肿瘤相同（见本章"大脑半球肿瘤"），典型表现为大的囊实性肿块，常伴钙化和出血。

室管膜下瘤是罕见的肿瘤，多见于成人，起源于侧脑室壁，并突入脑室内而不位于脑实质。通常无症状或表现为脑积水。CT 上与脑实质相比呈低或等密度，部分可有钙化、出血及囊变。MRI 上，$T_1WI$ 呈低信号，$T_2WI$ 稍高信号，常轻度强化[642]。

中枢神经细胞瘤可发生在中线任何部位，幕上中枢神经细胞瘤是分化较好的神经源性肿瘤，属

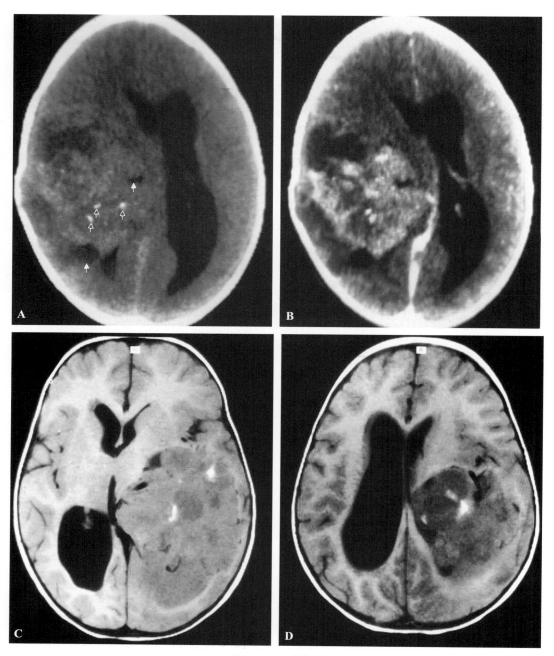

▲ 图 7-145　脉络丛癌

A. 轴位 CT 平扫显示右侧脑室及大脑半球巨大的高密度肿块；肿瘤内可见钙化灶（空心箭）和囊变或坏死区（实箭）。B. 注射碘对比剂后，肿瘤呈不均匀强化。C 和 D. 为不同患儿，轴位 $T_1WI$ 显示左侧脑室三角区一不均匀肿块，其内可见出血和坏死

WHO Ⅱ级，是由透明隔脑室表面的残留 SVZ 发展而来。通常在 20—40 岁发病，儿童少见 [643, 644]。由于肿块位置靠近孟氏孔，患者常因脑积水引起颅内压增高症状。影像学上，中枢神经细胞瘤为脑室内分叶状肿块，肿块通常（但不总是）以透明隔为中心但不对称生长。CT 上肿瘤相对脑实质呈等或高密度，常见多发钙化。MRI 上，由于存在多发小囊变，肿瘤表现为"皂泡"样（图 7-148）。肿瘤实性部分和分隔在 $T_1WI$ 上呈等灰质信号，在 $T_2WI$ 和 FLAIR 上呈高信号，表现为 Dav 减低。注射对比剂后明显强化。据报道，MRS 显示 NAA 峰降低，胆碱峰升高，3.55ppm 处出现甘氨酸峰 [642, 643, 645]。

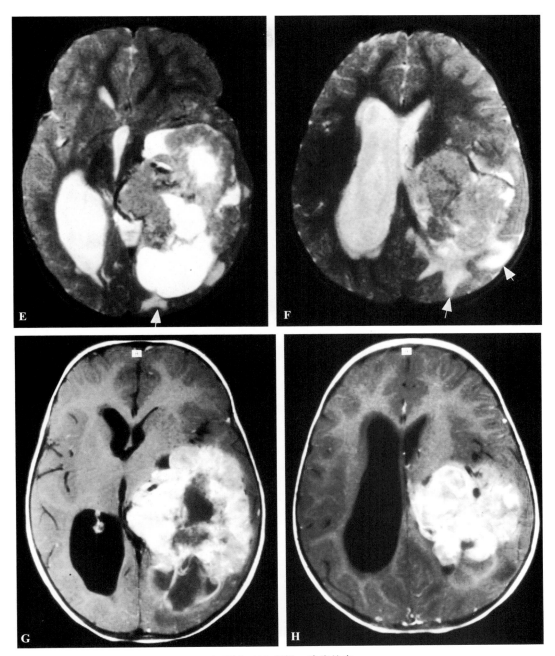

▲ 图 7-145（续） 脉络丛癌

E 和 F. 横断面 $T_2WI$ 显示信号不均匀肿块，邻近脑白质血管源性水肿（箭）。G 和 H.$T_1WI$ 增强显示不均匀强化，可见囊变和坏死

其他相关的神经胶质肿瘤如 DNET 或 GGG 也可（少见）起源于透明隔。

最后，由于软脑膜参与脉络丛的形成，故脑膜瘤可也在脑室内发生。在儿童中不常见，发生在脑室更少见，可能与 NF2 相关。最常见的位置是侧脑室三角区，远离孟氏孔，因此肿瘤可能在引发颅高压症状前就较大。这些表现在病理和影像上与其他部位的脑膜瘤相同（图 7-149）。MRS 分析显示高胆碱峰（细胞更新），乳酸峰、脂质峰和丙氨酸峰（1.47ppm 处双峰）多变及低 NAA 峰和肌酸峰。灌注成像为高灌注[642]。

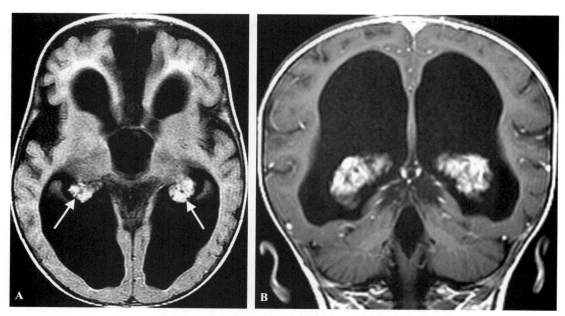

▲ 图 7-146 脉络丛绒毛增生

A. 轴位 FLAIR 示脑室和脑周前间隙明显扩张，双侧脉络丛（箭）较大；B. 冠状位 T$_1$WI 示脑室明显扩张，上方脑周围间隙消失，可见脉络丛增生

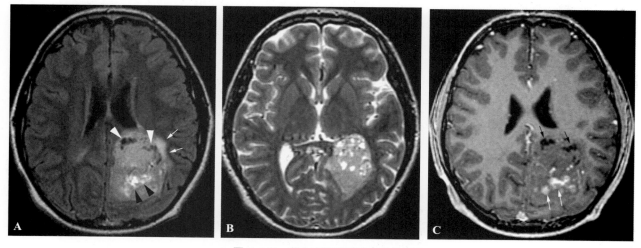

▲ 图 7-147 幕上室管膜瘤伴小囊状坏死

A. 轴位 FLAIR 示左侧三角区附近混杂信号肿块，低信号区（白箭头）为肿瘤囊变，高信号区（黑箭头）为坏死；肿瘤实质部分信号与灰质相似，皮质下白质（小白箭）未受累。B. 轴位 T$_2$WI 不能区分囊变和坏死。C. 轴位 T$_1$WI 增强示肿瘤坏死区（白箭）明显增强，囊变区（黑箭）无强化

## 九、脑外肿瘤

### （一）脑膜肿瘤

内生性脑膜肿瘤儿童少见，仅占颅内原发性脑肿瘤的 1%～2%。与成年女性相比，儿童的男女发病率相似，且没有明确发病年龄高峰。临床表现取决于肿瘤部位，头痛和局灶性神经功能缺陷是最常见的早期表现。儿童期出现脑膜瘤应考虑 NF2 的可能（见第 6 章），需寻找其他部位脑膜瘤和神经鞘瘤（表 7-12）。儿童脑膜肿瘤包括脑膜瘤（目前为止最常见）、浆细胞肉芽肿（本章前面大脑半球肿瘤章节已讨论过）、脑膜纤维瘤和肌纤维瘤[646]、脑

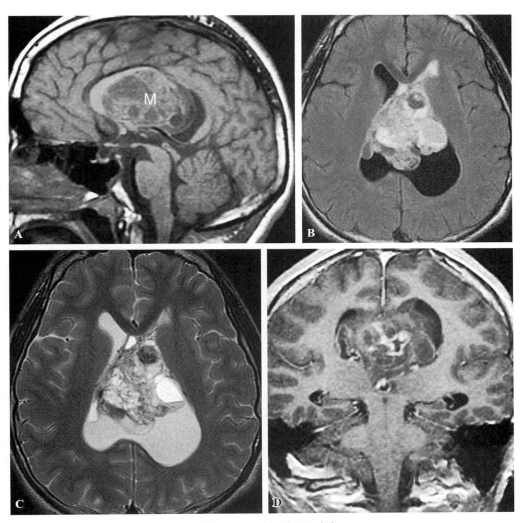

▲ 图 7-148 中枢神经细胞瘤

A. 矢状位 T$_1$WI 显示以透明隔为中心的、较大的、信号不均匀肿块（M），与正常脑实质呈等信号；B. 轴位 FLAIR 示肿瘤为不均匀的高信号，内有囊变；C. 轴位 T$_2$WI 呈不均匀高信号（多囊）及等信号，由片状低信号钙化分隔开；D. 冠状位 T$_1$WI 增强示肿块呈不均匀强化

膜肉瘤[647]、骨外尤因肉瘤[648]、恶性纤维组织细胞瘤[649]、脑膜黑色素瘤[650, 651]。儿童脑膜瘤较罕见，除此之外还有几个特征。在儿童中，脑室内脑膜瘤的比例较高（见上一节脑室内肿瘤）[650, 652, 653]，囊变常见，超过 12% 的患儿可见[654-656]。有时，儿童脑膜瘤起源于外侧裂的软脑膜，且与硬脑膜不相连[657]。儿童脑膜瘤体积大，生长迅速，恶性率高于成人脑膜瘤。在一些研究中，50% 以上的儿童脑膜瘤为恶性肿瘤[74, 76, 652, 653]。曾有报道认为其死亡率和肉瘤样变发生率一样高。但是，如果肿瘤被完全切除或患儿无 NF2[657-659]，则预后良好。

骨外尤因肉瘤是非常罕见的肿瘤，组织学上与PNETs 相同，常通过硬脑膜来源 / 附着、MIC2 基因产物（CD99）的膜表达水平高和染色体易位 t（11，22）（q24；q12）[660] 进行区分。

在影像学上，脑膜瘤、浆细胞肉芽肿、脑膜纤维瘤、肌纤维瘤和脑膜肉瘤具有几乎相同的影像学表现，只能通过组织学进行鉴别。如患儿肿瘤内出血，则提示恶性纤维组织细胞瘤[661]。这些肿瘤在 CT 上呈不均匀密度。约半数脑膜瘤伴有骨质增生，另一半瘤内可见钙化。所有儿童脑膜源性肿瘤在 CT 平扫上均为等高密度，增强后肿瘤实性部分呈弥漫强化。囊变及坏死较成人常见，究其原因可能是发现时肿瘤体积已较大。肿瘤生长较快或出现

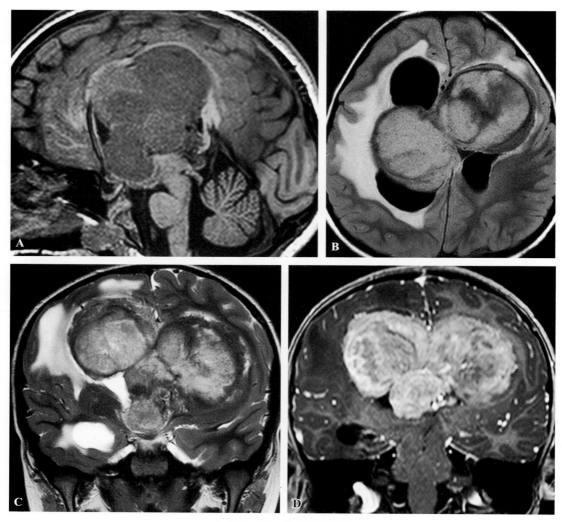

▲ 图 7-149　脉络丛脑膜瘤

侧脑室和第三脑室内巨大肿块影（A 至 D）。肿块 T₁WI 及 FLAIR（A 和 B）呈低信号，T₂WI（C）上病变中心呈等灰质信号，周边呈低信号。注射对比剂后，整个肿块迅速强化（D），表现与常见的硬脑膜脑膜瘤相似

不典型 CT 表现，包括出血、不均匀强化、囊变和边界不清，提示为恶性肿瘤如脑膜肉瘤、骨外尤因肉瘤或脑膜 PNET[647, 648]。然而，良性脑膜瘤也可具有这些特征。脑室内脑膜瘤起源于脉络丛，与起源于硬脑膜脑膜瘤有相同的 CT 表现[650, 652, 662]。在MRI 上，起源于硬脑膜、脉络丛或大脑外侧裂蛛网膜的儿童脑膜肿瘤通常肿块较大，其表面光滑，边界清（无论良恶性肿瘤），在 T₁WI 上与灰质相比呈等信号，FLAIR 和 T₂WI 上呈等或高信号。如存在囊变和坏死，这些区域与肿瘤的实性部分相比 T₁ 和 T₂ 弛豫时间延长，静脉注射顺磁性对比剂后实质部分呈均匀强化。出血、信号不均、弥散受限（与灰

质相比）和边缘模糊不清更倾向于肉瘤或恶性程度较高的脑膜瘤[648]，但这并不可靠。致密的钙化区 T₁WI 平扫表现为极低信号，而较不致密的钙化区可表现为等或高信号。

如本章开篇关于影像学特征一节所述，灌注成像有助于脑膜肿瘤与脑实质内肿瘤的鉴别，因为神经上皮肿瘤在增强后，对比剂浓度迅速回落到基线水平；而由于脑膜肿瘤缺乏血脑屏障，对比剂浓度将长时间维持高水平。另外，脑膜瘤 CBV 较正常脑实质高[44]。

脑膜瘤长回波时间的 ¹H-MRS 表现为一般肿瘤特征，即胆碱峰增高，肌酸 / 磷酸肌酸峰和 NAA 峰

表7-12 幕上脑外肿瘤

| 肿 瘤 | 主要特征 |
|---|---|
| 脑膜肿瘤 | 大部分附着于硬脑膜，NF2 |
| 婴儿肌纤维瘤病 | 颅盖骨或硬脑膜起源 |
| | 边缘锐利 |
| | 与灰质信号相等 |
| 淋巴瘤／白血病 | 在 $T_2$ 上与灰质信号相等， |
| | 系统性疾病 |
| 朗格汉斯细胞组织细胞增生症 | 颅骨、硬膜或脉络丛 |
| | $T_2WI$ 明显低信号 |
| 表皮样囊肿和皮样囊肿 | 与其他部位表现一致 |
| 蛛网膜囊肿（见第8章） | 边缘锐利，与 CSF 等信号 |
| 颅骨肿瘤 | 中心位于颅骨 |

降低。短 TE 的波谱则显示丙氨酸峰（以 1.47ppm 为中心的双峰）、胆碱峰和谷氨酰胺／谷氨酸盐峰增高，而肌醇峰、肌酸 – 磷酸肌酸峰和 NAA 峰减低[663-665]。

患儿行动脉造影是有帮助的，特别是在脑膜血管供血的情况下观察到特征性的均匀染色。对这些病例进行术前栓塞有助于手术。但是，需要记住，脑膜肿瘤有时可延伸至软脑膜，由脑内血管供血，这样可能会误以为是脑内原发肿瘤。同样，脑内肿瘤也可因脑膜血管供血而类似于脑膜肿瘤。

### （二）婴儿肌纤维瘤病

婴儿肌纤维瘤病是指儿童的皮肤、皮下组织、骨骼肌、骨骼和（或）内脏器官发生间叶性假瘤的一种疾病[646]。婴儿肌纤维瘤累及颅骨和大脑时，常表现为颅骨或硬脑膜肿块[646]。根据影像学表现，起源于硬脑膜的这些肿块很难与脑膜瘤鉴别，而当它们发生在颅骨时，则很难与 LCH 鉴别。婴儿型肌纤维瘤在 CT 和 MRI 上表现为边界清楚、质地均匀的颅骨或硬脑膜肿块，CT 上密度与灰质相同，在 $T_1WI$ 和 $T_2WI$ 上与灰质相比呈等或低信号。如累及颅骨，平片或 CT 可发现颅骨溶骨性或硬化性改变。静脉注射对比剂后，呈典型的均匀强化。如果病变起源于硬脑膜，则可出现"脑膜尾征"[646, 666]。

由于硬脑膜婴儿肌纤维瘤的影像学特征与脑膜瘤几乎完全相同，仅通过影像学不能进行鉴别。在新生儿和婴儿中，肌纤维瘤病是硬脑膜肿块的常见原因，因为在这个年龄组中，脑膜瘤是非常罕见的。

### （三）白血病和淋巴瘤

除了白血病和淋巴瘤外，儿童全身恶性肿瘤转移至大脑和脑膜很罕见。白血病占所有儿童恶性肿瘤的30%，是儿童最常见恶性肿瘤[667]。CNS 受累可无临床症状，也可表现为烦躁、头痛、呕吐、癫痫发作或体重异常增加。晚期病例可表现为视盘水肿或脑神经病变（通常累及单侧第Ⅶ对脑神经）[667]。白血病最常见表现是脑室和脑沟扩大。虽然有作者认为 CSF 间隙扩大是放疗和化疗的结果，但 Kretchmer 等[668]研究发现31%的急性淋巴细胞白血病患儿在治疗前有脑室扩大。这些发现提示脑室扩大可能代表脑积水，而不是脑萎缩，可能是白血病所致，而不是治疗引起的。白血病脑室和脑沟扩大明显较脑膜和脑实质转移多见。绿色瘤是白血病细胞的聚集形成，常发生在颅骨、颈部或脊柱，急性粒细胞白血病患儿可因发生绿色瘤而出现局灶体征或症状。

CT 上，仅5%有 CNS 症状的白血病有脑膜强化[101]。当淋巴瘤或白血病细胞聚集累及脑部时，CT 平扫表现为等至高密度肿块，增强后均匀强化（图7-150）[667]。有趣的是白血病可以通过颅骨或眶壁浸润，而无明显的骨受累表现（图7-150）。在 MRI 上，这些肿块在 $T_1WI$ 上与脑灰质相比呈稍低信号，在 FLAIR 和 $T_2WI$ 上呈等至稍高信号，增强后所有病灶均呈明显弥漫性强化（图7-151）。脑内无明显好发部位，该病可累及脑实质、脑膜、脑神经、硬脑膜和硬膜外腔、颅骨或眼眶（图7-150和图7-151）。当病变主要位于或完全位于蛛网膜时，唯一的影像学表现为增强后脑神经强化（通常是由蛛网膜肿瘤对神经的"浸润"所致）。治疗和免疫抑制的作用同样或更重要，而且比疾病的直接累及更为常见。感染（见第11章）、急性神经毒性（见第3章）、脱髓鞘（见第3章）及出血和梗死（见第4章）都是白血病和淋巴瘤治疗后的常见后遗症[667, 669, 670]。这些治疗后相关变化有时可以通过容积测量、形态测量、灌注成像和 DWI 进行诊断 [671]。

### （四）朗格汉斯细胞组织细胞增生症

LCH 可以发生在大脑和颅骨的任何部位。在儿童当肿块来自面骨、颅底或颅盖骨时，应考虑此诊断。罕见情况下，LCH 可表现为脑实质、脊髓、松果体 [435]、硬脑膜或脉络丛肿块。

颅骨 LCH 最常见的影像学表现为颅盖骨边界清楚的肿块。CT 上，颅骨病灶表现为边界清楚，内外板受累程度不同（造成颅骨平片上典型的"斜边征"）。病灶典型表现与皮质灰质相似，增强扫描后呈均匀中度强化（图 7-152A 和 B）。MRI 上骨

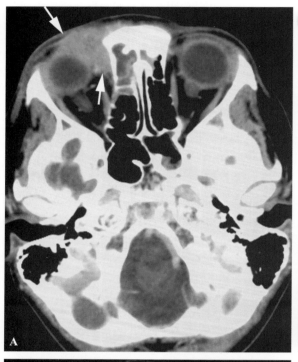

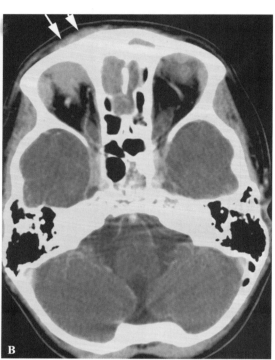

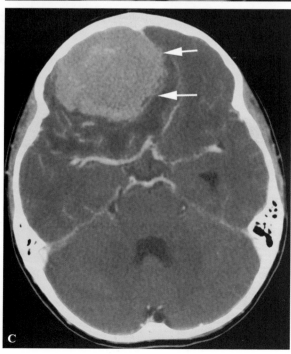

▲ 图 7-150　累及眼眶和额叶的白血病浸润（绿色瘤）
A. 轴位 CT 增强示右眼眶前内侧肿块（箭），眼球向后外侧移位，无骨质破坏；B. 更高层面图像显示肿块（箭）延伸至皮下；C. 在较高层面上，右侧额叶可见巨大肿块，占位效应明显，导致右侧额叶大脑镰下疝（箭）

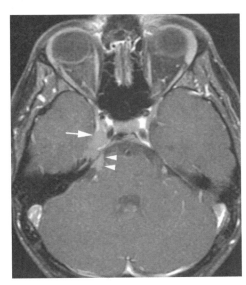

▲ 图 7-151　白血病浸润三叉神经
轴位 $T_1WI$ 脂肪抑制增强示右侧三叉神经脑池段强化（箭头）。在围绕三叉神经节的三叉神经池也可见强化（箭）

病变表现为边界清晰的软组织肿块，其信号强度与骨骼肌相等，静脉注射顺磁性对比剂后明显强化（图 7-152C 和 D）。

病变偶尔转移至邻近脑组织。病变起源于硬脑膜和脉络丛时常表现为卵圆形肿块，在首次影像学检查时体积往往较大[332]。组织学上，这些病变是由组织细胞、泡沫状巨噬细胞、多核巨细胞、淋巴细胞、浆细胞和嗜酸性粒细胞混合组成的肉芽肿[337]。肿块在 CT 上表现为等密度（与灰质比），在 FLAIR 和 $T_2WI$ 上呈明显低信号（图 7-153）。$T_2WI$ 上呈明显低信号的原因尚不清楚，但可能与脉络膜或脑膜组织对 LCH 的严重纤维化反应有关。增强扫描后，这些病灶呈明显均匀强化（图 7-153）。脉络丛和硬脑膜病变很少有临床表现。脉络丛和硬脑膜病变更常见于患有多系统性 LCH 的患儿，这些疾病曾被称为 Hand–Schüller–Christian 和 Letterer–Siwe 病[332]。

## （五）髓外造血

髓外造血是指骨髓外造血组织（血细胞）增生。在慢性溶血性贫血、血红蛋白病和部分骨髓增生综合征中，机体试图维持足以满足其需要的红细胞生成水平的代偿机制。这种现象好发于肝脏、脾脏、椎旁和骶前间隙、肾脏、肾上腺、肺、乳腺、甲状腺、上颌窦和大脑镰[672]。极少数情况下，可发生

在头部或脊柱的硬膜外间隙[673]，或许是多潜能细胞向骨髓转化或造血细胞从骨髓直接向硬膜外间隙延伸所致[673, 674]。临床上，髓外造血通常无症状，但神经系统的体征和症状可由脑部或脊柱邻近组织的压迫引起（脊柱表现见第 10 章）。头痛、癫痫、偏瘫、意识改变和脑神经病变是颅内疾病最常见的表现[675]。

典型的影像学表现为多发性颅内髓外肿块，常伴有颅骨板障增宽。CT 平扫上肿块与皮质密度相同，静脉注射碘对比剂后均匀强化。与大脑皮质相比，在 MRI 上 $T_1WI$ 上呈稍高信号，$T_2WI$ 上等至低信号。增强后呈弥漫性、不均匀强化[675]。核医学可确诊，因为硫胶体被巨噬细胞摄取，从而可追踪网状内皮系统[676]，因此，肿块内摄取 $^{99m}Tc$ 硫胶体强烈支持髓外造血的诊断。

## （六）颅骨肿瘤

颅骨肿瘤在本章颅后窝肿瘤章节和第 5 章"儿童表皮样囊肿和其他颅骨肿瘤"章节已进行了讨论。上一节讨论了 LCH 颅骨的表现。

神经母细胞瘤骨转移在本节中再次提到，因为神经母细胞瘤有时可表现为颅骨肿块。神经母细胞瘤是儿童期常见的肿瘤，可直接累及 CNS（主要发生于脊柱，见第 10 章），血源性转移更常见。神经母细胞瘤转移常累及眼眶和颅骨，很少累及脑部。CT 上，神经母细胞瘤的颅骨转移特征性表现为从骨向内生长肿块（或团块），其内有呈向心性放射分布的骨针（图 7-154）。颅骨转移瘤可向心性生长进入颅内间隙，类似颅内肿块。冠状位有助于辨别这些病变是起源于硬脑膜或硬脑膜外。在 MRI 上，转移瘤表现为起源于颅盖骨的软组织信号肿块（图 7-155）。注射对比剂后，CT 和 MRI 上均明显强化。骨膜强化也是鉴别儿童转移性肿瘤和正常造血骨髓的有用征象。

# 十、特殊情况下的儿童中枢神经系统肿瘤

## （一）出生后第 1 年的脑肿瘤

生后第 1 年原发性脑肿瘤的组织学分布（表

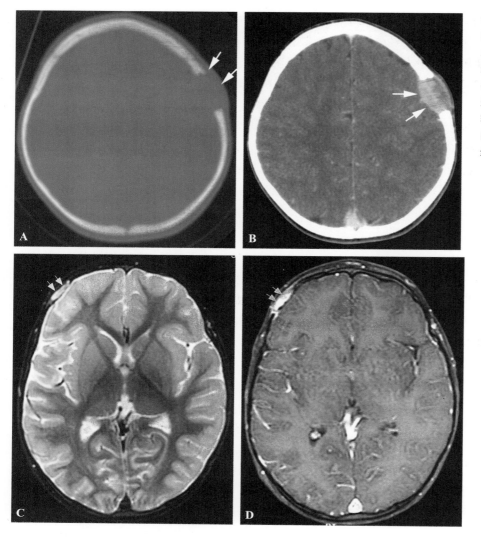

◀ 图 7-152 朗格汉斯细胞组织细胞增生症累及颅骨

A. 轴位 CT 骨窗示左侧额骨后部边缘锐利的溶骨破坏区（箭）；B. 轴位 CT 增强示颅骨缺损内强化的软组织（箭）；C. 另一名患儿 $T_2WI$ 轴位示右侧额骨边界清晰、高信号的病灶（箭）；D. $T_1WI$ 增强示软组织信号肿块（箭）呈均匀强化

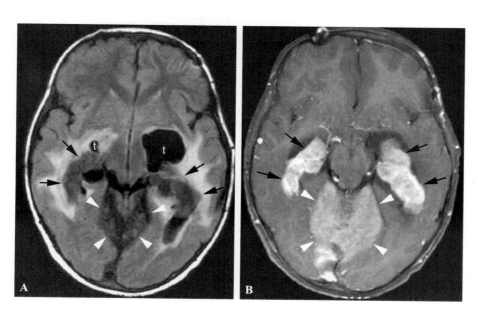

◀ 图 7-153 脉络丛和小脑幕的朗格汉斯细胞组织细胞增生症

A. 轴位 FLAIR 显示侧脑室颞角不均匀等、低信号混杂肿块（黑箭）。肿块前方边界清楚的低信号区（t）为受限的侧脑室颞角。小脑幕肿块（白箭头）同样信号不均匀，与脑组织相比呈等信号和明显低信号。B. 轴位 $T_1WI$ 增强示脉络丛（黑箭）和小脑幕（白箭头）肿块不均匀强化。（图片由维也纳的 Danielle Prayer 博士提供）

7-13）与整个儿童时期不同。实际上涵盖婴儿不同时期的大样本研究很少。国际小儿神经外科学会的报告提供了生后第1年脑肿瘤最大样本研究（886例）[677]，其次是一项250例胎儿和新生儿肿瘤文献的Meta分析[678, 679]，第三项主要研究是56例出生1年内诊断的单中心回顾性分析[680]。在这些报道中，每种类型的脑肿瘤均确诊，其中五种类型的肿瘤占75%，即星形细胞瘤（所有亚型）、胚胎性瘤（主要为髓母细胞瘤）、室管膜瘤（多数位于颅后窝）、脉络丛瘤（大多为乳头状瘤）和GCT（多数为畸胎瘤）。在文献Meta分析中畸胎瘤占多数（仅限于胎儿和新生儿时期）[678, 679]，但在其他报告（包括第1年）中星形细胞瘤更常见。就部位而言，鞍上肿瘤似乎在出生后第1年比整个儿童期更多，其中，最常见的是发生于下丘脑的鞍上星形细胞瘤。CPP和脉络丛乳头状癌在出生后第1年的相对发病率高得多，占该年龄段所有肿瘤的15%～20%。据报道髓母细胞瘤（尽管已知其发生率6—10岁达到最高峰）是相对常见的。

就幕上肿瘤而言，文献报道PNET在出生后第1年较常见[677, 680]，但CPP是最常见的。在一系列胎儿和新生儿肿瘤中（不包括第1年后期诊断的肿瘤），畸胎瘤是最常见的脑肿瘤，主要是在出生后最初几个月内（图7-156）。此后，畸胎瘤的发病率稳步下降。

出生后第1年出现的肿瘤临床表现也各不相同。由于CNS发育尚未成熟，局灶性神经功能缺损几乎不存在。超过半数的婴儿幕下肿瘤表现为巨颅、呕吐、嗜睡、癫痫发作和发育迟缓。幕上肿瘤的婴儿中，约一半的病例可见头颅增大，大约1/3患儿出现呕吐、嗜睡、易怒，20%的病例可见癫痫发作。患有下丘脑－视交叉胶质瘤的婴儿通常表现为食欲下降、体重不增和眼球运动异常。

婴幼儿肿瘤的治疗也与较大年龄组不同[681-683]。3岁以下儿童的治疗受到以下因素的影响：脑发育不成熟、肿瘤高度恶性、诊断延误（因为怀疑指数低和非特异性临床表现）、就诊时肿瘤较大及该年龄组使用较低的辐射剂量。减少辐射剂量是必要的，因为在对婴幼儿进行放疗时，此时大脑发育尚未成熟，继发血管闭塞性疾病和发育迟缓的发生率较高。对于儿童视神经胶质瘤和低级别幕上肿瘤，大多数肿瘤专家认为这个年龄段尽量不放疗。一般而言，对于患有视神经胶质瘤和低级别幕上星形细胞瘤的儿童，建议采用保守方法。放疗应推迟到3—4岁，此时中枢神经系统对放疗已具有较好的耐受性。目前，大多数医疗中心采用手术治疗、术后化疗及延迟放疗的治疗方案，结果好坏参半[684-686]。另一方面，一些肿瘤在成年患者中恶性程度很高，但在新生儿中其恶性程度可能较低，原因是基因异常的类型不同且新生儿突变的严重程度更低[384]。

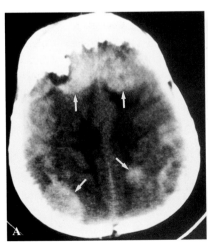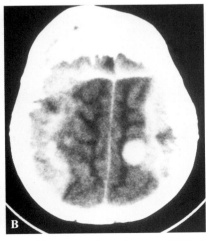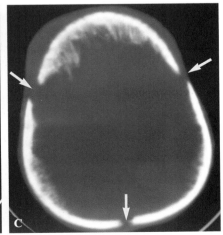

▲ 图7-154 神经母细胞瘤颅骨转移

A. 轴位CT平扫显示颅内多发高密度肿块（箭），其中一些肿块似乎来源于脑实质内，骨针从颅骨向颅内延伸。B. 增强扫描肿块呈不均匀强化；C. 骨窗示颅骨向心性、放射状的特征性骨针。同时冠状缝和矢状缝分离（箭），这是神经母细胞瘤转移的另一个特征

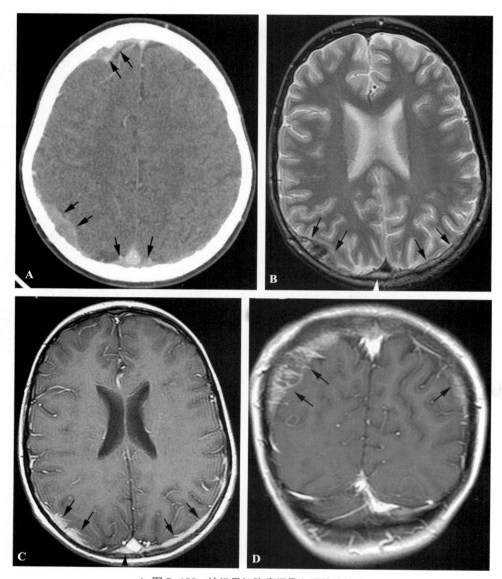

▲ 图 7-155　神经母细胞瘤颅骨和硬脑膜转移

A. 轴位 CT 增强扫描显示颅盖骨转移，并在右额、顶叶和中线后部区域向颅内蔓延（黑箭），注意上矢状窦从颅骨移位。B 和 C. 轴位 $T_2WI$（B）和 $T_1WI$ 增强（C）显示后方广泛的脑外肿瘤（箭）。D. 冠状面 $T_1WI$ 增强图像显示颅骨受累及转移灶信号不均匀（箭）

表 7-13　出生第 1 年最常见的脑肿瘤

| 星形细胞瘤（鞍上 / 丘脑星形细胞瘤）：29% |
| 胚胎肿瘤（髓母细胞瘤、PNET、ATRT）：18% |
| 室管膜瘤：11% |
| 脉络丛肿瘤：11% |
| 畸胎瘤、皮样囊肿：6% |

## （二）辐射继发的中枢神经系统肿瘤

　　脑肿瘤放疗的其中一个不良反应是继发性肿瘤。随着脑肿瘤患儿长期生存率的提高，继发性肿瘤的发生率也随之增加。儿童继发性脑肿瘤的发生在某些方面与成人不同，最重要的是其潜伏期更短。成人从治疗原发性肿瘤到发现继发性肿瘤之间的时间平均为 20～25 年，在儿童却平均为 8 年 [687]。第二个主要区别是肿瘤的组织学，成人最常见的继发性肿瘤是脑膜瘤，儿童最常见的继发性肿瘤是恶

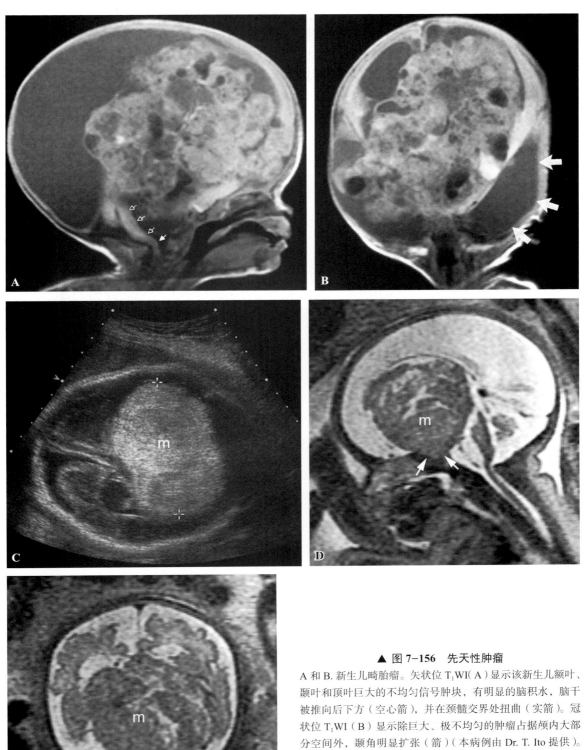

▲ 图 7-156 先天性肿瘤

A 和 B. 新生儿畸胎瘤。矢状位 $T_1WI$（A）显示该新生儿额叶、颞叶和顶叶巨大的不均匀信号肿块，有明显的脑积水，脑干被推向后下方（空心箭），并在颈髓交界处扭曲（实箭）。冠状位 $T_1WI$（B）显示除巨大、极不均匀的肿瘤占据颅内大部分空间外，颞角明显扩张（箭）（本病例由 Dr. T. Ito 提供）。C 至 E. 胎儿畸胎瘤。胎儿声像图（C）示大脑横切面示颅内以中线为中心有巨大回声团（m）。胎儿 MRI 矢状位（D）示中线区巨大的不均质团块，似累及蝶鞍并扩大（箭），提示可能来源于垂体的腺体或垂体柄。脑冠状位（E）显示鞍上占位，双侧大脑半球明显受压，肿瘤边界清晰，提示大脑受压而不是受侵。病理证实为颅咽管瘤

性胶质瘤[687]。白血病是脑肿瘤放疗的又一常见并发症，平均潜伏期约 10 年。其他常见的实体继发性肿瘤包括肉瘤、低级别胶质瘤和 PNET[687]。

已经证明儿童的任何癌症都可能导致新恶性肿瘤的发生，在这方面放疗是一个重要风险因素[688]。这种风险在受癌症易感条件影响的患者中仍然较高，如 NF1（17q 上的 NF1）、NF2（22q 上的 NF2）、Gorlin 综合征（9q 上的 PTCH）、Li-Fraumeni 综合征（17p 上的 TP53）和遗传性 RB（13q14 上的 RB1）[688]。

## 十一、儿童头颈部肿瘤

头、颈、眶内肿瘤是儿童时期常见的影像学检查指征。在可能情况下，鉴别恶性肿瘤与发育性和良性肿瘤是非常重要的。颅盖和颅底肿瘤在本章和第 5 章前面已经讨论过。本节将集中讨论眼球、眼眶、面部和颈部的肿瘤。

### （一）眼部肿瘤

#### 1. 视网膜母细胞瘤（retinoblastoma，RB）

RB 是儿童时期最常见的眼内恶性肿瘤，占出生后第 1 年所有癌症的 11%[689]。最常表现为儿童早期的白瞳症或"猫眼反射"。下表列出了导致该表现的其他情况（表 7-14）。RB 主要是婴儿期肿瘤，70%～80% 的 RB 发生在 2 岁以下婴儿，无性别或

种族差异[689]。多灶性肿瘤常见，双侧肿瘤发生率为 30%，多灶性视网膜肿瘤患儿发生率为 30%[690, 691]。就诊时年龄小于 1 岁者，双侧发生率较高[689]。遗传性 RB 占 30%～60%，其中 10%～30% 为家族性，其余为散发种族突变所致。两种形式均以常染色体显性方式传递给后代，外显率＞90%[689]。大多数 RBs 患儿的 13q14 染色体上存在 RB1 基因突变，RB1 是一种控制细胞周期进展的抑癌基因，目前已经发现了 200 多种 RB 基因突变。以前，约 15% 的双侧 RBs 患儿最终发展为非眼部肿瘤，最常见的是软组织肉瘤[692]。停止放疗使肉瘤的发生率显著降低（尽管如此，携带 RB1 种系突变的患者易发生身体其他部位的其他肿瘤）。同样，放疗后继发的上颌骨、鼻骨和颞骨不同程度生长停滞所致面部畸形[692-694]也不再出现。

4%～7% 的双侧 RB 患儿最终会在颅内（通常在中线区）发生小细胞瘤，这种病变称为"三侧视网膜母细胞瘤"。患儿发病年龄（平均 6 月龄）较散发性或单侧肿瘤小[695, 696]。有 RB 家族史的病例发生三侧 RB 概率高于无家族史者[697]。颅内肿瘤在组织学上与眼内肿瘤相同，发生于松果体区（典型最常见的，现在认为是松果体母细胞瘤，见本章松果体母细胞瘤部分）[698]，也可发生于鞍上区，或发生于第四脑室（罕见）[697, 699-702]。发现眼部肿瘤时，很少有三侧 RB，通常在 2～3 年的潜伏期后再现[695, 696]。

三侧视网膜母细胞瘤的预后极差，且蛛网膜下

表 7-14 儿童白瞳症的病因

| 疾 病 | 白瞳症发生频率 | 年 龄 | 钙 | CT 密度 | 增 强 | 眼球体积 |
|---|---|---|---|---|---|---|
| 视网膜母细胞瘤 | 58% | ＜12 月龄（家族）＞20 月龄（非家族） | ++ | 非常高 | ++ | 正常 |
| 永存原始玻璃体增生症 | 28% | 出生 | − | 高 | ++ | 小 |
| 弓形虫感染 | 16% | 儿童 | − | 高 | + | 正常 |
| 渗出性视网膜炎 | 16% | 儿童 | − | 非常高 | − | 正常到轻度小 |
| 早产儿 | 5% | 婴儿 | +/− | 高 | +/− | 小（两侧） |
| 视网膜病 | 3% | 儿童 | +/− | 高 | + | 正常 |
| 视网膜星形细胞瘤室管膜瘤 | ＜1% | 儿童 | +/− | 高 | ++ | 正常 |

腔播散发生率高[695, 697, 703]。最近的研究表明，辅助性静脉化疗可降低颅内并发症的发生率[704]。

必须特别关注弥漫性浸润性视网膜母细胞瘤，它在临床和病理上都作为独立类型而存在，占视网膜母细胞瘤的1%～2%[705-707]。在临床和影像上，诊断弥漫性视网膜母细胞瘤较诊断更常见的结节性视网膜母细胞瘤困难。患儿年纪多较大（平均约6岁），表现为患眼疼痛、红眼或视力下降，白瞳症较少见（24%）。眼科检查发现，玻璃体或前房内出现白色絮状分泌物，提示炎症或感染。绝大多数患儿无家族史。

由于RB患儿对电离辐射十分敏感，不推荐使用CT检查。检眼镜、超声和特定MRI序列联合检测对钙化极为有效，且MRI较CT能更好地评估肿瘤浸润[698, 708]。如果进行CT检查，RB常表现为眼球内大小不同钙化的肿块。肿块起源于视网膜，但边界可能模糊，使其视网膜起源不清。95%以上的肿瘤可大、可小、单发或多发钙化（图7-157），增强后几乎均强化。肿瘤可经巩膜向眶内淋巴管蔓延，或经眶内视神经扩散至颅内，CT可很好地显

示两种蔓延途径（图7-157）。如有可能应避免新生儿使用CT检查，MRI是最佳检查手段，可全身麻醉下进行以避免眼球运动。可使用1.5T或3.0T MRI，但1.5T磁体分辨率较低通常需要表面线圈。推荐方案建议用眼眶区域的轴位$T_1WI$（1mm或2mm）、轴位和斜矢状位$T_2WI$、轴位CISS/FIESTA、轴位和斜矢状位[698, 708]，一些作者不推荐使用脂肪抑制，因为它降低了信噪比[698]。$T_1WI$图像显示视网膜下存在血液和蛋白液体，RB相对于玻璃体呈轻度高信号；$T_2WI$和CISS/FIESTA很好地显示肿瘤、视网膜和脉络膜及巩膜；$T_1WI$增强显示肿瘤强化部分、视神经（7%受侵）、脉络膜和巩膜（23%～42%受侵犯）、眼前部改变（很少受累）[698]。头颅$T_1WI$及FLAIR增强扫描是必要的（图7-157和图7-158）。因此，MRI是评价疑似RB患儿的最好方法。此外，影像随访检查，应该包括眼眶和脑部，在于识别沿视神经或脑内的肿瘤。

三侧RB的颅内肿瘤具有与眼内肿瘤相同的CT和MRI特征。CT表现为高密度肿块，常明显钙化，明显不均匀强化[709]。MRI表现为肿块$T_1WI$和

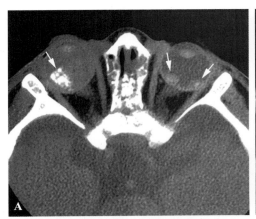

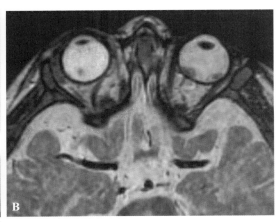

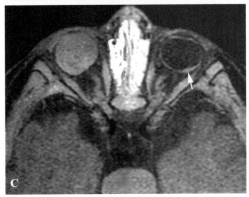

▲ 图7-157　双侧视网膜母细胞瘤
A. 轴位CT平扫显示双侧视网膜钙化（箭）。左眼球内可见两个独立的肿块，肿瘤未浸润到球外，松果体区未受累。B. 轴位3D $T_2WI$显示肿块呈低信号，与高信号的玻璃体形成对比。C. 轴位$T_1WI$脂肪抑制增强显示左眼球内肿块（箭）呈结节状强化，右眼球内肿块由于出血和蛋白渗出物引起玻璃体呈高信号所以显示不明显

T₂WI 上呈等灰质信号，钙化的使信号不均匀。注射顺磁性对比剂后呈不均匀强化[699, 700, 709]。

弥漫浸润性 RB 的表现不同，其特征是视网膜各层的弥漫性浸润。玻璃体侵犯常见，并可经睫状突和虹膜扩展到前房。未见典型 RB 所示的孤立结节性肿块，取而代之的是分散、信号均匀、强化均匀的肿块（图 7-159）。钙化可能太小以至于眼部超声或 CT 检查不能显示（图 7-159）。单眼常见。与典型 RB 相比，这些肿瘤的生物学侵袭性较低。因此，扩展到视神经或浸润巩膜是非常罕见的。如见到钙化，应提示 RB 诊断。如无钙化，影像学上无法与弓形虫感染或 Coats 病鉴别。在麻醉下仔细检查，必须寻找视网膜内黄白色的脂质沉积、血液分析弓形虫的效价及其他葡萄膜炎实验室分析、详细的异食癖病史（与犬弓形虫蚴暴露相关）和低出生体重（早产儿视网膜病变）[710]。

**2. 眼部肿块的鉴别诊断**

当婴儿出现双侧眼部肿瘤时，除非另有证明，否则首先诊断为 RB。当肿瘤为单侧时，首要需要鉴别诊断的是 Coats 病，这是一种视网膜退行性增生性疾病[711]。在 Coats 病中，视网膜血管内皮细胞存在缺陷，导致高胆固醇含量的分泌物漏入视网膜下区，引起视网膜脱离和出血（图 7-160）[712, 713]。无钙化有助于 Coats 病与 RB 的鉴别。Coats 病的进一步讨论见第 5 章眼眶畸形一节。与弥漫性 RB 的鉴别在于增强后 MRI 图像上分泌物未见强化（虽

然脱离的视网膜增强）和出血（图 7-160）。另一个有用的征象是，Coats 病受累眼球比对侧正常眼球略小（体积的 20%）[714]，但不使用体积测量很难确定。另外，Coats 病在 CT 上的表现与幼虫肉芽肿相同（图 7-161），也称为眼弓形虫病或硬化性眼内炎，由犬弓形虫感染引起[715]。两者因 CT 上无钙化而与 RB 相鉴别。幼虫肉芽肿组织学上是嗜酸性脓肿，如果视网膜中存在肉芽肿，MRI 上呈局灶性强化[716]。永存原始玻璃体增生症（persistent hyperplastic primary vitreous，PHPV）是另一种导致角膜白斑、视网膜脱离和视网膜下出血的疾病（见第 5 章）（图 7-162）。其与 RB 的区别在于无钙化和患侧眼球发育不良[712]。与 Coats 病的表现相反，PHPV 患侧眼球明显小于对侧正常眼球。视网膜下出血（图 7-162）常发生于患侧眼球。偶见一永存性玻璃体管，呈强化的线状结构，从晶状体后部延伸至视盘，可明确诊断。早产儿视网膜病变（见第 5 章）几乎都是双侧对称的，很少钙化（晚期除外），通常与小眼球有关[717]。怀疑本病时，应询问低出生体重或早产儿病史。TSC 的视网膜星形细胞错构瘤有时可伴有小眼球和白瞳症（见第 6 章）。视网膜错构瘤可伴钙化，超声和 CT 难以与 RB 鉴别。寻找大脑皮质和室管膜下错构瘤往往有助于两者鉴别。

白瞳症的一个非常罕见的原因是髓上皮瘤，这是一种罕见的幼儿胚胎性眼内肿瘤，起源于睫状体

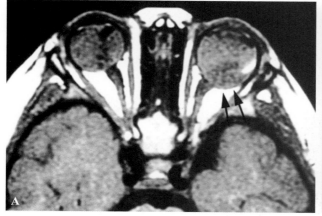
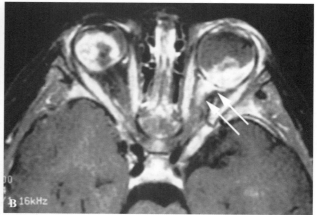

▲ 图 7-158 双侧视网膜母细胞瘤

肿瘤通过视神经扩散。A. 轴位 T₁WI 显示双眼视网膜脱离，左侧眼球增大。左眼球内的肿瘤表现为视盘外侧的局灶性低信号（箭）；B. T₁WI 脂肪抑制增强图像显示强化的肿瘤在左侧眼球向后延伸（箭）至视神经

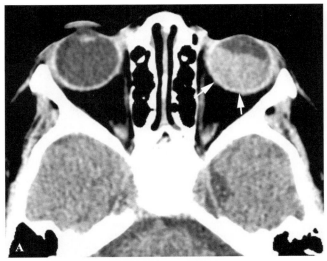

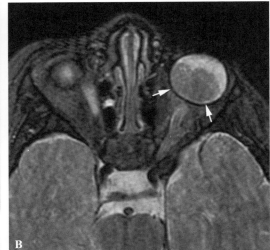

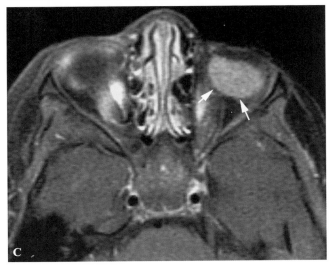

▲ 图 7-159　弥漫性视网膜母细胞瘤

A. 轴位 CT 显示左眼球内一边界清楚的高密度肿块（箭），无钙化；B. 轴位 3D $T_2WI$ 显示与玻璃体（与白质相比呈等信号）相比，病变（箭）呈低信号；C. 增强扫描后可见均匀强化（箭）

的髓质上皮（图 7-163）。由于在 30% 的畸胎样髓上皮瘤中发现透明软骨成分，所以这些肿瘤有时会出现钙化 [718, 719]。如果它们起源于睫状体，则可以与 RB 鉴别，但如果它们起源于视网膜，则可能无法鉴别。超声可显示肿瘤内囊性部分，而在 CT 上，髓上皮瘤表现为高密度、不规则、强化的实性肿块，伴有囊变。在 MRI 上，它们相对玻璃体在 $T_1WI$ 上呈稍高信号，在 $T_2WI$ 上呈低信号；增强后，实性部分呈明显均匀强化 [713]。如伴囊变，增强后可呈不均匀强化。钙化可能存在于畸胎样髓上皮瘤中，可沿视神经或经睫状静脉浸润。

### （二）眼外眶内肿瘤

儿童眼球外眶内肿块涉及病理较广泛，包括血管性肿瘤如静脉淋巴管畸形（血管瘤、淋巴管瘤、静脉曲张和静脉畸形）、横纹肌肉瘤和横纹肌瘤（罕见）、神经纤维瘤和神经鞘瘤、感染、囊肿、皮样囊肿、脑膨出、胶质瘤、脑膜瘤、LCH、白血病浸润、淋巴瘤、尤因肉瘤和转移性神经母细胞瘤 [720-724]。多数肿瘤可发生在眶内任何部位（肌锥内、肌锥或肌锥外），因此不能通过位置来鉴别。皮样囊肿和脑膨出在第 5 章已经讨论，感染在第 11 章前面已经讨论。本章前面讨论了视神经胶质瘤、脑膜瘤和 LCH。本节将简要介绍其余疾病。

#### 1. 血管性肿瘤

目前最认可的是眼眶血管瘤和静脉淋巴管畸形是血管间充质的错构瘤样畸形，它既能分化为淋巴管和血管，也能分化为其他间充质组织 [725, 726]。

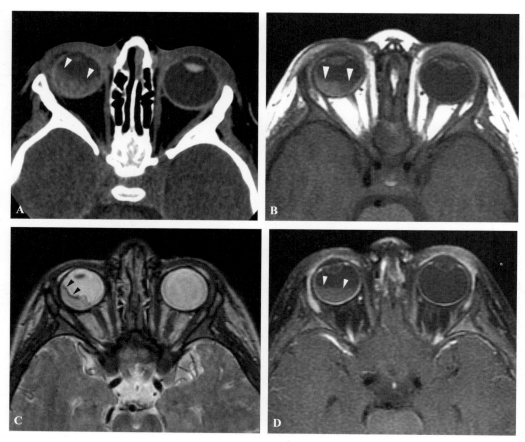

▲ 图 7-160　Coats 病

A. 轴位 CT 显示右眼球后部新月形高密度（箭头），继发于蛋白性视网膜下渗出物。眼球大小正常，无钙化，提示 Coats 病。B. 轴位 $T_1WI$ 显示渗出物（箭头）稍不均匀，信号强度与脑白质相似。C. 轴位 $T_2WI$ 显示渗液中见一小线状明显低信号区（箭头），可能提示出血。D.$T_1WI$ 增强显示病变未见强化（箭头），有助于与弥漫性视网膜母细胞瘤鉴别

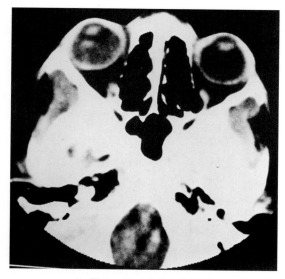

▲ 图 7-161　幼虫肉芽肿病

轴位 CT 显示右眼球后部新月形高密度。，表现与 Coats 病相同（图 7-160）（本病例图片由多伦多 Sylvester Chuang 博士提供）

（1）血管瘤：血管瘤以往被称为毛细血管瘤[727]，为幼儿眶内最常见的血管瘤。女性中更常见（3∶2），通常在出生时或出生后几个月内出现，然后进入增生期，快速生长，可持续 10 个月。它们通常在 2 岁停止生长，在随后的 5～10 年缓慢消失[725, 726]。血管瘤可发生于眼眶的任何部位，临床上，眼球前部病变最容易被发现，但部分球后血管瘤无症状，仅能通过影像学检查发现。随着肿瘤增大，可能引起包括眼球突出、弱视、视神经拉伸、出血、角膜溃疡等并发症[728]。一些眼眶血管瘤可能与 PHACES 综合征的脑和血管异常有关（见第 6 章）。

眼眶血管瘤 CT 表现为弥漫、分叶状、边界不清的肿块，可位于眼眶内或眼眶周围任何部位。肿块可在眼外肌锥外（锥外，多见）、肌锥内（锥内，较少见）或两者兼有。极少数情况下，肿瘤可通过

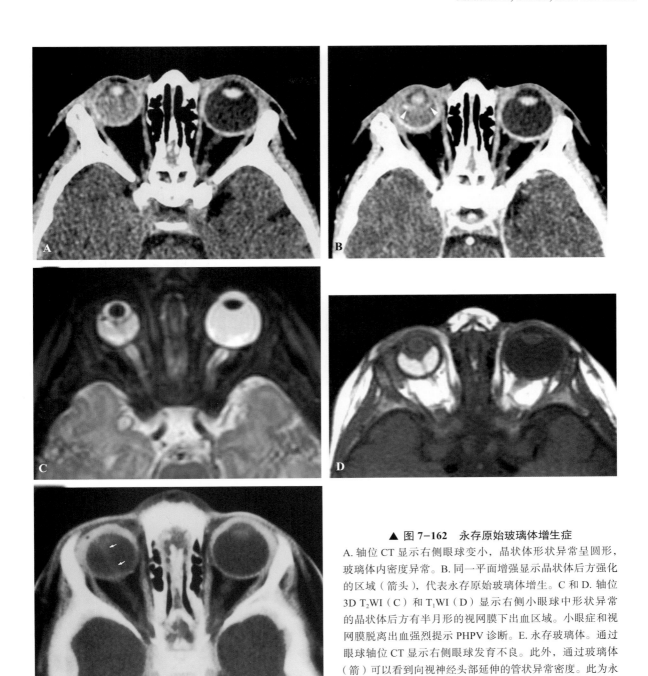

▲ 图 7-162 永存原始玻璃体增生症
A. 轴位 CT 显示右侧眼球变小，晶状体形状异常呈圆形，玻璃体内密度异常。B. 同一平面增强显示晶状体后方强化的区域（箭头），代表永存原始玻璃体增生。C 和 D. 轴位 3D $T_2WI$（C）和 $T_1WI$（D）显示右侧小眼球中形状异常的晶状体后方有半月形的视网膜下出血区域。小眼症和视网膜脱离出血强烈提示 PHPV 诊断。E. 永存玻璃体。通过眼球轴位 CT 显示右侧眼球发育不良。此外，通过玻璃体（箭）可以看到向视神经头部延伸的管状异常密度。此为永存玻璃管，并证实为永存原始玻璃体增生症诊断

眶裂向颅内生长。静脉注入对比剂后可见弥漫性强化。MRI 是可选的检查方法，肿瘤表现为边界清楚的肿块，在 $T_1WI$ 上，比眼外肌信号稍高，比脂肪信号低（图 7-164）。在 $T_2WI$ 上，血管瘤与肌肉和脂肪相比呈高信号，与液体相比呈低信号，在脂肪抑制序列上呈高信号。可见曲线样血管流空效应，典型者位于肿块内或周围（图 7-164），该征象有助于鉴别血管瘤和其他更具侵袭性的病变，如横纹肌肉瘤。在 $T_2WI$ 上，肿块内高信号的小叶间可见低信号的纤维分隔。给予对比剂后，$T_1WI$ 脂肪抑制序列呈明显强化，通常为均匀强化（图 7-164）。患侧眼眶往往扩大，可能是由于先天性病变[726, 729]。当肿块内陷时，脂肪在其内发育，使其在 $T_1WI$ 上呈更高信号，在 $T_2WI$ 上信号变低。血管瘤最易与其他眼眶肿瘤相鉴别，表现为肿块内部及周边的曲线样流空效应。

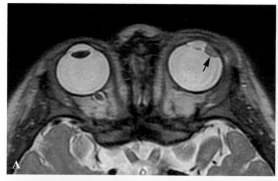
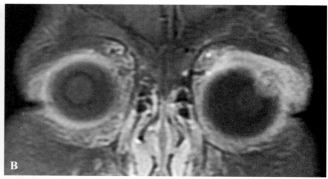

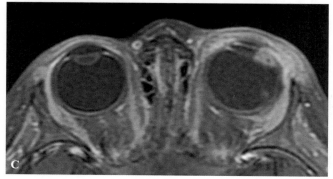

▲ 图 7-163　髓上皮瘤
轴位 $T_2WI$（A）显示睫状体附近的前房见低信号团块（箭）。冠状位（B）和轴位（C）$T_1WI$ 增强示肿块呈均匀强化，周围软组织增厚。髓上皮瘤在临床和影像学上都与炎症性疾病类似

（2）合并静脉淋巴管畸形：淋巴管畸形（淋巴管瘤）和静脉畸形（海绵状血管瘤）。

眼眶淋巴管畸形和静脉畸形均是累及淋巴和静脉系统系列疾病的一部分[730]，尽管如此，有些以淋巴管为主，而有些以静脉为主。因此，虽然本章节分别叙述这些病变，但应知道，这些疾病均由这两部分组成。

大部分淋巴管畸形（以前称为淋巴管瘤）是在儿童期诊断的，为 1—15 岁儿童眼眶内最常见的血管性肿瘤。患儿通常表现为反复性眼球突起，是由肿块内反复出血或淋巴系统对上呼吸道感染的反应所致[731]。肿瘤可累及眼眶的任何部分，包括眼睑、结膜、巩膜、肌锥内和肌锥外。眼球前部病变可向前额和面颊扩大，后部病变可通过眶上裂延伸至海绵窦或中颅窝[732, 733]。这种肌锥内和肌锥外渗透使得病变几乎不能完全切除。在病理学上，淋巴管畸形是由与淋巴管扩张相关的异常静脉管道组成，尤其是在眼睑和结膜。组织学表现为上皮细胞覆盖的薄壁通道，含有浆液或血液。这些管道可从大囊到海绵样的多发微小囊不等，常常为混合型[730]。

CT 上，淋巴管畸形为分叶状、不均匀、边界不清的病变，可跨越解剖边界如肌锥筋膜和眶隔

（图 7-165）。偶见小局灶性钙化，代表静脉石。可出现表示急性出血的高密度区，特别是近期眼球突出加重的病例。肿瘤强化不均匀，在周边和基质网状结构内常为轻度强化[720, 729]。在 MRI 上，淋巴管畸形表现为含有分隔的分叶状肿块，呈多发囊腔，分叶大小和信号在 $T_1WI$ 和 $T_2WI$ 上多变。与肌肉相比，大部分肿块为典型 $T_1WI$ 低信号、$T_2WI$ 高信号（图 7-166）。信号的变化取决于囊内的血液和蛋白质含量。囊肿内可能存在液 - 液平面（图 7-166），如果出现液 - 液平面，则强烈提示淋巴管畸形。静脉注入顺磁性对比剂后呈不均匀强化[726]。有些病变有多种成分，每种成分表现不同，一些区域具有淋巴管畸形的特征，而另一些区域则为静脉畸形表现（图 7-166）。

淋巴管畸形的一个亚型与脑发育性静脉异常相关，一项研究显示，这种亚型占眼眶淋巴管瘤的 28%，其中 14%（1/7）出现颅内出血[734]。这些患儿出生时一般可见表浅组织成分，随后突然眼球突出，伴眶深部出血。7 例病例中 4 例（57%）的视力较差（20/200 或以下）。眼眶病变呈弥漫性，具有浅表和深部组织成分（100%），累及肌锥内外间隙（57%）。所有患者患侧眼眶均扩大，82% 肿块

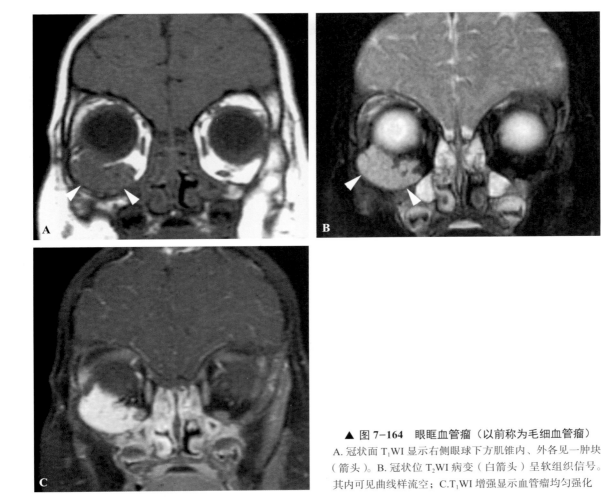

▲ 图 7-164　眼眶血管瘤（以前称为毛细血管瘤）
A. 冠状面 $T_1WI$ 显示右侧眼球下方肌锥内、外各见一肿块（箭头）。B. 冠状位 $T_2WI$ 病变（白箭头）呈软组织信号。其内可见曲线样流空；C.$T_1WI$ 增强显示血管瘤均匀强化

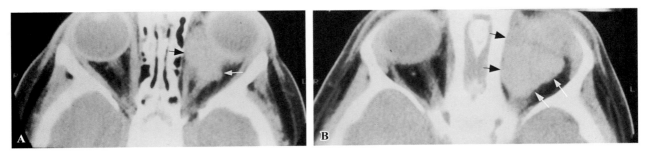

▲ 图 7-165　淋巴管畸形（以前称为淋巴管瘤）
A 和 B. 轴位 CT 平扫显示左眼眶肌锥内、肌锥外均可见不规则分叶状肿块（箭），引起眼球轻度突出

经扩张的眶下裂延伸至翼腭窝，同时眶上裂都有受累，43% 经眶上裂进入中颅窝。向前伸至面部、前额和腭部软组织也是相对常见的。相比之下，不伴颅内非邻近组织血管异常的淋巴管畸形的位置更靠前，弥漫性更少，面部软组织受累的可能性更低，伴有脉管病变，视力结局不良 [734]。建议检查所有

眼眶淋巴管瘤患者，尤其是弥漫性亚型患者，以评估他们的颅内血管系统。

眶内海绵状畸形（以前称为海绵状血管瘤 [727]）在儿童中少见，在青年和中年更容易出现症状 [725, 735]。通常表现为无痛性眼球突出，在 Valsalva 动作时无变化，与眶静脉曲张不同，后者在 Valsalva 动作时

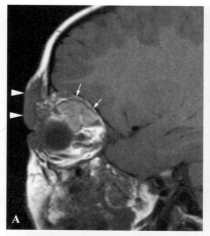
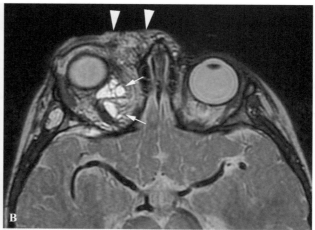
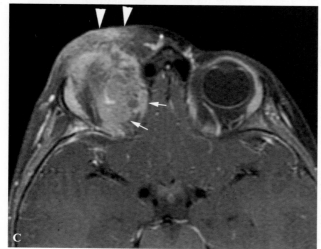

▲ 图 7-166　淋巴管畸形

A. 矢状位 $T_1WI$ 显示右眼眶内不规则肿块（箭），主要位于眶内，可见向上延伸至眼眶上方的眶外部分（箭头）。B. 轴位 3D $T_2WI$ 显示病变内两个不同的成分。眶内成分（箭）呈多房囊性，有液 – 液平面，更符合淋巴管成分，而眶上部分（箭头）较均匀，呈较低信号，更似静脉成分。C. 轴位 $T_1WI$ 增强为不均匀强化（箭和箭头）

出现眶内静脉曲张[725]。当病变位于眼眶前方时，症状出现得更早，通常延伸到前额、颞区或脸颊。CT 上海绵状静脉畸形通畅表现为均匀强化的圆形或卵圆形肿块，通常位于眶内，不累及眶尖，肿块内常见钙化静脉石[729]。MRI 上海绵状静脉畸形表现为均匀的、边界清楚的、圆形或卵圆形、稍分叶状的眶内肿块（图 7-167）。与眼肌信号相比，$T_1WI$ 为等信号，$T_2WI$ 高信号，囊肿内信号多变。如果出现液 – 液平面，则沉积部分在 $T_2WI$ 上多为更低信号。静脉注入顺磁性对比剂后病灶呈弥漫强化，有时也可不均匀（图 7-167）[726]。

值得注意的是，颅内血管畸形在眶周淋巴管和静脉畸形中非常常见，据报道发生率高达 70%[731]。因此，眼眶检查的同时，还需要对颅脑行增强检查。血管畸形最常见的是发育性静脉畸形或海绵状血管畸形，但少数为 AVM 和动静脉瘘。颅内异常

可能是眼眶病变的同侧或对侧[731]。

（3）眼眶静脉畸形：眼眶静脉曲张是发生于球后区的静脉畸形，常表现为儿童后期或成人期的间断性眼球突出，发作时可因 Valsalva 动作、弯腰或俯卧而加重。在 CT 和 MRI 上，静脉曲张因曲线状、伴钙化静脉石、增强后明显强化及俯卧位或 Valsalva 动作时突眼加重而确诊。有时，在仰卧位而无 Valsalva 动作时，影像表现可正常。如果有典型病史，可在 Valsalva 动作期间完成扫描。故 CT 是较好的检查方法，因成像时间短，可在 Valsalva 动作过程中进行扫描[726, 729]。

**2. 眼眶囊肿**

婴儿和儿童时出现眼球后囊肿最常见的原因是眼球严重缺损畸形。眼缺损是一种眼球异常疾病，是眼球中线后部（脉络膜裂）未正确闭合而造成的，导致葡萄膜、视网膜和视神经出现局部缺

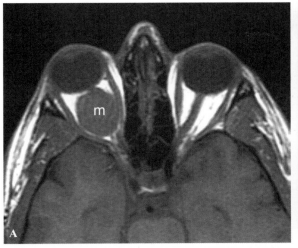

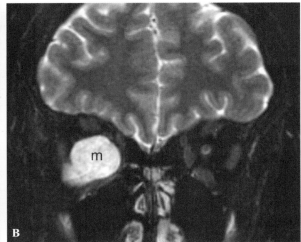

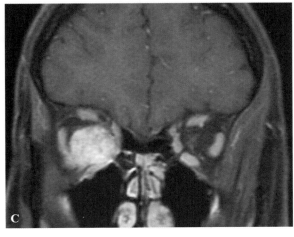

▲ 图 7-167 眼眶内静脉畸形（原称海绵状血管瘤）

A. 轴位 T₁WI 显示右侧眶内肿块（m）。静脉畸形可以位于肌锥内、肌锥外或两者兼有；B. 冠状位 T₂WI 显示肿块呈不均匀稍高信号；C. 冠状面 T₁WI 增强呈弥漫性、轻度不均匀强化

损 [724, 736]。第 5 章 "眼部异常" 一节已讨论过眼部缺损及其胚胎形成过程。如果畸形未被发现，则眶内囊肿类似于更具侵袭性的眶内肿块。囊肿可以较小，而眼球大小正常；或囊肿很大，而眼球很小且畸形（图 7-168 和图 7-169）。MRI 尤其是高分辨率 CISS/FIESTA 和 CT 有助于做出准确诊断，确定囊肿特征、确定眼球内是否存在缺陷及评估脑部是否存在其他异常。在所有成像序列上，囊肿和眼球与正常玻璃体信号相等。增强后无强化 [724, 736, 737]。

**3. 血源性和肿瘤性眼眶肿瘤**

（1）白血病（粒细胞肉瘤、绿色瘤）：粒细胞肉瘤是由不成熟粒细胞组成的实性肿瘤，发生于某些骨髓性或者髓单核细胞白血病 [738]。最常发生于皮肤、骨骼、鼻窦和眼眶，很少累及 CNS。虽然其他部位粒细胞肉瘤常在儿童白血病复发时发现，但起源于眼眶的粒细胞肉瘤可能是白血病首发表现 [738, 739]。

研究表明，大部分病例骨髓或外周血液可同时发现异常。虽然大多数患儿有眼球突出，但有些也可表现为疼痛和球结膜水肿，提示为炎症性疾病。CT 表现为边界不清、密度均匀的软组织肿块，可在肌锥内或肌锥外。肿块通常侵犯眶内脂肪，其密度与眶内结构一致。骨侵蚀非常罕见。这些征象是所有淋巴细胞眼眶内浸润的典型表现，然而儿童的淋巴细胞眼内浸润较粒细胞肉瘤少见。约半数病例就诊时有双侧病变，儿童双侧眼眶肿块不常见，故出现这种表现应考虑粒细胞肉瘤。MRI 上，粒细胞肉瘤呈圆形至椭圆形，略呈分叶状，与肌肉相比，T₁WI 低信号，T₂WI 等至高信号 [738, 739]。静脉注入对比剂后增强后呈明显均匀强化。

（2）转移性神经母细胞瘤：尽管本章已在颅顶骨和颅底肿块部分两次提及转移性神经母细胞瘤，但由于该类肿瘤是婴幼儿中最常见眼眶内转移性肿瘤，

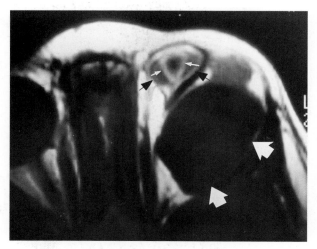

▲ 图 7-168　眼球缺损伴囊肿

用 3cm 表面线圈轴位 T₁WI 示眼球萎缩、畸形（实黑箭）伴有晶状体（小白箭）和后外侧囊肿（大白箭）

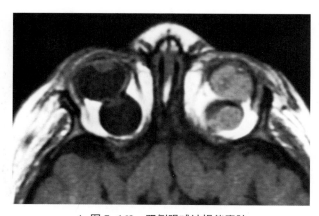

▲ 图 7-169　双侧眼球缺损伴囊肿

轴位 T₁WI 图像显示双侧眼球变小，囊肿从眼球的后中线延伸。因视网膜下出血导致左侧眼球和缺损性囊肿呈高信号（此图由多伦多的 Sylvester Chuang 博士提供）

因此本节须再次探讨 [725]。多达 8% 的神经母细胞瘤出现眶内症状，高达 40% 为双侧转移 [725, 726]。典型表现为突发进行性眼球突出。CT 表现为软组织肿块，通常来源于部分破坏的眶壁。任何部位眶壁均可受累，最常见的是后外侧壁。骨质典型表现为继发于肿瘤快速生长引起的骨膜侵蚀或隆起（图 7-170）。MRI 显示局灶性或广泛性软组织肿物，常出现局部出血，肿瘤使眶壁扩张并向眶内生长。肿瘤呈多向性生长，可向上延伸至前颅窝或向外侧推移或侵犯颞肌（图 7-170）。在 T₁WI 和 T₂WI 上与肌肉信号相等（图 7-170）。静脉注入对比剂后肿瘤明显强化。

应积极寻找颅盖、颅底及岩锥体的转移灶。

（3）朗格汉斯细胞组织细胞增生症：LCH 在本章中也多次被提及，因为该病可累及大脑任何部位和头颈部任何骨性结构。与转移性神经母细胞瘤一样，最常累及眼眶壁后外侧部，即额骨与蝶骨大翼的交界处。患儿表现为典型的眼球突出或迅速增大的眶周肿块。眶周水肿或瘀斑可能会导致怀疑儿童是否受虐待。CT 表现为边界清晰的溶骨性软组织肿块，边界清晰的骨质破坏可与白血病或转移性神经母细胞瘤的骨浸润区分。增强后软组织通常均匀强化。MRI 上软组织肿块呈等肌肉信号，增强扫描后均匀强化。如果怀疑 LCH，应检查脑部以寻找受累部位，最常见的是垂体柄（见关于鞍上肿块的章节）。应寻找颅骨及身体其余部分的骨骼（脊柱、扁平椎）是否存在其他边界清晰的溶骨性破坏。如果发现其他特征性病变，可避免活检。

横纹肌肉瘤/横纹肌瘤将在后面章节讨论。

（4）丛状神经纤维瘤：丛状神经纤维瘤为富含血管、边界不清、弥漫浸润的肿块，常累及周围神经和结缔组织，仅见于 NF1。在第 6 章有关 NF1 章节已经详细介绍了神经纤维瘤影像特征。神经纤维瘤多沿神经向心性从外周向中央生长。当累及眶区时，丛状神经纤维瘤表现为眼球突出、视力丧失和面部明显不对称 [725]。CT 和 MRI 上均表现为匍行的、不规则、边界不清的肿块，包绕并侵犯正常眼眶结构（图 7-171）。神经纤维瘤可穿过正常的面部边界（如眶隔），同时形成眶周及眶内浸润。受累的眼眶通常扩大，相邻蝶骨大翼往往局部缺损。骨质进一步破坏，提示骨组织进行性缺损 [740]。虽然肿瘤可侵及眼眶任何部分，但眼眶上部，特别是靠近第 V 对脑神经第一分支的区域最常受累。肿瘤可经眶上裂进入海绵窦，使海绵窦也扩张（图 7-171）。在 CT 上，肿块表现为匍行生长，密度与眼外肌相等，且不局限于面部。MRI 上，更易显示多发匍行性增粗神经成簇穿过眼眶，与肌肉相比，T₁WI 呈等信号，T₂WI 脂肪抑制序列为高信号。增强后强化方式多样，常不均匀 [726, 729]，MRI 是首选的影像学检查方法，因为它能够在无增强状况下观察海绵窦受累情况，且可发现 NF1 其他颅内表现。NF1 的肿瘤无须鉴别诊断。

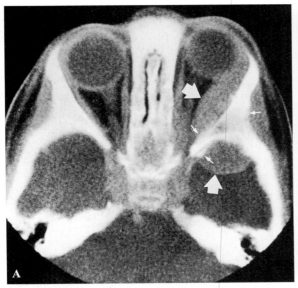

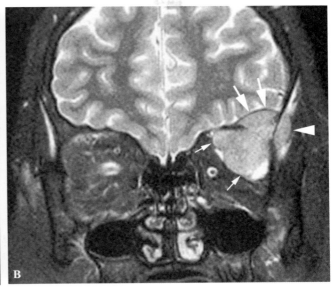

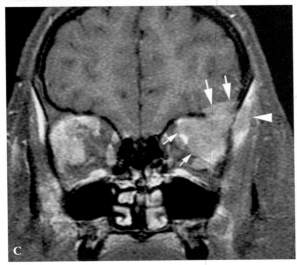

▲ 图 7-170　眶内转移性神经母细胞瘤
A. 轴位 CT 显示来源于眶外侧壁的肿块（大箭），骨不规则增厚提示骨膜反应（小箭）；B. 冠状位 T₂WI 显示肿块呈等灰质信号，具有眶内（小箭）、颅内硬膜外（大箭）和颅外（箭头）部分；C. 冠状位 T₁WI 脂肪抑制增强显示肿块均匀强化。注意，肿瘤经眶壁向颅内（大白箭）和颅外（箭头）延伸造成骨质破坏。肿瘤眶内部分（小白箭）从外侧压迫正常眼眶结构

　　(5) 皮样囊肿和表皮样囊肿：本章前面已经详细叙述了皮样囊肿和表皮样囊肿。它们可以发生于眶内的任何部位，最常见于眼眶前部近眼球处，靠近眼眶的骨缝间。与头、颈和脑部一样，眶内皮样囊肿和表皮样囊肿边缘锐利。在 CT 和 MRI 上，脂肪信号（图 7-172）是皮样囊肿的典型特征，水样信号则为表皮样囊肿的特征性表现，且 MRI 上弥散受限。

## （三）面颈部肿瘤

　　儿童面部和颈部肿瘤种类繁多，包括先天性和获得性病变。对这些肿瘤全面论述超出本书范围。本书主要介绍涉及 CNS 及其外围肿物。读者可参考

有关耳鼻喉科的书籍，了解更多有关这些方面的知识。本章节仅对该区域肿瘤进行简要概述介绍，且只简述最常见的病变（表 7-15）。一个重要概念是儿童颈部肿块最常见病变包括炎症性疾病、先天性异常和良性肿瘤。而恶性肿块较成人相对少见。超声检查通常是小儿颈部肿块的首选检查方法，因无须镇静，且为鉴别囊性和实性肿块最可靠的方法。CT 检查一般也可不镇静，区分实性与囊性先天性肿块亦是可靠的，同时对肿块定性诊断。然而，因为儿童脂肪较少，缺乏脂肪层，与成人相比，儿童颈部 CT 显示组织间对比较差。因此，对预先考虑外科手术者，常需要进行 MRI 检查。

　　Vazquez 等对儿童面部和颈部肿物进行大样本

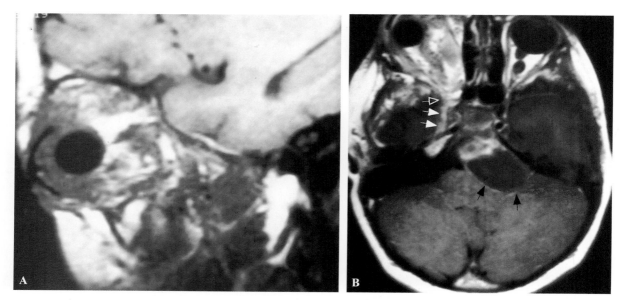

▲ 图 7-171　眼眶丛状神经纤维瘤

A. NF1 患儿旁正中矢状位 $T_1WI$ 显示右侧扩张的眼眶可见多发不规则曲线样条纹；B. 轴位增强显示曲线样条纹部分强化，并经过扩大的眶上裂（空心箭）延伸到海绵窦（实箭），同时存在脑实质星形细胞瘤（黑箭）

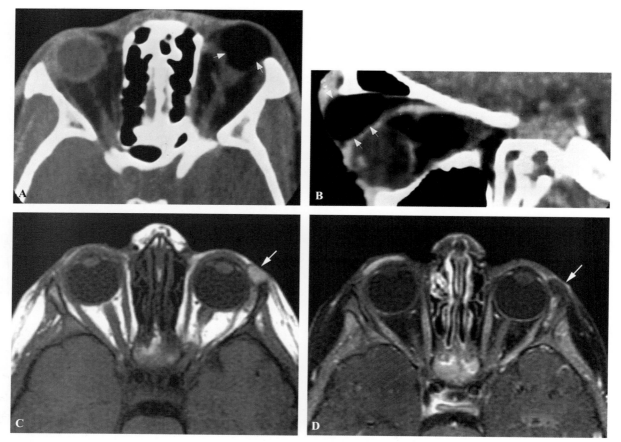

▲ 图 7-172　眼眶皮样囊肿

A 和 B. CT 轴位（A）和矢状位重建（B）显示左眼眼球上方见边界清晰的脂肪密度肿块（箭）；C 和 D. 不同患者的轴位 $T_1WI$ 平扫（C）及脂肪抑制（D）显示皮样囊肿的高信号（箭）被抑制呈低信号，证实了病变内脂肪成分

回顾[743]。他们复习了 145 例儿童颈部病变，年龄从 1 天至 18 岁。其结果如表 7-15。先天性病变为最大一组，占 40%。包括 19 例甲状舌管囊肿（31%）、15 例淋巴管瘤（25%）、8 例鳃裂畸形（13%）、6 例皮样囊肿（10%）、6 例气管狭窄（10%）、3 例畸胎瘤、2 例舌甲状腺、2 例甲状腺发育不全。第二大组是良性肿瘤及瘤样病变，占 19%，包括 15 例颈部纤维瘤病（56%）、6 例侵袭性纤维瘤病（22%，最常见于舌部、下颌骨附近或颞下窝）、3 例颈胸部脂肪母细胞瘤病（11%）、1 例甲状旁腺腺瘤、1 例青少年喉气管乳头状瘤病和 1 例丛状神经纤维瘤。第三大组为恶性肿瘤（18%），大小几乎与良性肿瘤组相同。本组最常见的是淋巴瘤（10 例，38%）。其他常见恶性肿瘤有软组织肉瘤（23%，其中 2/3 为横纹肌肉瘤）、癌（19%，最常见为甲状腺癌）和神经母细胞瘤（起源于颈交感神经链，19%）。再其次为炎症病变（12%），分枝杆菌感染或猫抓热引起的颈部淋巴结炎（10 例，62%）是该组最常见的病因。应当注意，90% 以上的儿童分枝杆菌性颈部淋巴结炎是由于非结核分枝杆菌（通常是细胞内鸟型分枝杆菌）所致，这种易感性与成人明显不同，成人更常见是结核杆菌引起的颈部淋巴结炎[744]。作者还报道了涎腺炎和咽后壁脓肿（来自扁桃体炎或外伤）各 3 例（19%）。血管源性肿块（10%）最少。颈静脉扩张（颈静脉瓣膜所致颈静脉梭形扩张）占这些血管源性肿块的 60%。颈部血管瘤是另一种常见的肿块，占此组比例为 33%。然而，作者认为儿童颈部搏动性肿块应考虑颈动脉瘤，其临床意义大。颈动脉瘤可为先天性的（常继发于结缔组织疾病，如 Ehlers-Danlos 综合征、马方综合征、Kawasaki 综合征或马富西综合征）、创伤后或感染后动脉瘤。

**1. 先天性胚胎囊肿**

（1）甲状舌管囊肿：甲状舌管囊肿来源于胚胎甲状舌管残存组织，占儿童先天性颈部病变的 70%[745]。甲状腺开始于胚胎第 3 周的原始咽底正中内胚层。甲状腺原基发生在盲孔，即位于舌的前 2/3 和后 1/3 之间的中线凹陷处。发育中的腺体沿着甲状舌管下降，经过舌骨和喉软骨前方，然后到甲状舌骨膜的前方，直到妊娠第 7 周达到最后位置。甲状舌管囊肿见于甲状腺下降过程中的任何部位，

**表 7-15 常见儿童颈部肿瘤**

| |
|---|
| **先天性肿块 40%** |
| 甲状舌骨囊肿 |
| 淋巴管瘤 |
| 鳃裂畸形 |
| 皮样囊肿 |
| 气管狭窄 |
| 畸胎瘤 |
| 舌甲状腺 |
| **良性肿瘤 / 肿瘤样病变 19%** |
| 纤维瘤病 |
| 侵袭性纤维瘤病 |
| 颈胸部脂肪母细胞瘤[741] |
| 丛状神经纤维瘤 |
| 青少年型喉气管乳头状瘤病 |
| **肿瘤 18%** |
| 淋巴瘤 |
| 软组织肉瘤（特别是横纹肌肉瘤） |
| 癌（特别是甲状腺） |
| **炎性团块 12%** |
| 颈部腺体炎症 |
| 涎腺炎 |
| 咽后壁脓肿 |
| 炎性肌成纤维细胞瘤（浆细胞肉芽肿，炎性假瘤）[742] |
| **血管性肿物 10%** |
| 颈静脉扩张 |
| 血管瘤 |
| 颈动脉瘤 |

改编自 Vazquez E, et al. US, CT, and MR imaging of neck lesions in children. *Radiographics*, 1995, 15: 105-122.

典型者位于中线，偶见于正中旁位。按部位分为舌骨上方（20%～25%）、舌骨处（15%～45%）或舌骨下方（35%～65%）。典型表现为中线区、可移动的无触痛肿块，可随吞咽运动而隆起。如囊肿合并感染，可出现囊肿近期生长史或局部疼痛和压痛。典型者肿块可随吞咽或舌头突出而抬高[746]。

影像学检查显示甲状舌管囊肿可发生于胚胎甲状舌管的任何部位（从甲状腺中叶至舌骨，然后至舌根部中线上的盲孔[747]）。大多数位于正中或正中旁[745]。常见的正中旁部位为甲状软骨前的带状肌，此处病变可完全局限于此（图 7-173A）或向外生长（图 7-173B）。病变可经各种途径延伸至舌骨，常止于导管与骨连接部。另一个常见部位为舌底中线[748]。超声表现为薄壁囊肿，内部回声多变

（通常为低回声）；CT 呈低密度、边界清楚、无强化肿块，或囊壁呈环形强化（图 7-173A）；MRI 为边缘锐利、圆形或卵圆形肿块，$T_1WI$ 上呈低信号，$T_2WI$ 上呈高信号（图 7-174）。舌底囊肿最适合矢状位观察，而带状肌囊肿轴位易显示。重要的是如囊肿合并感染或出血，$T_1WI$ 可呈高信号，$T_2WI$ 呈低信号。同时出血和感染也可引起 CT（图 7-173C）和 MRI 上囊壁增厚和明显强化。近期感不适或局部水肿史提示有感染，即使发生感染，囊肿的特殊部位亦常可诊断甲状舌管囊肿。如计划外科手术，重要的是确保囊肿外有甲状腺组织。应使用任何检查手段（超声、CT 或 MRI）保证正常甲状腺清晰显示。

（2）鳃裂囊肿：鳃裂囊肿是鳃器发育异常所致，

在妊娠第 3—7 周时，鳃器由胚胎头部腹外侧表面 5 个成对区域组成。5 个鳃弓由一个间质核组成，外部覆盖外胚层，内部遮盖内胚层。因此，相邻的鳃弓被外部的外胚层裂隙和内部的内胚层隔开[749, 750]。神经放射科医生遇到的异常多数是裂隙发育不良所致，鳃弓和内胚层咽囊也发生异常，但常并发瘘管，这些瘘管在出生后不久即被发现（双侧发病高达 30%），因此，这里不作叙述。鳃裂囊肿和甲状舌管囊肿一样，典型者表现为无痛性肿胀或长期存在的肿块近期增大，且可移动、无触痛。任何年龄都可发生，最常见于 20—40 岁，男女发病率相同。少数病例可能合并脑神经病变[751]。

约 10% 的鳃裂囊肿起源于第一对鳃裂，可能

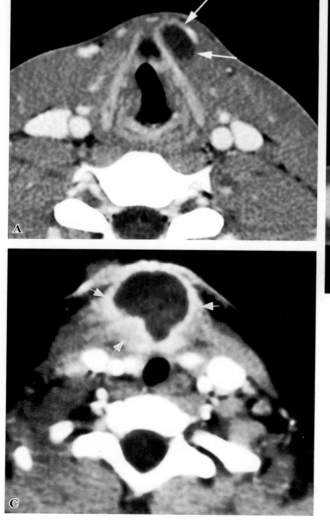

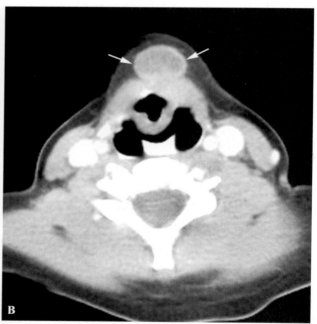

▲ 图 7-173　未感染和感染的甲状舌管囊肿
A. 轴位 CT 增强显示左侧甲状腺带状肌内未感染的囊肿（箭），注意壁薄无强化；B. 轴位 CT 显示外生性囊肿（箭），延伸至带状肌前方；C. 感染性囊肿，CT 增强显示囊肿壁增厚（箭），周围脂肪层模糊

是由第 1 牙弓的下颌突与第 2 牙弓之间的裂隙未完全消失所致。这种囊肿出现于耳郭的前面或后面（图 7-175），有时向下延伸到下颌角，也可向外侧延伸腮腺，或通过腮腺与面神经紧密相连，并走行在面神经外侧。当年龄较轻患儿有邻近外耳道、腮腺浅层或深部、邻近耳郭并向前颈部延伸至下颌角水平的囊肿时，应怀疑本病。

第二鳃裂囊肿最为常见（占所有鳃裂囊肿的90%～95%）。第二鳃裂沿颈动脉鞘上行，向内侧穿行于颈内动脉和颈外动脉之间，在舌咽神经上方、茎突舌骨韧带下方，深达第 2、3 号状结构之间的颈阔肌。囊肿可发生在这条通路的任何部位。分为4 种类型：①位于颈阔肌深部、胸锁乳突肌表面；②胸锁乳突肌与颌下腺之间，向内侧或后内侧推移颈动脉鞘；③位于颈内动脉与颈外动脉之间，延伸至咽侧壁；④与咽壁相邻[752-754]。

第三鳃裂囊肿非常罕见，常由囊肿或瘘管组成。囊肿最常位于胸锁乳突肌前缘外口的近端。从

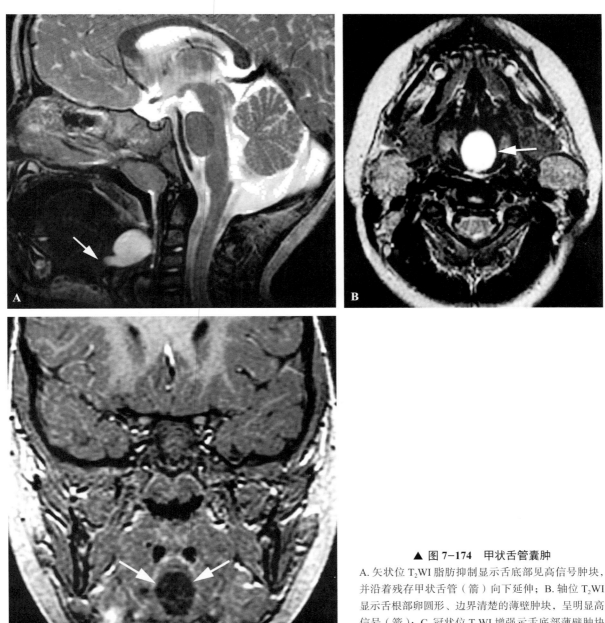

▲ 图 7-174 甲状舌管囊肿
A. 矢状位 $T_2WI$ 脂肪抑制显示舌底部见高信号肿块，并沿着残存甲状舌管（箭）向下延伸；B. 轴位 $T_2WI$ 显示舌根部卵圆形、边界清楚的薄壁肿块，呈明显高信号（箭）；C. 冠状位 $T_1WI$ 增强示舌底部薄壁肿块（箭），完全无强化

此处开始，瘘管经过迷走神经前方和舌下神经上方，在舌咽神经和颈内动脉后方，随后穿过舌下神经和喉上神经返回甲状舌骨膜区域，经过该区域进入梨状窝。

第四鳃裂囊肿常沿胸锁乳突肌前缘的通路发生。这些囊肿几乎都是瘘和窦，几乎都起源于梨状窝并向下延伸，有时环绕主动脉弓（左侧）或锁骨下动脉（右侧）。

超声上，鳃裂囊肿可表现为无回声（40%）、均匀低回声内含碎片（约 25%）、假实性（约 10%）或不均匀回声（约 25%）[755]。CT 和 MRI 上，鳃裂囊肿表现为信号类似于水的薄壁囊肿。当囊肿发生在特定部位时（图 7-175 至图 7-177），可明确诊断。囊肿内侧指向颈动脉鞘或向后方深达胸锁乳突肌表面（图 7-176），则强烈提示该诊断。囊肿部位不典型或存在并发症如出现感染和出血时诊断难以明确，如果部位不典型，要记住从咽旁间隙到胸锁乳突肌前缘的任何部位都可出现第二鳃裂囊肿，并沿着颈内动脉和颈外动脉之间生长[752]。当鳃裂囊肿发生感染时，囊壁可增厚并强化，内含较多蛋白质，此时难以区分感染性囊肿和淋巴结坏死[752, 756]。但往往可通过以下征象来鉴别，感染性鳃裂囊肿的周围水肿较坏死性感染性淋巴结少见。然而，非结核分枝杆菌感染性淋巴结炎与感染性囊肿非常相似，因为两者引起的炎性反应均较轻，且发生部位相似[757]。因此，任何颈部厚壁囊肿均需与非结核分枝杆菌感染相鉴别。

（3）胸腺囊肿：胸腺囊肿是罕见的第三对鳃裂囊肿残余，可归为鳃裂囊肿的一种变异型[756]。在孕第 5 周时，胸腺从第三鳃囊的腹翼发育而来。在孕第 7、8 周间，胸腺原基从咽分离，并沿胸腺咽管从尾中部向前纵隔迁移，随后逐渐退化。未完全退化则可形成囊肿，该囊肿可出现在从下颌角到上纵隔沿胸腺咽管的任何部位。患儿表现为吞咽困难、呼吸窘迫、声音嘶哑或下颈部肿大肿块。影像学检查发现巨大囊性肿块，如果液体为出血性或蛋白性，超声检查病灶内常见碎屑[756]。高达 50% 的胸腺囊肿通过直接延伸或通过胸腺实性绳状组织或残余组织与胸腺相连续[758]。病变几乎总是靠近或在颈动脉鞘内，常延伸到颈动脉和颈静脉间。

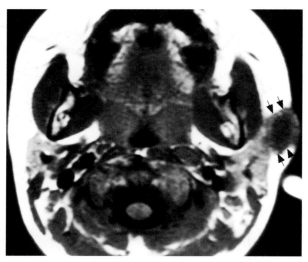

▲ 图 7-175 第一鳃裂囊肿
轴位 $T_1WI$ 示皮下脂肪层内、腮腺前外侧囊肿（箭）

**2. 血管畸形**

（1）静脉淋巴畸形：正如在眼眶肿块章节中所阐述的，静脉和淋巴系统的发育是相互关联的，过去称为淋巴管瘤和海绵状血管瘤，两者都包含静脉和淋巴成分。因此，这些系统疾病的命名发生了变化[727]，现在统称为静脉淋巴管畸形[730]。如前所述，许多这些畸形主要是淋巴性的，而其他畸形主要是静脉性的。因此，将分别叙述淋巴管畸形和静脉畸形，同时谨记静脉畸形几乎均含有淋巴管成分，淋巴管畸形几乎均含有静脉成分。

淋巴管畸形是主要由淋巴管组成的静脉淋巴管畸形，是一种畸形性病变，由大小不等的、内含淋巴液的薄壁囊腔组成，一般见于婴儿。临床上，淋巴管畸形表现为柔软、无触痛性颈部肿块，可发生于颈部、面部或口腔的任何部位。影像学特征取决于囊肿的大小及有无出血。某些具有极小的囊腔，可呈实性包块，称为单纯性淋巴管瘤。如果囊腔中等大小（数毫米至 1 厘米）、伴有较薄的间隔，则称为海绵状淋巴管畸形（图 7-178），间隔在 MRI 上可强化。若囊腔很大，则称为囊样水瘤（图 7-179）。颈部淋巴管畸形和其他颈部先天性病变（静脉畸形、血管瘤、神经纤维瘤、鳃裂囊肿）的一个重要特征是可越过解剖筋膜边界[759]。感染和肿瘤不可能越过这些边界，直到晚期才可越过边界。因此，一个累及多个筋膜腔的肿块表明是先天性病变。液 –

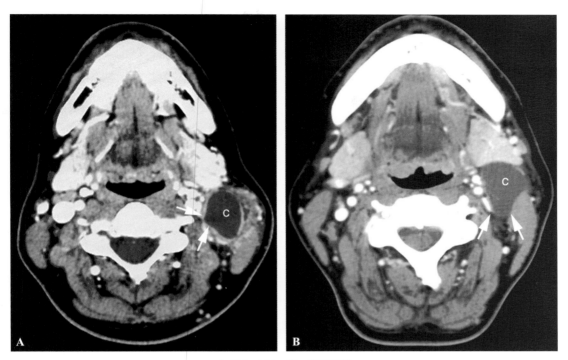

▲ 图 7-176 第二鳃裂囊肿

轴位 CT 示囊肿位于胸锁乳突肌和颌下腺之间（c）的典型部位，囊肿向内侧（A）和后方（B）特征性的尖状突起（箭）。有时，病变可经颈内外动脉间向内侧延伸到咽黏膜

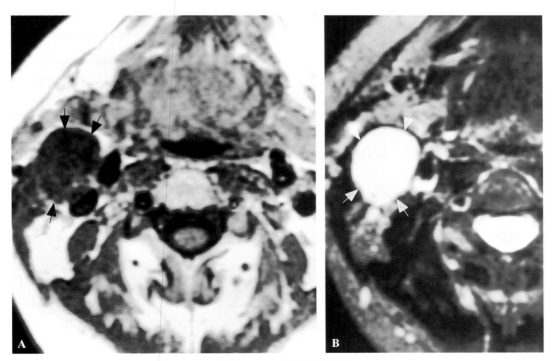

▲ 图 7-177 第二鳃裂囊肿

轴位 $T_1WI$（A）和 $T_2WI$（B）显示颌下腺和胸锁乳突肌间有长 $T_1$ 长 $T_2$ 信号肿块（箭），边界清楚且信号均匀

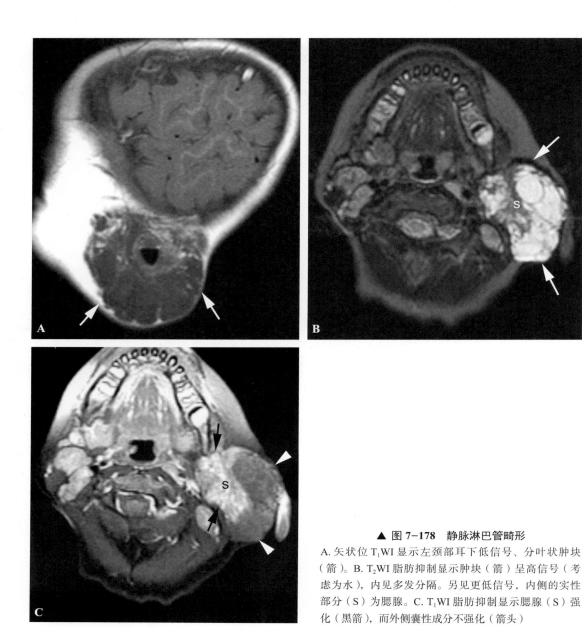

▲ 图 7-178　静脉淋巴管畸形
A. 矢状位 $T_1WI$ 显示左颈部耳下低信号、分叶状肿块（箭）。B. $T_2WI$ 脂肪抑制显示肿块（箭）呈高信号（考虑为水），内见多发分隔。另见更低信号，内侧的实性部分（S）为腮腺。C. $T_1WI$ 脂肪抑制显示腮腺（S）强化（黑箭），而外侧囊性成分不强化（箭头）

液平面在囊性水瘤中常见。由于病变可跨越筋膜边界，淋巴管畸形常累及多个肌肉、神经和血管。MRI 为其首选检查方法，因为可更好显示病变范围及其与邻近结构的关系 [756]，此外，能更好识别病灶内出血和液 – 液平面。与颈部其他囊性病变一样，只有在出血或感染的情况下，淋巴管畸形的诊断才会变得困难。感染可引起回声增强（US）、密度增高（CT）、$T_1$ 和 $T_2$ 弛豫时间缩短（MRI）及囊壁强化和增厚。出血可造成病变迅速扩大，出血后，超声回声增强，CT 上密度增加，MRI 上液体由水信号转变为血液分解产物，面部淋巴管畸形常合并颅

内发育性静脉畸形。

静脉畸形是指以静脉成分为主的静脉淋巴管畸形。以前被称为海绵状血管瘤 [727]，但它们不是血管瘤，因为它们不会随时间退化，且可能累及骨骼。本病多见于中青年，而儿童少见 [725]，表现为无痛性、生长缓慢的淡蓝色肿块，常发生于面部或头部及颈部的骨骼肌（咬肌、翼肌、斜方肌、胸锁乳突肌），Valsalva 动作时无变化。病变体积变化很大，从直径数毫米到累及面部大部分。当体积较大时，可能压迫呼吸道 [760]。在 CT 上，静脉畸形表现为均匀强化的圆形或卵圆形肿块，通常含有钙化的静脉

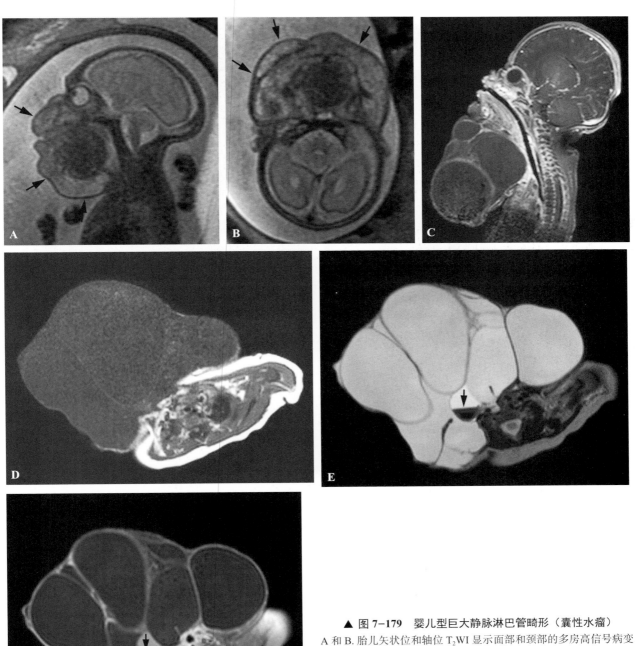

▲ 图 7-179　婴儿型巨大静脉淋巴管畸形（囊性水瘤）

A 和 B. 胎儿矢状位和轴位 T$_2$WI 显示面部和颈部的多房高信号病变（箭）。应注意由于淋巴管瘤巨大，面部明显增大。C. 矢状位 T$_1$WI 增强显示，下面部、颈部和上胸部可见多个大的病灶。气道通畅；D 至 F. 轴位 T$_1$WI（D）、T$_2$WI（E）和 T$_1$WI 增强（F）显示 T$_2$WI 和增强很好地显示囊肿间隔。注意 E 和 F 中的液 – 液平面（箭），这是静脉淋巴管畸形的一个非常典型的征象

石，并可能跨越筋膜界面[729]。MRI 上，静脉畸形表现为略呈分叶状、信号不均匀、边界清楚的圆形或卵圆形肿块，与肌肉相比，T$_1$WI 呈等信号，T$_2$WI 呈高信号，增强扫描后明显强化（图 7-180）[726]。然而，应该记住淋巴管畸形的成分变化可导致静脉畸形部

分 T$_1$ 时间缩短，并出现液 - 液平面（图 7-181）。这些征象强烈提示静脉淋巴管畸形。

Goyal 等提出静脉畸形分级。Ⅰ级 ≤ 5cm、边界清晰；ⅡA 级为大于 > 5cm 的边界清晰，ⅡB 级为 ≤ 5cm，且边界模糊；Ⅲ级为 > 5cm，且边界模

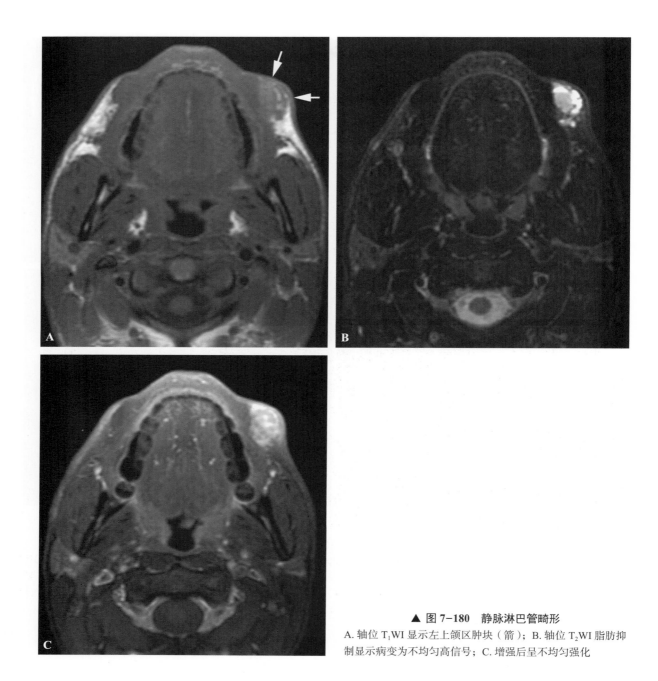

▲ 图 7-180　静脉淋巴管畸形
A. 轴位 $T_1WI$ 显示左上颌区肿块（箭）；B. 轴位 $T_2WI$ 脂肪抑制显示病变为不均匀高信号；C. 增强后呈不均匀强化

糊[761]。对乙醛硬化疗法的反应因分级而异，Ⅰ级病灶反应最佳，Ⅲ级病灶反应最差。面部静脉畸形通常与一种被称为 PHACES 综合征的联合畸形有关，包块颅后窝畸形、面部血管瘤、动脉畸形、心脏畸形和主动脉缩窄、眼部畸形、胸骨裂和（或）脐上缝[762-764]（见第 6 章）。因此，对此类病例应始终进行仔细全面检查，在进行头颈部影像学检查时，应对脑部和颅内血管进行评估。

　　(2) 婴儿性和先天性血管瘤：血管瘤已在眼眶

肿块一节中阐述。曾称为婴儿型血管瘤、少年血管瘤和毛细血管瘤，是常见的肿块，好发于 4%～10% 的白人婴儿，女性多于男性。出生时通常较小，1 岁内增殖，随后逐渐退化（1—7 岁为退化期，8 岁后为退化消散期）[765]。部分研究者认为本病是由胎盘细胞栓子引起的，因为它们的微血管与胎盘微血管存在一组特殊抗原（GLUT1、Levy、Fc γ R Ⅱ 和 merosin）[766]。

　　婴儿型血管瘤常为多发，可发生于身体任何部

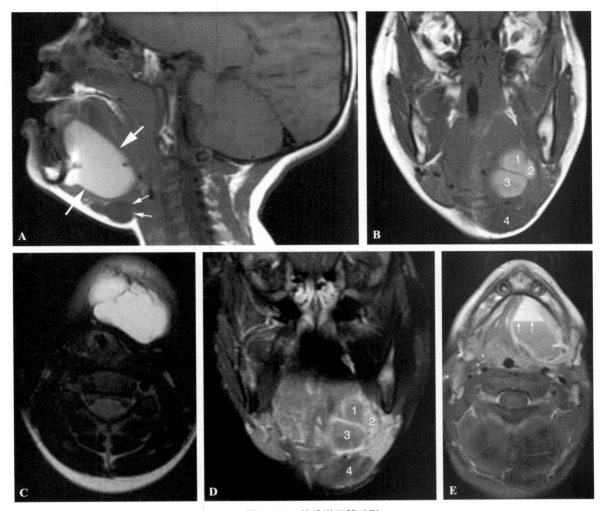

▲ 图 7-181 静脉淋巴管畸形

A. 矢状位 $T_1WI$ 显示口底部见边界清晰的高信号肿块（箭），提示为出血性或高蛋白性囊肿。B. 冠状位 $T_1WI$ 显示病变由间隔分为多种成分。1、2、3 为高信号，表明为出血性或高蛋白性囊肿；4 为低信号，提示为实性部分或充满渗出液的囊肿；C. 轴位 $T_2WI$ 显示病变呈明显高信号，这对于病变定性没有帮助。D. 冠状位 $T_1WI$ 增强（与图 B 相比较），分隔强化而成分 1～4 无强化。成分 4 无强化提示为囊性病变。E. 成分 4 层面轴位 $T_1WI$ 脂肪抑制增强显示液 – 液平面（箭），证实为囊性

位。CT 表现为边界清楚、中等密度肿块，静脉注入碘对比剂明显均匀强化。MRI 上，与肌肉相比 $T_1WI$ 呈等信号，$T_2WI$ 上呈高信号，顺磁性对比剂增强呈明显均匀强化（图 7-182 和图 7-183）。年长儿由于血管瘤退化，越来越多的脂肪可出现于肿块内，导致信号不均匀（图 7-183）。肿瘤内几乎总可以发现曲线样流空信号，年龄较小患儿的肿瘤内流空信号更大、更多见。由于血管瘤常累及腮腺，如要手术治疗，重要的是确定面神经的位置。

近 10 年来，研究者报道了一组胚胎期发生的血管瘤，无性别差异，常单发，且好发于特定部

位的皮肤、头部或关节附近 [727, 765-767]。其中一部分先天性血管瘤迅速退化（一般在出生后 14 个月以内），称为快速消退型先天性血管瘤（RICH），另一部分血管瘤不会消退，称为不消退型先天性血管瘤（NICH）[727, 765-767]。这些先天型血管瘤和婴儿型血管瘤之间的关系是当前研究的方向 [765]。从影像学的角度来说，目前还没有明确的影像学特征可以区分两者。

### 3. 良性肿瘤

神经纤维瘤和神经鞘瘤：神经纤维瘤和神经鞘瘤在第 6 章和本章前面已叙述。为方便读者，在此

简单介绍。神经纤维瘤是由成纤维细胞和神经细胞构成，来自神经而不是神经根，且向远端生长。最常见于 NF1，但也可散发。颈部是神经纤维瘤的常见部位，25%～30% 的 NF1 患儿出现颈部包块[768]。病灶常呈边界清楚的卵圆形肿块，虽然在神经走行的任何部位均可发生，但多见于颈动脉鞘区域。孤立性神经纤维瘤 $T_1WI$ 上信号强度略高于骨骼肌；FLAIR 和 $T_2WI$ 上，病灶周边信号较肌肉高，中心往往呈低信号（图 7-184）（见第 6 章）[769-771]，这种表现称为 "靶征"[772]。中央低信号可能与胶原

蛋白密度高有关[769, 771]。胶原的移动质子密度较低，故 $T_2WI$ 上呈低信号。增强扫描强化形式不一，常为不均匀强化。

神经鞘瘤是施万细胞形成的肿瘤，虽然散发病例最常见，但 NF1 和 NF2 的发生率增加。它们首先从缺乏成纤维细胞的神经根发展而来，感觉神经比运动神经更常见，也可向远端生长。颈部神经鞘瘤的影像学表现与身体其他部位相似。当发生在外周时，它们最常见于颈动脉鞘及其周围，但也可见于颈部的任何部位，表现为边界清楚的卵圆形肿

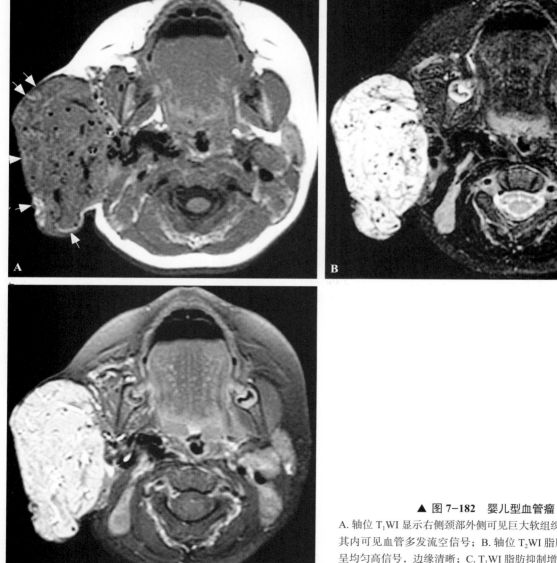

▲ 图 7-182　婴儿型血管瘤
A. 轴位 $T_1WI$ 显示右侧颈部外侧可见巨大软组织信号肿块（箭），其内可见血管多发流空信号；B. 轴位 $T_2WI$ 脂肪抑制见血管瘤呈均匀高信号，边缘清晰；C. $T_1WI$ 脂肪抑制增强示肿块呈均匀强化

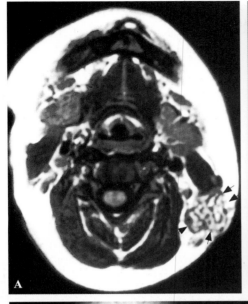
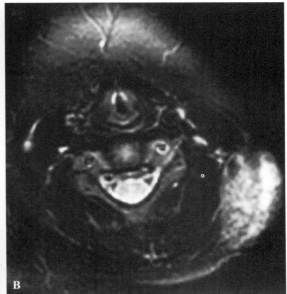
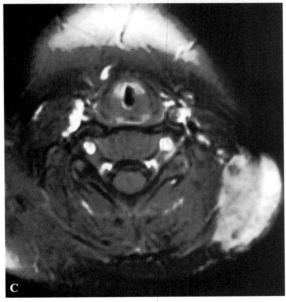

▲ 图 7-183 消退性婴儿型血管瘤

A. 轴位 $T_1WI$ 显示左颈后见边界清楚的肿块（箭），多发性高信号代表血管瘤退化形成的脂肪；B. 轴位 $T_2WI$ 脂肪抑制显示肿块呈不均匀高信号，由肿块部分囊性变引起；C. $T_1WI$ 脂肪抑制增强显示病灶呈均匀强化

块，可越过筋膜界面。在 CT 上，肿块密度与颈部肌肉相等。MRI 上与肌肉信号相比，$T_1WI$ 呈等信号，$T_2WI$ 和 FLAIR 呈高信号。增强后强化形式不一，常为均匀强化。

丛状神经纤维瘤仅见于 NF1，为一种局部侵袭性先天性病变，由弯曲带状结构构成，其内见施万细胞、轴突、成纤维细胞和胶原混合于无序的细胞间基质中[773]。有沿起始神经（常较小、不能确定神经）及其分支和连接处延伸的倾向，引起周围结构受压或变形。在 CT 上，丛状神经纤维瘤往往为低密度，增强后不强化。MRI 表现为不均匀的曲线样包块，穿越浅表界限而贯穿整个颈部（图 7-185），肿瘤几乎被脂肪所包绕（颈部神经多穿行于脂肪间）。与大脑相比，$T_1WI$ 为低信号，$T_2WI$ 呈高信号[774]。高分辨 $T_2WI$ 脂肪抑制上可见穿越组织的多发扭曲的增粗神经（图 7-185B）。尽管顺磁性对比剂增强部分肿瘤强化，但强化形式多样（图 7-185C）。

**4. 畸胎瘤**

尽管报道新生儿头颈部畸胎瘤非常罕见[775, 776]，但作者每年可见 2～3 例，占所有新生儿畸胎瘤的

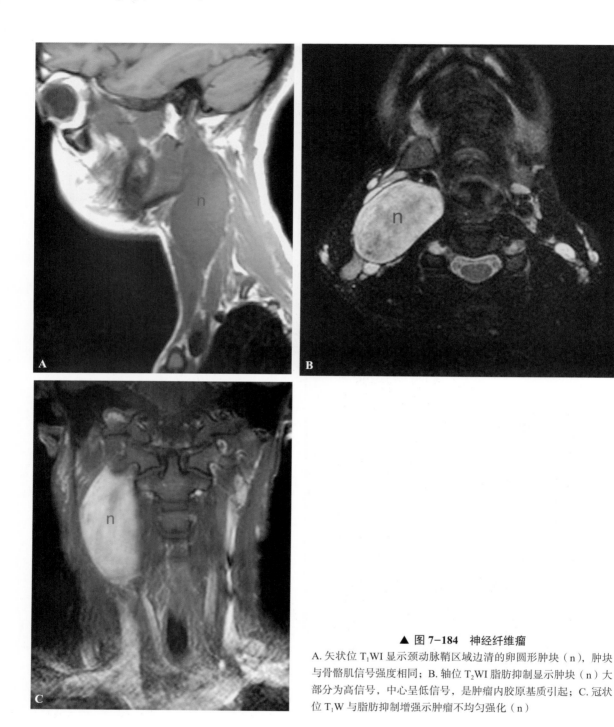

▲ 图 7-184 神经纤维瘤

A. 矢状位 $T_1WI$ 显示颈动脉鞘区域边清的卵圆形肿块（n），肿块与骨骼肌信号强度相同；B. 轴位 $T_2WI$ 脂肪抑制显示肿块（n）大部分为高信号，中心呈低信号，是肿瘤内胶原基质引起；C. 冠状位 $T_1W$ 与脂肪抑制增强示肿瘤不均匀强化（n）

10%[775, 776]。大多数产前超声检查发现（55% 以上因吞咽困难造成羊水过多而进行检查），因此，新生儿和儿外科专家常准备处理气道受损，这是该肿瘤最常见的并发症（高达 50%）。由于只有不到 5% 为恶性[775]，约 90% 患病的新生儿早期手术减压解除气道压迫，预后良好[777]。

影像检查在确定肿瘤范围方面较明确诊断更

有意义。虽然 CT 有助于发现脂肪或钙化，可提高畸胎瘤诊断的信心。但是，MRI 是最有价值的检查，可多平面成像，更好区别肿瘤与周围软组织。分化良好的畸胎瘤明显不均匀，包含囊性成分、软组织成分（脂肪和非脂肪、钙化和非钙化）和骨骼（图 7-186）。强化不均匀，取决于肿瘤的组织成分。虽然放射学诊断很容易，但有些畸胎瘤不成熟，其

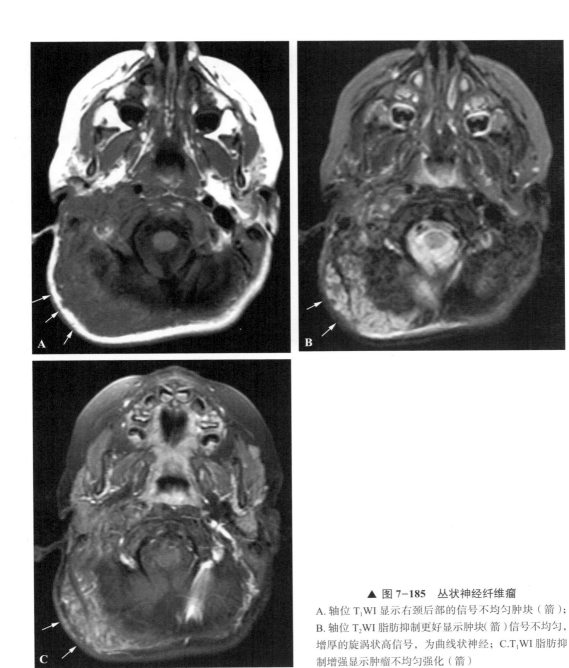

▲ 图 7-185 丛状神经纤维瘤
A. 轴位 $T_1WI$ 显示右颈后部的信号不均匀肿块（箭）；
B. 轴位 $T_2WI$ 脂肪抑制更好显示肿块（箭）信号不均匀，增厚的旋涡状高信号，为曲线状神经；C.$T_1WI$ 脂肪抑制增强显示肿瘤不均匀强化（箭）

结构更均匀。本病的鉴别诊断范围广泛。对每个病例，重点检查气道受损、咽部、舌部受累，邻近骨性结构（尤其是下颌骨和硬腭）变形、延伸进颅内甚至进入中颅窝。

鉴别诊断取决于肿瘤表现和起源部位。对以囊性为主的肿块，鉴别诊断包括淋巴管畸形（囊性水瘤）和脑膜膨出。对于密度均匀的实性肿瘤，鉴别诊断包括皮样 / 表皮样囊肿、神经纤维瘤、错构瘤和横纹肌肉瘤。而不均匀的实性肿瘤，鉴别包括颅咽管瘤、皮样囊肿、脑膨出（脑组织经过骨缺损处膨出或者被颅外肿块推离）及肉瘤。如果病变内主要为脂肪，则应考虑皮样囊肿和脂肪瘤，尽管这在新生儿中十分罕见。

**5. 侵袭性肿瘤**

(1) 横纹肌肉瘤 / 横纹肌瘤：横纹肌肉瘤是儿童继颅内肿瘤和视网膜细胞瘤之后的第三种头颈部最常见的原发恶性肿瘤，占 15 岁以下儿童所有恶性肿瘤的 4%～8%。43% 的横纹肌肉瘤发生在 5 岁以

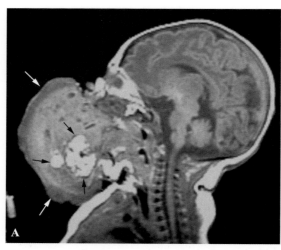
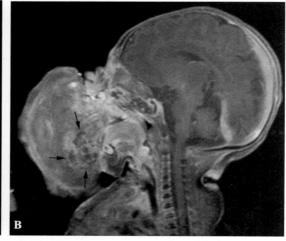

▲ 图 7-186　面部畸胎瘤

A. 矢状位 $T_1WI$ 显示起始于面部肿块（白箭），其信号极不均匀。注意肿瘤明显的不均匀性，与肌肉相比，其中包含高信号区（可能是脂肪、黑箭）、低信号和等信号。B. $T_1WI$ 脂肪抑制显示高信号区域被抑制（黑箭），确定为脂肪，其余部分呈轻中度不均匀强化

下，78% 见于 12 岁以下[778]。40% 的横纹肌肉瘤发生于头颈部，其中眼眶和鼻咽部最常受累，其次为鼻窦和中耳。颅内受累通常为颅外肿瘤通过颅骨孔或裂隙进入颅顶所致。但是，原发性颅内横纹肌肉瘤非常罕见，且无法通过影像学与颅内其他原发脑内肿瘤相鉴别[779-781]。

横纹肌瘤远比横纹肌肉瘤少见，仅占儿童横纹肌所有肿瘤的 2%[782]。截至目前，胎儿型横纹肌瘤是最常见类型。这些肿瘤由任意排列的未成熟骨骼肌纤维束和良性外观的未分化梭形细胞混合组成[783]。最常见部位是头部、颈部，包括口腔、耳后区和眼眶[782, 784]。横纹肌瘤为边界清楚、密度均匀的肿块，无坏死或出血。邻近骨骼受压变形，但无浸润或破坏。MRI 显示 $T_1WI/T_2WI$ 上为低信号，增强后均匀强化[784, 785]。

临床上，使用的根据始发部位对头颈部横纹肌肉瘤分型[786]。主要有三型：①脑膜旁；②眼眶；③头颈部其他部位。脑膜旁型肿瘤包括起源于中耳、鼻咽、鼻旁窦和鼻腔的肿瘤，具有重要的神经影像学意义。由于这些部位肿瘤常侵犯颅骨或经颅底孔隙向颅内扩散，故预后最差。眼眶横纹肌肉瘤最常发生于眶外，但也可同时累及眶外和眶内。最常向眼眶上鼻侧发展。最常通过局部侵袭扩散至鼻旁窦（20%），但也可向颅内扩散，往往经眶裂延伸至海绵窦和中颅窝[787]。除晚期病例外，淋巴扩散

和血行播散很罕见。

CT 平扫横纹肌肉瘤典型表现为不规则或卵圆形、边界清楚、密度均匀的肿块，在平扫上呈肌肉密度，增强后均匀强化（图 7-187）。如果存在钙化，大多是邻近骨破坏所致[788]。如果发生颅内侵犯，则肿瘤所经过的孔或间隙常扩大。和扩大孔隙相邻的硬脑膜外肿块通常与颅骨内板形成宽基底连接，脑膜强化提示预后不良[789]。颅外或岩骨肿块亦是可见的[779-781, 790]。肿瘤在 MRI $T_1WI$ 上与肌肉信号相等，$T_2WI$ 上较肌肉信号高（图 7-188 至图 7-190）。由于存在坏死和出血，$T_2WI$ 常不均匀。肿瘤侵犯鼻旁窦，MRI 有助于区分肿瘤与残留的分泌物。由于 MRI 无颅底骨质空积效应伪影，MRI 比 CT 更容易显示肿瘤通过颅底孔或裂隙生长情况。但 MRI 在显示不伴颅内延伸的颅骨侵蚀或浸润方面不如 CT。顺磁性对比剂增强后呈不均匀强化，有时可表现为强化基质内多个轻度强化的结节，这种征象类似一串葡萄，故称为"葡萄串征"[791]。这种征象有助于提高 MRI 诊断的特异性。增强扫描还有助于发现和定位经颅底孔进入颅内硬膜外腔隙的肿瘤[779, 792]。由于增强后，颈部肌肉强化，肿瘤与肌肉、脂肪信号相同，因此难以发现颅外肿瘤并确定其位置。所以，MRI 增强扫描应采用脂肪饱和脉冲（图 7-188、图 7-190 和图 7-191）。虽然横纹肌肉瘤的 CT 和 MRI 表现无特异性，但由于横纹肌肉瘤是儿童最常

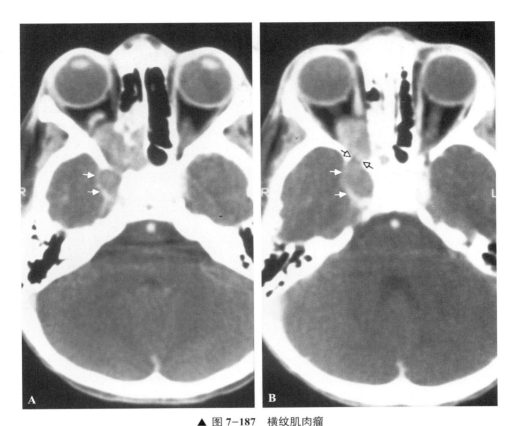

▲ 图 7-187　横纹肌肉瘤

A. 经眼眶中部轴位增强 CT 显示右眼眶顶部附近肿块延伸至后组筛窦气房，通过眶上裂延伸至海绵窦（箭）；B. A 图层面以上 5mm 显示肿块充填右侧海绵窦，并引起扩大（箭），眶上裂增宽（空心箭）

见的侵犯颅骨的原发性颅外肿瘤，故可依据影像做出诊断。如果可能，MRI 是首选检方法，因冠状位和矢状位可以评估海绵窦和硬脑膜外间隙的受累情况。此外，MRI 这种多平面成像，对确定放射野有更好的效果。

（2）鼻咽癌：儿童鼻咽癌虽很罕见，发病率不到所有儿童癌症的 1%，但鼻咽癌好发于青少年[793]。事实上，尽管横纹肌肉瘤和淋巴瘤是较小儿童鼻咽肿物的较常见原因，但鼻咽癌在青少年中更常见[793]。此肿瘤通常非角质化变异型，与 EB 病毒有关[794]。患儿常表现为颈部肿块、鼻塞、鼻腔出血和分泌物，不明原因发热。不幸的是，由于鼻咽癌的症状没有特异性，且临床上通常很少怀疑患者患该病，因此，诊断时，通常已经发展为局部晚期[795]。只有在几个疗程的抗生素治疗无效后，才进行活检并作出诊断。颈部淋巴结肿大是成人鼻咽癌的常见原因，儿童亦常见，不会引起家长或医生的足够警觉去进一步检查。

鼻咽癌与儿童和青少年时期常见的良性腺样体肿块鉴别的主要影像学特征是不对称性。良性腺样体组织几乎总是对称的，而鼻咽癌几乎总是不对称的[796]。其他鉴别特点是鼻咽癌的肿块局部扩散，常向后穿过咽颅底筋膜向斜坡或侧方进入咽旁间隙。斜坡骨髓 $T_1WI$ 脂肪正常高信号消失、$T_2WI$ 高信号提示斜坡受侵。CT 可显示骨皮质侵蚀或岩斜裂隙增宽。咽旁间隙的脂肪层（区分咽黏膜与周围肌肉）消失容易判断周围软组织结构的侵蚀。

（3）青少年血管纤维瘤：青少年血管纤维瘤是发生于青少年男性的良性肿瘤，起源于蝶腭孔、鼻咽部或鼻腔后部，富含血管且具有局部侵袭性，组织学上为良性肿瘤。就诊时往往已播散到蝶窦、翼腭窝、颞下窝、眼眶及中颅窝。患儿通常表现为鼻塞和复发性鼻出血。晚期病例可出现眼球突出或脑神经病变[779, 797, 798]。

典型 CT 表现为鼻咽部和翼腭窝有边缘清晰、密度均匀的软组织肿块，引起上颌窦后壁向前弯

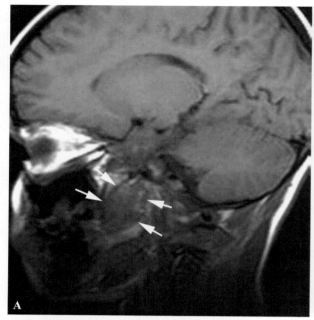

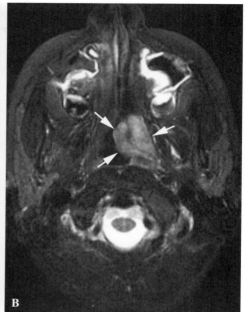

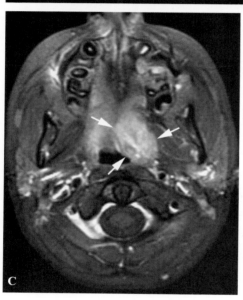

▲ 图 7-188　鼻咽部横纹肌肉瘤
A. 矢状位 $T_1WI$ 显示咽旁区内（箭）与肌肉呈等信号的肿块；
B. 轴位 $T_2WI$ 显示信号不均匀的肿块（箭）较骨骼肌信号高；
C.$T_1WI$ 增强显示肿瘤均匀强化（箭）

曲。肿瘤常经鼻咽顶进入蝶窦。静脉注入碘对比剂后呈均匀强化（图 7-192）[779, 797, 798]。MRI 上与肌肉相比，$T_1WI$ 呈等或稍低信号，$T_2WI$ 等或稍高信号（图 7-193 至图 7-195），偶尔也呈明显高信号。静脉注射顺磁性对比剂后明显均匀强化（图 7-193 至图 7-195）。$T_1WI$ 和 $T_2WI$ 上均可见点状和曲线样低信号区，代表肿瘤血管，为本病的特征性表现。然而，MRI 并不总能显示出肿瘤血管，而青少年血管纤维瘤典型表现者并不会因为缺乏该征象而否定诊断[779, 798]。本病诊断的关键在于年龄和性别（最

常见于十几岁的男孩）及肿瘤位于后鼻腔，并通过蝶腭孔延伸至翼腭窝。可选择性血管介入技术治疗，介入诊断和治疗的详细情况见于第 12 章。

（4）婴儿黑色素性神经外胚层肿瘤：婴儿黑色素性神经外胚层肿瘤为起源于中胚层的肿瘤，常累及颅骨、硬脑膜或面部。其多发生于颅缝附近，最初误认为是皮样瘤。患儿常表现为肿块和邻近皮肤变色。肿瘤分泌香草扁桃酸和高香草酸，且尿液中这两种成分的浓度也升高，可用于术前诊断和早期识别肿瘤复发。局部切除常可治愈[799, 800]。CT 显示起

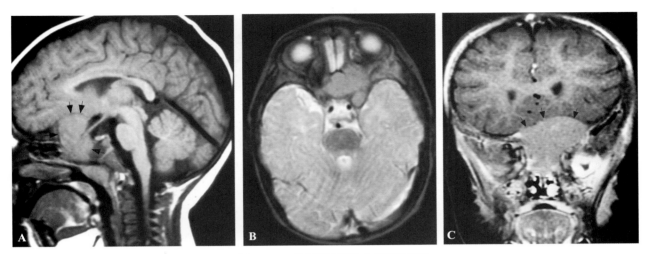

▲ 图 7-189　鼻咽部横纹肌肉瘤侵犯颅内

A. 矢状位 $T_1WI$ 显示肿块（箭）从鼻腔经蝶骨向上生长并进入前颅窝；B. 轴位 $T_2WI$ 显示肿块较周围肌肉信号轻度增高；C. 轴位 $T_1WI$ 增强显示肿块中度强化（箭）

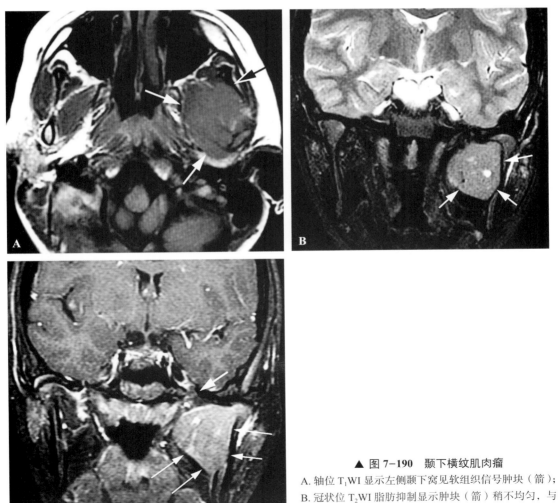

▲ 图 7-190　颞下横纹肌肉瘤

A. 轴位 $T_1WI$ 显示左侧颞下窝见软组织信号肿块（箭）；
B. 冠状位 $T_2WI$ 脂肪抑制显示肿块（箭）稍不均匀，与肌肉相比呈高信号；C. $T_1WI$ 增强显示肿块强化程度（小箭）与肌肉相同，卵圆孔未见侵犯（大箭）

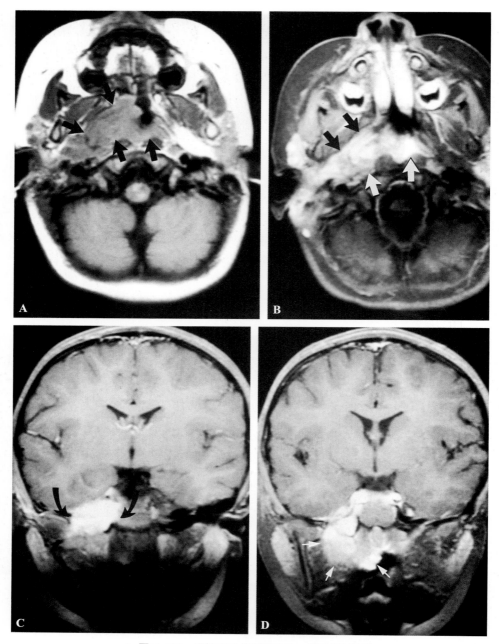

▲ 图 7-191　横纹肌肉瘤侵犯颅内，脂肪抑制价值

A. 轴位 $T_1WI$ 平扫显示鼻咽部肿块（箭）压迫并使得咽旁脂肪带向外移位；B. $T_1WI$ 脂肪抑制增强（A 图）层面下方 1 cm 处显示肿块不均匀强化（箭），与颞下脂肪和骨髓脂肪分界清晰；C 和 D. 冠状位 $T_1WI$ 脂肪抑制增强显示强化的鼻咽部肿瘤（白箭）通过颅底孔（推测是扩大的卵圆孔）（弯曲黑箭）向颅内生长

源于面颅骨的软组织肿块。受累骨可出现膨胀、骨质增生、侵蚀或成骨征象，所有这些特征出现在同一患者体内不同部位的肿瘤中。MRI 表现为软组织肿块，$T_1WI$ 与肌肉信号相同，$T_2WI$ 为等至高信号。大多数病例中未报告肿瘤的 $T_1$ 弛豫时间因黑色素而缩短。婴儿黑色素性神经外胚层肿瘤罕见起源于颅内，推测可能来自脉络丛基质内的中胚层成分。仅根据放射学改变[799, 800]很难将婴儿黑色素性神经外胚层肿瘤与这些部位较常见的其他肿瘤区分。

6. 其他

(1) 颈部淋巴结炎：大多数颈部淋巴结炎无须影像学检查，首选药物治疗。如临床怀疑化脓则应进

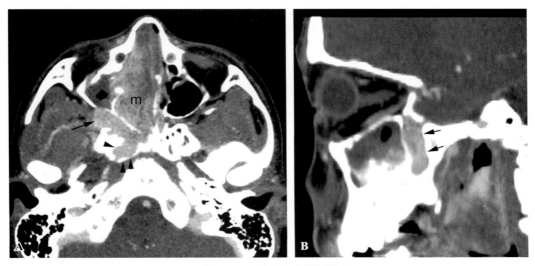

▲ 图 7-192 青少年血管纤维瘤

A. 轴位 CT 增强显示右鼻腔内肿块（m），向后延伸并破坏右侧翼突（黑箭头），向外侧（黑箭）经蝶腭孔延伸至翼腭窝；B. 矢状窦旁重建显示翼腭窝内肿块强化（箭）

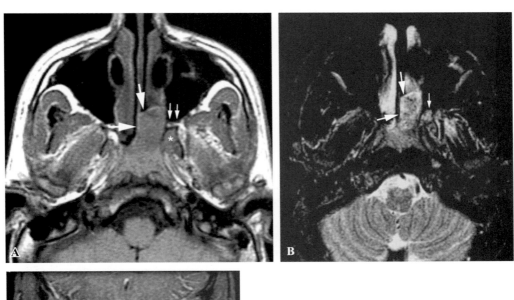

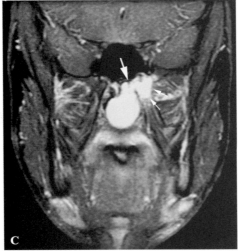

▲ 图 7-193 小的青少年鼻咽血管纤维瘤

A. 轴位 $T_1WI$ 显示鼻腔后部肌肉信号的肿块（大白箭），向外侧延伸侵犯翼状突（星号）。注意左上颌窦后壁（小白箭）向前移位。B. 轴位 $T_2WI$ 脂肪抑制示鼻部肿块（大白箭）向外侧生长，进入左侧翼状突和翼腭窝（小白箭）。C. 冠状位 $T_1WI$ 脂肪抑制增强显示于鼻腔肿物明显强化，并经蝶腭窝（大箭）进入翼上颌裂和翼腭窝（小箭）

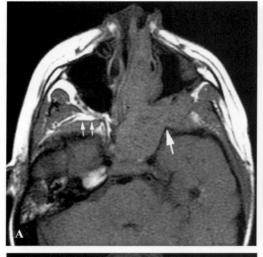
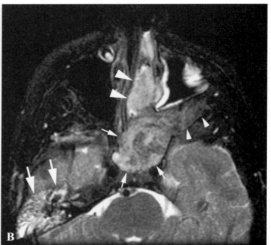
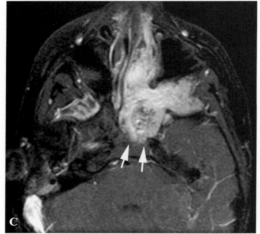

▲ 图 7-194　典型的青少年鼻咽血管纤维瘤

A. 轴位 T₁WI 显示后鼻腔巨大肿块，向外生长，经左侧蝶腭孔（大箭）向外进入翼腭窝。注意右侧翼腭窝的正常脂肪间隙（小箭）被左侧肿瘤取代。B. 轴位 T₂WI 脂肪抑制显示肿块信号较骨骼肌轻度增高，其中心位于鼻腔后部，向后（小白箭）伸入蝶窦和蝶骨，向外侧（小白箭头）生长经左侧蝶腭孔进入翼腭窝，向前生长（大箭头）进入鼻腔。肿瘤内小低信号代表流空信号的血管。咽鼓管受压引起右耳内分泌堆积（大白箭）。C. T₁WI 脂肪抑制增强显示肿瘤呈弥漫性不均匀的强化。箭示肿瘤向颅底延伸

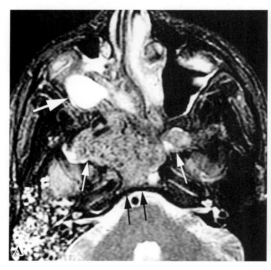
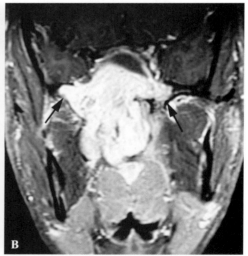

▲ 图 7-195　青少年鼻咽血管纤维瘤伴颅底侵犯

A. 轴位 T₂WI 脂肪抑制显示后鼻腔中心的肿块较骨骼肌信号稍高，向后（黑箭）延伸至斜坡，并通过蝶腭孔向两侧延伸至翼腭窝（小白箭）。肿瘤内小的低信号代表流空血管。右上颌窦内可见分泌物堆积（大白箭）。咽鼓管受压导致右耳内液体增多。B. 冠状面 T₁WI 脂肪抑制增强显示肿块明显均匀强化，黑色箭示肿瘤向颅底生长

行影像学检查。超声和 CT 检查均可迅速做出诊断。如有中央坏死，超声表现为中央回声减低，CT 上中央呈低密度。当占位效应和周围炎症改变轻微，特别是当结节性包块位于腮腺或下颌区域时，应考虑非结核性杆菌感染[801]。

（2）颈部纤维瘤病：纤维瘤病是原发于新生儿和婴幼儿的良性病变。婴儿常于生后 2～4 周因斜颈或颈部肿块就诊。肿块多为实性包块、无压痛、质地坚硬，且不能与胸锁乳突肌分开。多有臀位或产钳分娩史，这可能是引起创伤和出血、造成肿块形成的原因[802, 803]。绝大多数患儿在 1 岁内自行消退。

颈部肌纤维瘤病的诊断建议用超声、CT 或 MRI 检查。超声可诊断，表现为胸锁乳突肌局限性或弥漫性增大，且回声不均匀，常可见低回声边缘（代表压缩的正常肌肉）。CT 显示胸锁乳突肌局部膨大，增强后可见不同程度强化。MRI 上与肌肉对比，肿块 $T_1WI$ 呈等信号，$T_2WI$ 呈高信号，增强后与正常骨骼肌强化相似（图 7-196）[804]。虽然有时强化不均匀，但如果其他征象都支持纤维瘤，还是应该诊断本病。

（3）神经母细胞瘤：颈部神经母细胞瘤将在第 10 章硬膜外肿瘤部分进行讨论。

（4）颅底骨纤维结构不良：本节之所以提及"颅底骨纤维结构不良"，仅因为它在 MRI 上与颅底、头颈部肿瘤（如横纹肌肉瘤和青少年鼻腔血管纤维瘤）的表现相似（图 7-197）。受累骨质膨胀且明显强化。CT 平扫（图 7-198）骨窗显示出纤维结构不良典型的"磨玻璃"改变，可明确诊断。

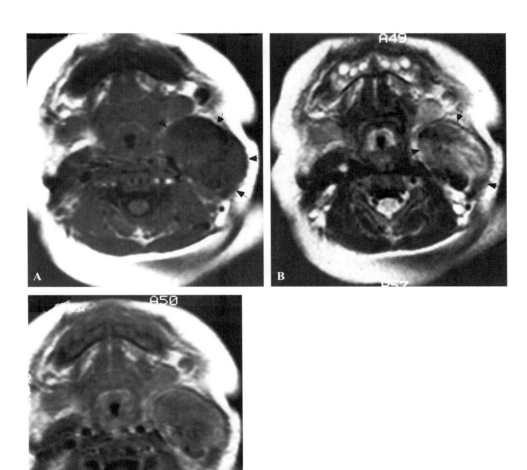

▲ 图 7-196　12 天的新生儿颈部纤维瘤病
A. 轴位 $T_1WI$ 显示左侧胸锁乳突肌内可见一软组织信号（箭）；B. 轴位 $T_2WI$ 显示与肌肉相比，肿块呈（箭）高信号；C. $T_1WI$ 增强显示肿块呈轻度均匀强化，强化程度与周围肌肉大致相同

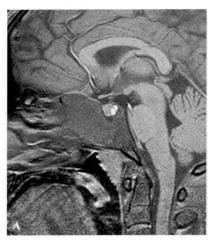
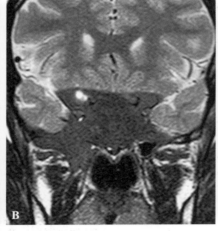
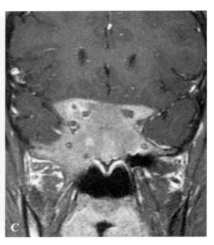

▲ 图 7-197　眶蝶骨纤维结构不良

A. 矢状位 T₁WI 显示眶蝶骨扩大、低信号，蝶骨未气化。B. 冠状面显示蝶骨增大，呈明显低信号。与图 7-189 比较，注意本例未见鼻咽软组织肿块。C. 增强后冠状 T₁WI 显示扩大的蝶骨明显不均匀强化，此为纤维结构不良的典型表现

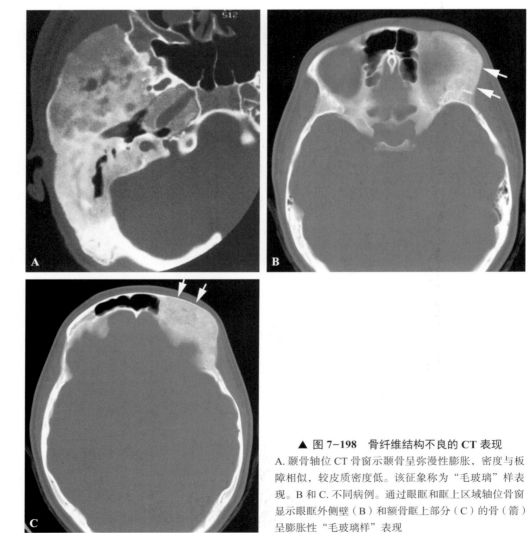

▲ 图 7-198　骨纤维结构不良的 CT 表现

A. 颞骨轴位 CT 骨窗示颞骨呈弥漫性膨胀，密度与板障相似，较皮质密度低。该征象称为"毛玻璃"样表现。B 和 C. 不同病例。通过眼眶和眶上区域轴位骨窗显示眼眶外侧壁（B）和额骨眶上部分（C）的骨（箭）呈膨胀性"毛玻璃样"表现

# 第 8 章　脑积水

## Hydrocephalus

Charles Raybaud **著**

任欢欢　吴烨华　胡俊华　王京华 **译**

战跃福　赵　鑫 **校**

## 一、概述

脑积水是许多不同疾病的并发症。脑积水是脑脊液分泌增加，同时脑实质体积变小的过程。它可以在任何年龄发生，并且在所有年龄组中都很常见，尤其是在儿童中。脑积水的基本原理很容易理解：随着脑室的扩大，脑组织逐渐受压，脑脊液必须移位以减少对大脑的损害。诊断也相对简单（在大多数情况下）：脑室扩大，蛛网膜下腔消失，巨颅畸形，比较典型的是在 CSF 通路上出现梗阻。常见的原因包括中线肿瘤、导水管狭窄（AS）和蛛网膜小室。同样重要的是，脑积水是一种"机械性"疾病，因此它可能是许多不同脑部疾病（肿瘤、畸形、感染、出血等）的继发改变，这使得对每个患者脑积水的评估更加复杂。

人们对梗阻性脑积水的理解还是基于 20 世纪早期 Dandy 和 Blackfan 提出的概念[1]：CSF 由脑室脉络丛产生，被周围脑膜吸收；动静脉压力梯度引起脑室间和脑外循环，这条通路上的任何一处阻塞都可能导致上游 CSF 的聚集。如果没有发现梗阻，那么有可能是交通性脑积水。这意味着为了保持 CSF 的正常循环，脑室内压力必须高于脑外压力，而这个理论并没有经过实践验证。MRI 显示正常受试者的脑周间隙保持不变，此外灰结节向上凸起。这些特征都表明脑室内压不高于脑池压力。脑脊液的"聚集"阻止外周对其吸收，这可能导致颅内压（ICP）逐渐升高，但慢性脑积水患者的颅内压可能在数月（或数年）内保持正常。只存在 AS 时脑室稳定扩大，说明 CSF 可以在脑室内吸收。事实上，临床实践表明，不同的病理生理过程可能导致不同严重程度和不同类型的脑积水，它们的影像表现、治疗方法和预后都不同[2]。

在 Dandy 和 Blackfan 提出开创性概念之后的几十年里，出现了新的现象。在 20 世纪 50 年代，Bering 证明重水可以在脑脊液间隙、脑实质和血液之间自由交换[3, 4]，这意味着脑组织可以轻易地促进脑脊液的产生和吸收。他们后来进行的梗阻性脑积水的实验表明，不管是否进行过脉络丛切除术，脑室扩大可以用收缩期压力波正常阻力的消失来解释[5, 6]。Pettorossi 和 Di Rocco[7-9] 的实验进一步证明了这个观点。在 20 世纪 90 年代，MRI 使得对正常人的脑脊液动力学无创性研究成为可能。随后证明，动脉搏动对脑脊液的作用力比平均动静脉梯度[10-12]大得多，交换的脑脊液也更多。在过去的 20 年中，在脉络膜上皮（AQP1）[13]、室管膜细胞（AQP4）和血管周围、室管膜下和软膜下星形细胞终足（AQP4）[14]上的水通道蛋白（即介导水通道）的识别为这种观念提供了细胞学支持，即水可以轻易地穿过 CSF 间隙、脑实质和血管之间的任何界面。

本章的第一部分将总述脑脊液间隙的解剖和发育、脑脊液的产生和吸收的过程、驱动脑脊液流动的力及这些因素如何引发脑积水。第二部分将解决脑积水的诊断问题：即临床表现、影像学和诊断特征，包括回顾与不同病因相关的特定亚型。最后一部分将讨论脑积水的治疗：即手术方法、结果和并发症。

## 二、CSF 和 CSF 间隙

通常情况下，新生儿脑脊液总量约为 50ml，儿童为 60～100ml[15]，成人约为 150ml；婴儿的脑室体积较小（10～15ml），儿童的脑室体积逐渐增加[16]，成人的脑室体积高达 25ml。现阶段成人的 MRI 研究有了更有价值的发现：脑脊液总容量有 270ml（颅内间隙约 150ml，脊柱间隙 100～120ml[17]），颅内间隙甚至可达 230～270ml[18]。这是一个重要的概念，因为它意味着，不改变脑的体积，而仅仅通过推移脑组织来填充周围的空间，脑室体积就可以从 25ml 增加到 150ml 甚至更多（这个过程的数学模拟也有相似的结果）[19]。脑脊液由水（99%）、离子（$Na^+$、$K^+$、$Ca^{2+}$、$Mg^{2+}$、$Cl^-$、$HCO_3^-$）、蛋白质、氨基酸、肌酐、尿素、乳酸、磷酸盐和葡萄糖[20, 21]组成。新生儿（特别是早产儿）脑脊液中蛋白质浓度高于大龄儿童，而葡萄糖浓度略低[22]。CSF 是各种神经营养物质、信号分子、神经递质和其他代谢物往返大脑的载体。在整个生命过程中，脑室周围结构和缺少 CSF- 脑和血 - 脑屏障的脑室壁对脑脊液中的这些物质的浓度进行"计算分析"，随后下丘脑会对此改变进行调控[23, 24]。

### （一）解剖

#### 1. 容器：颅骨与脊柱

CSF 和间质内液体（ISF）共同构成中枢神经系统的细胞外液。脑脊液位于脑室内和蛛网膜间隙内，包绕着大脑和脊髓。对于神经组织来说，脑脊液既是传输介质，同时也起到缓冲作用，保护神经组织免受机械损伤。大脑悬于脑脊液中，能够明显减轻它的重量（约 97%），从而减轻颅内外作用力的影响。

头骨由颅顶和颅底组成。虽然颅底有许多神经和血管孔道穿过，但除了进入椎管的枕大孔，成熟的颅骨可以被认为是一个封闭的空间。硬脑膜沿着颅骨内板折叠进入颅腔，在矢状位形成大脑镰，在大脑和小脑之间形成小脑幕。在颅骨硬脑膜上大脑镰和小脑幕中有上矢状窦、横窦和乙状窦通过，内衬蛛网膜绒毛。当身体仰卧时，血液通过颈静脉孔进入颈内静脉，但当身体直立时，通过许多其他静

脉和硬脑膜静脉通道进入颈部和脊椎静脉系统[25]。在天幕上大脑镰的汇入处，三角形直窦把 Galen 静脉的静脉血液输送到窦汇和横窦。在蝶鞍两侧，复杂的丛状海绵窦眶静脉和外侧静脉引流至翼丛和岩窦。虽然成熟的颅骨是坚硬的，但由于颅缝的纤维连合和囟门的存在，胎儿和婴儿的颅骨容积是可塑性。相比较于椎管，胎儿和婴儿的颅腔体积也比成人大得多。

从枕大孔到骶椎，椎管被椎体、神经弓和韧带环绕而成。与颅骨不同的是，硬脊膜并没有附着在骨骼上，而是通过硬膜外脂肪和硬膜外静脉与骨骼分开，并且还在椎间孔内形成了 30 对脊神经周围的 30 对神经鞘。这种解剖结构使硬膜囊有足够的弹性，以适应每次心脏收缩时脑脊液的脉冲性流动。

#### 2. 脑脊液间隙

（1）脑室：脑室系统包括侧脑室、第三脑室和第四脑室。孟氏孔是由侧脑室引出至第三脑室。中脑导水管连接第三和第四脑室，是脑室系统中最窄的部分。侧脑室的额角、体部和内下腔构成尾状核和丘脑的背部和后部。它们在这个方向上受胼胝体纤维限制，侧方受尾状核和大脑半球白质限制，内侧受透明隔、海马连合和海马伞的限制，从孟氏孔到颞叶钩回被脉络膜裂限制，脉络膜裂内走行着脉络膜前动脉和脉络膜后外侧动脉。侧脑室的前角和体部通常很窄，大致呈三角形，有一个锐利的侧角。枕角在正常儿童中是虚拟的，它被白质包围，内侧是初级视皮质。颞角内侧为海马，下方为海马旁白质，上部为颞叶深部白质。脑室壁最薄的部分是内下腔的内侧壁，在慢性脑积水的情况下，它可能向内扩张并形成憩室。侧脑室的壁上含有室管膜下静脉，脑积水患者的这些静脉直接暴露在较高的脑室内压力下。

在中线上，纤薄的第三脑室前面被下丘脑限制，后外侧被丘脑（丘脑中间联合）限制。第三脑室底的前部是灰结节，灰结节常向上凸起，它的后部是中脑顶盖。它的前壁是终板，终板下分为视交叉，上面是前连合。视隐窝和漏斗隐窝分别位于视交叉的上方和后方。在梗阻性脑积水的情况下，终板、灰结节和前下隐窝可明显扩张和隆起。导水管

的入口处在中脑顶盖和后连合之间，在松果体隐窝（在松果体的底部）的下方，松果体隐窝位于松果体上隐窝的下方，并由连合下器官（SCO）形成。第三脑室的顶是脉络膜及脉络丛，它与侧脑室体部的脉络膜裂相连续，包含大脑内静脉和脉络膜后内侧动脉。第三脑室包含三个脑室周围器官：前侧终板的血管组织、上方的外侧穹隆下器官、后方的连合下器官。

中脑导水管从第三脑室经过中脑到第四脑室有一个轻微的弧度，成人导水管长度约15mm，它在前后丘对应处分别有两个狭窄，在狭窄中间为壶腹样扩大。它的直径在0.5～2.8mm[26]之间变化，位于顶盖板的尾侧和腹侧，腹侧被动眼细胞核的灰质包绕。

第四脑室位于脑干的背侧。其形状为菱形，头侧为脑桥，尾侧为延髓。头侧被小脑前、中、下脚限制，尾侧是菱脑唇部的下分。小脑蚓部形成头侧的顶部，蚓部结节突入脑室腔内，使其在正中矢状位上呈三角形。三角形的背是最高点。侧向形成侧方隐窝。脑室的尾侧开口进入枕大池。从发育来说，开口是由于胚胎时脉络膜（Blake囊）向下向背侧扩张形成的。脉络膜沿着小脑蚓部和小脑半球向下，附着于枕后部硬脑膜，因此限制了枕大池，它与颅后窝和脊髓池相通，但是与蚓部脑池不相通。枕大池实际是第四脑室的扩大，因此没有蛛网膜分隔[27]。脉络膜背侧附着到硬脑膜上形成一个横膜，将枕大池与蚓后池分开[28]。传统上说，背侧孔被称为Magendie孔，外侧隐窝的开口进入桥小脑角，即Luschka孔。脉络丛横向附着在侧隐窝之间，沿着下髓膜：实际上它位于枕大池和第四脑室。第四脑室的尾侧与延髓和脊髓的中央管连续，中央管被覆闭，这也是多数尾侧脑室周围器官所在的部位。

(2) 脑外间隙：大脑凸面的脑脊液间隙为蛛网膜下腔，位于硬脑膜深层和软脑膜之间。胎儿时期间隙较宽，因此皮质与颅盖骨不连。在正常婴儿中间隙会变小，在儿童和青春期沿着颞叶（脑回会在颅骨内板上内压形成脑回样压迹）的间隙几乎消失，但是在额顶部凸面的上方很明显。脑池是蛛网膜下腔增宽的部分，位于半球之间或大脑和颅底之

间，并根据它们的位置命名。除了枕大池（第四脑室的扩张）外，脑池内通常有交叉的神经、动脉和静脉穿过，并含有蛛网膜隔膜，这些隔膜可能会有炎症和纤维化，并阻碍脑脊液的自由循环。在脊柱中，脑脊液间隙围绕着脊髓和马尾神经，可能是一个独立的池。在头侧，它们通过枕骨大孔与枕大池和髓周池进行广泛的交通。在脊柱中，它们围绕着脊髓，由前部运动神经根和后部感觉神经根（在腰骶段形成马尾神经）与伴随的动脉和静脉相交。它们包含21对蛛网膜有齿（或有小齿）的"韧带"——连接脊髓的侧方，还有连接脊髓后内侧的正中隔和终丝。在侧方，蛛网膜间隙延伸进入神经鞘，直至感觉神经节。除了使脊膜具有可扩张性并允许滑动到脊神经外，神经鞘还是重要的CSF吸收部位。在骶骨水平可以看到鞘的侧方包囊，称为Tarlov囊肿。

(3) 血管和脉络丛：脑动脉起源于颈内动脉和椎动脉。由多个水平的吻合组成（基底动脉和脑池中的Willis环，与脑表面软脑膜吻合）。软脑膜发出大量穿支经脑室壁进入大脑。唯一的（明显的）例外是供应脑室内脉络膜丛和深层皮质下灰质的脉络膜动脉。与白质相比，灰质中的小动脉数量丰富，分成毛细血管床分布于所有的皮质层，特别是皮质。脑血流量极高[成人CBF=50ml/（100g·min），婴儿和儿童更多]，而脑血容量小（CBV=4ml/100g组织）。由于脑脊液和实质都是不能压缩的，当颅内压增加时，毛细血管床很"脆弱"，很容易受到损伤。

大脑静脉有两套引流系统。一套是浅层，将皮质和皮质下白质静脉引流至软脑膜皮质静脉，这些静脉汇入跨越脑脊液间隙的桥静脉，通向硬脑膜静脉窦。另一套是深部髓质静脉，引流深部白质和中央灰质的一部分，形成室管膜下静脉的分支，在脑室壁中汇入大脑内静脉、Galen静脉和直窦。

脉络丛附着于侧脑室的脉络膜裂隙（在内下腔形成一个大的球囊）、第三脑室的顶和第四脑室的下髓膜。脉络膜丛分泌脑脊液。在早期，胎儿大脑的血管发育仍然比较差，但其内糖原成分高[29]。脉络丛与血管和脑实质共同参与脑脊液循环。有趣的是，脉络膜丛在部分切除后还可以再生。

## （二）发展

### 1. 脉络丛

神经管是在孕后 28 天左右关闭（见第 5 章和第 9 章）。在此之前，神经上皮的表面的顶部（以后发育为脑室）都是浸泡在羊水中，并直接从羊水中获得营养。神经管关闭后，它被脑膜原始层包围，发展中的心血管系统的头侧"分支"（在这个阶段只有初级毛细血管）进入脑膜原始层，来自这些分支的营养物质可以营养神经上皮[29]，神经上皮产生的液体填充中央管[30, 31]。神经管的头端部分扩展形成脑室系统的基本构架：前脑、中脑和菱脑（后脑）囊泡。在妊娠的第 2 个月（5～7 周），中线背侧脑膜间充质内陷进入第四脑室、侧脑室和第三脑室的内腔，形成脑室系统的脉络丛，而前脑背向分裂形成大脑半球。水通道蛋白 AQP1 可以通过丛状上皮转运水分。AQP1 在大鼠胎儿期神经丛发育的早期就开始表达[32]，而在人类胎儿期的第 7 周就开始在第四脑室的脉络膜表达，1 周之后就在其他所有的脉络丛中表达[33]。人类 9 周大的胎儿中就有分泌脑脊液的酶[34]。脉络丛由一个限制毛细血管和结缔组织（脉络膜间质）的基质核心的分泌型立方上皮组成[21]。血管上分布有孔的内皮细胞，允许水和小分子排出到间质中。通过紧密连接，上皮细胞参与形成血脑脊液屏障，并充当从丛状基质到脑脊液的主动转运体（转运水、离子、蛋白质、营养物质和神经营养因子）。在其顶端表面上的微绒毛使脉络丛的表面积增加，其可以高达 200cm²[21]。免疫细胞（巨噬细胞、树突状细胞、Kolmer 表皮细胞）有时通过脉络丛移动，因为脉络丛没有血脑屏障[21, 35]。来自脉络丛的小胶质细胞在 CSF 中定植，并随后在 5.5 周[21, 36]进入大脑实质深部。氧、糖原、蛋白质、生长因子和神经营养因子是由脉络丛递送，脑室 CSF 携带到脑室周围发育区[21, 31, 37, 38]。作为对脑实质血管的重要补充，脉络丛的这种功能在妊娠后期持续存在，并且在出生后仍然很重要[31, 39, 40]。脉络丛还可以把 CSF[41, 42]中内源性和外源性物质去掉。它们的体积体现出其重要性：在怀孕的第 3 个月，它们占据了脑室腔的 75%，并在 26～28 周达到最大。有人认为脉络膜能保持静水压处于最佳

值，所以在脑室扩张中也有一定的作用[43]。这也可能是因为其动脉脉搏动力（见下文）。与第四脑室相比，虽然在组织学上相似，但是侧脑室中脉络丛表现出不同的和特定的分子分泌模式（"分泌组"），它与前脑和后脑相应的特异性受体是一致的[21]。

### 2. 室管膜

大多数人的前 2～3 个月孕期时，脑室内衬着未分化发育的脑室上皮。真正的室管膜与放射状胶质细胞不同，因为脑室区域（"生发基质"）退化，在 26～28 周[44, 45]形成一个连续的内衬。成人后大部分都会消失[45]。在 14 周后和 22～23 周前的一段时间，水通道 AQP4 沿海马的脑室内侧新皮质的室管膜和软膜下层表达；大约在 28 周在室管膜发育完成时表达最强[46]。

室管膜细胞是纤毛样的立方细胞，每个细胞平均有 16 个活动纤毛，其长度约为 13μm。这种纤毛上皮的协同运动（频率是 28～40.7Hz）能够把神经营养因子和导向分子沿着脑室壁从脉络丛引导到它们的靶部位，并"清理"脑室壁特别是隐窝处的沉积物，促进脑脊液在狭窄的通道中流动[30, 31, 45]。在小鼠胚胎中已经表明，纤毛运动的初始方向取决于脑室内脑脊液流动的方向[47]。在胎儿和在更成熟的大脑中，室管膜营养室管膜下区的祖细胞[48]。在妊娠后半期，胎儿室管膜上有血管内皮生长因子（VEGF）表达[45]。尽管一些室管膜可能修复[49]，但是脑积水发生时，室管膜会发生改变的[45]。胎儿脑积水引起的室管膜剥脱与脑室周围结节异位的发生有关，并被认为是脑室周围结节异位的原因（见第 5 章）[50]。

### 3. 脑外间隙

脑外脑脊液间隙在脑膜层分化的第 2 个月形成。脑膜原基的细胞内间隙逐渐扩大并汇合形成充满液体的小梁（亚）蛛网膜间隙[51, 52]，其外围被硬脑膜[53]的蛛网膜层限制，中央被覆盖在脑皮质表面的软脑膜限制。它还形成蛛网膜隔膜和软脑膜血管鞘，从而限制血管周围间隙（PVS）。软脑膜也包裹着脑实质内血管的深穿支，从而形成 Virchow-Robin 间隙（VRS），VRS 是软脑膜下间隙和 PVS 的统称（见下一节）[54-57]。软脑膜"液化"过程从腹侧开始，在 5 周时到脑桥和脑干，6 周时向尾部

和头侧延伸，7 周时向背侧发展到第四脑室，大约 8 周时已经很广泛了（如果尚未完成）[52]。这是在第四脑室出口打开之前，在第 11～12 周之前没有发现这些出口，这也是菱形脑顶（Blake 囊）的尾侧延髓部分的扩张和衰减导致的[27, 58]。在胎儿中，大脑外间隙（如胎儿 MRI 所示）直到快足月时才比较明显，但在同样胎龄的早产儿中比较小[2]，这可能反映了出生时肺床开放和心脏循环重建时静脉压下降导致的颅内水量减少[59]。这意味着，在胎儿时，颅骨的生长是由脑脊液压力驱动的，而不是由大脑的生长驱动的：大脑在脑脊液中变大，而不受颅骨的限制。很可能在儿童时期也是如此。高静脉压（和低动脉压）意味着胎儿颅内动静脉梯度小于婴儿。血管的搏动性也较小，因为胎儿的 CBF 比出生后低得多[59, 60]，在这个阶段，它在脉络丛中可能比在实质内或脑室周围更明显。

#### 4. 蛛网膜绒毛

一般认为胎儿和婴儿没有功能性蛛网膜绒毛，这些绒毛在儿童时期逐渐出现（所谓的吸收位点还未成熟）。然而，虽然在胎儿中没有发现明显的蛛网膜绒毛，但早在 26 周硬脑膜窦壁就有凹陷。虽然这些直到很久以后才成为真正的绒毛，但它们可能那时已经具有功能[61]。其他吸收部位，如筛状板下的鼻淋巴管似乎很早就起作用了。

### （三）脑脊液的分泌和吸收

#### 1. 脑脊液的产生

成人每天产生脑脊液一般有 500～600ml，每天的循环量有 3～4ml。与脑室体积相比，这个量是很大了，但它对应的产生率（吸收率）0.35ml/min 来说，这又太小了，所以不能通过 MRI 准确地测量患者的脑脊液流量。在个体之间及在正常人和脑积水患者之间，这个平均速率看起来是相当恒定的[62]；但是白天的瞬时变动很大，非梗阻性脑积水成人这个数值波动范围为 0.05～0.78ml/min，在后半夜这个波动更大，并且在 5—13 岁的脑积水儿童中，由于哭泣、咳嗽或 REM 睡眠等生理活动而发生变化[62]，这个速率会在 0.25～0.40ml/min 之间波动（在 1 月龄—8 岁的患者中，最低值为 0.25ml/min）。尽管平均值保持在先前的正常范围内[63]，但是已经发

现在 1h 的时间内数据确实可以变化 10 倍。随着大脑的不断发育，脑脊液产量与大脑的大小成比例增加，这也将解释男女间的差异[62]。

#### 2. 脉络丛分泌

大部分脑脊液是脉络丛产生的，占 60%～90%，其余 10%～40% 由脑和脊髓实质产生。脉络丛分泌 CSF 需要经过两个步骤：首先，通过有孔的内皮细胞被动渗出进入网状基质，然后调节水、离子和较大分子通过上皮质运输进入脑室[21, 64]。在一定限度内，脑脊液分泌对渗透压变化相对不敏感。当颅内压增加时，网状基质中的被动渗出减少[64]，但不会完全停止（只要血流存在，动脉压就高于颅内压），它受血管活性物质（去甲肾上腺素、血管紧张素 II 和血清素）的调控。主动分泌过程利用 ATP 的能量产生一个跨脉络丛上皮的单向离子流[41]，这个过程由脉络膜精氨酸加压素（AVP）和心钠肽（ANP）等神经肽调节[64]。在脉络膜上皮细胞的顶端发现高浓度的 AQP1[65-67]，水就是由这个水通道蛋白 AQP1 转运。营养物质、蛋白质、代谢前体和神经营养因子也可由上皮细胞产生。这种"分泌组"既是区域化的（前脑和后脑的分泌组不同，是为了适应它们局部的特定受体），也是随着大脑发育阶段进化的[21]。

#### 3. 脑实质的作用

脉络丛切除术不会导致脑脊液缺乏[68]。水分子可以在大脑表面扩散交换，这在很久以前通过使用重水分子得到证实[3, 4, 69]。在渗透压变化的时候，水分子的交换可能对 CSF[70] 的总体积有重要作用。在第四脑室梗阻性脑积水中，脑脊液肯定是由脑和脊髓（包括 VRS 表面）实质 ISF 产生的。ISF 和 CSF 共同形成细胞外间隙，并且它们的成分是类似的[20]。中枢神经系统的 ISF 体积估计为 100～300ml[41]，与 CSF 差不多。AQP4 在室管膜和星形胶质细胞终足中表达较多，位于室管膜下层、脑实质毛细血管周围和沿着脑 VRS 表面的软膜下胶质细胞。根据压力和渗透压梯度[65-67]，AQP4 可以任意方式运输水。

#### 4. Virchow-Robin 间隙（V-R 间隙）

VRS 是一个有盲端的通道，它起源于脑实质深层，但是开口于脑表面，有点像淋巴道，这说明它们可能参与从实质 ISF 向蛛网膜下腔引流的过

程。它们与穿支血管一起从大脑表面发育。软脑膜通过软膜下间隙与皮质分开，蛛网膜通过血管周围间隙与软脑膜血管分开[56]。当血管沿着脑室周围发育区进入脑实质时，就形成穿支动脉和静脉（在第 8 周和之后）[70-72]。它们"携带"软脑膜[55]，使每个穿支血管被 PVS、软脑膜鞘和由富含 AQP4 的胶质细胞限制的周围软膜下间隙所包围，一起形成 VRS[56]。静脉 VRS 比动脉 VRS 简单，部分周围存在软脑膜[56]。相反，在基底节穿支周围的 VRS 更为复杂，因为它具有双层软脑膜鞘[57]。VRS 不沿毛细血管延伸[55, 56]。

PVS、VRS 和软脑膜下间隙似乎可以自由交通[54]。它们是否与蛛网膜间隙是分离的并向硬膜外淋巴管运输液体[54]，或者是否软脑膜鞘具有孔道并可以让液体进入蛛网膜间隙，这些还不确定[56, 73, 74]。然而，后者似乎是最有可能的，因为脑室梗阻的情况下会产生脑脊液，并且还没有发现其他结构有这个功能。最近的报道表明，动脉和静脉 VRS 实际上具有不同的作用，动脉 VRS 中的脉动波将水向脑实质驱动，静脉 VRS 将水引流到蛛网膜间隙[75-77]。术语"glymphatics"（用于胶质淋巴管）就是用于描述这些结构的[76]。但是，这个观念还没有得到其他研究的支持，仍然存在争议[20, 73]。也有人认为，可能在动脉 VRS 的开口处没有阀门时，脉冲动力可以促进扩散，但并不会产生向内运输水的压力梯度。关于这一点，似乎最有可能的是水通过 AQP4 通道从 ISF 输送到 VRS，然后从那里输送到蛛网膜间隙。脑实质的作用占 CSF 的 30%[41]或者甚至更多[12]。

**5. 脑脊液的吸收**

正常情况下 CSF 的吸收速率等于其产生速率：0.35ml/min 或每天 500～600ml。一项在成人受试者中使用鞘内输液的研究发现，在 68mmH$_2$O 或更低的压力下，脑脊液不会吸收，但是随着 ICP 的增加脑脊液的吸收呈线性增加，在 250mmH$_2$O 的压力下达到约 1.5ml/min，这是测量的最高值[15]（仰卧位 ICP 的正常范围是 100～180mmH$_2$O 或 8～15mmHg）。因此，只要吸收机制完好，系统的正常吸收能力是足够的。这些机制如下所述。

（1）经硬膜吸收：脑脊液是蛛网膜绒毛（形成蛛网膜颗粒）吸收的，在蛛网膜颗粒上蛛网膜组织穿

过硬脑膜静脉窦壁进入管腔。虽然胎儿和婴儿没有或仅有少数明显的蛛网膜绒毛，但硬脑膜窦壁的凹陷早在 26 周就有，直到很久以后才成为真正的绒毛[61]。解剖上，绒毛似乎是单向瓣膜，在 20～50mm 的水压下开放[61]，在脑脊液 - 静脉窦静水压力梯度存在时才能引流（一些证据表明吸收可能是通过胞吞作用）[61, 78]。除绒毛外，还存在其他经硬膜引流途径：沿着矢状窦旁硬脑膜的硬脑膜裂隙（与典型的绒毛不同）[79]；鞍区海绵窦静脉丛或颈内动脉和垂体周围静脉丛[80]；嗅神经纤维穿过筛板朝向鼻黏膜和淋巴管方向[81]；视神经鞘朝向眼眶淋巴管方向[82, 83]和其他有蛛网膜绒毛的脑神经和脊神经出口[61, 84]。目前尚不清楚这些不同的途径是否是按照年龄和成熟度分级的[61, 84, 85]，还是它们之间只是相互协同，但这些途径都有助于脑脊液的吸收。重要的是，所有的"被动"过程只取决于脑脊液 - 硬膜外压力差。

（2）脑实质吸收：虽然根据示踪剂研究，脑实质对 CSF 的吸收已经被否认，但已经表明水（标记有氚）可以很轻易从脑室扩散到实质，然后从脑实质扩散到血液[3, 4, 22]。这一观点在过去 20 年中通过检测水通道 AQP1 和 AQP4 得到进一步认可，AQP1 和 AQP4 只输送水而不是离子，也不是氚或氚标记的水以外的示踪剂[13, 14, 20, 32, 33, 46, 65-67, 73]。AQP4 在室管膜细胞和室管膜下星形细胞终足中明显表达。根据压力和渗透压梯度的不同，在脑脊液和 ISF 之间的水传输可以在两个方向上进行，脑室壁可以通过从（或向）脑室脑脊液中去除（或提供）水来适应特定的环境。在动物实验中，发现导水管的急性梗阻不会改变脑室内压，并且在 2h 内不会发生脑室扩张，说明这一假设是成立的，即在此期间脉络丛产生的大部分脑脊液被脑室表面吸收[86, 87]。相同的实验组显示，当脑脊液压力正常[70]时，无脑脊液从插管流出。尽管这样的实验可能会因其非生理条件而受到批评，但其结果和结论与未经治疗的慢性脑室梗阻性脑积水的临床实际是一致的：很显然水（不一定是"完全的"CSF 及其溶质）是由室管膜吸收。由于大脑周围 CSF 由脑表面 /VRS 产生，因此脑室的水可能被输送到 ISF，并从那里输送到脑实质毛细血管及横跨脑表面和 VRS 的蛛网膜间隙。

## （四）CSF 动力学及相关疾病

中枢神经系统可能出现几种类型的脑脊液流动。流体运动是两点之间液体的净移动，振荡流动描述了两点之间液体的来回移动。扩散描述了液体内分子的运动，它发生于流体内，否则就是静止的。在脑室内，纤毛导向的近壁流动描述了由室管膜纤毛的协调跳动而引起的室管膜旁脑脊液薄层的运动。

### 1. 垂直流体运动和横向流体运动

如上所述，水分子从分泌位置到吸收位置的转移被称为流体运动。传统上认为是沿着脑室和脑池从脉络丛转移到硬脑膜窦。然而，理论（AQP4 的大量表达）、临床（未治疗的慢性梗阻性脑积水）和实验（见上文）证据都有力地证明，即使在正常情况下，大量甚至全部脑脊液也可能被脑室壁吸收。如果脑脊液产生和脑脊液吸收位点是多个，则可以设想有多个独立的"分段"流体运动是共存的。这一概念与最近的发现一致，即侧脑室或第四脑室的脉络丛分泌营养因子，可以有选择性地以大脑半球或后脑为靶点[21]，但是只有当这些因子没有被体积流分散时这种机制才有可能发生。事实上，现在有证据表明有几个"横向"流体运动（在侧脑室、第三脑室、第四脑室、颅脑外间隙、椎管），而不是从脉络丛到周围的单个"纵向"流体运动（图 8-1）。

然而，这并不意味着这些流动是孤立的，交换几乎都是沿着这条途径进行的，通过脑脊液的流动导致的分子扩散和混合来维持的。更重要的是，从流体动力学的观点来看，如果在分离的脑脊液隔室之间分泌 – 吸收不平衡，那么没有物理性分隔可阻止产生跨皮质的压力梯度。最重要的是，脑脊液的来回自由流动允许动脉收缩波产生的力被系统的顺应性缓冲。

CSF 产生与吸收不平衡：Dandy 和 Blackfan 认为"交通性"（非梗阻性）脑积水是因为吸收不良，而不是因为梗阻，并可能有软脑膜的炎性改变[1]。由于他们认为软脑膜都可以吸收脑脊液，所以不确定这是真正的吸收障碍还是脑池阻塞。这个问题到目前还不确定[88]。异常吸收被认为是"继发性"正压力性脑积水的发生机制，它可以是蛛网膜下腔出血、感染或创伤的晚期并发症；鞘内输注试验是为了评估脑脊液吸收能力的，但是脑池内的同位素或 CT 对比剂都反映了外周吸收不良。然而这种"吸收"模式似乎与脑脊液分流的结果相关性不大[89]，而非梗阻性脑积水作为一种吸收障碍的概念目前还有争议[90]。最近对脑积水的分类表明，大多数"交通性脑积水"都有隐匿的梗阻存在[91]。然而，有临床证据表明，尽管没有脑脊液通路受阻的表现，脑静脉流出受限可能导致脑脊液积聚，并且在脑脊液分泌过多的情况下（如脉络丛乳头状瘤）会发生脑积水。

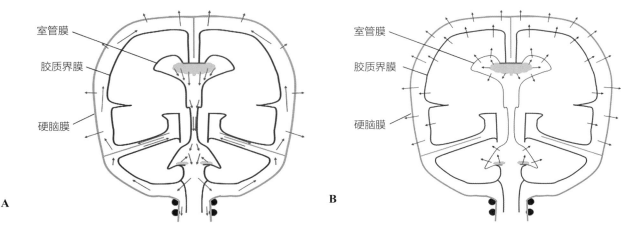

▲ 图 8-1 脑脊液循环模型：流体运动

A. 传统模型（垂直流动）。这个模型假设由脉络丛分泌的 CSF 将沿着脑室流动，然后进入脑池，然后流向大脑凸面，之后被蛛网膜绒毛吸收。B. 现代模型（横向流动）。新的模型假设侧脑室、第三脑室和第四脑室分泌的 CSF 在局部室管膜被吸收，特定的信号分子被分泌并到达相应水平的局部室管膜下靶点。类似地，由大脑表面产生的脑周 CSF 在外周被硬脑膜吸收

**2. 脉动流与大脑／鞘的顺应性**

如果脑室对 CSF 的吸收是正常的，这就不能解释脑室梗阻相关的脑积水中，脑室为什么会扩大？在 1943 年 [92]O'Connell 之后，Bering 在两份报告 [5, 6] 中解释了这个问题。他认为"分泌产生的压力"不能导致脑室扩张，且"脉络丛的每一次脉动都产生一个压力差，使 CSF 从脑室流出。这就像一个无阀的泵，将来回的运动传递给脑脊液"[5]，还有"正常情况下，脑室中的压缩波一部分被大脑吸收，一部分被泵出脑室吸收，还有被静脉吸收。不管是脑脊液或者静脉通路中其中一个或者两个都阻塞，脑室内脉动压也会相应增加，最终的压力必定会被大脑缓冲 [6]"。这两种阻力机制形成了整个系统的顺应性。（如果脑组织）弹性丧失导致它缓冲压力波的能力减弱，那么就会对脑组织有压力。如果静脉压力增加，阻力的效果也会丧失，压力波同样也会对脑实质有压力。在这两种情况下，脑组织都会减少。现代研究表明，脉冲力不仅来自脉络丛，也来自颅内的整个血管系统（脑周、脑内和脉络膜）[8, 12, 69, 93, 94]。他们强调了血管系统在 CSF 流体动力学中的重要性 [7, 9, 11, 93, 95-101]，并且 MRI 已经在这方面的研究中成为主要工具 [10, 93, 94, 99, 101]。收缩期产生的压力导致血液流出，缓冲大部分压力（94%），所以说毛细血管和静脉阻力是脑积水的潜在主要因素（表 8-1）。明显更小的脑脊液振荡体积被脑室外和颅外的残余血管扩张转移到更有弹性的

脊髓硬膜囊。在正常条件下，它们在导水管处大约为 1.7ml/min（峰值速度为 10 cm/s）[10, 11, 102]，在切迹处为 14.5ml/min，在椎管颈段上部为 39ml/min[10]（图 8-2）。在 $T_2SE\ WI$[103] 上它们表现为流空信号。相比较之下，吸收位点的流速可以忽略不计，只有 0.35ml/min，这是 $C_2 \sim C_3$ 交换 CSF 体积的 100 倍（表 8-1 和图 8-2）。在部分封闭的脑桥池、鞍上池和外侧裂池 [104, 105] 中的显著流空效应也可能说明局部湍流，这可能是基底动脉和颈动脉／外侧动脉搏动导致的。正常新生儿可能没有这个流空效应，有可能是因为颅缝／囟门是有弹性的，这时候脉动力是完全离心的。

（1）顺应性减低的后果：顺应性的丧失是每一种脑积水的重要原因。这可能是由于 CSF 位移阻力的增加或空间限制所致。Bering 和 Sato 认为，可以用动脉压力波与有弹性的大脑和脑膜的相互作用来解释这个问题 [106]。研究表明，收缩波呈现 3 个峰值 $P_1$、P2 和 P3，$P_1 > P_2 > P_3$[96-99, 107, 108]。P1 对应收缩期，P2 对应血管、脑室通路和脑膜的弹性反应，P3 对应于静脉收缩波（因为脑循环是收缩期 - 舒张期）（图 8-3A）。如果系统整体是协调一致的，就是一条曲线，并且三个峰值的振幅在脑室内外是相同的。如果系统不协调，例如，脑室梗阻的时候，那么脑室内的 P2 变得与 P1 一样高或高于 P1（图 8-3B），而脑外的 CSF 间隙则保持不变：每个

**表 8-1　血与脑脊液流量的关系**

|  |  | 体 积 | 比 |
| --- | --- | --- | --- |
| CBF50ml/（100g·min），脑 1300g |  | 650ml/min | 100% |
| CSF 置换 | 总量（$C_2 \sim C_3$） | 39ml/min | 6% |
|  | 幕上（天幕切迹） | 14.3ml/min | 2.23% |
|  | 导水管 | 1.7ml/min | 0.26% |
| CSF 吸收 |  | 0.35ml/min | 0.05% |
| 血液置换 |  | 611ml/min | 94% |

部分数据引自 Enzmann DR，Pelc NJ.Cerebrospinal fluid flow measured by phase-contrast cine MR.*AJNR Am J Neuroradiol* 1993；14：1301-1307

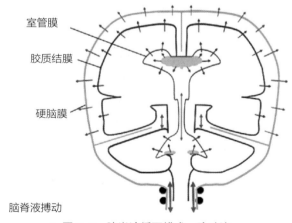

▲ 图 8-2　脑脊液循环模式：脉动流
每个收缩期进入颅内的血液需要置换相似体积的液体，其中大多数是在收缩期 - 舒张期通过毛细血管床进入静脉，少量脑脊液也会进入更有弹性的硬脊膜囊。大脑的脉冲力大多是朝外的，通过小脑幕的 CSF 几乎是通过导水管 CSF 体积的 10 倍

收缩脉冲都会有跨皮质的压力梯度，这个力使皮质向周围移动。然而，虽然这可以解释脉动波如何在每个收缩期使梗阻的脑室扩张，但它不能解释为什么脑室扩张可以一直存在并加重：由于 CSF 的产生不太可能增加，所以一定是减少吸收。这可以用相同的物理过程来解释。增加的 P2 峰高于 P1 和 P3（P2 > P1 > P3），压缩毛细血管床和静脉，并通过影响 ISF 引流，削弱脑脊液跨脑室壁的吸收。由于正常吸收最多为每分钟 1/3ml，减少一些也并不是很多，所以每个收缩期就仅有一点液体在脑室中聚集。脑室扩大发展非常缓慢，对于幼儿来说，可以发生颅骨扩大，因此大脑体积实际上可能保持不变，直到脉动压力和实质之间达到新的平衡。这样增加了脑室表面，所以说只要室管膜不受损伤，这个过程甚至可以增加脑脊液的吸收能力。这种情况与典型的慢性"代偿性"脑积水的改变一致。这个模式的一个特殊方面是，大脑周围的空间消失，向外的脉动被阻挡，变为向内的脉动。因此，脑室内脉搏波的振幅增加。如果导水管是开放的（脑池阻塞，非梗阻性脑积水），脑脊液通过导水管来回流动会增加，在影像上显示的流空效应也增加。

这种因为跨皮质的脉冲压力梯度发展的脑室扩张的模型颇受争议，因为不管是交通性脑积水或非交通性脑积水患者中并没有准确测量跨皮质脉动压力梯度[109]。测量这个数值必须是在密闭的颅骨内

平静（平衡状态）（脑积水发展太慢，无法进行动态测量）下进行的。物体的稳定性也是包括重力影响在内的。

(2) 顺应性降低并吸收障碍：急性脑积水：慢性梗阻性脑积水（代偿性脑积水）中的常见并发症是颅内压的增高（失代偿性脑积水）。有几个原因可以解释这个现象：脑室扩大可能达到一个阈值，超过这个阈值，吸收就不能再调整；失代偿可能与颅缝闭合有关；或者它可能是由创伤或感染引起的[110]。在病理上，还有一个因素需要和依从性丧失共同来解释这种失代偿现象，一种合理的假说是吸收过程的丧失，例如毛细血管/静脉压力的逐渐增加，AQP4 丰富表达的界面吸收能力的损害，或被动经硬脑膜吸收通道的阻塞。相反，其他患者立即发展为"急性"（高颅内压）脑积水。在这种情况下，一个病因就可能同时削弱顺应性和吸收功能。例如，中线肿瘤的患者可能由于进展的梗阻（由肿瘤引起）和吸收功能丧失（由于生长中的肿瘤引起的颅内/静脉压力增加）共同导致高压性脑积水。另一个例子是急性化脓性脑膜脑炎：脑脊液吸收受到室管膜炎、脑水肿和软脑膜炎症的影响，而顺应性也会因化脓性脑脊液的粘连和脑室、脑池内肉芽肿的阻塞而降低。有人认为这种共存的病因，即顺应性受损和吸收不良会对脑积水婴儿手术策略的选择有潜在的影响[111]。

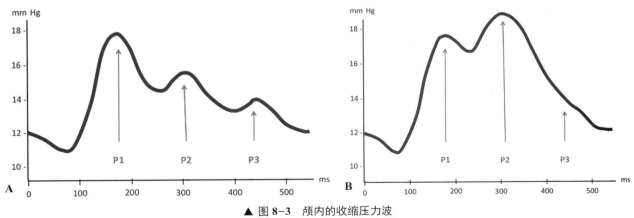

▲ 图 8-3 颅内的收缩压力波

A. 每一次收缩的时候都有血液进入颅内产生一个压力波。在正常的收缩 - 舒张过程中，都会产生 3 个波峰，P1（收缩压）、P2（血管、实质和硬膜囊的弹性反应，即顺应性）和 P3（静脉收缩波）。在正常的顺应性条件下，P1 > P2 > P3；B. 如果顺应性降低（阻力增加），则曲线的形状就会变为 P2 ≥ P1 > P3。这意味着在脑室梗阻时，脑室内 P2 高于 P1，但在脑室外并不是这样（顺应性维持着的时候），并且每个收缩期都有跨皮质压力梯度，从而导致渐进性脑室扩张。此外，通过阻碍血管床的收缩期 - 舒张期循环，异常的收缩期 P2 可能会减弱 ISF 的静脉吸收，从而影响 CSF 的跨室管膜吸收

### 3. 近壁侧纤毛相关的流动

近壁脑脊液流动是由室管膜上皮纤毛的协调运动产生的，室管膜纤毛的紊乱被认为是某些品系啮齿类动物先天性脑积水的原因。这种流动可以引起脑脊液特异的沿着脑室壁[112]的流动，并引导营养和信号分子的扩散（如用于神经祖细胞的导向分子向头侧引流向嗅球）[21, 45, 102]，并促进神经内分泌信号向脑室周围器官分布。纤毛活动还可以避免残片物质沉积在脑室，特别是在诸如垂体漏斗这样有盲端的凹陷内或像导水管[45, 112]这样的狭窄通道中。一些作者认为这种协调的纤毛运动可能是导致CSF流动的重要因素，因为纤毛功能障碍和SCO与Reissner纤维（FR）的异常发育也与实验品系啮齿动物的脑积水有关[113-116]。FR位于导水管的近端，有助于啮齿动物的脑脊液流动，但是人类并没有这个结构，并且在人类胎儿中没有病理证实的异常室管膜纤毛继发脑积水的病例[45]。考虑到人脑室的大小，这种薄的室管膜旁脑脊液流（纤毛长13μm）与来回的脑脊液运动相比很可能是微乎其微的，即使在导水管中也可能是这样（新生儿最小直径200μm，成熟大脑最小直径500μm）。在脉络丛脉动和脑室壁的来回运动的背景下对近壁侧CSF流动的模拟实验可以为这个理论提供证据：纤毛介导的近壁流动方向保持不变，并与纤毛施加力的方向一致，尽管在收缩期 - 舒张期侧脑室的流体动力学发生变化（允许分子的恒定分布和碎片的持续清除），但是在导水管内并没有改变，在导水管内近壁CSF动力学是由高速脉动流决定的，而不是纤毛决定的[100]。尽管如此，即使室管膜纤毛不会产生大量的流体运动，人脑积水的流量甚至在室管膜衬里退化之前就已经发生了改变[45]，这很可能是因为代谢营养物质和分子信号到脑室下区的运输障碍，特别是运输到祖细胞的过程发生障碍，影响了大脑。

## 三、脑积水的诊断

### （一）临床表现

儿童脑积水的临床表现可以是慢性或者急性的。在慢性脑积水中，最重要的是持续的头部生长速度过快。儿童的头围增加本身并不用担心（因为实际上这样可以维持脑容量），但多次头围测量显示头部生长过快（与正常标准相比）在临床上需要怀疑脑积水的发展。在婴儿和幼儿中，几乎都表现为头颅增大。前额不成比例地增大（额部凸起），颅骨变薄，颅缝可能分离，前囟可能紧张，头皮静脉经常扩张增粗。并且眼部障碍也很常见，包括向上凝视的麻痹（"落日"样）、外展神经麻痹、眼球震颤、上睑下垂和瞳孔光反应减弱。来自运动皮质内侧部分（腿区）的皮质脊髓轴束不成比例的拉伸和扭曲导致的下肢痉挛很常见，与支配上肢和面部的更外侧的皮质脊髓束和皮质球束轴突相比，运动皮质内侧部分（腿区）更直接暴露于侧脑室扩大产生的压力和牵引力。虽然偶尔会有脑积水的情况，但缓慢逐渐加重的脑积水更为常见。可能会出现急性失代偿，然后颅内压迅速增加（表8-2）。除了潜在原因外，与脑积水预后相关的因素还包括患者发病时的年龄和病程（年龄越小，病程越长，预后越差）。颅内压的增加也与不良预后相关。

急性脑积水典型的临床表现为颅内压增高、头痛、恶心和呕吐，严重者出现意识模糊和昏睡的症状，偶尔也会出现斜视。由于儿童的病因通常是中线肿瘤，所以神经系统症状也可能反映鞍上、中脑

表8-2　梗阻性脑积水临床分型

| | 时　间 | 血管床 | 脑室大小 | 脑室周围水肿 | 颅　骨 | 结　局 |
|---|---|---|---|---|---|---|
| 超急性 | 突发 | ↓↓↓ | = | 无 | = | 循环中止 |
| 渐进性 | 几周至几月龄 | ↓↓ | ↑ | 有 | = / ↑ | 代偿 |
| 慢性 | 几月龄至几年 | ↓ | ↑ | 无 | ↑ | 缓慢进展 |
| 中止 | 几年 | = | ↑ | 无 | ↑ / = | 稳定? |

或颅后窝结构的异常。这种疾病在儿童中的发展通常很快，因此通常没有巨颅畸形，或者有的话也是比较轻微的。在婴儿和非常小的儿童中，持续的向下凝视（"落日"样）或饱满的前囟可能是高血压脑积水的早期重要征象。眼底镜检查显示典型的乳头状水肿。在 2 岁以上的儿童中，神经系统表现由颅内压增高（见上）和原发病变的局灶性异常共同引起的症状。这些症状发生在头部大小明显变化之前。虽然导致脑积水的每种病变都有一些特征，但某些临床特征是所有脑积水患者的共同表现。在大多数情况下，颅内压增加会导致清晨头痛，在直立一段时间后会有所改善（通过降低静脉压力后 CSF 重新达到平衡）。乳头水肿和斜视是很常见的。如上所述，锥体束征在下肢更为明显。下丘脑 - 垂体功能障碍可能是由第三脑室前隐窝扩大引起的下丘脑、垂体柄和垂体受压导致的。知觉和运动障碍及视觉 - 空间紊乱是由于沿着扩张的内下腔和侧脑室后角的顶叶和枕叶轴突的牵拉所致[117]。认知障碍也可能是由于海马的受压和透明隔膜、穹隆和海马连合的隔膜纤维的伸展引起的。临床证明颅内压增加通常与儿童脑积水有关，这是绝对的神经放射学急症，因为儿童可能在任何时候出现由于中脑受压（由于幕上疝）或髓质受压（由于枕大孔突出）或由于循环停止而导致的突发的不可逆的失代偿。从脑室引流出一些液体可能明显降低颅内压力，拯救大脑和挽救孩子的生命。理想情况下，必须进行 MRI 检查，如果不能立即进行 MRI 检查，则必须做 CT 检查，来确定颅内高压的原因和并确认脑积水可否引流。

在超急性脑积水中，颅内压的急剧增加是由于继发于脑脊液间隙阻塞和脑室通路受压（典型的在中脑）的脑脊液被阻塞在脑室中。只要存在动静脉压力梯度，CSF 仍可继续分泌，但由于颅内压高，脑脊液不能进入到蛛网膜间隙或被脑室壁吸收。因此，颅内压呈指数增长（填塞效应），这样就很有可能会出现脑循环中止。这种情况只能通过脑室穿刺或脑室外引流值来急救。

这种情况可能是急性脑外伤、失代偿性脑积水，脑膜感染或慢性分流性脑积水的分流功能障碍等引起的并发症。主要的症状是意识状态的改变。

## （二）影像检查

### 1. MRI

（1）MRI 和成熟脑积水：MRI 是研究脑积水及其原因和结果的最好方法。研究必须解决且报告必须描述疾病的许多特点，包括特定的形态学特征、梗阻的部位，脑积水对大脑的影响、对病因的识别及其对脑组织的具体影响及脑脊液动力学。这可以通过相对简单（和快速）的成像来完成（图 8-4）。

三维、高分辨率（毫米级）$T_1WI$ 成像，并在正交（或任何适当的）平面上重建，除了能够显示常规的脑的形态结构，还能显示脑室扩大的位置和严重程度。

冠状 $T_2$-FSE 显示侧脑室变圆钝，特别是颞角与海马的内侧受压及透明隔膜受到的牵拉（有时被撕裂，特别是在先天性脑积水中）和海马连合的后方（其经常被移位以垂直运行而不是通常的水平方向）。在这个（冠状）平面上测量侧脑室内下腔的最大横径，评估脑室的改变（大小和形状）以便随访时进行对比研究。我们更喜欢这种测量方法而不是 Evans 指数（通常用于成人脑积水），因为小儿脑积水的脑室扩张通常在半球后部更为突出，这是由于大脑发育过程中脑白质更有可塑性[118, 119]，并且可能是因为顶骨比较薄，这样脑室才有更大的扩张度。

矢状位薄层 $T_2$-FSE 图像最能显示中线结构的大体形态，并能显示主要脑室和脑池流空间隙。胼胝体和透明隔被拉伸，穹隆向下移位，由扭曲（垂直化）海马连合把穹隆与压部分开。第三脑室前部显示终板的头侧隆起及视上隐窝和漏斗隐窝的加宽，通常凸出的灰结节变得扁平或者下凹。松果体上隐窝也可能突出，但程度因个体解剖不同而有所差异。导水管也显示比较好，它的形态取决于梗阻的位置和程度：有时看起来正常，有时压缩，有时闭塞伴或不伴近端加宽，或（经常）扩张。必须在此矢状位 $T_2$-FSE 序列上评估导水管 CSF 的流空，因为当速度或振幅增加[103, 120]时，它变得更加明显。两个因素可能单独或共同增加导水管中 CSF 流动的幅度：一个是大脑周围间隙消失导致其内动脉搏动向内侧流动；另一种是顺应性的降低，导致脉冲波

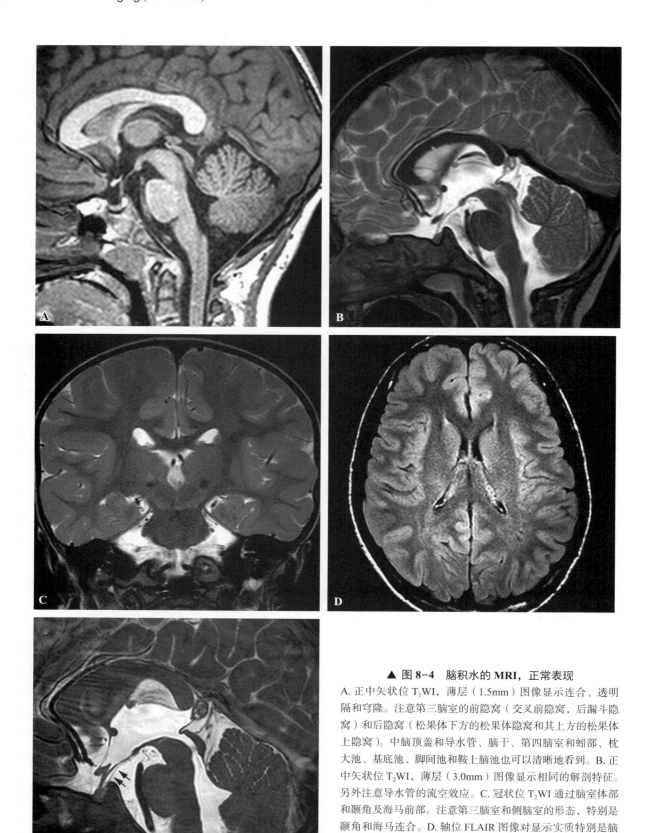

▲ 图 8-4　脑积水的 MRI，正常表现

A. 正中矢状位 T<sub>1</sub>WI，薄层（1.5mm）图像显示连合、透明隔和穹隆。注意第三脑室的前隐窝（交叉前隐窝，后漏斗隐窝）和后隐窝（松果体下方的松果体隐窝和其上方的松果体上隐窝）。中脑顶盖和导水管、脑干、第四脑室和蚓部、枕大池、基底池、脚间池和鞍上脑池也可以清晰地看到。B. 正中矢状位 T<sub>2</sub>WI，薄层（3.0mm）图像显示相同的解剖特征。另外注意导水管的流空效应。C. 冠状位 T<sub>2</sub>WI 通过脑室体部和颞角及海马前部。注意第三脑室和侧脑室的形态，特别是颞角和海马连合。D. 轴位 FLAIR 图像对显示实质特别是脑室周围白质是非常好的。E. 高分辨率 CISS/FIESTA（1.0mm 或更薄）图像是显示第三脑室及其隐窝、导水管和第四脑室的最佳序列。完美呈现了从鞍背延伸到乳头体的 Liliequist 膜（黑箭）。此序列不适用于显示流空效应

的 P2 峰增加，如前所述。

相比之下，由于脉动是离心式的（从大脑中心到外周），所以婴幼儿中很少见到流空，因他们有顺应性高的囟门，脊柱也比较小。最后，矢状位 $T_2$-FSE 图像很够很清楚地显示第四脑室、枕大池和颅后窝池及前脑桥池中与基底动脉相关的信号流空。显然，这个序列也可以显示鞍上区、间隔腔、四叠体区、第四脑室区或小脑后区的中线肿块。

高分辨率，薄层（亚毫米）矢状位稳态 $T_2W_1$（FIESTA/CISS）图像在评估脑积水中极其重要，可提供脑室、导水管或脑池的清晰图像。为了确定脚间池的通畅性，对第三脑室造口的术前计划尤为重要。脑室造口术后，矢状位 $T_2$-FSE、CISS 序列联合能够显示手术的解剖（开放的脑室造口）和功能性结果（经脑室造口的流空效应）。在脑室减压之前脑池阻塞膜并不明显，但这个序列也可以显示。

轴位 FLAIR 序列显示脑室轴位形态和脑实质轴位。在颅内高压的脑积水患者中，室管膜下静脉扭曲产生额室管膜压痕和脑室周围、深部白质的高信号表明室管膜下静脉的受压和深髓支区域 ISF 吸收的缺乏。相反，慢性脑积水的脑室轴位 FLAIR 显示的高信号提示髓鞘形成障碍，继发于少突胶质细胞前体的特殊易损性[118]。两者不应混为一谈。

尽管一般认为 $T_2$-FSE 序列可以显示导水管内的流空及相位对比脑脊液流动影像，但几种专用序列被提出，可以增强 CSF 流动的显示：稳态自由进动 SSFP[121]、磁化的空间调制（SPAMM）[122]、稳态进动反转快速成像（PSIF）[123]、3D 采样完美 – 应用优化的对比度（3D-SPACE）[124]。最近的一种时空标记反转脉冲（Time-SLIP）技术使用水分子的自旋标记来显示 CSF 振荡[125]，但是它们快速扩散到感兴趣区域之外可能会使图像有些模糊。动态心脏门控电影相位对比成像是显示血流的另一种方式，这种方法很受欢迎，因为人们可以通过这种方法量化批量的受试者或患者的 CSF 运动[10, 126]。利用运动自旋的相对相位角变化的特殊技术可以量化通过孟氏孔、导水管、Magendie 孔或脑干池的 CSF 流量（图 8-5）[10]，并且也被用于评估支流的功能。但是，CSF 的运动受到很多不同因素的影响，所以个体患者测量的不一定准确。

其他技术包括：弥散张量成像分析实质微结构变化对水运动的影响（平均弥散速率、各向异性分数），它可能显示脑室周围白质纤维束的拉伸[127]。1H 磁共振波谱可用于识别能量代谢的变化[128]。在动脉自旋标记灌注成像中，血 – 水被 MRI 序列标记，作为一种内源性对比剂，可以对血流的改变进行无创性研究[89, 129]。假连续的 ASL 目前被认为是儿童中最精确的 ASL 技术，但在新生儿和幼儿中，颈部标记部位与脑内成像部位之间的距离非常短，再加上极小婴儿的心率很快，导致其用途很不稳定。之前提出的引入阳性对比剂进行脑池造影或脑室造影，这是安全的[130]，但由于脑成像的趋势是让创口最小化，因此这些技术并没有得到真正的认可。MRI 的功能广泛，但是它的附加价值还有争议。MRV 可显示获得性或发育性静脉损害、原发性或继发性脑积水。其他有助于评估病因的序列有敏感成像（血液代谢物）、弥散成像（脓肿，表皮样囊肿）或增强后 $T_1WI$ 图像（软脑膜强化）。

"快速" MRI 是一种使用单次激发、超快成像序列的技术。就像"快速" CT 一样，它减轻了患者对镇静 / 麻醉的需要，因为在儿童脑积水的随访中，人们对于电离辐射的担心越来越多（见第 1 章）[131]，所以在临床工作经常使用 MRI 代替 CT。重 $T_2WI$ 可以评估脑室 / 脑池的大小和形态，并显示分流的位置，但这个序列对脑实质病变的敏感性和特异性较差（图 8-6）。

最后，由于脑积水偶尔可能由脊柱疾病（肿瘤、畸形或脊髓空洞症）引起或与之相关，如果没有发现颅内病变时或需要进行脊髓成像。该方法应包括全脊柱的矢状 $T_2WI$ 序列，轴位 $T_2WI$、$T_1WI$ 或者再加上任意感兴趣区域的增强 $T_1$ 序列。脂肪抑制序列可以更好地显示软组织肿块、液体或血液。

(2) MRI 和脑未发育成熟的脑积水：幼年婴儿脑组织影像表现与较成熟儿童基本相同，但需要强调几个技术要点。在没有髓鞘的情况下，$T_1$、$T_2$ 值都比成熟脑实质信号增加，这意味着在 TSE/FSE 序列中，$T_1WI$ 和 $T_2WI$ 的 TR 都应该更长；$T_2WI$ 图像上，TE 也应该增加。FLAIR 序列在脑积水的发生中基本上是没有什么价值的。未成熟的颅盖骨由于有囟门，并且颅骨也比较薄，所以膨胀性比较好。由于

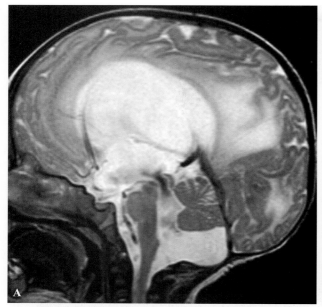
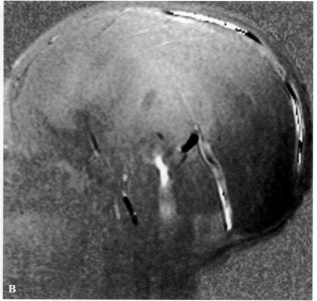

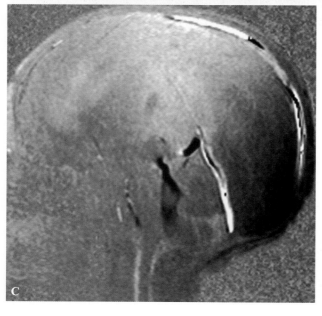

▲ **图 8-5　脑脊液动力学评价**
A. 正中矢状位 T$_2$WI。严重脑积水，导水管内有明显的流空。B. 电影相位对比成像，收缩期（与直窦中的血流比较）。通过导水管的上下流，类似于（A）中的流空，显示为高信号。C. 电影相位对比度成像，舒张期，从下到上的流动显示为低信号

相对于颅骨来说椎管比较小，收缩期动脉扩张引起的脑脊液位移是外周方向（囟门的脉动）而不是向尾部，因此没有脑脊液流动，所以新生儿导水管内没有流空信号（图 8-7）。由于皮质下白质的发育不完全，与成人相比，室管膜下静脉的髓质深支的区域相对于皮质下静脉的区域在大脑皮质上显得更为广泛，因此脑室周围间质水肿出现的范围比成熟脑更广泛，间质内水的弥散速率也更大。在 T$_1$WI 和 T$_2$WI 图像上在脑实质水含量高的情况下，这种脑室周围水肿可能更难识别。此外，因为 T$_2$WI 上脑脊

液和白质显示为高信号，脑室壁的纤维化改变引起的低信号改变的边界就比较清晰。最后，由于婴儿脑积水的特点，使用 CISS/FIESTA 来显示蛛网膜下腔分隔，或使用 SWI 来显示血液代谢产物，对于评估这个年龄段儿童的脑积水时特别有价值。

(3) MRI 与胎儿脑积水：当 MRI 成为一种常规的临床诊断技术，就开始对胎儿进行脑 MRI 检查，并且从一开始，"脑室扩大"就是一个主要的指征[132, 133]。经过 25 年的发展，1.5 TMRI[132, 133] 对胎儿没有有害报道。通常都是在超声初步评估之后进行研究

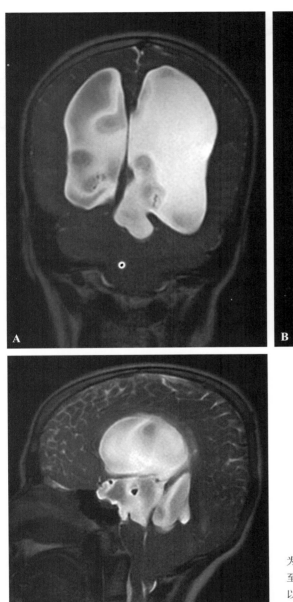

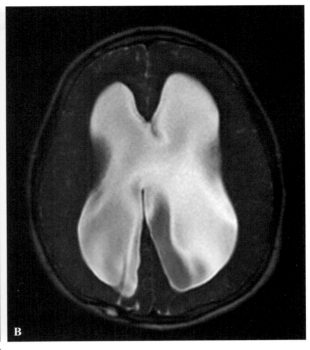

▲ 图 8-6 "快速" MRI 序列

为了避免使幼儿暴露于电离辐射，快速 MRI 序列应运而生（A 至 C）。脑积水儿童如果不能配合，这些序列在几秒钟内就可以获得相当好的脑室图像，但是这些序列对于脑实质的评估价值是非常有限的

的。虽然胎儿大脑的体积（妊娠中期 50～60ml）相对于母亲腹部的体积很小，但胎儿大脑与腹部表面线圈之间的距离较远，胎儿活动也比较频繁，再加上母亲的呼吸及血管和内脏运动都会导致伪影，所以胎儿大脑快速成像就成为一项非常有价值的技术 [134, 135]。检查的时候，母亲在磁场中是处于仰卧位（如果需要的话，也可以是侧卧位）。腹部相控阵线圈的放置方式是这样的：胎儿头部位于线圈的探测中心。每个序列都是下一个扫描序列的定位像。层厚应为 2～3mm，并在 3 个正交（矢状位、冠状位和轴位）平面上覆盖整个胎儿大脑。评估胎儿大脑的主要技术是使用单次激发快速自旋回波（SSFSE）序列的 $T_2WI$ 成像，它可以清晰地显示实质和脑室解剖。因为灰质和白质的含水量很高也比较相似（90%），因此胎儿大脑中的对比度主要取决于细胞密度。$T_1WI$ 序列用于显示脂肪、钙化和急性或亚急性血液成分。磁敏感序列能够显示血液或血液代谢产物。除非病情紧急，弥散加权成像在评估胎儿脑积水方面没有明显作用。DWI 有助于区别组织类型。磁共振波谱成像和 DTI 在标准的临床

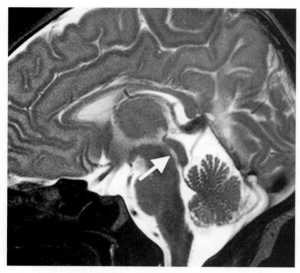

▲ 图 8-7　新生儿正中矢状位 T₂WI-FSE

由于囟门比较大并且是一直开放的，实质收缩期 CSF 流动是向外的，因此在导水管内看不到流空信号（白箭，与图 8-4B 相比）

常规检查中不使用，而且孕妇中通常也不使用造影剂[134-136]。大脑的解剖、实质的外观，特别是旋转的发展必须与年龄或与胎儿的周数一致。

2. CT 扫描

CT 和 MRI 一起也是许多机构用来评估脑积水的常用方法。CT 的速度更快，也非常简单，在现代机器上，很容易进行多平面数据重建（图 8-8）。脑室周围间质水肿在 CT 上很容易显示，并且钙化在 CT 上可能比 MRI 上更好地显示。如果是肿块导致的脑积水就很容易识别，而注射对比剂增强检查有助于发现一些病理特征。然而，CT 的诊断效用和功能远远低于 MRI，并且 CT 可以使儿童暴露于大量的电离辐射（见第 1 章）。因此，在我们的临床实践中是用 MRI 进行大脑的初步评估的，因为它快速、准确、不会产生电离辐射，并且对脑脊液通

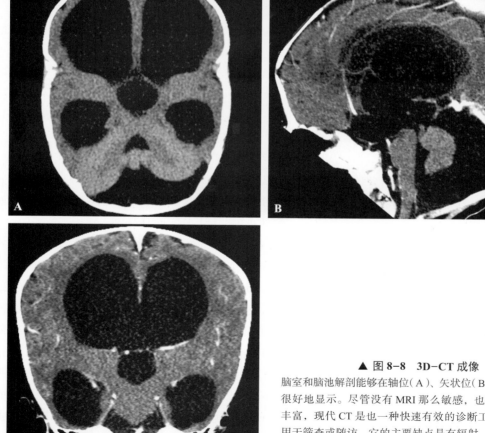

▲ 图 8-8　3D-CT 成像

脑室和脑池解剖能够在轴位（A）、矢状位（B）和冠状位（C）很好地显示。尽管没有 MRI 那么敏感，也不如 MRI 功能丰富，现代 CT 是也一种快速有效的诊断工具，它通常被用于筛查或随访。它的主要缺点是有辐射，特别是涉及儿童的时候。在大多数情况下，会使用剂量非常低的 CT（见第 1 章）来检测脑室的大小

路中的较小的狭窄同样敏感（或更敏感）。如果使用 CT 进行随访，采用低剂量技术实际上也还是主要应用于评估脑室的大小（第 1 章）。

### 3.超声检查

头部超声是筛查怀疑有脑积水的胎儿、新生儿和婴儿的首选方式。无创性的头部超声可以在床边进行，并且可以很好地评估脑室的大小和形态。它对实质异常也比较敏感（如果不是很特殊），并且当使用多普勒显像时，可以对血管系统进行有效的功能评估。但是，只有出生后的头几个月囟门开放的时候可以使用，它不能像 MRI 那样对脑积水进行全面的术前评估。颅内压监测是区分脑积水与脑萎缩的重要指标。因此用经囟门的超声检查这种创新的方式可以非侵入性的评估颅内压是很重要的。Taylor 和 Madsen[137] 研究了患有脑室扩大的婴儿对囟门压迫的血流动力学反应，并使用多普勒超声测定了患有颅内出血的早产儿大脑前动脉和大脑中动脉的阻力指数。未对前囟加压情况下，婴儿脑血管阻力系数基线与颅内压无相关性。但是对前囟进行加压时，阻力系数变化和颅内压升高间的相关性具有显著统计学意义。需要进行分流术的婴儿的脑血管阻力系数变化最大且明显高于那些不需要分流术的患儿（$P=0.001$）[137]。这样，是否需要分流可以通过评估是否有囟门压力的阻力指数来确定。

### （三）脑积水的影像学特征

脑积水没有单一的特征，特别是没有脑室扩张的脑积水，所以放射科医生并不能对脑积水进行确诊。三个最重要的特征是：①第三脑室前隐窝的扩张；②灰结节向下凸起；③大脑凸面的脑脊液间隙消失（表 8-3）。

### 1.脑室系统

在儿童中，脑积水的特征性影像学三联征包括：①脑室圆钝和扩张；②凸面的脑周间隙消失；③巨颅畸形。儿童正常侧脑室通常比较狭窄，被尾状核、丘脑、海马、脉胼体沟（枕角明显时）和侧面的脑沟包绕（图 8-4）。脑积水时，侧脑室增大（图 8-9），轴位呈圆形，冠状位更明显，特别是颞角水平（图 8-9C 至 E）。有几个特征可以区分儿童脑积水和负压性脑室肿大（脑萎缩时脑室扩大）

**表 8-3 脑积水的影像学特征（按效用顺序给出）**

| |
| --- |
| 1. 第三脑室前后隐窝扩大 |
| 2. 第三脑室底部向下凸起（导致乳头体 - 连合之间距离减小） |
| 3. 凸面的蛛网膜间隙消失（包括外侧裂池） |
| 4. 与侧脑室成比例的扩大和圆钝 |
| 5. 内下腔扩张 |

前三个是最有用的征象。虽然可以从这些体征得出许多测量结果（如压部视交叉间距、第三脑室压部距离、乳头体连合距离），但这些测量其实也没多大的必要

（图 8-10）。额角、体部和三角区增宽和圆钝并不是脑积水的特异性改变，因为在脑萎缩中也可以有类似的改变。然而，颞角的改变是有特异性的：在脑积水中，颞角是圆钝的，脉络膜裂隙变大，海马受压并向下内侧移位[138]（图 8-9C 和 D）；而在脑萎缩中，颞角扩张小于侧脑室的体部，顶部和底部保持大致平行，海马体不会发生移位（图 8-10）[139]。在颞叶明显萎缩的儿童中颞角增大这种改变是不太可靠的，例如患有唐氏综合征，并且如果想要通过颞角扩大来诊断脑积水，应首先观察外侧裂来评估颞叶萎缩的程度。如果外侧裂扩大，或有其他证据显示明显颞叶萎缩，那么此时扩大的颞角不能可靠地证明脑积水的诊断。已经发现几个指标来判断脑积水：脑室指数额角的脑室直径与相同水平的大脑直径的比值（图 8-11A）、脑室角（图 8-11C）（孟氏孔水平的额角的前缘或上缘之间的夹角由于额角的同心性扩张而减小）[140]、额角的同心性扩大在轴向扫描上产生"米老鼠耳朵"的外观（这种额角的增大也可以通过测量所谓的额角半径来量化）（图 8-11D）、与其长轴成 90° 的前角的最宽直径[140]。我们发现，在冠状位测量的最大脑室的最大的内下腔横径最适合随访研究，因为儿童脑积水倾向于影响大脑半球的后部而不是前部。最后，必须强调的是：脑室圆钝（如果没有明显的脑室扩张的话）可能是与脑肿胀相关的"超急性"脑积水（在数小时内）的唯一征象，因为即使它们已经被中脑压迫，但是肿胀的脑组织充满了大脑周围的空间，脑室依旧不能扩张。当脑脊液分泌持续存在时会产

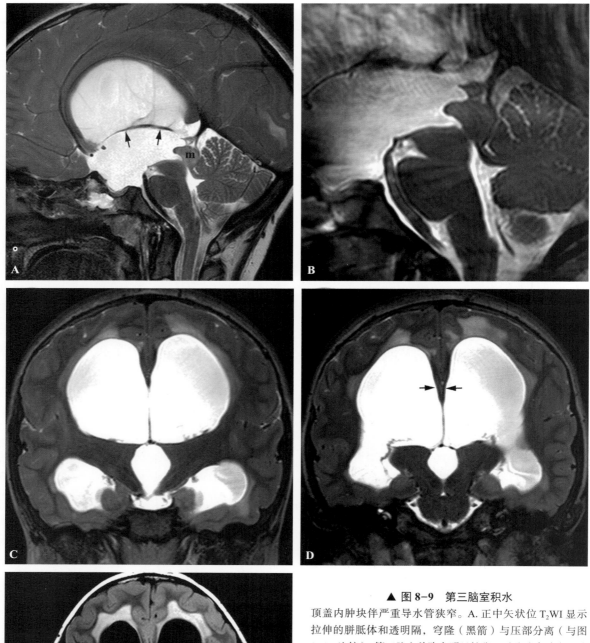

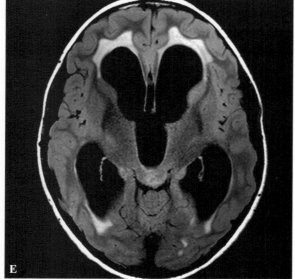

▲ 图 8-9　第三脑室积水

顶盖内肿块伴严重导水管狭窄。A. 正中矢状位 T₂WI 显示拉伸的胼胝体和透明隔，穹隆（黑箭）与压部分离（与图 8-4A 比较）。第三脑室前隐窝明显扩张，丘脑连合消失。肿块（m）压迫导水管，使其头端膨胀。正常的第四脑室，可以在出口处看到流空信号（但不通过导水管）。幕上池消失。B.FIESTA 薄层成像清晰显示了中脑背侧病变和导水管狭窄的位置。C. 冠状位前份 T₂WI 显示第三脑室和侧脑室扩张。颞角圆钝、海马的内侧受压。D. 冠状位后份 T₂WI 显示正常情况下横向的海马连合（黑箭）是垂直的，并被扩大的脑室拉伸（与图 8-4C 相比）。这就解释了为什么在正中矢状位上后穹隆看起来与压部是分离的。E. 轴位 FLAIR 图像显示脑室扩张，丘脑水平第三脑室的壁是平行的。额角和枕角周围的高信号是脑室周围间质水肿。其原因是脑室内压力增加，压迫室管膜下静脉，阻止液体吸收，导致间质液体在此积聚

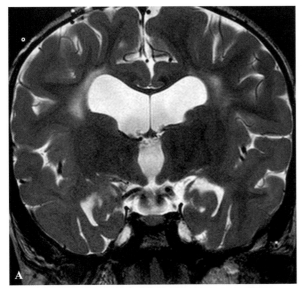

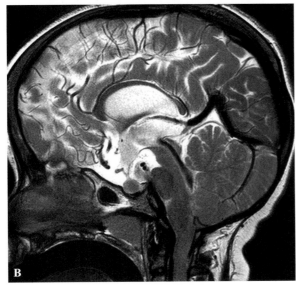

▲ 图 8-10 4 岁儿童脑部萎缩，头围低于 25 百分位数

A. 第三脑室和侧脑室增宽，侧角圆钝。然而，颞角虽然很大，但与侧脑室的体部相比还是比较小的，形态尚正常，海马未见明显内侧移位。脑周间隙显示清晰，特别是外侧裂。B. 胼胝体纤薄、穹隆下垂。然而第三脑室前隐窝并不扩张，终板和灰结节均凹陷。松果体隐窝很明显，但这可能是一个正常的变异。鞍上池突出

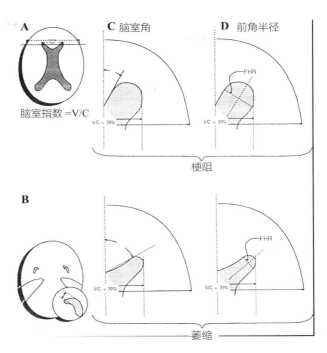

▲ 图 8-11 脑积水影像学诊断中的各种方法

A. 脑室指数是额角水平的脑室直径与同一水平测量的大脑直径的比值。在脑萎缩和脑积水时，脑室指数都是增大的，因而对于脑积水的检测，这并不是一个非常敏感或特异的测量方法。B. 颞角的增大与侧脑室的体部成比例可能是区分脑积水与脑萎缩最敏感和最可靠的征象。在脑萎缩时，颞角扩张明显，小于侧脑室体部的扩张程度。C. 脑室角测量前角的分离程度。理论上讲，当额角同心性扩大时，前角的前缘或上缘在孟氏孔水平处所形成的角度减小。比较脑积水（上）和脑萎缩（下）的图解，两种情况下的脑室指数均为 39%，然而脑积水患者的脑室角度明显减小。D. 前角半径为与前角长轴垂直的前角的最宽径。脑积水患者（上）与萎缩患者（下）的前角半径显著增大证明这种测量方式是有效的。总体而言，在诊断脑积水时，没有一种测量是完全准确的；颞角的大小、脑室角、额角半径和脑室与脑沟的比例都应该评估（此图由 Dr. E. Ralph Heinz，Durham，NC. 提供）

生占位效应，并且这时候只能通过脑室引流来缓解。这种"超急性"过程可能发生在创伤性恶性脑肿胀的情况下，或者在治疗的脑积水中时脑室分流突然被阻塞的情况下。

　　侧脑室的扩张和张力改变了中线的位置。由于侧脑室比第三脑室扩张的程度明显，因此第三脑室

被向下推移。胼胝体被拉伸、变细、向上抬起，超过穹隆柱，因此它们之间的距离增加（图 8-9A）：透明隔膜被拉伸，甚至可能被撕裂（图 8-9B）。形成海马连合的穹隆部分通常是横向的，此时在中线两侧都变直（图 8-9D，与图 8-4C 比较），使得正中矢状位上穹隆的后部似乎从压部的下表面分离（图 8-9A，与图 8-4A 比较）。

　　在罕见的慢性重度梗阻性脑积水（通常为 AS）的病例中，脑室可以有以下改变：脑室憩室、丘脑后脑室内侧壁的下部扩张，进入中间膜、四叠体池

和小脑上池（图 8-12）[141, 142]。这是因为脑室内下腔的下内侧（海马连合）是最薄的，而且在脑室系统中它的表面最大，因此张力也是最大的。如果不治疗的话，这些憩室可以压迫中脑，并有产生明显的神经并发症的风险，它们可能会被误认为是四叠体池的蛛网膜囊肿（图 8-12C）。冠状位图像对这些患者的评估非常有帮助，能够显示侧脑室三角与憩室的连续性（图 8-12B）。

第三脑室通常呈狭缝状，前部（下丘脑部）比后部（丘脑部）略宽。在脑萎缩和脑积水时都会扩大，但在脑积水时，它通常发展成圆形的隐窝：前面是视上隐窝和漏斗隐窝，后面是松果体上隐窝。在矢状位图像上（图 8-9B 和图 8-13A），通常情况下第三脑室的前壁（终板）是直的，脑积水时前方会凸起，正常情况下向上凸起的灰结节在脑积水时

会变直或者向下突出。这可能会损害下丘脑的核团和漏斗中的神经束，并减少下丘脑 - 垂体门静脉系统的血流量，这样会导致下丘脑 - 垂体功能障碍。当导水管管腔或第四脑室的出口被阻塞时，灰结节就会明显扩张并膨出进入脚间池（图 8-9A、B 和图 8-13A），有时会包裹基底动脉的头端。搏动扩张的三脑室前部可能扩大并影响鞍背（图 8-9A 和图 8-13A）。当发生严重的慢性脑积水时候，第三脑室底部甚至可能自发破裂，形成内部引流通路，使脑脊液从脑室系统引流到蛛网膜下腔[143]。纤薄的下丘脑和围绕隐窝壁周围的脑池对扩张阻力太小导致第三脑室的隐窝不成比例地扩大。相比之下，形成第三脑室后壁的丘脑对于扩张的阻力多一些。值得注意的是，即使脑室显著扩大，第三脑室的侧壁（即丘脑）仍保持彼此平行，但丘脑连合变细长

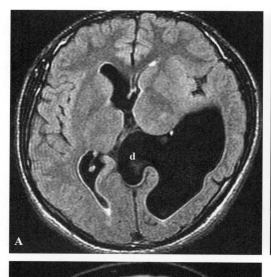

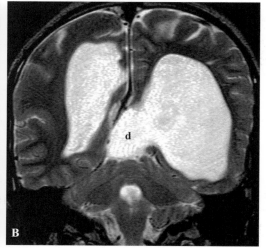

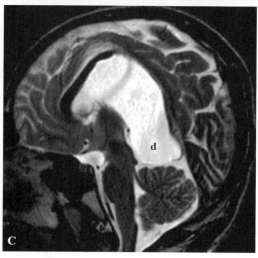

▲ 图 8-12 脑室憩室

轴位 FLAIR（A）、冠状位 T₂WI（B）和矢状位 T₂WI（C）图像显示左侧脑室扩张，侧脑室后内侧通过脉络膜裂隙外翻进入第三脑室后面的周围池。这个憩室（d）压缩了邻近的结构，如导水管顶盖和蚓部的顶。在矢状位上，它可能会被误认为是蛛网膜囊肿，但在轴位和冠状位上能够很好地显示它与脑室是连续的

纤薄（图 8-9E）。在轴位图像上，看到第三脑室在视交叉水平（图 8-13B）比在丘脑水平更大，可以最好地观察到扩大的第三脑室前隐窝：圆形的环状第三脑室后份可能存在囊肿，通常为鞍上囊肿伴上份膨大（图 8-14）。因个体差异，正常的松果体上隐窝可以很小或突出。第三脑室扩大的松果体上隐窝有时会扩展到后切迹，使松果体向下移位，偶尔会抬高 Galen 静脉。松果体隐窝的后方进一步扩大可能从后方压迫顶盖，导致顶盖变薄和导水管变窄[144]。常规来说，前（视上和漏斗）隐窝似乎比后（松果体上）隐窝更早扩大，并且扩张程度会更明显。尾部扩张可能影响到导水管近端，然后就是

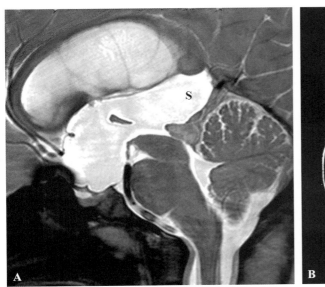
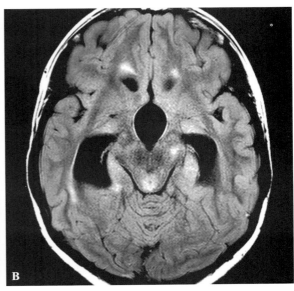

▲ 图 8-13　由顶盖肿块引起的导水管狭窄

A. 矢状位 T₂WI 显示第三脑室隐窝严重扩张，特别是松果体上隐窝（S）。这个隐窝的扩张并不都是可见的（图 8-6A 和 B）。它可能取决于先前存在的隐窝是否明显或脑积水的持续时间或是不是发生于脑积水的早期。B. 第三脑室的前部（下丘脑）比后部丘脑间部的形态看起来更圆钝（图 8-9E）

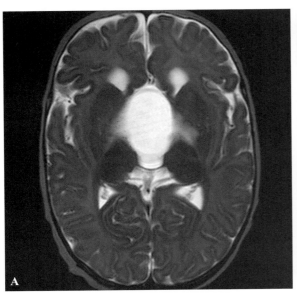
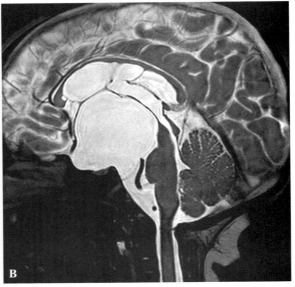

▲ 图 8-14　第三脑室的圆形外观

鞍上囊肿。A. 轴位 T₂WI 显示整个第三脑室，其丘脑间部分呈圆形；B. 矢状位 FIESTA 图像显示一个巨大的鞍上囊肿将底部向上抬高

头尾方向上的缩短[144]（图 8-13A）。短而厚的顶盖不应被误认为是肿瘤，T₂WI/FLAIR 图像上对比正常脑组织呈等信号，并且注射对比剂后增强没有强化就可以排除肿瘤。

脑导水管是连接第三和第四脑室的狭窄的头尾方向的弯曲通道。当导水管变窄或闭塞时，梗阻性脑积水就会形成（AS）（图 8-9 和图 8-13）。闭塞可能是内源性的（室管膜，通常是炎症后）（图 8-15），也可能是外源性的，后者可能是由被盖或顶盖肿块病变（图 8-9 和图 8-13）或中脑的外源性压迫引起的。有人认为，至少在某些情况下，这可能是由扩张的颞叶压迫造成的（图 8-16）。在这种情况下，脑积水可能主要是非梗阻性的，导水管狭窄是侧脑室扩张的结果，而不是原因[144]。与之形成对比的是，当第四脑室受梗阻时，导水管通常会扩张，这可能是脑脊液压力增高导致的，或者是扩大脑室腔肿块的机械效应导致的（图 8-17）。在矢状位中线 T₂-FSE 加权像上，由于脑脊液以中等速度从较大的第三脑室后份到较大的第四脑室上份[103]，所以在正常导水管中能够看到流空效应（图 8-4B）。如果导水管梗阻，这种流空就会消失

（图 8-9A 和图 8-15）。但它的存在也并不排除（真正的）狭窄，事实上因为导水管直径变小，导水管狭窄会使流速增加，导致信号强度进一步降低（图 8-18）。交通性脑积水时，导水管脑脊液搏动幅度也增加，这通常解释为脑膜顺应性降低，具有"反弹"效应（从而"推动"脑脊液），但其特异性可能较低，其原因可能是脑周（蛛网膜下腔）间隙消失，使动脉搏动朝内侧脑室 CSF 方向（图 8-5A、图 8-19 至图 8-21）。

脑积水时第四脑室可以表现为从正常到明显扩张，这取决于梗阻的部位。当梗阻性脑积水的梗阻点在其上方时，脑室是正常的（图 8-9、图 8-13、图 8-15、图 8-16 和图 8-18），在非梗阻性脑积水中通常也是正常的（图 8-18 和图 8-22），所以必须记住三室脑积水扩张并不一定意味着导水管狭窄。然而，在大多数非梗阻性脑积水病例中，第四脑室是轻度扩张的（图 8-5 和图 8-19）。脑脊液压力升高可能会使颅骨扩张并脑实质变小，因此脑室和基底池可能很大（图 8-22A）。引流术后解剖结构恢复正常，从而导致颅骨增大减慢（图 8-22B）。当枕大池受阻但仍与第四脑室相通时，可能会导致蚓

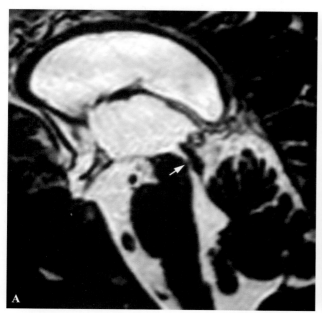
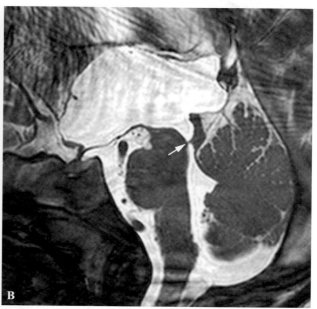

▲ 图 8-15 内源性导水管狭窄

A. 围产期出血的婴儿矢状位 T₂WI 显示导水管中部狭窄（白箭）。导水管狭窄可能由导水管的室管膜炎症发展而来。注意第三脑室前份粘连性凹陷。正常顶盖板。B. 先天性脑积水矢状 FIESTA 图像显示的导水管被尾侧的横向隔开膜或网（白箭）阻塞，注意看头侧段的增宽和正常顶盖

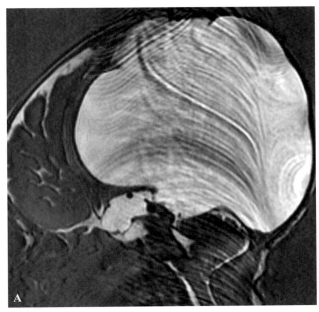 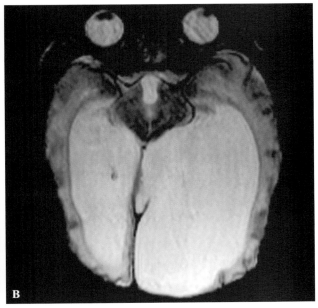

▲ 图 8-16 外源性导水管狭窄

A. 先天性脑积水患者的矢状位 $T_2WI$。注意侧脑室的明显扩张和第三脑室的扩张程度较轻。颅后窝较小。顶板似乎被扩张的侧脑室压迫。B. 轴位 $T_2WI$。双侧脑室扩张导致双侧中脑受压和顶盖板畸形，这种情况可能导致导水管闭塞

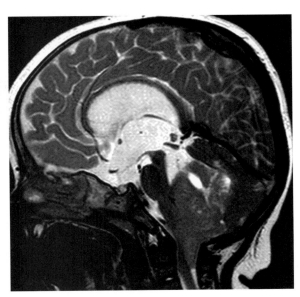

▲ 图 8-17 导水管扩张

较大的肿瘤（间变性室管膜瘤）使第四脑室扩张并阻塞了其出口，导致脑积水和导水管扩张

部向后旋转。这不是畸形，只是脑积水。最后，当流入和流出都被阻塞时，特别是当侧脑室在脑室腹腔分流术减压之后，第四脑室可能会变得异常扩张。这种情况被称为"孤立的第四脑室"。

脑室系统的形态通常能显示梗阻性脑积水的

梗阻程度：脑脊液的阻塞段附近的脑室（或其部分）扩张，并且这些脑室（或扩张段）中的液体必须引流。在脑室腔狭窄的位置更容易发生梗阻，所以这些位置也更常见，最常见的是孟氏孔或导水管，而侧脑室可能会被脑室内肿块阻塞，这个位置的梗阻只引起同侧内下腔、枕骨和颞角的一部分扩张。这一点很重要，因为它显示脑脊液转向的位置。我们将在处理脑积水的具体原因时更详细地讨论。

脑积水的外科分类描述了几种亚型。当梗阻位于一个孟氏孔，同侧侧脑室扩张并变圆，透明隔向正常侧弯起时，就会发生单室性脑积水，最常见的原因是结节性硬化症中的室管膜下巨细胞星形细胞瘤（见第 6 章）。双脑室脑积水是由双侧孟氏孔阻塞引起的，常见原因包括双侧室管膜下巨细胞星形细胞瘤、第三脑室脉络膜的胶样囊肿、鞍上囊肿或肿瘤合并颅内的扩张（在这种情况下，梗阻是位于孔内还是位于第三脑室内没有任何区别）。三室性脑积水是第三脑室远端、导水管或第四脑室上份闭塞所致，常见的原因是炎性导水管狭窄和中脑、松果体区或第三脑室后区肿瘤。当肿块位于第四脑室下份或梗阻过程（典型的感染）累及第四脑室流出

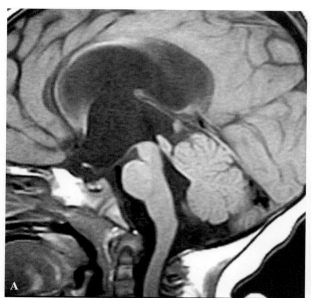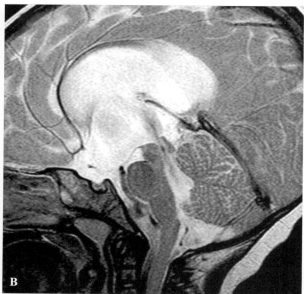

▲ 图 8-18　不完全性导水管狭窄

正中矢状位 $T_1WI$（A）和 $T_2WI$（B）图像显示导水管狭窄，$T_2WI$ 显示由于快速流动引起的明显流空信号。这并不意味着导水管是正常的，而是狭窄导致了脑脊液流速增加，这与梗阻性脑积水是可以同时存在的

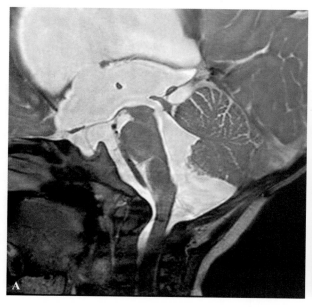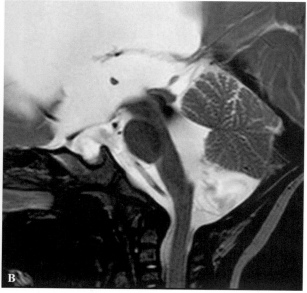

▲ 图 8-19　脑积水并开放、增宽的导水管

A. 正中矢状位 FIESTA 显示巨大的导水管，轻度扩张的第四脑室，还有很可能是鞍上池中的蛛网膜下腔（注意肿块对灰结节和垂体柄的影响）；B. 正中矢状位 FSE $T_2WI$ 显示明显的导水管流空信号，这是由于通过导水管的脑脊液流动幅度增加，这个现象可能与脑池内脑脊液循环受限而顺应性降低有关，或者是由于脑周间隙消失而使脉动向内定向流动

孔时，可以出现四室脑积水。当枕大池的出口被阻塞时（如颅后窝的纤维性蛛网膜炎），导致枕大池（"第五脑室"）与四个脑室一起扩张（图 8-23），这是一种变异型。

**2. 脑外间隙**

在脑积水中，脑池可能显示不明显、扩张或阻塞，这取决于患者的个体解剖和水动力环境。当梗阻发生在脑室内时，脑积水部分周围的脑池往往

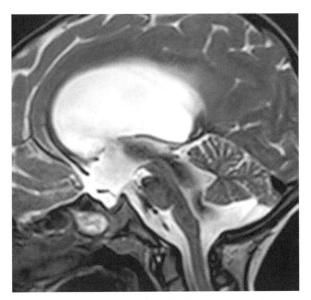

▲ 图 8-20 交通性脑积水

矢状位 T₂WI 显示通过导水管和轻度扩大的第四脑室非常明显的流空信号，向下至大脑池。根据 Greitz 模型，这是由于脑膜的顺应性降低

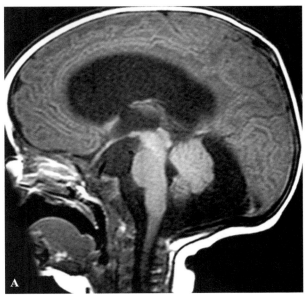

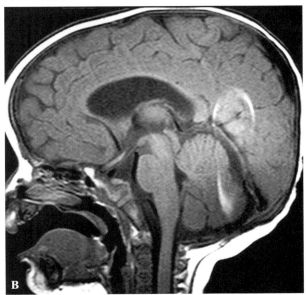

▲ 图 8-22 脑积水引起的大脑畸形

患有巨头畸形的婴儿。A.2 月龄时，正中矢状位 T₁WI 显示颅后窝池巨大扩张，特别是蚓部背侧，诊断为颅后窝囊性畸形，最后将脑室 – 腹腔分流管置入侧脑室；B. 8 月龄时，正中矢状位 T₁WI 显示正常的脑解剖结构。伪影是分流阀门导致的

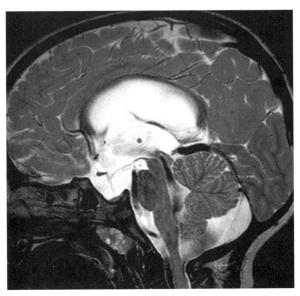

▲ 图 8-21 交通性脑积水

正中矢状位 T₂WI 显示交通性脑积水与正常的第四脑室。注意导水管和第四脑室中明显的流空信号

会消失。导水管闭塞时，幕上池（包括鞍上池、周围池、半脑池和凸面上方的蛛网膜下腔）会缩小（图 8-9）。当第四脑室闭塞时，颅后窝池（大脑池、脑干和中脑周围的脑池）也会消失（图 8-23）。当脑池闭塞时，位于闭塞部位和脑室出口之间的脑池

扩张，位于上面的脑池通常被压迫。脑池梗阻最好使用 CISS/FIESTA 显像。当脑池阻塞由弥漫性蛛网膜纤维化伴多处闭塞的蛛网膜粘连引起时，脑池表现为多房性，确切地说有时是多囊性的。因为在儿童中，出血、感染和肿瘤传播是脑积水的常见病

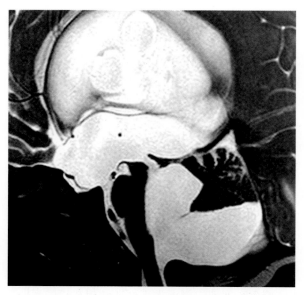

▲ 图 8-23　由于枕大池出口闭塞导致的第四室性脑积水与枕大池扩张

因，因此必须使用高分辨率成像对脑池进行清晰显示，以便对脑积水患者进行适当评估。

在慢性非梗阻性脑积水的情况下，所有脑室和所有脑池都倾向于扩张，而不是脑凸部上方的蛛网膜下腔，这些蛛网膜下腔由于侧脑室的扩张而塌陷消失。请注意，在这种情况下，外侧裂可能扩张明显。然而，这种模式在老年人的正常压力脑积水（NPH）中相当典型，但是在儿童中并不常见。

一般认为，脑室系统内压力的增加必然导致脑组织对颅骨内表的压迫，从而导致脑周间隙和脑沟的缩小。然而，在儿童患者中，当脑萎缩和慢性脑积水同时扩大脑室和脑沟时，这一结论可能会产生误导。

使放射学评估更加复杂的是，脑室和蛛网膜下腔的大小在 2 岁前的变化很大。比如双审计指数和 Evans 比率等测量方法未能准确地区分脑积水和脑萎缩，说明这一困难确实存在。最后，婴儿脑积水的一种特殊改变是特发性外部性脑积水（大脑周围空间的良性扩大），其中脑室比大脑周围的空隙扩大的程度小，因为这个年龄的颅顶骨比较薄弱，这样脑脊液就可以在大脑周围积聚。因此，对婴儿头部大小的了解对于确定正确的诊断是必不可少的。头部过大或快速扩大提示脑积水，而较小或稳定（不增加）的头部周长提示很可能是脑萎缩。

**3. 脑实质变化**

（1）病理生理学：尽管可能在成像上看不到，但脑组织总是会受到脑积水的影响[118, 145-149]。与此临床相关的是儿童脑积水[150]中癫痫症状常见（802 名儿童中的 27.4%，通常是难治性的）。虽然一些病例可以通过放置分流管相关的皮质损伤来解释（没有提供内窥镜方法的数据），但癫痫的发生与病因之间的关系最为密切：MMC–Chiari Ⅱ 相关脑积水占 7%，其他脑畸形患者占 30%，早产儿占 30%，产前脑积水占 38%，感染后脑积水占 50%[150]。组织学上，最早的变化是室管膜纤毛的丢失，可能影响脑脊液神经营养分子的近壁分布。随着脑室表面的扩张，室管膜细胞扁平化以维持衬里，但随着扩张的进展，室管膜迅速中断，特别是在白质和透明隔膜上[118]，室管膜是否愈合尚不清楚[49]。室管膜下胶质细胞增生发展，室管膜下区再生能力受到损害。随着室管膜、室周器官受损，脉络丛变性硬化，ANP 结合位点数量减少，分泌活性可能降低[117]。

多项实验和动物研究已经证明脑积水的 CBF 减低，引流后可能改善[117, 143-145]。现在可以使用 MRI 技术对这一现象进行评估[145]。$^{31}$P-MRS 和 $^1$H-MRS[128]证实了实验性脑积水的脑能量代谢受损，然而人类脑积水 $^1$H-MRS 不能显示相似的变化[151]。脑实质内微血管密度和 CBF 降低，细胞外间隙整体增加[129, 146, 147, 152]。水含量的增加可能与 ISF 吸收不良有关，主要在脑室周围区域，随后与萎缩的发展过程有关。这可能会影响脑实质内神经递质和代谢物的运输，并阻碍废物的清除[118, 145, 146]。反应性实质性炎症发展，伴随巨噬细胞、星形胶质细胞增生，少突胶质细胞数量减少，髓鞘密度降低[115, 118]。轴突会变得伸展，特别是在脑室周围区域（如穹隆系统），并且可能在以后退化[115, 126]。不管是白质还是灰质，大脑半球的后部受影响最严重[118, 119]。在极早发性先天性脑积水中，这可能导致异常旋转（称为狭窄性脑积水）。在长期的慢性脑积水中，可能会发生不常见的病变，如脑室后内侧憩室[141, 142]或在动物[149]中观察到的脑室周围白质撕裂和裂隙。这个现象很少在人类中观察到（个体数据）。

虽然进行性脑积水中发现的许多急性变化（间

质水肿、脱髓鞘、血管受损、轴突丢失）如果及时分流是可逆的，但有些（室管膜损伤、胶质增生和异常髓鞘形成，包括胶质细胞异常髓鞘形成）可能会持续存在[118]。在尸检时常发现室管膜下纤维化和硬化[145]。

(2) 急性脑实质改变：包括脑室周围间质水肿、脑疝和循环停止。

脑室周围间质水肿：急性脑积水在 CT 上表现为脑室周围低密度带，MRI 上呈低 $T_1WI$ 高 $T_2WI$/FLAIR 信号，由间质中的水组成，称为脑室周围间质水肿。从脑室到实质的液体流出并没有增加（在一定程度上会减轻脑室压力），这意味着正常的实质引流失败，导致液体在大脑的间质内积聚[118]。目前的观点认为，水通常在脑室腔和实质的细胞外间隙之间自由流动。增加的脑室内压力会压迫室管膜下静脉，阻止 ISF 进入深部髓静脉内。因此，超急性脑积水（水不能在短时间内积聚）和慢性脑积水（脑室压力不够高）不会出现脑室周围间质水肿。它只在急性 / 亚急性梗阻性脑积水伴颅内压升高（如来自扩大的中线肿瘤）中产生，因此是脑积水的并发症，而不是代偿性过程。它增加了颅内水的体积，从而增加了颅内压，并对大脑实质造成损害。这是颅内压增加的恶性循环中的一个因素，最终可能导致循环系统停滞[118, 145]。

在 CT 上，间质水肿表现为脑室边缘低密度，其边缘可能比较模糊（图 8–24A 和 B）。在 MRI 上，侧脑室周围的较宽的 $T_1WI$ 低信号和 $T_2WI$/FLAIR 高信号带提示水分的增加（图 8–24C 和 D）。这个信号带在重 $T_2WI$ 上可能很难评价，其高信号与脑室 CSF 无法区分，因此 FLAIR 图像更加敏感。扩散加权图像显示水肿区域的水弥散速率增加。新生儿和幼年婴儿的脑室周围间质水肿可能比年龄大的儿童跨过皮质延伸得更远，这是因为：①周围脑组织及其引流的不完全发育；②正常未成熟脑的含水量比较高。

脑疝：幕上压力增加并脑室扩张可能导致内侧颞部结构沿小脑幕的游离缘向下向颅后窝突出。在这个过程中，中脑和导水管可能受到压迫，相邻脑池中的血管被拉伸和压迫，从而导致缺血 / 梗死。如果颅后窝的压力增加并出现脑积水，小脑组织可

能会通过天幕切迹向上疝出或通过枕大孔向下疝出，这对中脑和延髓有相似的压迫。

循环停止：只要颅内血流存在，脑脊液的分泌就会一直持续着。然而，当静脉压力过高时，脑脊液的吸收就会减少。由于脑脊液和脑实质都是不可压缩的，脑室内压力 / 颅内压快速升高的主要并发症是血管床消失，脑室内室管膜下静脉、靠着颅骨的皮质静脉及两者之间的充血的脑内毛细血管都受压。由此产生的毛细血管压力增加会导致脑水肿，结果进一步就导致脑疝。最终，突出的组织可以填充天幕切迹或枕大孔，因为灌注压力不能克服颅内压，压力进一步增加到一定程度会导致颅内循环停止。这种情况可能发生在早期，即在超急性脑积水，或者在晚期，表现为进行性脑积水的终末期并发症。在超急性脑积水中，脑室小而圆钝。在这两种情况下，脑周围间隙消失，脑实质水肿，灰白质对比度减低。如果注射对比剂，静脉对比剂在脑表面血管中聚集，但不能穿透实质。失代偿和死亡的风险很高，所以任何颅内高压的病例都必须被认为是神经放射学的危急情况。

(3) 慢性脑实质改变的影像表现：虽然治疗后脑积水的急性变化可能是可逆的，但有一些改变（室管膜损伤、胶质增生和异常髓鞘形成）可能会遗留永久性的损伤[118]。在影像学上，脑积水对脑组织最明显的形态学影响是慢性脑室扩大。脑室增大可能由两个不同的过程引起：①大脑皮质向外移位以填满脑周间隙[19]；②随后脑组织变性。在慢性脑积水时脑白质的丢失可能比较显著，特别是在大脑半球的后部（图 8–25）。FLAIR 成像上的实质信号增高（主要是脑室周围）与组织学上的髓鞘脱失[145]相关（不要与急性脑室周围水肿相混淆，临床病史是区分这两个过程的关键）。DTI 已用于显示与脑室外侧白质束的拉伸（而不是压缩）相关的微结构变化（FA 增加，纵向弥散速率增加，但 ADC 不变），但胼胝体并不是这样的（FA 降低，ADC 增加），这些变化在治疗后恢复[127]。在早期产前发病的脑积水（如 Chiari Ⅱ）中，由于室管膜损伤，神经元异常迁移，导致放射状胶质细胞脱落，从而导致脑室周围和皮质下灰质异位。最终可能会导致许多小脑回（狭窄性的脑回）的异常旋转。脱髓鞘和轴突变

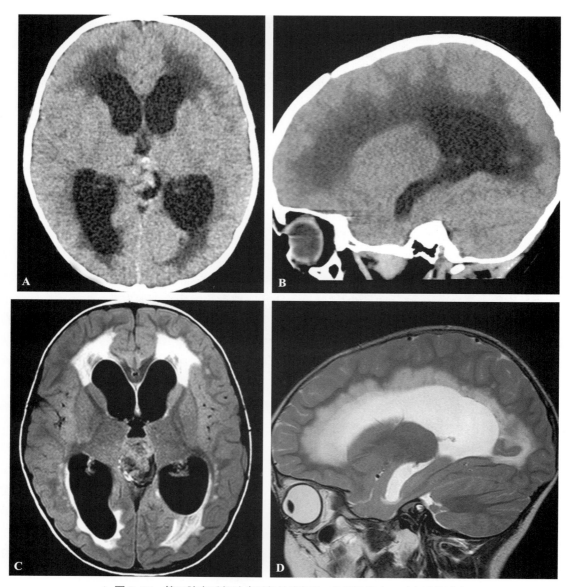

▲ 图 8-24　第三脑室后部肿瘤引起的进行性 / 急性脑积水：对实质的影响

A 和 B. 轴位和旁正中矢状位 CT。侧脑室明显扩大，脑室周围白质衰减较低，反映了室管膜下静脉受压引起的脑室周围间质水肿，从而导致深部白质对间质液体吸收减少。除了脑积水外，这种实质水肿也会发展。C 和 D. 同一病例，MRI 轴位 FLAIR（C）和旁正中矢状位 T₂WI（D）图像。MRI 改变与 CT 改变相似，但显示更清晰

性具有相似的 MRI 表现，在 T₂WI/FLAIR 上都是脑室旁白质内明显高信号带，并部分脑容量损失。然而，轴突变性并不意味着永久性的神经元的丢失 [153]。此外，受损的轴突可能再生，使大脑可以恢复到接近正常的外观。对于婴儿来说这可能是相当明显的，其大脑后部皮质在分流以前被压缩到几毫米。在 T₂WI 图像上，室管膜下纤维化和硬化可能出现在较小的婴儿中，表现为在高信号的脑脊液和脑室周围白质之间的低信号的脑室壁。

（四）特殊的病因

除了将脑积水分为单、双、三、四室和脑池梗阻和非梗阻（"交通性"）亚型之外，MRI 还有可能通过整合多个经常相互影响的参数来提供对该病更全面的病理生理学理解。例如，MRI 可以区分梗阻和非梗阻、脑室和脑池阻塞（这些是明显的）、急性和慢性损伤、顺应性降低和分泌 / 吸收不匹配（脑室和外周）、因果病理的影响、脑积水持续时间和

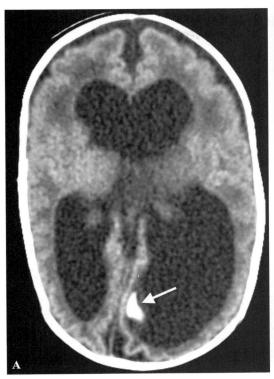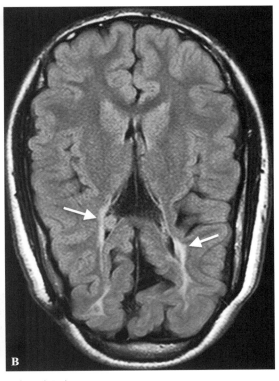

▲ 图 8-25　早产儿脑积水

脑室出血后形态恢复不佳。A. 新生儿 MRI 成像，轴位 T₁WI。严重的不对称的脑室扩大，注意左侧枕角残留的血液（箭）；B.5 岁时随访，轴位 FLAIR 示大脑半球后部脑实质体积明显变小，左侧更明显。脑室周边缘明亮的信号（箭），反映胶质增生和脱髓鞘改变

严重程度对脑实质的明显影响及发病年龄（通过观察与发展相关的易感性和可塑性）[2]。

**1. 梗阻性脑积水**

（1）慢性脑室梗阻性脑积水（代偿性）：约 20% 的儿科脑积水的原因是导水管狭窄。导水管狭窄是脑积水中最简单的一种形式：一个稳定的病变引起的单一梗阻，导致（大部分）脑室扩张持续数月或数年，并不伴随颅内压增加的任何征象。导水管狭窄应用于所有原因导致的导水管梗阻。它可能是指正常组织学的真正狭窄（通常是由于邻近的肿块），或者是由室管膜细胞阻塞，或"分叉"，这个术语用来描述胶质过度生长形成的小隔膜或局灶性炎症后的胶质增生[154-157]。它可能由单一的原因（畸形、炎症后或肿瘤）或更广泛和复杂的病理过程所致，如 TORCH 感染、脑膜炎、脑室出血（IVH）、畸形或肿瘤性脑积水[110]（图 8-9、图 8-10、图 8-12 和图 8-15）。与脑积水的其他许多原因一样，导水管狭窄会限制脑室容积，从而降低脑室顺应性，导致脑室缓慢增大。脑周间隙的消失使动脉搏动向内流

动，导致收缩压力波的脑室内振幅逐渐增加。这个过程是缓慢的，轴突纤维可以通过内在生长变长而不是被外力拉伸，并且颅脑变可以维持大脑体积。最终，脑室扩大达到一个稳定的水平，收缩力与皮质弹性、室管膜 CSF 吸收的稳定及脑室表面的张力之间达到平衡，可以代偿 CSF 的持续产生。因为（导水管病变）常是局灶性的，所以脑组织通常不受损伤，在没有颅内高压和脑水肿的情况下，脑室下区的功能可能不会被损伤。室管膜和星形细胞（室管膜下和软膜下）AQP4 通道输送的水可能被吸收到脑实质中，随后沿着蛛网膜吸收到软膜下间隙和 VRS。这种情况通常会保持亚临床状态多年，直到发生失代偿并颅内压增加，但是没有明确的原因来解释。轻微的创伤和感染是其潜在原因[110]，因为颅缝融合和渐进性静脉压迫引发了脑脊液吸收减少的恶性循环。这种失代偿可能会迅速发展，因为脑室扩张已经使脑周间隙消失，一直进展的压力增加需要紧急的脑脊液分流。重要的是，由于梗阻是局灶性的，单纯导水管狭窄引起的脑积水是内镜下

第三脑室造口术（ETV）的最佳适应证。

导水管狭窄的发病率范围为每 1000 名新生儿 0.5～1 名，兄弟姐妹的复发率为 1%～4.5%[155]。症状的出现通常是隐匿性的，可以在从出生到成年的任何时间。与其他所有类型的脑积水一样，症状取决于狭窄的原因和患者发病时的年龄。在典型的导水管狭窄中，导水管的狭窄是局灶性的，通常在上丘水平或在丘间沟处[154, 156]。在许多情况下，导水管狭窄伴随着其分支到背侧和腹侧通道，背侧通道通常被分成几个小管。前面一段提到的导水管分叉[157] 可能合并四叠体融合、第三神经核的融合，顶盖呈喙状，提示了发育起源。在其他患者中，成型的顶盖的形状与相邻颞叶的内侧的形状一致，相邻颞叶的内侧因脑积水而明显扩张：这种一致性让一些作者假设导水管狭窄可能是一种继发性现象，可能是交通性脑积水和大脑半球扩张[158] 导致的对中脑的压迫所致（图 8-16）。

良性导水管狭窄的 CT 表现为侧脑室和第三脑室扩张，而第四脑室大小正常。然而，这种表现并不具有诊断特异性，因为在很多非梗阻性脑积水患者中，第四脑室也是正常的。矢状位重建可以更好地显示第三脑室改变（通常与相邻的鞍骨改变相关）、导水管的闭塞及正常的后脑和颅后窝池。如果顶盖有肿块存在的话，在这个视图上也可以清晰显示。第三脑室后也应仔细检查，以确定中脑或丘脑后部是否有肿块。MRI 对此有更好的显示，因此，任何通过 CT 发现三室性脑积水的患者都应进一步进行 MRI 评估。

MRI 显示更加详细具体地显示导水管狭窄，但仍然存在很大差异。在 MRI 上，单纯性导水管狭窄表现为三室性脑积水，胼胝体、透明隔和海马连合伸展，颞角圆形，终板和灰结节膨大，视上隐窝、漏斗隐窝和（个体解剖允许）松果体上隐窝扩张。大脑半球凸面上的大脑周围间隙较小。通常在大脑半球的后部的脑室肿大更为明显。颅骨的幕上隔室扩大，有时天幕较低，颅后窝较小，这取决于胎儿或儿童脑积水发生时的年龄。颅骨内表面的脑回状改变很明显，鞍背被侵蚀，鞍窝增宽。CISS/FIESTA 成像不仅要记录导水管阻塞（近端、远端或全局），而且最重要的是要确定脑池的通畅性，

因为如果存在脑池循环，ETV 是无用的。重度脑积水的患者通常在近端导水管或在上丘水平 / 或在紧接后连合下方的导水管入口处狭窄[144]，而轻度脑积水更常与远端导水管的阻塞有关。在这种情况下，扩张的近端导水管使四叠体向后移位。MRI 能区分良性 AS 和肿瘤性 AS：压迫和阻塞导水管的顶盖和被盖胶质瘤在 T2WI/FLAIR 图像上表现为高信号肿块（图 8-9E），这种肿瘤少见有增强。导水管网是导水管狭窄的特例，这个网是位于导水管末端的薄层脑组织，它可以阻止 CSF 流入第四脑室。该膜被认为是尾部导水管的小胶质闭塞所致，而导水管尾部由于近侧导管的长期压力和扩张变成薄片[159]，影像学显示一层薄膜将扩张的导水管与正常大小的第四脑室分开（图 8-15B）。识别单纯的导水管网的重要性在于 ETV（见"脑积水治疗"一节）通常会导致脑积水的完全吸收，也可以通过纤维脑室镜[160] 穿过这层膜。任何一种方法都不需要放置引流。在一些中心，这种内镜导水管成形术的早期结果是有希望的[160, 161]，其优点包括恢复 CSF 的正常生理，与 ETV 相比创伤更小，血管风险更小。然而，它也具有其他更高的风险，因为它可能导致动眼或滑车麻痹或帕里诺综合征（Parinaud syndrome）[160]，并且必须事先排除正在生长的顶盖或松果体区域肿块。

在所谓的 X 连锁的导水管狭窄中，脑积水似乎只是疾病的一小部分。事实上，对于胼胝体发育不全、发育迟缓、拇指内收、痉挛和脑积水［也被称为 X 连锁脑积水，Bickers-Adams 综合征和遗传性导水管狭窄（HSAS）]，这种情况被称为 CRASH[162, 163]。这种罕见的遗传性疾病是由 Xq28[164] 上的 L1CAM 基因突变引起的。这一原因很重要，不仅因为患者未来的兄弟姐妹可能会受到类似的影响，而且这些患者尽管采取早期分流的措施，最后的神经系统的预后依旧很差。这种复杂的畸形与所谓的 MASA（智力低下、失语症、混洗步态和内收拇指）综合征[163] 和先天性巨结肠（Hirschsprung Disease）具有等位基因（具有相同的染色体位点），总体表型取决于精确的突变基因。L1CAM（L1 细胞黏附分子）控制轴突的聚集过程，引导轴突遵循预先确定的路径，因此总体上说 CRASH 是一种白质发育异

常疾病。有人建议在与胼胝体异常相关的任何 X 连锁障碍中都需要研究 L1CAM。与许多遗传性疾病一样，突变和表观遗传修饰的大小和位置决定了疾病的严重程度[165]。病理研究表明，除了脑积水外，受影响的患者还伴有皮质发育畸形（见第 5 章），在脑组织学检查中发现皮质神经元分化和成熟度较差。事实上，一些作者已经提出，导水管是被压缩而变窄的，而不是原发的狭窄。其他病理特征包括皮质脊髓束缺如或缩小、下丘和丘脑融合、透明隔缺如、胼胝体小或缺如（见第 5 章）。据报道，MRI 显示丘脑连合扩大，中脑顶盖异常扁平，小脑干、弥漫性脑白质发育不全及（出乎意料的）外侧裂导水管[162]。其他的报告和作者的经验提到类似的发现：巨大的侧脑室、发育不良的大脑白质、大脑皮质变薄伴异常的脑沟、融合的丘脑及胼胝体发育不全 / 发育不全（图 8-26 和图 8-27）。

其他畸形的脑积水：除导水管狭窄外，幼年儿童单纯性机械性梗阻性脑积水可见于其他脑部或脑膜畸形。脑外中线蛛网膜囊肿最常见于鞍上和四叠体池（图 8-14），但也可能发生于间膜或小脑后或

侧小脑区域。其有时是复杂的、多室的，或附着于结灰质、顶盖板或发育不良的硬脑膜皱襞上（取决于它们的位置），这些囊肿用 CISS/FIESTA 显示最明显，同时常规的 $T_2WI$ 可以显示 CSF 流空信号。如果囊肿位于鞍上位置，则 ETV 方法更为复杂，因为必须同时打开囊肿的上壁和下壁。

在脑部畸形中，Chiari Ⅱ［伴脊髓脊膜膨出（MMC）］和 Dandy-Walker 谱（菱脑的囊性畸形）是最常合并脑积水。Chiari Ⅱ 畸形是其中最常见的一种。在第 5 章中已经对此疾病进行了广泛的讨论，因此在本节中只会非常简要地介绍，即：①神经管闭合失败导致颅内压异常降低；②由于低压，颅骨无法扩张；③小脑上、下疝是由颅后窝小、阻塞脑室出口所致；④幕上脑室扩大是颅后窝阻塞导致的[166]。在妊娠中期左右胎儿的修复可以改善颅后窝疝和胎儿脑室扩大的程度[167, 168]。缺乏孕中期修复导致永久性的小颅后窝，因为颅缝出生后会闭合需要一段时间，继发的 Chiari Ⅱ 畸形和幕上脑积水可能会继续使膜性颅骨扩大[169]。

Chiari Ⅱ 中的脑积水与巨大的丘脑连合和下丘

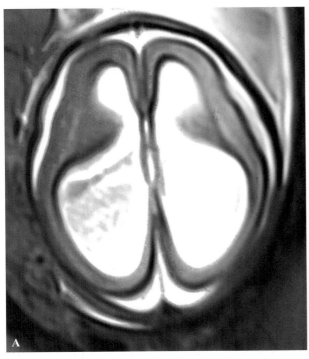
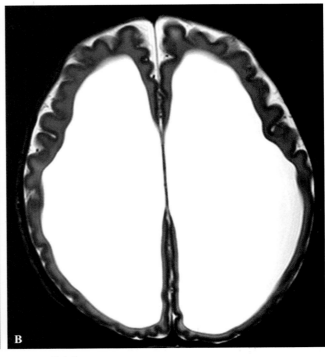

▲ 图 8-26 CRASH 综合征

A. 妊娠 25 周的胎儿脑成像显示非特异性中度梗阻性脑积水（未显示梗阻）；B. 产后第 1 天的影像学显示明显的脑室扩大，白质明显减少。这种疾病是由 *L1CAM* 基因突变引起的，*L1CAM* 基因控制神经束的发育

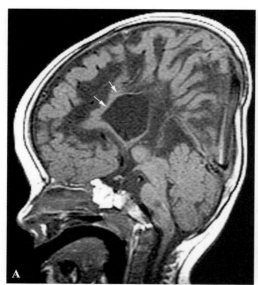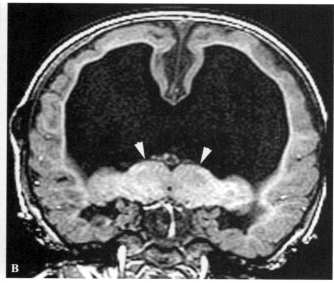

▲ 图 8-27　CRASH 综合征

以前被称为X连锁脑积水，年龄大点的儿童。A.正中矢状位 $T_1WI$ 示小的变形的脑干，同时导水管狭窄，侧脑室过大，胼胝体（箭）纤薄，并发育不全；B.冠状位 $T_1WI$。丘脑（白箭头）很小，分离不完全，脑白质体积明显减小，皮质沟回形成异常，脑沟增多、变浅

脑粘连有关。导水管狭窄与畸形顶板、发育不良的大脑镰和小脑幕有关，其导致小脑上部向上"高耸"，穿过宽阔的天幕切迹。小而拥挤的颅后窝有凹陷的斜坡和宽大的枕大孔。蚓部和第四脑室向下降到颈管内，导致下延髓畸形[170]。额角呈"洋葱形"，大脑半球后部脑室可以扩大到更大程度，半球后内侧壁过度变薄，通常与后部胼胝体发育不全有关。分流后，半球间脑池的相应部分膨胀（皮质不能恢复）。脑积水的早期可能解释后部白质发育不良的原因，这通常与狭窄症[170]有关。脑室周围异位很常见，可能是由于室管膜的早期改变导致放射状胶质细胞脱离（见第5章）。第三脑室前份也是扩张的，但由于颅后窝较小（因此拥挤），前脑桥池消失，这时候进行ETV可能比较困难。MMC-Chiari Ⅱ畸形并有夜间枕部头痛的患者可能存在分流功能障碍，这是一个重要的临床观念。致命的分流障碍，可能会导致脑干受压和随后的呼吸暂停。Chiari Ⅱ畸形患者脑干受压的症状通常被认为是 $C_1$ 和 $C_2$ 神经弓或枕大孔压迫髓质所致。这些患者可能会接受不必要的枕大孔和 $C_1$、$C_2$ 减压，而不是调整或更换为脑室腹腔分流。重要的是要认识到，在Chiari Ⅱ畸形中，第四脑室通常是一个薄的垂直缝隙（图5-178和图5-179）。这些患者如果表现为第

四脑室正常或扩大，提示分流功能障碍或隔离的/孤立的第四脑室，这时需要进行脑脊液分流。

菱脑（后脑）顶部的囊性畸形也可能导致简单的机械性脑积水。然而，囊性肿块位于颅后窝，因此桥前池和脚间池变小，因此可能不能选择ETV。有（真性Dandy-Walker畸形）或无（持续的Blake囊）蚓部部分发育不全，与第四脑室出口是否开放无关。这些畸形囊肿在硬脑膜完成之前出现，此外还伴一个高位的或（和）不完整的小脑幕。

(2) 急性脑室梗阻性脑积水（高颅内压）：这组患者是由一组临床上的颅内高压儿童组成，这种颅内高压与脑室梗阻和迅速发展的脑室脑脊液积聚相关。中线肿瘤（和压迫中线的肿瘤）常见于儿童，既有梗阻又有进行性扩张。肿瘤和颅内高压的影响取决于：①肿瘤体积；②脑积水的程度；③相关的脑水肿。由于临床上通常是在ICP明显增高时做出诊断的，因此一定程度的脑室扩张已经存在了一段时间，并且可能是由于联合肿块效应共同导致静脉受压时发生的临床失代偿。一旦发生失代偿，ICP就只会不断增加，相关的静脉压迫会导致更严重的肿胀和水肿（特别是室管膜下静脉的压迫，从而导致脑室周围间质水肿），并减少脑实质对ISF/CSF的吸收。但是，只要脑灌注压力持续存在，CSF就

会继续分泌。在这种情况下，临床表现需要紧急的MRI评估，随后是对ICP的快速缓解。在影像学上，急性梗阻性脑积水的特征性表现是脑室周围深部髓质的FLAIR高信号，并伴有脑室扩大和肿瘤的肿块。在非常小的婴儿中这种水肿可能表现得更为广泛，因为皮质下白质的引流静脉系统仍然发育不良（见上文）[171]。典型的原发肿瘤表现为明显的局部占位和浸润等。软脑膜转移也可能存在，并参与到脑积水和脑肿胀的过程。

肿瘤和蛛网膜囊肿可从多个部位长入并阻塞孟氏孔。侧脑室的肿块，如脉络丛肿瘤或（极少数）脑膜瘤，可能会在孟氏孔处引起梗阻，但也会引起脑室的任何中间节段的梗阻，一个常见的例子是隔离的颞角（肿块长在颞角附近，使颞角隔离）。起源于第三脑室的肿块可以向前或向上生长阻塞孟氏孔，或向后和向下阻塞脑导水管及脑室的中段。鞍上肿瘤（颅咽管瘤、交叉-下丘脑胶质瘤、生殖细胞肿瘤）可向上生长到孟氏孔，将第三脑室的底部向上推。间隔肿瘤或囊肿也包含在其中。在患有结节性硬化症的儿童中，起源于孟氏孔附近的巨细胞瘤（SEGA）通常在内侧生长并阻塞孟氏孔（见第6章和第7章）。

儿童导水管梗阻相关急性脑积水最常见的原因是松果体区的肿瘤（见第7章）。男孩的生殖细胞肿瘤（生殖细胞瘤、内胚窦瘤、胚胎细胞癌、绒毛膜癌、畸胎瘤）、松果体起源的肿瘤（松果体母细胞瘤，年轻人的松果体细胞瘤，但也很少见于青少年）、星形细胞瘤（来自松果体、顶盖、丘脑或中脑被盖）、脑膜瘤（来自天幕，少见于儿童）、蚓部下蛛网膜囊肿或Galen静脉的动静脉畸形都可能由于导水管受压而导致脑积水（在Galen动静脉畸形的静脉中，静脉压力升高也会导致脑积水）。CT可以识别许多这样的病变，但MRI更有效，因为它本身具有更好的对比度分辨率。第三脑室后份肿块通常是脑室内孤立的肿块，而松果体肿瘤占据四叠体池，顶盖板的肿瘤在MRI上被视为球状顶盖肿块，$T_2$弛像时间延长，其边缘不清。生殖细胞肿瘤和松果体母细胞瘤在弥散成像上表现为弥漫受限。因此，MRI对于鉴别儿童良性导水管狭窄和继发于肿瘤的导水管狭窄是必不可少的。

有趣的是，最常见的脑干肿瘤、弥漫性内源性脑桥胶质瘤（DIPG）通常不会导致脑积水，可能是因为它位于腹侧。相反，大多数患有第四脑室和小脑肿瘤的儿童发现时都已经有脑积水（见第7章）。儿童中最常见的颅后窝肿瘤是髓母细胞瘤、小脑星形细胞瘤和室管膜瘤（见第7章），常因脑积水被发现。影像学研究可能显示肿瘤直接阻塞第四脑室CSF的流动，压迫其出口，或直接压迫导水管和（或）脑室。

脊柱和脊髓的肿瘤（见第10章）很少引起脑积水。重要的是，在所有不明原因的儿童新发脑积水病例中应考虑到脊柱肿瘤，并对脊柱进行影像检查。在这些病例中脑积水的机制并不明显，但已经提出了一些假设：①由于CSF蛋白浓度升高而导致CSF的黏度和渗透压增加；②由于肿瘤向头侧延伸，导致枕大池和上颈段蛛网膜间隙闭塞；③鞘间隙受限和收缩压力波缓冲不良；④吸收脑脊液的脊髓蛛网膜下腔通路阻塞。尽管Chiari I畸形（见第5章）与脑积水相关的事实不确定使得机制②不太可能，但是所有这些机制在某些情况下都可能有作用。几乎所有报告的病例CSF蛋白含量都非常高，因此，渗透压和肿瘤通过CSF的扩散很可能在这些患者脑积水的发展中起作用[172]。

细菌性脑膜炎，无论是肉芽肿性或化脓性，在疾病的早期和晚期都可能与脑积水有关。由于炎性脑水肿与CSF吸收不良和化脓性CSF沿发炎的脑室和脑池的流动受损有关，所以会出现急性表现。在头盖骨坚硬的儿童中，尽管脑脊液压力较高，脑室可能只会轻微扩张（或根本不扩张），脑脊液循环/吸收可能较差，因为脑室被肿胀的大脑压迫（"超急性"脑积水）。这可能会导致填塞效应。诊断依赖于脑室尚存（尽管脑水肿）并且是圆钝的，特别是在颞角（图8-28和图8-29）。（在创伤后恶性肿胀中可能观察到类似的影像学和发病机制，脑室并不是被肿胀的脑组织压迫消失，而是变得圆钝，从而产生脑室填塞。）相反，因为幼儿的前囟有弹性，并且前囟和颅缝一直是开放的，所以可能在几天内脑室就会更大（图8-30）。脑室炎、室管炎和室旁脓肿的综合征在那个年龄并不少见，有时实质的重要部分有脓性"融化"和炎性的"硬膜下积液"，可能演变为真正的积脓。总而言之，脑膜炎症导致软脑膜增强，并可能合并有动脉或静脉血栓形成和缺血的血管炎（图 8-28 和图 8-30）。在疾病的后期，CSF 的循环和吸收都可能会受到损害，最后导致脑积水。室周纤维化阻止室管膜吸收，室管膜和软脑膜纤维化阻塞脑室和蛛网膜脑脊液通路。纤维性硬脑膜也不能再吸收脑脊液。脑脊液间隙的膜性间隔和感染或缺血后残留的实质空洞形成多个独立的腔（如孤立的第四脑室），每个空腔都有积液，这就使

手术治疗特别困难[173]。

急性期的 MRI 评估有助于寻找脑膜炎（软脑膜强化）、并发症（减少扩散提示脓肿、脓胸、积液、动脉或静脉血栓形成和缺血）及脑积水的证据。在晚期，MRI 评估侧重于梗阻部位（高分辨率 CISS/FIESTA）和 CSF 循环异常的程度和类型及与感染相关的实质性后遗症（空洞、胶质增生、纤维化、髓鞘脱失）（图 8-31）。

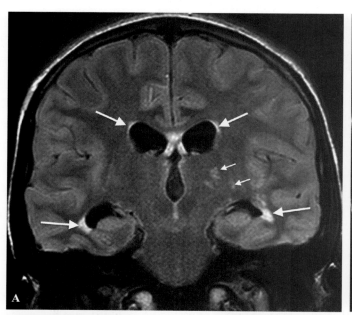

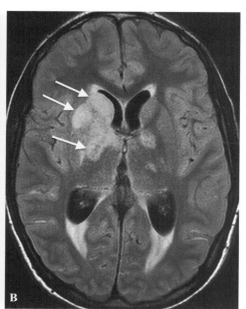

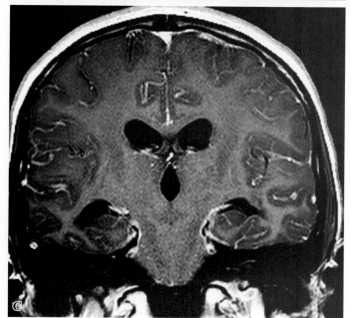

▲ 图 8-28　15 岁女性，结核性脑膜炎，脑室受累

A. 冠状位 FLAIR 前部。脑室扩张不明显，但明显圆钝。合并轻度脑室周围间质水肿（大白箭），这表明颅内压较高。注意左侧丘脑和基底节区的片状异常信号（小箭）。B. 轴位 FLAIR。脑室的改变一致。严重的缺血发生于丘脑、壳核和基底节区，右侧累及的范围更多（箭）。注意额角和枕角尖端的间质水肿。C. 冠状位 $T_1WI$ 增强。相似的脑室改变，弥漫性脑膜强化。然而，在这个病例中，颅骨阻止了脑室的扩张和间质水肿的进展

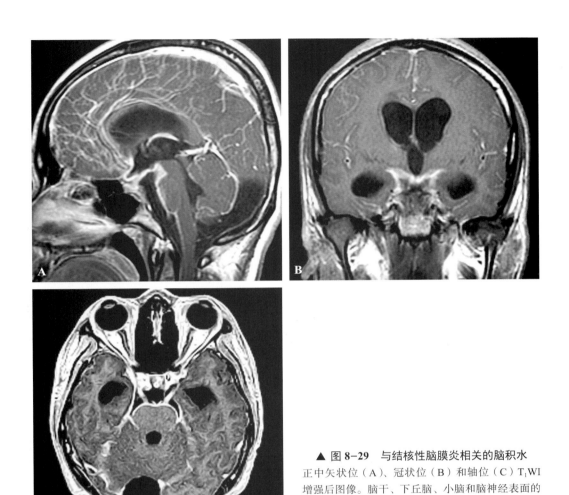

▲ 图 8-29　与结核性脑膜炎相关的脑积水
正中矢状位（A）、冠状位（B）和轴位（C）T₁WI
增强后图像。脑干、下丘脑、小脑和脑神经表面的
软脑膜因为炎症、增厚呈弥漫性强化，并伴有明显
的第三脑室扩张

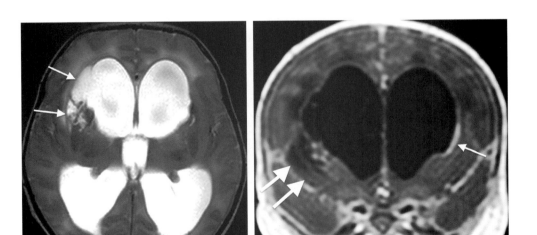

▲ 图 8-30　新生儿化脓性 GBS 脑膜炎
早期脑积水，生后 7 天行 MRI 检查。A. 轴位 T₂WI-FSE 显示早期脑积水，脑室中度扩张，注意右侧豆纹动脉区域的梗死（箭）；B. 增
强后额角水平冠状位 T₁WI。明显的脑室扩张，伴有脑周间隙消失，右侧基底节区梗死（大白箭），左额部室管膜（小白箭）和弥漫性
软脑膜强化

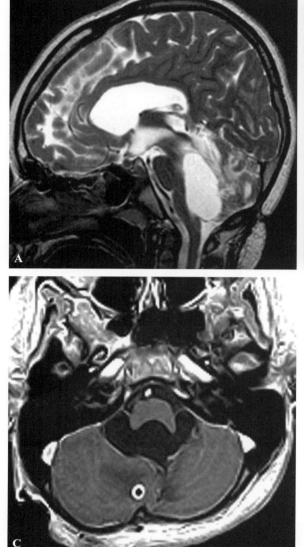

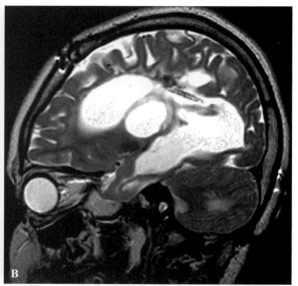

▲ 图 8-31　多节段性脑膜炎后脑积水

正中矢状位 T₂WI（A）、侧矢状位 T₂WI（B）和轴位 T₁WI 增强（C）图像显示脑积水的多个脑室内和实质内小囊腔

癌性脑膜炎类似于感染性脑膜炎，在静脉注射对比剂后可引起脑膜强化的脑积水（图 8-32），此时用影像无法把蛛网膜下腔肿瘤与感染区分开来。许多肿瘤可以弥漫性地累及蛛网膜下腔（见第 7 章），在儿童中最常见的是髓母细胞瘤、生殖细胞瘤、白血病和淋巴瘤。它也可见于毛细胞性星形细胞瘤的一种变体，即毛细胞黏液样星形细胞瘤[174]。肿瘤进入脑脊液（也称为癌性脑膜炎）的患者通常表现为头痛、颈部僵硬、脑神经麻痹和神经认知障碍。脑积水只发生在疾病的后期。与感染性脑膜炎一样，在超声、CT 和磁共振平扫上这一过程中最常见的表现是脑室扩大。偶尔，在增强 CT 上可以看

到弥漫性软脑膜强化。在 MRI 上，除了脑室肿大和脑肿胀外，在 FLAIR 上脑沟内的 CSF 信号可能会异常升高，并且根据原发肿瘤的性质，可能会发现弥散减低。在增强的 T₁WI 扫描上通常可以看到蛛网膜下腔和脑神经（特别是第 V 和第 Ⅷ 脑神经）的显著强化（图 8-32），在增强后 FLAIR 成像上更好地显示。

出血后脑积水：早产儿（颅内出血）IVH 是小儿脑积水的主要原因。由于静脉生发基质（室管膜下静脉）的损伤导致在低出生体重早产儿出生后几天内发生脑积水，静脉生发基质之后发展为室管膜下静脉。如第 4 章中所讨论的（更详细），它被分

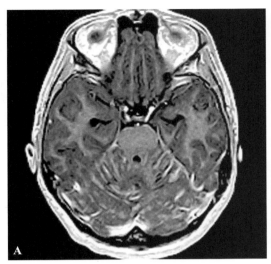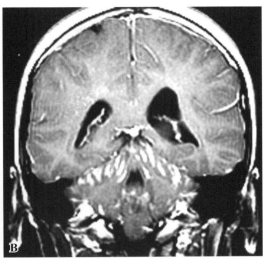

▲ 图 8-32　与软脑膜肿瘤播散相关的脑积水（高危髓母细胞瘤）

增强后 T₁WI 轴位（A）和冠状位（B）图像显示增厚的强化的软脑膜癌病（癌性脑膜炎）有一层厚的强化层，主要位于小脑上

为三个等级：GR1（孤立性生发基质出血）、GR2（伴有脑室形态正常的脑室出血）和 GR3（伴脑室扩大的脑室出血）。它常伴有室管膜下静脉血栓形成，并导致分支区域脑室周围出血性梗死（PVHI- 以前称为 GR4）。它可能与其他实质损伤（脑室周围白质软化、少突胶质细胞损伤、点状白质病变）有关，通常与小脑出血有关（见第 4 章）。一般估计，约 50% 的 IVH 早产儿将出现明显的脑室扩大，其中至少一半需要某种分流手术[175-177]。导致活动性脑积水的过程在 2～6 周内发展：①脑室扩大是因为脑室内的血液；②室管膜和软脑膜炎症导致转化生长因子 –β1 的释放，进而诱导细胞外基质蛋白和胶原合成增加，导致继发性室管膜下胶质增生 / 纤维化和粘连性蛛网膜下腔炎[176, 177]。当（脑室周围出血梗死）PVHI 发展时，由于静脉阻塞而梗死的实质会坏死，随着时间的推移，遗留一个通常与同侧侧脑室连通的室旁前空洞。显然，这可能与任何其他类型的 HIE 损伤有关，并且可能由于脑积水对实质的影响变得更加复杂。

在最初几周，此时早产儿情况还不稳定时，通常是通过超声来诊断（脑室周围出血梗死）PVHI 的急性期 / 亚急性期。它可以用 MRI 作为补充，可以不使用镇静（非常年轻的早产儿几乎不动），只需要一个专用的 MRI 兼容的恒温箱和特别改装的头部线圈和耳塞。MRI 评估可以评估脑室的大小和

扩张程度、脑室出血的体积和程度、任何 PVHI 的范围、蛛网膜下腔出血的范围、小脑的受累及相关的实质性 HIE 病变（图 8-33）。在慢性期，MRI 可以评估脑室扩大的进展和实质性后遗症的演变（特别是 PVHI 后脑室旁的穿通畸形），并且通过 T₂-FSE 和 CISS/FIESTA 成像，它可以识别任何脑室和脑池梗阻，以便帮助评估第三脑室造口的可能性（图 8-34）。

(3) 脑室外梗阻性脑积水：脑室外梗阻性脑积水（如脑池脑脊液循环）通常是由于出血或感染引起的脑室内外阻塞，约占所有儿童脑积水的 30%[155]。由此产生的增厚的粘连的蛛网膜破坏了正常的通过正常脑池脑脊液通路的脑脊液的运动和引流（图 8-35）。这些膜通过 CISS/FIESTA 成像最好最清晰。顺应性模型表明，脑池的阻塞削弱了收缩压力波的阻尼，使脉动波[11, 12]的所有力都作用于脑实质。此外，脑室 CSF 的吸收可能会受到相关的室管膜炎症和随后的纤维化和胶质增生的影响，而脑池的 CSF 可能无法到达外周吸收部位。这些硬脑膜吸收部位也可以因原有疾病而变得硬化 / 功能受损，如近期或远期颅内出血、细菌感染或肉芽肿性脑膜炎。原发性的疾病主要是化脓性或结核性脑膜炎和脑室 – 脑池出血。除了临床病史外，在影像学研究中看到的某些特征可以帮助区分这些不同原因的脑积水：闭塞性脑室和实质空洞提示感染源性疾病；

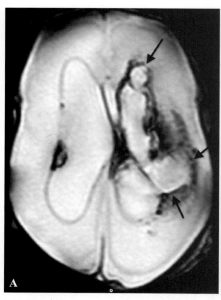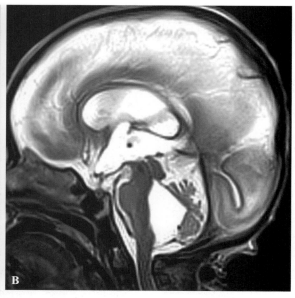

▲ 图 8-33 出血性脑积水

出生 25 周女婴，MRI 显示 IVH3 和 PVHI。A.6 周龄( 31W GA) 时轴位 T₂WI GE 显示左侧半球脑室周围出血性静脉梗死( 伴有空洞，黑箭)，明显水肿的白质，双侧脑室增大，室管膜周围有血液残留物 ( 右侧比左侧明显)；B. 同样月龄矢状位 T₂WI-FSE 表现为第四室扩张。注意导水管的狭窄导致第三和第四脑室的扩张

出血通常会看到暂时的含铁血黄素（T₂、T₂* 或 SWI 上为黑色）引起的脑组织、室管膜或软脑膜 – 蛛网膜的信号改变（浅表性铁质沉着症）（图 8-34B 至 D）。血黄素从室管膜和蛛网膜吸收的速度要比从实质出血部位快得多，在出血部位它可能持续几个月或几年。

**2. 非梗阻性脑积水**

（1）病理生理学："交通性"脑积水最初定义为无任何脑室梗阻[1]。然而，室外梗阻是脑积水（见上文）的常见原因，其机制类似于脑室梗阻。因此，我们更喜欢用"非梗阻性脑积水"这个术语来描述在脑室内外任何地方都没有梗阻的情况。这种情况发生在儿童中比成人少，通常的假设是脑脊液吸收机制受损，如蛛网膜绒毛阻塞[91]。静脉压力对脑积水的影响更为复杂。毛细血管 – 静脉通道是迄今为止最重要的颅内收缩期脉动流的出口（表 8-1）。因此，中心静脉压力的增加与顺应性的降低一致，这就缩小了吸收部位的压力梯度，从而减少了在蛛网膜绒毛水平的 CSF 的吸收、其他经硬膜吸收部位、实质毛细血管内的吸收。当软骨发育不全等导致颈静脉孔狭窄加上由于骨性颈椎管狭窄引起的颅颈静脉通道消失时，可能会发生这种情况。然而，最常

见的是，在非梗阻性脑积水的个别病例中，吸收不良、顺应性降低（无弹性脑或膜，静脉受限）和未诊断的梗阻很难区分[90]。NPH 最初是通过对老年人的脑气图研究得到的诊断（以证明 CSF 通路在腰椎穿刺部位和侧脑室之间是通畅的），支持蛛网膜绒毛功能异常这一假说。这些患者的放射性核素或脑池 CT 检查显示示踪剂在脑室中聚集[178, 179]，近来定量 MRI 研究表明脑脊液从脑池到脑室净流量[180]与减轻外周吸收失败的脑室吸收一致（室管膜上的 AQP4 只能转运水，而不能转运示踪剂）。在非梗阻性脑积水[103, 181, 182]中，导水管 CSF 流空信号的振幅增加的这一现象，可以用脑 CSF- 硬脑膜囊对动脉压力波的缓冲能力的丧失来解释[183, 184]。虽然这被认为是 NPH 的诊断测试，但另一种解释可能是，随着脑周间隙变窄，脉搏波方向变为内侧（如前所述）。事实上，NPH 似乎是不同的，因此所有的致病模式都可能受到挑战。在儿童中，几种明显非梗阻性脑积水的模式被归因于 CSF 分泌 / 吸收的不平衡，所有这些都发生在非常小的儿童中。最常见的是良性特发性外部性脑积水（伴有低 ICP），与之相反，不太常见的脉络丛乳头状瘤相关脑积水通常表现为 ICP 升高。

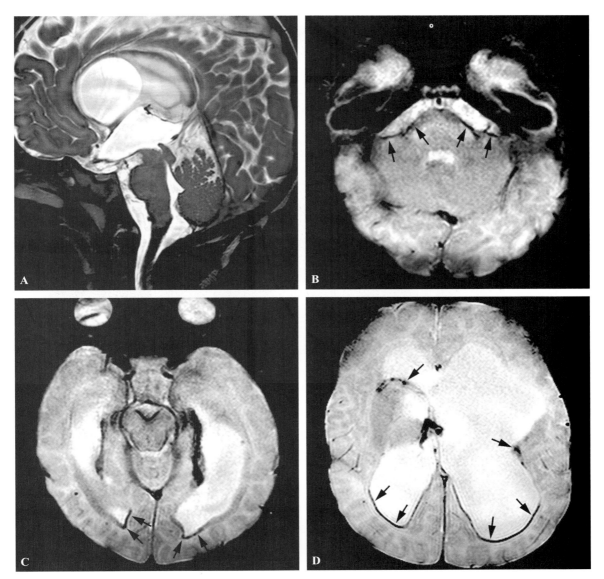

▲ 图 8-34 既往早产儿出血性脑积水

A. 正中矢状位 FIESTA 图像显示严重的脑积水，透明隔裂开和导水管阻塞。脑干和下蚓部周围的低信号强度表明含铁血黄素来自脑室内出血。B 至 D. 轴向 $T_2^*$WI 显示在脑干和小脑（B）表面及脉络丛和侧脑室壁（C 和 D）表面的磁敏感效应所致的低信号（黑箭）

（2）慢性非梗阻性脑积水：如静脉性高血压，大脑静脉和窦的阻塞导致婴儿的交通性脑积水[185, 186]，这就支持了吸收减少在非梗阻性脑积水发展中的作用的概念。颅内静脉压升高可能导致脑积水或假性脑瘤，这取决于患者的年龄[186]。18 月龄以下的患者更有可能出现脑积水，3 岁以上的患者更可能出现假性脑瘤。这种差异是因为婴儿的颅骨可以膨胀并且比较软，而且髓质也更少，这两个因素都促使高压作用下脑室进一步扩大。一旦大脑髓鞘形成、颅缝融合或颅骨不再膨胀，就会出现没有脑室扩大

但是颅内高压发生的情况，并导致假性脑瘤的形成[186, 187]。对于婴儿来说，颅骨是有可塑性的，在大脑周围的蛛网膜下腔发生的比脑室内更多，流体动力学理论表明脑脊液会立即积聚在梗阻点的上方[12]。此外，在颅骨膨大的儿童中，相对于正常的大脑，积聚的液体导致颅骨不成比例地变大。

脑室扩大时积液可能由许多综合征中的颅底异常引起，包括软骨发育不全[188]（图 8-36），导致多颅缝闭锁的颅面部综合征（Apert 综合征、Carpenter 综合征、Pfeiffer 综合征、Crouzon 综合征及在第 5

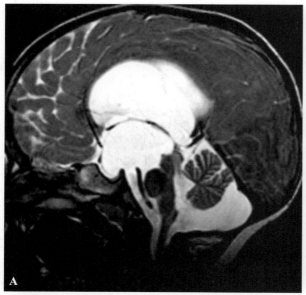

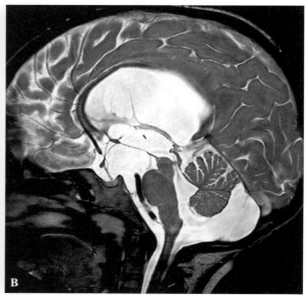

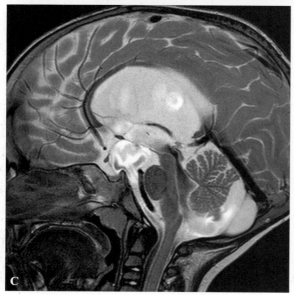

▲ 图 8-35　脑脊液通路的室外梗阻

A. 正中矢状位 T₂WI。严重的脑积水最初认为是鞍上的大囊肿阻塞孟氏孔和第三脑室引起的，然而，导水管中明显的流空信号表明阻塞一定位于其他位置。患者接受内窥镜下第三脑室和囊肿开窗治疗。B. 手术后的正中矢状位 FIESTA 图像证实了鞍上囊肿的诊断和孟氏孔、第三脑室和导水管的通畅，但显示鞍上池仍然阻塞，脑积水持续存在。C. 正中矢状位 T₂WI 图像，与图像（B）显示的一致，导水管 - 第四脑室 -Magendie 孔的明显的流空信号，提示显示由于顺应性降低而形成的高动力血流。这一发现强烈提示脑积水是由于位于鞍上的囊肿限制了脑池 CSF 流动的结果

章中描述的其他综合征）[189] 和 Marshall–Smith 综合征（一种骨性成熟加速和中枢神经系统畸形的综合征）。假设这些综合征中的脑室扩大都是由于通过较小的颈静脉孔及通过枕大孔丛的静脉流出减少的结果，所有这些都是由颅底发育不全 [190] 引起的（图 8–36D）。可能是硬脑膜窦压力增加，导致从蛛网膜下腔到横跨蛛网膜绒毛窦的压力梯度降低，这种机制导致液体的聚集。此外，由于硬脑膜窦内压力增加，从而降低了系统 [12] 的顺应性，动脉收缩期流入可能不能通过血管床适当地缓冲。收缩波振幅的增加导致婴儿的颅骨和脑室扩张，直到压力恢

复正常或脑积水趋于稳定为止。脑积水的典型影像学征象在这些患者中是不可靠的。例如，颞角增大可能是由于中颅窝扩张所致，而额角增大可能是前囟扩大的结果，而不一定是脑室内压力增加的结果。此外，在骨缝连接早期，直到颅骨开始扩张侧脑室的体部和三角也才会扩大。这些患者是否需要引流主要取决于是否有严重的脑室扩张或持续性颅内高压的证据，如乳头水肿。一项研究表明，由于颈乳突导管静脉（可将静脉引流进入茎乳突静脉丛的经颅静脉）扩大，大约 6 岁的颅缝早闭综合征患者的 ICP 可以恢复正常 [190]。

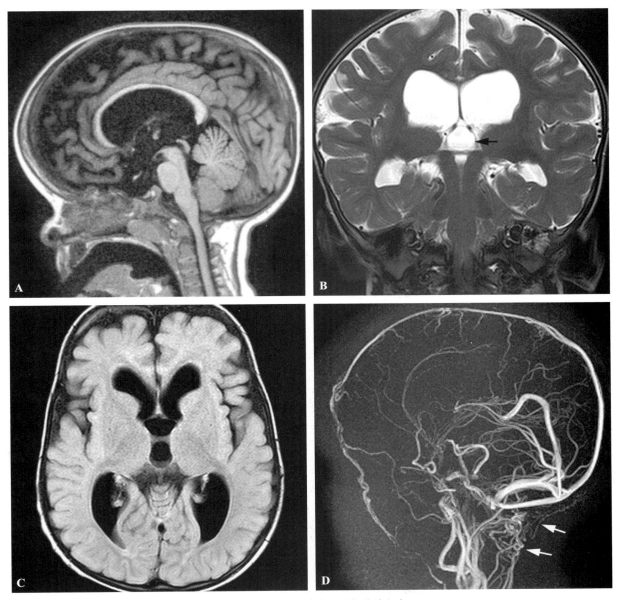

▲ 图 8-36 因静脉高压引起的脑积水

15 月龄的婴儿，软骨发育不全。A. 正中矢状位 T₁WI 显示本病的额叶压低特征，幕上脑室较大，颅后窝较小，颅椎交界处和颈椎管狭窄；B. 冠状位 T₂WI 显示幕上脑室扩张，典型的颞角圆钝压迫海马，还有明显的松果体上隐窝（黑箭）；C. 轴位 FLAIR 图像显示弥漫性脑室扩张，额叶上方有明显的蛛网膜下腔和大脑半球前间隙（伴有蛛网膜下腔扩大）；D.MRV 显示两个乙状窦在颈静脉孔内中断。通过导静脉和枕大孔周围静脉丛可见明显的侧支静脉血流（白箭）

同样，可能通过相同的机制，婴儿的进行性头颅增大也可以由硬脑膜静脉窦血栓形成引起。MRV 有助于发现脑脊液压力升高而没有其他明显原因的儿童硬脑膜静脉窦阻塞。由于 2D-TOF-MRV 可能显示由于复杂血流（有时由于存在蛛网膜颗粒或来自 Labbé 静脉的血流）而导致的远端横窦和乙状窦明显狭窄，因此时间分辨对比剂增强 MRV（见第 1 章）是评价静脉窦的研究方法。然而，MRV 不能确定硬脑膜静脉窦狭窄病灶之间的压力差。因此，在比较棘手的情况下，导管静脉造影可以测量静脉窦的压力。但是要记住，要确定是静脉狭窄导致脑积水还是颅内压升高导致静脉狭窄并不容易。

儿童正常压力脑积水（NPH）是脑积水的一种形式，尽管在腰椎穿刺时测量出正常的脑脊液压力，但是脑室和脑实质之间存在压力梯度。NPH 主要影响老年人，可能是由不同的机制造成的这种现象，所以人们对 NPH 的了解很少。儿童可能会受到影响，但对此的诊断一直都很困难，而且儿童往往比成人更难诊断。间歇性高压可能是由包括顺应性（如静脉系统）在内的正常代偿压力机制[191] 的损伤造成的。波动的高压可能与受损的区域 CBF 共同导致脑室扩大和实质破坏有关。NPH 最常见的（假定的）原因是不明蛛网膜损伤干扰正常的 CSF 吸收，还有硬脑膜囊的弹性丧失。病因包括新生儿脑室内和蛛网膜下腔出血、自发性蛛网膜下腔出血、颅内创伤、感染和手术。在儿童中，NPH 最常见于那些有潜在神经疾病的人群，如脑膜炎或生发基质 / IVH[192] 的并发症。因此，NPH 不仅是成年人的疾病，它也可以发生在儿童身上。

儿童 NPH 的超声、CT 和 MRI 表现与其他的非梗阻性脑积水无法区分。用流敏 MRI 方法测量脑脊液流量表明，脑脊液每搏输出量（随着每次心脏收缩而移位的脑脊液容量）在颅椎交界处减少 50%，在硬脑膜窦静脉每搏输出量减少 33%. 同时，ICP 监测报告脑脊液脉压增加了 6 倍[12]。减少的每搏量和增加的压力波的这种关系反映了大脑顺应性的减低：由心脏收缩引起的动脉扩张减少，并且动脉脉冲波，直接传输到血管腔，而不是传输到 CSF（因为顺应性的丧失）。因此，毛细血管和静脉的血管内压力增加，阻止了实质对 CSF 的正常吸收。因为脉搏波传输到血管而不是大脑周围的脑脊液，所以大脑会肿胀，压缩脑室。反过来，脑室受压又会导致脑室内特别是导水管内压力波振幅增加。血管和脑室的压力都增加导致脑组织的缓慢进行性减少[12]。在一组患者中使用电影相位对比成像显示，与正常对照组[193] 相比，导水管处的脑脊液振幅显著增加[193]，这被理解为对该模型的肯定。在常规 MRI 上，这表现为在矢状位 $T_2$-FSE/TSE 成像上导水管内的流空信号明显增加。然而，对这一现象的另一种解释是，脑室扩大减小了脑周空隙，将收缩期的流出量全部引向脑室的内侧，并穿过导水管。

婴儿期良性特发性外部性脑积水，又称婴儿期蛛网膜下腔良性扩大或婴儿期良性蛛网膜下腔积水，是婴幼儿常见且特殊形式的慢性非梗阻性脑积水。在几月龄到小于 2 岁的儿童中，其特征是大头畸形，蛛网膜下腔前份中度至明显扩大，包括半球间裂隙的前份和轻度扩大的侧脑室，前部更大。从形态学上看，大脑似乎在明显扩大的头部和增大的脑脊液间隙中自由生长。除了大头畸形之外，孩子的表现是正常的，即没有任何临床特征。这通常是家族性的，主要影响男孩，较少见于早产儿[194]。人们假设是（未记录的）蛛网膜绒毛不成熟，CSF 吸收不良，但其过程还不清楚[194]。事实上，无论是实质还是经硬膜外，婴儿体内存在除蛛网膜绒毛以外的脑脊液吸收途径。无论脑脊液缓慢积累的原因是什么，未成熟的膜性颅骨比大脑生长得明显，并且不成比例，这就导致了特征性的外观[12, 195]。当骨缝融合限制头部的生长时，这种不成比例的增大会减小，但患病的儿童通常保持大头畸形。值得注意的是，也可能经常发现父亲的大头畸形。外部性脑积水的形态模式与正常胎儿中观察到的突出的脑周间隙的形态差别不大（图 8-37），后者通常在分娩后不久消失，甚至在早产儿中也是如此，可能是由于与肺循环开放相关的静脉压下降（图 8-38）。值得注意的是，在出生前和出生后的婴儿中，脑室和脑周间隙过于明显与晚发性良性外部性脑积水有关[196]。除了蛛网膜绒毛的"不成熟"，其他的可能病因包括静脉引流受限，即在软骨发育不全的患者中观察到类似的流体动力学改变，这时静脉流出严重受损（见上文）。在婴儿型假瘤中，婴儿和蹒跚学步的儿童有特发性外部性脑积水。在老年人的假性脑瘤中（特发性颅内高压）也存在这种情况。儿童和老年人的脑积水有一个共同的静脉发病机制，其差别仅在于颅骨是可扩张（外部性脑积水）或不可扩张（假性脑瘤）[186, 187, 197]。一些人进一步假设，在婴儿期出现特发性良性外部性脑积水的儿童可能在年龄稍大时容易出现典型的 NPH，此时脑血管病变的发展将限制脑组织对 CSF 的适度吸收[198]。

在 MRI 上，良性外部性脑积水的诊断取决于巨颅畸形的特征性形态学表现，脑内外的前脑脊液间隙扩大，主要是脑外的（图 8-39 和图 8-40）。每个序列上的液体必须类似于 CSF，通常由蛛网膜桥静脉穿过，以排除硬膜下积液的可能性，如硬膜下水瘤（图 8-40）。

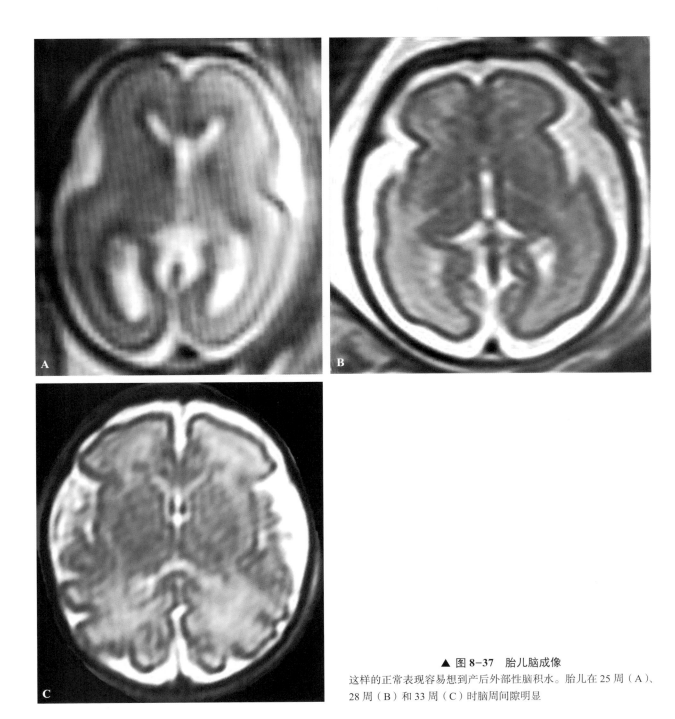

▲ 图 8-37　胎儿脑成像
这样的正常表现容易想到产后外部性脑积水。胎儿在 25 周（A）、28 周（B）和 33 周（C）时脑周间隙明显

（3）急性非梗阻性脑积水：与脉络丛乳头状瘤相关的脑积水也被认为是由于 CSF 分泌和吸收之间的不平衡引起的，但在这种情况下，过多的 CSF 分泌被认为超过了它的吸收能力。然而，脑积水并不是都会有的：在 16 例个人的幕上脉络丛乳头状瘤病例中，仅有 9 例（56%）出现明显的脑积水。脉络丛乳头状瘤与特发性外部性脑积水一样都发生于

相同年龄段的婴幼儿。肿瘤通常在一个侧脑室内发展，而脑积水通常（但不总是）是双侧的，并且经常是对称的 [199]（图 8-41）。脑室扩张可能与颅后窝明显增大有关。扩张的脑室使脑周间隙消失，这种改变可以将这种疾病与特发性外部性脑积水区分开来。肿瘤的四个主要特征是：①通常漂浮在脑室的 CSF 中而不被嵌顿；②产生大量的 CSF（每天高达

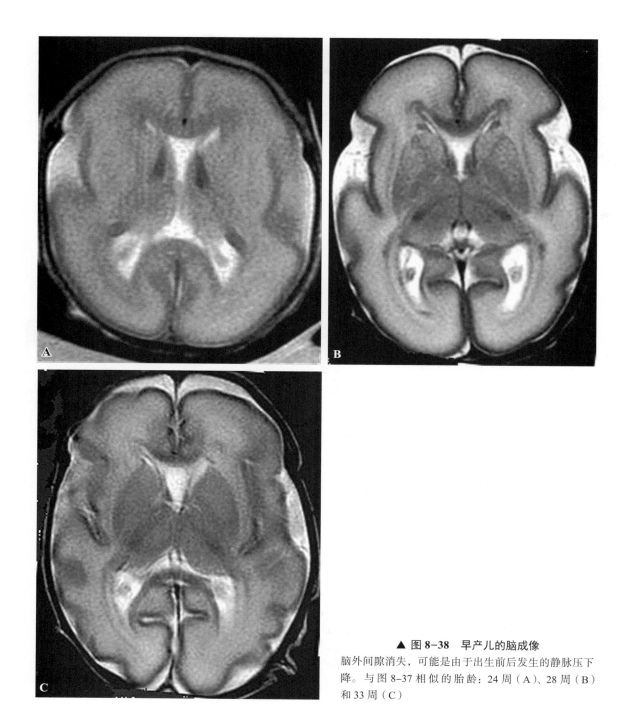

▲ 图 8-38　早产儿的脑成像

脑外间隙消失，可能是由于出生前后发生的静脉压下降。与图 8-37 相似的胎龄：24 周（A）、28 周（B）和 33 周（C）

几升）[200-202]，并且 AQP1 在肿瘤中强烈表达[203]；③血供丰富，因此具有强烈的脉动[200]；④ CSF 是黄色的，并且含有的蛋白水平很高[200, 201]。临床上，患者有大头畸形和颅内压增高，并伴有相关的临床症状。然而，发病机制仍有很大争议。当肿块位于或靠近中线时，脑室阻塞可能会导致脑积水，但这并不常见。重复的微出血会影响吸收部位，但在肿

瘤切除后脑积水通常会消失[200]。在非对称性脑室扩大的情况下，这种富血管肿块的过度搏动可能有一定作用，但这可能与一定程度的顺应性降低有关，然后导致空洞扩张。多数认为脑积水最有可能的解释就是 CSF 产生过多。与脉络丛癌相关的脑积水的可能因素中，除了脑室阻塞或受压之外，还有脑脊液的过多分泌，但文献中并没有记录[204]。

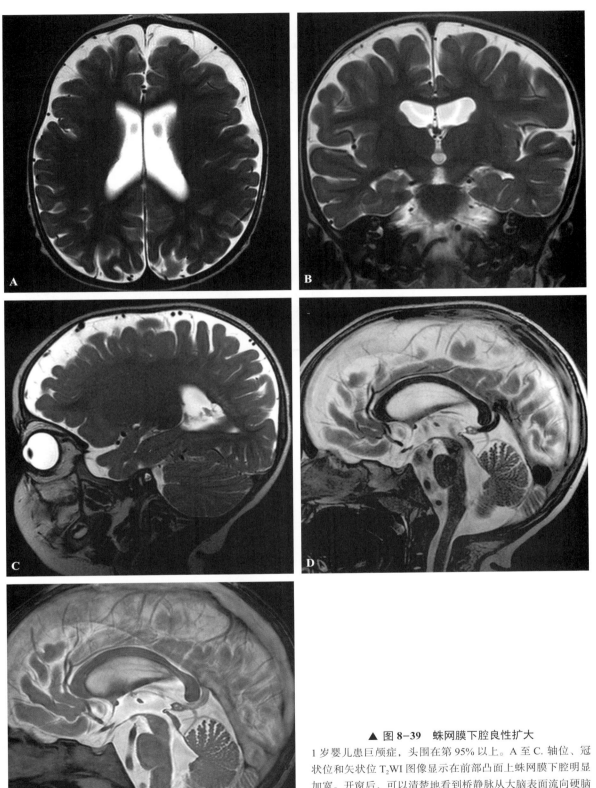

▲ **图 8-39 蛛网膜下腔良性扩大**

1 岁婴儿患巨颅症，头围在第 95% 以上。A 至 C. 轴位、冠状位和矢状位 T~2~WI 图像显示在前部凸面上蛛网膜下腔明显加宽。开窗后，可以清楚地看到桥静脉从大脑表面流向硬脑膜的内层。侧脑室仅轻度扩张，颞角正常。D. 正中矢状位 T~2~WI 显示弥漫性明显的脑脊液间隙，可以看到微弱的流空效应经过导水管。E. 正中矢状位 FIESTA 图像显示正常的中线解剖，而不是明显的 CSF 间隙

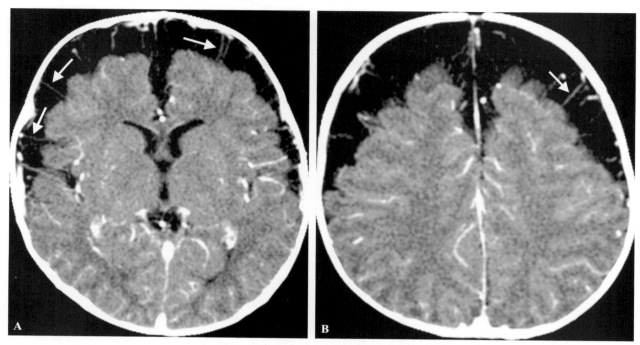

▲ 图 8-40　蛛网膜下腔良性扩大

这种疾病中的液体积聚被认为是由于幼年儿童的 CSF 吸收不良（吸收性脑积水），只要颅缝是开放的，就会导致颅骨不成比例的生长，但大脑大小保持正常。因此，脑外间隙扩大而不是脑室扩张（A）。蛛网膜下腔（与硬膜下）积液的诊断依赖于桥静脉穿过流体（如 A 和 B 所示，白箭）。当颅缝的生长潜力丧失时，在幼儿中大脑周围间隙的扩大就会消退

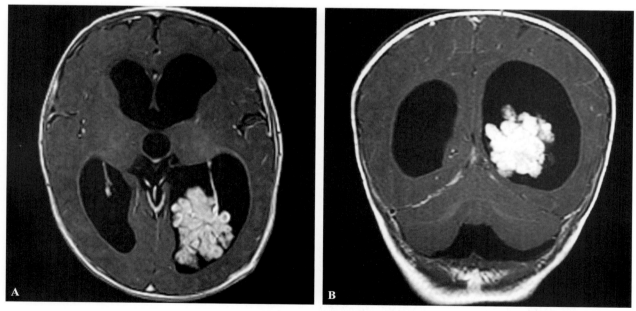

▲ 图 8-41　脑积水和脉络丛乳头状瘤

轴位（A）和冠状位（B）T₁WI 增强后图像显示左侧脑室内明显强化的肿块。它不会阻塞脑室。双侧对称性脑积水的初步解释是脑脊液的过度产生，通常在脑脊液中发现高密度蛋白质，以及脉络肿瘤丛的搏动性增加

双侧脉络丛绒毛增生（或肥大）是一种严重但罕见的疾病，文献中报道的病例不到 25 例[205]。它是脑积水的唯一亚型，不能单独通过脑脊液分流而得到缓解，因为分流的患者会迅速（几小时或几天）出现腹水。这种情况可能在胎儿或新生儿早期发现，后来可在婴儿中发现，在儿童中少见。临床上严重的脑积水与双侧脑室的脉络丛增生相关，有时是双侧脉络丛乳头状瘤，因为这两种情况在组织学检查中似乎有关联[206-208]。自 CT 和 MRI 普及以来，仅发表了 17 例病例报告[205-220]。在诊断中，患者表现为巨颅畸形，影像学显示侧脑室对称性扩张，脑周间隙消失，脚间池和颅后窝池明显扩张[206, 209-215]。只有一份报告提到了第四脑室脉络丛的增生[211]。脉络丛绒毛增生的影像学表现与脉络丛乳头状瘤的表现是不同的。与乳头状瘤形成对比，侧脑室的脉络丛是弥漫性、双侧性和对称性受累，伴绒毛肥厚（图 8-42），乳头状瘤通常表现为附着在一个脉络丛上的致密肿块。注射对比剂后这种差异更加明显。在所有报道的病例中，最初放置脑室腹腔分流术未能缓解脑积水，除一例外，其余所有患者迅速（在几小时或几天内）发展为腹水。相对于其年龄，CSF 的产生很多，每天可以多达几升[205-211, 214-220]。在所有的病例中，进行双侧脉络丛切除术，第二次通过凝固或切除，最初在减少脑积水方面是有效的，然而脉络丛有可能从残留的碎片中再生，所以治疗只是暂时的。在一个病例中进行的免疫组织化学研究显示，增生的脉络膜丛中 AQP1 表达降低，可能是由于"不受控制的"CSF 的过度产生而下调的[217]。

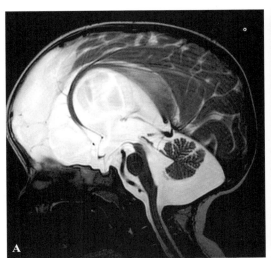
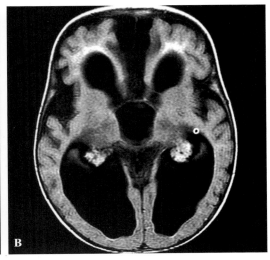
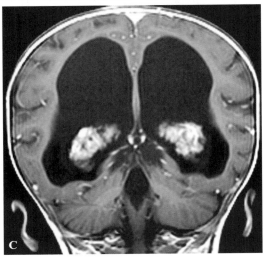

▲ 图 8-42 脑积水和脉络丛增生
矢状位 T₂WI（A）、轴位 FLAIR（B）和冠状位 T₁WI 增强（C）图像显示脑室、颅后窝、鞍上池和大脑间裂前份对称性增大，双侧脉络丛增生，脑脊液的过度产生导致脑积水

### 3. 胎儿脑积水

(1) 病理生理学：胎儿脑积水的定义、理解和诊断都很缺失。它通常被归入一些常见的分类中，如"巨颅骨"[221] 或"脑室扩大症"[222, 223]，但是两者均可没有脑积水。甚至是在遗传学和 MRI 时代，最近才有关于"胎儿脑积水"或"先天性脑积水"的报道，并不知不觉地描述了无前脑、脑积水、小头畸形伴大脑室、脑膨出和胼胝体发育不全的病例 [224—227]。先天性脑积水的流行病学研究依赖于登记，同时也缺乏精确的定义[228—231]，甚至医学术语也可能具有欺骗性。在过去被称为"X- 连锁脑积水"的罕见病例中，现在被确定为 CRASH（胼胝体发育不全、发育迟缓、拇指内收、痉挛、脑积水），表现为脑室很大，导水管可能并没有开放，但是原有疾病是由于控制轴突束发育[165] 的 L1CAM 基因（Xp28）的缺陷导致白质发育不良，即使与脑积水相关，它也是白质的疾病（图 8-27）。还有另外一种被误认为脑积水的疾病是 Walker-Warburg 综合征，实际上是具有 Hydrocephalus 脑积水、Agyria 无脑回畸形、Retinal Dysplasia 视网膜发育不良的共同表现的"HARD 综合征"，但是它现在被鉴定为鹅卵石脑中最严重的表型，这是一种与肌营养不良性疾病相关的皮质过度迁移障碍（见第 5 章）。

在出生后婴儿或儿童脑积水中，被认为单独的 CSF 的分泌 / 吸收或合并流体动力学的紊乱共同参与疾病的过程（见上文）。在胎儿中，人们对 CSF 的正常生理知之甚少。甚至在脉络丛形成之前，流体就存在于神经管的管腔内，因此是漏出液。当 AQP1 和酶在脉络丛中表达时，第四脑室的脉络丛真 CSF 分泌大约在第 7 周开始，第三脑室和侧脑室在第 8 周开始。虽然在第 11～12 周脑室才开始与蛛网膜下腔沟通，此时第四脑室的顶部打开[58]，然而室管膜 AQP4（介导脑室吸收）直到很久以后才表达，大约在 22 周（海马沟的第 18 周）[46]。同样，虽然蛛网膜下腔从第 6 周发展到第 8 周[52]，但能介导脑室外 CSF 产生的软脑膜下 AQP4 也要到第 22 周才能表达[46]，而预示蛛网膜绒毛的硬脑膜凹陷在第 26 周之前也不会被观察到[61]。在整个妊娠过程中，动静脉压力梯度很小，胎儿的胎盘 - 心脏循环模式与低动脉压和高静脉压有关，这可能解释

了胎儿脑脊液周围明显间隙的正常特征，其形态对应于婴儿的良性外部性脑积水，这种情况在出生后不久即可消失，甚至在早产儿中也是如此。如前所述，这可能是由与胎盘分离和肺循环开放时发生的静脉压下降和动脉压升高所致。除了脉络丛和生发基质外，脑组织灌注最低，这种情况持续到 22 周后丘脑皮质联合发展，与婴儿相比，胎儿的颅内脉动很弱。此外，在子宫内婴儿的颅内 - 颅外压力梯度需要被羊水的压力梯度平衡。在胎儿梗阻性脑积水中，对尝试在子宫内进行治疗的选定脑室压力高于羊水压力的病例进行手术，这表明脑室羊膜分流术可能是一种可行的治疗方法[232]。Chiari Ⅱ复杂畸形公认的发病机制，即基于髓鞘形成的 CSF 泄漏导致低 ICP 的假设，支持这个概念：即使在正常胎儿中，ICP 也高于羊水压力。

(2) 胎儿脑积水的影像学表现：超声检查是研究胎儿脑积水的主要工具，MRI 仅在某些病例中是必要的。当胎儿超声显示侧脑室体部大于 10mm[233] 时，诊断为脑室扩大。第三和第四脑室的大小也可以从轴位超声图像及冠状位（侧脑室体部、第三脑室）和矢状位（第四脑室）MRI 图像中测量。第三脑室直径在超声上 < 3.5mm，MRI < 4mm；而第四脑室直径超声上 < 4.8mm，MRI < 7mm[234]。无论是什么原因，胎儿脑室扩大表明大脑的发育可能是异常的，说明进行胎儿 MRI 以进一步明确病情是有道理的。区分单纯性脑室扩大和真性脑积水还是有难度的，因为患脑积水的胎儿可能头围也是正常的，并且脑室扩张并不一定会抵消胎儿大脑凸面上观察到的典型突出的蛛网膜下腔。双顶径的测量可能比头围更有用（见下文）。对脑室形态的评估也可能有帮助，因为脑室变得圆钝，特别是颞角，说明脑室压力增加。如果脑积水不太严重，通常会保留皮质（脑室区、中间区、亚板、皮质，见第 2 章）中的细胞分层，而这种分层通常在破坏性脑室扩大的情况下消失[235]。当颅后窝正常时，需要怀疑导水管阻塞或狭窄。在中脑的矢状位进行评估是最好的。胎儿脑积水的一个共同特征是透明隔膜破裂，这种改变与发育的隔膜缺失很难区别。MRI 有助于显示脑积水的病因（导水管狭窄、后脑畸形、出血、感染、Galen 畸形静脉、脑外囊肿或罕见的肿瘤）。

在个人系列（不包括 Chiari Ⅱ 畸形）中，胎儿脑积水的定义与有明显原因（因此所有病例均为梗阻性脑积水）的脑室扩大相关（测量冠状位上脉络丛水平的最大横向直径超过 10mm），也与双顶径增加相关（比平均水平≥ 2 孕周）。根据诊断时间将病例分为两组。最初由超声确诊的妊娠中期的病例被认为是早发性脑积水（48 例，MRI 研究在 19～29 周内完成）。超声发现的晚期病例在妊娠中期是正常的，只在后期才发展，因此他们被认为是晚发性脑积水（12 例，MRI 研究在 32～38 周完成）。在 7 例早发性脑积水患者中，在 30 周后（出生前或出生后）进行随访 MRI 检查，4 例迟发性脑积水患者在出生后 38～48 周（胎龄）进行 MRI 检查。此外，对 9 例流产胎儿进行了尸检（均为早发性病例）。

在早发组（48 例），脑积水出现在孕中期超声检查之前。其特点是兄弟姐妹的患病率很高（9/48 或 19%，在一般人群中的患病率为 3.3%）。病理证实 9 例，随访 7 例。形态学特征显示三种严重程度：轻度、中度和重度，均伴有双顶径增加和脑室梗阻的证据。（这些基于形态学的严重程度不一定与体部宽度相匹配，但说明与它们之间的某种相关性。）在每一组中，成像特征都非常一致。7 例患者为轻度脑积水，表现为脑室肿大和大头畸形，大脑的实质仍然存在和脑周间隙没有消失（图 8-43A）。23 例患者发现中度脑积水，表现为脑室扩大，大头症，大脑皮质伸展、变薄及部分消失的脑周间隙（图 8-43B）。17 例重度脑积水患者表现为脑室扩大，大头畸形，脑室扩张和局灶性裂开，脑周间隙完全消失（图 8-43C）。透明隔裂是常见的，并且与脑积水的严重程度有一定的相关性，在轻度脑积水的病例中占 29%，中度脑积水 65%，重度脑积水 94%（图 8-43B 和 C）。随访 7 例患者的影像显示（宫内 2 例、出生后 5 例），6 例严重程度不变，1 例加重（从中度到重度）。

孤立的导水管狭窄（57%）分为 3 组。过去，胎儿导水管狭窄被相继认为是原发性发育缺陷、TORCH 感染、来自扩张的侧脑室的"背压"或惰性的导水管旁肿瘤引起。它一直被认为与睫状体上皮的紊乱和 SCO 的异常有关，但这似乎不适用于人类。然而，双胞胎妊娠的流行对发育的起源有提

示作用。毫不奇怪，菱脑炎合并中脑综合征（RES/MES）是胎儿脑积水的常见原因（图 8-44），作者发现 9/48 例中有这些，而一般人群[236]的估计为 1/1 000 000，文献中发表的产后病例不超过 100 例[237]。已经在 40 例[238]的胎儿病理中发现胎儿脑积水中 RES/MES 的高患病率（21%），并且在一项简短的、主要是神经超声的研究中发现了 11 例[239]。除了认为这些疾病中后脑中部中线结构的缺失也影响了大脑导水管，没有其他病因或遗传异常与此相关。其他与胎儿脑积水相关的畸形包括 2/48 例 Dandy-Walker 畸形和 CRASH 综合征（L1CAM 缺陷）。总而言之，内源性脑部疾病解释了 87% 的早期胎儿脑积水病例。相比之下，外在原因是不常见的（13%），包括可能有之前的出血（4 例，亚急性 3 例）及软脑膜囊肿或伴有硬脑膜动静脉瘘的扩张的硬脑膜的压迫（各 1 例）。

室管膜剥脱在实验动物先天性脑积水[114, 240]、Chiari Ⅱ 畸形相关脑积水[241]、胎儿交通性脑积水[48]和出生后脑积水[45, 118]中有报道。室管膜剥脱在多种脑积水中都存在表明，它是脑积水的结果，而不是原因。这种现象在 MRI 上不容易观察到，但室管膜在神经元祖细胞分化和迁移中的作用[50, 242]可以解释这么多（5 例）室管膜结节及 Chiari Ⅱ 畸形相关脑积水中异位的高发生率[170, 243]。室管膜损伤也可以解释胎儿（与出生后）脑积水中常见的透明隔膜异常的缺陷。在动物中，有人提出室管膜剥脱可能干扰 SCO 的发展并导致脑积水，但是，SCO 的意义在人类中是有争议的[24, 244]。值得注意的是，进行 MRI 随访的 7 个胎儿发现脑积水并没有阻止旋转的发生。

对于 12 例晚发性胎儿脑积水患儿，中期超声显示不明显，因此可以合理地假设脑积水是在妊娠后半期发生的。尸检（1 例）和产后随访（3 例）证实了 MRI 的表现。与早发性脑积水组一样，病例分为轻度（1 例伴有大颅和脑室扩大、皮质厚度不变、脑周围间隙开放）、中度（5 例，大颅和脑室扩大、变薄的大脑皮质、脑周间隙变浅）或重度（6 例，大颅骨和脑室扩大、皮质较薄、脑周间隙消失）（图 8-45）。有 2 例只发现了导水管狭窄这一内在原因，其中一例伴有室管膜结节。外在原因占主导地

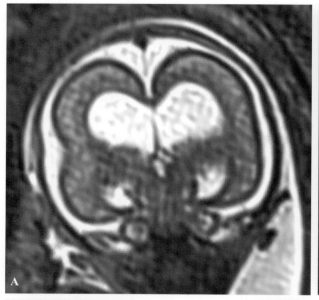

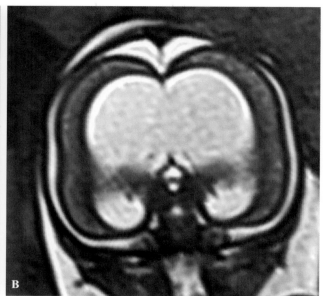

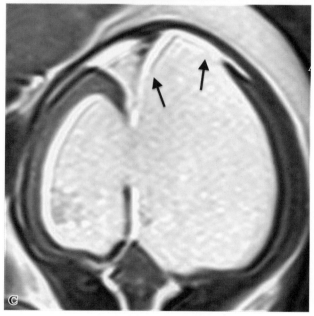

▲ 图 8-43　早期胎儿梗阻性脑积水（妊娠中期诊断）

冠状位形态学表现（孕 23～24 周时进行 MRI）。A. 轻度早期胎儿脑积水模式。脑室适度扩大，灰白质分层仍然存在，脑外间隙尚存，透明隔膜可见。B. 中度早期胎儿脑积水模式。脑室变大，大脑皮质变薄，脑外间隙部分消退，透明隔裂开。C. 严重早期胎儿脑积水模式。脑室明显扩张，大脑皮质较薄。此外，左侧大脑皮质裂开（黑箭），脑外间隙完全消失

位：5/12 例为脑室出血，其中 4 例为亚急性，1 例为慢性；4/12 例为软脑膜囊肿压迫导水管；1/12 为蚓部肿块压迫。对 17 例出生后诊断为先天性脑积水（在新生儿期诊断）的类似分析也显示，外在原因比内在原因更常见。11 例外源性病例中，中线囊肿 7 例，出血 2 例，肿块 2 例；内源性的 6 例中，导水管狭窄 5 例，菱脑炎 1 例，后者形态与早期胎儿相似，可能在宫内未确诊。

（3）胎儿脊髓脊膜膨出、Chiari Ⅱ 畸形复合体和脑积水：除了被认为是原发性病变的脊髓脊膜膨出外，Chiari Ⅱ 畸形患者还表现为出生后不同的后脑（小脑向上和向下突出）、中脑（后下喙）、前脑（大块中层、胼胝体发育不全，灰质异位）及硬脑膜和颅脑异常（见第 5 章和文献 [170]）等。孕中期 MRI 显示腰骶骨缺损，伴有小脑突出的小颅后窝（"香蕉"征），轻至中度脑室大，典型者脑周间隙不可见，并小颅骨（"柠檬"征）（图 8-46）。由于 Chiari Ⅱ 畸形是由脑室内 CSF 通过开放的脊髓脊膜膨出渗漏随后出现低 ICP 渗漏所致，因此小脑室和（可以想象的）脑周间隙仍存在是可以被预测到的。

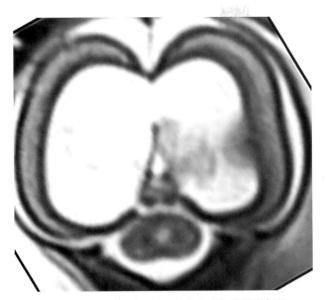

▲ 图 8-44　早期胎儿梗阻性脑积水与菱脑炎相关
冠状位上从头部后面显示脑积水合并小脑呈较小的圆形

这种明显的悖论可以用大脑和骨骼成熟率的差异来解释。低的脑脊液压力使颅腔不能正常扩张，颅后窝和颅骨都很小。小脑的持续生长导致其向上和向下疝出颅后窝，并导致第四脑室的阻塞和大脑周围间隙的填充。然而，颅后窝梗阻与小颅骨一起导致幕上脑室扩大。颅后窝联合软骨可能因为低 ICP 而过早闭合，只有早期手术修复脊髓脊膜膨出（大约妊娠中期），颅后窝才可能再扩张，Chiari Ⅱ 畸形（或至少部分）才能减轻或消失，继发性脑积水也才会随之改善。

Chiari Ⅱ 畸形相关的胎儿脑积水也可见室管膜剥脱。这是另一个因素，能够通过干扰产生细胞的脑室下区的发育来解释导水管狭窄、皮质发育不良和结节异位的高发病率[241, 243]。早期发病和持续时间较长的脑积水可以解释大脑半球后部（包括胼胝体

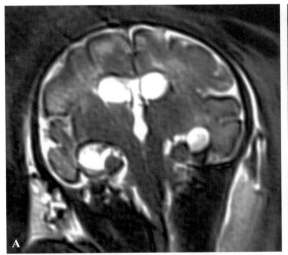

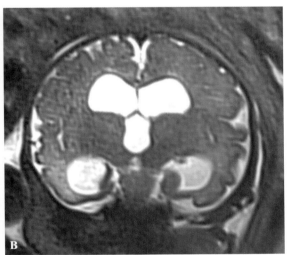

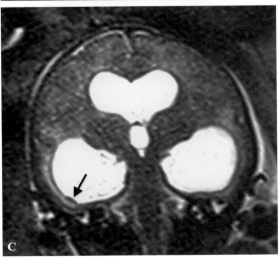

▲ 图 8-45　晚期胎儿梗阻性脑积水（妊娠中期正常，分娩前最后几周确诊）
A. 轻度晚期胎儿脑积水模式。脑室轻度扩张圆钝，实质扩展不明显，脑外间隙开放，透明隔膜及腔被保留。B. 中度晚期胎儿脑积水模式，脑室适度扩张，脑外间隙部分消失，透明隔膜完整。C. 严重晚期胎儿脑积水，严重的脑室扩张伴有脑外间隙消失，透明隔裂开。注意右侧颞角的小异位（箭），可能是脑室过度扩张继发的室管膜破裂所致

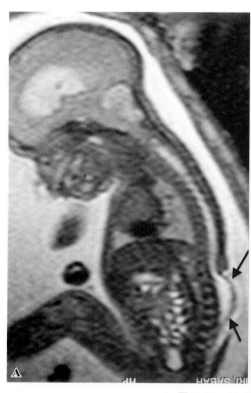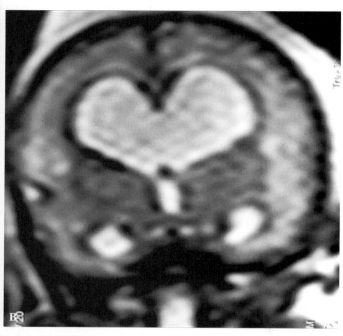

▲ 图 8-46　25 周胎儿脊髓脊膜膨出——Chiari Ⅱ 畸形

A. 矢状位颅脊髓切面。注意腰椎区域背侧广泛的骨缺损（箭）。神经"基板"排列在缺损的前方，伴有轻微的隆起。颅后窝小而窄，漏斗状，大孔状。小脑变形，向下伸展，高信号提示水肿。B. 头部冠状切面。明显的脑室肿大，伴有脑外间隙消失，但头围变小

束）和相关狭窄区白质的减少。其他异常，如明显的丘脑间连合或下丘脑连合，没有明显的发育相关的解释。

## 四、脑积水及相关并发症的治疗

### （一）临床资料

即使经过治疗，脑积水仍然是一种潜在的严重疾病。在 1970 年之前（即 CT 时代之前）对接受治疗的 128 名脑积水儿童（主要是肿瘤或脊髓脊膜膨出患者）的系列研究中，随访超过 40 年，总死亡率为 48%。除了肿瘤患者，死亡率仍有 39%，死亡主要发生在手术后的前 10 年，8% 的患者死亡与分流问题有关，128 例患者中仅有 3 例能够自主分流[245]。最近的一系列报道中显示，由于成像、分流技术和外科技术的进步，世界范围内的预后变好，但脑积水仍然是一种严重的疾病。一项对 1980—2007 年间接受治疗的 1973 名患者的研究报告称，

前 20 年的死亡率为 18%，之后为 6.3%[246]。其发病率也很高，有 20% 的患者因感染、闭塞或低引流或过度引流而行分流术。出生时就诊断脑积水的儿童总体预后较差，因为病因更严重，包括脊髓脊膜膨出、脑室 / 实质出血和脑膜炎[246]。最常见的神经后遗症是神经认知（48%）或运动（46%）的异常，但癫痫（23%）、行为障碍（15%）、视觉（14%）或内分泌缺陷（14%）和肥胖（9%）也是常见的[246]。

除了 ICP 外，脑积水的预后也取决于其严重程度、持续时间和发病年龄。脑积水的严重程度和持续时间与相关的实质损伤有关，如慢性缺血、室管膜丢失和对细胞谱系的影响、轴突变性等。发病年龄以复杂的方式影响着结果，取决于病因的影响及仍在发育中的脑组织的易感性和可塑性。例如，细菌性脑膜炎伴随以下情况：①弥漫性毒性损伤伴有实质水肿和高 ICP；②发展中的动脉和静脉血管炎和缺血；③炎性室管膜破坏；④实质脓肿形成；⑤星形胶质细胞增生和纤维化；⑥ CSF 通路的多房

梗阻，从而使得解剖上和功能恢复的可能性很小。类似地，早产儿出血性脑积水与出血性生发基质中间神经元的产生受阻[247]、PVHI 区域的轴索束破坏或更弥漫的 PVL 相结合，对预后的影响远大于脑积水本身。相反，由于中线蛛网膜囊肿或孤立性导水管狭窄引起的脑积水只是单纯的机械途径，并且通过恢复开放的 CSF 通路之后的组织修复和代偿过程，可能足以实现恢复正常。尽管胎儿脑积水的预后通常不太好，但有一些例子表明，至少从形态学的角度来看，情况并不一定如此。感觉运动的连通直到第 2 个月末才完成[248]，之后是联合皮质。因此，轴突侧支生长和分支的信号通路仍然存在于未成熟的大脑中。亚板（轴突侧支在那里增生并连接到上面的皮质）[249] 是白质离脑室最远的部分，并且被认为是收到脑积水的有害影响最小的部位。即使深部白质被破坏（PVL、PVHI），亚板大部分留存[171]，并且可以作为丘脑皮质纤维的"侧支"旁路，实现功能上的补偿[250-253]。相反，髓鞘形成过程可能会限制未成熟大脑的恢复潜力。虽然轴突的电活动是髓鞘形成的有效诱导因子[254, 255]，但在啮齿类动物的脊髓创伤性损伤实验中已经证明，少突胶质细胞膜上的髓鞘相关抑制药（MAIS）限制了体内轴突再生[256]。这种抑制作用好像通过限制轴突过度发育的潜力（及随后的异常连接性）来加强正常成熟，从而稳定皮质回路[256]。然而，可能在病理情况下（如脑积水），发生在正常无髓鞘未成熟婴儿大脑中的轴突修复可能被髓鞘形成较晚的大龄儿童的 MAI 所阻止。

## （二）治疗目标和选择

如前所述，严重或持久的脑积水会损害实质灌注。扩张的脑室持续压迫大脑，导致胶质增生，皮质扭曲，轴突和髓鞘损伤，因此恢复正常的 CSF 动力学对于正常发育至关重要。显然，最好的选择是绕过或除去梗阻的原因：切除肿瘤或切开囊肿。在没有这些选择的情况下，治疗就是为了通过内部（ETV，当地条件允许）或脑室腹腔引流来恢复正常的顺应性。如果高 ICP 损害了吸收和顺应性，CSF 流动必须充分降低压力以恢复灌注（通常这也恢复了顺应性）。使用利尿剂（乙酰唑胺和呋塞米）减

少 CSF 的产生[257]。腰椎穿刺和脑室穿刺在各种情况下都已经尝试过，但前者不起作用，而后者有很大的感染风险[257]。手术植入的临时脑室外引流缓解了病情并且也更加安全，即在头皮的软组织中开孔以防止感染，通过这个孔道它排出液体，并可同时监测 ICP。从本质上讲，它是一种暂时性装置，但如果需要永久分流，它可以连接到永久性脑室腹腔（通常）装置。

### 1. 脑室腹腔分流

分流系统由脑室造瘘管、储液器（可选的）、一个阀门和一个腹膜管，或少见的房管组成。脑室造瘘管通过一个小的颅骨小孔经过脑实质插入侧脑室的额部或枕角。造瘘管附在一个储液器上，这个储液器位于颅骨缺损上方皮下组织中的阀门上。阀门被设置在一定的压力下，超过该压力就会排水。它还设置了顺应性水平。有些阀门是用外部磁性装置进行压力调节的。虽然这些磁性装置不是 MRI 成像的禁忌证，但研究结束后总是需要重新设置阀门。分流和阀门系统的存在恢复了系统的顺应性，并实现了对收缩压力波的抑制和排泄积聚的液体。腹膜管从皮下阀门进入腹膜腔。放射科医生通常被要求通过确定脑室造瘘管尖端的位置及因为放置而导致的脑室的减少来评估分流的功能。原则上，脑室造口管的尖端应位于侧脑室无脉络丛的部分，最常置于额角和枕角。引流管在大多数 MRI 序列上是低信号的，在 CT 上是高衰减。置入引流管后不久，凸面的脑周间隙应该很快变得明显。如果分流尖端在某一位置，2～3 天后脑周间隙无变化，则应怀疑分流系统的通畅性。如果分流后大脑皮质厚度达到 2cm 或更厚，患者通常会恢复平均智力[258]。腰-腹腔分流术已被提出用于治疗慢性非梗阻性脑积水，但由于并发症发生率高，尤其是慢性小脑扁桃体突出（获得性 Chiari Ⅰ 畸形）和脊柱侧弯[257] 的发展，在儿童中普遍不常用。

分流装置也有局限性。因为分流装置是异物，所以可能会感染。它们可能会变得阻塞，当脑室变小时，脉络丛、胶质细胞、室管膜细胞和其他脑室碎片可能会阻塞这些孔或"定植"在导管。由于头的移动，分流管可能会断裂。随着头的增大和脑室变小，颅内段可能变得太短。甚至随着儿童的生长

发育，颅外段也可能变得过短，导致腹膜不能吸收 CSF，从而导致腹膜囊肿的形成。排水不足和排水过度都可能发生。由于所有这些原因，分流术需要频繁修改，发病率和死亡率也是不可忽略的 [257]。

随着外科内窥镜技术的发展，内窥镜第三脑室造口术（ETV）被提出作为分流的替代方法，并已成为一种主要的并且非常流行的技术，如果脑脊液流动障碍发生在结灰质尾部的任何地方，都可以重建脑脊液流动的出口。它可以恢复对脑脊液压力波的顺应性，在脑室吸收不良的情况下，将脑室脑脊液转运到周边吸收部位。重要的是，它永远不会导致脑脊液过度引流。ETV 是通过穿透第三脑室底板的前部来进行的。为了做到这一点，内窥镜从位于冠状缝水平的小孔（距中线约 2.5cm）向前穿过侧脑室和孟氏孔朝向灰结节。脑室和孟氏孔必须足够大，才可以让外科医生在不损伤室管膜静脉或穹隆的情况下推进内窥镜。事实上，灰结节伸展和扩张就最大限度地减少了下丘脑严重损伤的风险。鞍背、乳头体和基底动脉的位置必须确定，它们之间的空间必须足够大，以便在中线处打开而不损伤血管。必须认识到继发于先前感染或偶尔存在下丘脑间粘连（在 Chiari Ⅱ 畸形中更常见）的脑室前部的粘连狭窄，因为这会导致到达灰结节的方法变得更加困难或根本不可能实现。只有当 CSF 在脑池中自由流动时，ETV 在梗阻性脑积水中才是最有用的方法；如果有小腔存在或第四脑室扩张使脑池较小时，则不能恢复正常的脑脊液流动。因此，初步成像（主要是 CISS/FIESTA）必须显示鞍上池、脚间池和脑桥前池的通畅性及其与其余脑周间隙的自由交通。如前所述，儿童梗阻性脑积水最常见的原因是导水管、第四脑室流出孔或枕骨大孔区域的梗阻。如果基底池是出血或脑膜炎后脑积水形成的，则不可能恢复顺应性和液体向远处吸收部位的分流。ETV 也可以在交通性脑积水的情况下绕过导水管和第四脑室，从而在孟氏孔阻塞后进行隔膜造口术以恢复侧脑室之间的交通。研究表明，ETV 成功地解决了 71% 接受过治疗的儿童的脑积水 [259]。当治疗失败时，可以进行第二次尝试。但在大多数患者中，脑室脑池分流术还是首选的 [259]。有趣的是，即使 ETV 是有效的，脑室大小仍然比接受脑室分

流术的患者大 [260]。ETV 的优点包括实现生理性脑脊液循环，感染发生率较低及感染对抗生素治疗的反应更好。然而，第三脑室造口术在婴儿中的作用较小。据报道，在这些婴儿中，实质和血管损伤的发生率较高，并且通过脑室底部的交通很可能自发关闭 [261]。

**2. 罕见的脑脊液分流技术**

通过第三脑室内部引流的一种罕见的变体是终板的开放，这可以通过额部途径进行。当由于经济或地理原因难以对患者进行适当的随访，这时导致放置脑室腹腔分流术是危险的，此时外科医生有时会在相同的脑室内窥镜手术中用烧灼脉络膜丛来补充 ETV，以减少 CSF 的产生 [262]，但是这并不常见 [68, 263]。最后，在 20 世纪 70—80 年代提出的用于治疗导水管狭窄的导水管外科插管，在过去 10 年中重新引入，使用纤维脑室镜（带支架或不带支架），特别是用于治疗孤立的第四脑室 [160, 161]。而由于存在导水管周围损伤的风险 [160]，这种方法并不常见。

## （三）结果和并发症的评估

### 1. 早期随访：对治疗的反应

对儿童脑积水的治疗（切除梗阻性病变、分流或 ETV）旨在通过恢复系统的顺应性并确保 CSF 转运到有效的颅内或颅外吸收部位，在 CSF 和脑组织之间重新建立正常的压力平衡。结果还是很成功的：患者的症状和体征消失。影像方法有望为治疗的疗效提供形态学证据。然而，首先必须证明没有任何速发的并发症，然后脑脊液转运过程（VPS 或 ETV）的有效性才被评估。早期可以用 B 超对婴儿进行检查，之后可以对所有患者进行 CT 或（最好是）MRI 检查，可以显示脑室大小和引流的位置。在非常年轻的患者中，MRI 可以使用常规序列或快速单次激发 $T_2$ 序列（无镇静）（图 8-6）。如前所述，分流的尖端应该位于额部或枕角，远离脉络丛 [264]。ETV 后，灰结节内的开口会显示，并可以看到流空信号穿过。早期并发症包括出血、感染、硬膜下积聚或脑室导管错位。早期脑室出血通常没有临床意义。气颅可能在脑室、蛛网膜、硬膜下或硬膜外间隙明显显示，几天内即可消退。

脑室扩大的早期并不重要，因为它不一定与ICP或临床结果相关[265]。更重要的是评估脑室扩大变钝的恢复，其在（但不仅在）颞角、第三脑室前份更加明显，根据不同的脑积水类型，还可在大脑凸面脑周围脑脊液间隙、半球间裂和外侧裂池的恢复，还有基底节区、颅后窝池（图8-47）。术后即刻，最常用的脑积水消失标准是脑室缩小。当出现脑室周围间质水肿时，由于室管膜下静脉受压引起的高ICP会在几周内消退（图8-48）。与分流前相比，视神经鞘直径的减小被认为是对小儿脑积水治疗反应较好的另外标志[266]。然而，可靠的测量是困难的。此外，这种扩张是ICP增加的指标，但是不确定是否与脑积水相关。

至于脑室扩大本身，重要的是要记住，脑室大小不一定与结果相关。三种不同的过程可能导致脑积水患者的脑室扩大，每一种过程都有不同的正常化过程。在急性或亚急性脑积水中，脑脊液是从外周转运到脑室的。一旦恢复正常的脑室内外压力平衡，它就会迅速得到纠正。在伴有大头畸形的慢性脑积水中，大脑半球扩张是脑室扩大的结果，同时保留了正常的脑容量。脑室大小与颅脑大小一起缓慢恢复正常。最后，脑室扩大可能是由于脑实质

的减少，此时脑室大小恢复正常依赖于脑实质的恢复。然而，脑室大小是随访治疗脑积水效果需要评估的一个重要参数。在儿科中，我们通过测量冠状位CT或MRI图像上脑室体部最大横径来评估治疗后的脑积水的效果。在分流后脑室大小比ETV后更快和更彻底地逐步减小，并在手术后约14个月达到一个平台期[264]。

术后对脑积水的评估可能显示存在脑脊液间隙的分隔，由于大脑的变形，在治疗前并不明显。这通常与化脓性脑膜炎有关，但也可能涉及其他炎症过程及多囊性蛛网膜下腔畸形。治疗后成像可能会显示以前无法观察到的脑池分室或脑室的分隔，但可以区分单房性脑积水和多房性脑积水，单房性脑积水是液体间隙是孤立的（如"被围成的"或"孤立的"第四脑室），而多房性脑积水中是形成几个独立的空腔[173]。在前者中，治疗可能相对简单，要么通过分流，要么通过放置导水管的插管和支架，而多房性脑积水的手术治疗可能极其复杂：多房性脑积水可能涉及脑室和脑池节段及实质空洞。当脑室分流降低ICP时，情况会变得更加严重，因为在不同的腔室之间会产生压力差。治疗方法包括插入多个分流管、ETV和腔室的可视的或内窥镜下

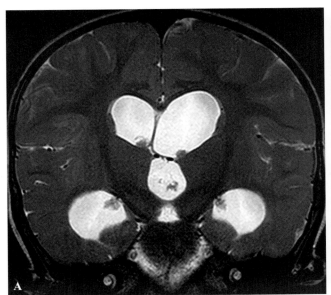
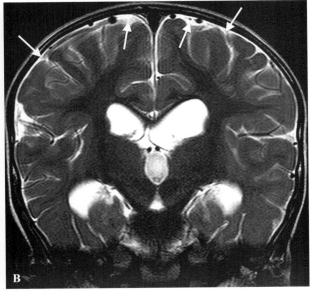

▲ 图8-47　评估脑部对导水管狭窄治疗的反应

A. 在ETV之前的冠状位T$_2$WI成像显示圆形的脑室和完全消失的脑外间隙；B.ETV完成后，脑室仍然很明显，但脑室圆钝减轻（注意颞角），凸起上方（白箭）及大脑半球间裂和外侧裂中的脑外间隙清晰可见

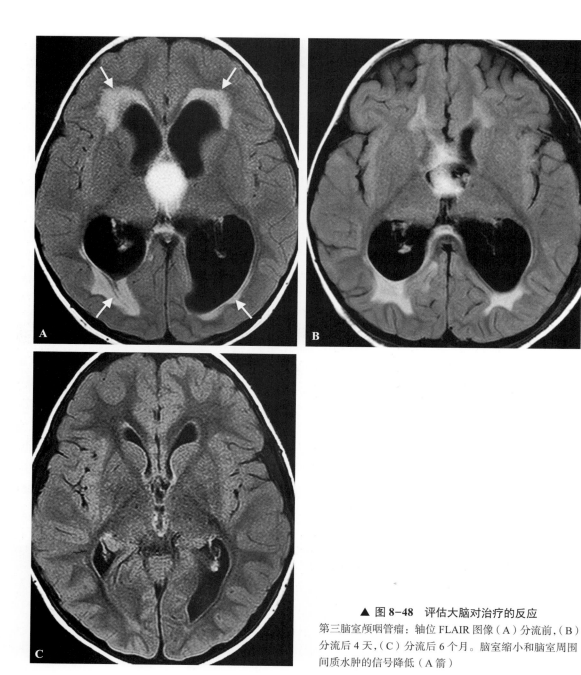

▲ 图 8-48　评估大脑对治疗的反应

第三脑室颅咽管瘤：轴位 FLAIR 图像（A）分流前，（B）分流后 4 天，（C）分流后 6 个月。脑室缩小和脑室周围间质水肿的信号降低（A 箭）

开窗 [173]。对于神经放射学医生来说，使用高分辨率成像（主要是 CISS/FIESTA）对于显示各种囊性结构及其相互解剖关系非常重要。可能还需要提供神经导航方法所需的数据。

2. ETV 和分流的功能评估

（1）内窥镜第三脑室造口术：虽然超声、CT 或 MRI 可用于评估分流性脑积水，但 MRI 是评估接受第三脑室造口术的患者的首选方法。在经过成功的 ETV 后的儿童中，相对于那些使用脑室分流术的

儿童 [260]，其脑室的缩小通常更慢也更少意外事件。脑室恢复速度的不同可能是由于留置的脑室分流导管抑制了从实质发出的 CSF 的流动，或者是患病儿童脑膜吸收能力下降 [260]。刚好在脑室造口部位下方脉动的基底动脉的压力波也可能导致这个现象。在正常人中，灰结节的向上凸起表明局部脑池压力高于脑室压力。第三脑室造口术的影像学评估也旨在显示第三脑室底部的开口。术前可能表现为第三脑室底部缺乏开口或未见明显的鞍上脑池循环。通

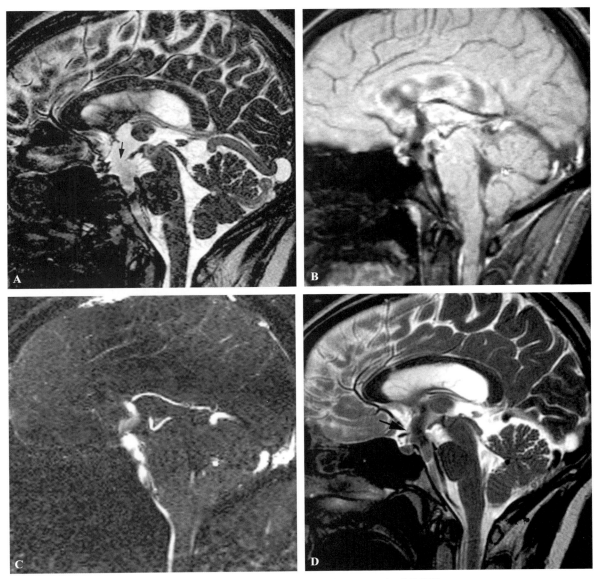

▲ 图 8-49　内窥镜下第三脑室造瘘术（ETV）疗效评估

A. 正中矢状位 FIESTA 图像显示第三脑室底板前部有一个较宽的缺损（黑箭）；B 和 C. 电影相位对比成像显示通过脑室底部的缺损的脑脊液流动良好（B 为低信号，C 为高信号）；D. 矢状位 $T_2WI$ 显示脑室造口部位明显信号流空（黑箭）。对于评估 ETV 的通畅性，FSE $T_2WI$ 类似于电影相位对比成像的作用

过使用 CISS/FIESTA 亚毫米成像可以提供详细的形态学分析。它对流动不敏感，但能很好地显示脑室造口，并且可以识别在手术前被掩盖的（当脑池被脑积水压迫时）周围脑池中梗阻的分隔。利用流动敏感序列可以获得补充信息，薄的矢状位 3mm 快速自旋回波 $T_2$ 序列在脑室造口区域显示继发于快速脉动流的低信号，与电影相位对比一样灵敏[267]（图 8-49）。相位对比 MRI 检查可用于第三脑室造口术患者的脑脊液流速比值[126]，第三脑室造口开放的患者脑桥前脑脊液流速与颈段脊柱蛛网膜下腔前份的流速比值明显高于正常患者（$P < 0.05$）。速度比较低的患者需要校正[126, 268]。稳态自由进动序列显示，在第三脑室造口开放的患者中，第三脑室下份和鞍上池的稳态丢失（及随后的信号丢失），但第三脑室闭塞患者的稳态（第三脑室下份持续高信号）没有丢失[123]（图 8-50）。CSF 流动敏感序列（SPAMM、PSIF、3D-SPACE、TIME-SLIP）依赖于对第三脑室前份、鞍上池、脚间池和脑桥池中的

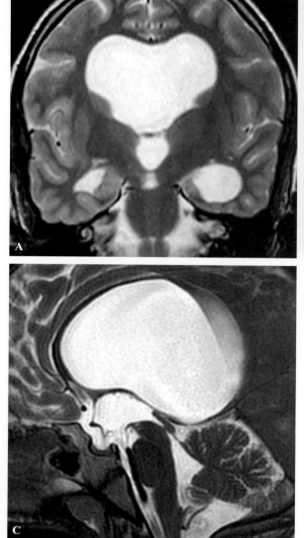

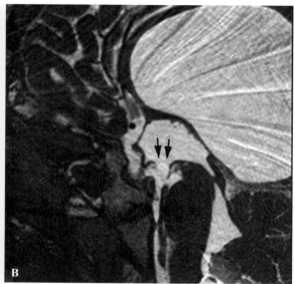

▲ 图 8-50　内镜下第三脑室造瘘术失败

A. 冠状位 T$_2$WI 图像显示持续的脑积水，伴脑室体和颞角增大；B. 矢状位 FIESTA 图像显示第三脑室底部有宽的开口（箭）；C. 矢状位 T$_2$WI 显示开口处无流空信号

血流信号的检测，很可能所有这些序列都起作用。因此，就像通常的情况一样，选择要使用的精确的技术应该是那些 MRI 扫描上可行的技术及影像科医生最青睐的技术。

（2）分流异常：分流功能障碍在临床上表现为 ICP 增加，前囟持续隆起，婴儿头部生长过快，或癫痫发作。在影像学研究中，人们发现脑周间隙持续消退或脑室持续增加。影像检查包括婴儿的超声检查，而在较大的儿童中，SSFSE/HASTE MRI 在大多数机构中已在很大程度上取代了 CT，在没有镇静或电离辐射的情况下可以快速评估脑室大小和导管位置[233, 269-271]。重要的是要记住，当脑周间隙

已经消失时，分流失败并不一定会导致脑室扩大。由于实质本身不能被压缩，如果脑室保持不变，ICP 可能会急剧增加：症状（头痛、呕吐、意识水平下降）总是比脑室大小更需要考虑，而脑周间隙的消失才是诊断的依据。此外，一些患者在脑室壁及其周围有相当大的瘢痕和纤维化，导致脑顺应性降低，以致在分流功能不全的情况下，可以明显看到脑室系统没有扩大或者只有最低程度的扩大（见下一节）。功能不全最常见的原因是脉络丛、室管膜瘤或胶质组织生长到导管腔内而导致的脑室导管闭塞。尽管脑室造口管放置良好，分流系统连接完好，但影像显示侧脑室扩大，所以这种诊断只能从

影像学研究中推断出来。

分流故障的另一个原因是分流组件的断开，其可以发生在系统内的任何位置，最常见的是在各种组件连接的地方。尽管分流功能障碍的部位（脑室部分与腹膜部分）通常可以在临床上确定，但有时需要对分流成分进行平片检查（图 8-51C），或者进行不太常见的阳性对比剂平片检查或放射性核素检查。如果进行放射性核素研究，需要获得动态和静态研究。CT 扫描的定位（"SCOUT"）图像有时会显示在轴向图像上无法识别的阀门处断开，因此应始终对 SCOUT 图像进行分析。当分流功能障碍的症状不明确或分流功能的临床试验不清晰时，分流功能研究是有价值的。请注意，储液池并不总是完全透射线的，因此在平片上经常出现分流系统的不连续性。需要与负责治疗的神经外科医生沟通，或进行阳性对比剂或放射性核素研究是至关重要的，以便将连接中断与可透射线的分流系统组件区别开来。

原则上，使用第 1 章中描述的特殊技术，可以通过 MRI 技术分析 CSF 流量，以评估脑室导管和连接管中的流量[272]。当正确完成并仔细校准时，可以计算出分流管内的流率[273]。然而，即使平均速率保持在已建立的正常范围内[63]，CSF 的产生和吸收及 CSF 流量在 1h 内可能变化 10 倍，这取决于

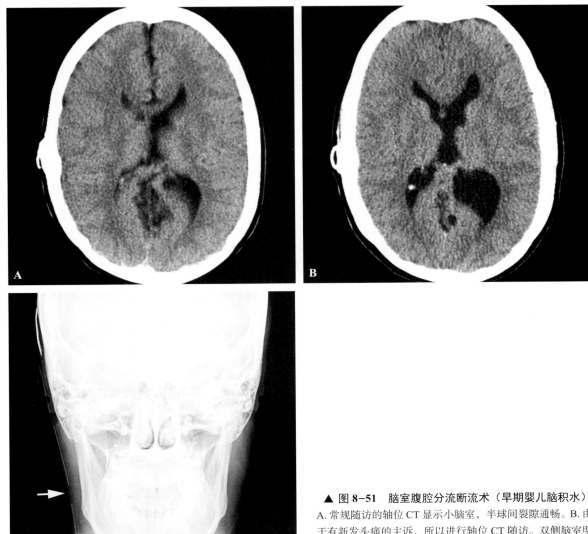

▲ 图 8-51 脑室腹腔分流断流术（早期婴儿脑积水）
A. 常规随访的轴位 CT 显示小脑室，半球间裂隙通畅。B. 由于有新发头痛的主诉，所以进行轴位 CT 随访。双侧脑室明显增大，大脑半球间脑脊液间隙消失。C. X 线片显示分流情况。颈部右侧的管子不连续（白箭）

体力活动、血压、体位、呼吸、是否做梦等。每天平均 0.35ml/min 小于每个动脉搏动时的移位量。此外，当维持适当的 ICP 时，脑室中产生的未知量的 CSF 可能在脑室中被吸收和（或）在分流术患者中经硬膜外吸收。因此，经过分流的 CSF 的速度通常远低于可以检测到的最小速率。分流研究的临床价值更不确定，因为脑脊液流量随位置而变化（如直立与仰卧），从而得出这样一个结论，即从脑室分流的脑脊液流量取决于很多生理的和物理的因素，这些因素临床上得不到。在 MRI 研究中缺乏对 CSF

流量的检测并不能诊断分流失败，除了用于研究，在给定患者中对分流功能的动态研究没有同位素研究那么有用。

分流周围 CSF 外渗：当分流的脑室端闭塞，或者瓣膜不能恢复适当的 CSF 压力时，CSF 可能沿分流走行并延伸到白质。在 CT 和 MRI 上，这表现为分流周围（图 8-52A）的实质水肿（CT 上的低密度或 MRI 上 $T_1$ 和 $T_2$ 弛豫时间延长），并伴有持续性的脑室扩大和脑周间隙消失。在更严重的情况下，可以在脑室导管周围形成一个囊肿（图 8-52B）。

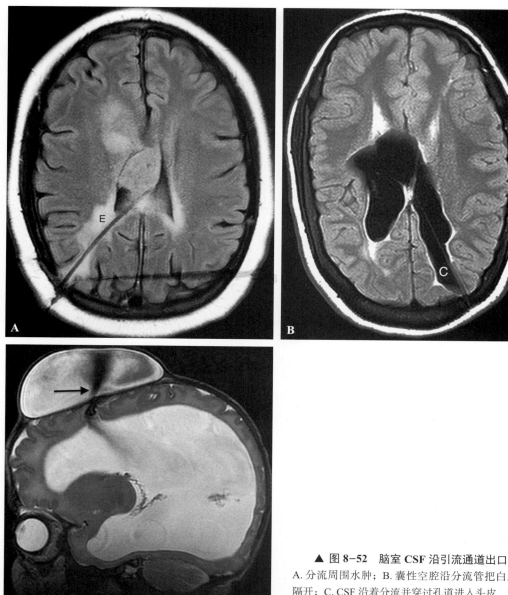

▲ 图 8-52 脑室 CSF 沿引流通道出口
A. 分流周围水肿；B. 囊性空腔沿分流管把白质分隔开；C. CSF 沿着分流并穿过孔道进入头皮，可见从脑室到头皮的脑脊液流空信号（黑箭）

CSF 甚至可以沿着分流的颅外段引流（图 8-52C），但是这种情况很少见。如果排除了肿瘤和感染，这种改变是很可能是分流障碍，分流恢复术后才能解决。

### 3. 分流的并发症

(1) 分流的感染：多年来与脑室分流相关的感染风险稳步下降，目前估计在 1%[274] 到 5%～10%[257] 之间，在婴儿中这个比例更高[275]。大多数分流感染在插管后不久发生，但多达 10% 可能在数月至数年后发展，通常是由于全身性感染、腹膜炎、创伤或手术

[246]。主要临床表现为发热，通常为间歇性低热，皮下分流通道可出现明显的红肿，并可能发展为腹膜炎。贫血、脱水、肝脾肿大和颈部僵硬也可以出现。在脑影像学研究中仅能看到分流感染相关的是分流周围的炎症，有时伴有脓肿及脑室炎的证据，其特征是在对比增强成像研究中显示的侧脑室的扩大与不规则强化的脑室壁（图 8-53）。偶尔，多个液腔形成并使大脑结构异常，导致图像混乱。幸运的是，这些改变越来越少见。在这些病例中，绝大多数是由于缺血性或中毒性实质损伤而引起的液体腔隙，最终引起脑白质

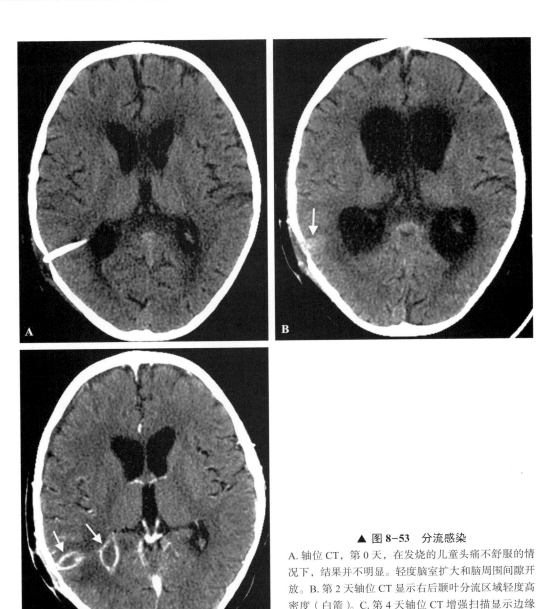

▲ 图 8-53　分流感染
A. 轴位 CT，第 0 天，在发烧的儿童头痛不舒服的情况下，结果并不明显。轻度脑室扩大和脑周围间隙开放。B. 第 2 天轴位 CT 显示右后颞叶分流区域轻度高密度（白箭）。C. 第 4 天轴位 CT 增强扫描显示边缘强化（箭）强烈提示沿分流区和内下腔形成脓肿（脑室炎）

空洞。然后脑积水的治疗变得更加困难，因为感染妨碍了任何永久性装置的放置，除非它被完全根除，并且任何简单的脑积水如果合并脑室腔室或实质空洞都将转变为复杂的脑积水。如上所述，对于多房性脑积水，每个腔室必须单独引流。使用纤维脑室内窥镜打开腔室对这些病例的治疗起到了帮助作用。为了指导脑室镜检查，必须对患者进行 3 个正交平面上的显像。理想情况下，可以获得三维图像，并且可以在神经导航的工作站上在三个正交平面上查看多个连续图像。

(2) 硬膜下血肿的形成：临床上在分流后还有意义的硬膜下积液目前并不常见，只有大约 5% 的患者（成人和儿童）[276]。它们在治疗脑积水后的几周或几个月内发展。很难说它们最初是发展为硬膜下积血（图 8-54）还是简单的囊性水瘤，但随后可能变成积血（图 8-55）。脑室塌陷导致硬膜下积聚的原因，常被认为与引流过多有关，而不是蛛网膜下腔的简单扩张，这是很难理解的。积液可能是由小孔和引流管的放置引起的，但这不能解释为什么在ETV 之后积液不是很常见，ETV 比分流手术跨越更多组织层的一个更长的通道。蛛网膜分隔没有足够的时间来适应，因此将硬膜细胞内层向内"拉"，

导致硬膜内毛细血管出血。在囊性水瘤中积聚的是 ISP，而不是血液，新血管生成可能发生在内膜，如创伤性水瘤的演变[277]，或者继发性出血的改变（图 8-55）。不管形成硬膜下积液的机制是什么，这些积液会慢慢变少并随后自发地消失。其中很少部分可能会变成慢性，它们偶尔被认为是纤维性脑膜增厚的原因。

硬膜下积液的表现与创伤性硬膜下血肿类似（见第 4 章）（图 8-54 和图 8-55）。然而，分流后再进行硬膜下血肿的手术减压很少见，因为脑室减压已经对增加的 ICP 有相当大的缓解 / 缓冲。因为MRI 对非常小的液体聚集都非常敏感，所以常在近期有过分流术的儿童中显示小的硬膜下血肿。这些小血肿可能是钻孔引起的，几乎没有任何临床意义。巨大的硬膜下血肿，可导致继发性颅内压增高，通常见于 3 岁以上的儿童，在引流非常大的脑室后出现。在这些患者的分流中使用高压阀降低了其发生率。囊性水瘤或积血可在数周内发生，通常不会引起关注，因为它们会在数月内演变并消失（图 8-55）。

注射对比剂增强的 MRI 或 CT，可以对慢性硬膜下血肿与分流后的脑膜纤维化（脑膜骨痂[278]）

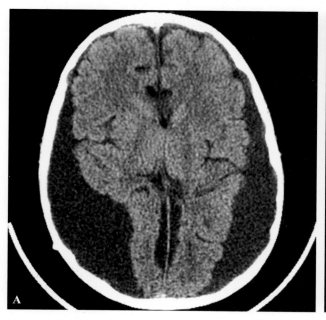
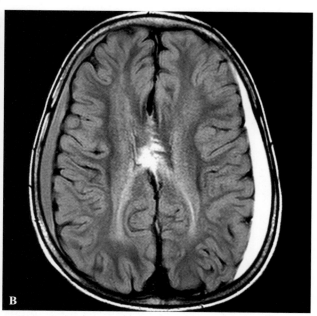

▲ 图 8-54 分流术后硬膜下血肿

A. 轴位 CT 显示双侧较大的硬脑膜下积液，中度衰减与脑室压迫有关；B. 不同患者的轴位 FLAIR 显示双侧中等大小的不同信号的积液，这与脑室受压相关

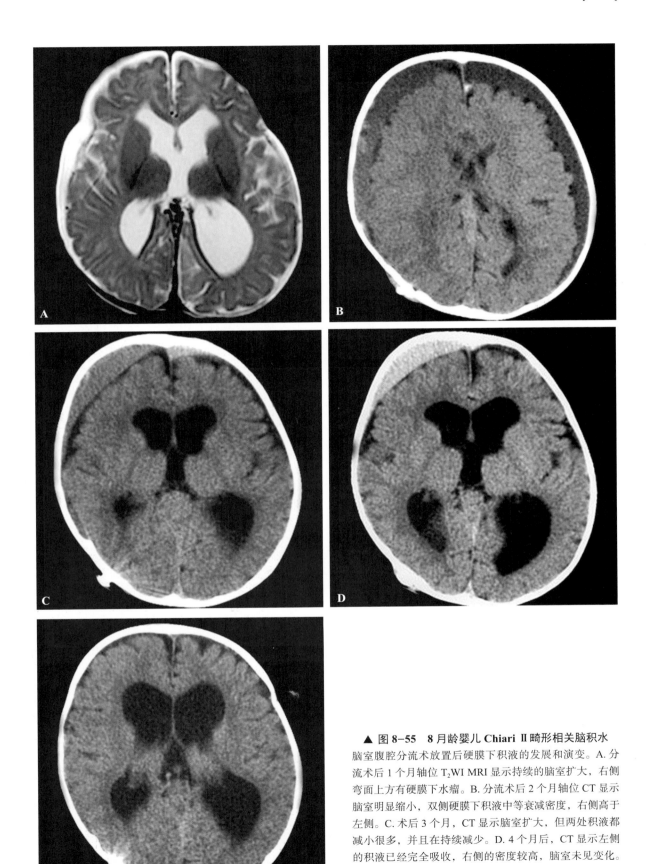

▲ 图 8-55 8 月龄婴儿 Chiari Ⅱ 畸形相关脑积水

脑室腹腔分流术放置后硬膜下积液的发展和演变。A. 分流术后 1 个月轴位 $T_2WI$ MRI 显示持续的脑室扩大，右侧弯面上方有硬膜下水瘤。B. 分流术后 2 个月轴位 CT 显示脑室明显缩小，双侧硬膜下积液中等衰减密度，右侧高于左侧。C. 术后 3 个月，CT 显示脑室扩大，但两处积液都减小很多，并且在持续减少。D. 4 个月后，CT 显示左侧的积液已经完全吸收，右侧的密度较高，脑室未见变化。E. 手术 9 个月后，这些积液已经完全吸收，脑室稍扩大，与吸收的硬膜下积液量相对应

进行鉴别，后者在深层硬脑膜中形成厚厚的胶原瘢痕，可能是对先前存在的慢性硬膜下血肿的反应 [278]。注射对比剂增强后，慢性硬膜下血肿的液性部分不强化，而脑膜纤维化则明显强化，可能是因为硬膜下腔内血管性肉芽组织与胶原束混合。

(3) 裂隙脑室综合征：尽管在超声、CT 或 MRI 上显示脑室变小，但是脑积水分流的患者可能由于分流失败而出现症状。出现这种现象的患者被标记为患有"裂隙脑室综合征" [279, 280]。对于哪些临床和（或）病理表现共同构成了该综合征存在一些争论。很明显，这个综合征是由许多不同的疾病组成，所以患者需要接受不同的治疗方法。

Di Rocco 将裂隙脑室综合征分为 3 组：①脑室因室管膜下组织僵硬而不能扩张（正常颅压）；②因引流管过度引流或脑脊液虹吸现象，或慢性脑脊液漏而导致颅内压慢性减低（低颅压）；③因颅缝早期闭合而产生颅脑比例失衡（高颅压）[281]。Rekate[280] 对构成裂隙脑室综合征的各种疾病进行不同的分类：①极度低压性头痛，可能是脑脊液经虹吸作用被引流所致；②分流管近端间断发生梗阻；③正常容积脑积水（脑脊液缓冲空间消失，见第 9 章）；④引流正常而出现颅内高压（可能因静脉高压所致）；⑤分流术后患儿出现与颅内压和分流功能无关的头痛。这样，分流术后患儿可表现出多种疾病，须进行不同治疗，可引起头痛而不伴有脑室明显增大。不同于 Rekate 分类中的③可显示颅骨增厚，影像检查不能区分这些类型。有人认为患儿出现分流异常症状而无脑室增大时，应急诊检查分流功能状况，随后对脑室导管和瓣膜进行修正 [282]。

"裂隙脑室综合征"最常表现为颅内体积减小，导致 CSF 缓冲能力降低（代偿 ICP 正常变化的能力降低），脑顺应性降低，可能出现间断性或部分分流阻塞。因为分流导致的颅内体积减小，可立即引起脑脊液压力和脑室、脑实质体积减小。因此，维持颅缝开放的脑脊液压力和脑生长暂时被逆转，颅缝闭合。当大脑增长到足以再次填满颅骨的时候，颅缝已经融合，颅骨不能像大脑一样迅速扩大。当覆盖的颅骨太小时，CSF 间隙不够大，不足以为 ICP 正常变化提供缓冲。因此，除非分流功能完善，否则患者会反复发作颅内压增高，但由于脑脊液间

隙较小、小颅骨内的脑受压，侧脑室不会扩大。

患者通常表现为分流失败的复发性、短暂性症状，但是影像上显示脑室变小（图 8-56）。分流功能研究表明，尽管分流的流量可能较低，但是分流系统是持续开放的。用较高的阀门开启压力进行分流弥补或替换。如果失败，可以进行双侧颞叶开颅手术，扩大颅内 CSF 的体积。从理论上讲，扩大的颅内间隙能够更好地代偿伴随着 CSF 变化的 ICP 的瞬时变化。颅骨的进行性增厚可能有助于确定哪些患者的缓冲能力降低了。颅骨增厚与颅缝的过早闭合是否有关还不确定，但不管是否有关，用以缓冲 ICP 的变化的脑脊液储备减少。

除此之外，重要的是放射科医生要知道，在放置脑室腹腔分流术后即使脑室很小，也不能诊断甚至提示"裂隙脑室综合征"。这种综合征是一种临床综合征，而不是形态学上的综合征。在大多数情况下，脑室变小不是问题，它们是许多外科医生在治疗脑积水后所期望的结果；而即使脑室非常小，在绝大多数患者中它的唯一作用是提示分流术起作用了。

(4) 颅内压低与颅脑比例失调：除了硬膜下积液的早期发展和孤立的延迟"裂隙脑室"，CSF 的过度耗竭可能导致颅内低血压一系列影像特征的出现，这与在特发性病例、医源性病例或与病理有关的病例（如马方综合征）中的表现一致。重要的是要认识到颅内低血压临床症状虽然与颅内高压没有太大区别，但其治疗目标截然相反。主要症状是站立加重的体位性头痛，可在仰卧时缓解。可能观察到其他非特异性的神经表现，包括昏迷。当临床上表现为慢性低颅压时，头部 MRI 是具有诊断意义的，能够显示非特异性一系列表现 [283]：弥漫性硬脑膜强化和增厚（100%）（图 8-57D 至 F）和与低 ICP 相关的静脉充血 [283] 导致的静脉扩张征象（100%）（图 8-57D 和 F）。在 FLAIR 图像上没有对比剂的情况下也看到硬脑膜增厚。在 $T_1WI$ 平扫上静脉窦壁的凸起提示静脉扩张 [283]，它是 ICP 恢复正常后首先缓解的征象 [283]。其他特征可能包括硬膜下水瘤或血肿，脑池拥挤，向下脑疝（获得性 Chiari I 畸形）（图 8-57F），垂体上缘凸起、高度增加 [283]（图 8-57F）。

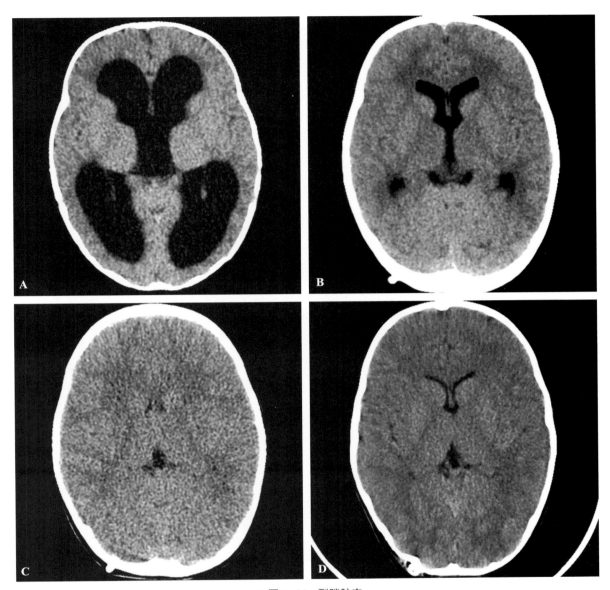

▲ 图 8-56 裂隙脑室

A. 最初的 CT 扫描显示明显的脑积水。B. 第一次手术后 CT 显示脑室仍然很大，圆钝的颞角明显改善。C. 2 年后，孩子主诉头痛。一种新的 CT 显示几乎完全消退的脑室和脑周间隙（脑沟和脑池）。D. 分流修复术后，头痛问题得到解决。CT 显示脑室看起来是正常的

下行性脑疝（获得性 Chiari Ⅰ 畸形）是由于颅骨增厚（来自脑脊液分流）、颅缝过早闭合、面部鼻窦扩张共同导致颅骨容量大幅降低[284]。如果孩子还很小，大脑继续发育，发育中的颅脑不均衡与颅外间隙的逐渐填充和小脑扁桃体的进行性下降有关，而小脑扁桃体下降本身可能与低位髓质和高位颈髓受压有关。这可能会因颅内高压的发展而进一步复杂化，而颅内高压只能通过幕上开颅减压术来缓解[284]。影像上表现为颅后窝较小，扁桃体通过枕骨大孔向下突出，脑室及脑脊液间隙变小，很可能合并颅骨明显增厚[284]。临床特征提示颅内高压，提示脑干下份异常[284]。这种表现不同于另一种获得性 Chiari Ⅰ 畸形，后者在腰腹腔分流[285] 时是相当常见的并发症（图 8-58），一般认为是由颅骨和脊柱之间的 CSF 压力不平衡引起的（这一解释受到质疑）[286]。

(5) 其他并发症：脑室 - 腹腔分流引起的其他并发症不太常见。腹部的并发症通常是由于分流管

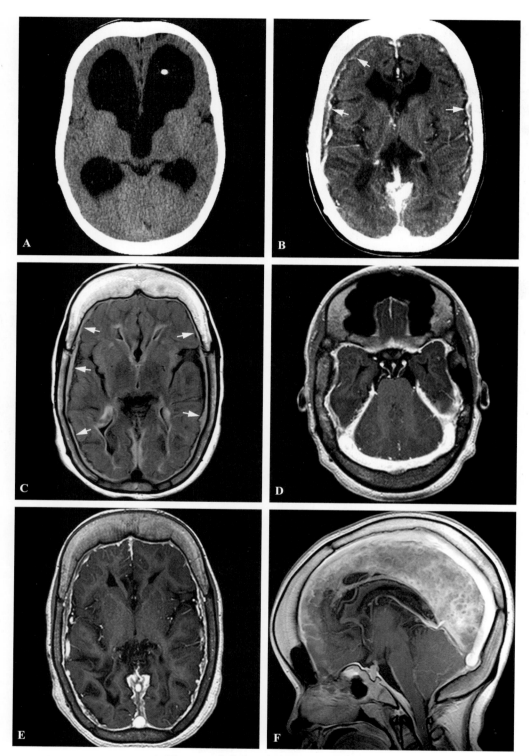

▲ 图 8-57　分流术后脑膜纤维化和颅骨增厚

先天性脑积水患儿慢性颅内压低的一系列变化。A. 5 岁时，轴位 CT 显示明显的脑室，但脑沟和半球间裂中的脑周间隙可见。B. 7 岁时，CT 增强显示脑室小得多。颅骨明显比 5 岁厚。在蛛网膜下腔和颅骨之间有一层厚厚的中等密度（白箭）。它可能被误认为是积液，但其不规则增强的内缘提示是脑膜纤维化。C. 在 16 岁时，轴位 FLAIR 显示明显的颅骨增厚，尤其是额骨。脑室很小，周围有细长的高信号，可能是脑室周围胶质增生 / 纤维化。一层厚厚的组织（白箭）位于大脑和颅骨之间及枕叶之间，很可能是硬脑膜纤维化。D 至 F. T_1WI 轴位（D 和 E）和矢状位（F）图像显示厚的纤维性颅骨、天幕和镰状硬脑膜明显强化。硬脑膜静脉窦突出。小脑扁桃体低位且受压。垂体突出

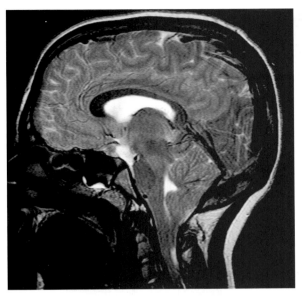

▲ 图 8-58 医源性 Chiari Ⅰ 畸形继发于腰腹腔分流术
正中矢状位 T₂WI 显示伸长的小脑扁桃体通过枕大孔突出

在儿童生长过程中变得相对较短，其腹膜末端保持在同一区域而不是因肠道运动而移位，这些并发症包括：腹水、假性囊肿形成、内脏或腹壁穿孔、肠梗阻和引流管降解。在极少数情况下，患者可能会在分流管附近出现肉芽肿性反应，在影像学上表现为沿着分流管的不规则、可以强化的肿块，肿块内可见钙化。

## 五、结论

脑积水是许多不同疾病的并发症，其本身可能是由不同的病理生理过程引起的。这在儿童中很常见，特别是在出生后的前几个月。它仍然是一种严重的、潜在的致命性疾病，发病率很高，即使在手术治疗之后也是如此。伴随着大脑和脑膜对动脉搏动力量的顺应性的丧失，当 CSF 吸收受到损害时，脑积水变得更加严重，无论是由于炎症还是 ICP 增加都是如此。虽然扩大而紧张的脑室合并脑室周围间隙消失时，诊断脑积水很容易，但影像上还应提供梗阻的证据（非梗阻性脑积水是排除诊断）、由于原发疾病引起的任何实质改变及脑积水的任何并发症。重要的是要记住，在不同的年龄脑和脑疾病是不同的，脑积水在胎儿、早产儿、婴儿、幼儿和青少年中是一种不同的疾病。治疗的基础是尽可能去除梗阻（肿瘤、蛛网膜囊肿），如果没有梗阻，那就需要通过脑脊液内（ETV）或颅外（VPS）分流，以恢复系统对 CSF 动力学的顺应性，并恢复 CSF 的吸收。术后需要几年的随访，以确定治疗的疗效并评估是否存在任何并发症及其影响。

# 第 9 章 脊柱先天畸形
## Congenital Anomalies of the Spine

Erin Simon Schwartz　A. James Barkovich　**著**

吴烨华　王静石　刘丽丽　**译**

战跃福　赵　鑫　**校**

## 一、脊柱的正常和异常胚胎发育概述

了解脊柱正常的胚胎发育过程对于理解脊柱畸形非常重要。因此将胚胎知识和先天性病变的解剖关系结合起来有助于认识正常发育过程中发生病变的时间和阶段，这有利于更好地理解发育性疾病。本章将详细介绍脊柱的正常发育过程。

### （一）原肠胚和神经胚形成

大约在胚胎期第 15 天，外胚层细胞增殖、沿胚胎表面形成板状结构，即原条。原条一端的细胞快速增殖，包绕一个小原凹形成结节状（称为 Hensen 结节），构成原条的头端。胚胎期第 15 或 16 天，进入原窝并向内外胚层迁移，然后向两侧构成中胚层。最初，没有细胞移向中线。后来，这些中胚层细胞移向中线并构成脊索突，脊索突随后卷曲呈管状，与内胚层分离形成脊索，在"插入"过程中，脊索突与内胚层融合，形成脊索突中央管与卵黄囊间的连接。由于中央管已通过原窝与羊膜腔相通，所以卵黄囊与羊膜囊也暂时相通，这个通道称为原始神经原肠管。一旦这个通道建立，脊索立即诱导背侧中线外胚层细胞从头端向 Hensen 结节形成板样结构（图 9-1）。在骨形态发生蛋白（BMP）的影响下，大多数外胚层被阻止分化为神经外胚层[1]。然而，从原始节点发出的拮抗剂如脊索发生素、头蛋白和卵泡抑素对 BMP 的抑制允许神经外胚层在中线形成[1, 2]。神经板的边缘与表面外胚层（神经板由此分化而来）相连。

在神经板形成后，它被塑形成细长的结构，即前端（头端）宽及末端窄（尾端）。这个过程的主要动力是一组细胞的中间延长及极化细胞突起的发展，这能使细胞向内侧迁移并插入靠近中线的相邻细胞[3]。这种细胞的中线会聚导致神经板的前后延伸和变窄[4, 5]。该过程与细胞极性的发展密切相关[4, 5]。随着塑形的过程，神经板也会弯曲。大约怀孕后 17 天，神经板双侧的边缘部分开始增厚形成神经皱褶，弯曲过程抬高这些皱褶并将它们移动到背侧中央[6]。该过程在两个部位形成"铰合点"：位于腹侧中线的中间铰合点（MHP），并延伸到头尾之间的神经板；成对的背外侧铰合点（DLHP），主要形成发育中的大脑[2]和下脊柱。这些铰合点的形成通过脊索分泌信号转导蛋白音猬因子及 BMP2 和头蛋白之间的抑制性相互作用来控制，特别是在下脊柱中[7]。在形成铰合点之后，神经板的更多侧缘在 MHP 周围升高，使 DLHP 向上并朝向中线（图 9-2）。这种升高是通过一种被称为顶端收缩的过程来实现的，其中神经管的柱状细胞被转换成楔形细胞[8]。最终，两侧皱褶在背侧中线彼此接触并黏附，它们的融合形成神经管（神经胚形成）。这种中线接触（也称为神经折叠并置）是由于开放的后神经管收缩造成的，后者通过 Factin 网络生物力学耦合到拉链点[9]。当细胞突起（可能是纤毛）从两侧神经褶皱的最背侧细胞向内侧突出时，人类的神经胚形成似乎分别在两个不同的水平开始。最近在小鼠胚胎中发现了胚胎尾端的第三个闭合部位，如果存在于人体中，此水平闭合异常会导致该水

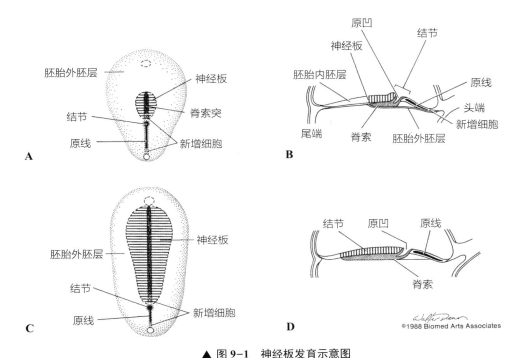

▲ 图 9-1　神经板发育示意图

约胚胎期第 15 天，沿着胚胎表面形成原条。小原窝位于原线头端，围绕原窝的细胞结节状增殖形成 Hensen 节点（A 是上面观；B 是 A 图的正中切面观）。在大约第 15～16 天，细胞进入原窝并沿中线向头端移动形成脊索突，最终发育为脊索。脊索突和脊索在背侧中线诱导外胚层细胞板（神经板）形成（C 是上面观；D 是 C 图的正中切面观）

平脊柱裂的高发病率[9]。在许多分子（Ephrin-A5、EphA7、神经细胞黏附分子，其中包括神经钙黏蛋白[3]）的影响下发生细胞识别和黏附，神经管在每个位点闭合。紧接着闭合后，上覆外胚层与神经组织分离，外胚层的边缘在中线相遇并融合，形成神经结构的连续外胚层覆盖，神经嵴的间充质细胞在皮肤和神经外胚层之间迁移[2]，然后从初始闭合的每个位点开始逐渐折叠和闭合神经结构并从外胚层分离，最终导致完全闭合[10, 11]。在人体中初始闭合的神经管（后神经孔），被认为是在后脑 - 颈部交界处，由此向两个方向上延伸。小鼠的第二个关闭部位位于前脑 - 中脑边界，该部位尚未在人类中得到证实，甚至在小鼠中这个部位的必要性也值得怀疑，因为大约 80% 缺乏第二个闭合点的小鼠仍然可以实现完全的颅骨闭合[12]。"第三"闭合点位置发生在前脑的最前端，即终末层[2]。关于神经形成神经管最尾端的确切位置一直存在争议，但大多数专家认为它处于 $S_2$ 水平[10, 11]。然而，其他人指出，神经管缺陷不局限于任何特定位置，并提出人类神经管最初在单个位置闭合，并从该位置延伸[13]。

最近的研究已经表明神经管闭合过程是非常复杂的，包括一系列细胞事件，如会聚延伸（一种基本而保守的机体细胞运动形成胚胎发育期间的细长组织[14]）、顶端收缩（背侧脏壁外胚层细胞的顶端表面收缩[8]）、相互作用的核迁移[15]，以及通过非经典 Wnt/ 平面细胞极性通路、Shh/BMP 信号传导和转录因子 grhl2/3、Pax3、Cdx2 和 Zic2 的精确分子控制[15-17]。在哺乳动物中，这个过程受到 300 多个基因的调控[18]，也确定了生物力学参与到神经管的形态发生。营养因素也很重要：对于一些啮齿类动物的研究表明，叶酸可以减少神经管闭合缺陷（NTD）。其他研究表明在一些对叶酸不起作用的老鼠中肌醇也可以降低 NTD 的发生[19]。在编写本章时尚未发表确切的结果[19]。在这里，我们基于对各种脊椎动物物种的研究，回顾了神经管闭合中涉及的这些细胞、分子和生物力学机制，重点关注该领域的最新进展。

（二）神经管形成和退化

神经管的一部分向尾端发育为后神经孔，这种

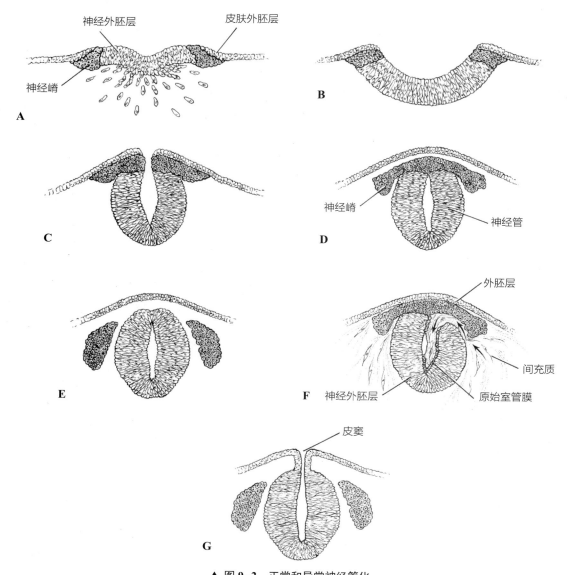

▲ 图 9-2 正常和异常神经管化

A 至 E. 正常神经管形成。神经板由神经外胚层组成，在两侧与皮肤外胚层连续。神经外胚层和皮肤外胚层交界处的细胞最终分化为神经管嵴细胞（A）。约妊娠 17 天，神经板两侧开始增厚，形成神经褶皱（B）。位于神经褶皱中的神经上皮细胞中的收缩韧带收缩，导致神经褶皱沿着神经轴的全长向背侧弯曲，使神经褶皱的边缘在中线（C）相互靠近。一旦神经褶皱在中线相遇时，神经管形成过程（神经管的闭合）即开始。在闭合时，上方的外胚层与神经组织分离并在中线融合，形成连续覆盖神经结构的外胚层。同时，神经嵴细胞从神经管突出，形成神经管背侧的临时性结构（D）。最终，这些神经嵴细胞迁移，形成背侧神经根神经节和多种其他结构（E）。F 至 G. 异常神经管形成。当神经外胚层与皮肤外胚层分离不完全时，包绕神经外胚层的间充质则进入神经管的内面。当间充质与这种原始的室管膜层接触后可发育为脂肪。这被认为是椎管内脂肪瘤的形成原因（F）。皮肤外胚层与神经外胚层完全不分离时，将导致脊髓脊膜膨出（图 9-4）。局部未分离导致中枢神经系统和皮肤之间出现永存通道（G）。这种永存通道被称为背侧皮窦

向后延伸并非由初次神经胚形成所引起，而是由被称为神经管形成（继发神经胚形成）的过程所致。在这个过程中，神经上皮（在胚胎的尾端）与脊索融合形成尾端细胞团（也称为尾芽），其中包括未分化细胞、多功能细胞（原条残留物[2, 20]）组成尾

端皱褶。泄殖腔位于尾部细胞团的腹侧（有插入的脊索），它将形成直肠肛管和下泌尿生殖道系统腔室。

到胚胎期 30 天左右，多个微囊和细胞簇开始出现在尾端细胞团中。这些微囊相互融合形成内衬

室管膜的管状结构，与上面的神经管相连（图 9-3）。这个过程不像神经管形成那样有序。该过程异常可导致成人出现多发副腔及正常终丝和远端脊髓圆锥中残留室管膜。在脊椎动物胚胎中表达的几种神经元标志物被认为调节来自尾端细胞团结构分化并参与脊髓远端的成熟。这些标志物包括 N-CAM、突触素、3A10 和 NeuN[21]。远端脊髓形成的最后阶段在妊娠约 38 天开始，此时尾端神经管的细胞团和中央管腔不断减少，这是由于原发神经胚形成过程中的部分程序性细胞死亡[20]和继发神经胚形成过程中的部分坏死[22]。该过程被称为退变分化（图 9-3）。尾段（由神经管形成和退变分化）成为脊髓圆锥的最尾端部分、终丝，中央管（在脊髓圆锥内）局部扩张形成终室[23-28]。

### （三）椎体的形成

第 2 章讨论了椎体的形成，如图 2-21 所示。为方便读者，在这里对该题目再介绍一下。椎体的发育可分为 3 个时期，第一个是膜性发育期，大约在妊娠 25 天时，脊索与原始肠管和神经管分离，从而形成两个区间——即腹侧脊索下区间和背侧脊索上区间。这些空间充满间充质细胞，它们是从神经管侧方移行至此的。

位于闭合神经管外侧的间充质被小节裂缝分割为多个体节，体节形成从头侧到尾部[29]。每个体节分为内侧（生骨节）和外侧（外肌节）两部分。内侧生骨节形成椎体，而外肌节形成椎旁肌肉组织。在神经管闭合并与表面外胚层分离后，间充质细胞也迁移至神经管背侧以形成神经弓的前体（除了脊膜和椎旁肌）。通过 Sonic hedgehog（音猬因子）蛋白诱导间充质细胞分化形成椎体的腹侧和背外侧结构，BMP4 蛋白诱导背侧间充质细胞分化形成椎体后方结构[30]。随后，生骨节沿着前面提到的节间裂方向横向分离，然后一个生骨节的下半部分与下方生骨节上半部融合跨越节间裂融合成椎体。该过程以双侧和对称的方式进行，使得每侧的生骨节融合形成该侧的半个椎体。由于这种重新分节使得原来的节间动脉和静脉位于新椎体的中心。

在脊椎发育的第二个（软骨化）阶段，在第六个胚胎周期间，软骨中心出现在颈胸交界区的生骨节，然后向头端和尾端延伸。每个椎体水平面将形成六个中心，其中两个在椎体中心、两个形成后椎弓和棘突、两个在横突和肋弓内[31]。脊索残留物在新形成的椎体之间持续存在并且作为髓核被并入椎

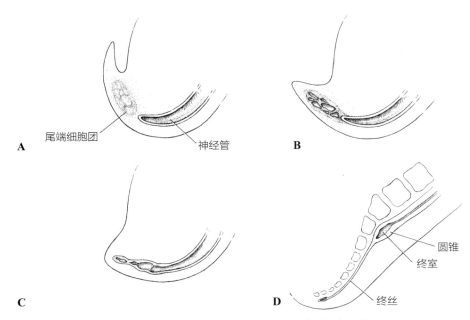

**A** 尾端细胞团　　神经管　　**B**

**C**　　　　　　　　**D** 圆锥　终室　终丝

▲ 图 9-3　神经根形成和退变分化

形成神经管后，由于胚胎尾端的神经上皮与脊索融合导致尾端细胞团形成尾端皱褶（A）。约 30 天时，尾端细胞团中出现多个微囊和细胞簇（B）。这些微囊相互融合形成管状结构，与上方神经管相通（C）。约 38 天时，在"退变分化"过程中尾端神经管的细胞团和中央管不断缩小。由该过程形成的节段最终形成脊髓圆锥远端、终丝和终室（D）

间盘中。部分胸椎生骨节随后向腹外侧移动以形成肋骨。在中胚层细胞的软骨化过程中形成前纵韧带和后纵韧带。

在脊椎发育的最后阶段（骨化），软骨化骨构成完整的椎体。骨化开始于 3 个中心（椎体中间和两侧椎弓）。胸腰椎交界区是第一个骨化的区域，随后头端和尾端骨化。胚胎尾端椎体的形成是一个与其他椎体不同的、无序的过程。由脊索、间充质细胞和神经组织组成的大量细胞仅分为体节，形成骶椎和尾锥。退变导致该部分中大多数椎体减少和融合。像尾端神经管的发育一样，尾端细胞团的这种明显的无序状态常导致发育畸形，可导致尾端退化综合征、脂肪瘤和畸胎瘤[32,33]。

### （四）脊柱形成的畸形：概念

#### 1. 胚胎学概念和理论

脊柱发育畸形的胚胎学研究在不断发展。当发现新的事实时，新理论一旦建立，旧理论就会被抛弃。与数学理论相反，胚胎学理论不能被证明对错，它只能被证实或反驳。在临床医学中，有价值的理论应该能够解释观察到的结果并有助于组织分类，甚至能预测观察结果。本章中使用的分类方案主要基于 20 世纪初由 Della Rovere[34] 提出的概念，并由 David McLone 博士和 Thomas Naidich 博士于 20 世纪 80 年代修改，Tortori Donati 及其同事[35] 于 20 世纪 90 年代修改，最近由 Andrew Copp 及伦敦大学学院的同事修改[15]。这些最近的讨论包括新的遗传学、转录组学、生物化学、分子途径和环境信息，这些信息回答了一些问题但同时也提出了其他问题。本章将讨论所有分类的各个方面，但将侧重于最近的概念。

在本章介绍脊柱畸形时，发育神经遗传学在很大程度上被忽略了，这样并非降低发育神经遗传学的价值。事实上，脊柱畸形是多种因素作用的结果，基因学因素可能是最重要的（感兴趣的读者可以自己阅读）[15,17,18]。尽管近 5 年来取得了许多重要进展，正常和异常脊柱发育的神经基因学研究细节还在进一步发展中，其中不完整的知识点即使对有经验的临床医师来说也可能是迷惑多于启发。

#### 2. 神经胚形成异常

在神经管闭合时，神经管与皮肤外胚层分离的过程被称为分离。分离后，在闭合的神经管背侧，皮肤外胚层在中线融合。同时，神经周围的间质组织迁移到神经管和皮肤外胚层之间的空隙，围绕神经管并被诱导形成脊膜、骨性脊柱和椎旁肌肉组织[36]。间充质通常与新形成的脊髓中央管相隔离，因为神经管在分离之前或在分离的同时已经闭合。最近，许多研究发现与神经元发育和轴突生长和引导[37] 及蛋白质功能丧失[38]、炎症因子[37] 和表观遗传因子（如组蛋白 3 水平和蛋白质甲基化[39,40]）相关的基因失调是脊髓生长和闭合的重要因素。随着对这些功能的研究和更好的理解，可能会改变我们治疗神经管缺陷的方法。

尽管神经管发育中有遗传学和转录后修饰参与，但分离缺陷可以解释许多不同的病变类型。例如，局部单侧神经外胚层与皮肤外胚层的过早分离（在神经管闭合之前）可使神经周围间充质进入神经沟并与神经管表面的原始室管膜接触。与神经管内面接触的间充质要形成脂肪，既接受促进脂肪细胞加速产生的信号，同时也接受抑制脂肪细胞产生的阻断信号[41,42]。因此，局部神经外胚层与皮肤外胚层的过早分离可以解释脊髓脂肪瘤和脂肪脊髓脊膜膨出[43]（图 9-2F），位于终丝上方的脊髓脂肪瘤似乎就是这样形成的。脊髓圆锥尾端的脂肪瘤形成原因可能完全不同，如尾端细胞团的异常发育等。

脊柱的其他畸形可以用分离不全解释。上皮窦道可能是局部分离不全引起的局部皮肤外胚层 – 神经外胚层间的通道（图 9-2G）。最近有文献报道了一种类柄状的皮毛窦，这种皮毛窦具有实心柄，是由纤维组织和脂肪（有或无神经组织）组成的，而不是典型内覆上皮的皮毛窦[44]。在有皮毛窦的儿童中，窦道阻止间充质在神经外胚层和皮肤外胚层之间迁移，形成常见的局部脊柱裂。此外，皮肤外胚层和神经外胚层之间的粘连可以解释窦道病灶皮肤部位与窦道终端中枢神经系统的神经外胚层位置的相关性。开放性脊柱闭合不全（OSD）（脊髓膨出和脊髓脊膜膨出）可以解释为大范围分离不良（图 9-2 和图 9-4）。这些概念将在本章后面的章节中详细讨论。

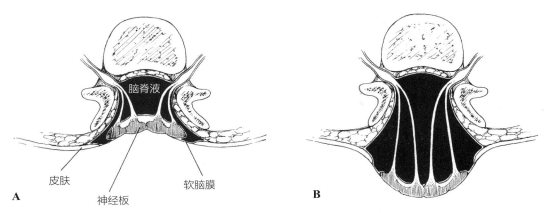

脑脊液

皮肤　　　　　神经板　　　软脑膜

A　　　　　　　　　　　　　　　　　　　B

▲ 图 9-4　开放性脊柱闭合不全症（脊髓膨出和脊髓脊膜膨出）

A. 脊膜膨出，神经板为暴露在空气中的扁平神经组织结构。硬膜后方缺损，神经板腹侧的软脑膜和蛛网膜与硬膜共同形成蛛网膜囊，并在膨出部位上、下方与蛛网膜囊下腔相通。背侧和腹侧神经根均从神经板腹侧面发出；B. 脊髓脊膜膨出。除了腹侧蛛网膜下腔扩张将神经板向后推移外，本病与脊髓膨出都相同

### 3. 与其他全身畸形相关的脊柱畸形

脊柱畸形通常合并腹部或盆腔脏器畸形及椎体畸形。如前所述，尾端细胞团与泄殖腔（下泌尿生殖道和肛门直肠结构的起源区域）十分接近。由于这种紧密的胚胎学关系，患有肛门直肠和泌尿生殖系统异常的患者腰骶部发育不全、脊髓脊膜膨出和脊髓拴系发生率较高（反之亦然）[45-47]。此外，脊索与诱导胸腹部脏器及神经管的正常形成有关。因此，因脊索形成异常导致脊髓疾病患者往往会出现上消化道或呼吸道畸形。最后，重要的是要记住，脊柱和脊髓的发育受到许多相同因素的影响。因此，出现任何椎体畸形时，如 VATER 综合征[48]，Klippel-Feil 综合征[49] 和腰骶部发育不全[50, 51] 都应该寻找伴随的脊髓伴发畸形。

## 二、脊柱畸形的临床表现

大多数脊柱畸形既出现畸形的外观表现，又可见终丝紧绷综合征（脊髓拴系）的症状。外观表现因人而异，将在特定的章节中加以详述。它们包括皮肤血管瘤、浅凹、毛斑、不典型脊柱侧弯和巨大皮下脂肪瘤。终丝紧绷综合征也被称为脊髓拴系综合征，是一种导致神经和矫形外科上的畸形的复杂病变。这种综合征常合并脊髓纵裂（SCM）、脊柱脂肪瘤和脊髓空洞或合并终丝变短或增粗，常见脊髓圆锥低位。患者可能在任何年龄出现症状[52]，我们见过患者在任何年龄（最晚 80 岁）都会突然出现脊髓拴系的症状。患者可出现运动困难，从肌肉僵硬到急性肌无力，有些出现下肢反射异常[53]，还可能见到膀胱功能障碍（通常表现为压力减低、滴尿）、感觉异常伴体感诱发电位异常、下肢关节畸形（最常见的是马蹄足）和背痛（特别是劳累后）。尿动力学检查通常显示异常，而肠功能障碍并不常见。虽然本病常见脊柱侧弯，但很少为单发症状[53, 54]。清晨和运动后症状往往加重。腰骶部发育不良、VATER 综合征[48, 51]、肛门直肠畸形（肛门闭锁）及低位病变[55] 患者脊髓拴系发病率增加。如果早期发现和治疗该疾病，泌尿和运动方面的预后通常情况良好[53, 56]。

成人脊髓拴系可能与儿童有一些不同。成人多表现为疼痛，可能是因为合并退行性改变，而较少出现失禁、无力或脊柱侧弯[52, 57]。事实上，应该注意的是脊髓拴系可能会加速椎间盘退变。有腰椎间盘症状但无磁共振证据的成人应进一步检查终丝[58]。

## 三、名词术语

脊柱闭合不全，是指一组不同类型的脊柱畸形。尽管存在异质性，但该组所有病变均为间充质、骨质和神经组织在中线位置的闭合不完全[59]。

脊柱裂是指脊柱后部骨性成分（椎板和棘突）的不完全闭合[60]。

开放性脊柱闭合不全（OSD），指的是椎管内成分部分或全部经过骨性缺损向后突出。其中包括脊髓膨出，中线神经组织直接突出于皮下并与皮肤平齐；脊髓脊膜膨出，是一种突出于皮肤表面的脊髓膨出，这是由于蛛网膜下腔向腹侧扩张至神经组织。

隐性脊柱闭合不全（CSD），是在完整的真皮和表皮下发生的一组疾病，也就是说，没有暴露的神经组织。Tortori Donati、Rossi 和 Cama 的临床 - 放射分类系统将这一组分为具有皮下肿块（通常是皮下脂肪瘤或单纯脊膜膨出所致）和不具有皮下肿块 [35] 的病变（表 9-1）。有皮下肿块的 CSD 包括伴骨性椎管背侧缺损的脂肪瘤（脂肪脊髓膨出和脂肪脊髓脊膜膨出）、脊膜膨出和脊髓囊状膨出。缺乏皮下肿块的 CSD，包括简单的闭合不全（终丝脂肪化 / 纤维性增厚、脊髓内脂肪瘤、脊柱裂和持续终末脑室）和复杂的闭合不全（脊髓分裂畸形、背侧

上皮窦、尾端退行综合征、节段性脊柱发育不良、神经管原肠囊肿和背侧肠瘘）。

### 椎体数目异常

工作中常遇到一个问题是确定脊柱畸形患者的具体病变水平，如半椎体和蝴蝶椎。解决这个问题的一种方法是计算所有椎骨并进行编号（正常椎体、蝴蝶椎和半椎体），在半椎体外标出"h"，在蝴蝶椎旁标出"b"。例如，如果 $C_6$ 是半椎体，则称为 $C_6h$，$T_8$ 是蝴蝶椎则标为 $T_8b$。出现这两个节段畸形的患者的报告将指出脊柱不是 $C_7/T_{12}/L_5/S_5$（即正常），而是 $C_8$（1h）$/T_{12}$（1b）$/L_5/S_5$，代表脊柱伴有 $C_6$ 半椎体和 $T_8$ 蝴蝶椎。该系统可将必要的临床数据传输给临床医师。只有从颅颈交界处标记并依次向下进行方可准确计数椎体。最近，报道利用 $L_5$ 神经根形态测定成人腰椎水平的准确率超过 98%，然而这项技术仍有待在儿童中验证 [61]。

## 四、影像技术

多种技术可用于脊柱成像。超声和磁共振成像（MRI）都可以提供各种精美的结构异常图像 [62-67]。超声检查在新生儿和幼儿是最有用的，此时椎体较小且未骨化。有关骨结构的详细信息可能偶尔需要 CT，但这种情况非常少见。在加州大学旧金山分校和费城儿童医院，MRI 是最常用于诊断和术前计划的一种成像方法。MRI 和超声在胎儿成像上是互补的，通常都需要进行全面的评估 [68]。

要记住的一个重要概念是，一个患者可能有多种脊柱畸形。例如，一个患有脂性脊髓脊膜膨出的患者可能还有脊髓分裂畸形、终丝紧绷或背部皮窦。所以，如果存在皮肤或椎体异常时，应对整个脊柱进行扫描成像。利用较少序列在矢状和冠状位进行无创、无电离辐射的检查而获得全脊柱成像是 MRI 所具有的独特优势。例如，一项 MRI 和超声应用于婴儿脊柱疾病诊断的对比研究结果表明，虽然正常超声足以排除大多数脊柱疾病，但 MRI 在其中 20% 的病例中仍可发现新的疾病 [69]。超声检查很难发现一个脊髓圆锥位置正常患者的终丝增厚或脂肪化，但在轴位 MRI 图像上很容易显示。对于

---

**表 9-1　临床放射学脊柱闭合不全分类**

**开放性脊柱闭合不全**
- （半）脊髓脊膜膨出
- （半）脊髓膨出（也称为脊髓裂）

**隐性脊柱闭合不全**
- 有皮下肿块
  - 脂肪瘤伴背侧缺损（脂肪脊髓膨出和脂肪脊髓脊膜膨出）
  - 脊髓囊状膨出（末端或颈部）
  - 脊膜膨出
  - 颈部脊髓脊膜膨出
- 无皮下肿块
  - 简单的闭合不全
    - ◆ 脊柱裂
    - ◆ 持续终末脑室
    - ◆ 脊髓内脂肪瘤（硬膜内或终丝）
    - ◆ 终丝紧绷（纤维增厚）
  - 复杂的闭合不全
    - ◆ 背侧上皮窦
    - ◆ 尾端退行综合征
    - ◆ 分离性脊索综合征（背侧肠瘘和神经管原肠囊肿）
    - ◆ 脊髓分裂畸形（脊髓纵裂和双干脊髓）
    - ◆ 节段性脊柱发育不良

改编自 Tortori–Donati P, Rossi A, Cama A. Spinal dysraphism: a review of neuroradiological features and embryological correlations and proposal for a new classification. *Neuroradiology* 2000；42：471–491

1 岁以后的患者，随着脊柱后部的骨化，超声检查的作用越来越小，而 MRI 仍然保持优势。脊柱成像的常规 MRI 序列在第 1 章中已介绍。螺旋 CT 具有扫描速度快及可进行任意曲面和多平面重建，可以很好地评估骨性脊柱畸形，如果鞘内注射对比剂，可以很好地评估脊柱内病变。在我们的实践中，MRI 因其无创和无电离辐射而成为目前脊柱畸形检查的首选方法。但在某些情况下，CT 脊髓造影可提供重要的补充信息。亚毫米的稳态序列（FIESTA、CISS）或 $T_2WI$ RARE 容积成像可使腰骶部病变及神经更好地显示[70, 71]。

#### 特发性脊柱侧弯患者的影像学检查

虽然对脊柱侧突患者术前是否需要进行 MRI 检查存在争议，但是现在普遍认为该类患者在接受器械治疗之前，应该通过 MRI 对脊柱进行评估[72]。任何患者出现临床恶化、不典型脊柱侧弯的特征（进展迅速、弯曲位置异常或胸椎向左弯曲）、出现神经系统体征或症状[73]、年龄小于 11 岁[74] 或严重脊柱侧弯（Cobb 角大于 45°～50°）[73, 75]，应进行 MRI 检查用于寻找肿瘤、Chiari Ⅰ 畸形、脊髓灰质炎、脊髓拴系或其他脊髓异常及硬膜内外囊肿。以上所述任何疾病均可导致脊柱侧弯；更重要的是，在治疗原发病前对脊柱侧弯进行外科治疗可能增加神经损伤的发生率。

## 五、神经胚形成畸形（脊髓后部不完全融合的疾病）

### （一）分离不良引起的畸形

#### 1. 不分离（开放性脊柱闭合不全：脊髓膨出和脊髓脊膜膨出）

由于神经外胚层细胞表面特异性受体表达缺陷，神经管局部闭合不全导致脊髓膨出和脊髓脊膜膨出[15]。大多数作者使用术语"脊髓脊膜膨出"来指代任何开放性脊柱闭合不全，但是我们使用术语"开放性脊柱闭合不全"来表述脊髓膨出和脊髓脊膜膨出。所有其他异常都被认为是隐性脊柱闭合不全。

开放性神经管缺损导致神经系统损伤，包括截瘫、脑积水、大小便失禁、性功能障碍、骨骼畸形，通常伴有认知障碍[76]。实验证据表明，OSD 患者的神经功能损害并非完全由开放性神经管缺损引起，还由转录组学、表观遗传因素、慢性机械损伤和羊水诱导的化学损伤引起，这些化学损伤在妊娠期间逐渐损害暴露的胎儿神经组织[15, 18, 37]。在可广泛使用超声或 MRI 进行 OSD 产前诊断（图 9-5）的地区，该病的产后诊断明显减少。在过去的 15 年中，OSD 胎儿的宫内手术技术得到很大的提高。报告显示在妊娠 26 周之前进行治疗的胎儿，合并的 Chiari Ⅱ 畸形、脑室扩大、下肢功能及脑干功能[77-80] 可得到改善。因此，在妊娠 26 周前，OSD 的胎儿宫内手术修复现在已经成为美国的标准治疗方法，已被证明可以显著减少脑室分流，改善颅后窝脑疝，并在多中心前瞻性试验中获得良好的结果[81]。对接受宫内手术患者的中期随访显示，其颅后窝脑疝、行走和自制力均得到了持续改善[82]。因此，OSD 在产前通过超声或 MRI 进行明确诊断（图 9-5），使得产后诊断该病更少见。一项多中心前瞻性研究将对这些产前治疗的脊柱畸形胎儿进行神经和功能发育的长期价值评估。

OSD 患者神经管闭合受损的确切原因尚不清楚。可导致高风险的环境因素包括社会经济情况，母亲的年龄、饮食、糖尿病和肥胖及服用抗癫痫药物。遗传因素包括与 13 三体、18 三体和 21 三体的关联，与遗传综合征（梅克尔综合征和肛门狭窄）的关联，发病率的种族差异；对于已有一名该病患儿的夫妇，其第二个孩子患病风险的增加（3～5 倍）；与一般人群相比，患儿兄弟姐妹的风险增加了 10 倍[83, 84]。叶酸被证明对这种疾病具有预防作用。动物试验表明，叶酸缺乏会削弱嘧啶的生物合成，而嘧啶可能有助于降低潜在的遗传易感性[85]。在神经管形成早期存在叶酸代谢的局部差异，认为叶酸可通过对 Aldh1l1＋细胞的作用调节中线的增殖[86]。母亲补充叶酸能使后代神经管缺陷的发生率显著降低[87-90]。人们于是对叶酸代谢相关基因进行研究，这些基因可能与 OSD 的发展有关。同型半胱氨酸再甲基化基因 MTHFR 中两个已鉴定的多态性［C677T 和 A1298C（可能相关）］与开放性神经管缺损风险增加 1.8 倍有关[12]。肥胖女性（体重超

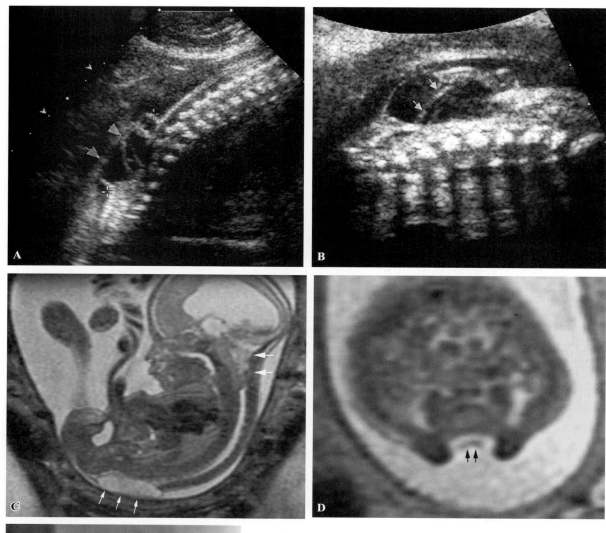

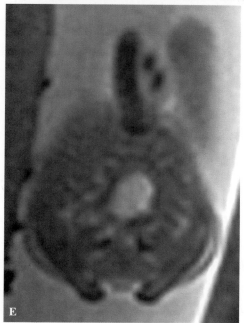

▲ 图 9-5　开放性脊柱闭合不全（脊髓脊膜膨出）的胎儿成像

A. 4MHz 探头的矢状位超声图像显示：脊柱后部结构的正常回声局限性消失，提示骨性脊柱裂。脊膜膨出表现为在脊柱裂水平向后侧膨出的低回声影（箭）。B. 使用 8MHz 探头的高分辨率图像显示曲线状回声（箭），表示神经组织进入脊膜膨出。C. 通过脊柱的矢状图像显示腰骶椎脊柱裂合并背侧脊髓脊膜膨出（小白箭）。颅颈交界处 Chiari Ⅱ 畸形（大白箭）。注意大量脑积水。D. 轴位图像显示背侧骨性脊柱裂。该水平上，神经板（黑箭）仍位于椎管内。E 和 F. 在不同患者中由于脊髓脊膜膨出导致的小脑疝。图 E 显示 $S_1$ 水平的开放性脊柱缺损 / 脊柱裂，没有明显的脊膜膨出。图 F 显示一个非常小的颅后窝，黑箭显示几乎垂直的小脑幕，白箭显示小脑组织延伸至 $C_5$ 水平。G. 4 月龄时（E 和 F）同一患者的正中矢状位 MRI，显示长期严重脑脊液压力梯度的影响。小脑小且形状不规则，无正常的叶型。脑干细长且非常狭窄，脑桥延髓连接处位于 $C_1$ 水平。小脑组织延伸到 $C_4$ 的底部（白箭）

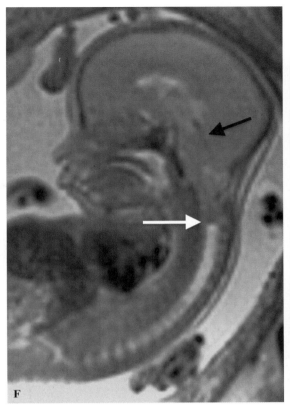
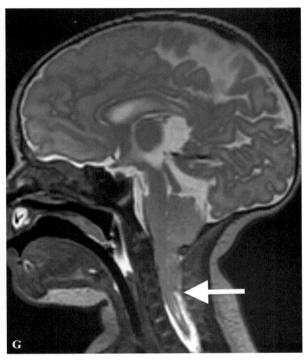

▲ 图 9-5（续）　开放性脊柱闭合不全（脊髓脊膜膨出）的胎儿成像

过 70kg）的后代发生神经管缺陷的概率增加，可能是因为其与非肥胖女性相比，体重指数高的女性叶酸水平低，即使控制叶酸摄入量也是如此[91]。

对于 OSD 患者，在受影响的区域神经褶皱不会在中线融合形成神经管；相反，神经管保持开放状态，神经褶皱也仍与皮肤表面的表皮样外胚层相连续（不分离）。位于后中线皮肤表面与空气相通的开放性脊髓区是一个淡红色组织区，被称为神经基板。神经基板的后侧（背侧）表面组织对应于由正常发育形成神经管内部室管膜的组织构成，神经基板的前侧（腹侧）表面组织对应于将发育为脊髓外表面（软脑膜）的组织（图 9-4）。

神经基板与皮肤外胚层的分离不良阻碍了间充质向神经外胚层后方迁移，它被迫滞留在神经组织的前外侧。因此，椎弓根和椎板（起源于这种间充质组织）朝后外侧翻转，而正常情况下应翻向后内侧（图 9-4）。由于椎板和椎弓根的外旋，脊髓腔在脊柱裂口处形成梭形扩大。当椎板位于矢状位时，椎管扩张程度最严重，随着椎板的进一步旋转，椎

管体积也逐渐缩小[59]。

椎体可基本正常，也可能表现为单纯半椎体到椎体成分融合不良的各种畸形。约 1/3 脊髓脊膜膨出患者椎体节段畸形可引起脊柱出现小范围后侧弯畸形[59]，其余 65% 患者出现的脊柱后侧弯畸形（不太严重）则是由神经肌肉不均衡造成的[92]。

腰椎或腰骶椎 OSD 患儿常出现脊髓拴系。患者的神经根像轮辐样呈放射状从神经基板向上方、侧方及尾侧方向移行到相应神经孔。

OSD 的成像研究最常见于胎儿，通常在妊娠中期或晚期检测到缺陷。在受累层面脊柱后部结构缺失，颅后窝内容物通过枕骨大孔向下延伸，许多病例还可出现脑室扩大，因此较易观察到 OSD 本身。一般来说，当 OSD 暴露于羊水时，由于压力梯度增加，后脑部疝出更严重（图 9-5 E 至 G）。这时候早期（产前）修复十分重要，以尽量减少不良后果。

很少对患有 OSD 的新生儿进行影像检查（图9-6）。暴露的神经板在体格检查时已经很明显，往

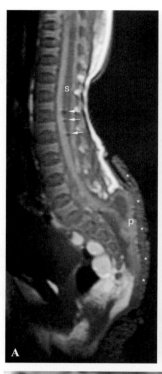
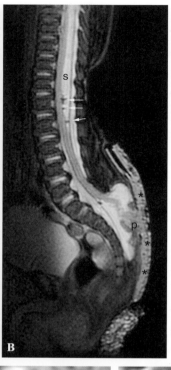

◀ 图 9-6　新生儿脊髓脊膜膨出

A 和 B. 矢状位 T$_1$WI（A）和 T$_2$WI（B）显示脊髓在椎管内向尾侧延伸达骶椎水平。脊髓空洞症引起脊髓增粗（S），空洞内可见少量气体（小白箭）产生磁敏感伪影。神经板（p）通过骨性脊柱裂向背侧伸出。星号标记的是覆盖在神经板的湿敷料。C. 轴位 T$_1$WI 显示，脊髓（箭头）从椎管内穿过蛛网膜下腔到达皮肤表面，构成神经板。D. 轴位 T$_1$WI 显示，背侧神经板被湿敷料（星号）所覆盖

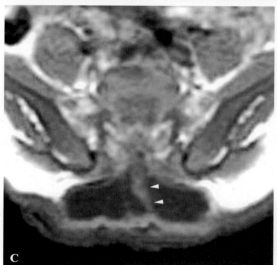
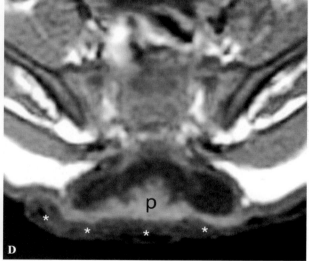

往在 48h 内进行手术修复。修复后，多数婴儿会出现持久的神经功能损伤。伴发的脑积水如果在产前不进行手术会一直存在，如果脑积水得到控制，病情一般不会进一步加重。当患儿脑积水已得到充分治疗而脊柱神经影像学检查仍提示病情加重，或患儿出现少见的神经系统检查异常，例如不对称的下肢神经功能损伤时，这时应该怀疑患儿有脊髓分裂畸形和半侧 OSD。

(1) 半侧 OSD：Cameron[93]、Emery and Lendon[94]

和 Pang[95] 发现，31%～46% 的 OSD 患者并发脊髓分裂畸形。脊髓可能在 OSD 的上方（31%）、下方（25%）或与相通水平（22%）出现分裂[94]。除了明显的脊髓分裂畸形患者外，5% 的 OSD 患者神经板头侧或相同水平出现两条脊髓中央管，提示轻微分裂，但不足以影响脊髓的整体外观[94]。

半侧 OSD 是一种伴有脊髓分裂畸形的特殊类型 OSD，可在不到 10% 的 OSD 患者中观察到[94, 96]。在半侧 OSD 中，位于中线一侧的两个半脊髓中的

一条常表现为小的 OSD，而另一条可正常，被增粗的终丝拴系（图 9-7），或在更低的层面出现更小的 OSD。两个半脊髓常位于各自的硬膜腔内，被纤维性或骨性嵴所分隔。偶尔，两个半脊髓也可位于同一个硬膜腔内，硬膜腔在半侧 OSD 水平出现缺损。一般来说，患者在半侧 OSD 一侧出现神经功能受损，但另一侧神经功能则正常或几乎正常[96]。影像学检查（图 9-7）可显示分裂的脊髓、OSD 的程度和对称性（或由此引起的缺损）、骨性嵴是否存在及其他可影响外科手术的畸形。在本章后面将更详细地讨论脊髓分裂畸形（脊髓纵裂）。

(2) 术后并发症：在 OSD 修复之后，因为患者出现较持续的神经损伤，所以提示存在并发症。术后有五种原因造成这组患者的神经功能损伤：①脊髓和神经板可能会被瘢痕或以前没有发现的其他异常所拴系；②靠近神经板的硬脑膜可能被拉得太紧，形成一个硬膜缩窄环；③皮样或表皮样肿瘤或蛛网膜囊肿可能压迫脊髓[97]；④由于血管受损可能导致缺血；⑤可能出现脊髓空洞症[98, 99]。

只有在排除了其他原因后才能诊断被瘢痕再拴系。OSD 修复术后的患者进行影像检查的目的在于明确病因。如果不能找到神经功能退化损伤的病因，则可通过临床诊断为拴系。在相位对比 MRI 图像上，颈髓运动减弱可提示或明确脊髓再拴系[100, 101]。正常的脊髓在脑脊液舒张期向尾侧运动（同时，脑脊液向头侧运动的速度超过 2cm/s），而收缩期向头侧运动，运动速度为 1cm/s[101]。在脊髓拴系患者中，这种运动会减弱且速度降低[100, 101]。然而，为了使这种测量更加准确，不断校正 MRI 扫描参数是非常重要的。此外，没有拴系的患者中，脊柱侧弯也可引起脊髓运动减弱。而且，相位对比法诊断此病的敏感度和特异度还未经大规模试验来确定。因此，直到本书编写时该技术还没有被广泛使用。

OSD 伴随畸形是很常见的。高达 46% 的 OSD

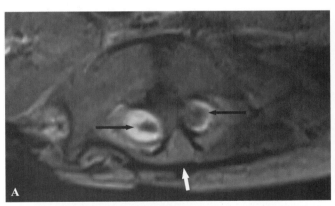

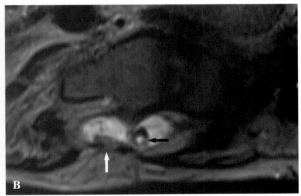

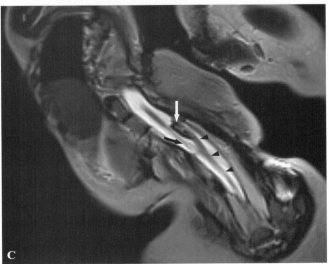

▲ 图 9-7　半脊髓膨出

A. 轴位 T₂WI 显示下胸椎脊髓分裂畸形和骨性嵴（白箭），分割两条不对称的脊髓（黑箭）。B. 稍低层面的轴位 T₂WI 显示脊髓脊膜膨出修补术后改变，右半脊髓表现为扁平状（白箭），术后的一侧半脊髓在手术部位出现拴系（白箭）；左半脊髓的中央管扩张（黑箭）。C. 冠状位 T₂WI 显示在这个明显脊柱侧突患者的脊髓脊膜膨出修复水平可见低信号骨性嵴（白箭），右半脊髓内可见较小的稍高信号（黑箭），它终止于硬膜外脂肪包围的硬膜。较大的左半脊髓（黑箭头）继续向尾侧延伸

患者可见脊髓分裂畸形（图 9–7 和图 9–8）或上皮窦。未经产前修复者经常出现脑积水与 Chiari Ⅱ 后脑畸形。因此，OSD 修复术后出现神经症状恶化的患者，一定要进行颅脑和全脊柱检查。我们通常对头颅进行矢状位和轴位 T₁WI/T₂WI 检查，随后对整个脊柱行冠状位检查（评估椎体异常和脊髓分裂畸形），最后扫描整个脊柱的矢状位 FLAIR 成像和腰椎的轴位 T₁WI/T₂WI。

皮样和表皮样囊肿可为发育性肿瘤，或由腰穿引起或 OSD 修复术引起[98, 102-104]。它们可能更常见子宫内 OSD 修复[79]，但这需要大量行胎儿脊髓脊膜膨出修复且患者长期随访才能被证实。影像检查上，肿瘤表现为椎管内占位性病变，可表现为脊髓内或附着于脊髓马尾神经根或鞘囊壁的病灶[105-108]。CT 或脊髓造影通常不能区分皮样和表皮样肿瘤。在 MRI 上，某些皮样肿瘤 T₁ 弛豫时间明显缩短。

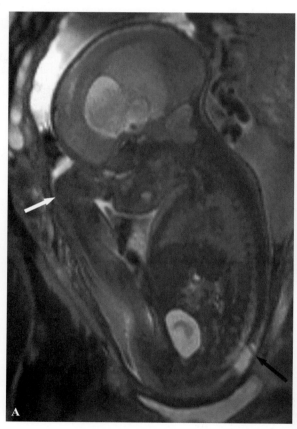

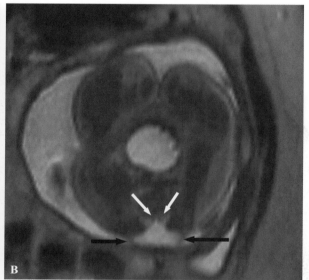

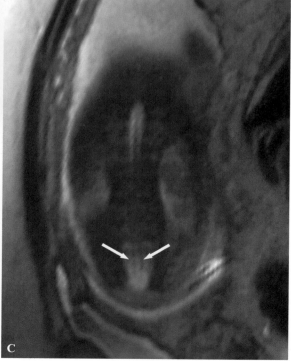

▲ 图 9–8　一个 28 周的胎儿伴脊髓分裂畸形的脊髓脊膜膨出

A. 矢状位 RARE 成像显示了腰骶部后骨质缺损和神经板背侧突出（黑箭）进入并穿过脊髓脊膜膨出囊。注意还有 Chiari Ⅱ 畸形，包括脑积水、蛛网膜下腔缩小和后脑疝出。该下肢纤细伴固定的髋关节过屈、膝关节伸展和马蹄足畸形（白箭）。B 和 C. 轴位和冠状位 RARE 图像显示在闭合不全的腰椎管内的双脊髓（B 和 C 白箭），接近于它们穿过后骨质缺损进入脊髓脊膜膨出囊的水平（B 黑箭）

由于皮样和表皮样肿瘤常与脑脊液信号相等，故常规序列很难辨认（图 9-9）。然而，相邻脊髓受压或神经根的移位可提示肿块的存在[106]。肿瘤可以通过 FLAIR 序列显示，该序列上脑脊液是低信号而皮样和表皮样肿瘤是高信号；或者通过扩散加权成像，脑脊液呈低信号，而皮样和表皮样肿瘤呈高信号。

蛛网膜囊肿可以是先天性（真正的囊肿）或获得性（蛛网膜粘连），如第 5 章和第 10 章所述。它们可以发生在脊髓的背侧或腹侧的任何水平。由于

充满脑脊液，蛛网膜囊肿与蛛网膜下腔信号相等，故 MRI 必须通过其对相邻脊髓的占位效应来确认囊肿的存在（图 9-10）。太小而未表现占位效应的囊肿不易被发现，但很少需要进行脊髓造影，因为无占位效应的囊肿不会产生症状。

脊髓节段性缺血性损伤可因缺血损伤水平脊髓横径突然缩小而被发现。超声、CT 脊髓造影或 MRI 均可显示突然狭窄部位。硬膜囊缩窄提示手术闭合时该部位脊膜缝合得太紧，这些很难通过 MRI 显示（它们可能通过 3D 成像技术更容易检测到），

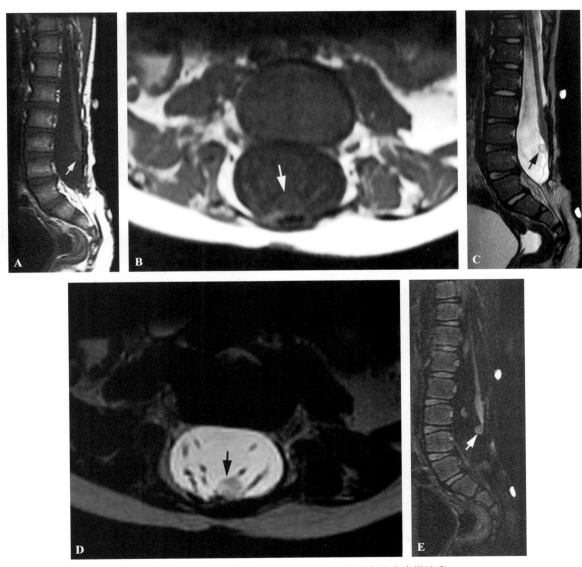

▲ 图 9-9　接受胎儿脊髓脊膜膨出修补术患者的表皮样肿瘤

A 至 D. 表皮样肿瘤（箭）磁共振常规矢状位和轴位 $T_1$ 和 $T_2$ 序列难以检测；E. 矢状位脂肪抑制清晰显示表皮样肿瘤（箭）。弥散成像也很有价值（见第 7 章）

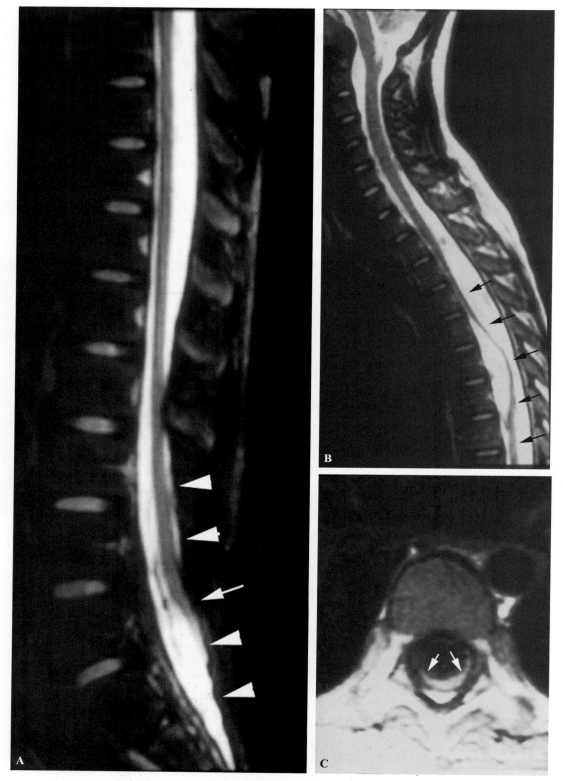

▲ 图 9-10　出生时行脊髓脊膜膨出修复的患者

现在伴有蛛网膜瘢痕 / 小腔导致神经系统检查较前恶化。A. 矢状位 $T_2WI$ 显示脊髓圆锥（白箭）向尾部延伸至 $L_5$ 水平。本图不能确定神经系统症状是否为拴系所致或其他原因引起。这个患者应进行整个脊髓成像。脊柱裂（白箭头）的节段没有发现棘突。B. 矢状位 $T_2WI$ 显示，颈段和上胸段一条细小的脊髓（黑箭），因瘢痕和蛛网膜下腔狭小而向背侧移位。C. 胸椎中段轴位 $T_1WI$ 显示，脊髓（白箭）呈新月形状，被瘢痕和小腔导致脊髓移位而通过脊髓造影和超声检查很容易看到。

29%～77%OSD 的患者出现脊髓积水（图 9-7 和图 9-8）[94, 109]。其发病率取决于治疗脑积水的疗效 [109, 110]。修复后的 OSD 中的脊髓积水可能是脑脊液从第四脑室通过脑闩进入脊髓中央管的结果，脊髓积水通常不发生于神经板的尾侧。MRI 很容易诊断脊髓积水，其表现为中央管（脑脊液信号）扩张，并引起脊髓梭形扩大，最常见于下段颈髓或上段胸髓。脊髓积水可仅累及发生部位神经板上方一小段脊髓，也可累及从颈 - 延髓交界部向下直到神经板的整个中央管。

脊髓积水未治疗可迅速引起脊柱侧弯 [109, 111, 112]。对于 OSD 和脑积水患者出现迅速、渐进性脊柱侧弯提示非功能性分流或第四脑室包裹形成。由于这些患者的脊柱侧弯可能由分流异常，第四脑室囊肿形成或与上述无关的脊髓积水引起，故所有出现不典型弯曲的、快速进展的脊柱侧弯患者及合并神经功能缺损的患者均应进行全颅脑脊柱影像检查，以找出可治疗的、造成脊柱侧弯的病因。此时，MRI 成为可选择的影像检查方法 [111-113]。

(3) Chiari Ⅱ 畸形：Chiari Ⅱ 畸形是颈髓、脑干和后脑的一种畸形，所有脊髓脊膜膨出的患者均不同程度出现该畸形。尽管 Chiari Ⅱ 畸形在第 5 章已经全面介绍过，但因为这种畸形与 OSD 密切相关，故本节中也进行简单介绍。

Chiari Ⅱ 畸形被认为是一种由于脑脊液（CSF）通过开放的神经管渗漏引起的脑室系统萎缩，从而造成颅后窝过小的疾病 [114]。因为骨性颅后窝小及 CSF 漏出引起蛛网膜下腔压力减低，颅后窝正常成分经枕骨大孔被挤压出去并变形。脑干向下拉长、前后径缩小，通常位于枕骨大孔或颈椎椎管的水平。颈髓向下移位，上段颈脊神经根则需向上走行才能到达相应的椎间孔。延髓也向下移位。在 70% 的患者中，延髓在颈椎延髓交界处远端、颈髓背侧发生折叠（它被齿状韧带固定，因而限制了其垂直下降），形成具有特征性的颈髓延髓扭结（图 5-178 和图 5-179）。小脑蚓部常下疝形成延髓后面的舌状组织，可向下延伸至 $C_2$ 或 $C_4$ 水平。极少数情况下，也可向下延伸到上胸段椎管。小脑包绕脑干（图 5-179），第四脑室呈垂直位（图 5-178 和图

5-179），在延髓和小脑蚓部之间向下延伸，偶尔也可延伸到延髓以下，在颈髓后方呈囊状。四叠体向后下伸展（图 5-178 和图 5-179）。颅后窝变小及其内容物下疝造成小脑幕异常低位且呈垂直状 [115-118]。如第 5 章所述，在胎儿修复 OSD 后，其中许多变化都会得到改善或完全解决。

**2. 晚期 / 不完全分离：背侧上皮窦和窦状束（也被认为是复杂的脊柱闭合不全）**

(1) 临床表现：背侧上皮窦是指从皮肤表面向内延伸的长短不一的管道，其内衬上皮组织。这种管腔常沟通表面皮肤与中枢神经系统或其覆盖物。这种畸形可能是神经管形成过程中局部表皮外胚层与神经外胚层不完全分离所致（图 9-2）。后来，间充质包围脊髓，并且在椎管内上升，该粘连依然存在并形成内衬上皮的长的管道。颈段是神经褶皱融合成原始神经管的初发部位，所以上皮窦在颈段的发生率低；而在神经管闭合最后发生闭合的部位，即腰骶区和枕部的发生率相对较高。在一项 120 例背侧上皮窦的研究中，1 例发生在骶尾部，72 例为腰骶部，12 例为胸段，2 例为颈段，30 例为枕部，其余位于头颅和脊柱腹侧 [119]。第 5 章讨论了额 - 鼻前区的上皮窦。

背侧上皮窦男女发病率相等，可在幼年到 30 岁间的任何时间发生。体检可见位于中线（很少是中央旁的）的凹陷或小开口，常伴有黑色素沉着斑、毛发痣或毛细血管瘤 [120]。患者可因感染或包涵囊肿对神经结构压迫而出现症状。细菌通过窦道上行可引起脑膜炎或皮下、硬膜外、硬膜下、蛛网膜下或软脑膜下腔脓肿 [121-123]。脑膜炎是预后不良的危险因素 [124]。偶尔，脑膜炎也可为化学性脑膜炎，由胆固醇晶体或其他包涵囊肿内容物释放到脑脊液中引起 [124, 125]。

据报道，虽然实体很少见 [44, 126]，但相关的脊柱上皮窦状柄是互不相连的。这些患者没有与皮肤窦道相通的含上皮内衬的管道，而是一个由结缔组织、脂肪和少许神经组织的实体柄样结构，这些组织从没有开口的皮肤凹陷处（通常被角质增生所覆盖，一层半透明薄羊皮纸样的皮肤 [126]）穿到硬膜内间隙或脊髓。与柄相关的硬脊膜袖指向皮肤表面，而上皮窦的硬脊膜袖指向脊髓，这一观察结果表明

两者的病因不同。作者假定皮肤和神经外胚层之间发生分离，但中间的中胚层细胞可能在两者之间形成紧密而持久的联系。上皮窦状柄患者具有不同的临床表现，通常是脊髓拴系（反射受损、感觉缺陷、括约肌征）中的一种，而由于相关的（表）皮样囊肿引起的感染和神经功能障碍是罕见的 [126, 127]。

（2）病理：在病理学上，上皮窦是内衬上皮的细小通道，它从皮肤表面经过皮下组织向内扩展，在 50%～70% 的病例中可延伸到椎管内。该窦道可以到抵达硬脑膜而不穿过硬脑膜，在这种情况下，硬脑膜和蛛网膜在窦道与硬脑膜接触的位置向背侧突出，外形似帐篷。这种帐篷样突起可能是脊髓造影检查提示窦道的唯一的表现。如果窦道穿越硬脑膜，则可能会进入蛛网膜下腔或经蛛网膜下腔终止于圆锥、终丝、神经根、脊髓背侧的纤维结节或包涵囊肿（图 9-11）[128-130]。大约一半的患者背侧上皮窦终止于包涵囊肿。相反，20%～30% 的包涵囊肿与上皮窦道有关 [129-133]。上皮窦的位置可以是中线或中线旁，中线开口的上皮窦常合并中线皮样肿瘤，而中线旁开口则常伴有表皮样肿瘤，可位于硬膜外、硬膜下或蛛网膜下腔。在一些患者中，上皮窦在皮下呈水平方向到达硬脑膜，而其他则在到达硬脑膜之前先在皮下走行一段距离，然后在椎管内上升到圆锥水平。每个患者的窦道路径不一样，因此，必须对开口以上进行薄层连续扫描才能确定每个上皮窦窦道的全部路径。

合并上皮窦相关的骨性畸形变化多样。如果上皮窦仅经过棘突间韧带缺损而进入椎管内，则可不伴有骨性畸形。在其他情况下，窦道可能伴发棘突的上表面沟和椎板沟、棘突发育不良、单侧半棘突、多发局限性层脊柱裂或椎板缺损 [129, 131]。

当出现包涵囊肿时，相邻的神经根常紧贴于囊肿包膜上，脊髓可以被髓外囊肿压迫或移位，或因髓内病变而扩张 [106]。既往感染或皮样囊肿破裂可引起粘连性蛛网膜炎，神经根聚集成簇状。如果形成脓肿，则局限于窦道和窦道入口附近或向头侧和尾侧延伸相当长的距离 [106, 123, 134]。

（3）影像学：超声、CT 和 MRI 均可显示上皮窦在皮下和椎管外的范围（图 9-12 至图 9-14）。MRI 最能清晰显示髓内包涵囊肿（图 9-13 和图 9-14），并显示脂肪瘤和脊髓分裂畸形，这些在上皮窦样柄的患者中比在上皮窦患者中更常见 [127]。窦道的皮下部分可在宽窗范围较大的 $T_1WI$ 上清晰地显示，而在窄窗图像中几乎看不到（图 9-14）。窦道脊膜内部分很小而且为低信号，除非存在脂肪组织，否则在平扫 $T_1WI$ 上基本看不到（图 9-12）。窦道在矢状位和轴位薄层 RARE 序列 $T_2WI$（FSE、TSE）或更好的稳态（FIESTA、CISS）图像上显示为低信号的线性或曲线结构（图 9-12 和图 9-13），同时还可显示肿块周围神经根的偏移，从而更好地证明其存在。使用重 $T_1WI$ [106]、FLAIR 图像 [135, 136] 和（或）扩散加权图像 [136, 137] 将有助于识别椎管内髓外的包涵囊肿，这些囊肿可能在常规 $T_1WI/T_2WI$ 中与脑脊液信号相等。当感染引起肉芽组织生成时，注射顺磁性对比剂（一些窦道的强化 [138]）和使用脂肪抑制技术可有助于识别窦道（图 9-15）。仔细进行超声检查可以显示婴儿窦道的硬膜内部分。鞘内造影 CT 检

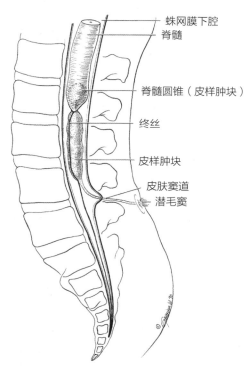

蛛网膜下腔
脊髓
脊髓圆锥（皮样肿块）
终丝
皮样肿块
皮肤窦道
潜毛窦

▲ 图 9-11　背侧上皮窦的示意图
一簇毛发、痣或血管瘤为窦道开口的标志。当窦道穿透硬膜时，常呈帐篷样突起。窦道可终止于神经系统结构、硬膜或硬膜外。在 50% 的患者中出现沿窦道路径发生的包涵囊肿（经许可转载自 Barkovich AJ, Edwards MSB, Cogen PH. MR evaluation of spinal dermal sinus tracts in children. *AJNR Am J Neuroadiol* 1991; 12: 123-129）

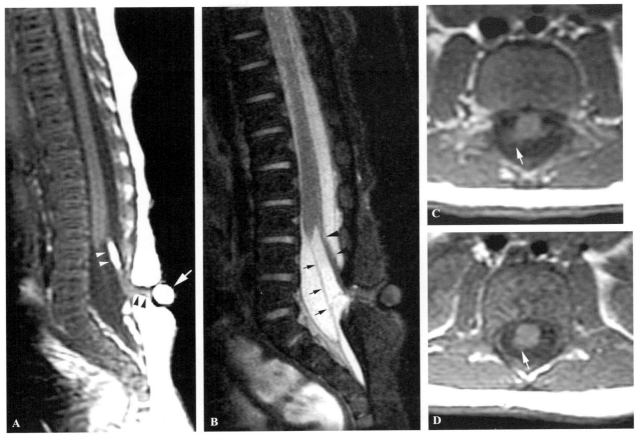

▲ 图 9-12 背侧上皮窦伴脊髓圆锥旁皮样囊肿（包涵囊肿）

A. 矢状位 $T_1WI$ 显示上皮窦（黑箭头）经皮下脂肪进入蛛网膜下腔，因含有脂肪，该部分窦道为高信号（白箭头）。皮肤表面的圆形高信号（白箭）是标记窦道开口的维生素 E 胶囊。B. 矢状位 $T_2WI$ 显示窦道（大黑箭头）在穿过蛛网膜下腔时更清晰。偶然发现了增粗的终丝（小黑箭），可能与圆锥低位（$L_3$ 的底部，低于正常位置一个椎体水平）有关。C 和 D. 轴位 $T_1WI$ 显示脊髓圆锥背外侧模糊软组织信号（白箭）。手术发现为皮样囊肿

查可清晰显示大龄儿童的椎管内窦道和髓外小包涵囊肿。因此，对极少数采用高分辨 MRI 检查仍不能明确椎管内解剖结构的病例，应考虑 CT 脊髓造影。

如前所述，脊髓外包涵囊肿在常规 $T_1WI$ 和 $T_2WI$ 很难显示。稳态序列（CISS、FIESTA）在检测方面要优越得多（图 9-16）。破裂和感染的皮样或表皮样囊肿更难以识别，因为没有看到明显的肿块。相反，蛛网膜下腔可出现"污点"征象，这种轻度信号不均匀（图 9-14），不能通过 MRI 技术与蛛网膜炎区分。FLAIR 和 DWI 则非常有助于诊断 [135, 136]，它们可帮助外科医生确定肿瘤的位置以便切除。

为检出椎管内并发脓肿，术前和术后 MRI 是首选的成像方法（图 9-14）。脓肿可出现于硬膜内、硬膜外或两者兼而有之。在脊髓 $T_2WI$ 中，脓肿表现为高信号区域，常伴有低信号环；$T_1WI$ 显示低信号，由于周围水肿，这些区域通常在平扫图像上很难辨认。注射顺磁性对比剂可显示出肿瘤环形强化 [139]。弥散加权图像显示脓肿内扩散受限。应尽一切努力寻找合并的上皮窦。

**3. 晚期 / 不完全分离：颈部（非末端）脊髓囊状膨出和颈部（非末端）脊髓膨出（也可被认为是具有皮下肿块的 CSD）**

脊髓囊状膨出是扩张的中央管通过骨性脊柱裂向背侧突出的一种畸形（图 9-17）。一些作者认为它是颈部脊髓脊膜膨出的同义词 [140]，或者是颈部脊膜膨出的一部分延续。在颈部脊膜膨出中，神经纤维血管束从外观接近正常的脊髓经脊柱裂延伸，形成皮肤覆盖的肿块 [141]，但我们认为后者是一种真正的颈部脊髓膨出，一种与脊髓囊状膨出不同的

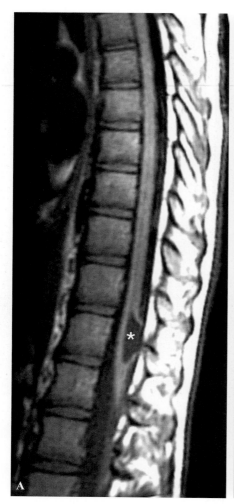
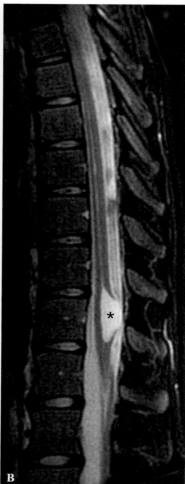
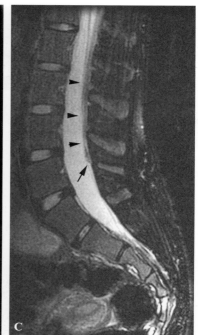
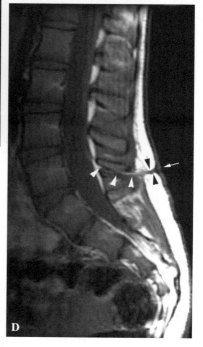

▲ 图 9-13　伴有髓内皮样囊肿（包涵囊肿）的腰椎背侧上皮窦

A 和 B. 矢状位 $T_1WI$ 和 $T_2WI$ 显示，髓内病灶的信号与脑脊液相似（星号）。注意，这些图像中未见窦道。C. 腰椎矢状位 $T_2WI$ 显示，低信号曲线结构（黑箭头）向后下方穿过蛛网膜下腔，终止于 $L_5$ 椎体中间水平（黑箭头）。如（D）中所见，通道在该水平向外延伸到达上皮窦。D. 矢状位 $T_1WI$ 显示上皮窦窦道（白箭头）穿过 $L_5$ 棘突下方并穿越皮肤脂肪层（黑箭头）。小白箭标记窦口

病变。根据定义，后者应该是一个包裹的脊髓。其他作者将颈部脊髓囊状膨出与颈部脊髓膨出区分开来，但认为后者是脊膜膨出 [67]。然而，根据定义，脊膜膨出不包含神经组织，但如 Rossi 等所示 [141]，颈部脊髓膨出明显有神经组织通过脊柱裂延伸。颈部脊髓脊膜突出应与末端脊髓囊状膨出相区别，后者是尾端部细胞团畸形，位于腰骶椎。末端脊髓囊

状膨出将在本章后面讨论。

颈部脊髓囊状膨出及颈部脊髓膨出的患者表现为新生儿出现背侧中线囊性肿块，通常位于在颈部或颈胸段水平。大部分病灶上覆盖全层皮肤，而且顶端覆盖着质韧的紫色膜。新生儿典型症状为易惊、烦躁，神经系统检查正常且没有神经系统以外的先天性畸形 [142]。偶尔，婴儿有轻度肌力或肌张

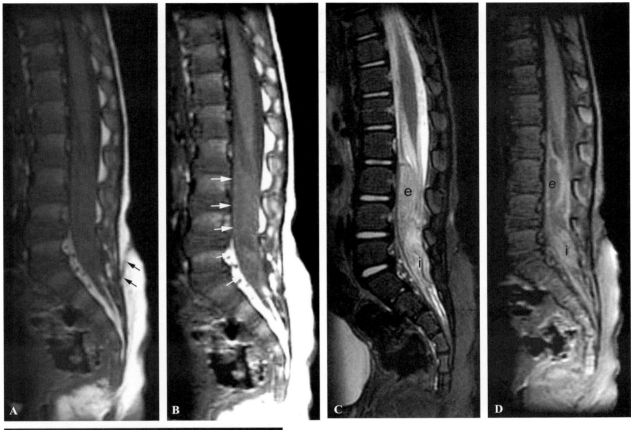

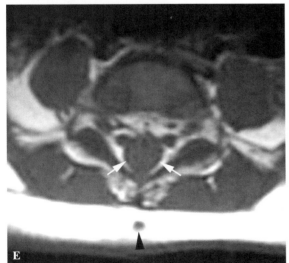

▲ 图 9-14　背侧上皮窦合并感染性皮样包涵囊肿和硬膜外脓肿
A 和 B. 矢状位 $T_1WI$ 显示了适当窗宽、窗位的重要性。在（A）中，采用大宽窗，很容易发现窦道的皮下部分（黑箭）。在（B）中，适于发现窦道的椎管内部分及椎管内皮样囊肿，而窦道皮下部分模糊不清。在（B）中，可见硬膜囊下部分（箭）信号极不均匀。但图像不能确定信号不均匀是由感染的神经根簇造成的，还是由包涵囊肿造成的。手术中发现，在 $L_5 \sim S_1$ 层面存在一个较大的、感染性的上皮样囊肿及 $L_3 \sim L_4$ 层面的硬膜外脓肿。C 和 D. 矢状位 $T_2WI$（C）和脂肪抑制 $T_1WI$ 增强（D）图像，更能清晰区分感染病灶的硬膜外部（e）和硬膜内部（i）。E. $L_5$ 水平的轴位 $T_1WI$ 显示硬膜内容物（白箭）表现为不均匀的高信号。手术时发现该部分是感染的皮样肿瘤。黑箭头表示穿过皮下脂肪层的窦道

力异常 [67, 140]。这些症状在出生后的 1 年变得逐渐明显，患者可出现上肢或下肢瘫痪或无力 [143]。10 岁左右通常会出现某种程度的运动障碍，经常需要进行骨科干预 [143]。头围常增大 [67]。

　　发现脊髓中央管扩大并经骨性脊柱裂向后突出到背侧皮下软组织即可确诊（图 9-18）。液体并非总能进入皮下组织，位于较厚的鳞状上皮下组织内的软脑膜内可以发现发育不良的神经组织。扩大的中央管中的液体可为多房性。在颈髓膨出中，通过脊柱裂突出的背侧囊内可能存在软组织和液体，但脊髓内未见囊肿 [67, 141]。仔细检查全脊柱，可能有其他畸形，如上皮窦、脊髓纵裂和 Chiari Ⅱ 畸

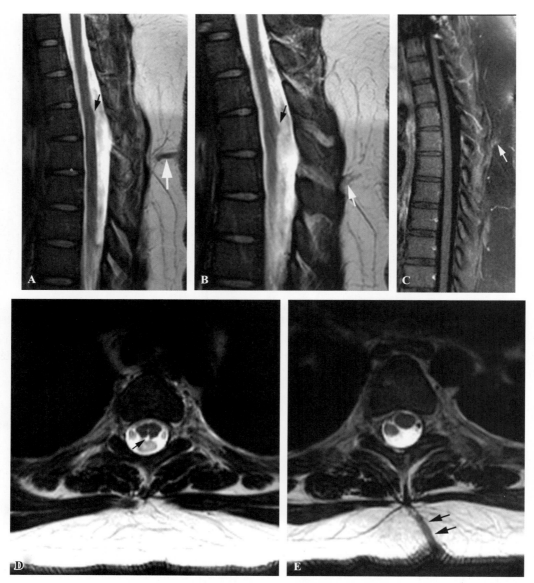

▲ 图 9-15　胸部上皮窦增强扫描

A 和 B. 矢状位 $T_2WI$ 显示低信号的上皮窦（白箭）穿过皮下脂肪，以及窦道穿入处的背侧脊髓扭曲变形（黑箭）；C. 矢状位 $T_1WI$ 压脂增强图像显示，斜行的背侧窦道深层强化；D 和 E. 轴位 $T_2WI$ 显示窦道上方水平背侧胸椎脊髓不完全闭合（D 黑箭）和通过皮下脂肪的低信号管道（E 黑箭）

形[67, 144]，通过 MRI 或超声可进行诊断。CT 脊髓造影作用不大，主要是因为有创伤性和辐射，并且不能发现中央管的局部扩张。

### （二）提前分离引起的畸形：脊柱脂肪瘤

#### 1. 概念

脊柱脂肪瘤指至少部分被包裹的脂肪和结缔组织包块与软脊膜或脊髓相连[145]。大体解剖上，脂肪瘤是含有成熟脂肪的均匀肿块，被纤维组织分割成若干小叶。纤维组织在靠近脊髓和脂肪瘤接触面的区域较多，而在靠近皮肤表面区域较少[130, 146]。有时可见钙化和（或）骨化[130, 147]、肌肉纤维、神经、胶原组织、蛛网膜、室管膜和许多其他类型的组织[148]。

脊柱脂肪瘤可分为三大组：第一组为硬膜内脂肪瘤（3%～5%）；第二组为有背侧缺损的脂肪瘤，包括脂肪脊髓膨出 / 脂肪脊髓脊膜膨出（75%～85%）；第三组为源自尾端细胞团的脂肪瘤

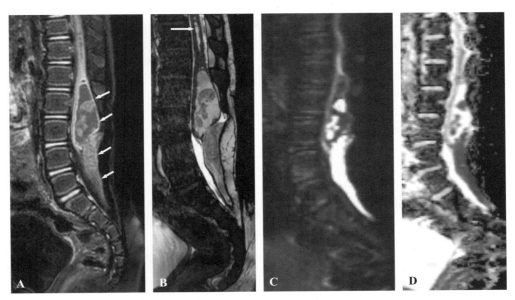

▲ 图 9-16　胎儿脊髓脊膜膨出修复后的腰骶部包涵囊肿

A. 矢状位脂肪抑制 T₂WI FLAIR 成像显示分叶状不均匀高信号肿块，扩张远端脊髓（上部两条白箭）并填充远端硬脊膜囊（下部两条白箭）。注意脊髓脊膜膨出和宫内手术修复引起的背侧骨缺损和上覆残余软组织改变。脊髓已经被肿块重新固定住了。B. 矢状位薄层稳态图像更好地显示下胸椎中央管扩张（箭）、内部异质性包涵囊肿及与囊肿后壁连接的长段组织。 C 和 D. 矢状位 DWI（C）和 ADC 图（D）显示病变近端和远端扩散不均匀

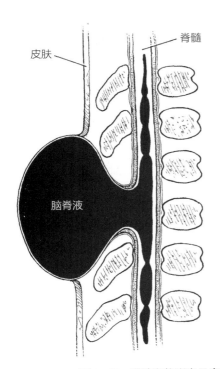

▲ 图 9-17　脊髓囊状膨出示意图

这是一个隐性的、被覆皮肤的神经管闭合不全，脊髓（出现脊髓空洞积水）和蛛网膜经过的后侧脊柱裂突出。囊与脊髓中央管相通。脊髓囊状膨出可发生于任何水平，局部蛛网膜下腔扩张并非必然出现，而且脊髓囊状膨出较少发现脊髓末端以外的蛛网膜扩张

（10%～15%）。第二组可分为背侧、尾侧和混合型或"过渡性"脂肪脊髓膨出 / 脂肪脊髓脊膜膨出[149, 150]。第三组可进一步分为：①终末脂肪瘤，总伴有终丝增粗并位于椎管尾端；②终丝纤维脂肪瘤。两者几乎均合并脊髓拴系。终末脂肪瘤和终丝脂肪瘤最好归类为尾端细胞团畸形。由于终末脂肪瘤的分叶状外观和脂肪特性与硬膜内脂肪瘤及脂肪脊髓膨出 / 脂肪脊髓脊膜膨出非常相似，故将在本节中讨论。纤维脂肪瘤将在本章后面讨论，即尾端细胞团异常的章节。与尾端细胞团畸形相反，硬膜内脂肪瘤和脂肪脊髓膨出 / 脂肪脊髓脊膜膨出被认为是神经管形成过程中皮肤外胚层与神经外胚层过早分离引起的（图 9-2）。这种过早分离导致周围的间充质进入未闭合神经管的中央管。间充质的出现阻碍了神经褶皱的闭合并导致未闭合部位的神经基板开放。而且，进入中央管的间充质分化为脂肪，暴露在脊髓外的相同间充质则分化为脊膜、骨骼和椎旁肌肉。脊髓内、外表面之间的连接决定了脊膜和脂肪之间的连接。引起脊柱脂肪瘤形成的神经外胚层与皮肤外胚层之间的错误分离也可解释脂肪瘤与背侧上皮窦的频繁联系，这是由一个错误分离的焦点区域引

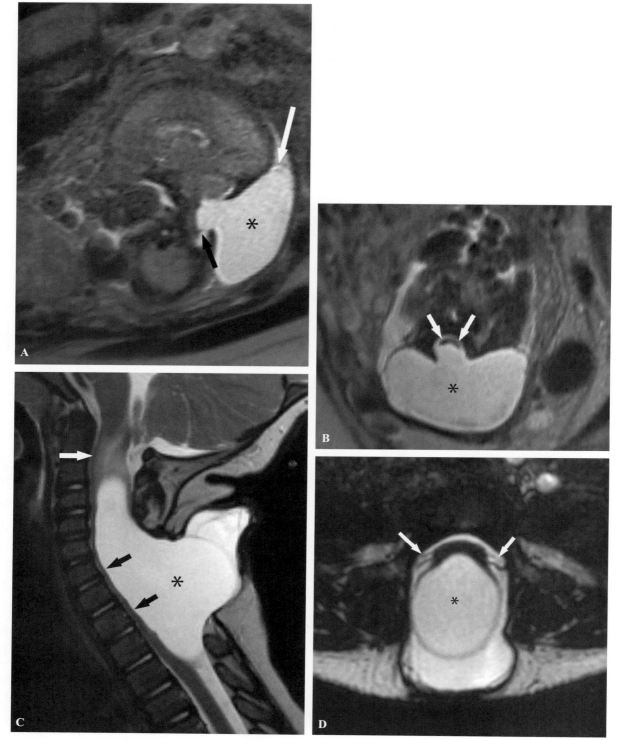

▲ 图 9-18　颈部脊髓囊状膨出

A. 22 周胎儿的颈椎矢状位 RARE 图像显示室管膜内衬的囊肿（星号）对颈部脊髓的腹侧压迫，其通过脊柱裂向后延伸到皮下组织中以形成皮肤覆盖的背部肿块（白箭），覆盖颈部和枕骨。可以看到由于中央管的囊性扩张导致穿过椎管的脊髓分离（黑箭）。B. 轴位 RARE 图像显示大的囊肿（星号）对颈脊髓的腹侧移位和压迫（白箭）。C. 不同患者的颈椎矢状位 T₂WI 显示腹侧脊髓（黑箭）受到极大的囊肿（星号）的压迫，囊肿从背侧延伸穿过骨质脊柱裂进入皮下软组织。上段颈脊髓扩张，显示 T₂WI 高信号（白箭），表明间质性水肿，可能为先兆状态。D. 轴位薄层稳态成像更好地描述了髓内囊肿（星号）和周围脑膜膨出成分之间的区别。两侧脊髓的腹侧和背侧神经根位置错位（白箭）

起的关系。

　　脊柱脂肪瘤影像学诊断中一个重要概念是，这些脂肪瘤主要但不完全是由正常脂肪组成的[148]。更重要的是，婴儿期脂肪细胞的体积明显增大[151]。事实上，体内脂肪的比例可从出生时体重的 14% 增加到 6 月龄时的 25%[152]。因此，胎儿或新生儿期进行影像检查时，脂肪瘤可能被漏诊或被认为是无关紧要的，而在随后的影像检查中发现显著变大[153]。当确定患有脊柱畸形的新生儿进行影像检查的最佳时间时，应该记住该肿瘤可增长的潜质。另一个方面，当患者体重减轻，脊柱脂肪瘤的体积可随之减小[154]。因此，在某些情况下，控制体重可能是治疗疾病的一种保守方法[154]。

　　MRI 是评价脊柱脂肪瘤的首选成像方法。脂肪的短 $T_1$ 弛豫时间导致 $T_1WI$ 上脂肪瘤的特征性高信号。MRI 可完整评价脂肪瘤的范围及其与神经板、脊髓和马尾根部的关系。

　　**2. 硬膜内脂肪瘤（可归类为一种简单的闭合不全状态）**

　　硬膜内脂肪瘤占椎管内肿瘤的 1% 左右，是一种发生于完整硬膜囊内的脊髓外肿瘤。女性略多见。三个年龄段为发病高峰：① 5 岁以内（24%）；② 10—30 岁（55%）；③ 40—50 岁（16%）[155]。绝大多数颈椎和胸椎硬膜内脂肪瘤的患者表现出慢性、上行性一侧或双侧麻痹、强直、痉挛、皮肤感觉丧失和深部感觉障碍。神经性疼痛并不常见。腰骶部硬膜内脂肪瘤患者可出现腿部弛缓性麻痹和括约肌功能障碍[155]或主要表现为疼痛[156]。怀孕可能会加剧症状[157]。覆盖脂肪瘤的皮肤和相邻的皮下组织大多正常。

　　硬膜内脂肪瘤最常见于颈椎和胸椎（颈椎 12%，颈胸 24%，胸椎 30%），但也可能生在脊髓和或马尾的任何地方[150, 158]。大多数肿瘤沿着脊髓背侧生长，25% 则位于脊髓侧方或前外侧方[130, 155, 159, 160]，2% 的病例出现脊髓积水和脊髓空洞症。

　　实际上，硬膜内脂肪瘤位于软膜下（图 9-19）[155]。由于患部脊髓在背侧中线部位裂开，脂肪瘤则嵌于神经板裂口两侧裂唇之间。脂肪瘤填充于中央管和软脊膜之间的空隙，并向蛛网膜下腔深入，导致软脊膜常被掀起而远离脊髓表面。45% 患者的脂肪瘤

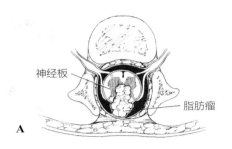

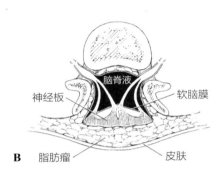

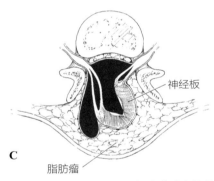

▲ 图 9-19　脊柱脂肪瘤和脂性脊膜膨出的示意图

A. 软脑膜下脊髓旁脂肪瘤。脊髓沿背侧中线开放，脂肪瘤位于神经板裂开的两唇之间。B. 脂肪脊膜膨出。这种病变与脊髓膨出非常相似，另外还有两个特点。脂肪瘤位于神经基板背侧并贴近其表面，该脂肪瘤与皮下脂肪连续。同样重要的是，完整的皮肤层覆盖在病变表面，使其成为隐性神经管闭合不全。C. 伴有神经基板旋转的脂肪脊髓脊膜膨出。当脂肪瘤并非对称发生时，它可深入椎管引起腹侧脊膜向后突出并使背侧神经基板向脂肪瘤侧旋转。这种旋转使对侧神经根（本例为右侧）移向后方中线，从而增加手术创伤的风险。而且，旋转可明显缩短左侧神经根，限制了脊髓活动并妨碍外科医生对其完全分离

为外生性病变，外生成分往往位于脂肪瘤的上极或下极。虽然"髓内"脂肪瘤有很少的报道，但目前还没有脂肪瘤被脊髓完全包绕的报道[59, 155]。

　　尽管硬膜内脂肪瘤患者的骨性椎管可表现正常，但偶尔也可出现椎管或相邻椎间孔局部扩

大 [42]。有时，脂肪瘤水平可见狭窄的、非常局限的脊柱裂，而骨性椎管通常是完整的 [157]，与有脊柱裂的脂肪瘤有鉴别意义。一般没有椎体分裂畸形。

硬膜内脂肪瘤在影像学检查中表现为局灶性、圆形至椭圆形肿物，通常大部分位于脊髓背侧（图 9-20 和图 9-21）并可引起椎管扩张（图 9-21）。在 CT 上，脂肪瘤密度很低，因此在平扫中也能显示（图 9-20）。其分叶状形态和高信号在 T₁WI 图像上很容易被确认（图 9-21）。如果需要，还可以使用脂肪抑制序列来证实它们的脂肪性质。MRI 是显示脊髓受压的最佳方法。

**3. 伴背侧缺损的脂肪瘤（脂肪脊髓脊膜膨出和脂肪脊髓膨出）**

（1）描述和表现：伴背侧缺损的脂肪瘤，是指脂肪瘤与神经板的背面紧密相连，并经骨性脊柱裂向背侧延伸，进而与皮下脂肪相连接 [42, 148, 161]。终末脂肪瘤可能与尾端脂肪脊髓膨出相同，附着于脊髓圆锥（因为拴系，圆锥位置总是很低），然后经骶椎脊柱裂向背部延伸。大约 20% 的病例为覆盖皮肤的腰骶肿块，15% 和 50% 为隐性脊柱神经管闭合不全 [35, 162]。本病占脊柱脂肪瘤的 75%～85% [35]，典型患者通常是女性。患者最常见的是腰骶部柔软的肿块，少见的有骶部皮肤感觉丧失、膀胱功能障碍、下肢无力、足部畸形、脊柱侧弯和（或）腿部疼痛 [148, 150, 163]。如生后即出现腰骶部肿块时，则患者通常在 6 个月之内就医。如未见肿物，则常于 5—10 岁出现神经系统或泌尿系统的病变，有些患者可至成年才出现相应症状 [150, 164]。由于腰骶肿块常早期被发现，故其中 40%～45% 的患儿首次神经检查可表现正常 [42, 148, 161]。目前尚不清楚有多少无症状患者最终会出现症状，不同研究报道，如未得到治疗 [148, 150, 163, 164]，则有 16%～88% 出现腰骶部肿块的患者最终将出现进行性神经症状。毫无争议的是，如果不治疗，大多数有症状的患者会有症状的进展 [148, 150, 163, 164]。

脂肪脊膜膨出和脂肪脊髓脊膜膨出常发生于腰骶部并引起该水平脊髓拴系。虽然在解剖学上，脂肪脊髓膨出、脂肪脊髓脊膜膨出分别与脊髓膨出和脊髓脊膜膨出相似，但它另外还有两个重要特征：①脂肪瘤与神经板背面相连；②病变被完整皮肤层

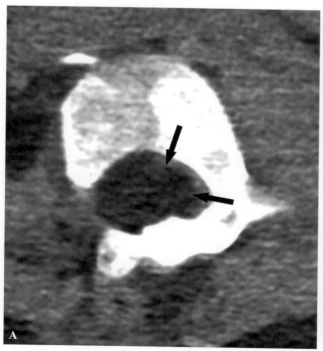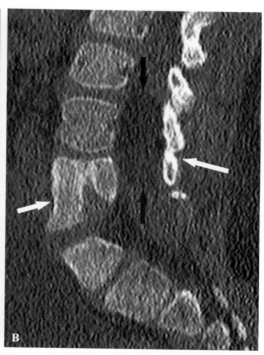

**▲ 图 9-20　硬膜内脂肪瘤 CT 图像**
A. 轴位 CT 图像显示填充大部分椎管的低密度肿块（箭）与椎管左侧受压移位的脊髓之间的界面；B. 腰骶椎矢状位曲面 CT 重建显示低密度脂肪瘤（黑箭）和多个椎体及后部结构骨性异常（白箭）（通常被错误地称为"融合"）

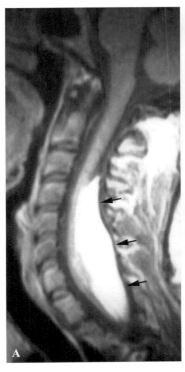

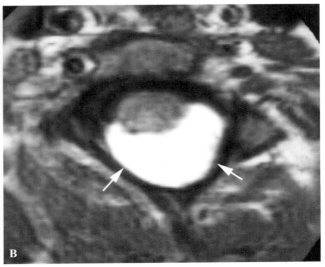

▲ 图 9-21　硬膜内脂肪瘤 MRI 图像
矢状位（A）和轴位（B）$T_1WI$ 显示受压脊髓背侧的高信号脂肪瘤（箭）。肿块引起椎管扩张

所覆盖。

（2）影像特点：脂肪脊髓膨出患者基板腹侧蛛网膜下腔大小正常，因而脊髓及基板与脂肪瘤的连接部位均位于椎管内（图 9-22 和图 9-23）。脂肪瘤向背侧扩展，通过脊柱裂与皮下脂肪相连，连接部有时很小（图 9-22），但总是存在。脂肪瘤在超声中表现为强回声包块。CT 上则为极低密度肿物，而在 MRI 上表现为短 $T_1$ 和 $T_2$ 弛豫时间。根据脂肪瘤的形态，脊髓可具有许多不同的形状，常见为新月形，弓面朝向脂肪瘤腹侧。然而，当脂肪瘤椎管内部分突向脊髓两侧时，神经基板可表现为尖角形，尖端向后指向脂肪两侧突之间。极少数情况下，可在脂肪瘤中发现结构良好的骨组织（图 9-22）或错构瘤样肿块[165]。

脂肪脊髓脊膜膨出的患者，脊柱蛛网膜下腔向腹侧扩张，神经基板、脊髓、蛛网膜下腔和硬膜经脊柱裂向背侧突出（图 9-24 和图 9-25）。与脂肪脊髓膨出类似，脂肪瘤与神经基板的背面相接，并向后突出与皮下脂肪相连。根据脊髓向后疝出的程度，神经基板和脂肪瘤之间的连接可以完全位于椎管后面，或者部分在椎管内和部分在椎管后面。脊柱裂部位的硬膜不完整，不能像在其他部位那样在

神经组织后方闭合形成硬膜管。相反，硬膜在脊髓背侧神经根后方与神经基板侧缘相连（图 9-19）。软膜、蛛网膜在病变上方和下方与蛛网膜下腔相连，并衬于硬膜内面和神经基板腹面（图 9-19）。因此，神经组织的背面与脂肪瘤相贴，位于硬膜囊和蛛网膜下腔外[42, 147, 161]。背侧和腹侧神经根从神经基板的腹侧发出（图 9-19B），并穿过脂肪伸向椎间孔[148, 150]。

与脂肪瘤相邻的神经基板背面没有室管膜，相反，它被一层相对较厚的混有神经胶质细胞和平滑肌纤维的结缔组织所覆盖[147]。在硬膜外间隙中，脂肪瘤紧贴在结缔组织外。脂肪瘤可局限于脊柱裂水平，或者可以沿着背侧神经基板向上扩展而位于看似正常的椎管内。而且，它还可以进入脊髓中央管并向上延伸，在较高水平形成明显的、孤立性髓内脂肪。脂肪瘤也可以在椎管内硬膜外间隙向上延伸，形成明显的硬膜外脂肪瘤。在这两种情况下，MRI 的使用，特别是矢状位的稳态序列，有助于在脊髓膨出附近追踪脂肪瘤的尾端起源（图 9-26）。

在神经基板的水平，椎管扩张并出现局部脊柱裂[166]。多达 43% 的患者可发现蝴蝶椎和椎体分节异常；高达 50% 的病例可见骶椎畸形，包括骶孔融

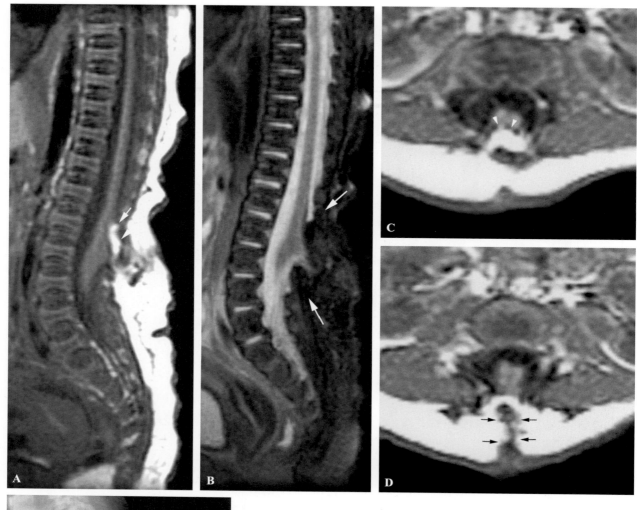

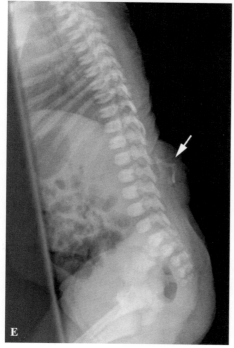

▲ 图 9-22　包含有完整骨骼的背部脂肪脊髓膨出

A 和 B. 矢状位 T₁WI 和 T₂WI 显示，脊髓圆锥低位，在 L₂ 水平脊髓背侧出现脂肪瘤（A 图白箭）。在 L₂～L₄ 水平出现脊柱裂（B 图白箭）。C 和 D. 轴位 SE T₁WI 显示，直接覆盖于脊髓背侧的脂肪瘤（白箭头）呈扁平状。（D）图中的黑箭所示骨性结构在（E）图中可更好地显示。E. 脊柱侧位平片显示。L₂ 水平背侧脂肪瘤中出现完整骨性结构（手术显示为趾骨）

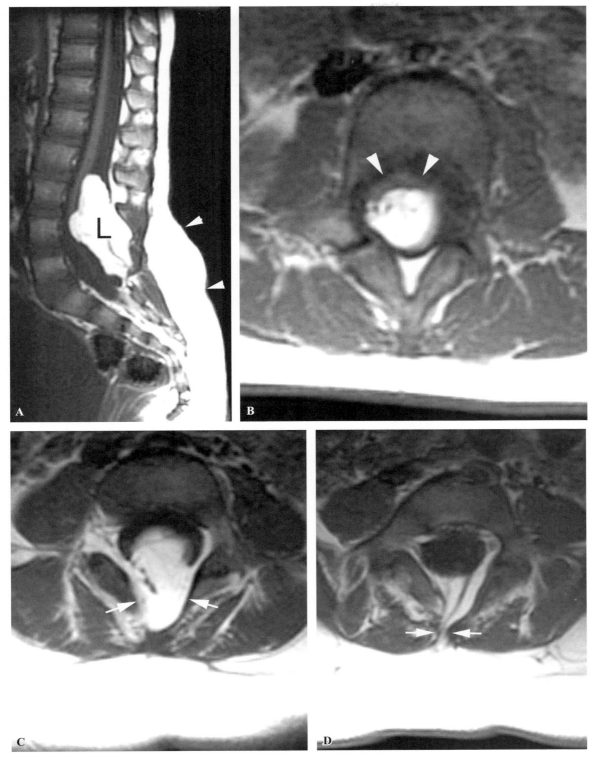

▲ 图 9-23　过渡性脂肪脊髓膨出

A. 矢状位 $T_1WI$ 显示，腰骶椎表面可见较大脂肪包块（箭头）和髓内脂肪瘤（L）。脊髓圆锥低位，处于 $L_4$ 水平；B 至 D. 轴位 $T_1WI$ 显示，脂肪瘤腹侧神经板呈曲线样改变（B 图白箭头）。在（C）图中，可以看到脂肪瘤（白箭）通过骨性脊柱裂向背侧突出于椎管外。在（D）图中，脂肪瘤内的脂肪与皮下脂肪相连；白箭标示了连接点

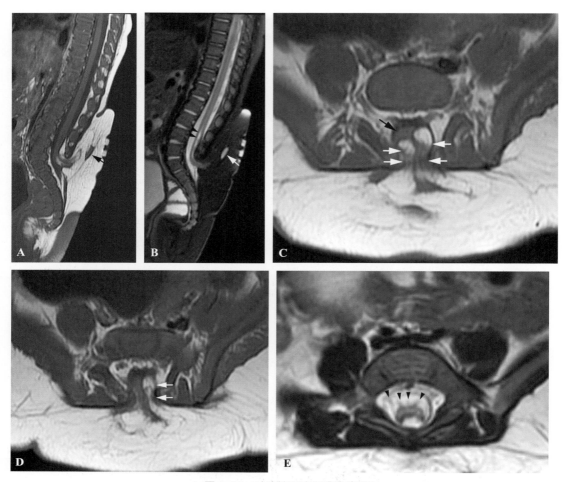

▲ 图 9-24  过渡性脂肪脊髓脊膜膨出

A 和 B. 矢状位 $T_1WI$ 和 $T_2WI$ 显示，脊髓被较大脂肪瘤所拴系，脂肪瘤从皮下脂肪通过脊柱裂延伸入背侧蛛网膜下腔（箭）。注意大约 25% 脊髓拴系患者有脊髓积水（B 黑箭）。C 和 D. 轴位 $T_1WI$ 显示，皮下脂肪（白箭）通过脊柱裂进入椎管。神经基板（黑箭）向右旋转，与脂肪相对，脂肪左侧内陷（D 白箭）。E. 稍向上层面轴位 $T_2WI$ 显示神经基板 – 脂肪瘤界面的上部及由基板引起的背侧和腹侧神经根（黑箭头）

合和部分骶椎发育不良 [166, 167]。

大约 40% 患者的脂肪瘤为非对称性的。如果单侧脂肪瘤延伸到椎管内，则可导致脊膜膨出向后疝出，神经基板的背面向脂肪瘤一侧旋转（图 9-24）。这种旋转和突出使对侧的背侧神经根和背侧神经根入口向中后线移位，使手术创伤的风险增加（图 9-24 和图 9-25）。而且，患者神经根长度不等，那些起源于椎管后方的神经根较长，而那些起源于椎管内部分的神经根很短，这些短神经根限制了脊髓的移动并阻碍了脊髓的完全松解 [148, 150]。

终末脂肪瘤，也可被称作伴背侧缺损脂肪瘤的一种尾端类型，是发生于脊髓圆锥水平的脂肪性肿块，在腰骶椎椎管内向尾侧生长，常在下腰椎或骶椎水平通过骨性脊柱裂与皮下脂肪相连（图 9-27）。由于脊髓被向下拉伸，故圆锥位置通常很低且脊髓远端很细（图 9-27）。脊髓旋转和椎体分节异常在本病中少见。腰骶部脂肪脊髓脊膜膨出、脂肪脊髓膨出和终末脂肪瘤几乎总伴有脊髓圆锥低位。由于合并各种原因引起的脊髓拴系，在约 20% 的患者存在脊髓中央管扩张 [148, 168]。

（3）伴随畸形：伴背侧缺损的脂肪瘤通常伴有其他畸形。当对患者进行影像学检查时，应该积极寻找这些畸形。大约 25% 的累及脊髓圆锥的脂肪瘤患者会出现骶椎发育不良 [148]。5%~10% 的患者可发现直肠肛管畸形（包括肛门闭锁、直肠肛管狭窄和肛门异位）及生殖器和泌尿道畸形。如果发现肛门

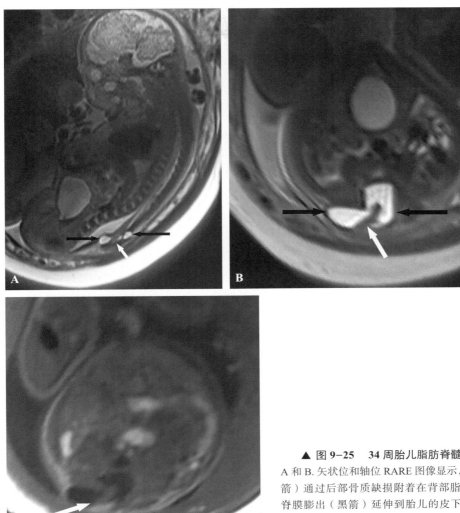

▲ 图 9-25　34 周胎儿脂肪脊髓脊膜膨出

A 和 B. 矢状位和轴位 RARE 图像显示，神经基板（白箭）通过后部骨质缺损附着在背部脂肪瘤上，可见脊膜膨出（黑箭）延伸到胎儿的皮下脂肪；C. 轴位 2D-FLASH 图像显示神经基板（白箭）与背侧高信号脂肪瘤和更外侧的高信号皮下脂肪直接连续

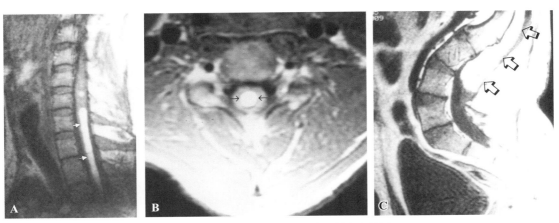

▲ 图 9-26　脂肪瘤通过脊髓中央管向上扩展

A. 颈椎矢状位 T₁WI 显示，脊髓内的脂肪瘤（箭）；B. 颈椎轴位质子密度图像确定脊髓中央管内脂肪瘤（箭）的位置；C. 腰椎矢状位 T₁WI 显示，脂肪脊髓脊膜膨出修补部位脊柱明显畸形。脂肪瘤（箭）在基板水平处进入髓内并经脊髓中央管向上延伸，因而很像单纯髓内脂肪瘤

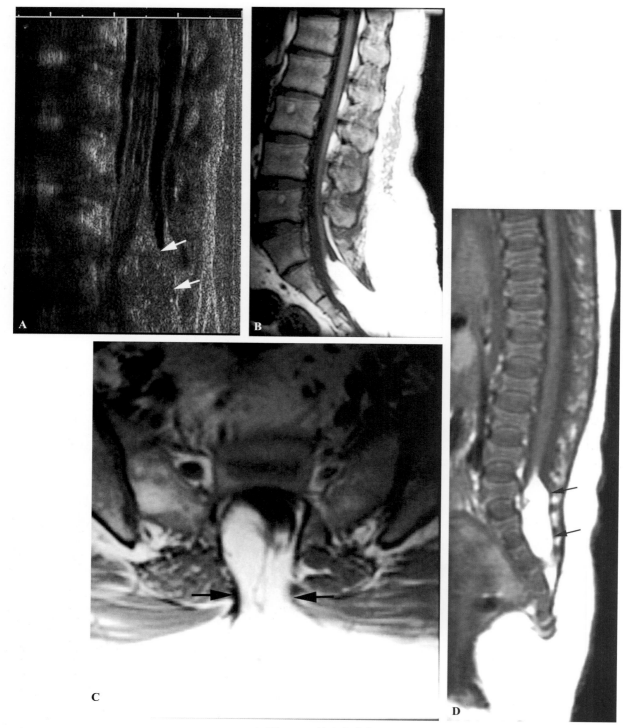

▲ 图 9-27　终末脂肪瘤

A. 一个婴儿的腰骶椎矢状位高分辨率超声图像，其中脂肪回声包块（白箭）与低位脊髓相连，注意相关的脊髓积水；B. 不同的患者。矢状位 $T_1WI$ 显示，附着于低位圆锥尖端的脂肪瘤，最下部的三层脊髓异常薄；C. 骶骨水平的轴位 $T_1WI$ 显示，脂肪瘤（黑箭）通过骨性脊柱裂和椎旁肌肉与皮下脂肪相连；D. 不同的患者。因腰骶部巨大皮下脂肪包块而进行影像检查，低位圆锥下方发现终末脂肪瘤（黑箭）

或生殖泌尿系统畸形，则骶骨畸形的发生率增加至 90% 以上[148]，这些病例最好归类为尾端细胞团异常。高达 10% 的终末脊髓分裂畸形可伴有腰骶椎脂肪瘤[148]。有时候，也可见包涵囊肿、上皮窦、错构瘤、血管瘤或蛛网膜囊肿。因此，当确诊脂肪脊髓脊膜膨出和脂肪脊髓膨出后，应当努力寻找其他畸形。

## 六、尾端细胞团畸形

正如本章开头胚胎学部分中所述，在神经管化和退变分化过程中，尾端细胞团形成脊髓的最下端（脊髓圆锥）、终丝、下腰椎及骶椎神经根等结构。同时，附近的肛管直肠和下泌尿生殖道结构由泄殖腔发育形成，其与尾端细胞团有很相近的拓扑学结构。因此，本节中列出的畸形通常伴发肛管直肠和泌尿系统畸形[47]。肛管直肠和泌尿生殖系统畸形患者应怀疑并存尾端脊椎畸形，反之亦然。

### （一）正常脊髓圆锥和终丝

在胚胎发育早期，脊髓可延伸到椎管的最末端。此时，每个神经分节与相应的椎管分节完全一致。每个神经根直接向侧方水平走行至神经孔。随着胚胎发育，脊髓最远端开始退变分化，且椎体发育较脊髓快。这些因素的共同作用导致椎管内脊髓相对缩短。

出生时脊髓圆锥的确切位置尚有争议。资料表明，在大多数胎儿中，在妊娠 24 周时圆锥不应低于 L_3 水平[169]。妊娠 33～40 周时达到其正常（成人）水平[65, 170, 171]。已经确定的是，3 月龄时，圆锥通常位于 L_2 椎体中部以上[172-174]。包括 1000 多名患者的几个研究表明：超过 98% 的病例圆锥最尾端位于在 L_2～L_3 水平，不到于 2% 的病例位于 L_3 水平[173-177]。然而，当无症状患者进行全脊柱 MRI 检查时，从颅颈交界处计数，正常的脊髓圆锥没有低于 L_2 椎体中部以下[178]。因此，如脊髓圆锥低于 L_2 椎体下终板水平，应该考虑为异常并寻找拴系占位（通常为脂肪瘤）、骨性分棘或增粗的终丝。

起源于脊髓圆锥的终丝的平均直径为 1.38mm（范围为 0.4～2.5mm）；中间水平的平均直径为 0.76mm（范围为 0.10～1.55mm）[177]。正常终丝在 L_5～S_1 水平[59]处直径为 1mm 或更小。因此，如果在圆锥中间或更低处测量的直径达到 2mm 或更大，则应怀疑尾端细胞团异常。

### （二）终室

在脊髓发育过程中，脊髓圆锥水平的中央管最宽，这部分被称为终室。这个特征可能一直持续到婴儿、儿童甚至成年。一项研究结果表明，2.6% 被检查儿童可发现终室[179]。有时，终室表现为类似真性囊肿或肿块的囊性占位（图 9-28）。我们的经验和文献中报道表明该征象为偶发且非常罕见，如果出现，一般无临床体征或症状[179-185]。在通过超声（对婴儿）或 MRI（FLAIR 和 DWI 是较优选的）确认病变的囊肿性质之后，可考虑为正常变异。

### （三）终丝异常／终丝紧绷综合征（简单的脊柱闭合不全）

正常终丝为出现于硬膜内和硬膜外的细长纤维丝。它起始于脊髓圆锥尖部并向尾侧延长，经过蛛网膜下腔底部和硬膜，附着于第 1 尾椎背侧面[145]。如上所述，99% 的患者的圆锥止于 L_3 顶

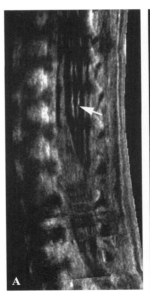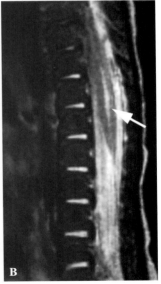

▲ 图 9-28　终室

A 和 B. 矢状位超声和 T_2WI 显示脊髓圆锥水平中央管最尾端的局部扩张（箭）。如果是囊性且无症状，病变应视为解剖变异

部以上，脊髓圆锥平均直径为 1.38mm（范围为 0.4～2.5mm）；在其中点，平均直径为 0.76mm（范围为 0.10～1.55mm）[177]；在 $L_5/S_1$ 水平，直径应 ≤ 1mm[59]。

终丝纤维脂肪瘤和终丝囊肿可能是由于神经管化和退变分化过程中的轻微异常造成的，该多功能尾端细胞团产生脂肪细胞或不能将空洞区域正确连接到中央管。纤维脂肪瘤可出现于终丝硬膜内、硬膜外或同时累及两个部分。在接受脊柱超声检查的婴儿[186]中，12% 可发现囊肿（也可通过 MRI 使用薄层断面稳态 CISS 或 FIESTA 序列进行检查）。最常见于脊髓圆锥尾端的终丝头端，它们无明显症状并与出生后第 1 年的正常发育有关[186]。

紧绷的终丝很可能是由于终末脊髓和形成终丝的纤维退化不良造成 [ 凋亡和（或）坏死 ]。组织学研究显示，脊髓拴系综合征患者的终丝是异常的致密纤维结缔组织[187, 188]。当终丝太短时，拴系效应被传递到脊髓。由于齿状韧带对 $T_{12}$ 以上头侧脊髓的固定作用，拴系效应被局限于圆锥，出现的症状也仅限于下肢、膀胱和肠管。临床症状被认为是由神经纤维的牵拉导致脊髓圆锥和神经根的异常氧化代谢而引起的[189]。

终丝内少量脂肪可能是无症状的。Emery 和 Lendon 发现，在 6% 的所谓椎体正常的患者尸检时发现终丝内脂肪（他们称之为纤维脂肪瘤）[145]。有时因其他原因就诊的患者影像学检查中可偶然发现纤维脂肪瘤[190, 191]。终丝纤维脂肪瘤的患者可在任何年龄出现症状[148, 192]（事实上，在加州大学旧金山分校，我们看到的因脊髓拴系而出现症状的患者年龄最大为 70 岁），随着年龄的增长，无症状患者的比例迅速降低[148]。因此，许多学者认为，终丝纤维脂肪瘤不是正常变异，出现这种表现的患者应该进行仔细的神经学检查和尿动力学测试，一旦发现异常，应该进行外科手术治疗[148, 163]。关于终丝囊肿的长期随访结果资料很少。

虽然典型病例平片检查可见小的脊柱裂，但通常表现正常，约 20% 的患者可出现脊柱侧弯[54, 193, 194]。在 CT 上，终丝纤维脂肪瘤表现为低密度的病灶；而在 $T_1WI$ MRI 上，纤维脂肪瘤表现为增粗终丝内的高信号，在 $T_2WI$ 上为低信号区域（图 9-29 至图 9-31）。正常的终丝直径应小于或等于 1mm。通常，脂肪瘤常位于终丝尾端。因此，如果患者出现任何可能为脊髓拴系引起的症状和表现（非典型性脊柱侧弯、泌尿系疾病、下肢功能障碍），均应对脊髓圆锥到硬膜囊底范围进行轴位 $T_1WI$ 和 $T_2WI$ 扫描，以确保不会漏诊纤维脂肪瘤。脊髓圆锥常

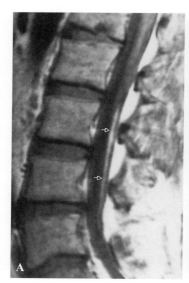
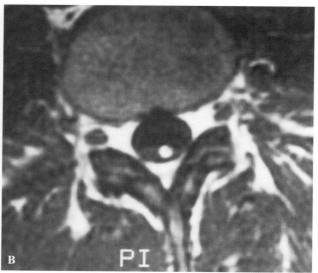

▲ 图 9-29　终丝纤维脂肪瘤的青少年患者

A. 矢状位 $T_1WI$ 显示，终丝增粗（箭），短 $T_1$ 信号提示其中含有脂肪，注意脊髓圆锥位置是正常的；B. 经过终丝的轴位 $T_1WI$ 显示增厚的脂肪化终丝，诊断为纤维脂肪瘤

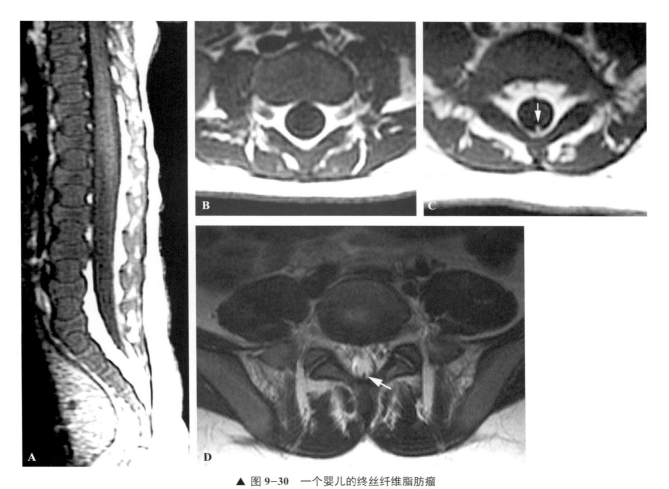

▲ 图 9-30　一个婴儿的终丝纤维脂肪瘤

经 $L_5 \sim S_1$ 水平轴位图像的重要性。A. 矢状位 $T_1WI$ 显示，圆锥终止于 $L_2$ 底部附近。在终丝中没有看到脂肪。B. $L_3 \sim L_4$ 水平的轴位 $T_1WI$ 显示，终丝、马尾正常。C. $L_5$ 水平的轴位 $T_1WI$ 显示，脊膜囊背侧终丝增厚并脂肪化（箭）。D. 不同的患者。$L_5$ 水平的轴位 $T_2WI$ 显示，终丝纤维增厚导致终丝增厚呈低信号（箭）。如果在轴位 $T_2WI$ 图像上终丝比马尾粗大，提示终丝明显增粗

（并非总是）因紧绷的终丝牵拉而处于低位 [168, 195]。重要的是应该记住，出现症状的患者圆锥可能在正常水平（$L_2 \sim L_3$ 或更高） [168]。20%～25% 的患者在磁共振图像中可见长 $T_1$ 长 $T_2$ 信号，也许代表扩张的中央管（图 9-32）。目前，尚不清楚该区域是因拴系而引起的圆锥内代谢异常导致的轻度脊髓积水还是脊髓软化 [168, 196]。然而，若这一征象可能在终丝松解后消失，则提示为拴系引起的脊髓积水 [197]。

硬膜囊常常扩张，背侧硬膜紧张被终丝向后牵拉成帐篷状。终丝与硬膜很贴近而不易被脊髓造影所检测到 [59]。因此，MRI 的薄层矢状位和轴位，特别是轴位，是最佳选择的检查方法。必须在轴位 $L_5 \sim S_1$ 水平测量终丝直径，因为被牵拉的终丝在该水平以上的直径可能正常。另外，最好从轴

位图像上确定圆锥的位置，因为矢状位图像中马尾神经根可能会混淆圆锥的确切位置 [168]。在一组 31 名因脊髓拴系综合征而进行手术的研究中，55% 有明显增粗的纤维化终丝，23% 在增粗终丝中出现小纤维脂肪瘤，3% 有微小终丝囊肿，在 13% 的患者中看不到明显的终丝，而脊髓明显变长，向下延伸到硬膜囊的底部并在脊膜囊尾端终止于小脂肪瘤中（图 9-32） [198]。应提高对脊髓拴系症状和体征的认识，即使在正常 MRI 的情况下，脊髓拴系已促使一些神经外科医生进行干预 [58, 199]。然而，一项针对尿失禁儿童的横断位终丝的小规模前瞻性随机试验显示，不同的临床干预对预后无统计学差异 [200]。

在少数研究中，报道了相位对比法 MRI 可用于检测颈髓拴系患者颈髓运动减弱 [100, 101]。在脑脊液

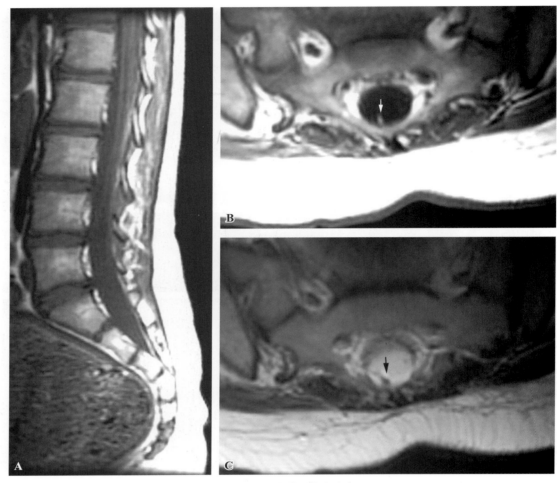

▲ 图 9–31　终丝纤维脂肪瘤

采用轴位 $T_2WI$。A. 矢状位 $T_1WI$ 显示，脊髓圆锥位置正常；B. 轴位 $T_1WI$ 显示，骶椎水平终丝（白箭）增粗、脂肪化；C. 轴位 $T_2WI$ 显示，终丝异常增粗

舒张期，正常的脊髓以 1cm / s 的速度向下移动（同时，脑脊液以 2cm / s 的速度向上运动），而在脑脊液收缩期，颈髓则向上运动[101]。在脊髓拴系的患者中，这种运动受限，脊髓运动速度降低[100, 101]。约 1/3 的患者在拴系松解后颈髓运动恢复正常[101]。

### （四）尾端退化综合征（复杂的脊柱闭合不全）

尾端退化综合征由多种畸形组成，包括并腿畸形（下肢融合）、尾端椎体和脊髓缺如（腰骶部发育不全）、肛门闭锁、外生殖器畸形、膀胱外翻、肾脏发育不良或异位，伴有 Potter 面容的肺发育不全[201, 202]。这种综合征是由尾端中胚层包括尾端细胞团和泄殖腔在妊娠第 4 周之前受到干扰所致[201, 202]。腰骶椎发育不全患者的尾端脊髓和脊柱

形成不良可能是由脊髓和脊索下部因中毒、感染或缺血性损伤引起的发育异常所致，这种损害可能会妨碍神经元、轴旁中胚层细胞（形成椎骨的体节）和形成下消化道的外侧中胚层细胞的正常迁移[41, 203]。另一种可能性则是脊索损伤导致神经元异常和椎体发育不良。异常神经管引起椎弓的异常发育[204]。其他可能性包括葡萄糖转运蛋白基因的异常[205]、编码脊柱下端发育的基因突变或缺失或异常表达或由于目前尚未清楚的原因所导致的这些片段中的细胞凋亡。

尾端退化综合征在新生儿中的发病率约为 1/7500[202]。轻度畸形（包括单独出现的骶椎发育不良或肛门闭锁）比重度畸形更常见。大约 1/6 的尾端退化综合征的患儿的母亲患有糖尿病[206]。正如

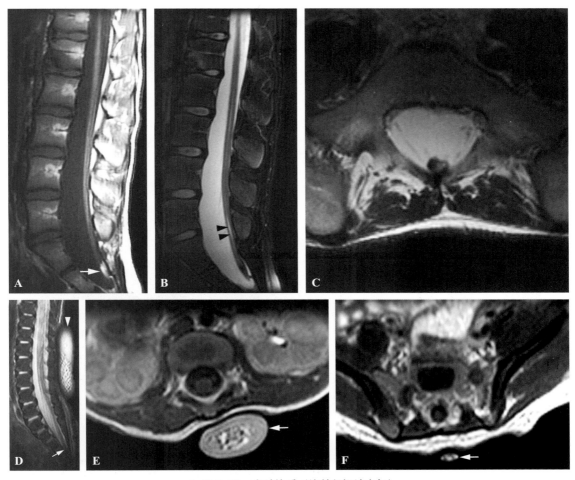

▲ 图 9-32　脊髓拴系（终丝紧绷综合征）

A 和 B. 矢状位 $T_1WI$ 和 $T_2WI$ 显示，非常细长的脊髓一直向下延伸到终丝末脂肪瘤（A 中的白箭）。在这些患者中，$L_5$～$S_1$ 水平的终丝直径总是大于 1mm。注意扩张的中央管（B 黑箭头），存在于 20%～25% 的脊髓拴系患者中。C. $S_1$ 水平的轴位 $T_2WI$ 显示，神经根为线性低信号结构从腹侧出来，表明这是脊髓而非增粗的终丝。D 至 F. 脊髓牵拉变长。矢状位 $T_2WI$（D）显示明显伸长的远端脊髓，一直延伸到 $S_4$ 水平的脊膜囊尾端（小白箭）。正常的脊膜囊应终止于 $S_2$ 水平。在腰椎软组织（大白箭头）后面可以看到长约 13cm，尾部一部分。$L_4$（E）和 $S_3$ 水平（F）的轴位 $T_1WI$ 显示脊髓的终端没有明显的脂肪沉积。在两个图像中均可看到尾部（箭）

胚胎学中所推测的那样，下消化道和泌尿生殖系统畸形，特别是那些患有肛门闭锁的患者中腰骶椎发育不良的发生率很高 [45, 46]。而且，肛门闭锁位置越高，腰骶椎畸形越严重 [45, 51, 207]。因此，应对所有下消化道和泌尿生殖系统畸形患者的骶椎和下腰椎进行仔细检查。大约 10% 的腰骶椎发育不良的患者有 OEIS（复发性脐疝、泄殖腔外翻、肛门闭锁和脊柱畸形），另有 10% 患者合并 VACTERL 综合征（椎体畸形、肛门直肠畸形、心脏畸形、气管食管瘘、肾脏畸形和肢体畸形）[51]。

临床症状表现从单独出现的足畸形形成或轻度的远端肌肉轻度无力，到完全性双下肢的感觉运动麻痹 [51, 204]。除非伴有脊髓脊膜膨出，椎体缺如的相应层面（在一个平面内）的运动异常几乎总是比感觉丧失更严重。在大多数患者中，在椎体缺如以下几个节段的感觉是完整的，因此，尽管存在严重的下肢无力，括约肌紊乱和骶椎发育不良，会阴部的感觉功能仍然存在。几乎所有患者都有神经源性膀胱 [51]。许多轻度患者出现的括约肌功能障碍和下肢运动障碍等临床表现常导致临床诊断为脊髓拴系。实际上，多达 60% 的腰骶椎发育不良的患者，特别是那些伴有进行性神经系统症状的患者，在低位骶神经根发育不良的基础上均出现脊髓拴系 [51, 207]。

脊柱发育不良的程度不一，从部分或完全单侧骶椎发育不良（存在倾斜腰骶关节）到腰椎和骶椎的完全未发育[50]。最尾端的两三个椎体通常融合并发育不良（图 9-33 和图 9-34）。脊柱最远端第一个完整椎体以上的骨性椎管可重度狭窄，原因包括椎体的骨疣形成及连接分裂棘突的纤维带或硬膜腔的狭窄。硬膜囊狭窄外科松解术或硬膜成形术可以改善神经功能[204]。神经畸形主要为远端脊髓发育不全，通常脊髓腹侧较背侧严重，导致脊髓末端的特征性变钝或呈"楔形"（图 9-33 和图 9-35）[50]。几乎所有出现部分或完全骶椎发育不全脊髓末端位于第一腰椎水平以上的患者均可见脊髓末端变钝[51]。这种现象的原因是远端脊髓前脚神经元细胞数量减少和骶神经根变小。脊柱远端最后一个完整椎体以下可见散在的神经纤维穿过致密的纤维组织[130, 208]。

脊髓可能被拴系于未发育的骶椎。Pang 等发现[51] 所有脊髓圆锥位于 L₁ 水平以下的腰骶椎发育不全的患者中均出现脊髓拴系。他们同时还发现，脊髓圆锥位置与骶椎发育不全的严重程度有关。脊髓末端位于 L₁ 水平以上与在发生在 S₁ 或以上的骶椎畸形高度相关，而脊髓末端位于 L₁ 以下则与发生在 S₂ 或以下的骶椎畸形高度相关[51]。因此，轻度的骶椎发育不良患者常见脊髓拴系。重要的是应确定腰骶椎发育不良患者是否存在脊髓拴系，因为脊髓拴系松解术可改善泌尿功能，但其神经功能受损可能仍然存在[209]，而拴系松解术至少可阻止神经系统损伤恶化[148]。拴系可伴发终丝增粗（65%）、末端脊髓囊性膨出（15%）、末端脊髓积水（10%）或末端脂肪瘤/脂肪脊髓膨出（10%）[51]。当腰骶椎发育不良患者出现脊髓拴系时，脊髓末端不是楔形而是被拉长，表现为典型的脊髓拴系征象（图 9-34）。

影像学检查很容易诊断尾端退化。平片可以诊断骨性发育不良，但不能显示并发的脊髓拴系或硬膜囊狭窄。矢状位和冠状位 MRI 图像有助于发现尾端椎体发育不全或发育不良（图 9-33 和图 9-34）。而且，通过判断脊髓圆锥的位置和外形可确定拴系是否存在。无脊髓拴系患者的 MRI 图像显示脊髓末端呈现特征性变钝或"楔形"变，这些病例的脊髓

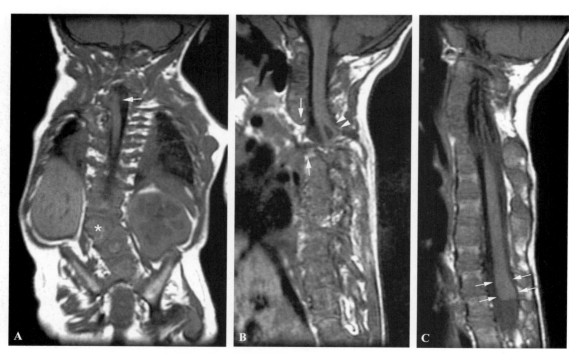

▲ 图 9-33　严重尾端退化合并 VACTERL 综合征

A. 冠状位 T₁WI 显示，脊柱侧弯、右肾缺如、脊柱弯曲顶端椎体畸形（星号标示半椎体），骶椎缺如。白箭示神经肠源性囊肿。B. 颈椎和上胸椎矢状位 T₁WI 显示，神经肠源性囊肿和囊肿（白箭头）水平可见椎体裂隙（白箭）。C. 矢状位 T₁WI 显示中段胸椎水平脊髓末端变钝

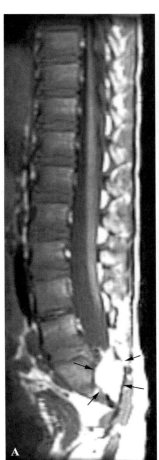

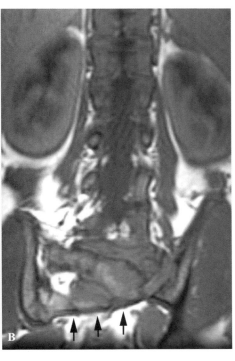

◀ 图 9-34 尾端退化合并脊髓拴系

A. 矢状位 T₁WI 显示，正如尾端退化合并脊髓拴系所见，低位的脊髓远端逐渐变细而非圆钝，黑箭指示为终末脂肪瘤；B. 冠状位 T₁WI 显示骶椎小、发育不良（黑箭），并与下腰椎融合

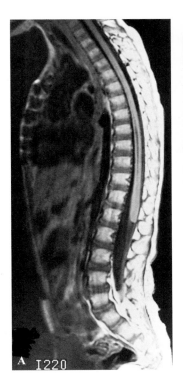

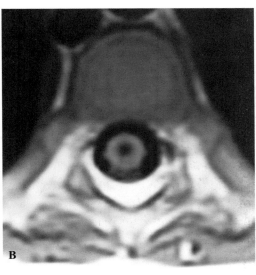

◀ 图 9-35 轻度尾端退化

A. 矢状位 T₁WI 显示，脊髓末端变钝，终止于 T₁₁ 中部水平。中央管扩张。除骶椎以外的脊柱正常。S₂ 椎体发育不全，S₃、S₄ 和 S₅ 椎体和尾椎缺如。B. 轴位 T₁WI 显示，脊髓中央管明显扩张

末端常位于 $L_1$ 水平之上（图 9-33 和图 9-35）[46, 50]。当在矢状位图像上看到这些表现时，应仔细检查骶椎以判定发育不良是否存在及其严重程度。如上所述，当拴系存在时，脊髓远端将逐渐变细表现为锥形外观（图 9-34）。通常，在这些患者中，脊髓将终止于 $L_1$ 水平以下。轴位 $T_1WI$ 和 $T_2WI$ 应通过紧邻退化层面的椎管进行扫描，以发现增粗或脂肪化的终丝（图 9-30）、脂肪脊髓膨出、末端脊髓积水（图 9-35）、脂肪瘤（图 9-34），或存在骨性椎管狭窄[46, 50]。

### （五）末端脊髓囊状膨出（伴有皮下肿块的隐性脊柱闭合不全）

末端脊髓囊状膨出（也称为空洞性脊髓突出）是伴有后部脊柱裂的脊柱闭合不全中最少见的类型[210]。这种畸形是一种隐匿性脊柱闭合不全，积水的脊髓和蛛网膜通过脊柱后裂疝出，形成一种少见的皮肤覆盖的脊髓脊膜膨出（图 9-36）。患者表现为腰骶部中线囊性肿块。患者膀胱、肠道功能低下，下肢功能通常严重受损[211]。与其他尾端细胞团畸形一样，末端脊髓囊状膨出常伴有直肠肛管、下泌尿生殖系统和椎体畸形，如肛门闭锁、泄殖腔外翻、脊柱前凸、脊柱侧弯和部分骶椎发育不全[47, 211]。其他部位的脊髓囊状膨出则类似于分离异常，本章前面的章节对此进行了讨论。

末端脊髓囊状膨出中，脊髓部分或完全经过脊膜膨出并嵌入其侧壁或后壁（图 9-36）。覆盖脊髓的软脊膜在基板和脊膜交界处沿着脊膜膨出的壁返折，形成一个充满脑脊液的封闭腔，所有脊髓囊状膨出的脊髓积水腔均位于髓内。积水的脊髓腔内衬室管膜并在脊髓囊状膨出水平扩张突出到软脊膜返折处（图 9-36）。从这个意义上讲，囊肿位于蛛网膜外。有时，这些患者的背侧中胚层出现脂肪[148]，在这种情况下，畸形则被称为脂肪脊髓囊状膨出。

影像学检查可见脊膜膨出与蛛网膜下腔直接相通而囊肿与脊髓中央管相通（图 9-37）[210, 212, 213]。由于囊肿不与脊膜膨出相通，脊髓造影仅显示脊膜膨出（如果存在），它的体积较临床出现的肿块小且位置不同。影像学检查表明，临床上明显的肿块是第二个囊肿，壁较薄且没有内部结构

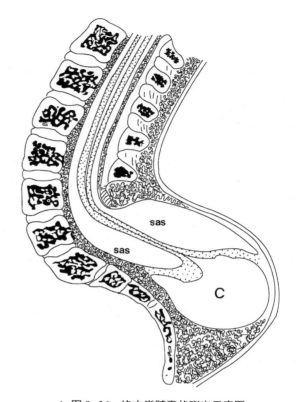

▲ 图 9-36　终末脊髓囊状膨出示意图
脊髓内总是出现脊髓积水。终末脊髓中央管扩张形成大囊（C）。该囊位于骨性脊柱裂下方并使包绕远端脊髓的蛛网膜下腔（sas）扩张

（图 9-37）[210, 212-215]。鞘内注入水溶性对比剂后，囊肿可能表现出延迟强化，类似于脊髓积水。两个囊肿中，内衬室管膜的囊腔（脊髓积水）通常比较大，典型者位于脊膜膨出的后下方，但偶尔也可在脊膜膨出外向上扩展。

### （六）骶前脊膜膨出

骶前脊膜膨出的特征为：骶椎或尾椎局部缺失或发育不全，充满脑脊液的脊膜囊经过缺损处突出到盆腔。本病约占直肠后肿物的 5%，通常在 10—30 岁得到诊断。儿童中，男女发病率相等[59, 216]。其因压迫盆腔脏器而产生症状，导致便秘、尿频和尿失禁、痛经、性交疼痛或下背部或盆腔疼痛。此外，可压迫神经根，产生坐骨神经痛、直肠和逼尿肌张力降低、下骶部皮肤的麻木和感觉异常。最后，液体在囊腔和蛛网膜下腔之间流动可引起间歇性发作的高压性头痛（仰卧位）、恶心、呕吐（特别是在排便时）或低压性头痛（直立位）。

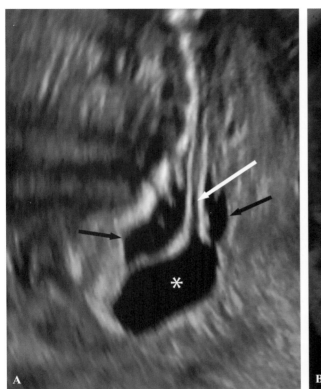
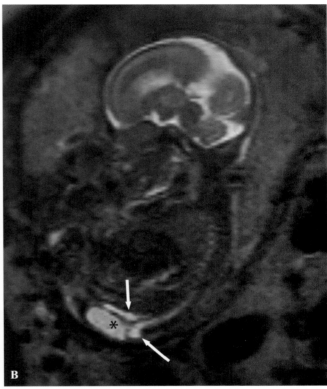
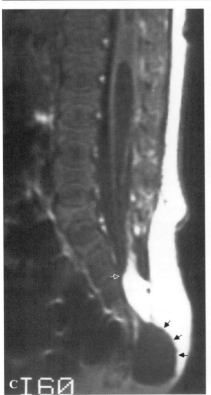
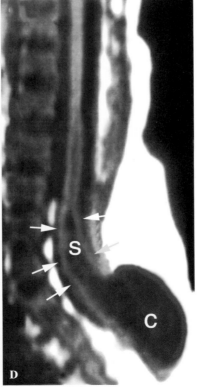

▲ 图 9-37 终末脊髓囊状膨出

胎儿和新生儿表现为骶部肿块。A 和 B. 一个孕 21 周的胎儿患有终末脊髓囊状膨出。矢状位经阴道超声图像（A）显示扩张的、低位的脊髓空洞（白箭）与大的囊性肿块（星号）相连，周围有扩张的蛛网膜下腔（黑箭）。矢状位 RARE 图像（B）显示低位脊髓在终末脊髓囊肿（星号）周围，将其与周围扩张的蛛网膜下腔（白箭）分离。注意在隐性脊柱闭合不全中没有 Chiari Ⅱ 畸形。C. 在出生 2 天的新生儿中的矢状位 T₁WI 显示扩张的脊髓空洞，似乎终止于骶椎中间水平（白箭）。脊髓末端（黑箭）的尾部可见大的囊性肿块。在手术中，发现该末端囊肿与脊髓的扩张中央管沟通，故这种畸形归类为脊髓囊状膨出。D. 矢状位 T₁WI 显示，脊髓囊状膨出（c）与远端脊髓中的脊髓空洞（s）腔直接相通。脊髓空洞腔壁（箭）似乎是分离的，因为其直接通向囊肿内

骶前脊膜膨出的胚胎学机制还不清楚。神经纤维瘤病 I 型和马方综合征患者常见单纯型骶前脊膜膨出。家族性复杂型病变则与部分性骶椎未发育、肛门闭锁或狭窄及脊髓拴系有关 [217]。骶椎硬膜囊通常扩大，狭窄的颈部通过骶椎缺损与盆腔内囊肿相通。脊膜膨出可大可小，可为单房或多房囊肿，可没有神经组织，也可在囊壁或腔内有神经根穿过 [216-219]。明确是否有神经根穿过是至关重要的，如果存在神经根，则不能对颈部脊膜膨出进行简单的结扎。

骨性畸形由骶管异常的扩大、骶椎前呈扇形和骶椎侧弯构成 [219]。残存的骶椎在缺损以下呈扇形，这种弯曲的外观使骶椎在矢状位上呈弯刀形或镰刀形。该表现高度提示骶前脊膜膨出 [218]。

影像学检查可显示骶椎缺损和经扩张骶孔突入到盆腔内的大小不一的囊肿，必须确定囊肿与硬膜囊相通才能做出诊断。在 MRI 图像上，薄层 $T_2WI$ 矢状位和（或）稳态序列最适于显示这种相通关系（图 9-38）[216]。如果进行 CT 检查，则应向鞘内注入对比剂以更好地显示脊膜膨出与蛛网膜下腔相通。无论使用何种成像技术，都要展示出：①明确是否存在脊髓拴系及伴发的脂肪瘤或包涵囊肿；②神经根是否穿过骶椎缺损处。

### （七）骶尾部畸胎瘤

骶尾部畸胎瘤是发生于下骶椎的一种罕见的先天性肿瘤。它们源于尾端细胞团的全能细胞的残余。女性患者比男性常见，发病率约为 4 : 1。骶尾

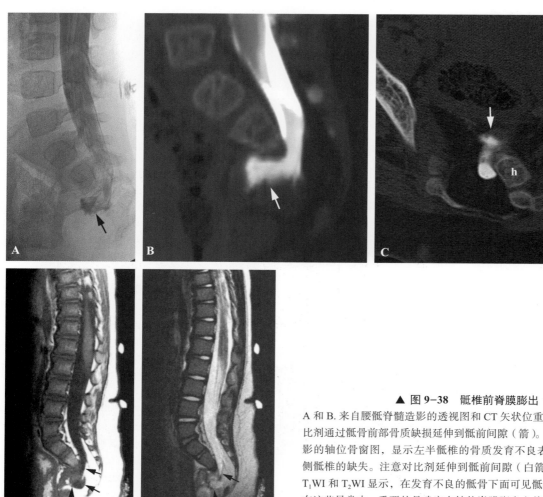

▲ 图 9-38　骶椎前脊膜膨出
A 和 B. 来自腰骶脊髓造影的透视图和 CT 矢状位重建图，显示鞘内对比剂通过骶骨前部骨质缺损延伸到骶前间隙（箭）。C. 来自 CT 脊髓造影的轴位骨窗图，显示左半骶椎的骨质发育不良表现（h）和右前半侧骶椎的缺失。注意对比剂延伸到骶前间隙（白箭）。D 和 E. 矢状位 $T_1WI$ 和 $T_2WI$ 显示，在发育不良的骶骨下面可见骶前脊膜膨出（箭）。在这些异常中，重要的是确定在结扎脊膜膨出之前马尾神经根是否漂浮在脊膜膨出内

部畸胎瘤可能表现为从臀裂或腹膜向外部突出的肿物，也可表现为突进盆腔的肿物，可引起放射痛、便秘或尿频、尿失禁。在组织学上，大约 2/3 是成熟的畸胎瘤，另外 1/3 的性质介于未成熟畸胎瘤和间变性癌之间[59]。绝大多数畸胎瘤是巨大的、包膜完整的、分叶状肿块，含有实性和囊性成分，大约 5% 的肿瘤主要是囊性成分。

骶尾部畸胎瘤根据其发生部位进行分类[220-222]。Ⅰ型肿瘤（47%）几乎完全位于骶尾椎外部，只有很小部分位于骶前；Ⅱ型肿瘤（35%）也主要位于骶尾椎外部，但明显突向盆腔；Ⅲ型肿瘤（8%）从外表还可发现肿块，但肿瘤主要位于盆腔和腹腔；Ⅳ型畸胎瘤（10%）则完全位于骶前，外表不能发现任何肿块征象。2% 的患者骶管受累，而更近端的脊柱受累是罕见的，这表明病变更具侵袭性。

如果骶椎畸形合并骶尾部畸胎瘤，则表明是一种罕见的家族性肿瘤，它是一种常染色体显性遗传病，女性发病略多，存在明显的骶尾部缺陷。儿童中常见肛门直肠狭窄、膀胱输尿管反流和皮肤特征。

散发性和家族性的骶尾部畸胎瘤在影像检查中是难以区分的。但缺如的骶骨可衬托出整个软组织成分是位于骶骨背侧还是位于盆腔内。由于实性成分、囊性成分和钙化的比例不同，所以肿瘤成分是不均匀的。进行 CT 检查时，应用对比剂提高肠道、输尿管和膀胱的密度以评估肿瘤与盆腔脏器的关系。如果使用 MRI，则不需要对比剂。肿瘤不同成分的 MRI 表现不同，在 $T_1WI$ 上脂肪为高信号，软组织为中等信号，钙化为低信号（图 9-39 和图 9-40）。肿瘤通常分叶状，边界清晰。当病变大部分是囊性时（图 9-40），可能需要静脉注射对比剂以确认囊壁上的实性成分。应仔细评估图像，以排除罕见性疾病，但至关重要的是判定椎管是否受累。

## 七、脊索发育畸形

### （一）脊索分裂综合征（复杂的脊柱闭合不全）

#### 1. 胚胎学

了解一些胚胎学的知识有助于理解脊索分裂畸形。在妊娠第 2 周，胚胎由扁平的双层板组成。发育中的外胚层位于背侧，与羊膜腔相连。原始内胚层位于腹侧，与卵黄囊相连。在妊娠的第 3 周，由于细胞的局部快速增殖，使背侧中线发生增厚，这个区域被称为 Hensen 结节。细胞增殖并从 Hensen

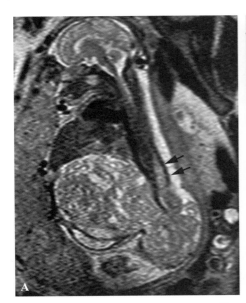
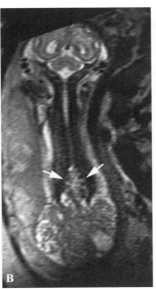
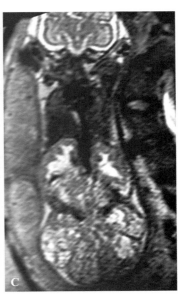

▲ 图 9-39　27 周胎儿的骶尾部畸胎瘤

A. 矢状位图像显示不均质性肿块（Ⅲ型畸胎瘤），肿块大部分位于腹腔和盆腔内，小部分位于盆腹腔外。这种特殊的肿瘤在组织学上不成熟，具有侵袭性并侵入椎管（箭）。B. 冠状位图像显示侵入脊柱的成分（箭）使椎弓根扩大。C. 较前部位的冠状位图像显示由于较大的盆腔肿块导致的阻塞性肾积水和肾脏移位

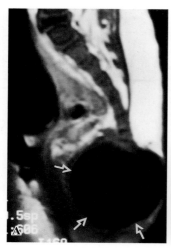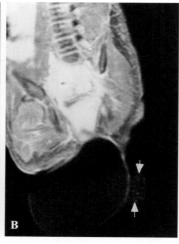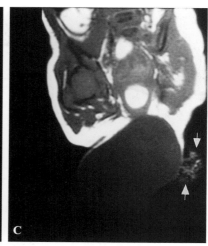

▲ 图 9-40 骶尾部囊性畸胎瘤

A. 矢状位 T₁WI 显示以尾骨为中心的囊性肿块（Ⅲ型畸胎瘤，箭）。B. T₁WI 脂肪抑制增强图像显示肿瘤小的实性部分（箭）。在（C）中显示为高信号的成分消失，证明其为脂肪。肿瘤无强化。C. T₁WI 平扫显示在实性部分内存在高信号的脂肪（箭）

结节迁移，将外胚层与内胚层分开，这些细胞依照既定路线从外侧向中线移行。随后，它们将在中线汇合形成脊索突，脊索突最终将卷曲形成神经管，并从内胚层中分离出来形成最终的脊索。如果外胚层未能与内胚层完全分离（遗留或粘连），则脊索在粘连周围裂开或偏离其左侧或右侧[35, 223, 224]。而且，由插入的脊索突形成的原始神经管原肠管道可能不能退化，则在内外胚层间遗留通道。正常时围绕着脊索发育成椎体的中胚层则由于畸形也会分裂或偏离，导致胃肠道背侧与体表背侧中线间出现永存通道。随着胚胎的发育和肠道移行，连接部可变得很长，由其所连接的结构则在局部解剖上距离加大。脊索出现分裂或偏离，故囊肿可在中线或中线旁与椎体相连。此外，由于连接部可全部或部分退化，故仅部分连接部可被发现[223, 224]。

### 2. 分类

术语"脊索分裂综合征"指的是一系列畸形，这些畸形被认为是由于脊索的分裂或偏离及伴有腹侧内胚层与背侧外胚层间永存通道的一组畸形[225]。其中最严重的类型是窦道（背侧肠源性瘘），肠腔通过瘘管与中线背侧皮肤表面相通，窦道须穿过椎前软组织、椎体、椎管及其内容物和脊柱后部组织才能到达背部[225-227]。背侧肠源性瘘管中最严重的类型是背侧肠道疝，即一部分肠管经过脊柱前后侧联合疝入到由皮肤或薄膜覆盖的背侧囊腔中。通

常，肠腔在皮肤表面开口。因为背侧肠源性瘘管可部分消退或持续存在，所以瘘管中任何部分均可表现为单纯的憩室、重复畸形、囊肿、纤维束和（或）窦道。背侧肠窦是指窦道后部被遗留下来，形成一个开口于背侧中线皮肤表面的盲腔[225, 226]。背侧肠源性囊肿（来自瘘管中间部分）可以是椎前、椎前后或椎内的囊肿[225, 226]。背侧肠源性憩室是起源于肠道背侧肠系膜的管状或球形憩室，为肠管和脊柱之间的部分持续存在的通道。由于肠管向下移行并且旋转，所以从肠系膜向上远离小肠的区域及经横膈膜进入纵隔的区域中常见背侧肠源性憩室。偶尔，憩室可延伸到椎体的前表面或进入椎管[225]。如果肠管附近的憩室存在部分旋转，则形成椎前背侧肠源性囊肿[226]。最后，在一些患者中，可发现背侧肠瘘可能在多个部位闭合，在这些患者中，人们可能会发现脊索分裂综合征，如肠管憩室、纵隔肠源性囊肿和脊柱内肠源性囊肿。

### 3. 临床和影像特征

背侧肠瘘通常表现为新生儿背部中线出现肠道开口或裸露的黏膜垫，从这些开口中先排出胎粪，继而是大便。也有伴发先天性肿瘤的报道[228]。背侧肠道疝的患者则表现为位于背部中线的巨大囊肿，这些囊中部分被皮肤覆盖，部分被黏膜覆盖，囊肿周围出现两个脊柱（图 9-41）[227]。患有脊柱外肠源性囊肿的患者表现为纵隔或腹腔内占位性病变，上

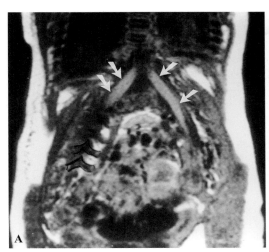
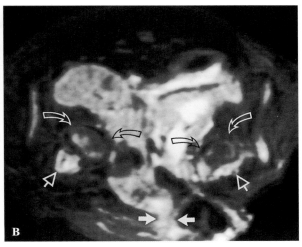

▲ 图 9-41 背侧肠源性瘘

A. 冠状位 T₁WI 显示，分裂的脊柱和脊髓（箭）支撑在肠道周围；B. 轴位 T₁WI 显示两个脊柱（空心弯箭）、两个椎管（空心直箭）及两者之间的高信号肠管向背侧延伸到皮肤表面并开口（实箭）（该病例图片由 Rosalind Dietrich，MD，San Diego，CA. 提供）

述部位出现病变的儿童并不主要表现为神经损伤，因此在本书中将不再进一步讨论。读者想要得到更详尽的信息可参考权威的儿科和儿科放射学专著。

背侧肠源性憩室的患者主要因胃肠道不适而去就诊，但如果憩室伸入椎管内则会出现神经系统异常。平片发现椎体畸形形成或断层扫描发现腹腔内结构经椎体缺损处延伸至椎管内，可为这种疾病的影像诊断提供线索（图 9-42）。

**4. 脊柱内肠源性囊肿（神经管原肠囊肿 / 内胚层囊肿）**

脊柱内肠源性囊肿（也称为神经管原肠囊肿和内胚层囊肿）在新生儿期不常出现症状。当新生儿有症状时，表明囊肿已经很大。患者常表现为青少年期或青年期出现间歇性或进行性局部放射性疼痛，椎管内压力升高时加重。最终，脊髓受压导致局部和远端大范围的症状 [229]。此时，患者进行影像检查时，可发现脊髓的明显受压 [230, 231]。急性症状少见，通常出现在感染或疾病之后 [232]。

肠源性囊肿通常是单发、光滑的单房性囊肿，主要发生在下颈段和胸椎。很少发生在腰椎或颅内脑桥、桥前池或桥小脑角（见第 5 章）[233-235]。囊肿中的液体可能与脑脊液一致，也可以是乳白色、奶酪色、淡黄色或黄色。肠源性囊肿通常为硬膜内脊髓外病变，位于脊髓腹侧或腹外侧，少数情况下也可出现于脊髓背侧或背外侧或脊髓纵裂的裂口

内 [230, 235]。髓内部分占 10%～15% [236]。脊髓常因肿瘤压迫而变窄或移位，从而引起症状。

脊柱 X 线片常可见肠源性囊肿部位的椎管扩大。新生儿和婴儿出现症状的脊柱内肠源性囊肿患者可在囊肿部位发现椎体畸形，包括半椎体、椎体分节不全、部分椎体融合及脊柱侧弯（这些病变在纵隔或腹部背侧肠源性囊肿更常见）。年长患儿通常缺乏椎体改变，而出现因由局部压力效应引起的椎管局限性扩张 [230]。

一些神经外科医生认为对于神经肠源性囊肿的患者，CT 和 MRI 都是必需的术前影像学检查 [237]。约 50% 患者的 CT 可见椎体畸形，其中椎体裂、蝴蝶椎和分节畸形是最常见的 [236]。三维重建对于手术计划是有价值的。椎管可以局部扩张。MRI 除了可显示绝大部分椎体畸形外，更重要的是可以显示囊肿及其与脊髓的关系（图 9-43 至图 9-46）。MRI 典型表现为位于脊髓腹侧并压迫相邻脊髓的囊肿（图 9-44 和图 9-45）[230, 231, 235]。然而，囊肿也可能位于脊髓背侧（图 9-45）或部分或完全位于脊髓内（图 9-43 和图 9-46），确定囊肿及其与脊髓的关系是最重要的。囊肿内容物可以类似于脑脊液（图 9-43 和图 9-46），也可为蛋白性液体，T₁ 弛豫时间缩短并导致 T₁WI 为相对（与脑脊液相比）高信号（图 9-44 和图 9-45）[237]。如果囊肿为乳糜性或黄色肉芽肿性组织时，则在 T₁WI 和 T₂WI 上表现

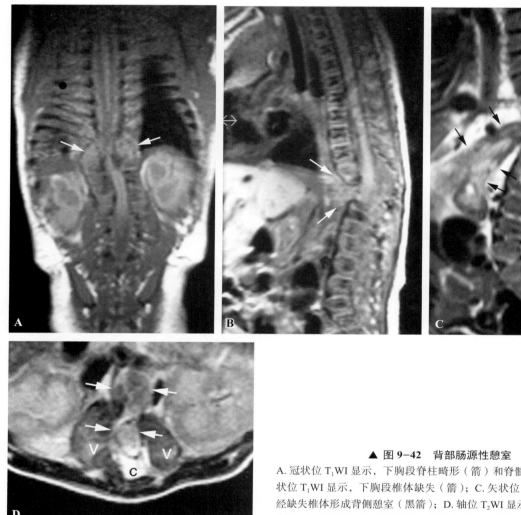

▲ 图 9-42 **背部肠源性憩室**
A. 冠状位 $T_1WI$ 显示，下胸段脊柱畸形（箭）和脊髓异常变细；B. 矢状位 $T_1WI$ 显示，下胸段椎体缺失（箭）；C. 矢状位 $T_2WI$ 显示，肠管经缺失椎体形成背侧憩室（黑箭）；D. 轴位 $T_2WI$ 显示，椎体分裂呈两半（V），憩室经过分裂的椎体，椎管内可见小囊腔（c）位于憩室背侧

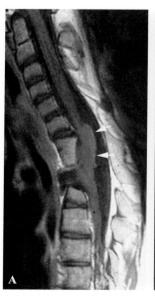
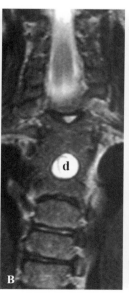
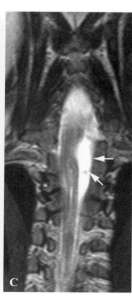

◀图 9-43 **神经管原肠囊肿**
A. 矢状位 $T_1WI$ 显示典型的脊髓前缺损伴神经管原肠囊肿，在扩张的椎管内可见 $T_1WI$ 高信号囊肿（白箭），椎体和后部结构的分节异常也显示在该层面；B 和 C. 冠状位 $T_2WI$ 显示，椎体前份骨质缺损（d）和高信号囊肿（C箭）导致脊髓的侧向偏移

为不均匀信号[229, 238]。偶尔，可因这种不均匀信号类似结节而提示肿瘤[239]，在这种情况下，静脉注射顺磁性对比剂将有助于区分囊肿（结节没有强化）与肿瘤（结节通常强化）。明确相邻椎体的畸形有助于判定畸形位置。可以通过脊髓造影来发现异常椎体和囊肿，而使用 MRI 可以无创地获得类似的信息。通过脊柱的冠状位图像（图 9-45 和图 9-46）可以发现异常椎体。如果囊肿很小并且其内容物与脑脊液非常相似，则可能难以检测到囊肿，FLAIR 和稳态序

列成像可能会有所帮助。然而，囊肿引起的脊髓移位和变形有助于诊断（图 9-43）。除了评估脊柱外，寻找并发的窦道和纵隔或腹腔内囊肿也很重要。

## （二）脊髓分裂畸形（脊髓纵裂和双干脊髓：复杂的脊柱闭合不全）

### 1. 定义

脊髓纵裂，是一种脊髓分裂畸形（SCM），指脊髓纵向分裂为两个对称或不对称的半脊髓，每个半

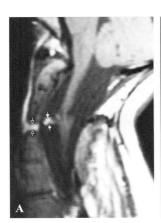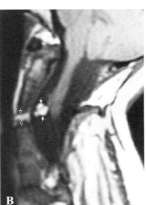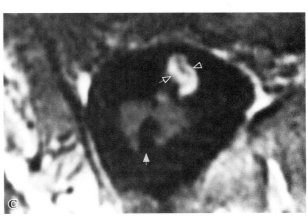

▲ 图 9-44 神经管原肠囊肿伴脊髓纵裂

A 和 B. 矢状位 T₁WI 显示，位于发育不良的上段颈髓腹侧高信号神经管原肠囊肿（实小白箭），囊肿指向发育不良的上段颈椎椎体间隙（空心小白箭）；C. 轴位 T₁WI 显示，椎体发育不良和脊髓几乎完全矢状裂开（实白箭），囊肿（空心白箭）可能含有蛋白质浓缩液（该病例图片由 Michael Brant-Zawadzki 提供）

◀ 图 9-45 背侧脊柱内肠源性囊肿

A. 矢状位 T₁WI 显示，颈部背侧蛛网膜下腔内肿块（箭）压迫脊髓；B. 冠状位 T₁WI 显示，囊肿水平的若干半椎体（箭）

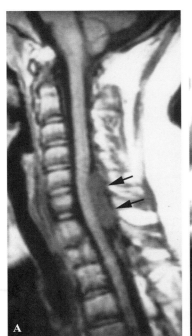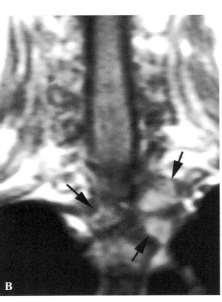

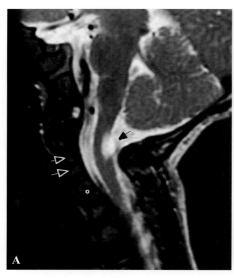
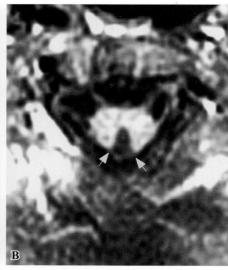
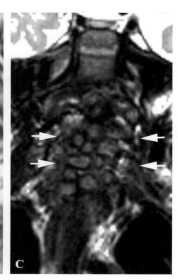

▲ **图 9-46** 髓内神经管原肠囊肿

A. 矢状位 T$_2$WI 显示，在脊髓背侧内可见明显的囊肿（实黑箭），上颈部椎体显示小且可能有发育异常（空心白箭）；B. 轴位 T$_1$WI 图像显示，囊肿位于脊髓背侧内（实白箭）；C. 冠状位 T$_1$WI 图像显示，颈段及上胸段椎体多个椎体畸形（白箭）

脊髓包含一个中央管、一个背侧角（发出一个背神经根）和一个腹侧角（发出一个腹侧神经根）。每个半脊髓外包绕一层软脑膜[59, 130, 240-244]。这种分裂可能累及脊髓全层，或者也可能仅影响脊髓的前半部分或后半部分（部分脊髓纵裂或"马蹄脊髓"）[49, 224, 245]。部分分裂常见于完全脊髓纵裂区上、下方的移行区域[59, 224, 243, 246]。双干脊髓较罕见，在医学文献中，它最常用于指脊髓的复制，每根脊髓包含一个中央管，两个背侧角（发出两个背侧神经根）和两个腹侧角（发出两个腹侧神经根）。由于脊髓纵裂和双干脊髓不容易区分，并有可能被错误地用作同义词，因此使用脊髓分裂畸形这一术语更好[224]。

**2. 临床表现**

SCM 的症状和体征可能出现于任何年龄。女性比男性更常见[95, 246, 247]。在一半以上的患者脊柱表面出现皮肤特征，如多毛斑（多毛症，最常见）、痣、脂肪瘤、小凹和血管瘤，这些体征常可在婴儿期诊断[248]。一半的患者表现出足部矫形的异常，特别是马蹄足。一种特殊的"神经矫形外科综合征"[242]可见于约半数腰部 SCM 患者，包括一条腿乏力和失用性肌肉萎缩伴同侧马蹄足[249]。脊柱侧弯在年龄较大的儿童和成人中很常见[250]，也是该年龄段临床表现的常见原因，它还合并下背部痛、坐骨神经痛和肛周感觉迟钝[248, 251]。5% 的先天性脊柱侧弯由 SCM 所引起[247]。神经系统症状无特异性，与引起脊髓拴系的其他疾病无法区分[59, 95, 224, 246, 247, 251-253]。

**3. 胚胎学**

SCM 很可能是由于脊索的分裂而形成的[224, 245]。形成脊索的细胞在从 Hensen 结节迁移的过程中遇到障碍（如外胚层和内胚层之间的粘连），脊索细胞就必须从一侧移行绕过障碍或分裂后并同向两侧移行。由于这种绕行，脊索将产生外侧沟或者中央裂隙。由于脊索影响椎体的发育，故任何脊索的改变都可能导致椎体的畸形，如半椎体（如果出现脊索沟）或蝴蝶椎（如果出现脊索裂隙）。同样，分裂的脊索可以诱导形成两个神经板，继而出现两个半脊髓。周围的间充质可以迁移到半脊髓之间，形成纤维性、软骨性或骨性棘。在这种情况下我们可以想象，远端脊索分裂产生两个独立的管腔化和退行性分化中心，这些事实可以解释罕见的、仅影响圆锥和终丝的 SCM 这一疾病。

**4. 病理和影像**

因为患者通常具有严重的脊柱侧弯及旋转，所以 SCM 的影像检查较困难。如果要使用三维傅里叶变换容积技术或者取得与每个相应脊椎平行或垂直的斜面图像，MRI 是最好的检查方法。我们在第 1 章中介绍过这些技术。T$_1$WI 最适于显示脊髓和发现终丝纤维脂肪瘤，轴位 T$_2$WI RARE 序列则最适于显示神经根出口和终丝增粗。骨性和软骨性骨棘最容易在轴位 $T_2WI$ 或 $T_2^*WI$ 或 CT 图像上识别。但是，如果患者在 MRI 检查期间难以保持静止状态或脊柱侧弯特别严重，CT 脊髓造影多方位重建及与脊髓平行或垂直的图像重建则成为评价脊髓和确定是否存在终丝纤维脂肪瘤的最佳方法。

纵裂可发生于任何部位，但最常见的是（更多超过 80%）在腰髓[251]，上胸髓纵裂少见，罕见颈髓纵裂[95, 251, 254, 255]。由于缺乏症状，真正发生于颈髓和上胸段脊髓的纵裂可能比一般认为的多，因为它们引起脊髓拴系的可能性较脊髓远段纵裂小（颈

部和上胸段脊髓节段与相邻椎体的节段更一致，故该段脊髓发生拴系的可能性小）。两条分裂的半脊髓常在纵裂下方再融合[246]。但是，纵裂有时会延伸很长，脊髓则保持明显分裂状态，并各自拥有脊髓圆锥和终丝。

40%～70% 的脊髓纵裂患者中，蛛网膜和硬脑膜分裂成两个单独的蛛网膜和硬脑膜囊，分别包绕两个半脊髓[251]（图 9-47）。因此，每条半脊髓在某些节段拥有自己的软脊膜、蛛网膜和硬膜囊，这被称为 I 型 SCM[224, 242, 256]。有两个单独的硬膜囊的患者脊髓纵裂最远段几乎总会存在骨性或

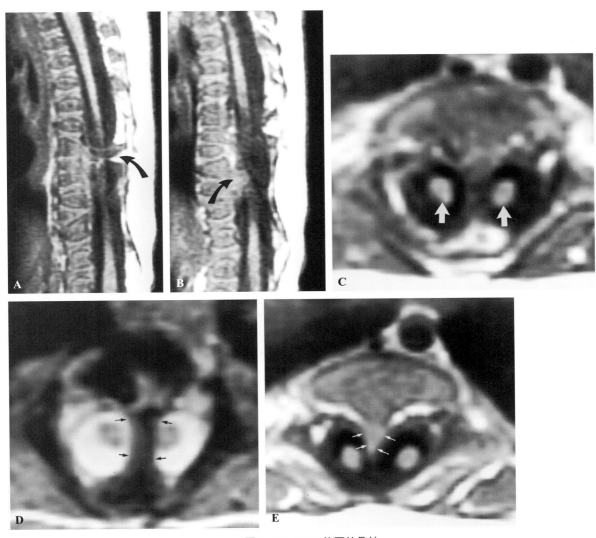

▲ 图 9-47 SCM 伴两处骨棘

A. 矢状位 $T_1WI$ 显示，胸段中部可见一个骨棘（弯箭）。这个骨棘与 SCM 最远端相隔多个椎体水平，提示存在第二个骨棘；B. 相邻层面显示，胸椎稍低水平出现可疑骨棘（弯箭）；C. 高位分隔的轴位 $T_1WI$ 显示，被模糊不清的棘分隔开的两个半脊髓（箭）；D. 分隔（箭）在这个 GE 图像上显示清楚；E. 低位分隔（箭）水平的轴位 $T_1WI$ 显示，分隔的一部分可能为纤维成分，故 MRI 显示不清

软骨性骨棘，这在轴位和冠状位图像上显示更清晰（图 9-48）。骨棘来源于椎板或椎体（图 9-47 和图 9-48）。如果脊髓造影或其他影像检查显示纵裂头端出现骨棘，约 5% 的 SCM 患者还可发现第二个骨棘（图 9-47）[224, 242, 256, 257]。骨性骨棘由具有多发骨化中心的软骨构成，因此，根据患者的年龄和骨化中心的数目，骨棘可以表现为线样排列在两条半脊髓间的软骨或具有多个小骨化中心的软骨结构，与椎管壁形成软骨结合的骨性突起，或连接椎体与脊柱后部结构的完全骨化的骨桥[243]。未骨化骨棘

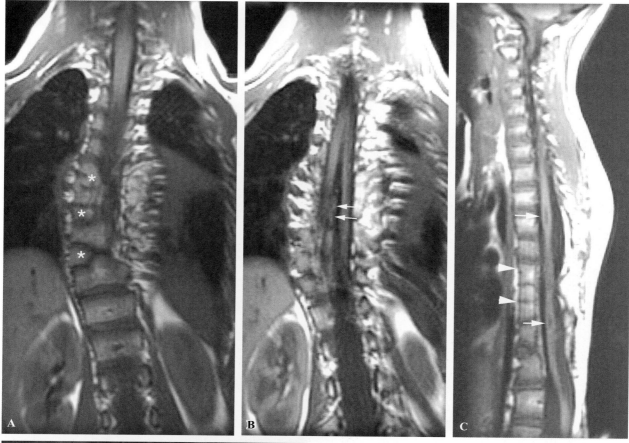

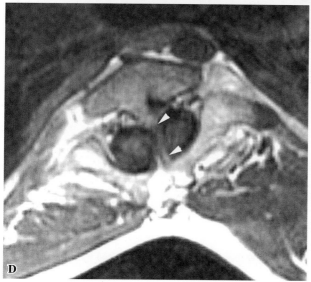

▲ 图 9-48 SCM 伴骨棘、脊柱侧弯和脊柱畸形

A. 冠状位 T$_1$WI 显示，胸椎右侧弯曲伴多发脊柱分节畸形（星号）包括半椎体和未分节；B. 与图（A）相邻的冠状位图像显示，两个半脊髓间出现高信号分隔（白箭）；C. 矢状位 T$_1$WI 显示，分节异常和两处脊髓积水（白箭头），但未见分隔；D. 轴位 T$_1$WI 显示，高信号分隔（白箭头）从两个半脊髓中穿过

在 T$_1$WI 中呈现与脑脊液等信号或稍高信号，而骨化骨棘则呈现 T$_1$ 高信号（图 9-47E），高信号来源于骨棘内骨髓。骨性、软骨性和纤维性骨棘在 T$_2$WI 和梯度回波序列上表现为低信号（图 9-47）。骨棘的 CT 值则根据其存在多少骨质、软骨和纤维而变化，依据不同骨化阶段而软骨 / 骨表现也不同。

通常，骨棘位于椎管中央矢状位并使椎管二等分。但是，脊柱侧弯可能会旋转骨棘，使得两个半椎管相应向前或向后旋转（图 9-49）[242]。偶尔，

骨棘会斜穿椎管并嵌入外旋的椎板或椎弓根，形成两个明显不对称的半椎管。在这些患者中，较大的半椎管常位于后部。MRI 检查对这些旋转型脊柱侧弯患者特别有用（图 9-49）。首先获得初始冠状位图像，然后分别采集与脊柱纵轴平行或垂直的斜矢状和斜轴位图像（见第 1 章）或者也可以获得容积图像并在多个平面进行重建。根据我们的经验，由于进行容积扫描所需时间较长和多个相位梯度编码，故图像中可出现较多伪影。

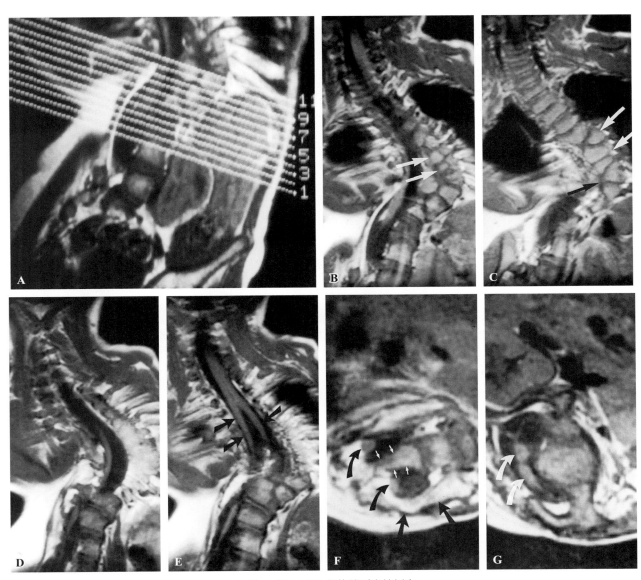

▲ 图 9-49　SCM 伴旋转型脊柱侧弯
A. 轴位图像的冠状位定位像；B 和 C. 冠状位 T$_1$WI 于脊柱弯曲最大水平显示椎体畸形（箭）；D 和 E.（B 和 C）后方层面图像显示脊髓分裂成两个半脊髓（箭）；F 和 G. 斜轴位 T$_1$WI 显示前后排列的两个半脊髓（弯箭）及其中间几乎水平状的骨棘（小白箭），注意椎板明显增厚（黑直箭）

必须强调的是，即使骨棘为骨性结构也可能在 MRI 自旋回波 $T_1WI$ 上被漏掉。因此，出现两个半脊髓的患者应使用 $T_2WI$ 或 $T_2{}^*WI$（有助于显示骨）或进行 CT 检查。骨棘切除是解除脊髓受限的关键[95]。

30%～60% 的脊髓纵裂患者中，两个半脊髓均分别覆盖完整的软脊膜，走行于同一个蛛网膜下腔，有同一个硬膜囊包绕，这种畸形被称为 II 型 SCM[95, 250, 251, 256]。每个半脊髓都有自己的脊髓前动脉。这种类型的 SCM 不伴有骨棘，但在脊髓纵裂最下段常可见插入硬膜的纤维带[224]。除非存在脊髓积水或脊髓拴系（图 9-50 和图 9-51），否则此类 SCM 的患者很少有症状[95, 175, 224]。影像检查常可见脊髓分裂和椎体异常，但很少能显示纤维间隔[95]。

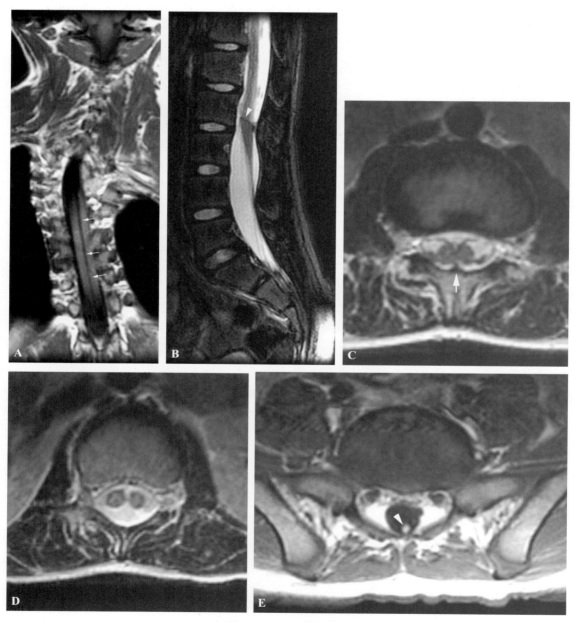

▲ 图 9-50　SCM 伴纤维分隔

矢状位 $T_2WI$ 和 CT 的价值。A. 冠状位 $T_1WI$ 显示，脊髓纵裂及中间的裂隙（白箭）；B. 矢状位 $T_2WI$ 图像显示，纤维分隔（白箭头）通过被拴系的脊髓，从椎管背侧斜向上到达腹侧；C. 轴位 $T_2WI$ 图像显示，纤维分隔起源的骨性突起（白箭）该水平脊髓未见分裂；D. 由于纤维带斜行，故该轴位层面未显示纤维带；E. 骶椎轴位 $T_1WI$ 显示，终丝纤维脂肪瘤（箭头）

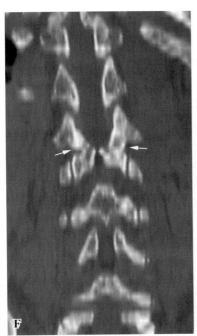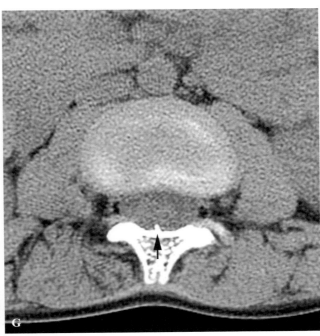

▲ 图 9-50（续）　SCM 伴纤维分隔

F. CT 平扫冠状位重建显示，SCM 中常见的椎板间融合；G. 与图（C）同一水平的轴位图像显示，纤维分隔起源的骨性突起（黑箭）。CT 不能显示纤维带

以作者的经验，矢状位 $T_2WI$ RARE 序列或稳态序列可显示纤维间隔（图 9-50）。

高达 85% 的患者发现伴发的脊椎畸形[250]，超过 75% 的 SCM 患者的脊髓圆锥位于 $L_2$ 水平以下并且终丝增粗（图 9-50 和图 9-51）[95, 258]。即使 MR 表现正常，但组织学上终丝始终异常，并失去弹性，这促使一些人建议在所有接受标准手术的 SCM 患者中增加终丝松解术[188]。15%～25% 的患者可见未分裂部分的脊髓发生脊髓膨出或脊髓脊膜膨出，而 15%～20% 的患者中可见半脊髓膨出（半脊髓中的一个发生脊髓膨出或脊髓脊膜膨出）[95]。据报道，不到 20% 的患者还可出现脂肪瘤、真皮窦、（表）皮样囊肿和粘连受限（闭锁型脊膜膨出）[95, 248]。闭锁型脊膜膨出（图 9-51）是一种只有当放射科医生积极寻找时才会发现的细微影像表现[95, 253, 259, 260]，是半脊髓向硬膜发出的、类似神经根的小条带状组织，影像仅可显示其中一部分[95, 259]。骨棘切除术和终丝横断术后，该纤维组织带可引起持续性脊髓拴系，因此确定其有无非常重要，$T_2$ 序列或稳态序列可有助于检测。大约一半 SCM 患者可见脊髓积水，脊髓积水空洞可从裂隙上方的脊髓向一个或两个半

脊髓内延伸[258]。了解伴随畸形发生率高的重要性在于，放射科医师不能仅满足于发现 SCM，而要必须仔细观察图像，力图确定是否存在可能引起患者神经系统恶化的其他病变。

SCM 患者的脊柱几乎都有脊柱畸形（图 9-48 和图 9-50）[175, 246]。椎板常增厚并与邻近椎体的同侧或对侧椎板相融合（图 9-50），相邻椎板的对侧椎板融合被称为节段内椎板融合，几乎总是发生在 SCM 水平[241, 246]。脊柱裂几乎总是存在，节段内椎板融合伴脊柱裂可发生于约 60% 的 SCM 患者。大部分病例中还可见椎体畸形（图 9-48），包括半椎体、蝴蝶椎、阻滞椎和椎间隙狭窄。在一半以上的患者中可见由骨异常引起的脊柱侧弯（图 9-49 和图 9-51）。

另一种与部分或完全性 SCM 伴随发生的脊柱畸形是 Klippel-Feil 畸形，即颈段脊柱出现两个或多个椎体融合[261, 262]。Klippel-Feil 畸形分为三类：第一类，其中患者的颈部较短，可见颈蹼、发迹低、颈段脊柱完全融合；第二类，单发性椎体融合，最常见的是 $C_2$～$C_3$ 或 $C_5$～$C_6$；第三类，除了颈部椎体融合外，患者还有不同的胸段或腰段椎体

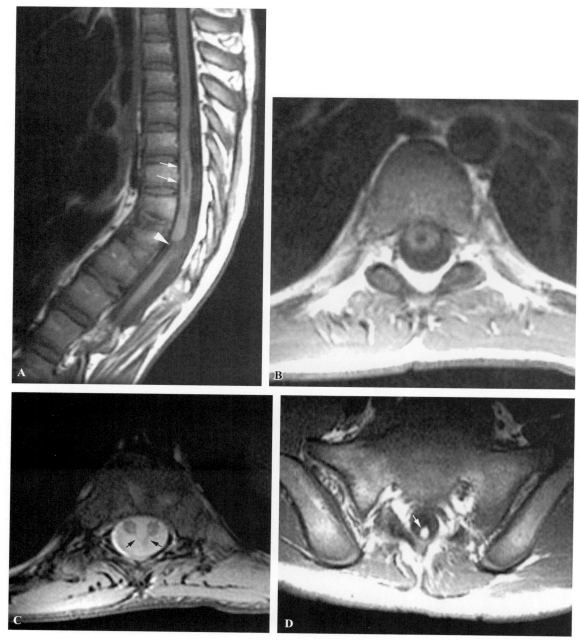

▲ 图 9-51　SCM 伴单硬膜囊和闭锁型脊膜膨出

A. 矢状位 $T_1WI$ 显示，SCM（大白箭头）的 $T_8$ 水平突然出现脊柱后突。其上水平可见局限性脊髓积水（小白箭）。B. 轴位 $T_1WI$ 显示，分裂脊髓以上水平的脊髓积水。SCM 伴单硬膜囊和闭锁型脊膜膨出。C. 轴位 GE 图像显示，两个半脊髓及其向后中部发出的小纤维带（闭锁型脑膜膨出，黑箭）。这些纤维带可引起脊髓局部拴系。D. $T_1WI$ 显示，骶椎水平的终丝纤维脂肪瘤（白箭）

融合 [49, 261, 263]。Klippel–Feil 畸形可以引起神经系统症状。首先，神经功能障碍或颈部疼痛最常见的原因是椎间盘加速退变，这是由发生椎体融合的脊柱活动受限所致 [261]。第二个原因可能是脊髓畸形，高达 50% 的 Klippel–Feil 综合征患者出现脊髓背侧纵裂 [49, 261, 263]。在这些患者中体检时出现皮质脊髓束

的交叉 [264] 和镜像运动则可被确诊 [261]。第三个原因是伴发的颅颈交界处的骨性畸形 [265]。造成神经功能障碍的其他原因还有并发的中枢神经系统畸形，包括枕部脑疝、Chiari 畸形、Dandy–Walker 畸形、Duane 综合征、鼻额及颅后窝包涵囊肿和脊髓空洞积水症。合并的内脏畸形包括 Sprengel 畸形（先天

性高肩胛症，常合并肩椎骨）、颈肋、多指（趾）、气管和近段支气管狭窄、镰状骶骨、腭裂和各种肾脏畸形 [49, 261, 263, 265]。

## 八、不明原因的畸形

本章中介绍的所有畸形实际上都是不明原因的。到目前为止讨论的那些畸形均可以用合理的理论加以解释并可以胚胎发育为基础进行分类。尽管最近一些协会报道了侧脑膜膨出与 NOTCH3 获得功能突变 [266, 267] 之间的关系，其机制尚不清楚。此外，目前还没有合理的理论来解释发生于椎管内任何部位的节段性脊柱发育不良、单纯的脊膜膨出。这些内容将简单介绍。

### （一）节段性脊柱发育不良（复杂的脊柱闭合不全）

节段性脊柱发育不良可能是胚胎期节段性脊柱畸形 [268, 269] 或宫内脊柱发育过程中局部受损的结果 [270]。最近的报道强调了血管性理论，病理证实了在脊髓发育不良的椎弓根水平缺乏一段脊髓前动脉 [271]。这在宫内诊断是有可能的，然而，患儿通常在出生时即出现脊柱后凸畸形（通常是锐角）、下肢畸形（通常是马蹄足畸形和髋、膝关节屈曲挛缩）、下肢的反射亢进和膀胱功能障碍，畸形处皮肤是蓝色的 [269, 270, 272]。有一例报道，患者有右位心和内脏转位 [270]。

影像学表现为明显的局限性脊柱、鞘膜囊及脊髓发育不良，尤其常见于胸腰段交界段。平片显示脊柱后凸畸形合并一个或多个椎体发育不良或缺如。脊髓造影显示鞘膜囊光滑、逐渐变细及对比剂在病变最严重部位的脊髓中完全或几乎完全受阻。狭窄处远侧可见一个圆形或椭圆形硬膜内肿块，为下段脊髓。CT 脊髓造影显示椎管狭窄，伴有小蛛网膜下腔残余通过椎管外软组织。MR 可显示脊髓不同程度的逐渐变细至椎管明显狭窄处，或局部脊

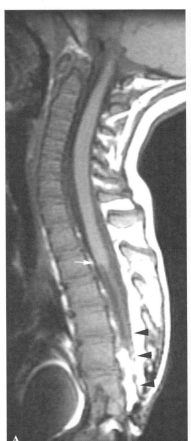
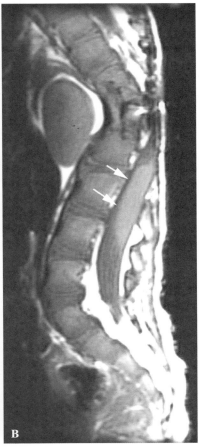

◀ 图 9-52　节段性脊柱发育不良
A. 矢状位 $T_1WI$ 显示，脊髓终端（白箭）位置升高，位于 $T_2$～$T_3$ 水平。注意，脊髓终端下方的脊髓和硬膜囊是如何迅速变细的（黑箭头）。B. 脊柱下半段矢状位 $T_1WI$ 显示，重新出现的椎管下方腰椎中段脊髓（箭）表现正常

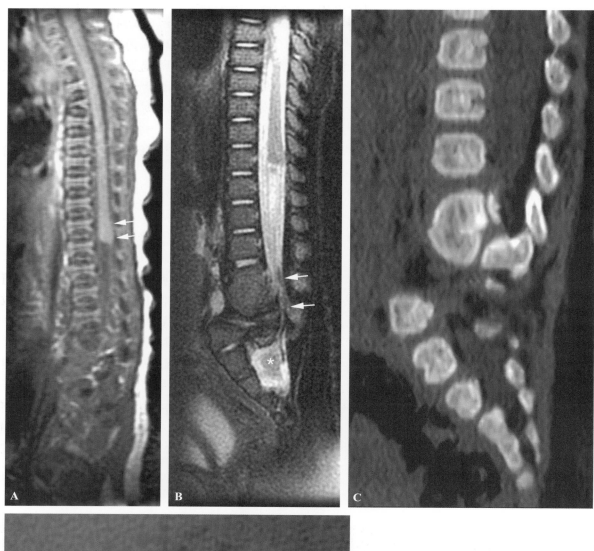

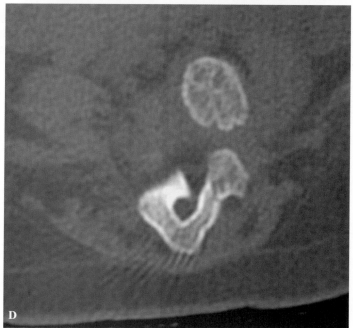

▲ 图 9-53　节段性脊柱发育不良伴上段脊椎末端变钝

MRI 和 CT 表现。A. 矢状位 T₁WI 显示，脊髓末端在胸腰段水平变钝（白箭）。B. 矢状位 T₂WI 显示，椎管明显狭窄（白箭）、椎体发育不良及上段脊髓的末端融合。在异常脊柱下方可见末端脊髓（星号）。C. 矢状位 CT 图像显示，下腰段椎体发育不良、椎管融合伴狭窄和上下椎体错位。D. 轴位 CT 图像显示，椎体发育不良及继发于椎体后端发育不良的椎管狭窄

髓完全缺如。但是，绝大多数病例表现为上段脊髓突然截断（图 9-52 和图 9-53），部分病例脊髓末端显示非常圆钝（图 9-53）。这两种表现与尾端退化 / 腰骶椎发育不良患者的脊髓表现相近（事实上，这种圆钝成为 Tortori-Donati 等 [273] 推测节段性脊柱发育不良和腰骶椎发育不良有相似原因的一个理由，见本章前面"尾端退化"章节。）。发育不全节段以下的骨性椎管、鞘膜囊及脊髓则恢复正常表现（图 9-52 和图 9-53）。评估整个脊柱很有必要，因为患者可能伴有脂肪瘤、上皮窦或脊髓积水 [273]。

对发育不良的骨性狭窄进行外科减压似乎不能使患者神经或泌尿功能恢复，但可阻止神经病变进展 [269, 270, 272]。

### （二）脊膜背侧膨出（伴皮下肿块的隐性脊柱闭合不全）

脊膜背侧膨出是指硬膜、蛛网膜和其中的脑脊液疝膨出至后背部的皮下组织。除非出现继发性皮肤溃疡，否则覆盖的皮肤是完好的。根据定义，单纯脊膜膨出不包含神经组织。但是，有时神经根可能会在发出之前进入疝囊，然后再经其各自的神经孔重新进入椎管内 [130]。很少见神经根与疝囊壁粘连。脊髓圆锥一般位于椎管内的正常位置。终丝偶

尔会进入疝囊颈。复杂脊膜膨出与单纯型脊膜膨出不同，常合并明显的脊柱异常，通常为椎体。

根据定义，脊膜膨出内衬有蛛网膜。偶尔，疝囊内也可出现蛛网膜粘连、增厚，可部分阻塞疝囊颈 [274]。因为疝囊与蛛网膜下腔相通，所以它可能随患者体位或 Valsalva 动作而改变。

脊膜膨出伴发的骨性异常通常是局限的，从孤立性棘突缺如到局限性脊柱裂或伴有椎管扩张的多节段脊柱裂。

脊膜膨出患者进行影像学检查的目的是：①发现脊膜膨出；②确定其形状；③明确伴随的脊髓或骨性椎管异常；④确定疝囊内是否存在神经组织；⑤评估疝囊与圆锥和终丝的关系。尽管超声检查能显示大部分这些细节，但 MRI 和 CT 脊髓造影可提供最全面的信息。因为其无创性，MRI 成为评估这些患者的首选成像方法，无论通过 $T_2WI$ 还是稳态技术所获得的脑脊液为白色的高分辨率图像均是显示神经根位置的理想方法。单纯型脊膜背侧膨出患者的 MRI 图像显示空疝囊和正常脊髓、正常或接近正常的脊柱、正常的脊髓圆锥末端和终丝（图 9-54）。复杂型脊膜背侧膨出患者的 MRI 图像显示脊髓、椎管或脊柱内存在异常（图 9-55）。

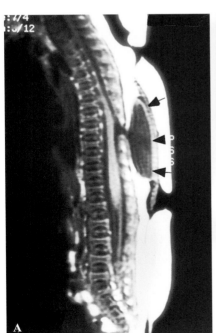
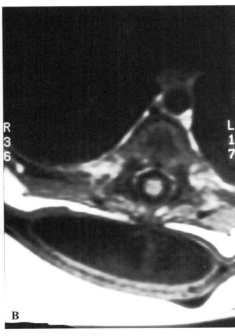

◀ 图 9-54　单纯型背侧脊膜膨出
A. 矢状位 $T_1WI$ 显示，胸段中部巨大卵圆形背侧脊膜膨出（箭），脊柱和脊髓正常；B. 轴位 $T_1WI$ 显示，脊膜膨出囊内无神经组织

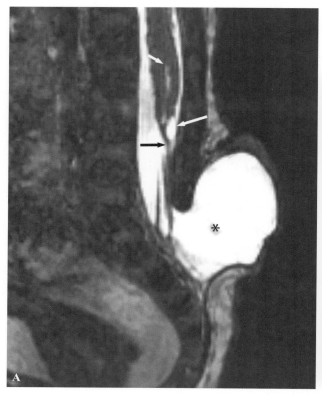
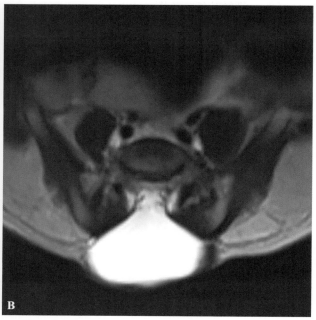

▲ 图 9-55　复杂的背侧脊膜膨出

A. 矢状位薄层稳态图像显示腰骶部背侧脊膜膨出（星号）经较大的骨质缺损向背侧突出。脊髓圆锥畸形且终丝位置异常降低，达 $L_3$ 水平（黑箭）。终丝末端可见囊肿（长白箭），并且中央管扩张（短白箭）。B. 轴位 $T_2WI$ 显示脊膜膨出通过较宽的骨质缺损向背侧延伸

### （三）脊膜侧方膨出

#### 1. 胸段脊膜侧方膨出

胸段脊膜侧方膨出是指充盈脑脊液的硬膜和蛛网膜通过扩大的神经孔向外侧突出，然后经相邻的肋间隙进入胸膜外脊柱旁沟。男女发病率相同，最常见于 30—50 岁。尽管一般无症状，但患者可能出现疼痛、不确定的感觉缺失、反射亢进或轻度乏力。85% 的胸段脊膜膨出患者可见 $NF_1$[274, 275]。脊膜侧方膨出较多出现于胸部，这是由于在这个水平上椎旁肌肉组织发育有限，以及胸腔负压和蛛网膜下腔内的脑脊液压力之间存在相对较高的压力差[276]。少见的诱发因素包括马方综合征、Ehlers-Danlos 综合征和 Lehman 综合征，其中后者罕见，其是由 *NOTCH3* 基因的末端第 33 处外显子突变引起的疾病，临床主要表现为关节过度活动、张力减退、特殊面容及骨骼、心脏和泌尿系统异常[267]。

胸段脊膜侧膨出患者的上胸段常出现锐角的脊柱侧弯，通常脊膜侧方膨出位于凸面顶点附近[275]。脊膜膨出附近的椎体、椎弓根及椎板呈扇形改变使椎管扩大（图 6-22）。

脊膜膨出的大小差异明显，从小到几乎不能发现的脊膜突起到巨大的囊性肿块。胸段巨大脊膜膨出可占据半个胸腔，特别是在新生儿期可能危及肺通气。大多数脊膜膨出大小不变，偶尔也可见缓慢增大。侧脑室积水分流术后，脊膜膨出可能会消失[277]。

脊髓相对于脊膜膨出的位置是不确定的。当存在脊柱侧弯时，脊髓常位于疝囊对侧。更罕见的是，脊髓也可以被神经根拉向疝囊或在该水平进入疝囊[59]。

#### 2. 腰段脊膜侧膨出

腰段脊膜侧膨出是指硬膜和蛛网膜通过一个或几个扩大的腰神经孔进入腰部皮下组织和腹膜后。虽然腰段脊膜侧膨出常见于马方综合征或 I 型神经纤维瘤病，但也可能孤立发生。脊膜膨出可能是单

侧或双侧，可能仅累及单个神经孔或多个相邻的神经孔，并推移邻近结构（图 9-56）。腰段脊膜膨出与胸段类似，常伴有椎管扩张、椎体后缘受压、椎弓根变细、神经孔扩大（图 9-56）。

## 九、先天性脊柱肿瘤

### （一）畸胎瘤

畸胎瘤是指含有 3 个胚层组织的肿瘤，但在正常情况下该部位不应出现。除了骶尾部畸胎瘤（本章前面讨论过）外，该肿瘤占全部脊柱内肿瘤的 0.15%[59]。男女发病率相同，常有疼痛和脊髓病变。任何年龄均可发生。

目前，有两种基本理论用于说明畸胎瘤的发病机制。一种理论认为，肿瘤来源于异位的生殖细胞增殖，或从 Hensen 结节迁移过程中落后的细胞增殖，这些细胞都能发育成 3 个胚层[278-280]。另一种理论则认为，畸胎瘤可能发生于组织残余，它们脱离了胚胎发育早期确定细胞分化方向的因素控制，因此，这些残余组织生长便产生了分化好或分化差

的不同组织[281]。

脊柱畸胎瘤表现多种多样。肿瘤可以是实性的、部分或完全囊性的，可为单囊或多囊的。总的来说，其组织发育越不成熟，病变越像星形细胞瘤和室管膜瘤，表现为含有囊腔的、均匀强化的软组织包块[282]（见第 10 章）。成熟畸胎瘤内含有脂肪（$T_1WI$ 上为高信号），也可见钙化、骨和软骨，有时可见结构清晰的骨骼或牙齿。当囊肿存在时，囊壁可以是薄壁或厚壁，囊内液体可以是清亮的、乳白色或深色。畸胎瘤可位于髓内或髓外，无论它们的位置如何，出现症状时，肿瘤都将填满整个椎管并在脊髓造影上表现为椎管完全阻塞。发生于髓外时，肿瘤通常紧贴脊髓，肿瘤、邻近结缔组织和反应性胶质细胞增生形成的界线模糊。此时，很难鉴别是髓外还是髓内肿瘤。当畸胎瘤发生在腰段时，马尾神经根部常常黏附在肿瘤壁上，就像覆盖在上面一样。肿瘤上方脊髓中央管因脑脊液流动受限可继发脊髓空洞症。恶性畸胎瘤是罕见的，且不能通过影像检查与常见的良性病变相鉴别。

椎管可表现正常，也可因椎弓、椎板受侵而出现局部增宽。其他骨性畸形不常见。

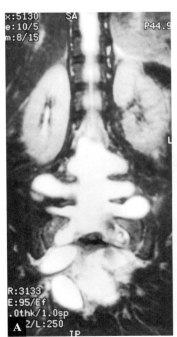
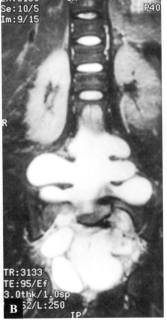
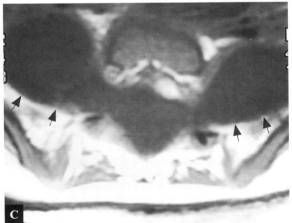

▲ 图 9-56　马方综合征患者的腰段脊膜侧膨出
A 和 B. 冠状位 $T_2WI$ 显示，双侧多个高信号脊膜膨出，通过扩大的神经孔向侧方伸入骨盆和椎旁肌；C. 轴位 $T_1WI$ 显示，双侧脊膜膨出（箭）通过扩张的神经孔向侧方延伸，椎管扩大

### （二）包涵囊肿（皮样囊肿和表皮样囊肿）

皮样囊肿是圆形、卵圆形或多分叶形肿瘤，有时是囊性的，内衬鳞状上皮，含有皮肤附属物，如毛囊、汗腺和皮脂腺。表皮样囊肿内衬由皮肤表面（上皮）成分组成的膜[130]。皮样囊肿患者一般于 20 岁前出现症状，男女发病率相同；表皮样囊肿则进展缓慢，20—40 岁时开始出现症状，并且在男性中更常见[132]。总体上讲，包涵囊肿占所有年龄脊髓肿瘤的 1%～2%，占 15 岁以下脊髓肿瘤的 10%。大约 20% 的患者伴有上皮窦，无上皮窦者的病例中，表皮样囊肿较皮样囊肿稍多见[132]。不伴背侧上皮窦时，包涵囊肿可能因缓慢进展的脊髓病变而被发现，或由于囊内炎性胆固醇结晶破入脑脊液引起化学性脑膜炎而急性发作被发现[125]。

包涵囊肿最常见于先天性皮肤或表皮的残余组织，或来源于上皮窦局部延伸，或由于医源性原因导致皮肤或表皮组织植入，如无套针脊髓针[103, 283]或手术等也可引起肿瘤发生[98, 104]。

表皮样囊肿几乎沿脊柱均匀分布（上胸段占 17%，下胸段占 26%，腰部骶占 22%，马尾占 35%）[132]。而皮样囊肿更常见于腰骶部（60%）和马尾（20%），但在颈部和胸部不常见[132]。60% 的（表）皮样囊肿为髓外，40% 为髓内[133]。

尽管包涵囊肿的大小可从软膜下微小病灶到巨大肿块性病变，但在出现临床症状时，脊髓造影上几乎均可见鞘内对比剂完全阻塞[133]。在影像学上，诊断依据是肿瘤在 T₁WI/T₂WI 上信号混杂、增强扫描时不强化，以及其脂肪信号随脂肪抑制而消失[284]。皮样囊肿在 CT 上几乎均有低密度脂肪，但在 MRI 则多种多样，有时 T₁WI 上显示为高信号，或低到中等信号，T₂WI 上表现为高信号（图 9–12）[284]。缺乏脂肪信号可能是由于肿瘤内汗腺分泌物导致水分含量增加的结果。表皮样囊肿在 MRI 上也有多种信号表现（图 9–57），最常见的是与脑脊液等信号，但有时是高信号或低信号，如第 7 章所述，这种多样性表现与颅内表皮样囊肿相似。小的表皮样囊肿在 MRI 和 CT 上很难诊断，因为它们在两种成像方式上都难以与周围的脑脊液区分开来。MRI 可以通过信号强度的轻微变化和脊髓、神经根受压移位来

发现较大的髓外表皮样囊肿（图 9–57F 至 H），可通过 FLAIR 或弥散序列确诊[135-137]。FLAIR 序列上，表皮样囊肿为高信号肿块，环以低信号脑脊液，同时，由于液体流动特征，弥散图像将显示为软组织而非液体信号（图 9–57D 和 E）[66, 135-137]。如果可以进行 FLAIR 或弥散序列成像，则没有必要为检出肿瘤而进行 CT 脊髓造影。除非发生感染，皮样囊肿和表皮样囊肿增强扫描均不强化。如果囊肿伴有上皮窦，则感染常见。

### （三）错构瘤

错构瘤是指正常组织成分异常混合构成的病变。由于它们与正常组织生长发育速度相同，所以错构瘤不太可能压迫邻近组织。因此，通常不存在神经系统缺陷和脑积水[59, 285]。

错构瘤是由中胚层组织构成，如骨骼、软骨、脂肪和肌肉等。它们表现为胸中段、胸腰段或腰段背侧中线的、覆盖皮肤的肿块，可伴有皮肤血管瘤，通常在出生后被发现[286]。大约 60% 的患者出现脊柱裂，80% 可见椎管扩大。大约一半的病例中可见异位骨形成[286]。据报道，肿瘤在 MRI T₁WI 和 T₂WI 上，表现为与脊髓等信号[287]。极少数情况下，错构瘤内可能含有功能性脉络丛，并伴有脊髓积水空洞（图 9–58）。

## 十、脊髓积水空洞症

### （一）定义

尽管脊髓积水空洞症常见于成人，但儿童也可发生，而且，通常伴有（并且可能是原因）先天性脊柱或延髓颈髓连接部异常。因此，我们把这个题目归于本章。脊髓积水空洞症以脊髓内出现纵向充满脑脊液的腔为特征，常有脊髓受损伴 CSF 波动引起的神经胶质增生。当该腔仅有扩大的脊髓中央管时，则应使用“脊髓积水”这个词，“脊髓空洞症”则是指脊髓腔向外侧扩展或独立于中央管存在。详细的病理或放射学检查可以发现，大多数囊腔同时累及脊髓实质和中央管。“脊髓积水空洞症”这个词反映了这种分类的困难。一般情况下，一些人用

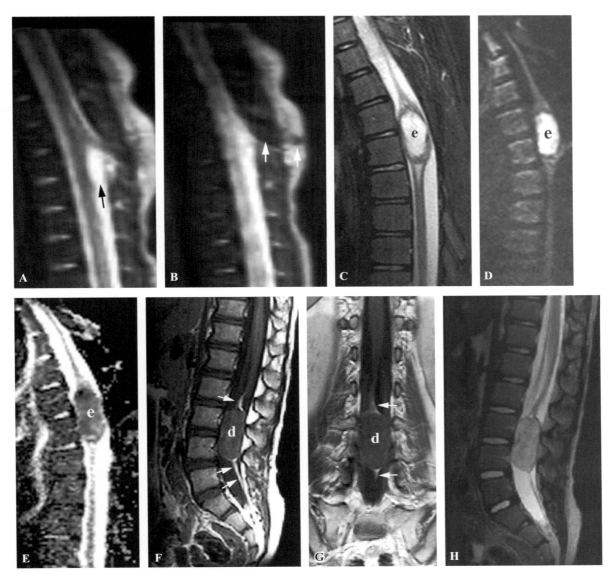

▲ 图 9–57　髓内包涵囊肿

A 至 E. 切除表皮样囊肿和背侧上皮窦 12 年后复发。A 和 B. 术前矢状位 T₂WI，可见脊髓拴系的局灶性低信号带（B 白箭），其穿过胸椎后部骨质缺损并通过皮下组织与低信号束相通。相关的表皮样囊肿（A 黑箭）比脑脊液信号稍高一些。C 至 E.12 年后症状复发的矢状位 T₂WI（C）、DWI（D）和 ADC 图（E），可见复发肿块（e）中央 T₂ 延长、外周 T₂ 缩短和弥散降低。相邻的脊髓也出现水肿（C）。F 至 H. 不同患者的皮样囊肿与终丝末端的纤维脂肪浸润有关。矢状位（F）和冠状位（G）T₁WI 显示在 L₃～L₄ 处较大的皮样囊肿（d），其近端和远端的终丝呈高信号（白箭）。矢状位 T₂WI（H）显示病灶中央信号略微不均匀（介于脑脊液和脊髓之间），其近端和远端的终丝呈低信号

"脊髓空洞症"和"瘘管"来表示所有脊髓囊性病变。我们将在本章中以相同的意义来使用这些术语，但要认识，这些术语对于某些患者来说并不是非常准确的[288-291]。

　　重要的一点是，并非所有脊髓中央管扩张的患者都是病理状态。Petit-Lacour 等在 794 名患者发现 12 例（1.5%）出现局限性中央管梭形扩张，不

包含终室[292]。除了位于腰膨大水平及脊髓中央的病例外，扩张位于腹侧 1/3 和背侧 2/3 的交界处。最典型的囊肿位于下颈段和胸段中部。上述作者建议，对这种偶然发现的囊肿不需要随访。虽然我们对一个超过 2mm 的无症状病例在 12 个月后进行了增强扫描随访，以确保这不是脊髓肿瘤或脊髓的早期阶段，但我们与作者看法一致。我们未发现易引

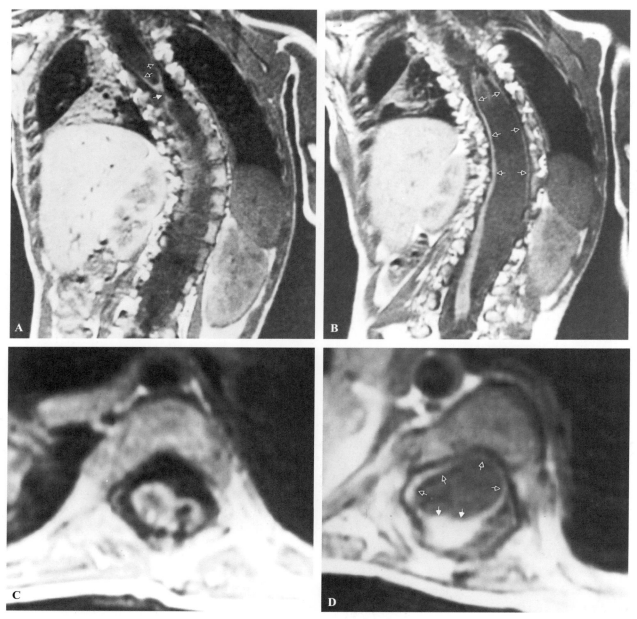

▲ 图 9-58　脊髓错构瘤伴脊髓空洞症

A 和 B. 冠状位 $T_1WI$ 显示，脊髓扩大呈脑脊液信号（空心箭），胸段中部水平脊髓局部不均匀狭窄（实箭），错构瘤位于狭窄部位。C. 错构瘤水平轴位 $T_1WI$ 显示，脊髓信号不均，错构瘤和脊髓空洞导致脊髓呈两叶状。该错构瘤包含功能性脉络丛，被认为是引起严重脊髓空洞的原因。D. 下段胸髓轴位 $T_1WI$ 显示，空洞使脊髓腹侧面明显变薄、膨大（空心箭）。背侧脊髓受空洞挤压、向后移位（实箭）

发空洞的颅椎或脊椎畸形。

（二）临床表现和病程

脊髓空洞症患者在儿童期因空洞产生症状者非常罕见。的确，很多儿童脊髓空洞症都是因为进行性脊柱侧弯而被发现的，占这类患者的 30% 左右[293]。进行性脊柱侧弯、脊柱左侧侧弯（曲线向左凸出）或背部疼痛提示有基础病变，如脊髓空洞症、肿瘤或神经管闭合不全，应进行磁共振检查[294]。儿童期所发现的瘘管多为脊髓中央管扩张（真性脊髓积水），与产后修复的 Chiari Ⅱ（常见的）或 Ⅰ（少见）畸形有关（见第 5 章）[109, 295]。患儿临床症状与成人相似，表现为上肢无力和感觉异常、脊柱侧弯和步态不稳[109, 296]。患儿还可表现为中央管轻度扩张伴终丝紧绷综合征，但这类中央管似乎并没有受到较高的压力，故"脊髓空洞症"这个词似乎不合适。脊髓肿瘤患儿可以出现脊髓空洞症或脊髓积水，不要被误认为是肿瘤性囊肿或瘤周囊肿，典型病例中的囊肿于肿瘤切除术后消失。儿童脊髓肿瘤将在第 10 章讨论。

　　脊髓空洞症的症状最常见于青春晚期或成人早期，进展无规律，可出现很长的稳定期。有时，可能偶然发现空洞存在，这些患者则面临治疗上的窘境，因为他们可能在 10 年或更长时间后才出现症状[297]。外伤性脊髓空洞症出现明显症状前，常有 20～30 年的潜伏期[298]。临床表现多种多样，主要取决于脊髓破坏的横向和纵向范围。典型临床表现为节段性乏力，伴手和手臂萎缩，肌腱反射消失，颈、肩、臂出现分离型节段性感觉丧失（痛觉和温度觉丧失，而触觉存在）[299]。疼痛常很严重，止痛的肢体可能最强烈（麻醉性疼痛）。实际上，症状通常是单侧的（局限于下肢），或无症状[300, 301]。患儿可见因瘘管扩展到背外侧象限引起的感觉异常[302]。临床过程不定，较长症状稳定期后可出现急性恶化。脊髓积水空洞症患者几乎总会出现蛛网膜下腔狭窄，狭窄部常位于枕骨大孔水平。脊髓空洞症患者还可见 Chiari Ⅰ 畸形、蛛网膜炎、枕大孔或枕管骨性狭窄、髓内肿瘤和髓外肿瘤[295, 301, 303-308]。

　　有时，脊髓空洞症可自行消退，脊髓恢复正常[309-311]。自行治愈的原因尚不清楚，也许发生了自发性脊髓裂开，瘘管引流至蛛网膜下腔，或可能是异常的液体动力学使之恢复正常。无论发生退变的原因是什么，患者症状均没有减轻[309, 310]。

### （三）分类和病因

　　像脑内囊腔有不同来源一样，脊髓空洞症也有许多病因。如不考虑原发病因，则脊髓、椎管的形状和结构对空洞外形有很大影响，并造成其病理（影像学）表现及临床症状相似[289, 312]。

　　Milhorat 等根据脊髓空洞症的组织病理学基础，提出了一种分类方法[313]，这些不同类型的脊髓空洞症可以通过 MRI 轴位 $T_1WI$ 来区分[314]，这有助于放射科医师对其进行分类。Ⅰ型指中央管扩张并与第四脑室直接相通，该类型可伴发脑积水，患者

无症状或出现非特异性神经系统疾病。Ⅱ型指不含空洞的脊髓下段中央管扩张，该型患者可见蛛网膜下腔脑脊液动力学改变（如 Chiari Ⅰ 畸形和蛛网膜炎）。（注意枕骨大孔可能会被肿瘤、囊肿或小脑扁桃体阻塞，这些肿瘤、囊肿或扁桃体由于脑积水、囊肿或肿块的慢性向下压力而向下移位。类似地，如果小脑扁桃体被脑脊液漏推向下，其可能会阻塞枕骨大孔，见第 5 章 Chiari 畸形。）Ⅱ型较 Ⅰ型更易裂入脊髓中央管外的脊髓实质，通常延伸到脊髓后外侧象限，它们的发育可能与临床症状的出现有关，最常见的是感觉障碍。Ⅲ型：来源于脊髓实质的腔外囊肿，与中央管无交通。典型Ⅲ型见于脊髓分水岭区（中央灰质、中央管背外侧方、脊髓前后动脉分布区之间）。本病常伴有脊髓软化。Ⅲ型脊髓空洞症最常见的原因是创伤、梗死、自发性出血和横贯性脊髓炎。临床上，患者同时出现长束征和节段征，这与脊髓空洞的水平、位置及所处的特异象限有关[313, 314]。

　　另一种分类方法则是基于空洞与中央管的交通方式[315]。有一种假说认为，在脊髓囊肿发育过程的某个时期，交通性脊髓空洞症经脑闩与第四脑室连通，脑脊液经过该通道流入空腔。因此，交通性脊髓空洞应位于中心位置。然而实际上，这些脊髓积水腔常为偏心性分布并裂入周围脊髓组织[289, 291]。交通性脊髓空洞症与 Chiari 畸形（图 9-59）相关，可出现枕骨大孔缩窄的综合征，如软骨发育不全（图 9-60）[316, 317]。Dandy-Walker 畸形（见第 5 章）也可见脊髓积水空洞症，特别是当颅后窝扩大并影响脑脊液通过枕骨大孔回流时[318]。

### （四）发病机制

　　Gardner 提出假设认为，第四脑室和中央管之间是持续相通可能是胎儿 8～9 周时第四脑室的孔开放失败的结果[319, 320]。他提出（脑脊液波动引起的）"水冲击效应"——即波动由脑闩传导至中央管，引起中央管扩大。室管膜层破裂导致囊肿延伸到脊髓实质（图 9-61B）。Williams[321] 修改了 Gardner 的理论，认为颅内和脊髓脑脊液之间的压差是空洞形成的原因（图 9-61C）。Williams 推测，咳嗽等动作引起胸内和腹内压力增加导致脊髓硬膜外静脉

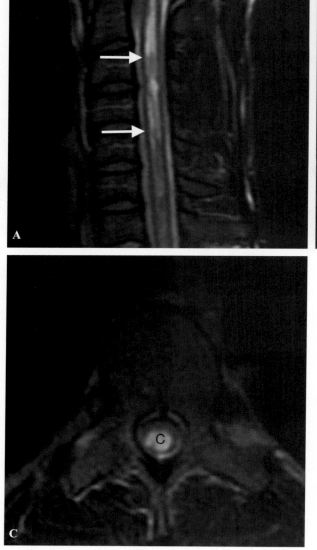

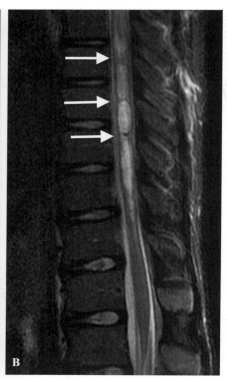

▲ 图 9-59 继发于 Chiari Ⅰ 畸形的脊髓空洞积水症

A. 矢状位 T₂WI 显示，脊髓内边界清楚的、多房的高信号（白箭），代表位于增粗的脊髓中央的空洞。患者患有 Chiari Ⅰ 畸形，小脑扁桃体尖（T）向下延伸到枕骨大孔。B. 下胸段和上腰段的矢状位 T₂WI，显示空洞呈多房，内可见小分隔（箭）。C. 颈椎轴位 T₂WI 显示高信号空洞（c）引起的脊髓中央管的扩张

扩张。静脉在椎管的有限空间内扩张导致脑脊液快速向头侧流动。在 Chiari Ⅰ 畸形或其他引起脑脊液空间阻塞性疾病的患者中，最初的波动迫使脑脊液进入颅内，但是，阻塞性病变引起的球阀效应又使脑脊液不会立即排出。液体的这种流动造成颅 - 脊压力分离。根据 Williams 的说法，较高的颅内压迫使脑脊液通过脑闩流入脊髓的中央管[321]。此外，

Williams 进一步推测认为，胸腹压力增加引起硬膜外静脉充血，压迫蛛网膜下腔和脊髓，迫使液体向上进入空洞（图 9-61C）。如果被向上挤压的液体足够多，则空洞会扩大。目前已经证实，咳嗽、Valsalva 动作和呼吸时，蛛网膜下腔和空洞腔内对比剂快速向上流动[321, 322]。

Ball 和 Dayan 则假设，脑脊液通过血管周围

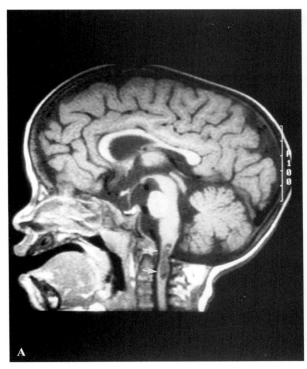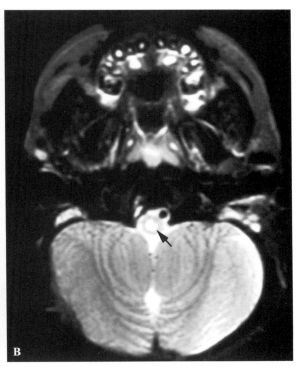

▲ 图 9-60　继发于软骨发育不全的脊髓空洞症

A. 矢状位 $T_1WI$ 显示，如第 8 章所述的小斜坡、长漏斗和大脑室，可见局限性、边界清楚的低信号（箭）从枕大孔延伸到 $C_2$ 下缘水平。枕大孔狭窄、压迫颅颈交界区；B. 轴位 $T_2WI$ 显示颅颈交界区的髓内囊肿（箭）

间隙进入中央管[323]。他们认为，阻塞性病变（如 Chiari Ⅰ畸形中异位的小脑扁桃体）引起脊髓蛛网膜下腔的压力增加发挥单向阀门作用，只允许脑脊液从基底池进入椎管内，但阻止其反流。他们提出，椎管内压力的增加会使脑脊液进入中央管（图 9-61D），与颅内相比脊柱内 CSF 压力增加。Milhorat 等发现大量患者脊髓空洞内压力增加的现象支持这一观点[312]。同样的动物实验也表明，硬膜囊受压可导致髓内发生水肿及形成囊腔[324]。

Aboulker 提出了一种与 Ball 和 Dayan 有点类似的理论[325]。动物实验证实，30% 脑脊液是由脊髓中央管产生。他认为，枕骨大孔或椎管其他部位狭窄可阻滞脑脊液流向颅内再吸收区，引起椎管内脑脊液压力增加。椎管内压力增高则推动脑脊液通过实质或沿着后神经根渗透到脊髓。长期脊髓水肿可能最终导致脊髓实质内空腔形成（图 9-61D）。

最近，Heiss 等强调了异位小脑扁桃体受压在脊髓空洞症发病中的重要性[326]。他们认为，扁桃体部分堵塞枕骨大孔称为活塞，然后产生巨大颈部

蛛网膜下腔压力波，压迫脊髓并随每次心搏时将脑脊液推向尾侧。Heiss 等未推测空洞最初是如何形成的。

脊髓空洞症的其他类型还包括创伤性脊髓空洞症、肿瘤相关性脊髓空洞症、继发于蛛网膜炎的脊髓空洞症和"特发性"脊髓空洞症[315]。很显然，经脑闩与第四脑室的交通并不是所有病例中空洞形成的机制。但是，一旦空腔形成，脊髓内空腔（甚至脑干、丘脑及众所周知的延髓空洞症[327, 328]）均可通过相同的机制发生扩展。Williams 提出的假设是：①阻塞性病变引起其上下蛛网膜下腔内的压力分离；②胸腹部压力增加及硬膜外静脉丛扩张引起 CSF 加速导致空洞扩张（图 9-61C）。这种机制还能解释临床上空洞常于剧烈咳嗽、运动过度及紧张或打喷嚏后扩大的现象。这个机制也可以解释，空洞向头侧扩展前（空洞前期[289, 329]），空洞头侧和尾侧脊髓中出现星形胶质细胞增生及空洞头侧脊髓内出现水肿的现象（图 9-62 和图 9-63）。而且，枕骨大孔减压通常能治疗脊髓空洞症的事实也支持"空

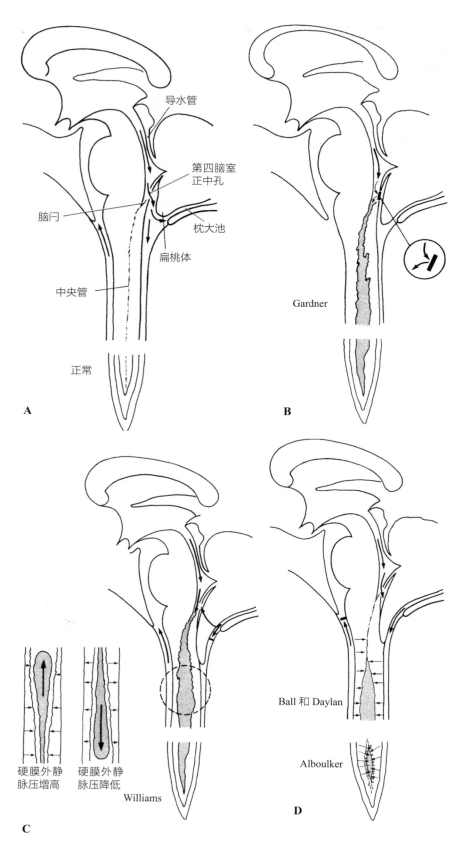

导水管

第四脑室
正中孔

脑闩

枕大池

扁桃体

中央管

正常

**A**

Gardner

**B**

硬膜外静
脉压增高

硬膜外静
脉压降低

Williams

**C**

Ball 和 Daylan

Alboulker

**D**

◀ 图 9-61 脊髓空洞积水症病理生理机制示意图

A. 正常情况下，脑脊液从导水管流入第四脑室，经第四脑室孔进入枕大池、基底池和脊髓蛛网膜下腔。年长儿童和成人脊髓中央管通常不完全开放。B. Gardner 的理论提出，正中孔开放不良（插图的封闭箭）迫使脑脊液通过脑闩进入脊髓中央管。C.Williams 提出，脑脊液从蛛网膜下腔向头侧流入脑池，但在头尾方向上部分受阻；提出颅 – 脊压力共同作用，导致脑脊液从第四脑室被吸入脊髓中央管，空洞开始形成；进一步提出，空洞内液体向头侧、尾侧流动，引起硬膜外静脉压改变，静脉内充血压迫蛛网膜下腔和脊髓，迫使液体向上进入空腔，流速急剧增加导致空腔扩大。D. Ball、Dayan 及 Alboulker 认为，存在颅 – 脊压力分离，但是与 Williams 描述的方向相反。这些学者认为，脊髓内脑脊液压力增加导致脑脊液从蛛网膜下腔进入脊髓中央管

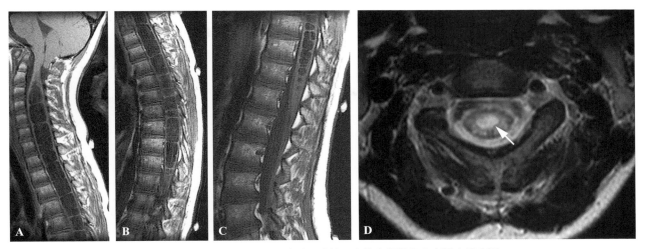

▲ 图 9-62　由于 Chiari Ⅰ畸形所致的巨大的全脊髓积水空洞症伴分隔

A 至 C. 颈段、胸段和腰段在 3T MRI 的矢状位 $T_1$ FLAIR 图像显示，整个脊髓（充满整个椎管）可见多个分隔的巨大空腔；D. 轴位 $T_2$WI 显示空洞内的高信号（白箭），可能继发于腔内液体的波动

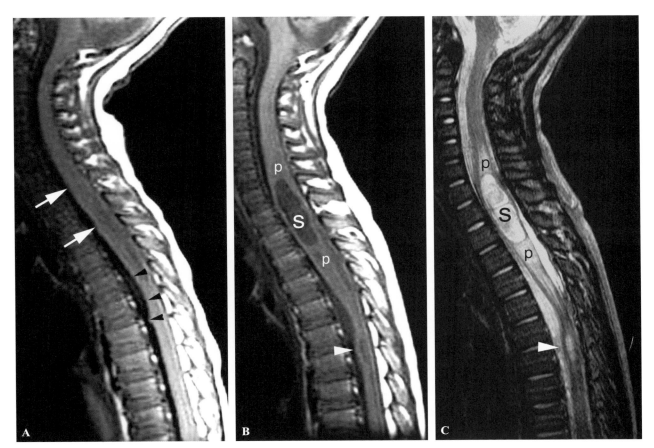

▲ 图 9-63　继发于蛛网膜炎的脊髓空洞症

A. 矢状位 $T_1$WI 显示胸段腹侧蛛网膜下腔扩大（黑箭头），胸段脊柱后突区背侧蛛网膜下腔通常扩张而腹侧常变小，下颈段和上胸段脊髓增粗（大白箭），并呈低信号，提示空洞前期状态。B 和 C.1 年以后，矢状位 $T_1$WI（B）和 $T_2$WI（C）显示，边界清楚的空腔（s）及其头侧和尾侧的中等信号区域（空洞前病变，p）。另外，中段胸髓可见小空洞（白箭头），仍可见胸髓腹侧的蛛网膜下腔增宽，而且似乎增大

洞最初是由脑脊液动力学紊乱引起的"这一理论。

为了支持这些理论，Koyanagi 和 Houkin 提出，脊柱后静脉的顺应性降低是由于心脏收缩后脑脊液脉冲波阻断（见第 8 章），导致通过髓内静脉吸收的脑脊液减少，这种再吸收的减少在脊髓水肿的发展（脊髓空洞前[329]）及后续的脊髓空洞形成[330]起着重要的作用。

### （五）影像表现

MRI 是诊断脊髓积水空洞症和延髓空洞症并评价疗效的无可争议的最佳检查方法[289, 327]。为了通过常规 MRI 扫描观察空洞，必须进行矢状位 $T_1WI$（≤ 3mm）和轴位 $T_1WI$。如果仅获得矢状图像，则可能会漏掉瘘管腔。在 MRI 图像上，瘘管显示为脊髓内的脑脊液信号囊腔（图 9-59、图 9-62 至图 9-64）。如果空腔延伸到延髓（图 9-65），则诊断为延髓空洞症。病灶常可使受累的脊髓或延髓扩大。通常，空洞内常见多发、不完全分隔，呈"串珠样"表现（图 9-59 和图 9-62）。如果采用 $T_2WI$，则在空洞头尾两侧脊髓实质内见信号增高（图 9-63），不要将这种高信号误认为是肿瘤。空洞末端小囊或星形胶质增生可引起脊髓 $T_2$ 弛豫时间延长，而这些则可能是由空洞内脑脊液搏动对邻近脊髓的冲击所引起。水肿是可复性病变，所以有时将水肿称为"空洞前期"病变[329]。如果不使用流体

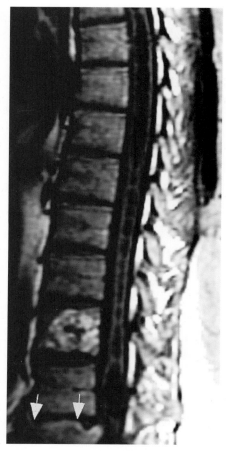

▲ 图 9-64 外伤后脊髓空洞症

矢状位 $T_1WI$ 显示贯穿全脊髓的多分隔空洞，因既往车祸造成的椎体骨折（箭）引起上腰段椎管狭窄

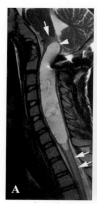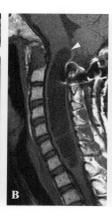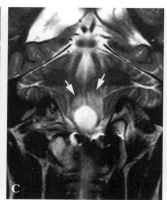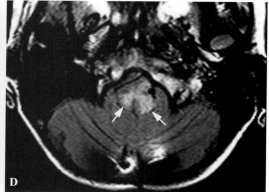

▲ 图 9-65 延髓空洞症和空洞前期

A 和 B. 脑干和颈髓的矢状位 $T_2WI$（A）和 $T_1WI$（B）显示颈髓积水空洞症，延伸到延髓（延髓空洞症，白箭头）。延髓上及上胸髓可见 $T_2WI$ 高信号的间质水肿区（A 白箭），这些为"空洞前期"的区域表示空洞的潜在延伸。之前枕骨大孔减压手术治疗 Chiari Ⅰ 畸形放置的金属伪影在术后出现。C. 脑干的冠状位 $T_2WI$，显示在延髓空洞上方的空洞前期病变（白箭）。D. 经延髓的轴位 FLAIR 图像显示，上部延髓内的空洞前期病变（白箭）

补偿技术，则空洞可因腔内脑脊液流动而在 $T_2WI$ 显示为低信号（图 9-59A）[289, 331]。已有报道，电影高分辨率成像技术，特别是高场强系统，能更清楚显示蛛网膜粘连[332]。

如果无法进行 MRI 检查或有禁忌时，可采用 CT 脊髓造影来评估脊髓空洞症，但是这种技术要求在检查中进行延迟扫描以显示空洞。应于注射水溶性对比剂 4h 后进行扫描。4h 后，对比剂通常已渗入到空洞。如果临床怀疑有空洞，而在初始扫描或 4h 延迟扫描中均未发现，则应在 12h 甚至 24h 后延迟扫描。但是，即使采用有延迟扫描，CT 脊髓造影对脊髓空洞症的敏感性也较低，而且不能像 MRI 一样显示空洞两端范围，对伴发的脊髓病变也不敏感。

在所有类型的脊髓空洞症中，空洞可为髓内偏心性生长，甚至是外部生长[333]。非常偏侧的空洞难以与髓外（蛛网膜）囊肿区分开来。在较轻的病例中，可通过连续的轴位图像进行鉴别，髓内（空洞）囊肿头、尾侧明显位于髓内。但当偏斜较重或空洞非常大且呈圆形时，MRI 可能无法发现空洞周围残留的受压脊髓，因此，其与蛛网膜囊肿难以区分开。但是在实际中，两者的鉴别对医生治疗并不重要。

随着技术的发展，可通过相位对比 MRI 技术来观察脑脊液在脑室和枕骨大孔中的流动[334-336]。在第 1 章中已经介绍了 UCSF 目前所使用的技术，并在第 5 章（Chiari Ⅰ 畸形部分）中进行了说明。采用这种技术，可观察脑脊液流经枕骨大孔或通过椎管内阻塞性病变时的流动动力学，并能对其进行定量评价[337]。对于还未出现空洞的患者而言，这种技术非常有价值。因为它有助于判断哪些 Chiari Ⅰ 型畸形的患者在枕骨大孔区出现脑脊液动力学改变，进而存在发展为脊髓空洞症的风险[338]。已经证实，Chiari Ⅰ 畸形患者头部伸直时，枕骨大孔梗阻可能会减轻[339]。作者也看到过患者头部处于屈曲位时脑脊液流动发生改善的病例。因此，Chiari Ⅰ 畸形的患者颅颈交界处脑脊液的流动在头颅处于伸直位时表现正常时，需要在患者头部处于屈曲和伸直位时增加扫描。

门控相位对比脑脊液流动研究有助于观察伴有蛛网膜瘢痕的空洞。这种瘢痕形成可能由于既往的创伤、感染、手术或出血所致。如上所述，瘢痕形成可能通过改变脑脊液流动力学导致空洞形成。脑脊液流动受损表现为受影响区域缺少脑脊液波动。如果由于脊柱存在广泛金属器件而无法进行 MRI 检查，可采用脊髓造影来显示瘢痕，常可见脊髓造影阻塞征象。瘢痕定位很重要，因为需要显微外科切开蛛网膜瘢痕并采用筋膜移植使蛛网膜下腔减压才能充分治疗[340]。

最近介绍了一种技术，使用心脏门控的电影平衡稳态自由进动序列来评估脊髓空洞内的脑脊液运动[341]。图像显示了随着小脑扁桃体向下移位产生脑脊液的脉冲波，空洞的形状发生改变（在收缩期头端变窄，尾端变宽，舒张期相反）。作者提出，这种类型的影像学成像可能有助于确定何时需要通过腹腔积水分流术转移脊髓空洞内液体。

静态 MRI 和 MRI 脑脊液流动研究也可用来评估减压后的枕骨大孔。减压后枕骨大孔增宽，枕骨大孔后缘位置高于其正常位置（继发于骨切除），常可见颈髓延髓连接部的"屈曲"和小脑下滑进入到扩大的枕骨大孔中[342, 343]。任何水平上，在颈髓延髓连接处前方和小脑后方均可见一些脑脊液。脑脊液流动研究应显示，头部处于弯曲位置时，脑脊液可顺畅地流过枕大孔。

对所有影像学上发现空洞的患者，都应仔细寻找空洞形成的潜在病因。首先，应观察枕骨大孔，其次还应注意小脑扁桃体的位置。在矢状位图像上测量时，在成人中，小脑扁桃体低于枕骨大孔以下 6mm，而且呈圆形外观[344, 345]。但是，小脑扁桃体可能在儿童中会有明显降低。事实上，许多小脑扁桃体位置低的儿童（可达 10mm）完全没有症状，并且多年来一直保持这种状态[295, 346-348]。此外，小脑扁桃体在发育过程中位置会升高，有研究表明年龄较大的儿童[295, 346-348]扁桃体异位程度发病率较低且程度较轻。此外，小脑扁桃体可能由于椎管内压降低（如脑脊液漏）或颅内压升高（脑积水或肿块）而降低。因此，儿童小脑扁桃体低通常是一个正常的变异，可能有很多原因：由脑积水或肿块向下推、由颅内低压向下拉或由于颅底的轻微变异而显得低。除非有经验的医生判断患者有颅内压升高的症状，并考虑到许多潜在的原因，否则不应进行治疗。然后仔细检查枕骨大孔处的 MRI 电影成像，以确定静息患者的扁桃体是否受压，脑脊液流量是否减少，扁桃体运动是否增加。

颅颈交界处的 MRI 图像可显示枕骨大孔的狭窄，如软骨发育不全、枕骨大孔水平的肿块（如神经鞘瘤和脑膜瘤）、囊肿、扁桃体下疝或蛛网膜小腔。枕骨大孔的任何肿块或狭窄都可引起颅脊压力分离。如果是既往的创伤或感染性蛛网膜炎引起脊髓空洞症，则在椎管内某些部位常可见蛛网膜小腔形成。尽管小腔与自由流动的脑脊液呈等信号，但可以通过其对脊髓的占位效应来识别（图 9-62）。小腔可使邻近的脊髓轻度移位和变形。

如本章前面所述，25% 以上的脊髓拴系患者的 MRI 可显示中央管轻度扩张（图 9-31）[168]。这种扩张的确切原因尚不清楚。但是，这些患者中央管的轻度扩张并不重要，应首先处理脊髓拴系的原因。实际上，一旦脊髓拴系得到松解，中央管将恢复正常[197]。只有在脊髓拴系解除后症状仍然存在的情况下，才进一步评估扩张的中央管。

如果患者没有既往严重外伤史且未发现阻塞性病变，则应进行静脉增强 MRI 检查。一些先前被诊断患为"特发性"脊髓空洞症的患者，进行增强 MRI 检查后可以发现微小的脊髓肿瘤。此外，尽管为少数但确实是相当一部分脊髓空洞症和小脑扁桃体异位（Chiari I 畸形）患者也存在脊髓肿瘤[289]。除非造成空洞的主要原因（肿瘤）被治疗，否则病情不会改善。如果患者枕骨大孔后减压后，症状仍未改善，应采用顺磁性对比剂增强 MRI 扫描对其进行随访。

# 第 10 章　脊柱肿瘤

## Neoplasms of the Spine

A. James Barkovich　**著**

任欢欢　吴烨华　胡俊华　李利锋　**译**

韦　勇　战跃福　**校**

儿童脊柱肿瘤生长缓慢，临床表现轻微且进展缓慢。因此，磁共振成像的广泛应用大大促进了脊柱肿瘤的诊断，从而实现早期发现和治疗。尽管儿童脊柱肿瘤与成人相似，但其发病率和表现形式常存在很大区别。本章将讨论儿童脊柱肿瘤的流行病学、临床表现、病理及影像学表现。

## 一、脊柱肿瘤的一般影像特征

第 7 章导言部分讨论的脑肿瘤共同特征中着重强调了判断肿瘤位于脑内（实质内）还是脑外（实质外）的重要性。对于脊柱肿瘤也需要判断肿瘤是髓内肿瘤还是髓外肿瘤。

髓内肿瘤和髓外肿瘤的影像鉴别通常比较容易。矢状位、冠状位和轴位图像上显示髓内肿瘤引起脊髓膨大，肿瘤上、下方的脊髓在椎管内仍处于正常位置。髓内肿瘤的边缘可以清楚锐利（特别是皮样囊肿和表皮样囊肿等先天性肿瘤），也可模糊（尤其是弥漫性星形细胞瘤）。髓外肿瘤通常边界清楚，至少在一个层面上，肿瘤较小时，常可见肿瘤与脊髓间存在脑脊液间隙；肿瘤较大时，它与脊髓间的脑脊液间隙消失。此外，髓外肿瘤可压迫脊髓。如果脊髓受到肿瘤的压迫，则矢状位上显示该处脊髓增粗，而冠状位和轴位是显示肿瘤的最佳图像。如果脊髓受到前后方肿瘤的压迫，则冠状位图像显示该处脊髓增粗；而矢状位和轴位成为显示肿瘤的最佳图像。有时，只有在注入对比剂后才能鉴别肿瘤的起源。

髓内肿瘤诊断难点是肿瘤与非肿瘤的鉴别。对儿童来说，主要是肿瘤与脱髓鞘疾病的鉴别。例如，急性播散性脑脊髓炎或多发性硬化（见第 3 章）患儿也可表现出与脊髓损伤有关的症状和体征。每种病变都可以表现为脊髓膨大和病变区 $T_2$ 弛豫时间延长。炎症性病变（如脱髓鞘斑块）可能因为血脑屏障异常所以在注射对比剂后强化。灌注成像有助于脑肿瘤的诊断（见第 5 章），但由于脊柱和椎管内径细小易导致伪影、干扰，灌注成像在脊柱中尚不实用。因此，根据临床症状出现时病灶的形状和大小可鉴别炎症及肿瘤。脊髓肿瘤一般呈圆形或卵圆形（有时边缘不规则），常伴有囊肿（图 10-1A 和 B）。典型肿瘤在就诊时可引起脊髓明显增粗，因为直径小于 2cm 的肿瘤很少出现症状。炎症性病变由于病因不同而各有不同（感染后炎症表现往往狭长，而多发性硬化的脱髓鞘病灶通常呈火焰状），但很少引起脊髓明显增粗（图 10-1C 和 D），且几乎不伴有囊肿。在脑部影像中找到具有脱髓鞘特征的其他斑块将有助于诊断（见第 3 章）。如果发现其他病灶，即可确定诊断；如果没有发现其他病变，则不确定该髓内病变是肿瘤还是斑块，4～6 周后应进行 MRI 平扫或增强。肿瘤可不变或增大，而脱髓鞘病灶会变小，且增强扫描与第一次强化不一致。延迟 6 周不会影响肿瘤患者的预后，但急性炎症性病变活检可能会加重患者的神经系统损伤。

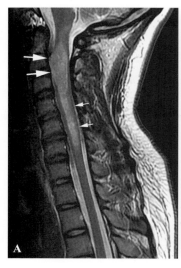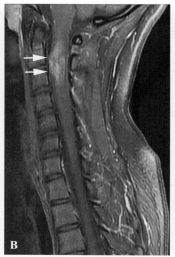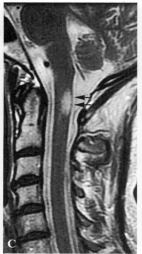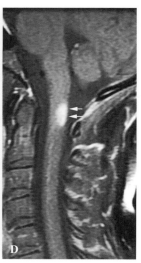

▲ 图 10-1　颈髓星形细胞瘤，与脱髓鞘病灶对比

A. 矢状位 $T_2WI$ 显示脊髓内高信号，从枕骨大孔到 $C_6$ 的下缘。在 $C_2 \sim C_3$ 处，病变呈卵圆形并脊髓膨大（大白箭），强烈提示肿瘤。稍微膨大部分（小白箭）可能代表水肿，或者可能是脊髓空洞前状态。B. 矢状位 $T_1WI$ 增强扫描图像显示脊髓膨胀区的卵圆形病灶不均匀强化（白箭）。C 和 D. 矢状位 $T_2WI$（C）和 $T_1WI$ 增强扫描图像（D）显示脱髓鞘病灶。病变（箭）呈火焰状并且引起轻微的占位效应

## 二、脊髓内肿瘤

### （一）临床表现

脊髓内肿瘤占儿童中枢神经系统肿瘤的 4%～10%[1-4]，约占儿童脊柱肿瘤的比例 1/3[2, 5-7]。虽然各年龄都可发病，但髓内肿瘤更好发于 10—20 岁。男、女发病率相等[8-11]。儿童脊柱肿瘤相对于成人少见，儿童脑内肿瘤和脊柱肿瘤的发生率之比在 10：1 到 20：1 之间（成人为 5：1）[11]。

MRI 有助于脊柱肿瘤的诊断。然而，患者的病程往往会因肿瘤周围水肿的改变而导致症状加重或减轻，常导致病程中断[6]。脊柱肿瘤最常引起麻木或疼痛[11, 12]。最常见的疼痛是脊柱痛（可见于 70% 的患儿），表现为剧烈钝痛，局限于肿瘤邻近脊柱节段[11]，可能是由于脊髓肿胀扩张硬脑膜所致[11]。有时患儿表现为夜间发作并可使其从睡梦中惊醒[6]。儿童脊髓肿瘤第二种常见疼痛为神经（根）痛，与髓外肿物压迫神经根引起的疼痛不能区分[11]。最后，还有一些患者表现为束痛，这是一种模糊的、烧灼样疼痛伴感觉异常。这种烧灼感和感觉异常通常发生在肿瘤的尾侧，目前认为是肿瘤侵犯外侧脊髓丘脑束所致[11]。

不同年龄组患儿表现不同。年幼儿和婴儿常出现剧痛、不爱动、乏力或频繁跌倒[2, 6]，而年长儿通常表现为动作笨拙、进行性脊柱侧弯（胸部肿瘤）、斜颈（颈部肿瘤）、步态不稳、大小便障碍或脊柱畸形[4, 11-13]。四肢无力是所有患儿的常见症状。颈部是儿童脊髓肿瘤最常见的部位，常出现上肢无力，可伴或不伴下肢无力、颈部疼痛、肌肉萎缩、感觉障碍或反射亢进[4]。虽然可能出现感觉水平障碍，但髓内肿瘤较髓外肿瘤少见。晚期可能出现大小便障碍[9, 14, 15]。高级别肿瘤可以早期表现为括约肌功能障碍[16]。

多达 15% 的脊髓肿瘤患者可能出现颅内压升高，很可能是由于脑脊液中的蛋白质含量明显升高阻碍正常通路并影响脑脊液再吸收，或是由于延髓 - 颈髓交界处肿瘤阻塞枕骨大孔所致（见第 8 章）[12, 17, 18]。在体格检查中，如果患儿出现髓内占位症状，则不会误诊颅内压升高。但是，如果患儿未出现髓内占位的体征或症状，则可能长期延误诊断。

### （二）病理

儿童脊髓肿瘤中最常见的组织学类型是星形细胞瘤（60%），其次是室管膜瘤（15%～30%）[3, 6, 12, 19-22]。

因此，儿童脊髓髓内肿瘤的相对发病率与成人有很大不同，成人脊髓髓内肿瘤中室管膜瘤占一半以上。其与成人的另一个区别是，黏液乳头状室管膜瘤是一种良性的室管膜瘤（WHO Ⅰ 级），占成人脊髓室管膜瘤的 40%～50%（通常位于脊髓圆锥或者以下平面），而在儿童中很少见，仅占儿童脊髓室管膜瘤的 8%～12%[21, 23, 24]。大多数儿童室管膜瘤几乎是 WHO Ⅱ 级（细胞性、乳头状、上皮性或透明细胞）。儿童脊髓恶性星形细胞瘤和脊髓胶质母细胞瘤比成人更常见，占儿童星形胶质脊髓肿瘤的 50%[25, 26]。其他发生于儿童的髓内肿瘤还有神经节神经胶质瘤和神经节细胞瘤[27-29]、生殖细胞瘤[3, 19, 30, 31]、原始神经外胚层肿瘤（PNET）[32, 33]、非典型畸胎瘤样 / 横纹肌样瘤[16, 34-36]、少突胶质瘤[37]、多形性黄色星形细胞瘤[19, 38]、黑色素细胞瘤[19]、畸胎瘤[39]和朗格汉斯细胞组织细胞增生症[3, 40]。极少数情况下，髓内肿瘤可能由第四脑室肿瘤转移而来（可能是通过延髓闩部脑脊液循环播散到脊髓中央管）[41]。

与颅内肿瘤类似，肿瘤切除的程度决定了复发率和预期生存时间[42]。星形细胞瘤较室管膜瘤更难彻底切除，因此星形细胞瘤患者手术预后差，生存率较低[12, 43, 44]。肿瘤的组织学类型也是决定预期生存率的重要因素。一项研究显示，脊髓毛细胞星形细胞瘤 10 年生存率为 81%，而弥漫性纤维型星形细胞瘤 10 年生存率仅为 15%[45]，而胶质母细胞瘤则更低，该病在所发现的病例中高达 60% 患者出现蛛网膜下腔播散[46]。在纤维状星形细胞瘤患者中，肿瘤的分级是最重要的生存因素[45]。高级别（非组织学：WHO Ⅱ 级室管膜瘤不同组织学类型的生物学行为似乎没有任何差异[3]）室管膜瘤经脑脊液发生播散的可能性差异很大[47]，而播散是影响预后的重要因素。

儿童髓内肿瘤较成人更常见于脊髓上段[1, 11]。近 50% 的儿童髓内肿瘤发生于颈髓或颈胸髓，而在成人中仅为 28%。儿童的髓内肿瘤通常只侵犯几个脊髓节段，但是脊髓受累范围往往在肿瘤的头侧或尾侧出现囊肿后增加。40% 的脊髓星形细胞瘤[48]和 80% 的室管膜瘤[49, 50]可出现瘤周囊肿。

## （三）影像

对可疑或明确的髓内肿瘤而言，MRI 是最适合的影像检查方法。绝大多数髓内肿瘤在 MRI 上表现为脊髓膨大，肿瘤呈 $T_1WI$ 低信号、$T_2WI$/FLAIR 高信号（图 10-1 至图 10-7）[22, 51, 52]。脑部细胞密度高的肿瘤［如原始神经外胚层肿瘤（PNET）和非典型畸胎瘤样 / 横纹肌样瘤］的自由水含量相对低，因此 $T_2WI$ 高信号减低[32, 36, 53]，但这种特征在脊髓中不如在脑部可靠[54]。增粗的脊髓内 $T_1WI$ 低、$T_2WI$ 高信号可能代表肿瘤、坏死、囊变或脊髓水肿（脊髓空洞前状态）（图 10-1）[55]，因此经静脉注射顺磁性对比剂（图 10-1、图 10-2、图 10-5 至图 10-7）是必要的。在 20%～40% 的患者中，肿瘤实性部分的尾侧或头侧可见囊肿（图 10-1 和图 10-5）[11, 48, 56]，其在室管膜瘤中发生率高达 80%[49, 57, 58]。这些囊肿可能是由于肿瘤分泌液体或髓内和蛛网膜下腔内的正常脑脊液通路被肿瘤阻塞所致，后者可认为是脊髓空洞症（见第 9 章）。肿瘤的实性部分通常不能在平扫上与囊肿区别开（图 10-5）。轴位和矢状位 $T_1WI$ 可能有助于明确囊肿的完整范围。囊肿的范围并不是关键，因为它通常在肿瘤切除后及阻塞解除后消退，增强扫描通常呈结节状、不均匀（图 10-2、图 10-4 和图 10-5）或环形（图 10-7）强化。尽管也有例外[59, 60]，但儿童髓内肿瘤中大多数是有强化的[22, 51, 52, 61]。强化区对应肿瘤的实性部分，这有助于将肿瘤的实性部分（明显强化）与囊肿和坏死（无强化，尽管对比剂可能会漏入肿瘤内衬的囊肿）（图 10-5）相区分。

星形细胞瘤（图 10-1 和图 10-2）在脊髓内呈更偏心性生长，强化方式多变（有时可有强化，有时完全没有），其强化的区域与周边无强化的组织较室管膜瘤分界更模糊（图 10-4 和图 10-5）[62]。星形细胞瘤的肿瘤范围通常超出强化组织。

室管膜瘤通常位于脊髓中心（图 10-4 和图 10-5），肿瘤强化边缘清晰，且与实性肿瘤边缘一致[23, 24, 58]。肿瘤上下缘出现 $T_2$ 低信号（图 10-5），表明既往有出血，提示为室管膜瘤[63]，但是只有约 20% 的室管膜瘤可见此征[50]。我们须知髓内肿瘤的影像学表现并非都具有特异性，在一大系列疾

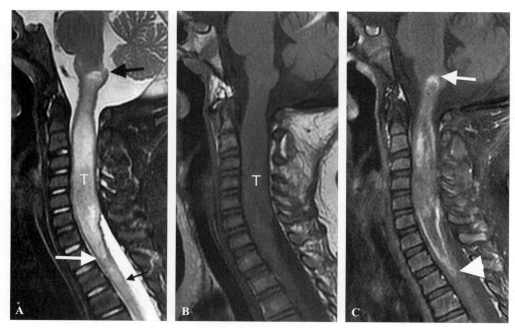

▲ 图 10-2 颈髓星形细胞瘤向上延伸至延髓

A. 矢状位 $T_2WI$ 显示从延髓闩部（大黑箭）到 $T_1 \sim T_2$ 水平（白箭）可见脊髓和延髓扩张，向下延伸到 $T_2 \sim T_3$ 椎间盘水平（小黑箭）的稍高信号提示水肿可能大；B. 矢状位 $T_1WI$ 显示肿块（T）呈低信号，脊髓膨大使椎管变宽；C.$T_1WI$ 增强图像显示肿瘤周围强化，范围从延髓闩部（白箭）到 $T_2$ 椎体下半部分（白箭头），与图 A 中的高信号下缘接近

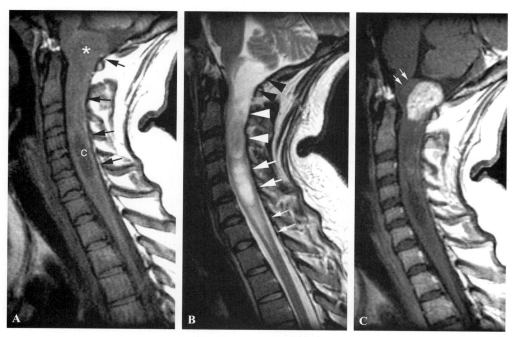

▲ 图 10-3 延髓颈髓星形细胞瘤

A. 矢状位 $T_1WI$ 显示中上颈髓可见部分囊性肿块（黑箭），$C_4 \sim C_6$ 水平可见一明显囊肿（c），颅颈交界处可见脊髓背侧外生性肿瘤（白星号）。B. 矢状位 $T_2WI$ 显示颈髓中多种信号成分，最低的部分（小白箭）可能代表血管源性水肿。其上相邻高信号成分（大白箭）可能是肿瘤相关性囊变，再往上的部分（大白箭头）可能代表富含细胞的实性肿瘤，最上端部分（大黑箭头）则可能代表了高含水量、乏细胞成分的实性肿瘤。C. 矢状位 $T_1WI$ 增强后显示，$C_2 \sim C_3$ 水平多细胞成分的实性部分肿瘤呈低强化，延髓颈髓交界（白箭）附近背侧外生性部分显著强化。此标志推测为锥体交叉水平。高级别肿瘤通过破坏该水平横行轴突侵入延髓，而低级别肿瘤推移锥体交叉并使其背侧增粗（如本例所见）

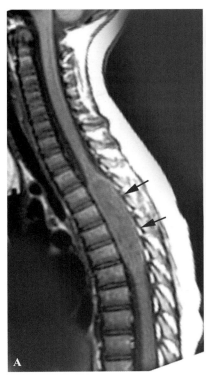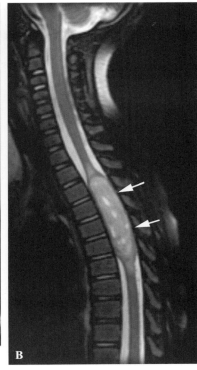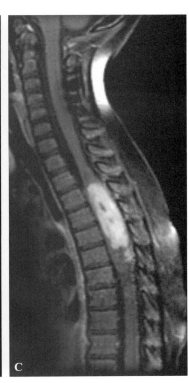

▲ 图 10-4 脊髓室管膜瘤

A. 矢状位 $T_1WI$ 平扫图像显示上胸段脊髓增大（黑箭），$T_1WI$ 不均匀低信号。B. 矢状位 $T_2WI$ 图像显示脊髓增宽区域（白箭）边缘清晰，具有清晰边缘是低级室管膜瘤的特征；肿瘤上、下方可见小范围血管源性水肿。C. 矢状位 $T_1WI$ 增强扫描显示肿瘤不均匀强化

病中，伴发脊髓空洞症（头端或尾端囊肿）是唯一能单独将室管膜瘤与星形细胞瘤区别开的影像学征象[58]，但它不能 100% 确诊。

生殖细胞瘤和神经节神经胶质瘤（图 10-6 和图 10-7）通常边界清晰。$T_1WI$ 肿瘤的信号不均匀可能提示神经节神经胶质瘤（图 10-6）[49]，但星形细胞瘤也可能有类似的表现（图 10-1）。

尽管出现软脑膜播散可提示恶性肿瘤，但目前尚缺乏特异性的磁共振征象鉴别儿童脊髓肿瘤的良恶性[64]。在实际工作中，术前判断这些肿瘤的良恶性临床意义不大，因为手术方案无差异。确定肿瘤是髓内还是髓外的、弄清肿瘤的实性部分的确切位置更重要。

MRI 平扫鉴别肿瘤并发脊髓空洞症、先天性脊髓空洞症或外伤性的脊髓空洞症非常困难，增强扫描有鉴别意义。水肿伴反应性胶质增生与肿瘤信号特点相似（长 $T_1$、长 $T_2$ 信号），常位于病变的上下边缘（见第 9 章）[65、66]。此征象可能是"脊髓空洞前状态"，正在慢慢演变为真正的脊髓空洞

症[55]。尽管颅颈交界处出现异常（如小脑扁桃体异位、寰枕骨性联合和 Klippel-Feil 畸形）可表明空洞为非肿瘤性的，但上述异常可与脊髓肿瘤同时发生[65、67]。此外，髓内肿瘤扩张导致脊髓蛛网膜下腔脑脊液流动受阻引起的脊髓空洞症（图 10-2 和图 10-5）与小脑扁桃体异位[65、66] 或其他引起蛛网膜下腔梗阻的原因[55] 导致的脊髓空洞症表现相似。典型的脊髓空洞症患者（见第 9 章）和有明显空洞诱因者（如 Chiari I 畸形）不需增强扫描。如果怀疑肿瘤导致脊髓空洞症，应使用增强扫描来寻找强化的肿瘤。如果一个区域在脊髓空洞的内部或附近强化，应强烈考虑肿瘤相关性囊肿的诊断。炎性肿块很少引起空洞性脊髓病。

极少数情况下，髓内肿瘤在发现时已播散整个蛛网膜下腔，其影像学表现与颅内肿瘤经脑脊液播散相似（图 10-8 和图 10-9）[37、38、68]。尽管这种表现通常见于高级别肿瘤，但其在低级别肿瘤中也可出现，特别是那些在脑脊液间隙发展的肿瘤（脉络丛肿瘤、室管膜瘤、髓母细胞瘤等）[37、68、69]。这些

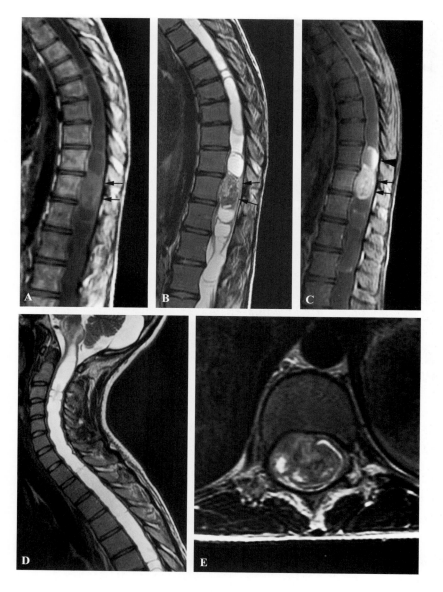

◀ 图 10-5　胸髓室管膜瘤伴脊髓空洞

矢状位 $T_1WI$（A）和 $T_2WI$（B）显示脊髓几乎完全由液体信号充填伴下胸髓实性肿瘤成分（黑箭），$T_1WI$ 增强扫描图像（C）显示肿瘤的实体部分（黑箭）及其上面的囊性部分（大黑箭头）可见强化，提示增强的囊肿是囊性肿瘤而非空洞。颈胸椎矢状位 $T_2WI$（D）显示空洞延伸到延髓（延髓空洞症）。轴位 $T_2WI$ 图像（E）显示肿瘤因囊肿（高信号）及钙化/出血（低信号）明显信号不均

患者往往因出现颅内压增高的表现而首次就诊。如第 8 章中所言，脊髓肿瘤脑脊液播散可引起脑积水，不明原因的脑积水儿童（或成人）若行脑脊液分流仍加重，应行脊柱检查，掌握这一点很重要。

先天性髓内肿瘤，如脂肪瘤、畸胎瘤、错构瘤、皮样囊肿和表皮样囊肿见第 9 章。

## 三、髓外肿瘤

大约 2/3 的儿童椎管内肿瘤为髓外肿瘤，其中 50% 为硬膜外，10%~15% 为硬膜内[70, 71]。髓外肿瘤可根据不同的标准进行分类，本章将按病变原发部位对其进行分类。临床上，髓外肿瘤患者表现为进行性脊髓病。它与髓内肿瘤相似，最常表现为下肢和躯干乏力，也常出现弥漫性后背痛和放射性（神经根）痛，斜颈、上肢无力、脊柱侧弯和尿失禁也是常见的体征和症状[10, 72]。肿瘤的组织学类型不能通过其临床表现推测。

### （一）颅内肿瘤的脑脊液播散

任何位于脑室或蛛网膜下腔的肿瘤，无论良恶性都可以通过脑脊液播撒。颅内肿瘤经脑脊液播散发生率在儿童组高于成人组，这种肿瘤扩散方式最常见于髓母细胞瘤[73]。多达 1/3 的髓母细胞瘤患者最终会

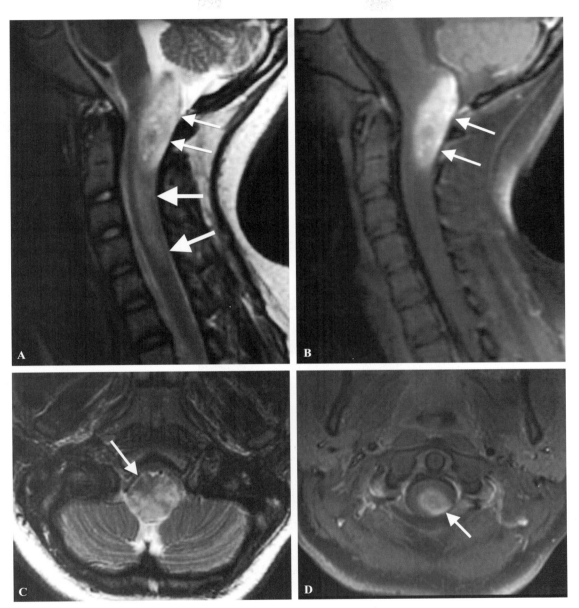

▲ 图 10-6　颈髓神经节神经胶质瘤

A. 矢状位 $T_2WI$ 显示一个高信号肿块向上延伸到延髓闩部（小白箭），并且向下至 $C_4\sim C_5$ 椎间盘水平（大白箭）；C. 轴位 $T_2WI$ 显示延髓中不均匀长 $T_2$ 信号，延髓腹侧（箭）相对正常；B 和 D. 矢状位（B）和轴位（D）$T_1WI$ 增强扫描在 $C_1$ 水平强化（白箭）肿瘤，位于脊髓的中央和左后外侧

通过脑脊液传播肿瘤，最常见转移至脊髓 [74]。脑脊液转移在 3 组和 4 组亚型的儿童中更常见 [75, 76]。因此脊髓内出现转移灶提示患者预后较差 [75]。

室管膜瘤、间变性神经胶质瘤、生殖细胞瘤、脉络丛肿瘤及松果体实质肿瘤（松果体母细胞瘤和松果体瘤）也经常经脑脊液扩散并转移种植到椎管内 [38, 73]。良性室管膜瘤在初诊时，很少发现脊髓转移。室管膜瘤脊髓转移常发生在间变性肿瘤或良性肿瘤局部复发后 [73]，第四脑室内室管膜瘤经脑脊液播散较大脑内室管膜瘤多见。因为松果体母细胞瘤和低分化松果体瘤位于脑室内，且松果体母细胞瘤与髓母细胞瘤极为相似，故它们发生脑脊液转移并不奇怪。如前文所述，脊髓内肿瘤也可通过蛛网膜下腔播散 [37, 68, 69]。除了高级别胶质瘤和室管膜瘤外，低级别肿瘤，如毛细胞型星形细胞瘤、神经节神经胶质瘤和少突胶质瘤，也可以这种形式播散 [37, 68, 69, 77]。

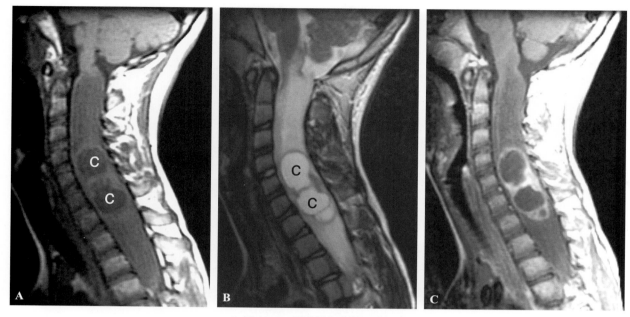

▲ 图 10-7　脊髓神经节神经胶质瘤

A 和 B. 矢状位 T₁WI（A）和 T₂WI（B）图像显示，巨大颈髓 – 延髓肿块引起髓腔明显增粗，提示肿块已生长多年；肿块中心（c）可见囊腔或囊肿。C. 增强后 T₁WI 显示囊腔 / 囊肿边缘明显强化

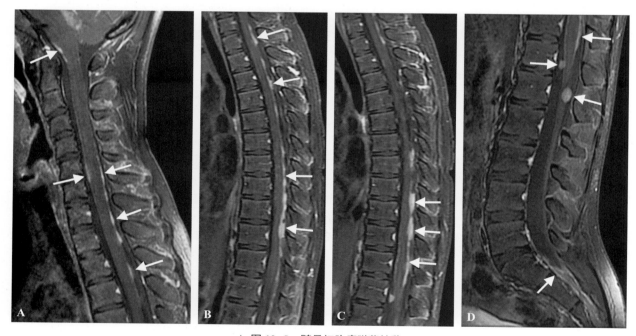

▲ 图 10-8　髓母细胞瘤脱落转移

经整个椎管 T₁WI 矢状位增强扫描（A 至 D）显示沿着整个脊髓和硬膜囊全长在脊髓表面和马尾根上的多发病变（白箭）

如第 7 章所述，对比增强磁共振成像是目前寻找肿瘤脑脊液转移灶的首选影像方法[78]。除了极为必要的情况（如马尾脊髓造影）外，应避免 CT 脊髓造影术，因为其敏感度低且辐射剂量高。脑脊液转移瘤的影像学表现相似，但与原发肿瘤的组织学无关。如不采用经静脉注射对比剂增强扫描，则 MRI 显示蛛网膜下腔肿瘤（无论是原发性肿瘤，还是脑脊液扩散的肿瘤）的敏感性会减低[79, 80]。虽然

磁共振可提高检出脑脊液源性转移灶的敏感性，但使用高剂量的对比剂 0.3mmol/kg[81]，或采用薄层容积采集、多平面重建和脂肪抑制[82] 显得使用额外的对比剂是多余的。注入顺磁性对比剂后，蛛网膜下腔转移灶呈显著强化的[78-80] 弥漫性（图 10-8）或结节状（有时稀疏）（图 10-9）髓外肿块。侵袭性较低的肿瘤最常发生的部位是下胸段和腰段（图 10-9），但在侵袭性肿瘤中，转移可通过蛛网膜下腔广泛播散（图 10-8）。强化结节可出现于脊髓表面、马尾神经根和硬膜囊（图 10-8）。如采用薄层采集（＜3mm，见第 1 章），还能检出神经根表面更小的转移灶。脊髓圆锥表面的静脉与转移灶相似，但其特征性位置（脊髓腹侧、背侧中线）及呈长曲线形的特点可与转移灶相区分。轴位图像有助

于诊断。

如第 7 章所述，颅后窝切开术后最初几周内脊髓 MRI 图像中常常出现伪影[83]，其原因可能是术后脊髓硬膜下积液和对比剂"漏"入蛛网膜下腔。伪影很难与脑脊液播散性转移瘤相鉴别（图 10-10）。因此，应该在术前对肿瘤进行分期或至少在术后 2 周才能进行影像检查[84]。

### （二）脊柱肿瘤

尽管儿童和婴儿原发于脊椎的肿瘤罕见，但是任何侵犯脊柱的肿瘤都可侵入椎管导致脊髓或神经根病变。

#### 1. 动脉瘤样骨囊肿

动脉瘤样骨囊肿（aneurysmal bone cyst, ABC）

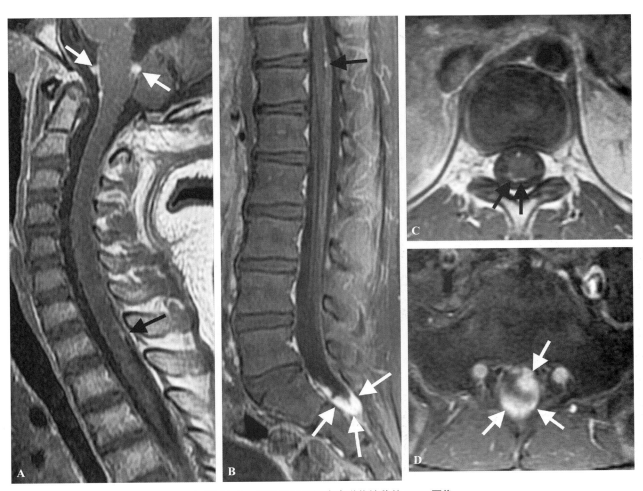

▲ 图 10-9 低级别星形细胞瘤脱落转移的 MRI 图像

矢状位和轴位 T₁WI 增强扫描图像显示在延髓水平（A 白箭）和脊髓背侧（A 至 C 中的黑箭）一些小的强化结节。较大的转移灶位于硬膜囊底部（B 和 D 白箭），提示重力是影响低侵袭性肿瘤脱落转移部位的因素

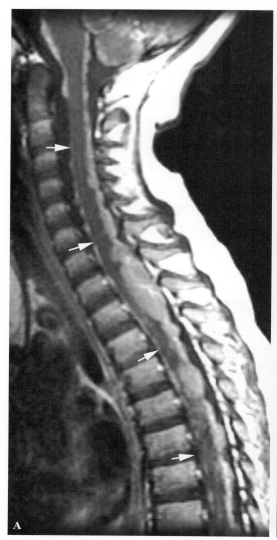
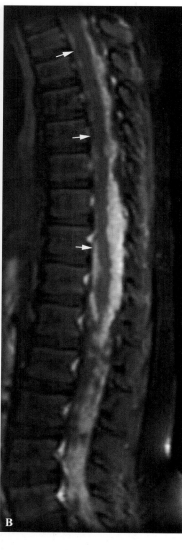

◀ 图 10-10　复发性视网膜母细胞瘤弥漫性蛛网膜下腔转移

颈椎和上胸椎（A）$T_1WI$ 矢状位增强和下胸椎及腰椎（B）脂肪抑制矢状位 $T_1WI$ 显示，从颈椎到腰椎均可见到蛛网膜下腔强化。脊髓因多处受蛛网膜下强化肿瘤压迫呈不规则无强化结构（箭）。当蛛网膜下肿瘤完全包绕脊髓时，在脊髓造影和 CT 上类似髓内肿瘤，而 MRI 增强有助于鉴别。需要注意的是侵袭性肿瘤脱落转移的部位受重力的影响较小

最常见于儿童和青少年。它不是真正的肿瘤，而是原因不明的膨胀性血管病变[85, 86]，许多学者认为 ABC 是由创伤或其他早已存在的损伤引起的继发表现[87]。大约 20% 的 ABC 累及脊柱或骶骨，脊柱的所有部位均可受累，其中椎弓根及椎板最常见[88-90]。超过 75% 的脊柱病变的发病年龄小于 20 岁[89]。临床上，患儿表现为受累部位的脊柱疼痛、僵直，病灶较大时可出现脊髓受压症状，特别是在受累椎体发生病理性骨折后[88, 90, 91]。尽管原发病变可能通过软组织（但不是通过椎间盘）累及相邻的椎体，但是最开始通常只有一个椎体受累[88, 92]。

　　ABC 的影像表现反映了其大体病理特点。病灶是由一些大的、相通的囊腔组成，其中充满不凝固血液。囊肿壁是由膨胀的、菲薄骨皮质构成。一

般原发于脊柱后部附件，有时可侵及椎弓根和椎体。在平片和 CT 图像上，ABC 表现为膨胀性囊性肿块，伴有外周蛋壳样钙化[88, 93]。肿块内偶可见模糊不清的骨小梁。当肿瘤较大时，可以侵入侧方、前后方椎旁软组织和邻近椎体。ABC 是唯一侵犯邻近椎体的良性脊椎病变[88, 92]。本病也可累及椎管压迫脊髓。在 MRI 上，ABC 有多种信号改变，在 $T_1WI$ 像上可表现为高信号或中等信号，而在 $T_2WI$ 图像上则常表现为高信号。"液 - 液平面"的出现极有助于诊断（图 10-11）。在 MRI 上，尽管很难发现菲薄的外周钙化，但肿瘤膨胀性特点很明显。磁共振成像的优点在于能够无创地评估脊髓移位或压迫程度（图 10-11），肿瘤的实体部分可能显著增强。

**2. 朗格汉斯细胞组织细胞增生症**

朗格汉斯细胞组织细胞增生症包括一系列疾病，由嗜酸性肉芽肿、Letterer–Siwe 病和 Hand–Schüller–Christian 病组成。三种疾病都具有异常组织细胞的特征，称为朗格汉斯细胞[94]，病因和发病机制尚不清楚。本病在颅骨和颅内的临床表现已在第 7 章中进行了讨论。任何类型的朗格汉斯细胞组织细胞增生症均可发生于脊柱。然而，严重的患儿可发生多器官受累和慢性衰竭，所以脊柱病变的诊断必须是明确的。当病变仅限于颈椎时，患者最常表现为几周到几个月的局部疼痛和运动受限，且常有外伤史[95, 96]。当胸椎和腰椎受累时，常出现局限

性神经损伤[97]，这可能是相关软组织肿块压迫神经所致[98]。本病治疗尚存在争议，包括固定、手术刮除、化疗或放疗[96, 99, 100]。

影像学检查常可显示椎体塌陷（图 10–12 和图 10–13）或溶骨性椎体病变。在磁共振上，早期扫描可能显示 $T_2WI$ 高信号或椎体部分塌陷（图 10–12A 和 B）。中晚期椎体呈"钱币征""扁平椎"，椎间盘对合而中间椎体缺如的特征性表现（图 10–12C 至 E 和图 10–13）。CT 和 MRI 都可能显示软组织伸入椎管，与肿瘤引起软组织肿块大小相比[97, 98]，朗格汉斯细胞组织细胞增生症软组织成分为少到中等量（图 10–12 和图 10–13）。如果椎体近

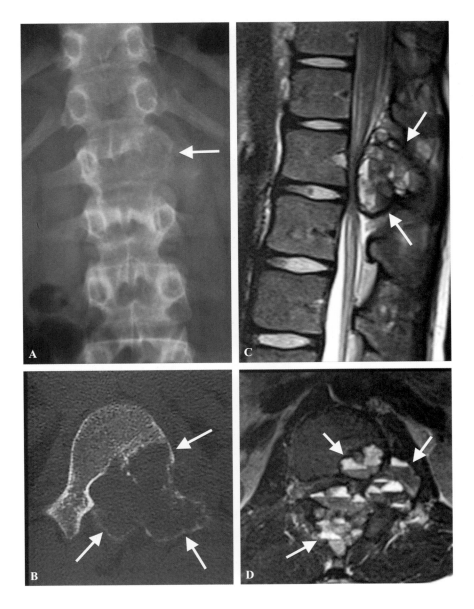

◀ **图 10–11 动脉瘤样骨囊肿**
A. 前后位 X 线片显示 $L_1$ 椎体左椎弓根"缺失"（箭）；B. 轴位 CT 图像显示 $L_1$ 椎体左后方、椎弓根和关节突较大的溶骨性病变（箭）伴椎板的破坏；C 和 D. 矢状位（C）和轴位（D）$T_2WI$ 图像显示不均匀的多房性肿块（大白箭），累及椎体左后方、横突、椎弓根、关节突及椎板，可见病变是由多个小囊性区域组成，每一个囊性病灶都有液–液平面，脊髓明显受压移位

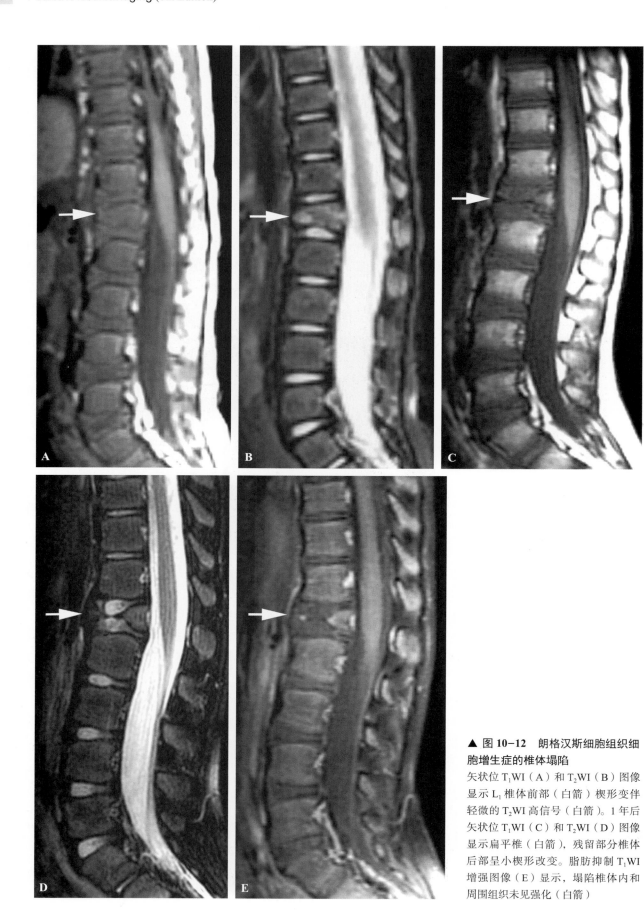

▲ 图 10-12　朗格汉斯细胞组织细胞增生症的椎体塌陷

矢状位 $T_1WI$（A）和 $T_2WI$（B）图像显示 $L_1$ 椎体前部（白箭）楔形变伴轻微的 $T_2WI$ 高信号（白箭）。1 年后矢状位 $T_1WI$（C）和 $T_2WI$（D）图像显示扁平椎（白箭），残留部分椎体后部呈小楔形改变。脂肪抑制 $T_1WI$ 增强图像（E）显示，塌陷椎体内和周围组织未见强化（白箭）

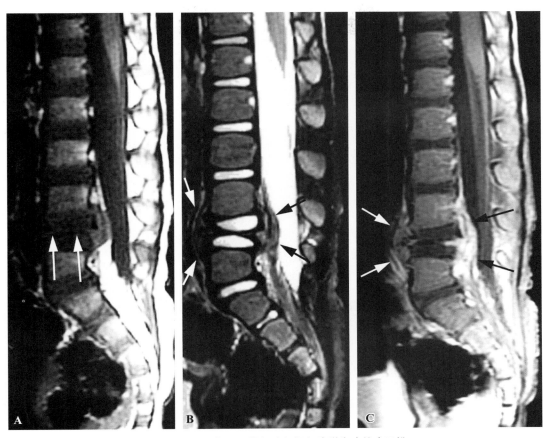

▲ 图 10-13　朗格汉斯细胞组织细胞增生症的扁平椎

A. 矢状位 $T_1WI$ 图像显示 $L_4$ 椎体几乎完全塌陷（白箭），椎间盘对合而无中间椎体，部分软组织向后突入椎管；B. 矢状位 $T_2WI$ 图像显示扁平椎及塌陷椎体背侧（黑箭）和腹侧（白箭）的中等量软组织；C. 矢状位 $T_1WI$ 增强图像显示背侧软组织均匀强化（黑箭），腹侧软组织强化较低（白箭）

期塌陷，注射顺磁性或碘对比剂通常可见异常组织均匀强化（图 10-13）。如果塌陷时间较久，则无异常组织或强化（图 10-12E）。

**3. 骨巨细胞瘤**

骨巨细胞瘤约占原发性良性骨肿瘤的 4%[101]，其中只有约 5% 累及脊柱[102]。尽管肿瘤的发病高峰为 30 岁，但也常见于青少年。骶椎最常受累，但在旧金山加州大学，胸椎病例更为多见（图 10-14）。在影像检查中，骨巨细胞瘤为边界模糊的破坏性、溶骨性病变，无硬化边，无钙化及分隔，受累骨常膨大（图 10-14）。虽然肿瘤可侵犯椎弓根和椎板，多数病例仍以椎体受累为主（图 10-14A 和 B）[103]。尽管肿瘤可生长到皮质骨表面，但除非受影响的椎体塌陷，否则很少突破骨膜（图 10-14）。偶尔，骨膨胀区或伴发的软组织肿块可突入椎管，造成椎管狭窄。CT 是影像学研究椎体受侵犯范围的最佳方

法，但 MRI 能最准确地反映了脊髓状况。在磁共振上，巨细胞瘤 $T_1WI$ 像呈低至中等信号，$T_2WI$ 主要呈高信号，并伴有低信号环[104]，代表纤维化[102]。注射碘或顺磁对比剂后通常呈轻微到中等强化。值得注意的是，在椎体肿瘤中，对比剂可超出肿瘤边缘扩散到邻近组织中（图 10-14）。

**4. 骨肉瘤**

尽管成骨肉瘤约占所有肿瘤的 20%，但很少累及脊柱。事实上，不到 5% 的骨肉瘤出现在脊柱[105]。脊柱骨肉瘤主要见于成人，仅有 5 例儿科病例报道[106]。患者最常见于十几岁，伴有局部疼痛或肿块[107]。骨肉瘤在脊柱分布均匀[105]，大体病理表现多种多样，外观从软脆到坚硬伴明显钙化[101]。大多数肿瘤起源于脊柱后部附件，伴椎体部分受累。骶椎肿瘤常累及椎体[105]。由于其大体病理表现多样，其影像学表现也各不相同。在 CT

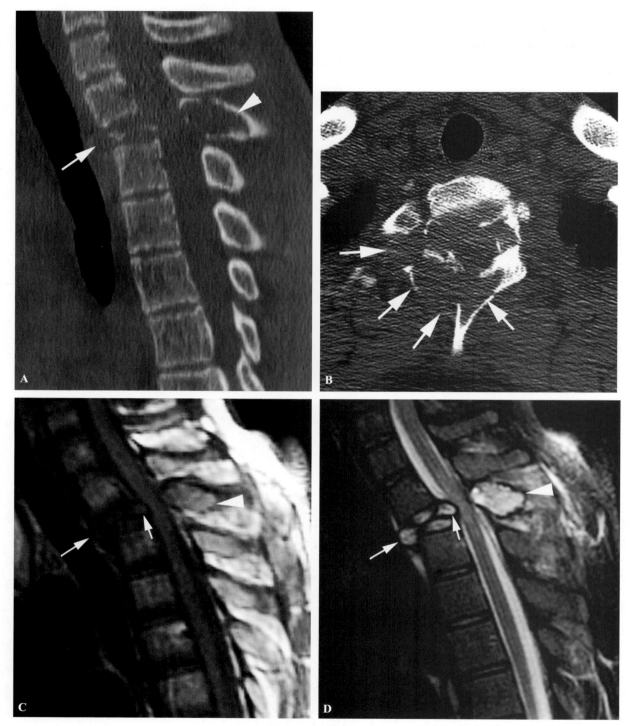

▲ 图 10-14　骨巨细胞瘤

A 和 B. 矢状位（A）和轴位（B）CT 图像显示 $T_2$ 椎体塌陷（A 白箭）伴相应的椎板膨胀（B 白箭）和棘突膨胀（A 白箭头）。朗格汉斯细胞组织细胞增生症不太可能发生骨质膨胀。C 和 D. 矢状位 $T_1WI$（C）和 $T_2WI$（D）图像显示了从塌陷的椎骨内挤压出的软组织（白箭）和膨胀棘突里的异常组织（大白箭头）

或平片上，椎体受侵可为纯溶骨性或以硬化为主，也可为两种混合的表现[93, 105, 108]。硬膜囊内造影对明确椎管受累程度非常必要，超过80%受影响的患者都存在椎管变窄[105]。MRI图像上，与正常骨髓相比，肿瘤主要表现为$T_1$和$T_2$弛豫时间延长。在$T_2WI$序列上，尤其是$T_2^*WI$图像上，肿瘤明显骨化时可呈黑色（低信号）。特别是那些有毛细血管扩张病理变化的肿瘤，可见液-液平面。与其他脊柱骨肿瘤一样，MRI也是评价骨外肿瘤浸润及脊髓受压情况的首选方法[109]。

**5. 脊索瘤**

脊索瘤在儿童极为罕见的椎管肿瘤，颅内脊索瘤已在第7章中进行了讨论。它们是由残存的脊索细胞引起的，原发于斜坡和骶骨，50%发生在骶骨，只有大约15%的脊索瘤累及骶骨上方的椎骨[101]。脊索瘤生长缓慢，侵蚀和压迫邻近结构，很少发生转移。在影像学检查中，脊索瘤表现为可引起一个或多个相邻椎体骨质破坏的溶骨性疾病。肿瘤边缘骨质常见硬化，椎旁软组织很少受累，椎体受累时常见椎间盘破坏。在CT上，肿瘤内常可见不规则针状钙化[93]。脊索瘤的磁共振表现类似于其他原发骨肿瘤，为边缘锐利的长$T_1$和$T_2$（与神经组织相比）信号的破坏性病变。在$T_2WI$上非常高

信号的出现有利于脊索瘤的诊断。增强表现多样，然而无强化或仅有轻微强化，特别是伴有蜂窝状改变［与肿瘤内部的$T_1WI$低信号、$T_2WI$异常高信号（图10-15）相对应］则强烈支持脊索瘤的诊断，因为儿童大多数脊柱肿瘤都显著强化。

**6. 尤因肉瘤家族**

尤因肉瘤、骨外尤因肉瘤和外周型PNET被归为小圆细胞肿瘤，它们具有相似的组织学和影像学特点，但细胞遗传学和免疫组织学特征不同，它们一起被称为尤因肉瘤家族[110]。这些疾病是排名第二的儿童原发骨肿瘤。尽管原发于其他部位的尤因肉瘤转移到脊柱最为常见，但也有3%～10%的肿瘤可原发于脊柱骨或骨外（罕见）[111]。事实上，这占儿童脊柱非淋巴源性恶性肿瘤的绝大多数[102]。它最常见的发病年龄是十几岁，5岁之前或30岁之后罕见[108]。骨尤因肉瘤较骨外型发病早。CT或平片上，尤因肉瘤表现为边缘模糊的溶骨性疾病，常呈"虫蚀状"改变。长骨"葱皮样"的骨膜反应较脊柱多见。

在MRI中，肿瘤累及整个椎体，骨皮质破坏，并形成软组织肿块侵犯邻近组织（图10-16）。实际上，有些肿瘤起源于硬膜内或硬膜外间隙，继而侵入骨质。MRI显示软组织侵犯及其对周围结构的影

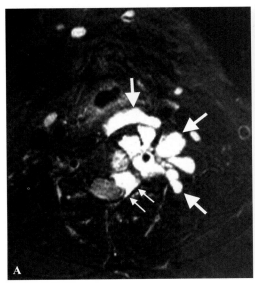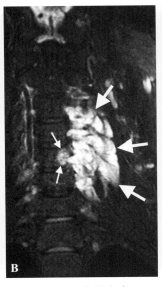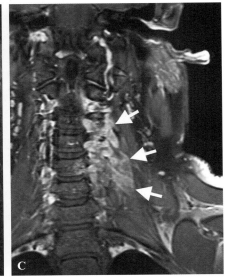

▲ **图10-15 颈部脊索瘤**
A和B. 颈椎的轴位（A）和冠状位（B）$T_2WI$显示从$C_2$下缘到$C_7$上缘的脊柱一侧及其周围有一个极高信号的肿块（大白箭），$C_5$椎体左侧（小白箭）受累；C. $T_1WI$增强图像显示肿块轻微强化（箭）

响优于 CT。在 T$_1$WI 上，肿瘤与正常骨骼组织相比为较低信号，而 T$_2$WI 上（图 10–16）[112]，肿瘤表现为低到高的多种信号。增强扫描后可见肿瘤呈中等、均匀强化[112, 113]。骨内尤因肉瘤的外观与骨白血病和神经母细胞瘤骨转移（也由小圆蓝色细胞组成）表现相同。极少数情况下，脊柱尤因肉瘤可出现扁平椎表现且类似朗格汉斯细胞组织细胞增生症[114]。

### 7. 骨母细胞瘤

骨母细胞瘤约占原发性骨肿瘤的比例不到 1%。症状通常表现为持续数月的疼痛，最常见于 20—30 岁的男性。肿瘤在发现时其直径通常大于或等于 2cm，因此继发于神经根或脊髓受压的疼痛是一种临床表现[101, 115]。

影像上，骨母细胞瘤为常见于后部附件、边界清楚的肿块[93, 115]。CT 和平片上表现为伴有不同厚度硬化环的溶骨性疾病（图 10–17），常侵犯周围软组织。在溶骨性病灶内部常可见钙化或新生骨形成[93]。因此，CT 可以诊断。MRI 上，骨母细胞瘤为边界清楚肿块。与正常骨组织相比，肿瘤在 T$_1$WI 上为稍低信号，在 T$_2$WI 上为稍高信号[116]。肿瘤最常见于关节面、椎弓根和椎板（图 10–17）[117, 118]。其强化表现各异，但通常为轻度强化（图 10–17E）。有时候骨母细胞瘤可引起周围骨组织广泛水肿，提示肿瘤弥漫浸润[119]。

### 8. 其他椎体肿瘤

尽管儿童脊柱血管瘤、骨软骨瘤[120]和脊柱骨样骨瘤并不少见，但患儿通常无症状或表现疼痛，很少出现神经系统损害症状。脊柱软骨肉瘤[121]、

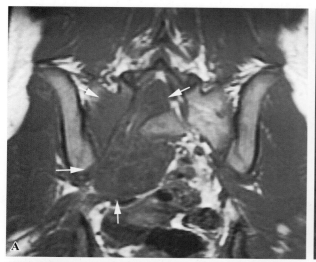

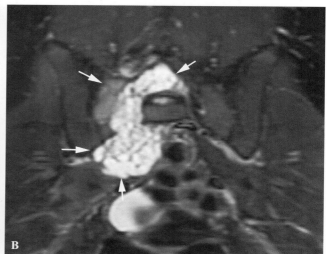

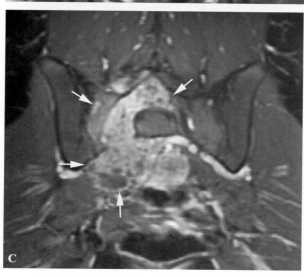

▲ 图 10–16　骶骨尤因肉瘤

冠状位图像显示骶骨内较大的不均匀肿块（白箭），T$_1$WI 上向相邻软组织（与肌肉信号相等）内生长（A），在 T$_2$WI 图像（B）上为高信号，呈中等强化（C）

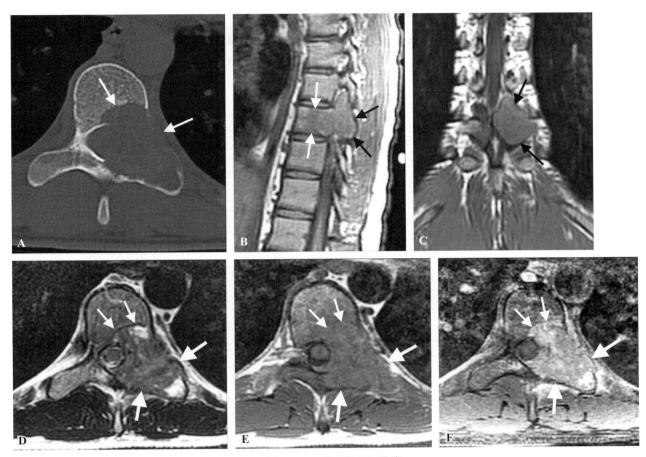

▲ 图 10-17 脊柱骨母细胞瘤

A. 轴位 CT 图像显示一个溶骨性、边缘锐利的肿块（白箭）累及左侧椎体、椎弓根和椎板，肿块内可见少量的骨质；B 和 C. 矢状位（B）和冠状位（C）$T_1WI$ 图像显示膨胀性肿块（黑箭），较水肿而言呈轻微高信号，较脊髓而言呈低信号，左侧椎弓根和关节结构扩张，注意 C 中的椎管狭窄，B 中的白箭指向肿块前的椎体的水肿；C 至 E. 轴位 $T_2WI$（D），平扫 $T_1WI$（E）和增强扫描 $T_1WI$（F）图像显示不均匀肿块压迫椎管，向前侵入椎体（小箭），同时左侧椎弓根、椎板和横突膨胀性破坏（大箭）

浆细胞瘤[122]、纤维肉瘤、副神经节细胞瘤和本章提到神经母细胞瘤和尤因肉瘤引起的骨转移瘤在儿童罕见。在此不做讨论。

### （三）脑脊膜肿瘤

#### 1. 脊膜瘤

尽管脊膜瘤占全部脊柱肿瘤的 25%～45%，但在儿童中极为罕见，其发病率仅占儿童脊柱内肿瘤的 2%～3%[123]。儿童脊膜瘤组织学、临床和治疗学特征与成人类似。肿瘤原发于髓外硬膜内，尽管有时可进入硬膜外间隙。患儿通常出现脊髓或神经根受压症状[93]。如存在磁共振禁忌或缺乏磁共振扫描设备，应行平片和 CT 脊髓造影检查，可见脑膜瘤与骨骼肌等密度，且边缘光滑，钙化最早出现于 20

多岁（图 10-18A）。MRI 是最佳检查方法，肿瘤可表现为与脊髓等信号且信号均匀的髓外病灶，周围环以脑脊液。与颅内脑膜瘤相似，肿瘤基底位于硬膜，边缘锐利。在 $T_1WI/T_2WI$ 像上，脑膜瘤与灰质相比呈等或低信号（图 10-18B）。注入顺磁性对比剂后可见均匀强化（图 10-18C）[80, 124]。

#### 2. 脊膜囊肿

（1）临床和影像学特征：脊膜囊肿，虽然不是真正的肿瘤，但可发生于儿童，像膨胀性肿块一样压迫脊髓。正如在第 5 章所述，实质外脊膜囊肿可为先天性（真性蛛网膜囊肿）或获得性（蛛网膜小腔）。大多数儿童蛛网膜囊肿位于胸髓背侧，可位于硬膜外或硬膜下。硬膜外囊肿可继发于先天性或获得性硬脊膜缺损、蛛网膜、脑脊液[125, 126]，有时

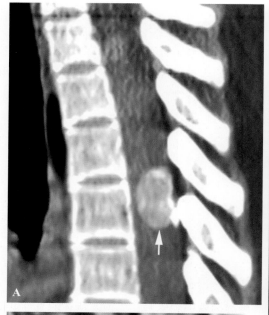

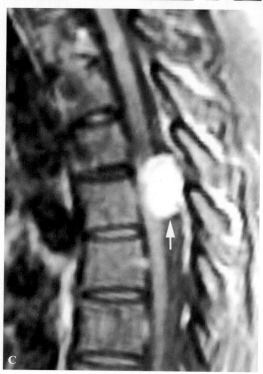

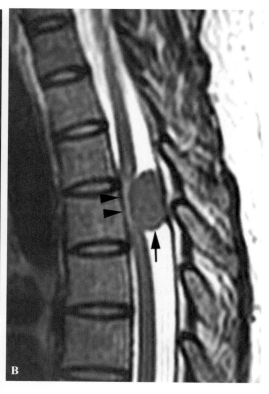

▲ 图 10-18　脊膜瘤

矢状位重建 CT 图像（A）显示椎管背侧部分钙化肿块（白箭）。矢状位 T₂WI（B）呈等信号（较脊髓而言）肿块（黑箭），并可见脊髓腹侧受压、移位、水肿（黑箭头）。矢状位 T₁WI 增强扫描（C）显示肿块（白箭）均匀强化

还有脊髓[127] 可经缺损处形成疝。硬膜内囊肿可为蛛网膜先天性缺损或感染、外伤后粘连所致。硬膜内外囊肿的症状通常为间歇性疼痛和乏力（直立位时明显），可能与囊肿因重力充盈压迫脊髓有关[71]。

识别脊柱囊肿的最佳序列是稳态序列（如 CISS、FIESTA），它可以通过容积采集，允许在任何平面上进行重组。囊肿壁会出现极低信号、壁

薄，呈曲线状，通常与脑脊液呈等信号（图 10-19 和图 10-20）。MRI 上，大囊肿表现为边缘锐利、无强化、均匀信号的肿块，在所有序列上均与脑脊液信号相同（图 10-20）。蛛网膜粘连、小囊肿和薄壁囊肿通常更难看到（图 10-19），因此蛛网膜区域或囊肿部位脊髓的受压、移位常提示囊肿存在。囊肿可与脑脊液相比呈等信号或高信号，因为囊肿内

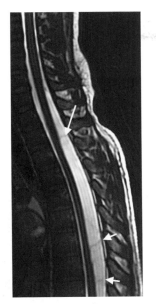

▲ 图 10-19　儿童脊柱囊肿合并较大皮肤黑色素瘤

薄层（2mm）T₂WI 图像显示脊髓向前移位。注意背侧蛛网膜下腔有多条曲线（箭）将脊髓向前推。对这类患者最好的成像方法是使用稳态（CISS、FIESTA）成像技术

的液体搏动较自由水弱而显示较邻近脑脊液信号稍高。当脊髓经硬膜疝口至硬膜外，磁共振或 CT 脊髓造影上显示脊髓特征性扭曲、移位（典型为向腹侧）而未见明确肿块时[127]，可诊断为蛛网膜囊肿。根据我们的经验，硬脊膜破裂导致脊髓疝是成人一种疾病，在这里不做进一步讨论。

（2）分类：其他类型的脊膜囊肿也可发生在脊柱。Nabors 等[128] 提出了一种脑脊膜囊肿的分类方法。Ⅰ型为不累及神经根的硬膜外脑膜囊肿，该类型主要由常见于青少年的胸段硬膜外蛛网膜囊肿（疝出硬膜）和最常引起成人骶部局限性疼痛的骶椎脊膜突出（见第 9 章）组成。Ⅱ型为累及神经根的硬膜外脑膜囊肿，其中大多数是有 Tarlov 囊肿或脊神经根憩室，几乎都发生于成年人。Ⅲ型囊肿是硬膜内蛛网膜囊肿，为前文所述的真性蛛网膜囊肿或蛛网膜小腔，可见于儿童和青少年，多数位于胸段脊髓背侧。Ⅳ型囊肿发生于颈部硬脑膜层间[129]，

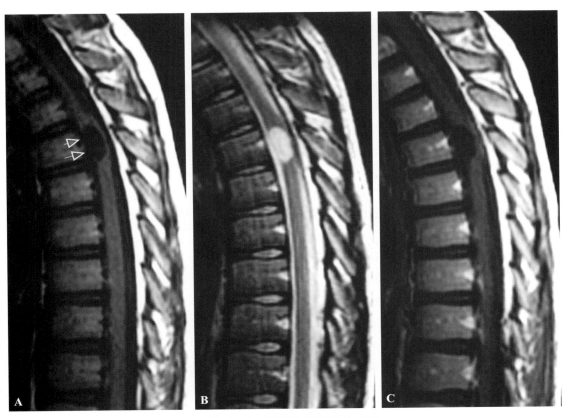

▲ 图 10-20　脊髓蛛网膜囊肿的 MRI

矢状位 T₁WI 图像（A）显示，位于中段胸髓腹侧的边缘光滑的肿块（空心白箭），呈均匀的脑脊液信号。矢状位 T₂WI 像（B）显示肿块仍呈现均匀脑脊液信号。T₁WI 增强扫描（C）无强化

见于成人，多数患者为中年人，可出现颈椎病表现。感兴趣的读者可以参考成人教科书或神经外科文献[129]。

### （四）神经根和神经鞘肿瘤

病理学家们不完全同意"脊神经根肿瘤"的命名。事实上，神经纤维瘤与神经鞘瘤的病理区别有些模糊[130]。这种争论不是本书讨论的范围，感兴趣的读者可参考 Donner 等的论文[130]。我们坚持 Russell 和 Rubenstein 学说，把孤立的、有包膜的病变（神经鞘瘤）与合并神经纤维瘤病（神经纤维瘤中神经本身不易与神经鞘分离）的肿瘤区分开[131]。

儿童神经鞘瘤极少见（除了合并 2 型神经纤维瘤病者外，见第 6 章），在此不做叙述。神经纤维瘤由施万细胞和成纤维细胞组成。神经纤维瘤罕见孤立存在，而最常见于 1 型神经纤维瘤病（NF1）。NF1 型和 NF2 型神经纤维瘤病患儿常见多发性脊神经和神经鞘肿瘤。如第 6 章所述，NF1 患者常出现神经纤维瘤，而 NF2 则多见原发性神经鞘瘤[132]。患儿均表现为神经根或脊髓受压症状。

MRI 是首选的影像检查方法。如有 MRI 禁忌或缺乏磁共振扫描设备，CT 脊髓造影亦可发现脊柱内病变。平片和 CT 脊髓造影可显示椎体异常和侵蚀样改变所致的神经孔扩大。神经鞘瘤和神经纤维瘤均表现为髓外硬膜内肿块，与骨骼肌密度相同或稍低。那些包含硬膜外成分的肿瘤常经神经孔向外延伸（图 10-21）。在磁共振 $T_1WI$ 序列中，肿瘤相对于骨骼肌呈稍高信号且表现出多种强化方式。在 $T_2WI$ 序列中，肿瘤相对于骨骼肌呈周边高信号（见第 6 章）。在 $T_2WI$ 图像上，常可见中央区信号减低，这些区域的短 $T_2$ 信号可能反映了中央区致密的胶原成分[133]。有人提出，这种"靶征"的存在提示良性神经纤维瘤，缺少这种征象则提示恶性（见第 6 章）[134]。MRI 可发现引起椎管和（或）神经孔扩大的中低-重度骨破坏（图 10-21），经静脉注入对比剂后，CT 或 MRI 增强表现多样（图 10-21）（见第 6 章）。当出现多发性神经纤维瘤时，脊髓可受到挤压，常表现为实性组织条索（图 10-21B）。MRI 轴位或冠状位图像最适合显示压迫情况。

### （五）侵犯硬膜外间隙的脊柱外肿瘤

起源于椎旁软组织的肿瘤有时可通过椎间孔进入椎管。这种肿瘤多为神经母细胞瘤-神经节母细胞瘤-神经节细胞瘤系列，但是淋巴瘤和外周 PNET（以前称为骨外尤因肉瘤）可以有相似的表现[135]。神经母细胞瘤、神经节母细胞瘤和神经节细胞瘤生物学行为差异很大，其 DNA 含量、肿瘤原癌基因、儿茶酚胺合成和肿瘤细胞蛋白质表达等特征似乎对其治疗有重要影响[136, 137]。

#### 1. 神经母细胞瘤

神经母细胞瘤是发病率排名第四位的儿童肿瘤，来源于交感神经系统，常见于婴幼儿[136]。其最常见于肾上腺髓质（35%～40%），但也可发生于肾上腺外腹膜后（30%～35%，最常见于上腰椎区）、后纵隔（20%）、颈部（5%）、骨盆（2%～3%）[136, 138]。患儿的儿童典型症状为局部疼痛、腹胀、不适、易怒、体重减轻或神经功能减退[136, 139]。神经母细胞瘤常见骨转移（包括脊柱），有时压迫脊髓[140]。肿瘤也可经神经孔直接伸入椎管压迫脊髓，然而以脊髓压迫作为疾病的首发症状者罕见[136, 141]。

对脊髓或马尾受压患儿进行评估时，MRI 是最佳方法。如有 MRI 禁忌或缺乏相应设备，应行 CT 脊髓造影。CT 可显示髓周肿块经神经孔延伸入硬膜外间隙，推挤压迫硬膜囊（图 10-22）。邻近骨可能存在破坏。骨转移引起脊髓压迫时，可见椎体不规则破坏，软组织伸入椎管，肿块推挤压迫硬膜囊。MRI 最适于显示棘突旁或骨肿块及肿瘤伸入椎管的情况，而无须进行囊内造影（图 10-22 和图 10-23）。平扫图像上，肿块显示为与神经组织等信号的相对均匀的占位。增强后，肿块呈不均一强化（图 10-23）。冠状位图像最有助于显示椎管内肿瘤的全部范围（图 10-22C），轴位图像最适合显示脊髓受压和移位（图 10-22D）。

国际组织最近强调了两个方面的影像学发现，指出了报告神经母细胞瘤磁共振结果时使用常用术语交流的重要性[142]。第一个关键点是疾病的阶段，根据新定义的标准：L1 是指局部肿瘤，并不涉及重要结构[由一列特殊影像所定义的危险因素（IRDF），见下文]，仅限于身体的一个部位（如颈部、胸部、

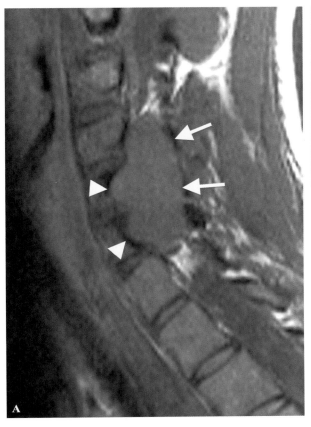

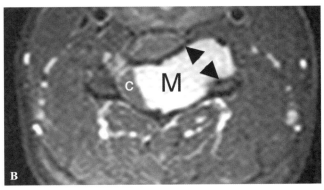

▲ 图 10-21　17 岁伴左臂无力的颈神经鞘瘤患者
A. 矢状位 $T_1WI$ 平扫显示棘突旁肿块（白箭）侵蚀 $C_5$~$C_6$ 椎体后部（箭头）；B. 轴位 $T_1WI$ 增强显示强化肿块（M）推移并向右压迫脊髓（C），左侧神经孔扩大（黑箭头）

腹部、骨盆）。L2 表示局部区域肿瘤存在一个或多个 IRDF，这些肿瘤可能涉及相邻的身体部位，如左侧腹部肿瘤累及同侧胸部或盆腔肿瘤伴腹股沟淋巴结受累。M 期指远处转移性疾病，例如腹部肿瘤在胸腔入口处淋巴结转移。MS 期是指年龄小于 18 月龄的患者的转移性疾病，其传播仅限于皮肤、肝脏和（或）骨髓。第二个关键点是对 IRDF 的报告，这对疾病阶段的评估及后续的疾病反应至关重要。其中包括：包绕大血管（主动脉、腔静脉、颈动脉、椎动脉或锁骨下动脉）；压迫气管或主支气管，扩展到颅底，包绕肠系膜上动脉、髂血管或腹腔干起源；在轴位上向椎管内延伸至椎管的 1/3 以上，填充髓周蛛网膜下腔，或脊髓信号异常；心包、横膈、肾脏、肝脏、十二指肠胰腺段或肠系膜浸润；肾蒂侵犯；骨盆肿瘤穿过坐骨切迹，或下纵隔肿瘤浸润 $T_9$~$T_{12}$ 的肋椎交界处 [142]。

神经母细胞瘤可能在发现时就已经转移到脊柱。由于幼儿的脊柱常有红骨髓，因此，增强扫描鉴定转移可能很困难。Meyer 等研究了这个问题并发现神经母细胞瘤转移 $T_1WI$ 图像呈均匀的低信号，增强扫描呈不均匀强化 [143]。STIR 图像显示均匀或不均匀高信号。通过 $T_1WI$ 低信号和增强扫描不均匀高信号这个特征在诊断该肿瘤方面准确性最高 [143]。神经母细胞瘤向颅骨和颅底转移的影像表现已在第 7 章中讨论。

**2. 神经节细胞瘤**

神经节细胞瘤为交感神经系统肿瘤，是神经母细胞瘤 - 神经节母细胞瘤 - 神经节细胞瘤系列中的交界性良性肿瘤 [136]，主要的细胞类型为成熟神经节细胞。与常见于小儿的神经母细胞瘤不同，神经节细胞瘤常见于二三十岁的成人 [144]，男女发病率相等。神经节细胞瘤最常见的原发部位为后纵隔，腹部也很常见，但较少见于颈部和盆腔 [145, 146]。神经节细胞瘤不会发生转移，肿块从椎旁区神经孔伸入硬膜外间隙呈"哑铃状"（图 10-23）生长可导致椎管受累。肿瘤内常见钙化，虽然钙化不能用来与神经母细胞瘤鉴别，但能与神经纤维瘤、神经鞘瘤和外周 PNET 鉴别，这些肿瘤很少钙化。

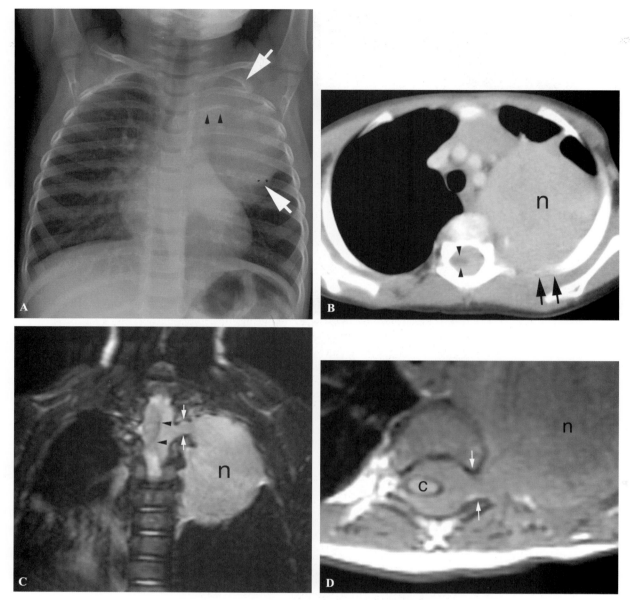

▲ 图 10-22　神经母细胞瘤：证实肿瘤在椎管内

后前位胸片（A）显示左侧上纵隔巨大包块（大白箭）。部分肋骨受累（小黑箭头）。轴位 CT 增强图像（B）显示，神经母细胞瘤肿块（n），受累肋骨（大黑箭）及椎管内低密度脊髓（黑箭头）周围可见强化的肿瘤。冠状位 T₂WI（C）显示，神经母细胞瘤块（n）经扩张的神经孔（白箭）侵入椎管并使脊髓（黑箭头）向右移位。轴位 T₁WI（D）显示，巨大神经母细胞瘤肿块（n）经扩张的神经孔（白箭）延伸。该层面较好地显示肿瘤压迫并几乎完全包绕硬膜囊和脊髓（c）

### 3. 神经节母细胞瘤

神经节母细胞瘤是交感神经系统肿瘤，介于神经母细胞瘤和神经节细胞瘤之间（它们都由成熟的神经节细胞及不成熟的神经母细胞组成）。神经节母细胞瘤较神经母细胞瘤或神经节细胞瘤少见，但多见于幼儿，男女发病率相等。与神经节细胞瘤一样，后纵隔和腹部是其最常见的发病部位。尽管其

组织学和生物学的侵袭性较神经母细胞瘤弱，但其行为与神经母细胞瘤类似，也可转移到骨或直接经神经孔累及脊柱硬膜外间隙 [93, 140]。无论从椎体还是从椎旁交感神经节伸入椎管均可压迫神经根或脊髓压迫。

如前文所述，所有神经母细胞瘤 - 神经节细胞瘤 - 神经节细胞瘤系列肿瘤的影像表现都相同。如

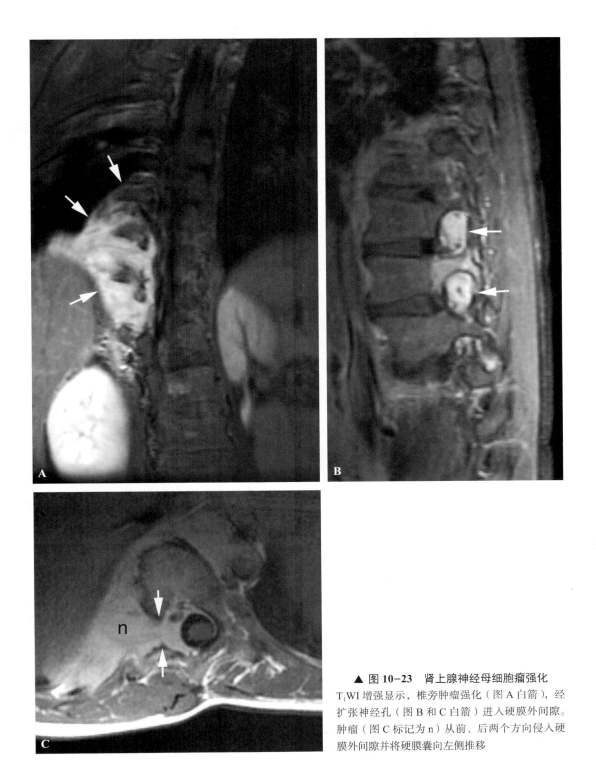

▲ 图 10-23　肾上腺神经母细胞瘤强化

$T_1WI$ 增强显示，椎旁肿瘤强化（图 A 白箭），经扩张神经孔（图 B 和 C 白箭）进入硬膜外间隙。肿瘤（图 C 标记为 n）从前、后两个方向侵入硬膜外间隙并将硬膜囊向左侧推移

肾上区的椎旁肿块伸入椎管或出现骨转移，最可能的诊断是神经母细胞瘤。但是，如果后纵隔、下腹部、骨盆或颈部的椎旁肿块经神经孔进入硬膜外间隙，则不能仅依靠影像表现来鉴别这三种肿瘤。由于可以无创性且无电离辐射地全程界定椎旁和硬膜外肿瘤，MRI 检查被认为是最佳的影像选择方法。而且 MRI 所能获取的冠状位影像对评价椎管受侵程度有重要价值。如果进行 CT 检查，为了最大程度确定脊髓硬膜外受累的程度，需要注射鞘内对比剂。

#### 4. 白血病和淋巴瘤

白血病侵犯脊柱硬膜外间隙很少出现症状，但是大多数有症状的患者为儿童[71, 85, 147]。大多数白血病浸润（急性骨髓性粒细胞性白血病称为粒细胞肉瘤或因为有特征性绿色称为绿色瘤）向硬膜外间隙直接转移[147, 148]。约半数患儿被检出脑膜白血病时，血液学上已完全缓解。这种现象可能是由于出血点处白血病细胞进入脑膜及化疗药物无法通过血脑屏障的双重原因所致。这样，白血病细胞进入中枢神经系统并生长、增殖。脊髓硬膜外白血病患者通常出现脑膜刺激征[149]。当白血病肿块达到一定大小后偶尔也可压迫脊髓或神经根。

影像上，白血病转移可为局限性，也可呈片状累及多个脊髓节段。CT 和脊髓造影表现不特异，仅显示为硬膜外肿块。MRI 平扫图像上，硬膜外肿块与神经组织等信号，注射顺磁性对比剂呈均匀强化（图 10-24）。骨外尤因肉瘤（外周性原始神经外皮胚层肿瘤）、淋巴瘤、神经母细胞瘤通常可见相同的表现。若无神经孔扩张常可除外神经母细胞瘤。在没有确诊白血病的情况下，骨髓异常信号可提示硬膜外肿块的病因。儿童白血病或淋巴瘤患儿中，平扫 $T_1WI$ 图像上正常骨髓的高信号常被低信号所代替（图 10-24）。目前尚不清楚这种异常信号

是来源于急性白血病侵犯椎体，还是因为骨髓增生活跃，或者为化疗所致。读者应该知道，5 岁以下儿童的骨髓缺少脂肪信号并非为可靠征象。幼儿椎体骨髓可有活跃的造血功能，因此在 $T_1WI$ 图像上显示低信号是正常的。静脉注入顺磁性对比剂后，造血骨髓呈多种强化表现[150]。因此，儿童椎体强化并不意味着肿瘤浸润。淋巴瘤（图 10-25）和转移性尤因肉瘤与白血病有相同的表现。

#### 5. 外周性原始神经外胚层肿瘤

外周性原始神经外胚层肿瘤（PNET）是对发生于软组织的、小圆形细胞肿瘤的命名，这些肿瘤与原始神经外胚层肿瘤和尤因氏肉瘤的细胞学和分子生物学特征相似[151]。特异性免疫组化检查可更准确地诊断外周性原始神经外胚层肿瘤。过去，这些肿瘤被称为骨外尤因肉瘤[152]。虽然该肿瘤最常见于儿童，但任何年龄均可发生[153-155]。虽然外周性 PNETs 可能出现在几乎人体任何地方[156]，但是只有发生于椎旁、脑膜或颅盖时才出现典型的神经系统体征和症状。当儿童外周性 PNET 发生于脊柱或椎旁软组织时，患儿将出现继发于脊髓压迫的、典型进行性下肢轻瘫或四肢瘫痪[155]。

神经影像显示为不均质、伴囊变或坏死及实性成分的肿块（图 10-26）。实性部分在 CT 上与脊髓

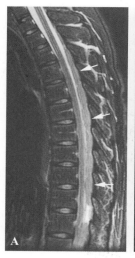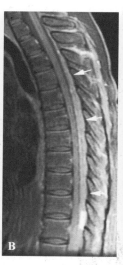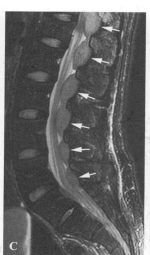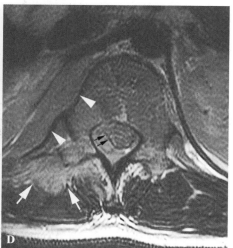

▲ 图 10-24　12 岁白血病患者骨髓异常和粒细胞肉瘤

矢状位 $T_2WI$（A）和 $T_1WI$（B）图像显示硬膜外背侧的肿块（白箭）推移前方的脊髓。在（B）中，骨髓中正常脂肪被白血病浸润或被有造血活性的红骨髓取代，由于红骨髓取代了黄骨髓使得全血细胞减少。青少年骨髓在 $T_1WI$ 上应为高信号。腰椎矢状位 $T_2WI$（C）显示黄韧带后呈分叶状的硬膜外肿瘤（白箭）。轴位 $T_2WI$（D）显示肿瘤肿块推移扭曲脊髓（小黑箭）并浸润到脊髓旁肌肉（大白箭）及右膈肌脚（白箭头）

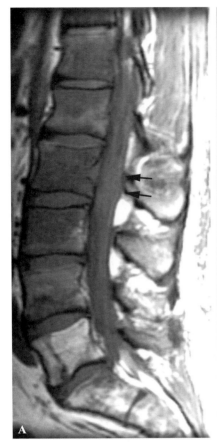
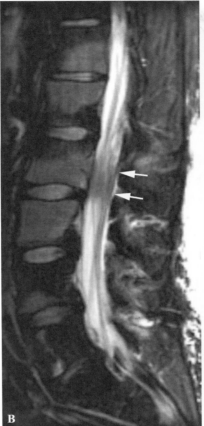
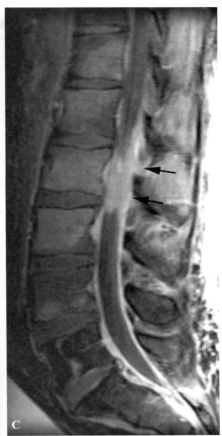
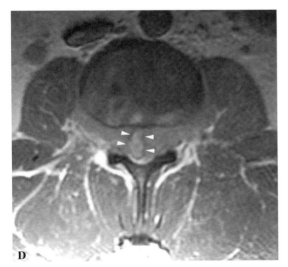

▲ 图 10-25 非霍奇金淋巴瘤

该患者出现马尾拴系综合征。平扫 $T_1WI$（A）、$T_2WI$（B）和增强 $T_1WI$（C）图像显示腰椎多发异常信号和强化。$L_2$ 水平可见椎管内肿瘤（箭），相邻椎骨异常。轴位 $T_1WI$ 增强扫描（D）显示肿瘤强化并从两侧明显压迫硬膜囊（白箭头）

呈等密度或高密度，在磁共振 $T_1WI$ 上为等或低信号，在 $T_2WI$ 上为等或高信号[111, 153]。对比剂增强后显示多样性强化。当这种髓外肿瘤发生于椎管时（图 10-26），可提示 PNET 的诊断，而非白血病和淋巴瘤。当肿瘤起源于椎旁时，常经神经孔侵犯椎管，引起神经孔扩大，有时压迫脊髓[155]。影像检查不能将这些椎旁肿块与神经母细胞瘤 - 神经节母细胞瘤 - 神经节细胞瘤系列肿瘤进行鉴别。

6. 软组织肉瘤

当位于腹膜后时，胸、腹或骨盆的恶性软组织

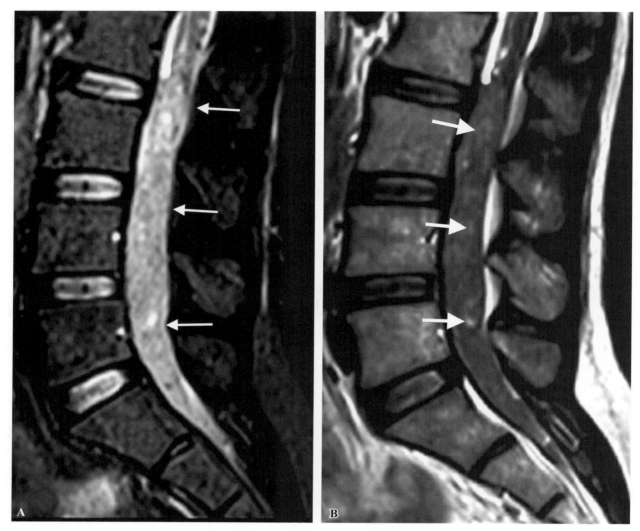

▲ 图 10-26　外周性原始神经外胚层肿瘤

矢状位 T₂WI（A）显示腰椎不均匀的硬膜外软组织肿块（白箭）。轴位图像未见椎旁病灶。矢状位 T₁WI 增强扫描（B）显示不均匀肿块（大部分区域呈相对低信号，与灰质类似）轻微斑片状强化（白箭）

肿瘤可能会出现继发于椎管侵犯的脊髓症状或马尾神经受压的症状[157]。这些患者通常在儿童晚期（年龄通常＞10 岁）出现背痛或神经根痛、运动功能障碍、膀胱或胃肠道功能障碍，并在随后的检查中发现更高级别的疾病。检查时，运动功能不足、肌腱异常反射、括约肌功能障碍和感觉缺陷是常见的症状[157]。

胸腹部或骨盆的软组织肿块可通过 CT 或 MRI 检查。MRI 是评估脊柱部位肿瘤的首选成像技术。冠状位和轴位 T₁WI、T₂WI 平扫图像和 T₁WI 增强扫描是必要的，因为这些序列能够最好地显示肿瘤与脊髓、脊柱、椎旁肌肉和邻近脏器之间的关系

（图 10-27）。必要时，T₂WI 压脂和增强图像也是有帮助的。

**7. 婴儿血管瘤**

婴儿血管瘤是婴儿期最常见的肿瘤，通常出生后几周内发生于真皮，出现增殖期后在 9—10 月龄时达平台期，随后 5～7 年缓慢消退[158]。婴儿血管瘤很少累及中枢神经系统，常常是偶然发现于基底池（通常延伸到枕骨大孔），尽管它们很少延伸到颅顶幕上部分[159]。当侵犯脊柱时，婴儿血管瘤最常表现为伴有表面皮肤血管瘤的硬膜外肿块[159]。当病变很大并且可能因占位效应而引发症状时，可给予皮质类固醇以加速病灶消退。若未经治疗，周

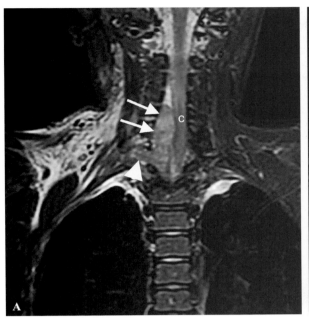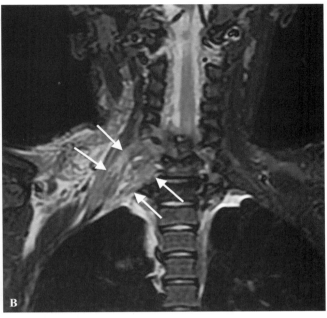

▲ 图 10-27　骨外尤因肉瘤

A. 冠状位 $T_2WI$ 显示髓外软组织肿块（白箭），与周边被推移的脊髓（c）相比呈稍高信号，肿瘤在椎管（大白箭头）中通过 $C_7$ 右侧扩大的神经孔向外浸润；B. 较（A）稍往前的冠状位 $T_2WI$ 显示臂丛被肿瘤浸润显示为神经根和神经干增粗（白箭）

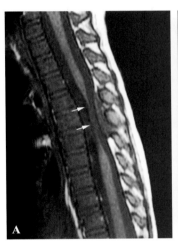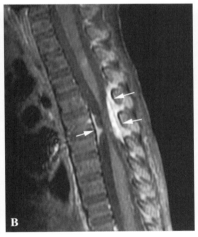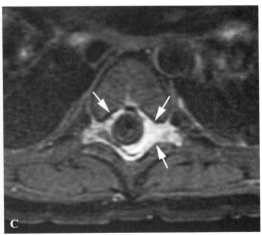

▲ 图 10-28　退化的硬膜外血管瘤

矢状位 $T_1WI$（A）显示上胸段脊髓严重萎缩（白箭），后方硬膜外脂肪破坏。矢状位（B）和轴位（C）$T_1WI$ 显示椎管内退化的硬膜外血管瘤（白箭）不均匀强化

围相邻结构可能会由于占位效应及盗血现象造成缺血性损伤（图 10-28）。

　　MRI 是首选的影像学检查。和体内其他血管瘤一样，该病在 $T_1WI$ 上（与骨骼肌相比）呈等 – 低信号的圆形或分叶状肿块，$T_2WI$ 上呈高信号。该病可位于脊柱内、脊柱外或两者兼有，位于脊柱外部分可穿过神经孔向侧方延伸，然后向前包绕椎

体 [159]。在肿瘤增殖期可以见到肿块内有较大的蚓状及血管流空信号。增强扫描呈明显均匀强化。CT 平扫上血管瘤呈等 – 低密度，增强扫描呈明显强化。当增殖期结束时，血管瘤慢慢缩小、消失并脂肪变性。如果脊髓长期慢性缺血，它可能会局部皱缩（图 10-28）。

8. 髓外造血

骨髓外造血见于慢性红细胞生成过多性疾病。这种病在儿童中非常罕见，主要见于珠蛋白生成障碍性贫血患者。最常见的受累部位是肝脏和脾脏，椎旁受累较少见，可引起胸部肿块。极少情况下，硬膜外间隙出现造血组织，可能来源于硬膜外间隙内残余原始造血组织的转化或邻近椎体骨髓的直接蔓延。硬膜外受侵患儿可出现脊髓受压的典型表现。

影像学检查上，髓外造血区表现为结节状肿块，MRI 平扫上表现为与白质相等的信号（图 10-29）。经静脉注入顺磁性对比剂后可见明显均匀强化[160, 161]。这些特征与本章中讨论的大多数髓外肿瘤表现类似，不具鉴别意义。因此，只对珠蛋白生成障碍性贫血或其他长期慢性贫血的患儿才考虑髓外造血的诊断。

## 四、先天性脊柱肿瘤

先天性脊柱肿瘤包括脂肪瘤、皮样囊肿、表皮样囊肿、畸胎瘤、错构瘤和原前肠性囊肿。这些疾病（见第 9 章）占儿童脊柱肿瘤的 4%[1]。

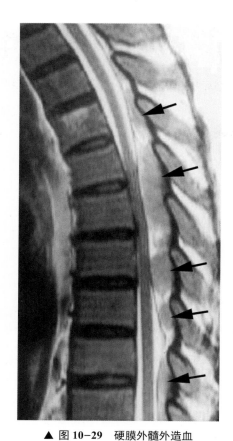

▲ 图 10-29 硬膜外髓外造血
矢状位 T$_2$WI 示硬膜外间隙内多发大小不一的结节（黑箭）。此为非特异性的表现，在珠蛋白生成障碍性贫血或其他长期慢性贫血的患儿中见到该征象应该考虑该病

# 第 11 章　发育中和成熟神经系统的感染

## Infections of the Developing and Mature Nervous System

Gary L. Hedlund　James F. Bale Jr.　A. James Barkovich　**著**

逯　军　姚　琼　吕青青　鲍婷婷　张力莹　张博皓　**译**

赵　鑫　战跃福　**校**

## 一、概述

如何识别出可能威胁患儿生命的传染性疾病的典型或不典型临床及影像表现，是每个关注婴儿、儿童和青少年健康的临床医生都会面临的挑战。虽然中枢神经系统感染在所有儿科感染中只占了很小一部分，但若延误诊治将会造成不可挽救的后果。尽管安全疫苗可以预防多种病毒性和细菌性疾病，有效的药物也可用于治疗许多病毒、细菌、真菌及寄生虫性疾病，但是发育中或成熟神经系统的感染在世界范围内仍然是造成永久性神经发育障碍和死亡的主要原因。

本章针对性地描述了新生儿、婴幼儿、儿童和青少年的感染性疾病，从先天性和围产期感染开始一直到后天获得性感染[1, 2]。对于这些常见抑或罕见的疾病，我们将论述其流行病学、临床表现及影像学特点[3, 4]，希望相关内容将有助于这些感染性疾病的早期诊断和治疗。有关免疫介导类感染性疾病的内容见第 3 章。

## 二、先天性和围产期感染

### （一）一般概念

不同于年长儿和成人，胎儿和新生儿的感染可在神经系统的发育过程中造成损害。感染表现和结果的不同，取决于感染的妊娠期、母体的免疫状态及病原体的嗜神经性。临床医生必须认识到，感染发生时胎儿胎龄对感染后果的影响远较感染本身重要。一般来说，感染发生在妊娠早期、中期可导致神经系统先天畸形，而感染发生在妊娠晚期或刚出生时则表现为破坏性病变[5]。

产前感染的另一个特点就是机体对损伤的生物学反应。如第 4 章中所述，未成熟大脑不会对损伤产生胶质增生反应，而是以免疫反应来修复损伤，清除异常细胞，弥补缺失组织。发生在年长儿中的病毒感染性损伤，是由免疫介导的炎性反应所致，这在胎儿和新生儿中是不常见或者不明显的[4, 6]。

近 40 年前，佐治亚州亚特兰大市埃默里大学的医生，联同美国疾病控制和预防中心一起提出了"TORCH"一词，即刚地弓形虫、风疹病毒、巨细胞病毒和疱疹病毒的英文首字母缩写组合，并强调它们是人类先天性和围产期感染的重要潜在致病因素[5, 7]。尽管在随后的几十年里，疫苗预防和抗病毒治疗取得了显著的进展，但这些病原体中有几种与最近发现的一些病原体仍然是造成儿童 CNS 永久性损伤的主要原因[5, 7]。除了巨细胞病毒（CMV）、刚地弓形虫、风疹病毒、单纯疱疹病毒 1 型和 2 型，其他一些重要病原体的临床特点和影像学特征均被列出（表 11–1），并在本章中探讨，其中包括淋巴细胞性脉络丛脑膜炎病毒（LCMV）、双埃可（副肠孤）病毒、水痘 - 带状疱疹病毒及寨卡病毒。

感染性病原体可通过两种主要途径传播给胎儿[5, 7]。细菌可以从宫颈上行通过羊水传播，而弓形虫、风疹、巨细胞病毒和其他一些病毒，包括寨卡病毒和 LCMV，则常经胎盘传播。本节介绍了由这些宫内感染所致的脑畸形与因缺血或基因突变所

表 11-1　部分先天性和围产期感染

| 病原体 | 临床表现 | 神经影像学特点 |
|---|---|---|
| 巨细胞病毒 | 黄疸、肝脾大、皮疹、小头畸形、脉络膜视网膜炎、胎儿宫内发育迟缓、感觉神经性听力丧失 | 颅内钙化，小头畸形，脑室扩大，神经元移行异常，颞前区、生发基质区和（或）小脑囊肿，脑白质区 $T_2WI$ 高信号 |
| 单纯疱疹病毒 | 小头畸形、疱疹、白内障、胎儿宫内发育迟缓 | 多发 $T_2WI$ 高信号病灶，基底节受累、出血，分水岭区病变，广泛的脑软化 |
| 人类微小病毒 B19 | 贫血、胎儿水肿 | 融合的大脑半球白质 $T_2WI$ 高信号融合区，弥散受限，多小脑回 |
| 淋巴细胞性脉络丛脑膜炎病毒 | 小头畸形、脑积水、脉络膜视网膜炎 | 与 CMV 极相似，小头畸形、脑积水和钙化 |
| 风疹病毒 | 黄疸、皮疹、白内障、先天性心脏病、小头畸形、胎儿宫内发育迟缓、骨病、感觉神经性听力丧失 | 可引起脑叶破坏和广泛的脑软化、脑萎缩，超声可见豆纹动脉血管病变，可发生脑室周围和基底节钙化，皮质可钙化 |
| 梅毒 | 黄疸、肝脾大、胎儿宫内发育迟缓，骨软骨炎 | 引起基底池脑膜炎，梗死（+/-） |
| 刚地弓形虫 | 黄疸、肝大、脑积水、癫痫、脉络膜视网膜炎 | 颅内钙化范围小于巨细胞病毒，脑积水（+/-），缺乏皮质畸形 |
| 水痘 - 带状疱疹病毒 | 小头畸形、瘢痕、白内障、霍纳综合征 | 脑积水，小脑发育不良，多小脑回，深部灰质和小脑坏死 |
| 寨卡病毒 | 小头畸形、头皮皱褶、痉挛 / 肌张力异常、挛缩 / 关节弯曲性、感觉神经性听力丧失 | 小头畸形，灰白质交界区钙化，脑室扩张，多小脑回 |

致的脑畸形在影像学表现上的差异及发生在妊娠晚期或围产期引起破坏性脑损伤的感染[5, 7-9]。

### （二）巨细胞病毒

来自不同地区的流行病学研究表明，0.25%～1% 的婴儿在出生时尿液或唾液中检测到先天性巨细胞病毒，这一发现与先天性感染相符。美国每年有 3000～4000 名婴儿出生时伴有先天性 CMV 病的临床表现[10]，另外，美国每年还有 30 000～35 000 名婴儿出生时尿液或唾液中含有 CMV（提示 CMV 感染），但出生时缺乏临床症状[10]。对疾病自然史的详细研究表明，除了感觉神经性听力丧失以外，无症状先天性 CMV 感染婴儿的不良后遗症发生率非常低[11]。相比之下，患有先天性 CMV 感染的婴儿，尤其是那些影像学表现异常的婴儿，神经发育后遗症的发生率较高[12-14]。CMV 的传播是由于直接接触感染者的分泌物，特别是唾液，或接受来自血清 CMV 阳性患者的输血或器官移植[15]。

先天性 CMV 病患儿的临床表现包括黄疸、肝脾大、小头畸形、听力受损、脉络膜视网膜炎、瘀斑性或紫癜性皮疹，实验室检查提示血小板减少、直接高胆红素血症和血清转氨酶升高[16]。大多数先天性 CMV 病患儿都存在永久性神经发育后遗症，包括小头畸形、脑瘫、认知障碍、感觉神经性听力丧失、视力异常和癫痫。无论是先天性 CMV 病患儿还是出生时无症状的 CMV 病患儿，感觉神经性听力丧失均于出生后进展[17]。相反，绝大多数没有 CMV 感染迹象的婴儿，无论是在出生时还是出生后，神经的发育都表现正常。Steinlin 等[18] 对妊娠晚期发生 CMV 感染的患者总结出一个特殊的临床综合征，该综合征的特征包括小头畸形伴感觉神经性听力丧失、多动症和相关行为异常、痛觉减低，有时会出现共济失调和肌张力减低。

通过细胞培养或聚合酶链反应（PCR）检测婴儿出生前后 3 周尿液或唾液中的 CMV，可明确先天性 CMV 感染的诊断[15, 16]。过去利用 PCR 分析

Guthrie 卡片上的新生儿血样来确立诊断，但该方法对筛查婴儿 CMV 缺乏足够的敏感性和特异性，无法常规诊断先天性 CMV 感染[19, 20]。更昔洛韦治疗可降低感觉神经性听力丧失的风险，改善 CMV 病患儿的神经发育[21]。

先天性 CMV 病损伤 CNS 的机制尚不明确[22]。一些专家推测病毒感染并破坏了迅速生长的生发基质细胞，导致脑室周围钙质沉积，扰乱神经元细胞群的迁移，导致大脑和小脑皮质畸形[22]。另一些专家则认为，原始血管是病毒的靶器官，脉络丛的血源性播散和室管膜、生发基质及毛细血管内皮的病毒复制，都将使胎儿因脑缺血产生脑组织损伤[23]。无论潜在原因是什么，受影响的婴幼儿通常会出现小头畸形合并白质减少、前颞叶囊肿、星形胶质细胞增生、大脑钙化、髓鞘化延迟或髓鞘化不良，更严重的还会出现皮质畸形（无脑回、小脑回、巨脑回、多小脑回）和小脑发育不全（表 11-2）[24-28]。影像检查可发现这些病变，具体内容见下一节。

### 影像表现

胎儿 MRI 检查对 CMV 引起的畸形和破坏性病变比产前超声更敏感，其中包括小头畸形、大脑皮质异常、小脑发育不良、白质病变、颞叶或颞极异常（如颞角扩大、白质异常和颞极囊肿）[29]。胎儿脑 MRI 成像能够在妊娠 24 周前显示出 CMV 相关异常和感染相关演变过程。即使 II 级胎儿超声检查结果正常，在妊娠晚期进行胎儿 MRI 检查仍可能有助于发现新的脑畸形和破坏性病变，并可精确监测

#### 表 11-2　先天性 CMV 感染的影像异常

| 钙化 |
| --- |
| 小脑发育不全 |
| 大脑皮质异常<br>• 多小脑回<br>• 皮质裂发育不良<br>• 脑裂畸形<br>• 海马发育不良<br>• 无脑回 |
| 囊肿 |
| 白质异常 |

先前确诊病变的变化（图 11-1）。

断层影像检查表现随脑组织破坏程度和损伤时间、成像时间和成像方式的不同而变化。出生后经前囟头颅超声检查可显示基底节内分支状高回声曲线和（或）室管膜下点状高回声（钙化）（图 11-2 和图 11-3）。这种基底节受累的表现称为"豆纹血管病"[30, 31]，可见于多种儿童先天感染性疾病，也可见于 13- 三体、21- 三体、围产期药物暴露、先天性心脏病及脑发育过程中各种缺氧性和中毒性损伤[31, 32]。尸检研究证实血管钙化是病因，而其他研究提示自我调节机制受损引起的血流改变可能是病因[33, 34]。豆纹血管病是一种非特异性表现，除非在胎儿影像（超声或 MRI）或出生后超声、CT 或 MRI（图 11-4）上发现其他具有支持意义的表现，如脑实质高回声区、脑室内分隔、脑室旁坏死（生发区囊肿）、前颞叶白质病变和（或）脑沟异常，否则该征象对诊断先天性感染的意义并不大[35-37]。产前头颅超声可以为胎儿 CMV 感染提供诊断依据，但也可能会忽略前颞叶或颞极的异常[38]。在 CT 和 MRI 上，一些患儿（感染大概发生在妊娠中期前半段），可见无脑回畸形 / 光滑脑合并皮质变薄，小脑发育不全，髓鞘化延迟，脑室明显扩张，生发区囊肿，前颞叶囊肿和脑室旁明显钙化（图 11-3 至图 11-6）。发生较晚的损害（大概在妊娠中期的中段）会出现更典型的多小脑回畸形，轻度脑室扩张和不相称的小脑发育不全，可见裂脑畸形和内褶的皮质发育不良（图 11-6 至图 11-8）[39, 40]。在接近妊娠末期或出生早期感染的患儿脑回正常，仅出现轻度的脑室和脑沟的增宽，以及脑室旁和皮质下白质损伤伴散在脑室旁钙化或出血（图 11-7 至图 11-9）[12, 18, 24, 28, 41, 42]。FLAIR 图像上灰白质对比模糊，尤其是在生后第 1 年，因而 $T_2WI$ 对发现皮质畸形更重要（图 11-6 和图 11-7），有助于先天性 CMV 的诊断。

发生在胚胎任何时期的感染均可见白质损伤，可能的病因包括原发性 CMV 感染、宿主的炎性和免疫反应（包括细胞毒性 T 细胞反应及对少突胶质细胞的损伤）。这些白质病变是永存的，类似脑室周围白质软化症。Vander Knaap 等[43] 在先天性 CMV 感染的新生儿中发现了一种独特的脑白质

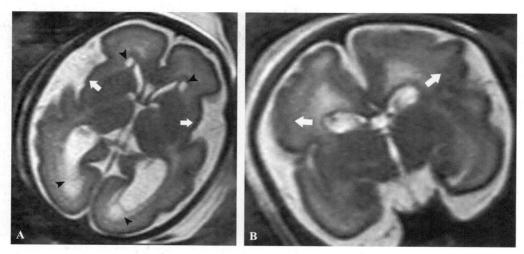

▲ 图 11-1　孕 28 周先天性 CMV 感染的胎儿

A. 胎儿 MRI 轴位 T₂WI 图像示双侧脑室周围生发区囊肿（箭头）和异常脑回（箭）；B. 冠状位 T₂WI 图像示多小脑回畸形（箭）（图片由法国巴黎 Catherine Adamsbaum 博士提供）

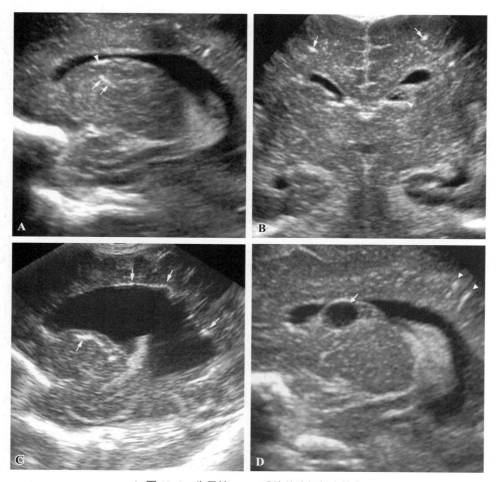

▲ 图 11-2　先天性 CMV 感染的头颅超声特点

A. 旁矢状位超声图显示基底节内线状高回声（箭），符合豆纹血管钙化。侧脑室周围的高回声（箭头）与 CT 上的钙化对应一致（未显示）；B. 冠状位超声图显示皮质下和侧脑室周围多个点状高回声病灶（箭），CT 证实为钙化（未图示），同时注意左侧生发基质囊肿（箭头）；C. 小头畸形新生儿旁矢状位超声图显示侧脑室周围广泛线状和点状的高回声（箭）钙化，可见侧脑室中度扩张；D. 旁矢状位超声图显示丘脑尾侧生发基质囊肿（箭）和符合钙化的三角区周围局灶性高回声（箭头）

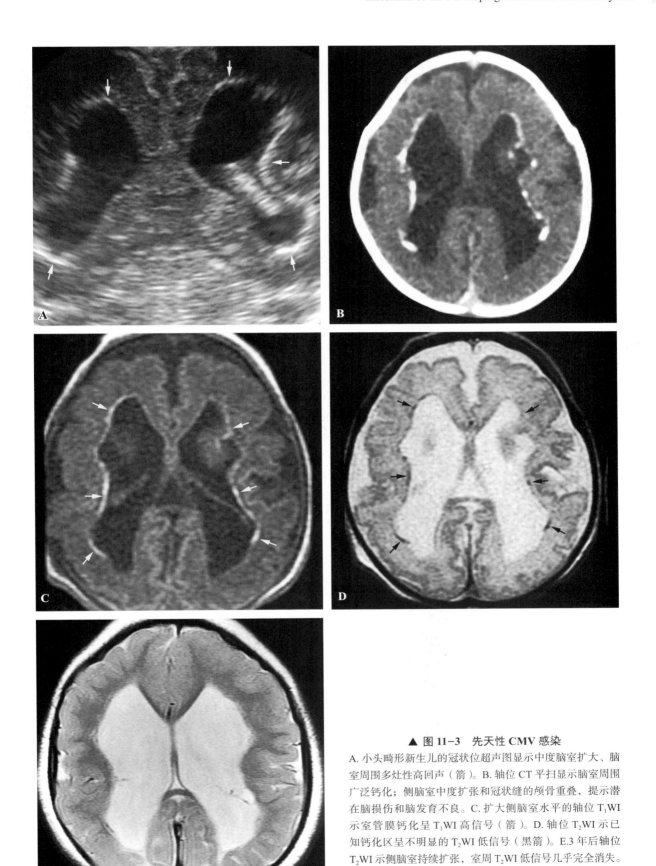

▲ 图 11-3 先天性 CMV 感染

A. 小头畸形新生儿的冠状位超声图显示中度脑室扩大、脑室周围多灶性高回声（箭）。B. 轴位 CT 平扫显示脑室周围广泛钙化；侧脑室中度扩张和冠状缝的颅骨重叠，提示潜在脑损伤和脑发育不良。C. 扩大侧脑室水平的轴位 T₁WI 示室管膜钙化呈 T₁WI 高信号（箭）。D. 轴位 T₂WI 示已知钙化区呈不明显的 T₂WI 低信号（黑箭）。E.3 年后轴位 T₂WI 示侧脑室持续扩张，室周 T₂WI 低信号几乎完全消失。随着时间的推移，小胶质细胞或 Hortega 细胞会清除钙质和出血

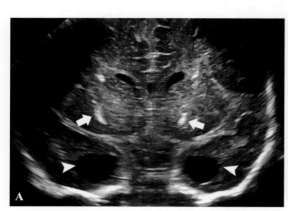
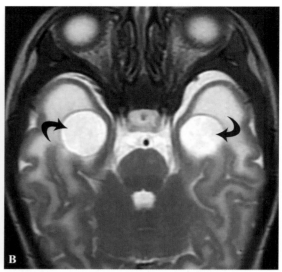

▲ 图 11-4　先天性 CMV 感染

A. 头颅超声冠状位显示基底节区线状高回声（箭），符合豆纹血管病变，另可见颞角局部扩张（箭头）；B. 轴位 T₂WI 示双侧颞角囊性扩张（弯箭），颞角前方可见高信号脑白质

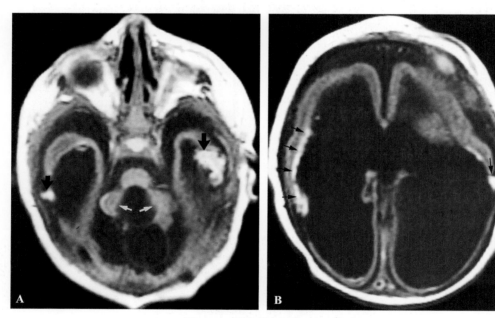

▲ 图 11-5　新生儿先天性 CMV 感染

A 和 B. 轴位 T₁WI 示无脑回畸形、小脑半球明显发育不全（白箭）和脑室旁钙化（黑箭），均常见于本病

异常征象，其中部分患儿未出现无脑回畸形，多发白质病变主要累及深部脑白质，脑室旁和皮质下白质不受累，最大病灶常位于顶叶（图 11-7 和图 11-8）。在出现脑回畸形的患儿中，白质病变可能是弥漫或多发的（图 11-3、图 11-5 至图 11-7 和图 11-9）。颞极区异常是诊断先天性 CMV 感染的有力证据。早在妊娠 20 周时就可见颞角扩张，随后出现颞叶白质 T₂ 高信号（水肿），最终形成颞极囊肿（图 11-4、图 11-7 和图 11-9）[43]。先天性 CMV 感染对颞叶区域有明显的选择易感性，其病理基础尚不明确。

在感染的新生儿和婴儿中，白质病变弥散系数（也称表观弥散系数，ADC）增加，各向异性分数（衡量弥散各向异性程度的数值）减小[43]。

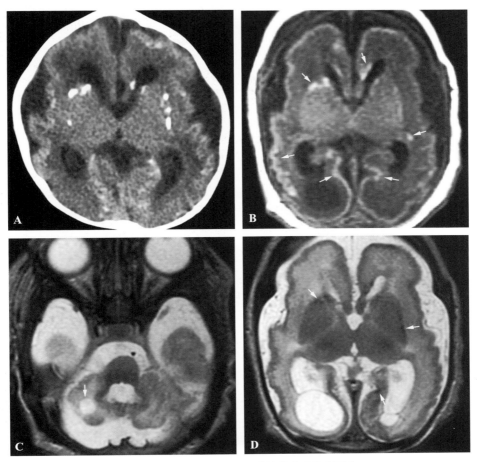

▲ 图 11-6　先天性 CMV 感染伴皮质发育不良

A. 轴位 CT 平扫示广泛脑实质钙化，大脑外侧裂变浅，提示有神经元迁移异常；B. 轴位 $T_1WI$ 示局灶性 $T_1WI$ 高信号（箭），与 CT 上显示钙化对应一致，外侧裂周围脑沟浅平；C. 颅后窝水平轴位 $T_2WI$ 示小脑发育不良，可见囊性病变（箭）及小脑发育不良；D. 轴位 $T_2WI$ 能很好地显示出大脑皮质发育不良，提示很可能是弥漫性多小脑回畸形，可见少许 $T_2WI$ 低信号钙化灶（箭）和枕角旁囊肿

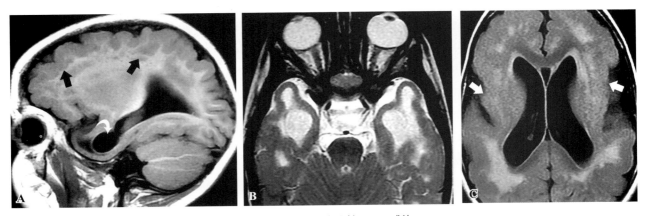

▲ 图 11-7　婴儿先天性 CMV 感染

A. 矢状位 $T_1WI$ 显示弥漫性多小脑回畸形（箭），另可见颞角扩张（弯箭）和前颞叶白质 $T_1WI$ 信号减低；B. 颞角水平轴位 $T_2WI$ 示双侧颞角扩张，颞叶白质 $T_2WI$ 信号增高；C. 轴位 FLAIR 图像显示脑沟回形态简单，符合双侧大脑半球多小脑回畸形（箭），可见大脑半球白质 $T_2WI$ 高信号融合区

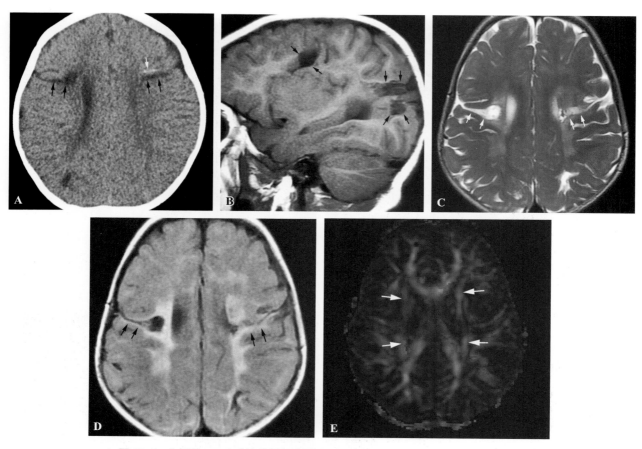

▲ 图 11-8　先天性 CMV 感染伴局部脑裂畸形和脑软化（此图彩色版本见书中彩图部分）

A. 轴位 CT 平扫图像显示双侧额叶皮质下低密度区（黑箭）和少许实质钙化（白箭）；B. 旁矢状位 T$_1$WI 显示皮质下多处脑软化灶（黑箭），表现为低信号；C. 轴位 T$_2$WI 示脑软化灶通过脑裂（白箭）与蛛网膜下腔相延续，同时可见双侧大脑半球白质内斑片状高信号；D. 轴位 FLAIR 图像可清楚显示双侧大脑半球白质高信号融合区及皮质下白质内低信号脑裂（黑箭）；E. DTI 彩色编码各向异性分数（FA）轴位图显示侧脑室周围皮质脊髓束（白箭）连续性中断（信号减低、变形，主要为上下走行，表现为蓝色）

钙化在 CT 上表现为局灶性高密度（图 11-3、图 11-5 和图 11-6）。虽然在新生儿和小婴儿中，钙化在 MRI 上可表现为局灶性短 T$_1$ 短 T$_2$ 信号（图 11-3 和图 11-6），但在较大婴儿和儿童中，CT 较 MRI 更易显示钙化且更可靠。虽然从理论上讲脑钙化与先天性 CMV 感染 CNS 有关，但钙化的发生率可能不到 70%。无论是 CT 还是 MRI 都很难区分钙化和出血[24]。将磁敏感加权成像和 SWI 相位图纳入到常规 MRI 检查中，有助于将 SWI 低信号出血（顺磁性）与钙化（反磁性）区别开，钙化的 SWI 相位图为高信号（图 11-10）[44]。临床医生应该认识到钙化并非先天性感染所特有，任何因缺血、遗传综合征、代谢异常和非特异性神经退行性变引起的脑损伤，均可出现营养不良性钙化[45-47]。

MRI 是一种用于发现皮质畸形、髓鞘化异常（延迟和脱髓鞘）、生发区囊肿和小脑发育不全/发育不良的影像学检查。当这些表现发生在小头畸形、发育迟缓、感觉神经性听力丧失和癫痫发作的儿童时，应考虑先天性 CMV[24]。

### （三）单纯疱疹病毒：先天性和新生儿感染

在美国，每年约 2000 名新生儿感染单纯疱疹病毒（HSV）Ⅰ 型或 Ⅱ 型[48]，每年约 2% 的妇女感染 HSV Ⅱ，其中约 80% 发生在母体无症状或不自觉的情况下。新生儿 HSV 感染分为黏膜皮肤型（累及皮肤、眼、口，无 CNS 受累）、播散型（有或无 CNS 受累）和脑炎型。患有单纯 HSV 脑炎的婴儿占所有感染 HSV 婴儿的 30%。症状在平均 16 天时

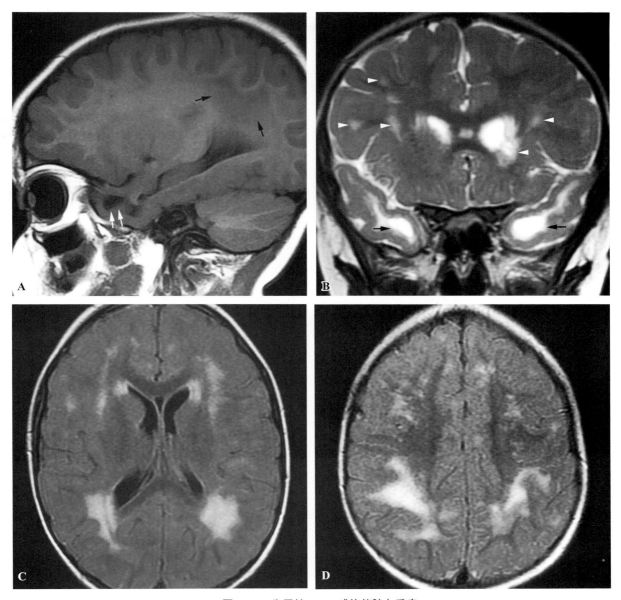

▲ 图 11-9　先天性 CMV 感染伴脑白质病

A. 旁矢状位 $T_1WI$ 显示前颞叶皮质下囊肿（白箭），另可见顶叶白质内片状 $T_1WI$ 信号减低（黑箭）；B. 冠状位 $T_2WI$ 显示前颞叶囊肿（黑箭），皮质下白质和白质中心可见多发长 $T_2$ 信号灶（白箭头）；C 和 D. 侧脑室和半卵圆中心水平轴位 FLAIR 图像可见双侧不对称性斑块状白质高信号区

出现，非特异性表现为烦躁、嗜睡、进食不良或明显伴有突发癫痫、昏迷[48]，也有可能起病隐匿（包括以癫痫发作起病）[49, 50]。大约 5% 的 HSV 患儿是在宫内感染病毒，表现为一种伴有小头畸形、皮疹、瘢痕和白内障的先天性感染综合征[51]。

临床医生应对新生儿 HSV 感染保持高度警惕，因为只有 2/3 的围产期 HSV 脑炎患儿会出现皮肤疱疹。不管是否存在 CNS 受累，播散性感染的婴儿都会出现进食不良，并表现为发热、黄疸、肝大或呼吸窘迫；脑膜脑炎的患儿会出现局限性或全身性癫痫、嗜睡和昏迷。最终，2/3 受感染的新生儿会出现一定程度的 CNS 受累[49, 50, 52]。脑脊液可出现单核细胞增多、蛋白升高、葡萄糖降低、革兰染色阴性的典型改变[53]。通过检测血清或脑脊液中 HSV 的 DNA 可明确诊断，但是，25% 患有新生儿 HSV 脑炎的婴儿 PCR 检测 HSV 为阴性。因此，阴性结果

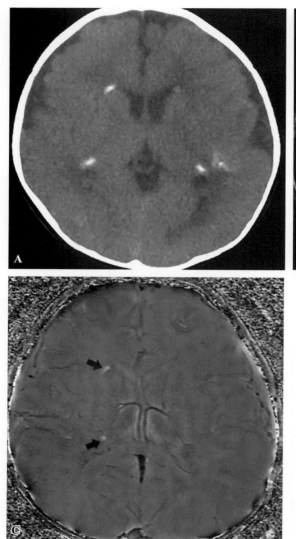

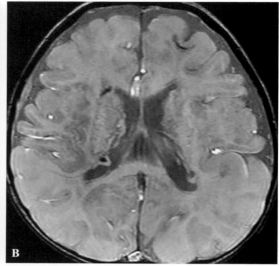

▲ 图 11-10　磁敏感加权成像（SWI）和钙化检测

A. 结节性硬化症患者的轴位 CT 平扫可见侧脑室周围局灶性高密度钙化结节；B.SWI 轴位图像可见 CT 显示为钙化区域呈局灶性低信号；C. 轴位 SWI 的相位图显示钙化结节为高信号灶（箭）。这说明了 SWI 相位图在鉴别出血（顺磁性，SWI 低信号，相位图低信号）和钙化（反磁性，SWI 低信号，相位图高信号）方面的价值

仍需谨慎对待。如果临床怀疑 HSV 脑膜脑炎，应行二次腰椎穿刺，直到第二次 PCR 结果出来之前都应该进行阿昔洛韦的经验性用药。新生儿 CNS 的 HSV 感染需要大剂量 [60mg/（kg·d）] 阿昔洛韦治疗 28 天[54]。即使以阿昔洛韦积极治疗，围产期存活的 HSV 感染婴儿仍有很高风险出现脑瘫、癫痫和发育迟缓[49, 52]。初始治疗后抗病毒抑制治疗 6 个月可显著改善新生儿 HSV 感染的长期预后[55]。

病理学上，HSV 可感染并严重破坏大脑多处区域，产生坏死、细胞碎片、巨噬细胞、单核炎症细胞、钙化和星形胶质细胞增生[56]。与先天性 CMV 和弓形体感染不同，由于软脑膜 - 神经胶质膜的完整性，本病室管膜和脉络丛不受累及[57]。

**影像表现**

新生儿在出生后第 2～3 周的头颅成像如果显示弥漫性脑水肿和软脑膜强化，无论是否有实质出血，放射科医生都必须考虑新生儿单纯疱疹病毒性脑炎（HSE）的诊断。

头颅超声改变常不明确，早期表现为非特异性弥漫性脑实质高回声、脑室正常，随后可见脑实质回声增强伴脑室受压[58, 59]，随着脑软化形成最终脑室扩张[59]。对疑似疱疹性脑炎的新生儿，MRI 是首选的检查方式[60-63]。HSV Ⅱ 型脑炎的影像特点包括多发性病灶（67%）、颞叶受累（67%）、深部灰质损伤（58%）、出血（66%）、分水岭区损伤（40%），偶尔累及脑干和小脑[63]。DWI 对新生儿 HSV 脑炎的早期诊断、监测疾病进展及发现罕见的 CNS 复发都十分重要[64, 66]。早期细胞坏死在平均弥散系数图像上为低信号（弥散减低）[65, 66]。在该病的急性期，常规 MRI 通常是正常的（图 11–11）[61, 63]。在感染的急性晚期和亚急性早期，$T_2WI$ 上有可能出现细微的高信号。随着感染的进展（第 1 周结束），弥散成像不再有优势，而标准的自旋回波成像会更有价值[61, 63]。早期 H–MRIS 示病变区乳酸水平升高，N– 乙酰天冬氨酸降低（图 11–12）[61, 63]。一两天后的 CT 和 MRI 可见多发斑片状受损区（CT 呈低密度，$T_1WI$ 低信号，$T_2WI$ 高信号，弥散受限），灰质和白质均受累（图 11–11 和图 11–13），随后几天病变会显著进展、范围扩大。出血是新生儿疱疹性脑炎的常见表现，将近 2/3 的患儿会发生（图 11–14）[63]。增强扫描时，脑膜早期轻度强化（图 11–14）[63]。在发病的第 1 周末，经常会出现皮质灰质损伤（CT 呈高密度，MRI 呈 $T_1WI$ 高信号，$T_2WI$ 低信号）并持续数周到数月[61, 63, 67]。随后很快会发生脑实质减少，最早在发病第 2 周出现。最后会发展为严重弥漫性脑萎缩伴皮质变薄、脑软化，在终末阶段大脑通常呈多囊性改变（图 11–15E），点状或脑回样钙化也属于晚期表现。约半数患儿可见小脑受累[61, 63, 67]。

虽然新生儿疱疹性脑炎的白质变化不具特异性（图 11–12 至图 11–15），但早期弥散减低、实质出血及脑膜强化结合相应的临床表现可提示新生儿 HSE 的诊断。对放射科医生来说，谨记新生儿单纯疱疹病毒性脑炎的 MRI 异常表现多变非常重要。年

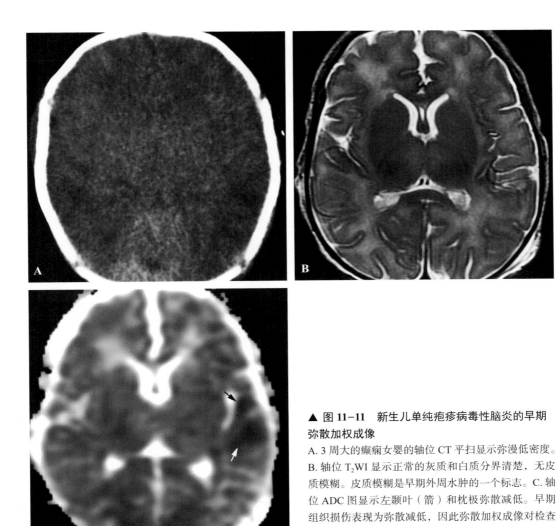

▲ 图 11–11　新生儿单纯疱疹病毒性脑炎的早期弥散加权成像
A. 3 周大的癫痫女婴的轴位 CT 平扫显示弥漫低密度。B. 轴位 $T_2WI$ 显示正常的灰质和白质分界清楚，无皮质模糊。皮质模糊是早期外周水肿的一个标志。C. 轴位 ADC 图显示左颞叶（箭）和枕极弥散减低。早期组织损伤表现为弥散减低，因此弥散加权成像对检查早期新生儿疱疹性脑炎很有价值

长儿和成人疱疹性脑炎（HSE）（常由 I 型单纯疱疹病毒引起）的临床表现和影像学特征与新生儿 HSV 感染不同，主要表现为颞叶、岛叶皮质和边缘系统的感染[61]。

（四）淋巴细胞性脉络膜脑膜炎病毒感染

LCMV 是一种啮齿动物源性沙粒病毒，婴儿的先天性感染在多个地区均有报道，但先天性 LCMV

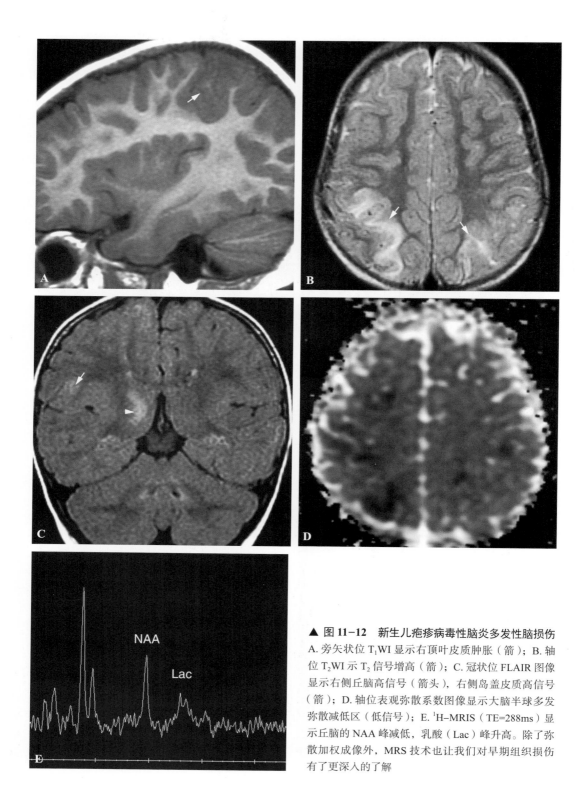

▲ 图 11-12　新生儿疱疹病毒性脑炎多发性脑损伤
A. 旁矢状位 $T_1WI$ 显示右顶叶皮质肿胀（箭）；B. 轴位 $T_2WI$ 示 $T_2$ 信号增高（箭）；C. 冠状位 FLAIR 图像显示右侧丘脑高信号（箭头），右侧岛盖皮质高信号（箭）；D. 轴位表观弥散系数图像显示大脑半球多发弥散减低区（低信号）；E. $^1H$-MRIS（TE=288ms）显示丘脑的 NAA 峰减低，乳酸（Lac）峰升高。除了弥散加权成像外，MRS 技术也让我们对早期组织损伤有了更深入的了解

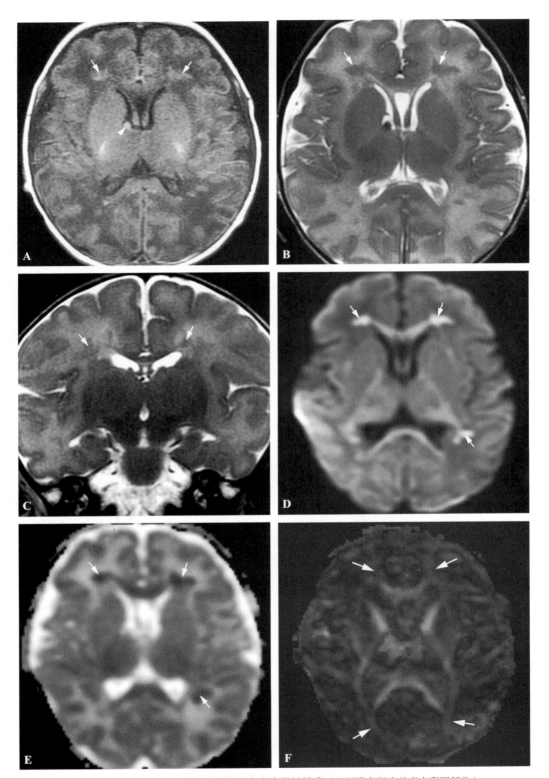

▲ 图 11-13  新生儿嗜白质性单纯疱疹病毒性脑炎（此图彩色版本见书中彩图部分）

A. 轴位 $T_1WI$ 示双侧额叶白质内局灶性短 $T_1$ 信号（箭），很可能为白质的凝固性坏死，此处无相应的 GRE 图像，还可见右侧生发区局灶性出血（箭头）；B. 轴位 $T_2WI$ 显示相应区域 $T_2WI$ 信号减低（箭）；C. 冠状位 $T_2WI$ 显示大脑半球半卵圆中心内较低信号灶（箭）；D. 轴位弥散加权成像显示双额叶和左侧三角区周围高信号灶（箭）；E. 轴位 ADC 图上的弥散降低的区域证实了弥散加权成像上的异常高信号（箭）。随着脑炎缓解，常规自旋回波图像变得更有价值，而弥散加权成像优势下降；F. 轴位彩色编码的各向异性分数图（F）示，上述弥散减低区可见白质纤维走行连续性受干扰，胼胝体各向异性增加，而额枕叶白质各向异性减少（箭）

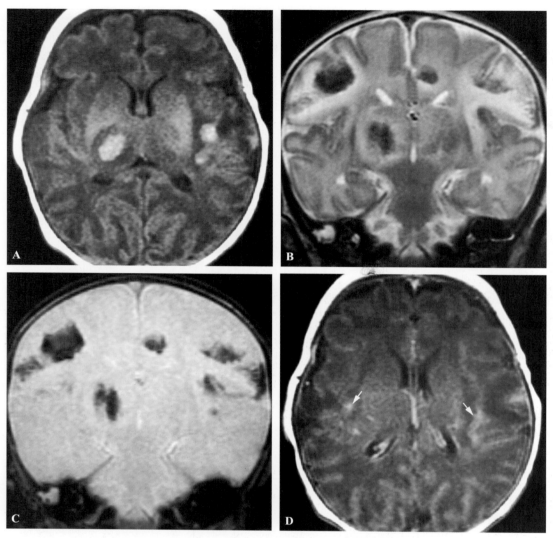

▲ 图 11-14　新生儿出血性单纯疱疹病毒性脑炎

A. 3 周龄新生儿轴位 $T_1WI$ 示右侧丘脑和左侧颞叶可见 $T_1WI$ 高信号，经 GRE 成像证实为出血。大脑深部核团和颞叶是新生儿疱疹性脑炎的常见损伤部位。B. 冠状位 $T_2WI$ 示脑实质多发病灶，见于 67% 的新生儿疱疹性脑炎。双侧额叶、右侧基底节区、大脑镰左旁脑实质可见出血（$T_2WI$ 低信号）及相应水肿带（$T_2WI$ 高信号）。C. GRE 冠状位可见皮质、皮质下和基底节区低信号灶伴晕染征，提示多发出血灶。D. 侧脑室水平轴位 $T_1WI$ 增强示双侧岛叶下 $T_1WI$ 高信号灶（箭），增强前未见相应的高信号病变

感染的总体发生率尚不清楚[68-71]。人类可能是通过接触含有传染性病毒的气溶胶或污染物而感染的。与其他先天性感染相比，肝脾大、黄疸和皮疹（瘀斑/紫癜）在先天性 LCMV 感染婴儿中并不常见。不过这些婴儿通常患有脑积水和脉络膜视网膜炎，因此与患有先天性弓形体病的婴儿非常相似[71]。通过检测 LCMV 特异性血清学反应（IgG 和 IgM）可明确诊断。由于 LCMV 在成人中血清阳性率较低，因此若检测到 LCMV 特异性 IgG 则高度提示先天性感染。先天性 LCMV 感染无特异性治疗，大多数婴

儿存在严重的慢性后遗症，包括脑瘫、脑积水、视力丧失和发育迟缓/智力落后。

若婴儿出现脉络膜视网膜炎合并先天性脑积水或小头畸形，不伴肝脾大，相对常见的病原微生物（如弓形虫和 CMV）检查为阴性，应考虑 LCMV 感染[71]。与大多数先天性感染一样，感染的严重程度与感染时胎龄有关，早期感染较为严重[72]。妊娠早期感染通常导致自然流产，而妊娠中晚期感染则与弓形体和 CMV 极为相似，病变主要累及 CNS[73]。最显著的临床表现为脉络膜视网膜炎，见于约 90%

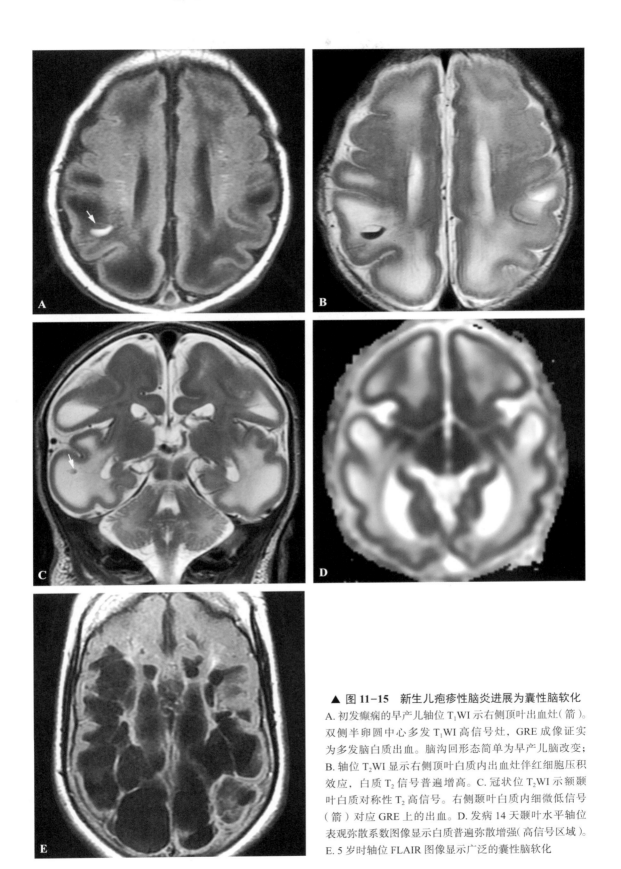

▲ 图 11-15　新生儿疱疹性脑炎进展为囊性脑软化
A. 初发癫痫的早产儿轴位 $T_1WI$ 示右侧顶叶出血灶（箭）。双侧半卵圆中心多发 $T_1WI$ 高信号灶，GRE 成像证实为多发脑白质出血。脑沟回形态简单为早产儿脑改变；B. 轴位 $T_2WI$ 显示右侧顶叶白质内出血灶伴红细胞压积效应，白质 $T_2$ 信号普遍增高。C. 冠状位 $T_2WI$ 示额颞叶白质对称性 $T_2$ 高信号。右侧颞叶白质内细微低信号（箭）对应 GRE 上的出血。D. 发病 14 天颞叶水平轴位表观弥散系数图像显示白质普遍弥散增强（高信号区域）。E. 5 岁时轴位 FLAIR 图像显示广泛的囊性脑软化

的感染新生儿，为腔隙性病变，类似 Aicardi 综合征（见第 5 章）和弓形体病的视网膜病变。50% 以上受感染的新生儿会出现脑积水，是坏死性室管膜炎和中脑导水管阻塞所致[70,71]。其他先天性 LCMV 感染的婴儿可能会出现小头畸形和颅内钙化[70,71]。生后第 1 年内常会发生癫痫。长期预后一般较差，死亡率高达 35%，60% 的存活儿可出现严重的神经系统后遗症[71]。

### 影像表现

LCMV 感染的新生儿和婴儿与先天性弓形体病和 CMV 感染的患儿可能在影像学表现上重叠[7]。先天性感染的时期决定了 CNS 损伤的模式。超声、CT 和 MRI 检查均可发现脑积水（图 11-17）[71,74,75]。当出现脑室旁钙化时，在 CT 上表现为脑室周围点状高密度病灶（图 11-16）[69,72]。钙化在 MRI 上可

能不明显，当钙化物不太密集时（可暂时结合水的外层配对电子）表现为点状 $T_1$ 高信号，短 $T_2$ 信号或因紧密结合的晶体中缺乏水分子而呈低信号，SWI 滤波相位图呈高信号。MRI 还可见部分皮质脑沟浅小，这种表现提示多小脑回畸形（图 11-17），这些表现高度提示先天性感染，但最终的诊断须通过血清学和微生物学检查才能明确。

### （五）风疹病毒

在麻疹 - 腮腺炎 - 风疹疫苗普及之前，风疹（德国麻疹）在世界范围内每隔 6～9 年流行一次。在 1962—1965 年的全国流行病期间，美国最后一次大规模风疹暴发，约有 20 000 名婴儿受到先天性风疹综合征（CRS）的影响，超过 10 000 例胎儿死亡、2000 例新生儿死亡[76]。到 20 世纪 80 年代末，

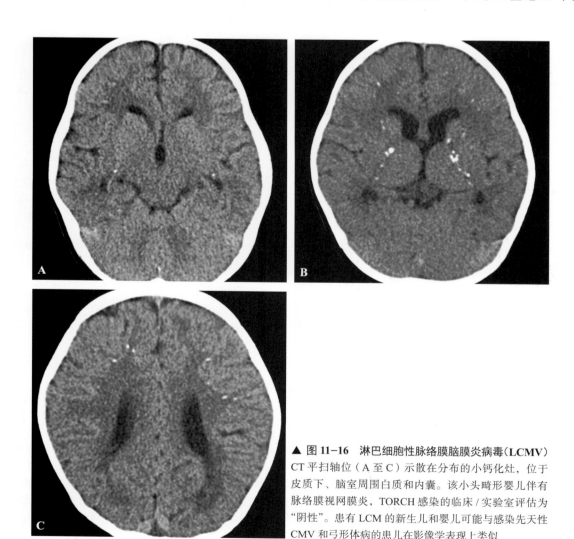

▲ 图 11-16 淋巴细胞性脉络膜脑膜炎病毒（LCMV）
CT 平扫轴位（A 至 C）示散在分布的小钙化灶，位于皮质下、脑室周围白质和内囊。该小头畸形婴儿伴有脉络膜视网膜炎，TORCH 感染的临床 / 实验室评估为"阴性"。患有 LCM 的新生儿和婴儿可能与感染先天性 CMV 和弓形体病的患儿在影像学表现上类似

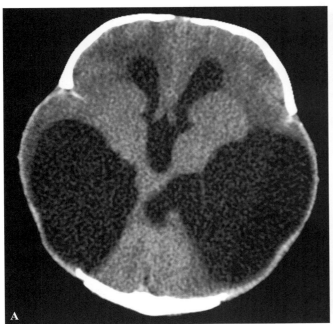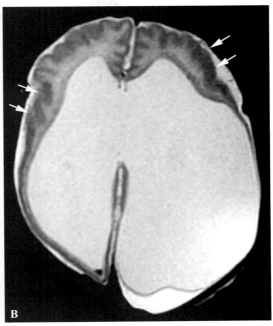

▲ 图 11-17　淋巴细胞性脉络膜脑膜炎病毒
A. 轴位 CT 平扫示重度脑积水伴白质低密度，但未见钙化；B. 轴位 T$_2$WI 示额叶脑沟异常（箭）

得益于免疫规划，CRS 在美国和其他发达国家基本消失[77]，但在世界许多地区仍然是一个重要的健康隐患。据美国疾病控制和预防中心（CDC）估计，在 21 世纪前 10 年，全球每年发病超过 100 000 例。人类是风疹病毒的唯一宿主，因接触受病毒污染的呼吸道分泌物而传染[76]。

区别于弓形体或 CMV 的先天性感染患儿，CRS 患儿发生肝脾大和黄疸的概率较低，白内障的发生率较高，并存在先天性心脏病，尤其是动脉导管未闭[78]。小头畸形、脉络膜视网膜炎、感音神经性聋和典型的"蓝莓松饼"疹（一种提示髓外造血的征象）在 CRS 患儿中很常见。利用 PCR 技术，可以从血清、病毒检测或分子检测上明确诊断。由于目前还没有针对 CRS 的具体治疗方法，存活儿发生神经发育后遗症的风险较高，包括小头畸形、视力丧失、认知障碍和感觉神经性听力丧失[79]。

病理检查显示，脑部受累的患儿表现为小头畸形合并巨脑室（脑组织减少引起）。大血管病变可引起脑室旁白质、基底节、脑干内多发较小液化性坏死灶、胶质增生伴钙化[78]。髓鞘形成明显受损[78, 80]，但婴儿期后脑炎通常不会再进展。

**影像表现**

脑部影像学检查的表现因宫内感染发生的时间不同而异。早期感染会导致先天性异常，而晚期感染则引起非特异性的全身水肿、神经胶质增生和脑组织损失。超声可显示非特异性的豆纹血管病变（见 CMV 相关内容）[30, 31]。CT 典型表现为巨脑室、遍布脑白质的多发低密度灶，常伴脑室旁和基底节区钙化、囊肿（图 11-18）[81, 82]，皮质内也可见钙化。在严重的病例中，可见大脑几乎完全破坏伴小头畸形[83]。MRI 检查示巨脑室、白质多发长 T$_2$（高信号）病灶或髓鞘化延迟 / 破坏[82, 84, 85]。有报道显示在先天性风疹和 CMV 感染后，额叶白质可见显著 T$_2$ 高信号病变[28]。颞骨高分辨率 CT 可显示内耳结构的畸形，MRI 增强可显示耳蜗强化（耳蜗炎）[86]。

**（六）梅毒螺旋体（梅毒）**

先天性梅毒螺旋体感染在母体感染期间（梅毒螺旋体血症）经胎盘传播，主要发生在妊娠中晚期[87]。母亲患有梅毒而未经治疗，其子女中 25%～80% 将会发生感染，其中近 16% 的患儿会出现先天性梅毒的症状和体征。先天性梅毒一般不会在新生儿期引起神经症状[88]。早期症状包括发育

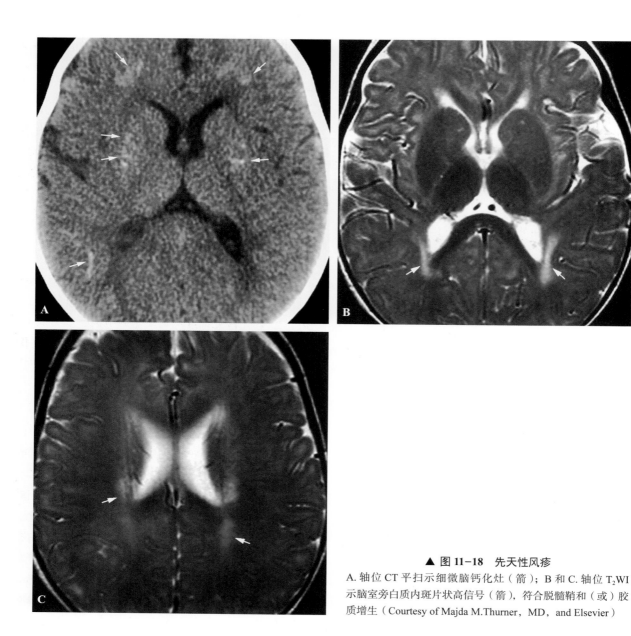

▲ 图 11-18　先天性风疹
A. 轴位 CT 平扫示细微脑钙化灶（箭）；B 和 C. 轴位 T₂WI 示脑室旁白质内斑片状高信号（箭），符合脱髓鞘和（或）胶质增生（Courtesy of Majda M.Thurner，MD，and Elsevier）

不良、黄疸、肝脾大和皮疹（手掌和脚掌出现小水疱），晚期症状（较大婴儿和幼儿）包括军刀状胫骨、马鞍鼻畸形、桑椹齿、额部隆起、鼻裂（口鼻周围瘢痕）和 Hutchinson 三联征（感觉神经性耳聋、间质性角膜炎和 Hutchinson 齿状上门牙）。骨质异常（骨软骨炎和骨膜炎）常见（60%～80%）。神经系统体征和症状可在出生后 2 年出现，因脑脊膜血管和血管周围间隙内的单核细胞浸润，引发癫痫、脑卒中、脑神经麻痹和颅内压升高 [56, 89]。

**影像表现**

最常见的影像学表现是软脑膜强化、脑积水和脑梗死（图 11-19）。脑池炎性渗出（炎症、纤维化和梅毒瘤形成）若累及垂体和漏斗部可导致持续性低血糖、尿崩症和垂体功能减退 [90, 91]。

**（七）刚地弓形虫**

刚地弓形虫是一种广泛存在的细胞内寄生虫，其宫内感染可导致先天性弓形体病，在世界许多地区都是第二常见的先天性感染，仅次于巨细胞病毒。先天性弓形体病的发病率在许多地区低于 0.1‰，而在高度流行地区可达 1‰。成年人弓形体病的血清阳性率是评估刚地弓形虫获得性感染的一

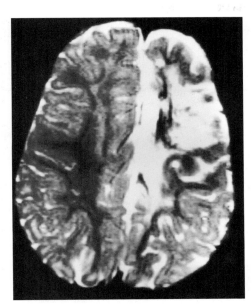

▲ 图 11-19 先天性梅毒
轴位 T₂WI 显示右侧大脑半球分水岭区缺血、左侧大脑半球严重缺血性损伤。缺血性损伤是炎症浸润侵犯血管周围间隙所致（由宾西法尼亚州费城 Robert A.Zimmerman 博士提供）

项指标，在法国阳性率最高，在拉丁美洲、撒哈拉以南的非洲和中欧居中，在北美、东南亚和大洋洲最低[92]。刚地弓形虫可在世界范围内感染鸟类和多种哺乳动物，尤其是猫科动物[93]。受感染的家猫是人类患病的主要来源，它们会排出大量的卵囊；人类若食用含有活性刚地弓形虫组织包囊的半生肉或被感染性卵囊污染的食物可导致感染。

同属 TORCH 病原体，先天性弓形体病的临床和实验室表现与先天性 CMV 病相似，包括肝脾大、黄疸、脉络膜视网膜炎、瘀斑或紫癜、血小板减少、血清转氨酶升高和高胆红素血症[94]，脉络膜视网膜炎较常见。与 CMV 不同，巨头畸形（宫内或产后脑积水的一种表现）和脉络膜视网膜炎（视力受损的一个潜在原因）常见于先天性弓形体病患儿。婴儿血清中检测出刚地弓形虫特异性 IgM 或 IgA 可确定诊断。分析来自婴儿和婴儿母亲的配对血清同样有意义，若婴儿血清中没有刚地弓形虫特异性 IgG 或 IgM，母亲血清中也没有弓形虫特异性 IgG，则不支持先天性弓形虫病的诊断。延长乙胺嘧啶和磺胺嘧啶的产后治疗、早期分流刚地弓形虫引起的脑积水，可显著改善先天性弓形体病患儿的长期预后[95, 96]。未经治疗的先天性弓形体病婴儿中，85% 患有脉络

膜视网膜炎，死亡率高达 15%[97]。先天性弓形体病的存活儿存在脑瘫、认知障碍和癫痫的风险[96]，早期开始抗菌治疗可降低后遗症的发生风险[96, 98, 99]。

病理学上，可见脑膜弥漫性炎症浸润，伴大小不等的肉芽肿性病变或脑组织弥漫性炎症。脑积水常见，室管膜炎堵塞中脑导水管是最主要的原因[46, 100]。如病情严重或发生在妊娠中期，可出现脑穿通畸形或积水性无脑畸形[101]。与先天性 CMV 感染不同，皮质发育畸形（如无脑回畸形、多小脑回畸形、脑裂畸形）并非先天性弓形体病的典型表现。

**影像表现**

断层影像表现与 CMV 相似。与先天性 CMV 一样，胎儿脑成像常常能检测到早期的破坏性改变[102]。钙化常见，且常累及基底节区、脑室周围、大脑皮质和皮质下白质（比 CMV 分布更分散）（图 11-20 和图 11-21）。脑室周围区域钙化的好发程度低于先天性 CMV 感染，认识到这一点很重要。胎儿影像（US 和 MRI）可见脑室扩大，高回声（US）、T₂ 低信号（MRI）脑实质钙化及低回声 vs. T₂ 高信号（MRI）脑实质囊肿[102]。新生儿头颅超声可显示脑实质内高回声灶伴声影，与 CT 所示钙化一致[103]。由于本病的炎性特质和导水管的阻塞，脑积水较 CMV 更常见（图 11-20 和图 11-21）。与 CMV 类似，该病潜在异常表现范围较广，较轻者表现为少量脑室旁钙化伴轻度脑萎缩，重者表现为大脑几乎完全破坏伴弥漫性脑钙化（图 11-20）。Diebler 等[104] 发现脑受累的严重程度与母体的感染时期相关，并指出妊娠前 20 周内发生感染通常伴有严重的神经系统症状，包括小头畸形、脑积水、四肢瘫或双瘫、癫痫、智力落后和失明。CT 示脑室扩张、脑穿通畸形及广泛钙化，基底节区为著（图 11-20），可呈车轨样形态[105]。发生于妊娠 20～30 周的感染多变，CT 上典型表现为脑室旁白质稀疏（图 11-21）或多发钙化伴脑室扩张（图 11-20）。感染发生于妊娠 30 周后常表现出轻度的临床和影像学异常，CT 表现为脑室旁和脑内小钙化灶，极少并发脑室扩张[104]。先天性弓形体病和先天性 CMV 感染的一个鉴别要点是弓形体病不存在皮质畸形，而在先天性 CMV 中皮质畸形常见。一些先天性弓形体病的婴儿在经抗弓形虫治疗后脑

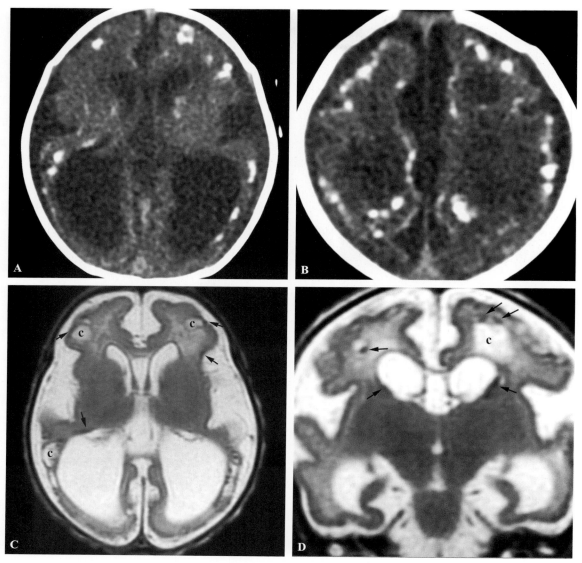

▲ 图 11-20　先天性弓形体病

A 和 B. 新生儿的轴位 CT 平扫图像显示广泛的脑实质钙化，主要位于皮质和皮质下，并可见中度脑室扩大。较 CMV 感染，脑积水在弓形体病中更常见。C 和 D. 轴位和冠状位 T₂WI 示多发 T₂ 低信号灶，与 CT 上证实的钙化一致（黑箭），同时可见皮质下囊肿（c），脑室中度扩大

钙化可缓慢吸收 [106]，因此若在出生时根据眼部病变和血清学检查确诊本病，那么即使钙化随时间消失也支持诊断。

### （八）水痘 – 带状疱疹病毒

在未接种疫苗的人群中，因接触已感染儿童的呼吸道分泌物而获得性感染水痘的概率为 1‰～3‰，其中极少数妊娠（< 2%）会导致婴儿患有先天性水痘综合征 [107, 108]。患此病的婴儿与先天性 HSV 或 LCMV 感染的婴儿一样，通常缺乏典型的先天性感染症状，如黄疸、肝脾大或瘀斑 / 紫癜性皮疹。在受孕 20 周之内感染先天性水痘的胎儿可能会发生自然流产或胎儿畸形，如小头畸形（由脑损伤引起）、白内障或脉络膜视网膜炎、肢体或指（趾）发育不全及典型的皮肤瘢痕 [108, 109]。

**影像表现**

尸检可见大脑半球多小脑回畸形伴白质、深部灰质核团及小脑的坏死 [110]。有关 MRI 检查的两篇

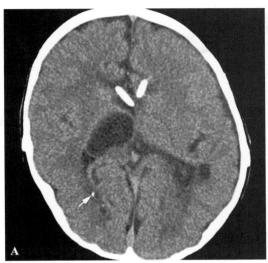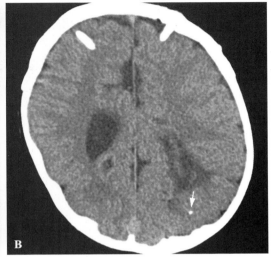

▲ 图 11-21　先天性弓形体病伴少许脑钙化灶

A 和 B. CT 轴位图像显示稀疏的脑实质钙化（箭）。该新生儿最初 CT 检查未见钙化。另可见脑室分流管。先天性弓形体病常伴室管膜炎及继发性脑积水

报道强调，本病表现依感染发生时间和严重程度而变化。一篇报道了脑积水和小脑发育不全，另一篇报道了颞枕叶破坏伴脑室明显扩张，但小脑、基底节和额顶叶正常 [59, 111]。与之前所报道的许多先天性 CNS 感染一样，MRI 检查虽缺乏特异性，但能够对脑损伤和畸形进行全面评估（图 11-22）。虽然回顾性诊断比较困难，但通过血清学或病毒学方法可明确宫内 VZV 感染。

### （九）寨卡病毒

20 世纪 40 年代末，寨卡病毒首次从乌干达寨卡丛林的一只恒河猴身上分离出来，属黄病毒科。黄病毒科是一类 RNA 虫媒病毒组，包括西尼罗河病毒、圣路易斯脑炎病毒和黄热病病毒。2000 年以前，人类感染的病例很少 [112]。2007 年，寨卡病毒出现在密克罗尼西亚，2013 年秋季，寨卡病毒暴发感染了近 3 万人，超过法属波利尼西亚人口的 10%。大多数感染者存在一种轻度的病毒综合征，表现为低度发热、结膜炎、关节痛和斑丘疹，还有少数人在寨卡病毒感染约 1 周后出现吉兰 - 巴雷综合征 [113, 114]。之后病毒继续向东传播，2015 年初，巴西出现了寨卡病毒病例，是由埃及伊蚊（一种遍布美洲的蚊子）传播给了人类。

在巴西暴发的病例中，约 80% 无症状。与波利尼西亚疫情不同，巴西的疫情中小头畸形和颅内钙化的新生儿数量显著增加，这与寨卡病毒宫内传播相关 [115]。除了小头畸形和颅内钙化外，先天性寨卡病毒综合征还可能与无脑畸形、多小脑回畸形、脑室继发扩大、关节挛缩、感觉神经性听力丧失、胎儿脑破坏、视神经发育不良和视网膜色素异常有关 [116-120]。

婴儿患有小头畸形和颅内钙化但缺乏与常见先天性感染（尤其是 CMV）相关的微生物学证据时，应考虑寨卡病毒感染。对母婴血清进行寨卡病毒特异性 IgM 和中和抗体（空斑减少中和试验）的血清学检测，对婴儿血清、尿液或脑脊液进行寨卡病毒 RNA 的 RT-PCR 检测，均可确诊寨卡病毒感染 [121]。由于缺乏有效的疫苗和抗病毒治疗，对于到访或生活在埃及伊蚊宿主范围内（占美国相当一部分地区）的孕妇，寨卡病毒对其后代构成了潜在威胁。

**影像表现**

先天性寨卡病毒感染所致的脑部异常及相应的影像学表现十分多变，最严重的表现为一系列胎儿脑破坏后遗改变 [120, 122]。与其他先天性 CNS 感染一样，病毒性病原体的特性和胎儿的感染时间可引发一系列可能的损伤模式和畸形。不过，尸检的组织学研究发现受侵的软脑膜存在裂隙（Fernanda Tovar Moll 和 Rio de Janeiro 博士）。正如第 5 章所讨论的，

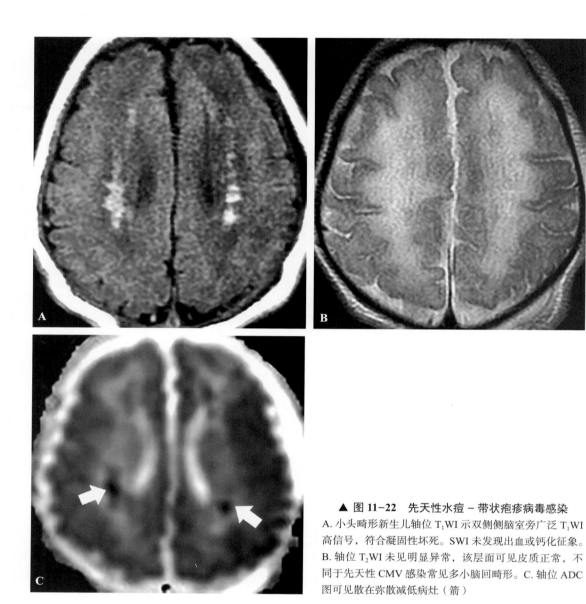

▲ 图 11-22　先天性水痘 – 带状疱疹病毒感染
A. 小头畸形新生儿轴位 $T_1WI$ 示双侧侧脑室旁广泛 $T_1WI$ 高信号，符合凝固性坏死。SWI 未发现出血或钙化征象。B. 轴位 $T_2WI$ 未见明显异常，该层面可见皮质正常，不同于先天性 CMV 感染常见多小脑回畸形。C. 轴位 ADC 图可见散在弥散减低病灶（箭）

由这些裂隙导致的鹅卵石畸形（一种多小脑回畸形）可能看起来像无脑回畸形、巨脑回畸形或多小脑回畸形，这取决于这些裂隙的数量和大小，可见于先天性寨卡病毒感染的儿童。MRI 一直是全面评估 CNS 异常最有价值的成像方法 [116, 120]。

Soares de Oliveira–Szejnfeld 及其同事回顾性总结了 45 例证实或推断患有先天性寨卡病毒感染的新生儿的神经影像学和尸检资料，记录了与先天性寨卡病毒感染相关的脑部影像学表现 [120]。45 例新生儿均出现脑钙化灶。钙化最常位于灰白质交界区，其次为脑室旁和深部核团（基底节和丘脑）（图 11-23）。根据我们的经验，许多患者的钙化很

难精准定位，因为白质容积明显减少使皮质非常接近脑室。约 10% 的患者也可见脑干和小脑的钙化。

头颅超声显示钙化为声影或点状强回声灶，脑部的平扫 CT（NECT）表现为高密度的点状或块状钙沉积（图 11-23）。MRI 上，疏松水合物中的钙表现为 $T_1$（高信号）和 $T_2$（低信号）缩短（图 11-24）。磁敏感加权成像显示钙沉积部位为局灶性低信号。钙化和血液成分的鉴别点在于，在 SWI 相位图上钙化为局灶性高信号，血液成分（顺磁性）呈低信号（见先天性 CMV 内容）。

所有患者均会出现脑室扩张，其中许多患病新生儿可见脑室内分隔。这些小头畸形患儿脑室扩

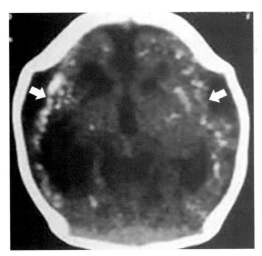

▲ 图 11-23 先天性寨卡病毒感染

小头畸形新生儿的轴位 CT 平扫示双侧大脑半球钙化，主要位于灰白质交界区。可见形态简单的脑沟回和扩大的外侧裂池，符合广泛的双侧多小脑回（箭），颅缝重叠提示小颅畸形（图片由巴西福塔雷萨的 Andres Pessoa 博士提供）

大的原因可能包括脑脊液吸收障碍和脑实质容积减少。一位作者（AJB）在后续研究中发现，在头颅无增长的情况下，脑室会随着白质容积的减少而增大（不包括脑脊液吸收障碍所致脑积水）。94% 的新生儿胼胝体异常，从发育不良到缺失不等，由于部分性或完全性胼胝体缺如通常伴有更严重的皮质病变和白质减少，因此胼胝体异常可能继发于轴索损伤 / 退化。皮质异常的发生率与胼胝体相似。如上所述，根据软脑膜缺损的数量和大小，皮质可表现为局灶性皮质发育不良（约 30%）、多小脑回畸形（约 55%）或无脑回畸形（12%），这些都属于鹅卵石畸形（见第 5 章），是多小脑回畸形的一种形式（图 11-24）[120]。82% 的患者可见小脑实质异常，小脑半球和蚓部从发育不全到严重发育不良，表现轻重不等[120]。

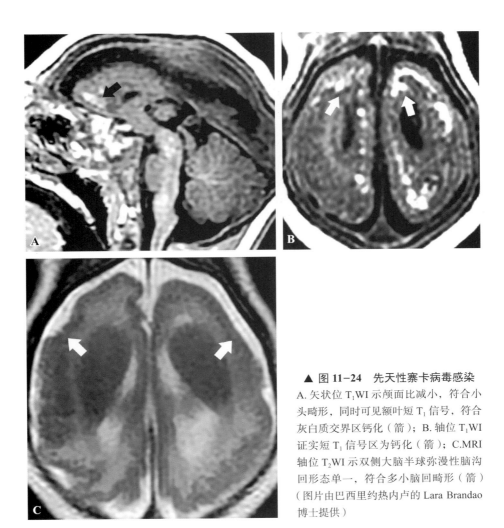

▲ 图 11-24 先天性寨卡病毒感染

A. 矢状位 $T_1WI$ 示颅面比减小，符合小头畸形，同时可见额叶短 $T_1$ 信号，符合灰白质交界区钙化（箭）；B. 轴位 $T_1WI$ 证实短 $T_1$ 信号区为钙化（箭）；C.MRI 轴位 $T_2WI$ 示双侧大脑半球弥漫性脑沟回形态单一，符合多小脑回畸形（箭）（图片由巴西里约热内卢的 Lara Brandao 博士提供）

### （十）双埃柯 / 副肠孤病毒

新生儿感染副肠孤病毒（一种至少有 16 种类型的小核糖核酸病毒）可导致新生儿脑炎并对发育中的 CNS 造成永久性损伤。迄今报道的病例表明，婴儿若有脓毒症样表现，特别是伴有皮疹、易激惹和癫痫时，应考虑副肠孤病毒感染。虽然脑脊液细胞增多并不是该感染的一个常见征象，但脑脊液可用来排除其他病因，尤其是新生儿 HSV 感染[123-126]。通过对血液或脑脊液（使用肠道病毒特异性引物）的反转录 PCR 分析，或从脑脊液、粪便或鼻咽分泌物中培养出病毒，均可确诊副肠孤病毒感染。目前还没有针对该病的特异性抗病毒治疗。

### 影像表现

报道的影像学异常表现为双侧大脑半球片状白质异常信号[125]。头颅超声显示脑深部白质非特异性回声增强，NECT 显示白质密度减低，MRI 可见弥漫融合性长 $T_1$、$T_2$ 信号，弥散加权成像（DWI）和平均表观弥散系数图显示弥散减低（图 11-25）[124-126]。Amarnath 及其同事指出，新生儿副肠孤病毒脑白质病变的 MRI 异常表现可能会被误认为是大脑缺血缺氧性损伤[127]。

### （十一）人类免疫缺陷病毒

20 世纪 80 年代初美国出现获得性免疫缺陷综合征（AIDS）的儿童病例，其病原体为人类免疫缺陷病毒 1 型（HIV-1）是一种新型反转录病毒，

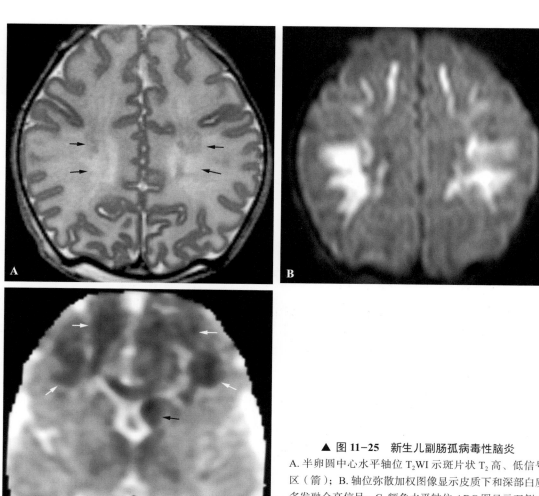

▲ 图 11-25　新生儿副肠孤病毒性脑炎
A. 半卵圆中心水平轴位 $T_2WI$ 示斑片状 $T_2$ 高、低信号区（箭）；B. 轴位弥散加权图像显示皮质下和深部白质多发融合高信号；C. 额角水平轴位 ADC 图显示双侧大脑半球皮质和皮质下白质低信号区（白箭），另见于左侧尾状核（黑箭），提示弥散减低（图片由荷兰乌特勒支的 Linda S.de Vries 博士提供）

发现于 20 世纪 80 年代中期[128]。目前，全球将近4000 万人感染 HIV，2/3 的人居住在撒哈拉以南非洲，其中儿童有 200 多万[129]。自 1981 年发现首例 HIV 感染病例以来，已有超过 2500 万人死亡[129, 130]。

如果不接受抗反转录病毒治疗，患有 HIV 脑病的婴儿和儿童会出现进行性运动障碍、认知异常、发育迟缓和后天性小头畸形[130]。典型的临床表现包括淡漠、痴呆、共济失调、反射亢进、虚弱、癫痫或肌阵挛。垂直感染 HIV 的婴儿可在出生 3 个月后出现症状，表现为肝大、淋巴结肿大、生长迟缓、间质性肺炎、机会性感染（特别是耶氏肺孢子虫或巨细胞病毒）或神经系统疾病。HIV 感染还可导致无菌性脑膜炎、脑膜脑炎、肌病和 B 组链球菌样疾病。继发性 CNS 并发症包括卒中，原发性CNS 淋巴瘤，机会性感染弓形虫、巨细胞病毒、水痘带状疱疹病毒（VZV）、结核分枝杆菌、真菌和JC 病毒，导致进行性多灶性白质脑病（PML）[131]。

婴儿的 HIV 感染可通过一系列血清 PCR 检测得到证实，其中第一次检测在新生儿期，第二次检测在 1—2 月龄，第 3 次检测在 4 月龄后。如果其中两项 HIV 阳性，则视为婴儿被感染；如果连续两次检测为阴性则不太可能感染。在儿童和青少年中，运用 ELISA 和免疫印迹的血清学检查方法可以检测 HIV 感染，而对病毒载量的 PCR 监测

可以指导 HIV 治疗。目前的抗反转录病毒治疗依赖于核苷 / 核苷酸类似物反转录酶抑制药、蛋白酶抑制药和非核苷类似物反转录酶抑制药的联合运用。这些抗逆转录病毒方法和针对感染或肿瘤并发症的改进治疗提高了 HIV 患儿的生存率和生活质量。联合用药方案，即产前和产中治疗 HIV 感染的妇女、产后治疗暴露的婴儿，可防止围产期 HIV 的传播[132]。

病理上，患儿大脑可见萎缩（脑容量下降）、小胶质细胞结节浸润、含有病毒颗粒的多核巨细胞和钙化。于脑实质和中小血管中同时可见钙化，周围组织中常见炎症[133]。

**影像表现**

神经影像反映了脑膜脑炎、脑萎缩和钙化性血管病的病理表现[134]。患儿影像学检查中最常见的表现为头颈部淋巴结肿大（95% 以上）和淋巴上皮囊肿（最常见于腮腺）[135]。最显著的颅内表现是脑萎缩和随之造成的蛛网膜下腔和脑室增宽，以及基底节和皮质下白质钙化（图 11–26）[136]。钙化见于宫内感染 HIV 脑病的患儿[137]，HIV 病毒载量最高的儿童在 CT 上钙化最明显[138]。钙化最常见于额叶皮质下，但也可发生在大脑的其他区域。AIDS患儿常见脊髓疾病，受影响的儿童会出现痉挛[139]。病理表现包括皮质脊髓束退变、脱髓鞘而后柱不受

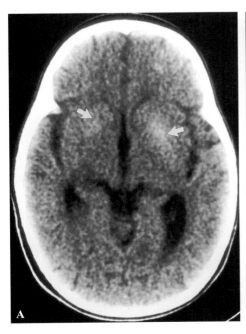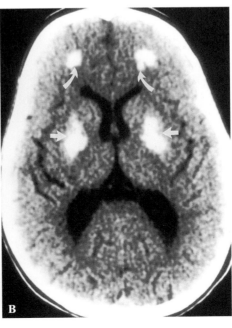

◀ 图 11–26　继发于先天性 AIDS 的脑炎

A. 1 岁时轴位 CT 平扫示脑室和蛛网膜下腔轻度增宽，基底节区密度轻度增高（箭）；B. 2 岁时随访轴位 CT 平扫示豆状核明显钙化（直箭）、额叶皮质下白质钙化（弯箭）

累[140]。由于大多数患儿存在相关脑病，因此 HIV 脊髓病患儿较少进行脊柱影像检查。

儿童 HIV 感染的其他 CNS 病变包括颅内出血（由免疫性血小板减少和动脉瘤样病变引起）和梗死[136, 141-143]。约 1% 的先天性 AIDS 患儿临床上出现脑卒中，而一些尸检研究发现约 30% 的患儿可见脑梗死[144, 145]。主要累及大血管的动脉瘤性动脉病变（图 11-27）可能是这些患儿出现梗死的一个常见原因[141, 145, 146]。动脉病变可能由 HIV 病毒本身或继发感染病原所致，如巨细胞病毒或水痘带状疱疹病毒[146]。

HIV 患儿的 H-MRIS 检查显示静息期脑病患儿 NAA/Cr 比值正常，而进展期脑病患儿的 NAA/Cr 明显低于对照组或无脑病组[147, 148]。

HIV 患儿很少发生颅内肿瘤。最常见的颅内肿瘤是淋巴瘤，据报道仅见于不到 5% 的患儿，基底节和丘脑是颅内最常受累的部位[139, 142, 149, 150]。平滑肌瘤和平滑肌肉瘤也较常见，当 AIDS 患者中发现脑实质外肿块时应予以考虑[151]。CNS 感染在 HIV 感染儿童中相当罕见，弓形虫是成人 AIDS 中最常见的病原体，但在儿童中罕见。根据我们的经验，儿童 AIDS 最常感染 CMV 和 PML，PML 更常见

一些，可能因为受感染的儿童存活时间较长。这些 PML 感染儿童的表现与成人相同，CT 上表现为低密度区，MRI 上表现为长 $T_1$、长 $T_2$ 信号，无明显占位效应或强化[152]。

## （十二）其他先天性或围产期感染

人类微小病毒 B19 感染可引起传染性红斑（别名：第五病 –fifth disease），这是一种低热伴"拍颊"样红疹的轻型儿童疾病，可由血清反应阴性的感染孕妇传播给胎儿，导致胎儿贫血、胎儿水肿或 CNS 疾病[153]。这种感染可导致宫内自然流产，偶见死胎，CNS 病变罕见。先天性恰加斯病（一种由克氏锥虫宫内感染所致的疾病，流行于拉丁美洲）与先天性弓形体病相似[154-156]。在极少数情况下，婴儿在宫内可感染虫媒传播病毒，包括西尼罗病毒（WNV）或委内瑞拉脑炎病毒，并在出生时伴有 CNS 或眼部异常。

## （十三）类先天性感染的疾病

有几种不同的疾病（多为遗传因素所致）具有类似先天性感染的临床或神经影像学表现。先天性甲状腺功能亢进是一种偶见于 Graves 病妇女后代

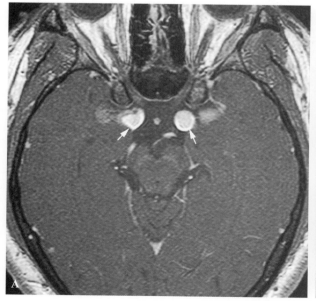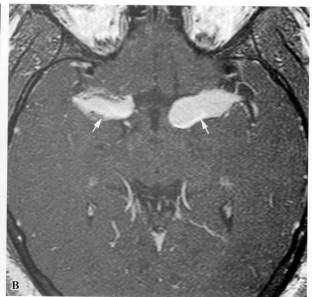

▲ 图 11-27 HIV 感染儿童的动脉瘤样病变
A. 前床突水平的轴位时间飞跃（TOF）法 MRA 图显示扩张的颈内动脉床突上段（箭）；B. 脚间池水平的轴位 TOF MRA 图示大脑中动脉 $M_1$ 段梭形动脉瘤（箭）

的疾病，可导致宫内发育迟缓，新生儿高胆红素血症、脾大、肝大、瘀斑和血小板减少，临床特征与先天性弓形体病或 CMV 病相似 [157]，但是新生儿 Graves 病不累及 CNS。

婴儿 Aicardi 综合征（见第 5 章）是一种女性疾病，或罕见于 47XXY 型染色体的男孩，其特殊的腔隙性视网膜病变容易与先天性弓形体病或 LCMV 感染相混淆 [158]。Aicardi 综合征与后者的区别在于本病存在胼胝体缺失或畸形、脊柱异常并缺乏颅内钙化。Aicardi–Goutières 综合征（ACS，见第 3 章）是一种特殊的自身免疫反应性疾病，由免疫系统

调节相关蛋白的基因突变所致，可导致颅内钙化、进行性脑萎缩，偶尔可见血小板减少和蓝莓松饼疹 [159]。大多数患有所谓伪 TORCH 综合征的婴幼儿及患有 Cree 脑炎的婴幼儿，都存在 ACS[160]。Aicardi–Goutières 具有遗传异质性，引起该病的突变基因有外切酶基因 TREX1（3p21.31）、编码核糖核酸酶 H2 酶复合体三个亚基中的任何一个基因、SAMHD1 基因（20q11.23）、ADAR1 基因（1q21.3）和 IFIH1 基因（2q24.2）（图 11–28）[160-162]。与前文所述的表现为稳定性脑损伤和（或）畸形的 CMV 等感染不同，ACS 患儿在临床和神经影像学上表现

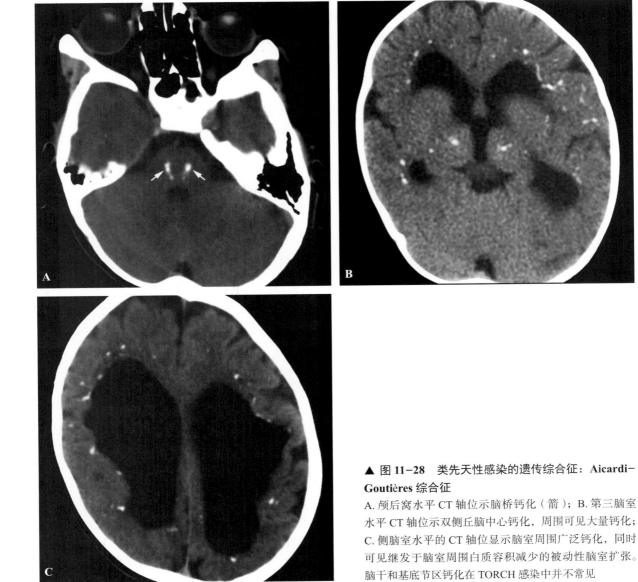

▲ 图 11–28　类先天性感染的遗传综合征：Aicardi–Goutières 综合征

A. 颅后窝水平 CT 轴位示脑桥钙化（箭）；B. 第三脑室水平 CT 轴位示双侧丘脑中心钙化，周围可见大量钙化；C. 侧脑室水平的 CT 轴位显示脑室周围广泛钙化，同时可见继发于脑室周围白质容积减少的被动性脑室扩张。脑干和基底节区钙化在 TORCH 感染中并不常见

为进行性神经退行性改变。

胎儿脑破坏是先天性寨卡病毒综合征[116, 120] 的主要并发症，它是大脑发育过程中严重的脑组织破坏性（脑损伤）过程，与子宫内双胎死亡、胎盘梗死、母亲服用可卡因或酒精及血管事件有关[163]。结节性硬化综合征是一种常染色体显性遗传病，是 *TSC1* 或 *TSC2* 基因突变所致（见第 6 章），通常会引起脑室旁钙化，有时会被误认为是先天性 CMV、LCMV 或弓形体感染的钙化[164]，但可通过色素减退型皮肤病变（灰叶斑）、皮质结节和室管膜下巨细胞瘤等影像特点进行鉴别，而在先天性感染的婴儿中不存在以上病变。异维 A 酸是一种用于治疗严重囊肿性痤疮的维生素类似物，孕妇服用可产生多种 CNS 缺陷，包括脑积水、小头畸形、皮质发育不良和颅内钙化，这些与宫内感染类似[165]。Adams-Oliver 综合征是一种罕见的常染色体隐性或显性疾病，由多个基因（*ARHGAP31*、*DLL4*、*NOTCH1*、*RBPJ*、*DOCK6* 或 *EOGT*）突变所致，可引起先天性头皮发育不全、末端肢体横向缺失和颅内钙化，类似先天性 CMV 感染（图 11-29）[166]。

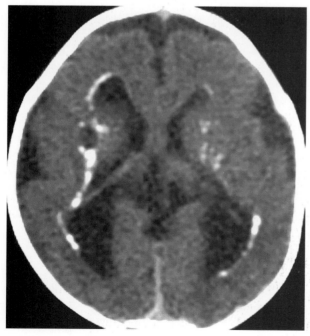

▲ 图 11-29 类先天性感染的遗传综合征：Adams-Oliver 综合征

轴位 CT 平扫图像显示该小头畸形婴儿脑室周围广泛钙化合并脑室扩大

## 三、细菌、螺旋体和立克次体感染

### （一）细菌性脑膜炎

**1. 一般概念：细菌性脑膜炎的临床症状及病因**

导致儿童细菌性脑膜炎的病原体因儿童年龄和免疫状态的不同而有很大差异。早产儿脑膜炎较足月新生儿常见，且在婴儿出生头几个月比后期更常见[4, 88, 167]。即使存在易感因素，年长儿脑膜炎也并不常见，因为正常儿童蛛网膜下腔可抵御感染；但是，少数嗜 CNS（尤其是脑白质）的病原体例外，如枸橼酸杆菌属和阪崎克罗诺杆菌（肠杆菌）[168, 169]。流感嗜血杆菌、脑膜炎奈瑟菌和肺炎链球菌疫苗的接种，显著改变了细菌性脑膜炎在全世界许多地区的流行[1, 167]。

**2. 新生儿脑膜炎**

大量革兰阳性和革兰阴性病原体，包括无乳链球菌（B 组链球菌）、大肠埃希菌、葡萄球菌属、单增李斯特菌、假单胞杆菌属，均可引起新生儿细菌性脑膜炎和败血症（表 11-3）[170]。在许多医院，B 组链球菌是与新生儿脑膜炎相关的最常见的病原菌[170-172]。在新生儿脑膜炎病例中，只有不到 5% 的病例是由枸橼酸杆菌属引起的，但在感染了枸橼酸杆菌的婴儿中约 75% 会产生脑脓肿[173]。新生儿细菌性脑膜炎的早期症状往往隐匿，包括低热、进食不良、嗜睡或行为"挑剔"，后期随即发生呕吐、昏睡和癫痫发作。体格检查可无特异性，表现为嗜睡、易怒、反射亢进，伴囟门饱满或膨出，通常

表 11-3　新生儿细菌性脑膜炎的病因及影像学特点

| 微生物 | 影像学特点 |
| --- | --- |
| B 组链球菌 | 软脑膜强化，穿孔样分布缺血性 / 梗死性损伤，+/- 血管分布性梗死，+ 白质病变（散在或融合） |
| 枸橼酸杆菌属 | 脑白质快速液化坏死，脓肿呈"多房性"边缘强化 |
| 肠杆菌属 | 类似枸橼檬酸杆菌表现出嗜脑白质性、边缘强化的较大空洞性病变 |
| 大肠埃希菌 | 基底部脑膜炎、脑室炎常见，脑积水 |
| 单增李斯特菌 | 肉芽肿累及脑膜、脉络丛和室管膜下区域 |

不出现脑膜刺激征。尤其是早发型新生儿脑膜炎，临床表现可包括低血压、呼吸暂停和（或）黄疸。全身表现还包括休克和弥漫性血管内凝血（DIC）征象[2, 173]。

### 3. 婴儿、儿童和青少年脑膜炎

生活在 b 型流感嗜血杆菌（Hib）强制免疫地区、具有免疫的儿童和青少年中，肺炎链球菌（革兰阳性双球菌）和脑膜炎奈瑟菌（革兰阴性双球菌）两种微生物占细菌性脑膜炎病例的绝大多数[167]。不过，由于广泛使用 Hib 疫苗和针对肺炎链球菌和脑膜炎奈瑟菌的新型疫苗，美国和其他地区所有年龄段人群的脑膜炎总发病率大大下降。在许多地区的健康儿童或免疫功能受损的儿童中，包括对流感嗜血杆菌进行强制免疫的儿童在内，不定型流感嗜血杆菌或非 b 型已成为导致脑膜炎发生的重要临床因素（表 11-4）[4, 174-176]。流感嗜血杆菌亚型一直是细菌性脑膜炎的重要病因，其中 F 亚型是一种侵袭性、区域性、极地附近的感染，通常起源于遥远的北纬地区。甲型流感嗜血杆菌和不定型流感嗜血杆

**表 11-4　婴儿、儿童和青少年细菌性脑膜炎的常见病因**

**婴儿**

**革兰阳性**
- B 组链球菌（无乳链球菌）
- 金黄色葡萄球菌
- 表皮葡萄球菌

**革兰阴性**
- 大肠埃希菌
- 枸橼酸杆菌属
- 单增李斯特菌
- 铜绿假单胞杆菌

**儿童和青少年**
- b 型流感嗜血杆菌
- 结核分枝杆菌
- 脑膜炎奈瑟菌
- 非 b 型或不定型流感嗜血杆菌
- 肺炎链球菌

菌常与轻度脑膜炎病例有关。在未接种疫苗的儿童中，流感嗜血杆菌性脑膜炎更常见于镰状细胞性贫血、脾功能不全和 HIV 感染患者，通常见于年长儿。肺炎链球菌脑膜炎的其他危险因素还包括肾病综合征、人工耳蜗植入和脑脊液漏。未接种疫苗的大学生和有遗传性补体缺陷病的群体中奈瑟菌性脑膜炎的患病风险增加。患有先天性或获得性免疫缺陷（包括细胞介导的免疫紊乱或粒细胞功能障碍）的儿童或青少年，可因铜绿假单胞菌、表皮葡萄球菌、金黄色葡萄球菌、单增李斯特菌和肠道病原体感染脑膜炎[174]。结核性脑膜炎也是结核分枝杆菌感染最常见的肺外表现之一[177]。

患有细菌性脑膜炎的儿童或青少年典型临床症状和体征表现为发热、头痛、嗜睡和脑膜刺激征，如 Kernig 征（患者仰卧位时因伸膝引起无意识的腿部屈肌痉挛）和 Brudzinski 征（颈部弯曲引发屈腿）。全身性的征象包括肺炎球菌或流感嗜血杆菌性脑膜炎儿童伴肺炎，脑膜炎球菌或流感嗜血杆菌性脑膜炎儿童伴脓毒性关节炎、瘀点、紫癜或 DIC 等。对婴儿、儿童和青少年细菌性脑膜炎的治疗包括生物特异性抗生素治疗和并发症治疗，如对癫痫、颅内压增高、硬膜下积液、硬膜下积脓、脑积水、脑卒中或脑脓肿等的治疗。在极少数情况下细菌性脑膜炎会复发。脑膜炎易复发的因素包括免疫缺陷（如 HIV 感染）、补体缺陷或低丙种球蛋白血症、结构缺陷（如颅底骨折或皮毛窦）和耳蜗异常（如 Mondini 畸形）[178]。

### （二）脑膜炎的病理生理学

脉络丛是一种富含血管的脑室内结构，可产生脑脊液（见第 8 章），细菌性脑膜炎可通过脉络丛的血源性播散导致，或通过穿透性创伤、脑脊液渗漏、脑室-腹腔分流的细菌性污染使细菌直接种植到 CSF 导致感染[179-181]。脑膜炎很少继发于皮肤窦道的细菌入侵（见第 9 章）。病原体通过脉络丛侵入后通常扩散到脑室引起脑室炎，随后至蛛网膜下腔引起脑膜炎，之后进入血管周围间隙引起血管炎[181]。由于 CSF 通常缺乏细胞免疫或体液免疫应有的反应成分，细菌可不受抑制地繁殖，导致头痛、发热、颈强直、呕吐和嗜睡/昏迷的临床症状。

炎症细胞因子，尤其是肿瘤坏死因子，参与宿主对细菌感染的反应，与脑膜炎的发病机制相关，有时还会引起积液、积脓、脑室炎、脑积水、感觉神经性听力丧失、静脉性血栓/梗死、动脉性痉挛/闭塞/梗死等并发症[181]。细菌细胞死亡释放内毒素，随后细胞因子驱动脑膜炎症反应可导致弥漫性脑水肿、ICP 和脑血流（CBF）改变。细菌细胞壁的脂糖可破坏血脑屏障，致使微生物侵入大脑深部结构[4, 181, 182]。化脓性感染可沿着皮质穿支血管的软脑膜鞘在血管周围间隙蔓延，感染后 48～72h，可见内皮细胞肿胀、增殖及血管腔狭窄。此外，炎症细胞浸润血管壁可导致动脉壁局灶性坏死，偶可见动脉栓塞[183]。类似病理过程也可见于静脉，管壁坏死和血栓形成可部分或完全堵塞管腔。静脉血栓较动脉血栓常见，尤其常见于合并有硬膜下积脓的脑膜炎，感染硬膜下腔内的静脉易形成血栓[184, 185]。总体来说，高达 30% 的细菌性脑膜炎新生儿可出现脑梗死（动脉性和静脉性）[184, 186]。另外，感染从堵塞的血管进入脑实质可引发脑炎、形成脓肿。

纤维素性及脓性的炎性渗出物积聚在脑室系统、遍布基底池和脊髓周围，导致正常 CSF 循环受阻，从而引起脑积水。与室管膜下静脉血栓一样，中脑导水管室管膜细胞或胶质细胞增生及蛛网膜绒毛受累会加剧 CSF 产生和吸收间的失衡。感染得到有效控制后脑积水可自行缓解，此须与因脑白质损伤和再吸收所造成的脑室继发性扩张相鉴别，后者是一个持续数周的过程[4]。

脑室炎发生在 30% 的患者中，在新生儿中尤为常见，发病率高达 92%[187]。感染早期室管膜改变不明显，而在较重或晚期脑膜炎病例中，室管膜下血管旁间隙可出现细胞浸润和胶质增生，导致室管膜层过度生长，引起导水管闭塞[46]。室管膜下和脑室旁静脉常发生栓塞，引起严重的脑室旁白质损伤[46]。

细菌性脑膜炎 CSF 表现为中性粒细胞增多，蛋白含量升高，葡萄糖含量降低，革兰染色显示白细胞增多伴革兰阳性或阴性细菌。细菌性脑膜炎的病原学诊断是通过培养一种特定的细菌病原体来确定的，但儿童若在 CSF 取样前口服抗生素则培养结果可能为阴性。适当治疗可使脑脊液无菌，改变白

细胞计数，但蛋白质和葡萄糖含量仍为异常。对于影像学或临床表现为颅内压增高的患儿，初始须凭经验使用抗生素，直至颅内压恢复正常才可行腰椎穿刺[4]。

### （三）脑膜炎的影像表现

除了极少数情况，脑膜炎的诊断通常是依靠临床症状、体征和腰椎穿刺的结果确定的。如果临床诊断不明确，儿童经相应治疗后没有达到预期效果，神经症状加重，或出现 ICP 增高的体征或症状，抑或脑膜炎合并持续性癫痫或局限性神经损伤时，则需进行神经影像学检查[180, 185]。

在新生儿和小婴儿中，头颅超声可初步评估可疑或已确诊的脑膜炎并监测并发症。单纯脑膜炎超声可见脑沟增宽、脑膜增厚和充血（图 11-30A 和 B）[188]。单纯化脓性脑膜炎的 CT 和 MRI 表现可能正常。脑室内和脑室外 CSF 腔隙的不明原因扩张反映了正常 CSF 循环早期受阻。增强后 CT 和 MRI 可见脑膜强化（图 11-30C 和图 11-31F）[83]。肉芽肿性脑膜炎的典型表现为颅底脑膜强化，而细菌性脑膜炎的典型强化发生在大脑凸面。在这两种类型的脑膜炎中，增强 MRI 显示脑膜炎性改变比增强 CT 更敏感，特别是压脂序列可降低白质、骨髓和被覆皮下组织的信号[189, 190]。增强 FLAIR 序列显示脑膜强化更敏感[191]。软脑膜 – 皮质 – 皮质下白质（LCSWM）的扩散张量成像和平均 FA 定量有助于进一步了解脑膜炎的炎症活动情况和治疗效果。与正常对照组相比，脑膜炎新生儿 LCSWM 中 FA 值升高，可能反映了蛛网膜下腔内炎性粘连的存在[192]。

#### 1. 脑膜炎并发症的影像表现

（1）积液、积脓：积液是指含蛋白液体从血管或淋巴管中渗出并在解剖腔隙或组织中积聚。在细菌性脑膜炎发病期和脑膜炎后恢复期，蛛网膜下腔、硬膜下或硬膜外间隙（少见）可见液体积聚[193]。据估计，15%～39% 的细菌性脑膜炎婴儿和儿童会出现积液[194]。随着流感嗜血杆菌结合疫苗的广泛应用，目前脑炎后硬膜下积液或水瘤（蛋白样积聚）更常见于由 B 组链球菌、大肠埃希菌、肺炎链球菌、脑膜炎奈瑟菌和非 b 型荚膜型/不定型流感嗜血杆菌引起的感染[193]。积液通常不需要神经外科干

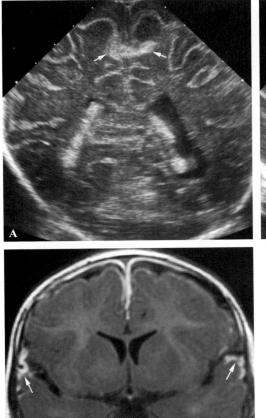

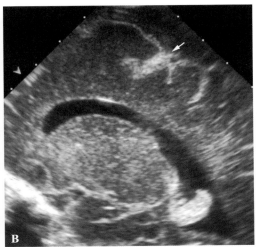

▲ 图 11-30　单纯新生儿 B 组链球菌脑膜炎
A. 头颅超声冠状位显示脑沟回声增宽（箭），还可见蛛网膜下腔增宽。B. 头颅超声矢状位也可见脑沟回声增宽（箭）。正常情况下蛛网膜的厚度不应超过 2mm，这个增厚的脑沟约 4mm，可见蛛网膜下腔扩大。彩色多普勒超声（未示）有助于定位脑外间隙（硬膜下 / 蛛网膜下腔）。C. 冠状位增强 T₂ FLAIR 示广泛的软脑膜强化，外侧裂（箭）处较明显。可见大脑凸面蛛网膜下腔增宽，无脑膜炎并发症发生

预 [195]。在新生儿和幼儿中，头颅超声可以在检查和定位脑外积液、显示脑膜增厚和显示脑室内沉积物方面发挥一定的作用 [188]。相较于 CSF，积水在 NECT 上呈等密度或稍高密度，在 MRI T₁WI、T₂ FLAIR 和 SWI 序列上信号高于 CSF，在 T₂WI 上信号通常与 CSF 相似（图 11-31 和图 11-32）[191, 196]。常见部位在额顶颞叶的凸面。积液的内表面（大脑表面）偶尔会强化，可能由于脑膜炎症或其下皮质梗死 [83, 197]。积液通常会在数天内伴随脑膜炎的体征和症状一起消退 [4, 6, 194]。

当接受脑膜炎治疗的儿童患者经合理的抗生素治疗后，仍表现为囟门膨隆、久热不退或癫痫时，应怀疑有积脓。偏瘫或意识改变少见 [195, 198]。硬膜下积脓通常是单侧的，而积液往往是双侧的。与 CSF 相比，积脓在 T₁WI、T₂ FLAIR 和 SWI 上呈较高信号。静脉造影后可见硬脑膜和软脑膜强化。积脓因其黏性特质表现为弥散减低（图 11-33 和图 11-34）[199-201]，与积液不同（图 11-31E）。

（2）脑室炎：脑室炎是新生儿脑膜炎常见的早期并发症，尤其是大肠埃希菌引起的脑室炎。细菌通过脉络丛进入脑室，因 CSF 流动减弱、脉络丛产生 CSF 减少及 CSF 固有免疫反应相对较弱而繁殖 [4, 6, 194, 196]。脑室内沉积物常在侧脑室枕角内沉积，其存在是提示脑室炎的最佳影像征象（图 11-35）。高分辨率头颅超声可见脑室内高回声沉积物和室管膜增厚（图 11-35A 和 B）[188]。沉积的黏稠脓液在 DWI 上弥散减低（图 11-35D）[199, 202]。静脉注射对比剂后，CT 和 MRI 均可显示炎性室管膜强化，其中 MRI 敏感性更高（图 11-35E）[203]。由于 CSF 吸收减少，脑室几乎均可见扩张。脑室炎更为严重的

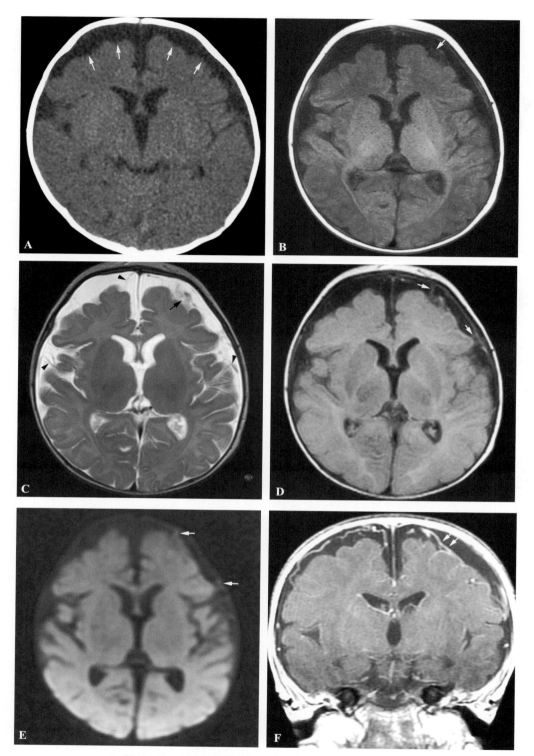

▲ 图 11-31　细菌性脑膜炎伴积液（蛛网膜下腔和硬膜下积液）

A. 患有非 b 型荚膜型流感嗜血杆菌性脑膜炎的 4 岁男孩的轴位 CT 平扫图。双侧额部脑实质外可见近似 CSF 密度的液体积聚（箭），提示硬膜下积液。B. 轴位 $T_1WI$ 示额颞部积液与脑室内 CSF 信号相等，左额部可见蛛网膜下腔内高信号膜样结构（箭）。C. 轴位 $T_2WI$ 示多发静脉穿过扩大蛛网膜下腔（箭头），这提示积液主要位于蛛网膜下腔。左侧蛛网膜下腔可见一较厚低信号膜样结构（箭头）。D. 轴位 FLAIR 图像更好地显示了左侧额颞部脑外间隙的脑膜（箭）。E. 轴位弥散加权成像示，上述脑膜部位（箭）有轻微信号增高，但积液无明显弥散受限。F. 冠状位 $T_1WI$ 增强图像示多发强化静脉穿过幕上蛛网膜下腔（蛛网膜下积液），可见左额部静脉（箭）因轻度硬膜下积液而向内移位

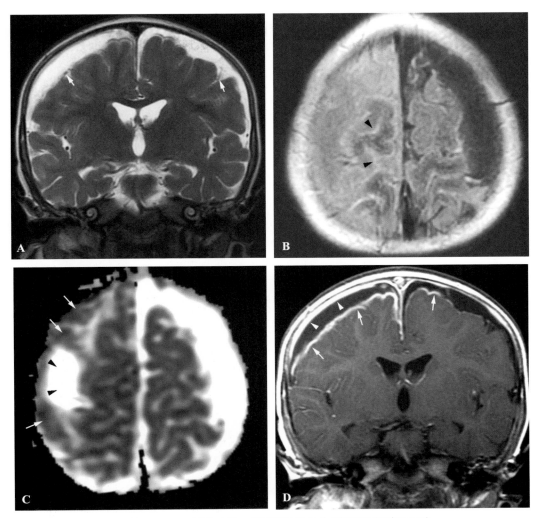

▲ 图 11-32　F 型流感嗜血杆菌性脑膜炎合并硬膜下积液和积脓

A. 冠位 T₂WI 示双侧额部硬膜下积液，可见邻近大脑表面的皮质静脉（箭）。B. 经大脑凸面轴位 FLAIR 图像显示右额部硬膜下 FLAIR 信号增强，左侧硬膜下积聚信号近似 CSF。脑沟可见信号增强（箭头），反映软脑膜炎症。患者未全麻或使用芬太尼镇静，两者均可使蛛网膜下腔 FLAIR 信号增高。C. 经大脑凸面的轴位平均弥散系数成像（ADC 图）显示右侧硬膜下低信号区，提示弥散减低（积脓）（箭）。右侧硬膜下另可见弥散增强区（较快水分子运动，箭头）。D. 冠位 T₁WI 显示凸面硬膜下占位效应。可见右侧增厚硬膜（箭头），硬脑膜和软脑膜（箭）强化。患者由于癫痫和持续发热需行右额部硬膜下引流

并发症是脑室旁白质坏死（图 11-36），可由室管膜下和脑室旁静脉梗阻造成，也可因革兰阴性细菌释放内毒素和脂多糖、革兰阳性病原体释放磷壁酸及细胞因子诱发炎症而引起白质坏死[6, 204]。由于感染引起神经胶质反应形成分隔，最终脑室内出现多房性腔隙，超声和 MRI 在显示分隔方面较 CT 更敏感（图 11-35A 和 B）[188, 203]。

（3）脑积水：所有影像学方法均可评价脑积水。MRI 在显示梗阻部位和相关并发症方面最有效（见第 8 章）。当脑室扩张原因无法解释、诊断不明确

或怀疑并发脑膜炎（图 11-37）时需要进行增强 CT 或 MRI 检查。脑膜炎合并脑积水时表明脑脊液循环异常和（或）再吸收障碍，这种改变可以发生在脑室任何水平（图 11-38）[4, 6, 194]，反映了脑室内连接通路、脑池、脑沟和血管周围间隙的急性炎症反应和脓性渗出（图 11-37 和图 11-38）。

（4）静脉血栓 / 静脉性脑梗死：大脑深静脉、皮质静脉和静脉窦血栓是细菌性脑膜炎不常见的并发症，一旦发生则有可能致命。感染患儿早期的临床症状为抽搐、昏迷、运动无力、脑神经麻痹或头

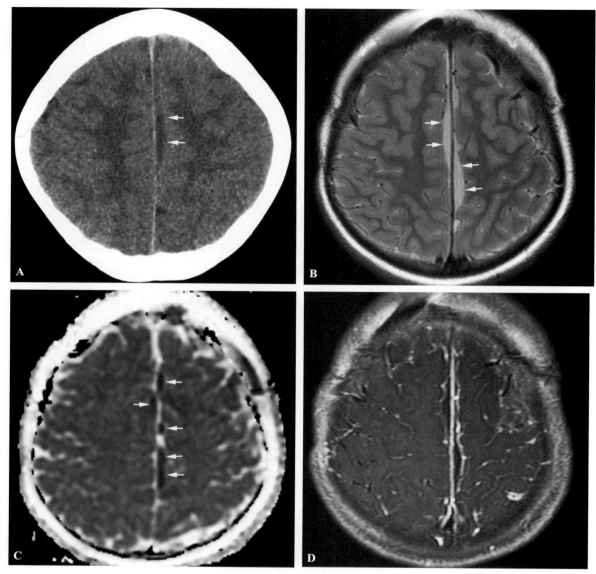

▲ 图 11-33　肺炎链球菌性脑膜炎合并硬膜下积脓

A. 轴位 CT 平扫图像显示左侧大脑镰旁低密度硬膜下积液（白箭）；B. 行 CT 后 24h 内轴位 $T_2WI$ 示双侧大脑镰旁高信号聚积（白箭）；C. 轴位 ADC 图显示硬膜下液体内低信号（白箭），证实为黏稠脓性成分引起的弥散减低；D. 轴位 $T_1WI$ 增强显示硬膜边缘强化和脑膜炎所致的软脑膜明显强化。增强 MRI 在显示大脑凸面、中颅窝内及邻近小脑幕的小积脓灶时很有价值

痛[205]。合并脱水等病变更易形成血栓[205, 206]。急性期（当血凝块较稠密时），CT 平扫图像上血栓表现为矢状窦内高密度影（图 11-39）。亚急性期，静脉窦血栓在 CT 图像上可表现为空三角形征，即增强 CT 上表现为病变静脉窦后部的三角形密度减低影。此征象仅见于血凝块变得比邻近对比度增强的血流密度稍低之后[207, 208]。

在 MRI 上，亚急性期静脉窦血栓较易诊断，其表现为 $T_1WI$ 高信号（图 11-39 和图 11-40）。检查最佳序列是 3D $T_1WI$ 序列（梯度回波或自旋回波），即层厚 1mm 的三维容积扫描[158]。正中矢状位易观察矢状窦、直窦和 Galen 静脉，而旁矢状位观察横窦和乙状窦。MRI 诊断非亚急性期静脉窦血栓比较困难。如在矢状位 $T_1$ 序列中发现静脉窦低信号，或冠状位 FLAIR 序列中上矢状窦表现为低信号，则不考虑静脉窦血栓。静脉窦在 $T_1$ 序列上缺乏明显低信号，在其他常规 MRI 序列中则更难被显示（图 11-39B 和图 11-40A）。急性期静脉窦血栓表现为 $T_1WI$ 序列

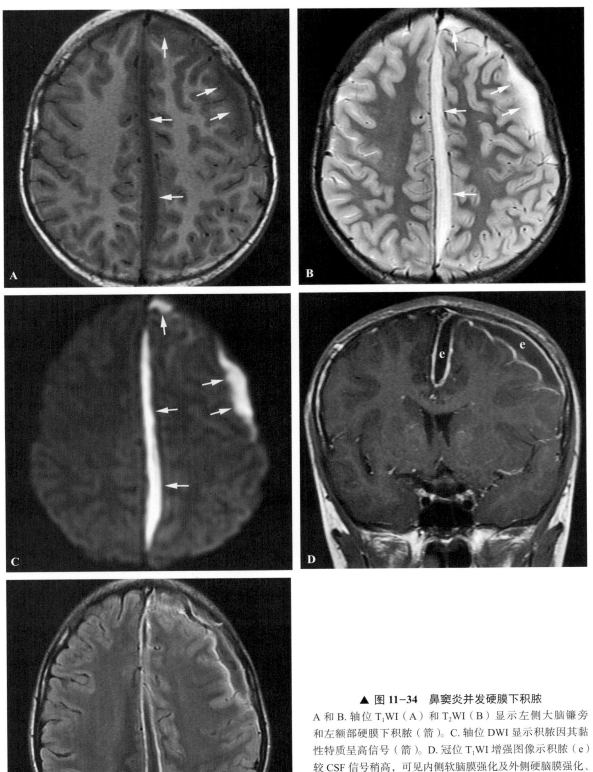

▲ 图 11-34　鼻窦炎并发硬膜下积脓

A 和 B. 轴位 T₁WI（A）和 T₂WI（B）显示左侧大脑镰旁和左额部硬膜下积脓（箭）。C. 轴位 DWI 显示积脓因其黏性特质呈高信号（箭）。D. 冠位 T₁WI 增强图像示积脓（e）较 CSF 信号稍高，可见内侧软脑膜强化及外侧硬脑膜强化、中等占位效应和自左向右的大脑镰下疝。颅内积脓可能由距离较远的鼻旁窦感染发展而来，因此，当评估鼻窦炎可疑并发症时，全脑成像是必要的。E. 轴位 FLAIR 增强图像清晰显示出硬膜下腔积脓的脑膜缘（内）和骨膜缘（外）强化

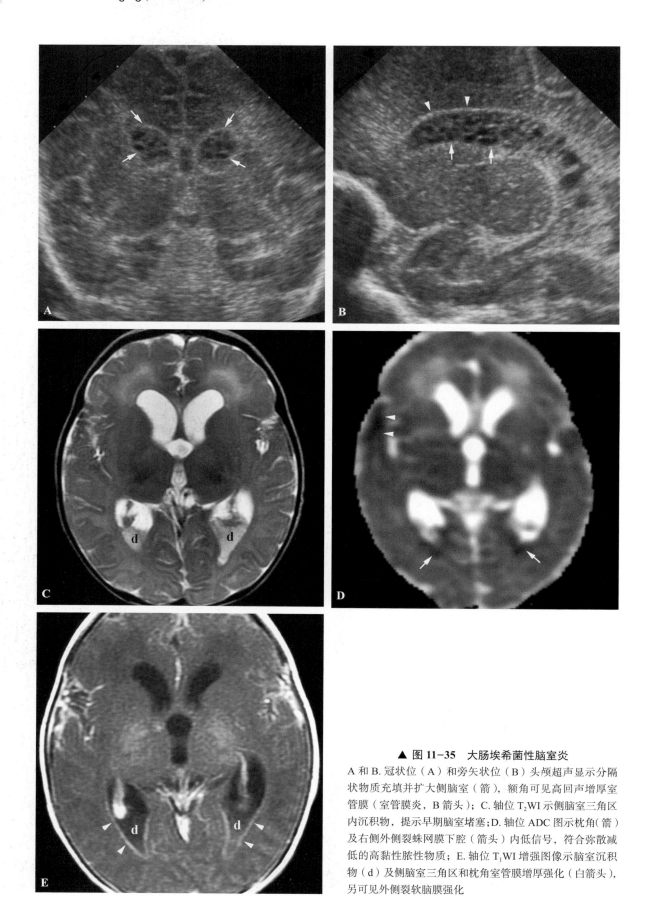

▲ 图 11-35　大肠埃希菌性脑室炎

A 和 B. 冠状位（A）和旁矢状位（B）头颅超声显示分隔状物质充填并扩大侧脑室（箭），额角可见高回声增厚室管膜（室管膜炎，B 箭头）；C. 轴位 T₂WI 示侧脑室三角区内沉积物，提示早期脑室堵塞；D. 轴位 ADC 图示枕角（箭）及右侧外侧裂蛛网膜下腔（箭头）内低信号，符合弥散减低的高黏性脓性物质；E. 轴位 T₁WI 增强图像示脑室沉积物（d）及侧脑室三角区和枕角室管膜增厚强化（白箭头），另可见外侧裂软脑膜强化

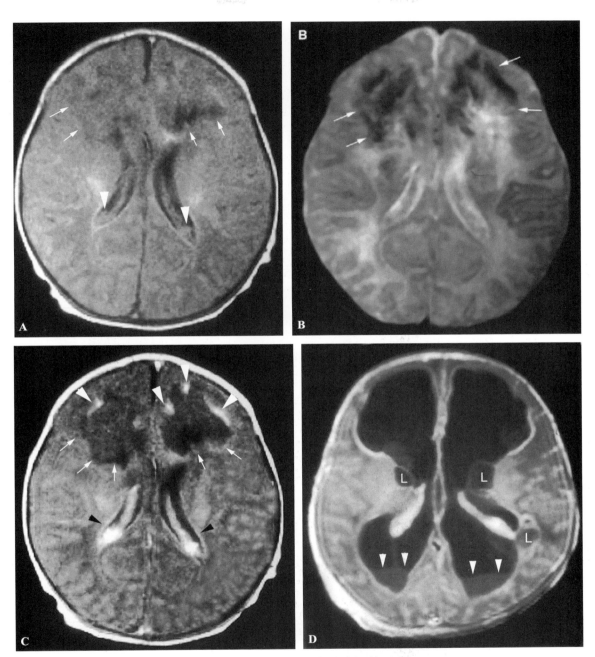

▲ 图 11-36　脑室炎引起的脑白质坏死

A. 轴位 T₁WI 显示，侧脑室后部可见蛋白沉积层（白箭头）。早期脑白质坏死表现为额叶内高、低混杂信号区（小白箭），整个大脑灰白质对比模糊；B. 轴位 T₂WI 显示，广泛白质坏死（白箭）表现为脑白质低信号伴周围部分高信号水肿；C. T₁WI 增强图像显示额叶广泛坏死（小白箭），部分坏死组织可见强化（白箭头），侧脑室壁后部强化（黑箭头）；D.6 周后复查 T₁WI 增强图像示脑积水和额叶空腔，脑室内可见蛋白沉积物（白箭头），脑室旁可见小囊腔（L）形成

上等信号，T₂WI 序列上低信号。这种现象不能与慢血流和伪门控相鉴别（即舒张期静脉窦显影）。如出现这种情况，可以检查 SWI 序列进行鉴别，血栓因顺磁性效应表现为低信号。综上所述，静脉对比增强 3D-MRV 技术在检出大脑大静脉、皮质静脉和桥

静脉血栓上优势明显（图 11-40E 和图 11-41B）[158]。如患者不能进行增强检查，TOF 3D-MRV 也可以提供有用的信息。

　　静脉性局部缺血和梗死可根据其特有的发病部位和影像表现做出诊断。典型的有：矢状窦血栓引

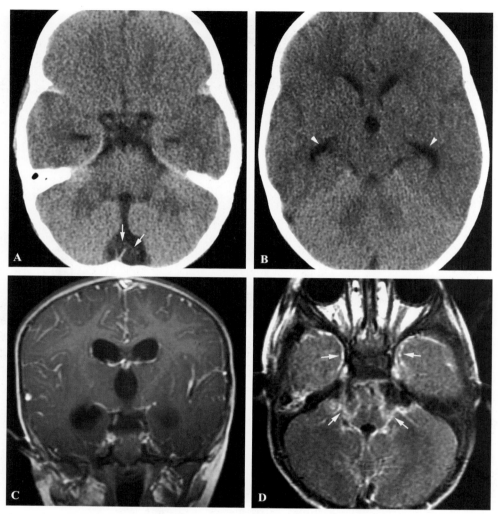

▲ 图 11-37 B 型流感嗜血杆菌性脑膜炎引起的早期脑积水

A 和 B. 轴位 CT 平扫显示，小脑镰附近的感染性病变碎屑（箭），扩张的颞角（箭头）和三脑室，大脑半球密度减低，灰白质界限消失；
C. CT 检查后 48h 行增强 MRI，增强冠状位 T₁WI 图像显示，双侧侧脑室和三脑室进行性扩张；D. 增强轴位 FLAIR 图像显示，基底池
弥漫性强化（白箭），脑脊液在此水平流动受阻

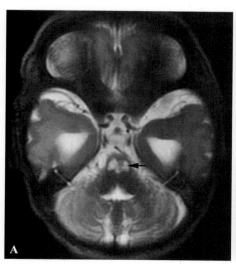 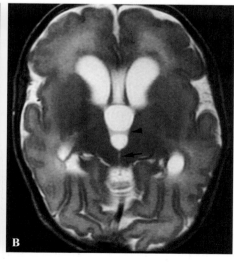

◀图 11-38 大肠埃希菌性脑
膜炎引起的脑积水

A. 大肠埃希菌性脑膜炎治疗 4
周后，轴位 T₂WI 显示，患儿
前囟饱满，脑干梗死继发局部
软化灶形成（箭），颞角扩张。
B. 轴位 T₂WI 显示，三脑室和
双侧侧脑室轻度扩张，丘脑间
联合拉伸延长（黑箭头）。注意
大脑导水管处未见正常的低信
号（黑箭），表明脑脊液流动异
常，为脑膜炎引起的非交通性
脑积水

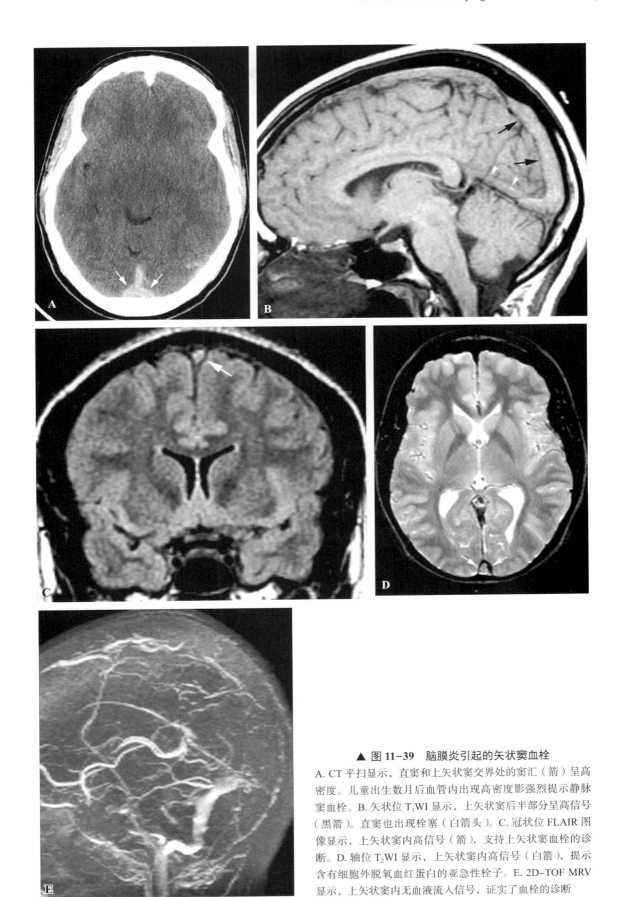

▲ 图 11-39　脑膜炎引起的矢状窦血栓

A. CT 平扫显示，直窦和上矢状窦交界处的窦汇（箭）呈高密度。儿童出生数月后血管内出现高密度影强烈提示静脉窦血栓。B. 矢状位 T₁WI 显示，上矢状窦后半部分呈高信号（黑箭）。直窦也出现栓塞（白箭头）。C. 冠状位 FLAIR 图像显示，上矢状窦内高信号（箭），支持上矢状窦血栓的诊断。D. 轴位 T₂WI 显示，上矢状窦内高信号（白箭），提示含有细胞外脱氧血红蛋白的亚急性栓子。E. 2D-TOF MRV 显示，上矢状窦内无血液流入信号，证实了血栓的诊断

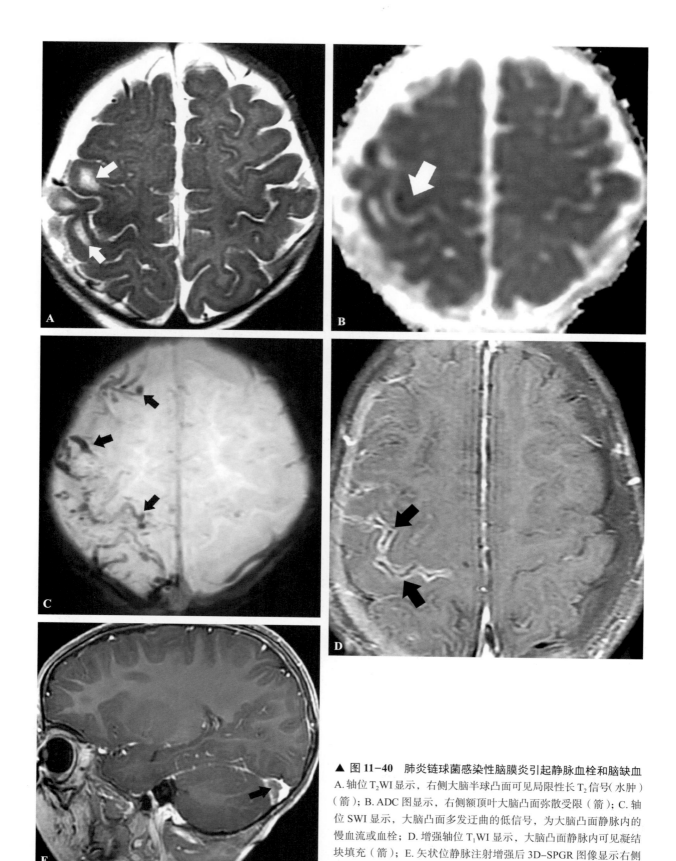

▲ 图 11-40　肺炎链球菌感染性脑膜炎引起静脉血栓和脑缺血
A. 轴位 $T_2WI$ 显示，右侧大脑半球凸面可见局限性长 $T_2$ 信号（水肿）（箭）；B. ADC 图显示，右侧额顶叶大脑凸面弥散受限（箭）；C. 轴位 SWI 显示，大脑凸面多发迂曲的低信号，为大脑凸面静脉内的慢血流或血栓；D. 增强轴位 $T_1WI$ 显示，大脑凸面静脉内可见凝结块填充（箭）；E. 矢状位静脉注射增强后 3D-SPGR 图像显示右侧横窦内血栓（箭）

起矢状旁区（图 11-40）的缺血和梗死；大脑深静脉、直窦或 Galen 静脉血栓引起丘脑梗死；Labbé 静脉、横窦或乙状窦静脉栓塞会引起颞叶梗死。小的皮质或皮质下脑梗死常见于大脑半球凸面（图 11-41）。CT 上，静脉性脑梗死多表现为边界不清的低密度或混杂密度区，累及皮质下和白质，并对相邻脑室产生轻度的占位效应。低密度可能是由局部的脑组织水肿（血管源性和细胞毒性）造成的，而脑实质内的高密度通常代表出血。静脉对比增强后，静脉显影不佳（偶可显示静脉血栓），邻近的脑沟回强化显著，邻近低密度的水肿区域可见[209]。MRI 图像上，早期静脉性脑梗死可为脑实质内特定区域中的长 $T_1/T_2$ 信号，邻近静脉在 SWI 上呈低信号，脑实质的 ADC 值较低（图 11-41）。另一个早期重要

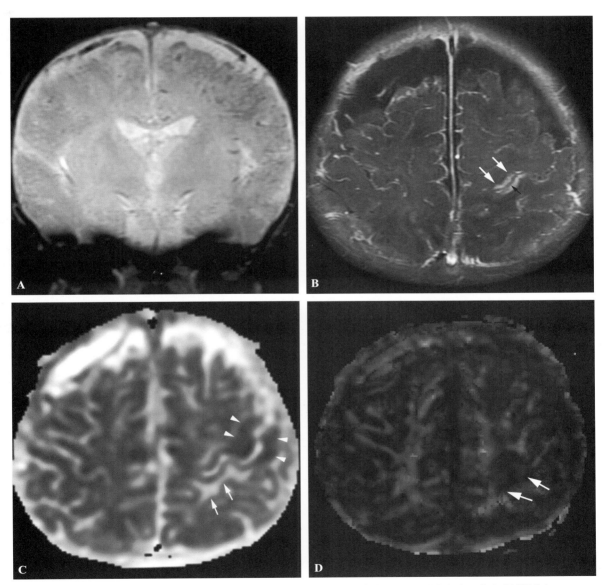

▲ 图 11-41　脑膜炎奈瑟菌性脑膜炎引起的皮质静脉血栓和脑缺血（此图彩色版本见书中彩图部分）

A. 冠状位 GRE 图像显示，多支皮质静脉信号减低，提示皮质静脉血栓或静脉内慢血流。B. 增强轴位 $T_1$WI 显示，左侧顶内沟处明显强化（大白箭），注意线样低信号的充盈缺损（小黑箭），符合皮质静脉血栓。邻近的皮质显示 $T_1$WI 低信号考虑水肿。另外注意双侧额部渗出液。C. 轴位 ADC 图显示，弥散增加（间质水肿，白箭），邻近的顶内沟弥散减低（低信号，白箭头）表明脑组织受损。皮质静脉闭塞导致局部静脉高压，血脑屏障破坏，甚至缺血性损伤。D. DTI 伪彩图显示，大脑凸面由于皮质闭塞区域和皮质下白质纤维束的水分子运动连续性中断（各向异性减低，箭），反映了间质水肿和显微结构下的白质损伤

征象为在深部髓质静脉内的血栓周围可见空腔。值得注意的是，静脉血栓的弥散减弱在预测脑梗死时缺乏灵敏度。静脉性缺血和脑梗死时，病灶区弥散表现多样，可出现弥散增加、正常或减弱（图 11-41）[210]。弥散的多样性特点可能与静脉性梗死灶的间质和细胞毒性水肿有关，另外可能也与病灶组织内出血有关，这会引起 ADC 值变化。25% 的静脉性脑梗死为出血性，可以表现为皮质下巨大血肿或脑实质水肿区域内瘀点状出血（图 11-40）[207, 209]。出血通常为皮质下多发性出血灶，边缘不规整。有时出血表现为线样，提示血肿在静脉内或静脉周围，这种现象很具有特征性。

MRV（图 11-41）有助于静脉窦血栓的诊断[211-214]。3D-CE-MRV 是注射钆剂后，应用快速梯度回波序列薄层扫描，经多平面处理，在诊断颅内静脉窦血栓方面优于 2D-TOF MRV（见第 1 章）（图 11-41）[214]。2D-TOF MRV 存在假阴性和假阳性，但是与 3D-TOF-MRV 相比，较少出现饱和效应致信号丢失，其表现类似静脉窦血栓[215]。另外，时间飞跃法血管成像术要求采用 $T_1WI$。由于流动的血流和亚急性期血凝块均表现为高信号，所以 TOF MRV 结果容易混淆。如患儿出现颅内静脉窦 $T_1WI$ 高信号，应进行 CE-MRV、PC-MRV、非对比液体抑制静脉成像新技术或 CTV（图 11-41）[212, 216]。CTV 技术发现颅内静脉窦血栓方面堪比 3D-CE-MRV 技术[212, 217, 218]，但前者因存在电离辐射在儿科应用方面有所受限（见第 1 章）。

海绵窦血栓是脑膜炎少见的并发症，其更常继发于鼻窦、牙齿或眼部感染[219-221]。海绵窦血栓在 CT 图像上表现为海绵窦扩张、血管表面隆起伴邻近脑膜强化[222]。同侧或对侧眼静脉也可扩张、形成血栓（图 11-42）[223]。在 MRI 上，海绵窦血栓的信号强度与感染、炎症和血凝块的状态不同而变化（因此仅凭静脉窦信号强度不足以做出诊断）。观察到无强化的凝结块可做出明确诊断（图 11-42）。海绵窦扩张可以合并颈动脉海绵窦段狭窄或阻塞[224, 225]。相邻的斜坡或岩尖表现为长 $T_2$ 信号[225]。合并侵袭性病原菌感染时，颈动脉海绵窦段可形成细菌性动脉瘤。因此，如怀疑海绵窦存在血栓性静脉炎，颈动脉海绵窦段的 MRA 检查对诊断是有帮助的。

（5）动脉性脑梗死：细菌性脑膜炎可引起局部脑实质异常改变，如局部缺血、梗死和（或）动脉炎[226]。脑膜炎的病原菌进入血管周间隙感染动脉壁引发动脉炎，最终导致动脉性脑梗死。此过程中内毒素诱导分泌细胞因子，细胞因子引起炎症应答和免疫调节[226]。广泛的血管病变可能导致大范围的脑白质细胞毒性水肿、急性脱髓鞘，最终坏死[226]。虽然 CT 和 MRI 均可诊断细菌性脑膜炎的动脉并发症，但是增强 MRI 联合 DWI 是首选检查方法。缺血和梗死灶多边界清晰，可见于穿支动脉分布区，范围较大可累及脑白质，且局限于特定的动脉分布区。DWI 是必须要做的检查，因其比常规 MRI 或 CT 更早发现脑梗死（图 11-43 至图 11-45）[227]。大小血管均可受累。当主要血管，如大脑前动脉或大脑中动脉受累，可出现大范围的皮质梗死灶（图 11-45）。ASL 可以用来评价脑血流灌注情况，脑部受累区域可表现为低灌注。B 组链球菌、肺炎链球菌、大肠埃希菌、结核性和梅毒性脑膜炎均可以引起脑梗死，穿支血管分布区包括脑干、基底节区、白质常发生腔隙性脑梗死（图 11-19、图 11-43 和图 11-44）[227, 228]。DTI 可以观察脑膜炎相关的脑白质结构的损伤，特别是患有脑膜炎的新生儿侧脑室周围的脑白质极易发生缺氧缺血性损伤[229]。MRIS 可以用来评价受损组织内的无氧代谢，显示乳酸和坏死（图 11-43E），NAA 的下表明线粒体损伤（图 11-43E）。

**2. 结核性脑膜炎**

结核性脑膜炎是结核分枝杆菌感染最常见的肺外临床表现，且与粟粒性肺结核密切相关。中枢神经系统内肿块（结核瘤）、结核性脑膜炎和粟粒状病变均可发生在儿童结核病患者中[230, 231]。儿童和青少年的结核性中枢神经系疾病的高危因素包括家庭成员结核病接触史、结核病流行地区旅行居住或出生史、与（前）囚犯接触史和 HIV 感染。中枢神经系统受累通常在 6 个月内的临床症状明显[232, 233]。儿童结核性脑膜炎起始症状多为头痛、呕吐、激惹或嗜睡，如患者未经治疗，则发展为脑神经麻痹状态（特别是第 Ⅱ、Ⅳ 和 Ⅶ 神经），局灶性神经功能缺失、颅内压变化的征象[177]。患者有时不出现发

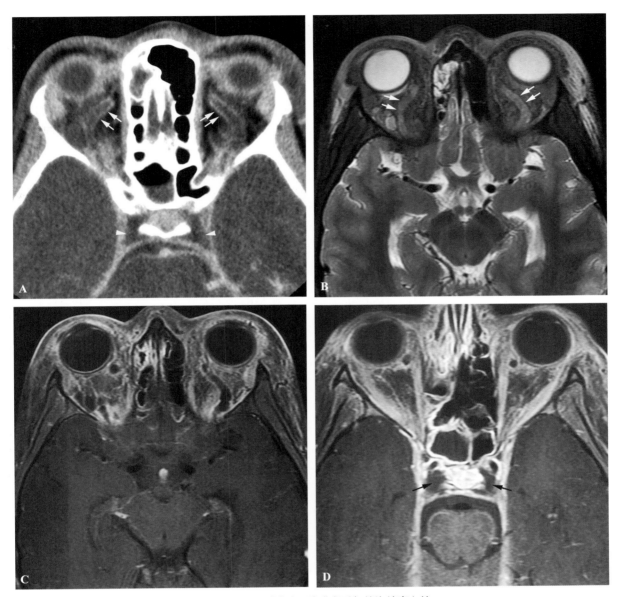

▲ 图 11-42　蝶窦炎 / 脑膜炎引起的海绵窦血栓

A. 轴位增强 CT 可见迂曲扩张的管样结构，为栓塞的上眼静脉（白箭），注意静脉窦内血栓（箭头）和眶前、眶后大范围的水肿；B. 轴位脂肪饱和 $T_2WI$ 确定为迂曲扩张的栓塞的上眼静脉（箭）；C. 轴位增强脂肪饱和 $T_1WI$ 显示，栓塞的眼静脉未见强化，多发小侧支静脉强化。注意眶前和眶后隔的弥漫性水肿；D. 轴位增强 $T_1WI$ 显示，海绵窦血栓表现为较大的低信号充盈缺损影（黑箭）

热症状。脑脊液检查显示，细胞总数或淋巴细胞数增高，蛋白含量升高（通常 100～500mg/dl），葡萄糖含量轻度减低 [234]。结核性脑膜炎的诊断依赖于 PCR 技术检测出脑脊中的结核分枝杆菌，结核菌素皮肤试验阳性，针对结核分枝杆菌抗原的干扰素释放试验阳性 [232, 234]。治疗上包括四联抗结核药物与糖皮质激素的联合使用。即便是这种治疗方案，患者也有可能发生死亡，特别是延误治疗时。

结核性脑血管炎的临床表现比如脑梗死，会明显影响患者的神经系统发育 [235]。结核性脑膜炎剧烈的脑膜反应会引发急性脑积水，其需要进行脑室 - 腹腔分流术。如果不治疗或不及时治疗，结核性脑膜炎将迅速进展并导致死亡，其平均病程仅有 3 周 [236]。即使及时给予了患者目前的治疗方案，结核性脑膜炎仍然存在相当大的发病率和死亡率 [234]。

结核杆菌可分布于整个中枢系统的脑实质和脑

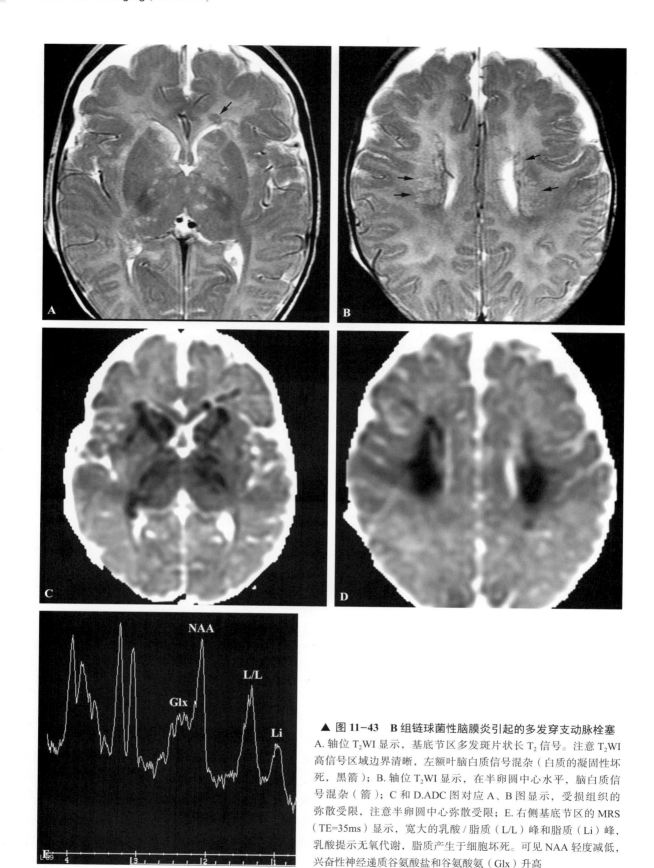

▲ 图 11-43　B 组链球菌性脑膜炎引起的多发穿支动脉栓塞
A. 轴位 $T_2WI$ 显示，基底节区多发斑片状长 $T_2$ 信号。注意 $T_2WI$ 高信号区域边界清晰，左额叶脑白质信号混杂（白质的凝固性坏死，黑箭）；B. 轴位 $T_2WI$ 显示，在半卵圆中心水平，脑白质信号混杂（箭）；C 和 D.ADC 图对应 A、B 图显示，受损组织的弥散受限，注意半卵圆中心弥散受限；E. 右侧基底节区的 MRS（TE=35ms）显示，宽大的乳酸 / 脂质（L/L）峰和脂质（Li）峰，乳酸提示无氧代谢，脂质产生于细胞坏死。可见 NAA 轻度减低，兴奋性神经递质谷氨酸盐和谷氨酸氨（Glx）升高

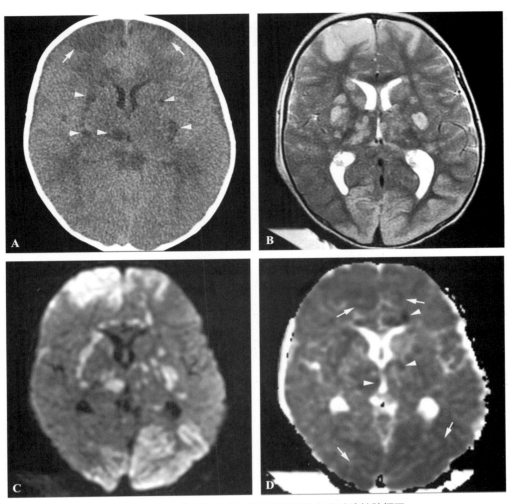

▲ 图 11-44　肺炎链球菌性脑膜炎引起的多发动脉性脑梗死

A. 轴位 CT 平扫显示，皮质和皮质下多发楔形低密度影（白箭），基底节区 / 丘脑也可见多发点状低密度影（箭头）；B. 轴位 T₂WI 显示，病灶的边界显示清晰，中心 T₂WI 高信号代表水肿（细胞毒性或血管源性）；C. 轴位 DWI 显示，多发缺血性损伤表现为区域性高信号；D. 首诊 6 天后的轴位 ADC 可作为早期异常的证据，额枕叶局灶性的弥散率轻度减低（白箭），基底节区和侧脑室旁可见点状弥散率减低（箭头）

膜内，但是它们不像在其他器官内容易增殖。脑膜炎多由位于脑皮质、脊髓、软脑膜或脉络丛内的小结核瘤破裂引起 [180, 237]。在结核性脑膜炎、结核瘤、结核脓肿、脑脊膜炎呈粟粒状传播的数天内，中枢神经系统的临床症状会变得很明显。基底池处蛛网膜下腔见黏稠的渗出物聚集，特别是在桥前池，并沿着脑膜血管壁浸润并发生炎症反应。当渗出物沿着 V-R 间隙蔓延会累及小的皮质血管和穿支血管，引起周围脑组织梗死。预后与梗死的位置和范围有关 [238]，几乎一半的病例发生于基底节区和丘脑 [239, 240]。鞍上池的炎症反应累及神经垂体可能会导致抗利尿激素分泌异常而出现症状 [241]。稠厚的

分泌物阻塞蛛网膜下腔会引起脑积水。脑神经的束膜受侵犯会引起脑神经损伤，特别是第 Ⅱ、Ⅵ 和 Ⅶ 对脑神经。大脑凸面的小结节会累及软脑膜，而深部的病变可能会侵犯侧脑室旁区域。

**影像表现**

放射科医生应牢记，中枢神经系统结核分枝杆菌感染的影像表现和临床表现多样，病变从局灶性和（或）弥漫性颅底脑膜渗出到多种局限性病变（肉芽肿性脑膜炎、结核瘤、大脑炎、脓肿、脑梗死）均可见，可发生于大脑和小脑的任何部位。更具体的说，50%～77% 的患儿因脑积水出现巨脑室征象 [237, 242]。基底池局部可见脓性结核性渗出物填充，

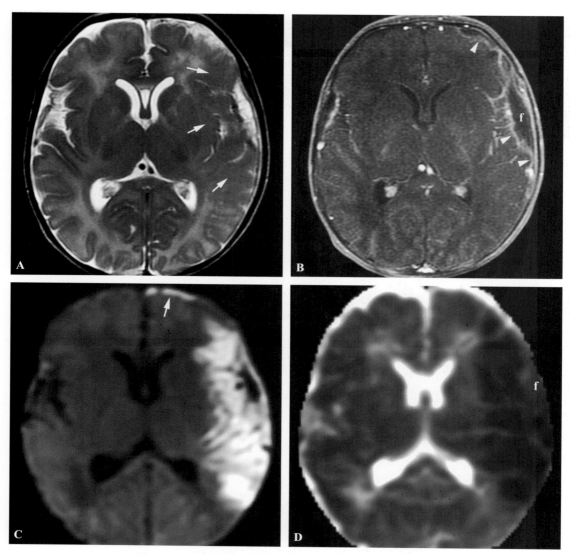

▲ 图 11-45　非 b 型流感嗜血杆菌性脑膜炎引起的大脑中动脉栓塞

A. 轴位 $T_2$WI 显示，左侧岛叶和颞后区灰白质界限模糊（白箭）；B. 增强轴位 $T_1$WI 显示，左侧额颞叶软脑膜强化（箭头）和硬膜下积液（f）；C. 轴位 DWI 显示，左侧大脑中动脉分布区信号增高，左额部硬膜下信号增高（箭）；D. 轴位 ADC 图像证实左侧大脑中动脉分布区组织损伤（低信号），同时注意左侧外侧裂池的低信号（f），硬膜下积脓经手术引流

渗出物也可充满其内，渗出物可蔓延至脊髓蛛网膜下腔（图 11-46）。渗出物在 CT 上表现为高信号；在 $T_1$WI、$T_2$ FLAIR 和 SWI 序列上较脑脊液信号强度稍高；在 $T_2$WI 图像上，因脑脊液也显示为高信号，可能会掩盖脑池处病变，除非使用小视野 MRI 技术进行检查（图 11-47C）。增强扫描后，受累的脑池显著强化（图 11-46 和图 11-47B）[238, 242-245]。虽然渗出物通常双侧对称的聚集在基底池内，但有大约 10% 的患儿可见其他部位的异常，典型的见于外侧裂池，不常见于环池或四叠体池[246]。FLAIR

图像（特别是延迟增强 FLAIR）可以提高脑池和脑膜病变的显著性[191]。结核性硬脑膜炎也被报道过但是较少[247]。

在结核性脑膜炎的亚急性期，绝大多数患儿基底节区和丘脑可见到脑梗死，是因为脓性渗出浸润到血管周围间隙并导致血管炎[240, 248]。尾状核、下丘脑和丘脑内侧是最常见的发病部位[239]。梗死在 CT 图像上表现为低密度区，在 MRI 中表现为长 $T_1$/$T_2$ 信号。当脑膜炎为一侧时，梗死则发生在患侧[246, 248]。皮质梗死少见，多为皮质血管受累引起[236, 242, 248]。

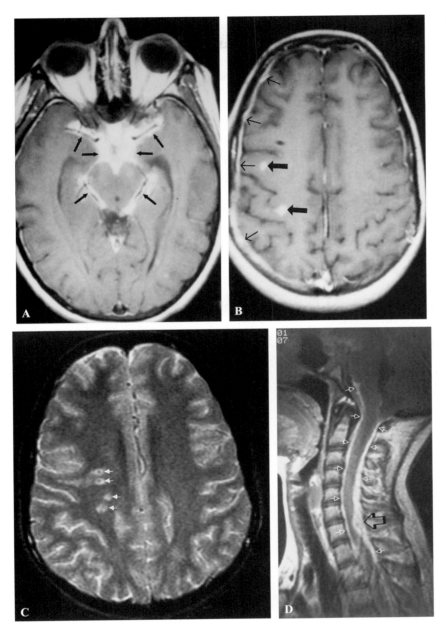

**◀ 图 11-46　结核性脑膜炎**

A. 增强轴位 $T_1WI$ 显示，基底池显著强化，注意鞍上池、侧裂池内侧、脚间池和环池均明显强化（箭）；B. 增强 $T_1WI$ 半卵圆中心层面图像显示，右侧脑膜强化（细箭），右侧顶叶灰白质交界区可见两个强化的结核球（粗箭）；C. 轴位 $T_2WI$ 显示，右侧大脑半球顶叶白质内可见数个结核球（箭）；D. 增强 $T_1WI$ 显示，蛛网膜下腔和脑膜弥漫性强化（空心白箭），$C_7$ 水平脊髓受压，背侧可见一个结核球（空心黑箭）

当患儿出现不明原因的局灶性脑缺血，在怀疑有炎症或传染性疾病的情况下首先要考虑结核分枝杆菌和带状疱疹[231]。MRI 图像上，细微的结节状肉芽肿性脑膜炎先于结核性缺血和梗死灶出现（图 11-48）。

　　在大脑和小脑的灰质、白质和皮髓质交界区可见点状、环形强化，提示结核瘤，病灶可为单发或多发，多发者多位于幕上，单发者常见于幕下（图 11-46B，图 11-48B，图 11-49B 和 C）[230, 249]。结核瘤常位于脑实质内，也可起于硬膜[230, 250]。CT 平

扫上，与脑组织相比其可表现为等或稍高密度。小的结核瘤早期影像特征不明显（图 11-48）[231]。小于 2mm 的结核瘤，病灶均匀明显强化（图 11-48 和图 11-49），大的病灶呈特征性环形强化（图 11-50B 和 E）。$T_1WI$ 上，结核瘤病灶中心呈等信号，周围呈高信号，边缘围绕完全性或部分性稍低信号。$T_2WI$ 上，肉芽肿表现为均匀或不均匀的低信号（图 11-48C 和图 11-50D）[230, 251]。粟粒状结核瘤表现为软脑膜结节状强化和（或）多发 $T_2WI$ 低信号的小结节，强化后信号均匀（图 11-48A）[230]。

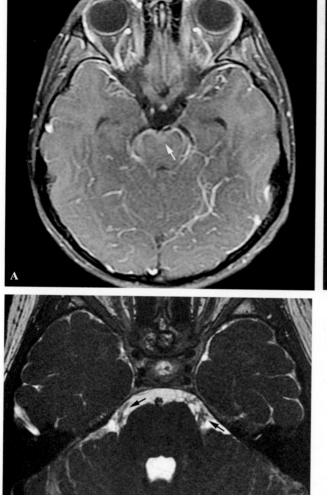

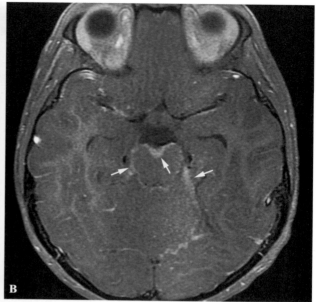

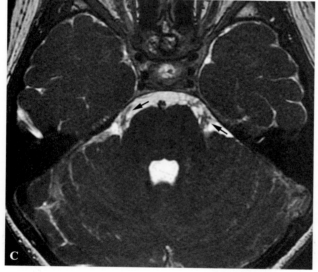

▲ **图 11-47　结核性脑膜炎**

延迟强化和小视野重 T₂WI 的价值。A.12 岁男孩伴颈项强直，脑神经病变，有结核接触史，全血 QFT-G 实验阳性，增强 T₁WI 显示，脚间池轻微强化（箭）；B. 延迟 5min 后增强 T₁WI，基底池强化明显（箭）；C. 轴位 T₂-FIESTA 显示，脑桥前方充填蜿行的低信号，考虑胶样渗出物（箭）

当粟粒性结核累及脑白质，可引起显著的血管源性水肿[252]。结核瘤少见钙化。MRS 上，结核瘤显示非特异性的胆碱升高，NAA 减低，脂质峰升高位于 0.8～1.2ppm[253, 254]。

　　较罕见的是，结核瘤中心的干酪样成分可为液性，形成结核脓肿。脓肿范围一般较结核瘤大，血管性水肿严重。它与结核瘤的影像区别在于 T₂WI 显示中央区为高信号，而结核瘤中心为低信号[238]。原因可能在于成分不同：结核脓肿主要由非特异性炎性细胞构成，如多形核细胞；而结核瘤是肉芽肿，其包括上皮细胞、巨细胞和大量单核细胞浸润

包绕中心干酪样物质[179]。MRS 上，结核脓肿仅见胆碱峰、乳酸峰和宽大的脂质峰[255]。这一特征可与未经治疗的细菌性脓肿进行鉴别，后者也可见氨基酸盐脂肪峰，可能是丙氨酸（1.5ppm）、醋酸盐（1.9ppm）、琥珀酸盐（2.4ppm）和亮氨酸、异亮氨酸、缬氨酸（0.9ppm）（图 11-54G）[256-259]，但是不能与治疗后的脓肿和肿瘤进行鉴别。

　　文献报道中有关结核瘤的 DWI 表现多样。一些作者报道结核瘤的弥散度（高 ADC 值）较正常脑实质和肿瘤轻度升高。也有作者认为其弥散度下降或接近正常脑组织[260-262]。这些结果表明，弥散

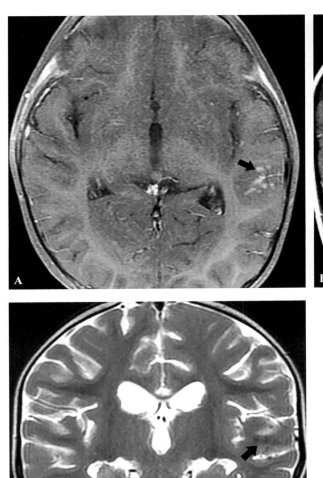
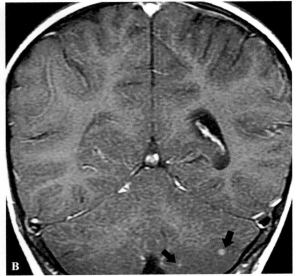
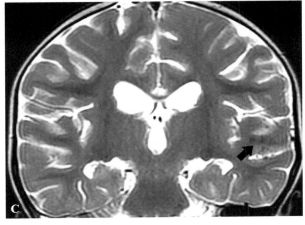

▲ 图 11-48　结节样结核性脑膜炎和结核瘤
A. 增强轴位 $T_1WI$ 显示，软脑膜和皮质呈结节样强化（箭）；
B. 增强冠位 $T_1WI$ 显示，小脑内小的结核瘤（箭）；C. 冠
状位 $T_2WI$ 显示，皮质内细微的 $T_2WI$ 低信号为小结核瘤的
特点（箭）

度受多种未知因素影响，DWI 无助于本病的诊断。

#### 3. 鼻窦炎和乳突炎的颅内并发症

颅内积脓症可能由复杂性鼻窦炎、化脓性中耳乳突炎或其他脑外感染引起的，其可位于硬膜外或硬膜下[263]。与硬膜下积脓症相关的病原菌包括厌氧菌、革兰阴性需氧菌和链球菌。发热和头痛是常见的症状，昏迷和颅内压增高可能发生突然，预示着死亡或严重的后遗症。积脓症、脑水肿、大脑炎、脑脓肿的占位效应可能是显著的，大多数有经验的临床医生认为硬膜下或硬膜外积脓症需要神经外科的急诊处理。

在婴幼儿，积脓症是最常见的化脓性脑膜炎的并发症，包括蛛网膜下腔的局限性包裹性积脓、从蛛网膜下腔延伸到硬膜下的脑膜炎（特别是肺炎球菌），或者是硬膜下渗出的脓性分泌物积聚[196]。年龄较大的儿童起初表现为发热、颈项强直、头痛和嗜睡，随后进展为占位性病变的临床症状和体征，包括视力模糊、神经麻痹和局灶性癫痫发作[180, 264]。当这些症状与头部外伤、中耳炎、乳突炎、鼻窦炎有关时，应怀疑积脓症，并应直接确定积脓的位置。此年龄段最常见的颅内积脓源于中耳炎或鼻窦炎直接蔓延至硬膜下或硬膜外间隙。其他不太常见的原因包括开颅术后感染、脑实质外血肿的清创后感染、骨髓炎、眼眶蜂窝织炎、穿透伤、先天性颅骨缺损（如皮窦和脑膨出）、转移性脓毒症和硬膜下积液感染[179, 197, 265]。

病理研究表明，这些患者的脓液通常位于硬膜下和硬膜外[266]。即使脓液主要集中在一侧腔内，

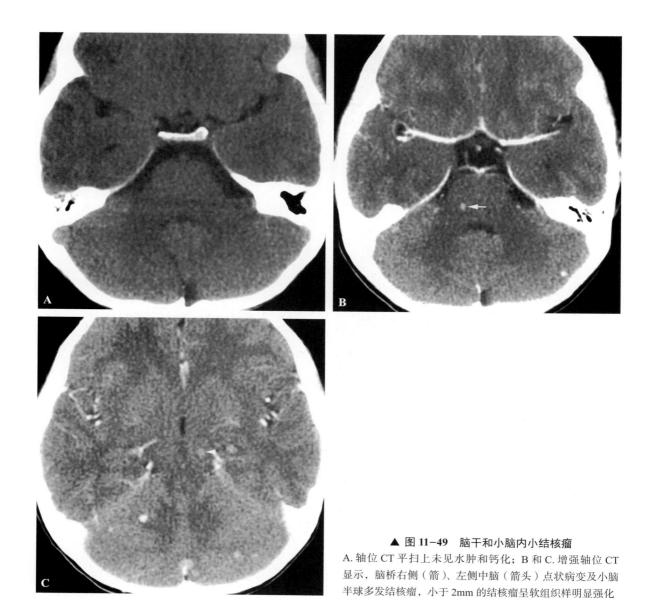

▲ 图 11-49　脑干和小脑内小结核瘤
A. 轴位 CT 平扫上未见水肿和钙化；B 和 C. 增强轴位 CT 显示，脑桥右侧（箭）、左侧中脑（箭头）点状病变及小脑半球多发结核瘤，小于 2mm 的结核瘤呈软组织样明显强化

区分脓肿源于硬膜外或硬膜下也是不切实际的。大脑凸面积脓症是最常见的，是大脑镰旁积脓症的 2 倍[197]。幕旁积脓是不常见的，通常是原有积脓症的蔓延。如果积脓症是双侧的（跨中线）或颅骨内板的大脑镰移位，其可以被精确定位在硬膜外间隙。在更常见的弧形积脓症，这些征象不能被使用，其定位是不精准的。

在影像上，积脓症可以引起脑外间隙增宽，邻近的脑回呈受压改变（图 11-34）。在大龄儿童中，继发于鼻窦炎或中耳乳突炎的积脓症更常见于由同侧和邻近的感染灶发展而来，但积脓灶也可不与感染部位相连续，可位于感染鼻窦或中耳腔 / 乳突的对侧。因此，对于可疑的复杂鼻窦炎或中耳乳突炎，颅脑增强 CT 或 MRI 检查是必需的（图 11-34 和图 11-55）。常见的发病部位包括大脑纵裂、沿着小脑幕或沿着颅前窝或颅中窝底部[196]。在新生儿和婴幼儿中，颅脑超声使用高频近场探头可以观察脑外间隙，分辨出感染灶内的碎片组织[188]。感染灶表现为回声不均或高回声，通常伴有高回声的纤维束和厚的、高回声的内壁。无菌性渗出液表现为均匀的无回声脑外积液[188]。

脓液在 CT 上无密度减低及 MRI 特征可以与非化

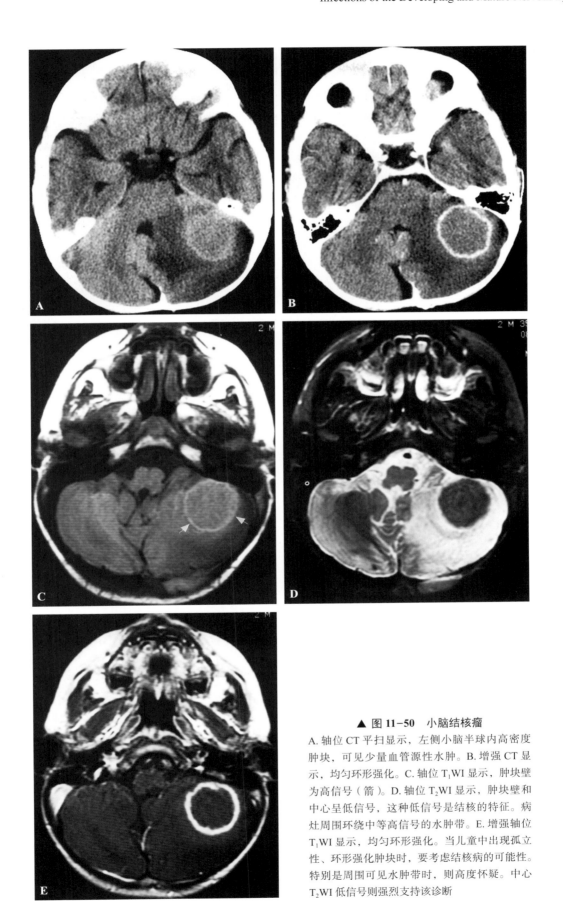

▲ **图 11-50　小脑结核瘤**
A. 轴位 CT 平扫显示，左侧小脑半球内高密度肿块，可见少量血管源性水肿。B. 增强 CT 显示，均匀环形强化。C. 轴位 $T_1WI$ 显示，肿块壁为高信号（箭）。D. 轴位 $T_2WI$ 显示，肿块壁和中心呈低信号，这种低信号是结核的特征。病灶周围环绕中等高信号的水肿带。E. 增强轴位 $T_1WI$ 显示，均匀环形强化。当儿童中出现孤立性、环形强化肿块时，要考虑结核病的可能性。特别是周围可见水肿带时，则高度怀疑。中心 $T_2WI$ 低信号则强烈支持该诊断

脓性积液鉴别。MRI 上，在 $T_1WI$、$T_2WI$ 和 $T_2$ FLAIR 图像上，脓液比脑脊液的信号稍高（图 11-34）[267]。需要常规行 DWI 检查，积脓弥散减低，渗出液弥散无受限（图 11-34）[199-201]。大约 50% 的患者病灶内可见小腔形成。在积脓症发展的早期阶段，邻近的脑组织血管性水肿不明显。如果邻近的脑组织在 CT 上显示低密度或 MRI 上显示长 $T_1$ 长 $T_2$ 异常信号，则考虑大脑炎，目前有大约 20% 的患者可并发积脓症；此外，则要考虑继发于静脉性 / 动脉性栓塞的局部缺血[197]。1~3 周后，硬膜下积脓的增强图像显示骨内膜和硬膜的强化（图 11-34D）。不能确定的是，这种增强是代表脓液周围的包膜，还是继发于缺血性皮质损伤的皮质增强。这种强化在增强 FLAIR 图像上显示的最好，其能够很好地显示脑外异常（图 11-34E）。如果同时观察到脑外积液和鼻窦炎、中耳乳突炎、眼眶蜂窝织炎，则强烈怀疑积脓症。横断面成像需要进行增强扫描，多平面重建并包括全颅脑[197]。

### （四）细菌性脑炎

脑炎是脑组织化脓性感染的早期阶段，为单发或多发化脓性病灶，可吸收或发展为症状明显的脑脓肿。如大脑炎没有及时接受药物治疗，受感染的脑组织液化坏死，肉芽组织和胶原蛋白形成包膜，进而形成脓肿。化脓性病原体可经以下四个途径进入脑组织形成大脑炎：①远处感染或全身性败血症发生的血行播散；②邻近感染的蔓延（如中耳或鼻旁窦炎症），可为直接蔓延，也可由桥静脉的败血症性血栓性静脉炎所致；③中枢神经系统穿通伤的并发症；④与心肺有关的疾病，如青紫性先心病或动静脉畸形。先天性颅骨缺损，如脑膨出或皮肤窦道，也可成为感染源[179, 268]。大脑炎的病理检查显示，炎性细胞浸润脑组织，组织坏死和呈现明显的水肿。周围水肿的脑组织改变与大脑炎病变区非常相似。

临床上很难鉴别脑炎和脑脓肿。但是，鉴别非常重要，因为适当的抗生素对脑炎治疗有效，手术是禁忌。一旦脑炎发展成脓肿则需接受手术治疗，因为抗生素治疗可能无法通过脓液和坏死组织到达感染部位。

脑炎早期，颅脑超声显示边界不清、回声不

均质的受累脑组织。CT 和 MRI 显示受累脑组织水含量增加的征象，如在 CT 上表现为边界不清的低密度区，MRI 上显示边界不清的长 $T_1$ 长 $T_2$ 信号影（图 11-51）[188, 269]。增强后可见边界不清的强化灶（图 11-51D）。常见轻到中度的占位效应。影像复查是必需的，可判断抗生素是否对病变治疗有效，以及是否有脓肿形成。关于脑炎弥散图像的少许病例报道显示，水弥散度像脓肿一样减低[270]。

### （五）脑脓肿

脑脓肿是一种可能危及生命的中枢神经系统感染，可发生于任何年龄。与细菌性脑膜炎一样，脑脓肿的发病机制包括血源性细菌脑内播撒或通过穿透伤或异物直接感染脑实质[271]。如前所述，脑脓肿也可由邻近组织的细菌感染直接蔓延形成，如鼻旁窦或中耳。与细菌性脑膜炎（通常由单一细菌性病原体引起）不同，脑脓肿可由多种微生物引起，可能包括厌氧和需氧细菌、真菌或寄生虫。在小儿脑脓肿中发现的病原菌包括链球菌和葡萄球菌、革兰阴性菌、诺卡菌和新型隐球菌。新生儿脑脓肿通常由枸橼酸杆菌、肠杆菌、革兰阴性菌（如大肠埃希菌）感染引起，可导致早期或迟发性新生儿败血症、脑膜炎和脓肿[272]。儿童脑脓肿发生的高危因素包括先天性心脏病、鼻窦炎、未治疗的中耳炎、中枢神经系统穿通伤、化疗、免疫抑制治疗和潜在的免疫缺陷疾病，特别是 HIV 感染（表 11-5）[273]。

儿童脑脓肿的症状和体征取决于患者的年龄、病变的大小和位置、病原体和宿主免疫反应。在新生儿和婴幼儿中，脑脓肿的临床症状可能比较轻，如婴幼儿易激惹或嗜睡，或患有革兰阴性细菌性脑膜炎（特别是枸橼酸杆菌属），临床医生需要警惕此病的可能性。新生儿脑脓肿有两种主要的临床症状[274-276]。最常见的为急性或亚急性的颅内压增高症状（呕吐、前囟膨出、颅缝分离、头围增大），这些患儿起初常被诊断为先天性脑积水。较少见的为暴发性细菌性脑膜炎急性起病，与其他类型脑膜炎相似。影像学是鉴别和正确治疗脓肿的关键。机会性病原体可造成新生儿相当大的中枢神经系统损害，特别是对免疫反应不成熟的早产儿。

儿童和青少年脑脓肿的临床症状包括头痛、呕

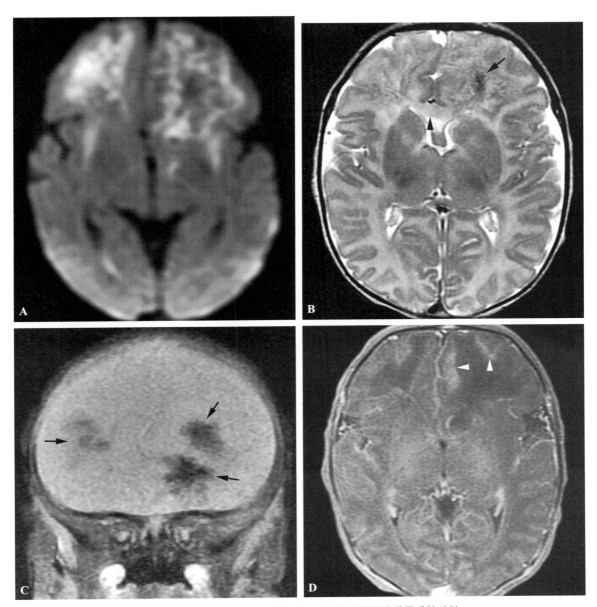

▲ 图 11-51　新生儿克氏枸橼酸杆菌性脑膜炎迅速进展成脑脓肿

A. 轴位 DWI 显示，双侧额叶脑白质内广泛的高信号（弥散度增高）；B. 轴位 T₂WI 显示，额叶信号混杂，灰白质交界区模糊，左侧额叶白质内局灶性低信号（黑箭），考虑继发性出血。同时注意胼胝体膝部水肿（黑箭头）；C. 冠位 GRE 图像显示，额叶花瓣样低信号（箭）表示出血性坏死；D. 增强轴位 T₁WI 显示，双侧额叶内低信号区，皮质 – 皮质下可见斑片状强化（箭头），很可能是脑炎。病灶体积很大，但占位效应不明显，这表明它是由白质梗死后重复感染引起的

吐和局部神经症状。发热是许多其他细菌感染的一个常见特征，在脑脓肿患儿中表现多样[275]。典型的三联征，即发热、头痛和局灶性神经性异常，在不到一半的成人化脓性脑脓肿中可见。神经学检查可显示视盘水肿或局灶性神经功能障碍，如偏瘫、视野缺损或失语症。免疫功能正常的脑脓肿患儿预后一般较好（尽管也可能发生死亡，尤其是当脓肿破入脑室系统时）。相比之下，免疫功能低下的儿童或青少年脑脓肿患儿（如化疗、器官移植后的免疫抑制或 HIV 感染）预后不佳，特别是由烟曲霉菌引起的脑脓肿[277]。治疗包括外科引流，特别是当 CT 或 MRI 显示占位效应及应用了对需氧和厌氧细菌（偶尔也包括真菌病原体）的药物联合治疗后。

病理上，脓肿是一种持续演变的病变。Enzmann

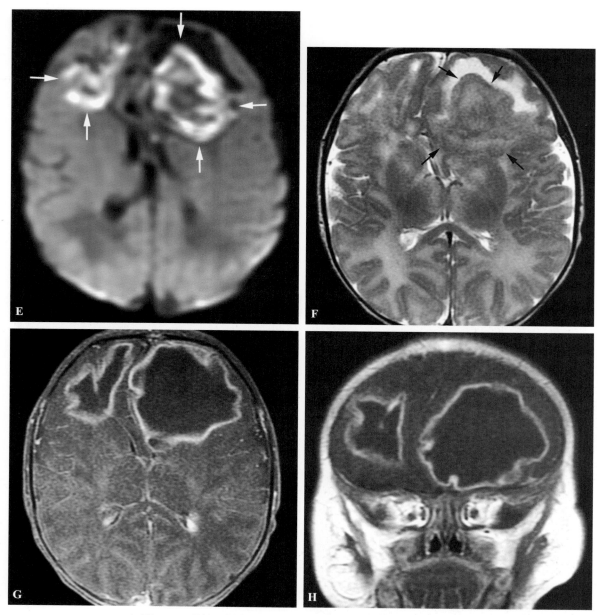

▲ **图 11-51**（续） 新生儿克氏枸橼酸杆菌性脑膜炎迅速进展成脑脓肿

E. 5 天后复查 MRI 显示病情明显进展。轴位 DWI 显示，额叶脑白质区大的融合性高信号（白箭），符合脓腔；F. 轴位 T₂WI 显示，左侧额叶皮质下脑白质低信号，符合脑坏死和脓肿碎片，注意邻近的额叶水肿和左向右的大脑镰下疝；G 和 H. 增强轴位和冠状位 T₁WI 显示，额叶大脓肿环形强化，由于新生儿免疫系统不成熟，脑脓肿可能存在不完全强化的边缘

等将脓肿的演变过程分为 4 个阶段：①脑炎早期；②脑炎晚期；③包膜形成早期；④包膜形成晚期[278]。在第一阶段（脑炎早期），病变脑组织局限性缺血，病原体引起坏死性血管炎进入脑实质，炎性细胞浸润坏死脑组织，未见包膜形成。周围脑白质可见大量水肿。在第二阶段（脑炎晚期），坏死区变得更加清晰，坏死灶周围血管增生，更多的炎性细胞、网织蛋白和少量的胶原蛋白沉积，包膜开始形成。在第三阶段（包膜形成早期），脓肿中心坏死，周围围绕的胶原蛋白和网状纤维增多，形成较第二阶段更清晰的壁结构。而且，脑炎周围区域占位效应和水肿减轻。在第四阶段（包膜形成晚期），基本形成完整的胶原包膜。脓肿皮质侧包膜较脑室侧厚且完整，可能是因为脓肿壁皮质侧血管增多导

表 11–5　脑脓肿：易感因素

- 未纠正的青紫性心脏病
- 败血症
- 化脓性肺部感染
- 鼻窦炎或中耳炎
- 鼻窦或中耳外伤
- 心内膜炎
- 免疫缺陷 / 免疫抑制

致产胶原性成纤维细胞增多。包膜进一步成熟造成脓肿周围炎性浸润、占位效应和水肿继续减轻。脑炎演变为脓肿通常需 7～14 天，但也可进展迅速，如在新生儿、免疫功能低下或感染毒力强的微生物[268, 278]。

总体上，与年龄较大的儿童、青少年和成人相比，新生儿和婴幼儿的脑脓肿往往较大，并表现出包膜形成不良。此外，当患者接受类固醇治疗后，脓肿将表现为包块缩小、包膜强化减弱和水肿减轻。更具体地说，婴幼儿和新生儿脑脓肿有 3 个特征：①通常较大（图 11–51 和图 11–52）；②包膜形成较差，脓肿可迅速增大（图 11–51 和图 11–52）；

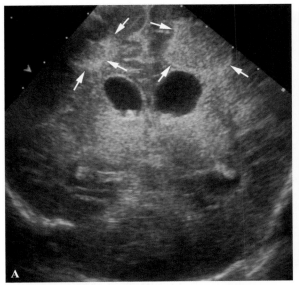

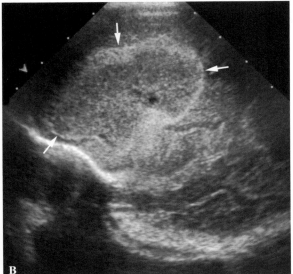

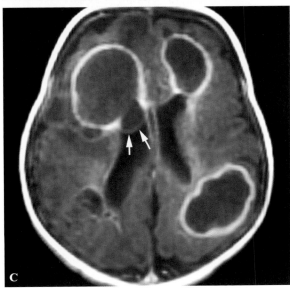

▲ 图 11–52　新生儿脑脓肿（肠杆菌属），颅脑超声的应用

A 和 B. 新生儿冠位和旁矢状位颅脑超声显示，深部脑白质圆形的脑脓肿，边缘呈高回声（箭），可见漂浮的内部碎片；C. 轴位增强 T₁WI 显示，深部脑白质内多发环形强化的脓肿，注意右额叶脑脓肿深部突向侧脑室（白箭），脑脓肿破入侧脑室显示预后不良

③与年长儿和成人脑脓肿多位于基底节区和皮质下白质不同，它们多数位于脑室旁白质（图 11-51 和图 11-52）[196, 275, 276]。这些位于深部的脓肿，特别是那些位于颞枕区的病灶，极易破入邻近的侧脑室内。脑室内破溃与预后不良有关（图 11-52）[279]。脓肿腔常累及多个脑叶，额叶最常受累[275, 276]。小脑脓肿较少见，最常源于耳部感染，也可继发于枕部皮肤窦道（图 11-53）[100]。

**影像表现**

在超声中（新生儿如怀疑脑膜炎、大脑炎或脑脓肿的首选检查），脑脓肿表现为病变区回声异常，其内的碎片回声多样，边缘呈高回声，声束穿透性增强[188,280]。超声中碎块可随体位移动（图 11-52）。

CT 平扫上，脓肿表现为环绕稍高密度薄壁的

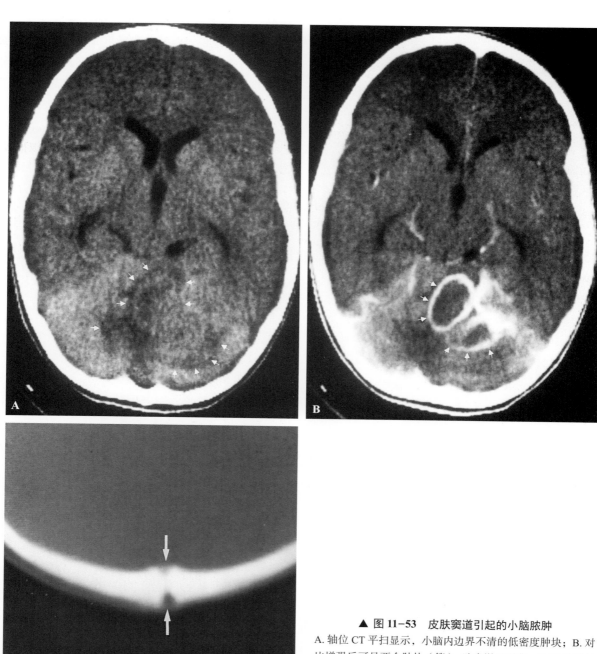

▲ 图 11-53　皮肤窦道引起的小脑脓肿
A. 轴位 CT 平扫显示，小脑内边界不清的低密度肿块；B. 对比增强后可见两个肿块（箭），壁光滑且强化；C. CT 骨窗显示，继发于皮肤窦道的枕骨缺损（箭）。剃光患者的头发后可见窦口

低密度区。增强后，环形强化组织代表脓肿壁及其周围的炎症组织，在年长儿童中包绕低密度区，在新生儿中该环可不完整（图 11-53）。强化的脓肿壁较薄（常为 5mm 左右），常位于灰白质交界区或附近，并被低密度水肿带环绕。多数环形壁内缘平滑而规则。约 50% 脓肿内侧壁较薄，因内侧脑白质血管化较外侧灰质程度减低（图 11-54D）[268, 278]。脓肿长轴可能垂直于侧脑室。因此，脑炎早期阶段（第一阶段），通常较易被 CT 识别并及时使用抗生素治疗。脑炎晚期（第二阶段）的 CT 表现则与第三、第四阶段不能区分。

化脓性脑脓肿的 MRI 表现颇具特征 [281, 282]。在 MRI 上，第一阶段脑炎在 $T_1WI$ 和 $T_2WI$ 均表现为混杂高信号，增强扫描显示片状不均匀强化。第二阶段脑炎晚期 / 脓肿早期，脓肿壁在 $T_1WI$ 上显示为高信号，在 $T_2WI$ 上显示为稍低信号。脓肿中心在两个序列上均表现为不均匀信号。此阶段的脓肿壁略厚，边界尚没有三、四阶段清晰。脓肿壁强化明显，延迟扫描可见脓肿中心也可见强化。第三阶段（脓肿亚急性期）脓肿壁在 $T_1WI$ 上表现为高信号，在 $T_2WI$ 上表现为低信号，增强后显著强化（图 11-54）。脓肿中心在 $T_1WI$ 上表现为均匀低信号，在 $T_2WI$ 上表现为均匀高信号（类似于 CSF 信号），增强后不强化。第四阶段（慢性期），脓肿壁在 $T_1WI$ 上表现为等信号，在 $T_2WI$ 上表现为极低信号；脓肿中心在 $T_1WI$ 上表现为等或轻度低信号，在 $T_2WI$ 上表现为高信号。有人认为，脓肿包膜的胶原组织内游离水减少、少量血流或自由基所引起的 $T_2$ 弛豫增强，导致包膜在 $T_2WI$ 上显示为低信号 [281-283]。在应用顺磁性对比剂增强后，虽然从第二阶段至第四阶段病灶均显示为环形强化，但第二阶段脓肿壁的显示较第三、第四阶段更清晰。

脑脓肿的影像学鉴别诊断包括囊性 / 坏死性肿瘤（原发性和转移性）、脑血肿残腔期和脑白质脱髓鞘。DWI 和 DTI 有助于鉴别脓肿与囊性 / 坏死性肿瘤 [281, 284]。脓肿的典型显示是弥散减低（DWI 上高信号）（图 11-54C），在 ADC 图像上为低信号，一部分脓肿的各向异性会增加（类似于白质）（图 11-54E）[284, 285]。因为脓肿内的脓液黏稠且限制了游离水的运动，或者脓肿内细胞和蛋白质含量很

高但多数死亡，故仅有极少数蛋白质和水分子活跃移动，因此其弥散速率可能降低 [286]。根据我们的经验，脑炎晚期也表现为弥散减低，因此可以和肿瘤鉴别。与之相反，绝大多数肿瘤的囊性 / 坏死成分因细胞坏死和细胞间隙增大，一般显示为弥散度增强 [286, 287]。可能跟周围正常脑组织有弥散程度的中和作用，小脓肿内的水分子运动减弱可不明显 [288]。另外，既往存在的囊腔（如术后囊肿）发生脓肿后可表现为肿瘤坏死或囊肿的弥散特点 [289]。弥散成像可用来评价脓肿的治疗效果。对抗生素治疗有效的脓肿可在治疗开始后 1～2 周内开始呈现弥散正常化，但完全消退可能需要数个月。随着脓肿的吸收，ADC 上依然显示脓腔，但脓腔体积减小。如果减少的 ADC 突然增大或脓腔本身增大，应怀疑用于治疗的抗生素产生耐药 [290]。如果脓肿已被抽吸，腔内出血可能会出现 ADC 信号减低，在这种情况下，加扫 GRE 或 SWI 序列可以鉴别脓腔内的出血 [290]。对于放射科医生来说，准确诊断脑脓肿可以指导临床进行合适的干预和治疗。

灌注成像可以用来鉴别感染和肿瘤。脑炎或脓肿边缘区域显示，脑血容量和脑血流容积（rCBV）（图 11-54F）相对减少，平均通过时间（MTT）延长；而胶质瘤的 rCBV 和 CBF 相对增加，MTT 减低 [281, 291]。

SWI 有助于区分化脓性和真菌性脑脓肿，以及区分脓肿和坏死性脑肿瘤。SWI 序列可以检测脑组织的磁敏感性差异，获得相位和幅度信息。化脓性脑脓肿在 SWI 上表现为双边征：化脓性脓肿壁可见两个同心圆，内侧边呈高信号，外侧边呈低信号（图 11-55）[292]。与之相反，真菌性脑脓肿在 SWI 上表现为完整的低信号边缘，缺乏双边征 [246]。SWI 也可用于区分化脓性脑脓肿和坏死的胶质母细胞瘤。Toh 等认为 $T_2WI$ 无鉴别价值，因为在化脓性脑脓肿和坏死的胶质母细胞瘤中均可见低信号边缘。然而，化脓性脓肿在 SWI 上呈双边征，而坏死性胶质母细胞瘤无双边征，在 SWI 显示为不完整的、不规整的边缘 [293]。

MRS 有助于鉴别脑脓肿和脑肿瘤，并可区分化脓性细菌、分枝杆菌或真菌引起的脓肿 [294-296]。可供放射科医师选择的 MRS 检查方法包括单体素波

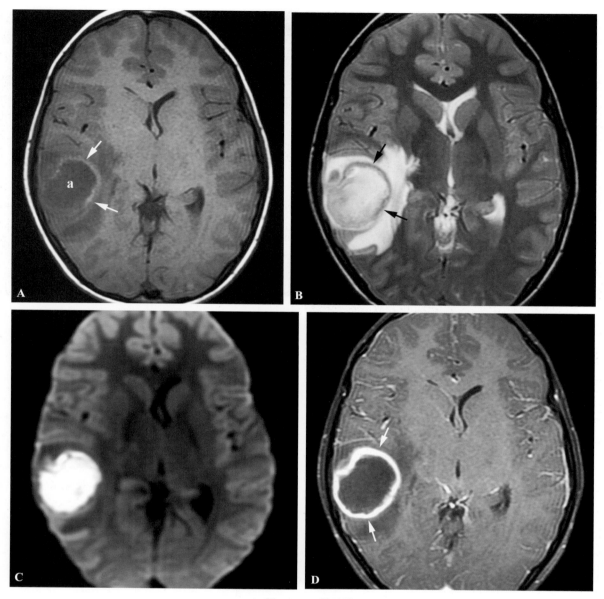

▲ 图 11-54　脑脓肿

MRI 辅助检查的价值。A. 轴位 $T_1WI$ 显示，高信号包膜（箭）围绕低信号的脓肿（a）；B. 轴位 $T_2WI$ 显示，低信号的脓肿壁（箭），注意周围中等程度的血管性水肿；C. 轴位 DWI 显示，内部高信号（细菌性脓肿的特征）；D. 轴位增强 $T_1WI$ 显示，脓肿壁明显强化（白箭），注意内侧壁稍薄

谱成像（SVS）和 2D 波谱成像（MRSI），特别是后者，其可显示脓肿腔和脓肿周围组织代谢物浓度的空间分布。因此，MRSI 更适合用来鉴别化脓性脓肿和坏死性肿瘤[297]。SVS 和 MRSI 均可提供脓腔相似的感染相关代谢物，但 MRSI 可评估坏死肿瘤的壁，在 ¹H-MRS 上显示胆碱、肌酸和 NAA 峰（尽管比例异常，见第 7 章）。脓肿不显示这些正常峰值[298]。在细菌性脓腔中，MRS 可探及氨

基酸脂族峰，包括丙氨酸峰（1.5ppm）、乙酸盐峰（1.9ppm）、琥珀酸峰（2.4ppm）和亮氨酸、异亮氨酸、缬氨酸峰（0.9ppm）（图 11-54G）[256-259]。不管是需氧菌还是厌氧菌，几乎所有化脓性脓肿均可见乳酸峰和脂质峰（图 11-54G）[295, 299-301]。在回波时间为 135～144ms 的 PRESS 序列中，丙氨酸、亮氨酸、异亮氨酸、缬氨酸峰可发生倒置，这一特点可确定这些代谢物的存在[258]。结核性脓肿仅出现脂

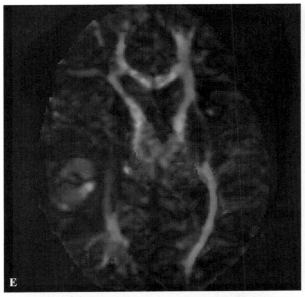

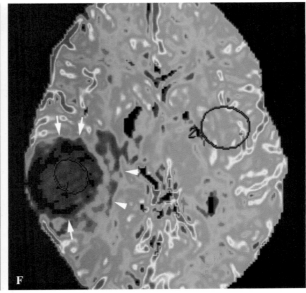

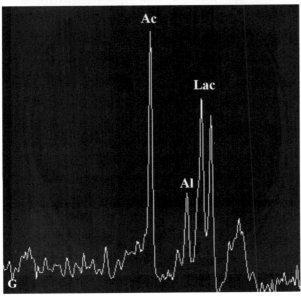

▲ 图 11-54（续）　脑脓肿（此图彩色版本见书中彩图部分）
E. DTI 导出 FA 图显示，脓肿腔外部各向异性增加（红色），注意脓肿腔周围皮质下投射纤维和右侧三角区周围纤维束缺乏信号一致性，FA 值降低（低信号），可能是因间质水肿所致。FA 可能较增强 $T_1WI$ 更好反映活动性炎症的指标。F. 脑血容量图即动态磁敏感对比增强图像（DSC MRI）显示，脓肿的 rCBV 减低（白箭），注意血管源性水肿区减低（白箭头）。另外，脓肿的 CBF 减低，MTT 延长。坏死性肿瘤特别是高级别胶质瘤显示，rCBV、CBF 增加，MTT 减低。G. 脓肿腔的 MRS（TE=288）显示，1.33ppm 处可见乳酸峰（Lac）急剧上升，1.9ppm 处可见乙酸盐峰（Ac），1.5ppm 处见丙氨酸峰（Al）。乳酸是无氧酵解的结果。乙酸盐、乳酸盐和琥珀酸盐是病原微生物发酵的产物

质峰，不含氨基酸或乳酸峰[295]。真菌性脓肿类似于化脓性脓肿，通常出现一些位于 3.6～3.8ppm 之间宽大的峰，初步确定其为双糖海藻糖[295]。因此，¹H-MRS 可用于鉴别脓肿的病原体类型。最后，为了更精确地确定病原体及抗生素的敏感性，脓肿通常需要进行抽吸。

随着脑脓肿的发展，脓肿中心以碎片和坏死组织为主，包膜内层以菌体和白细胞为主。因此，建议将脓肿包膜纳入波谱采集的感兴趣区[302]。抗生素治疗可使除乳酸以外的所有峰均消失[255]。Garg 等认为，乙酸盐和琥珀酸盐共振仅见于专性和兼性厌氧菌引起的脓肿，该发现说明，MRS 有助于确定病原体[294, 299]。

脓肿内容物针吸穿刺后进行革兰染色、培养和抗生素敏感分析，随后药物治疗，这是目前脑脓肿患儿的主要治疗方法。CT 或 MRI 引导下的穿刺引流非常有助于患儿的治疗。而且，CT 或 MRI 复查还可用于观察疗效[257, 281, 282]。药物治疗特别适用于多发性脑脓肿、关键部位脑脓肿或伴严重基础性疾病的脑脓肿患儿[180]。密切的影像随访是判定疗效的关键。如脓腔在治疗 10 天后仍未见缩小，则应再次抽吸[303]。

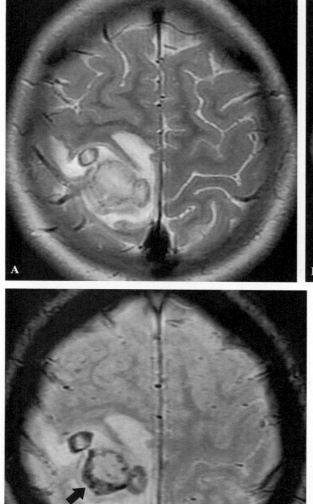

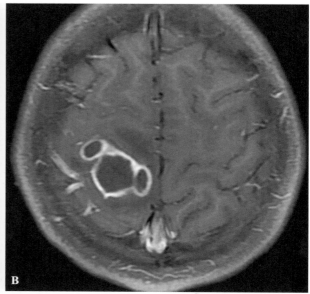

▲ 图 11-55 脑脓肿（中间型链球菌 - 米氏链球菌引起的化脓性感染）

远离之前的右侧额窦炎病灶，推测血液播散所致。A. 轴位 $T_2WI$ 显示，右侧大脑凸面复杂脓肿，其内信号不均匀，脓肿壁呈低信号，邻近脑组织 $T_2WI$ 信号延长（水肿）；B. 增强 $T_1WI$ 显示，三个环形强化的病灶，外侧邻近灰质的壁较内侧邻近白质的壁略厚；C. 轴位 SWI 显示，最大脓肿腔内壁呈高信号，化脓性脓肿的特征（双边征）（箭）

## （六）猫抓病

猫抓病（cat-scratch disease，CSD）是革兰阴性杆菌汉氏巴尔通体引起的一种疾病，可在全球流行，感染儿童或成人，特别是那些生活在美国南部和中西部较潮湿地区的儿童和成人[304, 305]。在美国，每年有 1 万多名儿童和成人感染猫抓病，其中大多数是 5—9 岁的儿童[305]。这种疾病的临床症状主要是抓咬部位出现丘疹、发热、不适和局部腺体肿大，大多数患者只有单个淋巴结肿大，这表明细菌从接触部位的移行，这是此病的特点。CSD 的

潜在全身症状包括肝炎、骨髓炎、视神经视网膜炎、不明原因发热、心内膜炎和 Parinaud 眼腺综合征（包括结膜和局部腺体的肉芽肿）。约 2% 的 CSD 患儿可发生神经系统并发症，表现为脑内血管周围淋巴细胞的浸润和胶质小结节形成[306]。有报道患者发生大范围神经系统异常，包括癫痫、脑病 / 脑炎、视神经炎、传导性失语症和脑卒中[296, 307, 308]。可通过血清学、细菌培养、PCR 或活检组织的 warthin- star 银染色确诊。由于汉氏杆菌生长缓慢，至少需要培养 3 周[305]。大多数患者中，CSD 会自愈。全身并发症的治疗包括针对特定并发症的抗生

素治疗，如针对视神经视网膜炎的多西环素或红霉素，针对心内膜炎的氨基糖苷类、多西环素或头孢曲松。皮质类固醇可能对某些中枢神经系统并发症起一些作用，如 CSD 相关的急性播散性脑脊髓炎（ADEM）。

### 影像表现

CSD 可发生脑血管炎和局灶性脑梗死[309, 310]。其他 MRI 表现包括丘脑、基底节区和白质内局灶性长 $T_2$ 信号（MRI 表现常见于呼吸道病毒引起的脑炎）。已报道的晚期神经病理改变包括涉及颞叶、顶叶和枕叶的层状坏死[311]。视神经损伤表现为眼球和视神经交界处的短片状强化，这是已被报道的 CSD 特有的影像特征[308]。

### （七）莱姆病

莱姆病是一种常见的由包柔螺旋体引起的蜱传播疾病，可发生于儿童和老年人。在美国，主要影响生活在新英格兰、五大湖地区和北加州的人[312]。莱姆病是美国最常见的媒介传播疾病。欧洲也可发生，通常被称为班沃斯综合征。当累及中枢神经系统时，通常使用神经型螺旋体症这个术语。在美国，人类疾病的流行病学反映了白足鼠、白尾鹿和黑脚硬蜱、扁虱、太平洋硬蜱这些传播媒介的分布情况[313-315]。

莱姆病的临床表现包括早期局部病变，以大红斑皮疹（游走性红斑）、发热、不适、头痛、面瘫、视盘水肿和肌痛为特征；早期播散性病变，以关节痛/关节炎、心脏传导阻滞和神经功能损伤（Bell 面瘫、神经根病、脑膜炎、脑膜脑炎或假性脑瘤样综合征）为特征；或迟发性疾病，包括关节炎、多发性神经根炎和（或）脑病[313, 316-319]。神经受累的机制尚不清楚，但可能与螺旋体的直接侵入或自身免疫有关，类似于 ADEM[320]。

在某些情况下，诊断依赖于血清学检查（使用酶联免疫吸附试验和免疫印迹）和病原体培养[313, 318]。美国疾病控制与预防中心目前推荐一种二级诊断标准，先采用免疫荧光或酶联免疫反应检测，如果其中一个是阳性或可疑，根据感染的时间对 IgM 和（或）IgG 进行免疫印迹检测[321]。使用多西环素、阿莫西林、红霉素、头孢噻肟、头孢曲

松或青霉素治疗的方法和时间取决于莱姆病的临床表现和并发症。

### 影像表现

虽然有报道称病变显示为局灶性低密度区，但莱姆病的 CT 平扫多显示正常[313, 322]。约 25% 患儿的 MRI 表现异常。Agarwal 等总结了他们在神经型莱姆病和 MRI 影像诊断方面的经验，显示多发皮质下和脑室周围白质内病变（类似于多发性硬化）、神经根和脑膜强化[313, 315, 323, 324]。Van Snick 等[325] 最近报道了一例神经型莱姆病患者发生急性脑桥卒中的病例。我们发现对于神经型莱姆病的多发性硬化样改变[326]，可以通过弥散度和磁化转移特性进行成像鉴别，可见白质和深部皮质的非特异性改变（图 11-56）。在脑神经病变的患儿中，增强 MRI 可见软脑膜强化，伴/不伴受累脑神经强化（图 11-57）。如果使用小视野、脂肪抑制 $T_1WI$，增强效果最好（图 11-57）[327, 328]。在慢性莱姆病中，MRI 可表现为正常，或在 FLAIR 和 $T_2WI$ 上显示脑室旁

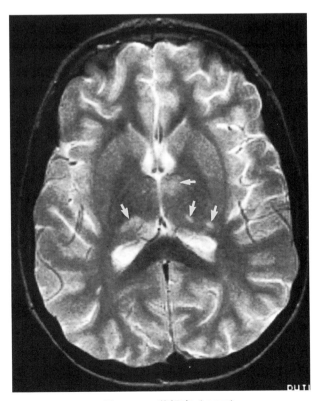

▲ 图 11-56　莱姆病（$T_2WI$）

$T_2WI$ 显示，丘脑内多发长 $T_2$ 病灶（箭）（本病例图片由 William Kelly 提供）

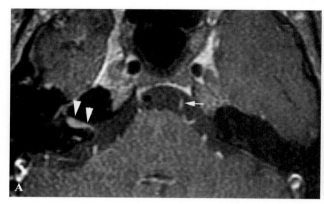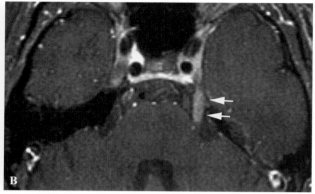

▲ 图 11-57　莱姆病（轴位压脂增强 T₁WI）

轴位压脂增强 T₁WI 显示，右侧第Ⅶ、Ⅷ对脑神经（A 白箭头）、左侧第Ⅵ对脑神经（A 白箭）和左侧第 V 对脑神经（B 白箭）强化

高信号影[329]。当脊髓受累时，MRI 可发现软脊膜表面早期增强，随后出现脊髓长 T₂WI 异常信号并强化[330]。

### （八）洛基山斑疹热

在美国，洛基山斑疹热是最常见的立克次体疾病，由立克次体感染所致，立克次体是通过蜱虫叮咬传染给人类的一种病原体。蜱虫包括美洲犬蜱虫（变异革蜱）、洛基山木蜱（安氏革蜱）和棕色的犬蜱虫（扇头蜱属）。尽管在许多地区都可发生，但超过一半的病例发生在大西洋中部和中南部各州，其中北卡罗来纳州和俄克拉荷马州约占美国所有病例的 1/3[331, 332]。

洛基山斑疹热的主要病理过程是毛细血管和小动脉内皮细胞的侵袭。立克次体在这些细胞内增殖，引发免疫反应，导致炎症、内皮细胞破裂、血管扩张和血管周围水肿[333]。在脑组织中引起破坏性血管炎伴多发性小梗死[331, 333, 334]。尽管所有月份都有病例报告，但此病通常发生在 4—9 月，而且绝大多数人有蜱虫叮咬史，或者有易被蜱虫叮咬区的活动史。

早期临床表现包括发热、不适、头痛、肌痛或关节痛，伴斑丘疹和瘀点皮疹，其通常在发病第 4 天后出现，始发于手腕和脚踝[335]。特征性皮疹开始为红色斑疹，压之褪色，逐渐发展为斑丘疹，最后变成瘀斑。约 50% 的患儿可有中枢神经系统受累。神经系统症状和体征包括头痛、意识改变、神志不清、幻觉、癫痫、昏睡、昏迷和假性脑膜炎，

后者可发展为局灶性神经功能障碍（共济失调、震颤或运动功能受损）[335]。如治疗不及时，患者可能会出现休克、暴发性紫癜和死亡。患者如出现皮疹、发热、血小板减少和低钠血症，需怀疑洛基山斑疹热，虽然此病需经血清学检查确诊，临床应经验性使用多西环素治疗。通过早期合适的治疗，患者平稳恢复，如治疗不及时，可能会导致死亡或严重后遗症[331, 335, 336]。尽管近年来美国的病例有所增加，但由于及时的诊断和治疗，病死率已下降到不足 1%[331]。

**影像表现**

神经影像学检查反映了潜在的病理改变。在洛基山斑疹热中，CT 平扫表现为脑白质内散在的或融合性低密度灶。MRI 显示脑白质内散在分布的多发点状长 T₂ 病灶。这些病变在治疗后可完全吸收[315, 334]。

## 四、病毒感染

### （一）一般概念

在 13 个不同的病毒科中，多达 100 种病毒直接或间接地与中枢神经系统感染有关[337-339]。由于病毒可进入皮肤、结膜或胃肠道、呼吸道或生殖道的黏膜表面感染复制，一些宿主因子，包括胃内 pH 值、局部免疫反应、皮肤或黏膜屏障的完整性，可影响病毒对人体组织的侵袭。大多数病毒可通过脉络膜丛或直接通过血管内皮到达中枢神经系统进行

血源性播散[337-340]。大多数中枢神经系统感染是由于病毒血症较重和持续时间较长，病毒逃避宿主的防御而发生的，而后者直接反映了病毒在神经外复制的效力。仅有少数病毒，如狂犬病毒和某些疱疹病毒，可通过神经通路到达中枢神经系统[337, 340, 341]。狂犬病毒感染神经肌肉接头部，进入神经末梢，经轴突逆行运输到脊髓的神经元，最终上行进入大脑。神经播散还参与了成人型单纯疱疹病毒 1 型脑炎的发病机制，并参与了单纯疱疹病毒 1 型、单纯疱疹病毒 2 型和水痘带状疱疹病毒的黏膜皮肤感染的再活化。

许多病毒可以感染儿童并引起脑炎（表 11-6），其中最重要的是疱疹病毒、非肠道病毒和异种 RNA 病毒群，它们通过节肢动物传播，通常被称为“虫媒病毒”[338, 339, 342]。其他许多病毒被认为与小儿脑炎发生相关，包括 $H_1N_1$、甲型流感、乙型流感、腺病毒、呼吸道合胞病毒、副流感病毒和人类偏肺病毒，这些统称为呼吸道病毒。

不论何种病原体，脑炎常见的临床表现包括发热、头痛、呕吐、抽搐、局部功能缺陷、昏睡或昏迷[337, 342, 343]。发热是常见且多变的临床症状，其范围从低热到 40℃或更高。儿童或青少年脑炎的神经学检查体征可表现为反射亢进、共济失调、认知障碍或局灶性功能缺陷，如失语症或偏瘫。病情严重的患儿可能有颅内压增高的表现，包括瞳孔、呼吸和姿势异常。15%～60% 的脑炎患儿可发生部分或全身性癫痫发作。部分性癫痫发作多发生于单纯疱疹病毒性脑炎患儿中，但也可发生在症状相对较轻的非脊髓灰质炎肠道病毒或拉克罗斯脑炎病毒感染的脑炎患者中。有时，单纯疱疹病毒性脑炎的首发临床表现是急性发作的前眼睑综合征（Foix-Chavany-Marie），其特征是面部、咽和下颌的部分麻痹[344]。最后，一些非传染性疾病，如第 3 章中讨论的免疫介导性脑炎，会产生类似感染性脑炎的症状或体征。

所有病毒侵犯中枢神经系统都显示两种主要的病理特点：神经元变性和炎症反应。虽然某些病毒，如脊髓灰质炎病毒，可产生特殊的临床综合征，但大多数病毒可以产生许多不同的临床症状，这取决于受病毒影响的中枢神经系统的部位。例

**表 11-6 儿童脑炎的可能病因**

**病毒性**
- 基孔肯雅病毒
- 巨细胞病毒
- 登革热病毒
- 东部马脑炎病毒
- EB 病毒
- 单纯疱疹病毒 1 型和 2 型
- 人类疱疹病毒 6 型和 7 型
- 日本脑炎病毒
- 拉克罗斯病毒
- 尼帕病毒
- 非脊髓灰质炎型肠道病毒
- 狂犬病
- 圣路易斯脑炎病毒
- 水痘 - 带状疱疹病毒
- 西尼罗河病毒
- 西部马脑炎病毒

**非病毒性**
- 汉氏巴尔通体
- 伯氏疏螺旋体
- 嗜肺军团菌
- 结核分枝杆菌
- 肺炎支原体
- 立式立克次体
- 梅毒螺旋体

**非传染性**（见第 3 章）
- 免疫介导性脑炎
- 神经性白塞病
- 系统性红斑狼疮
- 拉斯姆森脑炎

如，EB 病毒可能与脑炎、视神经炎、脊髓炎、吉兰 - 巴雷综合征或急性小脑共济失调有关[342]。因此，临床症状会出现大量重叠，影像表现同样也存在类似表现也就不足为奇了。所以，依据放射学和临床标准很难对多种病毒感染加以鉴别。有些病毒对脑膜具有亲和性，有些则特异性累及灰质，还有一些则主要累及白质。这些特征有助于缩小鉴别诊断范围[342]。例如，流行性腮腺炎病毒、非麻痹性脊髓灰质炎病毒、柯萨奇病毒和淋巴细胞性脉络丛脑膜炎病毒均可引起脑膜炎；单纯疱疹 1 型病毒、麻疹病毒、虫媒病毒和狂犬病毒均可引起脑炎；亚急性硬化性全脑炎（SSPE）、进行性多灶性脑白质炎、西部和东部马脑炎可引起白质炎（主要累及

脑白质）（表 11–7）[342, 345, 346]。

由免疫介导的一些传染性疾病（甲型流感病毒、乙型流感病毒、人类疱疹病毒 6 型、单纯疱疹病毒和肺炎支原体）导致的严重并发症是急性坏死性脑病（ANE，见第 3 章）。病理上，感染会引发全身细胞因子反应，这可能代表了对感染因子的过度免疫反应。该病以非炎症性出血性坏死为特征，临床表现为急性脑病发作，无脑脊液细胞增多。脑脊液显示白细胞介素（IL-6）水平升高。死亡率约 30%。MRI 表现主要包括对称性丘脑和脑干被盖 $T_1$ 和 $T_2$ 延长。大脑和小脑白质、内囊、豆状核均可累及。病变区常见弥散受限和点状出血（图 11–63）[342, 345-347]。

病毒性脑炎患者出现临床症状时的神经影像学异常具有显著判断预后的价值[274, 348-350]。影像表现是准确预测病毒脑炎患儿短期预后不良的两个因素之一（另一个是存在局灶性神经体征）。更重要的是，神经影像学有助于区别病毒性脑炎与代谢/中毒性疾病及类感染性脑炎（也被称为急性播散性脑脊髓炎或 ADEM，见第 3 章）。借助成像技术可快速诊断特定的中枢神经系统病毒感染（如 HSE），进而迅速干预治疗，降低发病率和死亡率。目前的成像工具中，由于 MRI 可提供最多的信息，其仍然是早期评估脑病患儿的重要诊断工具。

病毒性脑炎病程的早期，几乎所有病毒均可引起受累脑实质含水量的增高[338]。此时患儿的影像检查表现为，超声上的片状高回声区，CT 上的低密度区，MRI 上的 $T_1WI$ 低信号及 $T_2WI$、FLAIR 高信号（图 11–58）。病程早期，DWI 显示的病变较传统的 $T_1WI$、$T_2WI$ 和 FLAIR 序列更清晰，敏感性更高[351]。$T_2WI$ 和 FLAIR 上"亮"病灶的平均弥散度降低，提示为坏死可能[351]。Wong 和他的同事报道病毒性脑炎患儿病灶早期的 Dav 降低[352]。磁共振波谱也有助于诊断，因为脑炎通常表现为肌醇（mI）下降，谷氨酰胺和谷氨酸（Glx）升高。与其他影像学检查相比，MRI 联合 MRS 对病毒性脑炎的检测更为敏感，是影像检查的首选。DWI 是常规 MRI 的重要辅助检查方法，在许多情况下为病毒性脑炎的诊断提供了最早的依据[353]。

少数病毒感染有特定的脑受累部位，这可能是由特定的感染途径，或病毒表面所表达的蛋白与宿主细胞表面受体间分子相互作用所致[342, 347]。目前，呼吸道病毒群尚未表现出神经靶向性。然而，有报道显示呼吸道病毒性脑炎患儿的双侧丘脑和基底节区 $T_2$ 信号延长，DWI、SWI 信号改变多样[354]。同样的，某些病毒也可影响大脑的特定区域，如海马、

表 11–7 已知病因急性脑炎的影像特征

| 病原体 | 影像表现 |
| --- | --- |
| 汉氏巴尔通体（CSD） | 可引起血管炎和脑梗死，丘脑、基底节区和脑白质内可见长 $T_2$ 异常信号 |
| EB 病毒性脑炎 | 表现出对深部灰质的亲和性，皮质和脑白质的非特异性病变，视神经炎 |
| 新生儿单纯疱疹病毒性脑炎 | 多发性长 $T_2$ 异常信号，累及深部灰质，常见出血，分水岭区损伤 |
| 儿童和青少年型单纯疱疹病毒性脑炎 | 边缘系统受累，双侧不对称，出血，灰质深部未受累 |
| 日本脑炎 | 丘脑和下丘脑可见长 $T_2$ 异常信号，轻度增强，弥散受限 |
| 莱姆病 | 皮质下脑白质内见长 $T_2$ 异常信号，脑室周围脑白质病变类似于多发性硬化，神经根和脑膜增强 |
| 麻疹脑脊髓炎 | 主要累及丘脑、纹状体和大脑皮质，可见长 $T_2$ 异常信号 |
| 肺炎支原体脑炎 | 累及软脑膜，类似于原发性神经根血管炎增强，皮质下脑白质可见长 $T_2$ 异常信号 |
| 非脊髓灰质炎型肠道病毒 | 表现多样，脑干脑炎，软脑膜增强，小脑见长 $T_2$ 异常信号 |
| 西尼罗河病毒性脑炎 | 双侧基底节及丘脑见长 $T_2$ 异常信号 |

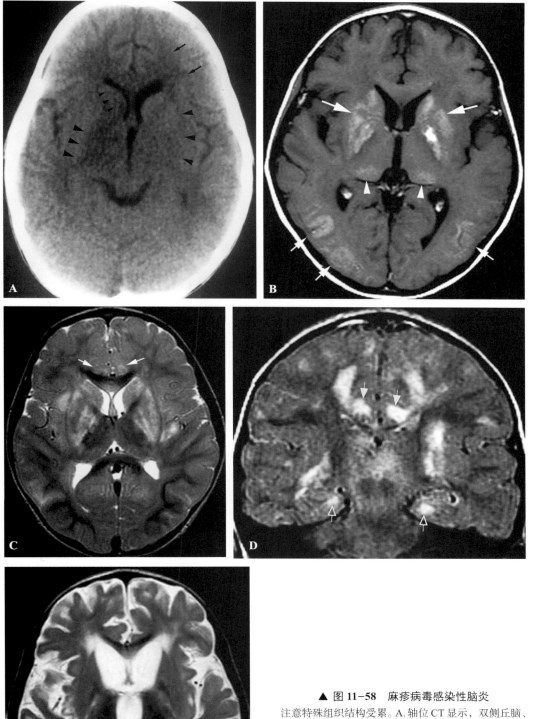

▲ 图 11-58　麻疹病毒感染性脑炎
注意特殊组织结构受累。A. 轴位 CT 显示，双侧丘脑、
豆状核（大箭头）、右侧尾状核头部（小箭头）和左
额叶白质（箭）可见低密度影；B. 轴位 T₁WI 显示，
广泛异常的高信号影，累及基底节区（大箭）、丘脑
后部（箭头）和颞枕叶皮质（小箭）；C. 轴位 T₂WI 显示，
皮质、基底节区、扣带回前部的长 T₂ 信号（箭）；D. 冠
位 FLAIR 显示，胼胝体上方的扣带回（实箭）和颞
叶内侧（空心箭）对称性受累；E. 随访轴位 T₂WI 显示，
基底节区和脑白质重度萎缩

扣带回（图 11-58）、丘脑、下丘脑（图 11-59）、黑质或基底节区（图 11-58）[338, 347, 355]，引起对称性改变。临床医生应根据临床病史对病毒感染做出诊断，不要受发病部位特异性、脑组织对称性受累的特点干扰。事实上，发病部位特异性是很多病毒性脑炎的特点。少数病毒感染具有特殊的临床和放射学特点，将在下面的章节中详细讨论（表 11-7）。

## （二）疱疹病毒

已知疱疹病毒家族的 6 名成员（疱疹病毒科 –DNA 病毒）可引起儿童神经系统疾病[342]，其中，新生儿 HSV 和先天性 CMV 感染已在先天性感染章节中进行了详细讨论。疱疹病毒 –1（HSV-1）、水痘 – 带状疱疹病毒（VZV）、EB 病毒（EBV）和

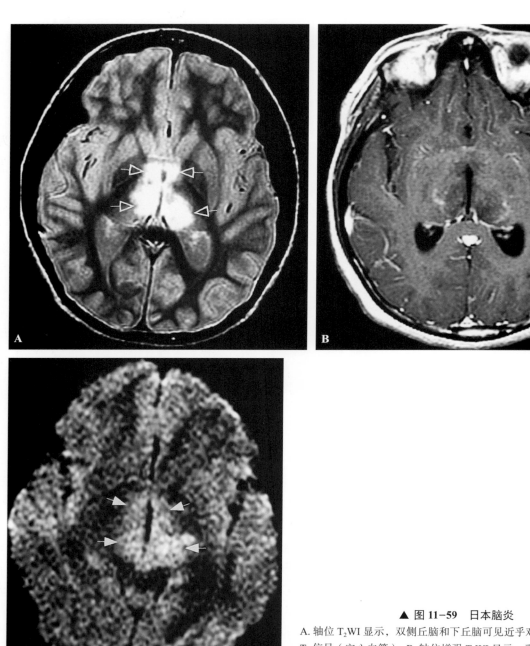

▲ 图 11-59　日本脑炎
A. 轴位 T₂WI 显示，双侧丘脑和下丘脑可见近乎对称性的显著的长 T₂ 信号（空心白箭）；B. 轴位增强 T₁WI 显示，受累的中心区域呈低信号，周围可见轻度强化；C. 间脑水平的 DWI 显示，受累的深部灰质核团弥散受限（高信号，箭）

人类疱疹病毒 -6（HHV-6）将在下面的章节中讨论（表 11-8）[50, 61]。

**1. 单纯疱疹病毒性脑炎**

大龄儿童或青少年的单纯疱疹病毒性脑炎（HSE），绝大部分是 HSV-1 感染，首发表现有头痛、发热、不适、呕吐及行为改变[49, 356]。所有年龄段均可发生 HSE，呈双峰分布，是致命性散发性脑炎的最常见原因。约 1/3 的病例发生在 6 月龄至 3 岁的幼儿，而半数或更多的病例发生在 50 岁以上的成年人[49, 357]。所有患者均会出现局灶性神经症状，如部分性癫痫发作、偏瘫或失语，其中 40% 患有 HSE 的儿童或青少年出现部分或全身性癫痫发作[49]。局灶性异常反映了 HSV 感染额颞部脑区（边缘系统）的倾向，但其他脑区也会受到影响，尤其是幼儿。HSE 的临床病程可以进展迅速，伴有昏迷和难治性癫痫，也可以逐渐进展，伴有记忆丧失和

**表 11-8　4 周以上中枢神经系统疱疹感染家系的神经学表现**

| | 免疫活性宿主 | 免疫抑制宿主 |
|---|---|---|
| 巨细胞病毒 | • 脑膜脑炎<br>• 吉兰 - 巴雷综合征 | • 视网膜炎<br>• 弥漫性小胶质结节性脑炎 |
| EB 病毒 | • 脑膜脑炎<br>• 小脑炎<br>• 视神经炎<br>• 脑干脑炎<br>• 吉兰 - 巴雷综合征 | • EB 病毒相关的原发性中枢神经系统淋巴瘤 |
| 人类疱疹病毒 -6 | • 热性惊厥（＜ 2 岁）<br>• 脑病 / 脑炎<br>　– 海马和杏仁核<br>　– 颞外受累 | • 脑膜脑炎<br>• 白质脑炎<br>• 急性坏死性脑炎 |
| 单纯疱疹病毒 -1 | • 脑炎<br>　– 边缘系统受累<br>　– 双侧不对称性<br>　– 婴幼儿血管分布区受累<br>• Bell 麻痹（推测） | • 脑炎 |
| 单纯疱疹病毒 -2 | • 无菌性脑膜炎（年轻成年女性） | • 可能发生脊髓炎 |
| 水痘 - 带状疱疹病毒 | • 小脑炎<br>• 血管炎（卒中）（基底节）<br>• 多灶性脑白质病 | • 多灶性脑白质病 |

行为障碍[49, 50, 61]。

婴幼儿 HSE 的诊断是通过检测血清或脑脊液中的 HSV DNA 来确定的，儿童或青少年 HSE 的诊断需检测脑脊液中的 HSV DNA[49]。脑脊液 PCR 检测婴儿 HSE 的敏感性为 70%～75%，而儿童的敏感性为 90%～95%，提示临床医生必须谨慎解读 PCR 阴性结果[49, 55]。患有中枢神经系统 HSV 感染的婴幼儿、儿童或青少年需要阿昔洛韦治疗，虽然此药可能会发生短暂性肾功能不全或骨髓抑制，但其具有良好的耐受性。尽管使用阿昔洛韦治疗及时，但许多儿童仍会遭受永久性神经发育后遗症，如认知障碍、局灶性运动障碍和癫痫[49]。

病理上，HSE 是一种暴发性、出血坏死性脑膜脑炎，通常起源于边缘系统（前颞叶和内侧颞叶、岛叶皮质、额下区及扣带回）。新生儿感染被认为是原发感染的结果，与初次接触病毒和病毒通过血液传播流入大脑有关，而大龄儿童的感染则被认为是潜伏在三叉神经节内的病毒被再次激活，并通过三叉神经分支向额颞叶边缘结构扩散，此神经支配了中颅窝和前颅窝的软脑膜[49, 50]。病毒易向边缘系统的细胞扩散，扩散到岛叶皮质和额叶眶区，特别是扣带回。受累脑组织弥漫性软化和出血伴神经和胶质成分丢失。然而，正如本章前面所述，HSE（尤其是婴儿）有时主要累及皮质，这意味着病毒通过不成熟的血脑屏障直接血行播散入大脑皮质，而不是沿着神经分支进行播散，从而产生了血管性损伤模式[61, 358, 359]。

**影像表现**

大多数影像学检查在疱疹脑炎早期不敏感。在 MRI 其他序列检测到异常信号之前，DWI 和 $T_2$ FLAIR 序列即可显示出高信号[360, 361]，在新生儿和婴儿中，主要累及大脑半球，白质和皮质均受影响（图 11-60A 至 D）[52]。这种表现可能与梗死非常相似，区别在于感染灶不遵循血管分布，且皮质和皮质下白质均受累。静脉注射对比剂后，软脑膜、皮质和皮质下白质有轻度强化[61, 358]。由于在感染后的前 5 天 CT 表现为阴性，故除非 CT 是唯一可用的成像技术，否则它对疑似 HSV 脑炎急性期没有作用，MRI 和 SPECT 在疾病早期比 CT 更敏感[362-365]。MRI 比 SPECT 具有更高的空间分辨率，因此，当

怀疑有疱疹性或任何类型的脑炎时，MRI 是首选的影像学检查。

在大龄儿童和青少年中，最常累及的区域是边缘系统（前颞叶和内侧颞叶、岛叶皮质、额下区及扣带回）。影像学表现与患者年龄及感染的严重程度和分期有关（图 11-60）。在 HSE 的早期进程中，MRI 较 CT 更敏感。DWI 最早在 24h 可出现异常，显示受累皮质弥散系数降低，这些表现持续 1 周左右[360]。随着疾病的进展，细胞坏死和血管源性水肿导致 Dav 增加。到第 1 周末，处于疾病的急性晚期或亚急性早期，同一检查可以在不同脑区同时观察到 Dav 降低和增加的区域（图 11-60）。出血会影响 MRI 弥散成像质量。点状出血可在第 1 周出现在皮质或皮质下白质内，表现为圆形或曲线状短 $T_1$/短 $T_2$ 信号[61]。点状出血在长 TR 梯度回波图像或 SWI 上显示"晕状" $T_2$WI 低信号。在症状出现后的几天内，受累脑区（内侧颞叶、岛叶皮质和额叶眶区，特别是扣带回）在 $T_2$WI 和 FLAIR 上呈高信号（图 11-61）[364, 365]。$T_1$ 和 $T_2$ 缩短可能源于出血或钙化。MRI 上 SWI 的相位图有助于区分出血（相位图上的顺磁性低信号）和钙化（相位图上的反磁性高信号）[44]。顺磁性对比剂注入后可出现不同程度的强化，可出现在皮质和软脑膜上（图 11-60I），HSV 可引起脑膜脑炎[49, 50]。病变通常累及单侧，但累及双侧不对称的病变也不罕见（图 11-60）。虽然与 HSE 有关的脑区通常为内侧颞叶、扣带回和岛叶，但当儿童起病时，任何脑区都可受累。40% 的 HSV 感染患儿的颞外区可受累[366]。皮质病变可以是局灶性或多灶性，类似于栓塞性皮质梗死[358]。丘脑和其他基底节区病变已被描述[50, 367, 368]。因此，虽然特征性影像学表现有助于 HSV 脑膜脑炎的诊断，但不应将非典型影像学表现成为拒绝阿昔洛韦治疗的理由。序贯成像研究显示组织损伤的演变，通常包括坏死和萎缩。多囊性脑软化和星形胶质细胞增生通常作为这种快速进展的坏死性脑炎的特征而持续存在。早期 HSE 的磁共振波谱显示 NAA 减少，乳酸峰存在，胆碱和兴奋性神经递质增加（图 11-60J）[61]。

儿童和青少年 HSE 的特征性 CT 表现直到症状出现后几天才出现，使得 CT 对疑似 HSE 的早期研究不敏感[49, 61]。最初，在前内侧颞叶的皮质和皮质下白质中出现模糊低密度影，占位效应不明显（图 11-60E），延伸至额叶和顶叶皮质。通常不累及豆状核。有时可在受累脑组织内看到高密度的小病灶，代表出血（图 11-60E）。静脉注射对比剂后，常可在受累区域出现脑回样强化，通常到该区域的低密度能够明确显示时增强才会出现[366, 369, 370]。

HSE 的影像鉴别诊断包括非疱疹病毒性脑炎、自身免疫性脑炎（如 NMDA 受体抗体相关性边缘脑炎）、血管炎和副肿瘤性边缘脑炎。将既往史（包括临床疾病的进展）、适当的实验室检查和 MRI 结果相结合往往能确诊。一般来说，如果病变位于边缘系统之外，且累及双侧颞叶，则 HSE 的发生率较低[371]。

总之，HSE 的影像表现多变，与儿童感染时的年龄和成像的时间有关。从典型的边缘系统脑炎到弥漫性皮质损伤，再到局灶性血管区梗死。因此，对有癫痫发作和精神状态改变的儿童，特别是伴有发热和局灶性神经系统改变时，无论年龄大小，临床医生都必须高度怀疑 HSE。

**2. 水痘 - 带状疱疹病毒（VZV）**

VZV 是水痘和带状疱疹的病因，与多种神经系统疾病有关，包括急性共济失调、脊髓炎、脑卒中、疱疹后神经痛、Bell 麻痹、Ramsay-Hunt 综合征、无菌性脑膜炎、脑炎、先天性水痘综合征和瑞氏综合征[372]。不足 0.1% 的水痘患儿会出现中枢神经系统并发症，事实上，在世界上许多地区，免疫接种几乎已经消除了水痘和 VZV 相关疾病。急性小脑共济失调是目前最常见的水痘中枢神经系统并发症，通常发生于皮疹发作后 10 天左右。据报道，在水痘皮疹之前或接种水痘疫苗后出现共济失调，伴有躯干性共济失调、辨距不良、呕吐和易怒是常见的临床特征[373]。患儿也可能出现头痛、呕吐、失语、偏瘫或颅内压增高等体征[374]。有报道儿童水痘后可出现脑卒中或罕见的带状疱疹眼病[372, 375]。这些疾病通常发生在水痘或带状疱疹感染后的 4～8 周内，引起局灶性神经缺陷、头痛、嗜睡，偶尔还会引起癫痫。应用 PCR 检测血清中 VZV 特异性 IgM 或脑脊液中 VZV DNA 可对 VZV 感染进行确诊[372]。患有 VZV 所致共济失调的儿童需要支持治疗，而患有 VZV 脑炎或脊髓炎的儿童应使用阿昔洛韦治疗。皮质类固醇对卒中或脊髓炎的儿童可能有效果[372]。

**影像表现**

水痘所致急性共济失调患儿的影像学检查可显示弥漫性小脑肿胀（CT 低密度和 MRI T$_2$/FLAIR 高信号）（图 11-61）[372, 376-378]。在大脑皮质的灰白质交界处及基底节也可以看到大小不等的病灶[379]。

多灶性脑白质病是水痘最常见的中枢神经系统并发症，可由小动脉病变引起，代表了 VZV "脑炎"

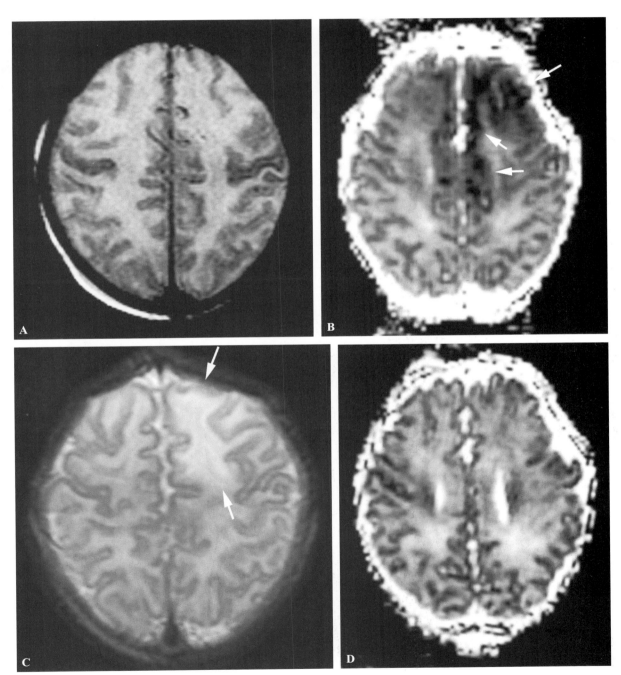

▲ 图 11-60　单纯疱疹 1 型脑炎（HSE）

图像（A 至 D）为婴儿，图像（E 至 J）为儿童。A 至 D.3 月龄婴儿的疱疹病毒性脑炎伴癫痫发作；A. 轴位 T$_2$WI 在发作当日表现是正常的。B. 同一时间轴位 ADC 图显示左侧额叶前部和左侧额叶前内侧的弥散系数降低（白箭）。C. 4 天后，轴位 T$_2$WI（C）显示异常白质高信号（白箭），但 ADC 图正常。E 至 J. 有意识改变和癫痫发作的大龄儿童图像

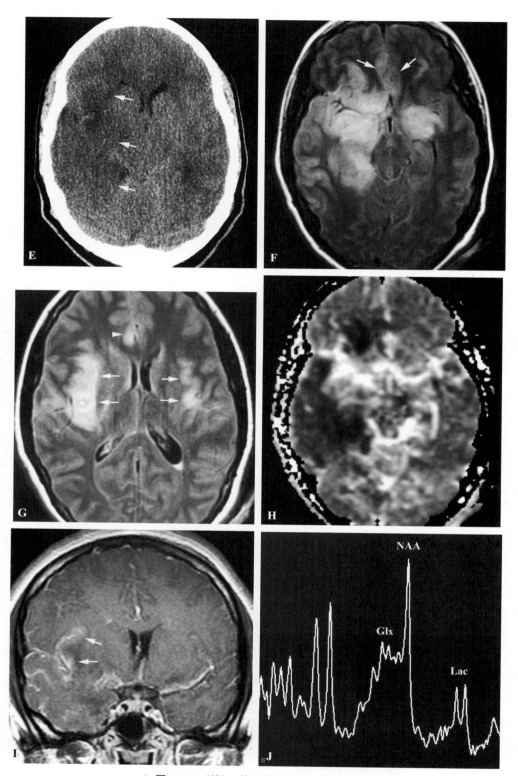

▲ 图 11-60（续） 单纯疱疹 1 型脑炎（HSE）

E. 平扫轴位 CT 图像显示右侧额叶和颞叶低密度（白箭）。右侧脑室受压。颞叶内侧高密度的小病灶为出血灶（经 MRI 证实）。F. 轴位 FLAIR 图像显示双侧海马，海马旁和海马外颞叶受累（高信号），双侧扣带回受累（白箭）。G. 三角区水平的轴位 FLAIR 图像显示水肿延伸到岛叶区域（箭）。右侧扣带回内可见水肿（箭头）。H. 鞍上池水平的轴位 ADC 图显示右侧额叶和颞叶的弥散系数下降（低信号）。I. 冠状位增强 T₁ 加权图像显示大脑外侧裂、岛盖和岛叶皮质内强化（箭）。J. 右内侧颞叶的 MRS（TE=35ms）显示乳酸双峰（Lac），兴奋性神经递质（Glx）升高和 NAA 轻度下降。该 MRS 波谱支持坏死性 HSE 脑炎的氧化代谢紊乱和脑损伤特征的另一类型。影像学检查示，在 VZV 累及供应皮质和皮质下区的小血管时，皮质和皮质下白质中出现斑片状、典型的小病灶，CT 为低密度，MRI 为 $T_1WI$ 低信号和 $T_2/FLAIR$ 高信号[380]。病灶罕见强化，但在疾病早期可见弥散受限[61]。

患儿在水痘或带状疱疹眼病后出现迟发性局灶性神经缺陷，被认为患有水痘介导的血管炎（涉及大血管）[372, 381]。在几乎所有病例，神经影像学检查均显示 MCA 分布性脑梗死（图 11-62），最常见于壳核和尾状核，可在大脑皮质的 MCA 供血区内见大小不等的病灶[382-387]。MRA、CTA 或导管造影可正常，也可表现为血管病变，即颈内动脉远端和大脑前、中动脉近端狭窄或不规则（"串珠样"）（图 11-62B）[385-388]。

其他病毒感染，如加利福尼亚脑炎病毒，也可引起基底节梗死[389]。此外，颈动脉夹层也可引起儿童基底节卒中。因此，幼儿脑卒中的影像学表现必须结合现有的病史来解释。随着 VZV 疫苗的广泛使用，儿童 VZV 相关神经疾病的总体流行趋势急剧下降[390]。在鉴别诊断中值得注意的是，小儿基底节区 / 丘脑生殖细胞瘤（高核质比肿瘤）的表现可为单侧运动无力，早期 MRI 检查疑似缺血（见第 7 章）。

### 3. EB 病毒

EB 病毒所致脑炎约占儿童急性脑炎的 5%，导致发热、头痛、意识改变和癫痫发作（包括急性癫

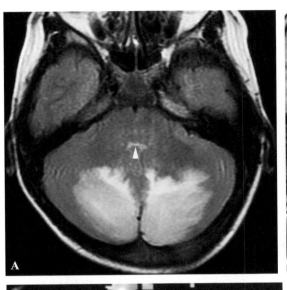

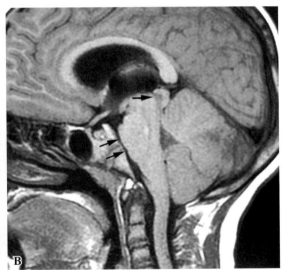

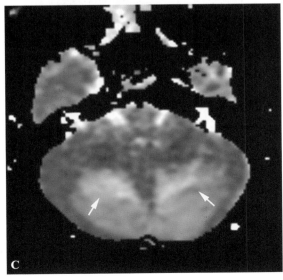

▲ 图 11-61　继发于水痘 - 带状疱疹病毒的急性小脑炎

A. 轴位 $T_2WI$ 显示小脑的大片长 $T_2$ 融合区。第四脑室受压（箭头）；B. 矢状位 $T_1$ 加权像显示小脑幕切迹上疝的早期征象，可见中脑导水管扭曲（黑箭），脑桥受压（黑箭），小脑肿胀伴枕大池消失；C. 轴位 ADC 图显示 $T_2WI$ 异常信号区的扩散系数增加（高信号、箭）

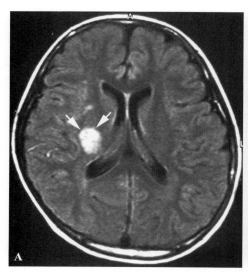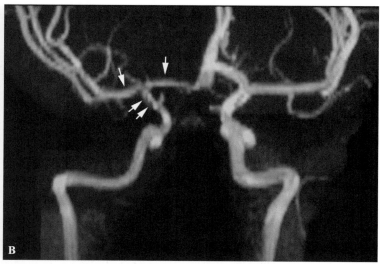

▲ 图 11-62　水痘继发的血管炎

A. 轴位 FLAIR 图像显示右侧苍白球后部出现急性梗死（高信号、箭）；B. 3D-TOF-MRA 最大信号投影图像，显示颈内动脉床突上段和大脑前、中动脉近段狭窄（箭）

痫状态）[391, 392]。在 HSE 的早期流行病学研究中，EB 病毒是最常见的类似于 HSV 脑炎的病原体。"爱丽丝梦游仙境"综合征是 EB 病毒感染的一种神经系统表现，它导致人格改变及大小、形状或距离扭曲（视物变形症）[393]。与 EB 病毒感染有关的其他神经系统疾病包括视神经炎、吉兰 – 巴雷综合征、急性偏瘫、急性共济失调和免疫功能低下患儿的淋巴增殖综合征 [391]。治疗上包括支持治疗，绝大多数儿童可完全康复，但也可能出现永久性后遗症或死亡。

**影像表现**

　　EB 病毒脑炎患者可表现为大脑皮质 / 皮质下白质、丘脑、基底节内的多发病灶，呈低密度（CT）或长 $T_1$、长 $T_2$ 信号（MRI），有时也可出现于脑干或小脑。据报道，EB 病毒脑炎还可引起短暂性、广泛的皮质和胼胝体压部病变 [394]。罕见情况下，EB 病毒可引起脉络膜视网膜炎和视神经炎。重要的是，EB 病毒可表现为嗜深部脑核的特性。因此，有一定的临床表现时，基底节区和丘脑中 $T_2WI$ 或 FLAIR 高信号的存在应注意考虑 EB 病毒脑炎 [61]。静脉注射对比剂后，病变通常无强化，弥散系数正常。MRS 可能是一种有用的辅助手段，据报道其 NAA 降低，胆碱轻度升高，兴奋性神经递质（Glx）升高，后者提示有感染性病因 [395]。

#### 4. 人疱疹病毒 –6（HHV-6）（玫瑰病毒）

　　HHV-6 是一种玫瑰病毒，有两种变体（HHV-6A 和 HHV-6B），后者与常见的儿科发热性疾病——婴儿玫瑰疹（第六病）有关 [396]。然而，HHV-6 相关急性脑病可以无特征性皮疹 [397]。HHV-6 与长期复发性癫痫发作有关，约占婴儿首次发热性癫痫发作的 30% [398]。

**影像表现**

　　HHV-6 是嗜神经性病毒，通常累及内侧颞叶和其他边缘结构（图 11-63）。因此，鉴别诊断必须包括 HSE。基底节受累和（或）急性坏死性脑病（ANE）不常见，但临床表现极为严重（图 11-63）[61, 397]。

#### （三）非脊髓灰质炎肠道病毒

　　非脊髓灰质炎肠道病毒（柯萨奇病毒、埃可病毒和肠病毒 68-71）可通过粪 – 口途径传播，可引起咽炎、疱疹性咽峡炎、胃肠炎、手足口病、新生儿败血症和中枢 / 外周神经系统疾病。感染非脊髓灰质炎肠道病毒的儿童偶尔会出现急性脑炎，伴有发热、癫痫、嗜睡、昏迷或局部神经缺陷 [399]。受累儿童可能有类似 HSE 的局灶性神经缺陷 [400]。肠病毒 71 除了与脑炎和无菌性脑膜炎有关外，还可引起急性神经系统疾病（单 / 双侧弛缓性麻痹），类似于脊髓灰质炎或吉兰 – 巴雷综合征 [401]。肠病毒

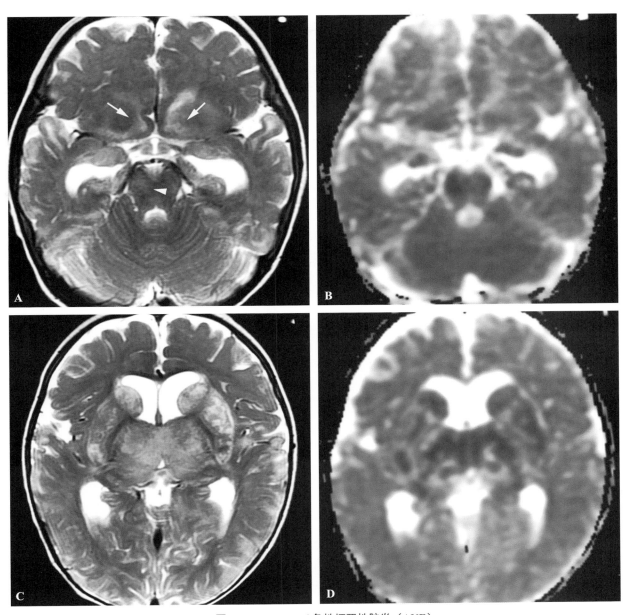

▲ 图 11-63　HHV-6 急性坏死性脑炎（ANE）

A. 轴位 T₂WI 显示累及中脑（白箭头），海马和前额叶后区（白箭）的 T₂WI 高信号（水肿）；B. 轴位 ADC 图显示（A）中病变处弥散系数降低（低信号）；C. 在基底神经节水平的轴位 T₂WI 显示混杂长 T₂ 信号及深部核团肿胀；D. 与（C）同层面的 ADC 图显示多个弥散降低的病灶（低信号），反映了基底神经节和丘脑的坏死

D68 与急性弛缓性脊髓炎有关，这是一种由于脊髓运动神经元受累而导致脑神经麻痹和肢体麻痹的儿童疾病[402-404]。

　　非脊髓灰质炎肠道病毒感染的新生儿或幼儿可能患有播散性疾病，类似于细菌性脓毒症或播散性 HSV 感染。临床症状包括发热、呼吸窘迫、癫痫、嗜睡、休克或弥散性血管内凝血。心肌病可使严重

感染复杂化，特别是由柯萨奇病毒引起的感染，在一些婴儿中可能是致命的[405]。在年轻的患者中，中枢神经系统受累可能包括急性出血性坏死性脑炎，这种脑炎不易侵犯基底节[405]。

　　应用反转录 PCR 检测脑脊液或血清中的肠道病毒 RNA 是诊断肠道病毒感染的最佳方法[339, 399]。患有严重非脊髓灰质炎肠道病毒感染的婴儿和儿童可

使用普来可那利治疗，这是一种新型抗病毒药物，对包括鼻病毒和肠道病毒 D68 在内的几种 RNA 病毒有效，尽管对照试验表明，普来可那利治疗只能略微减少肠道病毒相关症状 [406]。

**影像表现**

非脊髓灰质炎肠病毒的影像学表现多样，包括在无菌性脑膜炎、脑炎、脑干脑炎背景下的轻微软脑膜强化（图 11-64）、小脑炎（图 11-61）、急性横贯性脊髓炎伴或不伴神经根炎、急性坏死性脊髓炎（图 11-86）、动脉病和吉兰 - 巴雷综合征 [61, 400, 401, 403]。

**（四）节肢动物传播病毒**

几种病毒病原体可通过蜱和蚊子传播给人类，导致中枢神经系统感染 [338, 339]。在许多国家，蜱传脑炎（tick-borne encephalitis，TBE）的发病率逐渐上升。除了先前讨论过的蜱传疾病的 CSD 和莱姆病之外，黄病毒科的嗜神经病毒仍然是重要的病原体。现已认识到人类和其他哺乳动物是这些嗜神经病毒的天然宿主。此外，在由嗜神经性黄病毒引起的人类疾病中，只有日本脑炎比 TBE 更多见 [315]。虽然它们归属于不同的病毒家族，但均为节肢动物传播，故这些病毒通常被称作"虫媒病毒"。重要的虫媒病毒包括甲病毒（包括东部马脑炎病毒、西部马脑炎病毒和委内瑞拉马脑炎病毒）、黄病毒［包括日本脑炎病毒（东南亚、远东和印度次大陆的重大健康问题）、圣路易脑炎病毒、西尼罗河病毒

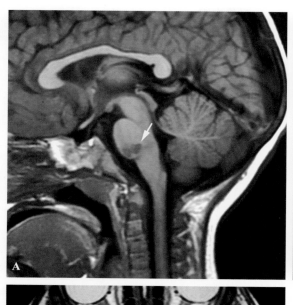

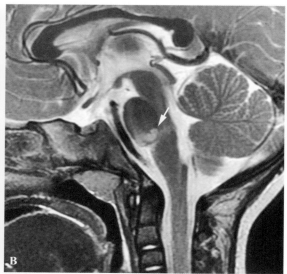

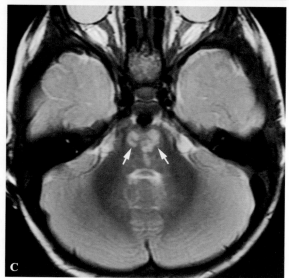

▲ 图 11-64 肠病毒 -71 型脑干脑炎

A. 矢状位 $T_1WI$ 显示累及脑桥下部和延髓上部的边缘欠清的 $T_1WI$ 低信号（箭）；B 和 C. 矢状位和轴位 $T_2WI$ 显示脑桥 - 延髓内 $T_2$ 高信号病变（箭）。ADC 图显示弥散系数增加

（West Nile virus, WNV）、登革热病毒、寨卡病毒及欧洲、亚洲和北美洲与 TBE 相关的几种病毒 ]、布尼亚病毒（拉克罗斯脑炎病毒）和呼肠孤病毒（科罗拉多蜱热病毒）[338]。虽然大多数人感染这些病毒不会导致症状，但每种病毒都可引起儿童和青少年的脑膜炎或脑炎 [342]。虫媒病毒性脑炎的临床表现（头痛、发热、癫痫发作和意识改变）是非特异性的，因此，MRI 在识别可能的病原体方面发挥重要作用。治疗上主要包括支持治疗，因为目前没有针对这些病毒的特定活性药物。

患有 TBE 的儿童或青少年会出现一系列临床症状和体征，包括头痛、肌痛、癫痫发作、行为改变、共济失调、口面运动障碍、偏瘫和脑病，绝大多数继发于免疫介导的脱髓鞘或急性非免疫性脱髓鞘。脑脊液分析显示细胞异常增多，并且疾病急性期的血清显示蜱传播特异性 IgM 抗体。典型的头颅影像学异常包括丘脑、黑质、基底节、脑干、小脑、大脑皮质和半球白质的 T$_2$WI 高信号病变（图 11-59）[407]。日本脑炎典型的间脑受累有助于其与 HSE 的鉴别。

由黄病毒（RNA 病毒）引起的登革热每年感染大约 1 亿人，其临床表现多种多样，从头痛、肌痛到严重脑病。因此，中枢神经系统脑脊髓成像表现多样。有报道示丘脑、海马、颞叶、脑桥和脊髓内弥散系数下降，T$_2$WI 呈高信号。登革热也可表现为急性缺氧性损伤 [408]。鉴于它们的传播方式，这些感染在较温暖的天气（春季、夏季或秋季）更常见，反映了传播疾病的节肢动物的活动和地理分布。

这些病毒中，许多已遍布全球，并导致了相当多的人类疾病。东方马脑炎是美国虫媒病毒病死亡率最高的，占 30%～50%[409]。相比之下，拉克罗斯病毒脑炎是美国学龄儿童中最常见的一种虫媒病毒疾病，很少有致命感染 [410, 411]。1937 年在乌干达首次发现西尼罗病毒，它在 20 世纪 50 年代出现在埃及和以色列，很少影响人类。从 20 世纪 90 年代中期，它开始在人类中暴发，导致生活在以色列、阿尔及利亚和罗马尼亚的人发生致命脑炎 [412]。1999 年，WNV 感染首次出现在美国，该病在纽约的活动是大规模流行的前兆，到 2003 年已影响到整个美国大陆，造成近 15 000 例感染，其中很大一部分

侵袭神经，特别是成年人 [413-416]。在北美，WNV 已成为流行性脑膜脑炎最常见的病因。尽管西方马脑炎病毒和圣路易脑炎病毒在历史上与美国大暴发有关，但这些病毒感染相对较少。

欧洲、亚洲和北美的几种密切相关的、经蜱传播的黄病毒可使生活这些地区的儿童和成人产生脑炎 [331, 332, 417, 418]。欧洲 TBE 的患者常为双相病程，在最初的病毒血症阶段常表现为头痛、不适、肌痛和低热。20%～30% 的感染者有第二个阶段，即神经损伤期，表现为头痛、高热、嗜睡、昏迷、抽搐、脑神经麻痹或瘫痪，与吉兰 - 巴雷综合征相似。这些患者的神经系统后遗症发生率相对较高。Powassan 病毒是加拿大东部和美国东北部的一种蜱传黄病毒，偶尔会引起儿童脑炎 [331, 419]。

**影像表现**

随着 MRI 在神经系统疾病研究中的应用日益增多，放射科医师应该更熟悉 TBE 的 MRI 特征。最常见的异常是双侧丘脑（对称或不对称）的 T$_2$WI 高信号，在壳核和（或）尾状核内有或无其他病变。其他异常影像包括小脑、脑干和颈髓前角的 T$_2$WI 高信号 [315]。

虫媒病毒成员多样，其影像表现也多样化。日本脑炎通常表现为后内侧丘脑、黑质、纹状体、大脑皮质、脑干、小脑或白质（偶尔可累及）的 T$_2$WI/FLAIR 高信号和弥散系数下降（急性期）（图 11-59）[61]。几乎所有病例均累及丘脑和黑质，约 2/3 的患者累及海马和纹状体。拉克罗斯脑炎与 HSE 的影像学特征可非常相似 [411]。东方马脑炎可表现为多灶性 T$_2$WI 高信号病变，累及脑干、皮质和静脉周围白质。神经侵袭性西尼罗河病毒感染可表现为不同的影像学异常，包括无菌性脑膜炎、脑膜脑炎及基底神经节、丘脑和黑质的局灶性 T$_2$WI/FLAIR 高信号 [413, 420, 421]，这些影像学表现与日本脑炎相似。WNV 脑炎还可显示放射冠白质、内囊和深部灰质结构、脑桥和中脑的弥散下降 [421-424]。卒中（与中枢神经系统 WNV 血管炎相关）也已被描述 [425]。

登革热病毒是节肢动物传播的黄病毒，存在于热带和亚热带地区，每年有超过 1 亿人感染这种病毒，导致高热、头痛、肌痛、骨痛、皮疹、易擦

伤，或出血热（伴剧烈腹痛的严重疾病）、呼吸困难、呕吐，或因休克或充血性心力衰竭而死亡[426]。少数情况下，登革热病毒可引起脑炎伴发热、癫痫、虚弱和意识改变[427]。影像学表现多种多样，包括额叶、颞叶、枕叶、脑干和脊髓的 $T_2WI$ 高信号，弥散系数多变[427]。

基孔肯雅病毒（*Chikungunya Virus*）是一种在南欧、印度、拉丁美洲和东南亚观察到的蚊媒甲病毒，有时会引起神经系统并发症，包括发热、肌痛、呕吐、皮疹、神经疾病、热性惊厥和脑炎[428]。诊断上可以通过检测 *Chikungunya* 病毒特异性抗体应答和酶联免疫吸附法来确诊，治疗包括支持治疗。MRI 表现不具特异性，反映了脑脊髓脊神经根炎[429]，有时也提示为 ADEM[430]。

### （五）流感病毒

流感病毒可与脑炎或脑病有关[261, 431]。神经系统症状和体征的出现发生在甲型流感感染症状首次出现后的几天至 1 周。新型 $H_1N_1$ 甲型流感开始于季节性发热性上呼吸道感染，有些病例可进展为脑病。该疾病的发病机制可能包括免疫或毒素介导的内皮损伤、血管周围水肿和脱髓鞘。在 CSF 或血清中没有发现病毒，但可以发现升高的促炎细胞因子。患有神经系统疾病（如脑瘫或唐氏综合征）的幼儿感染 $H_1N_1$ 后更容易产生 $H_1N_1$ 神经系统并发症[432-434]。

**影像表现**

流感脑炎在 MRI 上可表现为局灶性脑炎到弥漫性脑水肿。$H_1N_1$ 脑炎的 MRI 表现主要包括双侧丘脑、中央沟周围实质、内侧颞叶和小脑的长 $T_1$、长 $T_2$ 信号。脑膜强化可见报道（图 11-65）。已报道甲型流感脑炎的胼胝体压部可出现短暂性的长 $T_2$ 信号和弥散减低（图 11-66）。要注意的是，任何胼胝体压部的水肿都会导致弥散受限，因为压部轴突在大脑中是最紧密的，导致自由水分子扩散受限。因此，在引起脑后部水肿的许多疾病中可以看到可逆性压部病变。研究报道的其他病因包括：轮状病毒、麻疹、腮腺炎、HHV-6、EB 病毒和沙门菌属的感染；O157 大肠埃希菌相关溶血性尿毒症；非传染性因素包括弥漫性轴索损伤、多发性硬化、癫痫、缺氧缺血性损伤、抗癫痫药物使用及发热性感染相关癫

病综合征（FIRES）[261, 394, 435, 436]。

### （六）狂犬病

在非洲和亚洲，人狂犬病病例每年 1/10 万～1/100 万，每年造成数千人死亡[341, 437, 438]。相比之下，美国每年不超过 5 个狂犬病病例，而且一些地区（澳大利亚、芬兰、日本、新西兰、挪威和瑞典等）目前没有此病[341]。狂犬病病毒在美国的蝙蝠、浣熊、臭鼬和狐狸中存在，在许多地区的野生犬类或其他哺乳动物中也存在。未接种的狂犬病动物（狗、浣熊等）通过伤口传播病毒仍然是全世界人狂犬病的主要原因[341]。人狂犬病早期通常表现为寒冷、发热、头痛、喉咙痛、不适、恶心或腹痛等非特异性症状，接种部位的疼痛或瘙痒可作为本病的早期特征。狂犬病的神经学表现包括躁动、多涎、谵妄，偶尔表现为角弓反张。20%～50% 的患者可出现恐水症，引起喉肌、膈肌和呼吸辅肌的痉挛。还可出现癫痫发作，狂犬病脑炎患者最终会产生致命性昏迷。狂犬病所致的吉兰 - 巴雷综合征会出现延髓功能障碍、面部双瘫、心律失常、昏迷、呼吸停止和死亡。狂犬病的诊断可以通过检测血清或脑脊液中的狂犬病毒特异性抗体、培养或 RT-PCR 检测唾液中的狂犬病毒、皮肤活检狂犬病毒抗原来进行[341]。治疗包括支持治疗，尽管患者在用利巴韦林、金刚烷胺及药物诱导的昏迷治疗后能够存活，但存在轻度神经系统后遗症[439]。

**影像表现**

狂犬病的 CT 表现通常为基底节、脑室周围白质、海马和脑干的弥漫性或局灶性低密度。在疾病的早期阶段，MRI 上可见大脑皮质、基底节、深部脑白质、海马、脑干和脊髓中边界欠清的 $T_2WI$ 高信号。在疾病后期，静脉注入对比剂后，脑干、脊髓和颈神经根可能出现强化[440]。因此，影像学表现与基底节、丘脑和脑干神经元坏死和脱髓鞘的病理学表现相一致[441]。

狂犬病是脑干受累的重要感染疾病，当无狂犬病暴露史的发达国家儿童出现传染性或副传染性脑干脑炎的症状和体征时（进行性脑病、共济失调和眼肌麻痹），需考虑临床和影像鉴别诊断，包括 Bickerstaff 脑干脑炎、Miller-Fisher 综合征和吉兰 -

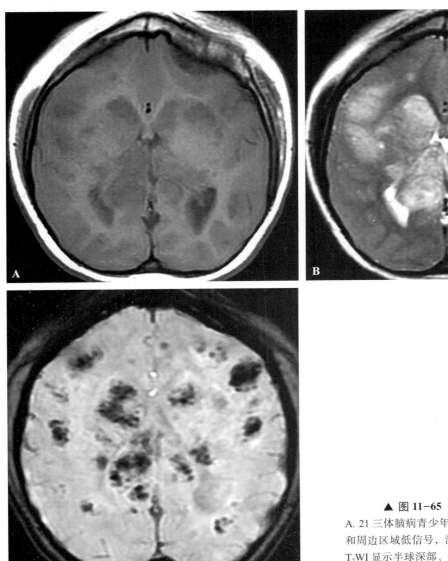

▲ 图 11-65　H₁N₁ 脑炎合并 ANE
A. 21 三体脑病青少年轴位 $T_1WI$ 显示大脑半球深部和周边区域低信号，注意侧脑室受压情况；B. 轴位 $T_2WI$ 显示半球深部、外周皮质和皮质下区域多发高信号；C. SWI 显示数个实质内低信号（出血）

巴雷综合征。此外，出现这些表现的患者需要评估感染性关联或触发因素，包括甲 / 乙型流感、肠道病毒、莱姆病、肺炎支原体、EB 病毒和结核分枝杆菌。这些患者的脑脊液分析通常显示蛋白细胞分离和抗 GQ1b 抗体升高。使用类固醇和其他免疫抑制药可能有效[442]。Bickerstaff 脑炎的特征在于意识障碍和锥体症状；Miller-Fisher 综合征表现为共济失调、眼肌麻痹和腱反射消失三联征；吉兰 - 巴雷综合征为周围神经系统脱髓鞘，导致进行性肢体上抬无力伴延髓受累，而无眼肌麻痹和共济失调。Bickerstaff 脑炎的患者，MRI 显示脑桥后部的 $T_2WI$ 高信号，通常延伸至第四脑室菱形窝的室管膜表面[442]。

### （七）尼帕病毒（Nipah Virus）

1998 年秋，马来西亚出现严重脑炎病例，受感染患者组织的电子显微镜鉴定出一种副黏病毒，以首次出现病毒的马来西亚村庄 Kampung Sungai Nipah 命名，称为尼帕病毒[443, 444]。在最初暴发期间，265 例脑炎患者中年轻的仅有 10 岁，近 40% 的感染者死亡，许多幸存者存在神经系统后遗症。临床表现包括发热、头痛、呕吐、咳嗽、小脑体征、癫痫、自主功能障碍和昏迷[445]。尼帕脑炎的最初暴发是与猪或猪粪接触造成的，果蝠（果蝠属）被确定为病毒的天然宿主[446]。在之后的印度和孟

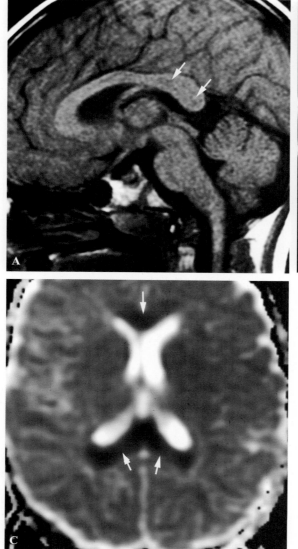

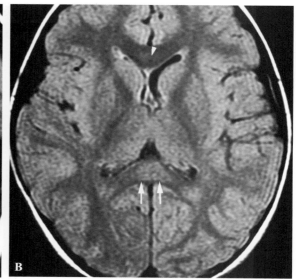

▲ 图 11-66　与甲型流感相关的可逆性压部损伤
A. 矢状位 $T_1WI$ 显示压部肿胀和 $T_1$ 低信号（箭）；B. 轴位 FLAIR 图像显示压部高信号（白箭），胼胝体膝部（箭）也隐约可见高信号；C.ADC 图显示压部和膝部（箭）的扩散系数下降（低信号）。1 个月后 MRI 随访未见异常

加拉国疫情暴发期间，出现人与人之间的传播及食源性传播[447]。利巴韦林治疗可改善预后。

**影像表现**

据报道，Nipah 脑炎的 MRI 异常包括皮质内广泛的 $T_1WI$ 高信号病灶，可能为皮质坏死[448]。病灶在早期 MRI 时可表现为 $T_2WI$ 高信号和 Dav 下降。

**（八）慢性病毒感染**

这通常被称为"慢病毒"感染，一些传统的病毒制剂，包括麻疹病毒、肠道病毒和 JC 多瘤病毒，可能与慢性神经疾病有关（表 11-9）。麻疹病毒引起三种不同的神经症状：①急性脑脊髓炎，一种脱髓鞘性疾病，类似于 ADEM，约占儿童麻疹病毒感染病例的 1/1000；②亚急性麻疹性脑病，免疫缺陷宿主的一种严重的疾病，通常致命；③亚急性硬化性全脑炎，一种在儿童麻疹病毒感染后数年发生的进行性致死性疾病。虽然麻疹病例在美国和其他强制免疫接种的国家已大幅下降，但麻疹仍导致全球多人死亡[449]。

麻疹性脑脊髓炎通常在麻疹发作后 7 日内开始，多数为 10 岁以下的儿童。临床表现包括头痛、易怒、嗜睡、昏迷和癫痫发作，有些儿童还可患有共济失调、舞蹈病或局灶性神经功能缺损。类似ADEM 病例的治疗主要包括支持治疗和皮质类固

表 11-9 不同类型慢性脑炎的影像表现 [a]

| 疾 病 | 病 因 | 影像表现 |
|---|---|---|
| 获得性免疫缺陷综合征脑病 | HIV | • 脑萎缩<br>• 基底神经节 $Ca^{2+}$<br>• 动脉病 |
| 慢性脑病 | 非脊髓灰质炎肠道病毒 | • 脑膜脑炎<br>• 非特异性脑萎缩，可能涉及颞叶 |
| 边缘脑炎 | 副肿瘤的抗神经元抗体 | • 累及边缘系统<br>• 无出血 |
| 风疹后全脑炎（罕见） | 风疹病毒 | • 长 $T_2$ 信号的皮质和皮质下白质进展为脑萎缩 |
| 进行性多灶性白质脑病 | JC 多瘤病毒 | • 病灶缺乏占位效应<br>• 白质内长 $T_1$、长 $T_2$ 病灶 |
| Rasmussen 脑炎 | 未知<br>抗神经元抗体 | • 早期皮质肿胀（岛叶和岛周）<br>• 尾状核和壳核长 $T_2$ 信号<br>• 进展为萎缩<br>• 通常是单侧 |
| 亚急性硬化性全脑炎 | 麻疹病毒 | • 大脑皮质和皮质下白质长 $T_2$ 信号，扩展到脑室周围白质<br>• 双侧但不对称 |
| 变异型克 - 雅病 | 朊病毒 | • 基底神经节、丘脑和大脑皮质的进展性 $T_2$ 高信号病灶 |

a. 有关免疫介导的中枢神经系统疾病的其他信息，见第 3 章。

醇治疗 [450]。通常在麻疹感染或免疫功能低下的宿主（通常是急性白血病患儿）免疫接种后 1～7 个月出现亚急性麻疹性脑病 [342, 451]。意识改变及全身性或局灶性癫痫，包括持续性癫痫，是典型的临床表现；15%～40% 的患者有轻偏瘫、偏瘫、共济失调、失语症或视觉症状。利巴韦林的使用效果参差不齐。

亚急性硬化性全脑炎（SSPE）在麻疹感染后 5～10 年开始发病，平均发病年龄为 7 岁 [3, 342, 451]。这种疾病表现出相对固定的临床分期，首先是行为和认知的潜在下降；其次是四肢、躯干或头部的肌阵挛、认知退化、舞蹈病、运动迟缓或僵硬；最后是昏迷和死亡。大约有一半的患者患有脉络膜视网膜炎和视力损伤。异丙肌苷是一种免疫调节药物，被用来减缓 SSPE 的病程，但目前还没有治愈这种疾病的方法 [452, 453]。

#### 影像表现

麻疹脑脊髓炎影像学主要表现为丘脑、纹状体（尾状核和壳核）及大脑皮质受累，表现为 $T_2WI$/FLAIR 高信号和扩散下降（图 11-58）[450]。随着疾病的发展，白质中可能会出现 $T_2FLAIR$ 高信号的散发灶。最终 $T_1WI$ 呈高信号（可能继发于钙化或出血）和脑萎缩（图 11-58）。

MRI 对 SSPE 大脑的异常较敏感，是首选的神经影像学检查（图 11-67）。SSPE 的 CT 表现无特异性，在疾病的早期 CT 表现正常，最终出现弥漫性萎缩，并伴随着脑室周围和皮质下白质的多灶性低密度区 [454]。在临床体征和症状出现后的前 3 个月，MRI 可能是正常的，而 DWI 可出现扩散改变 [455]。随后，在大脑皮质和皮质下白质出现 $T_2WI$ 和 FLAIR 上高信号（图 11-67A）[456]。最常见的 SSPE 为双侧，但不对称，通常累及顶叶和颞叶 [456-458]。在早期阶段可能存在占位效应和强化表现。随着疾病的进展，$T_2FLAIR$ 高信号延伸到脑室周围白质和胼胝体（图 11-67B）。随着疾病进展到最后阶段，会出现弥漫性萎缩 [456]。基底节受累率为 20%～35% [458]。有报道描述了脑干的 $T_2WI$/FLAIR 高信号，特别是中脑、脑桥和中小脑脚，但不能确定这种表现是否是孤立的或

仅与大脑受累相关 [454, 459]。MRI 上脑损害的严重程度似乎与疾病的分期有关 [457]。MRS 表现因 SSPE 分期不同而异 [460, 461]。在疾病晚期 NAA 减少，肌醇增加（图 11-67C）[454, 460-462]。

慢性肠道病毒性脑病是一种罕见的疾病，发生在患有 X 连锁的无丙种球蛋白血症的男孩，偶尔也会出现在因恶性肿瘤化疗引起的其他免疫缺陷或免疫抑制的患者中 [463]。全身症状包括肝炎和皮肌炎样皮疹，神经表现包括虚弱、嗜睡、痴呆、头痛、癫痫、感觉异常和共济失调。用 RT-PCR 检测肠道

病毒 RNA 可做出诊断。然而，肠道病毒并不总能被检测到。治疗主要由免疫球蛋白替代，通常使用高滴度的肠道病毒特异性制剂。影像学可显示非特异性脑膜脑炎伴萎缩。在 MRI 上与 HSE 表现相似的边缘脑炎也有报道 [464]。

进行性多灶性白质脑病（progressive multifocal leukoencephalopathy，PML）是一种免疫受损宿主的中枢神经系统脱髓鞘疾病，是由 JC 多瘤病毒在中枢神经系统重新激活引起的 [131, 465]。这种病毒通常对大多数人造成无症状性感染，但在免疫功能障

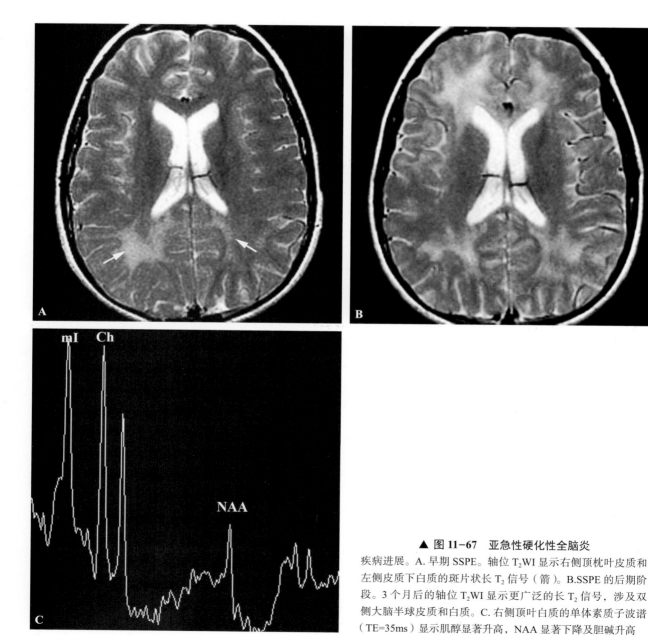

▲ 图 11-67 亚急性硬化性全脑炎

疾病进展。A. 早期 SSPE。轴位 T₂WI 显示右侧顶枕叶皮质和左侧皮质下白质的斑片状长 T₂ 信号（箭）。B.SSPE 的后期阶段。3 个月后的轴位 T₂WI 显示更广泛的长 T₂ 信号，涉及双侧大脑半球皮质和白质。C. 右侧顶叶白质的单体素质子波谱（TE=35ms）显示肌醇显著升高，NAA 显著下降及胆碱升高

碍的情况下，病毒会重新激活，感染少突胶质细胞，导致脱髓鞘和进行性中枢神经系统功能障碍，常致衰弱和死亡。与 PML 相关的病症包括 HIV 感染及其他与 CD4$^+$ 和 CD8$^+$ 淋巴细胞计数降低相关的疾病，如恶性肿瘤或用那他珠单抗治疗 MS 的免疫抑制治疗 [466]。应用新型免疫调节剂治疗风湿病、胃肠道疾病和皮肤病后可发生 PML [466, 467]。PML 的临床表现包括共济失调、瘫痪、视力损害和认知功能障碍。在 HIV 感染的患者中，PML 可能在联合抗反转录病毒治疗的免疫重建过程中得到改善，但在其他免疫损害的情况下，PML 通常由于缺乏特异性抗病毒化疗而死亡 [468]。应用 PCR 技术检测脑脊液中 JC 病毒 DNA 可证实 PML 的诊断。儿童 PML 的影像学表现与成人相同，表现为脑白质单发或多发低密度（CT）或长 T$_1$、长 T$_2$ 信号（MRI），病变缺乏占位效应，尽管作者极少数情况下在 MRI 上可见微弱的边缘强化，但据报道使用对比剂后病灶无强化 [468]。最常见的部位是额叶和顶枕叶，但是大脑的任何有髓鞘的区域都可能累及，包括胼胝体、丘脑和基底节。

## 五、小脑炎

小脑炎是一种罕见的儿科疾病，其特征是感染性、炎性或毒性小脑功能障碍，通常（但不总是）急性发作伴发热和脑膜炎。此外，临床表现可能包括异常的不自主眼球运动、肌阵挛、躯干共济失调、构音障碍、恶心、头痛、震颤和精神状态改变。小脑水肿可阻塞第四脑室，导致急性脑积水。通常有近期病毒感染的病史。症状通常会在数周至数月内自行消失，但某些病例可能会永久致残，甚至由于小脑疝而死亡 [377, 469-471]。因此，有时需要减压手术以防止小脑疝 [471]。急性小脑炎或小脑功能障碍的原因包括铅中毒（见第 3 章）、氰化物中毒、脱髓鞘疾病、噬血细胞性淋巴组织细胞增多症、药物暴露（甲硝唑和芬太尼）和血管炎。小脑炎的感染原因包括流感、风疹、百日咳、伤寒、柯萨奇病毒、脊髓灰质炎病毒、水痘 - 带状疱疹、流行性腮腺炎病毒、轮状病毒、HHV7、HSV1 和 EB 病毒 [377, 469, 471]。有些病例还可出现 ADEM 的表现（见

第 3 章）[377]。尽管此病与病毒相关更常见，但始终都应考虑细菌原因，包括肺炎支原体、贝钠柯克斯体、军团杆菌、白喉棒状杆菌及极少数的链球菌。在疑似感染性 / 副感染性小脑炎的情况下，很难发现小脑病毒和（或）细菌的直接入侵。因此，应始终考虑细胞因子或免疫介导的损伤。已经在小脑炎中鉴定出抗谷氨酸受体抗体（谷氨酸受体在小脑浦肯野细胞中表达）[472]。小脑白质脑病也可以是副肿瘤性病因，与（非）朗格汉斯细胞类型的非感染性组织细胞病症有关。这些患者的临床表现可能包括认知能力下降、共济失调和痉挛。肺癌和乳腺癌（成人更常见）也与小脑炎有关。极少数情况下，小脑炎可能是复发性、偶发性和家族性病因 [472]。

### 影像表现

急性小脑炎患者的影像学表现为同时累及小脑半球灰质和白质的 CT 低密度病变，而 MRI 显示 T$_1$WI 低信号和 T$_2$WI/FLAIR 高信号（图 11-61）[61, 377]。非感染性组织细胞疾病在 MRI 上表现为 T$_2$WI 高信号，累及白质和小脑核 [472]。当病变是双侧时，可以直接诊断，但当病变是单侧时（小脑半球炎），应注意并非所有小脑半球肿胀都是肿瘤性的 [473]：小儿溶血性链球菌感染与小脑半球炎有关 [474]。尽管由于炎症性、感染性或感染后病因导致儿童急性小脑半球炎不常见，但需要进行严密的临床监测，避免出现"肿胀"即肿瘤的直观诊断，从而只对临床表现恶化的儿童施行手术治疗 [475, 476]。增强表现多样，尤其是软脑膜，可能在亚急性期出现。小脑萎缩常见于慢性期 [61, 377]。

## 六、Rasmussen 脑炎

Rasmussen 脑炎是一种以癫痫发作、进行性偏瘫和精神运动退化为特征的疾病 [477-479]，是儿童难治性癫痫的重要原因。通常患者在癫痫发作前是正常的，发生年龄常在 14 月龄至 14 岁（平均 7 岁）。最常见的癫痫类型是以阵挛运动为特征的部分运动性（或局灶性）癫痫，通常局限于面部或上肢。一些患者癫痫发作可持续很长时间，或持续或仅短暂中断，导致持续性部分癫痫 [480]。但患者也可能出现全身强直 - 阵挛发作、部分复杂性癫痫、姿势性

癫痫和躯体感觉性癫痫[479-481]。最终，几乎所有患者均发展为固定性偏瘫。脑电图显示运动表现对侧的局限性慢波或癫痫样活动[477-481]。其他症状包括发作频率逐渐减少、同侧偏盲、感觉缺失、构音障碍、言语障碍和人格改变[481]。可通过手术切除受累脑区，否则患者会逐渐恶化[477, 481-484]。现已提出以下诊断标准。

第一条：患有持续性部分癫痫的儿童，并至少符合下列标准之一，诊断为慢性脑炎：①持续性部分癫痫发作起始或发作后治疗前出现的进行性神经功能缺损；② CT、MRI 或两者均显示进行性半球萎缩，有 / 无密度或信号异常；③在 CSF 检查中存在寡克隆或单克隆条带；④慢性脑炎的活检证据。

第二条：无持续性部分癫痫但患有局灶性癫痫和慢性脑炎活检证据的儿童。此外，它们可以满足标准①②或③。

病变大脑病理检查显示局灶性或广泛性脑实质损伤，伴有小胶质结节和血管周围 T 淋巴细胞浸润，大脑皮质和白质萎缩[483]。虽然曾经提出过病毒病因，但没有感染性病原体与 Rasmussen 脑炎有关[484]。由于 Rasmussen 脑炎的组织病理学及谷氨酸受体 GluR3 蛋白免疫的家兔出现癫痫发作，有人还提出

了免疫病因的假设[485]。虽然 GluR3 抗体的检测对 Rasmussen 脑炎既不敏感也不特异，但是，患者对血浆置换治疗、静脉注射免疫球蛋白或皮质类固醇治疗、他克莫司或硫唑嘌呤的免疫抑制治疗有效，支持了免疫介导的发病机制[484]。进一步的研究表明 T 淋巴细胞参与了这种疾病的发病机制，但目前 Rasmussen 脑炎的确切发病机制仍不确定[484]。

**影像表现**

Rasmussen 脑炎患儿的首次影像学检查通常是正常的。随着时间的推移，大脑皮质和皮质下白质可出现 $T_2$WI/FLAIR 高信号（图 11-68），随后发生脑萎缩（图 11-69）[486, 487]。额叶和颞叶最常累及，常伴岛叶（周围）皮质萎缩（图 11-69）[486]。约 65% 的患者在同侧基底节区（尾状核和壳核）出现进行性 $T_2$WI/FLAIR 高信号和萎缩（图 11-69）[486-488]。质子 MRS 的阳性改变早于 MRI 成像，显示受累白质的 NAA 和肌酸减少[489]。MRS 的发现可能反映了进行性脑损伤和波动性癫痫发作效应，其中可能发生神经元的损伤和恢复[490]。在短回波时间（TE=35ms）的情况下，可出现谷氨酸 / 谷氨酰胺升高，可能继发于由几乎连续的癫痫发作引起的神经递质释放[491]。扩散张量成像显示受累半球扩散性

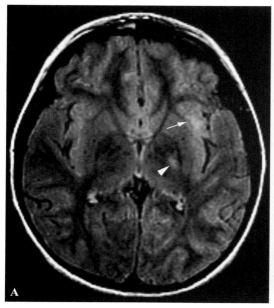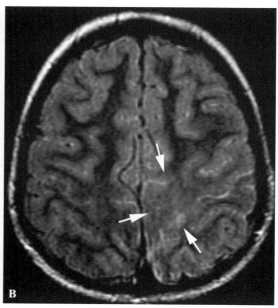

▲ 图 11-68　Rasmussen 脑炎早期表现

A 和 B. 轴位 FLAIR 图像显示左侧岛叶（A 小箭）、左侧丘脑（A 箭头）的高信号及由于内侧额顶区域的皮质下白质高信号引起的皮髓质交界处模糊（B 箭）。Rasmussen 脑炎通常累及尾状核和壳核

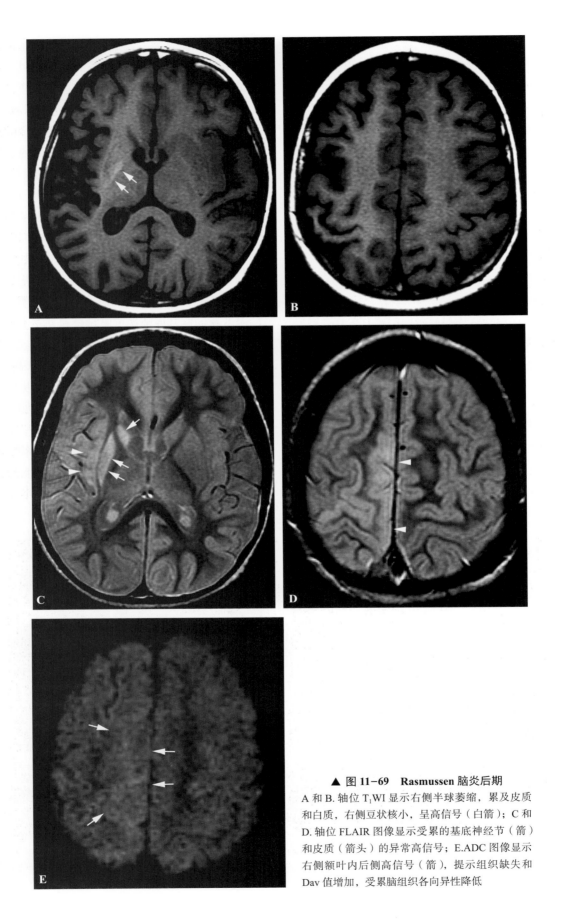

▲ 图 11-69　Rasmussen 脑炎后期

A 和 B. 轴位 $T_1WI$ 显示右侧半球萎缩，累及皮质
和白质，右侧豆状核小，呈高信号（白箭）；C 和
D. 轴位 FLAIR 图像显示受累的基底神经节（箭）
和皮质（箭头）的异常高信号；E.ADC 图像显示
右侧额叶内后侧高信号（箭），提示组织缺失和
Dav 值增加，受累脑组织各向异性降低

增加及 FA 降低 [492]。18F- 脱氧葡萄糖 PET 显示大脑半球病变区的葡萄糖摄取降低 [493]。发作期 SPECT 也有助于早期发现摄取增加的致痫灶 [494, 495]。

在 1—15 岁（最常见的为 3—6 岁）的健康儿童中，出现越来越频繁的单纯部分性癫痫发作，初始神经影像学正常，应提示 Rasmussen 脑炎的可能性 [494, 496]。

## 七、免疫介导的脑炎和类感染性白质脑病

免疫介导的疾病，特别是抗 NMDA 受体抗体脑炎，会产生与病毒性中枢神经系统感染相重叠的临床症状和体征 [497]。类传染性白质脑病本质上也是自身免疫性的，并伴随大量病毒病原体的感染。第 3 章将详细讨论这两类疾病。

## 八、真菌感染

### （一）一般概念

一些真菌病原体，包括新型隐球菌、粗球孢子菌、荚膜组织胞浆菌及几种念珠菌和曲霉菌，都能感染婴儿、儿童或青少年的中枢神经系统 [274]。某些感染会累及健康人群，如含有粗球孢子菌、荚膜组织胞浆菌的感染，但许多疾病（包括隐球菌病、念珠菌病和曲霉菌病）更多发生在婴儿、儿童或患有免疫功能低下疾病的青少年（包括早产、先天性免疫缺陷病、HIV 感染骨髓移植、化疗或恶性肿瘤）。临床特征可反映慢性基底池或弥漫性脑膜炎、侵袭性脑炎及大脑、脑干、小脑或脊髓的局灶性病变（脓肿）。中枢神经系统真菌感染的诊断主要依赖于从中枢神经系统或组织中培养病原体 [498]。由于 CNS 的侵袭通常发生在免疫缺陷的情况下，因此，大多数情况下治疗有困难。下文描述了 CNS 常见的几种真菌感染，其他的感染在表中亦有描述（表 11-10）。这些病原体最常引起脑膜炎，但也可见脑膜脑炎、颅内血栓性静脉炎和脑脓肿 [232]。从实用目的出发，神经系统真菌感染可分为两大类：①由病原体所引起；②由腐生菌所引起。后者因患者患有糖尿病、白血病和淋巴瘤等疾病或因长期使用抗生素、皮质类固醇、细胞毒性药物或免疫抑制药而抗感染能力下降，故后一组感染被称为机会性感染。

**影像表现**

一个重要的概念是，免疫功能受损儿童的机会性感染可能与免疫功能正常儿童的感染有不同的临床或影像学表现。例如，如果受感染儿童的免疫反应受损，真菌脓肿包膜边缘欠清晰或包膜欠完整（图 11-70）。神经系统的真菌感染在儿童中并不常见，其表现与成人相同，故在此仅做简要介绍。

表 11-10 中枢神经系统真菌感染

| 真　菌 | 临床表现 | 影像表现 |
|---|---|---|
| 曲霉菌 | 发热、咳嗽、头痛、癫痫，局灶性神经缺陷 | 侵袭性中枢神经系统感染、空洞、部分边缘强化，边缘 $T_2$ 高信号、出血 + /- |
| 皮炎芽生菌 | 发热、咳嗽、不适、头痛、脑膜刺激征，局灶性神经缺陷 | 环形强化病灶、水肿、血管炎、梗死 |
| 念珠菌 | 脓毒症、嗜睡、喂食不良、囟门膨出、昏睡、昏迷 | 脑膜炎（类似于其他肉芽肿性疾病）、梗死、出血、粟粒型 |
| 粗球孢子菌 | 发热、头痛、迟钝、脑膜刺激征 | 血源性播散、厚基底肉芽肿性脑膜炎、脑积水、类似于结核性脑膜炎 |
| 新型隐球菌 | 发热、头痛、脑膜刺激征 | 脑积水、血管炎性缺血改变、皮质萎缩、假性囊肿 |
| 夹膜组织胞浆菌 | 发热、咳嗽、头痛、脑膜刺激征，局灶性神经功能障碍 | 血源性播散、脑膜强化、梗死、水肿、血管炎 |

## （二）新生儿念珠菌病

念珠菌病主要发生在新生儿期，特别是在体重不足 1kg 的早产儿和那些接受侵入性手术或多种抗生素治疗的早产儿[499]。致病生物包括白色念珠菌、近平滑念珠菌和热带假丝酵母菌。新生儿念珠菌病的临床表现包括脑膜炎或脑膜脑炎，伴囟门膨出、癫痫发作、嗜睡或昏迷。但新生儿念珠菌病的诊断具有挑战性，因为临床表现不明显，并且在感染后血液或脑脊髓液的培养物可能是阴性的。但血液或脑脊液培养阳性则可以明确诊断。单独使用两性霉素 B 或与其他抗真菌药物（如氟康唑和氟胞嘧啶）联合，可用于治疗新生儿念珠菌感染[500]。疾病结局从完全康复到死亡不一，但新生儿念珠菌病幸存者相较于单纯早产儿，其脑瘫、视力丧失或耳聋的发生率较高。

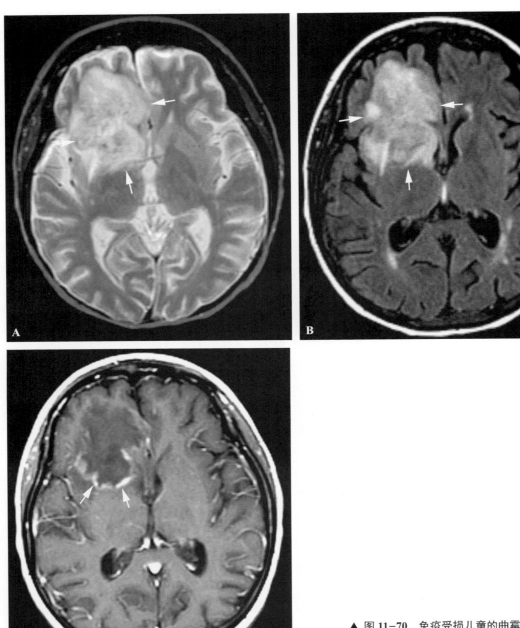

▲ 图 11-70　免疫受损儿童的曲霉菌脓肿
A 和 B. 轴位 T₂WI 和 FLAIR 显示右侧额叶边界欠清的肿块（箭）；C. 轴位增强后 T₁WI 显示仅脓肿后缘呈边缘强化（箭）

**影像表现**

念珠菌感染可沿血液传播，随之产生婴儿的脑膜炎，尤其是发生在出生时患有先天性异常的患者，如肠旋转不良、胎粪性肠梗阻或需要分流的脑积水。念珠菌性脑膜炎也可能是免疫抑制、手术或大面积烧伤的并发症。当念珠菌初次侵入神经系统时，通常形成肉眼可见的脓肿；若病原菌作为抗生素治疗的并发症侵入时，更易出现弥漫性脑炎伴广泛的微脓肿，有时还会出现脑膜炎（图 11-71）[265, 501, 502]。与其他肉芽肿性脑膜炎一样，念珠菌可侵入血管壁，产生血管炎，导致梗死和出血 [265, 501, 502]。

念珠菌脑膜炎类似于其他肉芽肿性脑膜炎（参见结核性脑膜炎章节），渗出液充满基底池，静脉注射对比剂后明显强化。念珠菌浸润灶仅有非特异性强化征象（图 11-71）。据报道，在免疫功能正常的新生儿中，脑室内念珠菌肿块是难治性念珠菌病的表现 [503]。与许多真菌脓肿一样，念珠菌脓肿因其壁厚且边界欠清而与化脓性脓肿有所区别。此

外，与化脓性脓肿相比，真菌性脓肿的弥散系数更高 [295]。

**（三）曲霉病**

中枢神经系统的曲霉病是一种危及生命的疾病，常见于烟曲霉菌，最常发生在早产儿、患有恶性肿瘤的儿童（尤其是白血病）及接受免疫抑制治疗的儿童中。由于真菌通过肺进入体内，肺部症状可能是最初的表现，如咳嗽、呼吸困难、胸痛、喘息或咯血。当感染扩散时，出现全身或神经症状，如发热、头痛、癫痫或局灶性缺陷（包括脓毒性脑梗死）[277, 504]。曲霉病的诊断可通过从支气管镜或活检获得的标本中培养微生物，并以活检组织的组织病理学为依据。然而，培养相对不敏感，PCR 可用于检测病原体 [498]。尽管可以使用两性霉素 B 和其他抗真菌药物治疗，但中枢神经系统曲霉病通常是致命的，特别是当其侵入脑实质并导致多处中枢神经系统病变时。

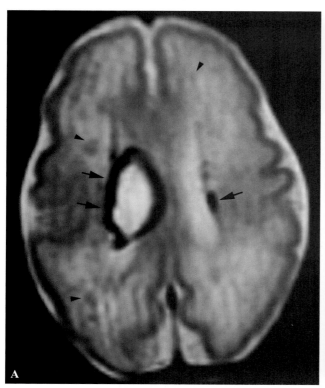
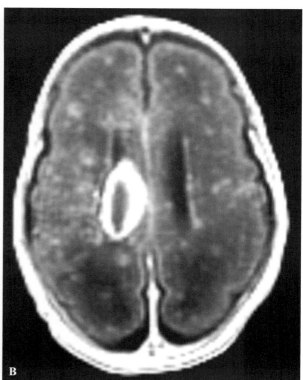

▲ 图 11-71　早产儿系统性念珠菌病导致的多发性念珠菌浸润

A. 轴位 $T_2WI$ 显示双侧生发基质出血（箭）和数个白质低信号病灶（箭头），代表脑实质损伤；B. 对比增强后轴位 $T_1WI$ 显示多个强化小病灶，代表脑实质内念珠菌浸润区

### 影像表现

影像学表现包括脑膜强化、环形强化灶、出血、脑水肿和曲霉菌侵犯血管并发症，包括梗死（腔隙性和区域性）、出血和霉菌性动脉瘤形成（图 11-70）[505]。弥散成像已被证明有助于脑曲霉病的早期显示，即小圆形病灶内的低弥散率[506]。曲霉菌脑感染的影像学特征可能与毛霉菌属和星形诺卡菌引起的中枢神经系统感染相重叠。

### （四）球孢子菌病

球孢子菌感染是美国西南部特有的，最常见于加利福尼亚州中部流域、内华达州南部、亚利桑那州中南部、新墨西哥州南部和得克萨斯州西部。中枢神经系统受累多为继发性，通常由全身感染后的血源性传播所致[502, 507]。症状主要为头痛、低热、体重下降、进行性感觉迟钝和轻度脑膜刺激征。

在病理学上，由于多个肉芽肿的形成，软脑膜增厚、充血，最常见于基底池[502]。通常继发交通性脑积水。第四脑室和中脑导水管内室管膜炎可引起非交通性脑积水。像其他基底池脑膜炎一样，血管周围炎或真性血管炎可导致血管闭塞和梗死。

### 影像表现

影像表现反映了病理改变，常可见基底池充满肉芽肿性、不透明、增厚的脑膜，静脉注射对比剂后，可见基底池和其他脑池明显强化。几乎所有病例均可见脑积水。球孢子菌病脑膜炎的影像表现与结核性脑膜炎相同，强化的组织显示低弥散率，填充于蛛网膜下腔，主要位于基底池。脑实质性病变少见（与结核性脑膜炎的不同点）。极少情况下，可见血管炎引起的脑梗死[507, 508]。

### （五）隐球菌病

隐球菌是成人神经系统最常见的真菌感染之一，在儿童中很少见。由于需要经常接触病原体且隐球菌病好发于免疫受损的个体，故成人发病更常见[265, 501]。通常表现为脑膜受累的症状，有时也可主要表现为神经体征或精神状态的改变。通过培养或抗原检测，脑脊液分析可以明确诊断[509]。在病理学上，大多数脑部受累的病例表现为脑膜炎。与其他真菌和肉芽肿感染一样，尽管渗出物可以在整个蛛网膜下腔中弥漫性分布，但主要存在于基底池中[510]。本病易感染脉络丛而导致脑室炎，偶尔会继发侧脑室颞角的狭窄[511]。脑实质肿块较少发生。

### 影像表现

中枢神经系统隐球菌的影像学表现通常为脑积水、皮质萎缩、假性囊肿和血管炎引起的缺血性改变。基底节假性囊肿表现为低密度（CT）或长 $T_1$/$T_2$ 信号（MRI），增强扫描无强化[512]。侧脑室颞角狭窄而未合并明确肿块，应着重考虑隐球菌病[513]。增强扫描后可见肉芽肿性渗出物导致的基底池强化。在极少数病例中，可见实质性肿块的环形或实性强化[509-511]。

### （六）其他真菌感染

儿童可能发生的其他真菌感染，包括组织胞浆菌病、芽生菌病和毛霉菌病[501]（表 11-10）。这些疾病在资源丰富国家的儿童中罕见，相关影像学表现的报道也少见。有兴趣的读者可参考其他有关感染性疾病的专业书籍[3, 514-517]。

## 九、寄生虫感染

中枢神经系统的寄生虫感染仍然是世界许多地方神经系统发病的主要原因。一些原虫和寄生虫疾病可能累及到儿童神经系统，包括囊虫病、弓形虫病、裂头蚴病、疟疾、弓蛔虫病、血吸虫病、肺吸虫病、包虫病、阿米巴病和多头蚴病等（图 11-72）[501, 515, 518, 519]。只有囊虫病、包虫病（图 11-73）（常见于澳大利亚、新西兰，拉丁美洲、中欧和地中海国家）和弓形虫病通常影响资源丰富国家儿童或青少年的中枢神经系统[520]。脑囊虫病是世界上大多数地区急性脑积水和新发癫痫最常见的病因之一，而疟疾每年在热带气候，特别是非洲和东南亚感染数千人。本节描述了 3 种重要疾病的特征：脑囊虫病、内脏幼虫移行症和脑疟疾。文中表格总结了其他几种寄生虫病的临床和神经影像学表现（表 11-11）。

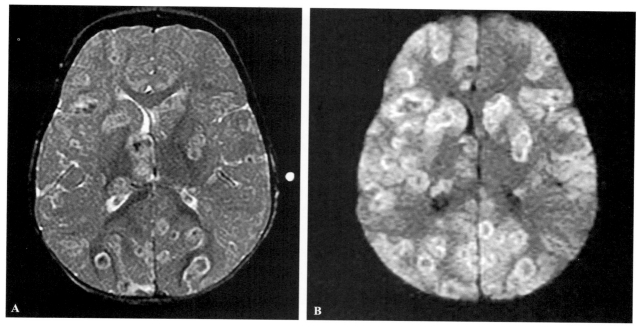

▲ 图 11-72 阿米巴脑膜脑炎

巴拉姆希阿米巴。A. 轴位 $T_2WI$ 显示数个大脑半球病变，边缘呈长 $T_2$ 信号，内部见短 $T_2$ 信号；B. 轴位增强成像显示出病变呈环状强化（图片由 Charles M.Glasier，MD，Little Rock，AR 提供）

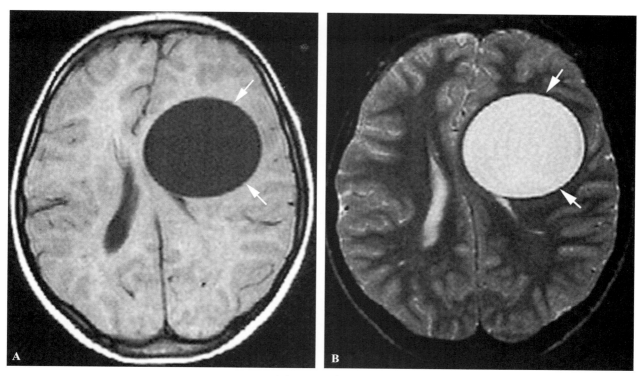

▲ 图 11-73 包虫囊肿

A 和 B 轴位 $T_1WI$ 和 $T_2WI$ 显示一个巨大的、边缘锐利的无强化肿块（箭），与脑脊液等信号

表 11-11　中枢神经系统寄生虫病

| 疾病（寄生虫） | 临床表现 | 影像表现 |
|---|---|---|
| 阿米巴脑脓肿（溶组织阿米巴） | 头痛、昏迷、癫痫、局灶性缺陷 | 环形强化病变，不定形病变，与肿瘤类似 |
| 阿米巴脑膜炎（福氏耐格里阿米巴）（棘阿米巴） | 头痛、昏迷、癫痫、脑膜刺激征 | 嗅球周围软脑膜明显强化 |
| 脑型疟疾（恶性疟原虫） | 癫痫、头痛、昏迷 | 广泛性脑水肿，多发皮质、丘脑梗死及出血 |
| 嗜酸性粒细胞性脑膜炎（广州管圆线虫） | 头痛、脑膜刺激征 | 脑膜脑炎 |
| 脑囊虫病（猪带绦虫） | 癫痫、脑积水 | 四型：脑实质囊尾蚴、软脑膜炎、脑室内囊尾蚴、葡萄状囊肿 |
| 肺吸虫病（卫氏并殖吸虫） | 癫痫、局灶性缺陷 | 出血，梗死，多个环形强化病变聚集 |
| 血吸虫病（血吸虫属） | 共济失调、瘫痪、脑神经病变、昏迷、癫痫 | 肉芽肿性脑炎，中心线状强化，周围有多个点状结节 |
| 弓形虫病（刚地弓形虫） | 先天性感染、脑脓肿 | 脑室扩张，散在钙化 |
| 内脏幼虫移行症（犬弓蛔虫） | 头痛、行为改变、癫痫、局灶性缺陷 | 脑膜脑炎，线形树枝状钙化，视网膜脱离 |

### （一）脑囊虫病

脑囊虫病可能是影响中枢神经系统最常见的寄生虫病，表明感染了猪带绦虫幼虫[521, 522]。人是猪带绦虫的中间宿主和最终宿主，并因携带幼虫和脱落大量活卵而处于感染状态。猪是囊虫生命周期中的中间宿主。尽管脑囊虫病（由绦虫幼虫侵入中枢神经系统）可以在除了婴儿期之外的任何年龄发生，但最多见于 20—30 岁。这种疾病主要发生在墨西哥、中美洲和南美、印度、非洲国家和中国，但脑囊虫病在包括美国在内的其他几个地区越来越常见[523]。脑囊虫病的临床表现包括头痛、癫痫、局灶性神经功能缺损、脑神经异常或颅内压增高的表现，如视盘水肿或警觉性改变。癫痫发作是急性或非活动性脑囊虫病最常见的表现，可以为全面性发作、继发于全身性发作的局灶性发作，也可为局灶性癫痫发作[522]。精神状态变化、视觉障碍和行为异常是其他潜在的临床表现。梗阻性或交通性脑积水是一种潜在的危及生命的脑囊虫并发症，可使活动性或非活动性感染复杂化[524]。脑积水的症状包括头痛、呕吐、复视或视力障碍，特别是当幼虫侵入蛛网膜下腔并严重阻塞侧脑室、第三脑室或第四脑室时。

脑囊虫病的诊断依赖于临床特征和神经诊断研究的相关性[498, 521]。采用酶联免疫转移印迹法进行的血清学研究，对脑实质外中枢神经系统疾病或多发性囊肿的患者具有良好的敏感性和特异性，但对孤立性病变患者的敏感性较低[498]。脑囊虫病的诊断在许多情况下是临床上做出的[523]，治疗应根据感染的活动性和中枢神经系统病变的位置、数量和大小来进行[521]。在活动性脑实质感染中应考虑抗寄生虫治疗，特别是当病变多发时，大多数权威人士建议阿苯达唑联合皮质类固醇作为治疗方法。脑积水可以使用内窥镜技术进行处理[524, 525]。

**影像表现**

病理学文献中将囊虫病分为四型：①脑实质囊虫病；②软脑膜炎型囊虫病；③脑室内囊虫病；④葡萄状囊虫病[526, 527]。每一型在 CT 或 MRI 中均有其特殊表现。但由于大多数患者可能多次接触病原体，因此，患者可能为多种形式同时存在。

脑实质囊虫病为最常见的类型。当寄生虫死亡引发炎症反应时，可出现多种症状和体征。囊虫病可见于脑组织任何部位，最常见于大脑灰质，其次为脑干、小脑和脊髓[501, 521, 526, 527]。脑实质内囊虫病可为实性或囊性。实性病变常伴点状钙化，而囊性病变则常见环形强化（图 11-74）[528–533]。当头节钙化时表现为信号缺失区，通常在 FLAIR 图像上能

够较好显示[533]。囊虫死亡将引发局部炎症并破坏血脑屏障，因此可见强化。钙化和囊性成分常位于大脑灰质，在初次治疗前，$T_2$WI/FLAIR 上通常可显示周边高信号的间质性水肿（图 11-74）。治疗后水肿可吸收。尽管 CT 更适于显示病灶内钙化，但由于避免了线束硬化伪影，MRI 更清楚地显示皮质病变（与颅骨相邻）[532-534]。完全钙化的囊虫病灶无强化和水肿[531]。有些作者认为，钙化代表死亡的病原体。然而，在开始治疗后，囊尾蚴钙化病灶周围可见炎症，提示钙化病灶仍具活性[534]。据报道，幼虫死亡到钙化需要 4～7 年的时间。然而，3 岁以下儿童的囊尾蚴钙化病例也已被报道[534]。儿童发生感染需要时间，且病原体死亡也需要时间，因此儿科囊虫病患者出现钙化较成人明显少见[529]。成人与儿童囊虫病影像学表现的区别在于：①成人中钙化更常见；②弥漫性均匀强化病灶更常见于儿童。大多数患儿首次影像检查仅发现孤立病灶[535]。脑实质内囊性病灶与脑脊液的扩散特征一致[536]。因此，识别病原体的其他特征是非常重要的。$T_2$-弛豫测量法已被用作区分囊尾蚴囊肿和结核瘤的非侵入性方法[537]。质子 MRS 显示乳酸（在 1.33ppm 可见双峰）、琥珀酸或丙酮酸(在 2.4ppm 可见单峰)、丙氨酸（在 1.5ppm 可见双峰）、乙酸盐（在 1.9ppm 可见多峰）及在 3.3ppm 可见未知峰，但据我们的经验，每个患者的波谱表现均不同[538]。

软脑膜炎型囊虫病在平扫 CT 和 MRI 中表现为基底池中充满软组织。静脉注射对比剂后，如其他肉芽肿性脑膜炎一样，受累区域蛛网膜下腔明显强化（图 11-46、图 11-47 和图 11-75）[539]。肉芽肿常见于蛛网膜下腔内，可见钙化（图 11-75）。这些肉芽肿的强化特点与脑实质肉芽肿相似。当出现软脑膜炎时，常可见脑积水和血管炎（引起梗死）（图 11-75）。

由于脑室内囊虫病患儿可突然死于急性脑室梗阻，故本病诊断非常重要。如急性脑积水合并脑实质内点状钙化（图 11-51），或出现其他脑囊虫病的证据，应该怀疑脑室内囊虫。除非将对比剂注入脑室系统，否则脑室内囊虫很难于 CT 上辨别。由于寄生虫头节在脑室内可表现为软组织信号结节，故 MRI 在发现脑室内囊虫方面较 CT 具有优势

（图 11-76）[531-533]。薄层 $T_1$WI 能更好地检测囊虫头节，使用稳态序列（如 CISS 或 FIESTA）有助于在高信号的脑脊液背景下发现低信号的头节和囊肿壁[540]。如果囊肿位于第三脑室，则矢状位成像是最佳的。而对于第四脑室囊肿，冠状位或矢状位成像可以更好地了解脑室变形的程度和特点。如计划手术切除脑室内囊肿，应在手术期临近时进行影像检查，因为这些囊肿可经脑室系统移行[541]。扩散加权成像对诊断没有帮助，因病变的扩散特点与脑脊液相似[536]。

葡萄状囊虫病表现为位于蛛网膜下腔的多发小叶状、无活性的囊肿（缺乏头节），常伴有慢性软脑膜炎[528]。体积通常较大，达数厘米。虽然无活性，但可通过囊壁增殖而生长，因此可进行药物治疗。葡萄状囊虫病最常见于桥小脑角、鞍上区、外侧裂池和基底池。在 CT 上，它们表现为大囊性病灶，病灶边缘可强化，囊内分隔较难显示（图 11-77）[530]。在 MRI 上，可以看到不同大小的多个囊肿，类似葡萄串（图 11-77）[541]。扩散加权成像无法将病灶与其他类型的囊肿区分开来，因为囊液的扩散特征与 CSF 相似[492]。质子波谱显示，2.4ppm 处可见明显的琥珀酸和丙酮酸峰，也可见 1.5ppm 处的丙氨酸峰、1.3ppm 处的乳酸峰或1.9ppm 处的乙酸盐峰[542]。

当出现脊髓受累的症状时，MRI 是首选的成像技术。薄层图像（最好 1～2mm）可见与脑脊液呈等信号的囊肿，边缘锐利，局部脊髓增粗。薄层扫描还可发现囊肿内的头节，表现为 $T_1$WI 高信号或$T_2$WI 低信号。囊肿上下 3 个椎体节段可见脊髓水肿[543]。静脉注射顺磁性对比剂后，囊壁可见光滑的薄环状强化[543,544]。葡萄状囊虫病表现为蛛网膜下腔 CSF 信号的肿块，通常会使脊髓移位。如不能进行 MRI 检查，脊髓造影（常规或 CT）有助于葡萄状囊虫病的诊断，表现为髓外硬膜内肿块，随患儿的头高和头低位变化而移动[545]。如果存在蛛网膜炎，会导致对比剂流动部分或完全性受阻。

### （二）脑弓蛔虫病

内脏幼虫迁徙（弓蛔虫病的全身性表现）的主要原因是犬弓蛔虫感染了温带和热带地区的野生犬

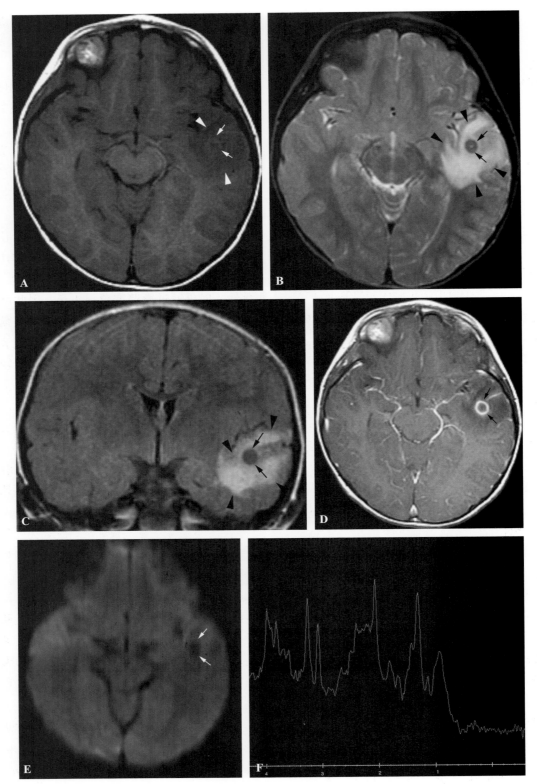

▲ 图 11-74　脑实质囊虫病

A 至 C. 轴位 T₁WI、T₂WI 和冠状 FLAIR 图像可见环形信号增强病变（箭）及其周围血管源性水肿（箭头），病变中心在 T₂FLAIR 上呈低信号；D. 轴位 T₁WI 增强图像显示明显的环形强化（箭）；E. DWI 显示病变为低信号（箭），表明弥散增加，不同于细菌感染；F. ¹H-MRS（TE=26ms）显示异常峰，即脂质峰（0.9ppm 处的宽大单峰）、乳酸峰（1.33ppm 处的双峰）、琥珀酸或丙酮酸峰（2.4ppm 处的单峰）、丙氨酸峰（1.5ppm 处的双峰）和乙酸盐峰（1.9ppm 的宽大高峰）

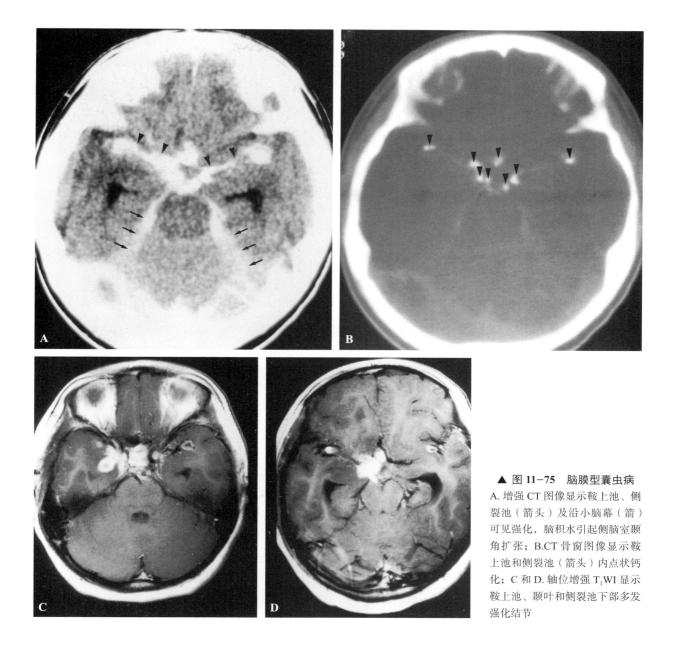

▲ 图 11-75 脑膜型囊虫病
A. 增强 CT 图像显示鞍上池、侧裂池（箭头）及沿小脑幕（箭）可见强化，脑积水引起侧脑室颞角扩张；B.CT 骨窗图像显示鞍上池和侧裂池（箭头）内点状钙化；C 和 D. 轴位增强 $T_1WI$ 显示鞍上池、颞叶和侧裂池下部多发强化结节

和家犬[546]。受感染的狗会排出大量的卵，这些卵可在土壤中存活数月。在流行地区，多达 1/3 一的土壤样本中含有犬弓蛔虫幼虫，人类通过吞食污染物或受污染土壤中的卵而受到感染。内脏幼虫迁移的临床特征包括咳嗽、发热、不适、腹痛、体重减轻、肝脾大或皮疹[547]。神经系统表现包括头痛、行为改变、癫痫发作，少数情况还可出现局灶性神经功能缺损[547]。诊断是通过检测外周血嗜酸性粒细胞增多和血清中的犬弓蛔虫特异性 IgG 和 IgM 来建立的，当疾病局限于眼睛时血清学检查可以是阴性

的。其他引起人类神经系统疾病的蛔虫较少见，包括感染猫（猫弓形虫）和浣熊（浣熊拜林蛔线虫）的蛔虫。

**影像表现**

神经弓蛔虫病的患者有几种异常的影像学表现，包括颅内钙化（图 11-78）、脑实质萎缩、非特异性脑膜脑炎、血管炎、视神经炎和其他脑神经的炎症[547, 548]。Xinou 等[471]描述了此病的 MRI 表现，即皮质和皮质下的长 $T_2$ 信号病变，并有强化[549]。

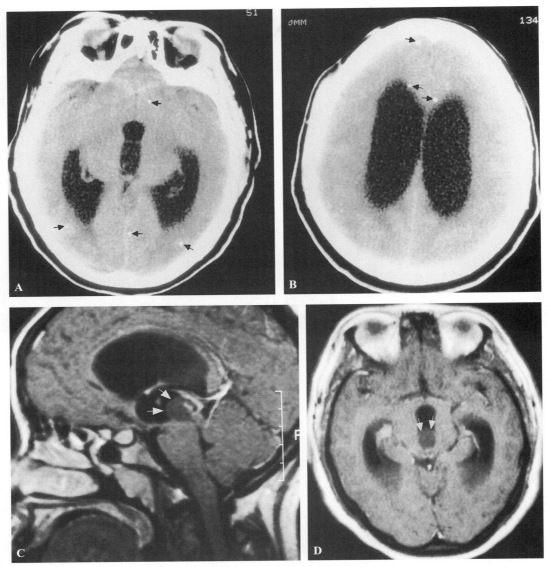

▲ 图 11-76　脑室内囊虫病

A 和 B. 轴位 CT 平扫图像显示急性脑积水，脑实质内多发点状钙化（箭）提示脑实质型囊虫病；第三脑室内未见明确病灶。C. 矢状位 $T_1WI$ 显示第三脑室后部、导水管开口处可见囊尾蚴囊肿（箭）。D. 轴位增强 $T_1WI$ 显示，第三脑室后部囊肿（箭）无强化

## （三）脑型疟疾

恶性疟原虫感染导致的脑型（重型）疟疾主要发生在南半球，特别是在印度、东南亚和撒哈拉以南的非洲地区 [550]。非洲热带地区严重疟疾死亡人数中，儿童占 75%。疟疾引起寒战、发热、头痛、恶心、呕吐和不适，通常每 1～4 天循环一次。严重疟疾患者有多器官多系统脓毒症样疾病（累及肾、肝、血液系统）及神经症状和体征（包括癫痫发作、昏迷、局灶性缺损和脑水肿的表现）。血清学和分

子学（如 PCR）可用于检测疟疾感染，但由经验丰富的实验室人员检查的 Giemsa 染色血涂片上识别寄生虫是诊断疟疾的金标准 [498, 550]。

严重脑型疟疾的治疗包括支持治疗和将一种快速有效的青蒿素化合物（青蒿琥酯、蒿甲醚、蒿乙醚、双氢青蒿素）与长效药物联合使用，如多西环素、克林霉素、磺胺多辛 - 乙胺嘧啶、阿托伐醌 - 氯胍或甲氟喹 [551-553]。一些临床因素，包括年龄、怀孕、HIV 病毒感染等，都会影响特定的抗疟治疗方案。美国疾病控制和预防中心 [552] 和 WHO [551] 提

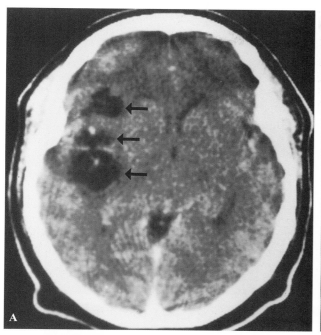

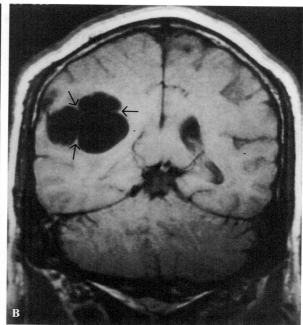

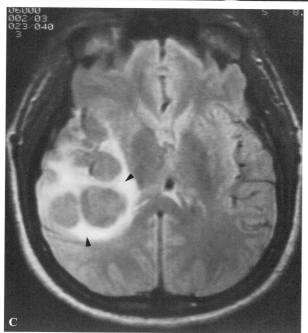

▲ 图 11-77　葡萄状脑囊虫病
A. 轴位 CT 增强显示右侧裂池可见数个囊性病灶（箭）；B. 冠状位 $T_1WI$ 显示内有分隔的囊性病灶（箭）；C. 轴位 $T_2WI$ 显示侧裂池（箭头）内囊尾蚴包囊周围可见中等量水肿。这种程度的水肿在 CT 或 $T_1WI$ 中均未显示

供了目前的治疗指南。患有脑型疟疾的儿童可能出现癫痫、运动和认知障碍。

### 影像表现

脑疟疾的异常影像学表现包括多灶性皮质和丘脑区域的水肿和梗死、脑实质出血和广泛性濒死型脑水肿 [550, 554-556]。

## 十、结节病

结节病是一种原因不明的肉芽肿性疾病，可在全球范围内发病。这种疾病在美国东南部地区尤为常见，非洲裔美国人的发病率高于其他种族 [557]。10% 的结节病患者（包括成人和儿童）神经系统受累。本病在儿童中并不常见，仅占全部病例的

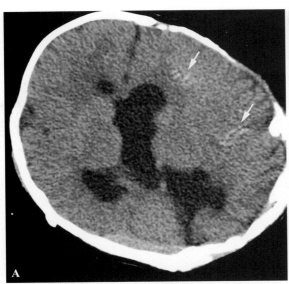
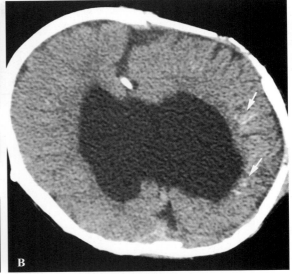

▲ 图 11-78　内脏幼虫迁移

A 和 B. 脑积水分流术后的患者轴位平扫 CT 可见脑实质内少量线状和分支状钙化（箭）。这些钙化在 9 个月后变得更明显

6%[558]。成人起病年龄多为 20—40 岁，而大多数患儿出现症状和体征的年龄为 9—15 岁。

儿科神经结节病的临床表现，按发生频率递减顺序排列，依次为癫痫发作、无菌性脑膜炎、脑神经病变（最常见的包括脑神经Ⅶ、Ⅱ和Ⅷ）、下丘脑功能障碍、脑积水、继发于颅内其他部位肿块的局灶性神经系统症状、髓内肿块、脑病或血管病变、脊髓病变和周围神经病变（表 11-12）[558-562]。随着儿童向青少年的发展，儿童逐渐发展为成人模式[560]。另一项对 23 例儿童中枢神经系统结节病的回顾研究显示，儿童患病与成人无显著差异[559]。结节病的病理特点是广泛分布的非干酪性肉芽肿。最常受累的组织是淋巴结、肺、皮肤、眼和骨。基底池或弥漫性肉芽肿性软脑膜炎是本病最常见的类型，常累及第三脑室漏斗部、底部和前壁及额叶基底部[563]。肉芽肿可以在硬膜外和硬膜下腔、软脑膜、脑实质、脊髓、视神经或周围神经中形成[558]。

**影像表现**

神经结节病的影像学表现包括脑积水、均匀强化的单发或多发脑实质结节（通常位于扩大的血管周围间隙）、脑室周围白质水肿（CT 上为低密度，MRI 上为长 $T_1$、长 $T_2$ 信号）及基底池脑膜和小脑幕弥漫性强化（图 11-79）[563-568]。脑实质外肿块与脑膜瘤类似[565, 566]。边缘光滑的脑实质结节可单发或多发，可局限于大脑底部或散布在整个大脑半球中，有些病灶可出现钙化[567]。脑实质病灶无血管源性水肿。病灶在 CT 平扫中与灰质等密度；在 MRI 上，结节在 $T_1WI$ 上与灰质等信号，在 $T_2WI$ 上为等 – 高信号[565, 567]。静脉注射对比剂后，肉芽肿呈均一强化[563, 564, 567-569]。影像检查的价值不仅在于颅内结节病的诊断，还可用于随访。存在脑神经强化和脊髓病变等影像学异常表现的患者，通常对免疫抑制治疗有效。而硬脑膜和脑实质病变强化的患者，治疗效果欠佳[563]。

表 11-12　儿童和成人结节病的神经表现

| 神经表现 | 儿童百分比 | 成人百分比 |
| --- | --- | --- |
| 脑膜脑病 | 45% | 65% |
| 脑神经病变 | 20%～50% | 40% |
| 癫痫发作 | 40% | < 10% |
| 下丘脑功能障碍 | 20%～30% | 20% |
| 脑积水 | 10%～30% | 25% |
| 脊髓病变 | 5% | 10% |
| 周围神经病变 | 0 | 20% |

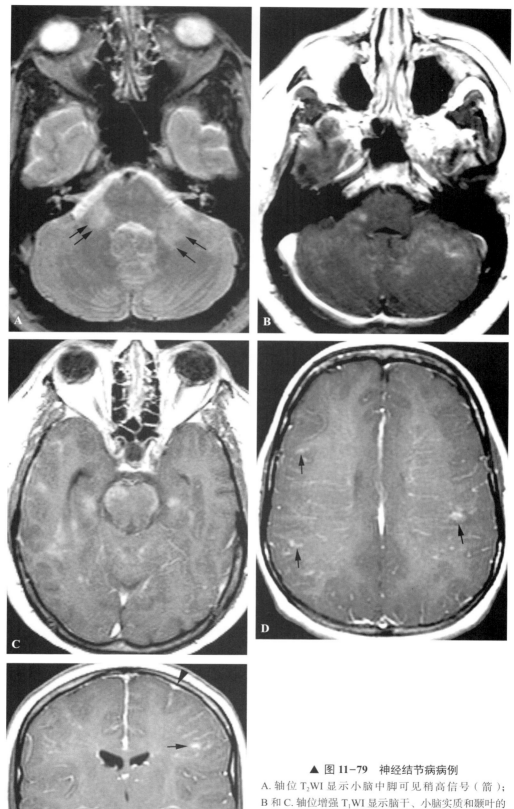

▲ 图 11-79　神经结节病病例

A. 轴位 $T_2WI$ 显示小脑中脚可见稍高信号（箭）；
B 和 C. 轴位增强 $T_1WI$ 显示脑干、小脑实质和颞叶的斑片状强化；D 和 E. 轴位和冠状位增强 $T_1WI$ 显示脑实质内结节强化（箭）、血管周围间隙扩张及左后部额叶凸面的硬脑膜结节（箭头）

## 十一、脊柱和脊髓感染及炎症

### （一）一般概念

脊髓和脊髓的炎症/感染性疾病虽然在儿童中不常见，但如果不能及时发现，则会产生极严重的后果[570]。脊柱炎性疾病，如椎间盘炎，可表现为背痛、烦躁、跛行、拒绝走路或仰卧。神经系统检查通常是正常的，但一些幼儿可能会出现 Gower 征。发热程度不一。儿童椎间隙化脓性感染或邻近骨结构骨髓炎可能有相似的临床表现，通常有发热、红斑、局部疼痛，并有感染的实验室证据，如外周血白细胞增多伴核左移、红细胞沉降率或 C 反应蛋白升高。金黄色葡萄球菌是与椎间盘炎和化脓性感染有关的最常见的病原体，但也可以检测到其他病原体，如金氏菌[570]。

脊髓炎性疾病如横贯性脊髓炎，可以在几天内出现背部或腹部的隐痛。相反，急性弛缓性脊髓炎可能会迅速发展为瘫痪。神经系统异常是脊髓受累的标志，包括虚弱、反射障碍或反射亢进、大小便失禁和感觉障碍，后者通常对应于皮肤水平。在急性弛缓性脊髓炎中，可以有虚弱，但感觉存在。此外，与患有急性横贯性脊髓炎的儿童相比，患有急性弛缓性脊髓炎的儿童可能患有脑神经病变，但无脊髓感觉通路的参与[403, 571]。

### （二）椎间盘炎和骨髓炎

椎间盘间隙感染常合并椎体骨髓炎，多发生于幼儿，通常表现为发热（骨髓炎比椎间盘炎更常见）、背痛、跛行、易怒和拒绝行走[570, 572, 573]。不明原因的婴儿乳糜胸与葡萄球菌性椎间盘炎有关[574]。椎间盘炎的病理生理学机制尚不清楚，但最有可能的机制是病原体通过毛细血管丛在软骨椎体终板和未成熟椎间盘的血管通道中进行血行播散[572, 573, 575]。因为血管和淋巴管只出现在 20 岁以下的椎间盘环及 7 岁以下的软骨终板中，所以儿童更容易受到感染[576]。病原体常常从椎间盘向椎体扩散，因此用"椎间盘炎"来定义此病。金黄色葡萄球菌是最常见病原体，但其他病原体也可能被检出，多达 70% 的患儿不能确定病原体[577]。

### 影像表现

随着儿童镇静措施和 MRI 成像越来越安全便捷，镓和锝骨扫描在疑似脊柱感染的研究中已不再常用。骨扫描可在早期显示异常，有时早在症状出现后 1 周内即可显示。然而，扫描表现正常时也不能排除椎间盘炎，即使表现为阳性，骨扫描也不具特异性[578]。

MRI 是首选检查，其较平片或 CT 更敏感，特别是当使用脂肪抑制技术后。在检测早期脊柱炎时，MRI 较放射性核素扫描特异性更高[579, 580]。在 MRI 中，受累椎间隙变窄，且在 $T_2WI$ 上常显示为低信号（图 11-80）[581, 582]。并发的蜂窝织炎可以从受累椎间盘延伸至硬膜外腔（图 11-81）[583]。如果椎间盘或相邻椎体在 $T_2WI$ 上显示为高信号（图 11-81），则应考虑椎间隙脓肿伴邻近骨髓炎[581, 582]。在给予顺磁性对比剂后邻近椎体强化是椎体骨髓炎的有力证据（图 11-81）[579, 581, 582]。如疾病早期未及时发现，椎体骨髓炎将导致椎体塌陷和明显的脊柱畸形。治疗后，椎体的变化不能在 24 个月内完全恢复，而椎间盘的异常信号持续长达 34 个月[583]。治疗有效的最佳预测因素是相关的蜂窝织炎消失。在症状和实验室感染指标改善的情况下，可在相邻椎体内看到 $T_2WI$ 信号增高，不是治疗有效性的可靠征象[584]。

如果发现椎体的广泛侵蚀性破坏及脊柱背侧或腹侧的软组织肿块，应考虑结核性或球孢子菌脊柱炎。在这种情况下，CT 最适于显示骨破坏，但 MRI 最适于显示可能压缩脊髓的软组织及前后纵韧带下软组织肿块的范围，而相应的椎间盘不受累（图 11-82）。所有这些特点均可用于鉴别化脓性椎间盘炎/骨髓炎。

### （三）脊柱积脓

病原体可通过血液侵入脊柱硬膜外腔，引起发热、背痛和脑膜刺激征，提示脑膜炎[585]。有时会在腰椎穿刺引入脊柱针时偶然发现脓液，并由此做出诊断。与脊柱硬膜外脓肿相关的病原体包括葡萄球菌或链球菌，偶尔也有布鲁菌或巴尔通体（CSD 的病因）[586]。与其他化脓性类脑膜炎感染一样，治疗包括外科引流和使用抗生素。

虽然本病在儿童期极为罕见，但认识脊柱硬

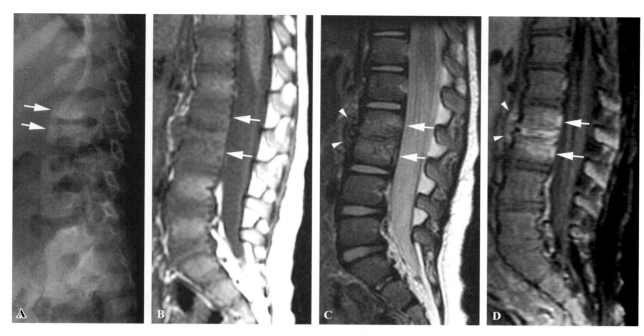

▲ 图 11-80　椎间盘炎晚期

A. 侧位平片显示 $L_2$ 和 $L_3$ 终板硬化（箭），伴椎间隙狭窄；B. 矢状位 $T_1WI$ 显示 $L_2$ 和 $L_3$ 椎体低信号（箭）；椎间隙变窄，但未见软组织肿块。C. 矢状位 $T_2WI$ 显示椎体高信号（箭）伴椎间隙狭窄；脊柱腹侧可见小的软组织肿块（箭头）。D. 矢状位 $T_1WI$ 显示狭窄的 $L_2 \sim L_3$ 椎间隙和邻近椎体强化（箭）；腹侧软组织肿块（箭头）均匀强化

膜外腔的感染（脊柱积脓）很重要，因为延误诊断可能导致永久性神经损伤。儿童易感情况包括败血症、留置血管导管及治疗脊柱侧弯的器械使用[587]。尽管脊柱积脓的临床过程可以是急性、快速进展性或慢性的，但由血液传播、转移性感染所致的急性病程是最常见的。慢性积脓最常由脊柱骨髓炎的直接扩展引起，这可能是感染的血行播散或脊柱器械直接感染的结果[587, 588]。一般认为，血源性脊柱硬膜外脓肿有典型的临床表现[265, 589, 590]：①感染后 2 周内出现背痛；②背痛因运动或拉伸而加重，并伴有局部脊髓压痛；③数天内出现神经根痛；④脊髓压迫症状随之出现，包括无力和括约肌控制失调。未经治疗的患者可在数小时或数天内发生截瘫[587, 588, 590]。

病理学上，血源性脓肿常局限于椎管背侧，但从椎体蔓延来的感染则累及椎管腹侧（图 11-83）。硬膜外腔的解剖结构限制了感染在垂直方向上的播散而导致硬膜外压力升高[265, 588]。如果脊髓持续受压，可能发生血管栓塞，导致脊髓梗死和永久性截瘫[179]。常见感染向外扩散至椎旁肌肉。

### 影像表现

MRI 是诊断脊柱脓肿的首选影像学方法[589]。当脓肿由椎间盘炎的扩展引起时，脊柱平片或 CT 可显示受累椎间隙变窄和相邻椎体终板受侵。放射性核素扫描可显示摄取增加，有助于确定受累部位。然而，这些技术都不应取代 MRI 作为首选成像方法，除非 MRI 禁用或不可使用。通常可见肿块在背侧硬膜外腔上下延伸，从而压迫硬膜囊。肿块在 CT 上通常呈软组织或液体密度。在 MRI 上，硬膜外病变在 $T_1WI$ 上信号多样。最常见的是，背侧硬膜外脂肪显示不均匀低信号；静脉注射顺磁性对比剂后可见均匀强化或周边强化（图 11-84）。少数情况下，脓肿在 $T_1WI$ 平扫上表现为与脑脊液等或稍高信号的肿块。在增强序列上使用脂肪抑制脉冲有助于识别病变并做出诊断（图 11-84）。在 $T_2WI$ 上脓肿相比于脑脊液呈等信号或高信号。椎管狭窄 ≥ 50% 或脓肿上下径大于 3cm 的患儿预后较差（图 11-84）[591]。弥散成像在脊柱中的作用不如脑，因为来自邻近骨骼的磁敏感伪影、来自咽喉和食管的吞咽伪影、来自心脏和大血管的搏动伪影及胃肠

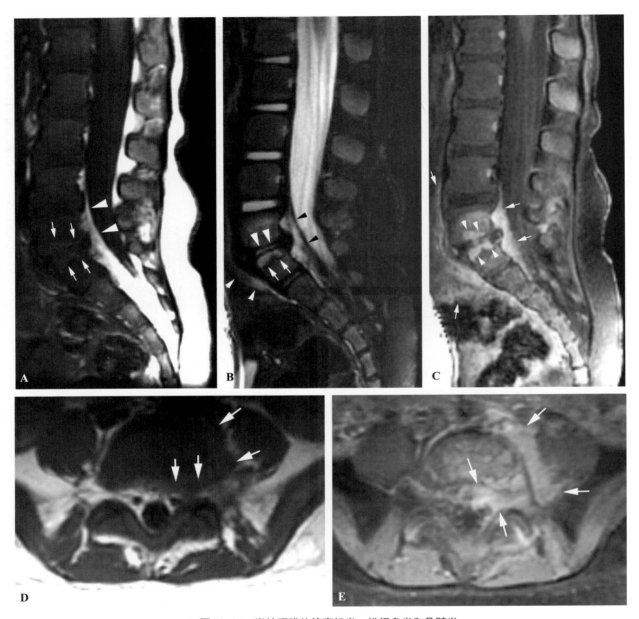

▲ 图 11-81　脊柱硬膜外蜂窝织炎、椎间盘炎和骨髓炎

A. 矢状位 $T_1WI$ 显示椎体终板的异常高信号和 $L_5 \sim S_1$ 椎间隙狭窄（箭）。此外，在 $L_5 \sim S_1$ 椎体后的硬膜外脂肪中存在异常低信号浸润（蜂窝织炎）（箭头）。B. 矢状脂肪抑制的 FSE $T_2WI$ 显示 $S_1$ 椎体上部边界清楚的明显高信号（白箭）。椎间隙狭窄（大白箭头），以及腹侧前纵韧带下和背侧后纵韧带下均可见异常低信号。硬膜外脂肪层前（黑箭头）及 $L_5$ 和 $S_1$ 水平前（小白箭头）可见异常高信号，代表蜂窝织炎和脓肿。C. 增强后脂肪抑制 $T_1WI$ 显示 $L_5 \sim S_1$ 椎间盘和邻近终板异常强化（白箭头），证实了椎间盘炎和邻近骨髓炎的存在。硬膜外脂肪前部和椎前间隙强化（白箭）显示存在蜂窝织炎。D 和 E. 增强前后脂肪抑制轴位 $T_1WI$ 显示蜂窝织炎（箭，在 D 图中为低信号并在 E 图中显示强化）延伸至椎间盘后硬膜外和神经孔内脂肪，并向前外侧进入椎旁间隙和左侧腰大肌

蠕动扭曲了对液体的评估。然而，如果脊柱的弥散成像可以在没有伪影的情况下进行，那么在硬膜外病变中（在没有出血的情况下）发现弥散系数降低，则强烈支持脓肿的诊断[199, 351]。

当脓肿是骨髓炎所致，邻近的椎间盘间隙常变

窄，并且脓液通常向腹侧延伸至椎体及硬膜外腔。在 $T_1WI$ 上脓肿通常与脊髓等信号，在 $T_2WI$ 上脓肿信号高于脊髓，但与脑脊液相比呈等或稍低信号（图 11-81）[592, 593]。虽然 CT 能更好地显示炎症对椎体终板的破坏，但椎间盘、邻近椎体及椎旁软组

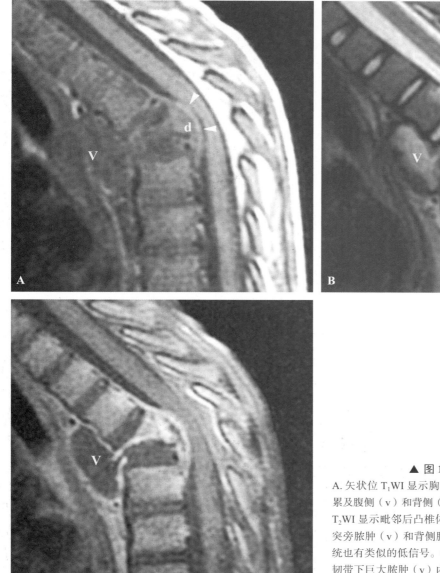

▲ 图 11-82　结核性脊柱炎

A. 矢状位 $T_1WI$ 显示胸椎中部椎体后凸和巨大的棘突旁脓肿，累及腹侧（v）和背侧（d）。脊髓明显受压（箭头）；B. 矢状位 $T_2WI$ 显示毗邻后凸椎体的椎间盘尚保留。注意腹侧巨大的棘突旁脓肿（v）和背侧脓肿成分内的低信号（d）。中枢神经系统也有类似的低信号。C. 增强后矢状位 $T_1WI$ 更好地显示腹侧韧带下巨大脓肿（v）内大量无强化的液体信号。背侧硬膜外脓肿内的液体较少，因此在（B）中信号较低

织在 MRI 上表现为长 $T_1$ 和长 $T_2$ 信号。这些改变在 STIR 图像和脂肪抑制 $T_2WI$ 上显示最清。增强后的压脂 $T_1WI$ 上，受累骨可见强化（图 11-81），是检测骨髓炎最敏感的方法 [594]。弥散成像（可用于脊柱时）可用于确认脓液的存在（其扩散系数相对降低）。矢状位图像可显示脓肿的上下范围及相关椎间盘炎或骨髓炎的位置。MRI 较 CT 或 CT 脊髓造影更具特异性，这是由于 MRI 对脓肿强化、脓液的存在及相邻骨受累的敏感性增加。因此，消除了腰椎穿刺进入脓肿的危险。

## （四）脊髓感染和炎症

脊髓功能障碍是一种神经急症，可能是由本章所述的许多病原体感染引起的，可直接侵袭脊髓，也可由感染性病原体的免疫反应、脓肿形成压迫脊髓间接导致 [588]。引起脊髓疾病的病原体包括 *VZV*、EB 病毒、HSV-2、WNV、脊髓灰质炎病毒和非脊髓灰质炎肠道病毒，包括 EV71 和 D68 [402, 595-599]。与硬膜外脓肿形成相关的病原体包括烟曲霉、金黄色葡萄球菌、铜绿假单胞菌、结核分枝杆菌、布鲁

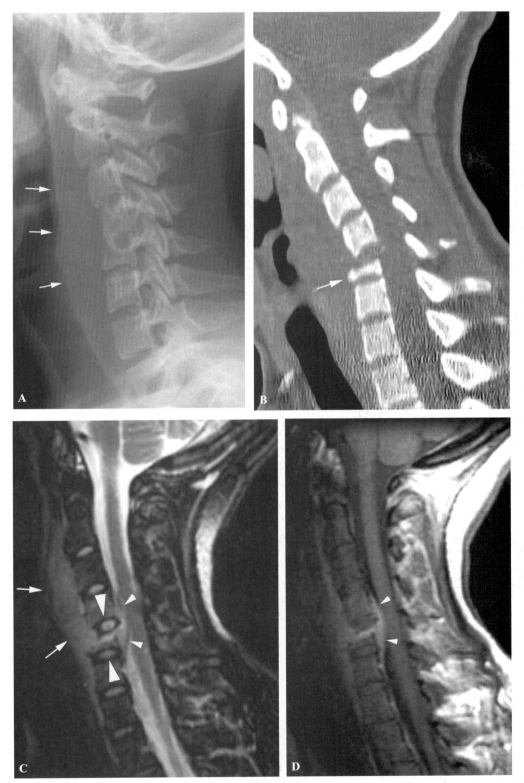

▲ 图 11-83　球孢子菌病引起的椎体破坏

A. 颈椎的 X 线侧位片显示 $C_4$ 或 $C_5$ 椎体异常，颈椎曲度改变，椎前软组织增厚（箭）。B. 颈部 CT 的矢状位重建显示 $C_5$ 椎体几乎完全破坏（箭）。椎前可见软组织肿块，椎间盘较难评估。C. 脂肪抑制矢状位 FSE $T_2WI$ 显示 $C_5$ 几乎完全破坏，椎间盘显示正常（大箭头），表明这不是细菌性椎间盘炎 / 骨髓炎；在 CT 上未显示硬膜外肿块（小箭头）及椎前肿块（箭）。D. 增强后矢状位 $T_1WI$ 显示硬膜外球孢子菌瘤强化（箭头），但椎间盘未见强化，证实本病并非椎间盘炎。由于饱和带放置得太靠近椎体，导致椎前肿块未显示

菌和肺炎链球菌[585]。脊髓炎通常需要皮质类固醇治疗，当怀疑 VZV 感染时，需联合使用阿昔洛韦，而硬膜外脓肿则需要手术引流和组织特异性抗菌治疗。对于患有急性弛缓性脊髓炎的儿童，IVIG 是目前推荐的治疗方法[595-598]。

**影像表现**

许多引起脊髓内病变的病原体，其影像表现有较多重叠。然而，一些病原体如西尼罗病毒、非脊髓灰质炎肠道病毒（EV71 和 D68）可引起临床脊髓灰质炎并显示有嗜灰质前柱的特性（图 11-85 和图 11-86）[595-598]。

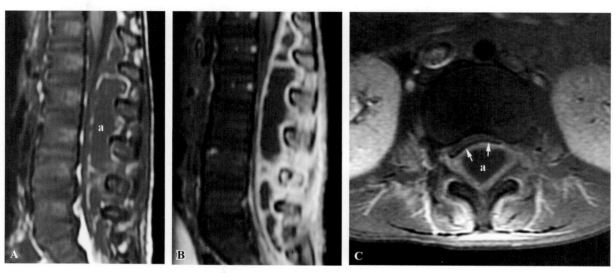

▲ 图 11-84　脊柱硬膜外脓肿

A. 矢状位 T₁WI 显示从 T₁₂ 延伸至 S₂ 的广泛背侧硬膜外脓肿（a），信号稍高于 CSF，边缘可见线性 T₁WI 高信号，脊髓蛛网膜下腔明显受压；B. 增强后矢状位 T₁WI 显示脓肿壁明显强化、边缘呈异质性、内部间隔强化；C. 轴位增强后 T₁WI 显示低信号的硬膜外脓肿（a）填充腰椎管；脓肿壁显著强化，硬膜囊（箭）明显受压，呈新月形（由佛罗里达州麦阿密的 Palani Rajaneeshankar，MB，BS 博士，DNB 和 L.Santiago Medina 医学博士、公卫硕士提供）

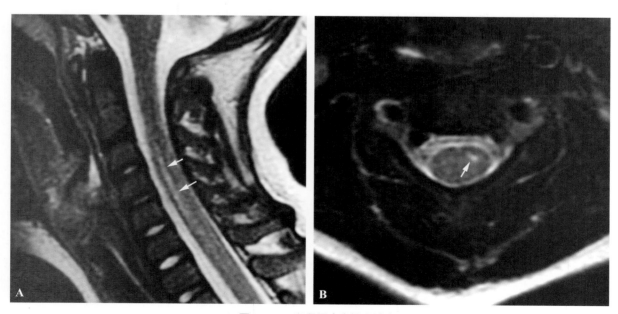

▲ 图 11-85　西尼罗病毒性脊髓炎

A. 矢状位 T₂WI 显示腹侧颈髓内的线性高信号（箭）；B. 轴位 T₂WI 证实异常信号累及颈髓前角灰质（箭）

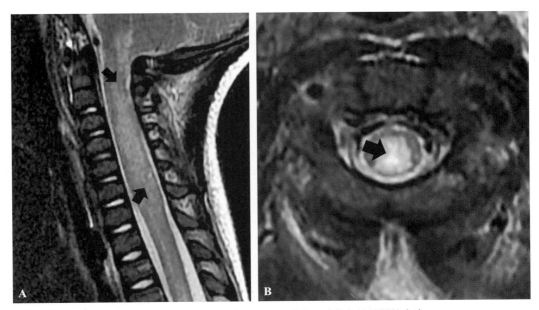

▲ 图 11-86 肠病毒（EV-D68）感染所致的急性弛缓性麻痹
A 和 B. 矢状位和轴位 $T_2WI$ 显示脊髓内的灰质中心高信号（箭）

# 第 12 章　脑血管畸形的诊断与介入治疗
## Anomalies of the Cerebral Vasculature: Diagnostic and Endovascular Considerations

Steven W. Hetts　Philip M. Meyers　Van V. Halbach　A. James Barkovich　著
郝跃文　杨朝湘　胡培安　庄义江　译
何玲　战跃福　干芸根　校

## 一、概述

儿童和青少年脑血管疾病并不常见。15 岁以下的儿童，与创伤或感染无关的脑血管疾病年平均发病率为 2.5/100 000～3.1/100 000[1-4]。儿童血管疾病可大致分为闭塞性血管疾病和引起颅内出血的疾病。闭塞性血管疾病及其影像学表现已在第 4 章叙述。本章主要阐述脑血管异常和可接受血管内介入治疗的脑血管疾病。

除新生儿期以外，儿童非创伤性颅内出血的原因主要是血管畸形。肿瘤是引起出血的第二大原因，其发生率要低得多[5,6]。因此，自发性颅内出血的儿童均应排除虐待（见第 4 章）和血管畸形。

儿童脑血管疾病的治疗发展迅速。目前血管内介入技术使得许多疾病得以改善或治愈。相比传统手术治疗，血管内介入治疗技术极大降低了 Galen 静脉畸形的发病率和死亡率。因此，对可治疗疾病的快速诊断有助于对疾病尽早干预和治疗。本章着重讨论儿童脑血管疾病，必要时对其进行血管腔内介入治疗。

## 二、儿童神经血管造影和介入的技术问题

虽然 CT 血管成像和磁共振血管成像可以提供许多关于大脑、头部和颈部血管的信息，但血管造影对于仔细分析脑血管系统疾病仍然是必不可少的。在配备专门的经验丰富神经血管造影医师的医学中心，脑血管造影是一项非常安全的手术，死亡率低[7,8]。现代透视设备可提供高分辨率双平面数字减影动脉造影图像。高空间分辨率、高速实时的图像采集和高分辨率路径图有助于手术计划的制定和复杂脑血管病变的治疗。然而，由于患儿轻微的运动，可能导致重要的动脉造影细节丢失。大多数儿童无法充分配合脑动脉造影术，因此全身麻醉对于儿童神经血管造影来说是必要的。尽管决定使用清醒镇静或是全身麻醉必须根据个体情况决定，但在大多数情况下我们更倾向于使用全身麻醉，尤其对于青春期前的儿童。镇静/麻醉应由具有丰富儿科经验的麻醉师进行，并配备一套完整的儿科心肺生命支持和监测设备。在患儿可以完全配合的诊断性血管造影中，可使用监测下静脉镇静代替全身麻醉。Wada 激活试验是个例外，该试验必须在没有镇静的情况下进行[9]。

### （一）适应证

儿童脑动脉造影的适应证不断扩大。当前许多的临床问题可以通过使用非侵入性方法解决，包括磁共振成像、超声（ultrasound）或计算机断层扫描。根据使用医疗辐射的 ALARA 原则，应尽量避免儿童接触辐射，这一点很重要[10-12]。因此，我们应尽可能地使用 MRI / MRA 和超声，但当需要使用 CT

和 X 线时，应在保证图像诊断质量的前提下，尽可能减少辐射剂量。

在过去几年中，限制儿童神经介入手术中的 X 线剂量已成为一个备受关注的问题。Orbach 及其同事认为长时间的神经介入放射学手术（如栓塞颅内动静脉瘘）可导致儿童脑吸收 X 线，从而显著增加其在一生中患 CNS 肿瘤的风险[13]。对于患癌症风险已经增加的儿童，例如 Rb 肿瘤抑制基因缺失所致视网膜母细胞瘤患儿，ALARA 原则更为重要。通过与医学物理学家合作优化儿科神经介入的成像参数和技术设置，并尽可能强调使用路径图技术，而不是优于 DSA，可显著降低儿童的辐射剂量[14]。

脑动脉造影最常见的适应证是不明原因的脑血管意外、创伤后神经功能缺损、脑卒中或出血，使用 Wada 技术进行癫痫手术前的功能性神经系统检查，评估和治疗颅面部和脑血管病变，术前栓塞肿瘤血管。随着 CT 技术（包括螺旋 CT、CT 血管造影和 CT 灌注）、MRI 和 MRA，以及经颅多普勒（Transcranial Doppler，TCD）的发展，诊断性儿童脑动脉造影的数量已经减少。同时，显微外科和血管内技术的显著改进需要导管动脉造影术提供的手术计划信息。如有必要，诊断性导管动脉造影最终可留给治疗中心。通过这种方式，介入神经放射学家或神经外科医生可以根据需要选择最佳动脉造影方案。

### （二）术前准备

经导管血管造影是一种侵入性手术，因此与任何外科手术一样，术前计划至关重要。必须根据术前所有的影像资料、既往外科手术操作和解剖病理学的演变，严格把控手术的适应证。同时，介入科医师、转诊临床医师、会诊医师、患儿和患儿家属之间应就治疗的目标及期望进行讨论，达成共识。重要的是，介入科医生应了解患者相关病史及体格检查结果，以确定可能延迟或改变血管造影表现的因素，如过敏、药物、肾脏或血液疾病等。包括神经系统评估在内的术前体格检查也很重要，这能快速识别和迅速应对手术过程中的任何变化。四肢检查（包括下肢脉搏）与选择血管入路位置密切相关。

儿童血管造影的特殊风险包括由于股动脉损伤而引起双下肢不等长、跛行及因滋养动脉损伤而导致的股骨头坏死。诊断性血管造影的其他并发症包括脑卒中、碘化造影反应、肾功能衰竭和穿刺部位血肿[15-18]。一般情况下，在经验丰富的治疗中心进行脑动脉导管造影的风险可低至 0.3%[8]。

在动静脉畸形（arteriovenous malformation，AVM）栓塞之前，应进行超声心动图检查，必要时应包括"气泡试验"，以评估是否存在右向左心内分流。栓塞材料或血栓可能会通过 AVM 引流进入正常的静脉和右心。通常，这些小栓子会被肺血管床过滤从而不引起显著的临床后果。在部分脑血管畸形合并心内分流的患儿中，这些栓子可能从右心进入左心，并再循环进入动脉系统。对存在心内分流的患儿，在栓塞手术的过程中必须非常小心，应避免使用可能通过脑 AVM 至体循环的药物，而导致栓塞[19]。在患有遗传性出血性毛细血管扩张综合征（HHT，也称为 Osler-Weber-Rendu 病）的年轻患者中，肺动静脉分流也是临床关注的问题。在这些患儿中，需要认真注意排除静脉通路中的所有空气，以降低因为空气栓塞导致脑卒中的风险。所以在术前、术中和术后必须与麻醉师或静脉注射的护士进行明确沟通。在静脉通路上使用空气过滤器（如 0.22μm 过滤器）可以降低心内或肺分流患儿栓塞的风险[20]。

患儿的术前准备十分重要[21, 22]。药物（包括碘化对比剂）可引起血管腔内血流量和血管舒缩张力发生显著变化。尽管患儿可能表现出稳定的血流动力学，但实际上，该患儿体内可能正在尽力通过生理机制来维持血压，以保证全身和脑的血流灌注。镇静药、麻醉剂或血管对比剂的使用对血容量低的患儿会导致血流动力衰竭。由于接受脑动脉造影的患儿可能存在较高的颅内压，充分的通气对于防止 $CO_2$ 积聚（及随之而来的颅内压升高）并导致脑疝综合征或脑低灌注具有至关重要的作用。有时需要通过控制通气速率和血压来调节动脉的 $CO_2$ 水平和血管舒缩张力。$PCO_2$ 的调节可增加脑动脉造影分辨率，减少对比剂量，或有助于远端微导管操作[23]。但是，对于疑似缺血性脑卒中的患儿，特别是烟雾病患儿，应在保持正常 $PCO_2$，同时应维持血压。如过度通气可使患儿发生脑卒中。因此，$PCO_2$只能由经验丰富的人员调节，同时在颅内压升高时进行监测以预防脑灌注不足和脑疝综合征。尤其在使用镇静药和血管对比剂时必须严密监测。

### （三）液体及对比剂禁忌

为了限制渗透性体液的转移及降低对比剂引起肾损伤的发生率，对比剂的剂量（300mgI/ml 非离子对比剂）不应超过 6ml/kg。对于常规数字减影血管造影，如果使用现代透视设备，可将对比剂稀释 50%（150mgI/ml）。现代化"双球管"神经血管造影设备可以同时在两个方向上获得图像。但评估高流量动静脉分流则需要使用高浓度对比剂。为了从高流量性颅内分流婴儿的每次动脉内对比剂注射中获得最多的血管造影信息，除了观察标准的"首过"动静脉图像外，医生还可以通过对比剂的"第二次通过"继续采集血管造影图像，因为对比剂一旦通过心脏，将被重新泵送（尽管是以被稀释的形式）至椎动脉及颈动脉，继而再次进入整个大脑。二次血管造影提供了血管畸形的主要供血动脉与其他脑血管之间的关系的概况。每根导管（包括鞘管）必须通过至少 3ml/h 的流量调节系统、用肝素盐水（1000U/L）连续冲洗。需注意，对于年龄较小或者肾功能不全的儿童，过度冲洗可导致液体超负荷及充血性心力衰竭，故应告知麻醉师所有导管输注的总液体量和液体流速。对比剂与液体的负荷限制是幼儿（如具有高流量的 Galen 静脉畸形的新生儿）进行分期介入栓塞手术的常见指征，而在两次介入栓塞手术中间的 ICU 治疗期间，液体和对比剂可通过尿液自然排出。病情较重的患儿，可通过透析治疗。

### （四）血管通路

动脉通路是进行任何儿科神经血管造影术的第一个关键步骤。儿童的血管口径小、易痉挛、活动性大、有弹性，这些因素使动脉穿刺成为一项艰巨的挑战。近 10 年来使用实时超声引导进行股动脉微穿刺比以往的操作成功率更高，然而操作不当可导致血管撕裂或血栓形成。伸展腿部和抬高骨盆可伸直股动脉主干，有利于股动脉插管。而在全身

麻醉后，体循环血压降低，可导致股动脉和足部动脉的搏动难以触及，故在进行麻醉之前应标记股动脉、足背动脉及胫后动脉穿刺点，以利于患儿插管及术后的评估。对婴幼儿来说，穿刺点的准确定位及压迫点的填塞非常必要。使用微针套装和 3F 或 4F 鞘管有助于减少穿刺部位的局部创伤。类似于 ALARA 在 X 线剂量限制中的概念，尽量选用口径小的鞘管置入穿刺动脉，是降低动脉损伤、穿刺部位血栓形成和远端动脉栓塞风险的关键。幼儿经股动脉血管造影的迟发并发症为成年双下肢不等长，因其可能导致股动脉闭塞或狭窄而影响下肢血流，虽然该情况十分罕见，但应在血管造影术前的知情同意讨论中告知家长。术中在双侧大脚趾放置脉搏血氧测量仪也可能会有所帮助：股动脉入路侧的足部血流量减少可在术中进行监测，并可通过给予硝酸甘油（另一种血管扩张药物）或肝素（在入路完成后）以缓解该情况的发生。

插管期间全身肝素化（70U/kg）也可降低血栓形成的风险。造影过程中，检测活化凝血时间可快速评估血管造影过程中的抗凝状态。根据血管造影适应证和其他缓解因素，ACT 达到其下限 2～3 倍时应给予治疗。对于近期有脑出血病史或手术病史的患儿，抗凝是其相对禁忌证。如有必要，应考虑降低介入手术的抗凝水平。在取出股动脉鞘管后，再次进行动脉造影应在右股动脉和左股动脉之间交替实施。在特殊情况下，如新生儿动脉造影，脐动静脉可供 5F 大小的导管入径，如果有此要求，新生儿科将保留脐导管以允许经脐动脉和静脉进入血管内手术。脐动脉通路特别有助于治疗新生儿的高流量性颅内病变，因为它通常允许多次栓塞治疗，股动脉通路穿刺部位形成瘢痕的概率较小[24]。

### （五）导管选择

血管造影导管的选择取决于用途和患者体型。对于新生儿和婴儿，可用作诊断性动脉造影的最小导管直径是 3F。直径更小的导管则不能保证常规动脉造影所要求的注射速率。稍大（4F）的导管可用于年龄较大的儿童，因其流动阻力降低可以大大地提高注射速率。诊断导管具有固有的曲棍球棒状尖端形状，通常可使用蒸汽加热的方式减小角度并

固定成形以用于颈部血管相对较直的、没有高流量性病变的儿童，并可以减少创伤。对于具有高流量性病变的儿童，颈部血管通常明显迂曲，而导管尖端更大的角度可能更有利。尽管不成角，但在过去10 年的脑卒中介入治疗里，远端接入导管作为中间支持导管也已经作为儿童颅内介入治疗的接入导管而广泛使用，或与短血管接入鞘联合使用，或单独使用。但是，在穿刺部位没有鞘管的情况下使用这些导管，容易造成血管痉挛和穿刺点的损伤，这可能限制了其在需要多个动脉之间导航的情况下的应用。远端通路导管的长度也可能限制其在幼儿中的使用，因为需要稳定这些导管在患者体外过长的部分，以防止导航过程中出现的导管在体外扭转。标准微导管既可以通过 4F 诊断导管进入颈部血管，也可以经过股动脉的 4F 鞘管直接进入头颈区而无须同轴通路。年长儿和青少年可耐受常用于成人的 4F～6F 导管。在我们的实际工作中，常规使用经皮鞘管穿刺，以便于更换导管和减少穿刺部位的损伤。

### （六）血管腔内闭塞

神经介入放射学的目的是对血管病变进行微创治疗。其根本原则是阻塞病理性血管通道，以改善患者的神经或心血管状况。栓塞或血管内闭塞需要将微导管的头端放置在异常血管附近，以选择性闭塞部分血管，保留正常或其他需要的血管。导管技术的最新进展允许在异常血管通道内精确地放置栓塞材料，同时避免正常邻近血管的栓塞。目前已有许多栓塞材料投入临床使用，还有更多的栓塞材料正在开发中或在美国以外的临床实践中使用。下文列出了一些常用栓塞材料的特征（表 12-1），但对这些栓塞剂的具体应用进行完整阐述超出了本文的范围。

### （七）患者术后护理

动脉造影术后必须取出股动脉穿刺导管，并用手压迫穿刺部位。动脉闭合器通常需要直径至少为 5mm 的动脉才能安全展开，这些器械目前在美国尚未被批准用于儿童。理想情况下，应在患儿仍处于麻醉状态时取出导管，确保对穿刺部位的最佳处理。建议对足背动脉进行连续多普勒监测，以防止手动压迫时股动脉压力过大导致血栓形成。凝血参数正常的患儿通常可在 15min 内止血。接受抗凝治疗者可能需要给予硫酸鱼精蛋白（血液中每 1000U 的活性肝素中含有 10mg 鱼精蛋白），以便在取出导管之前逆转肝素的作用。其他原因引起的凝血性疾

**表 12-1 选择性神经血管栓塞药物**

| 填充物 | 物理状态 | 生产商 | 应用范围 | 大小 | 持久性能 |
|---|---|---|---|---|---|
| 聚乙烯醇（PVA） | 微粒 | Cordis, Target | 肿瘤术前、AVM 栓塞 | 45～1000μm，校准尺寸 | ++ |
| Embosphere 微球 | 微粒 | Biosphere Medical | 肿瘤栓塞 | 40～1200μm，校准尺寸 | +++ |
| 铂金线圈 | 金属线圈 | Several | 肿瘤、AVM | 多种 | ++++ |
| 可拆卸铂金线圈 | 金属线圈 | Several | 动脉瘤、AVM | 多种 | ++++ |
| 球囊 | 乳胶 | Balt | 瘘管（未被美国 FDA 批准） | 多种 | +++ |
| 氰基丙烯酸盐黏合剂 | 液体黏合剂 | J&J, Codman | AVM、瘘管 | N/A | ++++ |
| 乙烯 - 乙烯共聚物 | 液体沉淀物 | Medtronic | AVM、瘘管 | N/A | +++ |
| 乙醇 | 硬化剂 | Abbott | 瘘管、AVM | N/A | ++++ |
| 油酸乙醇胺 | 硬化剂 | Questcor | 血管瘤，静脉和淋巴管畸形 | N/A | ++++ |
| 十四烷基硫酸钠 | 硬化剂 | Bioniche | 静脉和淋巴管畸形 | N/A | ++ |
| 多西环素 | MMP 调节剂 | Several | 淋巴管畸形 | N/A | ++ |

病可能需要给予血液制品或合成的止血因子。ACT 低于 180s 时，常可达到动脉止血。随后数小时内应密切监测患者，以观察是否会出现穿刺部位出血、皮下血肿或远端脉搏消失。由于动脉血管频繁痉挛，儿童穿刺部位迟发性出血较成人少见。对于年龄较小的儿童，保持股总动脉穿刺部位数小时不动具有一定挑战性。一个使儿童减少屈髋的技巧是使用柔软的护膝或膝关节固定器轻轻地固定在动脉穿刺侧的膝盖上。因为大多数孩子倾向于在屈膝的同时屈髋（青蛙腿运动），保持膝盖伸直通常也能减少屈髋冲动。

## 三、儿童脑内出血

与成人不同，儿童脑内出血并不比缺血性少见，这是发病率和死亡率的重要原因 [25-27]。创伤是脑内出血最常见原因，可从其病史或外表证据推断原因。血管畸形是儿童自发性脑出血的最常见原因，真性 AVM 约占 25%，海绵状血管畸形约占 20% [28]。通常认为 AVM 中儿童出血率高于成人，尽管治疗差异可能会影响统计结果 [29]，但最近分析表明，儿童二次出血的发生率远低于成人。肿瘤约占 10%（通常为室管膜瘤或高级别胶质瘤或 PNET），静脉窦血栓形成约占 10% [28, 30]，其形成似乎更多见于婴儿和新生儿 [30-32]。动脉瘤为少见原因，不到 5% [28, 33]。其余病例大多是全身性疾病的并发症，如感染、白血病或严重的血小板减少症 [28, 34]。

CT 是初步诊断颅内出血的主要影像学检查方法。在颅内出血确定后，进行 MRI 检查及 MRA 和 MRV 常可确定出血原因。MRI 平扫及增强可能发现强化的肿瘤（如果存在），也可能显示解剖上远离的海绵状血管瘤或邻近的发育性静脉异常 (developmental venous anomaly，DVA)，从而诊断海绵状血管畸形。大的动脉瘤或血管畸形也可通过 MRI 或 MRA 显示。静脉血栓形成可通过 $T_1WI$ 上静脉内高信号或 MRV 检测（见第 4 章和第 11 章）。如果 MRI 未显示，诊断性导管血管造影则成为寻找小血管畸形的重要方法 [35]。

## 四、脑内血管畸形

脑内血管畸形（AVM）指可能累及动脉、毛细血管或静脉的脑血管畸形。虽然有少数家族性血管畸形的报道 [36]，但多数为散发。遗传性出血性毛细血管扩张综合征（HHT，也称为 Osler–Weber–Rendu 病）是脑 AVMs 最常见的遗传性病因。如果影像学检查发现多发性脑 AVM（为 HHT 的特异性改变），则提示应进行常染色体显性遗传疾病的筛查 [20, 37]。病理学上，血管畸形已细分为四组。McCormick 报道一组 248 名血管畸形儿童中，动静脉畸形占 12%，发育性静脉异常占 62%，海绵状血管畸形占 8%，毛细血管扩张症占 18% [38]。加州大学旧金山分校报道了 1986—2010 年 417 例儿童颅内动静脉分流畸形，74% 为巢状 AVMs，6% 为非 Galen 性软脑膜动静脉瘘（non-Galenic pial arteriovenous fistula，NGAVF），10% 为硬脑膜动静脉瘘，9% 为 VOGM [39-42]。VOGM 是一种特定发生于新生儿和婴儿的 AVM，面部 AVM 将作为 AVM 的特殊情况单独讨论。

### （一）动静脉畸形

#### 1. 表现及病因

脑内血管畸形是异常薄壁血管（常称为血管巢，为真正的畸形）致密集合而成，将扩张的动脉与静脉连接，而无中间的毛细血管网。这些动脉和静脉之间的原始连接在胚胎发育的第 4 周晚期形成，它们从供给早期端脑发育灌注的窦状血管网发展而来。毛细血管的缺如引起低阻力分流，导致畸形的血管之间动静脉快速分流。

脑内血管畸形最常表现为儿童晚期 [43] 或青壮年 [44] 自发性脑出血（高达 61% 病例），此表现可见于任何年龄，癫痫发作罕见 [29, 45, 46]。脑实质内出血在任何年龄均可造成严重损伤，神经系统发病率为 30%～50%，死亡率为 10% [47]。因此，世界各地的主要神经外科中心均重视对 AVM 的鉴别及治疗。

尸检中 AVM 患病率（在特定时间内人群病例总数）为 0.06%～0.11% [44, 48]。症状性 AVM 的检出率为 1/10 万，美国人口调研 [49, 50] 从发病率数据推断出流行发生率小于 10/10 万，澳大利亚为 5/10

万[51]。因此，尽管确切的数字未知，但似乎有很大比例的 AVM 在人类平均寿命期间通常因出血而出现症状[44, 51, 52]。

由于取代了正常毛细血管发育，AVM 的血管特征为纤维内膜增厚和弹性组织紊乱。这些异常可能需要时间才能形成，因此，典型的脑部 AVM（血管巢内有典型杂乱血管）在出生前或婴儿早期并不常见。儿科 AVM 中与血流相关的血管构造特征也需要在出生后的一段时间才能发展：与年长儿童和成人相比，患 AVM 的幼童缺乏供血动脉瘤，静脉流出道狭窄（图 12-1）[39]。尽管已经发现了几例

NGAVF 的胎儿病例（动脉和静脉之间直接连接，无异常血管巢），但产前经典的 AVM 尚未报道[47]。在新生儿中，AVM 通常被视为无血管巢的直接的动静脉交通。因此，AVM 似乎在不断生长，直到晚期才完全发育成熟[53]。在儿童或成人 AVM 的重新发展很少有文献记载[54]。尽管大多数脑 AVM 被认为是先天性的，但在过去 10 年中，越来越多的新发脑 AVM 病例报告对这一观点提出了挑战[55-57]。这些儿童和成人明显新发病例中，很可能在发育早期就存在低于 MRI 检测阈值的微动静脉异常，但直到发育晚期，这种异常才扩大到足以在无创成像中

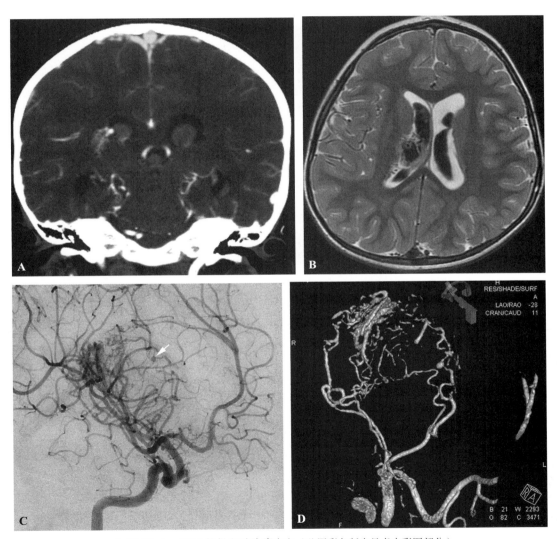

▲ 图 12-1　AVM 伴供血动脉瘤出血（此图彩色版本见书中彩图部分）

A. 冠状位 CTA 显示右侧脑室内出血附近可见密集血管强化，并继发脑积水；B. 轴位 T_2WI 显示脑室内出血外侧有环状结构，与右侧脑室外侧纹状体内的伴 AVM 血管巢的动脉瘤一致；C. 右侧颈内动脉 DSA 的 RAO 图像显示纹状体后部 AVM 由内侧豆纹动脉（Heubner 回返动脉）供血，其本身存在供血动脉瘤（白箭）并出血；D. 供血动脉瘤更容易在右侧 ICA 的 3D 旋转血管造影表面再现图像上观察到

观察到。

除 Rendu–Osler–Weber[58] 和 Wyburn–Mason 综合征[59] 外，尚未发现明确的遗传相关性。血管生长因子的失调与血管畸形的发生和成熟有关[60]。

AVM 常随着年龄的增长而增大，这是由病灶的增大及供血动脉和引流静脉逐渐扩张所致，周围脑组织常可见星形胶质细胞增生和萎缩。脑实质灌注不足（血管盗血）曾被认为是血液通过病灶的低阻力分流的结果。另有人认为水肿和随后的实质损伤是静脉狭窄/静脉高压造成的，静脉狭窄/静脉高压是由血流湍流产生的高压和剪切应力及引流静脉狭窄引起的。供血动脉内的快速血流可能导致动脉瘤形成，分布上与经典的小动脉瘤（Willis 环）相同，供血动脉（瘤蒂及动脉瘤）与动静脉畸形相近（图 12-1）。此外，静脉流出道狭窄的上游可形成静脉曲张（静脉瘤），可能破裂导致出血[61]。因此，AVM 是除癫痫以外，最常导致神经系统缺陷的血管畸形，尽管它并非血管畸形的最常见形式。

### 2. 临床表现

AVM 常表现为癫痫、反复头痛、进行性神经功能缺失、脑积水或出血。约 20% 患者在 20 岁前出现症状[43]。与 AVM 初次破裂相关死亡率为10%，发病率为 30%～50%[38, 62]。发病率和死亡率随着之后的每次出血而增加。

高达 40% 自发性颅内出血是由 AVM 引起的[2, 63, 64]，大部分发生在脑实质。而浅表畸形可破入蛛网膜下腔，深部畸形可引起脑室内出血。症状性血管痉挛和再出血相对少见，除非出血来源是动脉瘤。据估计，儿童 AVM 再出血风险高于成人[62]。15 岁以下儿童，AVM 是自发性颅内出血的最常见原因，占所有脑卒中 20%[2]。

大约 70%AVM 病例出现癫痫发作，其中一半为全身性发作[65]，大多数患儿使用抗惊厥药控制良好。癫痫发作最常见于位于大脑皮质并伴有静脉曲张的 AVM。其病因可能是既往出血[66] 或静脉缺血[67, 68] 导致的皮质损伤和胶质增生。

慢性复发性头痛可能是某些 AVM 患儿的主要症状，是由充盈的硬脑膜血管引起。头痛最常见于皮质/皮质下的 AVM 和供血脑血管狭窄或闭塞的AVM。位于枕部 AVM 与偏头痛频率增加相关，偏头痛发作期间常伴发视觉症状。

进行性神经功能障碍在少数 AVM 患儿中可发生，尤其在畸形较大且位于运动皮质附近的情况下。神经功能缺失可能是静脉高压所致，因为静脉压升高通过 AVM 传导，损害正常大脑的静脉引流，共享相同的静脉引流通路。长期以来此机制被认为是脊髓神经功能缺失所致，但最近才在脑部得到认可[69, 70]。显著的静脉高压阻碍脑脊液的吸收，引起脑积水（见第 8 章）。与脑静脉和硬脑膜窦流出道阻塞相关的慢性静脉高压偶尔也可伴脑 AVM，导致严重的白质损伤（图 12-2）。

最后，随着 CT 和 MRI 发展，无症状 AVM 更为常见。

### 3. 影像表现

诊断血管畸形的检查常包括 X 线、CT、MRI 和 MRA。CT 评估（使用低剂量，见第 1 章）一直是疑似急性期（< 2 周）颅内出血有效筛查技术。CT 平扫可显示 AVM 间隙内急性血肿或钙化相关的异常高密度影。此外，CT 可显示急性蛛网膜下腔出血，有时伴随浅表性 AVM 或相应供血动脉瘤破裂。出血后 1—2 周内，亚急性出血逐渐转变为等密度，静脉注射对比剂后呈周边强化，这种表现为非特异性，可误以为是感染、海绵状血管瘤或肿瘤。虽然在对 AVM 的评价上，MRI 已经很大程度上取代 CT，但 CT 增强可发现血管畸形，表现为高密度急性血肿旁的强化病灶。CT 血管造影显示脑血管的分辨率高，但辐射量大。其在 AVM 分级评估中的作用仍未明确。由于 CTA 难以分辨动脉、病灶和静脉，我们倾向于使用数字减影血管造影来评估 AVM 血管结构和再破裂的风险分量。风险基于供血动脉或病灶动脉瘤和静脉流出道狭窄的存在，这在 DSA 产生的高空间和时间分辨率图像中更为明显。可通过 MRI 评估脑实质。与联合 CTA 成像策略相比，DSA 和 MRI 联合提供的信息量最大，电离辐射最低。

MRI 是评价颅内 AVM 较好的初步筛查方式[71, 72]。AVM 中快速流动腔内血液在自旋回波序列上表现为信号降低或"流空"区域。一团迂曲流空影代表畸形的病灶（图 12-2）。引流静脉内的快速血流可能难以与病灶内或病灶周围供血动脉区

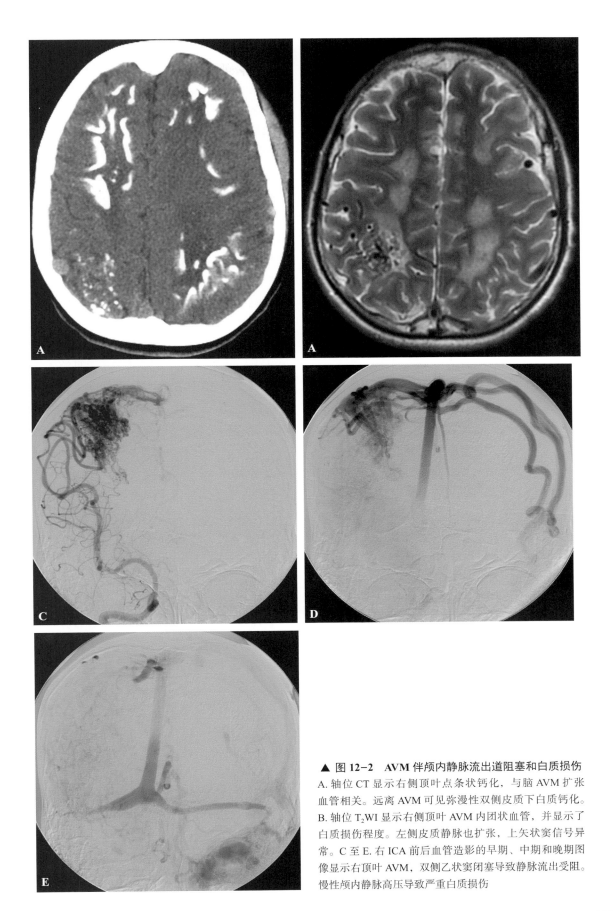

▲ 图 12-2　AVM 伴颅内静脉流出道阻塞和白质损伤
A. 轴位 CT 显示右侧顶叶点条状钙化，与脑 AVM 扩张
血管相关。远离 AVM 可见弥漫性双侧皮质下白质钙化。
B. 轴位 $T_2WI$ 显示右侧顶叶 AVM 内团状血管，并显示了
白质损伤程度。左侧皮质静脉也扩张，上矢状窦信号异
常。C 至 E. 右 ICA 前后血管造影的早期、中期和晚期图
像显示右顶叶 AVM，双侧乙状窦闭塞导致静脉流出受阻。
慢性颅内静脉高压导致严重白质损伤

分。MRI 多平面成像有助于显示与重要解剖结构相关畸形的位置。脑实质血肿信号特征变化可识别，且常有特征性（见第 4 章）[73, 74]。在 T$_2$WI 或 SWI 上，仍可在多年后检测到邻近畸形的既往出血残留，为极低信号。对于亚急性期和慢性期脑实质内出血，MRI 检测血液成分比 CT 更敏感、更特异。既往出血的证据，甚至在梯度回波或磁敏感加权 MRI 上亚临床微小出血的证据，似乎与脑 AVM 中出血风险较高相关 [75]。AVM 患儿中，仍须进行高帧频导管血管造影术以显示血管结构，区分供血动脉与引流静脉，并识别与较差的自然病程相关的动脉瘤或静脉的任何限制。因此，SWI 和 DSA 可综合评估脑部 AVM，并确定影像特征及既往 AVM 破裂的病史，常用于 AVM 出血风险分组，帮助 AVM 治疗或观察。

### 4. 治疗

未破裂的脑 AVM 发现率不断增加，导致在成人和儿童未破裂 AVM 的治疗方面存在争议。最近一项比较无症状脑 AVM 的介入（手术、栓塞、放射手术）治疗与保守随访的随机试验（ARUBA）显示，治疗组在治疗后最初几年的脑卒中发生率较高 [76]。鉴于介入治疗的目的是消除患儿整个生命周期内的出血风险，与成人相比，儿童较长的预期寿命可能需要更积极的处理无症状 AVM。

对有症状的 AVM 进行治疗时，应考虑疾病的自然过程及治疗的预测风险和益处。对疾病自然过程和当前治疗方案选择的完整的阐述超出本书范围，读者需要查阅更完整的文章来讨论处理方案 [77, 78]。简言之，治疗方案分为三类：手术切除、放疗干预和血管内栓塞或闭塞。这些技术常被联合起来用于治疗复杂畸形。

随着显微神经外科技术的发展，即使巨大、复杂的畸形也可切除，且发病率和死亡率相对较低 [77, 78]。畸形的瘤巢或中心很少含有脑实质，如果沿畸形边缘行手术切除，保留周围脑组织常有良好疗效。手术目标是畸形全切除，因为早先研究表明，次全切除或供血血管结扎不足以防止后续出血 [79, 80]。

放疗可导致血管壁增生和血管组织凋亡 [81]，进而导致这些 AVM 完全闭塞。为了使邻近正常脑组织放射损伤的风险达到最小化，目前只使用聚焦技术，如 Bragg-peak 质子束治疗或使用 γ 刀或直线加速器（LINAC）治疗装置的交叉束技术。栓塞率从 35%～92% 不等，取决于许多因素，包括 AVM 大小、位置和辐射剂量。小的畸形（＜ 3cm），放疗效果十分理想 [82-84]。放疗技术缺陷包括：难以治疗较大病变、发生显著血管内膜增生和纤维化前存在 1—2 年的潜伏期（此时间段仍有出血风险）及周围脑组织存在迟发性放射性坏死的风险。

血管内介入技术已成为治疗症状性颅内畸形的第三种方法，即使使用现代栓塞剂，如乙烯 - 乙烯共聚物 [85-88]，较大 AVM 栓塞后血管造影完全闭塞也少见，而较小 AVM 可实现完全闭塞 [89]。血管内栓塞也可用于消除脑 AVM 既往出血所致的假性动脉瘤，以降低再出血的风险，随后可立即或在恢复期后更安全地进行根治性手术、血管内或放疗技术治疗病灶的其余部分（图 12-3）[90, 91]。血管内栓塞可缓解那些不能进行更积极治疗或畸形的大小及部位妨碍更传统治疗方式的进行。这些手术现可在低并发症风险的情况下进行，且使开颅手术切除更安全 [78]。顽固性单侧头痛常有硬脑膜血供异常 [89, 92]，可选择性地插管和栓塞这些硬脑膜血管，往往可缓解或消除头痛。栓塞部分畸形后，可改善动脉盗血或静脉高压导致的进行性神经功能下降。

NGAVF 是脑 AVM 的一个亚型，且儿童较成人更为常见 [40]。我们和其他研究者 [93, 94] 已经确定了一组有孤立性动静脉连接且儿童期出现出血或神经功能缺损的患者（"单孔 NGAVF"）（图 12-4）。15 例患儿均采用经血管栓塞技术治疗，在瘘口置入弹簧圈或球囊，14 例完全治愈，第 15 例行手术切除且未发生并发症。与单孔瘘病例相比，其他患儿存在多孔 NGAVF，且临床症状更严重，常在新生儿期就表现为高输出量性心力衰竭（图 12-5），生理学上与 Galen 静脉畸形相似。儿童 NGAVF、VOGM 和 DAVF 治疗的临床结局比较见下文（表 12-2）。

### （二）Galen 静脉畸形

#### 1. 表现及原因

Galen 静脉畸形是一种罕见的先天性连接畸形，发生在颅内动脉（往往是丘脑穿支动脉、脉络膜动

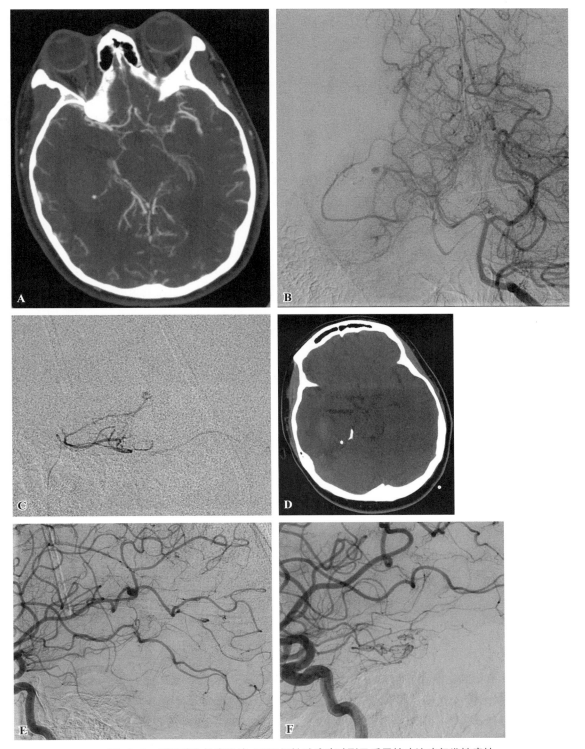

▲ 图 12-3　采用液体栓塞治疗 AVM 假性动脉瘤破裂及采用放疗治疗复发性病灶

18 岁女性表现为急性头痛和行为迟钝。A. 轴位 CTA 显示位于右侧颞叶内侧血肿的后内侧的假性动脉瘤和侧脑室内出血。B. 左椎动脉前位 DSA 证实为颞中动脉假性动脉瘤。C. 微导管超选右颞中动脉的血管造影显示假性动脉瘤有动脉供应，而远端正常分支无血供。采用 n-BCA 注射治疗假性动脉瘤。D. 栓塞 1 周后轴位 CT 显示栓塞剂位于颞中供血动脉及假性动脉瘤内。脑室出血和脑实质血肿已开始吸收。E. 栓塞术前右颈内动脉侧位 DSA 显示后交通动脉未见明确巢式病灶填充，可能是由于急性血肿压迫巢式病灶导致其不能显示。F. 栓塞 4 年后右侧颈内动脉侧位 DSA 显示后交通动脉可见填充的巢式病灶。考虑此患儿年龄较小，巢式病灶可能之前被急性血肿压迫，也可能是真正新发病灶

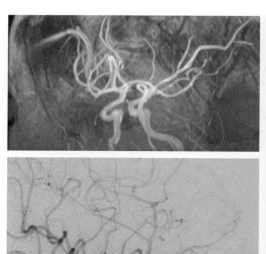

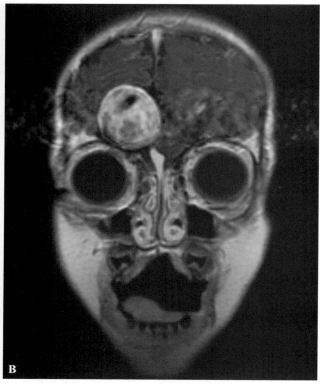

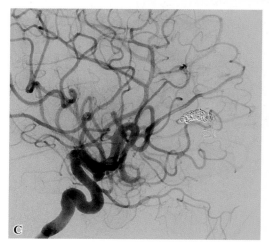

▲ 图 12-4　单纯单孔软脑膜非 Galen 静脉脑动静脉瘘（non-galenic arteriovenous fistulas，NGAVF）

3 岁女童，头痛。A.TOF-MRA 显示大脑前动脉分支扩大终止于瘤巢；B. 冠状位 T₁WI 增强上相位编码重影伪影证明血管有搏动，快速流入的血管呈流空信号，缓慢流动的血管可见流入增强；C. 右侧 ICA 侧位 DSA 显示扩大的大脑前动脉眶额支为单孔软脑膜动静脉瘘提供血供，一条巨大的曲张静脉引流至上矢状窦前部；D. 血管内可拆线圈栓塞瘘管部位后，未发现残留动静脉分流

脉和大脑前动脉）和 Galen 静脉或其他原始中线静脉之间 [43, 74]。这些连接方式可以是较大的直接瘘管、许多小连接或任意组合。产生这些异常连接的原因未知。部分研究者注意到其与静脉异常（无直窦、永存镰状窦和永存枕窦）密切相关，提示与宫内妊娠期间直窦血栓形成后再通有关 [74]。Raybaud 等证实扩张的原始静脉结构为永存的胚胎前脑正中 Markowski 静脉 [97]。他们认为因需要静脉引流途径，直窦的早期阻塞可导致原始静脉持续存在。此外，

根据我们经验，VOGM 与某些心血管异常相关，最常见为主动脉缩窄和继发型房间隔缺损 [98]。

　　尽管一系列研究表明，超过 90%VOGM 属于"脉络膜"畸形 [99]，但最近研究强调脉络膜型、附壁型和混合型（同时具有脉络膜和附壁成分）的 VOGM 之间有很大程度重叠 [42]。脉络膜畸形是由过多的血管（常是指大量脉络膜血管、胼胝体周围血管和丘脑穿支血管）与前脑静脉前壁的动静脉连接，导致大量动静脉分流 [100, 101]，分流可导致新生

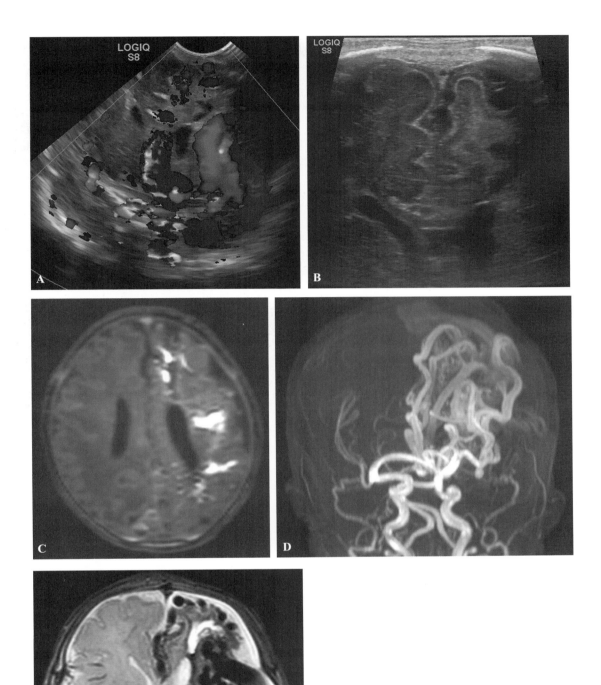

▲ 图 12-5 多孔复杂的软脑膜 NGAVF（此图彩色版本见书中彩图部分）

孕足月出生 1 日龄双胞胎男孩，表现为呼吸费力、充血性心力衰竭和颅内杂音。A. 冠状位经前囟颅内多普勒超声显示左侧额叶异常扩张的血管；B. 冠状位高分辨率声像图显示与右额叶相比，左额叶萎缩，回声增强；C. 轴位 $T_1WI$ 左侧额叶和顶叶部分区域呈高信号，提示广泛白质损伤；D. TOF-MRA 显示几乎左侧半球全软脑膜动静脉瘘，有多个动静脉连接，但无明确瘤巢；E. 轴位 $T_2WI$ 证实与 NGAVF 相关的大量动脉和静脉流空及左侧大脑半球广泛的实质损伤。选择放弃治疗后，患儿拔管后几分钟内因心肺功能衰竭死亡

表 12-2　小儿颅内动静脉瘘治疗的临床结果

| 结　果 | DAVF [41] | NGAVF [40] | VOGM [42] | VOGM [95] | VOGM [96] |
|---|---|---|---|---|---|
| 完全性动静脉闭塞 | 8/21（38%） | 15/23（65%） | 20/32（63%） | 15/23（65%） | 118/216（55%） |
| 无神经缺陷或发育延迟 | 7/20（35%） | 11/23（48%） | 7/36（20%） | 11/23（48%） | 143/216（66%） |
| 死亡 | 6/22（27%） | 2/23（9%） | 9/36（22%） | 2/23（9%） | 23/216（11%） |

儿充血性心力衰竭。脉络膜畸形预后最差，如不治疗通常致命。第二类，即较少见的 VOGM 是"附壁型"畸形 [99]。附壁型畸形的特点是与前脑静脉连接较少（通常为 1～4 条），但较粗大，脉络膜后动脉或丘脑动脉最常受累。附壁畸形患儿常在婴儿期出现发育迟缓、脑积水和癫痫发作，但充血性心力衰竭的体征轻微或没有。治疗这些畸形的方法各不相同，血管内介入治疗已成为这两种畸形的首选方法，且治愈率高、复发率低 [95, 102, 103]。

**2. 临床表现与影像征象**

VOGM 的临床表现可分 3 组：①新生儿表现为顽固性充血性心力衰竭和明显的颅内血管杂音；②婴儿表现为脑积水和（或）癫痫发作；③大龄儿童或年轻人表现为出血 [104]。如上节所述，第一组患儿常有脉络膜畸形，第二组和第三组有附壁畸形，然而组间临床表现存在明显重叠 [42]。

随着产前成像质量和有效性的提高，现在许多 VOGM 可在产前诊断 [105, 106]。产前超声表现为巨大低至轻度回声的中线肿块，多普勒检查显示快速血流。MRI 识别静脉曲张（图 12-6）和供血血管效果最佳，可用于发现任何伴发的结构异常，如畸形或缺血性损伤。如发现此类患者，必须提醒介入神经放射部门，以便在分娩时和围产期提供帮助。因此，考虑分娩前将妊娠者转诊具有儿科放射神经介入治疗医院是非常重要的，因为高流量性 VOGM 的新生儿可能在出生后数小时内出现心力衰竭，并

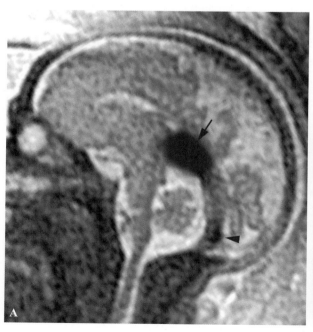
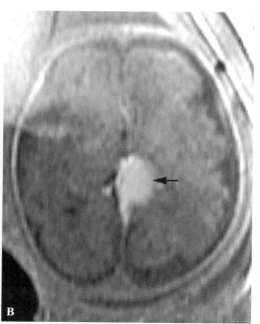

▲ 图 12-6　Galen 静脉畸形的胎儿和产后 MRI 表现
A 和 B. 胎龄 29 周，矢状位 $T_2WI$（A）示四叠体池上方巨大的曲张静脉（黑箭），直窦（黑箭头）正常或扩大；轴位 $T_1WI$（B）显示大静脉曲张。在（B）中显示为高信号，因为梯度回波图像上此受损区域有不饱和质子流入

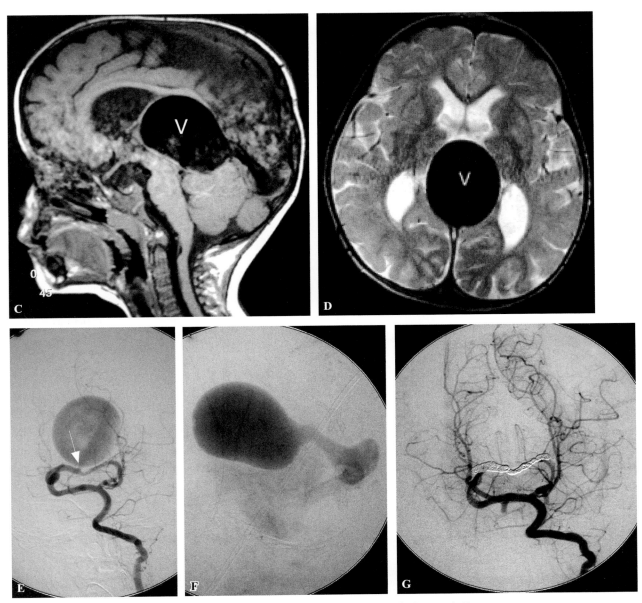

▲ 图 12-6（续）　Galen 静脉畸形的胎儿和产后 MRI 表现

C 至 G. 2 岁男孩，头围增大伴 Parinaud 综合征（脑干顶盖受压导致向上凝视麻痹）。C 和 D. 矢状位 $T_1WI$ 和轴位 $T_2WI$ 显示中央静脉结构（Markowski 中央前脑静脉扩张，V）明显扩大，中脑背侧和中脑导水管受压导致脑积水。E. 左侧椎动脉造影，动脉期正位像，显示由丘脑动脉通过单孔瘘供应壁型 Galen 畸形静脉（箭）。F. 左侧椎动脉造影，静脉晚期侧位像，显示 Markowski 中央前脑静脉扩张并向永存镰状窦引流。这些病例直窦常缺如，有人提出可能因为宫内直窦血栓形成才导致 Galen 静脉畸形。G. 左侧椎动脉造影，双侧丘脑动脉闭塞后动脉期的前位像，显示畸形完全闭塞。患儿顺利康复，目前神经功能正常

且几乎总在动脉导管闭合前发生。如果此类患儿发现有难治性新生儿心力衰竭，则可能需要神经介入医生的治疗[107]。

如果 VOGM 产前没有诊断出来，生后神经影像就成为确诊的关键。VOGM 影像学主要特征是静脉曲张，表现为大脑天幕区较大肿块，可向头端延伸，使第三脑室受压向前移位（图 12-6 和图 12-7）。超声 2D 成像上，静脉曲张为轻度回声，多普勒上呈湍流，重要的是与直窦或永存镰状窦相连。多普勒检查可量化静脉曲张内的血流速率，以供将来参考。CT 平扫曲张的静脉与脑部相比呈等至高密度（图 12-6 和图 12-7）。曲张静脉内部分血栓形

成时为混合密度影。脑实质内常存在低密度区（脑软化，通常继发于缺血）和高密度区（出血或营养不良性钙化）。治疗开始前，应仔细分析脑损伤的程度，并告知家长可能存在的神经系统和发育后遗症。MRI 上由于移动质子的相位一致性丧失，静脉曲张表现为低信号。在相位编码梯度的平面内，图像上常可见错误映射的信号（图 12-6 和图 12-7）。在轴位图像上供血血管表现为环池周围流空的圆形区域，MRA 上呈流入增强的与静脉曲张相连的细、曲线样结构。与脑组织相比，急性血栓形成的区域 $T_1WI$ 常呈等信号，$T_2WI$ 为低信号；亚急性血栓在 $T_1WI$ 和 $T_2WI$ 上信号均较高。不同时期的血栓可能

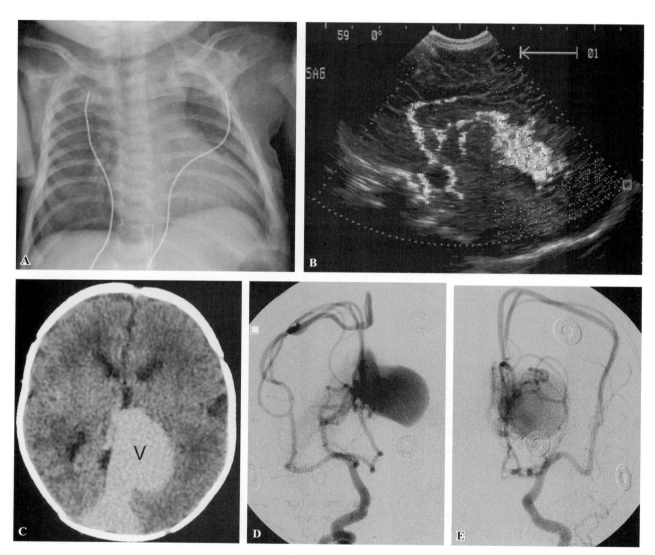

▲ 图 12-7 新生儿严重顽固性充血性心力衰竭

A. 床旁胸部 X 线摄影显示心脏增大和肺纹理增多，查体表现与明显高输出量充血性心力衰竭所致肺水肿一致。B. 经囟门彩色多普勒超声检查，矢状位显示连续突出的大脑前动脉与扩大的深中心静脉结构。C. 颅脑 CT 平扫证实存在明显扩大的中心静脉结构（V），颅脑发育正常，无脑积水或出血。D 至 H. 多向位全脑动脉造影显示 Galen 静脉动脉瘤样畸形 - 脉络膜型的主要供血血管，动静脉分流汇合在 Markowski 扩张的原始前脑静脉上，与永存镰状窦相连。据推测，由于高流量状态，静脉引流包括永存枕窦（H，箭）。I 至 K. 血管内畸形闭塞治疗术后，颅脑 MRI 扫描显示迂曲扩张血管呈团块状（C）、通过发育成熟脑静脉引流系统的正常血流、无脑梗死和脑积水。2D-TOF-MRV 的 MIP 显示了完整的浅静脉引流。深静脉系统的引流被来自线圈的磁敏感性伪影遮挡。L 至 N. 经动脉和经静脉栓塞后的完整脑动脉造影证实该畸形动静脉完全无分流且持久闭塞。目前患儿 4 岁，神经系统检查正常，各项发育符合同龄儿童水平。血管内介入技术现已成为此类病变的首选治疗方法

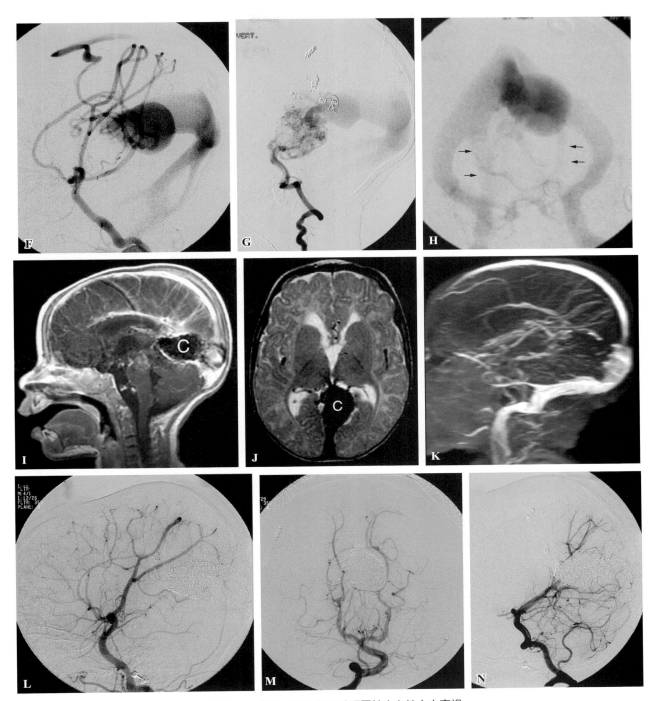

▲ 图 12-7（续） 新生儿严重顽固性充血性心力衰竭

附于曲张的静脉壁上。新生儿大脑受损区域 $T_1WI$ 上为高信号，$T_2WI$ 呈低信号（图 12-6 和图 12-7），FLAIR 上则难以显示。DWI 可显示弥散下降的高信号的急性损伤（图 12-7 和图 12-8）。随着大脑髓鞘化的开始，$T_2WI$ 和 FLAIR 上可更好地观察到大脑损伤（见第 4 章叙述）。如不及时治疗，瘘管可继

续扩大，窃取更多的血液，从而形成新的继发性瘘管（图 12-9）。

3. 治疗

Galen 畸形相关心力衰竭的积极药物治疗是外科手术或血管内手术的重要辅助手段，但单纯药物治疗很难控制心力衰竭。Johnston 对表现为

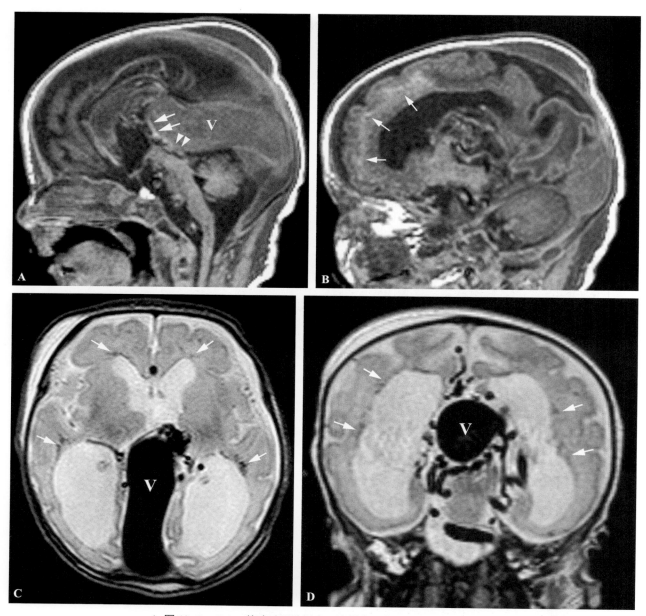

▲ 图 12-8　Galen 静脉畸形脑损害。该新生儿表现为充血性心力衰竭

A. 矢状位 T₁WI 显示巨大的曲张静脉（V）压迫中脑导水管（白箭头），导致脑积水，并向前移位达第三脑室后壁（白箭）；B. 旁矢状位 T₁WI 显示皮质下异常高信号（白箭），提示实质损伤；C 和 D. 轴位（C）和冠状位（D）T₂WI 显示曲张的静脉（V）、中脑周围多处扩大迂曲血管、静脉曲张和脑室周围白质异常低信号（白箭），提示脑实质损伤。此外，脑室扩大可能继发于脑积水和脑室周围白质减少

CHF 的新生儿进行回顾性分析，其死亡率为 95%，没有一个是在未经手术干预的情况下而达到稳定的[108]。异常连接手术结扎的病例已有报道，但结果令人失望。一项对 60 例接受手术治疗的新生儿回顾中，仅有 6 例幸存者，而半数幸存者有神经功能缺失[108]。几个系列报道了血管内手术作为姑息或根治性治疗的有效性[109-111]。20 世纪 80 年代早期，这

些手术包括游离微粒栓塞。虽然这些栓子的大多数会停留在瘘管连接中，但栓子误入堵塞正常脑血管的风险与瘘管流量成反比，这些手术大多数为姑息性。随着新型微导管输送系统和栓塞剂的发展，如可分离铂金弹簧圈[112] 和液体黏合剂[99] 等栓塞剂可实现单独瘘口连接的超选择性栓塞（图 12-10）。Mickle 等研发了一种技术，通过手术暴露窦汇，将

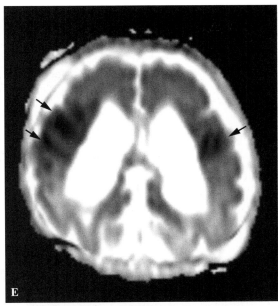

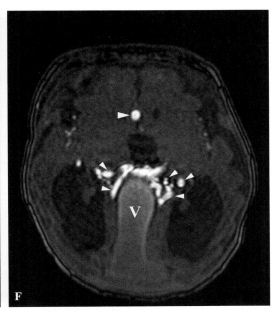

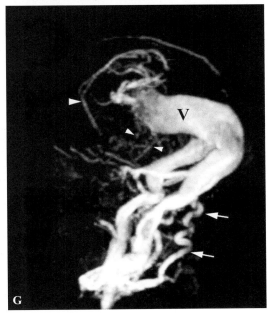

▲ 图 12-8（续）　Galen 静脉畸形脑损害。该新生儿表现为充血性心力衰竭

E. ADC（Dav）图像显示额叶后部脑室周围和深部白质弥散系数减低（低信号，箭）；F 和 G. TOF-MRA（F）的分割图像和 MRV（G）的 MIP 图像显示 Galen 静脉呈附壁型曲张，大脑前动脉扩大（大白箭头）及后循环多支分支和供血血管（小白箭头）终止于曲张的静脉，注意扩大的导静脉（G 图白箭）帮助将血液从过度充盈的颅内静脉系统分流至颅外静脉

小导管通过直窦或镰状窦置入 Galen 静脉，放置金属弹簧圈以减少动静脉分流[111]。尽管出现双侧外硬膜窦发育不全或闭塞时经窦汇入路时有用，但通常不是必需的，因随着新型导管的出现，栓塞剂可通过经股静脉入路放置。

1980—2002 年，34 名 VOGM 儿童在我们的医疗机构接受治疗，其中 26 名伴脉络膜疾病，表现为充血性心力衰竭[102, 110, 113, 114]。前 5 例患儿通过开颅术和尝试夹闭供血血管进行治疗，此 5 例均在术中或术后不久死亡。随后 8 例接受血管栓塞技术，其中 6 例存活，2 例接受治疗后仍死亡[110]。幸存者中，1 例由栓子移位而发生严重大脑中动脉梗死，另 1 例部分视野缺损，可能是继发于基础疾病的缺血性损伤。余病例神经系统和发育正常，治疗后瘘管流量显著减少。长期独立随访初次就诊后幸存的患者，其中 61% 的病例神经系统正常或仅表现出轻微的发育迟缓[95]。最近，我们更新结果以反映接受治疗和长期随访的预后：约 50% 接受 VOGM 血管内治疗的儿童神经功能正常或接近正常[42]。

介入技术及栓塞材料的改进可实现通过动脉

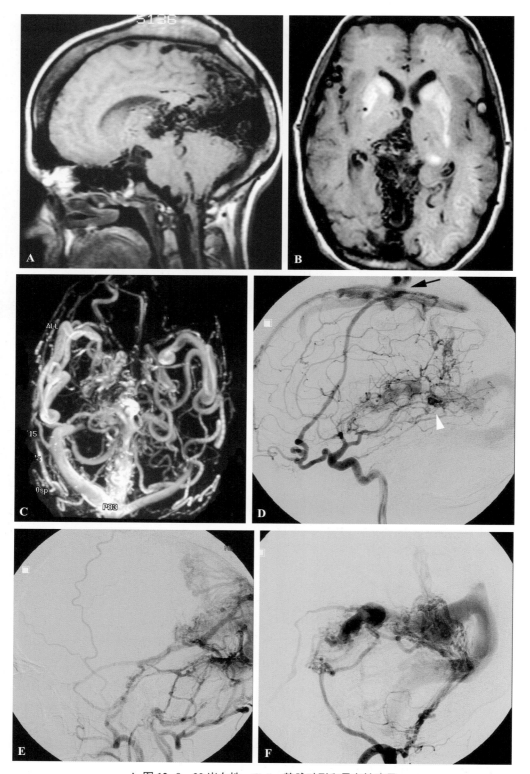

▲ 图 12-9　32 岁女性，Galen 静脉畸形和早老性痴呆

A 和 B. 正中矢状位 T$_1$WI 和轴位 T$_1$WI 显示由于长期使用抗惊厥药引起的颅骨明显增厚及沿大脑镰后部和小脑幕广泛流空信号，围绕原始中脑前静脉和永存镰状窦。基底神经节的高信号可能为慢性静脉高压引起的损伤及钙化组织。C. 3D 相位对比 MRA 显示因先天性 Galen 静脉畸形及其余血管分支的额外血供所致的颅内血管明显增大。D 至 F. 左侧颈内动脉、颈外动脉和椎动脉造影，动脉期的侧位像，明确显示所有瘘口的血供分布。慢性静脉高压导致多个独立且不连续的上矢状窦（黑箭）和大脑镰（白箭头）瘘形成

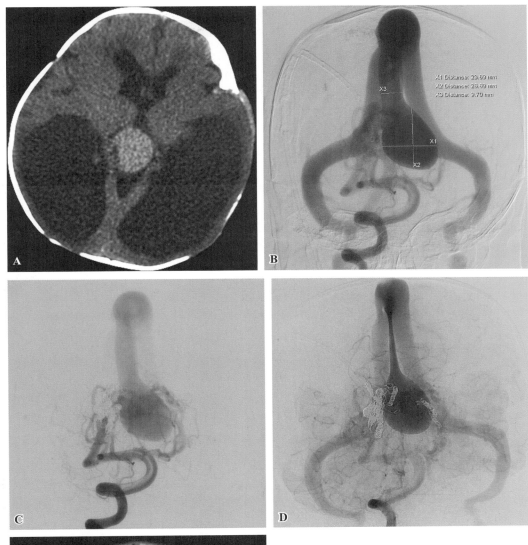

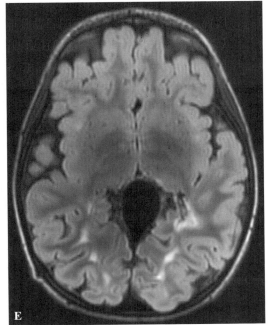

▲ 图 12-10　Galen 静脉畸形分期栓塞

1 日龄的足月女婴，出现心功能不全，给予药物治疗。A. 生后 1 天头颅 CT 示中央静脉曲张，明显脑积水，行脑室腹腔分流术。B. 7 月龄时通过右侧椎动脉的 AP 动脉中期相 DSA 证实来自 PCA 几根较大附壁供血血管和几根较小脉络膜型丘脑穿支供血血管，并可见 VOGM 的曲张静脉大量引流至永存镰状窦。广泛动静脉连接和大静脉引流导致进行性充血性心力衰竭。C. 7 月龄时通过血管内弹簧圈栓塞右侧 PCA 的最大附壁供血血管后，通过右侧椎动脉造影，前后位动脉中期相 DSA 显示动静脉分流减少。D. 左侧 PCA 的最大附壁供血血管在附加血管内弹簧圈栓塞 3 年后，通过右侧椎动脉进行前后位动脉中期相 DSA 显示动静脉分流进一步减少，引流侧的永存镰状窦进行性变窄，双侧正常 PCA 分支血流改善。E. 与新生儿期相比，4 岁时轴位 FLAIR 显示脑积水已消退，侧脑室三角区周围 T₂WI 高信号提示持续的白质损伤，可能为围产期脑积水所致

或经静脉途径对 VOGM 的治疗，这些新材料和方法提高了治疗的成功率。事实上，我们最近的患者，甚至在高流量脉络膜畸形的患者中，血管造影治愈率已超过 50%，症状改善率已超过 75%[113, 114]。对于较少见的、在婴儿晚期常表现为脑积水、癫痫发作和发育不良的附壁型 VOGM，治愈率为 100%[102]。

对于表现为重度充血性心力衰竭的 VOGM 患儿，目前治疗建议如下。如产前确诊，应在可提供血管内技术的机构进行分娩，以缓解难治性 CHF 恶化。宫内严重心衰可导致羊水过多和胎儿水肿，可作为引产分娩的指征。产科医生、神经介入医生、新生儿科医生和神经外科医生之间密切合作对优化治疗方案至关重要。彩色血流多普勒超声应作为血流基线评价血管内技术的疗效。如有可能，分娩时应放置脐动脉和脐静脉导管，以便诊断和治疗过程中建立重复的血管通路。这些留置导管避免对新生儿脆弱的股动脉的进行重复穿刺。同时应行 CT 或 MRI 检查，以评估先天性瘘管造成的脑实质损伤，可显示需要脑室腹膜分流术的脑积水，并作为基线评估。

尽管进行积极药物治疗，但顽固性充血性心力衰竭仍持续存在，应行血管造影以了解其血管解剖结构。此时可行姑息性动脉栓塞，最好采用超选择性导管对每个供血血管插管，以降低缺血对周围正常脑组织的损害。若充血性心力衰竭持续存在，可重复行栓塞手术。若充血性心力衰竭仍持续存在，认为进一步动脉栓塞存在风险或技术上不可能，则需要经静脉栓塞。动脉造影是为了引流静脉窦的定位。如引流静脉窦开放，可经股静脉或脐静脉路径进入曲张静脉。侧静脉窦缺如或严重发育不良罕见，此时则必须手术入路进入颅内静脉系统。在引流静脉窦或直窦上方钻一个小孔，将穿刺针刺入静脉窦，将导管推入曲张的静脉，并放置铂弹簧圈。这些技术是可治愈性或保守性的。姑息性治疗可缓解充血性心力衰竭，使患儿正常发育，直至进一步明确采用外科或放射技术治疗。根据我们经验，MRI 扫描有助于评估脑发育、瘘管部位血栓形成程度和脑积水发育滞后。MRV 还可显示 VOGM 曲张的引流静脉和脑深部静脉系统之间连接，然而只有在 VOGM 得到很大程度的治疗后这种连接才可能变得明显[115]。因此，近年来治疗 VOGM 需

要注意是：VOGM 栓塞过程中，乙烯－乙烯共聚物等反流剂可能会进入大脑内静脉系统。对于 VOGM 我们首选的栓塞剂为弹簧圈（可准确放置）和 n-BCA 胶（可流向下游），而非乙烯－乙烯基共聚物（易反流）。

### （三）海绵状血管畸形

#### 1. 定义和病因

海绵状血管畸形（cavernous malformation，CCM）又称海绵状血管瘤，是窦状（海绵状）血管间隙的球形集合[38]。多发性海绵状血管瘤很常见，与家族遗传倾向有关。目前已发现 3 个致病基因：染色体 7q11.2-q21 的 *KRIT1*（CCM1）[116]，染色体 7p13 的 *CCM2/malcavernin*[59, 117]，染色体 3q26.1 的 *PDCD10*（CCM3）[59, 117]。最近一项研究表明，CCM 的形成可能是内皮获得 MEKK3-KLF2/3 信号所导致[118]。与这些位点相关的家庭所占的比例接近 40%（CCM1）、20%（CCM2）和 40%（CCM3）[117]。15 岁前出现症状的患儿比例以 CCM3 组最高[117]，但该组中每个家庭受累人数最低。50% 以上的多发型病例有家族史，仅 13% 为散发病例[119-122]。CCM2 病灶数明显低于 CCM1[117]。

海绵状血管瘤是扩张、过度增生的毛细血管床，其中包含在不同氧化阶段扩张囊袋内的凝固和未凝固血液。其血液循环非常缓慢，不存在动静脉分流，因此供血动脉和引流静脉的管径正常。静脉畸形和毛细血管扩张通常可伴发海绵状血管瘤[123, 124]，由此引发了以下推测：静脉畸形流出道梗阻导致的静脉高压引发一系列改变，最终导致海绵状血管瘤形成[123]。海绵状血管瘤通常与静脉畸形的细小分支相关，类似挂在圣诞树枝条上的装饰品。发生于儿童且伴有大量扩张毛细血管的巨大海绵状血管瘤已有报道[125]。

#### 2. 临床及影像学表现

海绵状血管瘤的症状取决于其位置和是否出血。其出血往往较少，而且是逐步缓慢地在海绵状血管瘤与脑实质之间的外侧形成层次，只有当海绵状血管瘤位于脑靠近表面时，才引起蛛网膜下腔出血。海绵状血管瘤位于脑干时，可引起急性神经功能缺失，如偏瘫、脑神经病变或迟钝。随着出血吸

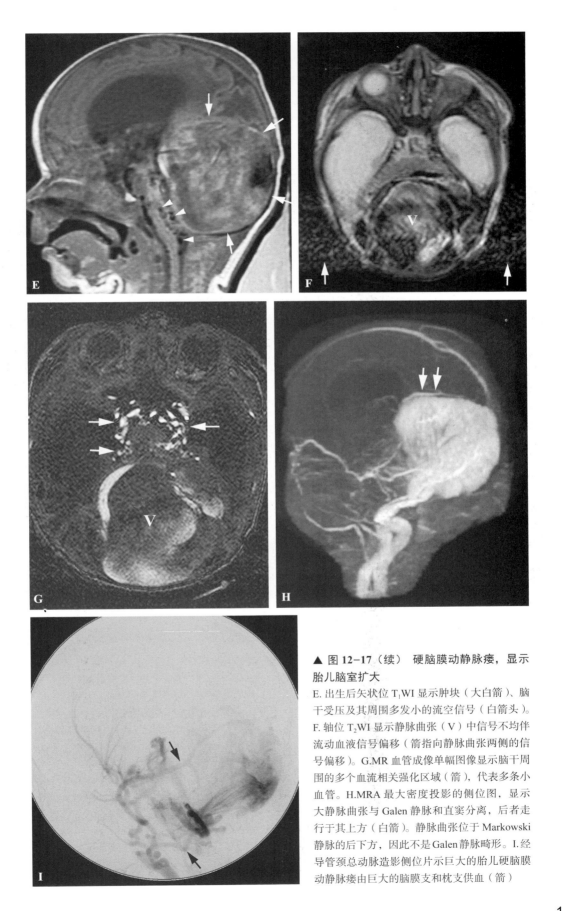

▲ 图 12-17（续） 硬脑膜动静脉瘘，显示胎儿脑室扩大

E. 出生后矢状位 $T_1WI$ 显示肿块（大白箭）、脑干受压及其周围多发小的流空信号（白箭头）。F. 轴位 $T_2WI$ 显示静脉曲张（V）中信号不均伴流动血液信号偏移（箭指向静脉曲张两侧的信号偏移）。G.MR 血管成像单幅图像显示脑干周围的多个血流相关强化区域（箭），代表多条小血管。H.MRA 最大密度投影的侧位图，显示大静脉曲张与 Galen 静脉和直窦分离，后者走行于其上方（白箭）。静脉曲张位于 Markowski 静脉的后下方，因此不是 Galen 静脉畸形。I.经导管颈总动脉造影侧位片示巨大的胎儿硬脑膜动静脉瘘由巨大的脑膜支和枕支供血（箭）

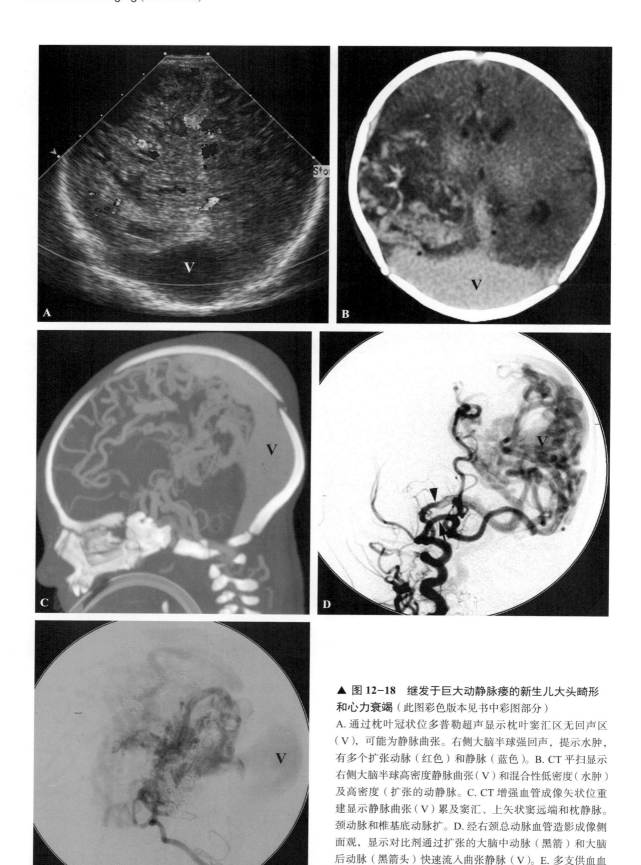

▲ 图 12-18　继发于巨大动静脉瘘的新生儿大头畸形和心力衰竭（此图彩色版本见书中彩图部分）

A. 通过枕叶冠状位多普勒超声显示枕叶窦汇区无回声区（V），可能为静脉曲张。右侧大脑半球强回声，提示水肿，有多个扩张动脉（红色）和静脉（蓝色）。B. CT 平扫显示右侧大脑半球高密度静脉曲张（V）和混合性低密度（水肿）及高密度（扩张的动静脉。C. CT 增强血管成像矢状位重建显示静脉曲张（V）累及窦汇、上矢状窦远端和枕静脉。颈动脉和椎基底动脉扩。D. 经右颈总动脉血管造影成像侧面观，显示对比剂通过扩张的大脑中动脉（黑箭）和大脑后动脉（黑箭头）快速流入曲张静脉（V）。E. 多支供血血管弹簧圈栓塞后，供血血管和曲张静脉（V）的充盈明显减慢

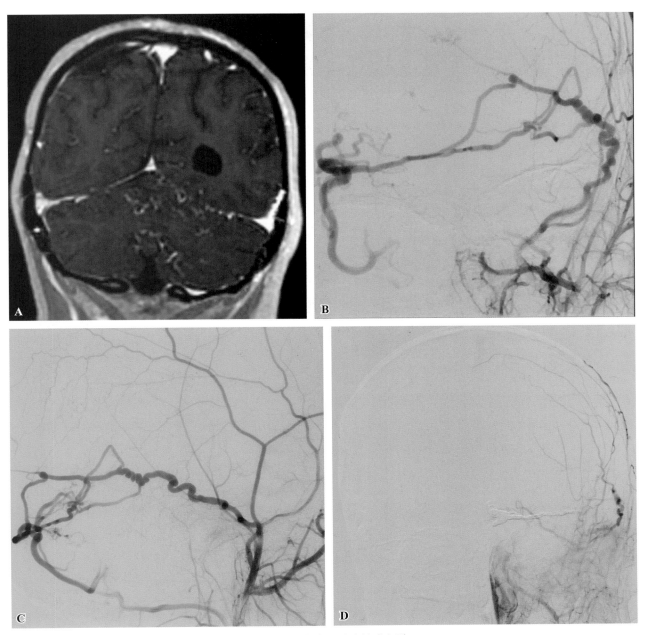

▲ 图 12-19　高凝状态下儿童的成人型 DAVF

9 岁女孩，有骨髓移植治疗潜在 C1q 缺乏综合征的病史，神经影像检查时发现颅后窝血管增多。A. 颅后窝冠状位 T1WI 增强显示小脑内可见较多的扩张血管，无散在实性病灶，符合皮质静脉引流的硬脑膜动静脉瘘；B 和 C. 经左侧颈外动脉正位和侧位 DSA 确定窦汇附近的成人型高风险（Borden-Shucart Ⅲ 级）硬脑膜动静脉瘘，由左侧脑膜中动脉的扩张分支供血，并直接引流至小脑半球皮质静脉；D. 乙烯 - 乙烯共聚物栓塞 DAVF 后经左侧颈内动脉正位 DSA 显示无残余动静脉分流

由于激发了血管生成过程[167]。

**3. 治疗**

硬脑膜动静脉瘘的治疗包括经动脉栓塞[175, 176]、经静脉栓塞[174, 177, 178]或手术切除[179]。较大的先天性硬脑膜动静脉畸形，其目的是充分减少分流以治疗心力衰竭。血管内治疗为减少血流量的首选方法，年龄较大且病情较稳定时，可后期行血管内 / 外科联合治疗[180]。大多数瘘管对血管内治疗反应良好。不幸的是，大量管径较大的供血血管常妨碍窦汇区瘘管的治疗，这使其治疗极为困难，此类婴

儿预后较差 [41, 180]。

### （二）直接颈动脉－海绵窦瘘

除了上述罕见的先天性瘘管外，外伤引起的颈内动脉和海绵窦之间的孤立连接十分常见 [181, 182]。它们是由于颈内动脉海绵窦段硬膜支动脉壁撕裂，或者外伤后假性动脉瘤破裂入海绵窦所致 [183]。颈动脉内高压与海绵窦内低压形成压力差，形成高流量动静脉畸形。根据血流速度和静脉引流阻力的程度，症状可能相对较轻或较重。

#### 1. 临床表现

直接颈动脉－海绵窦瘘常表现为杂音、头痛、眼球突出、球结膜水肿和复视，近期常有外伤史 [181, 184, 185]。继发的脑积水、神经功能缺损、视力丧失、失明或出血的情况较为少见 [181, 186]。急进性视力丧失和新发的颅内出血为紧急治疗的指征。

#### 2. 神经影像学表现

颈动脉－海绵窦瘘的 CT 和 MRI 表现包括患侧海绵窦及正常流入或流出海绵窦静脉结构的扩张，最常见的是同侧眶上静脉和岩静脉窦（图 12-20）。由于血液通过海绵间连接分流，双侧海绵窦和邻近的静脉结构都会扩大。极少数情况下，只有对侧静脉通路因静脉系统压力升高而扩张。根据静脉引流方式，眼球突出可出现在同侧和（或）对侧（图 12-20）。

#### 3. 治疗

外科套扎或结扎技术常对封闭瘘管无效，因而近来广泛采用球囊栓塞技术替代。以往，球囊可经颈动脉置入瘘口 [187, 188]。2004 年，生产商自愿中止生产美国唯一获得 FDA 批准的用于此类治疗的可拆卸球囊。乳胶微球在欧洲仍可以应用，但未经美国 FDA 批准。现在利用经静脉通路闭塞瘘口更为常见，且无须穿过和侵犯受损的动脉（图 12-21）[174, 189, 190]。通过动脉放置覆膜支架已实验性地用于封堵直接瘘管，甚至也应用于儿童 [191]。在近端颈动脉闭塞和静脉通路不可用的罕见情况下，可直接穿刺颈动脉 [192]、眶上静脉或其他周围静脉，或手术暴露海绵窦，并将栓塞材料置入海绵窦，以达到治疗效果 [193]。对于较小的瘘口，有时可通过间断压迫颈内动脉和颈静脉诱发瘘口内血栓

形成而达到完全治愈 [194]。在某些情况下，外伤可引起内膜损伤，而颈动脉闭塞可消除远端血栓形成的风险。经过治疗后，杂音、头痛、眼球突出和球结膜水肿等临床症状均显著改善。由于栓塞材料对脑神经的机械性压迫，或由于海绵窦内急性血栓的形成，可引起"海绵窦综合征"进而导致缺血，复视常一过性恶化，该情况在 1～2 个月内可缓解。对于因占位效应而出现明显海绵窦压迫症状的病例，口服皮质类固醇有助于减轻疼痛和肿胀。

### （三）椎动脉瘘

椎动脉瘘通常是椎动脉和椎旁血管丛之间的孤立交通。大多数为穿透性 [195, 196] 或钝性创伤 [197] 所致，先天性椎动脉瘘并不少见，该病可合并 NF1 [198-200]。椎旁动脉瘘可能并非起源于椎动脉本身，但它在临床上类似于椎动脉瘘，并可使用相似的介入方式治疗。

#### 1. 临床表现

椎动脉瘘最常见的症状为血管杂音和颈部疼痛。由于瘘从颅内血管盗血导致的神经功能缺失少见 [201, 202]，盗血更常见于巨大的先天性瘘。如果静脉引流至硬膜外或髓静脉系统，患儿可分别出现神经根症状或蛛网膜下腔出血 [198, 203]。必须记住的是，先天性瘘可有异常响亮的血管杂音，而患者完全察觉不到，因为他们已适应了脉搏同步噪声，认为这是正常的。这些改变只能通过血管造影检查才能发现，这对制定治疗计划是必不可少的。

#### 2. 治疗

据报道，许多外科手段可治疗椎动脉瘘，包括近端结扎 [195]、套扎手术和直接手术修复。与身体其他部位一样，近端和远端的套扎常无法闭合瘘，近端结扎可能增加从脑血管系统的盗血，从而加重神经功能缺失。直接手术虽可以有效消除瘘管，但在保证起源椎动脉通畅的情况下，通过颈椎和动脉化椎静脉暴露手术视野非常困难。

血管内介入治疗是椎动静脉瘘的首选方法，可栓塞动静脉相接处 [199, 201, 202]。过去，当硅胶球囊放于瘘管合适位置时，可充盈可拆卸 [203]。下图是使用可释放球囊进行血管内闭塞治疗创伤性椎动脉瘘的示例（图 12-22）。其他栓塞材料如致血栓弹簧圈、

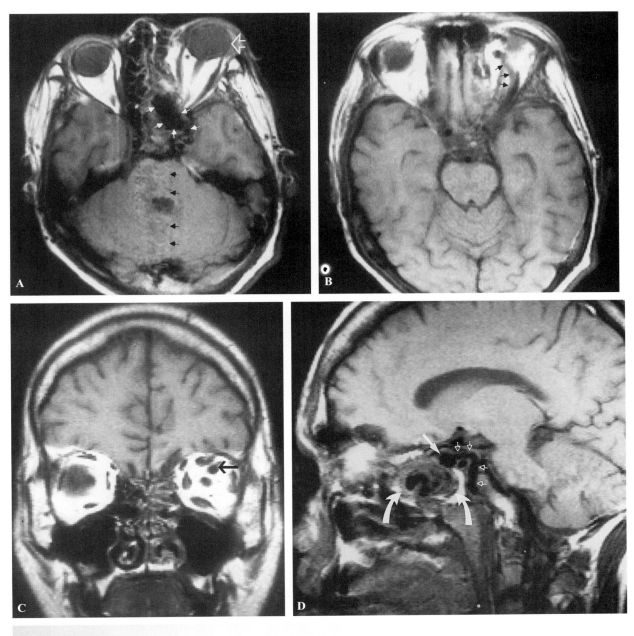

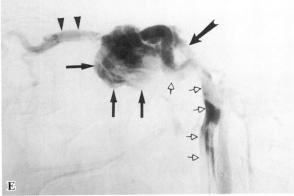

▲ 图 12-20　颈动脉海绵窦瘘

A. 轴位 $T_1WI$ 显示海绵窦区域可见大的低信号肿块（白箭）。相位编码方向在该区域的背侧可见运动伪影（黑箭），表明结构内存在流动伪影。左眼球突出（空心箭）。B. 轴位 $T_1WI$ 显示左侧眶上静脉扩张（黑箭）。C. 冠状位 $T_1WI$ 也显示左侧眶上静脉扩张（箭）。左侧眼外肌肿胀。D. 矢状窦旁 $T_1WI$ 显示颈内动脉（空心箭）在瘘口处流空至海绵窦（直箭）。扩大的海绵窦呈大片状混杂信号（弯箭）。E. 颈内动脉造影侧位片显示颈内动脉（空心箭）排空进入海绵窦（实小箭）。静脉血液经扩张的眶上静脉（箭头）和岩下窦（喇叭形箭）引流

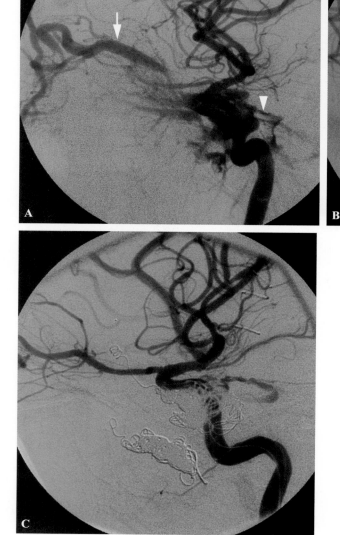

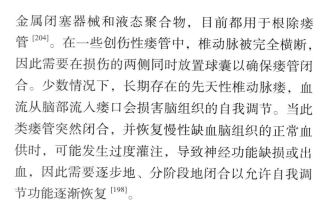

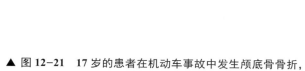

▲ 图 12-21　17 岁的患者在机动车事故中发生颅底骨骨折，继而出现了明显杂音、眼球突出和右侧视力丧失

A 和 B. 右侧颈内动脉造影，侧位像（A）和正位像（B），显示一个大的颈动脉海绵窦瘘延伸至对侧海绵窦（B 中大黑箭头），引流静脉广泛扩张，包括眼静脉（大白箭）和岩上静脉窦（白箭头）。注意大的假性动脉瘤（B 黑箭）。C. 右颈内动脉血管造影侧位像，显示使用铂弹簧圈封堵瘘口

金属闭塞器械和液态聚合物，目前都用于根除瘘管[204]。在一些创伤性瘘管中，椎动脉被完全横断，因此需要在损伤的两侧同时放置球囊以确保瘘管闭合。少数情况下，长期存在的先天性椎动脉瘘，血流从脑部流入瘘口会损害脑组织的自我调节。当此类瘘管突然闭合，并恢复慢性缺血脑组织的正常血供时，可能发生过度灌注，导致神经功能缺损或出血，因此需要逐步地、分阶段地闭合以允许自我调节功能逐渐恢复[198]。

## 七、颅内动脉瘤

儿童颅内动脉瘤十分少见，因此相比于成人，我们对本病的了解相对较少。最近旧金山加利福尼亚大学对 1981—2008 年治疗的儿童动脉瘤进行回顾性分析[205]，包括 40 名女性和 37 名男性，年龄范围为 3 月龄至 18 岁（平均年龄 12.5 ± 5 岁）。77 例中，临床表现为头痛的占 45%，脑神经病变占 16%，恶心 / 呕吐占 15%，视力改变占 13%，外伤占 13%，癫痫发作占 4% 及感觉改变占 3%。有 25

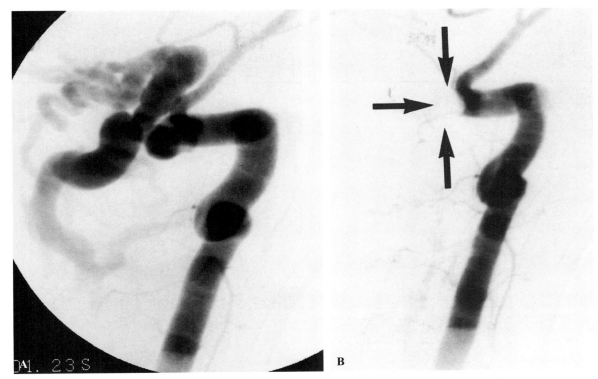

▲ 图 12-22　13 岁女性，6 岁时遭受上颈椎的钝挫伤，随后出现明显杂音和头痛

A. 左侧椎动脉造影（侧位像）显示 C₂ 水平椎动脉瘘，注意瘘口近端椎动脉明显扩张。B. 与（A）中相同方法造影，用一个可拆卸球囊（箭）栓塞后，显示瘘口完全闭合，保留椎动脉。瘘管闭合后，头痛和杂音立即减轻

例（32%）就诊时有蛛网膜下腔出血。在 103 个动脉瘤中，11% 为是巨大动脉瘤（直径＞ 25mm）。动脉瘤分为四型：（Ⅰ型）非感染性非创伤性梭形动脉瘤（n=34），（Ⅱ型）非感染性非创伤性囊状动脉瘤（n=47），（Ⅲ型）感染性动脉瘤（n=12）和（Ⅳ型）创伤性动脉瘤（n=15）。非感染性囊状动脉瘤的出血率最高，梭形动脉瘤最低。一些与创伤和感染相关的动脉瘤，容易在原发病诊治过程中较早受到关注。59 例行动脉瘤治疗，其中 19 例首次行血管内弹簧圈栓塞术（图 12-23），1 例行血管内支架辅助弹簧圈栓塞术（图 12-24），11 例接受血管内载瘤动脉闭塞术，19 例行外科夹闭术，10 例行手术旁路和动脉瘤夹闭术。并发症包括梗死（发病率为 8%）和新发癫痫（发病率为 4%），死亡率为 1.3%。

发现可能导致动脉瘤形成的基础疾病对患儿来说很重要（表 12-3），因为动脉瘤新形成或增大的可能性将决定首次动脉瘤治疗或观察后临床和影像学随访策略。然而，在我们最初对儿童动脉瘤的研究中[205]，34 例（77 例中）有共同疾病，这些合并

症可能导致动脉瘤形成。经过随访研究[206]发现，部分儿童在首次动脉瘤治疗后，平均 4.2 年内出现新的动脉瘤或瘤体扩大，8 例（9 例中）此类患儿有并发症。长梭形动脉瘤随访期间最易形成新的动脉瘤。

### （一）囊状动脉瘤

儿童颅内囊状动脉瘤罕见，患病率为 0.6%～4.6%[220, 221, 224-226]。6368 例颅内动脉瘤和蛛网膜下腔出血合作研究中，只有 41 例病例（0.6%）的年龄小于 19 岁[227-230]，约 20% 儿童动脉瘤属于该组[231]。尽管儿童颅内动脉瘤与多种疾病相关（表 12-3），但许多患儿并未检测到这些潜在的全身性疾病[205]。与成人相比，儿童动脉瘤通常很大（巨型），并常起源于 Willis 环的远端，在 Willis 环上的分布也与成人不同。多数研究表明颈内动脉分叉部是儿童动脉瘤最常见的位置（图 12-25G 至 I）[225, 231-237]。此外，有 15% 的儿童动脉瘤来自后循环（成人为 5%）[231-235, 237]。其他研究表明，儿童颈内动脉海绵窦段及末端发病率也很高[235]。鉴于

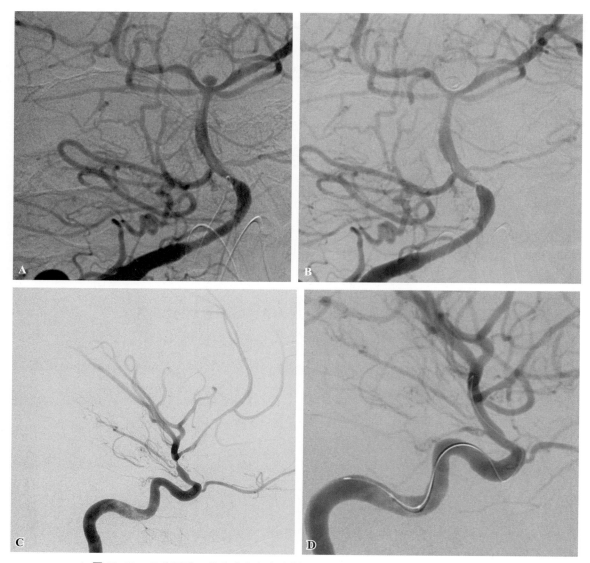

▲ 图 12-23　12 岁男孩，基底动脉瘤破裂弹簧圈栓塞，后行血管内栓塞治疗脑血管痉挛

A. 蛛网膜下腔出血第 5 天，经右侧椎动脉血管造影前后位显示基底动脉顶端可见囊状动脉瘤，硬膜内右椎动脉和基底动脉下段变窄，考虑脑血管痉挛；B. 基底动脉上端动脉瘤血管内弹簧圈闭塞后立即经右椎动脉血管造影，前后位显示无残余动脉瘤填充；C. 蛛网膜下腔出血第 5 天，左侧颈内动脉侧位血管造影显示颈内动脉床突上段严重血管痉挛；D. 血管成形术后立即行左侧颈内动脉血管造影侧位检查，显示颈内动脉床突上段管径改善

儿童预期寿命长，新生或扩大的颅内动脉瘤发展尤其令人关注[206]，并需定期行 MRA 等无创性随访。

### 1. 临床表现和诊断

患有颅内动脉瘤的年长儿和青少年常表现为蛛网膜下腔出血体征和症状，包括严重头痛、呕吐和反应迟钝，可能进展为昏迷。约 20% 病例可有反复发作性头痛，但年龄较小患儿头痛相对少见。一项研究中，5 岁以下患儿无蛛网膜下腔出血体征或症状[234]。巨大动脉瘤（直径＞2.5cm）占

20%～40%[234, 235]。因动脉瘤瘤体压迫周围脑组织，巨大动脉瘤表现为局灶性神经系统症状和体征。虽然 CT 和 MRI 有时可检出动脉瘤，表现为起源于颅内主要血管的充满血液的囊状扩张，但有很多较细微（图 12-25G 至 I）。这些均需要血管造影检查，以显示其解剖细节（动脉瘤颈的位置和尺寸、精确尺寸和动脉瘤囊的方向）及发现其他的动脉瘤。

### 2. 治疗

许多儿童动脉瘤可通过手术夹闭动脉瘤颈进行

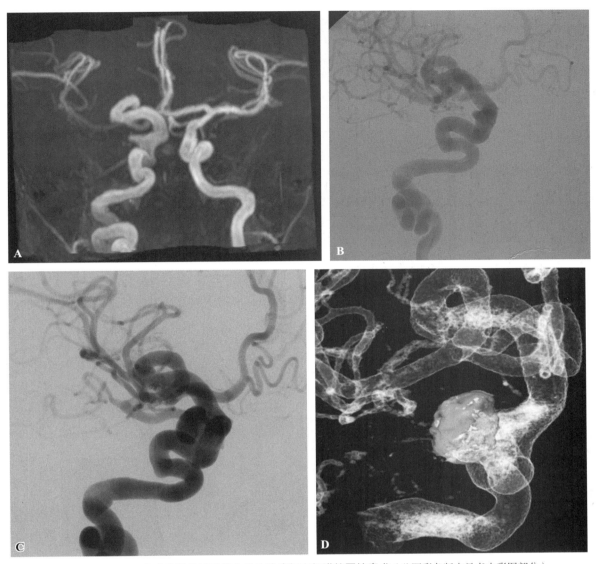

▲ 图 12-24 颈内动脉囊状梭形增大的动脉瘤行支架弹簧圈栓塞术（此图彩色版本见书中彩图部分）

A. 1 例有 Fontan 术后三尖瓣闭锁史的 9 岁儿童跌倒后行 TOF-MRA 显示右侧颈内动脉明显扩张，床突旁段囊性扩大；B. MRA 图示颈内动脉呈梭形扩张并发床突旁囊状动脉瘤，而后行右侧颈内动脉前后位血管造影；C. 13 岁时行右侧颈内动脉血管造影，前后位图像证实床突旁动脉瘤明显增大；D. 床突旁动脉瘤支架辅助弹簧圈栓塞后，右侧颈内动脉的 3D 血管造影表面渲染重建显示供血动脉通畅和带有弹簧圈的闭塞的动脉瘤

治疗。最近，已证明血管内动脉瘤栓塞优于开颅夹闭术，尤其是对于发生蛛网膜下腔出血患儿 [238, 239]。国际蛛网膜下腔动脉瘤试验组织（International Subarachnoid Aneurysm Trial，ISAT）一项比较成人破裂性脑动脉瘤手术夹闭与血管内弹簧圈栓塞疗效的随机对照试验结果表明，血管内治疗组患者预后更好 [239]。与手术夹闭相比，血管内治疗的依赖或死亡的相对和绝对风险分别降低 22.6% 和 6.9%，随着时间的推移，这种差异更大 [239]。未破裂儿童脑

动脉瘤用血管内动脉瘤治疗的作用尚不明确，因为 ISAT 主要针对成人患者。在手术夹闭有较高风险或动脉瘤呈梭形且颈部表现不明确时，血管内栓塞治疗为一种替代治疗 [240, 241]。然而，一项回顾性分析比较了美国 60 所大学医学中心进行手术和血管内动脉瘤治疗的方法，结果显示血管内治疗组的神经系统功能恢复明显更好 [242]。动脉瘤腔内治疗的另一个优点是，在治疗动脉瘤的同时，可对随蛛网膜下腔出血伴发的脑血管痉挛进行动脉内血管扩张剂

**表 12-3　小儿脑动脉瘤相关的全身性疾病**

获得性免疫缺陷综合征（AIDS）[206]

α-1- 抗胰蛋白酶缺乏症 [207]

α- 葡萄糖苷酶缺乏症 [208]

常染色体显性遗传性多囊肾病 [209]

主动脉缩窄 [210]

先天性颈动脉缺失 [211]

囊性纤维化 [212]

Ehlers-Danlos 综合征血管型（以前为IV型）[213]

Klippel-Trenaunay-Weber 综合征 [214]

Loeys-Dietz 综合征 I 型 [215]

Majewski II 型骨发育不良原始性侏儒症（MOPD II）[206, 216]

马方综合征 [217]

Osler-Weber-Rendu 病 [218]

Parry-Romberg 综合征 [219]

PHACES [148, 149]

结节性硬化症 [220–222]

X 连锁严重合并免疫缺陷综合征 [206]

3-M 综合征 [223]

或血管成形术治疗（图 12-23）。在儿童动脉瘤性蛛网膜下腔出血中，有症状的脑血管痉挛较成人少见。在最近 37 例儿童蛛网膜下腔出血系列研究中，仅 3 例出现脑血管痉挛症状 [243]。这可能与儿童软脑膜侧支循环较成人好有关。在许多医疗中心，选择夹闭或弹簧圈栓塞脑动脉瘤取决于患儿个体情况 [33]。

可脱式铂金弹簧圈可引导置入动脉瘤内，电解分离并栓塞瘤颈和瘤体。如果动脉瘤的瘤颈较宽，可使用弹簧圈的颈部成形技术进行栓塞，利用临时球囊闭塞越过瘤颈的载瘤血管腔同时将可脱式弹簧圈释放到动脉瘤内 [244]。如果由于存在梭形动脉瘤，无法使用球囊辅助弹簧圈栓塞技术，则可用支架辅助弹簧圈术或手术旁路血管闭塞或重建。或者，可在合作患者中行供血血管的球囊试验性闭塞。闭塞性实验必须在患儿清醒状态下进行，以确保其能够耐受闭塞。临床检测可辅以核医学 SPECT 或平板 CT 灌注等成像，后者可在现代血管造影室中进行，血管造影时无须移动患儿。如果闭塞实验可耐受，则使用弹簧圈或其他栓塞器械永久性闭塞供血动脉和动脉瘤。

## （二）感染性（霉菌性）动脉瘤

### 1. 定义和临床表现

"霉菌性"动脉瘤是指任何感染导致的动脉瘤，其病原体包括细菌、真菌和原生动物，约占儿童颅

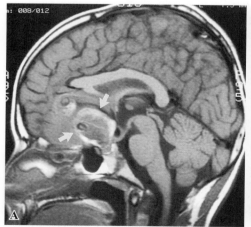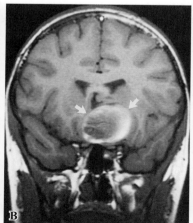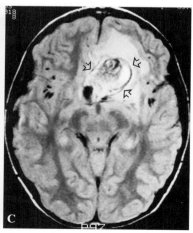

▲ 图 12-25　儿童非创伤性动脉瘤

A 至 F. 11 岁男性大脑前动脉巨大动脉瘤；A 至 C. 矢状面及冠状位 $T_1WI$（A 和 B）和轴位 $T_2WI$（C）显示一个大动脉瘤（箭），其内可见部分亚急性血栓填充，并向左侧突出，导致左侧额叶下部明显水肿（空心箭）

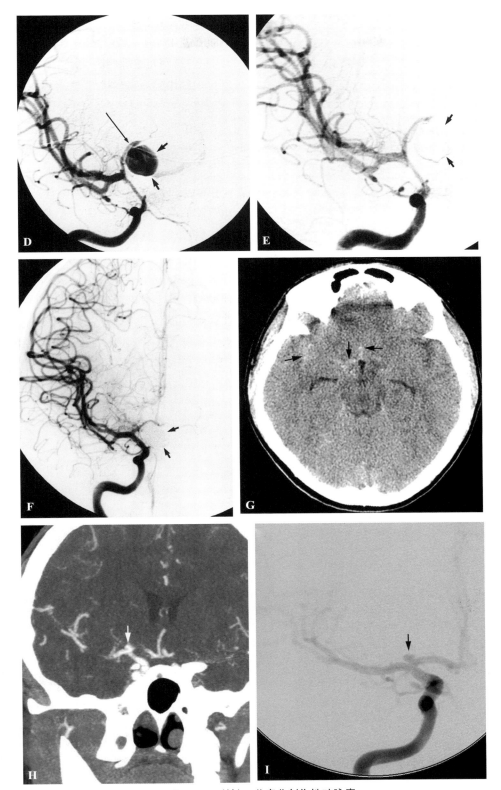

▲ 图 12-25（续）　儿童非创伤性动脉瘤

D. 右侧颈内动脉造影斜位像（动脉相）显示起自于右侧大脑前动脉部分血栓附着的动脉瘤（箭）和瘤颈（长箭）。E 至 F. 血管腔内弹簧圈栓塞后，未见明确并发症，动脉瘤（箭）内血栓完全形成，无医源性脑动脉闭塞。患者顺利康复。G 至 I. 8 岁男性急性头痛。G. 轴位平扫 CT 图像显示鞍上、大脑半球间和左侧外侧裂的急性出血（黑箭）。H. 冠状位 CT 血管造影显示颈内动脉分叉处有一小突起（白箭），右侧颈内动脉造影，前后位投照，证实为小动脉瘤（黑箭）

内动脉瘤的 15%[231]。感染性动脉瘤最常见原因为细菌性心内膜炎，感染性血栓可引起颅内循环的栓塞。栓子引起局灶性动脉炎伴弹力层和肌层变性，导致动脉瘤样梭形扩张。事实上，感染性动脉瘤破裂通常是亚急性细菌性心内膜炎的表现[245, 246]。儿童存在心内膜炎风险的群体包括先天性心脏病（尤其是右向左分流）和风湿性心脏病患者。另一个导致儿童霉菌性动脉瘤的重要原因是邻近的感染侵犯颅内血管（即中耳 / 鼻窦感染、脑膜炎、颅骨骨髓炎、脓毒性海绵血栓性静脉炎）。这些患儿的动脉外膜首先受累，其次是肌层，最后是内膜[245]。

细菌性心内膜炎引起的感染性动脉瘤，最常见症状是动脉瘤破裂导致的蛛网膜下腔或颅内出血[247]。少数情况下，脑缺血症状可先于出血（图 12-26）[196, 245, 248]。累及海绵窦的感染性动脉瘤可表现为感染性海绵窦血栓性静脉炎的症状，包括发热、眼眶肿胀、静脉怒张、眼球突出、球结膜水肿和眼肌麻痹。

### 2. 放射学

CT 或 MRI 通过显示邻近的脑实质内出血、梗死或直接显示病变（尤其是海绵窦内动脉瘤）帮助动脉瘤定位（图 12-26A）。相关的脑炎、脓肿、水肿或梗死也可以识别。脑血管造影对明确诊断十分必要（图 12-26）。在血管造影中，霉菌性动脉瘤表现为受累血管梭形扩张。它们往往位于外周，最常见于大脑中动脉的分布区域[196, 247, 248]，与之相反的是囊状先天性动脉瘤往往位于 Willis 环上。

### 3. 治疗

如果在适当的抗菌治疗后动脉瘤仍然存在，应考虑动脉瘤血管内栓塞治疗。霉菌性动脉瘤的治疗时机取决于动脉瘤的大小、位置、临床表现、病情和动脉瘤本身随时间变化。临床上需紧急更换感染的心脏瓣膜，也可能需要修补霉菌性脑动脉瘤，然后是一整个疗程抗生素治疗。由于霉菌性动脉瘤常呈梭形，动脉瘤治疗往往需要对动脉瘤近端受累血管段进行必要的闭塞。侧支血流可保留动脉瘤远端的脑实质灌注，尤其是远端病变。旁路手术（单纯颅内，或颅外至颅内）可保证动脉瘤近端的血管被手术截断后其脑血管供血区域的充分灌注[249]。

### （三）创伤性动脉瘤

创伤性动脉瘤在儿童中很常见，占儿童颅内动脉瘤 39%[231, 250]，最常见的原因是贯通伤[251, 252]，钝

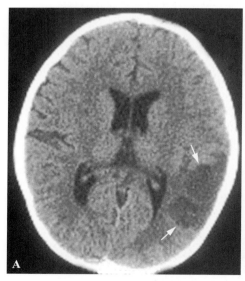
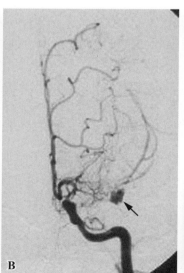
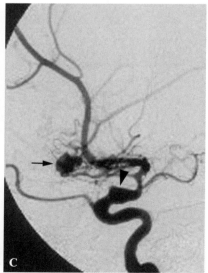

▲ 图 12-26　细菌性心内膜炎继发感染性动脉瘤和大脑中动脉梗死 10 岁患儿
A. 轴位 CT 平扫显示左侧大脑中动脉分布区低密度（白箭）。B 和 C. 左侧颈内动脉造影，前后位（B）和侧位（C）投影显示颈内动脉床突上段和近端大脑中动脉广泛痉挛，黑箭所示左侧大脑中动脉呈梭形扩大，黑箭头所示床突上颈内动脉呈梭形扩大。抗生素治疗后，血管恢复正常

器伤（即使看似轻微的脑震荡损伤[251, 252]）也可能导致颅颈血管损伤[253, 254]。颅内外均可出现创伤性动脉瘤。后者通常与过伸 / 过屈 / 旋转损伤相关，常发生于机动车事故或子弹伤造成的颅底粉碎性骨折[255]。许多作者将创伤性动脉瘤归类为假性动脉瘤，因为动脉壁的全层都被破坏，继而血液局限在周围组织。

临床表现可以明显延迟于外伤发生，发现这些病灶可在发生致命性出血前有所提示，这需要临床保持高度警惕与怀疑[252, 256]。建议立即进行动脉造影评估[257]，如果没有确定病变或完成治疗后，建议再次进行动脉造影评估。回顾以往，手术治疗十

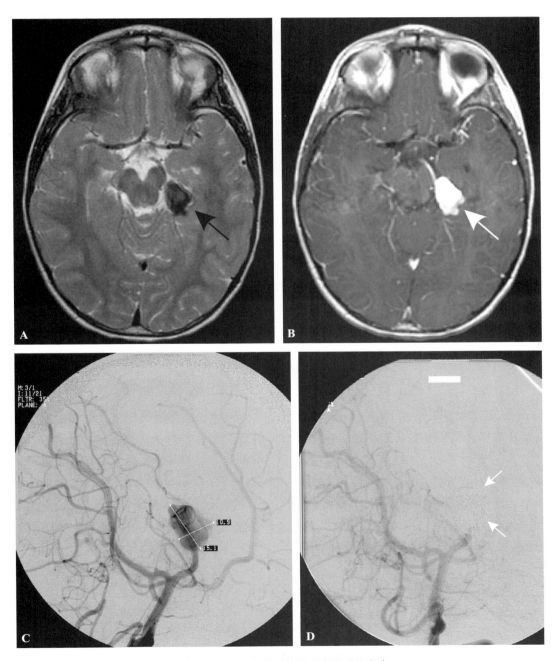

▲ 图 12-27　5 岁男孩车祸后出现眼肌麻痹
A 和 B. 轴位 T$_2$WI（A）和增强 T$_1$WI（B）显示肿块（箭），其内部的 T$_2$WI 低信号及均匀强化；C 和 D. 血管内栓塞前后的后循环动脉造影，显示左侧大脑后动脉梭形动脉瘤和铂弹簧圈（白箭）

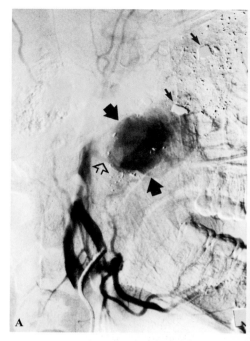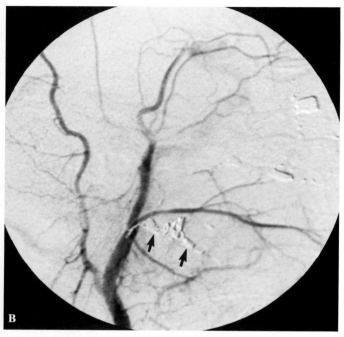

▲ 图 12-28　17 岁男性，面部枪伤后试图复位下颌骨骨折时发生口咽大出血

A. 在转诊机构进行右侧颈动脉造影常规动脉减影侧位像，图像显示起源于颌内动脉近端（空心箭）的创伤后假性动脉瘤（实大箭），注意多个子弹碎片（实小箭）横贯面部和颅底；B. 右侧颈动脉数字减影动脉造影侧位像（动脉期）显示，假性动脉瘤弹簧圈（小箭）栓塞后，动脉瘤完全闭塞，远端或对侧颈动脉分支未见参与动脉瘤供血

分困难，因为在确定有效控制血管之前，薄弱的假壁撕裂可能导致大出血[258, 259]。最近证实，供血血管的血管腔内栓塞或者动脉瘤流入和流出血管的腔内套扎是有效的治疗方法（图 12-27 和图 12-28）[260]。

### （四）脊髓动静脉畸形

儿童的脊髓动静脉畸形很少引起临床体征或症状[261]。脊髓血管畸形可按部位或血流动力学特征分类[262-264]。畸形可位于脊髓实质内、脊髓周围的脑脊液或包裹脊髓的硬脊膜。动静脉分流可直接通过孔状瘘口，或通过被称为"血管球"或巢状絮乱交错的血管网而实现。

目前提出了几种脊髓 AVM 的分类系统。尽管

这些分类系统提供的作用并不明确，但最近发布了一种与治疗相关的分类方法（表 12-4）[265, 266]。虽然本文中描述了几种脊髓动静脉畸形的分类系统，但是其中只有两种在儿童中较为常用。

### （五）髓内动静脉畸形

髓内动静脉畸形是发生在脊髓实质内的动静脉之间杂乱的异常连接。此脊髓畸形在儿童和青少年常见的表现是出血及其引起的急性脊髓综合征[263-267]，或蛛网膜下腔出血的体征和症状，故对常规脑动脉造影无法解释的蛛网膜下腔出血均应行脊髓检查。少数患者动静脉分流可导致静脉高压，从而出现隐匿性脊髓功能障碍[268]。最常见的症状和体征包括轻瘫、感觉异常、肠道或膀胱功能障碍。预后往往较差，反复出血（第 1 个月 10%，第 1 年 40%）可在青春期或成年初期引起脊髓功能丧失甚至死亡（高达 17%）[269]。

脊柱硬脊膜瘘可发生于任何年龄，但以中年人最为常见。髓内病变在儿童更为常见，最好发于脊髓颈段和胸段。髓内血管畸形有两种类型：血管球

### 表 12-4　脊髓动静脉畸形分类

| Ⅰ型 | 硬脊膜动静脉瘘 |
| --- | --- |
| Ⅱ型 | 有血管巢的脊髓 AVM |
| Ⅲ型 | 复杂性（青少年型）脊髓 AVM |
| Ⅳ型 | 髓周直接动静脉瘘 |

型和青少年型。两种类型的血供均来自脊髓前动脉和后动脉。

血管球型，动静脉紧密连接排列在脊髓实质内，最常表现为髓内出血（最近报道发生率为 70%），导致突发神经功能下降[269]。在 AVM 的供血动脉中发生的发育不良性动脉瘤破裂，也可能发生脊髓蛛网膜下腔出血。遗传学分析发现 RASA1 存在常染色体显性基因突变，既往 18.5% 的脑、面部和四肢 AVM 中报道了该突变。最近报道的 5 例脊髓 AVM 患儿均发现 RASA1 突变[270]。

毛细血管畸形 - 动静脉畸形综合征是最近发现的一种遗传性疾病，其特征为皮肤毛细血管畸形，伴有高流量血管病变（AVM 或动静脉瘘）。该疾病由 RASA1 基因突变引起。该基因编码蛋白在生长因子受体信号传导中发挥重要作用，生长因子受体参与包括内皮细胞在内的多种细胞类型增殖迁移和存活（作为信号通路）[271]，其表型多变。高血流病变可能位于皮肤和皮下组织、骨、肌肉或脑。其中部分患儿具有 Parkes Weber 综合征的临床特征。毛细血管畸形综合征常为粉红色小斑疹，广泛分布于皮肤表面，在畸形的毛细血管外周可见苍白晕。同时，文献也报道了较大的孤立性毛细血管畸形[272]。

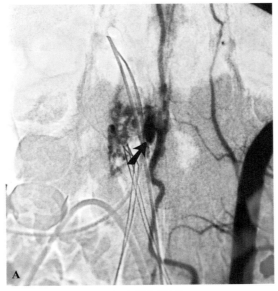

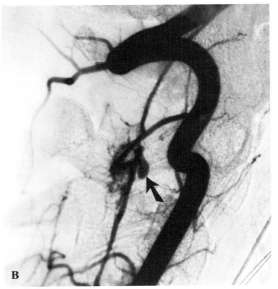

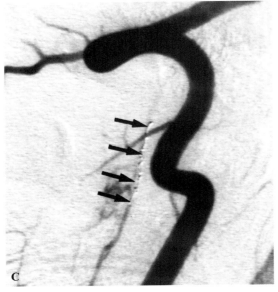

▲ 图 12-29　13 岁女孩出现复发性蛛网膜下腔出血
A 和 B. 左侧椎动脉造影前后位（A）和侧位（B）投影显示 C₂ 椎体水平的脊髓右前动静脉畸形。梭形假性动脉瘤起自脊髓前中动脉，向前突出于脊髓前中动脉，并向腹侧突起（斜箭）。对脊髓前动脉进行超选择性插管，对 AVM 进行了颗粒栓塞，并对动脉瘤进行弹簧圈栓塞。C. 1 个月后，左侧椎动脉造影侧位像显示 AVM 的血管分布明显减少，脊髓前动脉瘤持久闭塞和类似小的假性动脉瘤的小型铂弹簧圈（短直箭）。患儿神经系统功能保持正常

图 12-29 显示了一例 13 岁女孩蛛网膜下腔出血动脉造影图像。外院 CT 显示基底池出血，随后的四支脑动脉造影显示正常，患儿出院 1 周后发生第二次蛛网膜下腔出血。在我们机构再次评价，发现 $C_2$ 节段脊髓前动脉供血的髓内 AVM 伴脊髓前动脉的发育不良性动脉瘤。通过椎动脉和神经根动脉将微导管引至动脉瘤部位，将小纤维铂微弹簧圈置入动脉瘤和相邻的脊髓前动脉、并进行了颗粒栓塞后，AVM 减少了 80%，同时动脉瘤消失。其神经状态没有变化，术后畸形进一步缩小。

图 12-30 显示了一例 3 岁男孩，患有皮肤血管瘤的颈部 AVM，该患儿出现进行性严重头痛和颈

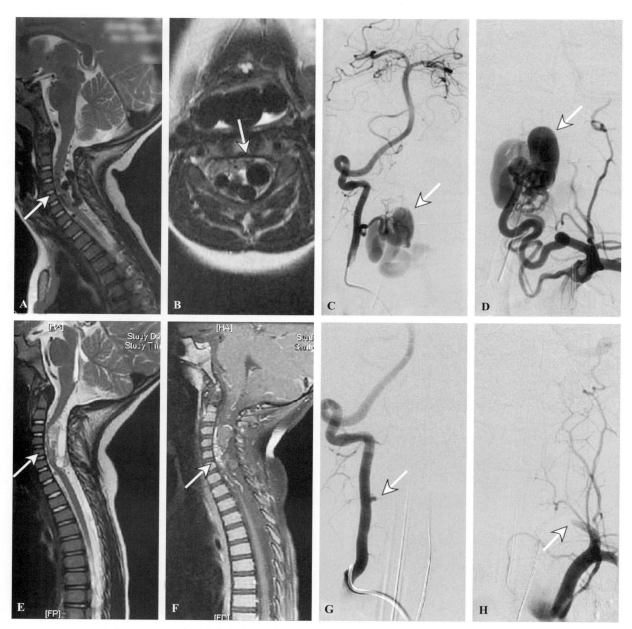

▲ 图 12-30　3 岁男孩有脊髓动静脉畸形，主诉为进行性严重头痛和发作性椎旁肌痉挛

A 和 B. 矢状位和轴位 $T_2WI$ 显示 $C_4 \sim C_5$ 节段的颈髓实质内动静脉畸形，伴静脉曲张和动脉瘤样髓周引流静脉压迫脊髓并使之扭曲（箭）；C 和 D. 右椎动脉和左锁骨下动脉造影正位图像显示软脑膜和硬脑膜同时供应的血管畸形（箭）；E 和 F. 在使用 n–BCA 进行经动脉丙烯酸栓塞后，矢状位 $T_2WI$ 和 $T_1WI$ 增强显示了畸形血管（箭）中无对比剂增强的液 – 液水平；G 和 H. 超选择性动脉造影（采用体感和运动诱发电位的激发神经麻醉试验和采用 n–BCA 的丙烯酸栓塞）术后，右侧椎动脉和左侧锁骨下动脉造影术显示 AVM 闭塞（箭）

部肌肉痉挛。术前血管造影、刺激性血管内栓塞实验和诱发电位可使手术切除前的栓塞更安全有效，患儿神经系统正常。

青少年型脊髓 AVM 是一种硬脊膜内畸形，可充满某一节段椎管从而压迫脊髓，是最常见的脊髓脊柱畸形。患儿可闻及脊髓血管杂音、进行性或突发性运动或感觉症状、脊髓实质或蛛网膜下腔出血。首次检查应包括 MRI，血流在 AVM 血管内产生流空信号，因为相邻脊髓实质的对比更为清晰。MRI 可识别任何原因的实质出血，急性出血 $T_1WI$ 呈等或高信号，$T_2WI$ 呈低信号（见第 4 章）。选择性脊髓动脉造影可显示供血动脉和引流静脉。血管造影可见多支供血动脉及扩张的引流静脉。通常，脊髓前动脉为畸形血管提供大量血流。高达 20% 的病例可见血流相关的发育不良性改变，包括髓旁动脉瘤[269, 273, 274]。节段性病变代表一种脊髓 AVM 的复杂形式，病变可累及脊髓、髓周间隙及脊柱本身，甚至可能累及胸或腹部的周围软组织（图 12-31），常称为 Cobb 综合征[275]。

脊柱 AVM 的治疗取决于其畸形症状和解剖结构。由于脊髓 AVM（尤其是青少年型 AVM）的血管间隙内可能含有正常的脊髓实质，因此手术根治较为困难。手术切除可适用于血管球型畸形，尤其是位于脊髓后部者。下图所示为血管球型畸形（图 12-32），表现为脊髓出血，并接受超选择性栓塞和手术切除治疗。血管介入技术，特别是超选择性动脉造影和术前栓塞，在髓内病变的处理中起重要作用。特别是对于青少年型畸形，部分病例的供血动脉瘤和畸形本身均可消除[264, 276, 277]。如果无法达到完全栓塞，姑息性栓塞通常会改善这些病变症状，这可能是水肿减轻的原因。

### （六）髓周动静脉瘘

髓周动静脉瘘是动静脉存在异常交通，有时也指从动脉到静脉的直接动静脉瘘而不伴有血管巢[269, 278, 279]，常发生于脊髓表面，由髓动脉供血。连接口可能很小，仅引起供血髓动脉和静脉轻度扩张；有时可很大，并伴有髓静脉明显扩张。发现脊髓髓周动静脉瘘与 HHT 相关，有此类瘘管的儿童应考虑进行临床评价和基因检测[37, 280]。临床表现为进

行性脊髓神经根改变，如果不治疗，可逐渐进展为脊髓横断。少数情况下，可发生脊髓蛛网膜下腔出血，有时这种蛛网膜下腔出血可从破裂的颈椎髓周动静脉瘘管渗入颅内（图 12-33）。静脉扩张可机械性压迫脊髓引发急性截瘫。下图显示了一例 7 岁的 HHT 女孩（图 12-34），表现为急性进行性下肢轻瘫，通过血管内闭塞瘘口进行治疗，继而神经功能迅速恢复。根据我们对 10 例巨大的髓周动静脉瘘的治疗经验[281]，其中一半发生于儿童。这 5 例患儿中 2 例合并 Osler-Weber-Rendu 综合征，1 例伴有 Cobb 综合征。大多数髓周动静脉瘘可通过脊柱 MRI 发现，当怀疑髓周动静脉瘘畸形时，MRI 应作为首选检查。仰卧位脊髓造影或 CT 脊髓造影对于发现较小的瘘管作用有限。小型瘘管的最佳治疗方式是通过手术夹闭，较大和巨大的瘘管常通过血管介入治疗[278, 279, 281]。

### （七）硬膜外瘘

硬膜外瘘罕见，是发生于硬膜囊以外的粗的连接。因为其靠近脊髓，故可引流入髓静脉（图 12-35）。最常见的临床表现是蛛网膜下腔出血和进行性脊髓病变。

## 八、儿童脑血管病

脑缺血的病因和影像学表现的讨论前文已做介绍（见第 4 章）。如第 4 章所述，相当一部分缺血性卒中可归因于颈部和脑动脉的血管病变[282-284]。血管迂曲度增加、血管炎性标记物增加及儿童疫苗接种缺乏均与该组动脉病变相关缺血性卒中的发生率较高有关。

近 10 年来，急性脑卒中的治疗取得了显著进展。几项多中心试验评价了在成人急性卒中背景下静脉和动脉内给予溶栓药物的疗效。最近的数据表明，尽管儿童的数据仍然不足，使用动脉内溶栓的血管介入在急性卒中治疗中很重要[285]。用于血栓切除术的器械，如 Concentric Merci[286] 和 Penumbra 抽吸导管[287]，已在几项试验中进行测试，并获得 FDA 批准用于治疗急性血栓栓塞性卒中。最近，几项大型多中心国际试验，包括 MR CLEAN[288]、

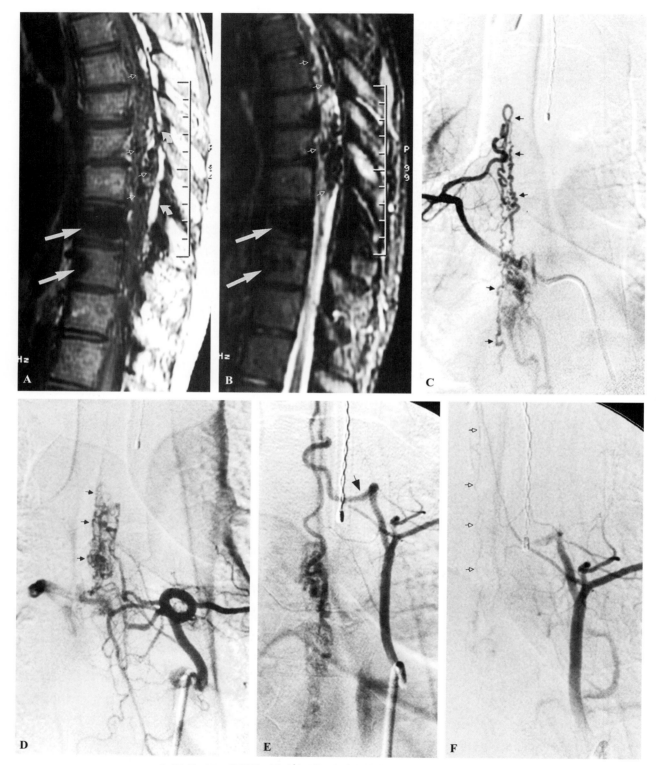

▲ 图 12-31　节段性（青少年型）脊髓动静脉畸形伴亚急性双下肢瘫

A 和 B. 矢状位 $T_1WI$（A）和 $T_2WI$（B）显示沿胸中段椎管后面的局灶性出血信号（小弯箭），邻近不规则血管（空心小箭），压迫髓质和髓周间隙。$T_9$ 和 $T_{10}$ 椎体的局灶性硬化表现与梗死后愈合相符（实大箭）。C 和 D. 多个肋间动脉根部造影图像，正位动脉期，显示广泛的动静脉畸形（小箭）。发现来自其他肋间动脉的多条另外的畸形供血动脉（未显示）。E 和 F. 左侧 $T_6$ 神经根动脉（实大箭）栓塞前后的正位动脉造影图像，显示部分畸形局灶性闭塞，脊髓前动脉显影良好（空心小箭）。患者的肌力随后改善。因髓质广泛累及而无法手术切除病灶，在这种情况下的栓塞是姑息性的，自然病程仍很差。建议保守治疗。当病情进展时，可进行重复栓塞

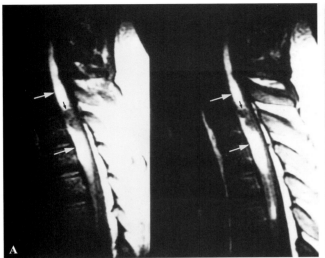
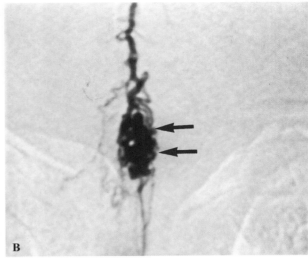
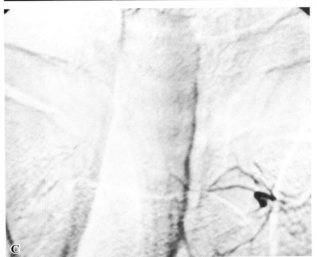

▲ 图 12-32　17 岁男性出现急性四肢轻瘫
A. 矢状位 $T_1$WI 显示脊髓出血（白箭）包绕着分叶状流空信号区域，符合髓内 AVM 的表现；B. 左侧 $T_4$ 肋间动脉造影显示脊髓后部的血管球型动静脉畸形（箭）；C. 与（B）中相同的造影，同样的位置显示栓塞治疗后畸形血管完全闭塞。随后进行手术，畸形完全治愈，患者明显好转，仅残留轻度手臂无力

ESCAPE[289]、EXTEND-IA[290]、SWIFT-PRIME[291]。已证明，在症状发作后 6～8h 内，与单独使用 IV tPA 相比，IV tPA 联合机械支架取栓器（如 Solitaire 和 Trevo 器械）在治疗成人累及前循环的急性缺血性卒中方面具有显著的临床优势。介入神经放射学在急性小儿脑血管闭塞中的作用仍有待证明，然而溶栓和取栓术很可能在儿童脑卒中的某些亚组中有效（图 12-36）[292]。血管病变是血管系统的原发性疾病，本章将对此进行讨论。血管病变作为儿童卒中的病因并不罕见（图 12-37 和图 12-38），然而许多血管病变的病因仍不明确[46, 72, 293, 294]。在本章节中，我们讨论了 3 种类型的脑血管疾病，它们是儿童脑缺血损伤的重要原因。

## （一）Moyamoya 综合征

### 1. 定义和临床表现

Moyamoya 综合征是一种进行性血管病变，其特征为血管缓慢进行性狭窄，累及颅内主要动脉的近端部分[295-298]。侧支血管（最常见为豆纹动脉和丘脑穿支动脉）增生以代偿缓慢进行性的动脉狭窄。这些增生的侧支血管在造影上形似"烟雾状喷出"，该病的名称来源于此[299]。多种疾病与 Moyamoya 综合征相关（表 12-5），包括遗传因素[308-311]。它很可能为一种多因素疾病，涉及许多遗传和表观遗传因素，我们利用连锁分析已确定 5 个基因位点[312]。许多细胞生长因子可能调节血管壁增生[297, 313, 314]。根据烟雾病中 EB 病毒 DNA 和抗体的

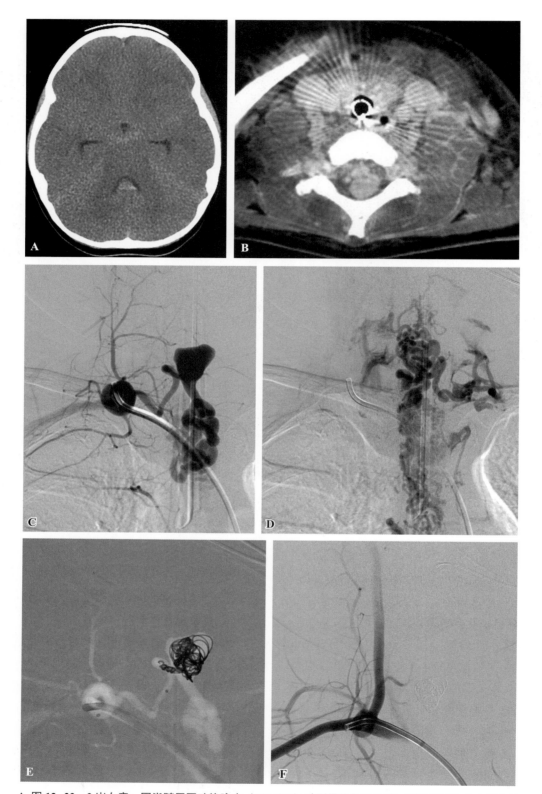

▲ 图 12-33　3 岁女童，因脊髓周围动静脉瘘（PMAVF）破裂导致急性头痛、下肢轻瘫和大小便失禁

A. 头部 CT 平扫显示第四脑室内出血和轻度脑积水；B. 轴位 CTA 显示颈胸交界区附近椎管内血管扩张；C. 动脉期右肋颈血管造影显示，从肋颈动脉的髓神经根分支至硬膜内静脉曲张的动静脉瘘；D. 肋颈血管造影的后期图像显示多个扩大的硬膜内静脉，这些静脉通过硬膜外静脉丛减压；E. 血管造影显示静脉曲张内的弹簧圈、髓周动静脉瘘位置和远端的供血动脉；F. 右锁骨下动脉造影证实 PMAVF 无残余供血

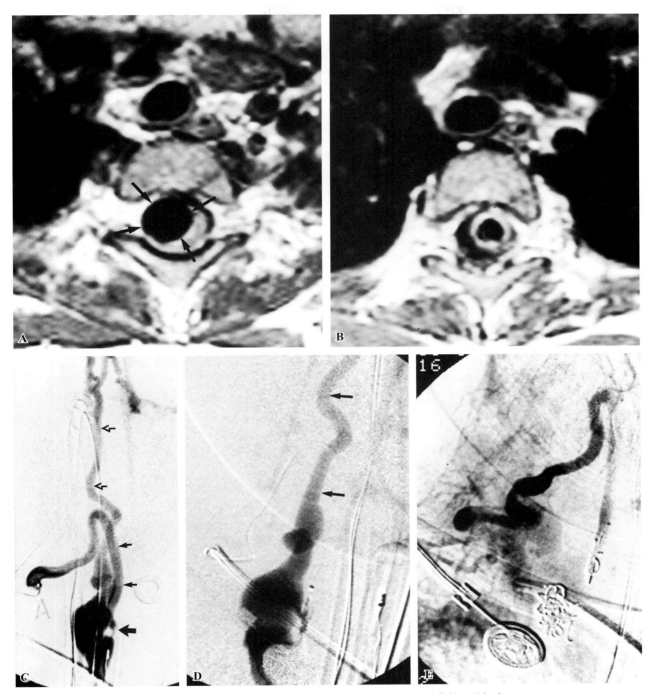

▲ 图 12-34　既往健康的 7 岁女孩，2 小时内发生急性发作性下肢轻瘫

A 和 B. 颈胸交界区轴位 $T_1$WI 显示一个大的流空信号（箭）压迫脊髓向左移位，在稍下方的节段（B）脊髓实质内流空信号；C. 右肋颈动脉造影（前后位），大的髓周瘘（大箭）由脊髓前动脉供血（小箭），空心箭提示上方引流静脉；D. 微导管通过脊髓前动脉超选入引流的曲张静脉，显示上方的引流静脉（箭），在曲张静脉和脊髓前动脉远端内放置多个铂制弹簧圈；E. 右肋颈动脉栓塞后造影（前后位），显示流入曲张静脉的血流消失。治疗 3 个月后，患儿显著恢复，左腿肌力完全恢复，右腿肌力恢复至足以使用踝关节矫形器行走。体检结果符合 Osler-Weber-Rendu 综合征，又称遗传性出血性毛细血管扩张综合征（HHT）

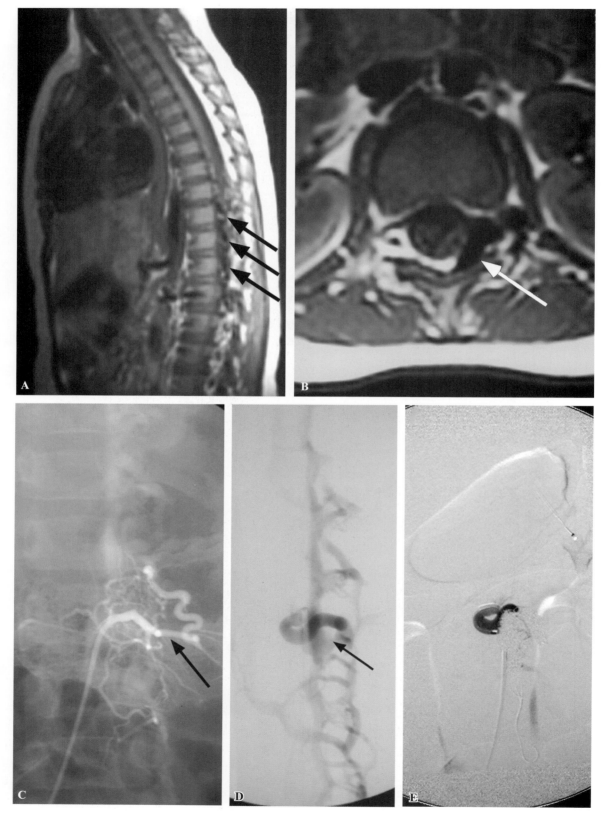

▲ 图 12-35　8 岁女孩，下肢轻瘫和脊柱旁血管杂音

A 和 B. 矢状位和轴位 T₁WI 显示左侧脊柱旁和硬膜外明显的血管流空现象（箭）；C 和 D. 左侧 L₂ 动脉 DSA 显示对比剂通过单孔瘘迅速分流至左侧脊柱旁和硬膜外静脉丛（箭）；E. 弹簧圈栓塞后行微导管动脉造影显示，通过瘘口的血流被完全阻断，正常循环未见受损

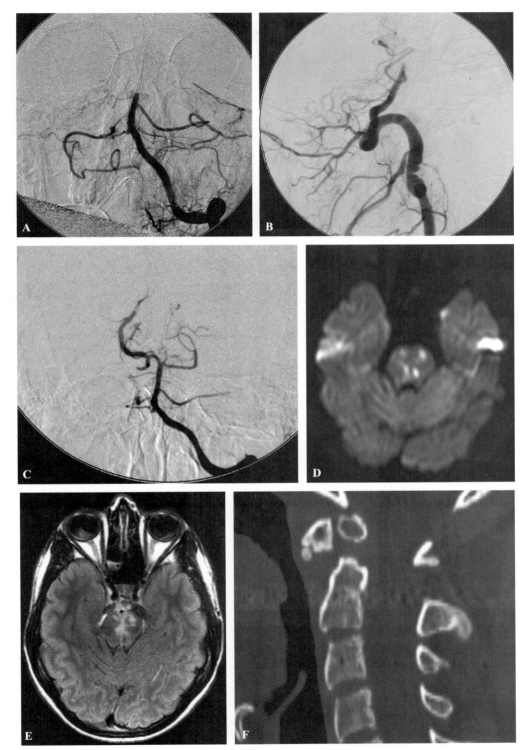

▲ 图 12-36　采用机械血栓切除术治疗急性大血管缺血性卒中

17 岁男孩，表现为迟钝、急性复视和进行性下脑神经病变。A 和 B. 通过左侧椎动脉的 DSA（前后位和侧位）发现基底动脉上段闭塞及栓子，与 C₂ 水平的椎动脉不规则一致，在侧位上最易看到。C. 血管内机械性血栓切除术后，基底动脉未见血栓残留，大脑后动脉血流通畅。D. 脑干 DWI 显示双侧多个点状急性穿通支梗死。E. 脑干 FLAIR MRI 显示急性弥散受限梗死灶周围较大面积的 T₂WI 高信号，提示既往有缺血性损伤。患者临床恢复良好，出院时只残留第Ⅵ对神经麻痹的症状。F. 颈椎 CT 矢状位重建证实存在齿状突骨折。回顾患者在 12 岁时从马背上摔下，头部着地，当时很可能齿状突骨折。从 12 岁开始，患者由于慢性复发性椎动脉夹层导致短暂性脑缺血发作，这些缺血发作与齿状突骨折部位过度活动有关。患者随后接受齿状突骨折手术固定，未再发生缺血事件

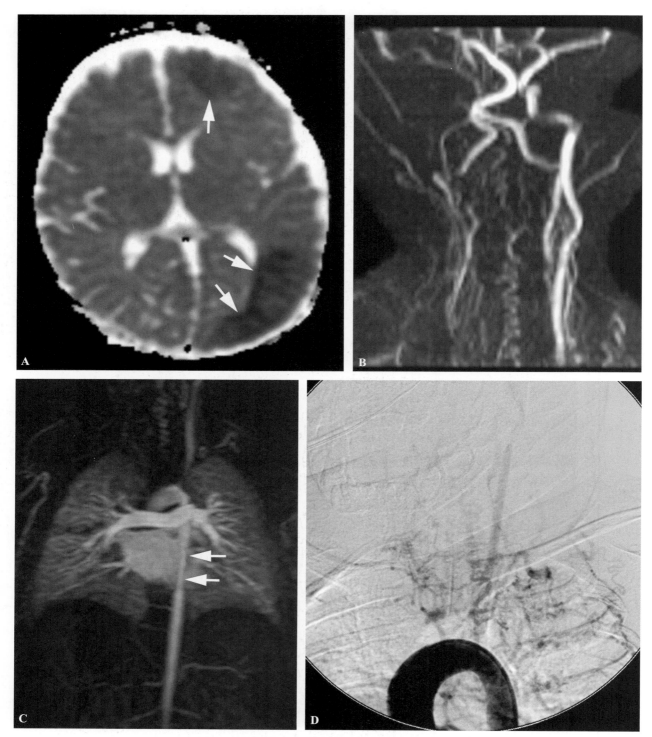

▲ 图 12-37　3 岁儿童，不明原因血管病变引起的脑梗死

A. 轴位 ADC 图显示分水岭区的 Dav（白箭）减小；B. 颈部 TOF-MRA 冠状位显示颈动脉及椎动脉近端血流相关性强化减低，侧支血管多处扩张，提示颈动脉和椎动脉起始部狭窄；C. 胸部冠状位 TOF-MRA 显示降主动脉近端狭窄（箭）；D. 主动脉弓部造影正位片显示颈总动脉、锁骨下动脉和无名动脉起始部明显狭窄，可见多条细小扩张的侧支血管，提示严重的、长期的血管病变

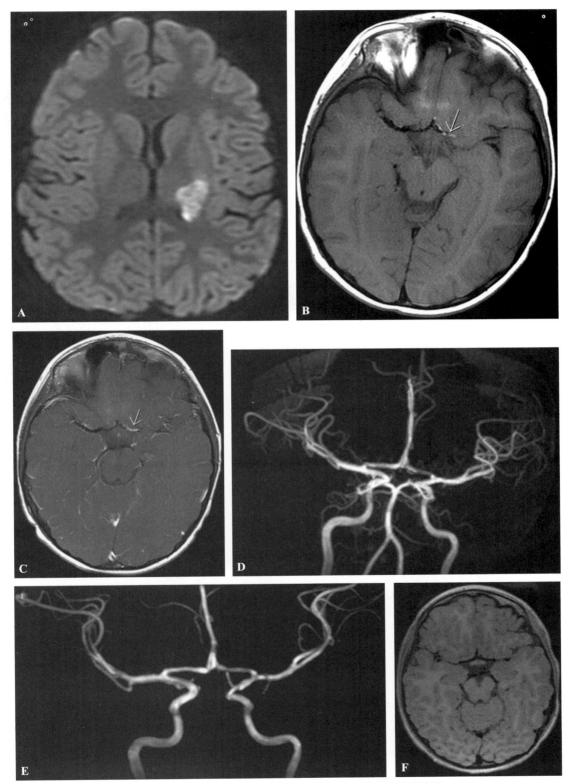

▲ 图 12-38　短暂性脑动脉病变。男，7 岁，急性右侧轻偏瘫

A. MRI-DWI 显示左侧脉络膜后动脉供血区的急性梗死；B. 轴位 $T_1WI$ 显示左侧大脑前动脉 $A_1$ 段呈高信号（箭）；C. $T_1WI$ 增强显示左侧前动脉 $A_1$ 段不对称强化（箭），由血管壁炎症或管腔内缓慢的血流引起；D. TOF-MRA 显示左侧大脑前动脉 $A_1$ 段不规则狭窄；E. TOF-MRA 5 天后提示左侧大脑前动脉 $A_1$ 段不规则狭窄改善；F. 5 天后轴位 $T_1WI$ 显示左侧大脑前动脉 $A_1$ 段相关的高信号消退，提示血流改善

表 12-5　Moyamoya 综合征相关疾病

| |
| --- |
| NF1 [300] |
| Down 综合征 [301] |
| 镰状细胞病 [302] |
| 复发性血栓栓塞 [303] |
| 放疗改变 [304] |
| 糖原累积症 1a 型 [305] |
| 遗传性球形红细胞症 [306] |
| 结核性脑膜炎 [307] |
| 人类免疫缺陷综合征 [300] |
| Majewski 骨发育不良原始性侏儒症 II 型 [216] |

增加，有人提出了感染是其病因[315]。闭塞性病变为单侧时，更容易发现潜在病因。当无法确定病因时，这类疾病被归类为烟雾病。

尽管有报道显示 Moyamoya 综合征有两个发病高峰年龄[316]，但大多数患者在儿童期就医。大约 70% 患者在 20 岁以下，50% 发生于 10 岁以下[317]。与通常在 40 岁时出现蛛网膜下腔或脑实质内出血的成人相比，儿童通常有反复发作的短暂脑缺血，并伴进行性神经功能损伤[318]。局部和全身性继发性发作在儿童中常见，而年长儿则以反复头痛为主。

**2. 影像学表现**

CT 和 MRI 可以检测脑梗死部位。CT 和 MRI 均可显示急性梗死的病灶（图 12-39）、局限性或弥

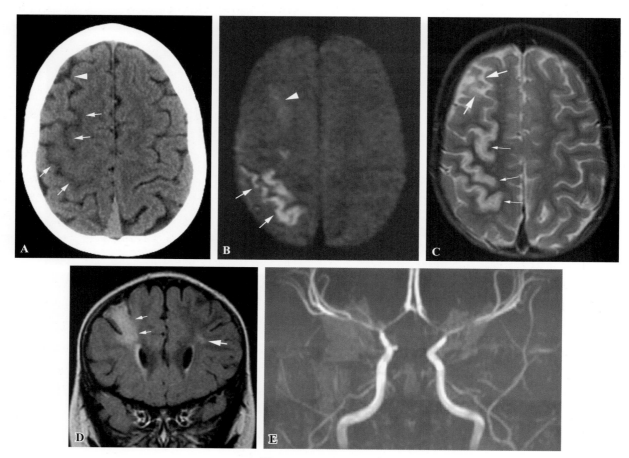

▲ 图 12-39　Moyamoya 病

A. 轴位 CT 扫描显示右侧额叶后部皮质呈低密度（箭），注意额叶前部脑沟增宽（箭头）。B. 轴位 DWI 显示右额叶后部皮质弥散程度减低（箭），前部由于 $T_2$ 效应（透过效应）引起轻度的高信号（箭头）。C. 轴位 $T_2WI$ 显示急性梗死（小箭），但除此之外，右侧额中回显示 $T_2$ 延长和体积减小（大箭）。D. 冠状位 FLAIR 像显示右侧额中回 / 分水岭呈高信号（小箭）和体积缩小，左额部分水岭区域有较小高信号区（大箭）。这些征象提示亚急性至慢性缺血性损伤。E.3D-TOF-MRA 最大密度投影显示双侧颈内动脉床突上段和大脑前、中动脉近端狭窄

漫性脑萎缩，这些征象取决于血管狭窄部位和侧支循环血流是否足够。有时，慢性贫血可引起颅板增厚。在显示脑缺血和梗死区方面，MRI 比 CT 更敏感，常常会发现颅内受累血管变窄（图 12-39）或由于 Moyamoya 综合征侧支循环广泛引起的基底节区流空信号（图 12-40 和图 12-41）。FLAIR 序列对发现缺血性损伤特别有用，这些病变在 T₂WI 上与邻近脑脊液相比呈等信号，可能会被遗漏。正如第 4 章所述，DWI 显示的弥散程度的降低将有助于区分急性梗死（弥散降低）与亚急性和慢性梗死（弥散增加）。如果静脉注射对比剂，可见基底节区显著强化，可能是梗死和血脑屏障破坏的结果，或由穿过基底节区的侧支血管显影所致。半卵圆中心层面可见从侧脑室向皮质放射状分布的线状、条纹状强化，可能代表扩张的深髓静脉（图 12-41）；还可见软脑膜线样强化，可能代表扩张的毛细血管供应侧支血流(图 12-41)。SPECT[319]或 MR 灌注成像[320]有助于发现有潜在梗死可能的缺血区域，也有助于评估治疗后再灌注的变化。一般而言，大脑某一区域内血流平均通过时间增加与流向该区域的异常血流相关，尽管其并非特异性病因。平均通过时间增加可能是前循环或后循环狭窄或发生烟雾侧支血管的结果[321]。静脉给予乙酰唑胺后，与脑血容量减少或脑血容量缺乏相关的平均通过时间增加，更能够提示该组织存在梗死风险[322]。

　　影像学评价包括血管造影，它可确定病变范围，并在一定程度上确定侧支循环血流情况。血管造影的典型表现为颈内动脉床突上段、大脑前动脉近端和大脑中动脉近端狭窄（图 12-39 和图 12-40）。后循环很少受累直至病程晚期。豆纹动脉和丘脑穿支动脉扩张以代偿狭窄的大血管。在动脉造影时，必须注意评价相关的血管异常，包括囊状动脉瘤[323]、夹层[324]和 AVM[325]。虽然导管血管造影术仍然是金标准，但 CT 和 MRA 能很好显示 ICA、MCA 和 ACA 狭窄。CTA 有助于识别用于治疗血管狭窄的颅外血管，并识别 Moyamoya 综合征的侧支循环[326]。3T 上使用静脉内对比剂或成像可通过 MRA[327] 显示 Moyamoya 综合征侧支循环，正如本文中多次提到的，其优点是没有辐射。

　　软脑膜贴合术后（首选手术疗法，即将颈外动脉分支与软脑膜 – 蛛网膜对合）可见颈外血管缓慢扩张，大脑中动脉的分支最终从侧支开始充盈，该侧支多起源于颈外动脉的颞浅支或脑膜中支。虽然 CT 和 MRA 有时也能显示这些侧支循环，但 DSA[328] 最易看到侧支循环（图 12-40）[326, 329]。

### （二）镰状细胞病

#### 1. 定义和临床表现

　　镰状细胞病是由于点突变导致血红蛋白 β 链第 6 个氨基酸中的谷氨酸被缬氨酸取代而引起的慢性溶血性贫血。这种改变导致异常血红蛋白（血红蛋白 S）形成。如一个患儿有一个正常血红蛋白（血红蛋白 A）基因和一个血红蛋白 S 的基因，则就有镰状细胞的特征。如有两个异常血红蛋白基因（或者两个均为血红蛋白 S，或者一个为血红蛋白 S 一个为血红蛋白 C 链——HbSC，或者一个为血红蛋白 S，一个为珠蛋白生成障碍性贫血链——HbS-thal），则称其患有镰状细胞病。此病中的血红蛋白在脱氧时聚合，受累红细胞变硬并可阻塞小血管。血液淤滞引起血小板黏附和纤维蛋白沉积，最终导致缺血和梗死[330]。另外，受累红细胞可能异常黏附血管壁[331, 332]。损伤血管导致患儿脑血管内膜、中膜及外膜导致纤维化、狭窄[302]，狭窄的血管更容易闭塞。患儿的异常基因可能是纯合子或杂合子，可存在许多杂合性变异，杂合子不如纯合子严重[333]。疾病严重程度与相关基因多态性、基因组 DNA 序列轻度变异有关[334]。

　　镰状细胞病的神经系统表现可分为三大类：认知功能低下（也称"无症状性卒中"）、局灶性神经功能缺损急性发作（卒中）和蛛网膜下腔出血引起的严重头痛和脑膜炎[330, 333, 335, 336]。卒中和无症状性卒中是儿童最常见的表现，镰状细胞病患儿中的这些表现的发生率是普通儿童的 250 倍[337]。11% 的纯合子镰状细胞病患儿在 20 岁前发生脑卒中，通常是大脑血管的狭窄或闭塞导致的[338]。

#### 2. 影像学表现

　　影像学表现往往与神经系统表现相关。根据 TCD 的评估，认知功能下降的患儿常有脑血流量减少[339-341]。由于狭窄的血管必须增加血液流速才能维持灌注，因此评估该血管的最大平均速度，如

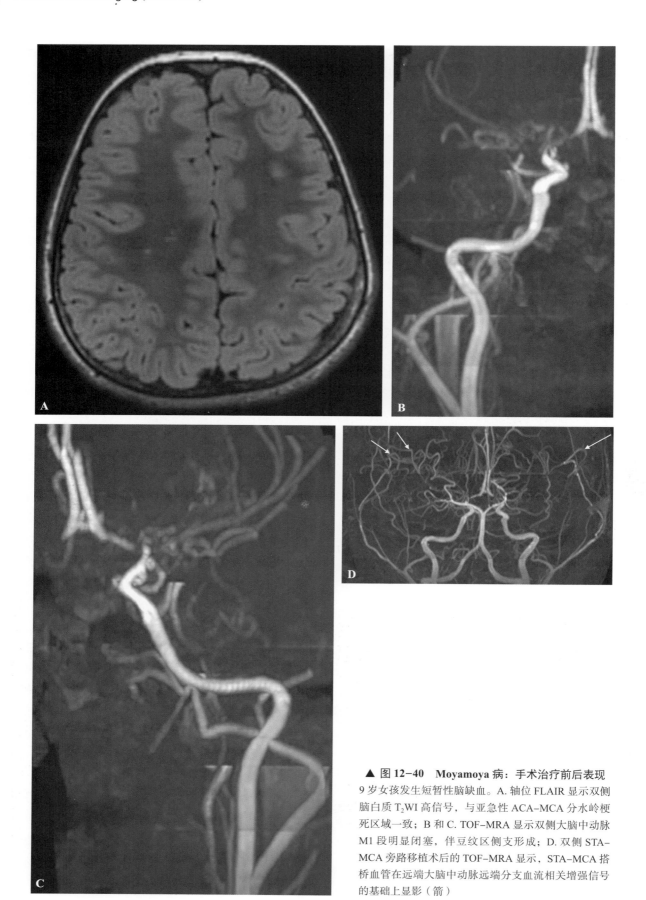

▲ 图 12-40 **Moyamoya** 病：手术治疗前后表现

9 岁女孩发生短暂性脑缺血。A. 轴位 FLAIR 显示双侧脑白质 $T_2WI$ 高信号，与亚急性 ACA-MCA 分水岭梗死区域一致；B 和 C. TOF-MRA 显示双侧大脑中动脉 M1 段明显闭塞，伴豆纹区侧支形成；D. 双侧 STA-MCA 旁路移植术后的 TOF-MRA 显示，STA-MCA 搭桥血管在远端大脑中动脉远端分支血流相关增强信号的基础上显影（箭）

果在 170～200cm/s 之间，就认为是可疑的，而 200cm/s 以上则可确诊 [339-341]。认知功能减退表现的患者增加了在 MRI 上有缺血性脑损伤的证据，表现为脑软化症，局灶性和广泛脑萎缩基础上的多灶性 T₂/FLAIR 高信号（图 12-42）[336]。其常因板障间隙的造血而使颅盖骨增厚（图 12-42），表现为急性发作的局灶性神经功能缺损，患儿会表现为急性脑梗

死的典型神经影像表现，如弥散功能降低（详见第 4 章脑梗死的讨论）或急性脑出血。急性梗死常发生在慢性缺血性改变和脑萎缩基础上，弥散表现对区分急性和慢性损伤很有帮助。

镰状细胞病的患儿一般行 CT 平扫，因为高渗对比剂可使细胞镰状变形。MRI 检查时使用小剂量顺磁性对比剂是安全的，但不是必需的，只有在

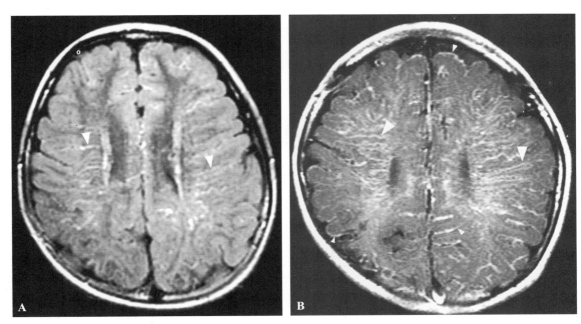

▲ 图 12-41　Moyamoya 病的髓血管和软脑膜侧支血管扩张

A. 轴位 FLAIR 像显示脑白质内多条扩张的高信号血管（箭头）；B. 轴位 T₁WI 增强显示强化的扩张髓血管（大箭头）和扩张软脑膜血管（小箭头）

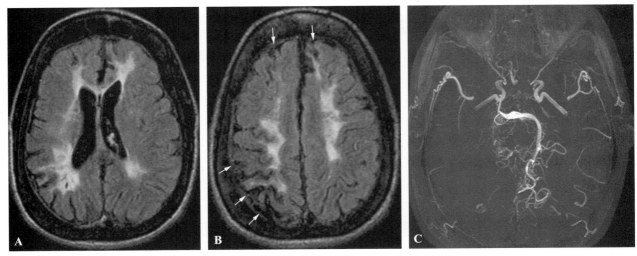

▲ 图 12-42　一例 13 岁镰状细胞病伴有认知改变

A 和 B. 轴位 FLAIR 像显示脑白质多发异常高信号，有局灶性皮质萎缩区（箭）。板障间隙内造血反应引起颅板增厚；C. TOF-MRA 显示大脑前、中动脉和右后动脉阻塞。多发扩张的颈外动脉分支和由左侧大脑后动脉供血的软脑膜侧支代偿性供血

绝对必要才使用，且检查前和检查过程中需要充分水化。

MRA 对评估大脑主要动脉和 Willis 环的状态非常有用（图 12-42）[342]。经导管血管造影术应限制用于出血患者，应使用低渗对比剂，并且仅在患者输血和充分补液后进行。MRA 可发现血管狭窄、血管闭塞和扩张的侧支血管，前循环比后循环更易受累[342, 343]。在严重病例中，可能存在烟雾征。约 20% 的镰状细胞相关卒中是出血性病变[344]，其中大多数可能是作为侧支循环而扩张的穿支动脉破裂的结果。急性出血在 CT 上表现为高密度，在 $T_1WI$ 自旋回波 MRI 检查中表现为等或高信号，$T_2WI$ 和 $T_2^*WI$ 或 SWI 检查表现为低信号，已在第 4 章中讨论。

镰状细胞病患儿很少因蛛网膜下腔出血引起严重头痛、脑膜炎和畏光[335]。虽然蛛网膜下腔出血可由扩张的侧支血管破裂所致，但最常见原因还是动脉瘤破裂[335]。镰状细胞病的动脉瘤发病率增多（图 12-43），且可能是多发。这些动脉瘤发生机制尚未确定，但可能与异常红细胞对血管壁损伤有关[345, 346]。对于镰状细胞病和蛛网膜下腔出血的患儿，MRA 为首选的影像学检查，因为它可准确发现直径大于 3mm 的动脉瘤[347]。如果未发现出血来源或考虑对患儿行手术或血管内治疗，则应行导管血管造影，以确定动脉瘤的大小和位置及其与供血血管的确切关系。由于注射高渗对比剂有加速红细胞镰状化的危险，所以导管造影应仅在患者补液和输血后进行[335, 346]。在满足诊断要求的前提下，对比剂的渗透压应尽可能低。输血的目的是使血红蛋白 S 的含量低于 20%。

这些影像学检查，特别是导管血管造影术，通常在全麻状态下进行。保持适应通气绝对必要，$PCO_2$ 必须维持在正常水平。如果过度通气，$PCO_2$ 可能降低，从而减少脑血流量，此时发生缺血性梗死的风险很大。

### （三）遗传性出血性毛细血管扩张症

#### 定义及临床表现

遗传性出血性毛细血管扩张症又称 Osler-Weber-Rendu 病，是一种常染色体显性遗传性疾病，引起许多器官系统的血管结构异常。自发性复发性鼻出血始发于儿童期，90% 的患儿是由鼻黏膜毛细血管扩张所致。多达 1/3 的黏膜皮肤毛细血管扩张可引起胃肠道出血，肺血管 AVM 可导致出血、低氧血症（从右到左分流），或由于异常栓子通过 AVM 导致神经症状（短暂性缺血发作、卒中和脓肿）。毛细血管扩张症也可发生在舌、嘴唇、面部、结膜、耳朵和手指的黏膜表面，出血几乎可发生在各个器官[348, 349]。TGF-β/BMP 信号级联的至少 6 个基因突变可导致 HHT，包括 ENG（位于 9q34.1 染色体，导致 HHT1[58, 350]）、激活素受体样激酶 -1（染色体 12q11-q14 上的 ALK1 或 ACVRL1，导致 HHT2[351]）、SMAD4、GDF2 和至少 2 个其他尚未识别的基因[352]。毛细血管扩张的发生机制尚不清楚，但一些研究表明，缺乏这些基因转录产生的蛋白的内皮细胞对 TGF-b1 的反应发生了改变，从而在血管之间形成异常血管和异常连接[353]。

脑部影像评估大脑 AVM 和因肺部 AVMs 引起的脑栓塞或脑脓肿后遗症，是临床诊断或遗传学证实 HHT 所进行的个体常规筛查的一部分。最近专家小组建议是，对于可疑或明确 HHT，生后 6 个月内应行 MRI 检查进行脑血管畸形筛查。此外，MRI 阳性患儿应推荐到有治疗儿童大脑 AVMs 和 HHT 经验的神经血管中心[20]。当患儿出现神经症状时，也要进行神经影像学检查。大多数神经症状是由肺动脉瓣从静脉系统向动脉系统流入的反常栓子引起缺血性损伤或感染所致[354]。然而，某些神经系统表现可能是由静脉曲张造成占位效应或血管畸形破裂引起出血所致。第 4 章叙述了脑梗死，第 11 章阐述了脑炎和脓肿，此处就不再重复讨论了。脑血管畸形很有趣，因为它们类型不同，而且似乎随患者发病年龄而变化[37, 355]。累及脊柱或大脑的动静脉瘘常见于儿童（平均年龄小于 5 岁），而巢型动静脉瘘常见于年龄较大儿童（10 岁以上）和成年人[280]。多灶性脑 AVM 基本可确诊 HHT（图 12-43），任何患儿发现多个 AVM 提示应进行临床筛查和潜在的 HHT 基因检测。血管内治疗的方法将在本章相应的章节中介绍。

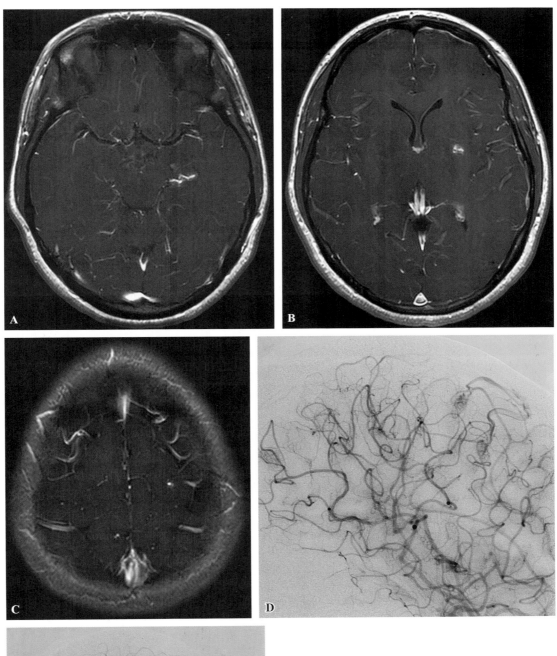

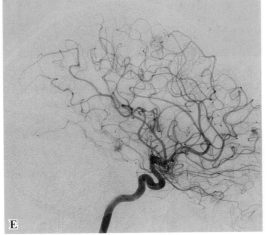

▲ 图 12-43 HHT 中的多发性脑 AVM

临床确诊和基因证实 HHT 的 23 岁女性行 MRI 扫描。A 至 C. 轴位 $T_1WI$ 增强证实左侧颞叶内侧和左侧壳核的小血管畸形，左侧额上回也有小血管畸形。D. 右侧大脑后动脉侧位 DSA 显示右侧额后叶相邻的两个巢状 AVM。这些在 MRI 上未显影。E. 左侧大脑后动脉侧位 DSA 发现左侧颞叶内侧、左侧基底神经节和左侧额上回的小巢状 AVM，这些与增强 MRI 所显示的 AVM 一致。总体而言，尽管 MRI 筛查中仅提示了 3 处脑 AVM，但 DSA 显示 11 处脑 AVM

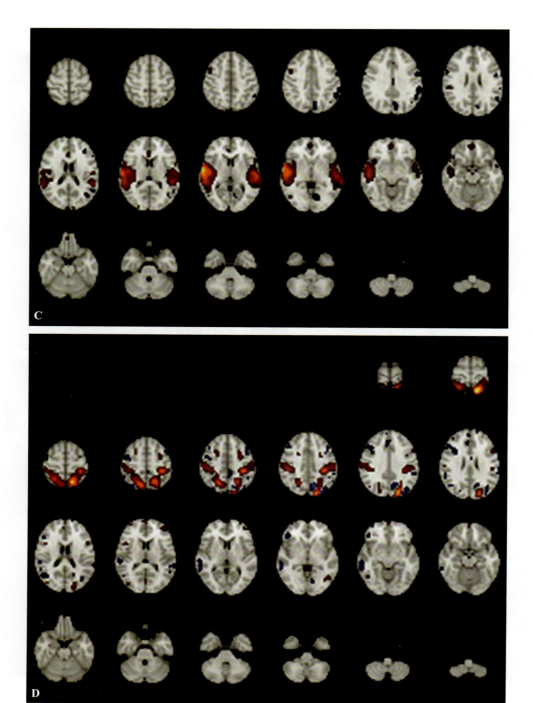

▲ 图 2-35（续） 婴儿静息态功能磁共振成像

C. 静息状态功能磁共振成像的独立成分分析显示双侧颞上区与相关听觉皮质的 BOLD 活动相关。D. 静息状态功能磁共振成像的独立成分分析显示双侧大脑皮质与相应的运动体感皮质的 BOLD 活动相关

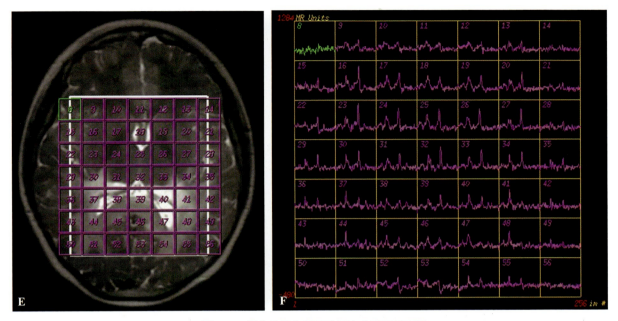

▲ 图 3-4　肾上腺脑白质营养不良典型影像表现

E 和 F. 从二维波谱成像采集（E）和回波时间为 144ms 的波谱图像（F）。波谱显示在三角区（体素 37、41、44、48）为高胆碱、低肌酸和低 NAA，而在压部（体素 38～40 和 45～47）的代谢物水平一般较低

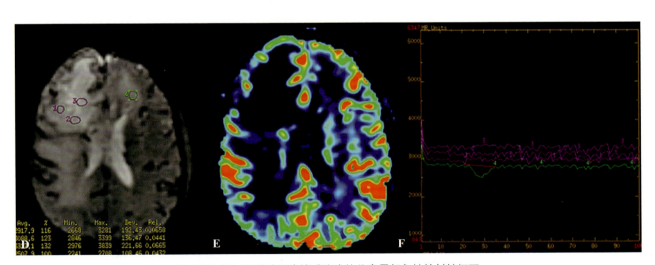

▲ 图 3-23　额叶胶质瘤接受治疗的儿童局部急性放射性坏死

D 至 F. 右额叶白质（D 中的 1、2 和 3）内的感兴趣区域（ROI）显示血容量没有增加（F 中的敏感性缺乏变化），而左额叶 ROI 显示白质灌注正常（在 F 中磁化率降低很小）。在右额叶的白质灌注中（黑色表示没有信号）灌注图（E）显示明显下降。所有这些发现提示坏死而不是肿瘤

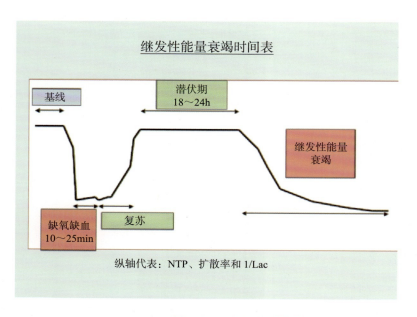

继发性能量衰竭时间表

潜伏期
18~24h

基线

继发性能量
衰竭

缺氧缺血
10~25min

复苏

纵轴代表：NTP、扩散率和1/Lac

▲ 图 4-21 继发性能量衰竭

在缺氧－缺血的过程中，颅脑磁共振成像可发生显著的变化。31P 波谱成像显示磷酸肌酸或 NTP（三磷酸核苷酸，包括 ATP）损耗，
¹H-MRS 显示乳酸峰升高，扩散加权成像显示扩散率减低。这些扩散及波谱成像的异常改变在早期恢复期可能正常，在损伤大约 24h
之后再次变为异常状态。据推测，继发性能量衰竭源于细胞内分子结构破坏，而这些分子结构对于细胞代谢很重要，尤其是对于高能
量磷酸盐的潴留代谢。这种结构破坏在"早期恢复期"开始累积，随着累积的进展，细胞代谢发生恶化。潜伏期内，不要误以为没有
脑组织破坏

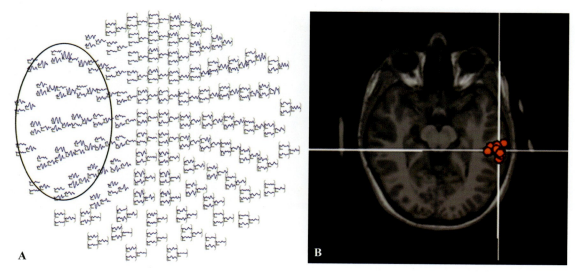

▲ 图 4-107 脑震荡后 MEG 扫描

A. 经颅顶检测到的 MEG 全脑传感器阵列，显示左颞叶传感器出现异常慢波活动（约 4Hz，δ 波，圆形）；B. 红点代表 MEG 检测到的慢
波生成区与容积轴位 T₁ 梯度回波图像融合之后，确定病灶位于左颞叶外侧面的中部（本病例图片由加州圣地亚哥的 Dr. Roland Lee 提供）

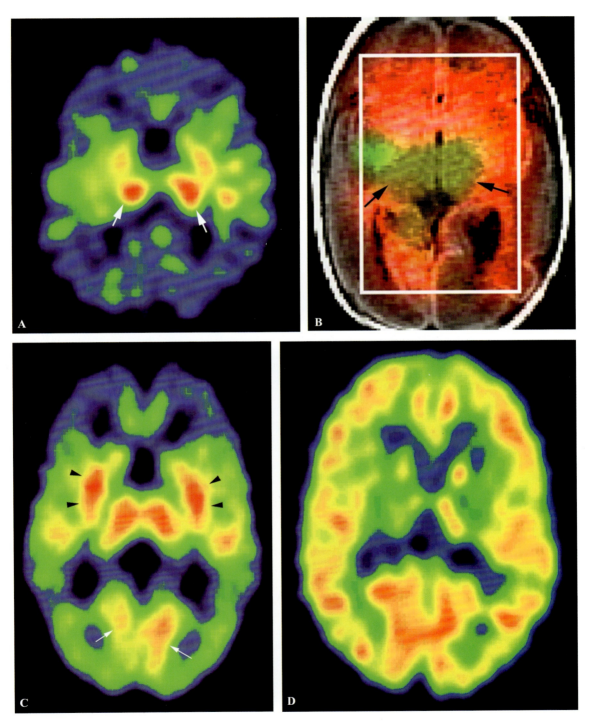

▲ 图 4-23　 $^{18}$FDG PET 扫描显示葡萄糖的摄取随脑结构的成熟度而变化

A. 出生时，葡萄糖代谢最高的区域在颅后窝、丘脑（箭）及大脑感觉运动区；B. 新生儿 H-MRS 显示丘脑 NAA 浓度最高，证实这是大脑最早成熟的部位，与图 A 所见吻合；C. 在 3 月龄，基底节（黑箭头）与丘脑代谢活动度相似，视觉皮质（白箭）代谢活动明显增高；D. 在 8 月龄，大脑皮质为脑内代谢最旺盛的区域，其代谢活动高于丘脑，而与基底节相似，之后也将维持这种代谢活动分布方式（图 A 与图 D 由 Prof. Harry Chugani，Detroit 提供）

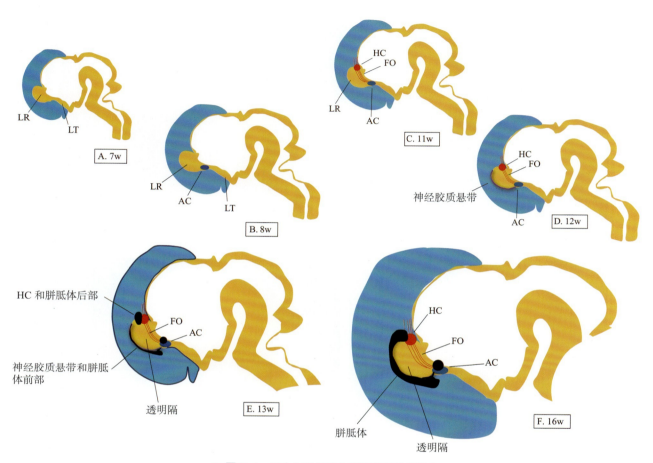

▲ 图 5-4　正中矢状位连合板和胼胝体的发育

A. 胚胎第 7 周，连接两个半球跨中线的终板（LT）上部增厚，形成连合板（LR）。B. 在接下来的一周，嗅觉连合纤维跨中线，穿过连合板的腹侧形成前连合（AC）。C. 在之后的几周内，纤维在前中隔皮质（隔核）和未来海马之间发育，形成同侧穹隆（FO）。在第 11 周左右，一些穹隆纤维穿过连合板背面的中线，形成海马连合（HC）。D. 在第 12 周，皮质 – 中隔边界在未来新皮质的内侧边缘处形成，并沿此边界形成神经胶质悬带（图 5-5B）。E. 到第 13 周，3 个连合（前连合，海马连合和神经胶质悬带）的部位已经确立。根据它们的起源，早期新皮质连合纤维沿着前连合（颞枕叶纤维）、神经胶质悬带（额叶纤维）或海马连合（顶 – 枕 – 颞叶纤维）跨过中线。F. 胼胝体随着增多的连合纤维而生长，并在前连合和海马连合之间形成一个单一连续结构，它围绕在未来的透明隔周边。随后，额叶的突出发育导致胼胝体前部的后向生长，使海马连合和胼胝体压部向后移位到大脑中帆之上（第三脑室顶盖之上），拉伸穹隆柱。LR. 连合板；LT. 终板；AC. 前连合；HC. 海马连合；FO. 穹隆

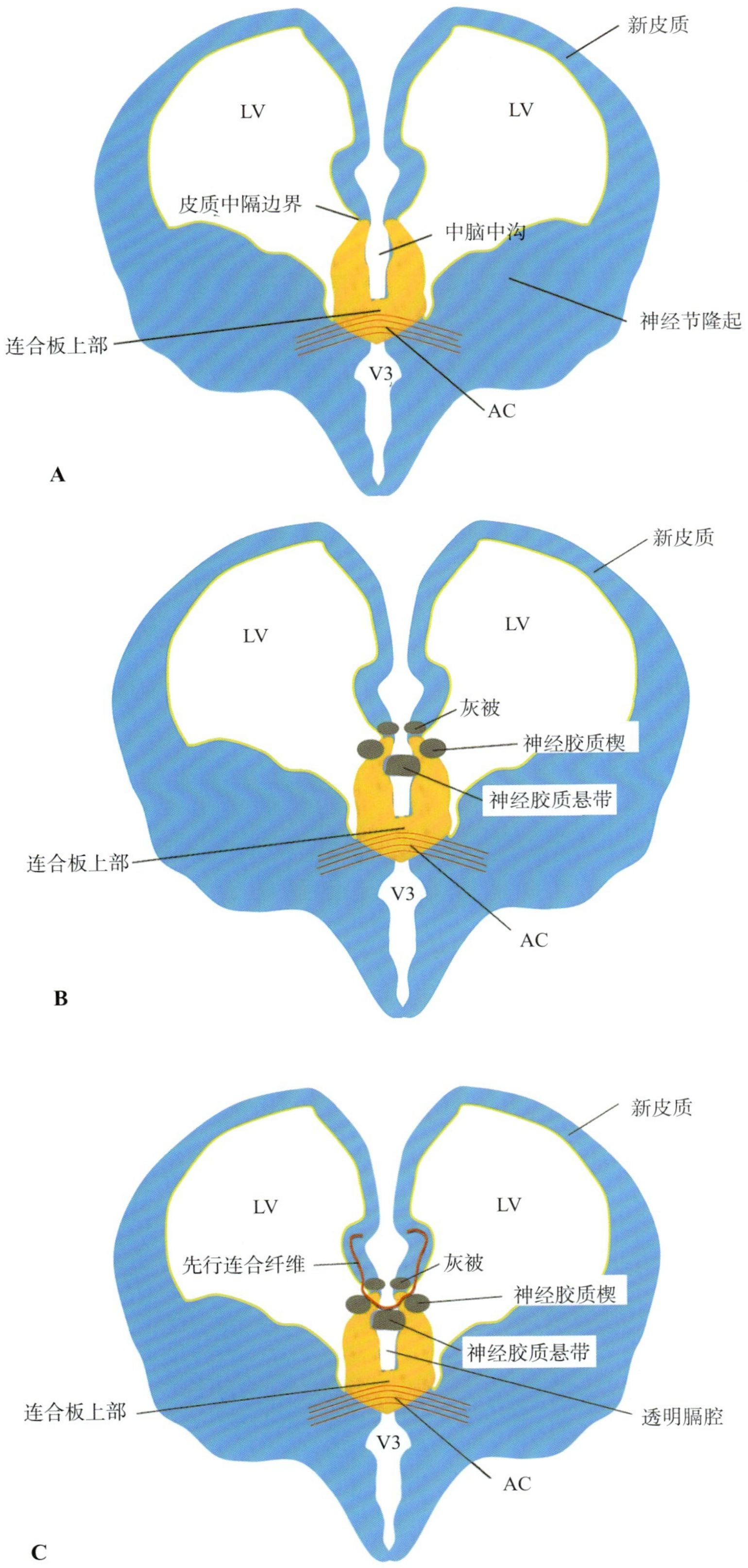

新皮质

LV    LV

皮质中隔边界

中脑中沟

连合板上部

神经节隆起

V3

AC

**A**

新皮质

LV    LV

灰被

神经胶质楔

神经胶质悬带

连合板上部

V3

AC

**B**

新皮质

LV    LV

先行连合纤维

灰被

神经胶质楔

神经胶质悬带

连合板上部

透明膈腔

V3

AC

**C**

◀ 图 5-5　中线区神经胶质、胼胝体和透明隔腔冠状位示意图

A. 深沟（中脑中沟，SMTM）发育于连合板上部。在这个沟两侧和新皮质板之间出现明显的分界线（皮质中隔边界）。B. 特殊的神经胶质结构在皮质中隔边缘附近发育：神经胶质悬带（或胶质中线拉链）在两个半球之间形成桥梁；在中线两侧，灰被和神经胶质楔在皮质中隔边界上下形成。C. 先行连合纤维通过灰被和神经胶质楔的排斥作用从扣带回向中线引导，并由胶质悬带引导跨过中线。同时，同侧穹隆和透明隔－扣带回/（透明隔）纤维在 SMTM 的两侧发育，成为透明隔的叶片（未示出）。胼胝体的发育使 SMTM 内部空间向上封闭，形成透明膈腔。AC. 前连合；LV. 侧脑室；V3. 第三脑室

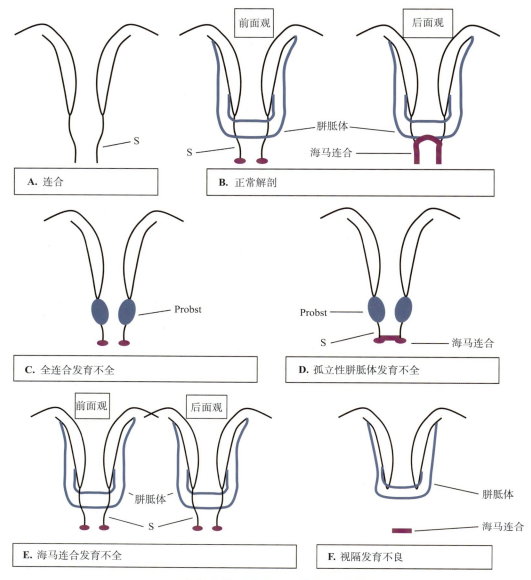

**A. 连合**

A. 在连合完全缺如的情况下，透明隔的叶片与边缘叶的内侧边缘相邻

**B. 正常解剖**

前面观 / 后面观

胼胝体
S
海马连合

**C. 全连合发育不全**

Probst

**D. 孤立性胼胝体发育不全**

Probst
S
海马连合

**E. 海马连合发育不全**

前面观 / 后面观

胼胝体
S

**F. 视隔发育不良**

胼胝体
海马连合

▲ 图 5-7　各种连合 - 隔疾病的示意图

A. 在连合完全缺如的情况下，透明隔的叶片与边缘叶的内侧边缘相邻；B. 在正常发育过程中，胼胝体前部（左图，蓝色）位于皮质 - 隔边缘，海马连合（紫色）和穹隆之间的压部（右图，蓝色）跨过中线；C. 在经典型连合发育不全中，连合纤维不越过中线，胼胝体轴突在中线旁的透明（隔）的叶片内形成（形成 Probst 束，蓝色椭圆），穹隆（紫色椭圆形）没有相连；D. 在孤立性胼胝体发育不全中，海马连合（穹隆之间的紫色线）存在；E. 在孤立性海马连合发育不全中，胼胝体存在，但穹隆没有相连；F. 在视隔发育不良时，胼胝体和海马连合均存在，但透明隔的叶片缺如

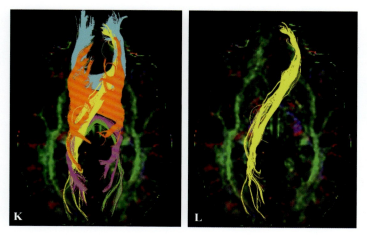

◀ 图 5-10　4 例胼胝体发育不良（部分性发育不全）；S 形束示踪

K. 彩色 FA 图叠加胼胝体轴突的纤维追踪示额部胼胝体辐射线（蓝）、大脑中央（橙）、顶叶（紫）和枕部胼胝体辐射线（绿）中的同位束。黄色异位 "S形" 束从左侧额叶交叉到右侧枕叶，与其他交叉纤维共同在图 K 中显示，独立显示于图 L（图 F、G 和 H 由 Michael Wahl, San Francisco 提供）

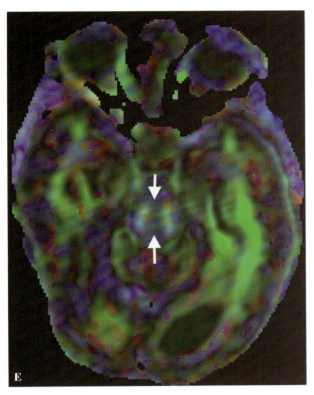

▲ 图 5-19　胼胝体发育不全伴脑干中线裂，继发于 *AMPD2* 突变

E. 轴位彩色 FA 图示中脑（白箭）中红色（交叉）轴突缺如

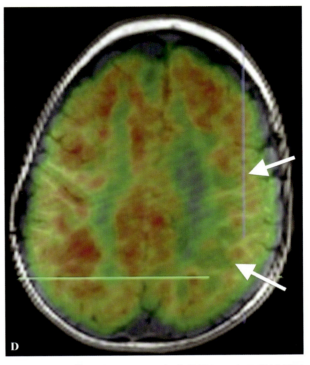

▲ 图 5-35　¹⁸FDG（18- 氟脱氧葡萄糖）正电子发射断层现象在局灶性皮质发育不良中的应用

PET 图像（D）示左额叶摄取减少（D 中白箭），提示癫痫病灶中的 ¹⁸FDG 摄取减少。PET 在与 MRI 共同检查时最有用。术后病理结果提示为局灶性皮质发育不良 Ⅰa 型

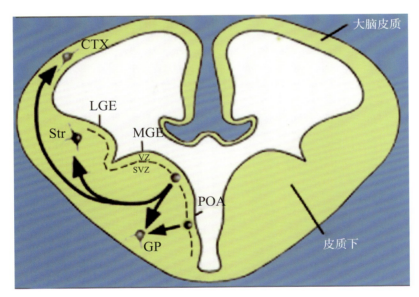

▲ 图 5-32　大脑皮质下

该图示神经节突起，即大脑皮质下的生发区［发育中大脑的厚的基底部（腹侧部）］，即生成 GABA 能神经元（分泌 γ - 氨基丁酸作为神经递质的神经元）并开始移行的位置。内侧神经节突起区和外侧神经节突起区产生的脑室区（ventricular zone，VZ）神经元和室管膜下区神经元局部移行形成苍白球（globus pallidus，GP）和纹状体（striatum，Str），并呈切线移行成为大脑皮质（cerebral cortex CTX）的 GABA 能中间神经元。在视前区（POA）产生的神经元构成视前区、杏仁核、苍白球及一些皮质中间神经元，同时还显示了较薄的背侧部分（大脑皮质），覆盖大脑。MGE. 内侧神经节突起区；LGE. 外侧神经节突起区；POA. 视前区；SVZ. 室管膜下区；GP. 苍白球；Str. 纹状体；CTX. 大脑皮质

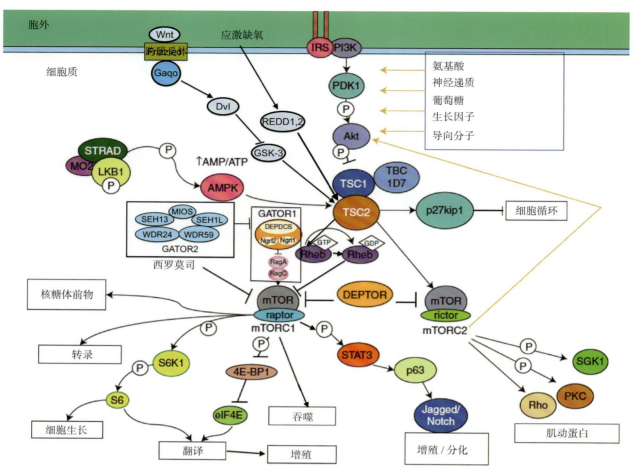

▲ 图 5-44　mTOR 通路示意图

mTOR 通路对于将氨基酸、神经递质、生长因子和导向分子的信息传递到 DNA 转录、mRNA 翻译、细胞生长 / 增殖 / 分化，以及许多其他仍在研究的过程非常重要，理解该通路对治疗至关重

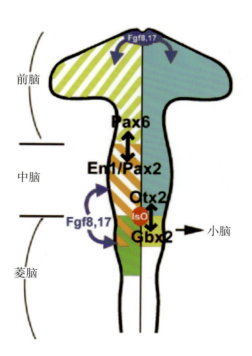

◀ 图 5-137　前后轴模式和峡部组织者

大脑模式化的开始是形成模式中心，并分泌信号分子如前脑腹侧的节点分子、SHH 及成纤维生长因子（FGFs），如 Fgf8、Fgf17 等，这是前脑、中脑后脑交界处的重要信号分子。在前脑，FGFs 通过诱导细胞分泌转录因子 Pax6，帮助形成前额皮质和其他延髓结构。在中脑后脑交界处，通过菱脑转录因子 Gbx2 和中脑转录因子 Otx2 及同源基因 *Pax2* 和 *Irxs* 的相互作用，诱导模式中心（峡部组织者，IsO）分泌 Fgf8 和 Fgf17。Fgf8 和 Fgf17 的分泌进而诱导中脑后脑交界处和小脑的形成至关重要的变化。前脑（pros）和中脑的连接是由来自尾侧前脑（间脑）的 Pax6 和来自吻侧中脑的 En1/Pax2 相互作用所引导的。Gbx2 或 Otx2 的浓度变化改变了中脑后脑交界处的位置，影响小脑的形成，因为小脑形成于后脑的最上端。同样，Pax6 或 En1/Pax2 的改变会改变间脑中脑交界处的位置

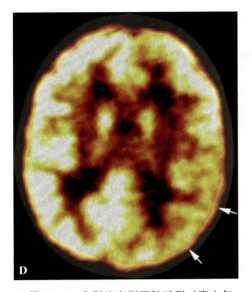

▲ 图 5-54　典型的半侧巨脑畸形（青少年，表现为癫痫）

PET 轴位图像示受累的左侧大脑半球，尤其在后部，对 ¹⁸F-FDG 的摄取减少（白箭）

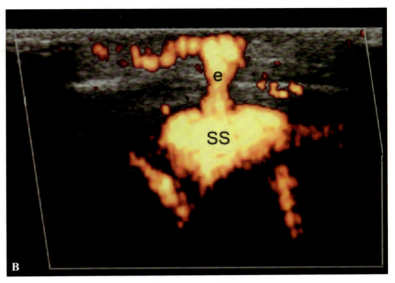

▲ 图 5-204　颅骨膜血窦

B. 多普勒超声检查显示病灶通过导静脉（e）与上矢状窦（SS）相通

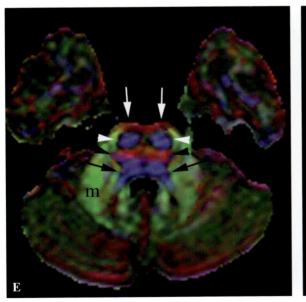

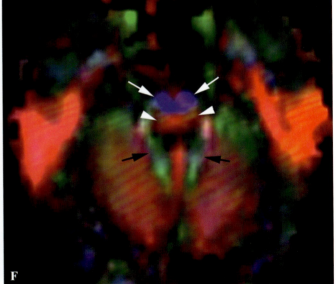

▲ 图 5-170　被盖发育不良

脑桥的正常彩色各向异性分数（FA）图（E）显示小脑中脚为红色十字交叉（白箭），蓝色的皮质脊髓束和皮质脑桥束（白箭头），红色的横桥纤维到脑桥核（黑箭头），蓝色的背纵束（黑箭）和绿色小脑中脚（m）。脑桥被盖发育不良（F）的 FA 图显示没有小脑中脚的腹侧交叉，脑桥纵行纤维的单一腹侧群（蓝色纤维，白箭）和被盖（红色纤维，白箭头），其红色表示纤维横向走行。小脑中脚（绿色纤维，黑箭）非常小。颜色编码：红色，横向；蓝色，纵向；绿色，前后位

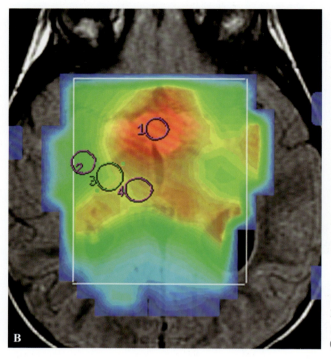

B. 胆碱与肌酸比值（Ch：Cr）的彩色图 ［长回波（TE = 270）多体素波谱］显示在视交叉 / 下丘脑水平胆碱与肌酸的比值（红色）最高，双侧丘脑胆碱与肌酸的比值也明显升高（黄色）

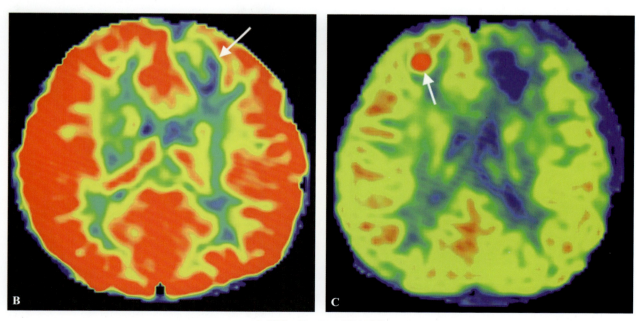

▲ 图 6-43　TSC 灌注成像

A. 15 月龄婴儿，轴位 T₂WI 显示右额叶小皮质结节（短白箭）和较大左额叶结节伴皮质变形（长白箭），右侧侧脑室室管膜下突出结节（黑箭）；B. 术前动脉自旋标记灌注成像显示左额叶结节血流减少（箭）；C. 左额叶结节切除术后，最近一次癫痫发作后，右额结节（箭）的灌注明显增加

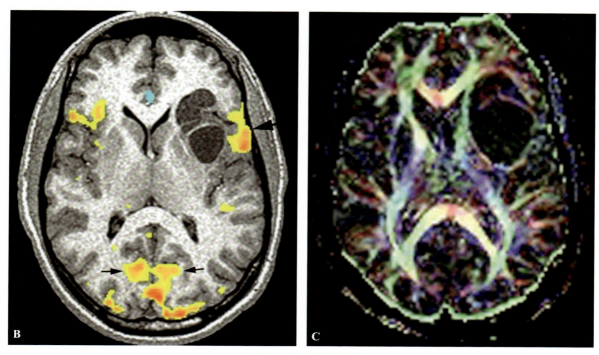

▲ 图 7-8 术前脑功能评估

B. 使用特定的任务（动词生成和字母流畅性），fMRI 显示同侧及对侧 Broca 区（大黑箭）明显激活。视觉皮质（小黑箭）和周围的关联区域也被激活。C. 带有彩色编码的 DTI（按常规，红色横向、蓝色头尾、绿色腹背），FA 图显示邻近肿瘤的主要纤维束移位而未被浸润

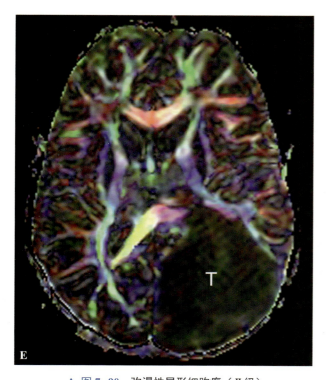

▲ 图 7-90 弥漫性星形细胞瘤（Ⅱ级）

E. FA 图未能显示肿块内的任何白质束，可能是由于肿瘤细胞浸润导致轴突组织紊乱，与相当轻微的神经症状形成对比

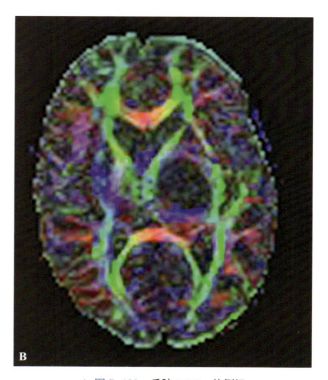

▲ 图 7-122 丘脑 LGG，外侧组

B. FA 图显示肿块呈低信号，由于肿瘤细胞浸润，无法识别皮质脊髓束的纤维。在这个部位，肿瘤不可能直接手术入路

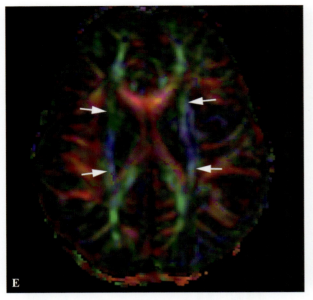

▲ 图 11-8　先天性 CMV 感染伴局部脑裂畸形和脑软化

E. DTI 彩色编码各向异性分数（FA）轴位图显示侧脑室周围皮质脊髓束（白箭）连续性中断（信号减低、变形，主要为上下走行，表现为蓝色）

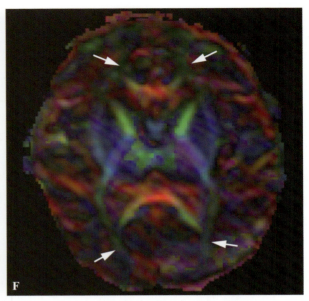

▲ 图 11-13　新生儿嗜白质性单纯疱疹病毒性脑炎

F. 轴位彩色编码的各向异性分数图（F）示，上述弥散减低区可见白质纤维走行连续性受干扰，胼胝体各向异性增加，而额枕叶白质各向异性减少（箭）

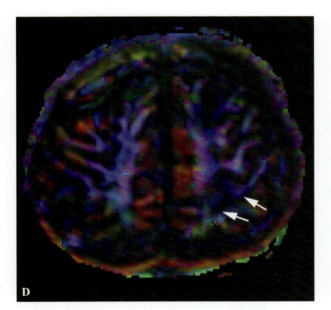

▲ 图 11-41　脑膜炎奈瑟菌性脑膜炎引起的皮质静脉血栓和脑缺血

D. DTI 伪彩图显示，大脑凸面由于皮质闭塞区域和皮质下白质纤维束的水分子运动连续性中断（各向异性减低，箭），反映了间质水肿和显微结构下的白质损伤

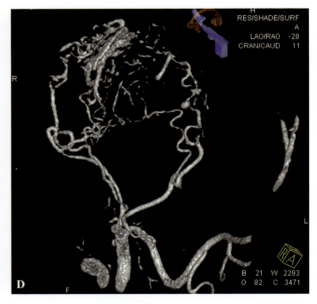

▲ 图 12-1　AVM 伴供血动脉瘤出血

D. 供血动脉瘤更容易在右侧 ICA 的 3D 旋转血管造影表面再现图像上观察到

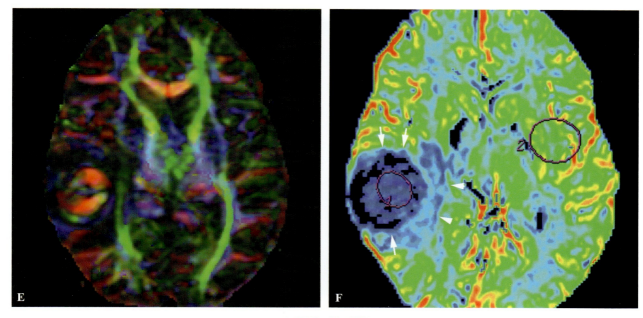

▲ 图 11-54（续）

E. DTI 导出 FA 图显示，脓肿腔外部各向异性增加（红色），注意脓肿腔周围皮质下投射纤维和右侧三角区周围纤维束缺乏信号一致性，FA 值降低（低信号），可能是因间质水肿所致。FA 可能较增强 $T_1WI$ 更好反映活动性炎症的指标。F. 脑血容量图即动态磁敏感对比增强图像（DSC MRI）显示，脓肿的 rCBV 减低（白箭），注意血管源性水肿区减低（白箭头）。另外，脓肿的 CBF 减低，MTT 延长。坏死性肿瘤特别是高级别胶质瘤显示，rCBV、CBF 增加，MTT 减低

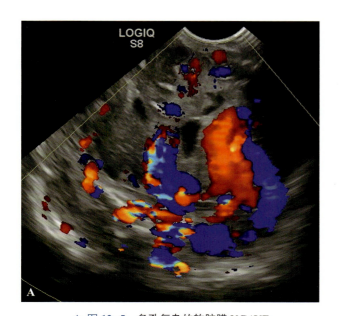

▲ 图 12-5　多孔复杂的软脑膜 NGAVF

孕足月出生 1 日龄双胞胎男孩，表现为呼吸费力、充血性心力衰竭和颅内杂音。A. 冠状位经前囟颅内多普勒超声显示左侧额叶异常扩张的血管

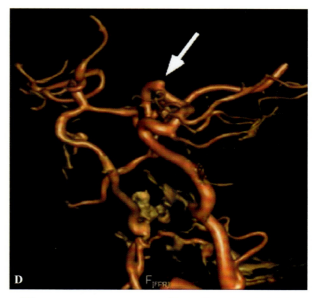

▲ 图 12-14　女性伴 PHACES 相关的面部血管瘤合并脑血管畸形

D. 旋转血管造影三维重建显示右侧大脑后动脉 $P_1$ 段可见 3mm 大小的动脉瘤（白箭）

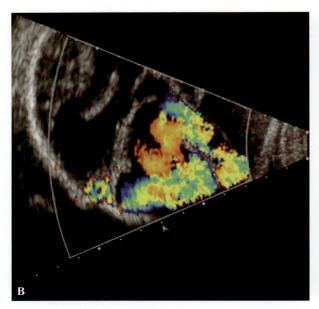

▲ 图 12-17　硬脑膜动静脉瘘，显示胎儿脑室扩大

B. 多普勒分析无回声区显示快速、复杂的血流，提示血管结构如静脉曲张

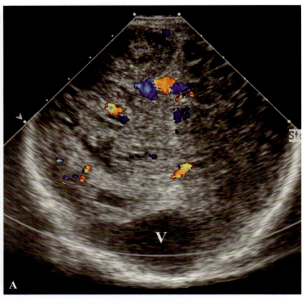

▲ 图 12-18　继发于巨大动静脉瘘的新生儿大头畸形和心力衰竭

A. 通过枕叶冠状位多普勒超声显示枕叶窦汇区无回声区（V），可能为静脉曲张。右侧大脑半球强回声，提示水肿，有多个扩张动脉（红色）和静脉（蓝色）

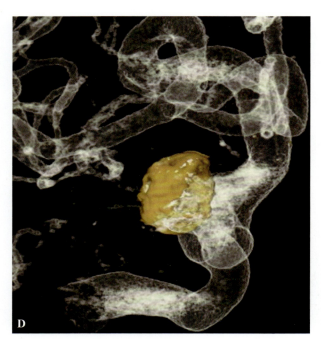

◀ 图 12-24　颈内动脉囊状梭形增大的动脉瘤行支架弹簧圈栓塞术

D. 床突旁动脉瘤支架辅助弹簧圈栓塞后，右侧颈内动脉的 3D 血管造影表面渲染重建显示供血动脉通畅和带有弹簧圈的闭塞的动脉瘤